Condutas em Neurocirurgia

Fundamentos Práticos - Crânio

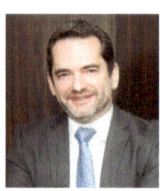

EBERVAL GADELHA FIGUEIREDO
Professor da Disciplina de Neurocirurgia da Faculdade de Medicina da Universidade de São Paulo (FMUSP)
Presidente da Sociedade Brasileira de Neurocirurgia (SBN) – Gestão: 2021-2022
Fellowship em Microcirurgia Barrow Neurological Institute, EUA
Chefe do Grupo de Neurocirurgia Vascular da Divisão de Clínica Neurocirúrgica do HCFMUSP
Editor Chefe do Brazilian Neurosurgery
Membro Associado da Harvard Medical School e Harvard University Alumnia

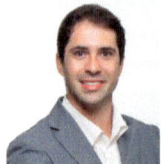

NÍCOLLAS NUNES RABELO
Graduado pela Faculdade de Medicina UniAtenas – Paracatu, MG
Pós-Graduado em Neurointensivismo pelo Hospital Sírio-Libanês, SP
Doutor e Pesquisador Adjunto pela Faculdade de Medicina da Universidade de São Paulo (FMUSP)
Fellowship em Vascular e Base de Crânio da FMUSP
Pós-Doutorando na FMUSP
MBA em Andamento de Gestão em Saúde na Fundação Getúlio Vargas
Professor da Faculdade de Medicina Atenas – Passos, MG
Consultor em Ensino e Pesquisa na Área de Neurocirurgia
Neurocirurgião Titular pela Sociedade Brasileira de Neurocirurgia (SBN)

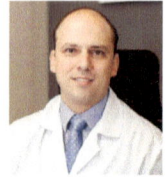

LEONARDO CHRISTIAAN WELLING
Residência em Neurocirurgia pelo Hospital Federal dos Servidores do Estado do Rio de Janeiro (HFSE)
Especialização em Neurointensivismo pelo Hospital Sírio-Libanês, SP
Fellowship in Microneuronatomy no Hospital Beneficência Portuguesa, SP
Observership – Vascular Neurosurgery – Helsinki University Hospital Neurosurgery Clinic at Töölö Hospital, Finland
Membro Titular da Sociedade Brasileira de Neurocirurgia (SBN)
Membro do Congress of Neurological Surgeons, EUA
Doutor em Ciências Médicas pela Faculdade de Medicina da Universidade de São Paulo (FMUSP)
Pós-Doutor pelo Programa de Neurologia da FMUSP
Professor Adjunto da Universidade Estadual de Ponta Grossa

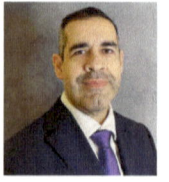

PAULO MÁCIO PORTO DE MELO
Chefe do Serviço de Neurocirurgia do Hospital Militar de Área de São Paulo
International Fellow da American Association of Neurological Surgeons Scholar in Surgical Leadership – Harvard Medical School, EUA

Condutas em Neurocirurgia

Fundamentos Práticos - Crânio

Eberval Gadelha Figueiredo
Nícollas Nunes Rabelo
Leonardo Christiaan Welling
Paulo Mácio Porto de Melo

Thieme
Rio de Janeiro • Stuttgart • New York • Delhi

Dados Internacionais de Catalogação na Publicação (CIP) de acordo com ISBD

F746

Figueiredo, Eberval Gadelha
 Condutas em neurocirurgia: fundamentos práticos - crânio/Eberval Gadelha Figueiredo, Nícollas Nunes Rabelo, Leonardo Christiaan Welling e Paulo Mácio Porto de Melo. – Rio de Janeiro: Thieme Revinter Publicações Ltda, 2022.
 1154 p., il.; 14 x 21cm - (Condutas em neurocirurgia; v.1).

Inclui bibliografia e índice.

ISBN 978-65-5572-109-6
eISBN 978-65-5572-110-2

1. Cérebro - Cirurgia. 2. Neurologia. 3. Neurocirurgia. I. Figueiredo, Eberval Gadelha. II. Rabelo, Nícollas Nunes. III. Welling, Leonardo Christiaan. IV. Melo, Paulo Mácio Porto de. V. Título. VI. Série.

CDD: 616.8
CDU: 616.8

Elaborada por Bibliotecária Janaina Ramos – CRB-8/9166

Contato com os autores:
Eberval Gadelha Figueiredo
ebgadelha@alumni.harvad.edu

Nícollas Nunes Rabelo
nicollas@alumni.usp.br

Leonardo Christiaan Welling
leonardowelling@yahoo.com.br

Paulo Mácio Porto de Melo
drpauloportodemelo@gmail.com

© 2022 Thieme. All rights reserved.

Thieme Revinter Publicações Ltda.
Rua do Matoso, 170
Rio de Janeiro, RJ
CEP 20270-135, Brasil
http://www.ThiemeRevinter.com.br

Thieme USA
http://www.thieme.com

Design de Capa: © Thieme
Créditos Imagem da Capa: Figura 1-2, 10-2 e 43-1c

Impresso no Brasil por Forma Certa Gráfica Digital Ltda.
5 4 3 2 1
ISBN 978-65-5572-109-6

Também disponível como eBook:
eISBN 978-65-5572-110-2

Nota: O conhecimento médico está em constante evolução. À medida que a pesquisa e a experiência clínica ampliam o nosso saber, pode ser necessário alterar os métodos de tratamento e medicação. Os autores e editores deste material consultaram fontes tidas como confiáveis, a fim de fornecer informações completas e de acordo com os padrões aceitos no momento da publicação. No entanto, em vista da possibilidade de erro humano por parte dos autores, dos editores ou da casa editorial que traz à luz este trabalho, ou ainda de alterações no conhecimento médico, nem os autores, nem os editores, nem a casa editorial, nem qualquer outra parte que se tenha envolvido na elaboração deste material garantem que as informações aqui contidas sejam totalmente precisas ou completas; tampouco se responsabilizam por quaisquer erros ou omissões ou pelos resultados obtidos em consequência do uso de tais informações. É aconselhável que os leitores confirmem em outras fontes as informações aqui contidas. Sugere-se, por exemplo, que verifiquem a bula de cada medicamento que pretendam administrar, a fim de certificar-se de que as informações contidas nesta publicação são precisas e de que não houve mudanças na dose recomendada ou nas contraindicações. Esta recomendação é especialmente importante no caso de medicamentos novos ou pouco utilizados. Alguns dos nomes de produtos, patentes e design a que nos referimos neste livro são, na verdade, marcas registradas ou nomes protegidos pela legislação referente à propriedade intelectual, ainda que nem sempre o texto faça menção específica a esse fato. Portanto, a ocorrência de um nome sem a designação de sua propriedade não deve ser interpretada como uma indicação, por parte da editora, de que ele se encontra em domínio público.

Todos os direitos reservados. Nenhuma parte desta publicação poderá ser reproduzida ou transmitida por nenhum meio, impresso, eletrônico ou mecânico, incluindo fotocópia, gravação ou qualquer outro tipo de sistema de armazenamento e transmissão de informação, sem prévia autorização por escrito.

Dedicatória

Dedicamos esta obra aos autores de cada capítulo por sua contribuição e todo o conhecimento compartilhado, obrigado por nunca terem desistido desse projeto.

Aos colegas neurocirurgiões, pois não conhecemos missão maior e mais nobre que a busca da excelência no cuidado ao próximo.

E, por último e mais importante, aos doentes, nossa inspiração e motivação para seguir em frente.

Os Editores

Apresentação

A Série *Condutas em Neurocirurgia* tem como objetivo ser um recurso indispensável a todo profissional envolvido no cuidado de pacientes com doenças cirúrgicas do sistema nervoso central. São fornecidas as informações mais atualizadas sobre as condutas neurocirúrgicas. São mais de 1.000 páginas de conteúdo prático escrito por *experts* da nossa Sociedade Brasileira de Neurocirurgia (SBN). Com uma linguagem clara e muito completa é, com certeza, uma leitura agradável para residentes em neurocirurgia, jovens neurocirurgiões e até para aqueles com grande experiência acumulada.

O volume *Crânio* está dividido em Anatomia, Tumores do Sistema Nervoso Central, Vascular, Hidrodinâmica, Epilepsia e Funcional, Neurocirurgia Pediátrica, Traumatismo Cranioencefálico, Acessos Cirúrgicos e uma parte final, a Miscelânea, que envolve capítulos sobre codificação, robótica, pesquisa em neurocirurgia, entre outros.

O volume *Coluna* é composto por Exame Físico, Tumores, Traumatismo Raquimedular, Infecção, Anomalias do Desenvolvimento, Anomalias Vasculares da Medula Espinal, Doenças Degenerativas, Artroplastias da Coluna Vertebral, Cirurgia Minimamente Invasiva da Coluna Vertebral, Dor, Nervos Periféricos e Psicologia no Tratamento da Coluna Vertebral.

É, com certeza, uma obra que deve estar ao alcance de todos os profissionais envolvidos no cuidado ao doente neurocirúrgico.

Prefácio

Estou honrado em prefaciar a Série *Condutas em Neurocirurgia* da Sociedade Brasileira de Neurocirurgia. A incumbência de quem escreve o prefácio é de introduzir ao leitor a obra que o aguarda. Ser o prefaciador de uma obra com grande qualidade técnica é um privilégio.

Ter a prioridade de leitura de um livro foi um prazer para nós. Foi uma leitura dinâmica e clara, com abrangência nos mais variados assuntos neurocirúrgicos. A última década presenciou uma compulsão inovadora nos mais diversos campos do conhecimento. Nesse cenário, se quisermos sobreviver profissional e, muitas vezes, pessoalmente, há a obrigação de olharmos para frente. Não esperaríamos que na neurocirurgia isso fosse diferente, certo? Mas como olhar para frente? Olhar através das lentes dos nossos colaboradores, os maiores *experts* nos mais variados tópicos das muitas subespecialidades da neurocirurgia brasileira.

Como toda obra coletiva, é fundamental a consideração da riqueza de cada capítulo. Os colaboradores da obra, a quem devemos gentilmente chamar de amigos, dedicaram-se com muita presteza e buscaram expor o que há de mais atual nos diferentes campos de conhecimento técnico e teórico da neurocirurgia.

Por estas razões, assim como outras que se desvelam no conteúdo didático e instigante destes livros, é com muito orgulho e grata satisfação que apresento e recomendo a sua leitura.

Dr. Ronald de Lucena Farias
Neurocirurgião
Ex-Presidente da Sociedade Brasileira de Neurocirurgia

Colaboradores

ADAURI BUENO DE CAMARGO
Médico pela Faculdade de Medicina de Sorocaba da Pontifícia Universidade Católica de São Paulo (PUC-SP)
Formação em Fisiatria pela Associação de Assistência à Criança Deficiente e em Neurofisiologia pela Albert Einstein College of Medicine, Yeshiva University, NY, USA
Titulado como Fisiatra pela Sociedade Brasileira de Medicina Física e Reabilitação (ABMFR) e Associação Médica Brasileira (AMB)
Neurofisiologista Clínico pela Sociedade Brasileira de Neurofisiologia Clínica (SBNC) e AMB
Fellow, Albert Einstein College of Medicine, Yeshiva University, NY, USA
Diplomate, American Board of Neuromonitoring, USA

ADRIANA BASTOS CONFORTO
Livre-Docente, Chefe do Grupo de Doenças Cerebrovasculares do Hospital das Clínicas da Faculdade de Medicina da Universidade de São Paulo (HCFMUSP)
Pesquisadora do Hospital Israelita Albert Einstein

ADRIANO KEIJIRO MAEDA
Neurocirurgião do Hospital Pequeno Príncipe – Curitiba, PR
Professor da Escola de Medicina da Pontifícia Universidade Católica do Paraná (PUCPR)
Mestre em Tecnologia em Saúde pela PUCPR

ALESSANDRA DOS SANTOS SILVA
Cirurgiã Plástica e Craniofacial
Membro Titular da Sociedade Brasileira de Cirurgia Plástica (SBCP)
Membro Titular da Associação Brasileira de Cirurgia Crânio-Maxilo-Facial (ABCCMF)

ALESSANDRA GORGULHO
Chefe Clínico-Científica do HCor Neurociência
HCor – Hospital do Coração – Associação do Sanatório Sírio Clínica de Neurocirurgia
Presidente da Sociedade Brasileira de Radiocirurgia
Professora Assistente Adjunta da Divisão de Cirurgia Estereotáxica da Universidade da Califórnia Los Angeles (UCLA)
Graduação em Medicina pela Universidade Federal de São Paulo (Unifesp)
Mestre em Pesquisa Clínica pelo Departamento de Biomatemática da Universidade da Califórnia/Los Angeles (UCLA)
Neurocirugia na Unifesp
Fellowship em Neurocirugia Funcional da University of California at Los Angeles

ALESSANDRA MERTENS BRAINER
Médica Formada na Universidade de Pernambuco (UPE)
Residência Médica no Hospital Barão de Lucena SUS/PE
Título de Especialista em Radiologia e Diagnóstico por Imagem pelo Colégio Brasileiro de Radiologia (CBR)
Área de Atuação em Neurorradiologia pelo CBR
Mestre em Epidemiologia pela Fundação Oswaldo Cruz (Fiocruz)
Coordenadora do Serviço de Imagem de Tomografia Computadorizada do PROCAPE/Hospital Oswaldo Cruz
Preceptora da Residência Médica em Neurologia da Faculdade de Ciências Médicas da UPE
Professora da Graduação do Curso de Medicina na Disciplina de Imaginologia na Universidade Maurício de Nassau
Coordenadora do Módulo de Radiologia da Liga Acadêmica de Diagnóstico por Imagem da Universidade Federal de Pernambuco (UFPE)

ALEXANDRE N. FRANCISCO
Médico Neurocirurgião
Chefe do Serviço de Neurocirurgia do Hospital Universitário Cajuru da Pontifícia Universidade Católica do Paraná (PUCPR)
Mestre em Clínica Cirúrgica pela PUCPR
Professor de Neurocirurgia da PUCPR

ALEXANDRE VARELLA GIANNETTI
Membro Titular da Sociedade Brasileira de Neurocirurgia (SBN)
Professor Associado do Departamento de Cirurgia da Faculdade de Medicina da Universidade Federal de Minas Gerais (UFMG)
Neurocirurgião do Hospital das Clínicas da UFMG

ALINE LARIESSY CAMPOS
Neurocirurgiã Formada na Santa Casa de São Paulo
Subespecializações em Radiocirurgia, Neurocirurgia Funcional e Neurocirurgia Oncológica
Pós-Graduação em Neuro-Oncologia no Hospital Sírio-Libanês
Maior Interesse em Neurooncologia, Radiocirurgia e Neuroanatomia Microcirúrgica
Mestrando (MsC) em Neuro-Oncologia na Santa Casa de São Paulo Membro da Sociedade Brasileira de Neurocirurgia, Sociedade Brasileira de Radiocirurgia e da Sociedade Europeia de Neurocirurgia (EANS)

ALMIR FERREIRA DE ANDRADE
Professor Livre-Docente da Faculdade de Medicina da Universidade de São Paulo (FMUSP)
Diretor Técnico de Saúde da Divisão de Neurocirurgia do Hospital das Clínicas da FMUSP

ANA CAROLINA BARRAGAN SERÔA DA MOTTA
Neurorradiologista
Johns Hopkins Medical Institution
Research *Fellow*
Medimagem Clinical Fellowship

ANA MARIA MENDES FERREIRA
Graduanda em Medicina na Universidade Federal do Triângulo Mineiro (UFTM)

ANDERSON RODRIGO SOUZA
Neurocirurgião
Membro Titular da Sociedade Brasileira de Neurocirurgia (SBN)
Membro da International Society for Pediatric Neurosurgery

ANDRÉ LUIZ DE REZENDE
Neurologista e Neurointervencionista da Clínica de Diagnóstico Neurorradiológico e Intervenção (CDNI), SP
Médico Coordenador de Neurologia Vascular da Disciplina de Neurologia do Hospital do Servidor Público Estadual de São Paulo
Médico Coordenador da Neurointervenção do Hospital Sancta Maggiore, SP

ANTÔNIO AFONSO FERREIRA DE SALLES
Professor Titular da Universidade da Califórnia Los Angeles (UCLA)
Chefe do HCor Neurociência Graduação da Universidade Federal de Goiás
Internato no Hospital do Servidor Público Municipal
Residência na Universidade Federal de Goiás e no Instituto de Neurologia de Goiânia
Especialização em Neurocirurgia Funcional na Universidade de Umea, Suécia
Especialização em Lesão de cabeça na Faculdade de Medicina de Virginia
Especialização *Fellow* em Pesquisa e Cirurgia Estereotáxica no Hospital Geral Massachusetts da Faculdade de Medicina Harvard
Doutor em Filosofia pela Virginia Commonwealth University, EUA

ANTÔNIO AVERSA DO SOUTO
Chefe da Seção de Neurocirurgia do Instituto Nacional de Câncer (INCA)
Neurocirurgião do Hospital Universitário Clementino Fraga Filho da Universidade Federal do Rio de Janeiro (HUCCF/UFRJ)

ANTONIO NOGUEIRA DE ALMEIDA
Doutor em Ciências pela Universidade de São Paulo (USP)
Médico Assistente do Hospital das Clínicas da Faculdade de Medicina da USP
Médico Titular do Hospital Beneficência Portuguesa de São Paulo e Hospital Mirante, SP

ANTÔNIO VINICIUS RAMALHO LEITE
Membro da Sociedade Brasileira de Neurocirurgia (SBN) e da Sociedade Brasileira de Coluna (SBC)
Neurocirurgião pelo Hospital de Base do Distrito Federal (HBDF)
Curso de Medicina pela Universidade Federal da Paraíba (UFPB)

ÁPIO ANTUNES
Chefe do Serviço de Neurocirurgia do Hospital de Clínicas de Porto Alegre
Professor de Neurocirurgia da Faculdade de Medicina da Universidade Federal do Rio Grande do Sul (UFRGS)

ARTHUR ADOLFO NICOLATO
Bacharel em Medicina pela Universidade Federal de Minas Gerais (UFMG)
Especialista em Neurocirurgia pelo Programa de Residência Médica do Hospital das Clínicas da Universidade Federal de Minas Gerais (UFMG)
Membro Titular da Sociedade Brasileira de Neurocirurgia (SBN)
Mestre em Ciências Aplicadas à Cirurgia e à Oftalmologia pela Faculdade de Medicina da UFMG
Professor de Anatomia Médica do Departamento de Anatomia e Imagem (IMA) da Faculdade de Medicina da UFMG
Pesquisador do Laboratório de Anatomia Neurocirúrgica e Microcirurgia da Faculdade de Medicina da UFMG
Chefe do Serviço de Neurocirurgia do Hospital Metropolitano Dr. Célio de Castro (Hospital do Barreiro), MG

ARTHUR PEREIRA-FILHO
Neurocirurgião do Hospital Moinhos de Vento, Serviço de Neurologia e Neurocirurgia, Porto Alegre, RS

ARTHUS ZANETTI
Médico Neurocirurgião em Treinamento no Serviço de Neurocirurgia da Santa Casa de Misericórdia de São Paulo

ARTUR HENRIQUE GALVÃO BRUNO DA CUNHA
Neurocirurgião do Serviço de Neurocirurgia Pediátrica do Hospital da Restauração e Hospital Esperança Rede D'or/São Luiz

AURICELIO BATISTA
Médico-Residente do Programa de Residência Médica em Neurocirurgia do Serviço de Neurocirurgia do Hospital da Restauração – Recife, PE

BALTAZAR LEÃO REIS
Membro Titular da Sociedade Brasileira de Neurocirurgia (SBN)
Doutor em Cirurgia pela Universidade Federal de Minas Gerais (UFMG)
Neurocirurgião do Hospital das Clínicas da UFMG

BÁRBARA ALBUQUERQUE MORAIS
Médica Neurocirurgiã pelo Hospital das Clínicas da Faculdade de Medicina da Universidade São Paulo (HCFMUSP)
Fellow de Neurocirurgia Pediátrica pelo HCFMUSP
Assistente do Serviço de Neurocirurgia Pediátrica do Hospital da Criança de Goiânia

BENJAMIN SILWAMBA KAHOZI
Médico Especializando em Cirurgia de Epilepsia na Disciplina de Neurocirurgia da Escola Paulista de Medicina da Universidade Federal de São Paulo (EPM/Unifesp)

BERNARD BERALDIN
Rinologista do Hospital Moinhos de Vento e Divina Providência de Porto Alegre
Mestrando em Cirurgia pela Universidade Federal do Rio Grande do Sul (UFRGS)
Rinologista do Centro Avançado de Neurologia e Neurocirurgia (CEANNE) e do Centro de Neurotologia e Neurinoma do Acústico (CNNA) – Porto Alegre, Skull Base Team

BERNARDO ALVES BARBOSA
Neurocirurgião do Hospital de Base do Distrito Federal (HBDF)
Pós-Graduação em Neuro-Oncologia no Hospital Sírio Libanês
Research Fellow em Microneurocirurgia e Cirurgia da Base do Crânio na Weill Cornell Medical College

BRENO ALEXANDER BISPO
Graduando em Medicina na Faculdade São Leopoldo Mandic – Campinas, SP

BRENO ARAÚJO BARBOSA
Residente de Neurocirurgia da Universidade Federal de Goiás (UFG)

BRUNO DA SILVA COSTA
Neurocirurgião
Membro Titular da Sociedade Brasileira de Neurocirurgia (SBN)
Mestre em Medicina pela Santa Casa de Belo Horizonte
Coordenador da Residência Médica do Departamento de Neurocirurgia da Santa Casa de Belo Horizonte

BRUNO GONZALES MINIELLO
Neurologista e Neurointervencionista da Clínica de Diagnóstico Neurorradiológico e Intervenção (CDNI), SP
Médico Assistente do Grupo de Neurointervenção do Hospital Samaritano
Médico Assistente do Grupo de Neurointervenção do Hospital Sancta Maggiore

BRUNO LOZ DA ROSA
Médico Especializando em Cirurgia de Epilepsia na Disciplina de Neurocirurgia pela Escola Paulista de Medicina da Universidade Federal de São Paulo (EPM/Unifesp)

CAETANO PORTO COIMBRA
Neurocirurgião e Diretor do Centro de Cirurgia da Base do Crânio do Baylor University Medical Center – Dallas, TX, EUA
Diretor do Centro de Cirurgia Cerebral Minimamente Invasiva, Medical City Hospital – Dallas, TX, EUA
Mestre pela Universidade Federal de Pernambuco (UFPE)

CARLOS DIÓGENES PINHEIRO NETO
Professor Associado de Otorrinolaringologia e Neurocirurgia do Albany Medical Center, DF
Diretor da Cirurgia de Base de Crânio do Albany Medical Center, DF
Doutor em Otorrinolaringologia pela Faculdade de Medicina da Universidade de São Paulo (FMUSP)

CARLOS EDUARDO PRATA FERNANDES FERRAREZ
Neurocirurgião
Departamento de Neurocirurgia
Instituto Pequenas Missionárias de Maria Imaculada/Hospital Madre Teresa – Belo Horizonte, MG

CARLOS HENRIQUE MESQUITA PERES
Interno da Faculdade de Medicina da Universidade de São Paulo (FMUSP)

CARLOS MICHEL ALBUQUERQUE
Neurocirurgião e Neurorradiologista Terapêutico
Chefe de Serviço do Hospital Universitário Francisca Mendes – Manaus, AM

CARLOS ROBERTO MALAGUTI
Neurocirurgião, Médico Assistente do Hospital Universitário Francisca Mendes – Manaus, AM

CARLOS ROBERTO MASSELLA JÚNIOR
Neurocirurgião

CARLOS UMBERTO PEREIRA
Professor Doutor Aposentado do Departamento de Medicina da Universidade Federal de Sergipe (UFS)
Neurocirurgião do Serviço de Emergência do Hospital de Urgência de Sergipe (HUSE)
Preceptor Voluntário da Residência em Neurocirurgia da Fundação Beneficente Hospital de Cirurgia – Aracaju, Sergipe

CAROLINA MOREIRA
Graduanda de Medicina da Universidade de Passo Fundo (UPF)

CASSIANO DE MARCHI
Professor de Neurologia da Pontifícia Universidade Católica de São Paulo (PUC-SP)

CASSIUS VINICIUS DOS REIS
Professor Adjunto da Faculdade de Medicina da Universidade Federal de Minas Gerais (UFMG)
Coordenador do Serviço de Neurocirurgia do Hospital das Clínicas da UFMG
Mestre e Doutor em Cirurgia pela UFMG

CEZAR MASSARU GUIOTOKU
Neurocirurgião do Hospital Santa Catarina de Blumenau
Membro Titular da Sociedade Brasileira de Neurocirurgia (SBN)

CHARLES KONDAGESKI
Neurocirurgião do Hospital Infantil Joana de Gusmão – Florianópolis e Hospital Santa Catarina – Blumenau
Membro Titular da Sociedade Brasileira de Neurocirurgia (SBN)
Doutor em Engenharia Química (Engenharia Tissular) pela Universidade Federal de Santa de Catarina (UFSC)

CHRISTIAN DINIZ FERREIRA
Chefe do Serviço de Neurocirurgia do Hospital Infantil Arlinda Marques (CPAM)
Professor Colaborador da Universidade de Saint Louis, EUA
Doutor em Neurologia pela Universidade de São Paulo (USP)

CILMÁRIA LEITE FRANCO
Médica Neurocirurgiã pelo Hospital Santa Marcelina, SP
Assistente do Serviço de Neurocirurgia Pediátrica do Hospital da Criança de Goiânia, GO
Membro Titular da Sociedade Brasileira de Neurocirurgia (SBN)

CLAUDER OLIVEIRA RAMALHO
Mestrado pela Universidade Federal de São Paulo (Unifesp)
Vice-Coordenador da Comissão de Título de Especialista da Sociedade Brasileira de Neurocirurgia (SBN)

CLÁUDIO HENRIQUE FERNANDES VIDAL
Neurocirurgião e Preceptor (Ex-Coordenador) do Programa de Residência Médica em Neurocirurgia do Hospital Getúlio Vargas – SUS, PE
Membro Titular da Sociedade Brasileira de Neurocirurgia (SBN)
Mestre e Doutor pela Universidade Federal de Pernambuco (UFPE)

CRISTIANE TAVARES
Neuroanestesiologista
TSA (Título Superior de Anestesiologia – SBA) e Doutoranda do Programa de Pós-Graduação em Anestesiologia da Faculdade de Medicina da Universidade de São Paulo (FMUSP)

DAN ZIMELEWICZ OBERMAN
Departamento de Neurocirurgia do Hospital Força Aérea do Galeão (HFAG) – Rio de Janeiro, RJ

DANIEL D. CAVALCANTI
Diretor de Neurocirurgia Vascular e Endovascular do Department of Neurosurgery Ayer Neuroscience Institute St. Vincent's Medical Center Bridgeport, CT – EUA

DANIEL FABRÍCIO BRUNS
Título de Especialista em Ginecologia e Obstetrícia pela Federação Brasileira das Associações de Ginecologia e Obstetrícia (Febrasco)
Título de Especialista em Medicina Fetal pela Febrasgo
Título de Especialista em Ultrassonografia pela Febrasgo/CBR

DANIEL FIGUEIRÊDO FILHO
Graduando de Medicina da Unichristus

DANIEL FIGUEIRÊDO
Neurocirurgião do Hospital das Clínicas da Universidade Federal do Ceará e do Instituto Dr. José Frota

DANIEL FONSECA OLIVEIRA
Pós-Doutorando do Programa Interdisciplinar em Biociências Aplicadas pela Universidade Federal do Triângulo Mineiro (UFTM)

DANIEL SANTOS SOUSA
Neurocirurgião do Hospital Infantil Joana de Gusmão de Florianópolis
Membro Titular da Sociedade Brasileira de Neurocirurgia (SBN)
Doutor em Medicina pela Universidade Federal de Santa Catarina (UFSC)

DANIELA DE SOUZA COELHO
Neuropsicóloga do Setor de Neurocirurgia Vascular da Escola Paulista de Medicina da Universidade Federal de São Paulo (EPM/Unifesp)
Preceptora do Programa de Residência Multiprofissional em Neurologia e Neurocirurgia da EPM/Unifesp
Mestranda em Neurologia e Neurociências na EPM/Unifesp

DAVI FONTOURA SOLLA
Médico-Residente da Divisão de Neurocirurgia do Hospital das Clínicas da Faculdade de Medicina da Universidade de São Paulo (HCFMUSP)

DAVI JORGE FONTOURA SOLLA
Médico pela Universidade Federal da Bahia (UFBA)
Neurocirurgião pela Universidade de São Paulo (USP)
Fellow em Neurorradiologia Intervencionista pela USP
Doutorando na USP

DÉBORA WANDERLEY
Serviço de Neurocirurgia, Hospital das Clínicas, Universidade Federal de Pernambuco – Recife, PE

DIEGO DA SILVEIRA
Residente em Neurocirurgia na Santa Casa de Belo Horizonte

DIONEI FREITAS DE MORAIS
Neurocirurgião
Serviço de Neurocirurgia e da Divisão de Neurocirurgia Vascular do
Hospital de Base – São José do Rio Preto, SP

DJACIR FIGUEIRÊDO
Professor Aposentado de Neurocirurgia da Faculdade de Medicina da Universidade Federal do Ceará (UFC)

EDUARDO CARVALHAL RIBAS
Disciplina de Neurocirurgia, Hospital das Clínicas, Universidade de São Paulo, SP
Hospital Israelita Albert Einstein, SP

EDUARDO DE ARNALDO SILVA VELLUTINI
Neurosurgery Department – DFV Neuro – São Paulo, Brazil
Hospital Sírio Libanês – São Paulo – Brazil
Hospital Alemão Oswaldo Cruz – São Paulo, Brazil

EDUARDO MELO RODRIGUES
Neurocirurgião
Diretor da Clínica Plural, RS
Neurocirurgião do Hospital Regina de Novo Hamburgo, RS
Mestre em Cirurgia pela Universidade Federal do Rio Grande do Sul (UFRGS)
Responsável Técnico do CEANNE Hospital Universitário de Canoas e do Hospital Nossa Senhora das Graças de Canoas, RS

EDUARDO VARJÃO
Neurocirurgião do Hospital Santa Marcelina e Hospital Infantil Sabará, SP

EDUARDO VIEIRA
Membro Titular da Sociedade Brasileira de Neurocirurgia (SBN)
Mestre em Neurocirurgia pela Universidade Federal de Pernambuco (UFPE)
Preceptor do Programa de Residência Médica em Neurocirurgia do Hospital da Restauração, PE

ERIC HOMERO ALBUQUERQUE PASCHOAL
Neurocirurgião e Neurorradiologista Intervencionista
Pós-Graduação em Gestão na Saúde e Administração Hospitalar
Doutor em Neurologia pela Faculdade de Medicina da Universidade de São Paulo (FMUSP)
Pós-Doutorando em Genética Médica e Humana no Laboratório de Genética Médica e Humana da Universidade Federal do Pará (UFPA)
Coordenador do Grupo Neurovascular do Instituto de Neurologia do Hospital Ophir Loyola, PA
Chefe do Serviço de Neurorradiologia Intervencionista do Hospital Ophir Loyola e do Hospital Regional Abelardo Santos, PA
Líder do Grupo de Pesquisa Amazônia Neurovascular CNPq da UFPA

EVANDRO DE OLIVEIRA
Instituto de Ciências Neurológicas (ICNE) – São Paulo, SP

EZIR ARAÚJO LIMA JUNIOR
Mestre em Neurocirurgia pela Universidade Federal de Pernambuco (UFPE)
Membro Titular da Sociedade e da Academia Brasileira de Neurocirurgia (SBN)
Residência Médica pelo Hospital da Restauração – Recife, PE
Curso de Medicina pela UFPE
Coronel Médico da PMPE – Diretoria de Saúde

FABRICIO S. FELTRIN
Departamento de Radiologia, UTSouthwestern Medical Center, Dallas – EUA

FAUSTO MOTTA FERRAZ
Médico Assistente do Setor de Neurorradiologia Intervencionista do Hospital das Clínicas da Faculdade de Medicina da Universidade de São Paulo (HCFMUSP)
Pós-Graduando do Departamento de Radiologia da USP
Membro Titular da Sociedade Brasileira de Neurorradiologia Diagnóstica e Terapêutica (SBNR)

FELIPE CONSTANZO
Neurocirurgião, Concepcion, Chile
Ex-Residente em Neurocirurgia do Instituto de Neurologia de Curitiba pela WFNS

FERES CHADDAD NETO
Chefe da Disciplina de Neurocirurgia da Escola Paulista de Medicina da Universidade Federal de São Paulo (EPM/Unifesp)
Chefe da Neurocirurgia Vascular da EPM/Unifesp
Coordenador do Laboratório de Microcirurgia da EPM/Unifesp

FERNANDO CAMPOS GOMES PINTO
Professor Livre-Docente da Disciplina de Neurocirurgia da Faculdade de Medicina da Universidade de São Paulo (FMUSP)
Coordenador do Grupo de Hidrodinâmica Cerebral da Divisão de Neurocirurgia Funcional do Instituto de Psiquiatria do Hospital das Clínicas da FMUSP
Doutor em Neurotraumatologia Experimental pela FMUSP

FERNANDO HENRIQUE DOS REIS SOUSA
Médico-Residente na Disciplina de Neurocirurgia da Universidade Federal do Triângulo Mineiro (UFTM)
Pós-Doutorando no Programa Interdisciplinar em Biociências Aplicadas da UFTM

FERNANDO PEREIRA FRASSETTO
Departamento de Patologia, Hospital das Clínicas, Universidade de São Paulo – SP
Hospital de Câncer de Barretos – Barretos – São Paulo

FRANCINALDO LOBATO GOMES
Neurocirurgia Funcional e Epilepsia
Neurocirurgião Preceptor do Programa de Residência Médica em Neurocirurgia do Hospital Ophir Loyola, PA
Mestre em Neurociências pela Universidade Federal do Pará (UFPA)

FRANCISCO BRAGA
Neurocirurgião do Hospital Moinhos de Vento e Divina Providência de Porto Alegre
Mestre em Cirurgia pela Universidade Federal do Rio Grande do Sul (UFRGS)
Neurocirurgião do Centro Avançado de Neurologia e Neurocirurgia (CEANNE)
Neurocirurgião do Centro de Neurotologia e Neurinoma do Acústico (CNNA) – Porto Alegre Skull Base Team

GABRIEL PEREIRA ESCUDEIRO
Médico Especializando em Cirurgia de Epilepsia da Disciplina de Neurocirurgia na Escola Paulista de Medicina da Universidade Federal de São Paulo (EPM/Unifesp)

GABRIEL RISSOLI RAMOS
Médico pela Faculdade de Medicina e Enfermagem da Universidade de Marília, SP
Neurocirurgião pela Faculdade de Medicina de Marília (FAMEMA), SP
Fellowship em Neurocirurgia Funcional e Radiocirurgia Estereotáxica pelo HCor, SP
Atuação Voltada a Neurocirurgia Funcional e Radiocirurgia, além de abrangência à Neurocirurgia Geral. Experiência com ensino acadêmico em Medicina, com enfoque em disciplinas de Neurociências, Neurologia e Neurocirurgia

GIOVANNA HESPANHOL GUTSCHOW
Pontifícia Universidade Católica do Paraná – Londrina – PR

GISELLE COELHO
Neurocirurgiã Pediátrica do Hospital Santa Marcelina e Hospital Infantil Sabará, SP
Diretora Científica do Instituto EDUCSIM
Doutora pela Faculdade de Medicina da Universidade de São Paulo e Harvard Medical School

GUILHERME CARVALHAL RIBAS
Professor Livre-Docente do Departamento de Cirurgia da Faculdade de Medicina da Universidade de São Paulo (FMUSP)
Professor Visitante do Departamento de Neurocirurgia da University of Virginia, EUA
Codiretor e Professor do Curso Anual Cambridge Lectures in Neurosurgical Anatomy
Neurocirurgião do Hospital Israelita Albert Einstein – São Paulo, SP

GUILHERME MARCOS SOARES DIAS
Neurologista e Neurointervencionista da Clínica de Diagnóstico Neurorradiológico e Intervenção (CDNI), SP
Médico Coordenador da Neurointervenção do Hospital do Servidor Público Estadual de São Paulo
Médico Assistente do Grupo de Neurointervenção do Hospital Samaritano

GUILHERME PODOLSKY
Divisão de Neurocirurgia, Departamento de Cirurgia e Anatomia, Universidade de São Paulo, Ribeirão Preto, SP

GUSTAVO CORREA LORDELO
Residente de Neurocirurgia do Hospital das Clínicas da Faculdade de Medicina da Universidade de São Paulo (HCFMUSP)
Graduação em Medicina pela Escola Bahiana de Medicina e Saúde Pública

GUSTAVO MAYA GABELLINI
Neurofisiologista do Centro Avançado de Neurologia e Neurocirurgia (CEANNE)
Neurofisiologista do Centro de Neurotologia e Neurinoma do Acústico (CNNA) – Porto Alegre Skull Base Team
Ex-*Fellow* em Neurofisiologia Intraoperatória pela University of Arkansas for Medical Sciences – UAMS, Little Rock, Arkansas
Mestre em Medicina pela Universidade Federal do Rio Grande do Sul (UFRGS)
Neurologista da Santa Casa de Porto Alegre

GUSTAVO RASSIER ISOLAN
Neurocirurgião do Centro Avançado de Neurologia e Neurocirurgia (CEANNE)
Neurocirurgião do Centro de Neurotologia e Neurinoma do Acústico (CNNA) – Porto Alegre Skull Base Team
Mestre em Cirurgia pela Faculdade Evangélica do Paraná (FEPAR)
Doutor em Cirurgia pela Universidade Federal do Paraná (UFPR)
Ex-*Fellow* do Laboratório de Microcirurgia do Hospital Beneficência Portuguesa de São Paulo
Pós-Doutor em Neurocirurgia (Cirurgia da Base do Crânio) pela University of Arkansas for Medical Sciences, EUA
Professor da Faculdade de Medicina e do Programa de Pós-Graduação da Faculdade Evangélica Mackenzie do Paraná (FEPAR)
Neurocirurgião do Hospital Moinhos de Vento e Divina Providência de Porto Alegre
Programa de Pós-Graduação em Medicina: Ciências Cirúrgicas da Universidade Federal do Rio Grande do Sul
Laboratório de Anatomia – University of Arkansas for Medical Sciences, Little Rock, Arkansas
Laboratório de Microcirurgia do Hospital Beneficência Portuguesa de São Paulo
Centro Avançado de Neurologia e Neurocirurgia – CEANNE
Hospital Moinhos de Vento, Serviço de Neurologia e Neurocirurgia, RS

GUSTAVO SIMIANO JUNG
Neurocirurgião do Instituto de Neurologia de Curitiba, PR

HELBERT DE O. M. PALMIERO
Doutor em Ciências pela Faculdade de Medicina da Universidade de São Paulo (FMUSP)
Residência em Neurocirurgia no Hospital das Clínicas da FMUSP
Médico da Faculdade de Ciências Médicas da Universidade Estadual de Campinas (FCM/Unicamp)

HELDER PICARELLI
Neurocirurgião Assistente do Instituto do Câncer do Estado de São Paulo (ICESP)
Doutor em Ciências pela Faculdade de Medicina da Universidade de São Paulo (FMUSP)
Especialista em Neuro-Oncologia pelo Instituto de Ensino e Pesquisa do Hospital Sírio-Libanês

HENRIQUE FARIA RAMOS
Professor Adjunto de Otorrinolaringologia da Universidade Federal do Espírito Santo
Doutor em Otorrinolaringologia pela Faculdade de Medicina da Universidade de São Paulo (FMUSP)

HENRIQUE IGOR GOMES LIRA
Neurocirurgião da Universidade Estadual de Campinas (Unicamp)
Mestre em Ciências Médicas pela Unicamp
Membro Titular da Sociedade Brasileira de Neurologia (SBN)

HENRIQUE LAYDNER
Neuroanestesista do Centro Avançado de Neurologia e Neurocirurgia (CEANNE)
Neuroanestesista do Centro de Neurotologia e Neurinoma do Acústico (CNNA) – Porto Alegre Skull Base Team
Anestesista do Hospital Moinhos de Vento e Divina Providência de Porto Alegre

HEROS DE ALMEIDA
Instituto de Ciências Neurológicas (ICNE) – São Paulo, SP

HILDO ROCHA CIRNE DE AZEVEDO FILHO
Neurocirurgião
Professor Titular de Neurocirurgia da Universidade de Pernambuco (UFPE)
Professor Associado de Neurologia e Neurocirurgia da UFPE
Chefe do Serviço e da Residência Médica em Neurocirurgia do Hospital da Restauração do Recife, PE

HUGO LEONARDO DORIA-NETTO
Neurocirurgião do Setor de Neurocirurgia Vascular da Disciplina de Neurocirurgia do Departamento de Neurologia da Universidade Federal de São Paulo da Unifesp
Neurocirurgião do Hospital Beneficência Portuguêsa de São Paulo, SP

HUMBERTO KLUGE SCHROEDER
Neurocirurgião do Hospital Santa Catarina de Blumenau
Membro Titular da Sociedade Brasileira de Neurocirurgia (SBN)

IGOR FAQUINI
Neurocirurgião do Serviço de Neurocirurgia do Hospital da Restauração e do Instituto de Medicina Integral Professor Fernando Figueira – Recife, PE

INGRA IANNE L. ORNELAS
Residente do Instituto Estadual do Cérebro Paulo Niemeyer – Rio de Janeiro, RJ

IOGO HENRIQUE ARAÚJO
Coordenador da Neurocirurgia do Hospital Calixto Midlej Filho – Itabuna, Bahia
Coordenador de Neurocirurgia do Hospital Manoel Novaes de Itabuna, Bahia
Membro Titular da Sociedade Brasileira de Neurocirurgia (SBN)

IRACEMA ARAÚJO ESTEVÃO
Médica Neurocirurgiã em Treinamento no Serviço de Neurocirurgia do Hospital Militar de Área de São Paulo (HMASP)

ISABELA CÓSTOLA WINDLIN
Psicóloga Graduada pela Universidade Federal de São Paulo (Unifesp)
Pós-Graduada em Psico-Oncologia pela Universidade Estadual de Campinas (Unicamp)
Pós-Graduada em Neuropsicologia pelo Centro de Estudos de Neurologia Prof. Dr. Antonio Branco Lefèvre da Divisão de Clínica Neurológica do Hospital das Clínicas da Faculdade de Medicina da Universidade de São Paulo (HCFMUSP)
Mestranda do Programa de Neurologia da FMUSP

IVÁN PERALES
Departamento Vascular e Base de Crânio em Neurocirurgia, INCA, Chile
Serviço de Neurocirurgia do Hospital San Pablo, Coquimbo, Chile

JAIR LEOPOLDO RASO
Membro Titular da Sociedade Brasileira de Neurocirurgia (SBN)
Professor Adjunto da Faculdade de Ciências Médicas de Minas Gerais (FCMMG)
Membro Titular da Academia Mineira de Medicina

JEAN GONÇALVES DE OLIVEIRA
Head, Departamento de Neurocirurgia, A. C. Camargo Cancer Center – ACCCC
Líder do Centro de Referência – CR, de Tumores do Sistema Nervoso Central, A. C. Camargo Cancer Center – ACCC
Professor da Disciplina de Neurocirurgia, Departamento de Cirurgia, Faculdade de Ciências Médicas da Santa Casa de São Paulo – FCMSCSP – São Paulo – SP

JOÃO MIGUEL DE ALMEIDA SILVA
Neurocirurgião e Neurointervencionista da Clínica de Diagnóstico Neurorradiológico e Intervenção (CDNI), SP
Médico Assistente do Grupo de Neurointervenção do Hospital Samaritano
Médico Assistente do Grupo de Neurointervenção do Hospital Sancta Maggiore

JOÃO PAULO ALMEIDA
Instituto de Ciências Neurológicas (ICNE) – São Paulo, SP
Division of Neurosurgery, Toronto Western Hospital, University of Toronto, Toronto, ON, Canada

JOÃO PEDRO DE OLIVEIRA JR.
Médico-Residente da Disciplina de Neurocirurgia da Universidade Federal do Triângulo Mineiro (UFTM)
Pós-Doutorando do Programa Interdisciplinar em Biociências Aplicadas na UFTM

JOÃO TIAGO ALVES BELO
Neurocirurgião do Hospital Felício Rocho
Neurocirurgião do Hospital João XXIII

JOÃO VÍTOR MIRANDA PORTO DE OLIVEIRA
Acadêmico de Medicina da Escola Bahiana de Medicina e Saúde Pública – Fundação para o Desenvolvimento das Ciências, Bahia
Presidente da Liga Acadêmica de Neurocirurgia da Bahia, Bahia
Supervisor Discente do Grupo de Ensino em Neuroanatomia, Escola Bahiana de Medicina e Saúde Pública, Bahia

JOEL LAVINSKY
Otologista do Centro de Neurotologia e Neurinoma do Acústico (CNNA) – Porto Alegre Skull Base Team
Mestre em Cirurgia pela Universidade Federal do Rio Grande do Sul (UFRGS)
Doutor na University of Southern California, Los Angeles, CA e UFRGS
Pós-Doutor na University of Southern California
Professor de Pós-Graduação em Cirurgia na UFRGS
Professor Adjunto de Anatomia Humana da UFRGS
Otologista do Hospital Moinhos de Vento e Divina Providência de Porto Alegre
Fellow em Otologia, Neurotologia e Base Lateral do Crânio no Keck School of Medicine
Otologista do Centro Avançado de Neurologia e Neurocirurgia (CEANNE)

JORGE GONZALEZ-MARTINEZ
Neurocirurgião Certificado pelo Conselho e de Renome Mundial
Subespecializado em Epilepsia e Neurocirurgia Funcional
Diretor do Departamento de Cirurgia Neurológica do Departamento de Epilepsia e Distúrbios do Movimento da Universidade de Pittsburgh
Codiretor do Centro de Epilepsia da UPMC
Diretor do Laboratório de Sistemas Corticais da Universidade de Pittsburgh

JORGE MURA
Departamento Vascular e Base de Crânio em Neurocirurgia, INCA, Santiago – Chile
Departamento de Ciência Neurológica
Neurological Sciences, University of Chile
Las Condes Clínica Neurosurgeon, Santiago – Chile

JOSÉ ALBERTO ALMEIDA FILHO
Neurocirurgião
Membro da Sociedade Brasileira de Neurocirurgia (SBN)
Fellowship em Neurocirurgia Endovascular, Hospital Santa Teresa – Petrópolis, RJ

JOSÉ ALBERTO LANDEIRO
Professor Titular da Disciplina de Neurocirurgia da Faculdade de Medicina da Universidade Federal Fluminense (UFF)
Chefe do Serviço de Neurocirurgia do Centro de Ciências da Saúde, Hospital Antônio Pedro – UFF
Diretor do Departamento de Cirurgia de Base de Crânio da World Federation of Neurosurgical Societies (WFNS)

JOSÉ CARLOS DE MOURA
Médico pela Universidade Federal de Pernambuco (UFPE)
Mestre em Neupsiquiatria pela (UFPE)
Doutor em Medicina (Clínica Cirúrgica) pela Universidade de São Paulo (USP). Tem experiência na área de Medicina, com ênfase em Neurocirurgia, atuando principalmente nos seguintes temas: trauma craniano, amygdala, indices de gravidade do traumatismo, alterações hormonais, pan-hipopituitarismo e epidemiologia. Chefe do Serviço de Residência Médica em Neurocirurgia pela Universidade Federal do Vale do São Francisco

JOSÉ CARLOS ESTEVES VEIGA
Professor Titular e Livre-Docente da Disciplina de Neurocirurgia da Faculdade de Ciências Médicas da Santa Casa de São Paulo (FCMSCSP)
Chefe da Disciplina de Neurocirurgia do Departamento de Cirurgia da Irmandade da Santa Casa de Misericórdia de São Paulo, SP

JOSÉ CARLOS RODRIGUES JR.
Médico Formado pela Faculdade de
Medicina de Jundiaí (FMJ)
Residência em Neurocirurgia no Hospital
Heliópolis, SP
Título de Especialista em Neurocirurcia pela
Sociedade Brasileira de Neurocirurgia (SBN)
Membro Efetivo da Sociedade de
Neurocirugia do Estado de São Paulo
Membro Efetivo da Academia Brasileira de
Neurocirgia (ABNc)
Membro Efetivo do World Federation Of
Neurosurgical Societes
Membro Efetivo da Federação Latino
Americana de Neurocirurgia
Membro da AOSPINE
Membro Internacional da EANS (The European
Association Of Neurosurgycal Societies)
Membro Internacional do CNS (Congress Of
Neurological Surgeons)
Preceptor do Serviço de Neurocirurgia do
Hospital Heliópolis, SP
Chefe do Serviço de Neurocirurgia do Hospital
Heliópolis, SP

JOSÉ LAERCIO JÚNIOR SILVA
Membro Titular da Sociedade Brasileira de
Neurocirurgia (SBN)
Neurorradiologista Intervencionista no
Hospital da Restauração, Hospital Pelópidas
Silveira e AngioRad – Recife, PE
Preceptor do Programa de Residência
Médica em Neurocirurgia do Hospital da
Restauração – Recife, PE

JOSÉ MARCUS ROTTA
Diretor do Serviço de Neurocirurgia do IAMSPE,
São Paulo
Diretor do Centro de Neuro-Oncologia, SP
Presidente do Conselho Editorial Brazilian
Neurosurgery
Presidente do Conselho Deliberativo da
Sociedade Brasileira de Neurocirurgia (SBN)
Past Presidente FLANC
Past Presidente SBN
Presidente do Conselho Deliberativo da
Associação de Apoio à Criança com Câncer (AACC)
Membro do Conselho Deliberativo da Academia
Brasileira de Neurocirurgia
Presidente Emérito do Capítulo de Neuro-
Oncologia da FLANC
First Winner Raymond Sawaya Award

JOSÉ MARIA DE CAMPOS FILHO
Neurocirurgião da Disciplina de Neurocirurgia
Vascular da Escola Paulista de Medicina da
Universidade Federal de São Paulo (EPM/Unifesp)
Neurocirurgião da Beneficência Portuguesa de
São Paulo
Pós-Graduado pelo Instituto de Ensino e
Pesquisa do Hospital Sírio Libanês

JOVINIANO FRANCISCO DA SILVA NETO
Coordenador do Serviço de Neurocirurgia do
Hospital de Base de Vitória da Conquista, Bahia
Coordenador de Neurocirurgia da Santa Casa de
Misericórdia de Vitória da Conquista, Bahia
Membro Titular da Sociedade Brasileira de
Neurocirurgia (SBN)

JULIANA RAMOS DE ANDRADE
Serviço de Neurocirurgia do Hospital
das Clínicas da Universidade Federal de
Pernambuco (UFPE)
Advances in Science – Recife, Pernambuco

JULIETE MELO DINIZ
Neurocirurgiã pelo Hospital do Servidor
Público do Estado de São Paulo (IAMSPE)
Neurocirurgiã Funcional pela Universidade São
Paulo (USP)
Doutora em Ciências da Saúde – Pós-Graduação
IAMSPE
Secretária Adjunta da Sociedade Brasileira de
Radiocirurgia

KEILLER HELUEY VALGUEIRO ZELAQUETT
Neurorradiologista Coordenador Médico do
Hospital Esperança Rede D'or/São Luiz

LAISA ZANELLA
Graduanda de Medicina na Universidade de
Passo Fundo (UPF)

LAÍSE OLIVEIRA RESENDE
Pós-Doutoranda do Programa
Interdisciplinar em Biociências Aplicadas pela
Universidade Federal do Triângulo Mineiro
(UFTM)

LEANDRO INFANTINI DINI
Neurocirurgião do Centro Avançado de
Neurologia e Neurocirurgia (CEANNE)
Professor do Curso de Medicina da Feevale,
Novo Hamburgo, RS
Mestre em Medicina pela Pontifícia
Universidade Católica do Rio Grande do Sul
(PUCRS)
Neurocirurgião do Hospital Regina de Novo
Hamburgo
Diretor da Clínica Plural – São Leopoldo, RS

LEONARDO A. FRIZON
Médico Neurocirurgião do Serviço de
Neurocirurgia do Hospital Universitário
Cajuru da Pontifícia Universidade Católica do
Paraná (PUCPR)

LEONARDO FRIGHETTO
Graduação em Medicina pela Universidade de Passo Fundo
Especialização em Neurocirurgia pelo Associação Médica Brasileira (AMB)
Especialização em Radiocirurgia pela Universidade da Califórnia Los Angeles
Especialização em Radiocirurgia pela Universidade da Califórnia Los Angeles (2003)
Residência pela Hospital da Beneficência Portuguesa
Médico do Serviço de Neurologia e Neurocirurgia Passo Fundo
Experiência na Área de Medicina, com ênfase em Cirurgia
Atua principalmente nos seguintes temas: Neurologia, Neurocirurgia

LEONARDO FURTADO FREITAS
Neurorradiologista da Rede de Hospitais São Camilo, SP

LEONARDO LUCA LUCIANO
Graduando de Medicina Universidade Federal de Alfenas, MG

LUANA BRANDÃO DE SALES REIS
Graduanda de Medicina da Escola Bahiana de Medicina e Saúde Pública

LUCAS CROCIATI MEGUINS
Neurocirurgião do Serviço de Neurocirurgia do Hospital de Base de São José do Rio Preto, SP
Médico Assistente da Divisão de Neurocirurgia Vascular/Base de Crânio, Hospital de Base de São José do Rio Preto, SP

LUCAS DE QUEIROZ CHAVES
Especializando em Neurocirurgia Vascular da Escola Paulista de Medicina da Universidade Federal de São Paulo (EPM/Unifesp)
Especialista Titular pela Sociedade Brasileira de Neurocirurgia (SBN)
Mestrando em Neurologia e Neurociências na Universidade Federal do Estado do Rio de Janeiro (Unirio)

LUCIANO LOPES FURLANETTI
Departamento de Neurociência Básica e Clínica, King's College London – Londres – Reino Unido

LUÍS AUGUSTO MIRANDA DIAS
Neurocirurgião do Grupo de Tumores do IHB
Doutor em Neurociências pela Universidade de Brasília

LUIS FILIPE DE SOUZA GODOY
Hospital Israelita Albert Einstein – São Paulo
Departamento de Radiologia e Instituto de Psiquiatria, Hospital das Clínicas, Universidade de São Paulo

LUÍS HENRIQUE TOBARU KANASHIRO
Neurorradiologista Intervencionista do Hospital da Unimed, Hospital da Cassems e Hospital da Santa Casa de Campo Grande, MS
Membro Titular de Neurocirurgia pela Sociedade Brasileira de Neurocirurgia (SBN)
Membro Titular da Sociedade Brasileira de Neurorradiologia Diagnóstica e Terapêutica

LUIZ UBIRAJARA SENNES
Professor Associado da Disciplina de Otorrinolaringologia da Faculdade de Medicina da Universidade de São Paulo (FMUSP)
Doutor e Livre-Docência em Otorrinolaringologia pela FMUSP

MAÍRA CRISTINA VELHO
Neurocirurgiã Especializada em Neuro-Oncologia

MANOEL JACOBSEN TEIXEIRA
Professor Titular da Disciplina de Neurocirurgia do Departamento de Neurologia
Diretor da Divisão de Clínica Neurocirúrgica do Hospital das Clínicas Faculdade de Medicina da Universidade de São Paulo (HCFMUSP)

MARCELA PINTO TEIXEIRA BENALI
Médica Oncologista Clínica em Treinamento no Hospital do Servidor Público Estadual de São Paulo

MARCELO AUGUSTO ACOSTA GOIRI
Médico-Residente de Neurocirurgia da Escola Paulista de Medicina da Universidade Federal de São Paulo (EPM/Unifesp)

MARCELO BATISTA CHIOATO DOS SANTOS
Membro Titular da Sociedade Brasileira de Neurocirurgia (SBN)
Instrutor do Grupo NeuroTraumaBrasil
Membro Adjunto do Depto de Cirurgia da Universidade Federal de Uberlândia (UFU)
Chefe do Serviço de Neurocirurgia da UFU
Mestre em Ciências pela UFU

MARCELO MEDEIROS FELIPPE
Médico Neurocirurgião com Residência Médica pelo Hospital Municipal Dr. José de Carvalho Florence – São José dos Campos, SP
Neurocirurgião no Hospital Municipal Dr. José de Carvalho Florence, Grupo Policlin e Hospital Santa Marcelina, SP
Fellowship em Neurocirurgia Vascular no Hospital Euryclides de Jesus Zerbini e Hospital Brigadeiro, SP
Estágio em Neurocirurgia – Cirurgia de Base de Crânio em Uniklinik Tubingen, Alemanha

MARCELO MORAES VALENÇA
Serviço de Neurocirurgia do Hospital das Clínicas da Universidade Federal de Pernambuco (UFPE)
Advances in Science – Recife, PE

MARCELO U. CRUSIUS
Doutor em Neurociências pela
Pontifícia Universidade Católica do
Rio Grande do Sul (PUCPR)
Neurocirurgião do Instituto de Neurologia e
Neurocirurgia de Passo Fundo (INN)
Professor da Faculdade de Medicina da
Universidade de Passo Fundo (UPF)
Supervisor da Residência Médica de
Neurocirurgia do Hospital São Vicente de Paulo
(HSVP) da Universidade Federal da
Fronteira Sul (UFFS)

MÁRCIO CHRISTIANI
Coordenador da Neurocirurgia Pediátrica
Oncológica do Instituto Nacional de Câncer

MARCO ANTONIO HERCULANO
Mestre em Neurocirurgia pela Universidade
Federal de São Paulo (Unifesp)
Doutor em Neurocirurgia pela Unifesp
Professor Adjunto da Disciplina de
Neurocirurgia da Faculdade de Medicina de
Jundiaí

MARCO ANTONIO ZANINI
Disciplina de Neurocirurgia da Faculdade de
Medicina de Botucatu da Universidade Estadual
Paulista (Unesp)
Serviço de Neurocirurgia do Hospital das
Clínicas da Faculdade de Medicina de
Botucatu (HCFMB)

MARCOS DEVANIR SILVA DA COSTA
Preceptor dos Residentes da Escola Paulista de
Medicina da Universidade Federal de São Paulo
(EPM/Unifesp)
Especialista Titular pela Sociedade Brasileira de
Neurocirurgia (SBN)
Neurocirurgião Assistente do Instituto de
Oncologia Pediátrica (GRAAC)

MARCOS VINICIUS CALFAT MALDAUN
Neurocirurgião Especializado em Neuro-
Oncologia
Presidente Fundador da Society of Neuro-
Oncology of Latin America (SNOLA)
Coordenador Executivo da Pós Graduação em
Neuro-Oncologia do Hospital Sírio-Libanês

MARCOS VINÍCIUS SANTANA SILVA
Médico-Residente de Neurocirurgia da
Escola Paulista de Medicina da Universidade
Federal de São Paulo (EPM/Unifesp)

MARCUS ALEXANDRE CAVALCANTI ROTTA
Neurologista e Neurointervencionista da
Clínica de Diagnóstico Neurorradiológico e
Intervenção (CDNI), SP
Médico Coordenador da Neurointervenção do
Hospital Samaritano
Médico Assistente da Neurointervenção do
Hospital do Servidor Público Estadual de
São Paulo

MARIA JOSÉ CARVALHO CARMONA
Professora Associada da Disciplina de
Anestesiologia da Faculdade de Medicina da
Universidade de São Paulo (FMUSP)
Diretora da Divisão de Anestesia do Instituto
Central do Hospital das Clínicas FMUSP
Editora-Chefe da Revista Brasileira de
Anestesiologia

MATEUS DE SOUSA RODRIGUES
Diretor Científico da Liga Acadêmica de
Medicina de Urgência e Emergência da
Universidade Federal do Vale do São
Francisco (Univasf)
Monitoria de Neuroanatomia Humana na Univasf
Curso de Medicina da Univasf

MATEUS SANTIAGO DE SOUZA
Acadêmico de Medicina do Centro
Universitário de João Pessoa (Unipê)
Monitor da Disciplina de Neurologia do
Curso de Medicina da UNIPÊ
Vice-Presidente da Liga Integrada de Neurologia e
Neurocirurgia da Paraíba (LINNc), PB

MATHEUS FERNANDES DE OLIVEIRA
Neurosurgery Department – DFV Neuro – São
Paulo – Brasil
Hospital Sírio-Libanês – São Paulo – Brasil
Hospital Alemão Oswaldo Cruz – São Paulo –
Brasil
Neurosurgery Department – Hospital do
Servidor Público Estadual de São Paulo, São
Paulo – Brazil

MATHEUS FERNANDO MANZOLLI BALLESTERO
Departamento de Medicina da Universidade
Federal de São Carlos

MATHEUS PEREIRA FERNANDES
Graduando de Medicina do Centro
Universitário de João Pessoa (Unipê)
Monitor da Disciplina de Bases da Técnica
Cirúrgica e Anestesiologia; Curso de
Medicina da UNIPÊ
Presidente da Liga Integrada de Neurologia e
Neurocirurgia da Paraíba (LINNc), PB

MATHEUS REGHIN NETO
Instituto de Ciências Neurológicas (ICNE), São
Paulo, SP

MAURICIO ISAAC PANICIO
Médico-Residente de Neurocirurgia da Escola
Paulista de Medicina da Universidade Federal de
São Paulo (Unifesp)

MAURO TAKAO SUZUKI
Neurocirurgião
Mestre pela Escola Superior de Ciências da Saúde (ESCS), DF
Pós-Graduado em Neuro-Oncologia pelo IEP – Sírio-Libanês
Mestre pela Universidade Federal de Pernambuco (UFPE)
Doutor pela Universidade de São Paulo (USP)
Professor de Neurologia e Neurocirurgia da Universidade Federal do Vale do São Francisco (UNIVASF)
Chefe do Serviço de Neurologia e Neurocirurgiã do Hospital Neurocárdio – Petrolina, PE

MOISES DERZI VIDAL
Neurocirurgião
Médico Assistente do Hospital Universitário Francisca Mendes – Manaus, AM
Neurocirurgião, Médico Assistente do Hospital Universitário Getúlio Vargas – Manaus, AM

MURILO MARINHO MARTINEZ
Médico Assistente da Disciplina de Neurocirurgia da Escola Paulista de Medicina da Universidade Federal de São Paulo (EPM/Unifesp)

NATALIA VASCONCELLOS
Neurologista pela Universidade Federal de São Paulo (Unifesp)
Mestranda em Neurologia pela Unifesp
Fellow de Neurorradiologia Intervencionista do Hospital das Clínicas da Faculdade de Medicina da Universidade de São Paulo (HCFMUSP)

NAYARA MATOS PEREIRA
Médica-Residente de Neurocirurgia do Hospital Alberto Rassi, Goiás

NELCI ZANON COLLANGE
Neurocirurgiã Pediátrica da Universidade Federal de São Paulo (Unifesp)
Coordenadora da Equipe do Centro de Neurocirurgia Pediátrica (CENEPE)
Presidente do Comitê de Neurocirurgia Pediátrica da Federação Mundial das Sociedades de Neurocirurgia – World Federation of Neurosurgical Societies Foundation (WFNS)
Coordenadora da Comissão das Mulheres na Neurocirurgia, na Sociedade Brasileira de Neurocirurgia (SBN)
Vice-Presidente do Comitê de Educação da Sociedade Internacional de Neurocirurgia Pediátrica (ISPN)
Diretora Social da Associação Brasileira das Mulheres Médicas, Secção São Paulo (ABMMSP)

NELSON PEREIRA-FILHO
Hospital Moinhos de Vento, Serviço de Neurologia e Neurocirurgia – Porto Alegre, RS

NELSON SAADE
Professor Assistente da Disciplina de Neurocirurgia da Faculdade de Ciências Médicas da Santa Casa de São Paulo
Coordenador do Departamento de Trauma e Terapia Intensiva da Sociedade Brasileira de Neurocirurgia (SBN)
Médico Assistente da Disciplina de Neurocirurgia do Departamento de Cirurgia da Irmandade da Santa Casa de Misericórdia de São Paulo

NIVALDO SENA DE ALMEIDA
Neurocirurgião do Serviço de Neurocirurgia do Hospital da Restauração, PE

PAULO EDUARDO DE MELLO SANTA MARIA
Residente, Departamento de Neurocirurgia, Hospital Municipal Miguel Couto, RJ

PAULO HENRIQUE PIRES DE AGUIAR
Professor de Neurologia da Pontifícia Universidade Católica de São Paulo (PUC-SP)
Professor Livre-Docente de Neurocirurgia do Departamento de Neurologia da Faculdade de Medicina da Universidade de São Paulo (FMUSP)
Neurocirurgião e Diretor de Neurocirurgia do Hospital Santa Paula
Residente de Neurocirurgia do Hospital Santa Paula

PAULO HENRIQUE ZANIN
Pós-Graduando em Neurocirurgia pela PUC-Rio/Instituto Estadual do Cérebro Paulo Niemeyer

PAULO NIEMEYER FILHO
Professor da Pós-Graduação em Neurocirurgia pela Pontifícia Universidade Católica do Rio de Janeiro (PUC-Rio)
Diretor do Instituto Estadual do Cérebro

PAULO ROBERTO REQUEJO
Chefe do Serviço de Neurocirurgia do Hospital Municipal Souza Aguiar, RJ
Neurocirurgião do HG de Nova Iguaçu, RJ

PAULO RONALDO JUBÉ RIBEIRO
Neurocirurgião
Membro titular da SBN, ABNC, ISPN E WFNS
Mestre em Neurocirurgia pela Unifesp
Supervisor e Chefe da Residência Médica em Neurocirurgia do Hospital Alberto Rassi – Hospital Geral de Goiânia (HGG) Goiânia, Goiás
Neurocirurgião Pediátrico do Hospital da Criança em Goiânia, GO
Coordenador do Serviço de Neurocirurgia Pediátrica do Hospital da Criança de Goiânia

PAULO THADEU BRAINER
Médico Neurocirurgião
Preceptor do Programa de Residência Médica em Neurocirurgia do Hospital da Restauração da Universidade de Pernambuco (UPE)
Professor da Faculdade de Ciências Médicas de Campina Grande (UNIFACISA)
Coordenador da Clínica de Neurocirurgia Funcional IBrainer
Graduação em Medicina pela UPE
Residência Médica no Hospital da Restauração/SUS/UPE
Mestre em Neuropsiquiatria e Ciências do Comportamento pela Universidade Federal de Pernambuco (UFPE)
Doutor em Cirurgia pela UFPE
Especialização no Hospital das Clínicas da Faculdade de Medicina da Universidade de São Paulo (FCMUSP) e na Radcliffe Infirmary da Universidade de Oxford OxUK em Neurocirurgia Funcional e Estereotáxica, Especialidade da Neurocirurgia Habilitada para cuidar das doenças do Movimento (doença de Parkinson, tremor, distonias), epilepsias refratárias, Tumor Cerebral relacionado, Dor crônica e neuropatica, cefaleias e síndromes neuropsiquiatricsa relativas

PEDRO HENRIQUE SIMM PIRES DE AGUIAR
Graduando de Medicina na Faculdade de Medicina de Sorocaba da Pontifícia Universidade Católica de São Paulo (PUC-SP)

PEDRO TADAO HAMAMOTO FILHO
Disciplina de Neurocirurgia da Faculdade de Medicina de Botucatu da Universidade Estadual Paulista (Unesp)
Serviço de Neurocirurgia do Hospital das Clínicas da Faculdade de Medicina de Botucatu (HCFMB)

POLIANA DE OLIVEIRA CASTRO
Médica-Residente de Neurocirurgia do Hospital Alberto Rassi – Goiânia, GO

RAFAEL WINTER
Neurocirurgião do Serviço de Neurocirurgia do Hospital de Clínicas de Porto Alegre

RAMEZ WADIE KIROLLOS
Neurocirurgião, National Neuroscience Institute, Singapura
Professor Associado, Duke-NUS Medical School, Singapura

RAPHAEL VICENTE ALVES
Doutor em Ciências pela Faculdade de Medicina da Universidade de São Paulo (FMUSP)
Coordenador do Serviço de Neurocirurgia do Hospital Municipal Pimentas Bonsucesso – Guarulhos, SP
Membro do Grupo de Neurocirurgia Vascular do Hospital de Transplantes do Estado de São Paulo Dr. Euryclides de Jesus Zerbini, SP

RAUL MARINO JUNIOR
Professor Livre-Docente de Neurocirurgia do Departamento de Neurologia da Faculdade de Medicina da Universidade de São Paulo (FMUSP)
Neurocirurgião e Diretor de Neurocirurgia do Hospital Santa Paula

RENAN MAXIMILIAN LOVATO
Neurocirurgião e Pós-Graduando da Disciplina de Neurocirurgia do Departamento de Cirurgia da Faculdade de Ciências Médicas da Santa Casa de São Paulo, SP

RENAN SALOMÃO RODRIGUES
Neurocirurgião pelo Hospital Universitário Clementino Fraga Filho da Universidade Federal do Rio de Janeiro (UFRJ)
Neurocirurgião Vascular e da Base do Crânio pelo Hospital das Clínicas da Universidade de São Paulo (USP)
Membro Titular da Sociedade Brasileira de Neurocirurgia (SBN)
Doutorando em Ciências Neurológicas pela FMUSP

RENATA MARGARIDA ETCHEBEHERE
Médica Patologista
Doutorado em Anatomia Patológica e Patologia Forense pela Universidade Federal do Triângulo Mineiro (UFTM)
Médica Assistente do Serviço de Patologia Cirúrgica do Hospital de Clínicas da Universidade Federal do Triângulo Mineiro (UFTM)

RENATO BISPO DE CERQUEIRA FILHO
Membro da Academia Brasileira de Neurologia (ABN)
Neurologista pelo Hospital do Servidor Público Estadual de São Paulo (HSPE-IAMSPE)
Pós-Graduado em Neurointensivismo pelo Hospital Sírio-Libanês, SP
Fellowship em Neurorradiologia Intervencionista pelo Hospital Paulistano, SP

RICARDO DORIA-NETTO
Neurocirurgião do Hospital Beneficência Portuguesa de São Paulo

RICARDO FERRARETO IGLESIO
Médico e Neurocirurgião pela Faculdade de Medicina da Universidade de São Paulo (FMUSP)
Especialização em Neurocirurgia Funcional e Dor pelo Hospital das Clínicas da FMUSP

RICARDO LOPES DE ARAÚJO
Programa de Pós-Graduação em Medicina: Ciências Cirúrgicas da Universidade Federal do Rio Grande do Sul (UFRGS)
Centro Avançado de Neurologia e Neurocirurgia (CEANNE)

RICARDO LOURENÇO CARAMANTI
Neurocirurgião do Serviço de Neurocirurgia e da Divisão de Neurocirurgia Vascular do Hospital de Base – São José do Rio Preto, São Paulo

RICARDO MOSCARDI
Disciplina de Neurocirurgia do
Departamento de Neurologia do Hospital das
Clínicas da Faculdade de Medicina
Universidade de São Paulo (HCFMUSP)

RICARDO RAMINA
Chefe do Departamento de Neurocirurgia,
Instituto de Neurologia de Curitiba, Paraná
Professor Titular do Curso de Pós-Graduação do
Instituto de Neurologia de Curitiba

RICARDO SANTOS DE OLIVEIRA
Divisão de Neurocirurgia do Departamento de
Cirurgia e Anatomia da Universidade de
São Paulo (USP)

RICARDO SILVA CENTENO
Professor Adjunto Disciplina de Neurocirurgia da
Escola Paulista de Medicina da Universidade
Federal de São Paulo (EPM/Unifesp)

ROBERTO ALEXANDRE DEZENA
Membro Titular da Sociedade Brasileira de
Neurocirurgia (SBN)
Doutor em Clínica Cirúrgica/Neurocirurgia pela
Universidade de São Paulo (USP)
Pós-Doutorado pela Universidade Federal do
Triângulo Mineiro (UFTM)
Professor Adjunto, Chefe da Disciplina de
Neurocirurgia e Supervisor do Programa de
Residência Médica em Neurocirurgia no
Hospital de Clínicas da UFTM

ROBERTO DUPRAT OBERG
Médico-Residente de Neurocirurgia do Hospital
Adventista Silvestre, RJ

ROBERTO LEAL DA SILVEIRA
Coordenador
Departamento de Base de Crânio e
Neurocirurgia
Instituto Pequenas Missionárias de Madre
Teresa – Belo Horizonte, Minas Gerais

RODOLFO CASIMIRO REIS
Neurocirurgião com Título de Especialista pela
Sociedade Brasileira de Neurocirurgia (SBN)
Mestre em Ciências da Saúde pelo Instituto de
Assistência Médica ao Servidor Público
Estadual de São Paulo (IAMSPE)
Doutorando em Neurologia pelo Hospital
das Clínicas da Faculdade de Medicina da
Universidade de São Paulo (HCFMUSP)
Preceptor da Residência Médica em
Neurocirurgia no IAMPSE
Médico Assistente do Grupo de Hidrodinâmica
Cerebral do HCFMUSP

RODRIGO COIMBRA DE GUSMÃO
Neurocirurgião Titulado pela Sociedade
Brasileira de Neurocirurgia (SBN)
Fellow do Serviço de Neurocirurgia Vascular e
Base de Crânio pelo Hospital das Clínicas da
Faculdade de Medicina da Universidade de São
Paulo (HCFMUSP)
Doutorando em Neurologia pela FMUSP

RODRIGO KEI KUROMOTO
Graduado em Medicina pela Faculdade de
Medicina da Universidade de São Paulo (FMUSP)
Residente de Neurocirurgia no Hospital das
Clínicas da FMUSP

RODRIGO MOREIRA FALEIRO
Coordenador do Serviço de Neurocirurgia e
Neurologia do HJXXIII
Neurocirurgião do Hospital Felício Rocho
Mestre em Cirurgia pela Universidade Federal
de Minas Gerais (UFMG)
Professor Assistente da Faculdade de Ciências
Médicas de Minas Gerais (CMMG)
Membro Titular da Sociedade Brasileira de
Neurocirurgia (SBN)

ROGER THOMAZ ROTTA MEDEIROS
Neurocirurgião Formado na Universidade do
Oeste Paulista
Neurocirurgião do Hospital Beneficência
Portuguesa de São Paulo
Visiting Assistant Professor no MD Anderson
Cancer Center, USA
Neurocirurgião do Hospital Santa Paula de São
Paulo

RÔMULO ALMINO DE ALENCAR ARRAIS MOTA
Preceptor da Residência Médica em
Neurocirurgia do Hospital Militar de Área de
São Paulo – Exército Brasileiro

RUY CASTRO MONTEIRO DA SILVA FILHO
Diretor Geral do Hospital Municipal Miguel
Couto, RJ
Diretor do Departamento de Trauma da
Sociedade Brasileira de Neurocirurgia (SBN) –
Gestão: 2018-2020
Chefe do Serviço de Neurocirurgia do Hospital
Municipal Miguel Couto
Diretor Presidente da Associação
NeuroTrauma Brasil
Membro Titular da SBN

SAAD GEORGE OLIVEIRA EL HAOULI
Médico-Residente de Neurocirurgia do Hospital
Alberto Rassi, Goiás

SAMIR AHMAD JRADI
Médico do 5º Ano de Residência em
Neurocirurgia do Hospital Municipal Souza
Aguiar, RJ

SAMUEL DOBROWOLSKY
Neurocirurgião do Hospital Erasto Gaertner,
Curitiba, Paraná
Mestre e Doutor em Cirurgia pela Faculdade
Evangélica do Paraná
Ex-*Fellow* e Pós-Doutor pela Universidade de
Tubingen, Alemanha
Neurocirurgião do Centro Avançado de
Neurologia e Neurocirurgia (CEANNE)

SAMUEL MIRANDA DE MOURA
Residência Médica em Neurocirurgia no Hospital Beneficência Portuguesa de São Paulo
Research Fellowship em Neurocirurgia de Base de Crânio no Brigham and Womens Hospital da Harvard Medical School em Boston, EUA
Research Fellowship em Neurocirurgia Vascular e Base de Crânio no Arkansas Neuroscience Institute em Little Rock, EUA

SAMUEL TAU ZYMBERG
Professor Adjunto da Disciplina de Neurocirurgia da Escola Paulista de Medicina da Universidade Federal de São Paulo (EPM/Unifesp)

SAUL ALMEIDA DA SILVA
Pós-Doutor em Neurocirurgia pela Universidade de São Paulo (USP)
Supervisor do Pronto-Socorro da Neurocirurgia do Hospital das Clínicas da Faculdade de Medicina da Universidade de São Paulo (HCFMUSP)
Neurorradiologista Intervencionista pelo HCFMUSP
Fellow de Neurorradiologia Intervencionista pelo HCFMUSP

SEBASTIÃO BERQUÓ PELEJA
Médico-Residente de Neurocirurgia do Hospital Alberto Rassi, GO

SEBASTIÃO NATANIEL SILVA GUSMÃO
Graduação em Medicina pela Faculdade de Ciências Médicas de Minas Gerais (FCMMG)
Mestre em Cirurgia pela Universidade Federal de Minas Gerais (UFMG)
Doutor em Medicina (Neurocirurgia) pela Universidade Federal de São Paulo (Unifesp)
Coordenador do Serviço de Neurocirurgia do Hospital das Clínicas da UFMG
Experiência na Área de Medicina, com Ênfase em Neurocirurgia Estereotáxica da Dor e Funcional, atuando principalmente nos seguintes temas: técnica neurocirúrgica, topografia cranioencefálica, traumatismo cranioencefálico, Neuralgia do Trigêmeo, Tratamento Cirúrgico da Doença de Parkinson, Tratamento Cirúrgico dos Distúrbios Neuropsicológicos

SÉRGIO TADEU FERNANDES
Doutorando em Ciências na Faculdade de Medicina da Universidade de São Paulo (FMUSP)
Coordenador do Grupo de Neurocirurgia Vascular do Hospital de Transplantes do Estado de São Paulo Dr. Euryclides de Jesus Zerbini, SP

SIDNEI EPELMAN
Diretor do Serviço de Oncologia Pediatrica do Hospital Santa Marcelina
Professor de Oncologia e Pediatria da Faculdade de Medicina Santa Marcelina
Professor de Pediatria da UMC
Coordenador do Grupo Cooperativo Brasileiro de Tumores Cerebrais da Sociedade Brasileira de Oncologia Pediátrica
Presidente da TUCCA – Associação para Crianças e Adolescentes com Câncer

SILVIO PORTO DE OLIVEIRA
Chefe do Serviço de Neurocirurgia da Santa Casa de Misericórdia de Itabuna, Bahia
Membro Titular da Sociedade Brasileira de Neurocirurgia (SBN)
Membro Titular da Academia Brasileira de Neurocirurgia

SUZANA MARIA BEZERRA SERRA
Serviço de Neurocirurgia Pediátrica do Hospital da Restauração e Hospital Esperança Rede D'Or/São Luiz

THALES BHERING NEPOMUCENO
Neurocirurgião e Membro do Grupo de Base de Crânio da Disciplina de Neurocirurgia do Departamento de Neurologia da Faculdade de Medicina da Universidade de São Paulo (FMUSP)
Preceptor dos Residentes de Neurocirurgia da USP
Neurocirurgião do Pronto-Socorro do Hospital do Servidor Público Municipal, SP

THALES ZACARELLI
Professor de Neurologia da Pontifícia Universidade Católica de São Paulo (PUC-SP)
Residente de Neurocirurgia do Hospital Santa Paula

THIAGO OLIVEIRA LEMOS DE LIMA
Médico Neurocirurgião
Membro da Sociedade Brasileira de Neurocirurgia (SBN)
Membro da AOSpine
Neurocirurgião nos Hospitais MedCenter e Santa Casa de Patrocínio, MG

THIAGO PEREIRA RODRIGUES
Médico Assistente da Disciplina de Neurocirurgia da Escola Paulista de Medicina da Universidade Federal de São Paulo (EPM/Unifesp)

THIAGO SILVA PARESOTO
Pós-Doutoranda do Programa Interdisciplinar em Biociências Aplicadas da Universidade Federal do Triângulo Mineiro (UFTM)

THOMAS FRIGERI
Laboratório de Anatomia – University of Florida, Gainesville, Florida
Centro Avançado de Neurologia e Neurocirurgia (CEANNE)

TIAGO GOMES PIRES
Membro da Sociedade Brasileira de Neurocirurgia (SBN)
Neurocirurgião do Hospital Universitário de Petrolina, PE
Neurocirurgião do Hospital Neurocárdio

TÚLLIO NOVAES SILVA
Médico-Residente na Disciplina de Patologia do Hospital de Clínicas da Universidade Federal do Triângulo Mineiro (UFTM)

VALÉRIA MARQUES FIGUEIRA MUOIO
Neurocirurgiã Pediátrica Formada pela Faculdade de Medicina da Universidade de São Paulo (FMUSP)
Doutora pela FMUSP
Médica do Centro Interdisciplinar de Neuro-Ortopedia do Hospital das Clínicas da USP

VANESSA ALBUQUERQUE PASCHOAL AVIZ BASTOS
Médica Graduada pela Universidade Federal do Pará (UFPA)
Residência Médica em Neurologia na Irmandade da Santa Casa de Misericórdia de São Paulo
Especialização em Neurofisiologia Intraoperatória sob Supervisão Direta do Dr. Adauri Bueno de Camargo
Titulada pela Academia Brasileira de Neurologia (ABN) e Associação Médica Brasileira (AMB)
Neurofisiologia com Foco de Atuação em Monitorização Intraoperatória
Membro Titular da Academia Brasileira de Neurologia

VICTOR HUGO DA COSTA BENALIA
Médico Neurocirurgião em Treinamento no Serviço de Neurocirurgia da Santa Casa de Misericórdia de São Paulo

VICTOR MATHEUS OLAVES MARQUES
Estagiário do Centro Avançado de Neurologia e Neurocirurgia (CEANNE)
Estudante de Medicina da Universidade Federal do Rio Grande do Sul (UFRGS)

VITOR MENDES PEREIRA
Director of Endovascular Research and Innovation
Division of Neurosurgery – Department of Surgery St Michael's Hospital – Unity Health Toronto
Lead Scientist – RADIS lab: Research in Cerebral Vascular Diseases Li Ka-Shing Knowledge Institute
Professor of Surgery and Medical Imaging University of Toronto

VITOR NAGAI YAMAKI
Divisão de Neurocirurgia, Hospital das Clínicas da Universidade de São Paulo

VITOR SALVIATO NESPOLI
Neurocirurgião pelo Hospital das Clínicas da Faculdade de Medicina da Universidade de São Paulo (HCFMUSP)
Médico Preceptor da Neurocirurgia pelo HCFMUSP
Fellow de Neurorradiologia Intervencionista pelo HCFMUSP

WELLINGSON SILVA PAIVA
Professor Livre-Docente da Faculdade de Medicina da Universidade de São Paulo (FMUSP)
Supervisor da Unidade de Emergência da Divisão de Neurocirurgia do Hospital das Clínicas da FMUSP

WEN HUNG TZU
Professor Livre-Docente, Chefe do Grupo de Epilepsia da Disciplina de Neurocirurgia do Hospital das Clínicas da Faculdade de Medicina da Universidade de São Paulo (HCFMUSP)
Médico Assistente do Grupo de Neurocirurgia Vascular do HCFMUSP
Médico do Hospital Samaritano de São Paulo

WUILKER KNONER CAMPOS
Diretor de Defesa Profissional da Sociedade Brasileira de Neurocirurgia (SBN) – Gestão: 2017-2018
Coordenador da Comissão de Codificação de Procedimentos em Neurocirurgia – SBN
Doutorado em Neurociências pela Universidade Federal de Santa Catarina (UFSC)

YOAV HAHN
Otorrinolaringologista
Diretor de Neurotologia/Cirurgia da Base Lateral do Crânio no Baylor University Medical Center
Chefe de Otorrinolaringologia do Hospital Medical City Dallas

Sumário

Parte I
ANATOMIA

1. Anatomia do Encéfalo – Visão geral 3
   Eduardo Carvalhal Ribas • Guilherme Carvalhal Ribas

2. Microcirurgia – Técnica e Instrumentos 10
   Carlos Eduardo Prata Fernandes Ferrarez • Renan Maximilian Lovato
   Arthur Adolfo Nicolato • Sebastião Nataniel Silva Gusmão

Parte II
TUMORES DO SISTEMA NERVOSO CENTRAL

3. Nova Classificação da Organização Mundial da Saúde (OMS) 21
   Maíra Cristina Velho • Marcos Vinicius Calfat Maldaun

4. Biologia Molecular dos Astrocitomas 32
   Roberto Alexandre Dezena • Renata Margarida Etchebehere • Laíse Oliveira Resende
   Daniel Fonseca Oliveira • João Pedro de Oliveira Jr. • Fernando Henrique dos Reis Sousa
   Thiago Silva Paresoto • Túllio Novaes Silva

5. Astrocitomas 42
   Luciano Lopes Furlanetti • Matheus Fernando Manzolli Ballestero
   Guilherme Podolsky • Ricardo Santos de Oliveira

6. Revisão da Literatura no Tratamento dos Gliomas de "Baixo Grau" 54
   José Marcus Rotta • Rodolfo Casimiro Reis • Matheus Fernandes de Oliveira

7. Gliomas de Alto Grau 59
   José Marcus Rotta • Matheus Fernandes de Oliveira

8. Cirurgia de Tumores Cerebrais em Áreas Eloquentes 73
   José Marcus Rotta • Matheus Fernandes de Oliveira

9. Metástases Cerebrais 79
   Helder Picarelli

10. Ependimoma 87
    Victor Hugo da Costa Benalia • Marcela Pinto Teixeira Benali
    Sidnei Epelman • Nelci Zanon Collange

11. Tumores Hipofisários 93
    Samuel Tau Zymberg

12. Tumores Intraventriculares 104
    Eduardo Carvalhal Ribas • Giovanna Hespanhol Gutschow • Luis Filipe de Souza Godoy
    Fernando Pereira Frassetto • Ramez Wadie Kirollos • Guilherme Carvalhal Ribas

13. Tumores da Pineal 112
    Paulo Mácio Porto de Melo • Ana Carolina Barragan Serôa da Motta

14. Tumores da Ínsula – Manejo Cirúrgico 116
    Gustavo Rassier Isolan • Ricardo Lopes de Araújo • Leandro Infantini Dini
    Nelson Pereira-Filho • Arthur Pereira-Filho • Thomas Frigeri

15 **Tumores Neuroectodérmicos Primitivos** 146
   Gustavo Rassier Isolan ▪ *Eduardo Melo Rodrigues*
   Victor Matheus Olaves Marques ▪ *Samuel Dobrowolsky*

16 **Meningiomas** 155
   Paulo Henrique Pires de Aguiar ▪ *Thales Zacarelli* ▪ *Cassiano de Marchi* ▪ *Raul Marino Junior*

17 **Schwannomas** 165
   Eduardo de Arnaldo Silva Vellutini ▪ *Matheus Fernandes de Oliveira*

18 **Cordomas e Condrossarcomas intracranianos** 174
   Gustavo Rassier Isolan ▪ *Joel Lavinsky* ▪ *Francisco Braga*
   Bernard Beraldin ▪ *Henrique Laydner* ▪ *Gustavo Maya Gabellini*
   Victor Matheus Olaves Marques ▪ *Leandro Infantini Dini*

19 **Tumores do Glomo Jugular (Paragangliomas Jugulotimpânicos)** 189
   Baltazar Leão Reis ▪ *Alexandre Varella Giannetti*

20 **Cistos de Rathke** 197
   Helbert de O. M. Palmiero

21 **Cistos Dermoides e Epidermoides** 203
   Ricardo Ramina ▪ *Gustavo Simiano Jung* ▪ *Felipe Constanzo*

22 **Cisto Coloide** 214
   Samuel Tau Zymberg ▪ *Clauder Oliveira Ramalho*

23 **Papilomas do Plexo Coroide** 224
   Bárbara Albuquerque Morais ▪ *Cilmária Leite Franco* ▪ *Paulo Ronaldo Jubé Ribeiro*

24 **Tumores de Calvária** 231
   Christian Diniz Ferreira ▪ *Matheus Pereira Fernandes* ▪ *Mateus Santiago de Souza*

Parte III
VASCULAR

25 **Hemorragia Subaracnóidea Espontânea** 241
   Renan Salomão Rodrigues ▪ *Eberval Gadelha Figueiredo*

26 **Vasospasmo Cerebral** 248
   Leonardo C. Welling ▪ *Nícollas Nunes Rabelo* ▪ *Eberval Gadelha Figueiredo*

27 **Aneurismas Intracranianos** 258
   Vitor Nagai Yamaki ▪ *Gustavo Correa Lordelo* ▪ *Vitor Mendes Pereira* ▪ *Wen Hung Tzu*
   Nícollas Nunes Rabelo ▪ *Leonardo C. Welling* ▪ *Eberval Gadelha Figueiredo*

28 **Tratamento Atual de Aneurismas Cerebrais** 270
   Nícollas Nunes Rabelo ▪ *Eberval Gadelha Figueiredo*

29 **Aneurismas Paraclinóideos** 283
   Sérgio Tadeu Fernandes ▪ *Raphael Vicente Alves*

30 **Aneurismas da Artéria Comunicante Posterior** 297
   Pedro Tadao Hamamoto Filho ▪ *Marco Antonio Zanini*

31 **Aneurisma da Artéria Coróidea Anterior** 304
   Carlos Michel Albuquerque ▪ *Carlos Henrique Mesquita Peres*
   Carlos Roberto Malaguti ▪ *Moises Derzi Vidal*

32 Aneurismas da Artéria Cerebral Média 310
Bruno da Silva Costa ▪ Diego da Silveira

33 Aneurisma da Artéria Comunicante Anterior 316
Ápio Antunes ▪ Rafael Winter

34 Aneurismas Distais da Artéria Cerebral Anterior 328
Eric Homero Albuquerque Paschoal

35 Aneurismas Intracranianos Múltiplos 336
Lucas Crociati Meguins ▪ Ricardo Lourenço Caramanti ▪ Dionei Freitas de Morais

36 Aneurismas Intracranianos Gigantes 343
Eduardo Vieira ▪ José Laercio Júnior Silva

37 Aneurismas Infecciosos 357
Marcelo U. Crusius ▪ Laisa Zanella ▪ Carolina Moreira

38 Aneurismas de Artéria Cerebelar Superior e Basilar 366
João Paulo Almeida ▪ Matheus Reghin Neto ▪ Heros de Almeida ▪ Evandro de Oliveira

39 Aneurismas do Terço Médio da Artéria Basilar 372
Fausto Motta Ferraz ▪ Saul Almeida da Silva

40 Aneurismas das Artérias Cerebelar Posteroinferior e Vertebral 381
Paulo Roberto Requejo ▪ Samir Ahmad Jradi

41 Cavernomas Supratentoriais 394
Paulo Henrique Zanin ▪ Paulo Niemeyer Filho

42 Cavernomas Infratentoriais 404
Ingra Ianne L. Ornelas ▪ Daniel D. Cavalcanti

43 Aspectos Gerais das Malformações Arteriovenosas 412
Feres Chaddad Neto ▪ Lucas de Queiroz Chaves ▪ Marcos Devanir Silva da Costa
Daniela de Souza Coelho ▪ José Maria de Campos Filho ▪ Hugo Leonardo Doria Netto
Marcelo Augusto Acosta Goiri ▪ Mauricio Isaac Panicio

44 MAV II 422
Carlos Roberto Massella Junior

45 MAV Grau III 425
Rodrigo Coimbra de Gusmão ▪ Eberval Gadelha Figueiredo

46 Malformações Arteriovenosas Grau IV e V 431
Feres Chaddad Neto ▪ Marcos Devanir Silva da Costa ▪ Evandro de Oliveira

47 Fístulas Arteriovenosas 441
Luís Henrique Tobaru Kanashiro

48 Tratamento Por Embolização 454
Saul Almeida da Silva ▪ Natalia Vasconcellos ▪ Vitor Salviato Nespoli

49 Tratamento por Diversores de Fluxo e *Stents* 461
Marcus Alexandre Cavalcanti Rotta ▪ André Luiz de Rezende ▪ Guilherme Marcos Soares Dias
João Miguel de Almeida Silva ▪ Bruno Gonzales Miniello

50 Dissecações Arteriais 469
Adriana Bastos Conforto

51 Cirurgia de Carótida 475
Jair Leopoldo Raso

52 Moyamoya 482
Davi Jorge Fontoura Solla ▪ Luana Brandão de Sales Reis

53 Descompressão Neurovascular para Neuralgia do Trigêmeo 491
Antonio Nogueira de Almeida

Parte IV
HIDRODINÂMICA

54 Hidrocefalia Comunicante 497
Rodrigo Kei Kuromoto ▪ Fernando Campos Gomes Pinto

55 Hidrocefalia Não Comunicante 503
Eduardo Varjão ▪ Giselle Coelho ▪ Leonardo Furtado Freitas ▪ Nelci Zanon Collange

56 Hidrocefalia de Pressão Normal 511
Paulo Ronaldo Jubé Ribeiro ▪ Sebastião Berquó Peleja
Poliana de Oliveira Castro ▪ Cilmária Leite Franco

57 Síndrome da Hipertensão Intracraniana Idiopática Benigna 518
Carlos Umberto Pereira ▪ Nícollas Nunes Rabelo

58 Síndrome da Hipotensão Liquórica 524
Marco Antonio Herculano

59 Bases da Endoscopia Ventricular e Terceiroventriculostomia 531
Rômulo Almino de Alencar Arrais Mota

60 Tratamento Endoscópico das Hidrocefalias – Aplicações Práticas 540
Roberto Alexandre Dezena ▪ Paulo Henrique Pires de Aguiar ▪ João Pedro de Oliveira Jr.
Fernando Henrique dos Reis Sousa ▪ Ana Maria Mendes Ferreira
Pedro Henrique Simm Pires de Aguiar ▪ Breno Alexander Bispo

Parte V
EPILEPSIA E FUNCIONAL

61 Crises Epilépticas e Epilepsia – Definição e Prognóstico 569
Paulo Thadeu Brainer ▪ Jorge Gonzalez-Martinez ▪ Alessandra Mertens Brainer

62 Epilepsia do Lobo Temporal 592
Ricardo Silva Centeno ▪ Murilo Marinho Martinez ▪ Thiago Pereira Rodrigues
Benjamin Silwamba Kahozi ▪ Bruno Loz da Rosa ▪ Gabriel Pereira Escudeiro

63 Epilepsias Extratemporais 608
Francinaldo Lobato Gomes

64 Estimulação do Nervo Vago para Tratar Epilepsia 617
Manoel Jacobsen Teixeira

65 Distúrbios do Movimento 626
Leonardo A. Frizon ▪ Alexandre N. Francisco

66 Tratamento Neurocirúrgico Funcional da Dor 633
Manoel Jacobsen Teixeira

67 Tratamento Neurocirúrgico da Espasticidade 659
Marcelo Batista Chioato dos Santos ▪ Rodrigo Moreira Faleiro
Ruy Castro Monteiro da Silva Filho

68 Procedimentos Estereotáticos 664
Ricardo Ferrareto Iglesio

Parte VI
NEUROCIRURGIA PEDIÁTRICA

69 Hidrocefalia em Crianças 673
    Iracema Araújo Estevão • Arthus Zanetti • Nelci Zanon Collange

70 Craniossinostose 683
    Anderson Rodrigo Souza • Alessandra dos Santos Silva

71 Tumores na Faixa Etária Pediátrica 696
    Valéria Marques Figueira Muoio

72 Tumores de Tronco Cerebral 707
    Ricardo Santos de Oliveira • Matheus Fernando Manzolli Ballestero
    Luciano Lopes Furlanetti

73 Craniofaringioma em Pacientes Pediátricos 716
    Artur Henrique Galvão Bruno da Cunha • Keiller Heluey Valgueiro Zelaquett
    Suzana Maria Bezerra Serra

74 Tumores de Vias Ópticas 723
    Márcio Christiani • Antônio Aversa do Souto

75 Ependimomas 731
    Roger Thomaz Rotta Medeiros

76 Meduloblastoma 739
    Paulo Ronaldo Jubé Ribeiro • Saad George Oliveira El Haouli
    Nayara Matos Pereira • Cilmária Leite Franco

77 Tumores do Plexo Coroide 748
    Adriano Keijiro Maeda

78 Neurocirurgia Pediátrica: Disrafismo Espinhal Aberto 754
    Charles Kondageski • Daniel Santos Sousa • Cezar Massaru Guiotoku
    Humberto Kluge Schroeder • Daniel Fabrício Bruns

Parte VII
TRAUMATISMO CRANIENCEFÁLICO

79 Atendimento Inicial ao Paciente Politraumatizado 763
    Thales Bhering Nepomuceno

80 Monitorização e Manejo da Pressão Intracraniana 771
    Ruy Castro Monteiro da Silva Filho • Paulo Eduardo de Mello Santa Maria

81 Lesão Axonal Difusa 783
    Leonardo C. Welling • Nícollas Nunes Rabelo • Fabricio S. Feltrin • Eberval Gadelha Figueiredo

82 Tumefação Cerebral 792
    Ricardo Moscardi

83 Hemorragia Subaracnóidea Traumática 801
    Wellingson Silva Paiva • Davi Fontoura Solla • Almir Ferreira de Andrade

84 Hematoma Epidural Intracraniano 806
    Carlos Umberto Pereira

85 Hematoma Subdural Agudo 813
    Igor Faquini • Auricelio Batista • Eduardo Vieira
    Nivaldo Sena de Almeida • Hildo Rocha Cirne de Azevedo Filho

86 Hematoma Subdural Crônico 820
Carlos Umberto Pereira ▪ Nícollas Nunes Rabelo

87 Contusão Cerebral 826
Daniel Figueirêdo ▪ Djacir Figueirêdo ▪ Daniel Figueirêdo Filho

88 Ferimento por Projéteis de Arma de Fogo 831
Thiago Oliveira Lemos de Lima ▪ João Tiago Alves Belo ▪ Rodrigo Moreira Faleiro

89 Fraturas e Afundamentos Cranianos 837
Antônio Vinicius Ramalho Leite ▪ Ezir Araújo Lima Junior ▪ José Carlos de Moura
Mateus de Sousa Rodrigues ▪ Renato Bispo de Cerqueira Filho
Samuel Miranda de Moura ▪ Tiago Gomes Pires

90 Fístulas Liquóricas Traumáticas 846
Nelson Saade

91 Abscessos Cerebrais 852
Silvio Porto de Oliveira ▪ Iogo Henrique Araújo
Joviniano Francisco da Silva Neto ▪ João Vítor Miranda Porto de Oliveira

92 Craniotomias Descompressivas 859
Marcelo Batista Chioato dos Santos ▪ Rodrigo Moreira Faleiro
Ruy Castro Monteiro da Silva Filho

Parte VIII
ACESSOS CIRÚRGICOS

93 Craniotomia Pterional 867
Renan Salomão Rodrigues ▪ Nícollas Nunes Rabelo ▪ Leonardo C. Welling
Eberval Gadelha Figueiredo

94 Craniotomia Minipterional 880
Renan Salomão Rodrigues ▪ Nícollas Nunes Rabelo
Leonardo C. Welling ▪ Eberval Gadelha Figueiredo

95 Acesso Supraorbital e Suas Variações 885
Marcelo Medeiros Felippe

96 Acesso Fronto-Orbito-Zigomático 891
Feres Chaddad Neto ▪ Lucas de Queiroz Chaves ▪ Marcos Devanir Silva Da Costa
Marcelo Augusto Acosta Goiri ▪ Roberto Duprat Oberg
Mauricio Isaac Panicio ▪ Marcos Vinícius Santana Silva

97 Acesso Fronto-Orbitário 896
José Alberto Landeiro ▪ José Alberto Almeida Filho ▪ Cassius Vinicius dos Reis

98 Abordagem Pré-Temporal 902
José Carlos Rodrigues Jr.

99 Acesso Bifrontal 909
Jair Leopoldo Raso

100 Acesso Subtemporal 915
Jean Gonçalves de Oliveira ▪ Renan Maximilian Lovato
Lucas Crociati Meguins ▪ José Carlos Esteves Veiga

101 Acesso Transcavernoso 924
Carlos Eduardo Prata Fernandes Ferrarez ▪ Roberto Leal da Silveira

102 Acesso Retrossigmoide 937
Mauro Takao Suzuki ▪ Luís Augusto Miranda Dias
Henrique Igor Gomes Lira ▪ Bernardo Alves Barbosa

103 Abordagem Combinada Minimamente Invasiva à Fossa Média 946
Iván Perales ▪ Jorge Mura ▪ Dan Zimelewicz Oberman ▪ Nícollas Nunes Rabelo
Leonardo C. Welling ▪ Eberval Gadelha Figueiredo

104 Abordagem Transpetrosa Combinada Focal 953
Cláudio Henrique Fernandes Vidal ▪ Caetano Porto Coimbra ▪ Yoav Hahn

105 Acesso Suboccipital 972
Hugo Leonardo Doria-Netto ▪ Ricardo Doria-Netto
José Maria de Campos Filho ▪ Feres Chaddad Neto

106 Acesso Extremo Lateral 978
Marcelo Medeiros Felippe

107 Abordagens Endonasais à Base do Crânio 983
Henrique Faria Ramos ▪ Carlos Diógenes Pinheiro Neto ▪ Luiz Ubirajara Sennes

Parte IX
MISCELÂNEA

108 Pré e Pós-Operatório em Neurocirurgia 1003
Cristiane Tavares ▪ Maria José Carvalho Carmona

109 Neurointensivismo 1015
Renan Salomão Rodrigues ▪ Breno Araújo Barbosa
Nícollas Nunes Rabelo ▪ Leonardo C. Welling ▪ Eberval Gadelha Figueiredo

110 Neurofisiologia Intraoperatória e Neuromonitoração 1023
Adauri Bueno de Camargo ▪ Vanessa Albuquerque Paschoal Aviz Bastos

111 Robótica em Neurocirurgia 1030
Paulo Mácio Porto de Melo

112 Radiocirurgia Intracraniana 1032
Leonardo Frighetto ▪ Alessandra Gorgulho ▪ Juliete Melo Diniz ▪ Aline Lariessy Campos
Gabriel Rissoli Ramos ▪ Antônio Afonso Ferreira de Salles

113 Pesquisa em Neurocirurgia 1043
Nícollas Nunes Rabelo ▪ Leonardo Luca Luciano ▪ Eberval Gadelha Figueiredo

114 Como Escrever um Artigo Científico 1052
Marcelo Moraes Valença ▪ Juliana Ramos de Andrade ▪ Débora Wanderley

115 Aspectos Psicológicos do Paciente Submetido à Neurocirurgia 1060
Isabela Cóstola Windlin

116 Codificação de Procedimentos em Neurocirurgia 1065
Wuilker Knoner Campos

Índice Remissivo 1074

Condutas em Neurocirurgia

Fundamentos Práticos - Crânio

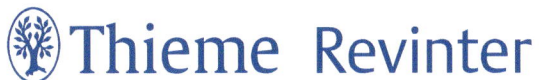

Parte I ANATOMIA

CAPÍTULO 1
ANATOMIA DO ENCÉFALO – VISÃO GERAL
Eduardo Carvalhal Ribas ▪ Guilherme Carvalhal Ribas

HISTÓRICO
O interesse pelo encéfalo e pelas funções nervosas data desde os primórdios da civilização humana. Os egípcios, responsáveis por grandes conquistas intelectuais na antiguidade, consideravam o cérebro apenas como uma "medula óssea" dos ossos do crânio, e, embora possivelmente tenham visto sua anatomia, este era aspirado durante os processos de mumificação.[1] Em sua visão, o coração era tido como o centro das emoções, pensamentos, julgamentos e intenções de uma pessoa.[2] Essa visão "cardiocêntrica" da alma, ou sede do intelecto, manteve-se durante muitos séculos, inclusive passando por Aristóteles (384-322 a.c.) na civilização greco-romana antiga. A concepção de uma teoria "cerebrocêntrica" ganhou força com os pensamentos de Galeno de Pérgamo (129-199 a.C.), Herophilus de Chalcedon (335-280 a.c.) e Erasistratus (310-250 a.c.) que acreditavam que o fluido "pneuma psíquico" seria produzido pela *rete mirabile* ("rede maravilhosa") localizada na base do cérebro e que este seria responsável pela origem da vida. Como o fluido encefálico está localizado dentro das cavidades ventriculares, o grande interesse da neuroanatomia foi inicialmente direcionado para o estudo dos ventrículos e das estruturas mais próximas a essas cavidades.

O maior interesse na superfície cerebral possivelmente foi motivado por estudos de anatomia comparada, que demonstraram haver uma organização mais complexa em animais mais inteligentes e no homem, conforme descrições de Thomas Willis (1621-1675), Friedrich Tiedmann (1781-1861) e François Leuret (1797-1851). A Sylvius de le Boe (1614-1672) é creditada a primeira descrição da fissura lateral do cérebro[3] e a Luigi Rolando (1773-1831), o destaque ao sulco central.[1]

Já na antiguidade algumas estruturas compostas pelas fibras brancas foram descritas, como o corpo caloso, fórnix, *corona radiata,* tratos piramidais, pedúnculos cerebrais e trato mamilo-talâmico.[4,5] Porém, sem métodos de fixação e endurecimento dos espécimes cerebrais, as fibras brancas subcorticais dificilmente eram individualizadas. Um grande avanço no conhecimento da arquitetura do espaço subcortical foi possível com a descoberta do formaldeído e com o posterior desenvolvimento, por Joseph Klingler (1888-1963), de uma técnica de congelamento do espécime cerebral que possibilita identificar os feixes de fibras brancas com mais facilidade.[6] Mais recentemente, um refinamento do exame de ressonância magnética (imagens por tensor de difusão – *diffusion tensor imaging* [DTI]) tornou possível traçar e reconstruir esses feixes de fibras em pacientes *in vivo*.[7]

SUBDIVISÃO DO ENCÉFALO E OS LOBOS CEREBRAIS
O encéfalo é a parte do sistema nervoso central que se encontra dentro do compartimento intracraniano, sendo este dividido pelo tentório em um compartimento infratentorial, que contém o tronco cerebral e o cerebelo, e um compartimento supratentorial, que contém as estruturas diencefálicas e os dois hemisférios cerebrais divididos pela foice.

A expressão "gânglios da base" refere-se a um grupo de núcleos neuronais intimamente conectados e formando um continuum que se estende desde a base do telencéfalo até o tegmento do mesencéfalo. Esse complexo, encontrado em ambos os lados, engloba o corpo estriado (o núcleo caudado e o putâmen), o globo pálido, o núcleo subtalâmico e a substância negra.[8] O *claustrum* é um núcleo de substância cinzenta localizado medialmente à superfície da ínsula e tem uma circuitaria diferente dos gânglios da base.

O cérebro humano tem uma anatomia complexa e para sua melhor compreensão, organização de sua nomenclatura e aplicação desse conhecimento na prática clínica, os hemisférios cerebrais foram arbitrariamente divididos em lobos, regiões e compartimentos. Como essas divisões correspondem a diferentes conceitos e têm sido criadas de acordo com diferentes critérios, elas em parte se sobrepõem, são complementares entre si, e são particularmente úteis para melhor compreensão da arquitetura encefálica.

Louis Pierre Gratiolet (1815-1865), um reconhecido anatomista francês, foi o primeiro a propor uma subdivisão do cérebro em cinco lobos,[9] dando seus nomes a partir dos ossos do crânio. A ínsula, descrita primeiramente por Johann Christian Reil (1759-1813) em 1809, passou posteriormente a ser considerada um lobo cerebral. O conceito de um lobo límbico, introduzido por Paul Broca (1824-1880) em 1877, incluindo inicialmente o giros do cíngulo e para-hipocampal[10] e mais tarde modificado por outros para incluir **porções mediais dos lobos frontal, parietal e temporal**, região septal, córtex perirrinal, córtex entorrinal, e as várias partes da formação hipocampal,[8] tornou-se oficialmente reconhecido como um lobo distinto apenas na edição da Terminologia Anatômica de 1998.[11] A concepção

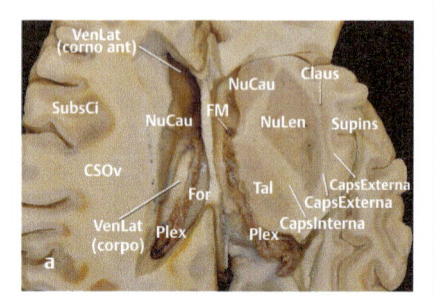

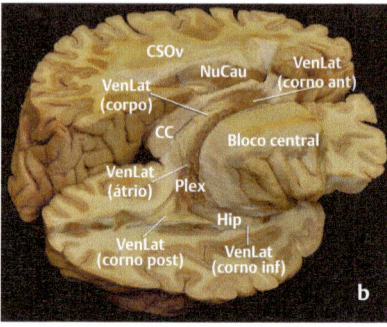

Fig. 1-1. Anatomia profunda do cérebro. (**a**) Visão superior do cérebro: no hemisfério esquerdo, um corte axial realizado abaixo do tronco do corpo caloso leva à demonstração do ventrículo lateral e suas estruturas relacionadas; no hemisfério direito, um corte axial realizado mais inferiormente através do bloco central do cérebro leva à demonstração das estruturas profundas que estão em seu interior. (**b**) No hemisfério direito, grande parte do cérebro foi removida através de um corte profundo ao longo dos sulcos limitantes da ínsula, levando à delimitação do bloco central do cérebro e demonstração de sua relação com o ventrículo lateral, e um corte axial foi realizado no limite inferior do ventrículo lateral para demonstrar seu átrio e corno inferior; no hemisfério esquerdo, foi realizado um corte axial abaixo do tronco do corpo caloso. ant, anterior; CapsExterna, Cápsula Externa; CapsExtrema, Cápsula Extrema; CapsInterna, Cápsula Interna; CC, Corpo Caloso; Claus, *Claustrum*; CSOv, *Centrum Semiovale*; FM, Forame de Monro; For, Fórnix; Hip, Hipocampo; inf, inferior; NuCau, Núcleo Caudado; NuLen, Núcleo Lentiforme; Plex, Plexo Coroide; post, posterior; SubsCi, Substância Cinzenta; SupIns, Superfície Insular; Tal, Tálamo; VenLat, Ventrículo Lateral.

de um cinturão paralímbico, circundando o lobo límbico, inclui também o córtex orbitofrontal caudal, a porção anterior da ínsula e o córtex temporopolar. Atualmente, considera-se que cada hemisfério cerebral é dividido em seis lobos:

1. Frontal;
2. Parietal;
3. Occipital;
4. Temporal;
5. Insular;
6. Límbico.

O bloco central do cérebro, conceito proposto a partir da evidente delimitação anatômica de uma região dentro de cada hemisfério entre o tronco cerebral e os lobos cerebrais, tem importantes implicações clínicas e cirúrgicas (Fig. 1-1).[12,13] É basicamente composto pela superfície insular, gânglios da base e tálamo, conectados com o restante do compartimento supratentorial pelo o istmo cerebral (representado pela continuação das cápsulas interna, externa e extrema em direção aos lobos cerebrais). Ele também abriga parte da comissura anterior, parte das vias amigdalofugais e a região da substância inominada. Este bloco está no centro morfológico de cada hemisfério cerebral, tendo um papel importante na integração de informações, funções motoras e sensoriais, emoção e cognição.[13,14] Do ponto de vista neurocirúrgico, o conceito do bloco central do cérebro é particularmente justificado em decorrência da alta complexidade e morbidade de cirurgias nesta região. O bloco central, particularmente o tálamo, é envolvido pelo lobo límbico, o qual descreve um anel em forma de "C" ao seu redor. A fissura coroideia é uma fissura circular e separa naturalmente o tálamo da formação hipocampal (fórnix e hipocampo).[12]

SUPERFÍCIES CEREBRAIS

O conhecimento detalhado da superfície cerebral, formada por sulcos e giros, é fundamental para a interpretação dos exames de imagem e orientação intraoperatória. Uma vez identificados, os sulcos cerebrais podem ser usados pelo neurocirurgião como corredores microneurocirúrgicos e também como pontos de referência para as técnicas de mapeamento cortical a fim de identificar locais específicos relacionados às funções corticais.[15,16]

O desenvolvimento filogenético e embriológico da superfície cerebral é fundamentado em processos de invaginação da mesma,[17] sendo, assim, as fissuras e sulcos extensões naturais do espaço subaracnóideo, com profundidades variando de 1 a 3 cm aproximadamente e abrigando pequenos giros dentro do seu espaço sulcal, conhecidos genericamente como giros transversos. Durante seu desenvolvimento filogenético e embriológico, o cérebro sofre um processo de curvatura circular, caracterizando cada tálamo como o centro morfológico de cada hemisfério cerebral.

Esses processos acarretam uma organização básica dos sulcos e giros, com discretas variações individuais. É importante ressaltar que os giros cerebrais constituem um *continuum* da superfície cerebral e que sua aparência como giros distintos é apenas superficial, uma vez que eles são contínuos ao longo de toda profundidade sulcal e ao longo das suas extremidades. Portanto, cada giro deve ser entendido como uma região e não como uma estrutura bem definida.

Cada hemisfério cerebral tem três superfícies: superolateral, medial e basal; três margens: superior, inferior e medial; e três polos: frontal, temporal e occipital.[18,19]

A superfície superolateral do cérebro, também referida como convexidade cerebral, está voltada para a concavidade da calota craniana.[19,20] Em termos gerais, três giros horizontais (giros frontais superior, médio e inferior) convergem anteriormente para formar o polo frontal; três giros horizontais (giros temporais superior, médio e inferior) convergem anteriormente para formar o polo temporal e três giros (giros occipitais superior, médio e inferior) convergem posteriormente para formar o polo occipital. Destacam-se dois giros oblíquos verticalizados:

1. Giro pré-central;
2. Giro pós-central.

Posteriormente a eles e superiormente, encontra-se uma região quadrangular chamada lóbulo parietal superior, e logo abaixo o lóbulo parietal inferior, formado por sua vez por dois giros arqueados. O giro supramarginal pode ser visto como a continuação posterior do giro temporal superior, e seu trajeto curva-se sobre o segmento posterior da fissura sylviana. O giro angular também apresenta uma forma em C e corresponde a uma extensão posterior e curvilínea do giro temporal médio (Fig. 1-2a).

A superfície medial do cérebro encontra-se na profundidade da fissura inter-hemisférica, onde ambos os hemisférios ficam em oposição, e é anatomicamente mais constante. Em seu centro, encontramos o corpo caloso, principal feixe de fibras comissurais nos humanos, e o giro do cíngulo descrevendo um arco ao seu redor. Anteriormente, nessa superfície, encontra-se o giro reto, que se continua superiormente com o giro do cíngulo, e posteriormente há três giros verticais:

1. Giro paraolfatório anterior;
2. Giro paraolfatório posterior;
3. Giro paraterminal.

Posteriormente, o giro do cíngulo apresenta um estreitamento, chamado de istmo, e continua-se com o giro para-hipocampal. Superiormente, em contato com a margem superior, encontramos o giro frontal superior, lóbulo paracentral, *precuneus*, *cuneus* e giro lingual (Fig. 1-2b).[20]

A superfície basal do cérebro está em contato com a base do crânio. Sobre a fossa anterior, encontra-se a superfície fronto-orbitária, constituída lateralmente pelos giros orbitários (subdividida pelo sulco orbitário em forma de "H" em anterior, posterior, lateral e medial) e medialmente pelo giro reto. Sobre a fossa média e o tentório, dispõe-se a superfície têmporo-occipital, constituída por três giros em disposição anteroposterior. Lateralmente, está o giro temporal inferior que se continua posteriormente com o giro occipital inferior; medialmente, encontra-se o giro para-hipocampal, que anteriormente se dobra sobre si mesmo formando o úncus; e entre ambos se dispõe o giro fusiforme (Fig. 1-2c).[19]

A superfície da ínsula tem uma forma triangular, com o límen em seu vértex anteroinferior, e é separada dos outros lobos por seus sulcos limitantes anterior, superior e inferior.[21] É subdividida pelo sulco central da ínsula em uma porção anterior, composta por giros curtos que geralmente convergem para um ápice, e uma porção posterior, formada por giros longos. Frequentemente, há um giro transverso conectando sua parte inferior com o giro orbitário posterior, e um giro acessório superiormente (Fig. 1-2d).[22]

O sulco lateral do cérebro, também chamado de fissura sylviana, destaca-se por ser facilmente identificável e separa superiormente os lobos frontal e parietal do lobo temporal inferiormente. A fissura sylviana tem um tronco, que se estende da clinoide anterior até o ponto sylviano anterior[16] na superfície superolateral do cérebro, e dá origem a três ramos:

1. Horizontal;
2. Anterior ascendente;
3. Posterior.

A linha imaginária parietotemporal, traçada da extremidade superior do sulco parieto-occipital na superfície lateral até a incisura pré-occipital, constitui o limite anterior do lobo occipital. Outra linha imaginária, traçada como continuação da fissura sylviana posteriormente até a linha parietotemporal, separa o lobo parietal superiormente do lobo temporal inferiormente.[18]

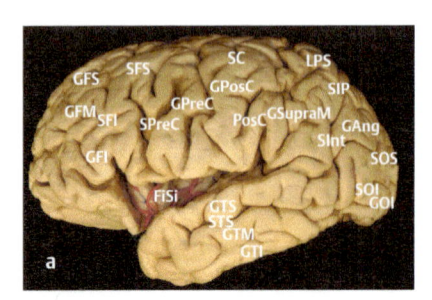

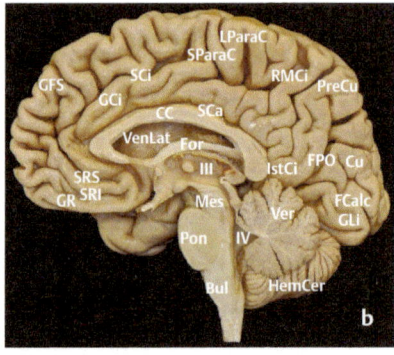

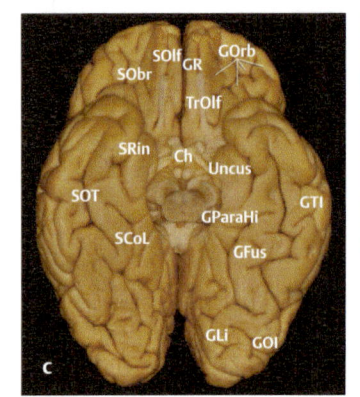

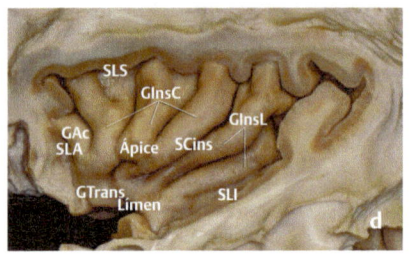

Fig. 1-2. Anatomia superficial do encéfalo, exposta após remoção das estruturas vasculares da sua superfície, e sistema ventricular. (**a**) Visão lateral do cérebro e demonstração de sua superfície superolateral. (**b**) Visão medial do encéfalo após corte sagital e demonstração de sua superfície medial e sistema ventricular. (**c**) Visão inferior do cérebro e demonstração de sua superfície basal. (**d**) Visão lateral da ínsula, após remoção dos opérculos, e demonstração de sua superfície. Bul, Bulbo; CC, Corpo Caloso; Ch, Chiasma Óptico; Cu, *Cuneus*; FCalc, Fissural Calcarina; FiSi, Fissura Sylviana; For, Fórnix; FPO, Fissura Parieto-occipital; GAc, Giro Acessório; GAng, Giro Angular; GCi, Giro do Cíngulo; GFI, Giro Frontal Inferior; GFM, Giro Frontal Médio; GFS, Giro Frontal Superior; GFus, Giro Fusiforme; GInsC, Giros Insulares Curtos; GInsL, Giros Insulares Longos; GLi, Giro Lingual; GOI, Giro Occipital Inferior; GOM, Giro Occipital Médio; GOrb, Giros Orbitários; GOS, Giro Occipital Superior; GParaH, Giro Para-Hipocampal; GPosC, Giro Pós-Central; GPreC, Giro Pré-Central; GR, Giro Reto; GSupraM, Giro Supramarginal; GTI, Giro Temporal Inferior; GTM, Giro Temporal Médio; Gtrans, Giro Transverso; GTS, Giro Temporal Superior; HemCer, Hemisfério Cerebelar; III, Terceiro Ventrículo; IstCi, Istmo do Giro do Cíngulo; IV, Quarto Ventrículo; LParaC, Lóbulo Paracentral; LPS, Lóbulo Parietal Superior; Mes, Mesencéfalo; Pon, Ponte; PreC, *Precuneus*; RMCi, Ramo Marginal do Cíngulo; SC, Sulco Central; SCa, Sulco Caloso; SCi, Sulco do Cíngulo; SCIns, Sulco Central da Ínsula; SCol, Sulco Colateral; SFI, Sulco Frontal Inferior; SFS, Sulco Frontal Superior; SInt, Sulco Intermediário; SIP, Sulco Intraparietal; SLA, Sulco Limitante Anterior; SLI, Sulco Limitante Inferior; SLS, Sulco Limitante Superior; SOI, Sulco Occipital Inferior; SOlf, Sulco Olfatório; SOrb, Sulco Orbitário; SOS, Sulco Occipital Superior; SOT, Sulco Occipitotemporal; SParaC, Sulco Paracentral; SPosC, Sulco Pós-Central; SPreC, Sulco Pré-Central; SRI, Sulco Rostral Inferior; SRin, Sulco Rinal; SRS, Sulco Rostral Superior; STI, Sulco Temporal Inferior; STS, Sulco Temporal Superior; TrOlf, Trato Olfatório; VenLat, Ventrículo Lateral; Ver, Vérmis Cerebelar.

FIBRAS SUBCORTICAIS

Cada fibra branca é um prolongamento axonal de um neurônio, e em conjunto formam feixes ou fascículos, que podem ser estudados de forma isolada, por região ou divididos em categorias. Para facilitar seu entendimento, as fibras brancas subcorticais são atualmente divididas em três categorias:

1. Associação;
2. Comissurais;
3. Projeção.[23]

As fibras de associação fazem interconexão de regiões corticais dentro de um mesmo hemisfério e são compostas por fibras curtas (ou arqueadas ou em "U"), que estão logo abaixo do córtex cerebral e ligam regiões vizinhas, e fibras longas, encontradas mais profundamente e que ligam regiões mais distantes. Os principais feixes de fibras longas de associação são o *cingulum*, o fascículo uncinado (FU), o fascículo fronto-occipital inferior (FFOI) (também chamado simplesmente de **occipitofrontal**) e os fascículos longitudinais superior e inferior.[5]

As fibras comissurais cruzam a linha média e interconectam regiões cerebrais de ambos os hemisférios, sendo as principais:

- Corpo caloso;
- Comissura anterior;
- Comissura hipocampal.[5]

As fibras de projeção, também chamadas de tratos, estão dentro de um mesmo hemisfério e interconectam o córtex às regiões subcorticais, tronco e medula espinhal.[22] O trato piramidal e a radiação talâmica são seus principais representantes.

Na literatura médica, encontram-se termos usados para definir agrupamentos de feixes de fibras brancas que foram sugeridos antes do melhor entendimento dos diversos feixes de fibras brancas que compõem toda a substância. Nessas regiões, a técnica de dissecção de fibras muitas vezes não consegue distinguir os diversos feixes de fibras por causa da grande sobreposição dos mesmos. É importante destacar que a função de cada feixe de fibras dentro desses agrupamentos não é necessariamente relacionada, e o conhecimento do trajeto de cada feixe dentro dessas regiões proporciona neurocirurgias mais seguras e precisas. Dentro dos principais grupos de fibras brancas, destacamos as cápsulas (extrema, externa e interna), *corona radiata*, c*entrum semiovale* de Vieussens, istmo cerebral, tronco temporal e *sagittal stratum*.

CAVIDADES VENTRICULARES

O encéfalo tem quatro cavidades ventriculares em seu interior, que se comunicam de forma a escoar o líquido cefalorraquidiano produzido em seu interior até alcançar o espaço subaracnóideo e ser finalmente absorvido de volta à corrente sanguínea (Fig. 1-2b).[24]

Os ventrículos laterais circundam os tálamos, assumindo uma forma de "C", e são divididos em cinco compartimentos:

1. Corno anterior ou frontal;
2. Corpo;
3. Átrio;
4. Corno posterior ou occipital;
5. Corno inferior ou temporal.

Esses compartimentos tem sua localização à frente, superior, posterior e inferolateral em relação ao tálamo, respectivamente (Fig. 1-1b).[24-26]

Através do forame interventricular de Monro, que constitui um alargamento anterior da fissura coroideia, o líquido cefalorraquidiano presente nos ventrículos laterais passa para o terceiro ventrículo (Fig. 1-1a). Esta cavidade é única e localizada entre ambos os tálamos, sendo esses, suas paredes laterais; tem como parede anterior a *lamina terminalis* e como parede posterior o epitálamo. O assoalho do terceiro ventrículo é constituído anteriormente pelo hipotálamo, região que se encontra inferiormente ao sulco hipotalâmico localizado na superfície medial de cada tálamo, e posteriormente pela porção mais superior do mesencéfalo.[24]

O aqueduto cerebral origina-se no assoalho do terceiro ventrículo e alcança a porção mais alta do quarto ventrículo, comunicando ambas as cavidades e atravessando o mesencéfalo em seu percurso. O quarto ventrículo localiza-se entre a ponte e o bulbo, anteriormente, e o cerebelo, posteriormente; esta cavidade se comunica com o espaço subaracnóideo através do forame de Magendie, localizado em sua extremidade inferior, e pelos forames de Luschka, localizados lateralmente aos recessos laterais dessa cavidade.[27]

TRONCO CEREBRAL

O tronco cerebral encontra-se no compartimento infratentorial e é subdivido em três segmentos: mesencéfalo, ponte e bulbo (Fig. 1-2b).[28,29]

O mesencéfalo é porção mais cranial, separado superiormente do diencéfalo pelo limite inferior do trato óptico e inferiormente da ponte pelo sulco pontomesencefálico, o qual se estende desde o forame cego superior e percorre os pedúnculos cerebrais até alcançar o sulco mesencefálico lateral. O trato óptico continua-se até o corpo geniculado lateral, localizado no diencéfalo (mais especificamente no tálamo). O mesencéfalo, por meio de um plano imaginário que cruza o aqueduto cerebral, é dividido em pedúnculos cerebrais anteriormente e uma porção posterior chamada tecto. Os pedúnculos cerebrais, por sua vez, são subdivididos pela substância negra em *crus cerebri* (anteriormente) e tegmento (posteriormente). A fossa interpeduncular encontra-se entre ambos os pedúnculos cerebrais e é local de emergência dos nervos oculomotores. Posteriormente, o mesencéfalo é formado por quatro colículos (dois superiores e dois inferiores), chamados em conjunto de placa quadrigeminal, sendo inferior a eles o local de origem do nervo troclear.[28,29]

A ponte tem uma superfície ventral convexa, impressionada pela artéria basilar e demarcando o sulco basilar, e lateralmente encontra-se a origem dos nervos trigeminais. Ela é separada inferiormente do bulbo pelo sulco pontobulbar, onde se origina o nervo abducente e estende-se desde o forame cego inferior até as fossetas supraolivares de cada lado.

A parte mais anterior do bulbo é formada pelas pirâmides e lateralmente se encontram as olivas. O sulco mediano anterior está entre as pirâmides, e é interrompido inferiormente pela decussação das mesmas. Em relação às olivas, anteriormente se encontra o sulco anterolateral, onde se origina o nervo hipoglosso; posteriormente há o sulco posterolateral, onde se originam os nervos glossofaríngeo, vago e acessório, e superiormente há a fosseta supraolivária onde parece se originar os nervos facial e intermediário, e logo atrás se origina o nervo vestíbulococlear.[29]

As superfícies posteriores da ponte e do bulbo fazem parte do assoalho do quarto ventrículo, que tem uma forma romboide. O sulco mediano está na linha média e o *sulcus limitans*, outro sulco longitudinal, divide cada metade do assoalho em uma faixa mediana elevada, chamada de eminência mediana, e uma região lateral, chamada de área vestibular. Cada eminência mediana contém o colículo facial, uma proeminência arredondada relacionada ao nervo facial, e três áreas triangulares cobrindo os núcleos do nervo hipoglosso e do vago e a área postrema. As estrias medulares cursam transversalmente a região do recesso lateral, acima dos triângulos do hipoglosso, em direção à linha média e desaparecem no sulco mediano.

A superfície posterior de bulbo, abaixo do quarto ventrículo, é dividida em duas metades pelo sulco mediano posterior. Cada metade é por sua vez subdividida pelo sulco intermediário posterior em tubérculo e fascículo grácil medialmente e tubérculo e fascículo cuneiforme lateralmente.[29]

CEREBELO

O cerebelo, localizado na fossa posterior ou compartimento infratentorial, encontra-se atrás do tronco cerebral e é conectado ao mesmo através dos pedúnculos cerebelares superior, médio e inferior. Ele é composto por parte central denominada vérmis cerebelar e subdividida em diversos segmentos:

- Língula;
- Lóbulo central;
- Cúlmen;
- Declive;
- *Folium*;
- Túber;
- Pirâmide;
- Úvula;
- Nódulo.

Lateralmente, encontram-se os hemisférios cerebelares subdivididos em lóbulos:

- Central;
- Quadrangular;
- Simples;
- Semilunar superior;
- Semilunar inferior;
- Biventre;
- Tonsilas.[27]

Suas superfícies superior, inferior e anterior são também nomeadas de acordo com a estrutura a qual estão relacionadas: tentorial, suboccipital e petrosa, respectivamente (Fig. 1-2b).[27]

REFERÊNCIAS BIBLIOGRÁFICAS

1. Clarke E, O'Malley CD. The human brain and spinal cord: a historical study illustrated by writings from antiquity to the twentieth century. 2nd ed. San Francisco: Norman Pub. 1996;xviii:951.
2. Santoro G, Wood MD, Merlo L, Anastasi GP, Tomasello F, Germano A. The anatomic location of the soul from the heart, through the brain, to the whole body, and beyond: a journey through Western history, science, and philosophy. Neurosurgery. 2009 Oct;65(4):633-43; discussion 43. PubMed PMID: 19834368.
3. de Le Boe S. Disputationum medicarum. Opera Médica. Genebra.1693.
4. Agrawal A, Kapfhammer JP, Kress A, et al. Josef Klingler's models of white matter tracts: influences on neuroanatomy, neurosurgery, and neuroimaging. Neurosurgery. 2011;69(2):238-52.
5. Ture U, Yasargil MG, Friedman AH, Al-Mefty O. Fiber dissection technique: lateral aspect of the brain. Neurosurgery. 2000;47(2):417-26.
6. Ludwig E, Klingler J. Noyaux et faisceaux du cerveau humain. Nancy, France: George Thomas; 1938.
7. Basser PJ, Mattiello J, LeBihan D. Estimation of the effective self-diffusion tensor from the NMR spin echo. Journal of magnetic resonance Séries B. 1994;103(3):247-54.

8. Nieuwenhuys R, Voogd J, Huijzen CV. The human central nervous system. 4th ed. New York: Springer; 2008. p. 967.
9. Leuret F, Gratiolet LP. Anatomie comparée du systeme nerveux considéré dans ses rapports avec l'intelligence. Paris; 1839.
10. Broca P. Sur la circonvolution limbique et la scissure limbique. Bull Soc Anthropol. 1877;12:646-57.
11. Federative International Committee on Anatomical Terminology. Terminologia histologica: international terms for human cytology and histology. Baltimore: Lippincott Williams & Wilkins; 2008. p. 207.
12. Ribas EC, Yagmurlu K, de Oliveira E, et al. Microsurgical anatomy of the central core of the brain. J Neurosurg. 2018;129(3):752-69.
13. Ribas GC, Oliveira E. The insula and the central core concept. Arq Neuropsiquiatr. 2007;65(1):92-100.
14. Choi CY, Han SR, Yee GT, Lee CH. Central core of the cerebrum. J Neurosurg. 2011;114(2):463-9.
15. Ribas GC, Yasuda A, Ribas E C, et al. Surgical anatomy of microneurosurgical sulcal key points. Neurosurgery. 2006;59(4-2):ONS177-210.
16. Ribas GC, Ribas EC, Rodrigues CJ. The anterior sylvian point and the suprasylvian operculum. Neurosurg Focus. 2005;18(6B):E2.
17. Sarnat H, Netsky M. Evolution of the nervous system. 2nd ed. New York: Oxford University Press; 1981.
18. Rhoton Jr. AL. The cerebrum. Neurosurgery. PubMed PMID: 12234446. Epub 2002/09/18. eng. 2002;51(4):S1-51.
19. Ribas GC. The cerebral sulci and gyri. Neurosurg Focus. PubMed PMID: 20121437. Epub 2010/02/04. eng. 2010;28(2):E2.
20. Ribas GC, Ribas EC, Rodrigues Jr. AJ. Demonstração estereoscópica dos sulcos e giros cerebrais. Rev Med (São Paulo). 2006;85(3).
21. Ribas EC, Yagmurlu K, Wen HT, Rhoton Jr. AL. Microsurgical anatomy of the inferior limiting insular sulcus and the temporal stem. J Neurosurg. 2015;122(6):1263-73.
22. Ture U, Yasargil DC, Al-Mefty O, Yasargil MG. Topographic anatomy of the insular region. J Neurosurg. PubMed PMID: 10193618. Epub 1999/04/08. eng. 1999;90(4):720-33.
23. Meynert TH. Vom Gehirne der Saugethiere. In: Stricker S, editor. Handbuck der Lehre von Geweben des Menschen und der Thiere. II. Leipzig: Engelmann; 1872. p. 694-808.
24. Ribas GC, Ribas EC, Rodrigues Jr. AJ. Demonstração estereoscópica dos ventrículos laterais do cérebro. Rev Med (São Paulo). 2006;85(3).
25. Wen HT, Rhoton Jr. AL, de Oliveira E. Transchoroidal approach to the third ventricle: an anatomic study of the choroidal fissure and its clinical application. Neurosurgery; discussion 17-9. PubMed PMID: 9632178. Epub 1998/06/19. eng. 1998;42(6):1205-17.
26. Rhoton Jr. AL. The lateral and third ventricles. Neurosurgery. PubMed PMID: 12234450. Epub 2002/09/18. eng. 2002;51(4):S207-71.
27. Rhoton Jr. AL. Cerebellum and fourth ventricle. Neurosurgery. PubMed PMID: 10983303. Epub 2000/09/13. eng. 2000;47(3):S7-27.
28. Yagmurlu K, Rhoton Jr. AL, Tanriover N, Bennett JA. Three-dimensional microsurgical anatomy and the safe entry zones of the brainstem. Neurosurgery; discussion 19-20. PubMed PMID: 24983443. 2014;10(4):602-19.
29. Parraga RG, Possatti LL, Alves RV, Ribas GC, Ture U, de Oliveira E. Microsurgical anatomy and internal architecture of the brainstem in 3D images: surgical considerations. J Neurosurg. 2016 May;124(5):1377-95. PubMed PMID: 26517774.

CAPÍTULO 2

MICROCIRURGIA – TÉCNICA E INSTRUMENTOS

Carlos Eduardo Prata Fernandes Ferrarez • Renan Maximilian Lovato
Arthur Adolfo Nicolato • Sebastião Nataniel Silva Gusmão

INTRODUÇÃO

Desde o meio da década de 1960, a microcirurgia é parte essencial da neurocirurgia e é a técnica que possibilita maior segurança no tratamento das mais diversas lesões. O primeiro uso do microscópio em um paciente durante um procedimento cirúrgico foi realizado pelo otologista Carl Olof Nylén em 1922, para tratar um paciente com otite média crônica com fístulas labirínticas. A inspiração para utilizar o método veio após ler um clássico artigo de 1921, de Maiér e Lion, sobre uso da magnificação para estudo de movimentação da endolinfa em pombos vivos. Inicialmente foi utilizado microscópio monocular e sem fonte de luz, o que limitava a visualização e a visão estereoscópica.[1,2] Em 1922, Gunnar Holmgren, também de Estocolmo, que trabalhava com Nylén, utilizou o microscópio binocular com uma fonte de luz acoplada.[1,3]

No ano de 1957, Theodore Kurze, em Los Angeles, se tornou o primeiro neurocirurgião a descrever o uso do microscópio na especialidade, utilizando um microscópio para remover um schwannoma facial em um paciente de 5 anos de idade. Kurze ficou satisfeito com os resultados alcançados com a microcirurgia, mas achava muito difícil esterilizar as capas para cobrir o equipamento durante a cirurgia. Mais tarde conseguiu resolver esse problema utilizando o gás óxido de etileno para realizar essa tarefa.[4,5]

O nascimento da microcirurgia vascular intracraniana ocorreu no ano de 1960, com Raymond Donaghy, Julius Jacobson e, o então residente, Martin Flanagan com a realização de uma embolectomia em artéria cerebral média.[6] Foi também Julius Jacobson que, em 1964, solicitou para a Zeiss criar uma maneira de um segundo cirurgião o auxiliar durante os procedimentos. Nesse ano o físico da empresa, Hans Littman, adaptou um *beam splitter* ao microscópio e criou um novo produto chamado diploscópio.[7]

No ano de 1965, Gazi Yasargil foi para a cidade de Burlington, em Vermont, para treinar microcirurgia com Donaghy, inicialmente utilizando coelhos para realizar treinamentos com anastomoses término-terminais e término-laterais.[8,9] As dificuldades técnicas iniciais encontradas para realizar anastomoses intracranianas foram superadas com o uso de fios 9-0 e coagulação bipolar. Ele inicialmente tentou realizar anastomoses conectando vasos intracranianos entre si e, por causa das dificuldades técnicas e trombose de alguns enxertos, decidiu conectar a artéria temporal superficial diretamente à cerebral média. No ano de 1966, ele já havia realizado 30 anastomoses entre ATS e ACM em cães.

Em 1972, Yasargil conseguiu melhorar a movimentação do microscópio durante a cirurgia criando um sistema de contrapeso multieixo ajustável para contrabalancear o equipamento, conceito com base em uma ideia de Leonard Malis. Adicionou também travas eletromagnéticas em todas as articulações do microscópio. Em 1976, a Zeiss junto com a Contraves desenvolveu a versão comercial do sistema com base nessas ideias.[10-12]

No dia 30 de outubro de 1967, Yasargil realizou a primeira cirurgia de revascularização cerebral com a anastomose da artéria temporal superficial com a cerebral média pela primeira vez com sucesso em um paciente com Marfan e oclusão completa da artéria cerebral média, inaugurando um capítulo na microneurocirurgia vascular.[9]

SUPORTES PARA A FIXAÇÃO DA CABEÇA

A manutenção do crânio na posição fixa e correta, além de facilitar a exposição cirúrgica, previne que o paciente apresente movimentos bruscos durante a execução das manobras delicadas durante a etapa microcirúrgica do procedimento. Atualmente existem dois principais suportes fixadores de crânio disponíveis no mercado, o suporte Mayfield (Ohio Medical Instrument Co., Cincinnati, OH), que possui sistema de fixação em 3 pinos (Fig. 2-1a), e o suporte Sugita (Sims Surgical, Mizuno Ikakogyo Co., Tokyo-Japan), que possui sistema de fixação em 4 pinos (Fig. 2-1b). O suporte Mayfield possui um dos pinos acoplados a um sistema de aferição do torque empregado durante a fixação, enquanto o suporte Sugita, com seu formato em semicírculo, permite a aposição dos pinos de forma separada, porém sem análise do torque empregado.

Complicações associadas ao uso dos suportes de crânio são raras, com apenas 25 casos descritos publicados até o momento.[1] Durante a fixação do crânio, o neurocirurgião deve ter em mente a posição anatômica referente aos componentes vasculares e nervosos do crânio, evitando a colocação dos pinos em regiões de ossos mais finos, como a escama temporal, as células da mastoide e seios frontais. Deve-se evitar a colocação dos pinos próximos aos olhos ou de possíveis pontos de entrada de ventriculostomias, que porventura o paciente possa vir a precisar.

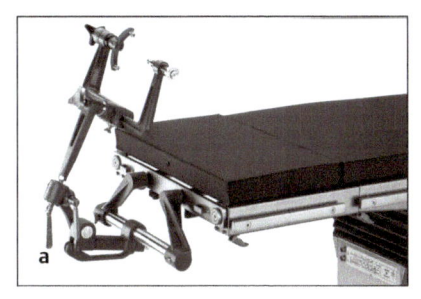

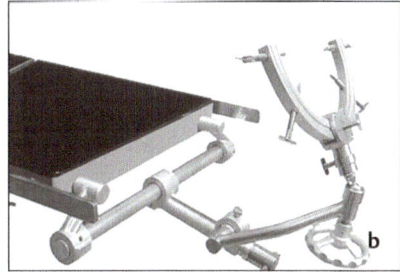

Fig. 2-1. (a) Suporte de crânio Mayfield. (b) Suporte de crânio Sugita.

Para pacientes pediátricos, existem suportes específicos, com pinos mais curtos. Vale lembrar, que em paciente com hidrocefalia crônica, o crânio pode ser mais fino, e com isso, o suporte de crânio não deve ser empregado.

Após a fixação do crânio, o posicionamento final é concluído, e o suporte é fixado à mesa operatória.

Alguns suportes possuem três ferrolhos, o que permite maior flexibilidade quando de sua fixação à mesa operatória, além de fornecer pontos adicionais para a instalação dos afastadores e dos componentes da unidade de neuronavegação.

SELEÇÃO DO INSTRUMENTAL CIRÚRGICO

A seleção adequada dos instrumentos a serem utilizados durante a microciurgica é parte fundamental e deve ser realizada ainda no período pré-operatório.[10,11] As diferentes cirurgias (vasculares, oncológicas etc.) a serem realizadas necessitam de instrumentais específicos, e o conjunto pode variar de acordo com cada etapa do procedimento. Atualmente existem diversos fabricantes especializados no mercado hoje com conjuntos de instrumentos de alta qualidade e *performance* (Bbraun, Mizuho American, Inc; Takayama Instruments etc.).

Os instrumentos devem ser manipulados com as falanges distais dos dedos indicador, dedos médio e polegar, da mesma forma que se segura um lápis (Fig. 2-2). Esta técnica permite que os instrumentos sejam utilizados a partir de movimentos delicados dos dedos.

Os cabos redondos permitem movimentos mais delicados. Essa configuração permite que esses instrumentos sejam rodados entre o polegar e o dedo indicador, não sendo necessária a rotação de todo o punho, garantindo mais precisão e delicadeza aos movimentos.

Os instrumentos devem ser opacos, pois o brilho produzido por instrumentos polidos pode refletir em direção ao microscópio, interferindo na visão do cirurgião. A abertura das pontas dos instrumentos deve ser ampla, entre 2 e 8 mm, dependendo do instrumento, o suficiente para permitir que a preensão dos tecidos e da agulha e dos fios de sutura seja precisa e delicada.

O comprimento dos instrumentos deve ser adequado à tarefa específica a ser realizada, variando entre 7-12 cm para procedimentos superficiais, como para cirurgias de meningiomas para sagitais ou metástases subcorticais, de 12-16 cm para cirurgias mais profundas, como a dissecção da fissura de Sylvius, até 16-18 cm para cirurgias ultraprofundas, como, por exemplo, as de base de crânio, ventriculares ou coluna. Os instrumentos com formato de baioneta (p. ex., pinças, porta-agulhas e tesouras) devem estar disponíveis, pelo menos, nos três comprimentos necessários para a mão do cirurgião permanecer em repouso, de acordo com o plano da abordagem. O formato baioneta permite acesso visual por entre os cabos, afastando os dedos do cirurgião da linha de visão pelo microscópio (Fig. 2-3).

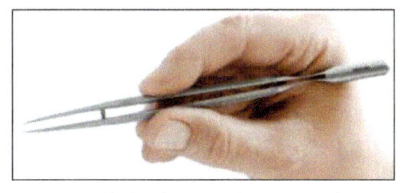

Fig. 2-2. Posição da mão segurando instrumental.

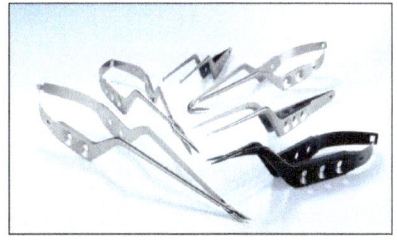

Fig. 2-3. Pinças e tesouras em formato de baioneta.

Pinça Bipolar

A coagulação é parte essencial de qualquer procedimento cirúrgico. A coagulação pela pinça bipolar ocorre pela passagem de corrente alternada controlada pelas pontas da pinça, prevenindo a propagação de corrente elétrica para as estruturas neurais e vasculares adjacentes.

Quando as pontas do eletrodo entram em contato, a corrente sofre curto-circuito, não ocorrendo coagulação. Deve haver tensão suficiente no cabo da pinça, para que o cirurgião possa controlar a distância entre as pontas, pois estas se tocarem ou ficarem muito distantes, não haverá coagulação.

Para a coagulação bipolar é necessário um pouco de umidade para que as correntes se propaguem de uma ponta da pinça à outra. Lembramos que a coagulação ocorre mesmo quando as pontas estão imersas em solução salina e, assim, a manutenção do tecido úmido durante a coagulação, seja com solução salina ou liquor, reduz o calor e minimiza a adesão do tecido às pontas da pinça. Hoje, encontram-se disponíveis unidades de irrigação e pinças delicadas, que conduzem uma pequena quantidade de líquido até as pontas do instrumento, através de um longo tubo presente no interior do cabo da pinça.

Após cada aplicação, as pontas da pinça devem ser limpas, para evitar que, na coagulação seguinte, o tecido se prenda a elas, que deve ser removido com gaze úmida.

Tesouras

A microtesouras utilizadas em neurocirurgias podem ser de ponta reta, ou curva, de cabos retos ou em formato de baioneta. As dimensões dos cabos e das lâminas, bem como seu formato, curvatura ou comprimento, devem ser escolhidos de acordo com os procedimentos em que serão utilizados.

Para procedimentos superficiais devem ser utilizadas tesouras curtas (7-12 cm) com pontas retas ou curvas, de cabo reto. Este tipo de tesouras é ideal para abertura incisa da fissura de Sylvius e/ou tumores superficiais.

Para procedimentos mais profundos, deve-se lançar mão de tesouras maiores, com cabo em formato de baioneta. O tamanho e formato das pontas das tesouras devem ser selecionados de acordo com a patologia em tratamento.

Para maior destreza, o corte deve ser realizado com a metade distal da lâmina.

Microdissectores

Para a microneurocirurgia são necessários dissectores com pontas de 1 a 3 mm. Na maioria das intervenções intracranianas, os dissectores retos são preferíveis em relação àqueles que têm formato de baioneta, pois a rotação do cabo do dissector reto não altera a posição da ponta, enquanto a mesma manobra, realizada no cabo de um dissector modelo baioneta, produz a movimentação da ponta através de um amplo arco.

Atualmente estão disponíveis no mercado diversos *kits* de dissectores, sendo o mais conhecido, o *Kit* de Microdissectores Rhoton (Fig. 2-4), um conjunto que varia de 14 a 19 peças, com formas e dimensões variadas, com diferentes aplicabilidades aos mais variados procedimentos microcirúrgicos. É de fundamental importância que o neurocirurgião esteja familiarizado com o manuseio destes instrumentos.

Agulhas, Fios de Sutura e Porta-agulhas

O neurocirurgião deve adquirir a prática na manipulação de fios de microssutura, como os fios *Nylon* e Prolene 8-0, 9-0 e 10-0, necessários para a realização de suturas mais delicadas, como no *bypass* de artéria temporal superficial – artéria cerebral média, ou para os casos de neurotizações, por exemplo, em cirurgias de reconstrução do plexo braquial.

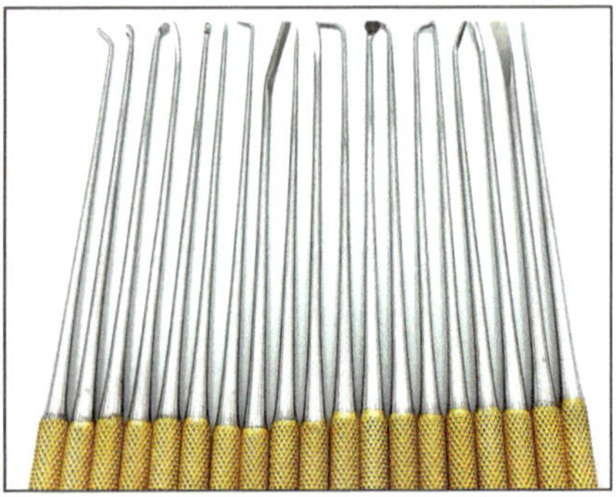

Fig. 2-4. *Kit* de microdissectores de Rhoton – 19 peças.

Para procedimentos superficiais, as microagulhas são comumente manipuladas com pinça de joalheiro ou porta-agulhas sem travas, de 7-12 cm. Os cabos dos porta-agulhas devem ser redondos, e não planos ou retangulares, de modo que a rotação do instrumento entre os dedos proporcione um movimento que direcione a agulha sem dificuldades.

Porta-agulhas tipo baioneta, com cabos de 8 cm, podem ser usados até a profundidade de 3 cm abaixo da superfície do encéfalo. Já para a sutura de vasos ou nervos em áreas mais profundas (região suprasselar, ao redor do polígono de Willis, no ângulo pontocerebelar), deve-se usar porta-agulhas com cabo de 9,5 cm. Para a realização dos nós, podem ser usados microporta-agulhas, pinças de joalheiro ou pinças específicas para tal, que possuem uma elevação na ponta para facilitar a preensão do fio; no entanto, a maioria dos cirurgiões prefere amarrar os fios com pinça de joalheiro ou microporta-agulha.

Aspiradores

Na neurocirurgia, os aspiradores mais usados são aqueles com pontas redonda e não cortante.

Os aspiradores devem ser projetados de modo a serem manipulados como um lápis, mantendo a face ulnar da mão livre. Com isso, esta pode repousar confortavelmente junto à borda da ferida operatória, propiciando manipulação mais delicada, precisa e firme do instrumento.

Os aspiradores podem variar de tamanho e espessura. Para as microcirurgias, geralmente são necessários aspiradores de 7 a 18 cm de comprimento, de 3 a 10 unidades French de diâmetro.

A presença de pequenos orifícios junto ao cabo do aspirador permite que a pressão de sucção seja manipulada e controlada durante o procedimento, de forma dinâmica pelo cirurgião, permitindo maior controle entre aspiração e manipulação de estruturas.

Esses orifícios devem ser grandes o suficiente para que a aspiração seja rapidamente reduzida quando o polegar não se encontra sobre eles; no entanto, pode ser necessário o ajuste imediato da pressão de aspiração, para evitar o risco de se aspirar e lesionar as estruturas neurais e vasculares mais delicadas.

Afastadores

O sistema de retração deve incluir espátulas afiladas nas pontas e retangulares, que são colocadas para proteger a superfície do encéfalo; braços flexíveis que sustentem as espátulas em qualquer posição dentro do campo operatório; e uma série de braçadeira e barras para a fixação do sistema ao suporte de cabeça ou à mesa operatória (Fig. 2-5). Os sistemas de retração autostáticos usados com maior frequência possuem braços flexíveis, que consistem em uma série de juntas articuladas (que lembram um colar de contas), com um cabo interno que mantém o braço do sistema na posição desejada.

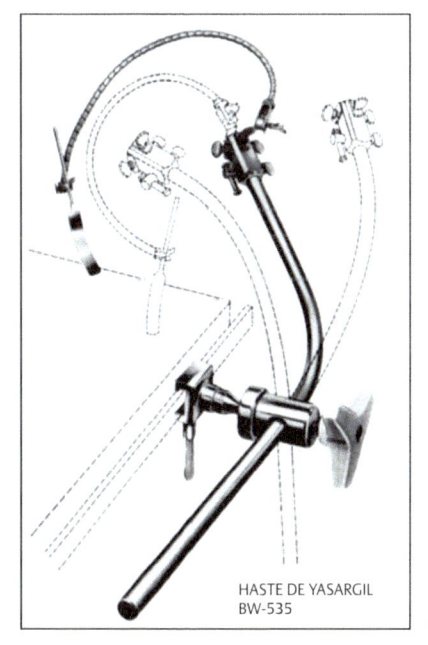

Fig. 2-5. Afastador de Leyla.

As espátulas retangulares e com extremidades afiladas devem estar disponíveis em diversos tamanhos, de acordo com o campo operatório em que serão aplicadas (10-20 mm nas bases e 3-10 mm na ponta).

É importante que o cirurgião aprenda a manipular o afastador durante a microscopia.

Apesar de seguro, vale lembrar que o afastador não deve ser aplicado de maneira muito firme, ou sob alta tensão, pois pode provocar lesões diretas ao tecido cerebral ou até mesmo lesões isquêmicas por compressão. O conhecimento da anatomia é fundamental para identificarem marcos anatômicos, de sulcos e giros para se evitar a colocação de espátulas sobre tecidos eloquentes, compressão de veias importantes, e evitar retrações excessivas em pontos fora do campo de visão, onde pode haver veias pontes, que podem romper-se provocando sangramentos de difícil controle. Ressalte-se que, se a pressão arterial for mantida dentro dos valores normais, a ocorrência de infarto encefálico é rara; no entanto, se for usada hipotensão induzida, a perfusão inadequada sob o afastador pode causar essa complicação, com subsequente hemorragia após a remoção do afastador.

Drills

Na maioria das cirurgias, o *drill* e seus anexos cortantes são usados para a realização dos acessos cirúrgicos, seja com a confecção de craniotomias ou apenas trepanações. Encontra-se disponível uma grande variedade de tipos de brocas, que variam em formato e dimensões, cada uma com suas aplicações específicas (Fig. 2-6).

As brocas mais calibrosas cortantes, com 3, 4 e 5 mm de diâmetro, podem ser utilizadas para tarefas mais grosseiras, pois provocam maior desgaste, diminuindo mais rapidamente o diâmetro ósseo. Para procedimentos mais delicados, como a remoção da parede do meato acústico interno, do processo clinóideo anterior, de parte do osso temporal e de protrusões presentes na base do crânio, brocas mais delicadas devem ser escolhidas. Para tais funções, especialmente quando a drilagem ocorrer próximo a estruturas nobres, como nervos ou artérias, as brocas diamantadas devem ser escolhidas.

Lembramos que o cirurgião deve, inicialmente, efetuar treinamento no laboratório de microcirurgia antes de usar o *drill* nas intervenções cirúrgicas. Após essa primeira fase, o cirurgião irá aperfeiçoar-se no uso desse instrumento no centro cirúrgico, inicialmente assistindo a um cirurgião experiente trabalhar e, em seguida, praticando sob supervisão direta.

Atualmente, encontram-se disponíveis *drills* que funcionam a velocidades de 10.000 até aproximadamente 100.000 rotações por minuto. No entanto, sob velocidades maiores que 25.000 rpm o osso se fragmenta tão rápido que o *drill* não transmite os detalhes táteis da estrutura óssea para a mão do cirurgião. Assim, nos procedimentos mais delicados, em que o controle tátil do *drill* é importante, devem ser usados *drills* mais lentos. Para a remoção óssea mais delicada, é preferível usar a broca de diamante.

O *drill* deve ser manipulado como uma caneta. Os cortes são realizados com a lateral da broca, e não com sua extremidade.

Quando o uso do *drill* é feito da maneira correta, a partir de movimentos de escovação, a precisão e o controle são máximos, quando a velocidade de rotação for maior. Em velocidades menores, a possibilidade de o *drill* escorregar é maior, pois é necessário que o cirurgião exerça maior força para cortar o osso. Para evitar essa perigosa complicação, o cirurgião deve passar a broca sobre o osso a partir de movimentos leves e intermitentes, e não exercendo pressão constante da broca sobre um ponto.

A drilagem óssea gera calor, motivo pelo qual é fundamental a irrigação contínua com solução fisiológica, o que reduz a transmissão de calor para o osso e estruturas neurais adjacentes, e previne a necrose térmica do osso. Além disso, a irrigação direta sobre a broca propicia a limpeza da broca e do campo operatório.

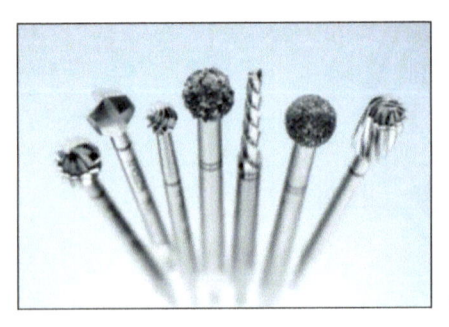

Fig. 2-6. Tipo de brocas *drill*.

Pinças de Biópsia

As pinças modelos de colher são comumente usadas para a remoção dos tumores. As pinças usadas com maior frequência possuem pontas com 3, 4 ou 5 mm de diâmetro, sendo apropriadas para a remoção intracapsular dos grandes tumores. Para a remoção dos tumores menores ou de pequenos fragmentos tumorais em regiões críticas, como nos nervos cranianos, nos neurinomas do acústico ou dentro do quarto ventrículo, são usadas pinças menores, com diâmetro de 1 a 2 mm.

Idealmente, as pinças de tumores devem ter formato de baioneta, pois este formato permite menor interferência dos dedos do cirurgião no campo operatório.

Pinças de 1 mm podem ser utilizadas para ressecção de tumores pequenos, situados sobre os nervos cranianos ou até mesmo dentro deles. Pinças com pontas maiores, de 2, 3 e 4 mm, são úteis para a remoção intracapsular dos tumores pequenos.

MICROSCÓPIO CIRÚRGICO

A era moderna da Neurocirurgia teve como grande alavanca o desenvolvimento de microscópios cada vez mais potentes e ergonômicos.

Os microscópios contemporâneos têm amplas opções de ampliação, iluminação suficiente, equilíbrio e estabilidade satisfatórios e várias opções de documentação. Eles são integrados com automação de alta precisão, bem como recursos sofisticados de imagem. Todos esses desenvolvimentos levaram a uma evolução da terminologia como uma *plataforma de visualização robótica*, que indica o sistema com significativamente mais funcionalidades do que um microscópio cirúrgico convencional. O novo sistema usa uma câmera para capturar todo o campo cirúrgico com visualização totalmente digital de alta resolução. Isso dá ao cirurgião liberdade de movimento adicional e permite que toda a equipe da sala de cirurgia aprecie as estruturas detalhadas. Este sistema é particularmente benéfico nas cirurgias minimamente invasivas com sistemas de inteligência artificial e robótica. Nesse sistema, está integrada a assistência endoscópica como uma ferramenta de microinspeção, que auxilia o cirurgião a observar as estruturas profundas e as cavidades de ressecção e identificar os pontos cegos. Além disso, estes *robôs* controlados pelo cirurgião possibilitam *marcar* uma posição do campo cirúrgico, bem como visualizar a mesma estrutura em diferentes ângulos, proporcionando vantagens em tempo, funcionalidade e ergonomia. O advento deste novo sistema não apenas enriquece o conceito de um microscópio cirúrgico com múltiplas tecnologias de ponta, mas também abre muitas outras melhorias e novas tecnologias potenciais. Por exemplo, a simplificação da cabeça óptica aumenta a distância de trabalho, proporcionando mais espaço para a utilização de diversos instrumentos microcirúrgicos e adaptação de módulos de imagem. A ausência de oculares reduz a quantidade de luz necessária para os observadores assistentes, diminuindo assim a intensidade da iluminação que nos microscópios cirúrgicos atuais pode causar danos ao tecido subjacente. A ferramenta de microinspeção endoscópica oferece possibilidades de adaptação e uso intraoperatório de mais modalidades de imagem. Além disso, a cirurgia robótica é capaz de superar as limitações preexistentes dos procedimentos minimamente invasivos e levou à possibilidade de cirurgia remota. No entanto, o custo dos sistemas robóticos limita muito a popularização da cirurgia remota.[1]

Uma visão clara e ampliada do local da cirurgia é essencial, especialmente quando os cirurgiões precisam lidar com os pequenos vasos, os nervos próximos ao cérebro e medula espinhal e as cavidades estreitas. A alta ampliação fornecida pelo microscópio, às vezes combinada com métodos de imagem intraoperatórios, pode permitir a ressecção total do tumor, manipulação segura e precisa dos vasos, e operação minimamente invasiva da medula espinhal. Inteligência artificial e módulos de fluorescência integrados ao microscópio são amplamente adotados em neurocirurgias e coluna vertebral para auxiliar a visualização e fornecer o diagnóstico intraoperatório. Por exemplo, o sistema de navegação pode facilitar cirurgias complicadas de buraco de fechadura da coluna, orientação de fluoresceína de sódio pode melhorar a remoção total do tumor cerebral, e a videoangiografia ICG é capaz de auxiliar na visualização de pequenos vasos durante a cirurgia de aneurisma e revascularização cerebral (Fig. 2-7).

Vale ressaltar que é extremamente necessário treinamento microcirúrgico, de preferência em laboratório, uma vez que, em relação às técnicas macrocirúrgicas, deixa de ser tátil e manual, passando a ser orientada pela visão. O equipamento é relativamente caro e exige espaço adicional na sala operatória, além de os cuidados necessários à sua manutenção sobrecarregarem a equipe de enfermagem.

O uso de lupas (lentes de ampliação fixadas a óculos) também é uma espécie de microcirurgia. Embora as lupas representem um avanço em relação aos olhos nus, não proporcionam as mesmas vantagens produzidas pelo microscópio, ainda que associadas a um fotóforo. A maioria das lupas propicia ampliação de no máximo duas a três vezes, o que corresponde à resolução mínima proporcionada pelo microscópio cirúrgico. De qualquer forma, muitos cirurgiões usam lupas durante a fase inicial da craniotomia, posicionando o microscópio no campo operatório antes da abertura dural ou imediatamente após a mesma.

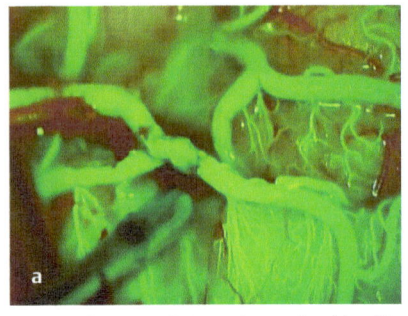

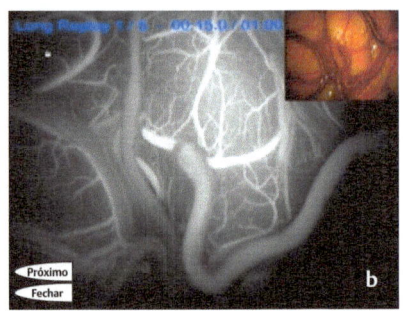

Fig. 2-7. Videoangiografia (a) por fluoresceína sódica, (b) por ICG.

MODELOS DE TREINAMENTO E APERFEIÇOAMENTO DA TÉCNICA MICROCIRÚRGICA

O exercício da microcirurgia demanda perspicácia anatômica e refinamento motor. Ambas as características, já apontadas por Yasargil há meio século, não se desenvolvem no centro cirúrgico sem que isso represente risco à qualidade da assistência médica prestada ao paciente.

É preceito fundamental de boas práticas microcirúrgicas, portanto, intensivo e continuado treinamentos laboratoriais. Obviamente que isso ocorreria em situação ideal, mas, de fato, essa não é a realidade na maioria das localidades do Brasil. Assim é premente o desenvolvimento de alternativas criativas para que as habilidades dos cirurgiões se desenvolvam e prosperem com estruturas acessíveis.

O primeiro desafio ao treinamento microcirúrgico consiste na adaptação à visão microscópica ou estereoscópica. Em poucos centros distribuídos pelo Brasil há disponibilidade de laboratórios com microscópio cirúrgico para o treinamento de residentes. A mudança de direção da mirada e a coordenação dos movimentos sobre um eixo diferente de observação são os passos iniciais.

A indisponibilidade desse recurso pregressamente limitava o treinamento de residentes e jovens neurocirurgiões. Com o advento dos aparelhos celulares multifuncionais dotados de câmeras com *zoom* superior a 3,5× permitiu a adaptação simples desses aparelhos com pequenos prismas que resultam em ação periscópica. Tais acessórios, com custo de apenas alguns centavos, associados a um suporte capaz de manter o aparelho alinhado ao nível dos olhos do praticante, substituem com razoabilidade o uso de equipamentos mais caros, permitindo, inclusive, soluções de treinamento inteiramente domésticas.

Estando disponível microscópio, estereoscópio ou a alternativa descrita anteriormente selecionamos o instrumental básico. Visando reduzir custos apontamos como material essencial e suficiente uma microtesoura, duas micropinças do tipo relojoeiro e um cabo de bisturi nº 3. O material de consumo deverá variar conforme o praticante progrida na execução de exercícios. Fios com dimensões 8-0 a 10-0 deverão ser testados segundo a habilidade individual e lâminas nº 11 e seringas de 1 mL agulhadas podem ser facilmente empregadas nas dissecções.

Os espécimes anatômicos (cérebros e cabeças) prestam-se de maneira ótima ao estudo das relações estruturais e conhecimento referenciado topográfico. Entretanto, a maioria das preparações de embalsamamento torna os tecidos humanos fixados inadequados para treinamento de técnicas microcirúrgicas de síntese, diérese ou hemostasia. Há alternativa de preparos especiais que, entretanto, apresentam custo muitíssimo elevado, tornando essa alternativa inviável mesmo em centros com maior disponibilidade de recursos.

Propõe-se uma progressão no uso de materiais para o refinamento dos movimentos. Para indivíduos sem nenhuma capacitação em técnica microcirúrgica, tecidos desvitalizados, como a pele de asas ou coxas de frango resfriados, permitem treinamento de suturas simples e linear. Embora raramente se empenhe tal técnica sob microscopia podem-se simular fechamentos durais delicados e, por vezes, sob ângulos desafiadores.

Em pequenos bastidores utilizados por bordadeiras e facilmente encontrados em lojas de aviamentos de costura podem fixar-se fragmentos de látex obtidos de luvas de procedimentos. A delicadeza das lâminas de látex permite a execução de exercícios mais refinados em que se corrijam cortes sob tensão, sob risco de esgarçamento do tecido, caso se aplique força inadequada. Cortes paralelos permitem também que se treine a formação de tubos numa introdução ao treinamento a abordagem de microanastomoses e embolectomias cirúrgicas.

Microanastomoses podem ser treinadas de maneira muito mais fidedigna e delicada utilizando-se pequenos mamíferos, como ratos e camundongos. Com abordagens variadas podem ser utilizadas artérias carótidas, femorais, renais e aorta abdominal em diversos formatos de exercícios com treinamento de hemostasia e verificação de patência vascular. O fator limitador desse recurso versa sobre o elevado custo de manterem-se animais vivos com essa destinação e com a necessidade de rigoroso protocolo ético, envolvendo procedimentos de anestesia e sacrifício animal que inviabilizam o uso dessa alternativa na maioria dos centros.

A placenta humana foi reapresentada recentemente como uma importante alternativa ao uso de animais vivos. Tal material, habitualmente descartado, pode ser obtido mediante a termo de doação apresentado às gestantes ainda no pré-parto. Por tratar-se de tecido biológico potencialmente infectante para seu uso devem atentar-se ao estrito rigor para biossegurança. A farta trama vascular placentária permite exercícios de síntese, diérese, hemostasia, trombectomia, anastomoses e transposições. A canulação das artérias e veia umbilicais permitem o acoplamento de equipos que conduzam soluções coloridas para perfusão da placenta, tornando os exercícios mais dinâmicos e desafiadores.

As dificuldades para uso de placentas consistem na necessidade de disponibilidade de maternidade, no rigoroso protocolo de doação com base nos preceitos éticos aplicáveis à manipulação de tecido biológico humano e na necessidade de um, igualmente rigoroso, fluxo de descarte do material após seu uso.

Por fim há a alternativa de uso de sistemas de treinamento virtual ou dotado de tecnologia que emprega realidade aumentada. Há pelo menos três sistemas de treinamento microcirúgicos com simulação realística. A crítica feita a esses modelos remonta inicialmente sobre a inaplicabilidade em nosso meio em razão do custo elevado de implantação destes sistemas. Há também de considerar-se que a experiência tátil ainda persiste aquém mesmo das estratégias mais rudimentares como do uso de fragmentos de frango resfriados.

REFERÊNCIAS BIBLIOGRÁFICAS

1. Beuriat PA, Jacquesson T, Jouanneau E, Berhouma M. Headholders' – complications in neurosurgery: A review of the literature and recommendations for its use. Neurochirurgie. 2016;62(6)289-94.
2. Nylen CO. The microscope in aural surgery, its first use and later development. Acta Otolaryngol Suppl. 1954;116:226-40.
3. Dohlman GF. Carl Olof Nylén and the birth of the otomicroscope and microsurgery. Arch Otolaryngol. 1969;90(6):813-17.
4. Gelberman RH. Microsurgery and the development of the operating microscope. Contemp Surg. 1978;13:43-6.
5. Uluç K, Kujoth GC, Başkaya MK. Operating microscopes: past, present, and future. Neurosurg Focus. 2009;27(3):E4.
6. Kriss TC, Kriss VM. History of the operating microscope: from magnifying glass to microneurosurgery. Neurosurgery. 1998;42:899-907.
7. Link TE, Bisson E, Horgan MA, et al. Donaghy: a pioneer in microneurosurgery. J Neurosurg. 2010;112:1176-81.
8. Doft MA, Widmann WD, Hardy MA. Under a microscope: Julius H. Jacobson, MD (1927–). J Surg Educ. 2008;65:316-19.
9. Yasargil MG, Donaghy RMP. Microsurgery Applied to Neurosurgery. Stuttgart, Germany: Georg Thieme Verlag; 1969.
10. Yaşargil MG. A legacy of microneurosurgery: memoires, lessons, and axioms. Neurosurgery. 1999;45(5):1025-92.
11. Yaşargil MG. Personal considerations on the history of microneurosurgery. J Neurosurg. 2010;112(6):1163-75.
12. Ling MA, Baowei FEI. Comprehensive review of surgical microscopes: technology development and medical applications. J Biomed. 2021;26(1):010901.

Parte II   TUMORES DO SISTEMA NERVOSO CENTRAL

CAPÍTULO 3

NOVA CLASSIFICAÇÃO DA ORGANIZAÇÃO MUNDIAL DA SAÚDE (OMS)

Maíra Cristina Velho ▪ Marcos Vinicius Calfat Maldaun

INTRODUÇÃO

Com os novos avanços em oncologia e pesquisa genética, a atualização da Classificação de tumores do sistema nervoso central (SNC) da Organização Mundial da Saúde (OMS) foi extremamente necessária. No intervalo entre os anos de 2007 e 2016, inúmeros estudos foram publicados sobre características moleculares de entidades neuropatológicas do SNC previamente identificadas, refletindo em valor prognóstico, novos conceitos diagnósticos e estratégias terapêuticas. Este capítulo pretende resumir as principais mudanças na Classificação de tumores do SNC da OMS de 2016 e ser um guia prático para ser usado na rotina neurocirúrgica.

HISTÓRICO

A primeira classificação de tumores do SNC foi publicada pelo patologista Rudolf Virchow em 1863.[1] Em 1926, a maioria dos termos atualmente utilizados foram introduzidos pela classificação de Harvey e Bailey.[2] Estes autores apresentaram a primeira teoria sobre a relação em potencial entre o cérebro em desenvolvimento e os diferentes tipos de tumores cerebrais. Duas décadas depois, Kernohan *et al.* simplificaram e reduziram o número de entidades tumorais e introduziram o conceito de graduação histológica.[3] Tumores são classificados conforme sua semelhança com as células constituintes do SNC, e então subclassificadas de acordo com o nível de diferenciação celular presumido.[4] A classificação de tumores do SNC da OMS foi primeiramente publicada por Zülch *et al.* em 1979, basicamente usando a terminologia de Cushing e Bailey e combinando estas com o conceito de graduação histológica de Kernohan.[5] Uma segunda edição da classificação da OMS foi publicada em 1993,[6] uma terceira em 2000[7] e uma quarta lançada em 2007.[4] Desde então, um grande número de artigos sobre características moleculares de tumores cerebrais foi publicado, chamando a atenção para algumas fundamentações de conceitos correntes do entendimento destas lesões. Sendo assim, em 2016, a classificação foi devidamente revisada e atualizada.

CLASSIFICAÇÃO DA OMS DE 2016

Nos últimos anos, o entendimento de alterações moleculares foi extremamente modificado e mudou o conceito de classificação em todos os campos da patologia. A disponibilidade de novas tecnologias como *next-generation sequencing* permite uma definição muito mais precisa das entidades patológicas tumorais.[8] Essa nova informação mudou alguns conceitos previamente estabelecidos. Por exemplo, uma diferenciação oligodendroglial verdadeira, como formação de mielina, nunca foi identificada em estudos ultraestruturais, nem proteínas relacionadas à mielina ou RNA mensageiro foram consistentemente demonstrados no oligodendroglioma. No entanto, células *oligodendroglia-like* são comumente encontradas em diversos tumores neuroepiteliais com diferenciação e comportamento biológicos diversos – situação que causa dificuldades diagnósticas significantes.[9-13] Por outro lado, a codeleção 1p/19q é bem correlacionada com a morfologia oligodendroglial clássica e suas características clínicas, radiológicas e biológicas, indicando que gliomas apresentando a codeleção 1p/19q são uma única entidade.[14-17] Uma observação importante é que o prognóstico é menos correlacionado com o grau histológico da OMS que os perfis moleculares.[4,14,15,18-21] Também, é necessário enfatizar a disparidade interobservador em se tratando de diagnóstico histopatológico.[22]

    O principal argumento contra a inclusão de marcadores moleculares na classificação da OMS é a disponibilidade (ou não) de ensaios avançados e dispendiosos, especialmente em países em desenvolvimento. Entretanto, o exemplo da Classificação de OMS de linfomas e leucemia já demonstrou a aplicabilidade de marcadores moleculares definidos pela OMS na caracterização de entidades histopatológicas.[23] Os revisores da quarta edição da classificação da OMS aprovaram alguns padrões e regras para os testes moleculares. Em primeiro lugar, não é definido nenhum ensaio específico para testagem molecular. Por exemplo, é permitido realizar análise de 1p/19q por meio do *FISH*, marcador de *LOH*, *array CGH* ou outra tecnologia local disponível. Em segundo, tentou-se definir entidades moleculares especialmente quando há disponibilidade de estudo imuno-histoquímico substituindo ensaios genéticos (p. ex., anticorpos que detectam a proteína H3.3 K27M substituindo marcador genético da mutação H3F3A K27M). Com essa abordagem, o número de ensaios moleculares necessários para classificação baseada na edição revisada de 2016 é baixa e amplamente factível.[8]

NOMENCLATURA

A principal mudança na nova classificação é a consideração de características moleculares para categorizar tumores do SNC, semelhante aos tumores hematológicos, na forma de diagnóstico em camadas, combinando histologia e patologia molecular (Fig. 3-1).[24,25] O conceito do diagnóstico em camadas basicamente usa uma camada superior, a camada 1, para o diagnóstico integrado final, que é aplicável apenas se a informação de todas as outras camadas está disponível. A camada 2 abrange a classificação histológica (p. ex., astrocitoma vs. oligodendroglioma), a camada 3, o grau histológico (p. ex., OMS grau II vs. III) e a camada 4, as características moleculares (p. ex., IDH-mut, 1p/19q-codel).[8]

O *status* **not otherwise specified – NOS** (não especificado de outra forma) foi introduzido na atualização de 2016 para definir as entidades o mais rigorosamente possível. NOS é aplicado quando:

- Testes genéticos não estão disponíveis;
- Testes genéticos não demonstram alterações genéticas que sejam compatíveis com os achados histológicos;
- Há incerteza quanto à histologia em decorrência de amostra de tecido insuficiente ou presença de artefatos.[24,26]

Em se tratando do diagnóstico em camadas, algumas regras foram definidas. Primeiro, a regra **teste molecular ganha da histologia** (*molecular beats histology*) foi determinada. Portanto, um tumor com características astrocíticas de acordo com a camada 2, mas IDH mutante e codeleção 1p/19q (camada 4) tem o diagnóstico integrado (camada 1) de oligodendroglioma.[8]

Nas seções abaixo, as principais modificações da atualização da classificação da OMS de 2016 são descritas e comentadas.

Glioma Infiltrativo Difuso

Este grupo de tumores cerebrais consiste em astrocitomas, oligodendrogliomas e glioblastomas. O glioma difuso de linha média com a mutação no gene H3 K27M foi adicionada neste grupo como uma nova entidade (a seguir). O reconhecimento de mutações no IDH1 e IDH2 em frequência expressiva nos astrocitomas difusos infiltrativos e oligodendrogliomas e em uma pequena fração dos glioblastomas[27,28] influenciou significativamente o conceito destes tumores e levou a uma redefinição na nova classificação.[8,24] Dois tipos de mutação no IDH são observados no glioma: nos genes IDH1 e IDH2. Todas as mutações no IDH1 e IDH2 são somáticas, *missense*, heterozigóticas e afetam o códon 132

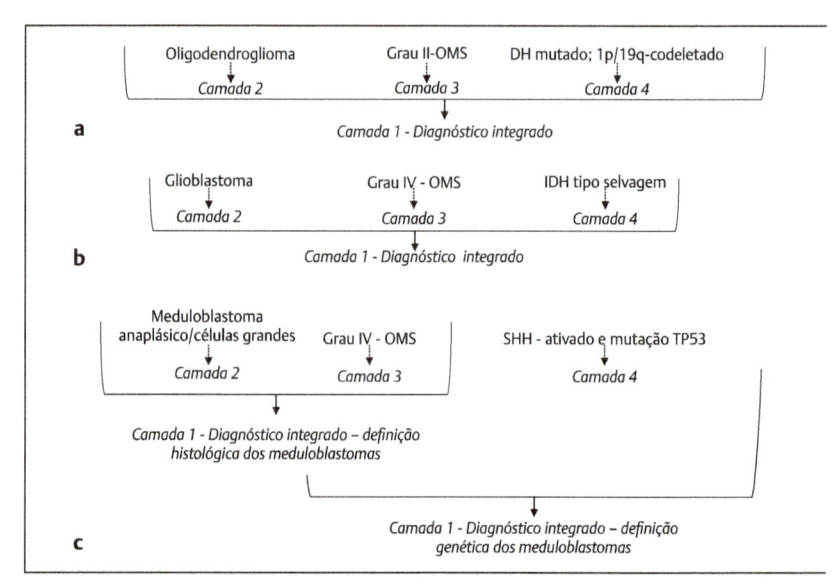

Fig. 3-1. Exemplos de diagnósticos integrados recomendados pela classificação da OMS de 2016 para tumores do SNC. (**a**) Estrutura sintática da frase diagnóstica de um oligodendroglioma. (**b**) Fraseamento em camadas de um glioblastoma; observe que o *status* MGMT e EGFR não fazem parte da terminologia do tumor, mas são características genéticas adicionais. (**c**) Os meduloblastomas são uma exceção, pois podem ser definidos genética e histologicamente; neste sentido, existem duas camadas diferentes.

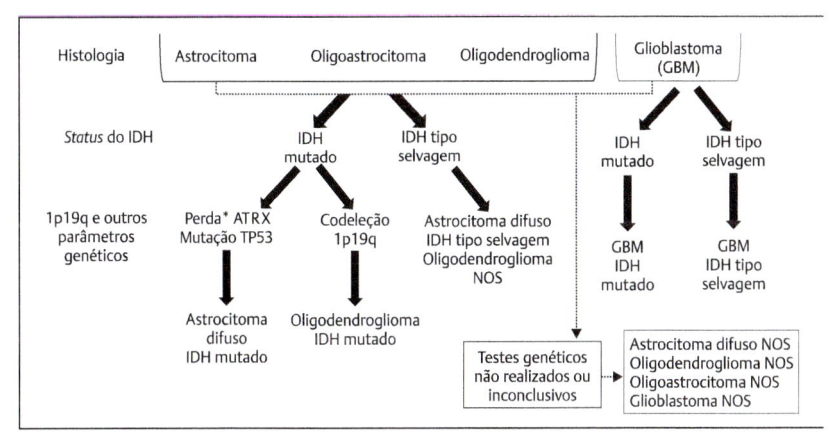

Fig. 3-2. Representação simplificada da nova classificação baseada em achados moleculares em gliomas difusos.
ATRX: gene de retardo mental talassemia alfa ligado ao X; *: característica, mas não necessária para o diagnóstico.

(IDH1) ou códon 172 (IDH2). Estas duas mutações são mutuamente excludentes; a mutação IDH1 R132H está presente em 90% de todos os casos. Tumores IDH mutados ocorrem em todos os graus histológicos de gliomas difusos (II–IV), mas são ausentes em outros tumores primários do SNC.[29] Vários estudos identificaram que estas mutações são marcadores prognósticos importantes e podem ser o evento genético primordial na tumorigênese dos astrocitomas e oligodendrogliomas infiltrativos.[30] A Figura 3-2 mostra uma representação simplificada da nova classificação baseada em achados moleculares em gliomas difusos.

Oligoastrocitoma, oligoastrocitoma anaplásico e glioblastoma com componente oligodendroglial foram excluídos da classificação, já que não apresentam representabilidade genética.[13] Gliomas em pacientes pediátricos, particularmente pacientes com menos de 10 anos de idade, têm menor probabilidade de possuir mutações IDH1/2 ou codeleções 1p19q e geralmente caem na categoria de astrocitoma difuso ou anaplásico, IDH selvagem.[21,31-33]

Astrocitoma Difuso Infiltrativo
- Astrocitoma difuso infiltrativo grau II da OMS;
- Astrocitoma gemistocítico IDH mutante grau II da OMS;
- Astrocitoma difuso IDH mutante grau II da OMS;
- Astrocitoma difuso IDH selvagem grau II da OMS, NOS;
- Astrocitoma anaplásico grau III da OMS;
- Astrocitoma anaplásico IDH mutante grau III da OMS;
- Astrocitoma anaplásico IDH selvagem grau II da OMS, NOS.

Como mencionado previamente, após a confirmação histológica do astrocitoma, o segundo estratificador em pacientes adultos é a presença ou ausência de mutações no IDH1 ou IDH2. Se mutações no gene *TP53*, assim como no ATRX (ambos são mutuamente excludentes em relação à codeleção 1p19q), estão presentes em um glioma IDH mutado, o diagnóstico de oligodendroglioma é descartado.[34,37] Todos os gliomas IDH1/2 mutantes, sem codeleção são agora classificados como astrocitomas. No entanto, comparado com oligodendrogliomas, um fenótipo astrocítico ainda é necessário para o diagnóstico. Similar aos oligodendrogliomas, o sequenciamento do IDH1 e IDH2 necessita ser realizado se a imuno-histoquímica para a mutação IDH1 R132H for negativa, e a designação NOS é apenas permitida em casos em que a determinação do *status* do IDH é impossível. Em comparação com oligodendrogliomas, uma fração significativa dos astrocitomas difusos infiltrativos não apresenta a mutação do IDH. A grande maioria dos astrocitomas anaplásicos grau III da OMS IDH selvagem demonstra um perfil genético de um glioblastoma (GBM), e apresenta um pior prognóstico se comparada a pacientes com GBM IDH mutado.[19] Na classificação da OMS de 2007, os astrocitomas difusos grau II eram classificados em fibrilar, protoplasmático e gemistocítico,[4] enquanto, na classificação de 2016, os astrocitomas fibrilar e protoplasmático são combinados e definidos como astrocitoma difuso, após argumentos indicarem que estes dois subtipos são a mesma entidade.[8,24]

Oligodendrogliomas
- Oligodendroglioma grau II da OMS, IDH mutante e com codeleção 1p/19q;
- Oligodendroglioma grau II da OMS, NOS;
- Oligodendroglioma anaplásico grau III da OMS, IDH mutante e com codeleção 1p/19q;
- Oligodendroglioma anaplásico grau III da OMS, NOS;
- Oligoastrocitoma grau II da OMS, NOS;
- Oligoastrocitoma anaplásico grau III da OMS, NOS.

Mutação do IDH e codeleção do cromossomo 1p19q é agora considerada a assinatura genética do oligodendroglioma.[26] Estes tumores superpõem-se com aqueles da classificação de 2007 que foram definidos histologicamente como oligodendrogliomas, enquanto agora abrangem tumores com fenótipo astrocítico e genótipo IDH mutante e codeleção 1p/19q. Tumores oligodendrogliais NOS são definidos pela falha ou impossibilidade de determinar o *status* do IDH e/ou codeleção. Os revisores da OMS de 2016 compreendem que há oligodendrogliomas difusos infiltrativos sem mutação do IDH ou codeleção. Entretanto, não há certeza o bastante para criar esta nova entidade, variante ou padrão e a descrição de sobreposição com outras entidades mostrando uma morfologia celular nítida para diagnóstico diferencial. Geneticamente, oligodendrogliomas carregam mutações no IDH e TERT (*telomerase reverse transcriptase*) combinado com codeleção 1p/19q. Mutações TERT ocorrem com grande frequência em oligodendrogliomas e glioblastomas, mas não em astrocitomas difusos.[38] Entretanto, os revisores da classificação da OMS não definiram oligodendrogliomas pela presença combinada de mutação no IDH e TERT pela evidência insuficiente para esta abordagem alternativa. Em torno de 60% dos oligodendrogliomas carregam mutações CIC e aproximadamente 20%, as mutações FUBP1 e Notch1/2.[39,40] Dentre estas, a mutação CIC pode estar associada a progressão tumoral, ligada a um pior prognóstico em pacientes com oligodendrogliomas.[41]

Um ponto não resolvido em se tratando de oligodendrogliomas é a relevância prognóstica da graduação histológica. Após a estratificação pela mutação do IDH, três estudos retrospectivos falharam em observar uma diferença significativa entre oligodendroglioma grau II OMS e oligodendroglioma anaplásico grau III.[30,42] Todavia, por causa da inexistência de estudos prospectivos, esta questão é apenas mencionada, mas não aplicada para fundir os oligodendrogliomas graus II aos III na classificação atual.[8]

Glioblastoma
- Glioblastoma, IDH selvagem;
- Glioblastoma de células gigantes;
- Gliossarcoma;
- Glioblastoma epitelioide;
- Glioblastoma, IDH mutante;
- Glioblastoma, NOS.

A definição desta nomenclatura mantém-se mais histológica que genética, *i.e.* um glioma de alto grau com diferenciação astrocítica predominante, atipia nuclear, polimorfismo celular e proliferação microvascular e/ou necrose.[24] Dependendo da presença ou ausência de mutações do IDH1/2, glioblastomas são divididos em glioblastoma IDH selvagem, que corresponde a entidade clínica glioblastoma primário ou *de novo*, e glioblastoma IDH mutante, que corresponde ao chamado glioblastoma secundário.[43] Foi determinado que os termos primário e secundário não seriam usados na classificação de 2016, já que estas são definições clínicas. Glioblastomas com imuno-histoquímica negativa para a mutação r132H IDH1 têm relevância clínica e são considerados equivalentes ao glioblastoma IDH selvagem com idade maior de 55 anos, visto que nenhuma outra mutação diferente da IDH1 r132H foi reportada em glioblastomas de pacientes nesta faixa etária.[24]

Uma nova variante descrita é o glioblastoma epitelioide, que foi previamente designado como rabdoide ou epitelioide/rabdoide.[44,45] Para evitar confusão com os tumores rabdoides verdadeiros, este termo foi abandonado; em aproximadamente metade dos casos, há a mutação no BRAF V600E.[45] Outras características genéticas e prognósticas relevantes do glioblastoma, como, por exemplo, a metilação do promotor MGMT[46] ou a mutação H3F3A G34,[47] não foram incluídas na nova classificação. Algumas variantes e padrões histológicos descritos na classificação da OMS de 2007[4] foram substituídos. O glioblastoma com características oligodendrocíticas foi removido da atualização de 2016 em virtude de um grande número de publicações indicando que este critério de definição é muito impreciso. Por exemplo, a frequência da codeleção 1p/19q relatada varia de 3%[48] a 30%[49] em glioblastomas com características de oligodendroglioma, mostrando uma sobreposição variável com o oligodendroglioma anaplásico.[8]

Astrocitomas Difusos e Oligodendrogliomas Pediátricos
Estes tumores que partilham características histológicas em comum são agrupados em conjunto com tumores que se apresentam em adultos na atualização da OMS de 2016, apesar da diferença clara do comportamento clínico entre tumores de pacientes adultos e pediátricos. Nenhuma alteração genética é suficiente para criar uma nova entidade nestes gliomas pediátricos.[31,32] A exceção é uma nova entidade definida, o glioma difuso de linha média, H3 K27M mutante.[24] Gliomas em pacientes pediátricos,

particularmente pacientes abaixo de 10 anos de idade, não têm praticamente probabilidade alguma de possuir mutações IDH1/2 ou codeleção 1p19q[21,33] e, em geral, são classificados como astrocitoma difuso ou anaplásico, IDH selvagem. A definição nosológica de gliomas IDH selvagem pediátricos e em adultos é atualmente ambígua; muitos destes tumores comportam-se como o glioblastoma.[50]

Glioma Difuso de Linha Média, H3 K27M Mutante

Este é um glioma difuso, infiltrativo, de alto grau, com diferenciação astrocítica predominante que ocorre em topografias próximas a linha média, i.e., no tálamo, tronco cerebral ou medula espinal, apresentando a mutação K27M nas histonas H3F3A ou HIST1H3B/C.[51,52] Este tumor afeta predominantemente crianças, mas também pode ser visto em adultos. É classificado como grau IV pela OMS independentemente da presença ou ausência de características de anaplasia.[24] É de suma importância enfatizar que esta mutação não coexiste com a do IIDH1/IDH2. Um anticorpo contra a mutação da proteína H3.3 K27M está disponível,[53] necessitando a pesquisa genética apenas para a mutação HIST1H3B.[8]

Outros Astrocitomas

- Astrocitoma pilocítico grau I da OMS;
- Astrocitoma pilomixoide;
- Astrocitoma ependimário de células gigantes grau I da OMS;
- Xantoastrocitoma pleomórfico grau II da OMS;
- Xantoastrocitoma pleomórfico grau III da OMS.

Nos anos seguintes a classificação da OMS de 2007, ficou claro que os astrocitomas pilomixoides partilham as mesmas características genéticas com os astrocitomas pilocíticos. No entanto, as características morfológicas do tumor pilomixoide são variáveis.[54] Assim sendo, os revisores da nova classificação optaram por não determinar um grau histológico específico para esta entidade.[24]

O xantoastrocitoma pleomórfico grau III (XAP III) da OMS foi incluso como uma nova entidade na classificação de 2016.[24] É definido como xantoastrocitoma pleomórfico grau II da OMS (XAP II), mas exibe cinco ou mais mitoses em 10 campos. Como o significado da necrose nesta lesão permanece obscura, esta característica não é levada em consideração. Mutações do BRAF V600E no XAP III ocorrem em menor frequência em comparação ao grau II.[55,56] Pacientes com XAP III têm menor taxa de sobrevida que pacientes com XAP II, porém apresentam sobrevida maior que aqueles com glioblastoma.[55]

Uma terceira modificação foi a eliminação da entidade *gliomatosis cerebri*, em razão de evidências de relatos que demostraram que o perfil genético da *gliomatosis cerebri* era idêntico a outros gliomas infiltrativos difusos.[57] Portanto, a *gliomatosis cerebri* é atualmente entendida como um glioma difuso infiltrativo que afeta pelo menos três lobos cerebrais.

Ependimoma

- Subependimoma grau I da OMS;
- Ependimoma mixopapilar grau I da OMS;
- Ependimoma grau II da OMS;
- Ependimoma papilar grau II da OMS;
- Ependimoma de células claras grau II da OMS;
- Ependimoma tanicítico grau II da OMS;
- Ependimoma, positivo para fusão RELA grau II da OMS;
- Ependimoma anaplásico grau III da OMS;
- Ependimoma anaplásico positivo para fusão RELA grau III da OMS.

Poucas modificações foram apresentadas nesta nova classificação em relação os subtipos de ependimoma. Foi aceito um subtipo de ependimoma geneticamente definido: ependimoma, positivo para fusão RELA. Esta alteração genética é detectável por hibridização fluorescente *in situ* [*fluorescence in situ hybridization* (FISH)] e a variante descrita é encontrada na maioria dos ependimomas supratentoriais.[58,59] A razão para definir esta nova entidade é pela disponibilidade do anticorpo L1CAM para substituir o teste genético, e é específico apenas para este tipo de ependimoma.[58]

Ao longo dos anos, uma classificação molecular definiu os ependimomas pediátricos de fossa posterior alternativamente em dois grupos: o grupo A, com um pior prognóstico, e o grupo B, com melhor prognóstico.[60] Além disso, em relação aos ependimomas supratentoriais, foi identificado o ependimoma com fusão de YAP1, que apresenta melhor prognóstico que aqueles com fusão do gene RELA.[61] Infelizmente, não estão disponíveis marcadores moleculares simples e outros testes que poderiam identificar estes grupos na maioria dos casos. Por este motivo, os revisores da classificação da OMS decidiram não modificar a classificação e o grau histológico prévio, reconhecendo as limitações da classificação atual.[8]

Tumores Neuronais e Neurogliais Mistos
- Tumor neuroepitelial disembrioplásico grau I da OMS;
- Gangliocitoma grau I da OMS;
- Ganglioglioma grau I da OMS;
- Ganglioglioma anaplásico grau III da OMS;
- Gangliocitoma displásico cerebelar (Lhermitte- Duclos) grau I da OMS;
- Astrocitoma e ganglioglioma desmoplásico infantil grau I da OMS;
- Tumor papilar glioneuronal grau I da OMS;
- Tumor glioneuronal formador de roseta grau I da OMS;
- Tumor glioneuronal leptomeníngeo difuso grau I da OMS;
- Neurocitoma central grau II da OMS;
- Neurocitoma extraventricular grau II da OMS;
- Liponeurocitoma cerebelar grau I da OMS;
- Paraganglioma grau I da OMS.

Pequenas modificações foram adicionadas na categoria de tumores neurogliais e neuronais. Uma nova entidade, tumor glioneuronal leptomeníngeo difuso (TGNLD) grau I da OMS, foi introduzida. Este tumor foi previamente denominado tumor oligodendroglial leptomeníngeo pelo fato destas lesões apresentarem células *oligodendroglioma-like* e crescem principalmente no espaço leptomeníngeo (particularmente aqueles da medula espinal).[21] Entretanto, o TGNLD pode apresentar áreas sólidas. Em decorrência de frequentes duplicações e deleções BRAF:KIAA1549, TGNLDs são presumidamente relacionados ao astrocitoma pilocítico. Além disso, estas lesões apresentam deleção no cromossomo 1p e, menos frequentemente, no 19q.[62] Como consequência, a diferenciação entre TGNLD e oligodendrogliomas pode ser desafiadora caso o *status* do IDH for desconhecido (TGNLDs não exibem mutações no IDH). Como a maioria dos pacientes exibe um curso clínico benigno, os TGNLDs foram graduados como grau I da OMS.[24] No entanto, casos malignos já foram relatados.[63] Neurocitomas agora são definidos pela ausência de mutações no IDH. No caso do tumor glioneuronal formador de roseta grau I da OMS, a especificação "do quarto ventrículo" foi removida no nome da lesão.

Tumores Embrionários
- Meduloblastomas geneticamente definidos:
  - Meduloblastoma WNT-ativado grau IV da OMS;
  - Meduloblastoma SHH-ativado e TP53-mutante grau IV da OMS;
  - Meduloblastoma SHH-ativado e TP53-selvagem grau IV da OMS;
  - Meduloblastoma não WNT/SHH grau IV da OMS;
  - Meduloblastoma grupo 3 grau IV da OMS;
  - Meduloblastoma grupo 4 grau IV da OMS;
- Meduloblastomas histologicamente definidos:
  - Medulloblastoma clássico grau IV da OMS;
  - Meduloblastoma desmoplásico/nodular grau IV da OMS;
  - Meduloblastoma com nodularidade extensa grau IV da OMS;
  - Meduloblastoma de grandes células/anaplásico grau IV da OMS;
  - Meduloblastoma, NOS grau IV da OMS;
  - Tumor embrionário com rosetas em multicamadas C19MC - alterado grau IV da OMS;
  - Tumor embrionário com rosetas em multicamadas NOS grau IV da OMS;
  - Meduloepitelioma grau IV da OMS;
  - Neuroblastoma do SNC grau IV da OMS;
  - Nanglioneuroblastoma do SNC grau IV da OMS;
  - Tumor embrionário do SNC, NOS grau IV da OMS;
  - Tumor teratoide/rabdoide atípico grau IV da OMS;
  - Tumor embrionário do SNC com características rabdoides grau IV da OMS.

Semelhantemente ao grupo de gliomas difusos infiltrativos, a classificação dos tumores embrionários mudou dramaticamente entre 2007 e 2016 na classificação da OMS.[4,24] O termo tumor neuroectodérmico primitivo do SNC foi removido da nova classificação e o grau histológico IV foi adicionado a todos os tumores embrionários. As maiores modificações nesta categoria foi a adição dos meduloblastomas geneticamente definidos e o tumor embrionário com rosetas em multicamadas, C19MC-alterado.[21]

Meduloblastomas (MB) são agora classificados de acordo com suas características genéticas e histológicas. Quatro variantes histológicas são listadas: clássica, nodularidade extensa, desmoplásica/nodular e grandes células/anaplásica. Também, a caracterização genética de três grupos de MB foi definida pela atualização de 2016:[64] WNT (*wingless*)-ativado, SHH (*sonic hedgehog*)-ativado (TP53-selvagem ou mutante), que podem ser detectados por imuno-histoquímica, e não WNT/SHH MB. O grupo não WNT/SHH engloba as variantes definidas como grupo 3 e 4 e representa em torno de 60% de todos os MBs.[65] Nenhum ensaio diagnóstico molecular específico foi definido para a classificação do

MB. Entretanto, os revisores da classificação da OMS recomendam perfil de expressão ou análise de metilação, ambos permitindo a identificação de tumores dos grupos 3 e 4. Foi demonstrada alguma sobreposição entre as variantes histológicas e os grupos moleculares: MB WNT-ativado usualmente tem fenótipo clássico, tumores SHH-ativado e com TP53-selvagem mostram um fenótipo desmoplásico/extensa nodularidade, e tumores SHH-ativado e com TP53-mutante frequentemente apresentam morfologia de MB de grandes células/anaplásico, assim como o grupo 3.[66,67] Nesse cenário de estratificação de risco baseada em dois conceitos (histopatologia e patologia molecular), os revisores da nova classificação optaram por permitir as duas estratégias para classificação – meduloblastomas geneticamente definidos e meduloblastomas histologicamente definidos – o que encoraja neuropatologistas a usar as duas definições para classificar MBs. A incorporação das vias *sonic hedgehog* e *wingless* na categorização dos MBs também tem implicações prognósticas e preditivas.[21] Nestes quatro grupos cursos clínicos específicos: MB WNT-ativado usualmente é associado a tumores de baixo risco, MB SHH-ativado sem mutação no TP53 tem risco intermediário, e aqueles com SHH-ativado e mutação no TP53 são classificados como de alto risco. Pacientes com MB dos grupos 3 e 4 (com cromossomo 11 intacto) são considerados de risco intermediário, enquanto pacientes do grupo 4 com perda do cromossomo 11 são considerados como tendo tumores de baixo risco. A maioria dos tumores WNT-ativado exibe morfologia clássica, porém nem todos os MB mostram ativação WNT. Levando em consideração apenas a histologia, pacientes com MB desmoplásico ou com extensa nodularidade têm um melhor prognóstico e aqueles com grandes células ou anaplásico mostram um pior curso clínico.[8,68] A Figura 3-3 resume a classificação geneticamente baseada dos MB com marcadores substitutos de acordo com a atualização da OMS de 2016.

Uma nova entidade molecularmente definida é o tumor embrionário com rosetas em multicamadas (TERM), C19MC-alterado grau IV da OMS.[24] Estes tumores apresentam uma amplificação típica da região C19MC e incluem o ependimoblastoma e, parcialmente, o meduloepitelioma.[69-71] Na literatura, os TERMs são também denominados tumores embrionários com neurópilo abundante e rosetas verdadeiras.[69,72] Os TERMs tipicamente ocorrem em crianças abaixo dos 4 anos, surgem em localizações infra e supratentoriais e têm um curso clínico maligno; a amplificação da região C19MC *array CGH* ou FISH, por exemplo. No entanto, o diagnóstico molecular pode ser confirmado apenas em um número limitado de departamentos especializados em neuropatologia. No caso de um tumor apresentar características morfológicas de uma lesão embrionária com neurópilo abundante e rosetas verdadeiras ou um ependimoblastoma e também não apresentar amplificação C19MC, o teste não pode ser realizado, devendo então ser denominado TERM NOS.[8]

O tumor teratoide/rabdoide atípico (AT/RT) grau IV da OMS também é uma entidade geneticamente definida. Casos de AT/RT sem a perda da expressão do INI1 apresentam a perda de expressão do BRG1.[73] Nesse contexto, os revisores da nova classificação definiram AT/RT como tumores com perda de INI1 (muito frequente) ou BRG1 (muito raro).[24] O padrão histopatológico típico do AT/RT não é mais necessário para o diagnósticos nos casos em que há perda de INI1/BRG1.[74] Em vez disso, aqueles

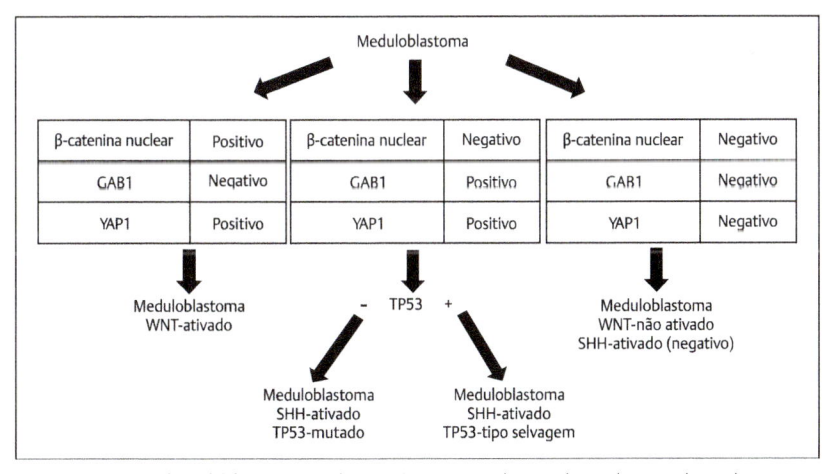

Fig. 3-3. Classificação de meduloblastomas com base genética por meio de marcadores substitutos de acordo com a classificação de tumores cerebrais da OMS 2016.[9] O padrão de expressão de três anticorpos [β catenina, GAB1 (proteína 1 de ligação associada a GRB2) e YAP1 (proteína 1 associada a sim)] permite diferenciar subgrupos de WNT-ativado, SHH-ativado e não WNT, não SHH-ativado. No caso de meduloblastomas ativados por SHH, o sequenciamento do gene TP53 é recomendado.

tumores que mostram histologia típica do AT/RT mas expressam INI1 e BRG1 são agora denominados tumor embrionário do SNC com características rabdoides grau IV da OMS.[24]

O grupo definido como tumor embrionário do SNC, NOS grau IV da OMS representa basicamente uma miscelânea de neoplasias embrionárias pouco diferenciadas com expressão parcial de GFAP e marcadores neuronais que não se enquadram nem morfológica ou geneticamente em qualquer outra entidade embrionária.[8]

Tumores de Nervos Periféricos
- Schwannoma grau I da OMS;
- Schwannoma celular grau I da OMS;
- Schwannoma plexiforme grau I da OMS;
- Schwannoma melanocítico;
- Neurofibroma grau I da OMS;
- Neurofibroma atípico grau I da OMS;
- Neurofibroma plexiforme grau I da OMS;
- Perineurioma grau I da OMS;
- Tumor de bainha neural híbrido grau I da OMS;
- Tumor maligno de bainha de nervo periférico (TMBNP);
- MBNP epitelioide;
- MPNST com diferenciação perineural.

A variante schwannoma melanocítico é agora definida como uma entidade independente por causa de estudos prévios que demonstraram que em torno de 10% dos pacientes desenvolvem curso clínico maligno.[75] Nesse contexto de malignidade em potencial, não foi atribuído grau histológico à esta entidade. Outra entidade nova é o tumor de bainha neural híbrido grau I da OMS, que mostra um padrão de diferenciação combinado de schwannomas, neurofibromas e perineuriomas.[8,24]

Os revisores da nova classificação removeram o grau histológico do TMBNP.[24] Em vez da graduação clássica, foi proposto separar estes tumores em TMBNP de baixo ou alto grau,[24] com base na recomendação que os TMBNPs mais bem diferenciados surgem em algumas áreas de neurofibromas.[76]

Meningiomas
- Meningioma meningotelial grau I da OMS;
- Meningioma fibroso grau I da OMS;
- Meningioma transicional grau I da OMS;
- Meningioma psamomatoso grau I da OMS;
- Meningioma angiomatoso grau I da OMS;
- Meningioma microcístico grau I da OMS;
- Meningioma secretor grau I da OMS;
- Meningioma rico em linfócitos e plasmócitos grau I da OMS;
- Meningioma metaplásico grau I da OMS;
- Meningioma cordoide grau II da OMS;
- Meningioma de células claras grau II da OMS;
- Meningioma atípico grau II da OMS;
- Meningioma papilar grau III da OMS;
- Meningioma rabdoide grau III da OMS;
- Meningioma anaplásico (maligno) grau III da OMS.

Na classificação da OMS de 2007, invasão do parênquima cerebral não era claramente listada como critério para atipia. Mesmo assim, no capítulo referido, é especificada a recomendação de mudar o grau histológico de grau I para II mesmo em lesões pouco suspeitas, quando estas apresentarem invasão do parênquima cerebral.[4] Na nova classificação, há uma declaração clara em relação ao valor da invasão de parênquima em meningiomas, que é definida como critério exclusivo para grau histológico II.[24]

Tumor Fibroso Solitário/Hemangiopericitoma
O tumor fibroso solitário e o hemangiopericitoma nesta atualização da classificação foram reestruturados como apenas uma entidade, pois estas duas entidades compartilham a inversão 12q13 e fusão dos genes NAB 2 e STAT6.[24]

CONCLUSÃO
A quarta edição revisada da classificação da OMS para tumores do SNC apresenta o maior número de modificações desde a primeira classificação de 1979. Estes novos conceitos instigam todos os

profissionais no campo da Neuro-Oncologia a entender as particularidades moleculares dos tumores de SNC. Pela primeira vez, parâmetros moleculares são usados para estabelecer diagnósticos de neoplasias cerebrais. Enquanto este fato adicionou maiores desafios à nomenclatura, é provável que a próxima classificação da OMS veja a presente classificação como um estágio intermediário para a incorporação posterior de mais dados moleculares objetivos. É esperado que estas entidades mais objetivas e precisamente definidas permitam um tratamento mais direcionado das neoplasias, melhor classificação para ensaios clínicos e estudos experimentais e categorização mais precisa para propósitos epidemiológicos.

> **DICAS**
>
> - A nova classificação da OMS de tumores do SNC introduz, pela primeira vez, parâmetros moleculares no diagnóstico de tumores – O Genótipo Ganha do Fenótipo Histológico;
> - A mutação do IDH confere um genótipo único e é associada com prognóstico mais favorável em gliomas difusos;
> - Uma mudança importante é a definição molecular do oligodendroglioma, com a codeleção 1p19q. O termo oligoastrocitoma tornou-se obsoleto em virtude da ausência de correlação molecular;
> - Meduloblastomas são agora classificados de acordo com suas características genéticas e histológicas. Em relação à histologia, quatro variantes são listadas: desmoplásica/nodular, nodularidade extensa, clássica e grandes células/anaplásica. Também, a definição genética foi agora definida em: WNT-ativado, SHH-ativado (TP53-selvagem ou mutante, que pode ser detectado pela imuno-histoquímica) e não WNT/SHH. Esta última variante engloba os grupos 3 e 4;
> - Duas outras entidades são diagnosticadas por suas mutações: ependimoma com fusão do RELA e glioma difuso de linha média, H3 K27M mutante.

REFERÊNCIAS BIBLIOGRÁFICAS

1. Virchow R. Die Krankhaften Geschwulste. Hirschwald Berlin; 1893.
2. Bailey P, Cushing H. A classification of tumors of the glioma group on a histogenetic basis with a correlation study of prognosis. Philadelphia: Lippincott; 1926.
3. Kernohan J, Mabon R, Svien H, Adson A. A simplified classification of the gliomas. Symposium on a new simplified concept of gliomas. Mayo Clin Proc. 1949:71-5.
4. Louis D, Ohgaki H, Wiestler O, Cavenee W. WHO classification of tumours of the central nervous system. 4th ed. Lyon: iArC Press; 2007.
5. Zülch K, Avtsyn A, Barnar R, et al. Histological typing of tumours of the central nervous system. Geneva: Office of Publications, World Health Organization; 1979.
6. Kleihues P, Burger P, Scheithauer B. Histological typing of tumours of the central nervous system. Springer Verlag Berlin, Heidelberg. New York: Springer Verlag Berlin, Heidelberg; 1993.
7. Kleihues P, Cavenee W. Pathology and genetics of tumours of the nervous system. Lyon: IARC Press; International Agency for Research on Cancer; 2000.
8. Banan R, Hartmann C. The new WHO 2016 classification of brain tumors—what neurosurgeons need to know. Acta Neurochirurgica. 2017.
9. Giannini C, Scheithauer BW, Weaver AL, et al. Oligodendrogliomas: Reproducibility and prognostic value of histologic diagnosis and grading. J Neuropathol Exp Neurol. 2001.
10. Miller CR, Dunham CP, Scheithauer BW, Perry A. Significance of necrosis in grading of oligodendroglial neoplasms: A clinicopathologic and genetic study of newly diagnosed high-grade gliomas. J Clin Oncol. 2006.
11. Tanaka S, Sasaki A, Suzuki H, et al. Controversies over the diagnosis of oligodendroglioma: a report from the satellite workshop at the 4th international symposium of brain tumor pathology, Nagoya Congress Center, May 23, 2012. Brain Tumor Pathol. 2013.
12. Takahashi K, Tsuda M, Kanno H, et al. Differential diagnosis of small cell glioblastoma and anaplastic oligodendroglioma: A case report of an elderly man. Brain Tumor Pathol. 2014.
13. Sahm F, Reuss D, Koelsche C, et al. Farewell to oligoastrocytoma: in situ molecular genetics favor classification as either oligodendroglioma or astrocytoma. Acta Neuropathol. 2014.
14. Comprehensive, Integrative Genomic Analysis of Diffuse Lower-Grade Gliomas. N Engl J Med. 2015.
15. Eckel-Passow JE, Lachance DH, Molinaro AM, et al. Glioma groups based on 1p/19q, IDH, and TERT promoter mutations in tumors. N Engl J Med. 2015.
16. Cairncross G, Wang M, Shaw E, et al. Phase III trial of chemoradiotherapy for anaplastic oligodendroglioma: Long-term results of RTOG 9402. J Clin Oncol. 2013.
17. Van Den Bent MJ, Brandes AA, Taphoorn MJB, et al. Adjuvant procarbazine, lomustine, and vincristine chemotherapy in newly diagnosed anaplastic oligodendroglioma: Long-term follow-up of EORTC brain tumor group study 26951. J Clin Oncol. 2013.
18. Cairncross JG, Ueki K, Zlatescu MC, et al. Specific genetic predictors of chemotherapeutic response and survival in patients with anaplastic oligodendrogliomas. J Natl Cancer Inst. 1998.
19. Hartmann C, Hentschel B, Wick W, et al. Patients with IDH1 wild type anaplastic astrocytomas exhibit worse prognosis than IDH1-mutated glioblastomas, and IDH1 mutation status accounts for the unfavorable prognostic effect of higher age: Implications for classification of gliomas. Acta Neuropathol. 2010.
20. Mur P, Mollejo M, Hernández-Iglesias T, et al. Molecular classification defines 4 prognostically distinct glioma groups irrespective of diagnosis and grade. J Neuropathol Exp Neurol. 2015.

21. Komori T. The 2016 WHO classification of tumours of the central nervous system: the major points of revision. Neurol Med Chir (Tokyo). 2017.
22. Van Den Bent MJ. Interobserver variation of the histopathological diagnosis in clinical trials on glioma: A clinician's perspective. Acta Neuropathologica. 2010.
23. Swerdlow S, Campo E, Harris N, et al. WHO classification of tumours of haematopoietic and lymphoid tissues. IARC Press, International Agency for Research on Cancer; 2008.
24. Louis D, Ohgaki H, Wiestler O, Cavenee W. WHO classification of tumours of the central nervous system. 4th ed. Lyon: IARC Press; 2016.
25. Louis DN. The next step in brain tumor classification: Let us now praise famous men... or molecules? Acta Neuropathol. 2012.
26. Louis DN, Perry A, Reifenberger G, et al. The 2016 World Health Organization Classification of Tumors of the Central Nervous System: a summary. Acta Neuropathologica. 2016.
27. Balss J, Meyer J, Mueller W, et al. Analysis of the IDH1 codon 132 mutation in brain tumors. Acta Neuropathol. 2008.
28. Parsons DW, Jones S, Zhang X, et al. An integrated genomic analysis of human glioblastoma multiforme. Science (80-). 2008.
29. Hartmann C, Meyer J, Balss J, et al. Type and frequency of IDH1 and IDH2 mutations are related to astrocytic and oligodendroglial differentiation and age: A study of 1,010 diffuse gliomas. Acta Neuropathol. 2009.
30. Suzuki H, Aoki K, Chiba K, et al. Mutational landscape and clonal architecture in grade II and III gliomas. Nat Genet. 2015.
31. Zhang J, Wu G, Miller CP, et al. Whole-genome sequencing identifies genetic alterations in pediatric low-grade gliomas. Nat Genet. 2013.
32. Wu G, Diaz AK, Paugh BS, et al. The genomic landscape of diffuse intrinsic pontine glioma and pediatric non-brainstem high-grade glioma. Nat Genet. 2014.
33. Rodriguez FJ, Tihan T, Lin D, et al. Clinicopathologic features of pediatric oligodendrogliomas: A series of 50 patients. Am J Surg Pathol. 2014.
34. Reuss DE, Sahm F, Schrimpf D, et al. ATRX and IDH1-R132H immunohistochemistry with subsequent copy number analysis and IDH sequencing as a basis for an integrated diagnostic approach for adult astrocytoma, oligodendroglioma and glioblastoma. Acta Neuropathol. 2015.
35. Nguyen DN, Heaphy CM, De Wilde RF, et al. Molecular and morphologic correlates of the alternative lengthening of telomeres phenotype in high-grade astrocytomas. Brain Pathol. 2013.
36. Abedalthagafi M, Phillips JJ, Kim GE, et al. The alternative lengthening of telomere phenotype is significantly associated with loss of ATRX expression in high-grade pediatric and adult astrocytomas: A multi-institutional study of 214 astrocytomas. Mod Pathol. 2013.
37. Takami H, Yoshida A, Fukushima S, et al. Revisiting TP53 mutations and immunohistochemistry – A comparative study in 157 diffuse gliomas. In: Brain Pathology. 2015.
38. Herndon JE, Gallia GL, Killela PJ, et al. Tert promoter mutations occur frequently in gliomas and a subset of tumors derived from cells with low rates of self-renewal. Neuro Oncol. 2014.
39. Bettegowda C, Agrawal N, Jiao Y, et al. Mutations in CIC and FUBP1 contribute to human oligodendroglioma. Science (80-). 2011.
40. Sahm F, Koelsche C, Meyer J, et al. CIC and FUBP1 mutations in oligodendrogliomas, oligoastrocytomas and astrocytomas. Acta Neuropathol. 2012.
41. Gleize V, Alentorn A, Connen De Kérillis L, et al. CIC inactivating mutations identify aggressive subset of 1p19q codeleted gliomas. Ann Neurol. 2015.
42. Olar A, Wani KM, Alfaro-Munoz KD, et al. IDH mutation status and role of WHO grade and mitotic index in overall survival in grade II–III diffuse gliomas. Acta Neuropathol. 2015.
43. Ohgaki H, Kleihues P. The definition of primary and secondary glioblastoma. Clinical Cancer Research. 2013.
44. Kleinschmidt-Demasters BK, Alassiri AH, Birks DK, et al. Epithelioid versus rhabdoid glioblastomas are distinguished by monosomy 22 and immunohistochemical expression of INI-1 but not claudin 6. Am J Surg Pathol. 2010.
45. Kleinschmidt-Demasters BK, Aisner DL, Birks DK, Foreman NK. Epithelioid GBMs show a high percentage of BRAF V600E mutation. Am J Surg Pathol. 2013.
46. Hegi, Monika E, Diserens A-C, Gorlia T, et al. MGMT gene silencing and benefit from temozolomide in glioblastoma. N Engl J Med. 2005.
47. Korshunov A, Capper D, Reuss D, et al. Histologically distinct neuroepithelial tumors with histone 3 G34 mutation are molecularly similar and comprise a single nosologic entity. Acta Neuropathol. 2016.
48. Hegi ME, Janzer RC, Lambiv WL, et al. Presence of an oligodendroglioma-like component in newly diagnosed glioblastoma identifies a pathogenetically heterogeneous subgroup and lacks prognostic value: Central pathology review of the EORTC-26981/NCIC-CE.3 trial. Acta Neuropathologica. 2012.
49. Appin CL, Gao J, Chisolm C, et al. Glioblastoma with oligodendroglioma component (GBM-O): Molecular genetic and clinical characteristics. Brain Pathol. 2013.
50. Reuss DE, Kratz A, Sahm F, et al. Adult IDH wild type astrocytomas biologically and clinically resolve into other tumor entities. Acta Neuropathol. 2015.
51. Khuong-Quang DA, Buczkowicz P, Rakopoulos P, et al. K27M mutation in histone H3.3 defines clinically and biologically distinct subgroups of pediatric diffuse intrinsic pontine gliomas. Acta Neuropathol. 2012.
52. Castel D, Grill J, Debily M-A. Histone H3 genotyping refines clinico-radiological diagnostic and prognostic criteria in DIPG. Acta Neuropathol. 2016.
53. Bechet D, Gielen GGH, Korshunov A, et al. Specific detection of methionine 27 mutation in histone 3 variants (H3K27M) in fixed tissue from high-grade astrocytomas. Acta Neuropathol. 2014.
54. Colin C, Padovani L, Chappé C, et al. Outcome analysis of childhood pilocytic astrocytomas: A retrospective study of 148 cases at a single institution. Neuropathol Appl Neurobiol. 2013.
55. Ida CM, Rodriguez FJ, Burger PC, et al. Pleomorphic xanthoastrocytoma: Natural history and long-term follow-up. Brain Pathology. 2015.
56. Schmidt Y, Kleinschmidt-Demasters BK, Aisner DL, et al. Anaplastic PXA in adults: Case series with clinicopathologic and molecular features. J Neuro-oncol. 2013.

57. Herrlinger U, Jones DTW, Glas M, et al. Gliomatosis cerebri: no evidence for a separate brain tumor entity. Acta Neuropathol. 2016.
58. Parker M, Mohankumar KM, Punchihewa C, et al. C11orf95-RELA fusions drive oncogenic NF-κB signalling in ependymoma. Nature. 2014.
59. Pietsch T, Wohlers I, Goschzik T, et al. Supratentorial ependymomas of childhood carry C11orf95-RELA fusions leading to pathological activation of the NF-κB signaling pathway. Acta Neuropathologica. 2014.
60. Korshunov A, Witt H, Hielscher T, et al. Molecular staging of intracranial ependymoma in children and adults. J Clin Oncol. 2010.
61. Pajtler KW, Witt H, Sill M, et al. Molecular classification of ependymal tumors across All CNS compartments, histopathological grades, and age groups. Cancer Cell. 2015.
62. Rodriguez FJ, Schniederjan MJ, Nicolaides T, et al. High rate of concurrent BRAF-KIAA1549 gene fusion and 1p deletion in disseminated oligodendroglioma-like leptomeningeal neoplasms (DOLN). Acta Neuropathologica. 2015.
63. Rodriguez FJ, Perry A, Rosenblum MK, et al. Disseminated oligodendroglial-like leptomeningeal tumor of childhood: A distinctive clinicopathologic entity. Acta Neuropathol. 2012.
64. Yamaguchi M, Komori T, Nakata Y, et al. Multinodular and vacuolating neuronal tumor affecting amygdala and hippocampus: A quasi-tumor? Pathol Int. 2016.
65. Zhukova N, Ramaswamy V, Remke M, et al. Subgroup-specific prognostic implications of TP53 mutation in medulloblastoma. J Clin Oncol. 2013.
66. Ramaswamy V, Remke M, Bouffet E, et al. Risk stratification of childhood medulloblastoma in the molecular era: the current consensus. Acta Neuropathol. 2016.
67. Taylor MD, Northcott PA, Korshunov A, et al. Molecular subgroups of medulloblastoma: The current consensus. Acta Neuropathol. 2012.
68. Massimino M, Antonelli M, Gandola L, et al. Histological variants of medulloblastoma are the most powerful clinical prognostic indicators. Pediatr Blood Cancer. 2013.
69. Korshunov A, Remke M, Gessi M, et al. Focal genomic amplification at 19q13.42 comprises a powerful diagnostic marker for embryonal tumors with ependymoblastic rosettes. Acta Neuropathol. 2010.
70. Korshunov A, Sturm D, Ryzhova M, et al. Embryonal tumor with abundant neuropil and true rosettes (ETANTR), ependymoblastoma, and medulloepithelioma share molecular similarity and comprise a single clinicopathological entity. Acta Neuropathol. 2014.
71. Spence T, Sin-Chan P, Picard D, et al. CNS-PNETs with C19MC amplification and/or LIN28 expression comprise a distinct histogenetic diagnostic and therapeutic entity. Acta Neuropathol. 2014.
72. Gessi M, Giangaspero F, Lauriola L, et al. Embryonal tumors with abundant neuropil and true Rosettes: A distinctive CNS primitive neuroectodermal tumor. Am J Surg Pathol. 2009.
73. Schneppenheim R, Frühwald MC, Gesk S, et al. Germline nonsense mutation and somatic inactivation of SMARCA4/BRG1 in a Family with rhabdoid tumor predisposition syndrome. Am J Hum Genet. 2010.
74. Haberler C, Laggner U, Slavc I, et al. Immunohistochemical analysis of INI1 protein in malignant pediatric CNS tumors: Lack of INI1 in atypical teratoid/rhabdoid tumors and in a fraction of primitive neuroectodermal tumors without rhabdoid phenotype. Am J Surg Pathol. 2006.
75. Carney JA. Psammomatous melanotic schwannoma: A distinctive, heritable tumor with special associations, including cardiac myxoma and the Cushing syndrome. Am J Surg Pathol. 1990.
76. Rodriguez FJ, Folpe AL, Giannini C, Perry A. Pathology of peripheral nerve sheath tumors: Diagnostic overview and update on selected diagnostic problems. Acta Neuropathologica. 2012.

CAPÍTULO 4

BIOLOGIA MOLECULAR DOS ASTROCITOMAS

Roberto Alexandre Dezena ▪ Renata Margarida Etchebehere
Laíse Oliveira Resende ▪ Daniel Fonseca Oliveira ▪ João Pedro de Oliveira Jr.
Fernando Henrique dos Reis Sousa ▪ Thiago Silva Paresoto ▪ Túllio Novaes Silva

INTRODUÇÃO

A nova classificação da Organização Mundial da Saúde (OMS) de 2016 representa uma atualização da 4ª edição publicada em 2007, adicionando os parâmetros genéticos às características histológicas. Para os gliomas (Quadro 4-1), esta mudança conduz a uma melhor acurácia diagnóstica, bem como influencia no tratamento e prognóstico dessa linhagem neoplásica. Antes, a caracterização do tecido analisado apenas por meio da microscopia (hematoxilina-eosina e imuno-histoquímica) não alcançava congruência objetiva entre a classificação e comportamento da lesão, com subsequente prognóstico imprevisível.[1-3] Como exemplo, indivíduos com gliomas de baixo grau tinham diferentes resultados prognósticos embora tivessem as mesmas características histológicas e sido submetidos ao mesmo tratamento. Nas últimas décadas, a partir da inclusão dos parâmetros genéticos, passou-se a entender que a determinação da história natural destes tumores pode ser explicada pela presença destes parâmetros moleculares, e, desta forma, a associação das lesões tumorais atinge uma homogeneidade biológica (Fig. 4-1). Assim, traduz de forma mais fidedigna uma previsão do comportamento das entidades ao longo do tratamento.[1,3]

Entretanto, a nova classificação estabelece um grupo de tumores que não se encaixam em entidades definidas, uma vez que não demonstram achados moleculares característicos (*not otherwise specified* – NOS), como é o caso dos oligoastrocitomas.[1,4] Dessa forma, a correlação da histologia com a genética traz discordâncias pontuais na determinação da característica de certas lesões, em que preponderam os achados moleculares. Por exemplo, se à luz da microscopia conclui-se diagnóstico de glioma difuso, mas se há presença de IDH-mutante e codeleção de 1p/19q pela avaliação genética, fecha-se resultado de oligodendroglioma.[1,4]

Quadro 4-1. Parâmetros Genéticos às Características Histológicas

Tumores astrocitários difusos e oligodendrogliais	
Astrocitoma difuso, IDH mutante	II
Astrocitoma anaplásico, IDH mutante	III
Glioblastoma, IDH selvagem	IV
Glioblastoma, IDH mutante	IV
Glioma difuso da linha média, H3K27M mutante	IV
Oligodendroglioma, IDH mutante e codeleção 1p/19q	II
Oligodendroglioma anaplásico, IDH mutante e codeleção 1p/19q	III
Outros tumores astrocíticos	
Astrocitoma pilocítico	I
Astrocitoma subependimário de células gigantes	I
Xantoastrocitoma pleomórfico	II
Xantoastrocitoma pleomórfico anaplásico	III

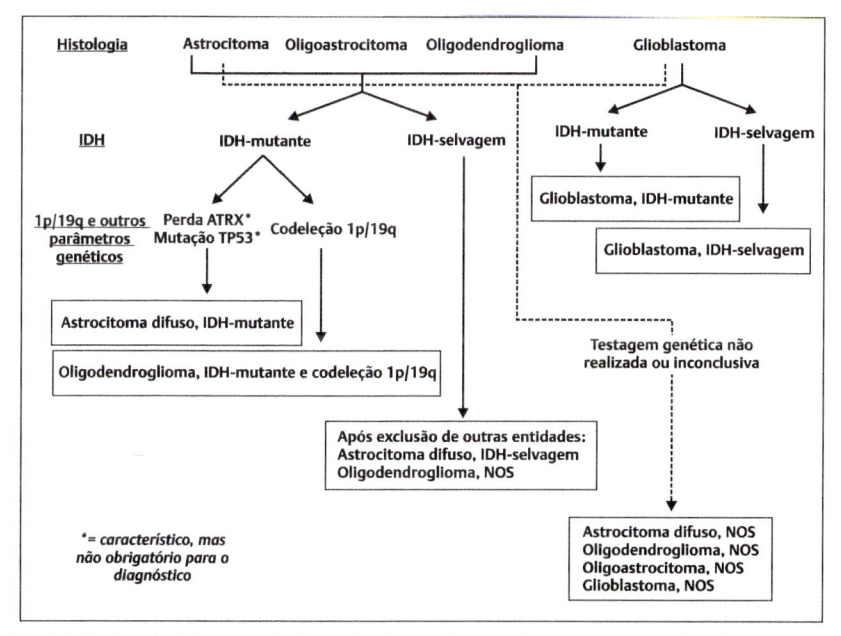

Fig. 4-1. Algoritmo simplificado para classificação dos gliomas difusos, com base nas características histológicas e genéticas. (Reimpressão de Louis et al., com permissão.)

GLIOMAS DIFUSOS

Em classificações anteriores, todos os astrocitomas eram agrupados juntos, porém, agora, os gliomas infiltrativos difusos, astrócitos ou oligodendrogliócitos pertencem a uma mesma categoria e baseiam-se não só nos padrões de crescimento e comportamento, mas também na mutação genética do IDH-1 e IDH-2, proporcionando similaridades patogenéticas (genótipo e fenótipo), prognósticas e de manejo terapêutico.[1,4] Os gliomas difusos incluem os tumores astrocitários graus II, III e IV, os tumores oligodendrogliais graus II e III, os glioblastomas grau IV e os gliomas difusos pediátricos.[1,4] Esta nova visão molecular (Fig. 4-2) diferencia os tumores sem IDH, com alterações no BRAF (astrocitoma pilocítico, xantoastrocitoma pleomórfico) e mutação do gene *TSC1/TSC2* (astrocitoma subependimário de células gigantes) dos gliomas difusos, sendo agrupados sob a denominação de "outros tipos de astrocitomas", distinguindo-se do grupo dos gliomas difusos.[1,4] Os astrocitomas difusos grau II e anaplásicos grau III são cada um divididos em IDH-mutante e IDH-selvagem ou em categoria não especificada, caso não tenham sido submetidos ao completo estudo molecular (*not otherwise specified*).[1,4] Permanece o astrocitoma gemistocítico, IDH-mutante, como uma variante do astrocitoma difuso grau II, IDH-mutante. Foram excluídas da nova classificação as variantes protoplasmática e fibrilar do astrocitoma.[1,4]

GLIOBLASTOMAS

Segundo a nova classificação, os glioblastomas (Quadro 4-2) dividem-se em:

A) Primário ou *de novo*, IDH-*wildtype* (selvagem), representando 90% dos casos, surgindo aproximadamente aos 55 anos;
B) Secundário, IDH-mutante, incidindo em 10% dos casos, em pacientes mais jovens e com história de glioma difuso de mais baixo grau;
C) Glioblastoma NOS;
D) Uma nova variante que surge como glioblastoma epitelioide e junta-se ao glioblastoma de células gigantes e gliossarcoma sob denominação de variantes do glioblastoma, IDH-*wildtype*. Esta nova variante definida ocorre mais comumente em crianças e adultos jovens. Diferencia-se dos glioblastomas IDH-*wildtype* pela ausência de características moleculares tais como amplificação EGFR e perda do cromossomo 10.[5-10]

O antigo glioblastoma PNET-*like* é agora referido como glioblastoma com componentes neuronais primitivos e foi enquadrado como um padrão, sendo proveniente de astrocitoma difuso de qualquer grau, em alguns raros casos de oligodendrogliomas.[6] Permanecem como padrões astrocitoma/glioblastoma *small cells* e *granular cells*.

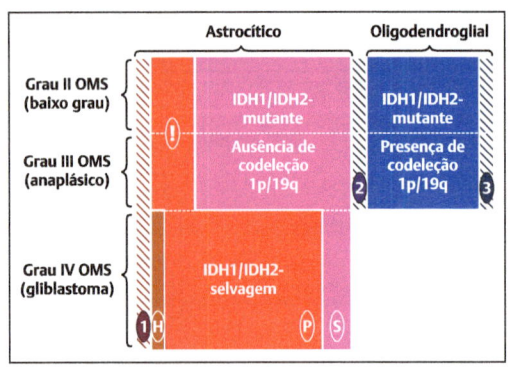

Fig. 4-2. Classificação OMS 2016 dos gliomas difusos. A maioria dos gliomas difusos pertence a uma dessas categorias moleculares: IDH-selvagem/*wildtype* (vermelho), IDH-mutante sem codeleção 1p/19q (rosa) e IDH-mutante com codeleção 1p/19q (azul). Histologicamente os gliomas difusos IDH-selvagem e os IDH-mutante sem codeleção 1p/19q em geral apresentam fenótipo astrocítico, enquanto que os gliomas difusos IDH-mutante com codeleção 1p/19q geralmente apresentam fenótipo oligodendroglial. Em relação à presença ou não de características histológicas (atividade mitótica, proliferação microvascular e necrose), estas categorias de gliomas difusos são graduadas pela OMS em grau II (baixo grau), grau III (anaplásico) ou, no caso de tumores sem codeleção 1p/19q, em grau IV (glioblastoma). Muitos gliomas difusos da linha média demonstram a mutação histona H3 K27M (H – barra laranja). Em adultos, astrocitomas difusos graus II e III são tipicamente IDH-mutantes e muitos glioblastomas com mutação IDH podem-se originar de tais tumores, chamados glioblastomas secundários (S – barra rosa). Entretanto, glioblastomas IDH-selvagem são muito mais frequentes e caracterizados como grau IV desde o seu aparecimento – glioblastoma primário (P – vermelho). Nos casos de testes moleculares não realizados ou inconclusivos, tumores com fenótipo astrocítico podem ser astrocitoma *not otherwise specified* (NOS), astrocitoma anaplásico NOS ou glioblastoma NOS (barra hachurada 1); tumores com fenótipo oligodendroglial podem ser oligodendroglioma NOS ou oligodendroglioma anaplásico NOS (incluindo oligodendroglioma pediátrico) (barra hachurada 3) e gliomas difusos demonstrando uma combinação de fenótipo astrocítico e oligodendroglial em oligoastrocitoma NOS ou oligoastrocitoma anaplásico NOS (barra hachurada 2). (Reimpressão de (4), com permissão.)

Quadro 4-2. Classificação dos Glioblastomas

	IDH-selvagem (*wildtype*)	IDH-mutante
Sinônimos	Glioblastoma primário	Glioblastoma secundário
Lesão precursora	Não identificável (desenvolve-se de novo)	Astrocitoma difuso Astrocitoma anaplásico
Proporção	~90%	~10%
Idade ao diagnóstico	~62 anos	~44 anos
Masculino/feminino	1,42/1	1,05/1
Tempo de evolução	4 meses	15 meses
Sobrevida Cirurgia + radioterapia Cirurgia + radioterapia + quimioterapia	9,9 meses 15 meses	24 meses 31 meses
Localização	Supratentorial	Predominantemente frontal
Necrose	Extensa	Limitada
Mutações *TERT*	72%	26%
Mutações *TP53*	27%	81%
Mutações *ATRX*	Excepcional	71%
Amplificação *EGFR*	35%	Excepcional
Mutações *PTEN*	24%	Excepcional

OLIGODENDROGLIOMAS
O diagnóstico de oligodendroglioma e oligodendroglioma anaplásico requer mutação do gene *IDH* e codeleção 1p/19q, porém, caso as características histológicas para esta entidade não sejam complementadas ou ocorram de forma inconclusiva com estudos genéticos, define-se como sendo NOS.[1]

OLIGOASTROCITOMAS
Nos últimos anos e com o acréscimo dos parâmetros moleculares na classificação de tumores do sistema nervoso central, este grupo de neoplasias ficou com diagnóstico reduzido. Nos dias atuais, os testes genéticos conduzem o diagnóstico de lesões com características histológicas de astrocitoma e de oligodendroglioma para apenas um ou outro, indicando que ocorre diagnóstico de oligoastrocitoma apenas na ausência dos testes moleculares. Definiu-se este grupo sendo oligoastrocitoma grau II e oligoastrocitoma anaplásico grau III NOS.[1,8]

OUTROS ASTROCITOMAS
Os astrocitomas pilomixoides, antes definidos como grau II pela OMS, tiveram sua graduação histológica suprimida em decorrência de suas características histológicas e genéticas sobrepostas em relação aos astrocitomas pilocíticos (grau I), embora os primeiros tenham características mais agressivas. Portanto, necessitam de mais estudos para avaliação do seu comportamento.[1] Os xantoastrocitomas pleomórficos foram classificados em grau II e anaplásico grau III, ao contrário da definição anterior de xantoastrocitoma com características anaplásicas.[1] Xantoastrocitomas pleomórficos anaplásicos são agora definidos como uma entidade distinta requerendo mais do que 5 mitoses por 10 campos, podendo necrose estar presente.[7]

GLIOMAS DIFUSOS PEDIÁTRICOS
Foi definida uma nova entidade sob o termo de glioma difuso de linha média, H3 K27M-mutante, que incluem gliomas pontinos difusos intrínsecos.[1] Antigamente os gliomas difusos pediátricos eram agrupados com os adultos pela semelhança histológica, embora apresentassem comportamentos discordantes. Os estudos genéticos estão possibilitando a distinção destas entidades e subsequente racionalização de terapias dirigidas.[1-10]

TÉCNICAS DE BIOLOGIA MOLECULAR APLICADAS À NEUROPATOLOGIA
Apesar dos avanços nas técnicas de imuno-histoquímica, de biologia molecular e de sequenciamento genômico, as neoplasias astrocíticas e oligodendrogliais ainda são inicialmente diagnosticadas e graduadas morfologicamente. Após o diagnóstico morfológico e a graduação, são indicadas as técnicas para caracterização molecular das neoplasias. Há boa correlação entre a graduação histológica e o comportamento clínico das neoplasias astrocíticas e oligodendrogliais. Além disso, esta graduação influencia diretamente o tratamento proposto.[11] A principal graduação utilizada é a proposta pela OMS e periodicamente atualizada. Por meio da histologia, as neoplasias astrocíticas e oligodendrogliais são graduadas em I a IV. Quanto mais alto o grau histológico, mais agressivo tende a ser o comportamento clínico da neoplasia. Para graduar estas neoplasias são utilizadas características morfológicas.[12] Posteriormente, outros critérios podem ser incluídos para a classificação final e graduação, como, por exemplo, idade, localização, características radiológicas, índice de proliferação e alterações genéticas presentes ou ausentes. Nos últimos anos, as alterações genéticas são cada vez mais buscadas e aplicadas em neuropatologia. A combinação destes critérios histológicos, moleculares e clínicos definem o tratamento a ser proposto e o prognósticos dos pacientes.[12-15]

    Os principais critérios morfológicos empregados para a graduação das neoplasias astrocíticas e oligodendrogliais são atipias, atividade mitótica, proliferação microvascular e/ou necrose. Neoplasias que não apresentam nenhum destes critérios são descritas como grau I. Atipia citológica é caracterizada por variação no tamanho e na forma dos núcleos das células neoplásicas (Fig. 4-3). Neoplasias astrocíticas e oligodendrogliais que apresentam apenas atipias citológicas são consideradas grau II. As figuras de mitose devem ser inequívocas (Fig. 4-4) e contadas por campo de grande aumento microscópico. Neoplasias que apresentam atipia citológica e atividade mitótica são graduadas como grau III. A proliferação microvascular é descrita como aumento no número de vasos sanguíneos, estratificação endotelial e/ou aspecto glomeruloide dos vasos sanguíneos (Fig. 4-5). Quanto à necrose (Fig. 4-6), basta estar presente. Sua extensão e características não são consideradas importantes. Neoplasias com proliferação microvascular e/ou necrose são graduadas como grau IV. Acredita-se que estas alterações morfológicas se sucedam durante a evolução destas neoplasias.[16] As técnicas complementares ao diagnóstico morfológico aplicáveis são muitas e a indicação do emprego de tais técnicas e o método de estudo aplicado depende principalmente da experiência, assim como da sensibilidade e da especificidade dos mesmos.

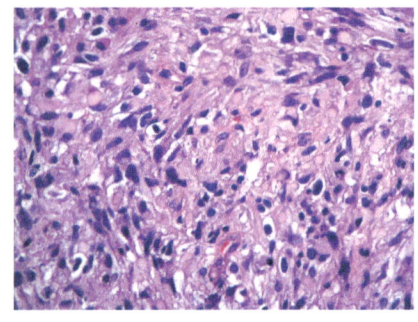

Fig. 4-3. Corte histológico de astrocitoma grau IV mostrando atipia caracterizada por variação no tamanho e na forma dos núcleos das células neoplásicas (HE, 400×).

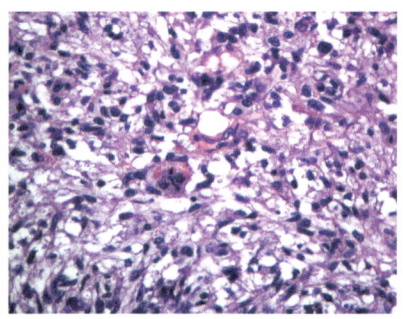

Fig. 4-4. Mitose atípica (centro, vista em astrocitoma grau IV) (HE, 400×).

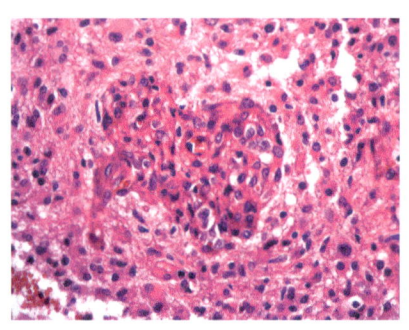

Fig. 4-5. Proliferação glomeruloide de vasos sanguíneos em astrocitoma grau IV (HE, 400×).

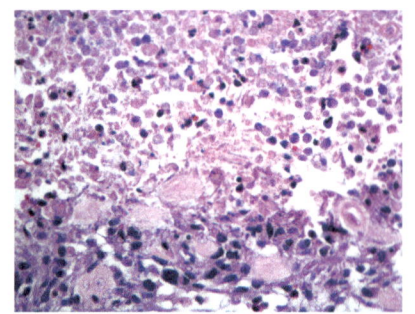

Fig. 4-6. Necrose em astrocitoma grau IV vista na porção superior da imagem (HE, 400×).

IMUNO-HISTOQUÍMICA APLICADA ÀS NEOPLASIAS ASTROCÍTICAS E OLIGODENDROGLIAIS

Um dos anticorpos mais utilizados e com grande valor prognóstico é o Ki-67 (MIB-1), que nos permite avaliar o índice de proliferação celular da neoplasia. Todas as células neoplásicas que não se encontrem em G0 serão positivas (Fig. 4-7). Quanto maior o número de células positivas, mais agressivo tende a ser o comportamento clínico da neoplasia.[17] A fração de crescimento das neoplasias astrocíticas e oligodendrogliais é determinada por um índice de proliferação (Ki-67) menor que 4% das células neoplásicas.[18] Outro anticorpo, empregado para o diagnóstico destas neoplasias, é a proteína fibrilar ácida glial (GFAP). Esta proteína é expressa nos astrocitomas (Fig. 4-8), porém em extensão e intensidade variáveis e não obrigatoriamente.[19] A vimentina é outra proteína geralmente expressa nos astrocitomas, de modo semelhante à GFAP. Além disso, outros anticorpos podem ser expressos ou não nas

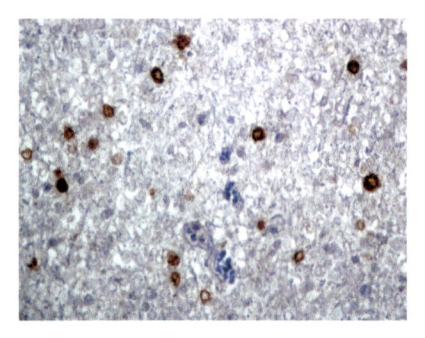

Fig. 4-7. Positividade nuclear para o anticorpo anti-Ki-67 (marrom) em astrocitoma grau IV (técnica de polímeros, 400×).

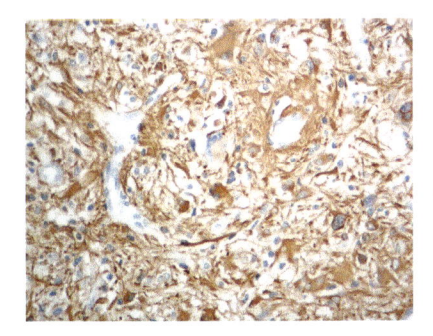

Fig. 4-8. Positividade citoplasmática difusa para o anticorpo anti-GFAP em astrocitoma grau IV (técnica de polímeros, 400×). 1. Graduação dos tumores astrocitários e oligodendrogliais de acordo com a classificação OMS 2016. 2. Principais características dos glioblastomas IDH-selvagem e IDH-mutante (reimpressa de Louis *et al*, com permissão.)

neoplasias astrocíticas e oligodendrogliais contribuindo para o diagnóstico diferencial.[16] Astrocitomas grau IV, particularmente em áreas sarcomatosas, podem expressar anticorpo antialfa-1-antiquimiotripsina, alfa-1-antitripsina, actina de músculo liso e antígeno de membrana epitelial (EMA). A proteína S-100 também é tipicamente expressa em astrocitomas grau IV. Em neoplasias pouco diferenciadas podemos utilizar, para diagnóstico diferencial, o anticorpo anti-OLI2, que é expresso em astrocitomas e oligodendrogliomas e negativo em neoplasias não gliais e ependimomas.[20,21] A imuno-histoquímica também pode ser empregada para a pesquisa de mutações nas células neoplásicas. A mutação mais comum no gene isocitrato desidrogenase 1 (*IDH1*) é a R132H-mutante IDH, que pode ser avaliada por meio desta técnica e tem valor diagnóstico (diagnóstico diferencial entre verdadeiras neoplasias e glioses reativas), para a classificação (presença ou ausência desta mutação no *IDH*) e prognóstico.[22,23] A negatividade desta pesquisa em neoplasias astrocíticas e oligodendrogliais indica a realização de outra técnica de biologia molecular para pesquisar outras mutações menos comuns no *IDH1* ou mutação no gene *IDH2*.[13,16,24] Outro anticorpo associado à mutação genética que pode ser avaliado é o p53. A mutação no gene *TP53*, associado à supressão tumoral, também é muito comum em neoplasias astrocíticas e oligodendrogliais, particularmente nos astrocitomas difusos.[25] A imunoexpressão do gene ATP-dependente da helicase *ATRX* (*ATRX*) é frequentemente perdida quando há a mutação no gene *ATRX*.[26,27] Mutações no gene *ATRX* frequentemente são associadas à mutação concomitante no *IDH* e no *TP53* em astrocitomas grau II, III e IV.[28] O receptor do fator de crescimento epidérmico (EGFR) também pode ser avaliado pela imuno-histoquímica, sendo sua positividade em astrocitomas variável e geralmente correlacionada com a amplificação do gene.[29]

BIOLOGIA MOLECULAR APLICADA À CLASSIFICAÇÃO DAS NEOPLASIAS ASTROCÍTICAS E OLIGODENDROGLIAIS

As técnicas de biologia molecular, atualmente aplicadas, são muitas, estando a hibridização *in situ*, a hibridização *in situ* por fluorescência (FISH) e o sequenciamento genético por meio da reação da cadeia em polimerase (PCR) entre as mais utilizadas. A descrição detalhada de cada técnica teria pouca importância prática para o neurocirurgião. Acreditamos ser mais importante destacar as principais alterações observadas pela biologia molecular em cada neoplasia e sua aplicação na classificação das neoplasias astrocíticas e oligodendrogliais.

Astrocitoma Pilocítico (Grau I)
Caracteristicamente apresenta mutação no proto-oncogene B-Raf (*BRAF*), que codifica a proteína quinase serina/treonina.[30]

Astrocitoma Pilomixoide (Grau II)
Variante histológica do astrocitoma pilocítico que geralmente apresenta alterações genéticas semelhantes.[31]

Astrocitoma Subependimal de Células Gigantes (Grau I)
Tem forte associação com a esclerose tuberosa, doença causada por mutação em genes do *Tuberous Sclerosis Complex* (TSC) 1 ou 2, que são supressores de tumores.[16,32] Além disso, mutação no gene *BRAF V600E* é descrita.[33]

Xantoastrocitoma Pleomórfico (Grau II)
Mutação no gene *BRAF V600E* é comum. A presença desta mutação na ausência de mutação no gene *IDH* é considerada diagnóstica desta neoplasia.[34]

Astrocitoma Difuso IDH-Mutante (Grau II)
Caracteriza-se por apresentar mutação nos gene *IDH1* ou *IDH2*.[24] A mutação nos gene *IDH1* ou 2 parece estar entre as primeiras mutações que ocorrem nos astrocitomas difusos.[35] A maioria dos astrocitomas IDH-mutantes apresentam mutação nos genes *TP53* e/ou *ATRX* associada.[36,37] A mutação no gene *ATRX* parece induzir manutenção e comprimento anormais nos telômeros das células neoplásicas que parece ser fundamental na patogênese destes astrocitomas.[16,38] Além disso, mutação no *ATRX* é associada a instabilidade genômica generalizada nas células, o que pode induzir morte celular p53-dependente.[39]

Astrocitoma Gemistocítico IDH-Mutante (Grau II)
Considerado uma variante dos astrocitomas difusos, caracteriza-se por, além da mutação no gene *IDH1* ou 2, apresentar mutação no gene *TP53*.[40]

Astrocitoma Difuso IDH-*Wildtype* (Grau II)
Astrocitoma difuso que não apresenta mutação no gene *IDH1* e 2, sendo considerado como entidade provisória na classificação da WHO.[16]

Astrocitoma Difuso NOS (Grau II)
Neoplasia com características morfológicas de astrocitoma difuso na qual não foi possível definir se há ou não mutação nos genes *IDH*.[16]

Oligodendroglioma IDH-Mutante e 1p19q-Codeletado (Grau II)
Apresenta simultaneamente mutação no gene IDH 1 ou 2 e codeleção 1p19q.[16]

Oligodendroglioma sem Mutação *IDH* e com Codeleção 1p/19q – Oligodendrogliomas Pediátricos (Grau II)
Não apresenta mutação nos genes *IDH1* e 2, porém apresenta a codeleção 1p/19q. Além de confirmar a codeleção, é fundamental o diagnóstico diferencial com outras neoplasias que simulam oligodendrogliomas morfologicamente.[41]

Oligodendrogliomas NOS (Grau II)
Neoplasia com diagnóstico morfológico de oligodendrolioma em que não se pode avaliar a mutação *IDH* e a codeleção 1p/19q ou esta avaliação foi inconclusiva.[16]

Oligoastrocitoma NOS (Grau II)
Neoplasia contendo uma mistura de padrões morfológicos astrocíticos e oligodendrogliais na qual não se pode realizar testes de biologia molecular ou estes testes foram inconclusivos.[16]

Astrocitoma Anaplásico IDH-Mutante (Grau III)
Apresenta mutação no gene *IDH1* ou 2. Mutações nos genes *TP53* e *ATRX* também são observadas na maioria dos casos.[12,24] Quando comparados com astrocitomas grau II IDH-mutantes apresentam perda cromossômica 9p e 19q mais frequentemente.[42]

Astrocitoma Anaplásico IDH-*Wildtype* (Grau III)
Astrocitoma anaplásico sem mutação no gene *IDH1* ou 2.[16]

Astrocitoma Anaplásico NOS (Grau III)
Neoplasia com diagnóstico morfológico de astrocitoma anaplásico na qual não se pode definir se há ou não mutação nos genes *IDH*.[16]

Astrocitomas Difusos de Alto Grau em Crianças (Grau III ou IV)
Apesar de morfologicamente semelhante aos dos adultos, apresentam alterações genéticas diferentes envolvendo genes que codificam proteínas associadas a regulação da transcrição, receptor da tirosina quinase, RAS, MARK, RB e/ou TP53.[42]

Oligodendroglioma Anaplásico IDH-Mutante e Codeleção 1p/19q (Grau III)
Apresenta mutação no *IDH1* ou 2 e codeleção nos cromossomos 1p/19q simultaneamente. Nestas neoplasias, a necrose, quando presente, não indica progressão para grau IV. Outras mutações podem estar associadas, como, por exemplo, no gene da *Telomerase Reverse Transcripase* (*TERT*).[16]

Oligodendroglioma Anaplásico sem Mutação *IDH* e sem Codeleção 1p/19q – Oligodendroglioma Pediátrico (Grau III)
É uma neoplasia com morfologia clássica de oligodendroglioma, porém sem mutação *IDH* e sem codeleção 1p/19q.[43] Quando diagnosticada em adultos, esta neoplasia não é considerada uma entidade ou variante na classificação da WHO e o diagnóstico diferencial deve ser realizado com outras neoplasias que podem simular oligodendroglioma anaplásico.[16]

Oligodendroglioma Anaplásico NOS (Grau III)
Neoplasia com diagnóstico morfológico de oligodendrolioma anaplásico em que não se podem realizar testes de biologia molecular para determinar a mutação combinada *IDH* – codeleção 1p/19q ou em que estes foram inconclusivos.[16]

Oligoastrocitoma Anaplásico NOS (Grau III)
Neoplasia com diagnóstico morfológico de oligoastrocitoma anaplásico em que não se podem realizar testes de biologia molecular ou que estes foram inconclusivos.[16]

Xantoastrocitoma Pleomórfico Anaplásico (Grau III)
Neoplasia com características morfológicas de xantoastrocitoma pleomórfico na qual são contadas 5 ou mais figuras de mitose em 10 campos de grande aumento (CGA) microscópico. A frequência de mutação no gene *BRAF V600E* é menor nesta neoplasia quando comparada aos xantoastrocitomas pleomórficos grau II e o significado da presença ou ausência desta mutação nesta neoplasia ainda não foi definido.[44]

Glioblastoma IDH-Mutante (Grau IV)
Glioblastoma que apresenta mutação no gene *IDH1* ou 2. Geralmente se desenvolve a partir de um astrocitoma difuso (grau II) ou anaplásico (grau III).[45] Outras alterações genéticas apresentadas são mutação no *TP53* e *ATRX*, e perda no cromossomo 10q. Além disso, superexpressão de *EGFR* é rara.[4,46]

Glioblastoma IDH-*Wildtype* (Grau IV)
Glioblastoma que não apresenta mutação *IDH1* ou 2. Pode apresentar mutações no gene *TERT*, deleção CDKN2A/CDKN2B, perda nos cromossomos 10p e 10q, no gene do receptor de crescimento epidérmico (*EGFR*), no gene que codifica a proteína *phosphatase and tensin homolog* (PTEN), *TP53* e que codifica a proteína *catalytic subunit of phosphoinositide 3-kinase* (PI3K) entre outras.[4,47]

Glioblastoma de Células Gigantes (Grau IV)
Variante rara do glioblastoma IDH-*wildtype* que apresenta mutação frequente no *TP53* e *PTEN*. Parece não haver amplificação ou superexpressão do *EGFR* ou deleção no CDKN2A nesta entidade.[48]

Glioblastoma Epitelioide (Grau IV)
Variante de glioblastoma que não apresenta mutação no gene *IDH*. Mutação no gene *BRAF V600E* é comum. Além disso, mutações nos genes *EGFR*, *CDKN2A* e *PTEN* também são descritas.[49]

Glioma Difuso da Linha Média H3K27M Mutante (Grau IV)
Apresenta mutações *K27M*, *H3F3A* ou *HIST1H3B/C*, que parecem ser exclusivas desta neoplasia.[16] Outras mutações são descritas no receptor de tirosina quinase, *RAS*, *PTEN* e *TP53* entre outras.[50]

Glioblastoma NOS (Grau IV)
Glioblastoma no qual a presença ou não da mutação nos genes *IDH1* ou 2 não pode ser confirmada.[16]

Gliossarcoma (Grau IV)
É variante de glioblastoma IDH-*wildtype*. Pode apresentar mutação nos genes no *PTEN*, deleção CDK-N2A e no *TP53*. Amplificação do *EGFR* não é comum. Alterações cromossômicas descritas são ganhos no cromossomo 7, X, 9q e 20q e perda nos cromossomos 10, 9p e 13q.[16]

REFERÊNCIAS BIBLIOGRÁFICAS

1. Tumors of the Central Nervous System: a summary. Acta Neuropathol 2016;131:803-20.
2. Reuss DE, Sahm F, Schrimpf D, et al. ATRX and IDH1-R132H immunohistochemistry with subsequent copy number analysis and IDH sequencing as a basis for an integrated diagnostic approach for adult astrocytoma, oligodendroglioma and glioblastoma. Acta Neuropathol 2015;129:133-46.
3. Ohgaki H, Kleihues P. The definition of primary and secondary glioblastoma. Clin Cancer Res 2013;19:764-72.
4. Wesseling P, Capper D. WHO 2016 Classification of gliomas. Neuropathology and Applied Neurobiology 2018;44:139-50.
5. Alexandrescu S, Korshunov A, Lai SH, et al. Epithelioid glioblastomas and anaplastic epithelioid pleomorphic xanthoastrocytomas-same entity or first cousins? Brain Pathol 2016;26(2):215-23.
6. Perry A, Miller CR, Gujrati M, et al. Malignant gliomas with primitive neuroectodermal tumor-like components: a clinicopathologic and genetic study of 53 cases. Brain Pathol 2009;19:81-90.
7. Ida CM, Rodriguez FJ, Burger PC, et al. Pleomorphic xanthoastrocytoma: natural history and long-term follow-up. Brain Athol 2015;25(5):575-86.
8. Huse JT, Diamond EL, Wang L, Rosenblum MK. Mixed glioma with molecular features of composite oligodendroglioma and astrocytoma: a true oligoastrocytoma? Acta Neuropathol 2015;129:151-3.
9. Khuong-Quang DA, Buczkowicz P, Rakopoulos P, et al. K27M mutation in histone H3.3 defines clinically and biologically distinct subgroups of pediatric diffuse intrinsic pontine gliomas. Acta Neuropathol 2012;124:439-47.
10. Kleinschmidt-DeMasters BK, Aisner DL, Birks DK, Foreman NK. Epithelioid GBMs show a high percentage of BRAF V600E mutation. Am J Surg Pathol 2013;37:685-98.
11. Kleihues P, Cavenee WK. World Health Organization classification of tumours. Pathology and genetics of tumours of the nervous system. Lyon: IARC Press; 2000(3).
12. Louis DN, Perry A, Burger P, et al. International Society of Neuropathology-Haarlem. International Society of Neuropathology-Haarlem consensus guidelines for nervous system tumor classification and grading. Brain Pathol 2014;24(5):429-35.
13. Barthel FP, Johnson KC, Wesswling P, Verhaak RGW. Evolving insights into the molecular neuropathology of diffuse gliomas in adults. Neurol Clin 2018;36(3):421-37.
14. Iida T, Tomogane Y, Takagi T, et al. Grading of astrocytomas using the PRESTO (principles of echo-shifting with a train of observations) magnetic resonance imaging sequence. Clin Neurol Neurosurg 2018;173:91-5.
15. Reuss DE, Sahm F, Schrimpf D, et al. ATRX and IDH1-R132H immunohistochemistry with subsequent copy number analysis and IDH sequencing as a basis for an integrated diagnostic approach for adult astrocytoma, oligodendroglioma and glioblastoma. Acta Neuropathol 2015;29(1):133-46.
16. Louis DN, Ohgaki H, Cavenee WK, et al. WHO classification of tumours of central nervous system. Lyon: IARC; 2016(4).
17. Hsu DW, Louis DN, Efird JT, et al. Use of MIB-1 (Ki-67) immunoreactivity in differentiating grade II and grade III gliomas. J Neuropathol Exp Neurol 1997;56(8):857-65.
18. Kros JM, Schouten WC, Janssen PJ, van der Kwast TH. Proliferation of gemistocytic cells and glial fibrillary acidic protein (GFAP)-positive oligodendroglial cells in gliomas: a MIB-1/GFAP double labeling study. Acta Neuropathol 1996;91(1):99-103.
19. Kleihues P, Kiessling M, Janzer RC. Morphological markers in neuro-oncology. Curr Top Pathol 1987;77:307-38.
20. Ishizawa K, Komori T, Shimada S, Hirose T. Olig2 and CD99 are useful negative markers for the diagnosis of brain tumors. Clin Neuropathol 2008;27(3):118-28.
21. Otero JJ, Rowitch D, Vandenberg S. OLIG2 is differentially expressed in pediatric astrocytic and in ependymal neoplasms. J Neuro-oncol 2011;104(2):423-38.
22. Camelo-Piragua S, Jansen M, Ganguly A, et al. A sensitive and specific diagnostic panel to distinguish diffuse astrocytoma from astrocytosis: chromosome 7 gain with mutant isocitrate dehydrogenase 1 and p53. J Neuropathol Exp Neurol 2011;70(2):110-5.
23. Capper D, Weissert S, Balss J, et al. Characterization of R132H mutation-specific IDH1 antibody binding in brain tumors. Brain Pathol 2010;20(1):245-54.
24. Hartmann C, Meyer J, Balss J, et al. Type and frequency of IDH1 and IDH2 mutations are related to astrocytic and oligodendroglialdifferentiation and age: a study of 1,010 diffuse gliomas. Acta Neuropathol 2009;118(4)469-74.
25. Haapasalo H, Isola J, Sallinen P, et al. Aberrant p53 expression in astrocytic neoplasms of the brain: association with proliferation. Am J Pathol 1993;142(5): 1347-51.
26. Coons SW, Johnson PC. Regional heterogeneity in the proliferative activity of human gliomas as measured by the Ki-67 labeling index. J Neuropathol Exp Neurol 1993;52(6):609-18.
27. Jaros E, Perry RH, Adam L, et al. Prognostic implications of p53 protein, epidermal growth factor receptor, and Ki-67 labelling in brain tumours. Br J Cancer 1992;66(2):373-85.
28. Wiestler B, Capper D, Holland-Letz T, et al. ATRX loss refines the classification of anaplastic gliomas and identifies a subgroup of IDH mutant astrocytic tumors with better prognosis. Acta Neuropathol 2013;126(3):443-51.
29. Faulkner C, Palmer A, Williams H, et al. EGFR and EGFRvIII analysis in glioblastoma as therapeutic biomarkers. Br J Neurosurg 2014;20:1-7.
30. Deshmukh H, Yu J, Shaik J, et al. Identification of transcriptional regulatory networks specific to pilocytic astrocytoma. BMC Med Genomics 2011;4:57.
31. Zhang J, Wu G, Miller CP, et al. St. Jude Children's Research Hospital-Washington University Pediatric Cancer Genome Project. Whole-genome sequencing identifies genetic alterations in pediatric low-grade gliomas. Nat Genet 2013;45(6):602-12.
32. Plank TL, Yeung RS, Henske EP. Hamartin, the product of the tuberous sclerosis 1 (TSC1) gene, interacts with tuberin and appears to be localized to cytoplasmic vesicles. Cancer Res 1998;58(21):4766-70.
33. Lee D, Cho YH, Kang SY, et al. BRAF V600E mutations are frequent in dysembryoplastic neuroepithelial tumors and subependymal giant cell astrocytomas. J Surg Oncol 2015;111(3):359-64.

34. Giannini C, Scheithauer BW, Burger PC, et al. Pleomorphic xanthoastrocytoma: what do we really know about it? Cancer 1999;85(9):2033-45.
35. Watanabe T, Nobusawa S, Kleihues P, Ohgaki H. IDH1 mutations are early events in the development of astrocytomas and oligodendrogliomas. Am J Pathol 2009;174(4):1149-53.
36. Jiao Y, Killela PJ, Reitman ZJ, et al. Frequent ATRX, CIC, FUBP1 and IDH1 mutations refine the classification of malignant gliomas. Oncotarget 2012;3(7):709-22.
37. Watanabe K, Sato K, Biernat W, et al. Incidence and timing of p53 mutations during astrocytoma progression in patients with multiple biopsies. Clin Cancer Res 1997;3(4):523-30.
38. Heaphy CM, de Wilde RF, Jiao Y, et al. Altered telomeres in tumors with ATRX and DAXX mutations. Science 2011;333(6041):425.
39. Conte D, Huh M, Goodall E, et al. Loss of Atrx sensitizes cells to DNA damaging agents through p53-mediated death pathways. PLoS One 2012;7(12):e52167.
40. Okamoto Y, Di Patre PL, Burkhard C, et al. Population-based study on incidence, survival rates, and genetic alterations of low-grade diffuse astrocytomas and oligodendrogliomas. Acta Neuropathol 2004;108(1):49-56.
41. Keser H, Barnes M, Moes G, et al. Well-differentiated pediatric glial neoplasms with features of oligodendroglioma, angiocentric glioma and dysembryoplastic neuroepithelial tumors: a morphological diagnostic challenge. Turk Patoloji Derg 2014;30(1):23-9.
42. Brat DJ, Verhaak RG, Aldape KD, et al. Cancer Genome Atlas Research Network. Comprehensive, integrative genomic analysis of diffuse lower-grade gliomas. N Engl J Med 2015;372(26):2481-98.
43. Rodriguez FJ, Tihan T, Lin D, et al. Clinicopathologic features of pediatric oligodendrogliomas: a series of 50 patients. Am J Surg Pathol 2014;38(8):1058-70.
44. Schmidt Y, Kleinschmidt-DeMasters BK, Aisner DL, et al. Anaplastic PXA in adults: case series with clinicopathologic and molecular features. J Neuro-oncol 2013;111(1):59-69.
45. Nobusawa S, Watanabe T, Kleihues P, Ohgaki H. IDH1 mutations as molecular signature and predictive factor of secondary glioblastomas. Clin Cancer Res 2009;15(19):6002-7.
46. Ohgaki H, Burger P, Kleihues P. Definition of primary and secondary glioblastoma-response. Clin Cancer Res 2014;20(7):2013.
47. Brennan CW, Verhaak RG, McKenna A, et al. TCGA Research Network. The somatic genomic landscape of glioblastoma. Cell 2013;155(2):462-77.
48. Martinez R, Roggendorf W, Baretton G, et al. Cytogenetic and molecular genetic analyses of giant cell glioblastoma multiforme reveal distinct profiles in giant cell and non-giant cell subpopulations. Cancer Genet Cytogenet 2007;175(1):26-34.
49. Broniscer A, Tatevossian RG, Sabin ND, et al. Clinical, radiological, histological and molecular characteristics of paediatric epithelioid glioblastoma. Neuropathol Appl Neurobiol 2014;40(3):327-36.
50. Buczkowicz P, Hoeman C, Rakopoulos P, et al. Genomic analysis of diffuse intrinsic pontine gliomas identifies three molecular subgroups and recurrent activating ACVR1 mutations. Nat Genet 2014;46(5):451-6.

CAPÍTULO 5

ASTROCITOMAS

Luciano Lopes Furlanetti • Matheus Fernando Manzolli Ballestero
Guilherme Podolsky • Ricardo Santos de Oliveira

ASTROCITOMA PILOCÍTICO (GRAU I OMS)
Histórico
Os astrocitomas são tumores de origem glial que o neurocirurgião, especialmente o pediátrico, deve estar habituado. Segundo o atual Sistema de Classificação da Organização Mundial da Saúde (OMS), os astrocitomas pilocíticos (AP) representam aproximadamente 5,1% de todos os gliomas, sendo mais comum em crianças.[1,2]

O sexo masculino é pouco mais afetado que o feminino. AP é o tumor cerebral primário mais frequente em indivíduos de 0 a 19 anos, com uma taxa de incidência média anual ajustada para a idade (ajustada para a população dos EUA em 2000) de 0,84 (por 100.000), que diminui substancialmente do grupo de 15 a 19 anos em relação à faixa etária dos 10 a 14 anos.[3] Outros estudos indicam uma taxa de incidência de 4,8 por 1 milhão de habitantes/ano nos Estados Unidos.[4]

Astrocitoma pilocítico é responsável por 15,4% dos tumores primários do sistema nervoso central (SNC) em crianças e adolescentes (0-19 anos) e 17,6% dos tumores cerebrais primários da infância (0-14 anos). O AP, no entanto, pode ocorrer em qualquer idade, tornando-se cada vez mais incomum com o avançar dos anos.[3] AP pode surgir em qualquer parte do SNC, embora ocorra com mais frequência no cerebelo (42%), seguido pelo compartimento supratentorial (36%), vias ópticas e hipotálamo (9%), tronco cerebral (9%) e medula espinhal (2%).[4] Em crianças, o local mais comumente afetado é o cerebelo (67%), com apenas raros casos se desenvolvendo supratentorialmente; já em adultos, a incidência do tumor na região supratentorial e cerebelar é de 33% cada.[4,5]

Quadro Clínico
Os sintomas serão geralmente insidiosos em decorrência do crescimento lento do tumor, e a identificação dos primeiros sintomas dependerá da localização e da idade do indivíduo (crianças menores não relatam sintomas sensitivos ou visuais como adultos).

Os sintomas de apresentação comuns para tumores cerebelares incluem ataxia, alterações em nervos cranianos e sinais de aumento da pressão intracraniana (PIC), com náuseas, vômitos, sonolência e cefaleia. Quando presentes nas vias ópticas, os tumores podem produzir perda de acuidade ou campo visual e, quando localizados no hipotálamo, podem resultar em síndromes endocrinológicas, como *diabetes insipidus*, puberdade precoce ou alterações hidroeletrolíticas. As lesões supratentoriais também podem-se apresentar como crises epilépticas.[6]

O AP localizado na fossa posterior pode levar a obstrução do fluxo liquórico, e consequentemente à dilatação ventricular. A hidrocefalia pode ser insidiosa e compensada, e, em geral, pode ser assintomática ou se manifestar com cefaleia, alterações cognitivas e na marcha. A hidrocefalia aguda manifesta-se em lactentes com sonolência, náusea, vômitos, crescimento do perímetro cefálico, paralisia do olhar conjugado vertical (constituindo a síndrome de Parinaud que em sua forma clássica inclui também midríase, ausência de reação pupilar à luz e incapacidade para a convergência ocular) e sinal do sol poente. Em adultos é mais frequente a ocorrência de cefaleia, náusea, vômitos e sonolência.[7]

Exame Físico e Imagem
O aspecto radiológico dos APs na tomografia de crânio (TC) geralmente aparece como lesões arredondadas ou ovais bem definidas, iso ou levemente hipodensas, com reforço pós-contraste importante (Fig. 5-1a,b). Calcificações podem ser visualizadas em 20% dos indivíduos.[8]

Na ressonância magnética (RM), os APs são tipicamente hipo ou isointensos nas sequências T1 (Fig. 5-1c) com forte captação de contraste (Fig. 5-1d,f) e hiperintensos nas imagens ponderadas em T2 ou FLAIR (Fig. 5-1e). Eles podem conter cistos ou consistir em um nódulo tumoral em um cisto (sendo este último particularmente comum para tumores cerebelares e hemisféricos).[8]

Astrocitoma pilocítico, envolvendo as vias ópticas, o nervo óptico e o quiasma óptico, geralmente forma massas fusiformes com espessamento dessas estruturas. É mais comum em pacientes com neurofibromatose tipo 1, podendo ocorrer bilateralmente. Na fossa posterior, o AP pode envolver o tronco cerebral. Nesse local, em contraste com os gliomas difusos da ponte, que se infiltram e expandem-se, os APs geralmente estão localizados dorsalmente e têm um padrão exofítico de crescimento. A medula espinhal raramente é afetada.[6]

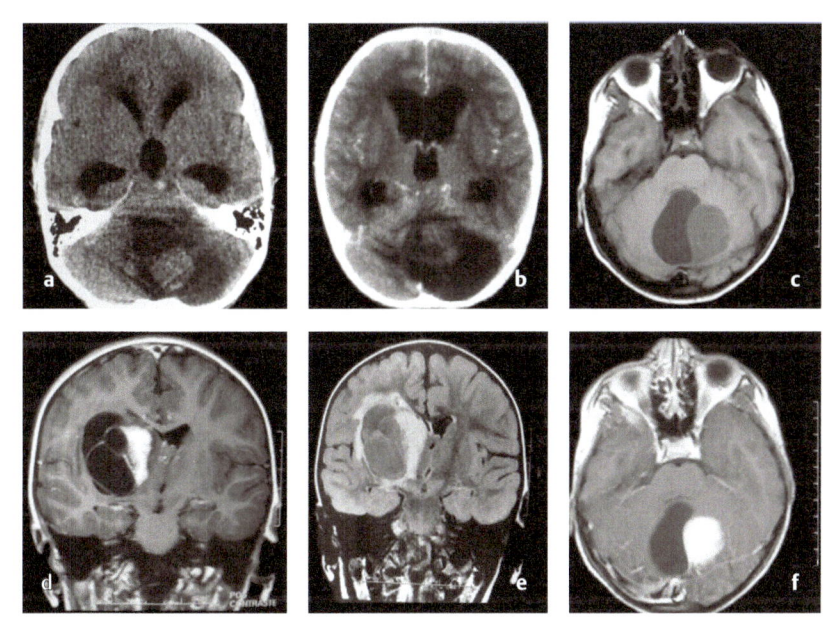

Fig. 5-1. Aspecto imaginológico do astrocitoma pilocítico: (a) TC pré-contraste. (b) TC pós-contraste. (c) RM T1 pré-contraste. (d,f) RM T1 pós-contraste. (e) RM FLAIR.

Diagnóstico Diferencial
Os principais diagnósticos diferenciais e suas características estão exemplificados a seguir:

Abcesso
A forma cística dos APs pode-se assemelhar nas imagens de RM e TC, porém o edema cerebral é mais intenso e o paciente apresenta apresentação clínica e marcadores inflamatório/infecciosos.

Metástase
Lesões isoladas podem mimetizar os APs tanto em sua forma sólida como cística, especialmente nos adultos mais velhos. O diagnóstico de metástase pode ser auxiliado pela presença de outra neoplasia maligna ou lesões em outros órgãos.

Hemangioblastoma
É mais frequente na população adulta e, geralmente associado à doença de von Hippel-Lindau. A parede do cisto geralmente realça com contraste e não há calcificações. A presença de nódulo mural menor com reforço de contraste angiográfico é característica.

Meduloblastoma
Normalmente surge da linha média (especialmente vérmis e teto do quarto ventrículo) e não do hemisfério cerebelar. Geralmente visto em crianças mais jovens (2-6 anos de idade).

Ependimoma
Tende a preencher o quarto ventrículo e projetar-se para fora do forame de Luschka e de Magendie; o componente cístico é menos comum.

Amebíase, Cisticercose, Hidatidose
Podem originar lesões císticas únicas com reforço pós-contraste. A história clínica de habitações ou viagens para áreas endêmicas é muito importante, assim como a presença de eosinofilia/eosinorraquia.

Desmielinização/Inflamação
Neurite óptica, na esclerose múltipla aguda, e encefalomielite disseminada aguda podem mimetizar AP com as lesões do nervo óptico, no entanto essas lesões não apresentam o típico alargamento dentro ou próximo ao globo ocular como nos APs.

O diagnóstico diferencial de um AP hemisférico com um cisto com nódulo mural é de **ganglioglioma**. Gangliogliomas apresentam geralmente origem cortical e frequentemente calcificam. **Xantoastrocitomas pleomórficos** podem-se apresentar da mesma maneira, mas são tumores de adultos jovens e frequentemente incitam reação meníngea com sinal da **cauda dural**.[8]

Opções de Tratamento
APs são tratados principalmente por cirurgia buscando-se uma ressecção radical da lesão. A quimioterapia e a radioterapia podem ser opções em casos selecionados em que o tumor progride e a reoperação não é possível.[9]

Em geral, os APs são considerados de excelente prognóstico, com sobrevida geral de 10 anos maior que 90%. No entanto, o prognóstico é pior para tumores na região hipotalâmica e quiasmática e tumores onde a ressecção cirúrgica completa não é possível; nesses casos, a sobrevida global é menos favorável. Além disso, os raros APs que mostram disseminação leptomeníngea têm prognóstico pior.[9,10,11]

Em APs (especialmente não associados à neurofibromatose), a duplicação em tandem no 7q34 levando a uma fusão entre KIAA1549 e BRAF é encontrada em aproximadamente 70% dos pacientes. Uma mutação no ponto de ativação no BRAF (V600E) é adicionalmente encontrada em 5% a 9% desses tumores. Em geral, alterações no RAF ocorrem em aproximadamente 80% dos APs levando a subsequente ativação constitutiva da via oncogênica MAPK.[10,12] O uso de inibidores BRFA no tratamento desses tumores ainda está em testes clínicos (ClinicalTrials.gov: NCT01677741 e NCT01748149).

Complicações
Pacientes com tumores da fossa posterior podem evoluir com hidrocefalia. A conduta ainda permanece controversa na literatura científica, variando desde a cirurgia direta da lesão, derivação ventricular externa (DVE), terceiroventriculostomia endoscópica (TVE), reservatório ventricular ou DVP em regime de urgência ou emergência.

Os APs raramente evoluem para malignização, com a grande maioria, mesmo após múltiplas recorrências, mantendo sua classificação histológica como grau I da OMS. Entretanto, um pequeno número de casos de transformação maligna foi publicado.[13]

As complicações mais importantes dos APs estão relacionadas ao ato cirúrgico, à posição operatória e à idade do indivíduo. Em relação ao ato cirúrgico, o risco de infecções pós-operatórias é o mesmo de qualquer craniotomia, e o risco de sangramentos e fístula liquórica é mais elevado em lesões da fossa posterior. Em relação à posição operatória, a semissentada pode estar relacionada à embolia aérea e todo cuidado deve ser tomando com hemostasia óssea e uso de Doppler transesofágico.

Na população pediátrica, o cuidado com a hemostasia deve ser minucioso, e as crianças sempre deverão ser operadas com concentrado de hemácias já disponível na sala cirúrgica. Nos idosos, devemos nos atentar à presença de comorbidades cardíacas e respiratórias e complicações relacionadas à ulceração da ferida por causa da fragilidade maior do couro cabeludo.

ASTROCITOMA DIFUSO (GRAU II E III OMS)
Histórico
A classificação de tumores do SNC, estabelecida pela OMS, tem sido referência por mais de 50 anos, desde a primeira edição nos anos 70. Originalmente embasada nas características histopatológicas dos tumores, grau de indiferenciação e prognóstico, a 4ª edição da classificação foi recentemente reestruturada.[1] A principal novidade desta última revisão foi a inclusão de marcadores moleculares e genéticos em associação à histologia para auxiliar na definição dos tumores. O motivo desta revisão foi tornar a classificação mais objetiva, facilitar o processo diagnóstico, orientar o manejo clínico e aconselhamento dos pacientes.[1] De acordo com a classificação da OMS publicada em 2007, a definição de glioma de baixo grau (LGG) englobava linhagem de tumores bem distintas, como astrocitomas, oligodendrogliomas, oligoastrocitoma.[1]

O desenvolvimento da biologia molecular dos tumores do SNC levou à necessidade de reorganizar os critérios diagnósticos. Marcadores moleculares, tais como a mutação do gene da isocitrato desidrogenase (IDH) e a codeleção 1p/19q, passaram a ser centrais no diagnóstico diferencial dos gliomas.[1] Desta forma, a integração de marcadores moleculares na classificação agrega mais informação quanto ao prognóstico e à resposta terapêutica do que a avaliação histopatológica pura e simples. O astrocitoma difuso (AD) é um dos tipos de LGG, historicamente classificados como Grau II, pela OMS. Estes são tumores de crescimento indolente, porém infiltrativos, geralmente dificultando a ressecção completa. A sobrevida média varia em torno de 3,9 a 10,8 anos, de acordo com a literatura, no entanto a integração de marcadores moleculares mudou a maneira de classificar, determinar o prognóstico e as indicações de tratamento desses tumores.[14,15] A reclassificação de gliomas difusos foi provavelmente a mais impactante, já que estes são os tumores primários do SNC mais frequentes no adulto. Neste capítulo, apresentamos um sumário das principais mudanças na classificação e no tratamento dos AD e astrocitomas anaplásicos (AA) (Grau II e III, respectivamente), incluindo ambos os genótipos IDH--mutante (IDH-mut) e selvagem (IDH-wt – *wildtype*). Oligodendroglioma, glioblastoma, glioma difuso intrínseco da ponte e de vias ópticas serão discutidos separadamente.

Quadro Clínico

ADs apresentam-se clinicamente mais frequentemente com crises convulsivas em pacientes adultos e adultos jovens. Aproximadamente 60% ocorrem entre 20-45 anos de idade, com maior incidência entre pacientes do sexo masculino (H:M – 1,18:1).[16] ADs podem ocorrer em qualquer região do cérebro, porém são mais frequentes nos lobos frontal e temporal.[15-17] Alguns pacientes podem apresentar cefaleia, sinais de hipertensão intracraniana em virtude de efeito de massa ou hidrocefalia, no entanto a maioria é oligossintomática quando do diagnóstico. Sinais e sintomas, como alteração de comportamento, queixas visuais, alteração de fala ou somatossensitivas podem estar presentes, de acordo com a região encefálica envolvida.[15]

Exame Físico e Imagem

A maioria dos pacientes apresenta exame neurológico normal quando do diagnóstico, no entanto, muitas vezes, uma avaliação neurocognitiva pormenorizada poderá evidenciar anormalidades funcionais incipientes.[15,16,18]

Radiologicamente, o AD revela-se como um tumor de hipodensidade homogênea na TC, sem reforço pós-contraste, sendo que calcificações e lesões císticas estão geralmente mais associadas a oligodendrogliomas.[14-16] À RM de crânio, o AD apresenta-se como uma área hipointensa em T1 e hiperintensa em sequências ponderadas em T2, sem delimitação bem definida com o parênquima encefálico. Reforço pós-contraste pode estar associado a áreas de maior indiferenciação, *i. e.*, anaplasia (Fig. 5-2). Uma particularidade dos ADs em relação aos demais LGGs é o chamado *mismatch* T2/FLAIR, que se caracteriza por um tumor homogeneamente hiperintenso em T2, porém de relativa hipointensidade com halo hiperintenso em FLAIR.[15,19]

A possibilidade de embasar a indicação de tratamento individualmente, de acordo com o perfil de risco de cada tumor, tem sido foco de atenção em neuro-oncologia. Modalidades de exames neurorradiológicos, como a espectroscopia por ressonância magnética (MRS), os métodos de difusão e a medicina nuclear contribuem para classificação prognóstica mais acurada dos subtipos de tumores dos SNC.[20] Como exemplo, baixos valores do coeficiente aparente de difusão (ADC), relação colina/creatina elevada na MRS e aumento relativo do volume sanguíneo cerebral no exame de perfusão (MRP)

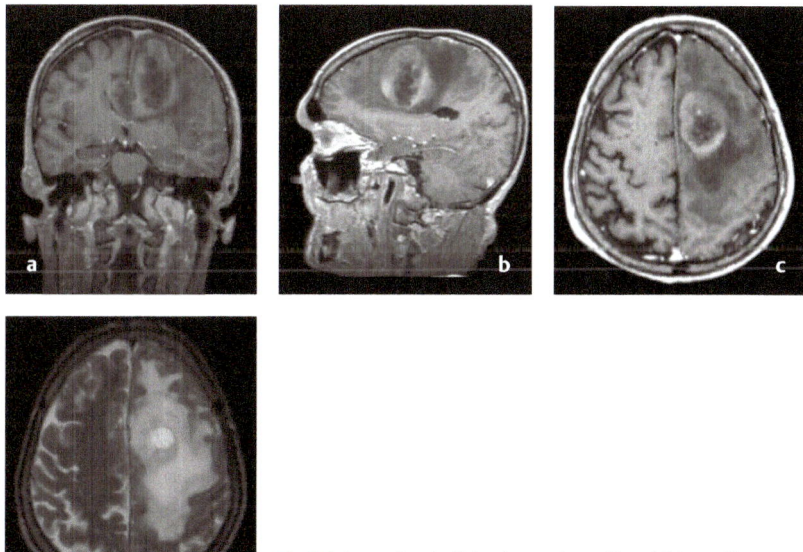

Fig. 5-2. Aspecto imaginológico do astrocitoma difuso: (a) Coronal T1 pós-contraste. (b) Sagital T1 pós-contraste. (c) Axial T1 pós-contraste. (d) RM T2.

sugerem indiferenciação neoplásica para **alto grau**.[15,16] Nesta linha, tumores indiferenciados podem aparecer com áreas de hipermetabolismo no PET. Estudo recente mostrou que a combinação de ADC com[18] [F]FET PET permitiu a identificação de infiltração neoplásica com mais eficácia do que o uso desses métodos de maneira isolada, possibilitando melhor planejamento do manejo cirúrgico, radioterápico ou de biópsia, quando indicado.[20]

Diagnóstico Diferencial

O diagnóstico diferencial pode ser discutido do ponto de vista neurorradiológico, histopatológico e biomolecular. Radiologicamente, processos infecciosos, cerebrite, abscesso cerebral, encefalite, doenças inflamatórias, tumores secundários do SNC e, inclusive, outros gliomas devem ser considerados.[9,15,16] Do ponto de vista histopatológico, DA é atualmente sinônimo de astrocitoma fibrilar. Ao contrário do astrocitoma protoplasmático, a designação astrocitoma gemistocítico foi mantida na atual classificação como um subtipo histológico.[1] Portanto, assim como os demais gliomas, DAs são categorizados inicialmente com base no aspecto morfológico, histopatológico e quanto a presença ou ausência da mutação do IDH, variando de Grau II a IV da OMS (Fig. 5-3).

Tumores IDH-mut têm história natural mais favorável que tumores IDH-wt (**selvagem** ou **não mutante**). A mutação do IDH é encontrada em aproximadamente 90% dos AD Grau II, em 60% dos AD Grau III, em 5% do glioblastomas primários e ausente em outros tumores cerebrais.[21] Outros marcadores genéticos, como a ausência ou presença de codeleção 1p/19q, alteração nos cromossomos 7 e 10, mutação do promoter TERT, e mutações BRAF, EGFR, PTEN e H3F3A, podem ser de crucial importância no diagnóstico diferencial e classificação dos gliomas.[1,15] Por exemplo, um AD com morfologia histológica compatível com Grau II, porém apresentando IDH-wt, polissomia do cromossomo 7 e perda do 10q, deve ser interpretado como um glioblastoma (OMS Grau IV) para fins de prognóstico e tratamento. Na mesma linha, um tumor com características histopatológicas de oligodendroglioma, apresentando IDH-mut, porém ausência de codeleção 1p/19q, deve ser interpretado como astrocitoma. Por outro lado, um tumor com morfologia histopatológica de glioblastoma, porém IDH-mut e codeleção 1p/19q, será designado oligodendroglioma anaplásico.

Portanto, o diagnóstico **oligoastrocitoma** foi devidamente excluído da classificação, já que a avaliação fenotípica e genotípica do tumor permite diferenciar entre os dois diagnósticos na maioria das vezes.[1] Em razão da indisponibilidade de testes moleculares em larga escala, em casos em que a análise pormenorizada não poder ser integrada ao diagnóstico histológico, este será definido apenas pela morfologia e designado como **inespecífico** (*not otherwise specified* – NOS) do ponto de vista molecular.[1,15]

Apesar da importância da informação genética, a classificação dos gliomas difusos ainda deve ser embasada tanto na histologia quanto na avaliação biomolecular, para melhor compreensão do significado clínico e nosológico das anormalidades genéticas encontradas. Além disso, é possível que a denominação **astrocitoma difuso** seja eventualmente retirada da classificação, já este grupo engloba uma gama de tumores de linhagem astrocítica, porém de perfis genéticos bastante distintos.[1,21]

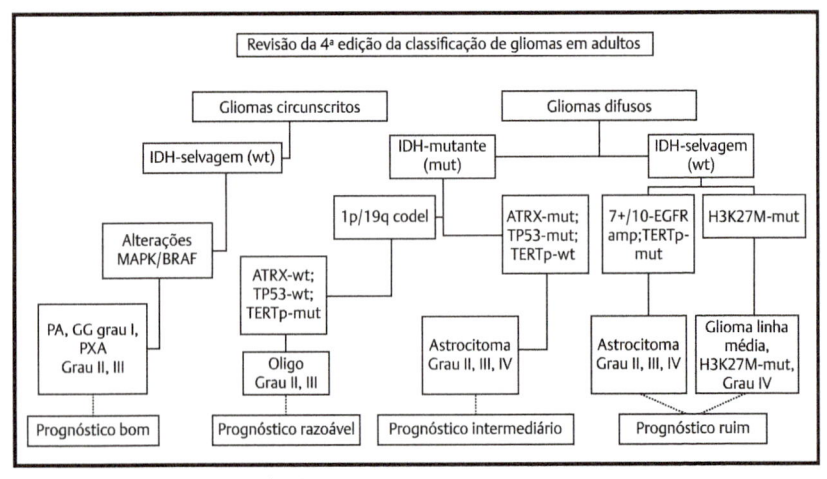

Fig. 5-3. Perfil histológico e genético dos gliomas.

Opções de Tratamento

A expressão **gliomas de baixo grau**, amplamente usada no meio clínico, pode evocar falsas expectativas para pacientes e cuidadores diante de uma doença de caráter progressivo e altamente debilitante.[14-16] Quanto às opções e estratégias de tratamento, não há consenso absoluto entre centros de referência no que tange ao papel da biópsia estereotáxica, indicação de tratamento cirúrgico e métodos de tratamento adjuvantes.

Atualmente, diversos estudos clínicos em andamento objetivam avaliar o impacto de diversas estratégias de tratamento e de novas drogas e tecnologias no manejo dos gliomas difusos. Questões éticas limitam, por exemplo, a avaliação em estudo controlado do impacto da ressecção tumoral radical e precoce versus tratamento clínico e acompanhamento radiológico de AD. Recentemente, Jakola et al. (2017) avaliaram esta questão de forma não randomizada, em coortes de pacientes submetidos a tratamento conservador ou cirúrgico, mostrando vantagem da ressecção precoce do tumor em termos de sobrevida média (14,4 vs. 5,8 anos).[22] Além disso, a vantagem do tratamento cirúrgico foi mantida mesmo após a estratificação dos tumores de acordo com marcadores moleculares, e.g. IDH-mut 1p/19q-codel versus IDH-mut 1p/19q não codel versus IDH-wt.[22] Da mesma forma, Englot et al. (2012) em revisão sistemática da literatura, evidenciaram que a ressecção macroscópica total de LGGs situados no lobo temporal está relacionada a melhora do controle de crises convulsivas do que a ressecção parcial ou subtotal.[23] Yordanova e Duffau (2017) advogam a favor do diagnóstico precoce e ressecção "supramáxima" dos LGGs, guiada por detalhada avaliação neurofisiológica pré- e intraoperatória, com a premissa de preservar a capacidade funcional do indivíduo, diminuir o risco de progressão e indiferenciação do tumor, e de garantir aumento de sobrevida.[24]

Assim, apesar da necessidade de estudos controlados para avaliar questões em aberto e aprimorar o tratamento desses tumores, protocolos atuais preveem o tratamento cirúrgico como primeira linha no manejo dos gliomas, independente do genótipo,[17] sempre que seguro e tecnicamente factível.[14,21,25] Embora a remoção microcirúrgica completa possa não ser sempre possível, estudos mostram que o volume de tumor residual (VTR) mais do que a porcentagem referente à extensão da ressecção (EOR) relaciona-se à sobrevida.[18,26-28]

Referente às opções de tratamento adjuvante, além dos perfis morfológico e genético, características como diâmetro do tumor (> 6 cm), faixa etária (> 40 anos), invasão da linha média e presença de anormalidades neurológicas pré-operatórias associam-se a pior prognóstico e sobrevida em AD (Grau II, OMS).[29] Já para os astrocitomas anaplásicos (Grau III, OMS), idade, performance (escala de Karnofsky) e diâmetro do tumor são fatores prognósticos isolados.[15] O tratamento adjuvante padrão para LGG, incluindo AD, tem sido constantemente revisto, de acordo com a nova classificação dos tumores do SNC.

Complicações

Conforme discutido anteriormente, a ressecção cirúrgica é parte central no tratamento dos ADs atualmente.[15] No entanto, no passado, cirurgia não era considerada uma estratégia segura para tumores localizados em regiões eloquentes, tais como ínsula, córtex motor, proximidades do trato corticoespinhal e áreas relacionadas à fala. O desenvolvimento de avaliações funcionais pré-operatórias, navegação intraoperatória e mapeamento neurofisiológico cortical e subcortical intraoperatório mudaram drasticamente a maneira de abordar cirurgicamente tumores encefálicos.[24,30-32]

Chang et al. (2003) reportaram sobre as complicações perioperatórias mais comuns relacionadas à primeira cirurgia e também a reoperações, em pacientes incluídos no Glioma Outcome Project.[33] Complicações perioperatórias ocorreram em 24% e 33% dos pacientes submetidos a primeira cirurgia e reoperação, respectivamente. Neste estudo, a maioria dos pacientes não apresentou deterioração neurológica, porém esta foi mais frequente em reoperações (8% vs. 18%).[33] Hematoma, infecção, crise convulsiva, piora neurológica, eventos tromboembólicos e depressão estiveram entre as complicações mais frequentes.[16,33]

A incidência de trombose venosa profunda (TVP) e tromboembolismo pulmonar (TEP) nos pacientes com glioma é bastante alta, variando de 25% a 39%, ou 2% de risco de novo evento por mês de sobrevida, e 50% destes ocorrem no período pós-operatório.[34] Outras complicações comuns são as relacionadas a tratamento adjuvante, reação a drogas, radionecrose, edema cerebral, tumores radioinduzidos e transtornos cognitivos.[15,16,25]

GLIOBLASTOMA (GRAU IV DA OMS)
Histórico

Glioblastomas (GB) são os tumores primários mais comuns do adulto, podendo ocorrer de novo ou a partir de gliomas difusos, anaplásicos e muito raramente em APs.[16] Conforme discutido previamente, os critérios utilizados para classificar tumores do SNC, incluindo astrocitomas, eram classicamente embasados em achados morfológicos. Em linhas gerais, o grau de atividade mitótica e a presença de atipias nucleares diferenciam entre grau II e grau III (OMS), e a adição de proliferação microvascular e/ou necrose, que definem GB grau IV da OMS.[1] No entanto, astrocitomas difusos e anaplásicos com IDH-wt, que seriam histologicamente classificados como grau II e III, respectivamente, apresentam sobrevida e prognóstico oncológico semelhante a glioblastomas IDH-wt. Por outro lado, o genótipo IDH isoladamente é insuficiente para determinar o prognóstico de um tumor, já que outras neoplasias do SNC, como AP, xantoastrocitoma pleomórfico, entre outros, não apresentam mutação IDH.[1,35] Assim, a inclusão da informação IDH na 4ª edição revisada da classificação da OMS deve ser entendida como complementar aos achados histológicos, e deverá ser ainda complementada com a adição de novos outros marcadores nas próximas edições.

Quadro Clínico

GBs somam em torno de 45,2% dos tumores primários do SNC em adultos, com sobrevida média de aproximadamente 15 meses. Estes tumores são mais prevalentes no sexo masculino (1,5:1), ocorrem com mais frequência nos hemisférios cerebrais, em pacientes com idade média de 53 anos, porém com incidência maior entre 65 e 74 anos de idade.[36] A doença pode manifestar-se clinicamente com cefaleia, e, não infrequentemente, com sinais de hipertensão intracraniana, tais como náuseas, vômitos, tonturas, turvação visual e diplopia. Semelhante aos ADs, até um terço dos pacientes apresenta crise convulsiva. Tendo em vista os sintomas relativamente inespecíficos, faz-se necessário alto índice de suspeição por parte da equipe médica para realizar a investigação diagnóstica.[16]

GBs podem ser classicamente subdivididos em primários e secundários, de acordo com o perfil genético. O subtipo primário ocorre mais frequentemente a partir da quinta década de vida, e é o mais frequente, somando aproximadamente 85% dos GBs.[1,25,35,36] Estes tumores são geneticamente caracterizados por amplificação ou mutação do EGFR, perda do cromossomo 10q, polissomia do cromossomo 7, mutação do *promoter* TERT e do gene supressor de tumor PTEN, além da deleção do cromossomo p16.[1,25,35] Os GBs secundários, por outro lado, são menos comuns, ocorrem em adultos jovens e apresentam perfil genético bastante distinto. Apesar de também poderem apresentar perda do cromossomo 10q, anormalidades no p16 e mutação do gene supressor de tumor TP53, a maioria desses tumores, derivados de astrocitomas difusos e anaplásicos, apresenta TERT selvagem, mutação do ATRX e mutação do gene da isocitrato desidrogenase (IDH1 e IDH2).[1,25,35] As vias relacionadas a proliferação, inibição de apoptose, invasão e angiogenese podem ser comuns a ambos subtipos de GB, primário e secundário.[16,35,37,38] A Figura 5-3 sumariza a classificação histológica e os marcadores moleculares diagnósticos em gliomas.

Exame Físico e Imagem

Os sintomas e sinais associados a glioblastomas podem ser inespecíficos ou variar de acordo com a localização do tumor. Anormalidades neurológicas, quando presentes, podem ser sutis, dificultando o diagnóstico precoce. Raramente, GBs podem simular clinicamente um acidente vascular cerebral por hemorragia intratumoral. A TC é amplamente utilizada para o diagnostico inicial por ser um exame de baixo custo, fácil acesso e disponível em unidades de emergência. Radiologicamente, a TC de crânio revela um tumor com captação de contraste, bordas espessas e irregulares, centro hipodenso (necrose), por vezes com sinais de sangramento, e intenso edema vasogênico cerebral adjacente. A RM é o método de escolha para o planejamento do tratamento clínico e cirúrgico, assim como para o acompanhamento e avaliação da resposta terapêutica. Em sequências ponderadas em T1, apresentam-se como lesões hipo ou isointensas, com intenso e heterogêneo reforço pós-contraste. As sequências ponderadas em T2 revelam imagem hiperintensa, com edema cerebral adjacente e, ocasionalmente, artefatos de fluxo (*flow-voids*) pela rica vascularização do tumor (Fig. 5-4).

Glioblastoma frequentemente acomete o corpo caloso, cruza a linha média, resultando em aspecto descrito como "em borboleta". Exames de RM com perfusão podem mostrar volume sanguíneo cerebral elevado quando comparado a tumores mais indolentes, enquanto a espectroscopia pode indicar aumento do *turn-over* celular e necrose, com aumento de colina, lactato, lipídios, e decremento de n-acetil-aspartato e mioinositol. O 18F-FDG-PET (*18F-Fluorodeoxiglicose positron emission tomography*) pode ser indicado na avaliação e seguimento de pacientes com GB, permitindo ressecção, irradiação ou biópsia guiada por imagem, quando indicadas. Nesta linha, estudos recentes demonstraram que a combinação PET/MRI com técnicas específicas de perfusão por RM podem ser de grande valia no diagnóstico diferencial entre radionecrose e progressão da doença.[39]

Diagnóstico Diferencial

Os principais diagnósticos diferenciais de GB (Grau IV, OMS) são:

- *Metástase cerebral:* geralmente é multifocal. Lesões estão comumente centradas na transição de zonas branca-cinzentas e poupam o córtex adjacente.
- *Linfoma primário do sistema nervoso central*: geralmente com realce homogêneo pós-contraste, devendo ser considerado principalmente em pacientes imunossuprimidos.
- *Desmielinização tumefativa:* realce pós-contraste em anel aberto, infiltração difusa do parênquima cerebral e mais frequente em pacientes jovens.
- *Abscesso cerebral:* restrição central à difusão pode auxiliar no diferencial. Hipointensidade central em T1. Hiperintensidade central e periférica em T2. Aumento de lipídios, lactato, succinato, acetato e aminoácidos na espectroscopia.

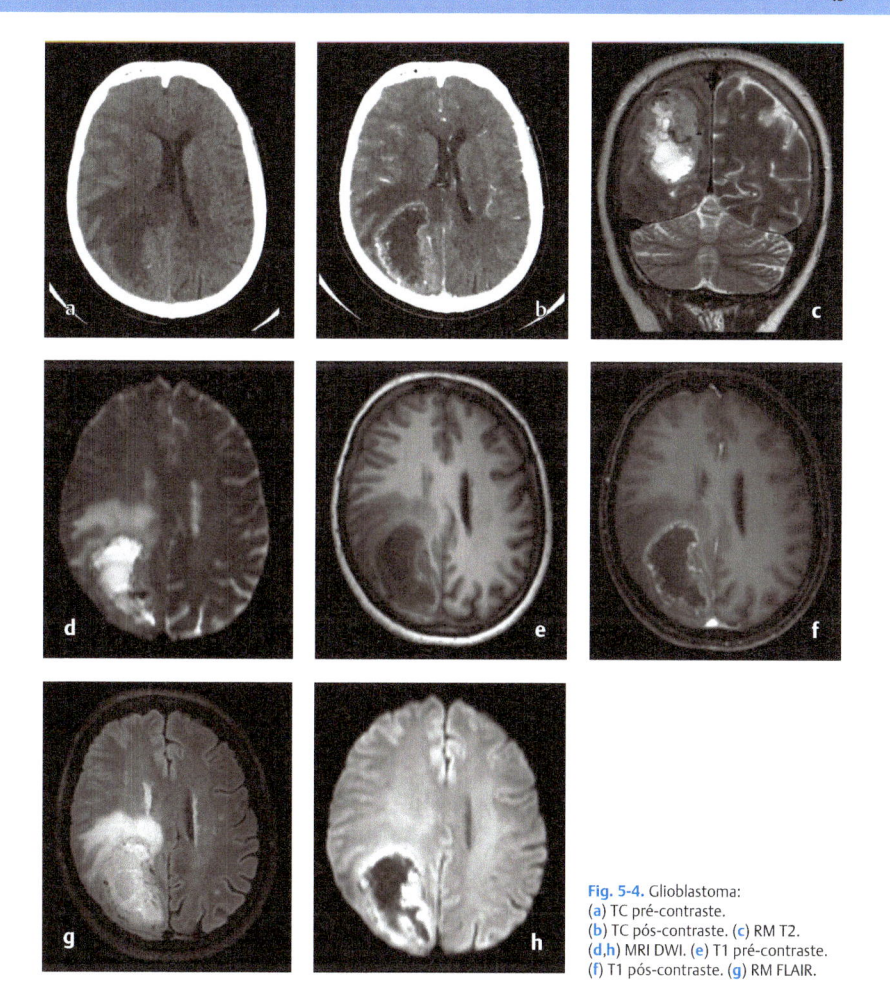

Fig. 5-4. Glioblastoma:
(a) TC pré-contraste.
(b) TC pós-contraste. (c) RM T2.
(d,h) MRI DWI. (e) T1 pré-contraste.
(f) T1 pós-contraste. (g) RM FLAIR.

Opções de Tratamento

O tratamento de pacientes diagnosticados com glioma, incluindo glioblastoma, deve ser realizado preferencialmente em centros de referência em neuro-oncologia, por equipe multidisciplinar experiente, para um manejo clínico e cirúrgico holístico. Quanto ao tratamento clínico, aspectos comuns que devem ser atentados são a epilepsia, o edema cerebral, eventos tromboembólicos, fadiga, náuseas, disfunção cognitiva e depressão.[40] A administração profilática de drogas antiepilépticas (DAE) não é indicada rotineiramente para pacientes sem histórico de crises convulsivas. Estas medicações podem eventualmente interferir com a cascata de coagulação e apresentar interação com quimioterápicos.[40] O uso de corticosteroides pode ser indicado em casos de edema cerebral perioperatório ou durante a vigência do tratamento adjuvante, no entanto deve-se atentar para as possíveis complicações do uso crônico de corticoide, como imunossupressão, osteoporose, síndrome de Cushing e deiscência de ferida operatória.[25,40] Além disso, deve-se atentar também para a prevenção de eventos tromboembólicos, pela alta incidência entre estes pacientes ao longo do tratamento.[16,33]

Como previamente discutido, assim como para astrocitomas difusos, a ressecção cirúrgica é um dos pilares do manejo dos glioblastomas. Os principais objetivos da ressecção microcirúrgica dos GBs são: (I) confirmação diagnóstica histopatológica e biomolecular; (II) redução do efeito de massa; (III) melhora dos sintomas neurológicos e da qualidade de vida. Apesar de não haver até o presente momento nível de evidência 1 em favor da ressecção máxima, crescente evidência indica uma correlação positiva entre extensão da ressecção e sobrevida, portanto reforçando o conceito de que o menor volume residual de tumor deve ser almejado, sempre que factível.[25,26,41-47] Um estudo retrospectivo analisou 1.215 pacientes submetidos ao tratamento cirúrgico de astrocitomas grau III e IV, mostrando que a extensão da ressecção foi fator prognóstico independente, assim como escala de Karnofsky, grau histológico do tumor ou tipo de tratamento adjuvante empregado.[47]

Atualmente, avanços tecnológicos em termos de avaliação neurorradiológica pré-operatória, assim como de armamentário intraoperatório (avaliação neurofisiológica, ultrassom, microscopia com fluorescência, neuronavegação e controle radiológico em tempo real) proporcionam uma abordagem cirúrgica mais segura e eficiente.[30,32] Portanto, há um consenso entre protocolos vigentes de que a biópsia estereotáxica deve ser reservada para casos de tumores inoperáveis ou para o diagnóstico diferencial entre radionecrose e progressão neoplásica. Além disso, deve-se evitar a instituição de tratamento adjuvante ou paliativo na ausência de confirmação diagnóstica histológica, salvo em casos de alto risco cirúrgico ou condição clínico-oncológica desfavorável.

Apesar de grandes avanços alcançados, ao longo das últimas décadas, em termos de melhor compreensão da genética destes tumores, o desenvolvimento de possibilidades terapêuticas tem acontecido mais timidamente. Desde a publicação de Stupp *et al.* (2005),[48] a ressecção cirúrgica seguida de temozolamida (TMZ) concomitante a radioterapia e adjuvante tornou-se a estratégia de tratamento do GB.[25,48] O estudo clínico NOA-08 (Neuro-oncologische Arbeitsgemeinschaft) e o chamado *Nordic trial* introduziram a avaliação da metilação do *promoter* MGMT em pacientes idosos, com intuito de estratificar a indicação de tratamento adjuvante (TMZ e/ou radioterapia).[49,50] Em suma, os estudos mostraram que pacientes idosos com MGMT metilado beneficiam-se de TMZ, ao passo que pacientes com ausência de metilação MGMT devem receber apenas tratamento radioterápico.[49,50]

Outras estratégias farmacológicas e não farmacológicas de tratamento adjuvante para GBM encontram-se em investigação. Não há consenso quanto a indicação e benefícios da aplicação do polímero de carmustina (Gliadel™) no leito cirúrgico. Westphal *et al.* (2003) mostraram que a carmustina comparada à radioterapia isolada aumentou a sobrevida de pacientes com gliomas de alto grau (13,9 vs. 11,6 meses), no entanto sem impacto significativo nos resultados referentes a GB.[51] Outros estudos corroboraram estes achados, mostrando que a aplicação de carmustina em adição ao tratamento padrão local não melhorou os resultados, porém levou a aumento da toxicidade e complicações, tanto em pacientes recém-diagnosticados como em GBs recorrentes.[52] Por outro lado, uma metanálise recente mostrou vantagem da aplicação de carmustine local após ressecção cirúrgica de GBMs em comparação a TMZ isoladamente.[53] Dessa maneira, alguns centros de referência advogam pelo uso desta estratégia como terapia de resgate em casos de progressão neoplásica recorrente.

A utilidade de drogas antiangiogênicas também tem sido alvo de controvérsia no manejo do GB.[54] Apesar de evidências do aumento do tempo livre de doença (*progression-free survival* – PFS) associado ao uso de bevacizumab tanto em GB recém-diagnosticado como em recorrente, este não impacta significativamente na sobrevida.[25,54] Portanto, o impacto dessas drogas na qualidade de vida dos pacientes e reais benefícios terapêuticos estão em discussão; no entanto, podem estar indicadas em casos de pacientes com tumores de grande volume, resistentes a corticosteroides, que, caso contrário, não tolerariam a radioterapia. Bevacizumab é aprovado em alguns países para uso em GB recorrente.[25]

Outra tecnologia disponibilizada recentemente é o Tumor-Treating Fields (TTF), que consiste em um método não invasivo que cria campos elétricos alternados de baixa intensidade através da pele, incapacitando a divisão celular tumoral.[55] Estudos *open-label* e inclusive um estudo clínico multicêntrico, randomizado de fase 3 mostrou aumento do PFS (7,1 vs. 4 meses) e aumento significativo da sobrevida média (20,5 vs. 15,6 meses), favorecendo a aplicação do TTF associado à TMZ adjuvante.[55] Apesar disso, existem questões abertas referentes ao mecanismo de ação do TTF, análise e interpretação dos dados, custo-benefício e impacto na qualidade de vida dos pacientes.[25]

Atualmente, enorme investimento tem sido destinado ao desenvolvimento de terapias-alvo personalizadas e de vacinas efetivas para o manejo de gliomas, inclusive GB.[56,57] Diversas estratégias têm sido empregadas em estudos clínicos, dentre elas a vacina, a partir de um lisado de células dendríticas (DCVax®-L).[56] Em estudo *cross-over* fase 3, DCVax®-L foi integrado ao tratamento padrão de pacientes com GBM recém-diagnosticado, mostrando comprovada segurança e tendência a um aumento de sobrevida.[56] Outras estratégias, como o GAPVAC (Glioma Actively Personalized Vaccine Consortium), têm provido alternativas como o desenvolvimento de vacinas utilizando antígenos tumorais, mostrando indução de resposta imunológica consistente, em pacientes com GB.[57] Além disso, outras linhas de pesquisa investigam vacinas a partir de peptídeos, *heat shock protein* e terapia imunológica adotiva.[58] De modo geral, o meio tem-se desenvolvido rapidamente, gerando otimismo quanto a possível disponibilização de imunoterapias efetivas no tratamento de gliomas, em um futuro próximo.

Complicações

Complicações comuns durante o manejo de GB, tanto clínicas quanto cirúrgicas, são sangramento intracraniano, infecção, crise convulsiva, piora da função neurológica, eventos tromboembólicos e depressão.[16,33] Outras complicações comuns ocorrem relacionadas ao tratamento adjuvante, tais como reações adversas aos quimioterápicos, radionecrose, edema cerebral, desenvolvimento de tumores radioinduzidos e piora cognitiva.[15,16,25]

> **DICAS**
>
> - AP é o tumor mais comum na população pediátrica;
> - Classificado pela OMS como de baixo grau (grau I);
> - RM: Normalmente lesão cística com nódulo mural, embora possa ser completamente sólido;
> - Excelente prognóstico com ressecção cirúrgica completa em pacientes não portadores de neurofibromatose; radioterapia e quimioterapia não são usadas rotineiramente;
> - Forte associação com NF1: 5% a 20% dos pacientes com NF1 desenvolvem AP principalmente nas vias ópticas;
> - Apresentação tipicamente com alterações cerebelares e de hipertensão intracraniana com hidrocefalia que deve ser tratada imediatamente.
> - A revisão da 4ª edição da classificação de tumores do SNC da OMS tem levado a uma reformulação das estratégias de tratamento dos gliomas, com a integração de aspectos biomoleculares às características fenotípicas, permitindo um manejo mais individualizado destes pacientes;
> - Avanços tecnológicos, como as avaliações funcionais e neurofisiológicas pré e intraoperatórias, com mapeamento cortical e subcortical, promovem segurança para máxima ressecção microcirúrgica, inclusive de tumores localizados em áreas eloquentes;
> - O papel da biópsia estereotáxica no manejo de gliomas é ainda controverso. No entanto, a maioria dos protocolos atuais concorda que esta, aliada a técnicas avançadas de neuroimagem, pode ser útil no diagnóstico diferencial entre radionecrose e progressão neoplásica. Além disso, a biópsia pode ser empregada com o intuito de orientar o tratamento clínico adjuvante em casos em que a ressecção cirúrgica não seja factível;
> - Atenção especial deve ser dada quanto à prevenção de eventos tromboembólicos em pacientes com glioma. Ultrassom Doppler pré-operatório, medidas profiláticas farmacológicas e não farmacológicas devem ser integradas à rotina. Em caso de diagnóstico de TVP, considerar a inserção de um filtro de veia cava inferior para pacientes com contraindicação à anticoagulação;
> - O perfil genético e morfológico do tumor determinará o tratamento adjuvante mais apropriado para cada caso, quando indicado.
> - A ressecção máxima é recomendada sempre que factível e segura para pacientes com GB recém-diagnosticado;
> - Avanços tecnológicos, tais como estudos funcionais pré-operatórios e mapeamento neurofisiológico intraoperatório, propiciam maior segurança para o tratamento cirúrgico dos tumores, mesmo quando situados em áreas de alta eloquência;
> - A biópsia estereotáxica deve ser reservada para pacientes de alto risco cirúrgico, quando a ressecção microcirúrgica não for factível, e quando da necessidade de estabelecer diagnóstico diferencial de radionecrose e progressão neoplásica em suspeita de recorrência;
> - Cirurgia seguida de TMZ concomitante e adjuvante à radioterapia continua sendo a principal estratégia terapêutica para o manejo dos GBs, independentemente do perfil genético do tumor. Estudos moleculares pormenorizados podem ajudar a estabelecer prognóstico e prever resposta ao tratamento adjuvante;
> - A análise do MGMT deve ser considerada na população idosa, com intuito de orientar a indicação do tratamento adjuvante, de acordo com os resultados do NOA-08 e *Nordic trial*;
> - TTF apresenta potencial vantagem no tratamento adjuvante do GB, no entanto ainda há preocupações quanto aos custos, restrição de uso a poucos centros, impacto na qualidade de vida e reais benefícios em longo prazo;
> - Atenção especial deve ser dada ao manejo clínico destes pacientes, durante todo o seguimento, referente à prevenção e ao tratamento de eventos tromboembólicos, crises convulsivas, edema cerebral e depressão;
> - Estratégias de tratamento imunoterápico têm-se mostrado potencialmente seguras e promissoras no tratamento do GB.

REFERÊNCIAS BIBLIOGRÁFICAS

1. Louis DN, Perry A, Reifenberger G, et al. The 2016 World Health Organization Classification of Tumors of the Central Nervous System: a summary. Acta Neuropathol. 2016;131(6):803 20.
2. Ohgaki H, Kleihues P. Population-based studies on incidence, survival rates, and genetic alterations in astrocytic and oligodendroglial gliomas. J Neuropathol Exp Neurol. 2005;64(6):479-89.
3. CBTRUS statistical report: primary brain and central nervous system tumors diagnosed in the United States in 2007-2011.
4. Burkhard C, Di Patre PL, Schüler D, et al. A population-based study of the incidence and survival rates in patients with pilocytic astrocytoma. J Neurosurg. 2003;98(6):1170-4.
5. Boschetti G, Santos AJ, Fermon KP, et al. Adult pilocytic astrocytomas: a brazilian series. World Neurosurg. 2020;133:e115-e120.
6. Chourmouzi D, Papadopoulou E, Konstantinidis M, et al. Manifestations of pilocytic astrocytoma: a pictorial review. Insights Imaging. 2014;5(3):387-402.
7. Osborn's brain: imaging, pathology and anatomy. 2nd ed. Last updated. Publisher Elsevier; 2018.
8. Mercurio S, Padovani L, Colin C, et al. Evidence for new targets and synergistic effect of metronomic celecoxib/fluvastatin combination in pilocytic astrocytoma. Acta Neuropathol Commun. 2013;1:17.
9. Gnekow AK, Falkenstein F, von Hornstein S, et al. Long-term follow-up of the multicenter, multidisciplinary treatment study HIT-LGG-1996 for low-grade glioma in children and adolescents of the German Speaking Society of Pediatric Oncology and Hematology. Neuro Oncol. 2012;14(10):1265-84.
10. Ding C, Tihan T. Recent progress in the pathology and genetics of pilocytic and pilomyxoid astrocytomas. Balkan Med J. 2019;36(1):3-11.
11. Colin C, Padovani L, Chappé C, et al. Outcome analysis of childhood pilocytic astrocytomas: a retrospective study of 148 cases at a single institution. Neuropathol Appl Neurobiol. 2013;39(6):693-705.

12. Kurani H, Gurav M, Shetty O, et al. Pilocytic astrocytomas: BRAFV600E and BRAF fusion expression patterns in pediatric and adult age groups. Childs Nerv Syst. 2019;35(9):1525-36.
13. Coelho J, Nunes S, Salgado D. Spontaneous malignant transformation of a pilocytic astrocytoma of cerebellum. Child Neurol Open. 2015;2(1).
14. Soffietti R, Baumert BG, Bello L, et al. Guidelines on management of low-grade gliomas: report of an EFNS-EANO Task Force. Eur J Neurol. 2010;17(9):1124-33.
15. Weller M, van den Bent M, Tonn JC, et al. European Association for Neuro-oncology (EANO) guideline on the diagnosis and treatment of adult astrocytic and oligodendroglial gliomas. Lancet Oncol. 2017;18(6):e315-e329.
16. Youmans JR, Winn HR. Youmans and Winn Neurological Surgery, 4-Volume Set, 7e. 7th ed. Philadelphia, PA: Elsevier; 2016.
17. Mansouri A, Brar K, Cusimano MD. Considerations for a surgical RCT for diffuse low-grade glioma: a survey. Neuro-oncol Pract. 2020;7(3):338-43.
18. Weller M. Surgery for patients with 'lower grade' glioma: putting assumptions, beliefs and convictions into perspective. Annals of Oncology. 2017;28(8):1696-7.
19. Goyal A, Yolcu YU, Goyal A, et al. The T2-FLAIR-mismatch sign as an imaging biomarker for IDH and 1p/19q status in diffuse low-grade gliomas: a systematic review with a Bayesian approach to evaluation of diagnostic test performance. Neurosurg Focus. 2019;47(6):E13.
20. Katsanos AH, Alexiou GA, Fotopoulos AD, et al. Performance of 18F-FDG, 11C-Methionine, and 18F-FET PET for glioma grading: a meta-analysis. Clin Nucl Med. 2019;44(11):864-9.
21. Picca A, Berzero G, Sanson M. Current therapeutic approaches to diffuse grade II and III gliomas. Ther Adv Neurol Disord. 2018;11:1756285617752039.
22. Jakola AS, Skjulsvik AJ, Myrmel KS, et al. Surgical resection versus watchful waiting in low-grade gliomas. Ann Oncol. 2017.
23. Englot DJ, Han SJ, Berger MS, et al. Extent of surgical resection predicts seizure freedom in low-grade temporal lobe brain tumors. Neurosurgery. 2012;70(4):921-8.
24. Yordanova YN, Duffau H. Supratotal resection of diffuse gliomas – an overview of its multifaceted implications. Neurochirurgie. 2017;63(3):243-9.
25. Weller M, van den Bent M, Hopkins K, et al. EANO guideline for the diagnosis and treatment of anaplastic gliomas and glioblastoma. Lancet Oncol. 2014;15(9):e395-403.
26. Chaichana KL, Jusue-Torres I, Navarro-Ramirez R, et al. Establishing percent resection and residual volume thresholds affecting survival and recurrence for patients with newly diagnosed intracranial glioblastoma. Neuro Oncol. 2014;16(1):113-22.
27. Jiang B, Chaichana K, Veeravagu A, et al. Biopsy versus resection for the management of low-grade gliomas. Cochrane Database Syst Rev. 2017;4:CD009319.
28. Yang K, Nath S, Koziarz A, et al. Biopsy versus subtotal versus gross total resection in patients with low-grade glioma: a systematic review and meta-analysis. World Neurosurg. 2018;120:e762-e775.
29. Pignatti F, van den Bent M, Curran D, et al. Prognostic factors for survival in adult patients with cerebral low-grade glioma. J Clin Oncol. 2002;20(8):2076-84.
30. De Witt Hamer PC, Robles SG, Zwinderman AH, et al. Impact of intraoperative stimulation brain mapping on glioma surgery outcome: a meta-analysis. J Clin Oncol. 2012;30(20):2559-65.
31. Rey-Dios R, Cohen-Gadol AA. Technical nuances for surgery of insular gliomas: lessons learned. Neurosurg Focus. 2013;34(2):E6.
32. Lavrador JP, Ghimire P, Brogna C, et al. Pre- and intraoperative mapping for tumors in the primary motor cortex: decision-making process in surgical resection. J Neurol Surg A Cent Eur Neurosurg. 2020.
33. Chang SM, Parney IF, McDermott M, et al. Perioperative complications and neurological outcomes of first and second craniotomies among patients enrolled in the Glioma Outcome Project. J Neurosurg. 2003;98(6):1175-81.
34. Czap AL, Becker A, Wen PY. Thrombotic complications in gliomas. Semin Thromb Hemost. 2019;45(4):326-33.
35. Brat DJ, Aldape K, Colman H, et al. cIMPACT-NOW update 3: recommended diagnostic criteria for Diffuse astrocytic glioma, IDH-wildtype, with molecular features of glioblastoma, WHO grade IV. Acta Neuropathol. 2018;136(5):805-10.
36. Kanderi T, Gupta V. Glioblastoma multiforme. In: StatPearls. Treasure Island (FL): StatPearls Publishing; 2020.
37. Wrensch M, Minn Y, Chew T, et al. Epidemiology of primary brain tumors: current concepts and review of the literature. Neuro Oncol. 2002;4(4):278-99.
38. Jain RK, di Tomaso E, Duda DG, et al. Angiogenesis in brain tumours. Nat Rev Neurosci. 2007;8(8):610-22.
39. Hojjati M, Badve C, Garg V, et al. Role of FDG-PET/MRI, FDG-PET/CT, and dynamic susceptibility contrast perfusion MRI in differentiating radiation necrosis from tumor recurrence in glioblastomas. J Neuroimaging. 2018;28(1):118-25.
40. Wen PY, Schiff D, Kesari S, et al. Medical management of patients with brain tumors. J Neuro-oncol. 2006;80(3):313-32.
41. Orringer D, Lau D, Khatri S, et al. Extent of resection in patients with glioblastoma: limiting factors, perception of resectability, and effect on survival. J Neurosurg. 2012;117(5):851-9.
42. Oppenlander ME, Wolf AB, Snyder LA, et al. An extent of resection threshold for recurrent glioblastoma and its risk for neurological morbidity. J Neurosurg. 2014;120(4):846-53.
43. Chaichana KL, Jusue-Torres I, Lemos AM, et al. The butterfly effect on glioblastoma: is volumetric extent of resection more effective than biopsy for these tumors? J Neuro-oncol. 2014;120(3):625-34.
44. Chaichana KL, Cabrera-Aldana EE, Jusue-Torres I, et al. When gross total resection of a glioblastoma is possible, how much resection should be achieved? World Neurosurg. 2014;82(1-2):e257-265.
45. Grabowski MM, Recinos PF, Nowacki AS, et al. Residual tumor volume versus extent of resection: predictors of survival after surgery for glioblastoma. J Neurosurg. 2014;121(5):1115-23.
46. Brown PD, Maurer MJ, Rummans TA, et al. A prospective study of quality of life in adults with newly diagnosed high-grade gliomas: the impact of the extent of resection on quality of life and survival. Neurosurgery. 2005;57(3):495-504.

47. McGirt MJ, Chaichana KL, Gathinji M, et al. Independent association of extent of resection with survival in patients with malignant brain astrocytoma. J Neurosurg. 2009;110(1):156-62.
48. Stupp R, Mason WP, van den Bent MJ, et al. Radiotherapy plus concomitant and adjuvant temozolomide for glioblastoma. New England Journal of Medicine. 2005;352(10):987-96.
49. Malmström A, Grønberg BH, Marosi C, et al. Temozolomide versus standard 6-week radiotherapy versus hypofractionated radiotherapy in patients older than 60 years with glioblastoma: the Nordic randomised, phase 3 trial. Lancet Oncol. 2012;13(9):916-26.
50. Wick W, Platten M, Meisner C, et al. Temozolomide chemotherapy alone versus radiotherapy alone for malignant astrocytoma in the elderly: the NOA-08 randomised, phase 3 trial. Lancet Oncol. 2012;13(7):707-15.
51. Westphal M, Hilt DC, Bortey E, et al. A phase 3 trial of local chemotherapy with biodegradable carmustine (BCNU) wafers (Gliadel wafers) in patients with primary malignant glioma. Neuro Oncol. 2003;5(2):79-88.
52. De Bonis P, Anile C, Pompucci A, et al. Safety and efficacy of Gliadel wafers for newly diagnosed and recurrent glioblastoma. Acta Neurochir (Wien). 2012;154(8):1371-8.
53. Xiao ZZ, Wang ZF, Lan T, et al. Carmustine as a supplementary therapeutic option for glioblastoma: a systematic review and meta-analysis. Front Neurol. 2020;11:1036.
54. Ameratunga M, Pavlakis N, Wheeler H, et al. Anti-angiogenic therapy for high-grade glioma. Cochrane Database Syst Rev. 2018;11:CD008218.
55. Stupp R, Taillibert S, Kanner AA, et al. Maintenance therapy with tumor-treating fields plus temozolomide vs temozolomide alone for glioblastoma: a randomized clinical trial. JAMA. 2015;314(23):2535-43.
56. Liau LM, Ashkan K, Tran DD, et al. First results on survival from a large Phase 3 clinical trial of an autologous dendritic cell vaccine in newly diagnosed glioblastoma. J Transl Med. 2018;16(1):142.
57. Hilf N, Kuttruff-Coqui S, Frenzel K, et al. Actively personalized vaccination trial for newly diagnosed glioblastoma. Nature. 2019;565(7738):240-5.
58. Jackson C, Ruzevick J, Brem H, Lim M. Vaccine strategies for glioblastoma: progress and future directions. Immunotherapy. 2013;5(2):155-67.

CAPÍTULO 6

REVISÃO DA LITERATURA NO TRATAMENTO DOS GLIOMAS DE "BAIXO GRAU"

José Marcus Rotta ▪ Rodolfo Casimiro Reis ▪ Matheus Fernandes de Oliveira

INTRODUÇÃO

Os gliomas de baixo grau (GBGs) perfazem aproximadamente 15-20% dos tumores do sistema nervoso central, acometendo pacientes mais jovens (geralmente a terceira e quarta décadas de vida) do que os de alto grau. Além dessa importância em frequência, alguns desses pacientes são diagnosticados incidentalmente com exames de imagem solicitados por outras razões e 80% dos pacientes apresentam como manifestação clínica inicial crises epilépticas, que podem ser controladas com drogas antiepilépticas. Dessa forma, a tomada de decisão por parte do neurocirurgião sobre a melhor forma de manejo desses pacientes se torna um desafio, haja vista se tratarem de pacientes jovens e oligossintomáticos na maioria dos casos. Os estudos sobre o assunto não são muitos e apresentam uma série de limitações, como serem majoritariamente retrospectivos, não distinguirem entre os diversos subtipos de gliomas de baixo grau e não apresentarem consenso na avaliação da resposta ao tratamento.[1,2]

Em relação ao manejo cirúrgico, três serão as opções discutidas aqui: observação, biópsia e cirurgia. Também discutiremos os aspectos mais relevantes sobre rádio e quimioterapia nesses gliomas.

TRATAMENTO CIRÚRGICO

Observação

Historicamente, o tratamento expectante dos GBGs tem sido considerado uma conduta válida naqueles pacientes assintomáticos ou com crises controladas, e com características de imagem típicas, ou seja, uma lesão hipointensa em T1 com nenhuma ou pouca impregnação ao gadolínio e hiperintensa em T2 (Fig. 6-1).[3] Evidências para essa conduta vêm de três estudos, o mais recente de 2001, que compararam pacientes com diagnóstico presuntivo de GBG por imagem e que posteriormente necessitaram de tratamento cirúrgico com pacientes operados por ocasião do diagnóstico. Não houve diferenças quanto a qualidade de vida e sobrevida geral entre os dois grupos.[4-6] É importante ressaltar que se tratam de 3 estudos retrospectivos, com vieses de seleção e aplicabilidade limitada, com baixo número de pacientes (o maior com 24 em cada grupo).

Estudos têm questionado, porém, o valor de achados considerados típicos na ressonância para gliomas de baixo grau. Pace *et al.* descreveram impregnação ao gadolínio em 60% dos casos de GBGs.[7] Já Kondziolka *et al.* estudaram o resultado de biópsias de 20 pacientes com imagens sugestivas de GBG; o índice de concordância do diagnóstico foi de apenas 50%.[8] Similarmente, uma série com 314 pacientes mostrou que o diagnóstico com base em características de imagem subestimou o grau de malignidade em um terço dos casos.[9] Além desse prejuízo no diagnóstico, o que pode prejudicar o manejo terapêutico dos pacientes com GBG, a conduta expectante incorre em outros riscos, como surgimento de déficits que poderiam ser evitados com a abordagem precoce e aumento do grau de malignidade do tumor, e, por isso, é cada vez mais preterida em lugar da abordagem cirúrgica precoce.

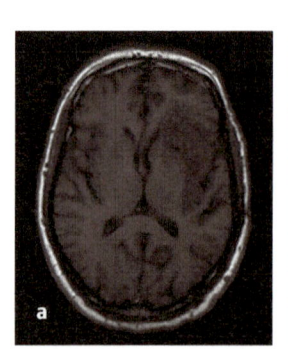

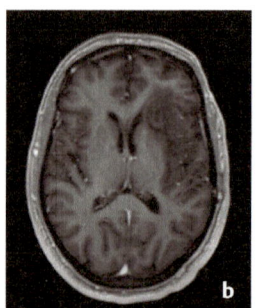

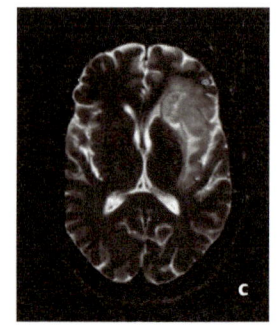

Fig. 6-1. RNM do crânio de paciente com glioma de baixo grau insular. (**a**) T1 sem contraste, (**b**) T1 com contraste e (**c**) T2.

Biópsia

O papel da biópsia em tumores profundos e de áreas eloquentes está bem estabelecido, porém estudos vêm demonstrando uma concordância menor do que a desejada entre diagnósticos obtidos por biópsia e aqueles feitos por estudos anatomopatológicos a partir da ressecção cirúrgica.[10] McGirt *et al.* descreveram uma acurácia diagnóstica de 79% em 23 pacientes que foram submetidos a biópsia seguida por ressecção em até 60 dias.[11] Ainda mais preocupante, um grupo do MD Anderson Cancer Center descreveu uma taxa de acurácia ainda menor, variando entre 51-62%.[12]

Essas discrepâncias diagnósticas provocam prejuízos no aconselhamento dos pacientes e tratamento, afetando também o prognóstico. Um estudo norueguês comparou o prognóstico de pacientes em dois centros, de maneira prospectiva por 12 anos: um que tratava GBGs com biópsia e observação, e outro cujo tratamento padrão era ressecção precoce. Oitenta por cento dos pacientes de cada grupo foi tratado de acordo com as diretrizes do hospital correspondente. Os pacientes tratados no hospital cuja ressecção cirúrgica precoce era a técnica de escolha tiveram uma sobrevida maior do que aqueles tratados no hospital que padronizava a biópsia (p = 0,01, sobrevida estimada em 5 anos: 74 × 60%, respectivamente). Quando se avaliaram apenas os pacientes que seguiam a técnica padronizada em cada hospital, a diferença de sobrevida foi ainda maior. Esse mesmo estudo também comparou a incidência de complicações pós-operatórias nos dois hospitais e não encontrou diferença estatisticamente significante.[13]

Ressalta-se aqui que os procedimentos de biópsia não são isentos de risco. Uma revisão incluindo 17 séries com 7.471 biópsias estereotáxicas encefálicas descreveu uma taxa de morbidade de 3,5% e de mortalidade de 0,7%.[14] Dessa forma, a biópsia nos gliomas de baixo grau vem perdendo espaço para argumentos favoráveis à ressecção cirúrgica, tanto por uma maior sobrevida quanto por índices de complicações semelhantes.

Ressecção Cirúrgica

Como visto previamente, abordagens menos invasivas têm perdido espaço no manejo de pacientes com GBG. O neurocirurgião não pode esquecer, por outro lado, que todo procedimento cirúrgico incorre em riscos, o que pode ser preocupante para esses pacientes, que geralmente são jovens, economicamente ativos e oligossintomáticos. Antes de se indicar um procedimento cirúrgico em casos de GBG, é conveniente que o neurocirurgião se questione sobre a possibilidade de sua cirurgia:

- Melhorar os sintomas (geralmente crises epilépticas);
- Evitar ou diminuir o risco de progressão para um tumor de maior grau de malignização;
- Melhorar sobrevida.

Ressecção Cirúrgica × Epilepsia

Muitos estudos têm mostrado o benefício do tratamento cirúrgico no controle das crises epilépticas de pacientes com GBG. Chang *et al.* analisaram retrospectivamente os prontuários de 332 pacientes operados por GBG e observaram que 50% dos pacientes com crises não controladas ficaram sem crises em 6 meses. Esse estudo também mostrou que ressecção total e menor tempo entre primeira crise epiléptica e tratamento cirúrgico foram fatores associados a um melhor controle de crises, realçando assim a importância da cirurgia precoce.[15]

Uma revisão sistemática da literatura envolvendo 41 estudos e 1.181 pacientes com GBGs de lobo temporal tratados cirurgicamente foi publicada em 2012. Observou-se que a extensão da cirurgia foi associada ao controle de crises, reforçando dados anteriores que já corroboravam a importância de uma ressecção cirúrgica ampla no tratamento da epilepsia desses pacientes.[16]

Ressecção Cirúrgica × Progressão da Doença

Postula-se que, quanto maior o *pool* de células malignas presentes em um tecido, maior o potencial de transformação para tumores de mais alto grau de malignidade. Dessa forma, o volume tumoral residual serviria como preditor da transformação anaplásica. Estudos têm sido desenvolvidos, então, para estabelecer uma relação entre volume pré-operatório e residual de GBGs e progressão para tumores de maior grau de malignização. Berger *et al.* analisaram retrospectivamente 43 casos de GBGs submetidos à ressecção cirúrgica e concluíram que um maior volume tumoral pré-operatório, bem como um maior volume tumoral residual, estava associado a um menor tempo de progressão e a um maior risco de recorrência em maior grau de malignidade.[17]

Análises de biópsias feitas além da área tumoral definida por RNM têm demonstrado presença de células tumorais até 20 mm distantes das alterações de sinal na RNM.[18] Dessa forma, o conceito de ressecção supratotal (além da área de alterações de sinal na RNM) vem ganhando força para evitar a transformação anaplásica e, assim, a progressão da doença.[19]

Ressecção Cirúrgica × Sobrevida

Como vimos, a ressecção cirúrgica favorece o controle de sintomas e evita a progressão dos GBGs. De mais interesse para o neurocirurgião, porém, é como essa estratégia influenciaria a sobrevida desses pacientes. Nas últimas décadas, cada vez mais se têm publicado trabalhos favorecendo uma ressecção ampla nos GBGs (Fig. 6-2).

Uma revisão da literatura publicada em 2008 estudou todos os trabalhos envolvendo a importância da ressecção ampla em GBGs publicados a partir de 1990. Foram descritos 10 estudos, todos retrospectivos, dos quais nove mostraram uma melhor sobrevida em 5 anos ou sobrevida livre de progressão em 5 anos com a ressecção ampla.[20] Apenas três desses estudos, porém, usaram metodologia de imagem volumétrica (3D) para mensurar a extensão do tumor e do resíduo pós-operatório.

Smith *et al.* também evidenciaram que a extensão da ressecção melhora a sobrevida. Adicionalmente, mostraram que tanto o volume pré-operatório quanto o volume tumoral pós-operatório impactam negativamente a sobrevida e sobrevida livre de progressão.[21]

Métodos de mapeamento cerebral intraoperatório, como a eletroestimulação direta, em cirurgias com paciente acordado, têm ajudado os neurocirurgiões a atingir a tão desejada ressecção total ou supratotal, minimizando as sequelas neurológicas, que ficam em torno de 2%, e aumentando a sobrevida desses pacientes (Fig. 6-3).[22-24]

Apesar de todas essas evidências a favor do papel da ressecção cirúrgica ampla no tratamento dos gliomas, não se pode esquecer as limitações desses estudos. A grande maioria se trata de trabalhos retrospectivos; há vieses de seleção, tanto de pacientes quanto de tratamento; o grau de ressecção geralmente foi avaliado pelo próprio cirurgião (que tende a superestimá-lo), por técnicas de imagem não volumétrica ou mesmo por tomografia.

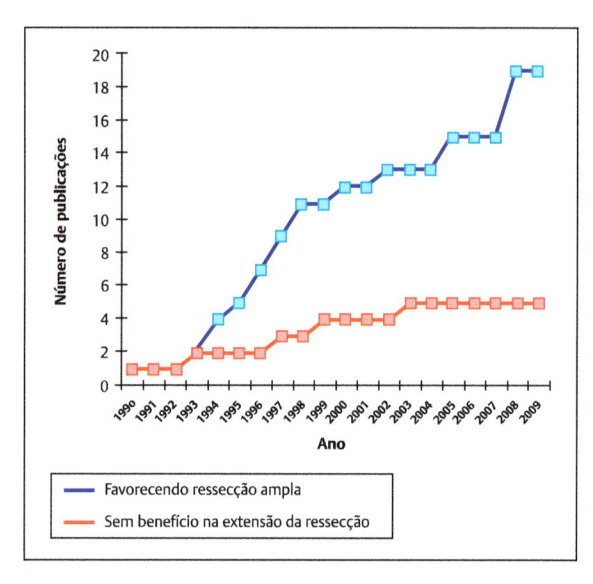

Fig. 6-2. Número de publicações acerca da extensão da ressecção de GBGs ao longo dos anos. (Cedida por Mitchell S. Berger MD e Adaptada).

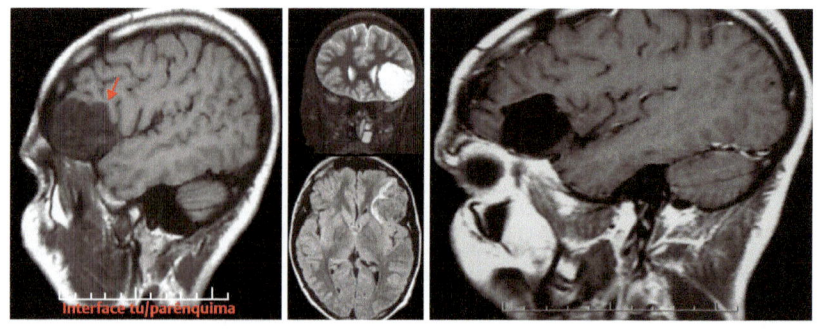

Fig. 6-3. Imagens pré e pós-ressecção total de glioma de baixo grau.

RADIOTERAPIA

Evidências apontam benefício na sobrevida de pacientes com GBG submetidos a ressecção incompleta e radioterapia adjuvante.[25] Dois estudos prospectivos mostraram que não há diferença na sobrevida ou sobrevida livre de progressão com doses baixas ou altas (45 Gy × 59,4 Gy; 50,4 Gy × 64,8 Gy), e que doses altas provocaram mais efeitos adversos (leucoencefalopatia e déficits cognitivos).[26,27]

Em relação ao *timing* da radioterapia, a precoce (pós-operatória) aumenta a sobrevida livre de progressão, mas não altera a sobrevida geral quando comparada àquela administrada apenas na progressão. Importante ressaltar que a radioterapia precoce não aumenta risco de transformação anaplásica.[28]

A radiocirurgia estereotáxica não apresenta benefício em relação à radioterapia convencional nos GBGs. Há um grande estudo ainda em andamento avaliando a radioterapia por próton nos pacientes com GBG.[29]

QUIMIOTERAPIA

Estudos têm demonstrado melhora radiológica em pacientes com GBG tratados com temozolamida.[30,31] O estudo RTOG 0424 mostrou que a sobrevida em 3 anos de pacientes com GBG de alto risco tratados com temozolamida e radioterapia foi maior do que aquela de pacientes submetidos apenas à radioterapia.[32] Essa resposta à temozolamida parece ser maior naqueles pacientes com GBG e deleção 1p.[33] Há estudos em desenvolvimento que buscam determinar qual seria o melhor regime de quimioterapia nesses pacientes.

CONCLUSÕES

- Estratégias menos invasivas, como seguimento por imagem e biópsia, devem ser adotadas em casos excepcionais, como em pacientes assintomáticos e de baixo risco (idade < 40 anos, tumores < 6 cm), bem como em tumores profundos e de áreas eloquentes;
- Por outro lado, a ressecção total melhora o controle das crises epilépticas, diminui o risco de progresso da doença e melhora a sobrevida. Métodos de mapeamento intraoperatório contribuem para uma cirurgia mais segura, minimizando os déficits;
- Em relação à radioterapia em GBGs, deve ser realizada em baixas doses (45-54 Gy) e preferencialmente após ressecções incompletas. Há benefício na sobrevida livre de progressão;
- Temozolamida tem sido o quimioterápico mais estudado nos GBGs. Há melhora radiológica e evidências apontam para uma possível melhora na sobrevida. Estudos estão em desenvolvimento para elucidação do melhor regime quimioterápico.

REFERÊNCIAS BIBLIOGRÁFICAS

1. Forst DA, Nahed BV, Loeffler JS, Batchelor TT. Low grade gliomas. The Oncologist. 2014;19:403-13.
2. Pouratian N, Asthagiri A, Jagannathan J, et al. Surgery insight: The role of surgery in the management of low-grade gliomas. Nat Clin Pract Neurol. 2007;3:628-39.
3. Cairncross JG, Laperriere NJ. Low-grade glioma. To treat or not to treat? Arch Neurol. 1989;46:1238-9.
4. Recht LD, et al. Suspected low-grade glioma: is deferring treatment safe? Ann Neurol. 1992;31:431-6.
5. Reijneveld JC, et al. Cognitive status and quality of life in patients with suspected versus proven low-grade gliomas. Neurology. 2001;56:618-23.
6. van Veelen ML, et al. Supratentorial low grade astrocytoma: prognostic factors, dedifferentiation, and the issue of early versus late surgery. J Neurol Neurosurg Psychiatry. 1998;64:581-7.
7. Pace A, et al. Temozolomide chemotherapy for progressive low-grade glioma: clinical benefits and radiological response. Ann Oncol. 2003;14:1722-6.
8. Kondziolka D, et al. Unreliability of contemporary neurodiagnostic imaging in evaluating suspected adult supratentorial (low-grade) astrocytoma. J Neurosurg. 1993;79:533-6.
9. Scott JN, et al. How often are nonenhancing supratentorial gliomas malignant? A population study. Neurology. 2002;59:947-9.
10. Pouratian N, Asthagiri A, Jagannathan J, et al. Surgery insight: the role of surgery in the management of low-grade gliomas. Nature Clinical Practice Neurology. 2007;3:628-39.
11. McGirt MJ, et al. MRI-guided stereotactic biopsy in the diagnosis of glioma: comparison of biopsy and surgical resection specimen. Surg Neurol 2003; 59: 277-81.
12. Jackson RJ et al. Limitations of stereotactic biopsy in the initial management of gliomas. Neuro Oncol. 2001;3:193-200.
13. Jakola AS, Myrmel KS, Kloster R, et al. Comparison of a strategy favoring early surgical resection vs a strategy favoring watchful waiting in low-grade gliomas. JAMA. 2012;308(18):1881-8.
14. Hall WA. The safety and efficacy of stereotactic biopsy for intracranial lesions. Cancer. 1998;82:1749-55.
15. Chang EF, Potts MB, Keles E, Lamborn KR, Chang SM et al. Seizure characteristics and control following resection in 332 patients with low-grade gliomas. J Neurosurg 2008; 108: 227-35
16. Englot DJ, Han SJ, Berger MS, et al. Extent of surgical resection predicts seizure freedom in low-grade temporal lobe brain tumors. Neurosurgery. 2012;70:921-8.
17. Berger MS, Deliganis AV, Dobbins J, Keles GE. The effect of extent of resection on recurrence in patients with low grade cerebral hemisphere gliomas. Cancer. 1994;74(6):1784-91.
18. Pallud J, Varlet P, Devaux B, et al. Diffuse low-grade oligodendrogliomas estend beyond MRI-defined abnormalities. Neurology. 2010;74:1724-31.

19. Yordanova Y, Moritz-Gasser S, Duffau H. Awake surgery for WHO grade II gliomas within non-eloquent areas in the left dominant hemisphere: toward a supratotal resection. J Neurosurg. 2011;115:232-9.
20. Sanai N, Berger MS. Glioma extent of resectiond and its impact on patient outcome. Neurosurgery. 2008;62:753-66.
21. Smith JS, Chang EF, Lamborn KR, et al. Role ox extent of resection in the long-term outcome of low-grade hemispheric gliomas. Journal of Clinical Oncology. 2008;26 (8):1338-45.
22. Duffau H, Gatignol P, Mandonnet E, et al. Contribution of intraoperative subcortical stimulation mapping of language pathways: a consecutive series of 115 patients operated on for a WHO grade II glioma in the left dominant hemi sphere. J Neurosurg. 2008;109:461-71.
23. Sanai N, Mirzadeh Z, Berger MS. Functional outcome after language mapping for glioma resection. N Engl J Med. 2008;358:18-27.
24. Chang EF, Clark A, Smith JS, et al. Functional mapping-guided resection of low-grade gliomas in eloquent areas of the brain: improvement of long-term survival. J Neurosurg. 2011;114:566-73.
25. Shaw EG, Daumas-Duport C, Scheithauer BW, et al. Radiation therapy in the management of low-grade supratentorial astrocytomas. J Neurosurg. 1989;70(6):853-61.
26. Karim AB, Maat B, Hatlevoll R, et al. A randomized trial on dose-response in radiation therapy of low-grade cerebral glioma: European Organization for Research and Treatment of Cancer (EORTC) Study 22844. Int J Radiat Oncol Biol Phys. 1996;36:549-56.
27. Shaw E, Arusell R, Scheithauer B, et al. Prospective randomized trial of low- versus high-dose radiation therapy in adults with supratentorial low-grade glioma: Initial report of a North Central Cancer Treatment Group/Radiation Therapy Oncology Group/Eastern Cooperative Oncology Group study. J Clin Oncol. 2002;20:2267-76.
28. van den Bent MJ, Afra D, de Witte O, et al. EORTC radiotherapy and brain tumor groups and the UK medical research council. Long-term efficacy of early versus delayed radiotherapy for low-grade astrocytoma and oligodendroglioma in adults: The EORTC 22845 randomised trial. Lancet. 2005;366:985-90.
29. U.S. National Institutes of Health. Proton Radiation Therapy for Low Grade Gliomas. ClinicalTrials.gov Identifier: NCT01358058. 2014.
30. Quinn JA, Reardon DA, Friedman AH, et al. Phase II trial of temozolomide in patients with progressive low-grade glioma. J Clin Oncol. 2003;21:646-51.
31. Schiff D, Brown PD, Giannini C. Outcome in adult low-grade glioma: The impact of prognostic factors and treatment. Neurology. 2007;69:1366-73.
32. Fisher BJ, Lui J, Macdonald DR, et al. A phase II study of a temozolomide-based chemoradiotherapy regimen for high-risk LGG: preliminary results of RTOG 0424. Proc Am Soc Clin Oncol [Abstract 2008]. 2013.
33. Baumert BG, Mason WP, Ryan G, et al. Temozolomide chemotherapy versus radiotherapy in molecularly characterized (1p loss) low-grade glioma: a randomized phase III intergroup study by the EORTC/NCIC-CTG/TROG/MRC-CTU (EORTC 22033-26033). Proc Am Soc Clin Oncol. 2013.

CAPÍTULO 7
GLIOMAS DE ALTO GRAU
José Marcus Rotta • Matheus Fernandes de Oliveira

INTRODUÇÃO

Aproximadamente 30.000 pacientes por ano são diagnosticados com tumores do sistema nervoso central (SNC), sendo 5.000 benignos e 25.000 malignos. Entre esses, 6.000 são de baixo grau e 19.000 de alto grau de malignidade. Os tumores malignos de SNC correspondem a segunda causa de morte por câncer pediátrico e quarta causa de morte por câncer em adultos jovens.

Os gliomas são classificados em quatro graus com base na histologia: graus I e II são considerados gliomas de baixo grau, e graus III e IV são considerados gliomas de alto grau. Os gliomas de grau III incluem astrocitomas anaplásicos que são classificados com base em mutações no gene da isocitrato desidrogenase (IDH) em categorias IDH-mutante, IDH-tipo selvagem e não especificadas de outro modo (NOS); oligodendrogliomas anaplásicos são diagnosticados com base nas perdas combinadas do braço inteiro dos cromossomos 1p e 19q (codeleção 1p/19q) além da mutação IDH; e oligodendrogliomas anaplásicos NOS (ausência de codeleção 1p/19q e mutação IDH). Já os gliomas grau IV incluem glioblastoma IDH-selvagem (aproximadamente 90% dos casos); glioblastoma IDH-mutante; e glioblastoma NOS. Os gliomas grau IV apresentam sobrevida média de um ano e, nos gliomas grau III, a sobrevida é de dois a três anos.

A exposição com altas doses de radiação ionizante na região craniana é um fator de risco conhecido no desenvolvimento de gliomas de alto grau, particularmente os glioblastomas. Em contrapartida, até a presente data não há correlação com fatores ambientais, toxinas, infecções, uso de telefones celulares ou trauma cranioencefálico no desenvolvimento de gliomas de alto grau. Síndromes genéticas hereditárias, como síndrome de Li-Fraumeni, associadas à mutação germinativa no gene TP53; neurofibromatose tipo 1 e 2; síndrome de Cowden; esclerose tuberosa; síndrome de Turcot e schwannomatose familiar, juntas, estão relacionadas com aproximadamente 5% dos casos de gliomas de alto grau. Uma história familiar de glioma raramente é observada, mas, quando presente, está associada a um aumento em duas vezes no risco de desenvolver essa neoplasia do SNC.

O glioblastoma multiforme (GBM) representa 82% dos casos dos gliomas malignos e histologicamente apresenta alta celularidade, atividade mitótica exuberante, proliferação vascular e necrose. Gliomas são mais comuns em homens do que em mulheres e em populações brancas do que negras. O tratamento geralmente envolve ressecção cirúrgica e adjuvância (quimioterapia e radioterapia). Por meio da sofisticação dos exames de neuroimagem, como tomografia computadorizada de crânio (TC), ressonância magnética de encéfalo (RM), angiorressonância encefálica (angio-RM), angiografia cerebral digital, (angio-digital), é possível obter a localização exata das lesões intracranianas, permitindo estabelecer relações importantes do tumor com estruturas neuroanatômicas referenciais, predizer o grau de dificuldade cirúrgica, o risco de déficits neurológicos, além de estabelecer critérios para escolha da via de acesso adequada.

TUMORIGÊNESE

Os tumores constituem um grupo de doenças caracterizado por desarranjo celular, relacionado com o núcleo celular, sobretudo com o DNA. Os tumores primários do SNC são, em 90% dos casos, provenientes de células somáticas, e o primeiro e segundo eventos relacionados com efeito espontâneo, radiação ionizante ou causa química.

No primeiro evento, com alteração patológica do DNA, o gene supressor de tumor desempenha papel fundamental. Há aumento da proteína P53, cuja produção é relacionada com o braço curto do cromossomo 17, que bloqueia o ciclo celular, permitindo a execução do reparo do DNA danificado. Sendo o reparo adequado, a célula segue seu ciclo biológico normal; sendo o reparo do DNA inadequado, a célula sofre apoptose. Já o segundo evento cursa com alteração no cromossomo 17, o gene passa a suprimir o supressor e a proteína P53, outrora normal, transforma-se em uma oncoproteína, incrementando o ciclo celular e favorecendo o desenvolvimento tumoral. No SNC, o gene que promove o crescimento tumoral é o fator de crescimento epidérmico (*epidermal growth factor receptor* – EFGR).

O GBM pode ser proveniente de uma progressão maligna, na qual inicialmente o astrócito apresenta alteração na proteína P53, originando o astrocitoma (baixo grau de malignidade), que, ao apresentar perda da heterozigose e/ou alteração do P16, transforma-se em astrocitoma anaplásico (alto grau de malignidade); havendo alteração no cromossomo 10, origina-se o glioblastoma (Fig. 7-1). Pior prognóstico é observado no GBM que não se originou dessa progressão maligna, mas que já surgiu como GBM, referido como *de novo*.

Ao analisar o comportamento do GBM quanto ao ciclo celular, a fase de síntese (fase S) no GBM é de aproximadamente 7 horas e todo o ciclo celular varia de 24 a 48 horas. Entretanto, o GBM dobra de tamanho em 17 a 21 dias; neste tumor, o "*pool* não proliferativo" (fase G0) é de 60% a 70%, o "*pool*

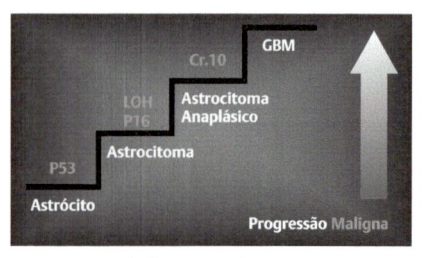

Fig. 7-1. Progressão dos tumores do SNC.

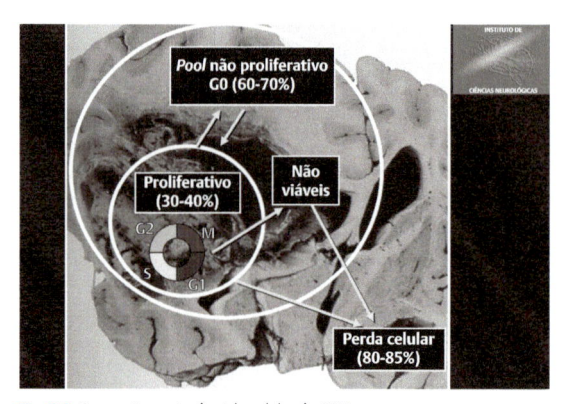

Fig. 7-2. Comportamento do ciclo celular do GBM.

proliferativo" de 30% a 40% (se extremamente maligno) e, pela produção de células extremamente danificadas, há perda celular tumoral de até 85%. (Fig. 7-2). Existem métodos para mensuração do comportamento biológico e cálculo do tempo de duplicação tumoral: Ki-67, MIBI-1, citometria de fluxo (apresentando em gráfico a porcentagem celular em cada fase do ciclo).

Quanto à biologia molecular dos gliomas malignos, estudos de associação genômica ampla identificaram algumas variantes de suscetibilidade, como 20q13.33 (RTEL), 5p15.33 (TERT), 9p21.3 (CDKN2BAS), 7p11.2 (EGFR), 8q24.21 (CCDC26) e 11q23.3 (PHLDB1), mas esses genes são apenas fracamente associados ao glioma, possivelmente refletindo múltiplos subgrupos moleculares. Ainda, em relação a expressão genômica ampla dos glioblastomas, revelam-se 4 subclasses transcricionais, exibindo características remanescentes de tipos celulares distintos: clássico, mesenquimal, proneural e neural.

A subclasse clássica de glioblastoma tipicamente exibe amplificações do cromossomo 7, deleções do cromossomo 10, amplificação do EGFR, mutações EGFR (mutações de ponto e VIII) e deleção de *locus* Ink4a/ARF. A subclasse mesenquimal apresenta alta frequência de mutação/deleção de NF1 e alta expressão de CHI3L1, MET e genes envolvidos nas vias do fator de necrose tumoral e do fator nuclear κB. Os glioblastomas proneurais são caracterizados por alterações de PDGFRA e mutações em IDH1 e TP53, compartilhando características de expressão gênica com gliomas de baixo grau e glioblastomas secundários (isto é, gliomas de baixo grau que mais tarde se tornaram glioblastoma). A subclasse neural é caracterizada pela expressão de marcadores neuronais.

QUADRO CLÍNICO

Os sinais e sintomas neurológicos (convulsões, déficits focais, hipertensão intracraniana) são observados nos GBMs com volumes de pelo menos 10 cm³. De um modo geral, no momento do diagnóstico, o volume tumoral varia de 10 a 50 cm³.

Episódios de cefaleia são relativamente frequentes, presentes em 50% dos doentes no momento do diagnóstico, mas sem um padrão de dor específica. Piora progressiva, localização unilateral e cefaleia iniciada em um paciente com mais de 50 anos são algumas das características que podem distinguir cefaleia associada a um tumor de uma cefaleia benigna. Apesar de o papiledema estar associado à hipertensão intracraniana, esse sinal neurológico raramente é visto atualmente, pois métodos de imagem são aplicados em estágios iniciais da doença.

Transtornos cognitivos e distúrbios de personalidade podem ser observados e são frequentemente confundidos com transtornos psiquiátricos ou demência, em particular nos indivíduos idosos. Ataxia de marcha e incontinência podem estar presentes, geralmente em tumores maiores, com efeito de massa significativo. Sinais focais como hemiparesia, déficit sensitivo ou distúrbios do campo visual são comuns e refletem a localização do tumor. Ocasionalmente, o desenvolvimento dos sintomas é rápido, simulando um acidente vascular cerebral. As dificuldades de linguagem podem ser confundidas com confusão ou delírio. Convulsão é a manifestação de apresentação em cerca de 20% a 40% dos pacientes, e geralmente um início focal é relatado.

DIAGNÓSTICO POR IMAGEM

A neuroimagem com ressonância magnética é preferível à tomografia computadorizada. Os gliomas de alto grau tipicamente contrastam de forma heterogênea com o gadolínio, com alterações de sinal T2 que não envolvem a região circundante, que representam tumor infiltrativo, além do edema (Fig. 7-3). Evidência de hemorragia ou restrição de difusão também pode ser vista.

Ocasionalmente, os tumores podem ser multifocais e atravessar a linha média. A disseminação leptomeníngea é rara no momento do diagnóstico e, geralmente, a RM da coluna não é realizada, a menos que exista suspeita clínica.

Achados na ressonância magnética podem ser indistinguíveis de metástases cerebrais e linfomas. Várias síndromes não neoplásicas podem mimetizar gliomas malignos na neuroimagem, incluindo abscesso cerebral, acidente vascular cerebral subagudo, esclerose múltipla e outras doenças inflamatórias. Procurar por elementos na história do paciente que apontem para esses diagnósticos alternativos antes da cirurgia é imperativo.

Algumas modalidades de RM têm maior poder diagnóstico e auxiliam nas decisões cirúrgicas dos glioblastomas. A imagem por tensor de difusão pode ser útil como diagnóstico diferencial e também pode ser usada para diferenciar tumor residual pós-operatório de áreas isquêmicas. A sequência com perfusão geralmente revela áreas com fluxo sanguíneo elevado na área do tumor sólido e menor fluxo sanguíneo na necrose. É a principal ferramenta para diferenciar o crescimento tumoral da radionecrose, uma vez que esta última é "fria", enquanto o tumor é "quente". A espectroscopia por ressonância magnética também acrescenta novas informações sobre o ambiente químico dentro e ao redor da massa tumoral. Nos glioblastomas, há geralmente uma relação inversa entre colina/creatina e n-acetil-aspartato (NAA) elevado. Por fim, a tractografia de RM é capaz de identificar os trajetos dos principais feixes de fibras na substância branca do encéfalo. Desse modo, auxilia na escolha da abordagem cirúrgica e minimiza os danos neurológicos secundários.

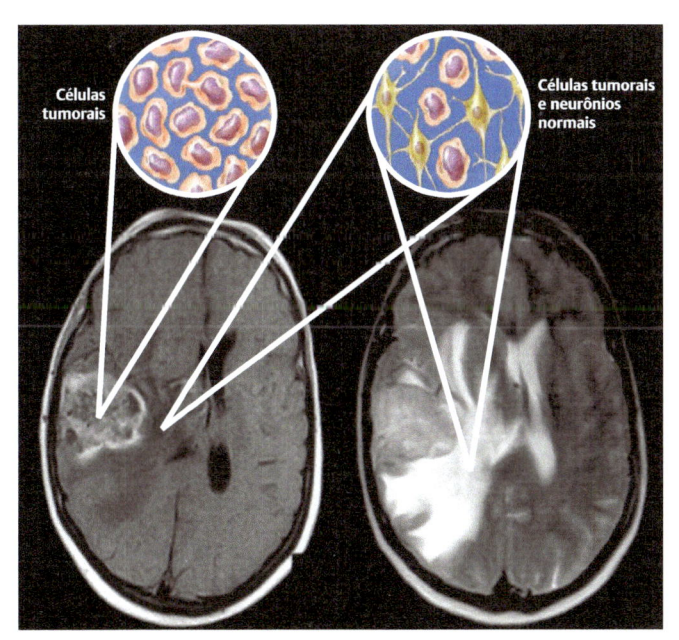

Fig. 7-3. Nos gliomas de alto grau, o edema circunjacente também contém células tumorais.

FATORES PROGNÓSTICOS

Três marcadores moleculares tem significado prognóstico nos gliomas de alto grau: codeleção 1p/19q, mutação IDH1/IDH2, e metilação do promotor do gene MGMT (O-6-metilguanina-ADN metiltransferase).

O gene MGMT, considerado um supressor tumoral, codifica uma enzima de reparo do DNA que remove adutos de alquila da posição O6 da guanina no DNA e protege as células contra efeitos mutagênicos, carcinogênicos e citotóxicos de agentes alquilantes.

No estudo de referência que estabeleceu a radioterapia craniana associada à temozolomida como o tratamento padrão para pacientes com glioblastoma, a metilação do promotor do MGMT demonstrou maior sobrevida nos doentes. As mutações IDH também estão associadas a um prognóstico favorável em gliomas de alto grau. Mutações IDH1 são vistas em 70% a 80% dos gliomas grau II e III e glioblastomas secundários (transformação de um tumor de baixo grau). Apenas 3% dos glioblastomas primários abrigam mutações IDH1. De fato, os glioblastomas com mutações IDH1 são agora considerados como representando uma entidade distinta em termos de sua apresentação fenotípica, epigenética e genômica comparada aos glioblastomas do tipo IDH-selvagem. Mutações IDH2 são menos frequentes em gliomas.

A perda de heterozigosidade nos cromossomos 1p e 19q (referida como codeleção ou perda do gene inteiro, provavelmente como resultado de translocação cromossômica) em oligodendrogliomas anaplásicos está associada com melhor resposta à terapia e sobrevida.

TRATAMENTO

O tratamento dos gliomas de alto grau evoluiu nos últimos dez anos. A despeito disso, o fundamento terapêutico é a ressecção cirúrgica máxima seguida de radioterapia e quimioterapia. Após a ressecção cirúrgica, a radioterapia é realizada com feixe externo de campo envolvido com temozolomida concomitante, seguida de temozolomida adjuvante.

Tratamento Cirúrgico

O grau de ressecção dos gliomas malignos relaciona-se diretamente com o prognóstico (Figs. 7-4 e 7-5). Desta forma, o tratamento cirúrgico representa a ação isolada com maior impacto na história natural dos gliomas malignos. Trabalhos clássicos do grupo do MD Anderson e da Universidade de São Francisco corroboram que a ressecção radical tem valor prognóstico, sendo o único fator prognóstico que podemos modificar, pois os outros fatores, como idade, índice de Karnosfsky e histologia, não podem ser modificados.

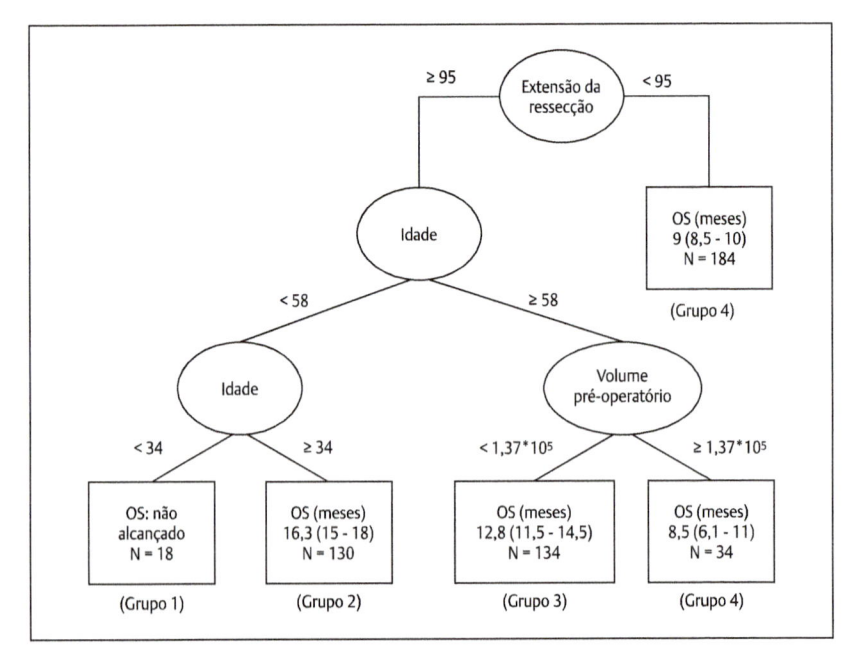

Fig. 7-4. O grau de ressecção interfere com a sobrevida total.

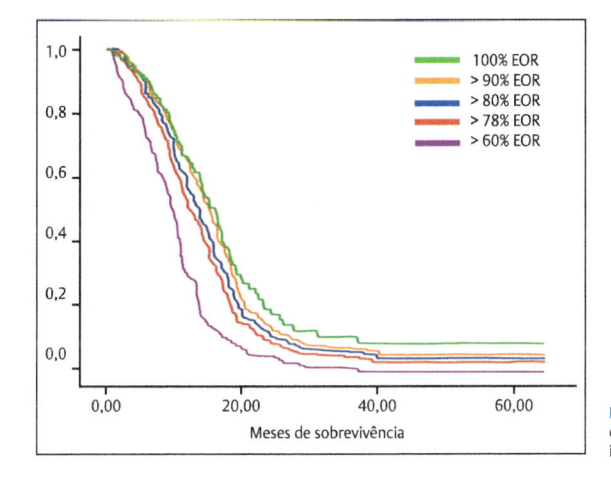

Fig. 7-5. Ressecções abaixo de 78% da massa tumoral têm impacto limitado da sobrevida.

Os argumentos favoráveis à ressecção radical, ou seja, exérese de mais que 95% do tamanho tumoral são: diminuição do volume tumoral (citorredução), reversão déficits neurológicos, alívio da hipertensão intracraniana, controle de convulsões refratárias, obtenção de material para estudo/diagnóstico, efeito limitado e transitório da radioterapia e quimioterapia.

Ao avaliar a localização do glioma como fator prognóstico isolado, diversos trabalhos científicos demonstraram que tumores superficiais têm melhor prognóstico que os profundos. Possivelmente a explicação para este fato está na questão da ressecabilidade cirúrgica radical ser nitidamente mais simples nos tumores superficiais.

Desse modo, como o grau de ressecção cirúrgica relaciona-se diretamente com melhora do prognóstico (tempo de sobrevida e qualidade de vida/índice de Karnofsky), procedimentos poucos invasivos, como biópsia estereotáxica para GBM, ficam reservados apenas (do ponto de vista neurocirúrgico) para os casos de invasão bilateral do corpo caloso e tronco cerebral, e, óbviamente, nos casos de falta de condições clínicas do paciente para craniotomia (cirurgia de grande porte).

Estratégias Neurocirúrgicas
O tratamento cirúrgico envolve duas etapas fundamentais para o sucesso terapêutico.

Primeira Etapa – Planejamento Cirúrgico
Para o adequado planejamento pré-operatório, tornam-se mandatórios:

A) História clínica detalhada, exame físico geral e específico (exame neurológico);
B) Execução e interpretação maximizada de todos exames de neuroimagem disponíveis e necessários (TCC com e sem contraste, RM, angio-RM de encéfalo, espectroscopia, tractografia, estudos de perfusão, angio-digital cerebral);
C) Conhecimento da doença em questão. Neste momento, o conhecimento neuroanatômico aplicado é essencial, tanto no que se diz respeito à macro como à microneuroanatomia.

Do ponto de vista filosófico, cabe ressaltar que o planejamento do ato operatório deve vir de "dentro para fora"; isto é, inicialmente deve-se entender o tumor utilizando exames de neuroimagem (consistência, vascularização, limites, interface tumor/parênquima cerebral, cistos, necrose, edema perilesional) (Figs. 7-6).

Avalia-se então sua relação topográfica com o encéfalo, correlacionando com áreas eloquentes (córtex sensitivo e motor, área motora suplementar, áreas adjacentes aos tratos motores subcorticais – ínsula, tálamo, lobo temporal mesial, medula, córtex da linguagem e vias ópticas) e com sulcos e fissuras que naturalmente permitem acesso cirúrgico à profundidade sem lesão neurológica adicional (sulco temporo-occipital, sulco frontal superior, sulco central, sulco intraparietal, fissura sylviana e fissura inter-hemisférica) (Figs. 7-7 e 7-8).

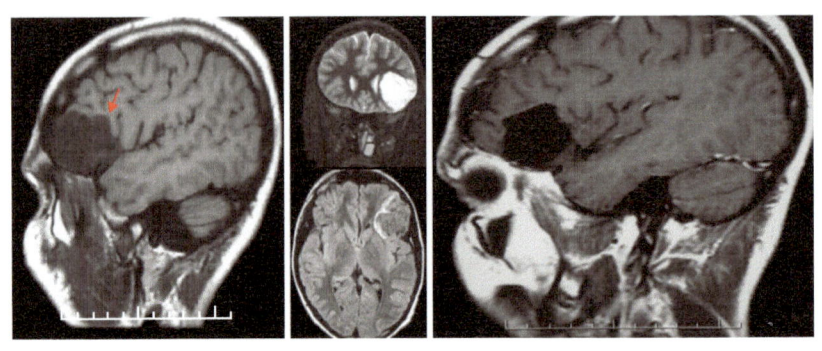

Fig. 7-6. Relações do tumor sólido não infiltrativo.

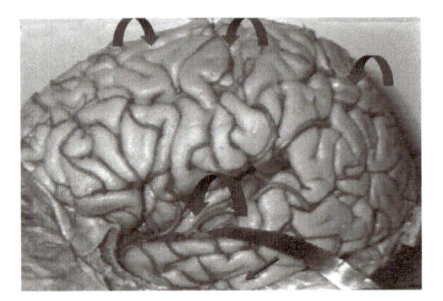

Fig. 7-7. Superfície lateral cerebral e marcos anatômicos.

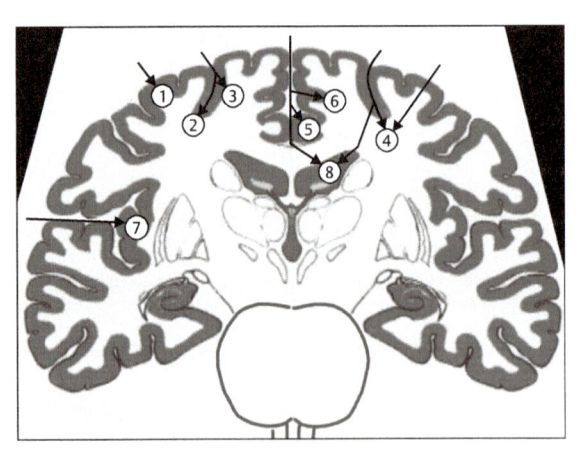

Fig. 7-8. Principais vias para abordagem cirúrgica.
1. Transcortical superficial;
2 e 3. Transulcal; 4. Transcortical ou transulcal profunda;
5 e 6. Inter-hemisférica;
7. Transylviana; 8. Inter-hemisférica e transcalosa.

Segunda Etapa – Execução do Ato Cirúrgico

Seguindo a premissa, **ressecção radical sem adição de déficits neurológicos permanentes**, utilizam-se conhecimentos neuroanatômicos já estabelecidos (sulcos e fissuras – chave para acesso à profundidade) e recursos tecnológicos (neurofisiológicos ou neuroimagem) no intraoperatório – sistema de navegação encefálica, neuroestimulação cortical e tratos, ultrassonografia e RM intraoperatória.

A Figura 7-9 correlaciona a via neuroanatômica e seu alcance na profundidade encefálica.

O sistema de neuronavegação intraoperatória (Fig. 7-10) permite a maximização do uso de dados neuroanatômicos e neuroanatomopatológicos a partir de exames de neuroimagem adquiridos no pré-operatório, que, submetidos a determinado *software*, permitem, com sistema de fiduciais acoplados ao paciente monitorado por sistema infravermelho, fornecer em tempo real a localização de instrumentos cirúrgicos nas diversas neuroimagens. A grande crítica está no *Brain Shift* que ocorre com o posicionamento cirúrgico, com a craniotomia e drenagem de liquor, aumentando a margem de erro.

A estimulação magnética transcraniana também pode ajudar a delimitar o tumor no planejamento cirúrgico (Fig. 7-11). A marcação de alvo profundo com arco de estereotaxia (Fig. 7-12) também se torna útil para localização tumoral, com a ressalva que lesões não nítidas na TCC necessitarão de fusão computadorizada das imagens (tomografia + ressonância), o que torna o procedimento mais prolongado.

A RM encefálica intraoperatória pode fornecer dados importantes (relações com estruturas neurais delicadas e restos de tumor) em tempo real, permitindo otimização dos resultados operatórios. Todavia o alto custo do equipamento e a qualidade regular da imagem adquirida (0,5 a 1 Tesla) representam críticas ao método.

O mapeamento da extensão funcional intraoperatória auxilia no incremento da extensão da ressecção tumoral e evolução dos casos de glioma. O racional deste método é a diminuição da morbidade operatória e melhora da qualidade de vida, e redução da recidiva tumoral com remoção de cérebro adjacente não funcionante pelo risco de recorrência. As vias sensitivas e motoras, e os tratos subcorticais podem ser mapeados por estimulação direta. Para mapeamento de córtex motor abaixo da borda da craniotomia ou relacionado com a foice cerebral, utilizam-se tiras de eletrodos.

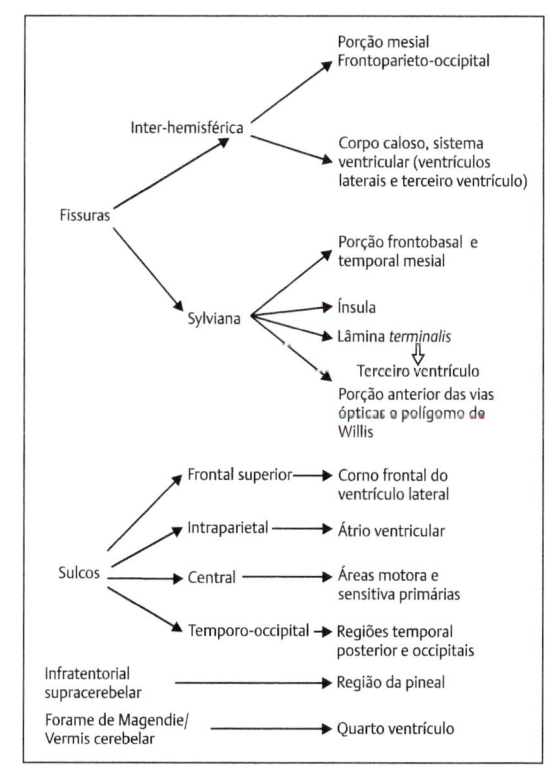

Fig. 7-9. Vias de acesso cirúrgico possíveis.

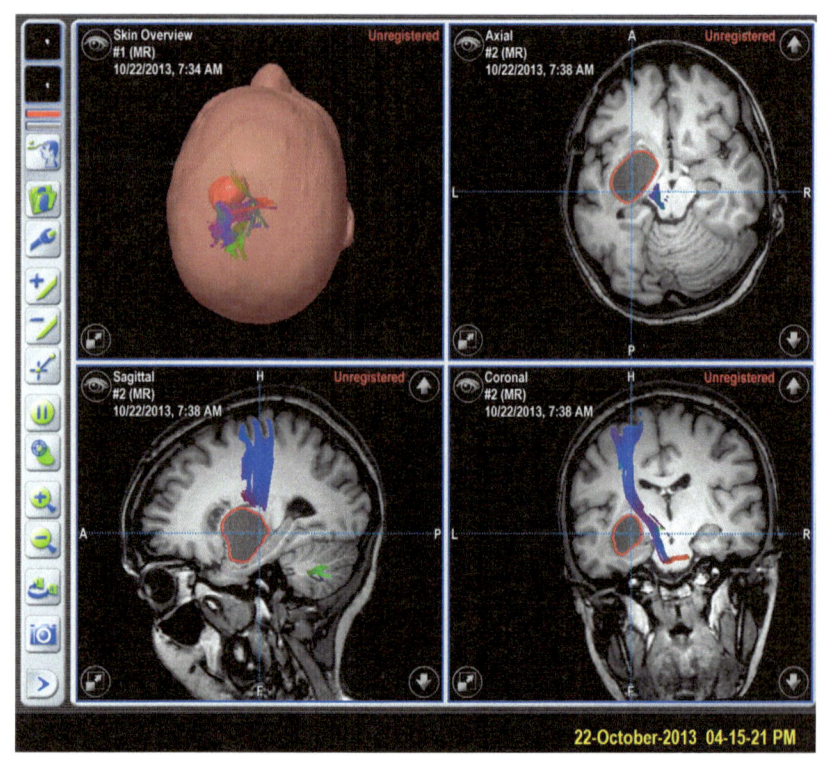

Fig. 7-10. Exemplo de aplicação de neuronavegação em lesão profunda.

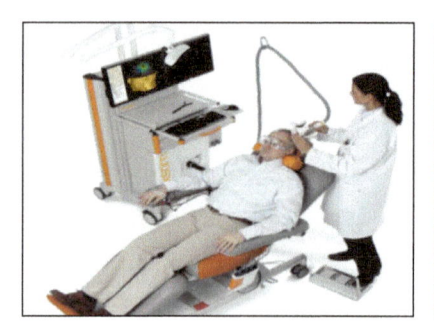

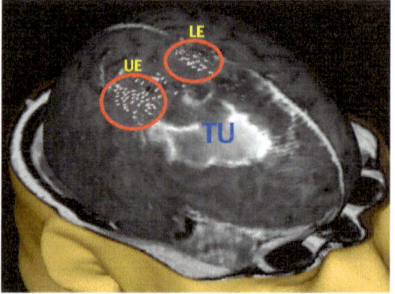

Fig. 7-11. Estimulação magnética transcraniana.

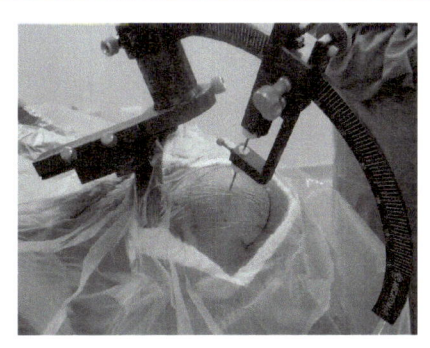

Fig. 7-12. Marcação estereotáxica.

O equipamento de neuroestimulação compreende o eletrodo bipolar, gerador de corrente constante (**pulsos de ondas quadradas constantes, 60 Hz, 1,0 ms de duração**) (Fig. 7-13).

Para mapeamento da linguagem necessita-se exposição cortical ampla, condição anestésica adequada, com o paciente acordado ou com implante de *grid* subdural para estudo (**Fig. 7-14**). Sabe-se que o limite para ressecção das áreas mapeadas é a distância maior que 1 cm. Relacionam-se sequelas neurológicas adicionais às ressecções realizadas a 1 cm ou menos da área mapeada.

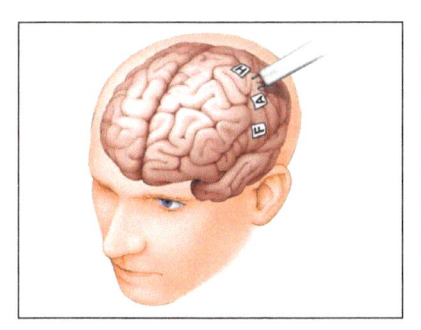

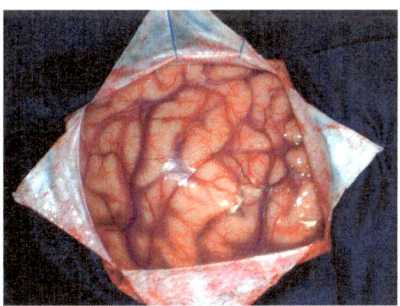

Fig. 7-13. Tumor próximo área motora em que foi utilizada a estimulação cortical.

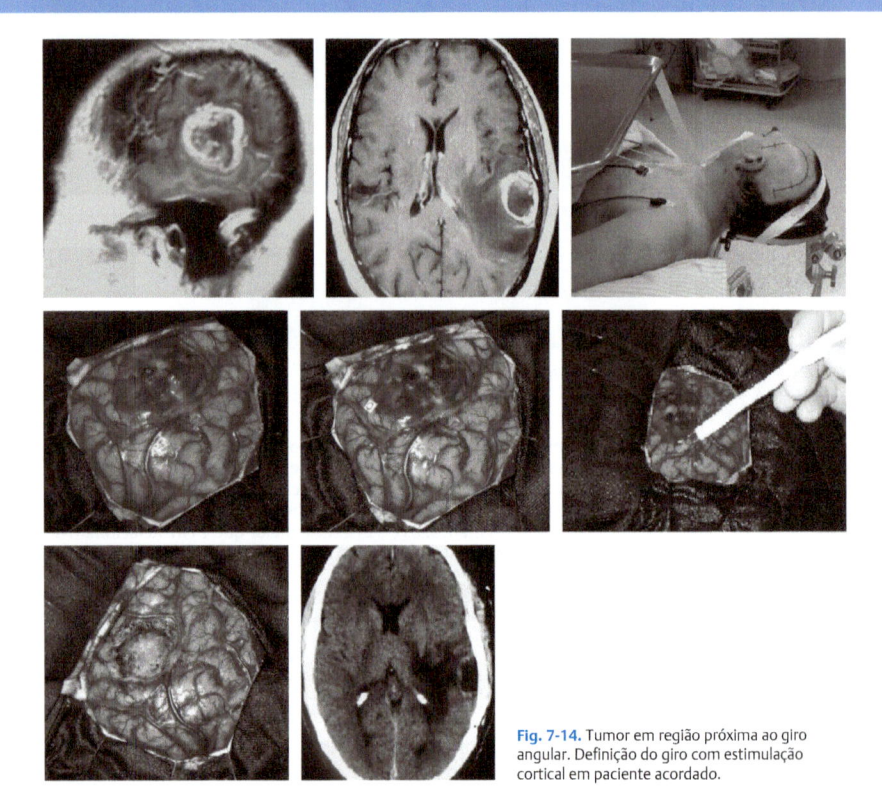

Fig. 7-14. Tumor em região próxima ao giro angular. Definição do giro com estimulação cortical em paciente acordado.

MANEJO PERIOPERATÓRIO
Pré-Operatório
- Pacientes com edema cerebral: no mínimo, nas 72 horas pré-operatórias, receber 4 mg de dexametasona de 6/6 h, EV;
- Controle de crises epilépticas com medicação anticonvulsivante;
- Decúbito com cabeceira elevada a 30 graus;
- Condições clínicas adequadas para cirurgia de grande porte (avaliação multidisciplinar, se necessária).

Intraoperatório
- Rotina usual, equipamento checado;
- Posicionamento e craniotomia adequados;
- Neuroanestesia adequada;
- Derivação ventricular externa ou derivação lombar externa, se necessária.

Pós-Operatório
- UTI equipada (monitor de pressão intracraniana);
- Neurointensivista 24 horas e equipe paramédica treinada;
- Exames de neuroimagem à disposição (controle com contraste até 24-48 horas pós-operatórias; TCC e/ou RM de encéfalo);
- Equipe neurocirúrgica à disposição 24 horas.

RESULTADOS ESPERADOS
A partir do início do tratamento, podem-se obter geralmente três padrões de evolução clínica: a história natural do tumor cerebral; casos de ressecção parcial em que o tumor permanece estável por determinado período e volta a crescer; casos de ressecção radical do tumor de modo que não é possível sua detecção nos exames de neuroimagem; entretanto, não pode se descartar a existência de células neoplásicas viáveis, o que caracteriza a fase de remissão. Após determinado período, o tumor volta a crescer.

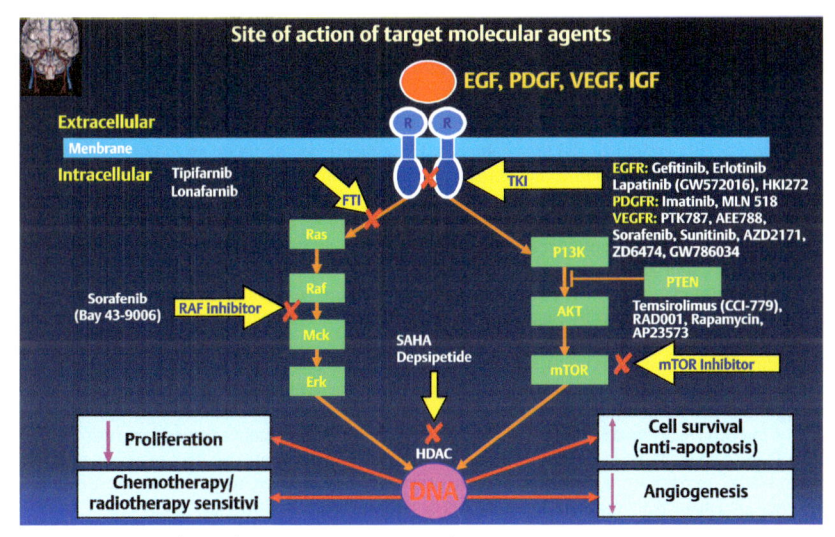

Fig. 7-15. Mecanismos de ação dos principais agentes quimioterápicos.

Para atingir a fase de remissão, utilizam-se cirurgia radical, radioterapia, braquiterapia, quimioterapia sistêmica, quimioterapia intra-arterial e inibidores da angiogênese.

Quando se atinge a fase de remissão, na qual não há lesão mensurável na RM, entra-se na fase de manutenção (Fig. 7-15), que inclui imunoterapia, inibidores do fator alfa de necrose tumoral, inibidor do PKC, bloqueio das proteases, quimioterapia sistêmica e inibição da glutationa transferase.

As principais falhas no tratamento neurocirúrgico relacionam-se com: áreas eloquentes, volume tumoral, acometimento de mais de um lobo cerebral e localização profunda (lesões a 1 cm da superfície cerebral da convexidade, intraventriculares, gânglios da base e tronco cerebral). As recidivas, ou recaída a partir da fase de remissão, têm origem multifatorial, em decorrência de reparo do DNA, mutagênese, aumento da alquiltransferase, aumento da glutationa transferase e imunocompetência do hospedeiro.

Tratamento Adjuvante

Após a cirurgia, radioterapia adjuvante combinada com quimioterapia deve ser considerada em todos os pacientes. A dose típica de radioterapia é de 60 Gy divididos em 30 frações. O uso da radioterapia modulada por intensidade tem sido cada vez mais preferido por causa da melhor capacidade de direcionamento, mas, até o momento, não há evidências de superioridade sobre outras técnicas de radioterapia focal. Por ser uma doença difusamente infiltrativa, atualmente não há papel definido para a radiocirurgia estereotáxica ou a braquiterapia como parte do tratamento de primeira linha.

O agente alquilante de DNA temozolomida é administrado por via oral, concomitante à radioterapia, seguido de um ciclo adjuvante. Além da temozolomida, o outro agente aprovado pela Food and Drug Administration dos Estados Unidos (FDA) para tratamento de primeira linha é constituído de polímeros biodegradáveis contendo o agente alquilante carmustina, implantados no leito tumoral após a ressecção do tumor.

Após a quimiorradioterapia, muitos pacientes, especialmente aqueles com tumores promotores MGMT metilados, apresentam aumento do tamanho do tumor e efeito de massa que correspondem aos efeitos da radioterapia, em vez de falha do tratamento. Esse processo, denominado pseudoprogressão, apresenta um problema diagnóstico desafiador, uma vez que alguns pacientes podem estar passando por uma progressão real do tumor e precisam de uma mudança no tratamento. A perfusão por ressonância magnética pode ser útil quando mostra um volume sanguíneo cerebral relativo diminuído (rCBV), sugerindo pseudoprogressão, mas, em pacientes com aumento da rCBV, o dilema diagnóstico permanece. A prática comum é continuar com a temozolomida adjuvante com acompanhamento radiográfico rigoroso se os pacientes forem assintomáticos e considerar corticosteroides, cirurgia ou tratamentos alternativos, como o bevacizumabe, se os pacientes forem altamente sintomáticos.

O bevacizumabe, um anticorpo monoclonal do fator de crescimento vascular endotelial (VEGF) que tem como alvo a angiogênese, está em estudo no tratamento de glioblastoma de primeira linha, adicionado à quimiorradioterapia com temozolomida. Os resultados preliminares de dois grandes estudos randomizados demonstraram aumento da sobrevida livre de progressão, mas não sobrevida global. Até que o significado desses achados seja claro, o bevacizumabe é geralmente reservado para tratamento de resgate, discutido mais adiante nesta seção.

COMPLICAÇÕES CLÍNICAS DE DOENTES COM GLIOMAS MALIGNOS

Os eventos tromboembólicos são uma complicação frequente resultante do estado pró-trombótico relacionado com o câncer, bem como certos tratamentos, como a quimioterapia e o bevacizumabe, agravados por déficits neurológicos e imobilização. A doença tromboembólica venosa é particularmente frequente, ocorrendo em 20% a 30% dos pacientes. Portanto, os anticoagulantes devem ser usados profilaticamente durante a internação em todos os pacientes e também devem ser considerados em pacientes ambulatoriais.

A hiperglicemia relacionada com corticosteroides é comum, resultando em aumento da morbidade e comprometimento do controle do tumor. Os corticosteroides aumentam a resistência à insulina e o tratamento é semelhante ao do diabetes tipo 2. As opções incluem metformina, sulfonilureias e tiazolidinedionas, embora, às vezes, seja necessário um regime de insulina individualizado para abordar as flutuações nos níveis de glicose que refletem os efeitos farmacocinéticos e farmacodinâmicos do regime de corticosteroide utilizado.

A miopatia relacionada com os corticosteroides, manifestada por fraqueza muscular proximal com dificuldade para subir escadas e caminhar, é outra complicação frequente que deve ser distinguida da progressão do tumor. Outras complicações com corticosteroides que exigem monitoramento ativo e intervenção imediata incluem confusão, alterações de personalidade, insônia e ganho de peso.

O tratamento de convulsões deve sempre ser indicado após a cirurgia no córtex supratentorial e se o paciente apresentar convulsões no diagnóstico da doença. Em casos assintomáticos ou com bom controle oncológico após a cirurgia e sem sinais de doença ativa, o uso é uma opção. Vários anticonvulsivantes podem ser aplicados, mas há uma clara preferência pelo levetiracetam, que é seguro, com poucos efeitos colaterais e melhor posologia. Também pode ser usado em pacientes grávidas. Alguns estudos têm apontado os potenciais benefícios do ácido valproico, sugerindo até mesmo um maior tempo de sobrevida global para os pacientes que o utilizam, no entanto isso não é um consenso.

SITUAÇÕES ESPECÍFICAS
Recidiva

Praticamente todos os doentes com glioblastomas podem apresentar recidiva tumoral em um período variável de 6 meses a 2 anos após tratamento inicial. No contexto da recidiva tumoral, existem cada vez mais estudos demonstrando o benefício da reoperação e da reirradiação, desde que possível. A reoperação sozinha, sem mudança na estratégia oncológica, não interfere com o prognóstico. É necessário avaliar novos agentes quimioterápicos e a reirradiação (Fig. 7-16).

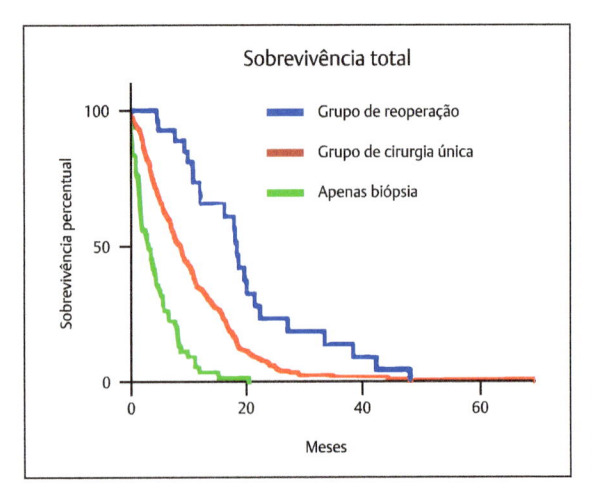

Fig. 7-16. Curva de sobrevida de Kaplan-Meier evidenciando que a reoperação com mudança de adjuvância muda a sobrevida dos doentes com gliomas malignos.

CIRURGIA EM PACIENTES IDOSOS

Algumas questões relacionadas com o glioma de alto grau em idosos incluem a estratégia cirúrgica (biópsia, ressecção subtotal, ressecção total), terapia adjuvante e sobrevida. Um claro conhecimento da história natural da doença ainda está faltando e, portanto, muitos ensaios clínicos em oncologia excluem pacientes idosos, incluindo alguns dos tumores cerebrais malignos, deixando menos evidências para orientar o tratamento nesses pacientes.

A literatura atual afirma que a idade é o fator mais importante envolvido na sobrevivência. O tempo médio de sobrevida dos pacientes é de aproximadamente 18 meses, enquanto, nos pacientes com mais de 70 anos, esse número diminui para 6 meses. É possível que tal diferença se deva a diferentes tratamentos propostos a pacientes idosos.

Ao analisar as evidências atuais, podemos concluir que a cirurgia tem papel fundamental no tratamento, aumentando a qualidade de vida e a sobrevida, sendo a cirurgia de preservação máxima e funcional viável e segura, não adicionando muitos riscos. Os fatores que predizem piores resultados pós-operatórios são baixo Karnofsky, doença pulmonar crônica, grandes tumores (> 4 cm) e déficits neurológicos prévios. Vários estudos foram conduzidos para estabelecer o tratamento ideal para pacientes idosos, incluindo uma tentativa de reduzir a dose e o tempo de radiação nestes pacientes e avaliar o papel da temozolomida isoladamente. Radiação de curto prazo de 40 Gy hipofracionada em 15 frações foi comparável ao padrão de 60 Gy em 30 frações em um estudo randomizado de pacientes com glioblastoma com mais de 60 anos de idade, sem diferença observada na sobrevida.

CONCLUSÕES

Considerando-se apenas a neurocirurgia, dentre as modalidades terapêuticas existentes para condução dos casos de tumores primários do SNC, é consenso que o ideal é a ressecção radical do tecido tumoral, sem adição de déficits neurológicos.

Tendo em vista os avanços tecnológicos disponíveis, o futuro da neurocirurgia oncológica indica a necessidade de neurocirurgião extremamente familiarizado com a microneuroanatomia cirúrgica, que detenha habilidade microneurocirúrgica e disponha de neuronavegador cerebral, estimulador cortical e métodos de neuroimagem em tempo real, presentes na sala de cirurgia.

BIBLIOGRAFIA

Álvarez-Veja MA, Eulate-Beramendi AS, Balbin M, et al. Prognostic factors and survival study in high-grade glioma in the elderly. Br J Neurosurg. 2016;30(3):330-6.
Batash R, Asna N, Schaffer P, et al. Glioblastoma multiforme, diagnosis and treatment; recent literature review. Curr Med Chem. 2017;24(27):3002-9.
Bloch O, Han SJ, Cha S, et al. Impact of extent of resection for recurrent glioblastoma on overall survival: clinical article. J Neurosurg. 2012 Dec;117(6):1032-8.
De Witt HPC, Robles SG, Zwinderman AH, et al. Impact of intraoperative stimulation brain mapping on glioma surgery outcome: a meta-analysis. J Clin Oncol. 2012;30(20):2559-65.
Duffau H, Lopes M, Arthuis F, et al. Contribution of intraoperative electrical stimulations in surgery of low grade gliomas: a comparative study between two series without (1985-1996) and with (1996-2003) functional mapping in the same institution. J Neurol Neurosurg Psychiatry. 2005;76(6):845-51.
Duffau H. Brain mapping in tumors: intraoperative or extraoperative? Epilepsia. 2013;54(9):79-83.
Duffau H. Intraoperative corticossubcortical stimulations in surgery of low-grade gliomas. Expert Rev Neurother. 2005;5(4):473-85.
Forst DA, Nahed BV, Loeffler JS, Batchelor TT. Low-grade gliomas. Oncologist. 2014;19(4):403-13.
Franceschi E, Depenni R, Paccapelo A, et al. Which elderly newly diagnosed glioblastoma patients can benefit from radiotherapy and temozolomide? A PERNO prospective study. J Neuro oncol. 2016;128(1):157-62.
Frey D, Schilt S, Strack V, et al. Navigated transcranial magnetic stimulation improves the treatment outcome in patients with brain tumors in motor eloquent locations. Neuro Oncol. 2014.
Frey D, Schilt S, Strack V, et al. Navigated transcranial magnetic stimulation improves the treatment outcome in patients with brain tumors in motor eloquent locations. Neuro Oncol. 2014.
Freyschlag CF, Duffau H. Awake brain mapping of cortex and subcortical pathways in brain tumor surgery. J Neurosurg Sci. 2014.
Hervey-Jumper SL, Berger MS. Role of surgical resection in low-and high-grade gliomas. Curr Treat Options Neurol. 2014;16(4):284.
Ius T, Isola M, Budai R, et al. Low-grade glioma surgery in eloquent areas: volumetric analysis of extent of resection and its impact on overall survival. A single-institution experience in 190 patients: clinical article. J Neurosurg. 2012;117(6):1039-52.
Jakola AS, Unsgård G, Myrmel KS, et al. Surgical strategies in low-grade gliomas and implications for long-term quality of life. J Clin Neurosci. 2014.
Kazmi F, Soon YY, Leong YH, et al. Re-irradiation for recurrent glioblastoma (GBM): a systematic review and meta-analysis. J Neuro-oncol. 2018.
Lu VM, Jue TR, McDonald KL, Rovin RA. The survival effect of repeat surgery at glioblastoma recurrence and its trend: a systematic review and meta-analysis. World Neurosurg. 2018l;115:453-459.e3.
Lu VM, Texakalidis P, McDonald KL, et al. The survival effect of valproic acid in glioblastoma and its current trend: a systematic review and meta-analysis. Clin Neurol Neurosurg. 2018;174:149-55.
Malmstrom A, Gronberg BH, Marosi C, et al. Temozolomide versus standard 6-week radiotherapy versus hypofractionated radiotherapy in patients older than 60 years with glioblastoma: the Nordic randomised, phase 3 trial. Lancet Oncol. 2012; 13: 916–26.

Mitchell P, Ellison DW, Mendelow AD. Surgery for malignant gliomas: mechanistic reasoning and slippery statistics. Lancet Neurol 2005;4(7):413-22.

Nayak L, Reardon DA. High-grade gliomas. Continuum (Minneap Minn). 2017;23(6):1548-63.

Omuro A, DeAngelis LM. Glioblastoma and other malignant gliomas: a clinical review. JAMA. 2013;310(17):1842-50.

Sanai N, Polley MY, McDermott MW, et al. An extent of resection threshold for newly diagnosed glioblastomas. J Neurosurg. 2011;115(1):3-8.

Satoer D, Visch-Brink E, Smits M, et al. Long-term evaluation of cognition after glioma surgery in eloquent areas. J Neuro-oncol. 2014;116(1):153-60.

Sawaya R, Hammoud M, Schoppa D, et al: Neurosurgical outcomes in a modern series of 400 craniotomies for treatment of parenchymal tumors. Neurosurgery. 1998;42:1044-56.

Sawaya R. Extent of resection in malignant gliomas: a critical summary. J Neuro-oncol. 1999;42:303-5.

Schiff D, Shaffrey ME. Role of resection for newly diagnosed malignant gliomas. Expert Rev Anticancer Ther. 2003;3(5):621-30.

Segall HD, Destian S, Nelson MD Jr., et al: CT and MR imaging in malignant gliomas. In: Apuzzo MLJ, editor. Malignant Cerebral Glioma. Park Ridge, IL: American Association of Neurological Surgeons; 1990. p. 63-77.

Shi WM, Wildrick DM, Sawaya R. Volumetric measurement of brain tumors from MR imaging. J Neuro-oncol. 1998;37:87-93.

Shields LB, Choucair AK. Management of low-grade gliomas: a review of patient-perceived quality of life and neurocognitive outcome. World Neurosurg. 2014.

Stupp R, Hegi ME, Mason WP, et al. Effects of radiotherapy with concomitant and adjuvant temozolomide versus radiotherapy alone on survival in glioblastoma in a randomised phase III study: 5-year analysis of the EORTC-NCIC trial. Lancet Oncol. 2009;10:459-66.

Tuominen J, Yrjänä S, Ukkonen A, Koivukangas J. Awake craniotomy may further improve neurological outcome of intraoperative MRI-guided brain tumor surgery. Acta Neurochir (Wien). 2013;155(10):1805-12.

Vassal M, Rigau V, de Champfleur NM, Duffau H. Surgical management of diffuse low-grade gliomas associated with other intracranial diseases. Acta Neurochir (Wien). 2014;156(2):339-47.

Veeravagu A, Jiang B, Ludwig C, et al. Biopsy versus resection for the management of low-grade gliomas. Cochrane Database Syst Rev. 2013;4:CD009319.

Wick W, Platten M, Meisner C, et al. Temozolomide chemotherapy alone versus radiotherapy alone for malignant astrocytoma in the elderly: the NOA-08 randomised, phase 3 trial. Lancet Oncol. 2012;13:707-15.

Zarnett OJ, Sahgal A, Gosio J, et al. Treatment of elderly patients with glioblastoma: a systematic evidence-based analysis. JAMA Neurol. 2015;72(5):589-96.

CAPÍTULO 8
CIRURGIA DE TUMORES CEREBRAIS EM ÁREAS ELOQUENTES

José Marcus Rotta • Matheus Fernandes de Oliveira

INTRODUÇÃO

Os tumores do sistema nervoso central são uma das principais causas de morbidade e mortalidade. A principal patologia envolvida é a metástase cerebral, seguida dos gliomas intrínsecos e meningiomas. Em quase todos os casos, a cirurgia é a medida inicial e mais importante para alterar a história natural da doença.

O tratamento ideal de gliomas de baixo grau (GBG) permanece controverso. Diretrizes sobre o manejo precoce de pacientes jovens que apresentam apenas convulsões e lesões compatíveis com GBG não são baseadas em evidências clínicas robustas. As opções variam desde tratamento conservador, cirurgia isolada, terapia adjuvante isolada e cirurgia mais terapia adjuvante. Já para os gliomas de alto grau, o tratamento inicial com cirurgia radical seguida de radioterapia e quimioterapia adjuvante está bem estabelecido na literatura médica. Recentes avanços nos componentes dos agentes quimioterápicos, associados a novos alvos metabólicos e terapia molecular, permitiram a individualização do tratamento. Além disso, novas estratégias para radioterapia permitem menos efeitos colaterais e melhores resultados.

Em metástases cerebrais e meningiomas, a ressecção total macroscópica é geralmente mais factível em decorrência da localização tumoral ser extrínseca. Quando próximas a áreas eloquentes, tais lesões somente deslocam o parênquima. Em contrapartida, nos tumores intrínsecos, como nos gliomas, a ressecção completa é mais difícil uma vez que a lesão tumoral pode estar infiltrada na área eloquente. Os objetivos gerais da neurocirurgia oncológica são ressecção máxima do tecido neoplásico e mínimo risco de déficit neurológico funcional. Uma cirurgia bem realizada validará todas as estratégias subsequentes, aumentando a resposta à quimioterapia e à radioterapia, quando necessário. O ato cirúrgico ideal exige planejamento, conhecimento neuroanatômico e fisiológico além de esmero na execução técnica.

Quando os tumores ocorrem em áreas eloquentes como o córtex sensitivo, motor e de linguagem, é necessário que várias medidas sejam observadas para evitar o surgimento ou agravamento de déficits neurológicos. Especialmente em lesões envolvendo o córtex da linguagem, uma craniotomia com o doente acordado pode ser realizada para avaliar as funções da linguagem no período intraoperatório.

Neste capítulo, resumimos as recomendações atuais para neurocirurgia oncológica em áreas eloquentes.

PROTOCOLO PROPOSTO DE TRATAMENTO
Avaliação Pré-Operatória

Antes da cirurgia, é necessário compreender os medos e expectativas do paciente e da família. Uma estreita relação entre a equipe de tratamento e o paciente é a melhor ferramenta para resultados positivos. Um tratamento multidisciplinar deve ser empregado. O neurocirurgião geralmente é o líder, porém uma equipe composta por fonoaudiólogos, fisioterapeutas, oncologistas, radioterapeutas, neurologistas e médicos intensivistas é fundamental para o resultado final.

Condições clínicas prévias à cirurgia devem ser abordadas para evitar complicações intraoperatórias. A avaliação da imagem deve incluir tomografia computadorizada (TC) e ressonância magnética (RM). É importante avaliar sequências de RM sem e com gadolínio, sequências FLAIR, T2 para determinar a correta localização anatômica, forma, tamanho, e padrão de infiltração tumoral. Com esses dados disponíveis, avalia-se a melhor via de acesso tumoral.

De modo complementar, os métodos de mapeamento motor e de linguagem tornam-se cada vez mais precisos e úteis. Estes podem ser não invasivos e invasivos. Métodos pré-operatórios e não invasivos incluem ressonância magnética funcional (RM), estimulação magnética transcraniana (TMS – Fig. 8-1) e tractografia.

A RM funcional definirá as bases anatômicas do córtex sensorial e motor, sendo interessante avaliar se o córtex eloquente está dentro da lesão, preservado ou deslocado por causa da compressão tumoral (Fig. 8-2). Além disso, a RM funcional permite avaliação pré-operatória e caracterização do córtex eloquente (Fig. 8-3). A TMS também é um método percutâneo para avaliar o córtex eloquente e seu papel é cada vez mais descrito na literatura. Tractografia é uma ferramenta de ressonância magnética para avaliar os tratos da substância branca. É possível revelar se o tumor está dentro dos tratos da substância branca ou se apenas os desloca (Fig. 8-4).

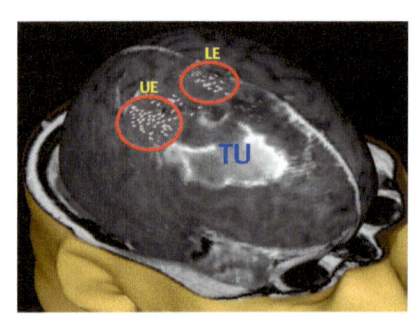

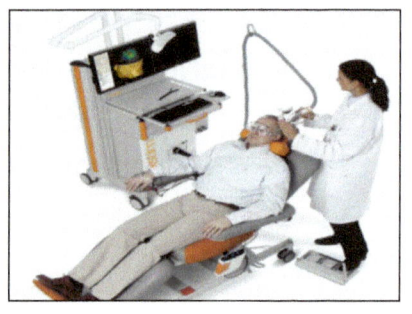

Fig. 8-1. Estimulação transcraniana como método auxiliar de localização tumoral e mapeamento.

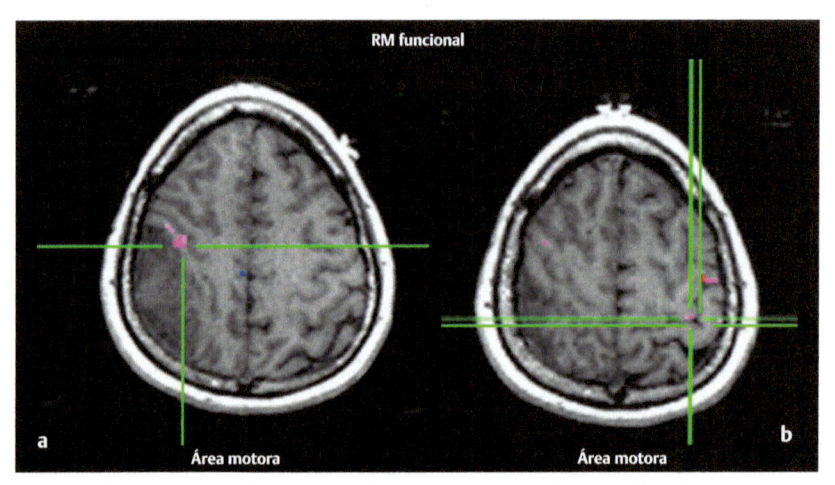

Fig. 8-2. RM funcional. (a) Mostrando a área motora deslocada anteriormente pelo tumor e (b) sua localização anatômica típica.

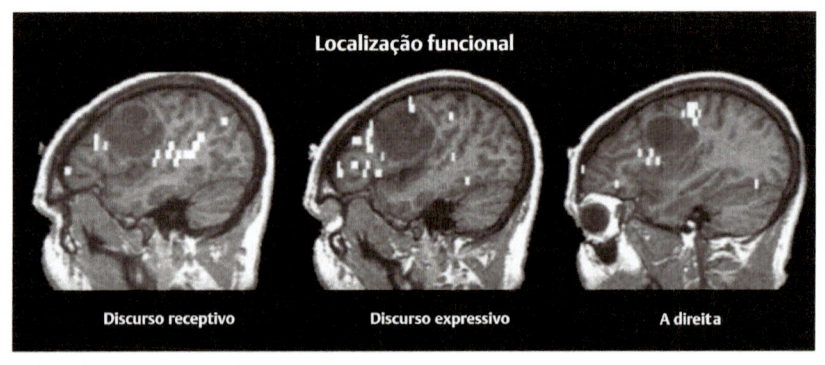

Fig. 8-3. RM funcional para caracterizar áreas da fala. As áreas de fala são altamente variáveis e, portanto, são idealmente avaliadas durante uma craniotomia acordada. Marcos anatômicos restritos podem não identificar essas áreas, e déficits adicionais podem acontecer se a craniotomia acordada não for realizada.

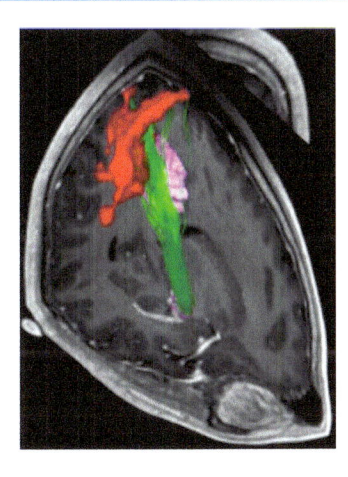

Fig. 8-4. Ilustração da tractografia revelando trajetos da substância branca e a relação com o tumor.

Todas essas medidas contribuem para melhorar o planejamento pré-operatório. Com todos esses dados, é possível realizar cirurgias de tumores de áreas eloquentes com riscos aceitáveis e maior sucesso. Então, a equipe cirúrgica deve tomar a primeira decisão importante: a cirurgia será uma cirurgia de rotina com anestesia geral ou uma craniotomia acordada?

Em geral, as craniotomias acordadas são ideais para pacientes colaborativos, sem comprometimento da consciência e com tumores da área de linguagem e alguma função de linguagem preservada que será testada ao longo da cirurgia. Pacientes com tumores fora das áreas de linguagem, com rebaixamento do nível de consciência e déficits significativos de linguagem não colaborarão com a avaliação do monitoramento intraoperatório e poderão até deteriorar.

A segunda decisão importante é sobre o meio de monitoramento intraoperatório que deve ser usado. O cirurgião precisa saber a disponibilidade de recursos e indicações específicas para cada um. Ferramentas de localização, como navegação, ultrassonografia intraoperatória e estimulação transcraniana, devem sempre ser aplicadas quando possível. A estimulação cortical e a subcortical devem sempre ser aplicadas quando o tumor estiver próximo ao córtex motor ou sensorial, enquanto a estimulação com o doente acordado deve ser feita em tumores próximos à área da linguagem (Fig. 8-1).

A RM intraoperatória é uma opção valiosa em casos de tumores difusos próximos ao córtex eloquente para avaliar o grau de ressecção e o tumor residual. Raramente é aplicada em meningiomas ou metástases, sendo mais utilizada em gliomas infiltrativos.

DETALHES INTRAOPERATÓRIOS
Anestesia
A disponibilidade de um anestesista dedicado a neuroanestesia é um dos primeiros passos para o sucesso cirúrgico. O paciente pode estar ciente do planejamento cirúrgico e cooperar durante a maior parte do tempo.

Pacientes com comprometimento da consciência não são candidatos ideais para a craniotomia acordada. Geralmente, colocamos o paciente em uma mesa compatível com RM intraoperatória; os pinos de fixação craniana podem ou não ser utilizados. Na fase de pré-medicação, aplicamos o midazolam como agente ansiolítico. A analgesia e a anestesia locais são essenciais para realizar a craniotomia acordada.

A anestesia superficial é feita com bloqueio dos nervos do couro cabeludo, incluindo nervos supratrocleares bilaterais, cervical superficial e occipital maior, garantindo anestesia de todo o couro cabeludo (Fig. 8-5). A sedação durante a exposição é realizada com propofol e remifentanil, uma vez que a perfuração e a manipulação do crânio não são eventos confortáveis para o paciente.

Após a exposição completa e início da fase de estimulação intraoperatória, o paciente é despertado para cooperar. Durante a estimulação e ressecção, a dexmetomidina é um agente útil que permite avaliação fonoaudiológica/fonoterapêutica. A avaliação intraoperatória durante a cirurgia inclui estimulação cortical, fala, nomeação e leitura. Em caso de convulsões, a irrigação com solução salina a frio é realizada. Os bloqueadores neuromusculares não devem ser usados, uma vez que interferem com a estimulação motora.

Ressecção
Durante a cirurgia, o objetivo principal deve ser a identificação de tecido anormal e sua remoção. Métodos auxiliares que devem estar disponíveis incluem ressonância magnética transoperatória e neuronavegação. A ressonância magnética transoperatória permite avaliar a extensão da ressecção

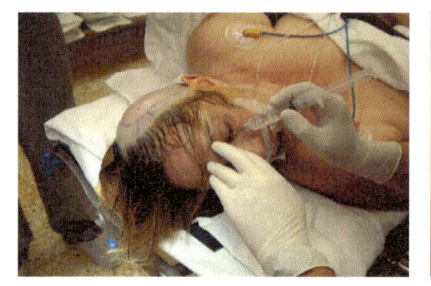

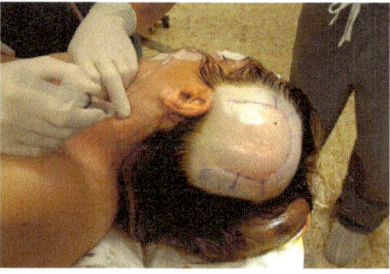

Fig. 8-5. Paciente em decúbito lateral e com anestesia local do couro cabeludo.

tumoral em lesões particularmente eloquentes e profundas. A neuronavegação também garante uma melhor localização antes e durante a cirurgia, no entanto tem a limitação de deslocamento em razão do vazamento de líquido cefalorraquidiano após a abertura da dura-máter (Fig. 8-6).

Os métodos de estimulação invasiva incluem a estimulação cortical direta e contínua sendo o padrão ouro para gerar mapas de sistema motor e de linguagem (Figs. 8-7 e 8-8). Resposta fisiológica pode ser observada nos músculos correspondentes e comumente medidos como potenciais evocados motores.

A distribuição sensorial e do córtex motor é geralmente previsível e localizada nos giros pré e pós-centrais, respectivamente. No entanto, uma vez que a organização cortical para a linguagem é bastante variável, os critérios anatômicos são indefinidos. Portanto, a ressonância magnética pré-operatória não deve ser usada para orientar a cirurgia nessas regiões.

Com a aplicação intraoperatória de técnicas de estimulação, é possível minimizar o dano da área eloquente e, assim, proporcionar uma ressecção segura do tumor.

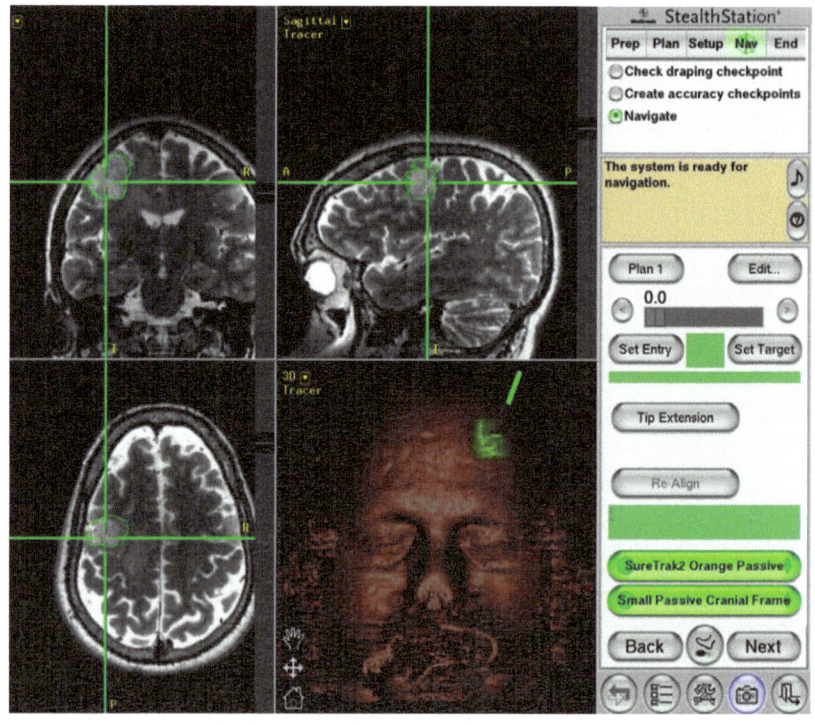

Fig. 8-6. Neuronavegação para localizar tumor em área eloquente.

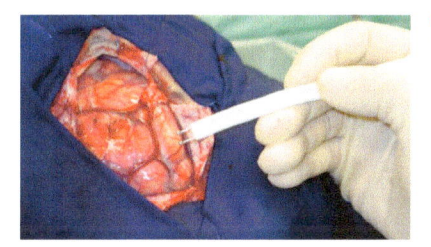

Fig. 8-7. Estimulação cortical para localização de áreas eloquentes motoras.

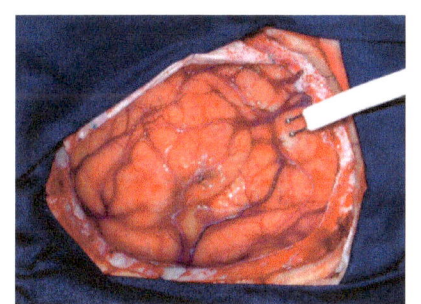

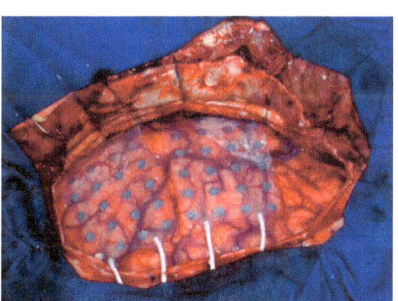

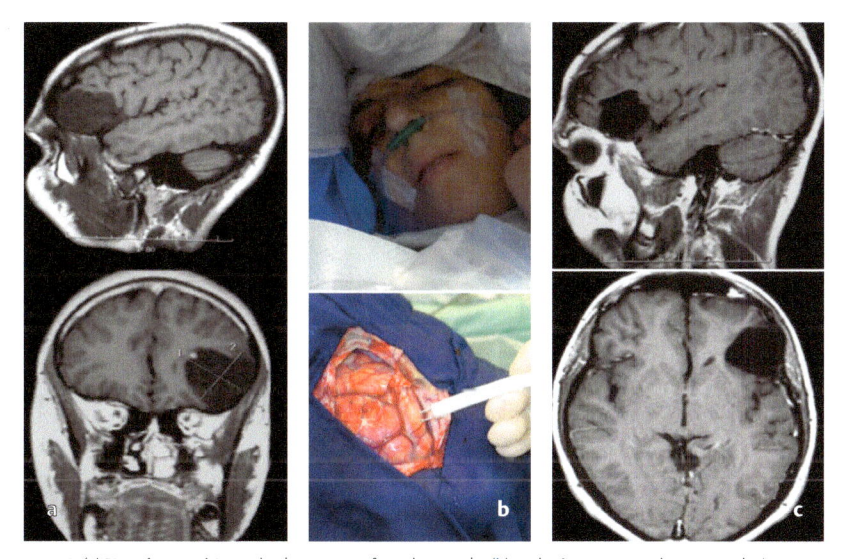

Fig. 8-8. (a) RM pré-operatória revelando um tumor frontal esquerdo. (b) Avaliação intraoperatória e estimulação. (c) RM pós-operatória exibindo ressecção radical sem déficits adicionais.

CONCLUSÃO

A abordagem cirúrgica em tumores de área eloquente ainda é um desafio. Deve haver sempre uma união de ressecção máxima e mínimos déficits neurológicos adicionais. Para tanto, o conhecimento anatômico e fisiológico deve ser combinado com aspectos técnicos que permitam identificar e preservar áreas eloquentes.

BIBLIOGRAFIA

Bloch O, Han SJ, Cha S, et al. Impact of extent of resection for recurrent glioblastoma on overall survival: clinical article. J Neurosurg. 2012;117(6):1032-8.
De Witt Hamer PC, Robles SG, Zwinderman AH, et al. Impact of intraoperative stimulation brain mapping on glioma surgery outcome: a meta-analysis. J Clin Oncol. 2012;30(20):2559-65.
Duffau H, Lopes M, Arthuis F, et al. Contribution of intraoperative electrical stimulations in surgery of low grade gliomas: a comparative study between two series without (1985-96) and with (1996-2003) functional mapping in the same institution. J Neurol Neurosurg Psychiatry. 2005;76(6):845-51.
Duffau H. Brain mapping in tumors: intraoperative or extraoperative? Epilepsia. 2013;54(9):79-83.
Duffau H. Intraoperative corticossubcortical stimulations in surgery of low-grade gliomas. Expert Rev Neurother. 2005;5(4):473-85.
Forst DA, Nahed BV, Loeffler JS, Batchelor TT. Low-grade gliomas. Oncologist. 2014;19(4):403-13.
Frey D, Schilt S, Strack V, et al. Navigated transcranial magnetic stimulation improves the treatment outcome in patients with brain tumors in motor eloquent locations. Neuro Oncol. 2014.
Frey D, Schilt S, Strack V, Zdunczyk A, et al. Navigated transcranial magnetic stimulation improves the treatment outcome in patients with brain tumors in motor eloquent locations. Neuro Oncol. 2014.
Freyschlag CF, Duffau H. Awake brain mapping of cortex and subcortical pathways in brain tumor surgery. J Neurosurg Sci. 2014.
Hervey-Jumper SL, Berger MS. Role of surgical resection in low- and high-grade gliomas. Curr Treat Options Neurol. 2014;16(4):284.
Ius T, Isola M, Budai R, et al. Low-grade glioma surgery in eloquent areas: volumetric analysis of extent of resection and its impact on overall survival. A single-institution experience in 190 patients: clinical article. J Neurosurg. 2012;117(6):1039-52.
Jakola AS, Unsgård G, Myrmel KS, et al. Surgical strategies in low-grade gliomas and implications for long-term quality of life. J Clin Neurosci. 2014.
Satoer D, Visch-Brink E, Smits M, et al. Long-term evaluation of cognition after glioma surgery in eloquent areas. J Neuro-oncol. 2014;116(1):153-60.
Shields LB, Choucair AK. Management of low-grade gliomas: a review of patient-perceived quality of life and neurocognitive outcome. World Neurosurg. 2014.
Tuominen J, Yrjänä S, Ukkonen A, Koivukangas J. Awake craniotomy may further improve neurological outcome of intraoperative MRI-guided brain tumor surgery. Acta Neurochir (Wien). 2013;155(10):1805-12.
Vassal M, Rigau V, de Champfleur NM, Duffau H. Surgical management of diffuse low-grade gliomas associated with other intracranial diseases. Acta Neurochir (Wien). 2014;156(2):339-47.
Veeravagu A, Jiang B, Ludwig C, et al. Biopsy versus resection for the management of low-grade gliomas. Cochrane Database Syst Rev. 2013;4:CD009319.

CAPÍTULO 9

METÁSTASES CEREBRAIS

Helder Picarelli

HISTÓRICO

A prevalência de câncer (CA) aumentou em decorrência da maior expectativa de vida da população em geral e do aprimoramento das terapias oncológicas, e, atualmente, é a segunda causa de óbitos nos Estados Unidos da América e no Brasil, sendo superado apenas pelas doenças do aparelho cardiocirculatório.[1,2] O evento mais letal e temido da doença é a disseminação das células neoplásicas para o sistema nervoso central (SNC) que compromete a qualidade e o tempo de sobrevida.[3,4] Apesar disso, o aprimoramento do tratamento do CA possibilitou que alguns subgrupos de pacientes com doença metastática avançada permaneçam funcionais e sobrevivam por longos períodos.[5-7] Os avanços na imunoterapia e terapia-alvo, após a compreensão da biologia molecular e dos processos envolvidos na disseminação tumoral, revolucionaram o tratamento do câncer. Consequentemente, as metástases cerebrais (MCs) tornaram-se mais frequentes, especialmente nos cânceres de pulmão, mama e melanoma.[6,8,9]

Apesar da falta de estudos populacionais, acredita-se que as MCs sejam 10 vezes mais frequentes que os tumores primários, ocorram entre 10-40% da população adulta com câncer e que até 40% sejam assintomáticas.[1,10-12]

Um estudo realizado em um hospital especializado na cidade de São Paulo reportou que 36% dos casos tratados com neurocirurgia foram diagnosticados sincronicamente à neoplasia primária, pouco mais da metade (52%) apresentavam lesões solitárias e, em 10% dos casos, já havia sinais de meningite carcinomatosa. As localizações mais frequentes do tumor primário foram pulmão (36,5%), mama (18%), trato gastrintestinal (estômago/cólon/reto) (13,5%), pele (melanoma) (7%) e rim (5,5%). A mediana da sobrevida após a ressecção cirúrgica foi de 5 meses, porém 1/3 dos pacientes sobreviveram mais de 1 ano. Foram identificados como variáveis independentes preditivas do risco de óbito em 3 meses e 1 ano a ausência da aplicação de radioterapia, o estado funcional pós-operatório (KPS < 70%) e as condições gerais de saúde comprometidas.[13]

QUADRO CLÍNICO E EXAME FÍSICO

As neoplasias mais propensas a disseminar para o SNC são CA de pulmão, CA de células renais, melanoma e coriocarcinoma. Dentre estas, destacam-se os subgrupos de pacientes com CA de pequenas células do pulmão (CPCP), melanoma na cabeça e no pescoço, e CA de mama triplo negativo. As MCs são raras em crianças, porém as neoplasias primárias mais frequentes nessa categoria são sarcoma osteogênico, sarcoma de Ewing, tumor de Wilms, tumores de células germinativas e neuroblastoma.[14]

Os sinais e sintomas são semelhantes aos de outras lesões que ocupam espaço no SNC e são decorrentes da destruição ou irritação do tecido, da ocorrência de hérnias cerebrais, hidrocefalia e/ou hipertensão intracraniana. O efeito de uma pequena MC pode ser ampliado pelo edema, pela compressão de estruturas venosas ou pelo acometimento de áreas eloquentes. A apresentação pode variar desde achados incidentais em exames de imagem até alterações cognitivas, sensitivas e motoras. Os sintomas mais frequentes são cefaleia (40-50%), disfunção neurológica focal (30-40%) e crise epiléptica (15-20%) de instalação insidiosa e progressiva.[12] Outros sintomas usuais são: náuseas, vômitos, perda de controle dos esfíncteres, incoordenação motora, astasia-abasia, ataxias, alterações de memória e raciocínio, alterações visuais e edema de papila.[14] A ocorrência de disfunções dos nervos cranianos sugere meningite carcinomatosa que ocorre em 5-10% dos tumores sólidos, e em até 35% dos pacientes com leucemia e linfoma.[15] Os tumores sólidos que mais se disseminam para as leptomeninges são CA de mama e pulmão.[15]

A instalação aguda de sintomas sugere evento vascular ou crise epiléptica. O sangramento tumoral pode estar presente em 10% dos casos e é mais comum nas MCs de melanomas, CA de células renais, coriocarcinoma e CA da tireoide.[14,15] Embora a maioria das alterações da consciência e cognitivas sejam de origem tóxico-metabólica ou infecciosa, o acometimento do SNC sempre deve ser investigado, especialmente se a doença estiver fora de controle ou tumor primário possuir tendência a se disseminar para o SNC.

EXAMES SUBSIDIÁRIOS E DE IMAGEM

Cerca de 10-15% das imagens radiológicas sugestivas de MCs, em pacientes com CA, não têm o diagnóstico confirmado por exame anatomopatológico.[15-17] Não existem achados patognomônicos nos exames de imagem que permitam a distinção inequívoca das MCs de alguns tumores primários (gliomas malignos e linfomas) e determinadas condições não neoplásicas (abscessos, infecções e doenças desmielinizantes). A localização corticossubcortical em zonas fronteiriças de irrigação, edema vasogênico proeminente e presença de múltiplas lesões são achados sugestivos de doença metastática.[18] Em geral, as MCs distribuem-se de acordo com o fluxo sanguíneo cerebral (80% nos hemisférios, 15% no cerebelo e 3% nos gânglios da base) e raramente acometem ventrículos, plexo coroide e glândula pineal.[18] Os tumores de útero, próstata e trato gastrintestinal tendem a se disseminar para a fossa posterior.[15]

Biópsia
A biópsia é o exame padrão-ouro que confirma o diagnóstico e permite avaliar o perfil molecular do tumor. Está indicada quando a neoplasia primária é desconhecida ou há dúvida diagnóstica.[12] A amostra de tecido suspeito pode ser obtida por biópsia estereotática, incisional ou excisional.

Tomografia por Emissão de Pósitrons (PET-TC) com Fluordesoxiglicose (FDG-18F)
PET-TC FDG-18F é útil no diagnóstico do foco primário e estadiamento oncológico, entretanto possui baixa sensibilidade e especificidade na pesquisa de MCs.[12] Como o córtex cerebral é ávido por FDG-18F, as MCs geralmente são hipometabólicas e as lesões muito pequenas são de difícil detecção.[18]

Tomografia Computadorizada (TC)
A TC de crânio é o exame mais empregado para pesquisa inicial quando há suspeita de MCs por ser o mais acessível, prático e bem tolerado. As imagens com contraste são úteis quando a RMN não pode ser realizada, e o exame sem contraste é apropriado para avaliar e monitorar sangramentos, hidrocefalia e edema no período pós-operatório.[18] Tipicamente, as MCs são iso/hipodensas, nodulares, sem calcificações e captam contraste iodado precocemente e em forma de anel. Apesar disso, algumas MCs podem ser hiperdensas, sólidas e contrastar tardiamente (Fig. 9-1).

RMN do Encéfalo
Além de mais sensível, a RMN fornece informações morfológicas, metabólicas e funcionais.[18] Na sequência de imagens ponderadas em T1, as MCs são usualmente iso/hipointensas e captam intensamente o gadolínio. Algumas lesões hemorrágicas ou necróticas podem ser hiperintensas por causa da liberação intracelular de metais paramagnéticos (Cu^{++}, Fe^{++}) e peroxidação de radicais livres. As MCs de melanoma também são hiperintensas em razão da presença de melanina. A sequência de imagens com contraste em T1 também é a mais apropriada para diagnosticar tumores não parenquimatosos, que podem-se apresentar como lesões nodulares ou infiltrativas implantadas na dura-máter ou nas leptomeninges. As lesões durais, muitas vezes, simulam meningiomas e ocorrem mais frequentemente no CA de mama, CA de pulmão, CA de próstata e nos linfomas. As lesões no espaço liquórico são típicas de meningite carcinomatosa, sobretudo se localizadas na cauda equina, junto aos nervos cranianos, cisternas basais e folhas cerebelares.

Nas sequências de imagens T2 e FLAIR, as MCs são, na maioria das vezes, hiperintensas e apresentam edema vasogênico que não tem relação com o tamanho do tumor. Algumas lesões corticais e diminutas não apresentam edema e podem ser de difícil detecção por essa técnica.

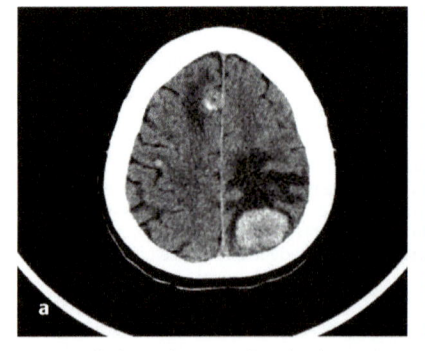

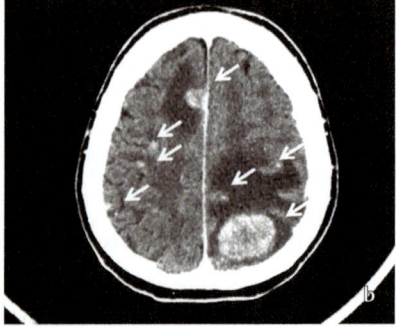

Fig. 9-1. Múltiplas metástases cerebrais de adenocarcinoma de cólon – tomografia computadorizada do crânio. Homem, 35 anos, com adenocarcinoma de cólon e início recente de cefaleia e confusão mental. A hipótese de MCs foi confirmada por biópsia excisional da lesão mais volumosa. (a) Múltiplas lesões nodulares, hiperdensas, corticossubcorticais, com edema vasogênico na imagem axial sem contraste. (b) Após injeção de contraste iodado, outras diminutas lesões corticais, sem edema (setas), foram reveladas.

As técnicas DWI (*diffusion-weighted imaging*), ADC (*apparent diffusion co-efficient*), perfusão (T2*-*weighted dynamic susceptibility*-DSE) e espectroscopia de prótons são úteis para o esclarecimento dos diagnósticos diferenciais (Fig. 9-2). A difusão das moléculas de água tende a estar levemente facilitada nos gliomas e nas MCs, e destacam-se no mapa ADC por áreas de hipersinal. Por outro lado, os linfomas e os abscessos cerebrais restringem intensamente na sequência DWI e perdem o sinal no mapa ADC (Fig. 9-3). Na espectroscopia, as áreas contrastantes dos gliomas de alto grau e das MCs tendem a apresentar elevação da razão de pico Co/Cr e diminuição do pico de NAA. Os gliomas também podem apresentar um pico de mioinusitol. O edema peritumoral junto aos gliomas frequentemente apresenta difusão facilitada das moléculas de água, aumento da razão de pico Co/Cr e aumento da perfusão em virtude da sua natureza infiltrativa. Alguns abscessos cerebrais simulam MCs na RMN, porém apresentam picos elevados de lactato e lipídios, e restrição intensa na difusão.

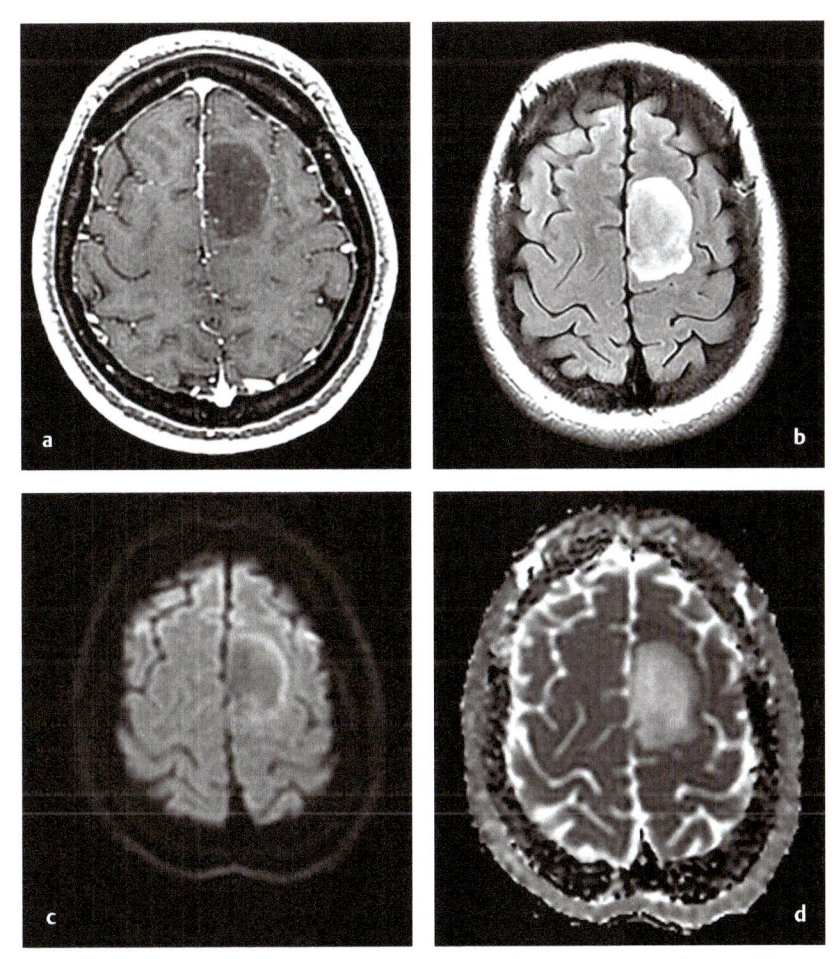

Fig. 9-2. Tumor frontal – ressonância magnética nuclear do encéfalo. Mulher, 25 anos, apresentando o 1º episódio convulsivo após mastectomia por CA ductal invasivo de mama. Técnicas avançadas de ressonância magnética revelaram perfusão aumentada (rCBV > 2,5×), elevação na razão do pico de Co/NAA na espectroscopia (até 4,97) e discreto aumento do ADC. O exame anatomopatológico do tumor confirmou a suspeita de glioma de alto grau (astrocitoma difuso GIII-OMS, IDH-selvagem). (**a**) Tumor bem delimitado com hiposinal na sequência axial T1 (*spin-eco*) com contraste. (**b**) Hipersinal com mínimo edema vasogênico na sequência axial T2 FLAIR. (**c**) Discreta facilitação da movimentação das moléculas de água no tumor, e restrição na área de edema peritumoral na sequência axial DWI. (**d**) Queda do sinal na área do edema peritumoral no mapa ADC.

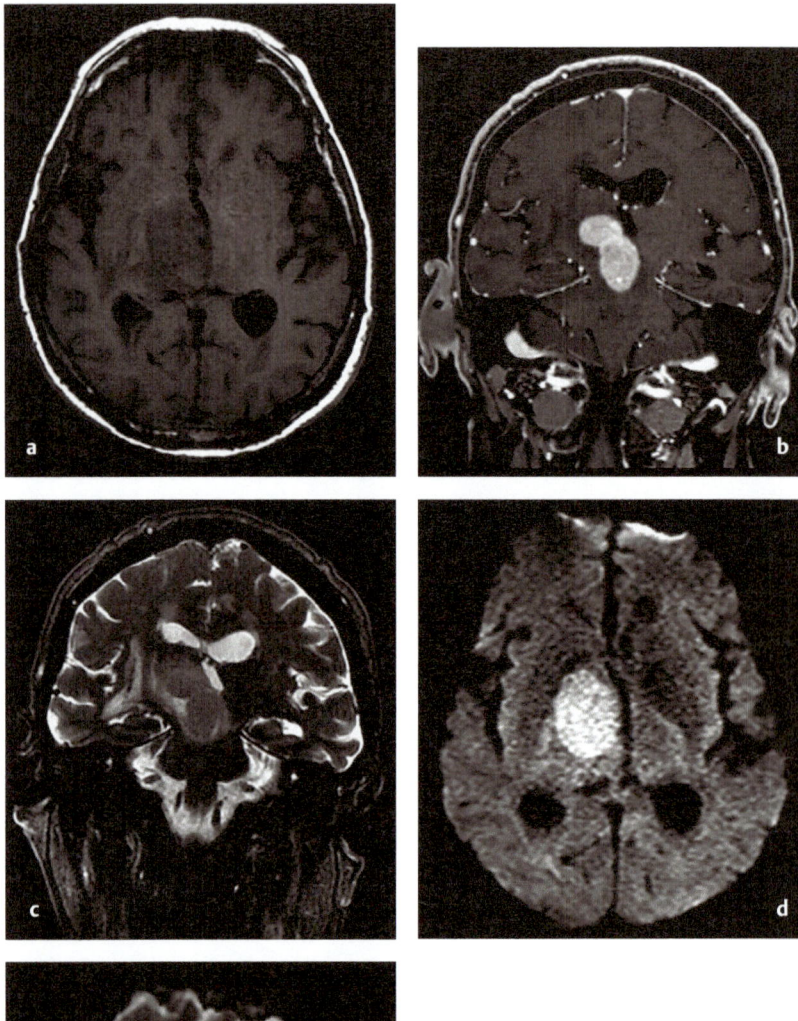

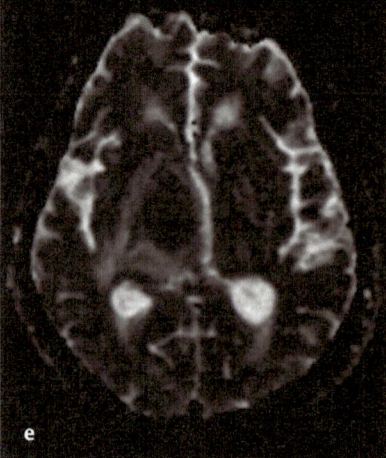

Fig. 9-3. Linfoma – ressonância magnética nuclear do encéfalo. Homem, 73 anos, apresentando alteração comportamental progressiva, paresia em hemicorpo esquerdo, incontinência urinária e torpor. As técnicas avançadas revelaram tumor talâmico com acentuada restrição à movimentação das moléculas de água, elevação da razão de pico de Co/NAA (> 11) e perfusão semelhante ao parênquima normal. A suspeita de linfoma foi confirma por exame anatomopatológico de tecido obtido por biópsia estereotática. (**a**) Lesão expansiva com hipossinal na sequência axial T1 (*spin*-eco) sem contraste. (**b**) Reforço intenso e homogêneo na sequência coronal T1 (*spin*-eco) com contraste. (**c**) Discreto hipersinal na sequência coronal T2. (**d**) Importante restrição da movimentação das moléculas de água na sequência DWI. (**e**) Perda do sinal no mapa ADC.

Exame do Líquido Cefalorraquidiano (LCR)
O exame do LCR, preferencialmente obtido por punção lombar, pode confirmar o diagnóstico de meningite carcinomatosa se a citologia oncótica for positiva. Entretanto, não é essencial para o diagnóstico se os achados na RMN forem típicos.

ÍNDICES PROGNÓSTICOS
O estudo das variáveis associadas ao tempo de sobrevida permitiu a identificação dos principais fatores prognósticos, entre eles: idade, desempenho funcional, histologia do tumor primário, volume de doença no SNC e no organismo, radiossensibilidade e aberrações genéticas do tumor primário. Esse conhecimento possibilitou a construção de índices prognósticos usados para estratificar doentes em estudos clínicos e orientar a escolha do tratamento mais apropriado. Os mais populares são o RTOG-RPA (*Radiation Therapy Oncology Group Recursive Portioning Analysis*), o SIR (*Escore Index for Radiosurgery*) e o GPA (*Graded Prognostic Assessment*). Dentre esses, o GPA destaca-se por ter sido recentemente atualizado e por considerar fatores prognósticos e alterações genéticas específicas de cada neoplasia.[19]

OPÇÕES DE TRATAMENTO
Tratamento de Suporte e Cuidados Paliativos
O tratamento de suporte exclusivo deve ser considerado quando a doença está fora de controle e avançada, as disfunções são graves e irreversíveis, a qualidade de vida é intolerável, e quando se esgotaram as opções de tratamento sistêmico.

Corticosteroides
Estão indicados na redução do edema cerebral, alívio de sintomas e preservação da funcionalidade. A dexametasona é a droga mais utilizada pelo seu pequeno efeito mineralocorticoide e meia-vida longa, entretanto qualquer outro corticosteroide pode ser efetivo se usado em dose equivalente. A dose usual é de 4 a 16 mg/dia, divididas em 1 a 4 tomadas. A melhora sintomática é observada rapidamente em até 75% dos casos.[12]

Medicações Antiepiléticas
Estão indicadas nos pacientes que apresentam pelo menos um episódio de crise epiléptica (prevenção secundária). A prevenção primária em subgrupos de pacientes de alto risco, sem histórico de crises, não é embasada em evidências científicas de boa qualidade, ainda que, no período pré-operatório, apresentem lesões múltiplas ou hemorrágicas. Apesar de pouco estudado, o emprego das novas drogas antiepilépticas (p. ex.: levetiracetam, topiramato, lamotrigina e lacosamida) possivelmente é mais adequado por interferir menos no metabolismo de alguns quimioterápicos e apresentar melhor perfil de segurança e tolerância. As drogas antiepilépticas introduzidas profilaticamente no período pré-operatório devem ser descontinuadas após a primeira semana.[12]

Radioterapia Profilática do Crânio (RTPC)
A RTPC padrão (25 Gy em 10 frações) está indicada em pacientes com CPCP com doença limitada e remissão completa após a radioterapia de tórax e a quimioterapia. Nessa situação, ela diminui a incidência de MCs, prolonga o tempo livre de doença e aumenta a sobrevida.[21] Doses mais altas de irradiação não demostraram redução significativa da incidência de MCs e estiveram associadas a aumento da mortalidade.[20]

Radioterapia do Crânio Total (RTCT)
A RTCT isolada ainda é o tratamento padrão no contexto de múltiplas MCs, doença avançada e impossibilidade de outros tratamentos. A estratégia de hipofracionamento é a mais adequada, e diferentes esquemas apresentam resultados semelhantes. Os esquemas mais utilizados são: 20 Gy em 5 frações, 30 Gy em 10 frações, 37,5 Gy em 15 frações e 40 Gy em 20 frações.[12,22,23]

Ressecção Neurocirúrgica (NC)
A NC é o tratamento padrão para a maioria das MCs únicas e também sempre deve ser considerada para tratar lesões com efeito expansivo significativo, volumosas, sintomáticas ou associadas à hidrocefalia obstrutiva.[12,23] É recomendada quando a doença está em remissão, o tumor for ressecável, o risco cirúrgico for baixo e a funcionalidade e a qualidade de vida forem aceitáveis. Apesar disso, outros subgrupos de pacientes também podem-se beneficiar da NC e devem ser avaliados individualmente:

A) Pacientes com MCs de tumores radiorresistentes;
B) Pacientes com doença disseminada, porém controlada (p. ex.: CA de mama com metástases ósseas);
C) Pacientes com doença progressiva, porém ainda com opções de tratamento sistêmico;
D) Pacientes com disfunções reversíveis por meio da ressecção da MC;
E) Pacientes com risco de morte imediata por causas neurológicas;
F) Pacientes com sintomas neurológicos intratáveis por outros métodos.

Radiocirurgia Estereotática (RCE)
Está técnica consiste na aplicação de múltiplos feixes concêntricos de irradiação para atingir altas taxas de dose no interior da lesão-alvo poupando o tecido normal. O resultado difere da RT convencional porque o tratamento geralmente é feito em uma única sessão e a destruição do tumor ocorre pelo efeito direto da irradiação. A utilização de aceleradores lineares ou Gamma Knife® para execução do método é igualmente efetiva. Ela deve ser considerada para tratar MCs de até 3,5 cm de diâmetro, independentemente da radiossensibilidade do tumor primário, e as lesões diminutas, sólidas e arredondadas são as melhores indicações. Não há consenso quanto ao número máximo de lesões a serem tratadas, entretanto o volume da doença no encéfalo é um bom critério a ser considerado.[23] Pacientes com três ou mais lesões tratadas com RCE devem ser monitorados mais frequentemente pelo risco mais elevado de recidivas.[22] Apesar das baixas taxas de complicações, o risco de radionecrose tardia e a possibilidade do uso prolongado de corticosteroides precisam ser ponderados.

Radioterapia Adjuvante
A RCT aplicada após a NC ou a RCE para prevenir recidivas é controversa. Apesar de proporcionar melhores taxas de controle local, não há evidências de boa qualidade de que essa estratégia influencie na sobrevida global e está associada a pior desempenho cognitivo em longo prazo.[16,23,24] Acredita-se que a irradiação das células-tronco neuronais do hipocampo seja a causa da deterioração cognitiva tardia e, nas últimas décadas, várias estratégias de proteção foram propostas e estudadas com resultados animadores. Dentre essas se destacam o uso de memantina durante a irradiação, a RC no leito cirúrgico e a RCT utilizando técnicas de IMRT para proteger o hipocampo.[25-29]

Radiocirurgia Estereotática Pré-Operatória
Um estudo envolvendo 180 pacientes tratados em dois centros especializados comparou retrospectivamente a RCE realizada 48 horas antes da NCR com a RCE realizada no leito cirúrgico após a ressecção, e não encontrou diferenças nas taxas de controle local e sobrevida. Entretanto, a incidência de radionecrose e de carcinomatose meníngea foram menores nos pacientes que receberam RCE pré-operatória.[30]

Braquiterapia (BT)
Na BT, a radiação é aplicada através de sementes ou coloides radioativos, implantados diretamente no interior do tumor, utilizando cateteres (ou balões) inseridos com técnicas estereotáticas minimamente invasivas. A grande vantagem desse método é a possibilidade de se obter altas taxas de doses com rápido decaimento e consequente baixíssima exposição do tecido normal à irradiação. Os radioisótopos mais utilizados são o iodo-125, o irídio-191, o ítrio-90 e césio-137.[31] Apesar de aparentemente eficaz e segura, o uso dessa técnica ainda é suportado por evidências de baixa qualidade.

Terapia Térmica Intersticial do Laser (TTIL)
A TTIL é um método que vem sendo estudado recentemente como uma alternativa para tratar algumas MCs inoperáveis e radionecrose. A técnica envolve a ablação térmica do tumor utilizando altas temperaturas induzidas por uma fibra de diodo *laser* monitorada em tempo real pela termometria na RMN.[31,32] Apesar da técnica ser minimamente invasiva e aparentemente segura, ainda não há evidências científicas de boa qualidade para recomendar o uso rotineiro.

Terapia Sistêmica
Embora a quimioterapia (QT) possa ser a primeira linha de tratamento de algumas metástases de tumores altamente quimiossensíveis (CPCP, linfoma e tumor de células germinativas), ela ainda permanece como a última opção no manejo das MCs.[12,23] A escolha do agente depende da histologia da neoplasia primária e da capacidade de romper a barreira hematoencefálica. A temozolamida é a droga mais utilizada isoladamente ou associada à RTCT, especialmente para MCs de melanoma e CA de pulmão. Apesar disso, as taxas de respostas são baixas, atingindo 10% em pacientes com melanoma. Os agentes imunoterápicos (ipilimumab) e os inibidores BRAF (dabrafenib e vemurafenib) demonstraram benefício em pacientes com melanoma avançado e MCs pequenas e assintomáticas.[33,34] Altas doses de metotrexato, assim como os compostos de platina, associado à etoposide e capecitabina podem ser úteis no tratamento de pacientes com CA de mama avançado.[23]

COMPLICAÇÕES
Tratamento Medicamentoso
O uso prolongado de corticosteroides inibe as respostas inflamatórias e o sistema imunológico e predispõe a infecções virais, fúngicas, bacterianas e parasitárias, muitas vezes disseminadas. Além disso, pode provocar estrias, hirsutismo, reação acneiforme, insuficiência adrenal, síndrome de Cushing exógena, miopatia, intolerância gástrica e psicose. Medicamentos, como fenitoína, carbamazepina

e fenobarbital, estimulam o citocromo P450 e aceleram o metabolismo de muitos quimioterápicos, reduzindo a sua eficácia (nitrosureias, paclitaxel, ciclofosfamida, topotecano, irinotecano, tiotepa, adrimicina e metotrexato).

Radioterapia

As complicações agudas da radioterapia incluem alopecia, dermatite, otite externa e média, perda da audição, náuseas, vômitos e sonolência. Em longo prazo podem ocorrer radionecrose, alteração da personalidade, perda de memória, disfunções cerebelares, catarata e declínio neurocognitivo.

Cirurgia

Um estudo conduzido no Instituto do Câncer no Estado de São Paulo, avaliando a morbidade e mortalidade relacionada com a NC no tratamento das MCs, reportou taxas de mortalidade cirúrgica e mortalidade e morbidade em 4 semanas de 1,5%, 7,5% e 17% respectivamente. As complicações mais frequentes foram as infecções sistêmicas (7,5%), infecções de ferida operatória (5,5%), hemorragias cerebrais (3%), fístula liquórica (3%), complicações cardiocirculatórias (2%) e meningite (0,5%). Apesar disso, 1/3 dos pacientes sobreviveu mais de 1 ano, e o desempenho funcional (avaliado pelo KPS) ficou inalterado ou melhorou em 94,5% dos pacientes. Os principais fatores desencadeantes do óbito, em qualquer período considerado, foram as causas não neurológicas.[13]

CONCLUSÃO

- As MCs são as neoplasias mais frequentes do SNC;
- Os sítios primários que mais frequentemente se disseminam para o SNC, em ordem decrescente de importância, são os pulmões, as mamas, o trato gastrintestinal, a pele (melanoma) e os rins;
- As MCs podem ser incidentais (assintomáticas) e podem ocorrer durante qualquer fase do câncer, inclusive precedendo o diagnóstico. Os sintomas são decorrentes da localização, do efeito expansivo, da reação inflamatória e do edema;
- O exame de imagem mais importante no diagnóstico é a RMN do crânio com contraste. Havendo dúvida, ou necessidade da confirmação diagnóstica, o exame padrão-ouro é o estudo anatomopatológico de tecido da lesão suspeita, obtido por biópsia incisional ou excisional;
- A estratégia de tratamento é multidisciplinar, polimodal e individualizada. Pode preservar o estado funcional, melhorar a qualidade de vida, prevenir a morte por causas neurológicas e prolongar o tempo de sobrevida;
- MCs únicas, de fácil acesso, radiorresistentes, volumosas, e aquelas com risco de causar a morte ou disfunção neurológica grave sempre deveriam ser avaliadas para ressecção cirúrgica;
- Diferentes técnicas de radioterapia podem tratar as MCs, assim como melhorar o controle local e diminuir as taxas de recidiva após as intervenções neurocirúrgicas;
- Outras modalidades terapêuticas ainda não possuem evidências de boa qualidade para a recomendação do uso rotineiro.

DICAS

- CA é a segunda causa de mortes no Brasil e nos EUA;
- Avanços terapêuticos no tratamento do CA aumentaram o tempo de sobrevida e a prevalência das MCs;
- MCs reduzem a qualidade e o tempo de sobrevida;
- Os sintomas são causados pelo efeito expansivo, inflamação e aumento da pressão intracraniana;
- Os sinais e sintomas mais frequentes são cefaleia, crise epiléptica, disfunções neurológicas focais e alterações da consciência;
- Disfunção de nervos cranianos sugere meningite carcinomatosa;
- RMN com contraste é o exame de imagem de escolha, porém o padrão-ouro para o diagnóstico de MCs é a análise anatomopatológica da lesão suspeita;
- As sequências SWI, perfusão e espectroscopia de prótons são úteis no diagnóstico diferencial;
- O exame do LCR é útil no diagnóstico de meningite carcinomatosa, entretanto não é essencial;
- Os índices prognósticos mais usados são RPA-RTOG, SIR e GPA;
- Os índices prognósticos são úteis para estimar o tempo de sobrevida, estratificar os doentes em estudos clínicos e orientar a escolha dos tratamentos mais apropriados;
- O manejo das MCs é multimodal e focado na preservação da qualidade de vida e das condições funcionais;
- Apesar dos avanços da terapia sistêmica, da terapia-alvo e da imunoterapia, a NCR e a RDT continuam os pilares do tratamento;
- Cuidados paliativos exclusivos devem ser considerados quando não há mais linhas de tratamento oncológico e a qualidade de vida é inaceitável.

REFERÊNCIAS BIBLIOGRÁFICAS

1. Klos KJ, O'Neill BP. Brain metastases. Neurologist 2004;10(1):31-46.
2. Tabnet/Datasus/Sim. Óbitos p/ Residênc por Região segundo Capítulo CID-10 [Internet]. 2016.
3. Termini J, Neman J, Jandial R. Role of the neural niche in brain metastatic cancer. Cancer Res 2014;74(15):4011-5.
4. Witzel I, Oliveira-Ferrer L, Pantel K, et al. Breast cancer brain metastases: Biology and new clinical perspectives. Breast Cancer Res. Breast Cancer Research. 2016;18(1):1-9.
5. Owonikoko TK, Arbiser J, Zelnak A, et al. Current approaches to the treatment of metastatic brain tumours. 2014;11(4):203-22.
6. Sperduto PW, Jiang W, Brown PD, et al. Estimating survival in melanoma patients with brain metastases: An update of the graded prognostic assessment for melanoma using molecular markers (Melanoma-molGPA). Int J Radiat Oncol Biol Phys 2017a;99(4):812-6.
7. Sperduto PW, Yang TJ, Beal K, et al. Estimating survival in patients with lung cancer and brain metastases an update of the graded prognostic assessment for lung cancer using molecular markers (Lung-molGPA). JAMA Oncol 2017b;3(6):827-31.
8. Nieder C, Spanne O, Mehta MP, et al. Presentation, patterns of care, and survival in patients with brain metastases: What has changed in the last 20 years? Cancer 2011;117(11):2505-12.
9. Osmedby KE, Brandt L, Bäcklund ML, Blomqvist P. Brain metastases admissions in Sweden between 1987 and 2006. Br J Cancer 2009;101(11):1919-24.
10. Barnholtz-Sloan JS, Sloan AE, Davis FG, et al. Incidence proportions of brain metastases in patients diagnosed (1973 to 2001) in the Metropolitan Detroit Cancer Surveillance System. J Clin Oncol 2004;22(14):2865-72.
11. Patchell RA. The management of brain metastases. Cancer Treat Rev. 2003;29(6):533-40.
12. Soffietti R, Cornu P, Delattre JY, et al. EFNS Guidelines on diagnosis and treatment of brain metastases: Report of an EFNS Task Force. Eur J Neurol 2006;13(7):674-81.
13. Solla DJF, Picarelli H, Oliveira MDL, et al. A71180. Prognostic factors for 12-week mortality and 1- year survival on a prospective cohort of 200 surgically treated brain metastasis. Arq Bras Neurocir 2018;37(1).
14. Sul J, Posner JB. Brain metastases: Epidemiology and pathophysiology. In: Raizer JJ, Abrey LE, editors. Brain metastases. 2007. p. 1-21.
15. Jessica K, Blakeley J. Neurologic manifestations of brain metastases: Recognition, evolution, and management. In: Kleinberg LR, editor. Brain metastasis. A Multidiscip. approach. demosmedical; 2009:1-26.
16. Patchell RA, Tibbs PA, Walsh JW, et al. A randomized trial of surgery in the treatment of single metastases to the brain. N Engl J Med 1990;322(8):494-500.
17. Picarelli H, Oliveira ML, Bor-Seng-Shu E, et al. Intraoperative ultrasonography for presumed brain metastases: A case series study. Arq Neuropsiquiatr 2012;70(10):793-8.
18. Fink K, Fink J. Imaging of brain metastases. Surg Neurol Int 2013;4(5):S209-19.
19. brainmetgpa.com [Internet]. GPA Index. 2018.
20. Péchoux CL, Dunant A, Senan S, et al. Standard-dose versus higher-dose prophylactic cranial irradiation (PCI) in patients with limited-stage small-cell lung cancer in complete remission after chemotherapy and thoracic radiotherapy (PCI 99-01 , EORTC 22003-08004 , RTOG 0212 , and IFCT 99-01): A randomised clinical trial. Lancet Oncol 2009;10(5):467-74.
21. Aupérin A, Arriagada R, Pignon J-P, et al. Prophylactic cranial irradiation for patients with small-cell lung cancer in complete remission. N Engl J Med 999;341(7):476-84.
22. Khuntia D. Contemporary review of the management of brain metastasis with radiation. Adv Neurosci 2015;2015:1-13.
23. National Comprehensive Cancer Network – NCCN. Central Nervous System Cancers [Internet]. NCCN Guidel. Version 1.2018. [internet]. 2018.
24. Soon YY, Tham WI, Lim KH, et al. Surgery or radiosurgery plus whole brain radiotherapy versus surgery or radiosurgery alone for brain metastases. 2014;(3):2014-6.
25. Brown PD, Ballman KV, Cerhan JH, et al. Postoperative stereotactic radiosurgery compared with whole brain radiotherapy for resected metastatic brain disease (NCCTG N107C/CEC·3): a multicentre, randomised, controlled, phase 3 trial. Lancet Oncol 2017;18(8):1049-60.
26. Gondi V, Pugh SL, Tome WA, et al. Preservation of memory with conformal avoidance of the hippocampal neural stem-cell compartment during whole-brain radiotherapy for brain metastasis (RTOG 0933): A phase II multi-institutional trial. J Clin Oncol 2014;32(34):3810-6.
27. Lo SS, Chang EL, Sahgal A. Radiosurgery for resected brain metastases—a new standard of care? Lancet Oncol 2017:985-7.
28. Ojerholm E, Lee JYK, Thawani JP, et al. Stereotactic radiosurgery to the resection bed for intracranial metastases and risk of leptomeningeal carcinomatosis. J Neurosurg 2014;121(December):75-83.
29. Suh JH, Clinic C. Hippocampal-Avoidance whole-brain radiation therapy: A new standard for patients with brain metastases ? J Clin Oncol 2014;32(34):3789-92.
30. Patel KR, Burri SH, Asher AL, et al. Comparing preoperative with postoperative stereotactic radiosurgery for resectable brain metastases: A multi-institutional analysis. Neurosurgery 2016;79(2):279-85.
31. Hardesty DA, Nakaji P. The current and future treatment of brain metastases. Front Surg 2016;3(May):1-7.
32. Sharma M, Balasubramanian S, Silva D, et al. Laser interstitial thermal therapy in the management of brain metastasis and radiation necrosis after radiosurgery: An overview. Expert Rev Neurother 2016;16(2):223-32.
33. Davies MA, Saiag P, Robert C, et al. Articles dabrafenib plus trametinib in patients with BRAF V600 -mutant melanoma brain metastases (COMBI-MB): a multicentre, multicohort, open-label, phase 2 trial. 2017;863-73.
34. Margolin K, Ernstoff MS, Hamid O, et al. Ipilimumab in patients with melanoma and brain metastases: an open-label, phase 2 trial. Lancet Oncol 2012;13(5):459-65.

CAPÍTULO 10

EPENDIMOMA

Victor Hugo da Costa Benalli • Marcela Pinto Teixeira Benali
Sidnei Epelman • Nelci Zanon Collange

HISTÓRICO/INTRODUÇÃO

Classicamente ependimomas são tumores intracranianos, considerados raros, do sistema nervoso central (SNC). Eles surgem a partir de células ependimárias que revestem os ventrículos cerebrais e o canal central da medula espinhal. São tumores responsáveis por até 6,8% de todas as lesões do SNC, apresentando um decréscimo quanto mais idoso o paciente. Ocorrem em sua maioria no compartimento infratentorial, sendo esta localização a mais frequente em crianças, enquanto, nos pacientes adultos, o compartimento supratentorial é mais comumente acometido. Quando estes tumores ocorrem no compartimento supratentorial, podemos encontrá-los dentro do parênquima cerebral, e, nestas localizações, eles emergem de nichos de células ependimárias que migraram da região periventricular.[1-3]

O tratamento padrão ouro repousa sobre a ressecção cirúrgica, sendo a quimioterapia adjuvante controversa, assim como o uso de radioterapia adjuvante no caso de ependimomas de baixo grau, porém estes tratamentos ainda são considerados essenciais nas lesões de alto grau.[4,5]

QUADRO CLÍNICO

Pela ampla possibilidade de localização dos ependimomas não há uma clínica específica relacionada ao tumor, mas sim relacionada à localização tumoral, tamanho e grau histológico. Lesões supratentoriais poderão se apresentar com déficit focal, crises convulsivas ou sinais de hipertensão intracraniana.[3,5,9] Tumores presentes na fossa posterior podem apresentar-se com hidrocefalia, aumento do perímetro cefálico (em crianças com fontanelas ainda abertas), ataxias, náuseas, vômitos e tontura. Lesões que apresentam compressão do tronco encefálico podem apresentar alteração de nervos cranianos, como déficit. Lesões em canal medular podem apresentar-se com dor, alterações sensitivas ou motoras ou alterações esfincterianas.[8]

Ependimomas de baixo grau têm um crescimento mais indolente, levando a um aparecimento mais tardio dos sintomas, quando comparados com lesões de alto grau com comportamento mais agressivo.[4,8]

HISTOLOGIA

Macroscopicamente ependimomas são lesões bem delimitadas, usualmente relacionadas com o sistema ventricular ou com o canal central da medula. Têm coloração acinzentada ou acastanhada, com bordas bem delimitadas, que podem conter áreas de necrose, hemorragia, calcificação ou císticas propriamente ditas. A lesão possui uma textura amolecida com áreas granulares (que estão relacionadas com as zonas de calcificação). Não aparentam causar invasão macroscópica do tecido neural adjacente, quando ocorrem dentro do parênquima cerebral ou cerebelar.[3,4,9]

Microscopicamente parece haver uma zona de delimitação entre o tecido patológico e o tecido glial sadio, mantendo a arquitetura, e apresenta-se como um glioma com padrão celular monomórfico, caracterizado por uma variedade de densidade celular, com células apresentando um núcleo de oval para arredondado e um padrão salpicado de cromatina.[10-12]

O aspecto histológico característico são formações perivasculares anucleadas, denominadas pseudorrosetas, e a presença de rosetas verdadeiras ependimárias. Estas rosetas ependimárias são formadas por células tumorais de formato cuboidal ou colunar, arranjadas ao redor de um lúmen central; por outro lado as pseudorrosetas são formadas por células tumorais dispostas radialmente ao redor de vasos sanguíneos criando zonas perivasculares anucleadas de finos processos fibrilares. Pseudorrosetas podem ser encontradas em quase que a totalidade dos ependimomas, e, ao contrário, as rosetas verdadeiras são identificadas em uma pequena minoria.[7]

Pode haver regiões de degeneração mixoide, hemorragias intratumorais, calcificações e presença (ocasional) de metaplasia óssea ou cartilaginosa. Regiões de necrose geográfica podem ser observadas em ependimomas clássicos, mas necrose em paliçada e proliferação microvascular são apenas características focais neste tipo histológico de lesão.

A densidade celular pode ser bastante variável dentro desta patologia, e uma alta relação núcleo/citoplasma pode não estar relacionada diretamente com taxa de anaplasia ou índice mitótico do tumor; isto é principalmente verdadeiro em ependimomas vasculares supratentoriais. Algumas lesões de fossa posterior podem apresentar-se com uma densidade celular aumentada, às vezes com um índice mitótico também elevado, nestes casos fornecendo uma arquitetura "cerebriforme" para o tumor.[7,13-15]

A partir de 2007, a Organização Mundial da Saúde, na classificação de tumores do SNC, apresentou três divisões para ependimomas, assim como suas variantes histológicas: grau I (subependimoma, ependimoma mixopapilar), grau II (ependimoma) e grau III (ependimoma anaplásico).[7]

GENÉTICA

Atualmente, apenas a classificação histológica para as lesões tumorais não é mais suficiente para predizer sobrevida, possibilidade de tratamento, comportamento tumoral, entre outros fatores importantes para guiar o neurocirurgião, oncologistas, radioterapeutas e demais outras especialidades médicas que tratam lesões neoplásicas. É importante que seja realizada uma **identificação** tumoral completa, com seu estudo imuno-histoquímico e perfil genético completo.

Embora ependimomas possam apresentar-se em diferentes pontos do neuroeixo e serem histologicamente semelhantes, eles possuem estruturas genéticas específicas do local em que surgiram, bem como as características clínicas manifestadas pelo paciente diferem de acordo com o local da lesão.

Quanto ao padrão imuno-histoquímico das lesões, podemos observar a positividade para GFAP nas pseudorrosetas, porém pode apresentar expressividade variável em outros locais do tumor. Ependimomas tipicamente expressam a proteína S100 e vimetina. Imunorreatividade para EMA pode ser observada na maioria dos ependimomas, com presença nas superfícies luminais das pseudorrosetas, manifestando-se com padrão pontilhado nuclear ou em anéis. A expressão de OLIG2 é esparsa se comparada a de outros gliomas. Imunorreatividade focal de citoqueratinas pode ser observada também, porém ependimomas raramente expressam antígenos neuronais. A presença de L1CAM é evidente em ependimomas supratentoriais que possuem o rearranjo genético *C11orf95*.[7-9,11]

Ependimomas expressam uma vasta gama de aberrações genéticas, sendo as mais comuns ganhos nos cromossomos 1q, 5, 7, 9, 11, 18 e 20, e perda nos cromossomos 1p, 3, 6q, 6, 9p, 13q, 17 e 22. Lesões supratentoriais apresentam em maior prevalência a deleção do cromossomo 9, em particular, e a deleção em homozigose do *CDKN2A*. Ganho no cromossomo 1q tem sido reportado como marcador prognóstico em diversas coortes prospectivas, associado a pior prognóstico nos tumores de fossa posterior.[3,9,7,14]

Por meio destes estudos moleculares, observou-se a relação entre o local de surgimento tumoral com a assinatura genética do mesmo, levando a divisão entre os compartimentos supratentorial, infratentorial e medula espinhal. Tumores com morfologia subependimomatosa foram classificados em separado, utilizando-se suas abreviações em inglês: SP-SE (*spinal-subependymoma*), PF-SE (*posterior fossa-subependymoma*) e ST-SE (*supratentorial-subependymoma*).[3,7]

Genes envolvendo *RELA* e *YAP1* foram previamente descritos para um amplo espectro de ependimomas supratentoriais, caracterizando dois outros grupos: ST-EPN-RELA e ST-EPN-YAP1. Os outros dois grupos de lesões de fossa posterior denominados PF-EPN-A e PF-EPN-B correlacionam-se com aqueles denominados grupo A e grupo B em alguns estudos moleculares. Além da alteração genética, que marca a diferença entre estes dois grupos, sua assinatura na imuno-histoquímica é diferente, especificamente tumores que expressam laminina alpha-2 (LAMA2) pertencem ao grupo A, enquanto que tumores que expressam fator de crescimento neural epidérmico-*like*2 (NELL2) pertencem ao grupo B. De uma maneira a ser destacada, tumores do grupo A apresentam fenótipo de metilador de ilha CpG quando comparados ao grupo B, sugerindo o envolvimento de mecanismos de epigenética relacionados com a agressividade tumoral e levantando a possibilidade direcionada aos processos de epigenômica.[3,4,6,9,12,18,20]

Os outros grupos que envolvem a medula (incluindo a cauda equina) contêm ependimomas mixopapilares e ependimomas clássicos, sendo denominados SP-MPE e SP-EPN.

Em crianças, o subgrupo mais prevalente recai sobre o PF-EPN-A, enquanto o grupo PF-EPN-B está mais relacionado com pacientes de idade mais avançada, entenda-se adolescentes e adultos, sendo este grupo B mais relacionado com ganhos e perdas de cromossomos inteiros ou partes, ao passo que o grupo A está relacionado com poucos eventos desta natureza.[1,2,8]

Dois grupos em particular estão relacionados com um pior prognóstico, a saber: ST-EPN-RELA e PF-EPN-A.

Ependimomas de fossa posterior apresentam poucas taxas de mutações quando realizamos análises de genoma. Ependimomas supratentoriais em pacientes menores que 20 anos apresentam uma translocação entre os cromossomos 11 causada por cromotripsia, e esta translocação causa a fusão de dois genes – RELA (alterando a via de sinalização do fator nuclear κB [NF-kB]) e o gene *C11orf95*. Enquanto o gene selvagem RELA permanece inerte até a sua ativação, a proteína derivada da fusão C11orf95-RELA espontaneamente adentra o núcleo e mantém uma ativação constante da via de sinalização do NF-kB, promovendo a gênese tumoral. Este tipo de alteração não é visualizado em ependimomas de fossa posterior, corroborando o fato da assinatura genética das lesões oriundas de diferentes sítios do SNC.[9,10,12,18,27,28]

Um defeito cromossômico mais observado nos ependimomas está relacionado com o cromossomo 22. O gene da neurofibromina 2 (*NF2*) é um gene supressor tumoral presente no *locus* 22q12.2; mutações neste local são sabidamente envolvidas na neurofibromatose tipo 2 e estes pacientes tem uma predisposição por desenvolverem ependimomas medulares. A presença do gene *NF2* é observada em paciente com ependimomas e neurofibromatose tipo 2, porém não se sabe se o mesmo ocorre em tumores de paciente que não possui neurofibromatose tipo 2. Isto sugere que outros locais do cromossomo 22, exceto o *locus* 22q12.2, estão envolvidos no processo de gênese tumoral (Fig. 10-1).[6,7,18]

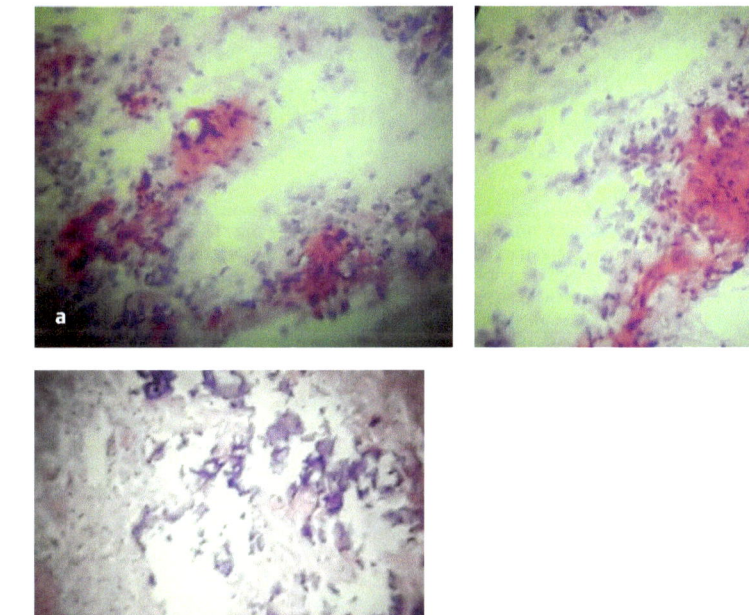

Fig. 10-1. (a-c) Sequência de imagens de exame anatomopatológico por congelação intraoperatória de ressecção de ependimoma recidivado.

IMAGEM

Três modalidades de diagnóstico por imagem podem ser implementadas como exames complementares, ultrassonografia transfontanela (USG-TF), tomografia computadorizada de alta resolução (TCAR) e ressonância magnética (RM), porém o padrão ouro para estudo da lesão em si e suas correlação recai sobre o método da ressonância magnética.[4,6,12,13,24,26]

Nas aquisições utilizando TCAR, os ependimomas apresentam-se como lesões isodensas ou hiperdensas em relação ao parênquima cerebral, com uma captação variável de contraste, dependendo esta do padrão de vascularização tumoral, presença de hemorragias, necrose ou calcificações. Existe uma grande prevalência de calcificações nestas lesões, apresentando-se como pontos hiperdensos intralesionais à TCAR.

Na RM com imagem ponderadas em T1 sem o uso de gadolíneo, os ependimomas apresentam-se como lesões heterogêneas, podendo ser isodensas, hiperdensas ou hipodensas em relação ao parênquima cerebral. Assim como observamos na TCAR, a injeção de meio de contraste paramagnético apresenta um padrão heterogêneo de imagens, podendo haver uma captação homogênea por parte do tumor ou uma captação heterogênea, variando conforme presença de necrose, hemorragia ou calcificações tumorais. Imagens ponderadas em T2 demonstram que os ependimomas podem ser isodensos ou hiperdensos quando comparados ao parênquima, com as calcificações aparecendo de forma hipodensa, e, nas aquisições de T2* *gradient echo*, estas se destacam com hiperintensidade. Lesões císticas podem produzir imagens hiperintensas nas aquisições em FLAIR tendo em vista o alto teor proteico do líquido.[4,6,9,26]

O estudo por meio de RM pode auxiliar no diagnóstico de disseminação liquórica, com carcinomatose meníngea, apresentando imagens de hiperintensidade nas meninges, bem como hiperintensidade nas raízes nervosas, nas aquisições em T2 e T1 com injeção de gadolíneo.

DIAGNÓSTICO DIFERENCIAL

Radiologicamente, para lesões de fossa posterior em crianças, devemos considerar como diagnóstico diferencial o meduloblastoma, tumores embrionários, astrocitoma pilocítico e tumores do plexo coroide, portanto a análise histopatológica após a ressecção cirúrgica é mandatória para elucidação diagnóstica.

Um exemplo, quando observamos uma imagem em fossa posterior com extensão lateral até o forame de Luschka, fala a favor de ependimoma em vez de meduloblastoma, já que esta patologia não tem este comportamento de extensão lateral. A avaliação das sequências completas de um estudo de ressonância ajuda-nos na diferenciação entre ependimoma e astrocitoma pilocítico, haja vista ambos poderem apresentar-se em linha média na fossa posterior, porém o ependimoma apresenta restrição à difusão das moléculas de água, enquanto, em contrapartida, o astrocitoma pilocítico não exibe este comportamento.[1,2,4,5,9,12]

OPÇÕES DE TRATAMENTO
Tratamento Cirúrgico
Nas últimas décadas, tem-se mantido a assertiva de que o padrão ouro do tratamento dos ependimomas é a ressecção cirúrgica. A sobrevida dos pacientes com ressecção completa quando comparados com ressecção subtotal pode cair até 50%. Como conduta estabelecida, sempre que possível, a ressecção subtotal, é seguida por uma reabordagem cirúrgica, que, na literatura inglesa, é descrita como *second look surgery*, visando à ressecção completa do ependimoma, para manter a maior quantidade e qualidade de vida. A ressecção completa do ependimoma é reconhecida como único fator prognóstico isolado relevante para a sobrevida dos pacientes com ependimoma.[2,4,5,7,8]

A extensão da ressecção varia dentro da literatura, indo de 25% a 93% em ependimomas supratentoriais e 5% a 72% em lesões infratentoriais, e a extensão da ressecção depende de alguns fatores, como a localidade do tumor e o quão infiltrativa é a lesão. Alguns advogam o fato de lesões supratentoriais possuírem uma maior dificuldade técnica para ser atingida a ressecção total pelo fato de ependimomas desta localidade serem mais infiltrativos e serem apenas parcialmente encapsulados, outros, por outro lado, defendem o fato de lesões de fossa posterior e ângulo pontocerebelar possuírem uma maior dificuldade técnica pelo fato de aderências ao tronco cerebral ou estarem envolvendo nervos cranianos.[3,4,18,26]

A via de acesso para a cirurgia é dependente também de alguns fatores, como a localidade do tumor, a habilidade do cirurgião e a possibilidade do uso de técnicas auxiliares, como a neuronavegação, uso de RM intraoperatória, USG intraoperatório e monitoração eletrofisiológica. Da mesma maneira, a avaliação pré-operatória é individualizada, por exemplo, lesões próximas à áreas eloquentes, como área motora ou área da fala, devem ser mais bem estudadas no pré-operatório, com uso de ressonância funcional ou RM com aquisições de tractografia, para que o cirurgião não seja surpreendido durante o ato operatório e que ele possua todas as informações necessárias para elaborar um plano cirúrgico e planos de contingência operatória.

A utilização de USG transoperatória é interessante para auxiliar na localização das lesões que não afloram ao córtex, bem como programar a extensão da ressecção e facilitar a dissecção, até naqueles casos onde há uma alteração na volumetria cerebral em virtude da drenagem liquórica ou *debulking* tumoral. RM intraoperatória ou pós-operatória imediata auxilia na avaliação da extensão da ressecção tumoral (Fig. 10-2).[3]

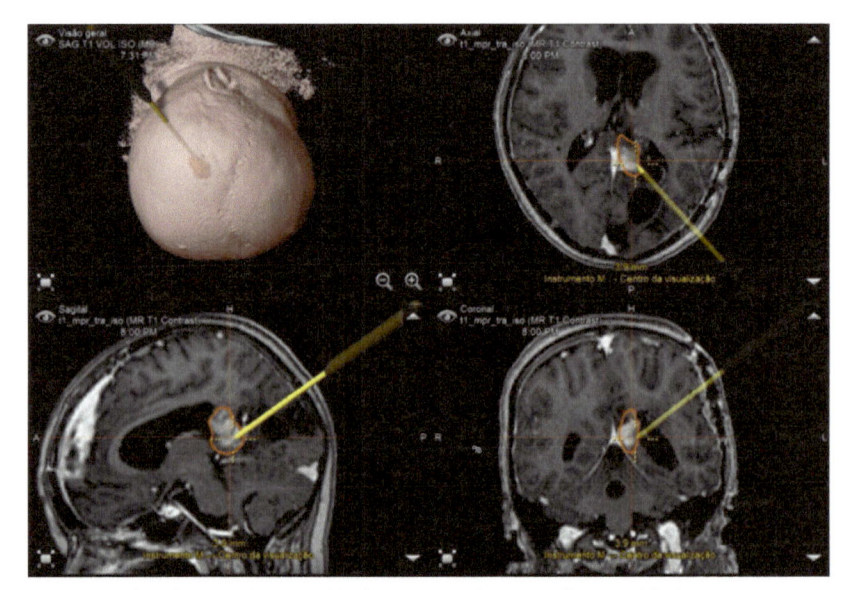

Fig. 10-2. Sequência de imagens intraoperatórias de neuronavegação para ependimoma recidivado.

Hidrocefalia

Lesões intraventriculares podem cursar com desenvolvimento de hidrocefalia por obstrução direta ao fluxo liquórico ou compressão extrínseca das vias de fluxo. Para este padrão de lesões, podemos abordar de duas maneiras esta condição, utilizando-se de técnica **aberta** ou neuroendoscopia. Para a técnica aberta, os acessos padrão ventriculares podem ser escolhidos, como uma via transcortical, transulcal ou inter-hemisférica transcalosa, tendo cada uma destas suas vantagens e desvantagens, como, por exemplo, uma via transcalosa possui o risco de causar síndrome de desconexão caso seja confeccionada uma calosotomia extensa, ou, outro fato, a via transcortical possui um risco maior do paciente apresentar crises convulsivas no pós-operatório, com risco variando de 30% a 70% na literatura.[3,4] Em se tratando da técnica endoscópica, esta evoluiu consideravelmente nos últimos anos, com utilização de sistemas de aspiradores-dissectores, tendo a capacidade de promover melhor grau de ressecção e controle intraoperatório, já sendo defendida por alguns autores como a via de escolha padrão para lesões intraventriculares. No caso de utilização de técnicas convencionais de neuroendoscopia, na abordagem para lesões que estejam causando hidrocefalia, como lesões de fossa posterior, lesões em aqueduto ou em terceiro ventrículo, podemos lançar mão da realização de terceiroventriculostomia endoscópica como sendo uma boa opção terapêutica. Ou, no caso de ependimomas que causam hidrocefalia por obstrução unilateral do forame de Monro, a confecção de fenestração do septo pelúcido recai sobre outra estratégia terapêutica. Entretanto, uma desvantagem da técnica endoscópica permanece na dificuldade de visualização na ocasião de sangramentos, com dificuldade para se realizar uma hemostasia adequada.[3,26]

Tratamento Oncológico

A utilização de radioterapia pós-operatória de um modo sistemático nos ensaios clínicos realizados nos últimos 20 anos levou a um aumento na proporção de pacientes que atingiram um controle adequado da doença, com excelentes resultados, avaliados por meio de métodos objetivos de análise funcional. Historicamente, todos os paciente diagnosticados com ependimoma são submetidos à radioterapia, independente do grau de ressecção, do grau histológico ou do local da lesão.[17,19] As diferenças recaem sobre os protocolos realizados em cada centro de tratamento e variam conforme o grau de agressividade da lesão, como, por exemplo, pacientes com lesões de baixo grau que realizam radioterapia no sítio operatório ou na lesão residual, enquanto, em pacientes com lesões de alto grau, é utilizada radioterapia de cérebro total ou radioterapia de neuroeixo. Pelos efeitos deletérios colaterais da radioterapia, como ototoxicidade, declínio cognitivo, neoplasias secundárias e alterações endócrinas, a adjuvância com radioterapia tem sido palco de maiores discussões.[1,2,4,8,26]

Crianças menores de três anos, especialmente menores que um ano, são elencadas para realizar o tratamento com quimioterapia adjuvante dado o risco de complicações decorrentes da radioterapia. Nestes casos, o grau inicial de ressecção permanece como o principal fator prognóstico, sendo a quimioterapia estruturada em seis ciclos (utilizando vincristina, etoposídeo e ciclofosfamida). Após um ano de idade, em casos selecionados, podemos pesar o risco-benefício da realização de radioterapia para atingir controle da doença.[1,2,4,8,22,27]

Pacientes com ressecção subtotal são o grupo que irá apresentar o pior resultado de tempo de sobrevida ou *performance status*, sendo, nestes casos, indicada a realização de um curto ciclo de quimioterapia seguido por novo procedimento cirúrgico (*second look surgery*).[3,4,26]

Os agentes quimioterápicos que aparentam ser aqueles com melhor resposta no tratamento dos ependimomas são cisplatina, carboplatina, etoposídeo e ciclofosfamida, com o tratamento variando de um a seis ciclos de um esquema multidroga, com a realização do acompanhamento por meio de RM, determinando assim um melhor período para realização de RT associada a uma segunda abordagem cirúrgica.[16]

Indivíduos com disseminação meníngea ou implantes medulares devem ser colocados em um grupo à parte. Estes apresentam um pior prognóstico e devem ser acompanhados em centros de referência para melhor tratamento. Quando há positividade na citologia oncótica, esta deve ser repetida em 10 a 14 dias para que seja confirmado o diagnóstico, haja vista a dificuldade na realização deste nos casos de ependimoma. O tratamento recai sobre irradiação de neuroeixo (radioterapia craniospinhal), sendo esta evitada em crianças menores de três anos, as quais são submetidas à quimioterapia com ou sem radioterapia focal.[3,4,13,18]

COMPLICAÇÕES E PROGNÓSTICO

Em pós-operatório de ressecções de fossa posterior, os pacientes podem apresentar ataxia ou piora. Lesões causadas pelo tumor em si ou lesões decorrentes da manipulação cirúrgica aos hemisférios cerebelares podem levar à dismetria e disdiadococinesia ou lesões vermianas podem cursar com ataxia de marcha. Quando há extensão para o ângulo pontocerebelar déficits de pares cranianos podem estar presentes, cursando com disfagia, paralisia facial, hipoacusia ou disartria. Quadros de mutismo cerebelar podem estar presentes no pós-operatório quando em lesões próximas ou acometendo pedúnculo cerebelar médio.

REFERÊNCIAS BIBLIOGRÁFICAS

1. Bouffet E, Perilongo G, Canete A, Massimino M. Intracranial ependymomas in children: a critical review of prognostic factors and a plea for cooperation. Med Pediatr Oncol. 1998;30:319-29.
2. Cage TA, Clark AJ, Aranda D, et al. A systematic review of treatment outcomes in pediatric patients with intracranial ependymomas. J Neurosurg Pediatr. 2013;11:673-81.
3. Winn RH. Youmanns and Winn neurological surgery. 7th ed. Elsevier; 2017.
4. Kristian WP, Stephen CM, Vijay RA, et al. The current consensus on the clinical management of intracranial ependymoma and its distinct molecular variants. Acta Neuropathol. 2017;133:5-12.
5. McLaughlin MP, Marcus RB Jr., Buatti JM, et al. Ependymoma: results, prognostic factors and treatment recommendations. Int J Radiat Oncol Biol Phys. 1998;40:845-50.
6. Apura J, Tiago J, Moura AB, et al. Engineering. The effect of ventricular volume increase in the amplitude of intracranial pressure intracranial pressure. Computer Methods in Biomechanics and Biomedical Engineering. 2019:1-12.
7. Pajtler KW, Mack SC, Ramaswamy V, et al. The current consensus on the clinical management of intracranial ependymoma and its distinct molecular variants. Acta Neuropathologica. 2017;133(1):5-12.
8. Tihan T, Zhou T, Holmes E, et al. The prognostic value of histological grading of posterior fossa ependymomas in children: a Children's Oncology Group study and a review of prognostic factors. Modern Pathol. 2008;21:165-77.
9. Witt H, Mack SC, Ryzhova M, et al. Delineation of two clinically and molecularly distinct subgroups of posterior fossa ependymoma. Cancer Cell. 2011;20:143-57.
10. Parker M, Mohankumar KM, Punchihewa C, et al. C11orf95-RELA fusions drive oncogenic NF-κB signalling in ependymoma. Nature. 2014;506:451-5.
11. Ramsawhook A, Lewis L, Coyle B, Ruzov A. Medulloblastoma and ependymoma cells display increased levels of 5-carboxylcytosine and elevated TET1 expression. Clinical Epigenetics. 2017;9:1-18.
12. Louis DN, Ohgaki H, Wiestler OD, Webster K. In: Cavenee, editor. WHO classification of tumours of the central nervous system (Revised 4th edition). Lyon: IARC; 2016.
13. Celano E, Salehani A, Malcolm JG, et al. Spinal cord ependymoma: a review of the literature and case series of ten patients. J Neuro-oncology. 2017;128(3):377-86.
14. Profiling OE. Therapeutic targeting of ependymoma as informed by oncogenic enhancer profiling. Nature. 2018;553(7686):101-5.
15. Witt H, Mack SC, Ryzhova M, et al. Delineation of two clinically and molecularly distinct subgroups of posterior fossa ependymoma. Cancer Cell. 2011;20(2):143-57.
16. Tsangaris GT, Papathanasiou C, Adamopoulos PG, et al. Pediatric ependymoma: A proteomics perspective. Cancer Genomics and Proteomics. 2017.
17. Wani K, Armstrong TS, Vera-Bolanos E, et al. A prognostic gene expression signature in infratentorial ependymoma. Acta Neuropathologica. 2012;123(5):727-38.
18. Bobola MS, Jankowski PP, Gross ME, et al. Apurinic/apyrimidinic endonuclease is inversely associated with response to radiotherapy in pediatric ependymoma. International Journal of Cancer. 2011;129(10):2370-9.
19. Rudà R, Reifenberger G, Frappaz D, et al. EANO guidelines for the diagnosis and treatment of ependymal tumors. Neuro-oncology. 2018;20(4):445-56.
20. Guan S, Shen R, Lafortune T, et al. Establishment and characterization of clinically relevant models of ependymoma: A true challenge for targeted therapy. Neuro-oncology. 2011;13(7):748-58.
21. Reni M. Guidelines for the treatment of adult intracranial grade II-III ependymal tumours. Forum (Genova). 2003;13:90.
22. Wu J, Armstrong TS, Gilbert MR. Biology and management of ependymomas. Neuro-oncology. 2016:902-913.
23. Vera-Bolanos E, Aldape K, Yuan Y, et al. Clinical course and progression-free survival of adult intracranial and spinal ependymoma patients. Neuro-oncology. 2015;17(3):440-7.
24. Ridley L, Rahman R, Brundler M, et al. Multifactorial analysis of predictors of outcome in pediatric intracranial ependymoma. Neuro-oncology. 2008;10(5):675-89.
25. Brandes AA, Cavallo G, Reni M, et al. A multicenter retrospective study of chemotherapy for recurrent intracranial ependymal tumors in adults by the Gruppo Italiano Cooperativo di Neuro-oncologia. Cancer. 2005;104:143.
26. Ramsawhook A, Lewis L, Coyle B, Ruzov A. Medulloblastoma and ependymoma cells display increased levels of 5-carboxylcytosine and elevated TET1 expression. Clinical Epigenetics. 2017;9(1):1-7.
27. Chan MD, McMullen KP. Multidisciplinary management of intracranial ependymoma. Current Problems in Cancer. 2012;36(1):6-19.
28. Merchant TE. Current clinical challenges in childhood ependymoma: A focused review. JCO. 2017;73:1265.

CAPÍTULO 11
TUMORES HIPOFISÁRIOS
Samuel Tau Zymberg

INTRODUÇÃO E HISTÓRICO
A glândula pituitária ou hipófise, terminologia grega para *"aquilo que está preso abaixo do cérebro"*, foi nomeada por Vesalius no século XVI, porém grande parte dos conhecimentos adquiridos sobre seu papel e funcionamento ocorreu apenas nos últimos 100 anos. Embora a hipófise tenha um diâmetro menor que um centímetro e seu peso seja menor que um grama, estas modestas medidas escondem grande importância e complexidade, incluindo uma intrincada embriologia, heterogeneidade estrutural e diversidade funcional. Os lobos anterior, intermediário e posterior atuam como três órgãos endócrinos, cada um com distinta população celular, produtos de secreção e mecanismos regulatórios.[1-3] Estrutura nobre e vital para o organismo, a hipófise é importante sítio de tumores, com destaque para os adenomas pela alta prevalência. Ezzat *et al.* mostraram em revisão sistemática que a prevalência de adenomas hipofisários é de 14,4% em autópsias e 22,5% em estudos radiológicos.[4] O interesse dos neurocirurgiões começou no início do século passado. Krause, em 1905, realizou um acesso frontal e Horsley, em 1906, reportou 10 operações em que tumores hipofisários foram abordados por via frontal ou subtemporal. A primeira remoção de um tumor hipofisário por acesso transesfenoidal foi feita por Schloffer em 1907. Cushing posteriormente desenvolveu a técnica do acesso sublabial, transeptal transesfenoidal por cerca de duas décadas, reportando 5,2% de mortalidade em mais de 400 pacientes. A introdução do microscópio e da fluoroscopia nos anos 1950 e 1960 consolidaram a era da cirurgia hipofisária transesfenoidal.[3,5] Diversas séries foram publicadas desde então, demonstrando a eficácia, segurança e as limitações do acesso. Gerard Guiot foi o primeiro neurocirurgião a usar um endoscópio no acesso transesfenoidal ainda que de forma insatisfatória. Nas décadas de 1970 e 1980, Apuzzo, Bushe e Halves usaram endoscópios como auxílio na ressecção de tumores hipofisários.[3,5-7] Neste período, Axel Perneczky introduziu a utilização de endoscópios na cirurgia craniana como forma de ampliar a visão da anatomia. A partir de 1990, acessos transesfenoidais puramente endoscópicos passaram a ser realizados em colaboração com os otorrinolaringologistas. Sethi e Pillay em Singapura, Jho e Carrau em Pittsburgh e Frank e Pasquini em Bologna são alguns exemplos.[1,3] A evolução dos acessos endoscópicos transesfenoidais à hipófise faz sentido pelas vantagens proporcionadas pelo dispositivo: melhor visualização, preservação da fisiologia sinonasal, menor permanência hospitalar e menor taxa de complicações.[8]

QUADRO CLÍNICO E LABORATORIAL
Os tumores hipofisários causam uma variedade de sinais e sintomas que podem ser agrupados em quatro categorias: compressão da glândula adjacente, hipersecreção hormonal, alterações visuais e cefaleia.[9,10]

1. *Compressão da glândula adjacente:* pacientes podem apresentar hipopituitarismo. Alguns eixos são particularmente vulneráveis como o eixo gonadal em que pequenas alterações do ciclo do FSH ou LH podem afetar libido e fertilidade em ambos os sexos e o ciclo menstrual na mulher. Outros setores vulneráveis à compressão são o tireoidiano e o adrenal. Desta forma, hipotireoidismo secundário e hipocortisolismo podem ocorrer. Em adultos, níveis baixos de prolactina não são significantes e o mesmo pode se dizer para o GH, embora reposição seja adotada em muitos casos. *Diabetes insipidus* por produção insuficiente de ADH é rara e sua presença no processo de natureza mais agressiva;[5,11,12]
2. *Hipersecreção hormonal:* os tumores hipofisários podem produzir um ou mais hormônios em excesso que levarão a sintomas relacionados. Os tumores produtores de GH levam ao quadro da acromegalia caracterizada pelo aumento distal das extremidades, modificações faciais na mandíbula, malares e do rebordo orbitário. Cardiopatias e *diabetes mellitus* podem ocorrer e se não adequadamente controlados levarão a redução da expectativa de vida. Tumores produtores de ACTH ocasionam hipercortisolismo levando ao quadro da doença de Cushing. O paciente apresenta ganho de peso com deposição de gordura na cintura, região dorsal e fácies em lua cheia. São frequentes as estrias abdominais, osteoporose, *diabetes mellitus*, fraqueza muscular proximal e distúrbios psiquiátricos. Os efeitos da hipersecreção de ACTH podem ser mais suaves em alguns pacientes que podem apresentar tendência à hipertensão arterial, alterações mais leves da pele ou discreta alteração do contorno facial. Pacientes com hipersecreção de TSH apresentam um hipertireoidismo secundário típico com intolerância ao calor, tendência ao nervosismo e taquiarritmia cardíaca. Prolactinomas causam galactorreia e alterações do ciclo menstrual geralmente associadas à infertilidade. Hiperprolactinemia pode afetar a produção de estrógeno

levando a osteoporose. No homem, é comum a redução da libido e infertilidade pode ocorrer. Tumores produtores de FSH e LH apresentam os mesmos efeitos descritos dos prolactinomas com exceção da galactorreia;[5,13,14]

3. *Alterações visuais:* pacientes com tumores não secretores com extensão suprasselar geralmente procuram o médico por queixa de perda visual. Qualquer tumor hipofisário pode provocar perda visual se ocorrer crescimento a ponto de comprimir o quiasma óptico. Tipicamente, um macroadenoma estendendo-se acima da sela comprime o quiasma causando um defeito bitemporal que começa nos quadrantes superiores e progride para hemianopsia bitemporal. Em decorrência da variabilidade anatômica da posição do quiasma em relação à haste hipofisária diversas apresentações são observadas. Alguns tumores têm crescimento excêntrico para direita ou para esquerda causando diferenças na intensidade da perda visual em algum lado. A compressão crônica do quiasma pode levar a atrofia óptica com dano visual permanente. Tumores com extensão para o seio cavernoso podem, em estágios avançados, causar paresia ou paralisia dos nervos oculomotores resultando em diplopia e ptose palpebral;[5,10,15,16]

4. *Cefaleia:* muitos pacientes apresentam cefaleia como sintoma principal, o que leva o médico a solicitar uma tomografia que demonstra uma lesão na sela túrcica. Embora seja fácil entender a cefaleia como sintoma em grandes tumores que apresentam efeito de massa e compressão sobre uma dura-máter bem inervada, sua presença em tumores pequenos e não invasivos deve ser tratada como uma não associação. Em alguns pacientes com macroadenomas, a ocorrência de cefaleia aguda pode ser sintoma de apoplexia hipofisária, um fenômeno isquêmico e hemorrágico que modifica o volume e a integridade estrutural do tumor levando a deterioração neurológica aguda ou subaguda. Compressão hipotalâmica e extravasamento de sangue para o espaço subaracnoide via diafragma selar são os mecanismos que levam a esta síndrome apoplética. Hipopituitarismo agudo pode ocorrer por compressão da glândula residual. Alguns pacientes assintomáticos que apresentam um macroadenoma não secretor podem apresentar apoplexia com sintomas de cefaleia, diplopia e redução da acuidade visual, quadro que deve ser tratado com descompressão cirúrgica urgente (Fig. 11-1).[10,17,18]

A avaliação laboratorial para um paciente com suspeita ou investigação de um tumor hipofisário compreende a dosagem de diversos hormônios que fornecerão direta ou indiretamente a função hipofisária e tumoral. Esta avaliação compreende a dosagem plasmática de prolactina, TSH, FSH e LH. O GH pode também ser dosado, mas geralmente se houver evidência clínica de acromegalia. Para melhor avaliação do setor somatotrófico, deve-se dosar também a somatomedina-C ou Igf-1 (fator de crescimento semelhante a insulina-1) porque esta fornece dados mais confiáveis sobre a secreção do GH ao longo do tempo.[13,14,19] Níveis normais de FSH e LH variam entre homens e mulheres, e entre estas também

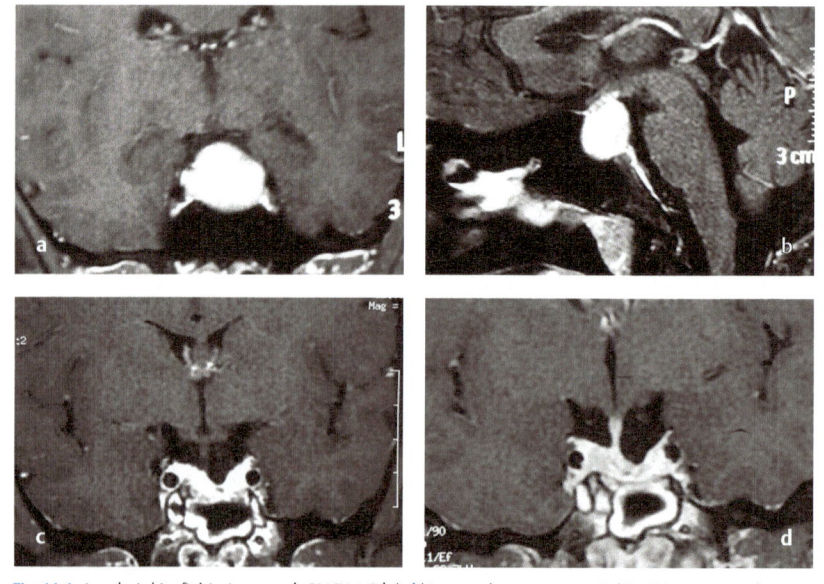

Fig. 11-1. Apoplexia hipofisária. Imagens de RM T1 + Gd. (a,b) Imagem homogeneamente hiperintensa sem realce com extensão suprasselar. (c,d) Controle de 60 dias de pós-operatório.

durante as diversas fases do ciclo menstrual. A medida do TSH deve ser acompanhada da medida de tri-iodotironina (T3) e tiroxina (T4) para diferenciação entre distúrbios primários e secundários deste setor. A dosagem do ACTH pode não ser informativa isoladamente sendo o eixo corticotrófico mais bem avaliado pela dosagem do cortisol, um dos principais hormônios produzidos nas suprarrenais sob o estímulo hipofisário. Ambos ACTH e cortisol sofrem a ação do ritmo circadiano, sendo mais elevados pela manhã e devendo ser dosados neste período. Em mulheres, a dosagem do estradiol pode indicar alterações do setor gonadotrófico, mas deve ser analisado em conjunto com os níveis de LH e FSH.[11,13,19] A prolactina deve ser dosada em todos os pacientes, pois sua hipersecreção pode ocorrer não só nos prolactinomas, mas também em macroadenomas que levem a distorção e ou compressão da haste hipofisária. Nesta situação ocorre alteração do fluxo através do sistema porta hipofisário de fatores dopaminérgicos que exercem inibição tônica sobre a produção de prolactina. Quando a haste é comprimida, a inibição fica suprimida e a prolactina eleva-se em graus variáveis, sendo que raramente ultrapassam 100 a 150 ng/mL. A elevação da prolactina causada pelos prolactinomas é muito maior do que aquela ocasionada pela compressão da haste, e estas podem ser diferenciadas pela análise cuidadosa dos níveis de prolactina ao longo do tempo.[5,11,14] Informações adicionais importantes podem ser obtidas pelos testes provocativos ou dinâmicos em que são ministrados agentes estimulantes como o fator liberador de corticotrofina (CRF) com consequente aumento dos níveis hormonais acima da linha de base. Em casos duvidosos com disfunção hormonal, como pode ocorrer em alguns casos da doença de Cushing, estes testes podem ajudar no diagnóstico diferencial da fonte de hipersecreção.[14,20] Os testes têm importância na avaliação da função hipofisária no período pós-operatório tardio. Estes testes servem para estabelecer a presença ou ausência de hipersecreção residual ou a normalidade da função glandular. Após cirurgia, déficits hormonais preexistentes são recuperados em cerca de 50% dos casos e 20% dos pacientes desenvolvem novos déficits. O lobo hipofisário posterior é avaliado pela dosagem dos eletrólitos ou se houver suspeita de disfunção das osmolaridades urinária e sérica, bem como a avaliação do balanço hídrico. *Diabetes insipidus* (DI) pós-operatório ocorre em geral em 15% dos pacientes de forma transitória ou definitiva. A produção de vasopressina é mais sensível à cirurgia do que outros setores hormonais. Atenção deve ocorrer na primeira semana pós-operatória quando alguns pacientes apresentam um DI parcial cursando com desidratação e hipernatremia caso a condição não seja reconhecida. Hiponatremia pode também ocorrer nas duas primeiras semanas de pós-operatório por alterações transitórias na liberação de vasopressina.[12,15,19] Subunidade alfa é uma cadeia molecular comum aos hormônios glicoproteicos produzidos pela hipófise (TSH, LH, FSH). Sabemos que alguns macroadenomas podem secretar exclusivamente subalfa. Pode ser um marcador para tumores produtores de TSH quando o paciente é paucissintomático.[5,13]

IMAGEM
Avaliação por Imagem
A ressonância magnética (RM) da sela túrcica é o melhor exame de imagem para detecção e acompanhamento dos tumores hipofisários. A tomografia computadorizada (TC) dos seios paranasais pode complementar a propedêutica para observação de desvios septais, padrão da aeração do seio esfenoide e eventuais sinais de erosão óssea. Tomografia da sela túrcica mostra os adenomas como isodensos em relação ao parênquima cerebral na fase sem contraste. Erosão óssea e expansão com remodelação selar são bem demonstradas na janela óssea.[5,10] Calcificações são muito raras e podem fazer a diferenciação com os craniofaringeomas. Hemorragia tumoral pode ser detectada como áreas focais de hiperdensidade. Na avaliação por RM microadenomas são hipointensos ao parênquima hipofisário na sequência T1 e geralmente apresentam realce menos intenso que a glândula normal. Na sequência T2, apresentam sinal variável (Fig. 11-2). No estudo dinâmico, as imagens mostram realce do tecido glandular. Os sinais secundários de microadenomas são desvio contralateral da haste hipofisária, elevação da margem superior ou infradesnivelamento contralateral. Macroadenomas são hipo ou isointensos em T1 variável em T2. Macroadenomas são mais bem observados na sequência T1 coronal com contraste que muitas vezes demonstra tecido glandular periférico (Fig. 11-3). O crescimento tumoral provoca erosão e remodelação óssea com aumento das dimensões selares. Pode haver extensão inferior para o seio esfenoidal, extensão suprasselar com compressão do quiasma óptico e extensão parasselar com envolvimento dos seios cavernosos e suas estruturas.[5,18] Hemorragia intratumoral pode ser vista como hiperintensidade em T1 e, em muitos casos, sem evidência clínica de apoplexia hipofisária. Importante observar as modificações pós-operatórias da sela com reexpansão da glândula, engrossamento da haste hipofisária e reabsorção de materiais de implante (Fig. 11-1).[5]

DIAGNÓSTICO DIFERENCIAL
Diversos tumores e outros processos patológicos podem estar presentes na região selar, ocasionando dúvida ou mesmo equívocos no tratamento. A hiperplasia hipofisária relacionada com o hipotireoidismo primário ou mesmo durante a puberdade pode ser confundida com um macroadenoma. Ambas as situações são reversíveis com o tratamento no primeiro caso e o final da puberdade no segundo. Os craniofaringeomas representam cerca de 5% dos tumores intracranianos, 5% a 10% dos tumores pediátricos, 15% dos tumores supratentoriais e 50% dos tumores suprasselares nessa faixa. Apresentam

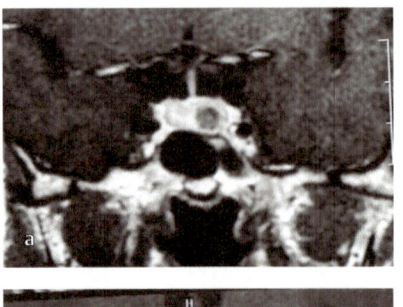

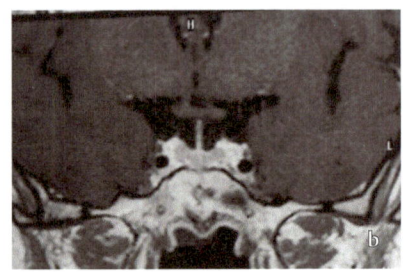

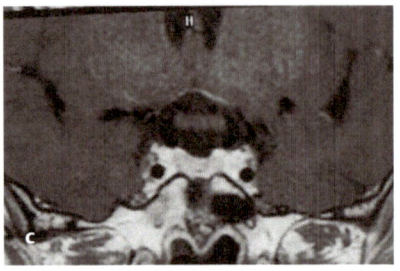

Fig. 11-2. Microadenoma hipofisário. RM T1 + Gd. (a) Lesão hipointensa arredondada levando à elevação da margem superior. (b,c) Controle de 75 dias de pós-operatório.

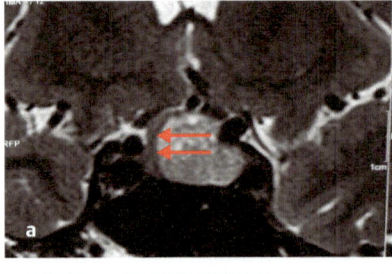

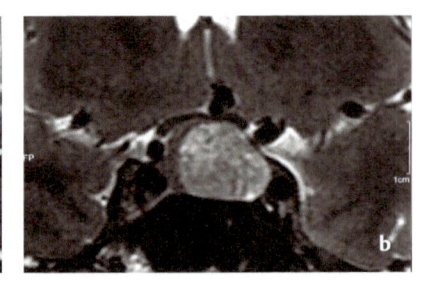

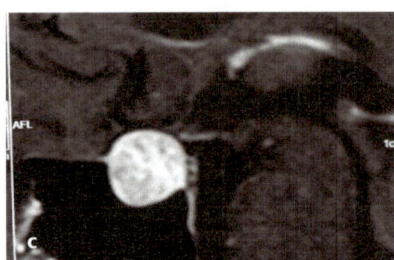

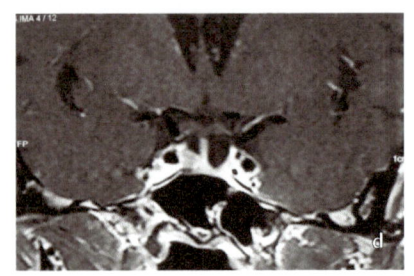

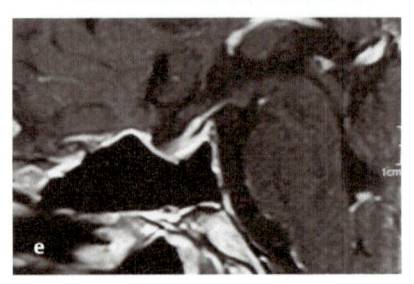

Fig. 11-3. Macroadenoma hipofisário. (a,b) RM T2 evidencia tumor hiperintenso a esquerda com compressão do parênquima hipofisário (setas em a). (c) RM T1 + Gd. Imagens hiperintensas. (d,e) RM T1 + Gd. Controle de 60 dias de pós-operatório.

uma distribuição de idade bimodal: a maioria nas crianças e adultos jovens e um segundo pico entre a quinta e sexta décadas com igual distribuição quanto ao sexo. Extensão suprasselar ocorre em 70% dos casos, intrasselar em 10% e exclusivamente suprasselar em 20%. É um tumor derivado de restos embrionários da bolsa de Rathke com papel associado de células adeno-hipofisárias com metaplasia. Clinicamente produz cefaleia, déficit endocrinológico ocasionalmente com DI, alterações visuais e hidrocefalia. Existem dois tipos histológicos: o pediátrico geralmente tem epitélio adamantinomatoso, formação de nódulos de queratina e cistos de colesterol. Calcificações ocorrem em 90%. O segundo tipo é o papilar que ocorre em 30% dos adultos. Geralmente não apresenta calcificações e cistos e é considerado menos agressivo. À tomografia, são lesões circunscritas apresentando multiloculações e em 90% das vezes são tumores sólido-císticos. Cistos podem ter composição variável de colesterol, queratina, proteína e tecido necrótico que resulta em sinal hipo, iso ou hiperdensos. Porções sólidas e paredes císticas realçam a injeção de contraste (Fig. 11-4). Na imagem por RM, cistos também tem sinal variável: hiperintensidade está relacionada com conteúdo proteico ou meta-hemoglobina em T1 e T2. Partes sólidas são hipo ou isointensas com realce heterogêneo.[4,5,18] Outras lesões comuns são os cistos de Rathke ou cistos da *pars intermedia* formados por um epitélio escamoso cuboidal (Fig. 11-5). A parede do cisto é fina e o conteúdo tem viscosidade variável. Pequenas calcificações podem estar presentes nas paredes. Raramente podem apresentar hemorragia, mimetizando uma apoplexia hipofisária.

Cisto de aracnoide intrasselar e hipertensão intracraniana idiopática (HII) são duas causas distintas que levam à síndrome da sela vazia com compressão do parênquima hipofisário e deslocamento posteroinferior. TC e RM mostram uma sela alargada e ocupada por líquido, e haste estirada inserindo-se na glândula (Fig. 11-6). Tumores como meningioma da região selar podem surgir no diafragma, tubérculo selar, plano esfenoidal, clinoide anterior e seio cavernoso. É raro que cresçam para o interior selar de forma exclusiva. Classicamente são lesões captantes em TC e RM, com uma base de implantação dural e rastro dural (Fig. 11-7).[5,18] Metástases hipofisárias (tendem a ocorrer na haste hipofisária e no lobo posterior, e após a adeno-hipófise) ou selares (seio cavernoso, *clivus*, esfenoide) não constituem raridade em se tratando de estudos de autópsias.[21,22] Pacientes sintomáticos por efeito de massa e extensão suprasselar apresentam indicação cirúrgica. Em levantamento da clínica Mayo ao longo de 23 anos, Morita *et al.* relatam 36 casos em que o tumor metastático para hipófise foi o primeiro sinal da doença.

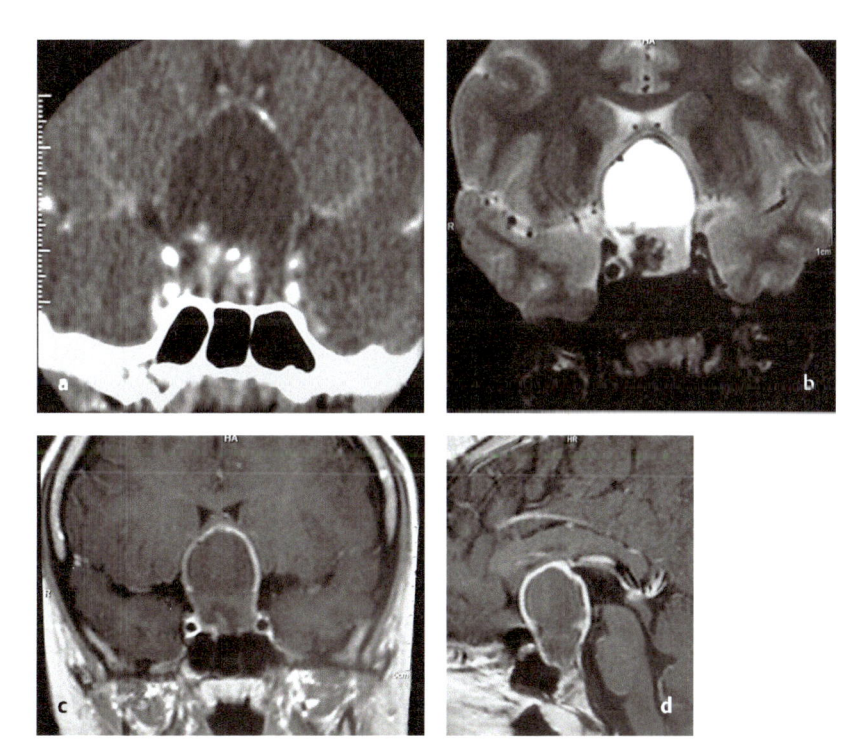

Fig. 11-4. Craniofaringioma. (a) TC com contraste em corte coronal. Lesão sólido-cística com calcificações e grande extensão suprasselar. (b) RM coronal T2. Material selar hipointenso (calcificações), isointenso (tumor) e cisto hiperintenso. (c,d) RM T1 + Gd mostra captação de parede cística.

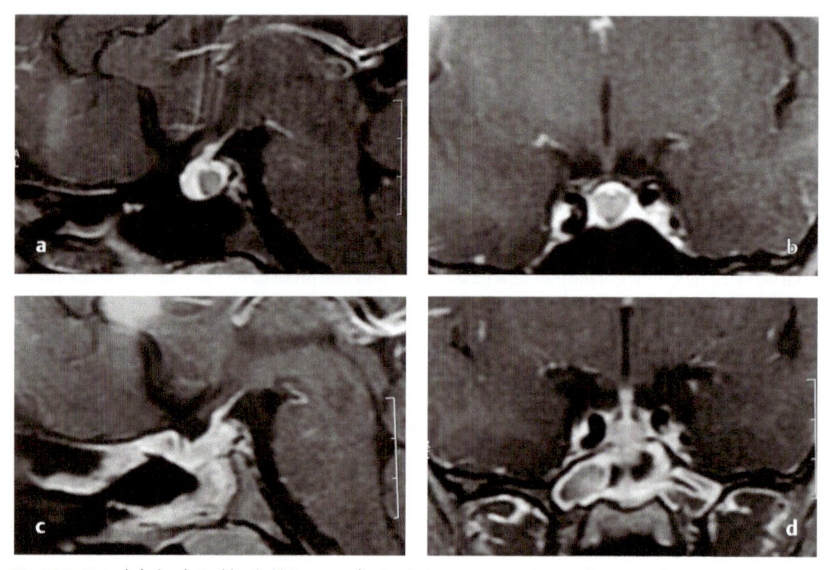

Fig. 11-5. Cisto da bolsa de Rathke. (a,b) Presença de cisto isointenso na *pars intermedia*, sem realce ao contraste. (c,d) Controle de 40 dias de pós-cirúrgico.

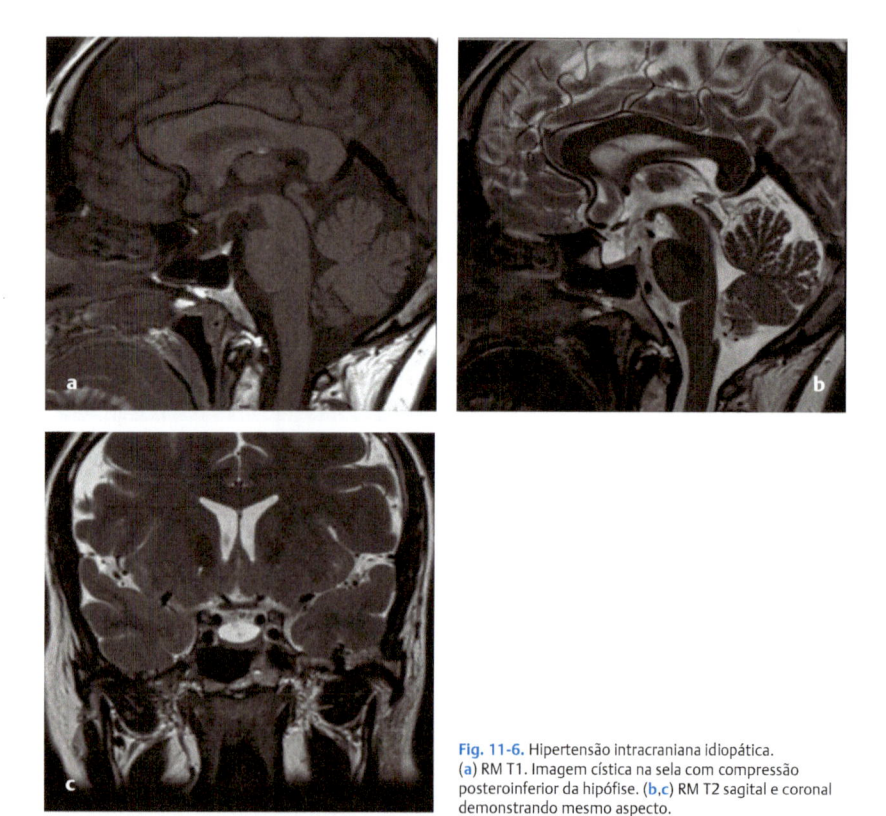

Fig. 11-6. Hipertensão intracraniana idiopática.
(a) RM T1. Imagem cística na sela com compressão posteroinferior da hipófise. (b,c) RM T2 sagital e coronal demonstrando mesmo aspecto.

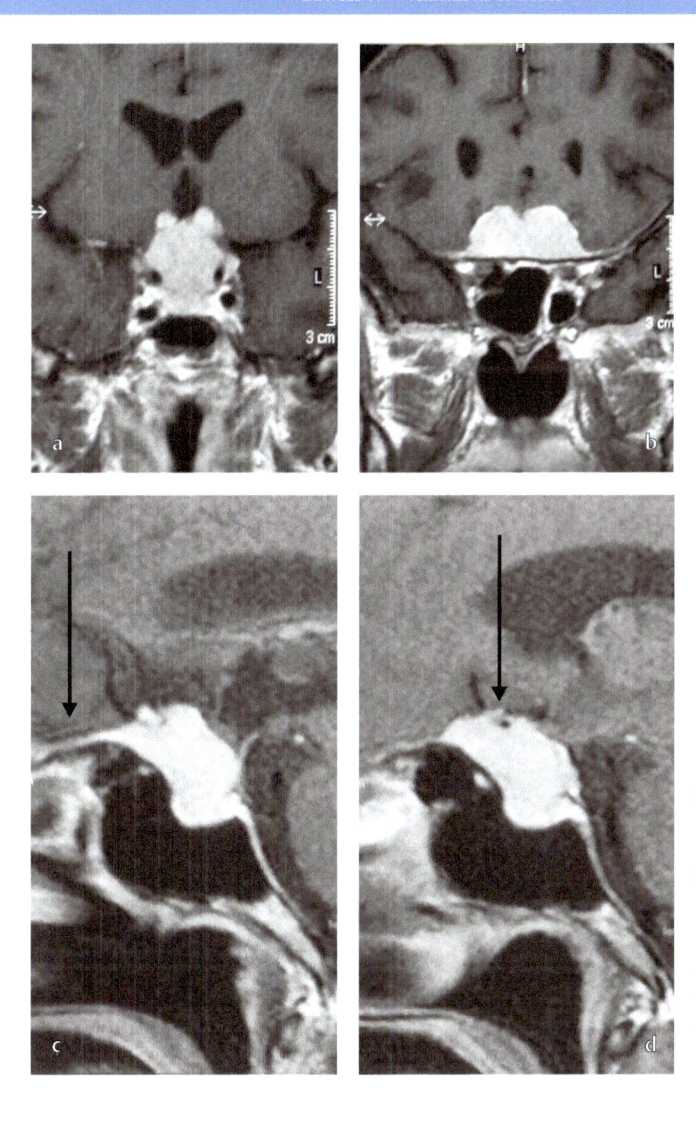

Fig. 11-7.
Meningioma de tubérculo selar. RM T1 + Gd.
(a,b) Lesão captante de forma homogênea com ampla base de implantação dural.
(c,d) Cortes coronais evidenciando rastro dural e envolvimento vascular (setas).

Neste grupo, os tumores primários eram de pulmão (36%) e mama (33%).[10,22] Os germinomas intracranianos apresentam predileção pela região pineal e a segunda região mais prevalente é a suprasselar. Ocorrem em adultos jovens provocando alterações visuais e endocrinológicas como DI. São lesões isointensas em T1 e hiperintensas em T2 com realce homogêneo ao contraste. Tumores germinativos mistos desta região como teratoma podem apresentar sinal e realce heterogêneos. Ainda nesta categoria estão a sarcoidose, a hipofisite linfocítica e os aneurismas com projeção para cisterna suprasselar. Lesões da haste hipofisária podem conter adenomas, outros tumores e lesões inflamatórias de diversas naturezas.[4,10,18,22]

OPÇÕES DE TRATAMENTO

Determinar o melhor tratamento para os tumores hipofisários depende da natureza da patologia. Tumores hormonalmente ativos requerem supressão desta atividade por cirurgia, uso de medicações e ou radioterapia para evitar os efeitos em longo prazo da hipersecreção. Pacientes com doença de Cushing ou acromegalia, em particular, raramente conseguem desenvolver a vida de maneira normal por causa dos efeitos deletérios do excesso de ACTH e GH em diversos sistemas do organismo, especialmente o cardiovascular. Pacientes com prolactinomas devem ser tratados para reverter a frequente infertilidade associada, bem como a osteoporose ligada à hiperprolactinemia.[4,14,20] Adenomas não secretores frequentemente se apresentam com compressão quiasmática causando defeitos visuais. A piora aguda destes defeitos deve ser indicativa de descompressão cirúrgica, inclusive no caso dos tumores secretores. Os objetivos do tratamento dos tumores hipofisários incluem: eliminação do excesso de hormônio produzido pelo tumor, prevenção da compressão do quiasma óptico causada pela extensão suprasselar do tumor, restauração ou preservação da função hipofisária e remissão em longo prazo sem evidência bioquímica ou radiográfica de recrescimento tumoral.[2,5,16] Vamos abordar as opções de tratamento de acordo com cinco subtipos: prolactinomas, adenomas não secretores, secretores de gonadotrofinas, secretores de GH e secretores de ACTH.

Prolactinomas

São os adenomas mais comuns (40%) que geralmente são tratados com análogos da dopamina. As drogas mais utilizadas são: Bromocriptina (Parlodel), que apresenta uma eficácia de 70% a 80%, porém com índice de efeitos colaterais de 20% a 30% (náusea, vômito, hipotensão ortostática) e Cabergolina (Dostinex), um agonista receptor D2 que pode ser ministrado uma a duas vezes por semana com raros efeitos colaterais. Em geral, há normalização da dosagem de prolactina em 80% a 90% dos casos e redução tumoral em 70% (Fig. 11-8). A resposta dos pacientes é bastante variável e melhor em tumores pequenos. Considera-se que o tratamento deva prosseguir por toda a vida, mas cerca de 10% podem não recorrer. Cirurgia é a opção terapêutica quando não há resposta medicamentosa ou há presença de efeitos colaterais. Prolactinomas podem ser invasivos, resultando em índices elevados de recorrência pós-cirúrgica (17% a 50% microadenomas e 20% a 80% macroadenomas). Radioterapia convencional vem sendo substituída pelas aplicações fracionadas ou pela radiocirurgia, método útil para controle de tumores com invasão de estruturas parasselares, como seios cavernosos, artéria carótida interna e seus ramos, e nervos cranianos.[3,5,10,13]

Adenomas Não Secretores

Aproximadamente 25% dos tumores hipofisários são clinicamente não funcionantes. Produzem sintomas comprimindo conteúdo selar e parasselar, chegando a causar hipopituitarismo. Muitas vezes, esta situação não é reconhecida até que perda visual passe a ocorrer. Esta categoria inclui os adenomas *null cell* que não apresentam produção hormonal, os secretores de subunidade alfa que não têm ação hormonal e aqueles que embora secretores o façam em quantidade pequena que não acarreta desequilíbrio hormonal. Estes são, em geral, tumores produtores de gonadotrofinas que apresentam

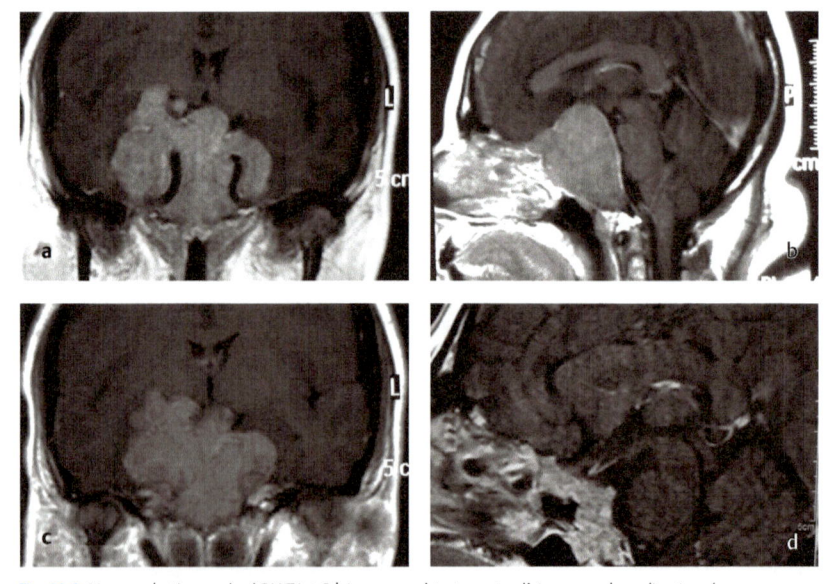

Fig. 11-8. Macroprolactinoma. (a-c) RM T1 + Gd. Imagens pré-tratamento clínico com cabergolina 1 mg/semana. Observar invasividade vascular e encefálica. (d) Controle de imagem após 6 meses. *(Continua.)*

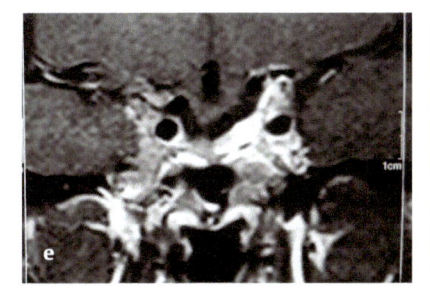

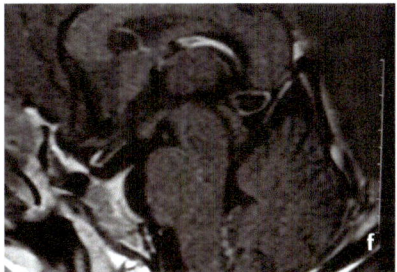

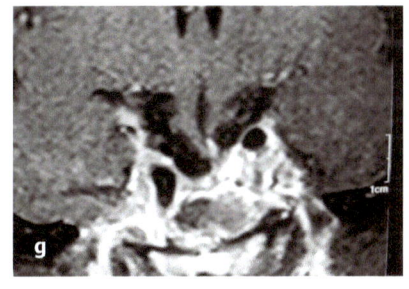

Fig. 11-8. *(Cont.)* (e) Controle de imagem após 6 meses. (f,g) Controle após 1 ano.

imuno-histoquímica positiva para LH ou FSH. Apesar de estes adenomas apresentarem comportamento distinto em termos de padrão de crescimento, todos constituem um desafio por não serem passíveis de tratamento medicamentoso e devem ser removidos cirurgicamente da forma mais radical possível com preservação de tecido hipofisário.[8] Considerando as séries microcirúrgicas com resíduo tumoral em 35% a 74%, algumas séries endoscópicas reportam remoção completa de 75%. A dificuldade cirúrgica é relacionada com a extensão supra e parasselar do tumor. A classificação de Knosp[23] é um método simples de quantificar a invasão do seio cavernoso utilizando linhas que tangenciam os limites internos, médios e externos da carótida cavernosa homolateral. Neste sentido, a consistência tumoral é fator determinante para a radicalidade cirúrgica.[3,16,18]

Adenomas Secretores de Gonadotrofinas

Estes tumores não produzem uma síndrome específica e são, na maioria das vezes, tratados de forma semelhante aos não secretores. Causam alterações visuais e hipopituitarismo.

Adenomas Secretores de GH

Representam 15% dos casos. O tratamento medicamentoso compreende a utilização de drogas análogas da somatostatina, octreotide e lanreotide. Estas substâncias ligam-se aos receptores da somatostatina que estão expressos no adenoma. As formulações de longa duração são mais eficazes no controle da doença, como terapia primária ou em conjunção à cirurgia. Essas medicações levam a normalização do Igf-1 em 70% dos casos e diminuição das dimensões tumorais. O pasireotide é um novo análogo da somatostatina que, por ser mais potente, liga-se a maior número de receptores de somatostatina e parece apresentar maior eficácia que octreotide. O pegvisomanto é uma droga que antagoniza o receptor de GH, sendo uma ótima opção terapêutica. Para seu controle, avaliamos exclusivamente o Igf-1, e tem eficácia de cerca de 90%. Pode ser usado como monoterapia ou em conjunção com outros análogos. Cirurgia é o método primário de tratamento em grande parte dos pacientes. A taxa de sucesso varia muito dependendo da amostra, experiência do serviço e quantidade de microadenomas. Estes são tumores com grande invasividade, não sendo rara infiltração do *clivus* e da parede medial do seio cavernoso, tornando a cura bioquímica mais difícil. A taxa de remissão após cirurgia vai de 60% a 80%. Tamanho e localização apresentam impacto neste resultado. Idealmente deve-se tratar o tumor como microadenoma. Restos de tumores com invasão do seio cavernoso e estruturas da região suprasselar podem ser tratados com radioterapia. A associação de cirurgia, análogos de somatostatina e radioterapia têm sido a opção terapêutica mais utilizada nos casos em que a cura cirúrgica não foi obtida.[3,4,9,10]

Adenomas Produtores de ACTH

Aproximadamente 15% dos tumores hipofisários têm a cirurgia como melhor opção terapêutica. Se considerarmos séries com predominância de microadenomas, as taxas de cura variam de 75% a 90% dos casos. Muitas vezes, os estudos de imagem não identificam claramente a presença do microadenoma. Nesses casos, o cateterismo do seio petroso para dosagem de ACTH na região pode ajudar a confirmar secreção tumoral hipofisária e não ectópica. Há polêmica sobre a aceitação do teste para evidenciar o lado do tumor. Não raramente a realização de hemi-hipofisectomia é a opção cirúrgica utilizada. No caso de falha cirúrgica, reexploração pode ser indicada. O tratamento medicamentoso consiste no uso de medicações que inibem a esteroidogênese das glândulas suprarrenais. A droga mais utilizada é o cetoconazol com taxa de remissão de 70% dos casos. Nos últimos anos, a combinação desta droga com cabergolina e pasireotide tem demonstrado melhores resultados. Radioterapia apresenta bons resultados para controle prolongado da doença, variando de 53% a 83%. A dose média é de 50 Gy e as remissões ocorrem, em geral, nos primeiros dois anos.[3,5,8,9,13]

COMPLICAÇÕES

Dentre os acessos neurocirúrgicos, os acessos transesfenoidais estão entre os mais seguros com 0,5% de mortalidade e 2,2% de morbidade e, nas reoperações, 2,5% de mortalidade e 30% de morbidade.[9,15,17] Apesar de raras, vamos apresentar o espectro de complicações com relação às etapas cirúrgicas. Complicações relacionadas com a indicação podem acontecer em função de diversas intercorrências, como indicação, anestesia, variações anatômicas e a técnica utilizada. A presença de uma assimetria significante na expansão suprasselar ou um diafragma selar cinturado, com proximidade das carótidas internas, constitui uma contraindicação relativa ao acesso, a menos que as imagens da RM revelem consistência mole, hemorragia tumoral ou presença de cistos.[16,24] Macroadenomas com grande ou complexa extensão suprasselar (envolvimento neurovascular) devem ser operados de forma sequencial para evitar o quadro de apoplexia do resto tumoral. Invasão do seio cavernoso não constitui contraindicação cirúrgica, com exceção dos casos em que a maior parte tumoral seja lateral ao sifão carotídeo. Durante a manipulação intrasselar e suprasselar, lesões vasculares podem ocorrer. Felizmente, o porcentual desse tipo de lesão é de 0,4% a 1,4%, dependendo da experiência do grupo.[16,17] Quando presente, o sangramento deve ser controlado pelo cirurgião com tamponamento. O músculo é um ótimo substrato para ser utilizado em conjunto com Surgicel® e algodões para esta finalidade. Após o controle do sangramento, é mandatória a realização de estudo angiográfico para tratamento de pseudoaneurisma decorrente da lesão ou eventualmente fístula carótido-cavernosa. A manipulação da região suprasselar envolve uma área muitas vezes modificada pelo tumor que alarga o diafragma selar preservando a aracnoide ao seu redor. Durante a remoção tumoral, diversas situações podem violar a membrana resultando em fístulas liquóricas.[5,9,16,24] O recesso aracnoide anterior da porção superior da sela pode ter inserção baixa e, após o descenso do diafragma, facilmente ocorre transudação liquórica (Fig. 11-9). Nos macroadenomas, pode ocorrer abertura da membrana durante a dissecção e eversão, que ocorre na aracnoide após remoção interna inicial. A incidência desses acontecimentos varia de 1,5% em grupos experientes e 4,2% nos menos experientes.[17] Na literatura, esta incidência situa-se entre 9% a 15%. Meningite, neste contexto, apresenta uma incidência de 0 a 2%. Nos últimos anos, o reparo do defeito tem sido feito com múltiplas camadas com a utilização variável de gordura, músculo, fáscia lata, substituto dural, Surgicel®, Gelfoam® e a confecção do *flap* pediculado de mucosa do septo nasal. A utilização da técnica reduziu drasticamente a incidência da fístula no período tardio.

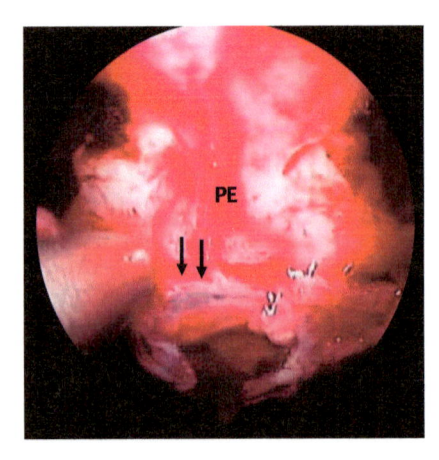

Fig. 11-9. Visão cirúrgica ao final da ressecção de macroadenoma hipofisário não secretor. Observar abaixo do plano esfenoidal (PE) a exteriorização do recesso aracnoide anterior apresentando transudação de liquor.

Sob o ponto de vista endocrinológico, DI e hipofunção hipofisária são as ocorrências mais comuns e têm incidência muito relacionada à experiência do cirurgião. A ocorrência de insuficiência da adeno-hipofise é reportada entre 1% a 10%. A presença de DI transitório no pós-operatório imediato é de 8,7% e 8,1%, o definitivo.[3,4,9] A síndrome de secreção inapropriada do hormônio antidiurético ocorre por volta do sexto dia pós-operatório, momento em que o paciente se encontra distante do hospital. Está relacionada a alterações pós-operatórias traumáticas da neuro-hipófise com liberação tardia do ADH levando a hiponatremia não hipovolêmica, com sódio urinário elevado.[3,5,9]

DICAS

- Os tumores hipofisários são muito mais prevalentes do que se pensava;
- Nem todo adenoma hipofisário requer tratamento, todos requerem seguimento;
- Elevações da prolactina até 100-150 ng/mL devem ser interpretadas cuidadosamente até o esclarecimento da causa. A maioria não são prolactinomas;
- Déficit de setores hormonais nos macroadenomas ocorre nas apoplexias e aumentam com a faixa etária;
- Trabalho em conjunto com endocrinologistas, radiologistas, anestesistas e otorrinolaringologistas é chave para o sucesso terapêutico;
- Nas imagens por TC e RM, a captação de contraste imediata é glandular e não tumoral.

REFERÊNCIAS BIBLIOGRÁFICAS

1. Doglietto F, Prevedello DM, Jane Jr. JA, et al. A brief history of endoscopic transsphenoidal surgery – From Philipp Bozzini to the first world congress of endoscopic skull base surgery. Neurosurg Focus 2005;19(6):E3,1-6.
2. Kanter AS, Dumont AS, Asthagiri AR, et al. The transsphenoidal approach - a historical perspective. Neurosurg Focus 2005;18(4):E6,1-4.
3. Tabaee A, Anand VK, Barrón Y, et al. Endoscopic pituitary surgery: A systematic review and meta-analysis. J Neurosurg 2009;111:545-54.
4. Ezzat S, Asa SL, Couldwell WT, et al. The prevalence of pituitary adenomas. Cancer 2004;101(3):613-19.
5. McCutcheon IE. Primary central nervous system tumors: pituitary region. In: Cancer in the Nervous System. 2.Oxford: Oxford University Press; 2002. p. 208-36.
6. Apuzzo MLJ, Heifetz M, Weiss MH, Kurze T. Neurosurgical endoscopy using the side-viewing telescope. Technical note. J Neurosurg 1977;16:398-400.
7. Halves E, Bushe KA. Transsphenoidal operation on craniopharyngiomas with extrasellar extensions. The advantage of the operating endoscope [proceedings]. Acta Neurochir 1979(28):362.
8. Messerer M, De Batista JC, Raverot G, et al. Evidence of improved surgical outcome following endoscopy for nonfunctioning pituitary adenoma removal. Neurosurg Focus 2011;30(4):E11,1-9.
9. Alencastro LC, Alencastro LFU, Faria MB, et al. Adenomas hipofisários. In: Tratado de neurocirurgia Vol 1. Barueri: Manole; 2016. p. 435-57.
10. Jane JA Jr., Laws ER Jr. The surgical management of pituitary adenomas in a series of 3093 patients. J Am Coll Surg 2001;193:651.
11. Amar AP, Weiss MH. Pituitary anatomy and physiology. Neurosurg Clin N Am 2003;13:11-23.
12. Lake MG, Krook LS, Cruz SV. Pituitary adenomas: An overview. Am Fam Phys 2013;88:5:319-27.
13. Asa SL, Ezzat S. The pathogenesis of pituitary tumors. Annu Rev Pathol Mech Dis 2009;4:97-126.
14. Hofstetter CP, Shin BJ, Mubita L, et al. Endoscopic endonasal transsphenoidal surgery for functional pituitary adenomas. Neurosurg Focus 2011,30(4):E10,1-9.
15. Alzhrani G, Sivakumar W, Park MS; et al. Delayed complications after transsphenoidal surgery for pituitary adenomas. World Neurosurg 2010;109:233‑41.
16. Paiva Neto MA, Vandergrift A, Fatemi N, et al. Endonasal transsphenoidal surgery and multimodality treatment for giant pituitary adenomas. Clin Endocrinol 2010;72:512-19.
17. Ciric I, Ragin I, Baumgartner C, Pierce D. Complications of transsphenoidal surgery: Results of a national survey, review of the literature, and personal experience. Neurosurgery 1997,40.(2).225.
18. Zee CS, Go JL, Kim PE, et al. Imaging of the pituitary and parasellar region. Neurosurg Clin N Am 2003;14:55-80.
19. Jiang X, Zhang X. The molecular pathogenesis of pituitary adenomas: An update. Endocrinol Metab 2013;28:245-54.
20. Oldfield EH. Surgical management of Cushing disease: a personal perspective. Clin Neurosurg 2011;58:13-26.
21. Morita A, Meyer FB, Laws Jr. ER. Symptomatic pituitary metastases. J Neurosurg 1998;89: 69-73.
22. Turcu AF, Erickson BJ, Lin E, et al. Pituitary stalk lesions: The mayo clinic experience J Clin Endocrinol Metab 2013;98:1812-18.
23. Knosp E, Steiner E, Kitz K, Matula C. Pituitary adenomas with invasion of the cavernous sinus space: a magnetic resonance imaging classification compared with surgical findings. Neurosurgery 1993;33:610-18.
24. Rhoton Jr. AL. The sellar region. Neurosurgery 2002;51(1):335-74.

CAPÍTULO 12

TUMORES INTRAVENTRICULARES

Eduardo Carvalhal Ribas ▪ Giovanna Hespanhol Gutschow
Luis Filipe de Souza Godoy ▪ Fernando Pereira Frassetto
Ramez Wadie Kirollos ▪ Guilherme Carvalhal Ribas

INTRODUÇÃO

Os tumores intraventriculares são lesões relativamente raras e ocorrem mais comumente em crianças, representando 0,8% a 1,6% de todos os tumores intracranianos quando todas as idades são consideradas e 16% na população menor que 18 anos. Incluem lesões de um espectro patológico diverso, sendo a grande maioria benigna.[1]

Este grupo histologicamente heterogêneo de tumores pode ser dividido em tumores primários, incluindo tumores originários do revestimento ventricular ependimário ou subependimário, septo pelúcido, plexo coroide e o tecido aracnoide de suporte, e tumores intraventriculares secundários (ou paraventriculares), termo usado para neoplasias que se originam adjacentes à substância cerebral e demonstram mais de dois terços de crescimento exofítico para dentro do ventrículo.[1,2]

APRESENTAÇÃO CLÍNICA

Os tumores intraventriculares podem ser subclínicos e descobertos incidentalmente em exames de imagem, ou podem apresentar sintomas em decorrência de efeito de massa, hidrocefalia ou hemorragia.[1,2]

Esses tumores podem provocar obstrução do liquor (LCR) causando, consequentemente, hidrocefalia e aumento da pressão intracraniana. Macrocefalia, perda de apetite e irritabilidade são geralmente observados em bebês. Dor de cabeça, vômito e papiledema são frequentes em crianças maiores e adultos. Convulsões, distúrbios visuais e déficits neurológicos focais raramente são relatados, mas podem estar presentes. Os tumores do quarto ventrículo são mais propensos a ser sintomáticos, causar hidrocefalia e sinais de disfunção cerebelar, incluindo ataxia e dismetria.[1-3]

EXAMES NEUROLÓGICOS E ACHADOS RADIOLÓGICOS

A apresentação clínica dos tumores intraventriculares está mais relacionada ao seu tamanho e localização do que ao diagnóstico histológico. A imagem é fundamental para estudar essas lesões, mas as características radiológicas frequentemente se sobrepõem. Seu diagnóstico diferencial pode muitas vezes ser restringido se a localização da lesão, a idade do paciente e as características radiológicas (na TC e na RM) forem todas consideradas juntas (Fig. 12-1 e Quadro 12-1).[1-3]

A caracterização do tumor é particularmente importante quando o acompanhamento conservador é escolhido como o tratamento ideal, por causa de sua alta frequência de natureza benigna e

	<20 anos	>20 anos
Subependimário/periventricular		-Linfoma do SNC
Ventrículo lateral (corno anterior e corpo)	-Astrocitoma subependimário de células gigantes	-Neurocitona central
Ventrículo lateral (átrio)	-Tumor do plexo coroide	-Meningioma -Metástase
Terceiro ventrículo		-Cisto coloide -Glioma cordoide
Quarto ventrículo	-Ependimoma -Meduloblastoma	-Subependimoma -Tumor glioneural formador de rosetas -Tumor do plexo coroide -Ependimoma

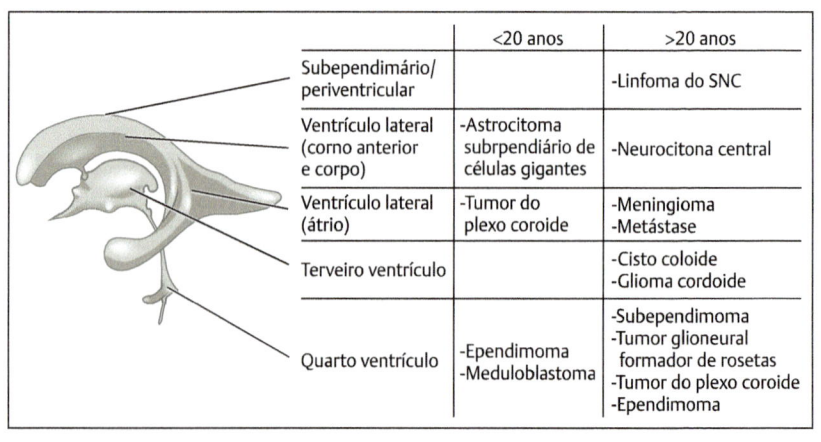

Fig. 12-1. Lesões intraventriculares de acordo com a localização e predominância de idade.[2]

Quadro 12-1. RM de Lesões Intraventriculares Intracranianas[1]

Tumor	Idade do paciente	Localização	Imagem característica do tumor
Tumores do plexo coroide (PPC e CPC)	PPCs são mais comuns em crianças, geralmente < 10 anos. Os carcinomas ocorrem exclusivamente em crianças e bebês	50% nos ventrículos laterais, 40% no quarto ventrículo	Hiperdensos na TC, realce ávido, lobulados
Meningioma	40-60 anos, com predileção feminina (semelhante aos meningiomas durais)	Átrios do ventrículo lateral	Hiperdenso na TC com calcificação em 50% e realce ávido
Ependimoma	Adultos e crianças, um terço de todos os tumores cerebrais em crianças < 3 anos	Quarto ventrículo em > 60% dos casos	Heterogeneidade tumoral, hemorragia, necrose, cisto e calcificação
Subependimoma	40-60 anos	Quarto ventrículo (50-60%) e margens ventriculares laterais ou septo (30-40%)	Pouco ou nenhum realce, calcificação em 30%
SEGA	Primeiras duas décadas de vida	Praticamente sempre no forame de Monroe	Lesão de realce robusta observada exclusivamente em pacientes com esclerose tuberosa
Neurocitoma central	Predominantemente na faixa etária de 20 a 40 anos	Septo pelúcido e ventrículo lateral (corno anterior) são os locais mais comuns	Massa realçada lobulada com aparência bolhosa por causa de cisto intratumoral. Pico de glicina (3,5 ppm)

ausência de sintomas. A ressonância magnética (RM) é a modalidade de avaliação de imagem preferida e sequências mais recentes (como imagens de suscetibilidade, perfusão e espectroscopia) estão progressivamente sendo usadas em associação a sequências convencionais para melhor caracterização de tumor. A ultrassonografia craniana e o Doppler são úteis em bebês; a tomografia computadorizada e a angiografia também podem ajudar a estreitar o diagnóstico diferencial.[2] Algumas características radiológicas podem influenciar na estratégia e seleção da abordagem cirúrgica, como a hiperintensidade em T2 que pode indicar alto teor de água (maior probabilidade de consistência "mole") e a tomografia computadorizada que pode demonstrar calcificações.[4] Algumas lesões têm alta propensão para metástase liquórica (p. ex., tumores neuroectodérmicos primitivos, ependimoma, tumores de células germinativas) e exigem imagens de todo o neuroeixo.[4]

DIAGNÓSTICO DIFERENCIAL
Tumores do Plexo Coroide (Papiloma e Carcinomas)
Epidemiologia
Aproximadamente 0,5% dos tumores cerebrais em adultos e 1-2% em crianças são constituídos por tumores do plexo coroide, 80% dos quais são papilomas (PPC) e 20%, carcinomas (CPC).[1] O desenvolvimento desses tumores está diretamente relacionado com as síndromes de Aicardi e Li-Fraumeni.[1]

Neuroimagem
Na TC, geralmente são massas hiperdensas com calcificações e aparência "em folhas".[1] Na RM, lesões iso a hipointensas em T1 e iso a hipointensas em T2.[3] Esses tumores são altamente vascularizados, com captação intensa de contraste.[1,3] Os papilomas frequentemente apresentam contorno lobulado, enquanto os carcinomas apresentam irregularidades nos contornos em razão da tendência de apresentar áreas hemorrágicas ou necróticas e cistos intratumorais.[2] Sua localização principal, em crianças, são os ventrículos laterais, enquanto, em adultos, encontram-se principalmente no terceiro ventrículo.[2]

Neuropatologia
Esses tumores se originam de células neuroepiteliais do plexo coroide.[1,5] Histologicamente, o PPC assemelha-se ao plexo coroide não neoplásico, sendo composto por eixos fibrovasculares recobertos – uma haste fibrovascular cercada por células epiteliais cuboidais ou colunares – com baixa atividade de mitótica,[6] enquanto o CPC apresenta francos sinais de malignidade, como alta atividade mitótica, perda arquitetural, necrose, pleomorfismo nuclear e invasão de tecido circundante.[1] Uma entidade

intermediária entre o PPC e o CPC é o papiloma atípico de plexo coroide, que apresenta achados atípicos sem, entretanto, reunir critérios suficientes para CPC.

Meningioma
Epidemiologia
Representam 0,5-3,7% dos tumores intraventriculares e mulheres entre 30-60 anos são mais afetadas.[2]

Neuroimagem
Na TC, massas globulares iso a hiperdensas com margens definidas. Na ressonância magnética, massas iso a hipointensas em T1 e massas iso a hiperintensas em T2. Localizam-se mais frequentemente nos ventrículos laterais e podem apresentar calcificações (± 50% dos casos), áreas císticas e edema periventricular/dilatação ventricular secundária à obstrução da drenagem liquórica.[3]

Neuropatologia
Originam-se de células da camada aracnoide do plexo coroide, com a maioria apresentando achados histológicos benignos.[2,6,7]

Metástases
Epidemiologia
Aproximadamente 0,9-4,6% das metástases cerebrais são intraventriculares.[2,3] Os carcinomas de pulmão, mama, rim e cólon são os tumores primários mais frequentes em adultos, enquanto tumor de Wilms, neuroblastoma e retinoblastoma são os tumores primários mais comuns em crianças.[1-3]

Neuroimagem
Na ressonância magnética, geralmente são hipointensos em T1 e hiperintensos em T2.[5] Localizam-se mais frequentemente nos ventrículos laterais, principalmente em virtude da intensa vascularização do plexo coroide.[2,3] A diferenciação entre tumores benignos primários ou metastáticos pode ser um desafio, mas alguns achados estão mais associados ao diagnóstico de metástases:

- Lesões múltiplas;
- Doença leptomeníngea;
- Edema vasogênico no tecido cerebral circundante;
- História oncológica prévia.[1]

Neuropatologia
Relacionada com o tumor primário.

Ependimoma
Epidemiologia
Representam o terceiro tumor cerebral mais comum em crianças e também são vistos em adultos.

Neuroimagem
Esses tumores são mais comumente encontrados no quarto ventrículo (± 60% dos casos).[1,2] A TC mostra massa hipo a isodensa, enquanto a ressonância magnética mostra lesão iso a hipointensa em T1 e iso a hiperintensa em T2.[3] Frequentemente são associados a lesões císticas, calcificações, hemorragias intratumorais e/ou edema vasogênico.[1,3] Apresentam aspecto de "plasticidade", amoldando-se às vias liquóricas na fossa posterior.

Neuropatologia
Ependimomas são tumores gliais que têm provável origem em células-tronco cerebrais e medulares na superfície interna dos ventrículos e do canal central.[1] Segundo a Organização Mundial da Saúde (OMS), podem ser subdivididos em grau II (bem diferenciado, baixo grau) ou grau III (anaplásico).[3,5]

Subependimoma
Epidemiologia
Representam 0,2-0,7% de todos os tumores intraventriculares, sendo mais frequente em homens adultos com 40 e 60 anos.[1,2]

Neuroimagem
Geralmente encontrados no quarto ventrículo (50-60% dos casos).[1] Na TC, são hipo a isodensos, enquanto na RM são hiperintensos em T2, geralmente sem realce pelo contraste. Essas lesões possuem bordas definidas e não apresentam sinais de invasão ou edema dos tecidos adjacentes. Sinais de calcificações e hidrocefalia ocorrem na frequência de 30% e 80% dos casos, respectivamente.[1,2]

Neuropatologia
Tumores benignos raros (grau I da OMS).[5] Histologicamente, são altamente diferenciados com fundo fibrilar e núcleos ocasionais (semelhantes aos ependimomas).[3]

Astrocitoma Subependimário de Células Gigantes (SEGA)
Epidemiologia
Encontrados exclusivamente em pacientes com esclerose tuberosa, em que aproximadamente 15% dos pacientes desenvolverão SEGAs, geralmente < 20 anos de idade.[1]

Neuroimagem
Lesões isodensas na TC, enquanto, na RM, são hipo a isointensas em T1 e iso a hiperintensas em T2, com realce intenso pelo contraste.[2,3] Geralmente localizados próximo ao forame de Monro.[3]

Neuropatologia
Tumores benignos (grau I) que provavelmente se originam de nódulos subependimários presentes em pacientes com esclerose tuberosa.[2] A avaliação histológica revela células de aspecto ganglionar com citoplasma abundante e células semelhantes a astrócitos.[3]

Neurocitoma Central (CN)
Epidemiologia
Representam 0,25-0,5% de todos os tumores intracranianos e afetam mais frequentemente pacientes de 20 a 40 anos, sem predileção por sexo.[2]

Neuroimagem
O termo "neurocitoma central" refere-se exclusivamente a lesões intraventriculares que são geralmente encontradas no septo pelúcido e no ventrículo lateral.[3] Topografias extraventriculares também são possíveis. Essas massas lobuladas bem circunscritas podem ter calcificações (em ± 50% dos casos), cistos intratumorais, vasos e hemorragias. Na ressonância magnética, são hiperintensos em T1 e T2, com realce heterogêneo pelo contraste.[1,2]

Neuropatologia
Estas lesões de grau II se originam de células progenitoras bipotenciais que podem se diferenciar em células gliais ou neuronais. Os achados histológicos geralmente são benignos, com células neoplásicas arredondadas associadas a regiões intermediárias irregulares de neurópilo fibrilar e rede vascular delicada, frequentemente formando rosetas neurocíticas.[3] Alguns tumores apresentam achados de anaplasia (figuras de mitose evidentes, necrose, proliferação microvascular), sendo designados de atípicos.

Meduloblastoma
Epidemiologia
Representam aproximadamente 25% dos tumores cerebrais infantis, e são encontrados mais comumente em pacientes com 9 anos de idade.[2]

Neuroimagem
A ressonância magnética revela massas hipointensas em T1 e hiperintensas heterogêneas em T2, em decorrência da presença de necrose, calcificações ou cistos intratumorais. Sua alta celularidade leva à restrição em imagens ponderadas por difusão e hiperdensidade espontânea na tomografia computadorizada sem contraste.[2] O vérmis cerebelar é a sua localização principal.

Neuropatologia
Os meduloblastomas constituem um grupo de tumores neuroectodérmicos primitivos, onde quatro subtipos são descritos e relacionados com diferentes faixas etárias, padrões histológicos, mutações genéticas e prognósticos.[2]

Tumor Glioneural Formador de Rosetas
Epidemiologia
Discreto predomínio no sexo feminino e idade média dos pacientes ao diagnóstico de ± 32 anos.[2]

Neuroimagem
Lesões sólidas, sólidas e císticas ou completamente císticas, mais frequentemente no quarto ventrículo, na maior parte dos casos sem realce pelo contraste. Pode haver calcificações ou hemorragias intratumorais.[3]

Neuropatologia
Um tumor raro, grau I, de possível origem em células subependimárias pluripotentes, comumente bifásico na histologia, com componentes gliais e neurocíticos de baixo grau.[3]

Tumores Paraventriculares (ou Intraventriculares Secundários)
Epidemiologia
Tumores originados no parênquima cerebral, mas crescendo pelo menos 2/3 dentro do lúmen ventricular. Embora qualquer tumor parenquimatoso possa crescer exofiticamente no lúmen do ventrículo, os tumores malignos são mais propensos (como o glioblastoma multiforme).

Neuroimagem e Neuropatologia
Relacionadas ao tumor primário.

Glioma Cordoide
Epidemiologia
Tumores gliais raros, mais frequentes em mulheres com ± 45 anos de idade.[2]

Neuroimagem
Na ressonância magnética, lesão isointensa (à substância cinzenta) em T1 e hiperintensa em T2, com intenso realce pelo contraste. Geralmente apresenta taxa de crescimento lenta (grau II) e calcificações podem ser observadas.[2] O terceiro ventrículo e o hipotálamo são os locais mais afetados.[3]

Neuropatologia
Sua origem histológica é desconhecida, embora alguns especulem que podem surgir de tanicitos (células ependimárias especiais no assoalho do terceiro ventrículo). Microscopicamente, são mais comumente semelhantes aos cordomas, demonstrando aglomerados de células neoplásicas epitelioides tumorais em meio a estroma mixoide.[3]

Linfoma
Epidemiologia
Os linfomas podem ser primários ou secundários (relacionados com linfomas sistêmicos). A idade ao diagnóstico dos linfomas primários varia entre pacientes imunocompetentes (± 70 anos) e imunocomprometidos (± 40 anos).[2]

Neuroimagem
Geralmente, as imagens são múltiplas e circunscritas, localizadas nas regiões periventriculares e nucleocapsulares. Os linfomas secundários envolvem leptomeninges e parênquima em ± 65% e ± 35% dos casos, respectivamente.[2]

Neuropatologia
Geralmente são linfomas difusos de grandes células B. Linfomas de células B de baixo grau, células T e de Burkitt são raros.

Lesões Não Neoplásicas
Epidemiologia
Outras lesões císticas (cistos coloides, cistos intraventriculares simples, xantogranulomas coroides), congênitas (*cavum* de septo pelúcido, *cavum* de *velum interpositum*) e lesões infecciosas (neurocisticercose, tuberculomas) também são frequentemente encontradas em locais intraventriculares.[1]

Neuroimagem e Neuropatologia
Relacionadas com a patologia primária.

OPÇÕES DE TRATAMENTO
Uma vez que o diagnóstico tenha sido feito, as decisões de tratamento incluem se há indicação para ressecção cirúrgica e, em caso afirmativo, se o objetivo é ressecção macroscópica total, biópsia e/ou tratamento da hidrocefalia. A indicação de ressecção cirúrgica depende de fatores do paciente, como idade e comorbidades, presença de disseminação metastática/liquórica e a disponibilidade de tratamento não cirúrgico alternativo, como em casos de linfomas ou germinomas. Em alguns casos, como tumores de células germinativas com marcadores tumorais positivos, o tratamento inicial com radioterapia ou quimioterapia é instituído e a cirurgia para ressecção é reservada se houver qualquer resíduo posteriormente.[4]

    Os procedimentos endoscópicos, antes da ressecção de algumas lesões intraventriculares, podem servir como um tratamento urgente para aliviar hidrocefalias obstrutivas, obter biópsias, fenestrar lesões císticas ou auxiliar na inserção de derivação ventricular. Ao mesmo tempo, o LCR pode ser amostrado para marcadores tumorais e exame citológico. A terceiroventriculostomia e a septostomia podem ser feitas para lesões que obstruam o aqueduto ou o forame de Monro, respectivamente. Progressivamente, os procedimentos endoscópicos para ressecção de lesões intraventriculares têm aumentado. Cistos coloides, particularmente quando móveis e facilmente aspiráveis na presença de ventriculomegalia, e algumas lesões intraventriculares sólidas são passíveis de ressecção em mãos experientes.[4]

    A abordagem cirúrgica deve ser adaptada para atingir o objetivo predeterminado de ressecção e requer conhecimento dos "pontos cegos" cirúrgicos previstos e da morbidade potencial de cada abordagem. Tamanho, configuração, extensão e consistência da lesão, existência de déficits neurológicos, prognóstico e disponibilidade de terapias adjuvantes eficazes para tratar a doença residual também ditarão a abordagem cirúrgica mais adequada (Fig. 12-2 e Quadro 12-2).[4]

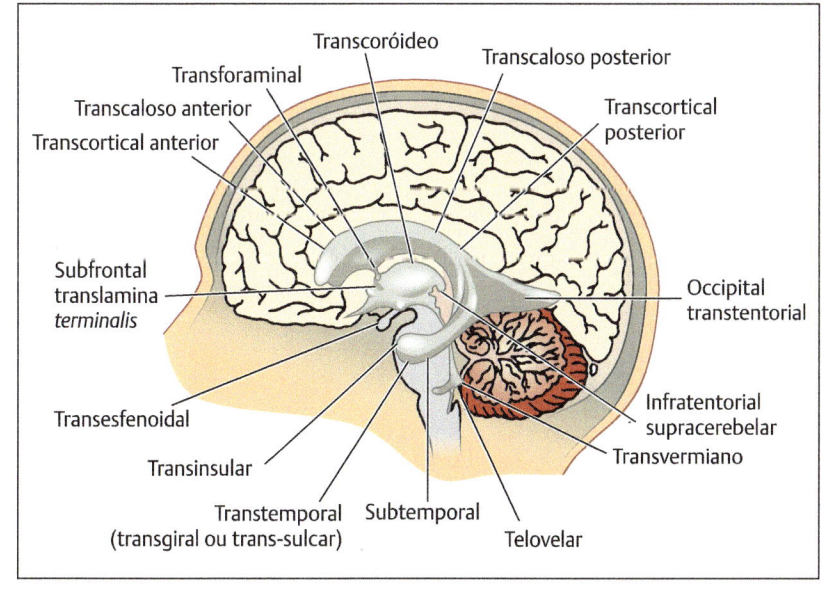

Fig. 12-2. Abordagens cirúrgicas para lesões intraventriculares.

Quadro 12-2. Abordagens Cirúrgicas para Lesões Intraventriculares

	Vent lateral			III vent		IV vent
	Corpo e corno anterior	Trígono + átrio		Porção posterior	Porção anterior	
Acessos	Transcaloso	Transcortical	Transforaminal	Supracerebelar	Transcraniano *translamina terminalis*	Transvermiano
	Transcortical	Transulcal	Transcoroideo	Occipital transtentorial	Transesfenoidal	Telovelar
		Subtemporal	Subcoroideo			
		Intraparietal				
Pontos cegos	Teto do vent lateral contralateral	Ápice do pedículo vascular	Teto do III vent	Tecto	Teto do III vent	Recesso superolateral
	FM			Parede ipsilateral do III vent	Cisterna interpeduncular	Fastígio
Morbidade do acesso	Veias em ponte	Radiação óptica	Fórnice	Veias profundas	Olfatório	Vérmis cerebelar
	AMS	Fascículos longitudinais superior/arqueado	Tálamo/veias	Córtex visual	Perfurantes da ACoA	PICA
	A. pericalosa				Haste hipofisária	
Morbidade da ressecção	Fórnice	↓	Fórnice	Tecto	Hipotálamo	Assoalho do IV vent
	Tálamo/veias		Veias profundas	Veias profundas	Fórnice	
			Hipotálamo			

ACoA: artéria comunicante anterior; FM: forame de Monro; PICA: artéria cerebelar posteroinferior; AMS: área motora suplementar.

COMPLICAÇÕES

Lesões Vasculares
A abordagem cirúrgica e o local da ressecção podem estar relacionados com vasos importantes, mediante risco de serem danificados durante os procedimentos. São dignos de nota: veias em ponte, artéria pericalosa, veias subependimárias (p. ex., veia talamoestriada, veias caudadas), veia cerebral interna, artéria cerebelar posteroinferior.

Disfunção de Memória
Associada a manipulações forniceais.

Disfunção Hipotalâmica
A maioria é transitória, como hiponatremia ou *diabetes insipidus*, e ocorre com lesões envolvendo o assoalho do terceiro ventrículo.

Disfunção Visual e do Olhar
Pode ocorrer com lesões na região pineal estendendo-se até o terceiro ventrículo e envolvendo o tecto mesencefálico.

Síndrome de Desconexão
Alexia sem agrafia, síndrome da mão alienígena, anomia tátil e apraxia esquerda/direita são classicamente descritas, mas raramente são observadas no acompanhamento de longo prazo após calosotomias anteriores. As calosotomias envolvendo o esplênio são mais propensas a síndromes de desconexão.

Ataxia Cerebelar e Mutismo
Os mecanismos subjacentes a essas complicações ainda não foram totalmente elucidados, mas foram atribuídos a danos às estruturas cerebelares medianas e paramedianas, particularmente aos núcleos denteados e às projeções dentatocorticais.[8]

DICAS

- Os tumores intraventriculares são lesões relativamente raras, sendo mais comuns em crianças;
- Os tumores intraventriculares representam um grupo histologicamente amplo de neoplasias com achados clínicos e radiológicos semelhantes;
- Usando uma combinação de dados demográficos do paciente, localização do tumor e recursos de imagem, a lista de diagnósticos diferenciais pode frequentemente ser reduzida;
- A ressecção microcirúrgica é geralmente o tratamento padrão ouro;
- A ressonância magnética é a modalidade de imagem de escolha para este grupo de tumores.

REFERÊNCIAS BIBLIOGRÁFICAS

1. Agarwal A, Kanekar S. Intraventricular tumors. Semin Ultrasound CT MR 2016;37(2):150-8.
2. Muly S, Liu S, Lee R, et al. MRI of intracranial intraventricular lesions. Clin Imaging 2018;52:226-39.
3. Smith AB, Smirniotopoulos JG, Horkanyne-Szakaly I. From the radiologic pathology archives: Intraventricular neoplasms: Radiologic-pathologic correlation. Radiographics 2013;33(1):21-43.
4. Ribas EC, Ribas GC, and Kirollos RW. Surgical management of intraventricular lesions. In: Kirollos R, Helmy A, Thomson A, Hutchinson P, editors. Oxford Textbook of Neurological Surgery. Oxford: Oxford University; 2019.
5. Louis DN, Ohgaki H, Wiestler OD, Cavenee WK. International Agency for Research on Cancer, World Health Organization histological classification of tumours of the central nervous system. 4th ed. Lyon: International Agency for Research on Cancer, WHO; 2016.
6. Muley KD, Shaikh ST, Deopujari CE, Andar UB. Primary intraventricular meningiomas in children-experience of two cases with review of literature. Childs Nerv Syst 2017;33(9):1589-94.
7. Pereira BJA, de Almeida AN, Paiva WS, et al. Natural history of intraventricular meningiomas: systematic review. Neurosurg Rev 2020;43(2):513-23.
8. Tomasello F, Conti A, Cardali S, et al. Telovelar approach to fourth ventricle tumors: Highlights and limitations. World Neurosurg 2015;83(6):1141-7.

CAPÍTULO 13

TUMORES DA PINEAL

Paulo Mácio Porto de Melo ▪ Ana Carolina Barragan Serôa da Motta

HISTÓRICO

A estrutura da glândula pineal é objeto de estudo da humanidade há milênios, havendo registros de 2600 a.c. dentre os chineses. Apesar disto, o tratamento cirúrgico de lesões localizadas nesta desafiadora localização tem pouco mais de um século.

Curiosamente, sua relação com a circulação liquórica foi postulada por Herophilus (325-280 a.C.) como uma "válvula" regulando a passagem de liquor do terceiro ao quarto ventrículo. Encontra-se presente também em elementos místicos de civilizações antigas, como a egípcia, quando foi adotada como símbolo do "olho que tudo vê", bem como representa a junção entre a mente o corpo, conforme postulado por Descartes.

O primeiro tumor da região pineal foi descrito pelo médico francês Charles Drelincourt, em um tratado publicado em Genebra, em 1717. Seguiram-se diversos outros relatos de caso, até que, em 1883, foi descrita a hoje conhecida síndrome de Parinaud, frequente em tumores desta região.

O tratamento cirúrgico destas lesões, no entanto, ainda demoraria mais um pouco. Em 1905, Horsley fez a primeira tentativa documentada de ressecção de um tumor da região pineal, utilizando-se de um acesso infratentorial. A cirurgia não foi bem sucedida, e o paciente acabou evoluindo a óbito.

Em 1910, Horsley propôs, então, um acesso supratentorial, com abertura do tentório em sua região central. Neste mesmo ano, encorajado por Horsley, Pussep ressecou um tumor da pineal por um acesso transtentorial com ligadura do seio transverso, testemunhando sua paciente evoluir a óbito no terceiro dia pós-operatório.

Após resultados tão desanimadores, um tratamento menos agressivo começou a ser defendido por muitos, até que Fedor Krause logrou êxito em remover uma lesão de 4 centímetros de diâmetro, em um paciente de dez anos de idade, utilizando-se da via supracerebelar infratentorial em posição sentada. Cerca de quinze anos depois, relatou mais três casos, sem mortalidade.

Em 1915, Dandy iniciou seus estudos em caninos, desenvolvendo um acesso supratentorial, parietoccipital, transcaloso, que lhe permitia uma abordagem anteroposterior da lesão. Em 1921 publicou, então, uma série de três casos operados por esta via, mas ainda com alta morbidade. Somente em 1936, já com amplo domínio do acesso e da técnica, seus resultados melhoraram, tornando-se então a via de escolha para tumores da pineal.

Em 1931, Van Wegenen descreveu outro possível acesso, transcortical temporoparietal, destinado a tratar lesões que produziam dilatação do ventrículo lateral.

O acesso occipital transtentorial, ainda utilizado atualmente, foi originalmente descrito por Heppner em 1959, sendo popularizado por Poppen em 1966.

A despeito de todas as alternativas desenvolvidas para acessar a região, a ausência de magnificação e de iluminação adequada provocava ainda alta morbidade. Isto levou a maioria dos cirurgiões a optarem por procedimentos paliativos, como derivações liquóricas e/ou tratamento radioterápico para tumores radiossensíveis.

Em 1971, no entanto, Stein relatou seis pacientes tratados pela via descrita por Krause com auxílio de microscopia, conseguindo zero mortalidade e baixa morbidade. Em 1976, Voigt e Yasargil descreveram a variação paramediana da via de Krause. Em 1970, Fukushima inova ao utilizar a endoscopia para acessar a pineal, tendo sua técnica refinada por Robinson e Cohen, que, em 1997, descreveram o método de biópsia endoscópica associada à terceiro-ventriculostomia.

Atualmente, com todo o avanço na magnificação, iluminação e utilização de instrumentais apropriados, além de mesas cirúrgicas que possibilitem virtualmente qualquer posicionamento com segurança, bem como com o enorme avanço da neuroanestesia e dos cuidados intensivos pós-operatórios, a morbimortalidade situa-se entre 0-2%.

QUADRO CLÍNICO

A principal função associada à glândula pineal é a secreção de melatonina, que possui importância para a regulação do ritmo circadiano.

Além desta função mais difundida, a melatonina influencia, ainda, na secreção de outros hormônios, bem como possui poderoso poder antioxidante e de remoção de radicais livres, bem como função imunomoduladora.

A maioria das lesões desta região, no entanto, permanece assintomática por um longo período e é descoberta de forma fortuita, especialmente após a disseminação e maior facilidade de acesso da ressonância magnética.

Quando são sintomáticas, estas lesões se manifestam frequentemente por alterações visuais.

O sintoma mais clássico é a síndrome de Parinaud, caracterizada por paralisia do olhar conjugado vertical, mais comumente para cima, causado pelo efeito compressivo do tumor no núcleo rostral intersticial do fascículo longitudinal medial. Outros sinais como defeitos de campo visual, contrações/dilatações pupilares paroxísticas também podem ocorrer, dependendo da localização e das dimensões do tumor.

A cefaleia, outro sintoma muito prevalente, pode ocorrer de forma secundária à hidrocefalia, quando há bloqueio do aqueduto de Sylvius. Quando intermitente, postula-se que seja secundária a obstrução intermitente do aqueduto.

Sintomas auditivos, caracterizados por perda ou por *tinnitus*, também são frequentes, especialmente quando há compressão dos folículos inferiores.

Alterações endocrinológicas estão geralmente presentes em pacientes com tumores de células germinativas.

Em um terço dos pacientes, há epilepsia associada, que usualmente regride com a remoção do tumor.

Alterações psiquiátricas, do ciclo sono-vigília e de memória (por compressão do fórnice) também são descritas.

EXAME FÍSICO/IMAGEM

O exame físico depende, fundamentalmente, das dimensões e localização da lesão e da presença de hidrocefalia.

Pacientes com lesões volumosas, bloqueio do aqueduto e hidrocefalia obstrutiva hipertensiva podem apresentar sinais de meningismo e rebaixamento do nível de consciência, bem como, em situações extremas, hipertensão arterial e bradicardia.

Em lesões que não promovam hidrocefalia obstrutiva, o mais frequente é encontrarmos paralisia do olhar conjugado, mais frequentemente para cima, associado à falta de contração pupilar às manobras de convergência.

Pacientes portadores de tumores neuroendócrinos podem, ainda, apresentar sinais evidentes de hipogonadismo, haja vista a já reconhecida importância e interferência da pineal na excreção de diversos hormônios, bem como a presença de tumores germinativos simultaneamente em outras glândulas.

A ressonância magnética é o exame de escolha para planejamento terapêutico, podendo fornecer, ainda, elementos que podem, quando não definir, indicar com alta probabilidade o diagnóstico histológico.

Assim, massas preenchidas por um fluido homogêneo, abaixo das veias cerebrais internas e claramente distintas do teto mesencefálico, falam muito a favor de cistos simples da pineal. A imagem pode revelar, ainda, hidrocefalia obstrutiva, conforme as dimensões da lesão e a possível compressão do aqueduto.

Os cistos de pineal, em sua maioria, apresentam-se discretamente hiperintensos em relação ao liquor em T1, sendo isointensos em T2, podendo apresentar realce ao contraste em 60% dos casos.

Os pineoblastomas, por sua vez, apresentam sinal heterogêneo em T1 e T2, podendo evidenciar realce também heterogêneo, que usualmente mostra a parte sólida da lesão. Frequentemente apresentam áreas de necrose e de hemorragia, e calcificações periféricas. Extensão e invasão de estruturas adjacentes, tais como tálamo, mesencéfalo, corpo caloso e vérmis são achados frequentes. Em decorrência de sua maior agressividade, é frequente haver hidrocefalia associada.

Os pineocitomas apresentam-se, usualmente, iso a hipointensos em T1, hiperintensos em T2, com impregnação homogênea ao contraste e calcificações. Usualmente há compressão (e não invasão) de estruturas circunjacentes. Por causa do ritmo de crescimento mais lento, quando comparado a outras lesões, o achado de hidrocefalias não é tão frequente.

Também frequentes nesta região, os germinomas apresentam-se como massas homogêneas, com calcificações centrais e impregnação intensa ao meio de contraste. Usualmente há, quando de sua descoberta, disseminação liquórica. Epidemiologicamente, acometem mais pacientes do sexo masculino e jovens.

Meningiomas desta região originam-se, na maior parte das vezes, do tentório ou da foice cerebral. São isointensos quando comparados ao córtex em todas as sequências, apresentando intenso e homogêneo realce ao meio de contraste, sendo possível visualizar uma cauda dural em 35-80% das vezes. Quando realizada angiografia convencional, encontra-se também o "sinal da sogra", caracterizado por ser uma das primeiras estruturas a realçar e uma das últimas a deixar de contrastar, mais frequente em pacientes do sexo feminino, de idade avançada.

Menos frequentes, massas heterogêneas com presença de calcificação e gordura devem levantar a hipótese de teratoma. Usualmente apresentam partes císticas, partes com presença de gordura e impregnação heterogênea ao meio de contraste.

Imagens serpiginosas, acompanhadas de presença de hipointensidades no gradiente eco/SWI, revestindo o córtex adjacente e/ou o espaço subaracnoide, características de hemossiderose superficial, devem levantar a hipótese de malformação arteriovenosa ou fístula arteriovenosa, merecendo investigação complementar com angiorressonância arterial e venosa e, caso positiva, arteriografia cerebral convencional.

DIAGNÓSTICO DIFERENCIAL

O diagnóstico diferencial pode ser inferido por intermédio de exames de imagem, especialmente a ressonância magnética, e marcadores biológicos, porém só pode ser estabelecido de forma irrefutável por meio de análise anatomopatológica.

A região pineal pode ser alvo de lesões de diversas naturezas, desde vasculares (cavernomas e malformações arteriovenosas) até tumores de diferentes linhagens celulares, primários ou secundários (metástases), bem como de lesões não neoplásicas, como os chamados cistos simples da pineal.

Dentre os tumores mais frequentes, destaca-se o pineocitoma, tumor I na classificação da OMS. À microscopia, podem-se apresentar de forma monomórfica, bem diferenciada, similar aos pinealócitos normais, formando rosetas, ou de forma pleomórfica, com diferenciação gangliocítica.

Já os pineoblastomas são tumores de origem embrionária, com baixíssima diferenciação, originários de células da própria glândula. São classificados como grau IV na classificação da OMS. Usualmente há necrose, sangramento e invasão de estruturas adjacentes.

Germinomas, gliomas, teratomas, meningiomas, tumores do plexo coroide e cistos (dermoide, epidermoide ou cistos simples de pineal) também podem ser encontrados nesta região.

No pré-operatório, níveis séricos e liquóricos elevados de alfafetoproteína apontam para tumores do seio endodérmico, teratomas imaturos ou carcinomas embrionários.

A dosagem de beta-HCG, por sua vez, é indicativa de coriocarcinomas, carcinomas embrionários ou germinomas.

OPÇÕES DE TRATAMENTO

As lesões da região pineal têm seu tratamento direcionado principalmente pelo grupo onde se enquadram.

Assim, lesões de natureza vascular devem ser tratadas se apresentarem considerável risco de sangramento.

Cistos simples, no entanto, podem ser acompanhados por intermédio de exames seriados de imagem.

Já as lesões tumorais apresentam duas formas principais de manejo: biópsia e tratamento adjuvante ou ressecção cirúrgica.

Diversos fatores, tais como aspecto radiológico, biomarcadores, presença ou ausência de dilatação ventricular, comorbidades e estado clínico do paciente, auxiliam o neurocirurgião na decisão terapêutica.

Pacientes com suspeita de tumores germinativos, com biomarcadores alterados e dilatação ventricular são ótimos candidatos para biópsia endoscópica e tratamento radioterápico, por exemplo.

Por outro lado, pacientes cuja imagem sugere tumores não germinativos e que se apresentem em boa condição clínica serão mais bem tratados por meio de ressecção cirúrgica.

O tratamento cirúrgico de tumores localizados na região pineal envolve um profundo conhecimento anatômico, correlações vasculares e topográficas, além da habilidade de trabalhar em campos profundos e por um longo período. O cirurgião deve contar, ainda, com instrumentais mais longos do que os habitualmente utilizados em razão da grande profundidade do campo cirúrgico, seja qual for a abordagem escolhida.

Diferentes acessos cirúrgicos foram descritos, cada qual com suas vantagens e desvantagens, que devem ser cuidadosamente avaliadas pelo cirurgião quando do planejamento cirúrgico: posição do sistema de drenagem venosa profundo, relação com os tálamos, com a lâmina quadrigêmea, características anatômicas do tentório (se mais verticalizado ou menos), dentre outros, são fundamentais elementos decisórios.

Recentemente, além do tratamento microcirúrgico, empregamos a cirurgia assistida por endoscópio, com as óticas de 0 e 30 graus, que possibilitam uma visão mais próxima desta região tão profunda, outrora chamada de *no men's land*, evidenciando perfurantes e ou remanescentes tumorais graças à visão *around the corner*.

Fundamental, além da escolha da melhor via de acesso, é um bom time de neuroanestesia e de cuidados intensivos, que serão cruciais para um peroperatório tranquilo, sem sustos.

Dentro do escopo das patologias da região pineal e de forma complementar a este capítulo, é de grande valia uma revisão anatômica, com um olhar cirúrgico, bem como das vias de acesso mais utilizadas na atualidade para exérese destas lesões.

COMPLICAÇÕES

As principais complicações podem estar relacionadas com o posicionamento ou o transoperatório em si.

Assim, pacientes operados em posição semissentada são passíveis de embolia gasosa, bem como pacientes operados em 3/4 de pronação (*prone*) podem apresentar lesões por pressão em pontos de apoio ou na língua, se não adequadamente protegida.

Uma complicação temida e devastadora, mas que pode ser evitada com conhecimento anatômico adequado, é o infarto venoso, usualmente secundário ao sacrifício ou trombose por retração prolongada de alguma veia profunda. O pormenorizado estudo e o conhecimento anatômico permitem ao cirurgião, no intraoperatório, evitar o sacrifício de estruturas venosas profundas, bem como sua compressão prolongada.

De forma semelhante, afastamentos prolongados do lobo occipital podem levar a lesões por isquemia indireta e defeitos permanentes de campo visual.

Ao término da ressecção, deve-se promover irrigação abundante no intuito de remover eventuais coágulos que tenham penetrado o sistema ventricular e que, mesmo na presença de cateter de derivação externa, podem obstruí-lo e levar a hidrocefalia aguda.

A precisa técnica cirúrgica, com dissecção ampla, abertura de cisternas e preservação vascular, principalmente de estruturas venosas, bem como a visão tridimensional, a consciência permanente que o cirurgião está operando em um corredor cercado de estruturas nobres (tálamos, lâmina quadrigêmea, fórnice), é fundamental, pois elas fazem com que se evitem afastamentos prolongados, contato do instrumental microcirúrgico com as "paredes" deste corredor, etc.

A abertura cisternal ampla e a abundante aspiração de liquor, quando associadas ao adequado posicionamento, promovem afastamento suficiente para a remoção da maioria das lesões. Evitar a utilização de afastadores estáticos e realizar o chamado afastamento dinâmico promove maior campo em momentos cruciais, minimizando a compressão da microvascularização cortical e, por conseguinte, isquemias secundárias, reduzindo assim a chance de sequelas inadvertidas.

DICAS

- O sucesso para o manejo seguro de tumores da pineal envolve treinamento, experiência, frieza, destreza e, principalmente, um excepcional time multidisciplinar. Neuroanestesistas e neurointensivistas experientes são tão importantes quanto o neurocirurgião para um bom desfecho;
- Avaliação de biomarcadores no pré-operatório direciona o diagnóstico, e, no pós-operatório, permite o delineamento do prognóstico;
- Avaliação anatômica exaustiva deve ser realizada por intermédio da ressonância magnética. Parâmetros, como a posição do tentório, das veias profundas, relação dos tálamos com a lesão, bem como do fórnice, extensão para o terceiro ventrículo e lâmina quadrigêmea, devem ser notados de forma sistemática neste planejamento;
- Lavagem abundante das cisternas e do sistema ventricular ao término do procedimento cirúrgico;
- O posicionamento é o primeiro tempo do ato cirúrgico. Deve ser feito com extremo rigor, pois dele derivará a necessidade maior ou menor de afastamento, o sangramento e o próprio turgor cerebral;
- Conhecimento anatômico aprofundado do sistema venoso profundo e de como ele está distorcido no caso que será operado;
- Ressonâncias magnéticas com cortes de menos de 3 mm são mais eficazes em definir as características anatômicas da lesão e a anatomia topográfica que será encontrada no intraoperatório;
- Autoavaliação baseada nas características do cirurgião. Por vezes, apesar de um tumor ser aparentemente bom para uma ressecção por via supracerebelar infratentorial, pode facilmente converter-se em um desastre se o cirurgião tiver braços curtos ou não tiver resistência para operar longos períodos nesta posição, que pode ser muito cansativa. O cansaço eleva a probabilidade de tremor e, consequentemente, de lesões inadvertidas;
- Congelação intraoperatória deve ser realizada e levada em consideração. Muitas vezes, se a lesão puder ser tratada de forma adjuvante, interromper a cirurgia ou não buscar uma ressecção radical pode ser a melhor estratégia.

CAPÍTULO 14

TUMORES DA ÍNSULA – MANEJO CIRÚRGICO

Gustavo Rassier Isolan • Ricardo Lopes de Araújo • Leandro Infantini Dini
Nelson Pereira-Filho • Arthur Pereira-Filho • Thomas Frigeri

INTRODUÇÃO

O lobo da ínsula, ou ínsula, é o lobo cerebral que não é visualizado na superfície lateral do cérebro. A ínsula está localizada na profundidade do sulco lateral (também conhecida como fissura sylviana), encoberta pelos opérculos frontal, parietal e temporal. Pronunciados feixes de fibras subcorticais, incluindo o fascículo uncinado e o fascículo arqueado, conectam a ínsula às regiões fronto-orbital, temporopolar e à região temporal mesial. Várias estruturas anatômicas responsáveis por déficits neurológicos severos estão intimamente relacionadas com a cirurgia na ínsula, tais como lesões da artéria cerebral média, da cápsula interna, das áreas de linguagem e das artérias lentículo-estriadas. A anatomia do lobo da ínsula faz dessa uma das regiões de maior complexidade cirúrgica do corpo humano.

Observando-se a evolução da neurocirurgia moderna, o lobo da ínsula, assim como o seio cavernoso e outras regiões de anatomia complexa, era há pouco tempo considerado no *man's land*. Em relação à cirurgia para tumores da ínsula, Yasargil *et al.* evidenciaram que a remoção de tumores envolvendo a ínsula era, na verdade, menos arriscada do que inicialmente se considerava a partir do momento em que foram somados ao armamentário neurocirúrgico o conhecimento profundo da anatomia, as técnicas microcirúrgicas sob visão microscópica e os avanços da neuroanestesia. Acrescenta-se a isso, mais recentemente, a monitorização neurofisiológica intraoperatória.

Embora a anatomia da ínsula seja complexa,[1-23] vários estudos recentes têm demonstrado que é possível remover tumores insulares com baixa incidência de complicações.[18-50]

O objetivo deste capítulo é apresentar nossos resultados de anatomia microcirúrgica do lobo da ínsula, bem como correlacionar esta anatomia com casos ilustrativos retirados de nossa casuística de 39 pacientes nos quais foram realizadas 49 cirurgias de tumores envolvendo o lobo da ínsula, sendo 45 cirurgias de pacientes portadores de gliomas da ínsula e 4 cirurgias em pacientes com outras lesões (1 metástase de melanoma, 2 cavernomas e 1 linfoma).

ANATOMIA MICROCIRÚRGICA DA ÍNSULA

As Figuras 14-1 a 14-30 ilustram os achados anatômicos.

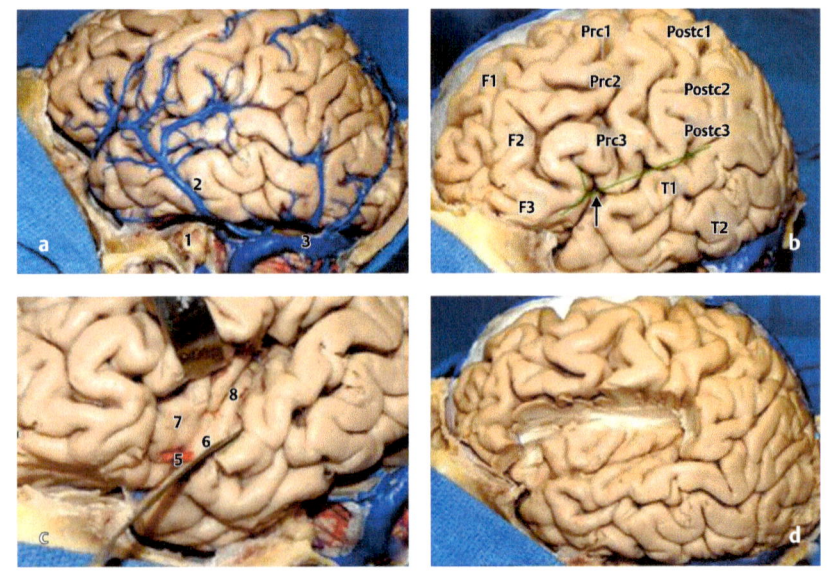

Fig. 14-1. (a-d) Visão lateral. *(Continua.)*

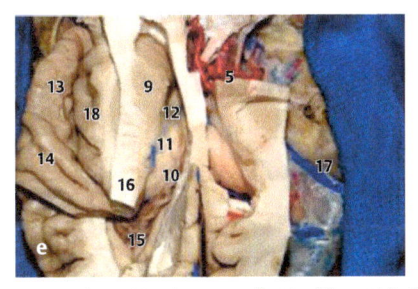

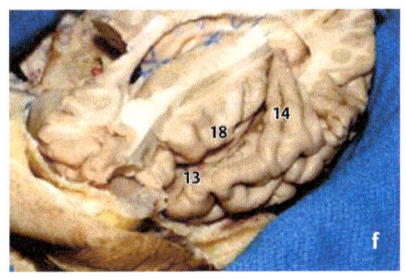

Fig. 14-1. *(Cont.)* **(e)** Visão superior. **(f)** Visão oblíqua. Visão dos sulcos, giros, ínsula e ventrículos. As linhas verdes na figura **b** mostram artéria ascendente, anterior e ramo superior da fissura sylviana. *1.* Cápsula ótica (canais semicirculares) e nervo facial, *2.* Veia de Labbé, *3.* Seio transverso, *4.* Veia sylviana superficial, *5.* Parte triangular do giro frontal inferior, *6.* Sulco circular inferior, *7.* Ínsula (giros curtos), *8.* Ínsula (giros longos), *9.* Cabeça do núcleo caudado, *10.* Fissura coroideia, *11.* Tálamos, *12.* Forame de Monro, *13.* *Planum polare*, *14.* Giro de Heschel (giro temporal transverso anterior), *15.* Plexo coroide, *16.* Cápsula interna, *17.* Seio petroso superior e *18.* Sulco central da ínsula.

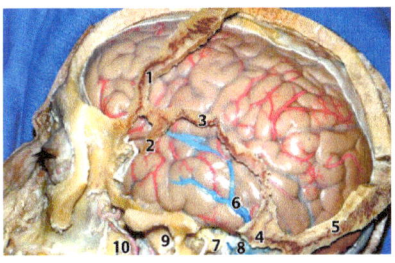

Fig. 14-2. Visão lateral do hemisfério cerebral esquerdo mostrando sua relação com as suturas do crânio. *1.* Sutura coronal, *2.* Parte anterior da sutura coronal, *3.* Sutura escamosa, *4.* Astérion, *5.* Sutura lambdoide, *6.* Veia de Labbé, *7.* Cápsula ótica, *8.* Seio sigmoide, *9.* Fossa condilar, *10.* Placa pterigoideia lateral.

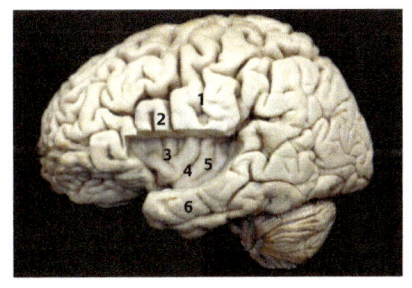

Fig. 14-3. Face lateral do hemisfério cerebral esquerdo (removida parte do opérculo frontoparietal e giro temporal superior para expor a ínsula). *1.* Sulco central, *2. Par opercularis*, *3.* Giro curto da ínsula, *4.* Sulco central da ínsula, *5.* Giro longo da ínsula, *6.* Giro temporal médio.

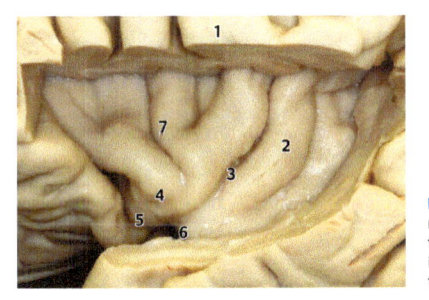

Fig. 14-4. Visão ampliada da ínsula esquerda após remoção de parte do opérculo frontoparietal e giro temporal superior. *1.* Giro pré-central, *2.* Giro longo da ínsula, *3.* Sulco central da ínsula, *4.* Ápex da ínsula, *5.* Giro transverso, *6. Limen* da ínsula, *7.* Giro curto da ínsula.

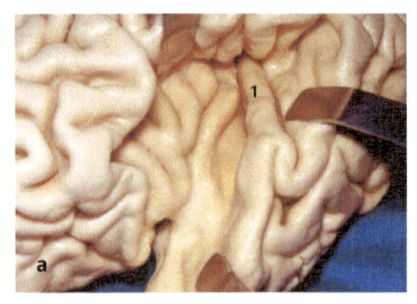

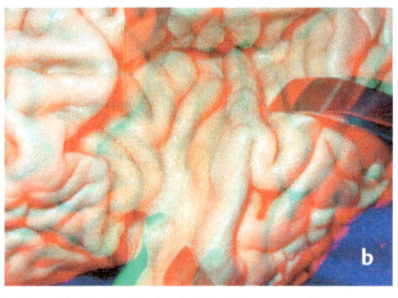

Fig. 14-5. (a) Visão lateral de o lobo insular esquerdo evidenciando a orientação do giro de Heschl[1] para o sulco limitante (peri-insular) posterior em direção a região do *atrium* ventricular. (b) Visão 3D anaglífica.

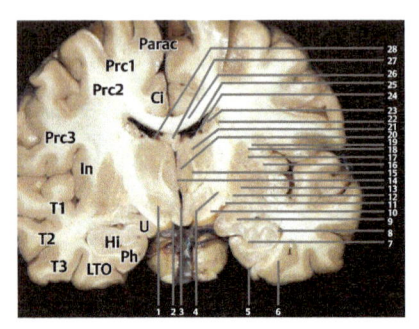

Fig. 14-6. Secção coronal através de corpos mamilares e núcleos anteriores do tálamo. *1.* Fascículo lenticular, *2.* Corpos mamilares, *3.* Terceiro ventrículo, *4.* Perna posterior da cápsula interna, *5.* Sulco colateral, *6.* Sulco-occipitotemporal, *7.* Fissura hipocampal, *8.* Corno temporal do ventrículo lateral, *9.* Amígdala, *10.* Pedúnculo cerebral, *11.* Trato óptico, *12.* Globo pálido medial, *13.* Lâmina medular interna, *14.* Massa Intermédia, *15.* Trato mamilotalâmico, *16. Claustrum*, *17.* Putâmen, *18.* Cápsula externa, *19.* Cápsula extrema, *20.* Núcleos anteriores do tálamo, *21.* Núcleos ventrais do tálamo, *22.* Estrias lentículo-caudadas, *23.* Núcleo caudado, *24.* Estria terminal e veia talamoestriada, *25.* Corno frontal do ventricular lateral, *26.* Corpo caloso, *27.* Fórnice, *28.* Plexo coroide. U: úncus; Hi: hipocampo; Ph: parahipocampo; LTO: giro occipitotemporal lateral; T1: giro temporal superior; T2: giro temporal médio; T3: giro temporal inferior; In: ínsula; Prc1: porção superior de giro pré-central; Prc2: porção média do giro pré-central; Prc3: porção inferior do giro pré-central; Parac: giro paracentral; Ci: giro do cíngulo.

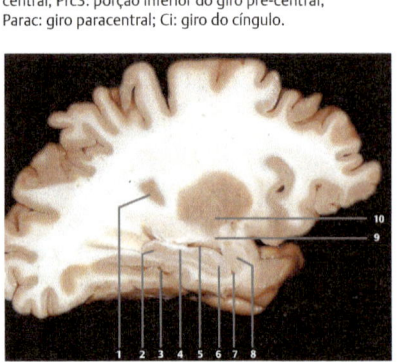

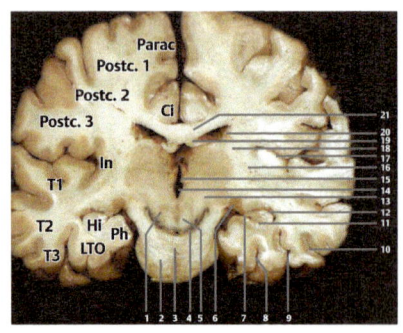

Fig. 14-7. Secção coronal através de substância negra, corpo geniculado lateral e face ventral da ponte. *1.* Núcleo rubro, *2.* Fibras transversais, *3.* Núcleos pontinos, *4. Substantia nigra*, *5.* Decussação do pedúnculo cerebelar superior, *6.* Corpo geniculado lateral, *7.* Fímbria do fórnice, *8.* Sulco colateral, *9.* Sulco temporo-occipital, *10.* Sulco temporal inferior, *11.* Hipocampo, *12.* Corno temporal do ventrículo lateral, *13.* Núcleo talâmico centromediano, *14.* Habênula e comissura habenular, *15.* Estrias medulares do tálamo, *16.* Putâmen, *17.* Córtex insular, *18.* Aspecto caudal da perna posterior da cápsula interna, *19.* Fórnice, *20.* Núcleo caudado, *21.* Corpo caloso. U: úncus; Hi: hipocampo; Ph: para-hipocampo; LTO: giro occipitotemporal lateral; T1: giro temporal superior; T2: giro temporal médio; T3: giro temporal inferior; In: ínsula; Post. 1: porção superior de giro pós-central; Post. 2: porção média do giro pós-central; Post. 3: porção inferior do giro pós-central; Parac: giro paracentral; Ci: giro do cíngulo.

Fig. 14-8. Secção sagital através hipocampo. *1.* Córtex insular, *2.* Hipocampo, *3.* Sulco colateral, *4. Alveus* e fímbria do fórnice, *5.* Corno temporal do ventrículo lateral, *6.* Hipocampo, aspecto rostral, *7.* Corno temporal, *8.* Amígdala, *9.* Cauda do núcleo caudado, *10.* Putâmen.

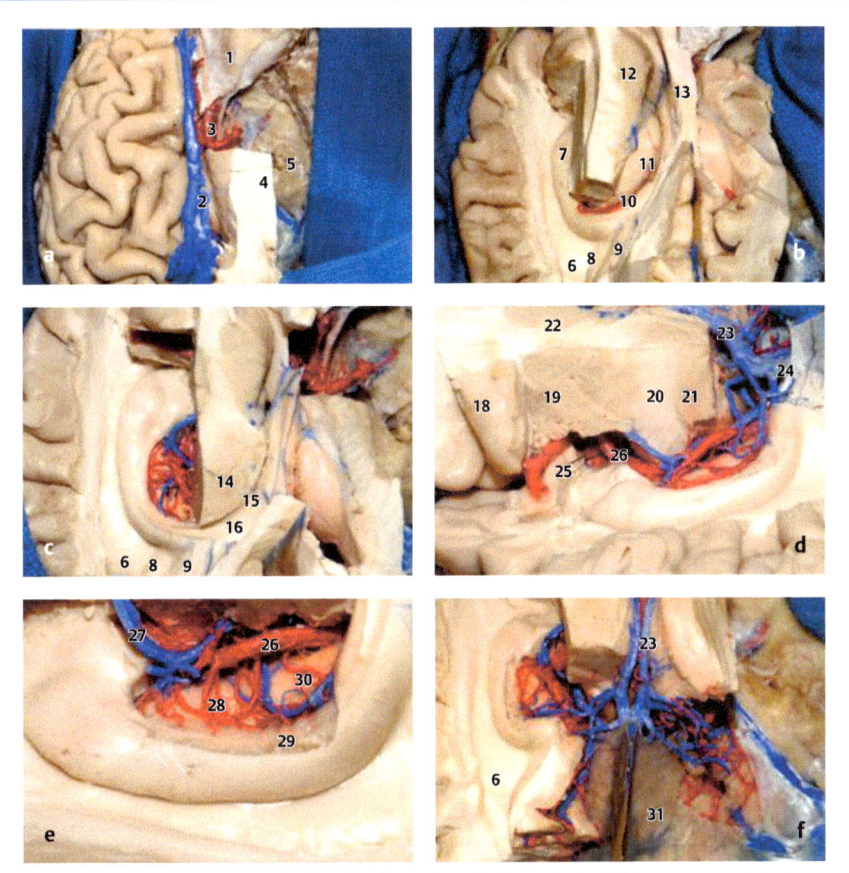

Fig. 14-9. (a-c,f) Perspectiva superior e (d,e) lateral evidenciando as relações anatômicas do hipocampo com o lobo da ínsula. *1.* Teto da órbita, *2.* Seio sagital superior, *3.* Artéria carótida interna, *4.* Cápsula interna, *5.* Assoalho da fossa média, *6.* Eminência colateral, *7.* Hipocampo, *8. Calcar avis, 9.* Bulbo do corpo caloso, *10.* Fissura coroideia, *11.* Tálamo, *12.* Cabeça do núcleo caudado, *13.* fórnice de, *14.* Pulvinar do tálamo, *15.* Fissura coroideia (parte atrial), *16.* Fórnice, *17.* Forame de Monro, *18.* Giro curto da ínsula, *19.* Globo pálido, *20.* Cápsula interna, *21.* Pulvinar do tálamo, *22.* Núcleo caudado, *23.* Veia cerebral interna, *24.* Veia de Galeno, *25.* Nervo oculomotor, *26.* Artéria cerebral posterior, *27.* Veia basilar ou basal de Rosenthal, *28.* Artérias hipocampais, *29.* Giro denteado, *30.* Artéria hipocampal posterior, *31.* Tenda do cerebelo.

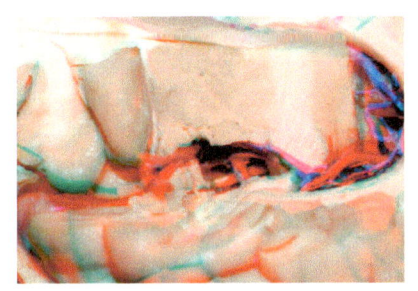

Fig. 14-10. Visão tridimensional anaglífica do hipocampo.

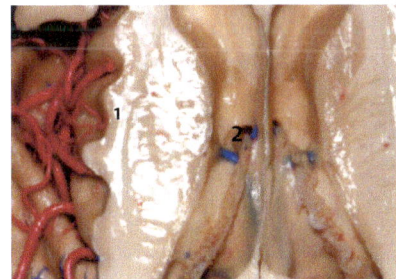

Fig. 14-11. Visão superior da relação entre o córtex insular e a artéria cerebral média com os gânglios da base e ventrículo lateral. Pode-se observar a correspondência entre o segundo giro curto da ínsula (1) e o forame de Monro (2).

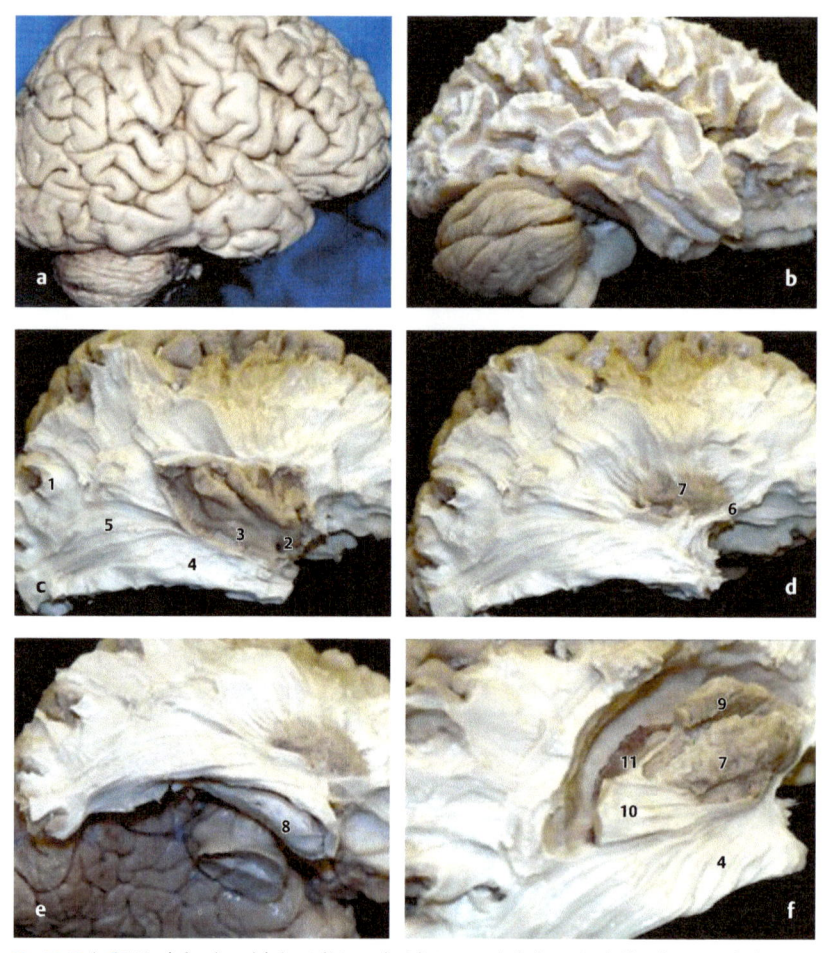

Fig. 14-12. (a-f) Visão da face lateral do hemisfério cerebral direito através da dissecção de fibras brancas pela técnica de Klinger. *1.* Fibras em "U", *2.* Valécula, *3.* Córtex insular, *4.* Alça de Meyer, *5.* Estrato sagital, *6.* Fascículo uncinado, *7.* Putâmen, *8.* Hipocampo, *9.* Núcleo caudado, *10.* Fascículo occipitofrontal *11.* Plexo coroide.

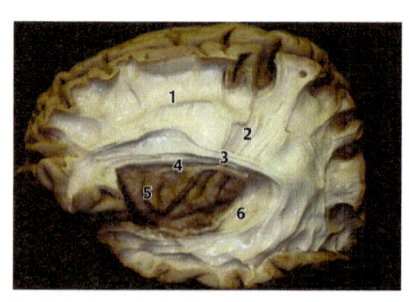

Fig. 14-13. Face lateral do hemisfério cerebral esquerdo (após remoção da substância cinzenta e das fibras em "U"). *1.* Fascículo longitudinal, *2.* Cápsula interna, *3.* Fascículo arqueado, *4.* Sulco circular da ínsula (parte superior), *5.* Giro curto da ínsula, *6.* Striatum sagittal.

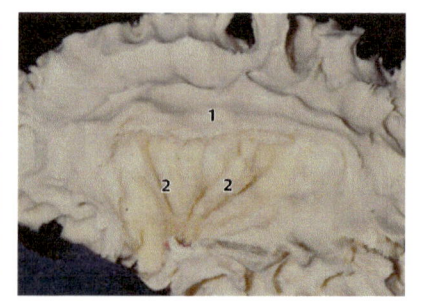

Fig. 14-14. Visão da face lateral do hemisfério cerebral esquerdo por meio da dissecção de fibras brancas pela técnica de Klinger. Fibras em "U" comunicando os giros insulares (2). Fascículo arqueado (1).

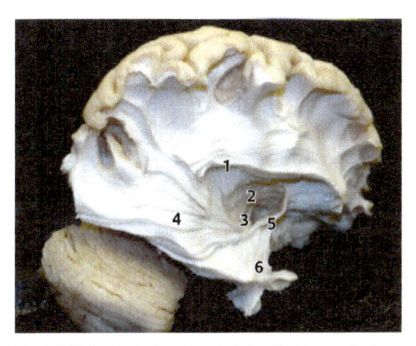

Fig. 14-15. Visão da face lateral do hemisfério cerebral direito por meio da dissecção de fibras brancas pela técnica de Klinger. *1.* Fascículo arqueado, *2.* Globo pálido, *3.* Comissura anterior, *4.* Radiação óptica, *5.* Fascículo uncinado, *6.* Alça de Meyer.

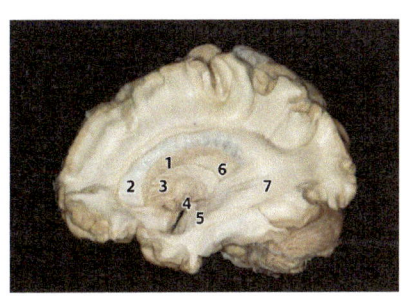

Fig. 14-16. Visão da face lateral do hemisfério cerebral direito por meio da dissecção de fibras brancas pela técnica de Klinger. *1.* Núcleo caudado. *2.* Corno frontal do ventrículo lateral, *3.* Cápsula interna (braço anterior), *4.* Comissura anterior, *5.* Alça de Meyer, *6.* Tálamo, *7.* Radiação óptica.

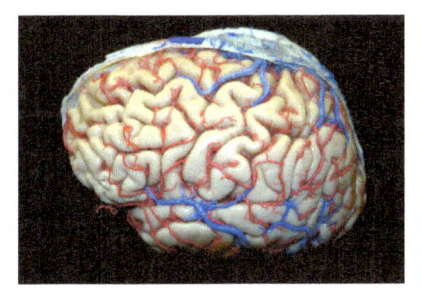

Fig. 14-17. Relações arteriais do hemisfério cerebral esquerdo evidenciando os ramos corticais da artéria cerebral média (M4).

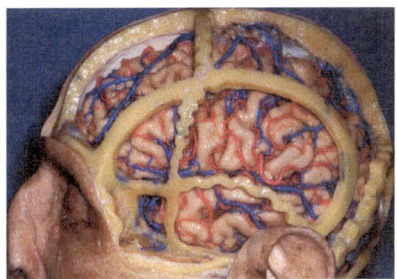

Fig. 14-18. Relação dos ramos corticais da artéria cerebral média com as principais suturas do crânio. A partir destas medidas, calculam-se as relações entre as suturas e os sulcos e giros.

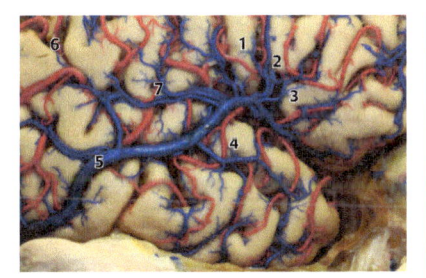

Fig. 14-19. Visão ampliada da fissura sylviana e região opercular direita. *1. Pars opercularis*, *2. Pars triangularis*, *3. Pars orbitalis*, *4.* Giro temporal superior, *5.* Veia anastomática de Labbé, *6.* Ramo ascendente da fissura sylviana, *7.* Giro subcentral.

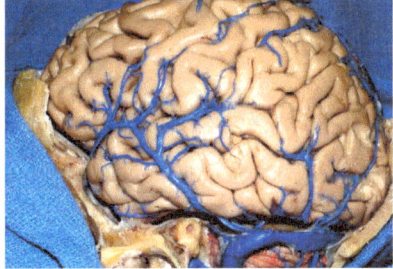

Fig. 14-20. Visão lateral do hemisfério cerebral direito evidenciando a relação das veias sylvianas superficiais com a veia de Labbé e sua drenagem na junção dos seios sigmoide e transverso.

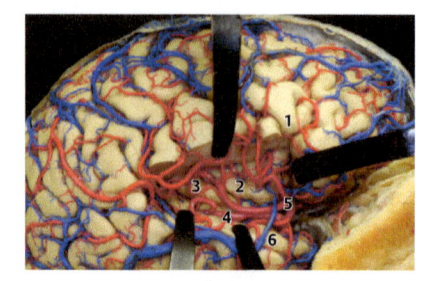

Fig. 14-21. Face lateral do hemisfério cerebral esquerdo (removida parte do opérculo frontoparietal para expor a ínsula). *1. Pars triangularis*, *2.* Giro curto da ínsula, *3.* Giro longo da ínsula, *4.* Tronco Inferior da ACM (Segmento M2), *5.* Trifurcação da ACM, *6.* Giro temporal superior.

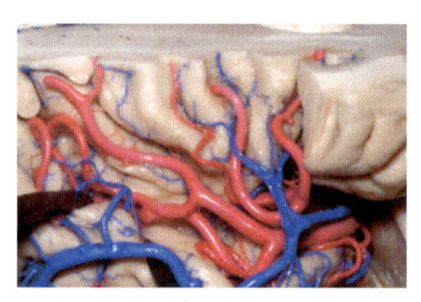

Fig. 14-22. Visão lateral da ínsula direita evidenciando o trajeto dos ramos M2 da artéria cerebral média ao longo dos sulcos insulares.

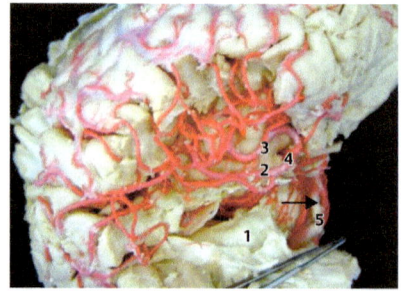

Fig. 14-23. Visão lateral direita mostrando as relações da ínsula com hipocampo através do sulco circular inferior da ínsula. *1.* Hipocampo, *2.* Artéria cerebral média, parte M2 (tronco inferior), *3.* Artéria cerebral média, parte M2 (tronco superior), *4.* Bifurcação da artéria cerebral média, *5.* Fenestração da artéria basilar (seta).

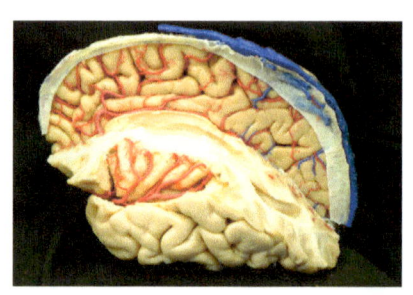

Fig. 14-24. Relação dos segmentos M2 da artéria cerebral média com os giros insulares.

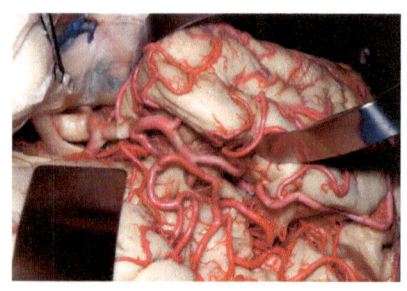

Fig. 14-25. Visão superior oblíqua da ínsula direita após abertura da fissura sylviana evidenciando as relações entre a artéria cerebral média e a ínsula.

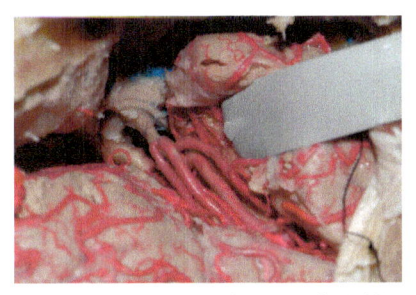

Fig. 14-26. Variação anatômica da artéria cerebral média (pseudotetrafurcação).

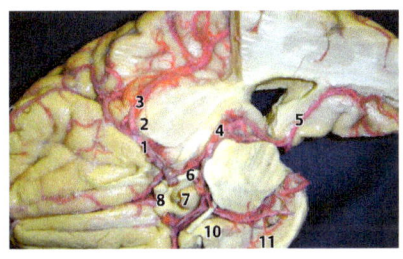

Fig. 14-27. Vista inferior. *1.* Artéria cerebral média (segmento M1) com ramos perfurantes (artérias lentículo-estriadas), *2. Limen* de ínsula, *3.* Artéria cerebral média (segmento M2), *4.* Artéria cerebral posterior, *5.* Artéria calcarina, *6.* Nervo oculomotor, *7.* Glândula pituitária, *8.* Quiasma óptico, *9.* Artéria carótida interna, *10.* Úncus, *11.* Giro denteado.

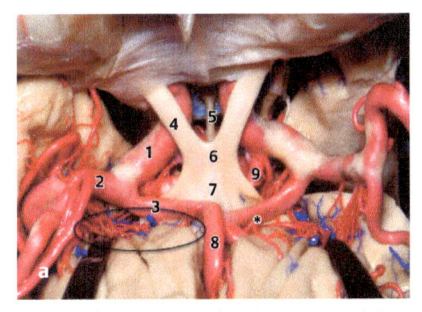

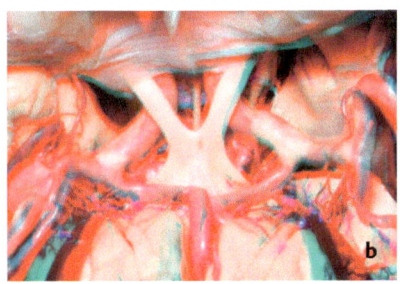

Fig. 14-28. (a) Visão superior das relações arteriais da fissura sylviana e das artérias lentículo-estriadas (círculo). *1.* Artéria carótida interna supraclinoideia, *2.* Artéria cerebral média (M1), *3.* Artéria cerebral anterior (segmento A1), *4.* Nervo óptico, *5.* Haste hipofisária, *6.* Quiasma óptico, *7. Lamina terminalis, 8.* Artéria cerebral anterior (segmento A2), *9.* Artéria comunicante posterior. *Artéria de Heubner. **(b)** Visão tridimensional anaglífica.

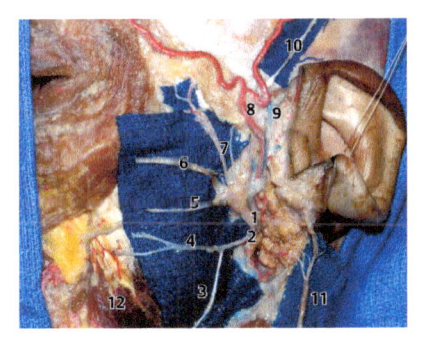

Fig. 14-29. Visão lateral que mostra o ramo fronto-orbital do nervo facial. O estudo anatômico da exata posição dos ramos fronto-orbitais do nervo facial é importante durante a craniotomia pterional para evitar lesão ou tração destes nervos. A glândula parótida foi removida para expor os ramos do nervo facial. *1.* Nervo facial (tronco superior), *2.* Nervo facial (tronco inferior), *3.* Ramo cervical, *4.* Ramo mandibular, *5.* Ramo bucal, *6.* Ramo zigomático, *7.* Ramo fronto-orbital, *8.* Artéria temporal superficial, *9.* Veia temporal superficial, *10.* Nervo auriculotemporal, *11.* Nervo auricular magno, *12.* Músculo masseter.

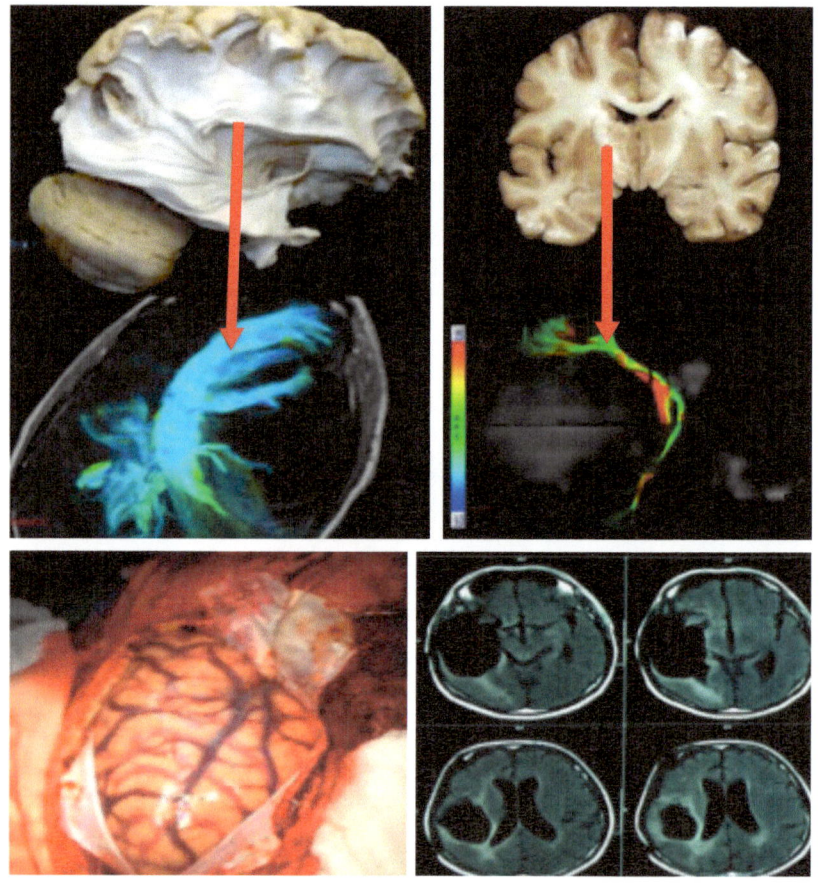

Fig. 14-30. Dissecção de fibras brancas mostrando relação do fascículo arqueado (superior esquerda) e do trato corticoespinhal (superior direita) com a tractografia e a relação destas fibras em paciente com glioma insular à direita (meio esquerda e direita). A craniotomia deve ser estendida posteriormente visando à abertura de toda a extensão da fissura sylviana (inferior esquerda). Ressonância magnética em FLAIR evidenciando ressecção total do tumor. Este paciente era portador de sintomas de hipertensão intracraniana e crises parciais complexas que recrudesceram com a cirurgia. Paciente sem déficits pós-operatórios.

ANATOMIA TOPOGRÁFICA

A ínsula possui uma forma triangular, cujo ápice é chamado de *limen* da ínsula, e constitui o limite lateral do sulco sylviano. Ela é separada dos opérculos pelos sulcos perinsulares (ou circulares), que são três: superior, inferior e anterior. O sulco perinsular superior está localizado abaixo do opérculo frontoparietal; o inferior, abaixo do opérculo temporal; e o anterior, abaixo do opérculo orbitofrontal. Outro sulco presente na ínsula é o sulco central, que se estende desde o sulco perinsular superior até o *limen* da ínsula. Ele divide a ínsula em porção anterior e porção posterior. A porção anterior é composta pelos giros curtos anterior, médio e posterior e pelos giros acessório e transversal, que se encontram na região anteroinferior dessa porção. Todos esses giros se unem para formar o ápice da ínsula. A porção posterior é formada pelo giro longo anterior e o posterior, que são separados pelo sulco pós-central da ínsula. A região inferior da ínsula é constituída por três estruturas: polo da ínsula, *limen* da ínsula e a região lateral do tronco da fissura sylviana.

Sulco lateral (sulco sylviano): junto com o sulco central, ele inicia-se na base do cérebro, mais especificamente ao nível do processo clinoide anterior, e estende-se até a face superolateral do cérebro, separando o lobo frontal do lobo temporal. Em sua parte terminal, ele se divide em três ramos: ascendente, anterior e posterior. O ramo posterior é o mais longo e dirige-se posterior e superiormente, terminando no giro supramarginal. Os ramos anterior e ascendente são mais curtos e dividem o giro frontal inferior em três partes (da região anterior para a posterior): orbital, triangular e opercular. Entre a parte orbital e a triangular, encontra-se o ramo anterior; e entre a parte triangular e a opercular, o ramo ascendente.

O sulco lateral pode ter ainda um quarto ramo, chamado fronto-orbital. Quando presente, ele é visualizado no lobo frontal, abaixo do ramo anterior e da parte orbital, separando esta parte do giro orbital posterior.[10]

VASCULARIZAÇÃO DA ÍNSULA
Relações Arteriais

A artéria cerebral média, entre as artérias intracranianas, é uma das mais complexas. Seu diâmetro é duas vezes maior do que o da artéria cerebral anterior, medindo de 2,4 a 4,6 mm. Sua origem está localizada no início da fissura sylviana, lateralmente ao quiasma óptico. Durante o seu percurso, a artéria cerebral média cursa inferiormente a substância perfurada anterior, na qual penetrarão seus pequenos ramos, chamados artérias lentículo-estriadas. Ainda no interior da fissura sylviana, divide-se em tronco superior e inferior e subsequentemente descreve um curso posterossuperior, quando atinge a superfície da ínsula.

A artéria cerebral média supre a ínsula através de seus ramos. Ela é dividida em quatro segmentos, que vai desde M1 até M4. O segmento M1, também chamado esfenoidal, tem sua origem na bifurcação da artéria carótida interna e estende-se até a principal bifurcação da artéria cerebral média, localizada na região adjacente ao límen da ínsula. O segmento M2, ou conhecido como insular, estende-se da principal bifurcação da artéria cerebral média até o sulco perinsular. O segmento M3, ou opercular, começa no sulco perinsular e percorre os opérculos, terminando na superfície lateral do sulco sylviano. E, por fim, o segmento M4, ou parasylviano, corresponde aos ramos que suprem a convexidade cerebral.

Segmento M1

A artéria carótida interna bifurca-se em artéria cerebral média e artéria cerebral anterior ao nível da porção central da substância perfurada anterior. A partir da origem da artéria cerebral média, inicia-se o segmento M1. Ele percorre a profundidade do sulco sylviano de forma anterossuperior, superior ou posterossuperior, ao redor do *limen* da ínsula, onde forma um joelho. É nele que se delimita o ponto final de M1, marcado pela bifurcação principal da artéria cerebral média em troncos superior e inferior. Essa bifurcação está localizada na maioria das vezes no joelho, mas pode estar proximal ou distalmente a ele. Em alguns casos, pode ocorrer a formação de uma trifurcação, através da origem de um tronco intermediário, que pode surgir tanto do tronco superior quanto do inferior. Pode surgir ainda uma quadrifurcação, quando ambos os troncos se bifurcam, sendo encontrados poucos casos na literatura.[6]

Pode ocorrer também o aparecimento de uma "falsa bifurcação", formada pelo ramo temporal do segmento M1 ou pelo ramo frontal. Segundo Türe e Yasargil, essa variação foi encontrada em dois dos 40 hemisférios avaliados. Em todos os casos, encontramos padrão de bifurcação, exceto um caso de quadrifurcação.[12]

Os ramos do segmento M1 são classificados de acordo com a área cerebral que eles suprem. Portanto, podem ser divididos em artérias corticais ou em artérias lentículo-estriadas laterais (LLAs).

Em relação às artérias corticais, o segmento M1 é dividido em pré-bifurcação e pós-bifurcação. A pré-bifurcação é composta por um tronco único que tem sua origem mediana na bifurcação da artéria carótida interna e estende-se até a bifurcação do segmento M1. As artérias corticais que surgem da pré-bifurcação são chamadas ramos precoces, que correspondem aos ramos frontais e temporais do segmento M1. Segundo Tanriover e Takawashima, das 159 espécies analisadas, 90% delas apresentavam os ramos temporais e 30% apresentavam os ramos frontais. De acordo com Türe e Yasargil,[30] o segmento M1, em 38 dos 40 hemisférios, deu origem de uma a três artérias corticais, que se localizavam, na maioria das vezes (75,8%), lateralmente a este segmento, suprindo o lobo temporal. Contudo, as artérias corticais podem originar-se também da região de medial (24,2%), vascularizando o lobo frontal. Em sete hemisférios, pequenas artérias corticais foram encontradas irrigando o córtex piriforme.[12]

As variações dos ramos corticais podem ser classificadas em quatro tipos (A, B, C e D), de acordo com a região do segmento M1 de onde elas se originam. No tipo A, esse segmento dá origem somente a ramos corticais temporais (laterais) podendo variar em número de um a três ramos temporais, sendo mais comum a presença de apenas um ramo. No tipo B, o segmento M1 origina tanto ramos temporais como ramos frontais (mediais). Nesse tipo, a variação mais encontrada é a origem de um ramo temporal e de um ramo frontal, mas podem ser vistos também dois ramos temporais e um ramo frontal. No tipo C, o segmento M1 dá origem somente a ramos frontais. No tipo D, os ramos corticais não se originam desse segmento, apenas as artérias lentículo-estriadas laterais e artérias do úncus. De todos esses tipos, o tipo A é o mais frequente e os tipo C e D, os mais raros.

Em relação às artérias lentículo-estriadas laterais (LLAs), elas se originam da região inferomedial do segmento M1 e percorrem a porção central e lateral da região anterior da substância perfurada.

Elas vascularizam a substância inominada, o putâmen, o globo pálido, o núcleo caudado, a cápsula interna, a coroa radiada e a porção lateral da comissura anterior. Seu número varia de 1 a 15 e não há relação direta com a extensão do segmento M1 e a quantidade de LLAs. A origem dessas artérias pode variar, surgindo geralmente da região inferomedial do segmento M1. Contudo, elas podem surgir de ramos temporais ou frontais, ou ainda dos troncos superior e inferior do segmento M2. As LLAs não se comunicam com o espaço subaracnóide.

Segmento M2

O segmento M2 origina-se no *limen* da ínsula, onde ocorre a bifurcação principal da artéria cerebral média ou, em alguns casos, a trifurcação. Distalmente ao joelho, os troncos superior e inferior lançam ramos que percorrem a ínsula até o sulco perinsular, onde marca o início do segmento M3. Esses ramos são chamados de "troncos arteriais", de onde são originadas as artérias corticais.

Os ramos do segmento M2 podem-se originar, além dos troncos superior e inferior, do tronco intermediário, dos ramos precoces ou mesmo da artéria cerebral média acessória. Os ramos do tronco superior vascularizam os giros transverso e acessório e os giros curtos da ínsula, o ápex insular e o sulco limitante anterior da ínsula. Os ramos do tronco inferior suprem os giros longos posteriores da ínsula, o sulco limitante inferior e o *limen* da ínsula.

Os ramos precoces originam-se próximo da bifurcação ou da trifurcação e suprem qualquer parte da ínsula, com exceção do sulco central. Eles vascularizam parte do sulco limitante inferior e anterior e *limen* da ínsula. A artéria cerebral média acessória é a variação mais comum da artéria cerebral média. Tem sua origem na artéria cerebral anterior e termina na região orbitofrontal. Irriga os giros acessório e transverso e o sulco limitante anterior.

As artérias corticais, que ao todo são 12, emitem ramos para a ínsula, exceto a artéria temporopolar. São elas: orbitofrontal, pré-frontal, pré-central, central, parietal anterior, parietal posterior, angular, temporo-occipital, temporal posterior, temporal média, temporal anterior e artérias temporopolares. As artérias corticais do segmento M2 originam-se tanto do tronco superior como do tronco inferior. É do tronco superior que tem origem a maioria das artérias corticais, saindo em média cinco artérias do tronco superior, variando de duas a sete. Já do tronco inferior podem sair de duas a oito artérias. Contudo, nos pacientes que apresentam uma trifurcação, o tronco intermediário também pode dar origem às artérias corticais, variando de uma a duas.

As artérias corticais que se originam do tronco superior geralmente percorrem um caminho mais curto na ínsula quando comparado com o das artérias do tronco inferior. Além disso, elas costumam surgir mais próximas da bifurcação, próximo ao polo da ínsula. A primeira artéria cortical do tronco superior costuma ser a orbitofrontal, seguida pela pré-frontal, pré-central, central, parietal anterior, parietal posterior, angular e artérias temporo-occipitais. As artérias parietal anterior, central, temporo-occipital e angular raramente se originam do tronco inferior. Do tronco inferior surgem as artérias corticais que passam pelo giro longo da ínsula e pelo limite inferior do sulco e vascularizam a porção posterior da ínsula. Seus primeiros ramos mais frequentes são o temporal médio e o posterior, seguidos do temporal anterior, parietal posterior e artérias temporopolares.

Segmento M3

O início do segmento M3 é marcado pelos sulcos perinsulares anterior, superior e inferior e percorre o trajeto que vai até a superfície medial do opérculo, ou seja, na superfície da fissura sylviana, onde se inicia o segmento M4. No seu percurso, o segmento M3 corre paralelamente ao M2, vascularizando a superfície medial do opérculo. Contudo, em alguns casos, o segmento M3 pode dar origem a uma ou duas artérias pequenas, que são responsáveis por suprir os sulcos perinsulares superior e inferior.

Uma particularidade que as artérias orbitofrontal lateral e temporopolar podem apresentar é quando elas se originam do segmento M1 e logo se tornam o segmento M3, não emitindo nenhum ramo para a ínsula.

Segmento M4

O segmento M3 percorre lateralmente a fissura sylviana, saindo dela e transformando-se em segmento M4. Este segmento não origina nenhum ramo para a ínsula, não tendo nenhum papel na sua vascularização.

A ínsula é predominantemente suprida pelos ramos do segmento M2. Nossos achados foram semelhantes aos de estudos prévios. Segundo Türe e Yasargil, aproximadamente 75 a 104 artérias se originam desse segmento. Contudo, em 55% dos hemisférios cerebrais analisados, foi observada a origem de uma a seis artérias do segmento M1, as quais são responsáveis por vascularizar principalmente o *limen* da ínsula. Em 10% dos hemisférios, o segmento M3 origina uma ou duas artérias, cuja função é suprir os sulcos perinsulares superior e inferior. Já o segmento M4 não emite nenhum ramo para a ínsula.

Aproximadamente, 80% a 90% das artérias insulares são curtas e vascularizam o córtex insular e a cápsula extrema; 10% são médias e são responsáveis por suprir o *claustrum* e a cápsula externa; e os 3% a 5% restantes são longas e alcançam a coroa radiada. Estas últimas estão localizadas principalmente na região posterior da ínsula. O putâmen, o globo pálido e a cápsula interna são vascularizados pelas LLAs. Esta região suprida pelas LLAs é separada da região irrigada pelas artérias insulares pela capsula externa.

Do ponto de vista da vascularização dos sulcos e dos giros da ínsula, cada um deles também possui uma irrigação particular pelos ramos das artérias insulares. Quanto à vascularização dos giros da ínsula, o padrão é o seguinte: os giros acessório e transverso recebem sangue das artérias corticais do tronco superior. A artéria orbitofrontal é a única que vasculariza ambos os giros, exceto a pré-frontal que também vasculariza, mas com uma menor contribuição. O giro curto anterior é suprido pelos ramos do tronco superior e pela artéria pré-frontal. O giro curto médio é vascularizado pelos ramos do tronco superior e pela artéria pré-central, que vem seguida pela pré-frontal. O ápice da ínsula recebe sangue das artérias corticais do tronco superior e das artérias pré-frontal e pré-central. O giro curto posterior recebe ramos do tronco superior e da artéria central, que é acompanhada pelas artérias pré-central e parietal anterior. O sulco central e o giro longo anterior são as únicas regiões da ínsula vascularizadas pelos ramos do tronco superior e do tronco inferior na mesma proporção, sendo assim chamada de zona de vascularização mista. O sulco central ainda recebe sangue das artérias central e parietal anterior. O giro longo anterior é irrigado também pela artéria parietal anterior e pela posterior. O giro longo posterior é nutrido pelos ramos do tronco inferior, que são responsáveis por vascularizar esse giro em 80% dos hemisférios. As artérias angular e tempero-occipital suprem exclusivamente esse giro.

Quanto à vascularização dos sulcos limitantes (ou circulares) da ínsula, o padrão é o que segue. O sulco circular anterior recebe sangue dos ramos do tronco superior e das artérias orbito-frontal e pré-frontal. Estas vascularizam exclusivamente esse sulco. O sulco circular inferior recebe ramos dos troncos inferiores em 80% dos hemisférios e dos ramos precedentes em 50% dos hemisférios. Também é suprido pelas artérias temporo-occipital e temporal posterior. Podem ser encontradas nesse sulco as artérias perfuradas, principalmente na sua região posterior. A região do *limen* é vascularizada predominantemente pela porção inicial do tronco inferior em mais de 80% dos hemisférios e recebe contribuição dos ramos precoces em um terço dos hemisférios. A artéria temporal média é responsável pela vascularização em 30% dos hemisférios, emitindo mais ramos para o *limen* da ínsula do que o tronco inferior.

Relações Venosas

O sistema venoso da ínsula apresenta inúmeras variações e assimetrias. Contudo, existem algumas generalidades. O sistema venoso superficial drena a área cortical superficial da fissura sylviana, enquanto que o sistema venoso profundo drena a ínsula. Entre esses dois sistemas, várias anastomoses são encontradas.

O sistema venoso superficial é representado pela veia sylviana superficial. Ela corresponde à veia mais larga que drena o ramo posterior da fissura sylviana. A veia sylviana superficial geralmente se origina como um único tronco. Porém, ela pode se originar também como dois troncos, que se juntam antes de drenar para o seio venoso.

A drenagem da veia sylviana superficial ocorre, em 85% dos casos, para o seio esfenoparietal. Já o restante dos casos pode drenar para o seio cavernoso ou para o seio esfenopetroso.

As veias que drenam as regiões ao longo do ramo posterior da fissura sylviana recebem o nome de acordo com a porção que elas drenam. A veia da região frontal é chamada de frontossylviana, a da parietal de parietossylviana e a da temporal de temporossylviana. A veia sylviana superficial recebe geralmente seis veias frontossylvianas, quatro parietossylvianas e cinco temporossylvianas.

As veias frontossylvianas drenam principalmente o giro frontal inferior, a porção adjacente ao giro frontal médio e a porção inferior ao giro pré-central. Elas drenam também parte do giro curto anterior e do posterior, do giro longo anterior e dos sulcos central e pré-central, e do sulco circular anterior. Além disso, em 80% dos hemisférios, elas drenam o giro curto médio e o ápice da ínsula. As veias frontossylvianas, na maioria dos hemisférios, drenam para a veia sylviana superficial. Contudo, nos hemisférios em que não drenam para essa veia, elas se direcionam à veia de Trolard que conflue para o seio sagital superior. Apresentam mais anastomoses com as veias insulares do que as veias parietossylvianas e temporossylvianas.

As veias parietossylvianas costumam drenar o giro pós-central e o lóbulo parietal inferior. Em dois hemisférios, elas contribuem também na drenagem do giro longo anterior e do sulco insular central. Esvaziam-se na veia sylviana superficial ou nas veias que entram no seio sagital superior, praticamente na mesma frequência.

As veias temporossylvianas drenam uma porção maior do que as veias frontossylviana e parietossylviana, correspondendo a uma área que vai desde o polo temporal até a parte posterior final da fissura sylviana. Elas contribuem também na drenagem venosa do giro longo posterior e do limite inferior do sulco. Em 15 hemisférios, elas drenaram para a veia sylviana superficial. E, no restante, elas se esvaziaram tanto na veia sylviana superficial como na veia de Labbé.

A ínsula é drenada principalmente pelo sistema venoso profundo, o qual é representado pelas veias insulares e pela veia cerebral média profunda. Contudo, em algumas áreas, ela pode ser drenada pelas tributárias da veia sylviana superficial.

As veias insulares desembocam predominantemente na veia cerebral média profunda. Porém, possuem anastomoses com a veia sylviana superficial na maioria dos hemisférios estudados.

Segundo Tanriover *et al.*, a drenagem da ínsula pode ser classificada em três grupos, de acordo com o sistema venoso para o qual a área da ínsula drena: superficial, profundo e de transição. O grupo classificado como de transição drena tanto para o sistema venoso superficial como para o sistema venoso profundo. Contudo, drena mais para o primeiro sistema do que para o segundo.

O grupo que drena para o sistema venoso profundo corresponde à área do *limen*, sulco circular inferior, giros longos e sulco central. Para o sistema venoso superficial, drenam principalmente o giro curto médio e o ápice da ínsula. A zona de transição inclui o giro curto anterior e posterior e o limite anterior do sulco.

As veias insulares recebem o nome de acordo com a área que elas drenam: anterior, pré-central, central e posterior.

A veia cerebral média profunda, que faz parte do sistema venoso profundo, é formada pela união das veias insulares na área do *limen*. São geralmente as veias insulares anterior, pré-central, central e posterior que fazem parte da formação do tronco transverso comum.

FUNÇÕES DA ÍNSULA

Como parte do mesocórtex ou sistema paralímbico, a ínsula liga o alocórtex ao neocórtex.[23] Em decorrência das inúmeras conexões com os gânglios da base, cápsula interna, tálamo, sistema límbico e neocórtex, várias funções são creditadas à ínsula, porém uma função mais precisa permanece desconhecida.[1] Com várias conexões neurais a ínsula é considerada ao mesmo tempo uma zona visceral sensorial com as conexões indo desde as áreas motoras primária e complementar, sistema vestibular, somatossensorial, auditivo e áreas da linguagem. A ínsula pode ser associada a memória, condução, afetividade e comportamento[5]. Quanto às suas divisões, a ínsula anterior decodifica informações relativas à representação do corpo, experiências emocionais e processa estímulos olfativos e gustativos. A ínsula posterior, no entanto, processa a informação relativa a dor, temperatura e tato.[1] Duffau *et al.*[1,29-31] relataram a ocorrência de anartria ou anomia quando o córtex insular dominante foi estimulado em cinco pacientes durante cirurgia insular de glioma de baixo grau.[30]

APRESENTAÇÃO CLÍNICA DOS GLIOMAS DA ÍNSULA

O principal sintoma encontrado em nossa série de casos foram crises epilépticas parciais complexas ou generalizadas. Outros sintomas encontrados nos gliomas insulares de baixo grau podem ser: déficits focais (hemiparesia, afasia, apraxia), cefaleia e apatia. É fundamental ressaltar que gliomas insulares podem ser assintomáticos ou apresentar sintomas mínimos, sendo o diagnóstico realizado durante investigação de uma crise parcial complexa ou mesmo na investigação de sintoma não relacionado ao tumor.

De acordo com Lang *et al.*,[39] dos 22 pacientes que apresentaram tumor insular, 64% tiveram convulsões, 32% hemiparesia, e 18% disfagia e/ou disnomia. Em outro estudo com 30 pacientes, 19 apresentaram epilepsia e 9, déficits focais (hemiparesia, afasia e/ou apraxia).[47] Na série de Duffau,[29] epilepsia estava presente em 50 dos 51 pacientes com gliomas da ínsula de baixo grau (farmacologicamente resistente em 18 pacientes), além de hipertensão intracraniana em um caso. Os resultados dos exames neurológicos iniciais foram normais em 45 casos (88%). Recentemente, o mesmo autor[29] observou que baterias de avaliação neuropsicológica específicas para linguagem revelaram um **déficit de linguagem significativo** em 29% dos pacientes com gliomas de baixo grau da ínsula no hemisfério dominante.[30] Na série de Sanai *et al.*[46] (104 pacientes com gliomas insulares, sendo 60 pacientes com apresentação de tumores de baixo grau), 72,1% dos pacientes apresentaram convulsões, 12,5% alterações sensoriais, 6,7% dores de cabeça, 4,8% déficit de linguagem, e, em 3,8% casos, o tumor foi um achado incidental. Observamos que praticamente todos os gliomas insulares de baixo grau presentes em nossa série tiveram como motivo da investigação a presença de crise epiléptica, a maioria parcial complexa.

ESTUDO PRÉ-OPERATÓRIO

Estudo detalhado das imagens no pré-operatório é necessário para planejar a cirurgia e evitar complicações durante o procedimento. Por meio da ressonância magnética com contraste, é possível classificar o glioma com base na classificação de tumores insulares de Yasargil (Quadro 14-1).[18-23]

Recentemente, Sanai *et al.* criaram o *Berger-Sanai Insular Glioma Classification System*.[46] Segundo essa classificação, ao longo do plano horizontal, em uma visão sagital, a ínsula foi dividida ao longo da fissura lateral. Um plano perpendicular cruzou ao nível do forame de Monro. As zonas resultantes foram designadas quadrante anterossuperior, posterossuperior, anteroinferior posteroinferior, ou zonas I, II, III e IV, respectivamente.

Quadro 14-1. Classificação de Yasargil

3A	Tumores restritos à ínsula
3B	Tumores que incluem o opérculo correspondente
5A	Tumores que envolvem as regiões fronto-orbital ou áreas temporopolar **com** comprometimento do sistema límbico
5B	Tumores que envolvem as regiões fronto-orbital ou áreas temporopolar **sem** comprometimento do sistema límbico

PACIENTES

De março de 2007 a agosto de 2016, 49 intervenções microcirúrgicas foram realizadas em 40 pacientes portadores de tumores insulares. Sintomas, exame neurológico completo e *Karnofsky Performance Scale* (KPS) foram avaliados em cada paciente no pré e pós-operatório.[64] A topografia do tumor foi analisada com base em imagens pré-operatórias de RNM (imagens ponderadas em T1 com e sem gadolínio, T2 e FLAIR nos planos sagital, coronal e axial). Incluiu-se tractografia por RM em 14 casos. A partir de 2009, todos os pacientes foram submetidos a exames neuropsicológicos no pré e pós-operatório. O local do glioma foi estratificado de acordo com a classificação de Yaşargil e de acordo com a classificação de Berger e Sanai.

Potencial evocado motor e somatossensorial com estimulação cortical e subcortical visando a verificar a integridade anatômica e funcional das vias piramidais foi realizado em 39 cirurgias. Estimulação cortical e subcortical com pacientes acordado foram realizadas nos últimos 4 anos em todos os doentes com gliomas insulares no hemisfério dominante. Ultrassonografia intraoperatória foi utilizada em 14 casos, principalmente nos tumores grandes com extensão posterior. Não indicamos ressonância magnética intraoperatória ou neuronavegação de rotina.

Todos os pacientes foram examinados imediatamente após a cirurgia, no primeiro e no terceiro mês pós-operatório, e depois, a cada 6 meses, por um dos autores (GRI). A ressonância magnética foi realizada em todos os casos, após três meses de pós-operatório, e depois, a cada 6 meses, após a cirurgia.

Utilizávamos a abordagem transylviana em todos os casos no início desta série. A partir de 2011, modificamos a técnica e passamos a fazer operculotomia após mapeamento cortical com o paciente acordado para tumores no hemisfério dominante e mantivemos a técnica transylviana para pacientes com tumores localizados nos hemisférios, direito ou esquerdo, porém restritos à ínsula e sem extensão neocortical.

De uma série de 49 pacientes com tumores da ínsula, a maioria dos casos era de gliomas de baixo grau de malignidade (33 casos). O início dos sintomas em 38 pacientes foi epilepsia, sendo esta refratária ao tratamento medicamentoso em 12 casos. O grau de ressecção foi subtotal ou total na maioria dos casos da série (quantos%). A melhora da qualidade de vida e do controle das crises ocorreu em mais da metade dos pacientes. Déficit neurológico permanente foi observado em quatro pacientes e morte em dois pacientes. Os demais não desenvolveram déficits neurológicos.

TÉCNICA CIRÚRGICA

Nos casos em que os gliomas são puramente insulares (3A e 3B de Yasargil), a abordagem transylviana é, em nossa opinião, a técnica mais adequada e anatômica. No entanto, ela também pode ser eficiente em tumores restritos à parte posterior da ínsula e/ou segmentos insulares e operculares médios (Figs. 14-31 e 14-32). Quando os tumores são encontrados perto do opérculo frontal ou temporal, ou mesmo afetando o córtex dos lobos frontal e temporal, uma abordagem transopercular (transgiral) é necessária ao longo do lobo frontal e/ou lobectomia temporal antes da ressecção insular, a fim de evitar a retração das estruturas operculares; porém, quando isso ocorre no hemisfério esquerdo, existe a necessidade de realizar a cirurgia acordada e a estimulação cortical e subcortical para avaliar sua real eloquência (Figs. 14-33 e 14-34).

De acordo com Yasargil et al.,[18-23] a abordagem transylviana é a melhor maneira de remover os gliomas insulares, e, quando realizada de maneira meticulosa com o microscópio cirúrgico, permite que a lesão seja removida sem morbidade. Portanto, a exploração transopercular deveria ser usada em caráter excepcional. No início dessa série, esta era a filosofia de abordagem, porém, após a introdução do mapeamento cortical em áreas anatomicamente eloquentes e com o paciente acordado, modificamos nossa conduta, realizando abordagem transcortical e transopercular para os casos que envolvem o córtex frontal e temporal cobrindo o tumor insular ou para aqueles casos em que haja uma extensão posterior do tumor que não pode ser alcançada pela abordagem transylviana. Observamos que, por causa da neuroplasticidade que um tumor de crescimento lento (glioma de baixo grau) ocasiona, em geral o que anatomicamente seria área da fala pode ser ressecada sem déficits.[1,2,30,51,53]

Técnica Operatória

Tumores do lobo da ínsula em hemisfério não dominante ou hemisfério dominante com paciente mediante anestesia geral

A cabeça dos pacientes é fixada no suporte de três pontos Mayfield-Kees, realizando-se, após leve extensão, rotação de 30 graus desta para o lado oposto ao tumor. O paciente é mantido em decúbito dorsal e com o dorso elevado em 30 graus. O retalho de pele é deslocado anteriormente e dissecção subfascial realizada.

A craniotomia inicia-se com um orifício de trepanação posterior e acima da sutura fronto-zigomática, e outro orifício localizado na porção mais posterior da linha temporal superior. A dura-máter é dissecada e separada do osso com dissector. Após, é realizada craniotomia frontotemporal com extensão posterior. A dura-máter é ancorada na borda da craniotomia, a asa do esfenoide é removida extraduralmente e a dura-máter aberta em "C", acrescida de duas incisões posteriores. O próximo passo é a dissecção da fissura sylviana com o microscópio.

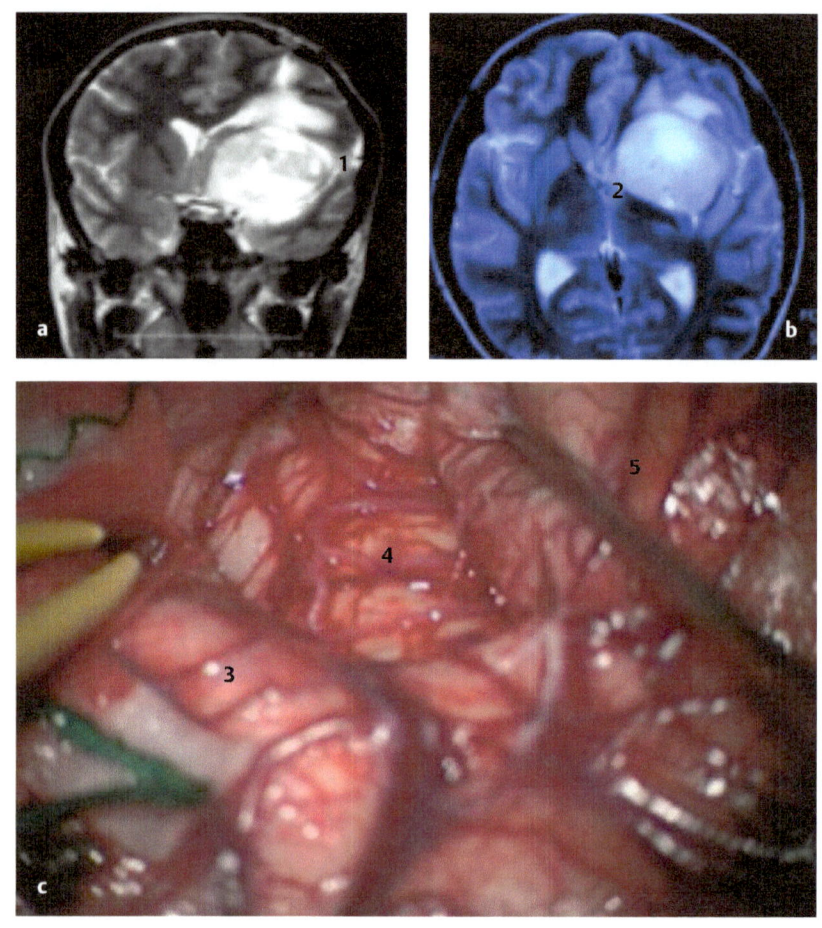

Fig. 14-31. Paciente do sexo feminino de 24 anos com crises uncinadas refratárias a tratamento medicamentoso. RNM T2 coronal (a) e axial (b) evidenciando tumor insular esquerdo. Optou-se por ressecção microcirúrgica do tumor por meio de abordagem transylviana com mapeamento da cortical e subcortical com paciente acordado. Imagem intraoperatória evidenciando ampla dissecção da fissura sylviana e visualização dos ramos M2 distendidos sobre a ínsula em decorrência do tumor (c). *1.* Fissura sylviana, *2.* Joelho da cápsula interna, *3.* Giro frontal inferior, *4.* Ínsula, *5.* Giro temporal superior *(Continua.)*

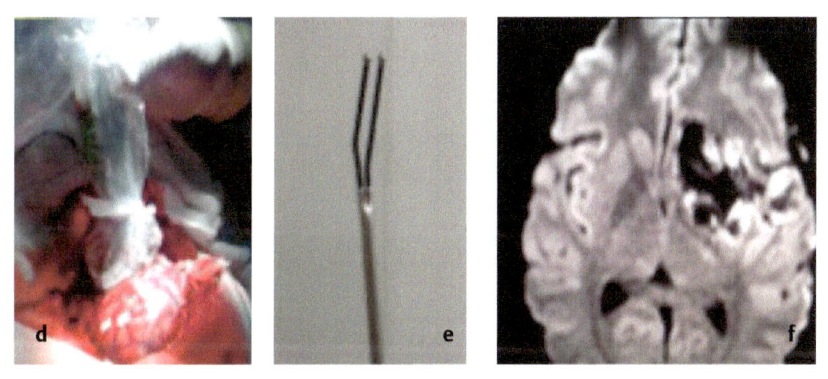

Fig. 14-31. *(Cont.)* **(d)** Ultrassonografia intraoperatória foi útil para localizar a relação do tumor com o córtex eloquente. **(e)** Estimulador bipolar usado para mapeamento cortical e subcortical. **(f)** RNM em FLAIR nas primeiras 24 horas após a cirurgia evidenciando ressecção tumoral. Paciente sem déficits pós-operatórios. Histologia: tumor neuroectodérmico primitivo (PNET).

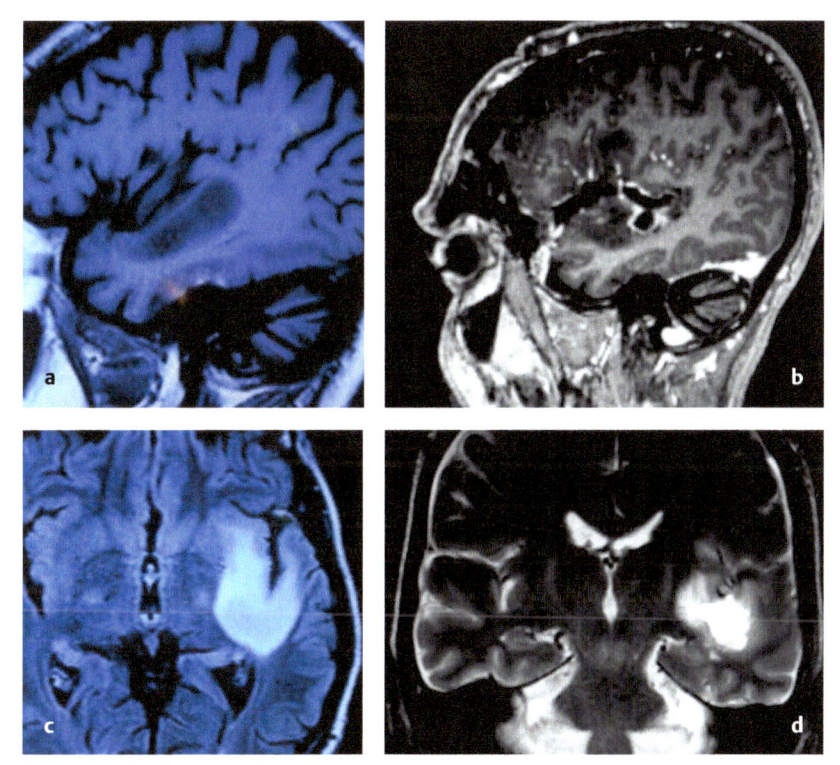

Fig. 14-32. Paciente do sexo masculino de 46 anos com crise epilética parcial complexa. **(a,c)** RNM T1 com gadolínio evidenciando lesão hipointensa e sem realce pelo contraste na região posterior da ínsula em íntima relação com o sulco circular posterior da ínsula. **(b,d)** Mesmo o tumor sendo à esquerda, mas pelo fato de estar localizado na região mais posterior da ínsula (sem relação com o fascículo uncinado), optamos por ressecção tumoral com pacientes anestesiados através da via transylviana com ressecção subtotal do tumor. Pacientes sem déficits pós-operatórios. Histologia: glioma grau II. *(Continua.)*

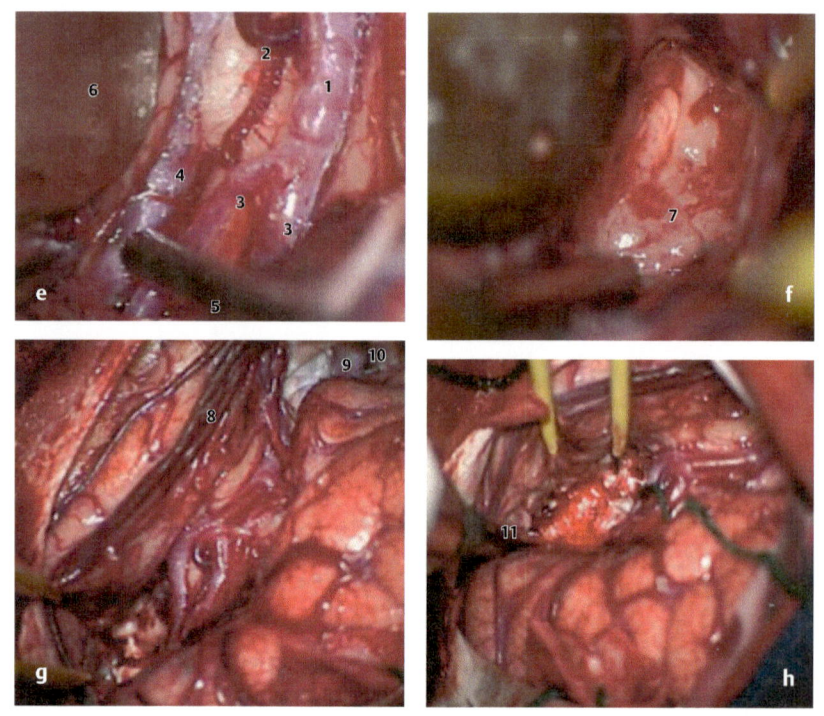

Fig. 14-32. *(Cont.)* Visão intraoperatória do mesmo caso. Após dissecção ampla da fissura sylviana, disseca-se meticulosamente e afasta-se o tronco inferior de M2 para identificarmos a parte mais posterior do sulco circular inferior da ínsula (e), no qual adentramos e iniciamos a ressecção tumoral (f). (g,h) Evidenciam a cavidade cirúrgica após a ressecção tumoral. *1.* Segmento M1 da ACM, *2.* Veia insular, *3.* Tronco superior da ACM, *4.* Tronco inferior da ACM, *5.* Aspirador cirúrgico, *6.* Espátula de cérebro, *7.* Tumor, *8.* Veia sylviana superficial, *9.* Artéria carótida interna, *10.* Nervo óptico, *11.* Aspirador ultrassônico.

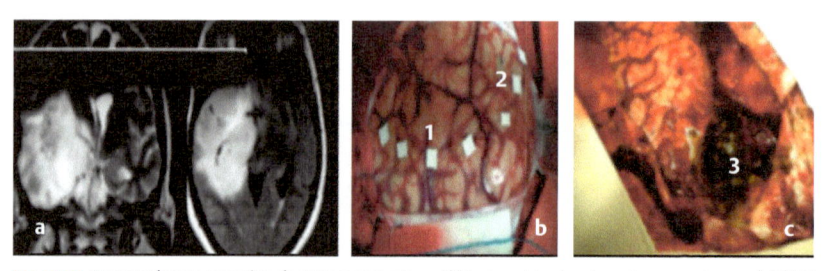

Fig. 14-33. Paciente do sexo masculino de 34 anos com crises epiléticas parciais e hemiparesia progressiva com (a) RNM coronal T2 e axial em FLAir evidenciando volumoso glioma frontotemporoinsular com compressão importante do tronco cerebral. (b) Realizada cirurgia mediante anestesia geral com ultrassonografia intraoperatória para mapear extensão tumoral. Como havia extensão para o neocórtex, foi realizada corticotomia e operculotomia do giro frontal inferior e lobectomia temporal direita ampliada posteriormente. *1.* Lobo frontal, *2.* Lobo temporal, *3.* Surgicel® na cavidade cirúrgica. *(Continua.)*

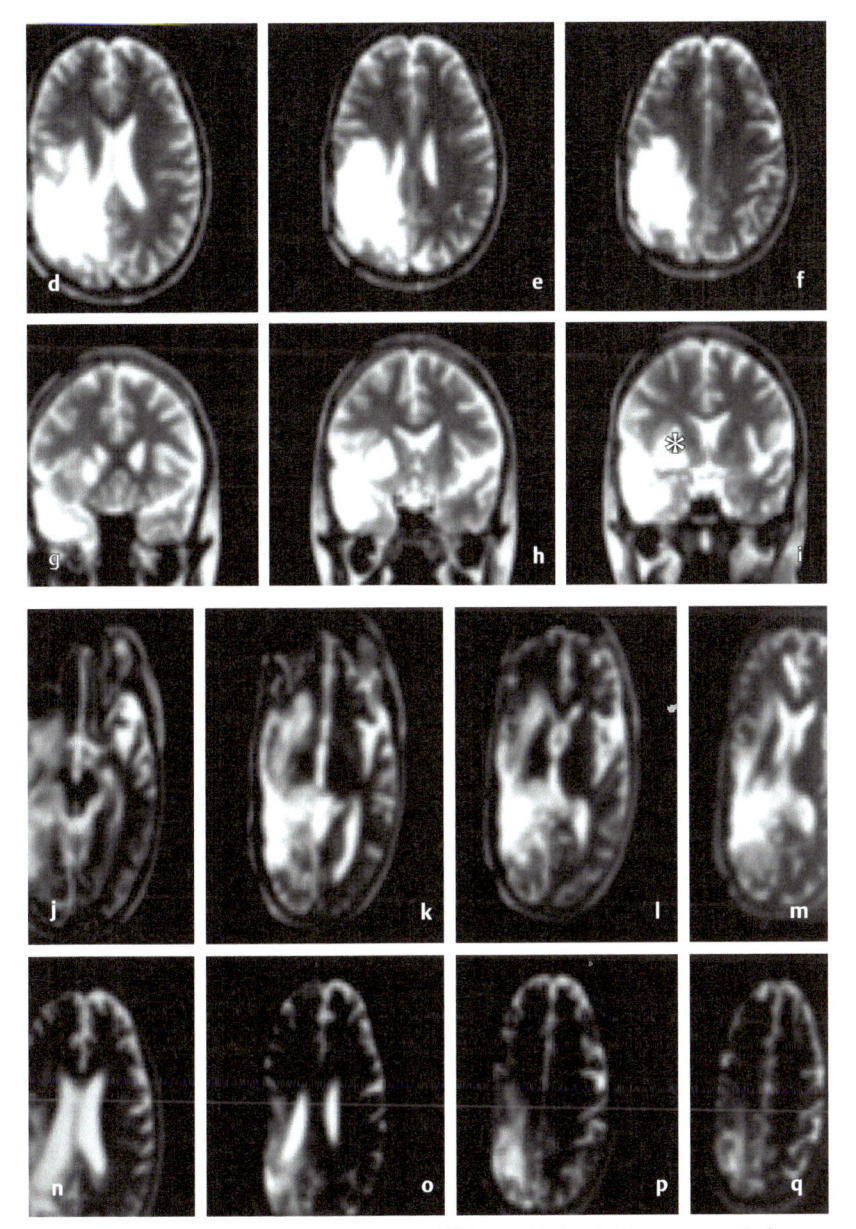

Fig. 14-33. *(Cont.)* RNM 3 meses após a cirurgia em T2 coronal (d-i) e sagital (j-q) revelando extensa ressecção dos componentes neocorticais do tumor com persistência do componente insular (asterisco em i). Paciente melhorou do déficit prévio no pós-operatório imediato, evoluindo de força grau IV para V. Histologia: glioma grau II.

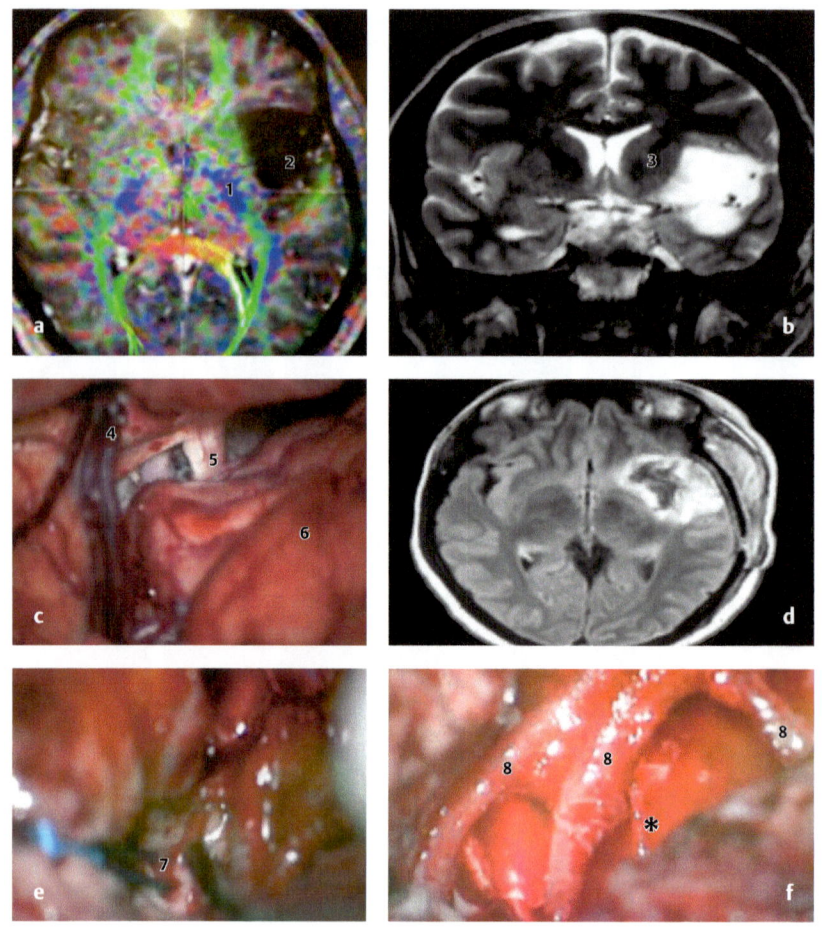

Fig. 14-34. Paciente do sexo feminino de 32 anos com epilepsia refratária ao tratamento medicamentoso (10 a 15 crises parciais complexas ao dia sem melhora com 2 esquemas de monoterapia e 2 de politerapia). História de ter realizado biópsia em outro serviço cuja histologia revelou glioma grau II. Realizada cirurgia com mapeamento cortical e subcortical com a paciente acordada com ressecção > 90% do componente tumoral. Paciente com discreto déficit de fala (parafasia) que recuperou totalmente com reabilitação neuropsicológica e fonoaudiológica em 6 meses. Sem déficits motores no pós-operatório. Sem crises (Engel 1) após a cirurgia. (**a**) RNM com tractografia revelando relação do glioma insular (2) com a cápsula interna (1). (**b**) RNM coronal T2 revelando a exata topografia insular do tumor com pequena extensão temporal. (**c**) A dissecção da fissura sylviana inicia posteriormente e estende-se para as cisternas da base. (**d**) RNM FLAIR no pós-operatório imediato revelando ressecção tumoral. (**e**) Estimulação subcortical para estabelecer limite de ressecção medial do tumor e ramos M2 após ressecção do glioma. (**f**) Note ramo perfurante calibroso oriundo da porção mais posterior de um dos ramos M2 (asterisco), que, nestes casos, devem ser preservados. 3. Cápsula interna, 4. Veia sylviana superficial dirigindo-se para o seio esfenoparietal, 5. Nervo óptico, 6. Lobo frontal, 7. Estimulador bipolar, 8. Ramos M2 da artéria cerebral média.

Ao abrir a fissura sylviana, o primeiro passo é reconhecer o ponto sylviano e o joelho dessa – que é o local que evidencia a mudança na direção da fissura sylviana – alterando assim o plano do basal para o dorsal. A dissecção microcirúrgica da fissura tem como objetivo separar os opérculos frontal e temporal criando assim um amplo corredor anatômico para a ressecção tumoral de o glioma insular, que forma o assoalho deste corredor. Para isso iniciamos a dissecção o mais posterior possível, escolhendo geralmente um sulco cortical posterior ao giro temporal transverso anterior e avançamos anteriormente até alcançar a cisterna sylviana. Usamos lâmina de bisturi reta número 12 e aspirador de microcirurgia. Não usamos espátula para afastar o cérebro praticamente durante toda a cirurgia, sendo reservado seu uso para o final da ressecção tumoral. Deve-se abrir toda a extensão da fissura sylviana identificando o tecido tumoral "branco nacarado" na superfície insular que corresponde ao glioma (na maioria das vezes de baixo grau de malignidade, isto é, macroscopicamente similar ao tecido cerebral normal). Glioma de alto grau ou metástases são identificados mais facilmente em virtude da diferente coloração e textura do tecido cerebral. Ao visualizar o tumor ainda não iniciamos sua ressecção. Dissecamos as cisternas óptico-carotídea, quiasmática e as outras cisternas da base para ter ampla visualização e controle das artérias carótida interna, coroideia anterior, comunicante posterior, cerebral anterior e cerebral média, bem como localizamos a posição dos ramos perfurantes das artérias cerebral média e cerebral anterior dirigindo-se para a substância perfurada anterior, em uma pequena região, onde, quando existe componente tumoral, este não deve ser ressacado em decorrência da lesão do suplemento vascular para a cápsula interna. Após visualizar os giros curtos e longos da ínsula (geralmente afetados pelo tumor), parte-se para a coagulação com a pinça bipolar do tipo Malis dos pequenos ramos perfurantes que têm origem na porção de M2 da artéria cerebral média, evitando-se a coagulação de qualquer ramo mais calibroso, geralmente com origem nos ramos M2 mais posteriores. Procede-se a corticotomia do córtex insular e ressecção tumoral com aspirador ultrassônico (sempre com potência de aspiração em 30 ou menos para evitar lesão vascular). Após ressecção do componente tumoral da região central da ínsula, resseca-se a porção do *planum polare* (naqueles casos em que há invasão do lobo temporal) através do sulco circular inferior da ínsula. Para tumores com extensão posterior, pode ser necessária a corticotomia das porções posteriores dos lobos frontal ou temporal. Depois de identificadas e ressecadas as porções mais laterais do tumor, parte-se para a porção medial do tumor, mais delicada pela proximidade à cápsula interna. Nesta parte da cirurgia, realiza-se estimulação intraoperatória com estimulador bipolar. Quando a eletroneuromiograifa capta contrações musculares no hemicorpo contralateral ao tumor, indica que o cirurgião está próximo da cápsula interna. Os estudos variam na definição do momento em que deve ser suspensa a ressecção do componente medial do tumor. Optamos por suspender a ressecção quando o estímulo de 7 mA na profundidade do campo operatório gera um potencial eletroneuromiográfico na face ou membro superior do lado contralateral. Para gliomas que acometam o neocórtex, em vez de iniciar com dissecção da fissura sylviana, iniciamos o procedimento com corticotomia do giro acometido e ressecção subpial de todo o tumor. A parte medial do tumor, porém, continua sendo ressecada como descrito acima, ou seja, com limite de ressecção com base em estimulação subcortical profunda.

Tumores em Hemisfério Dominante com o Paciente Acordado

Para aqueles pacientes com tumores da ínsula localizados no hemisfério esquerdo, nos últimos três anos, temos usado ressecção cirúrgica com o paciente acordado (*awake surgery*). Nesta técnica, o paciente é anestesiado somente com propofol e remifentanil e, após ser realizada a craniotomia, o anestésico é suspenso e o paciente desperto e extubado. O paciente responde a testes de linguagem (dependendo da área cortical abordada) para o neuropsicólogo que se encontra posicionado a sua frente, enquanto o cirurgião realiza estimulação cortical com 2 mA ou subcortical variando de 4 mA (área da fala) a 7 a 20 mA (para localizar a distância da cápsula interna e coroa radiada). Para a preservação da fala, a ressecção tumoral é suspensa na topografia em que o paciente apresenta repetições, parafasias ou afasia. Em relação à motricidade, a ressecção é interrompida no momento em que que o paciente apresenta incoordenação motora ou traqueza. A técnica é a mesma empregada para os tumores nos hemisférios não dominantes, exceto nos casos em que seja necessária a corticotomia (extensão tumoral na região posterior da ínsula ou tumores insulares que comprometam o neocórtex).

CASOS ILUSTRATIVOS COM CORRELAÇÃO ANATÔMICA

As Figuras 14-35 a 14-42 ilustram a anatomia descrita, bem como a correlacionam com achados neurofisiológicos e intraoperatórios.

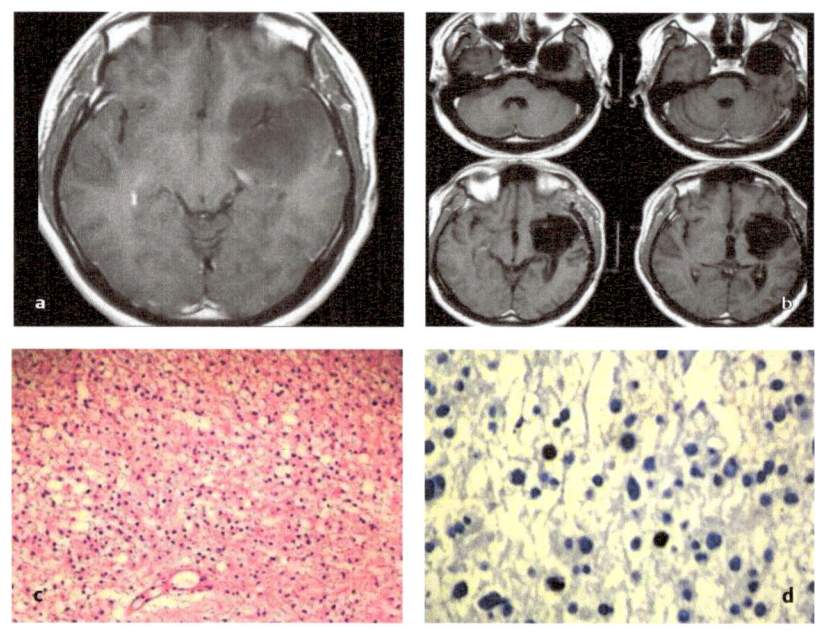

Fig. 14-35. Este paciente era portador de um glioma insular de baixo grau à esquerda causando epilepsia refratária a medicamentos. (a) RNM em T1 com gadolínio evidenciando lesão hipointensa sem realce pelo contraste temporoinsular à esquerda. (b) Após abordagem transylviana, obteve ressecção total do tumor. A cirurgia resultou em afasia motora e hemiparesia que melhoraram parcialmente após 6 meses. Este foi o segundo caso da série, quando não utilizamos mapeamento cortical. Histologia evidenciando glioma grau II (c) com Ki-67 inferior a 5% (d).

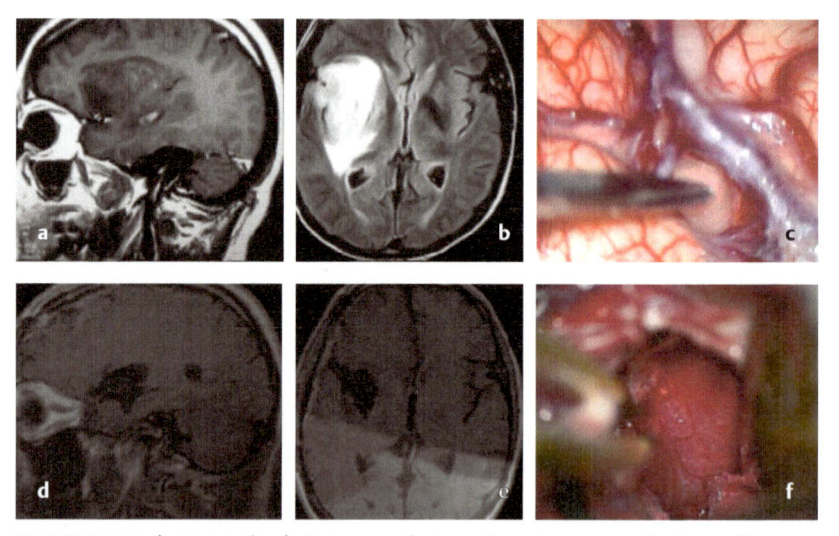

Fig. 14-36. Paciente do sexo masculino de 41 anos com epilepsia parcial complexa com generalização secundária controlada com carbamazepina. (a) RNM sagital em T1 com gadolínio evidenciando tumor hipointenso temporoinsular à direita com discreta captação de gadolínio. (b) RNM axial em T2 evidenciando lesão hiperintensa na ínsula sem invasão da cápsula interna. (c) Imagem intraoperatória evidenciando visualização do tecido tumoral após dissecção da porção mais distal da fissura sylviana. (d,e) RNM em T1 evidenciando ressecção subtotal (> 90%) do tumor. (f) Imagem intraoperatória evidenciando aracnoide das cisternas *ambiens* e *crural* após ressecção do componente temporal mesial do tumor. Histologia revelou oligoastrocitoma grau II.

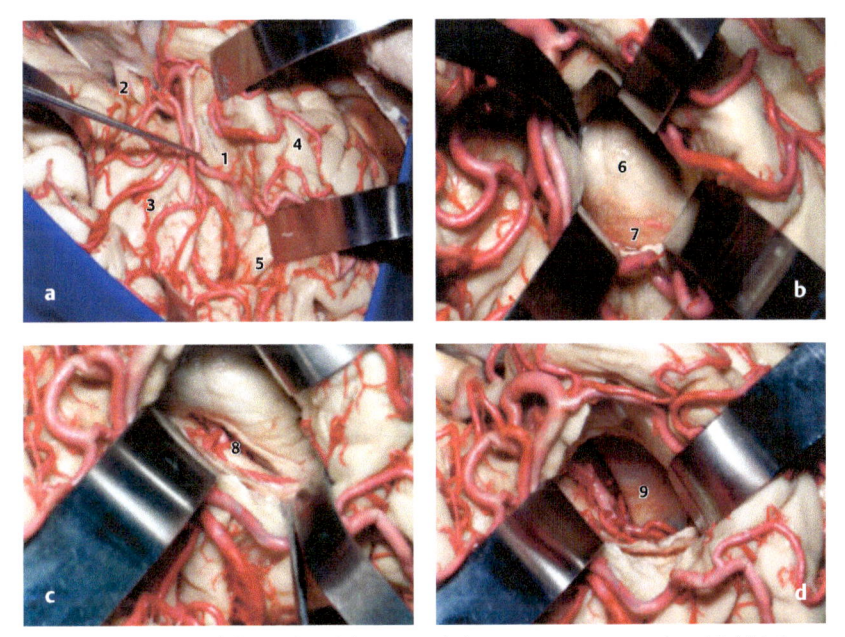

Fig. 14-37. Visão anatômica da fissura sylviana à direita e sua relação com as estruturas temporais mesiais. (a) Após dissecção ampla, a fissura sylviana é coagulada e aspirada à parte anterior do sulco circular inferior da ínsula (traçado) em direção ao corno temporal do ventrículo lateral. Ao adentrar no corno temporal, visualiza-se a cabeça do hipocampo (b) e a fissura coroideia (c). Após ressecção das estruturas temporais mesiais, visualiza-se (d) a incisura da tenda do cerebelo e as artérias e veias das cisternas crural e *ambiens*. *1.* Sulco circular inferior ou peri-insular inferior, *2.* Nervo óptico, *3.* Giros insulares, *4.* Giro temporal superior, *5.* Giro de Heschl, *6.* Cabeça do hipocampo, *7.* Plexo coroide, *8.* Fissura coroideia (parte temporal), *9.* Tenda do cerebelo.

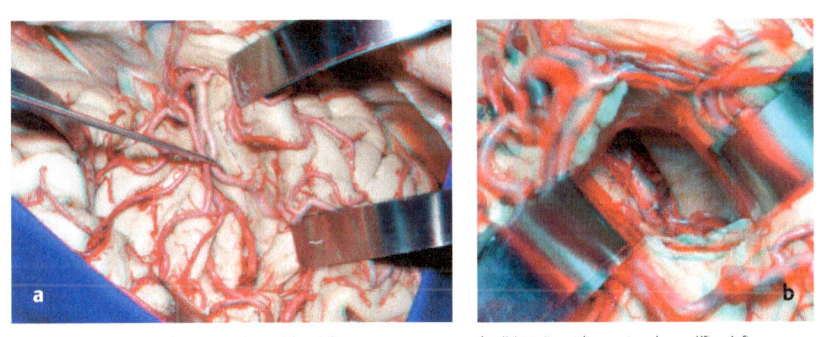

Fig. 14-38. (a) Visão tridimensional anaglífica à figura superior esquerda. (b) Visão tridimensional anaglífica à figura inferior direita.

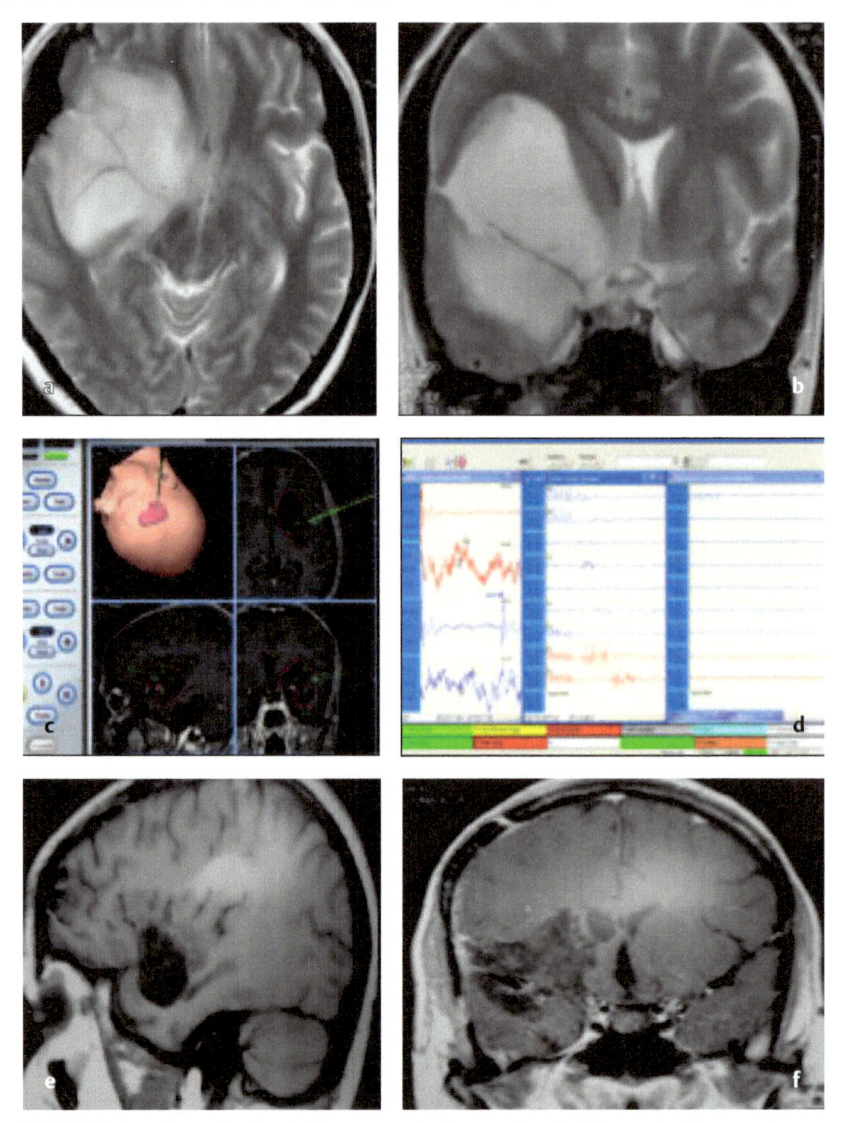

Fig. 14-39. Paciente do sexo feminino de 29 anos apresenta volumoso glioma frontotemporoinsular com quadro inicial de crises parciais complexas com generalização secundária responsiva ao tratamento medicamentoso. RNM axial em T2 (a) e coronal em T2 (b), evidenciando localização do tumor. Neste caso, foi utilizada neuronavegação (c) que provou não ser útil para este tipo de tumor, visto que o reconhecimento das estruturas anatômicas e a estimulação subcortical para localização intraoperatória da cápsula interna (d) foram suficientes na obtenção de ressecção tumoral superior a 95% (e,f). Paciente despertou hemiparética da cirurgia, recuperando totalmente o déficit em 6 horas. Histologia revelou glioma grau II.

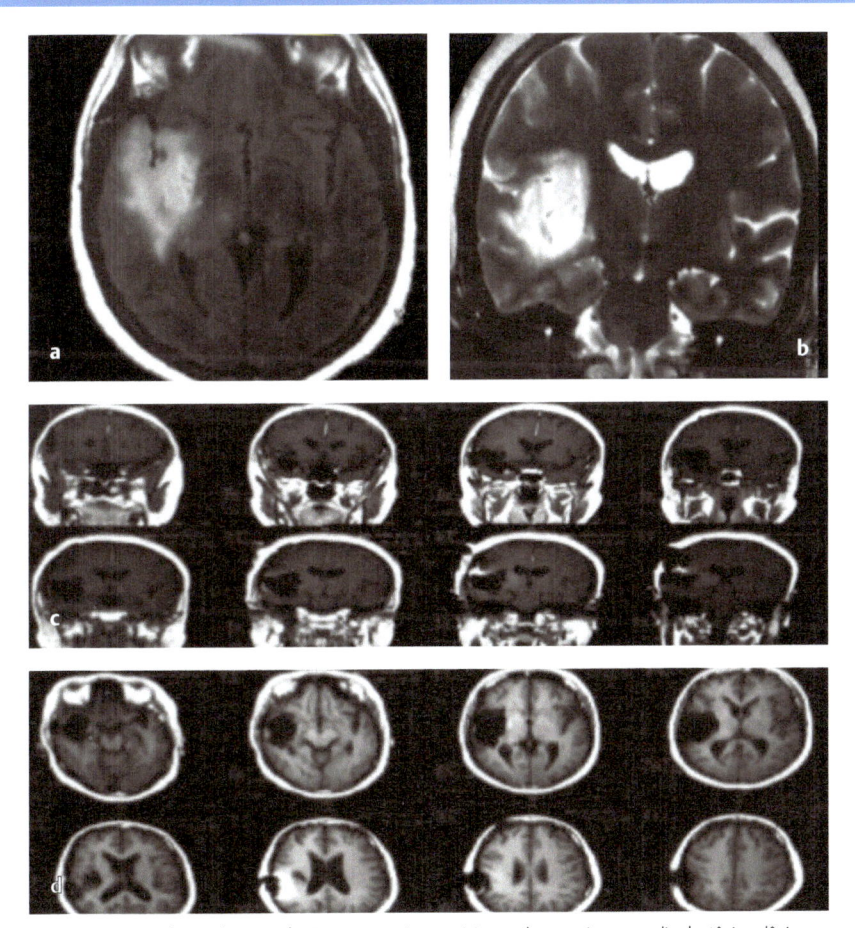

Fig. 14-40. Paciente do sexo feminino de 42 anos com crises parciais complexas e crises generalizadas tônico-clônicas controladas com carbamazepina. Após 2 anos fazendo acompanhamento com RNMs a cada 6 meses, evidenciou-se aumento tumoral, optando a paciente por cirurgia. RNM axial no FLAIR (a) e coronal em T2 (b) evidenciando tumor insular hiperintenso. Foi realizada abordagem transylviana com ressecção total do tumor (c,d). O limite estipulado para sustar a ressecção medialmente foi captação de potencial eletroneuromiográfico com estímulo bipolar de 5 mA na profundidade do tumor. Paciente despertou com força grau III evoluindo para força grau V em 3 meses. Histologia revelando glioma grau II.

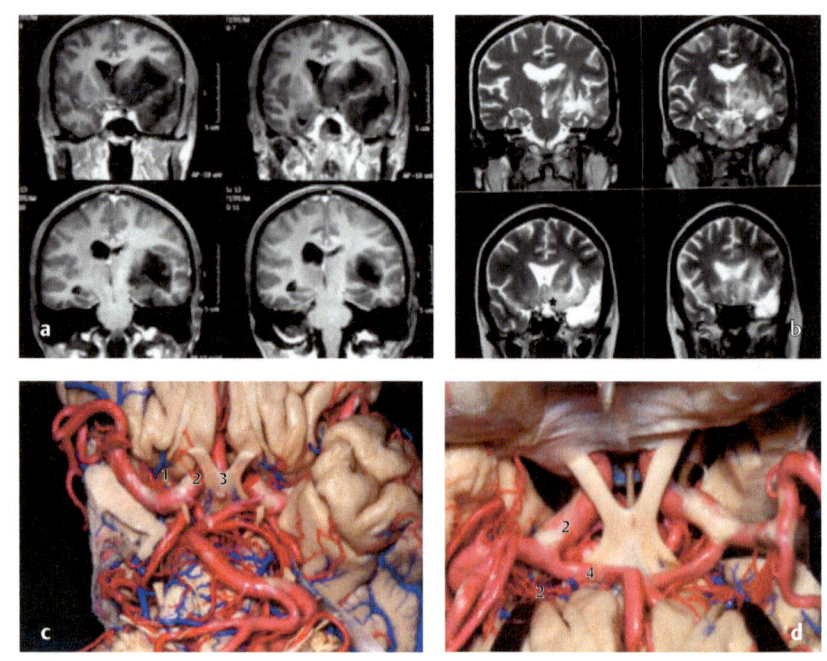

Fig. 14-41. Paciente de 45 anos, sexo feminino, com crises parciais complexas. RNM em T1 coronal (a) revelou volumoso glioma temporoinsular com comprometimento da região frontal-basal ao nível da substância perfurada anterior. Foi planejada abordagem transylviana com mapeamento subcortical com a paciente acordada e não ressecção do componente tumoral frontobasal, o que pode ser visualizado na RNM coronal em T2 pós-operatória. (b) Dissecções anatômicas mostrando a posição das artérias lentículo-estriadas sob visão da base do cérebro (c) e visão superior (d). 1. Artérias lentículo-estriadas, 2. Artéria carótida interna, 3. Quiasma óptico, 4. Artéria cerebral anterior. Na figura d, as artérias lentículo-estriadas estão representadas com o número 1. Histologia: Glioma grau III.

TUMOR E RESSECÇÃO

O melhor tratamento para gliomas insulares é ressecção ampla, proporcionando aumento da sobrevida livre de doença e da qualidade de vida.[23-50] No entanto, em razão do risco de distúrbios de linguagem pós-operatórios, a ressecção de tumores no hemisfério dominante é mais complexa por causa do potencial de sequelas de linguagem. Nestes casos, a eletroestimulação direta sob anestesia local fornece informações cruciais sobre estruturas funcionais que a cirurgia com anestesia geral não é capaz de fornecer,[29,30,51,36,38,39,46,66] considerando-se que os fascículos arqueado e fronto-occipital inferior estão ligados intimamente com o lobo insular e que eles têm uma função importante no processamento fonêmico e semântico, respectivamente. A estimulação subcortical durante a cirurgia com o paciente acordado é o único método com o qual se identificam estas estruturas em tempo real no hemisfério dominante. Contudo, classicamente, o maior potencial de risco tanto em tumores insulares em áreas eloquentes como não eloquentes é a lesão da cápsula interna ou coroa radiada. Apesar dos parâmetros anatômicos, que historicamente têm sido usados para localizar a proximidade da cápsula interna (início de sangramento venoso na profundidade do tumor ou mudança da consistência do tecido tumoral, ou mesmo do tipo de ruído causado pelo aspirador), todas estas técnicas possuem baixa acurácia para evitar lesão da cápsula interna ou coroa radiada ao se abordar a parte mais medial do tumor. Desde o início de nossa série, usamos estimulação cortical profunda e paramos a ressecção quando o estímulo no hemicorpo contralateral é captado com 7 mA.

Gliomas de baixo grau permitem ressecções (nunca em bloco) mais anatômicas, pois têm um plano cirúrgico melhor entre o tumor e o tecido cerebral. Gliomas de alto grau, por outro lado, por sua hipervascularização e aderência às artérias (segmentos M2 e M3), exigem uma detalhada e meticulosa dissecção que, em muitos casos, não pode ser realizada sem causar graves sequelas. Neste caso, a avaliação sobre prosseguir ou não a ressecção deve levar em conta a experiência do cirurgião. Optamos em alguns casos de glioblastoma insular ressecar o componente tumoral do lobo temporal e realizar ressecção parcial do componente insular.

Em relação ao armamentário tecnológico utilizado em gliomas da ínsula, consideramos fundamental o uso de aspirador ultrassônico (com potência de aspiração nunca acima de 30), monitorização

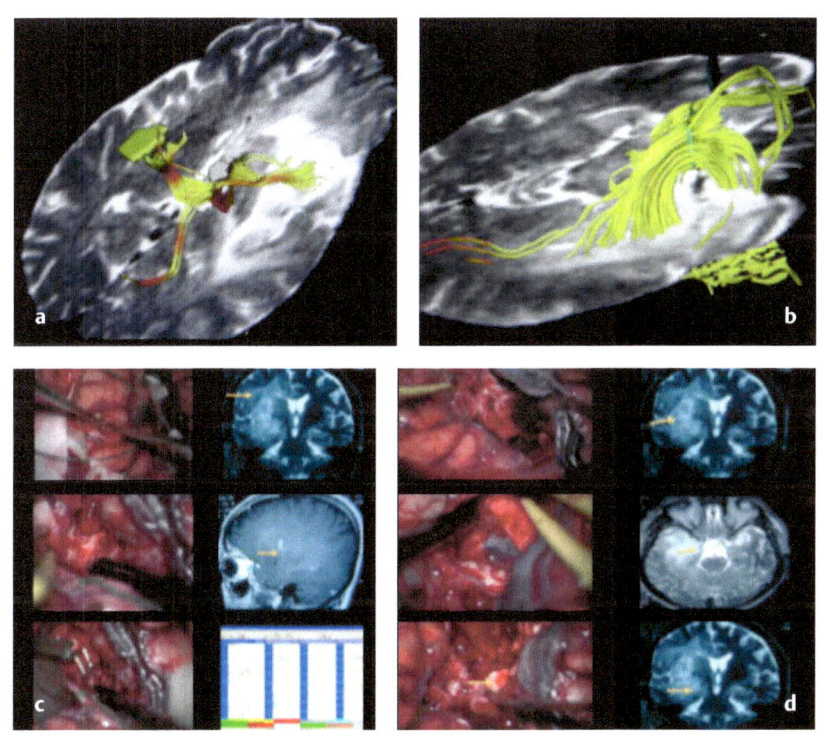

Fig. 14-42. Paciente de 52 anos com déficits cognitivos e crise convulsiva generalizada tônico-clônica. RNM com tractografia evidenciando lesão hiperintensa em T2 em território da ínsula, porém com aspecto infiltrativo da cápsula interna (a) e do fascículo uncinado (b). A tractografia foi útil neste caso, pois estando a cápsula interna com alteração de sinal característico de extensão tumoral e estando o paciente sem déficit motor no pré-operatório, optamos pela estratégia de usar a estimulação subcortical no início da ressecção tumoral com o objetivo de evitar lesão do trato corticoespinal envolvido pelo tumor. Por causa do padrão infiltrativo foram realizadas biópsias de várias partes do tumor e após ressecção parcial baseada no limite fornecido pela estimulação subcortical. (c, d) Raciocínio intraoperatório evidenciado estabelecendo a relação entre os achados anatômicos e fisiológicos intraoperatórios e a neuroimagem.

neurofisiológica intraoperatória e microscópio cirúrgico. Usamos ultrassonografia intraoperatória em casos selecionados para localizar a parte posterior do tumor e sua relação com a fissura sylviana. Não indicamos neuronavegação tampouco ressonância magnética intraoperatória tendo em vista que o *brain shift* e o parâmetro neurofisiológico de ressecção com a estimulação cortical e subcortical são suficientes, não havendo necessidade do parâmetro anatômico em tempo real que a RNM intraoperatória proporciona.[52,54] A Figura 14-39 ilustra um caso em que a neuronavegação potencializa o risco de lesão da cápsula interna, por este motivo não indicamos mais navegação em gliomas da ínsula). A Figura 14-42 ilustra um dos poucos casos nos quais a tractografia poderia ter utilidade. Recomendamos fortemente o treinamento em laboratório de microcirurgia e anatomia visando a reproduzir a cirurgia em espécimes anatômicos previamente ao manejo cirúrgico dos pacientes.[58]

De acordo com alguns autores,[29,46] a abordagem transylviana leva à retração opercular mesmo quando a fissura sylviana é amplamente dissecada. Para evitar este problema, estes autores propõem a ressecção eletiva do giro frontal inferior e/ou do temporal superior. Utilizamos esta filosofia de manejo nos casos em que o tumor se estenda ao neocórtex (entenda-se giro frontal inferior ou temporal superior) e naqueles casos em que existe extensão posterior do tumor posterior ao limite mais distal da fissura sylviana. Nestes casos, optamos por ressecção do giro, no hemisfério direito com o paciente anestesiado e no hemisfério esquerdo com o paciente acordado após não demonstrar tratar-se da área eloquente com a estimulação cortical e subcortical (Fig. 14-33).

De acordo com Moshel *et al.*,[43] o estudo angiográfico pré-operatório auxilia na identificação de outra potencial fonte de sequelas na cirurgia dos tumores da ínsula, que são as artérias lentículo-estriadas. Eles observaram que tumores mais infiltrativos geralmente se estendem e englobam as artérias lentículo-estriadas, o que acarretaria um risco maior de hemiparesia no pós-operatório. Embora estes autores tenham observado que a ressecção deva ser realizada com "extremo cuidado" no caso das artérias lentículo-estriadas estarem no interior da face medial do tumor, nossa conduta é identificar na RNM se existe tumor infiltrando a região do lobo frontal basal logo acima da substância perfurada anterior. Caso exista este achado, consideramos que as artérias estão no interior do tumor e não ressecamos esta parte tumoral, pelo alto risco de lesão destes vasos (Hughes Duffau – comunicação pessoal). A Figura 14-41 ilustra nossa conduta nestes casos.

Grau de Ressecção Tumoral

Os primeiros estudos relativos ao grau ressecção dos gliomas insulares levavam em conta a impressão intraoperatória que o cirurgião fornecia após o término da ressecção.[17-23] Em um segundo momento, a ressecção foi avaliada utilizando-se medidas bidimensionais da tomografia ou RNM pós-operatórias.[47] O critério de ressecção mais aceito hoje é o cálculo do volume tumoral antes e após a ressecção por meio de RNM no T2 e FLAIR.[46,49] Esta é a forma mais objetiva de comparar resultados entre diferentes centros.

Monitorização Intraoperatória

Pelo fato da formação do neurocirurgião ser baseada principalmente em princípios anatômicos, as técnicas de monitorização neurofisiológica intraoperatória (MNIO) somente começaram a fazer parte do *armamentarium* neurocirúrgico há pouco tempo, estando ainda ausentes na grande maioria centros de neurocirurgia brasileiros. Esta tecnologia, no entanto, mostra boa correlação com o pré e pós-operatório neurológico dos pacientes e alerta o cirurgião, em tempo real durante a cirurgia, sobre possíveis déficits neurológicos pós-operatórios, fornecendo informações que irão acarretar, em última análise, em mudança ou não da estratégia cirúrgica. Dentro dos parâmetros usados na MNIO estão os potenciais evocados motor (PEM) e somatossensorial (PESS), que são uma tecnologia que permite avaliar em tempo real o *status* neurológico das funções motoras (trato corticoespinhal) e sensitivas (trato somatossensitivo) do paciente durante o período intraoperatório, com o objetivo de reduzir o risco de morbidade cirúrgica. Além disso, todos os nervos cranianos, com exceção do olfatório, podem ser monitorados.

O objetivo primário das técnicas de monitorização neurofisiológicas intra-operatórias é diminuir a morbimotalidade cirúrgica, por meio do recrutamento de informações em tempo real que reflitam o *status* fisiológico das funções do sistema nervoso central a serem estudadas. Isto é especialmente útil no PEM utilizado no manejo cirúrgico daquelas lesões que estão em íntima relação com o trato corticoespinhal, tais como tumores insulares, talâmicos e hipotalâmicos, que estão relacionados topograficamente com cápsula interna e coroa radiada, tumores na área motora primária, tumores no tronco cerebral e tumores intramedulares. Nestes casos, o cirurgião pode atuar em tempo real, sendo mais ou menos agressivo, de acordo com as informações fornecidas pelo neurofisiologista.

Os mecanismos de lesão nervosa podem ser os seguintes: tração do tecido nervoso, direta ou indireta, compressão, isquemia, desequilíbrio eletrolítico, toxicidade, variações de temperatura e reações exotérmicas pelo uso do eletrocautério, trépano ou *drill*. Quanto mais precoce a identificação da alteração, mais rápida a intervenção do cirurgião e maiores as chances de limitá-la ou até mesmo revertê-la. Outro fator a ser considerado é que a estimulação elétrica pode causar alterações nos sinais vitais durante o procedimento, como taquicardia leve consequente ao estímulo de nervos periféricos. Podem aparecer movimentos bruscos de grande amplitude de parte ou de todo o membro, que podem ser controlados com a redução da intensidade e/ou frequência dos estímulos. Um elemento crucial no potencial evocado motor é o não uso de miorrelaxantes durante esta técnica. Os instrumentos mais utilizados para a monitorização intraoperatória são: estimulação cortical e subcortical diretas para mapeamento das funções corticais e subcorticais, potencial evocado somatossensorial e potencial evocado motor.

Estimulação elétrica transcraniana e estimulação bipolar subcortical são os métodos utilizados para a monitorização intraoperatória durante a cirurgia de gliomas insulares. Recentemente, Kombos, Süss e Vajkoczy[38] propuseram um protocolo para mapeamento e monitoramento quantitativo onde são utilizadas ambas as modalidades. Empiricamente, consideraram a presença de um potencial de ação muscular composto após um estímulo subcortical de 3 mA, indicando a necessidade de parar a ressecção da borda medial do tumor. Em nossos pacientes portadores de gliomas insulares, temos usado o parâmetro de 5 mA para parar a ressecção na porção medial do tumor (em sua porção central) e de 7 mA na face medial da superfície posterossuperior do tumor, pois sabemos que esta é a porção dos gliomas insulares que está em contato direto com a coroa radiada. Este é um protocolo que criamos para maximizar a ressecção da face medial do tumor sem lesar o trato corticoespinhal.[44]

Duffau *et al.* realizaram mapeamento cortical e subcortical elétrico com identificação e preservação da área da linguagem em 24 pacientes com gliomas insulares do hemisfério dominante. Eles defendem o uso da *awake surgery* com mapeamento da linguagem intraoperatória de ressecção de gliomas de grau II localizados na ínsula dominante, a fim de minimizar o risco de afasia. Esta técnica permitiu o mapeamento para a remoção do opérculo frontal e/ou temporal de acordo com os limites funcionais em 22 pacientes, mesmo em 4 casos em que não houve envolvimento do opérculo pelo tumor. A questão da dominância hemisférica poderia ser realizada fazendo o teste de Wada em todos os pacientes (o que não consideramos factível), realizando RNM funcional para averiguar o lado de dominância da fala, considerando que todos os pacientes destros com tumores no hemisfério esquerdo devam ter este hemisfério considerado dominante para linguagem ou, como preconiza Duffau, realizando mapeamento cortical e subcortical com paciente acordado em todos os tumores insulares, localizados tanto no hemisfério direito quanto no esquerdo. Temos optado, nos últimos anos, por realizar cirurgia com o paciente acordado nos pacientes com tumores no hemisfério esquerdo e realizar RNM funcional naqueles pacientes sinistros com tumores no hemisfério direito.[66,67]

COMPLICAÇÕES

Um paciente com glioma da ínsula é considerado para cirurgia pelos seguintes motivos: aumento da sobrevida, melhora das crises epilépticas refratárias ao manejo medicamentoso, melhora das funções cerebrais em decorrência da redução do efeito de massa e, não menos importante, estabelecimento do diagnóstico histológico e molecular do tumor. Estas vantagens, no entanto, devem ser contra-argumentadas pelas potenciais complicações da cirurgia.[53]

Excetuando-se complicações clínicas e anestésicas de todos os tipos de cirurgia, a hemiparesia/hemiplegia e a afasia são as complicações mais temidas. Atualmente, com todo o conhecimento anatômico, neurofisiologia intraoperatória e experiência na abordagem microcirúrgica desta complexa região do cérebro, os resultados têm sido bons, com sequelas definitivas em um número muito reduzido de pacientes.

Deve-se levar em conta que aproximadamente 60% dos pacientes saem da cirurgia com algum déficit, principalmente quando a ressecção é ampla. Estes déficits, porém, regridem entre 24 horas e 3 meses após a cirurgia. Uma importante observação a respeito dos gliomas da ínsula e que temos observado em nossos pacientes é que geralmente uma área que era eloquente (p. ex., alterações de linguagem com estimulação cortical direta) deixa de ser em outra cirurgia. Este fenômeno é atribuído a neuroplasticidade cerebral que os gliomas, e mesmo uma primeira cirurgia, são capazes de estimular nos circuitos cerebrais.[30]

A hemiparesia pode se dar por três motivos: infarto arterial ou venoso afetando o córtex motor primário (raro, não identificamos nenhum caso em nossa série), lesão direta da cápsula interna durante ressecção da parte medial do tumor (temos 1 caso em 44 cirurgias da ínsula) ou lesão das artérias lentículo-estriadas na região frontobasal quando acometida por tumor (2 casos em nossa série). Nesta última, a porção tumoral que acomete esta área deve ser mantida intacta deixando-se pequeno remanescente tumoral.

CONCLUSÕES

A anatomia microcirúrgica do lobo da ínsula e seu estudo pelo método tridimensional fornece uma visão mais realista sobre as relações neurais e vasculares desta região. A correlação anatômica com as cirurgias de tumores nesta região é uma importante ferramenta para avaliação desta anatomia distorcida por doença. Nos tumores insulares, tão importante quanto o conhecimento profundo da anatomia é saber utilizar e interpretar em tempo real os achados de monitorização neurofisiológica intraoperatória. Nosso manejo atual dos pacientes portadores de gliomas insulares é fundamentado em estudo anatômico no laboratório de microcirurgia, utilização de monitorização neurofisiológica intraoperatória e análise crítica dos estudos publicados por outros autores, obtendo assim a construção de um fluxograma racional para os pacientes com tumores insulares.

REFERÊNCIAS BIBLIOGRÁFICAS

1. Duffau H, Capelle L, Lopes M, et al. The insular lobe: physiopathological and surgical considerations. Neurosurgery 2000;47:801-11.
2. Duffau H. Surgical neuro-oncology is a brain networks surgery: a connectomic perspective. World Neurosurg 2014;82(3-4);e405-7.
3. Gil Robles S, Gatignol P, Capelle L, et al. The role of dominant striatum in language: a study using intraoperative electrical stimulations. J Neurol Neurosurg Psychiatry 2005;76:940-6
4. Guénot M, Isnard M, Sindou M. Surgical anatomy of the insula. Adv Tech Stand Neurosurg 2004;29:265-88.
5. Isolan GR, Oliveira E, Recalde R. Microanatomical study of the choroidal fissure in ventricular and cisternal approaches. Arq Neuropsiquiatr 2005;63(3B):801-6.
6. Isolan GR, Aguiar PHP, Aires R, et al. Middle cerebral artery pseudotetrafurcation: anatomical report and review of middle cerebral artery variations. Neurosurgery Quarterly 2010.
7. Ribas GC, Oliveira E. The insula and the central core concept. Arq Neuropsiquiatr 2007;65(1):92-100.
8. Ribas G C, Bento R F, Rodrigues A J Jr. Anaglyphic three-dimensional stereoscopic printing: revival of an old method for anatomical and surgical teaching and reporting. J Neurosurg. 2001;95(6):1057-66.
9. Ribas GC, Yasuda A, Ribas EC, et al. Surgical anatomy of microneurosurgical sulcal key points. Neurosurgery 2006;59(4-2):ONS177-210.
10. Tanriover N, Rhoton AL Jr, Kawashima M, et al. Microsurgical anatomy of the insula and the sylvian fissure. J Neurosurg 2004;100:891-922.
11. Türe U, Yasargil DCH, Al-Mefty O, Yasargil MG. Topographic anatomy of the insular region. J Neurosurg 1999;90:720-33.
12. Türe U, Yasargil MG, Al-Mefty O, Yasargil DC. Arteries of the insula. J Neurosurg 2000;92:676-87.
13. Vanaclocha V, Saiz-Sapena N, Garcia-Casasola C. Surgical treatment of insular gliomas. Acta Neurochir (Wien) 1997;139:1126-35.
14. Wen HT, Rhoton AL Jr, de Oliveira E, et al. Microsurgical anatomy of the temporal lobe: part 2-sylvian fissure region and its clinical application. Neurosurgery 2009;65(6):1-35.
15. Fernández-Miranda JC, de Oliveira E, Rubino PA, et al. Microvascular anatomy of the medial temporal region: part 1: its application to arteriovenous malformation surgery. Neurosurgery 2010;67(3):ons237-76.

16. Wen HT, Rhoton AL Jr, de Oliveira E, et al. Microsurgical anatomy of the temporal lobe: part 1: mesial temporal lobe anatomy and its vascular relationships as applied to amygdalohippocampectomy. Neurosurgery 1999;45(3):549-91.
17. Wolf BS, Huang YP. The insula and deep middle cerebral venous drainage system: normal anatomy and angiography. Am J Roentgenol Radium Ther Nucl Med 1963;90:472-89.
18. Yasargil MG. Microneurosurgery, Vol 4. New York: Thieme Medical; 1996.
19. Yasargil MG, von Ammon K, Cavazos E, et al: Tumours of the limbic and paralimbic systems. Acta Neurochir (Wien) 1992;118:40-52.
20. Yasargil G, Krisht AF, Türe U, et al. Microsurgery of insular gliomas. Part II: Opening of the Sylvian fissure. Contemporary Neurosurgery 2002;24(12):1-6.
21. Yasargil G, Krisht AF, Türe U, et al. Microsurgery of insular gliomas. Part III: Pathophysiology and clinical presentation. Contemporary Neurosurgery 2002;24(13):1-6.
22. Yasargil G, Krisht AF, Türe U, et al. Microsurgery of insular gliomas. Part IV: Surgical treatment and outcome. Contemporary Neurosurgery 2002;24(14):1-8.
23. Yashar KS, Kalani MA, Gwinn R, et al. Embryological development of the human insula and its implications for the spread and resection of insular gliomas. Neurosurg Focus 2009;27(2):E2.
24. Bertani G, Fava E, Casaceli G, et al. Intraoperative mapping and monitoring of brain functions for the resection of low-grade gliomas: technical consideratons. Neurosurg Focus 2009;27(4):E4.
25. Claus EB, Horlacher A, Hsu L, et al. Survival rates in patients with low-grade glioma after intraoperative magnetic resonance image guidance. Cancer 2005;103:1227-33.
26. Duffau H, Capelle L, Lopes M, et al. Medically intractable epilepsy from insular low-grade gliomas: improvement after an estended lesionectomy. Acta Neurochir (Wien) 2002;144:563-73.
27. Duffau H, Capelle L, Sichez N, et al. Intraoperative mapping of the subcortical language pathways using direct stimulations. An anatomo-functional study. Brain. 2002;125:199-214.
28. Duffau H, Denvil D, Capelle L. Absence of movement disorders after surgical resection of glioma invading the right striatum. J Neurosurg 2002;97:363-9.
29. Duffau H. A personal consecutive series of surgically treated 51 cases of insular WHO Grade II glioma: advances and limitations. J Neurosurg 2009;110:696-708.
30. Dufffau H, Moritz-Gasser S, Gatignol P. Functional outcome after language mapping for insular World Health Organization Grade II gliomas in the dominant hemisphere:experience with 24 patients. Neurosurg Focus 2009;27(2):E7.
31. Duffau H. Diffuse low-grade gliomas and neuroplasticity. Diagn Interv Imaging 2014.
32. Ebeling U, Kothbauer K. Circumscribed low grade astrocytomas in the dominant opercular and insular region: a pilot study. Acta Neurochir (Wien) 1995;132:66-74.
33. Gil Robles S, Gatignol P, Lehéricy S, Duffau H. Long-term brain plasticity allowing multiple-stages surgical approach for WHO grade II gliomas in eloquent areas: a combined study using longitudinal functional MRI and intraoperative electrical stimulation. J Neurosurg [in press] 2008.
34. Hentschel SJ, Lang FF. Surgical resection of intrinsic insular tumors. Neurosurgery 2005;57:176-83.
35. Isolan G. Antunes AC, Dini LI, et al. Gliomas insulares: aspectos gerais. J Bras Neurocir 2008;19:7-13.
36. Kawaguchi T, Kumabe T, Saito R, et al. Practical surgical indicators to identify candidates for radical resection of insulo-opercular gliomas. J Neurosurg 2014.
37. Keles GE, Lamborn KR, Berger MS. Low-grade hemispheric gliomas in adults: a critical review of extent of resection as a factor influencing outcome. J Neurosurg 2001;95:735-45.
38. Kombos T, Süss O, Vajkoczy P. Subcortical mapping and monitoring during insular tumor surgery. Neurosurg Focus 2009;27(4):E5.
39. Lang FF, Olansen NE, DeMonte F, et al. Surgical resection of intrinsic insular tumors: complication avoidance. J Neurosurg 2001;95:638-50.
40. Ius T, Pauletto G, Isola M, et al. Surgery for insular low-grade glioma: predictors of postoperative seizure outcome. J Neurosurg 2014;120(1):12-23.
41. Mandonnet E, Capelle L, Duffau H. Extension of paralimbic low grade glioma: toward an anatomical classification based on white matter invasion pattern. J Neuro-oncol 2006;78:179-85.
42. Mandonnet E, Delattre JY, Tanguy ML, et al. Continuous growth of mean tumor diameter in a subset of WHO grade II gliomas. Ann Neurol 2003;53:524-8.
43. Moshel YA, Marcus JDS, Parker EC, Kelly PJ. Resection of insular gliomas: the importance of lenticulostriate artery position. J Neurosurg 2008;109.
44. Neuloh G, Pechstein U, Schramm J. Motor tract monitoring during insular glioma surgery. J Neurosurg 2007;106:582-92.
45. Roper SN, Lévesque MF, Sutherling WW, Engel J. Surgical treatment of partial epilepsy arising from the insular cortex. Report of two cases. J Neurosurg 1993;79:266-9.
46. Sanai N, Polley MY, Berger MS. Insular glioma resection: assessment of patient morbidity, survival, and tumor progression. J Neurosurg 2009.
47. Simon M, Neuloh G, Von Lehe M, et al. Insular gliomas. The case for surgical management. J Neurosurg 2009;110:685-95.
48. Stummer W, Pichlmeier U, Meinel T, et al. Fluorescence-guided surgery with 5-aminolevulinic acid for resection of malignant glioma: a randomized controlled multicentre phase III trial. Lancet Oncol 2006;7:392-401.
49. Taillandier L, Duffau H. Epilepsy and insular Grade II gliomas: an interdisciplinary point of view from a retrospective monocentric series of 46 cases. Neurosurg Focus 2009;27(2):E8.
50. Zentner J, Meyer B, Stangl A, Schramm J. Intrinsic tumors of the insula: a prospective surgical study of 30 patients. J Neurosurg 1996;85:263-71.
51. Beez T, Boge K, Wager M, et al. European low grade glioma network. Tolerance of awake surgery for glioma: a prospective European Low Grade Glioma Network multicenter study. Acta Neurochir (Wien) 2013;155(7):1301-8.
52. Duffau H. The conceptual limitation to relying on intraoperative magnetic resonance imaging in glioma surgery. World Neurosurg 2014;15(14):00272-1
53. Duffau H, Mandonnet E. The onco-functional balance in surgery for diffuse low-grade glioma: integrating the extent of resection with quality of life. Acta Neurochir (Wien) 2013;155(6):951-7.
54. Duffau H. The dangers of magnetic resonance imaging diffusion tensor tractography in brain surgery.World Neurosurg 2014;81(1):56-8.

55. Isolan GR, Aguiar PHP. Artéria carótida externa e seus ramos – Anatomia microcirúrgica. In: Tahara, Antunes, Isolan, Aguiar. (Org.). Tratamento neurocirúrgico das doenças vasculares do SNC. 1ed. São Paulo: Di Livros; 2012;1:1-12.
56. Isolan GR, Aguiar PHP. Artérias supratentoriais – anatomia microcirúrgica. In: Tahara, Antunes, Isolam, Aguiar. (Org.). Tratamento neurocirúrgico das doenças vasculares do SNC. 2012;1:13-34.
57. Isolan GR, Aguiar PHP. Artérias infratentoriais – anatomia microcirúrgica. In: Tahara, Antunes, Isolan, Aguiar. (Org.). Tratamento neurocirúrgico das doenças vasculares do SNC. 2012. p. 35-44.
58. Isolan GR. A construção do conhecimento pelo jovem neurocirurgião: ética, ciência, filosofia e a importância do treinamento em laboratório de microcirurgia. Jornal Brasileiro de Neurocirurgia 2009;18:1-41.
59. Isolan GR, Pereira AH, Aguiar PHP, et al. Anatomia microcirúrgica 3D das artérias infratentoriais. Jornal Vascular Brasileiro 2012;11:114-122.
60. Isolan GR, Aguiar PHP, Pereira AH, et al. Anatomia microcirúrgica da artéria carótida externa: um estudo estereoscópico. Jornal Vascular Brasileiro 2012;11:3-11.
61. Isolan GR, Bianchin MM, Bragatti JA, et al. Musical hallucinations following insular glioma resection. Neurosurgical Focus 2010;28:E9.
62. Isnard J, Guénot M, Ostrowsky K, et al. The role of the insular cortex in temporal lobe epilepsy. Ann Neurol 2000;48:614-23.
63. Iwasaki M, Kumabe T, Saito R, et al. Preservation of the long insular artery to prevent postoperative motor deficits after resection of insulo-opercular glioma: technical case reports. Neurol Med Chir (Tokyo) 2014;54(4):321-6.
64. Karnofsky D, Burchenal JH. The clinical evaluation of chemotherapeutic agents in cancer. In: MacLeod CM, editor. Evaluation of chemotherapeutic agents. New York: Columbia University Press; 1949. p. 191-205.
65. Krayenbühl N, Isolan GR, Hafez H, Yasargil MG. The relationship of the fronto-temporal branches of the facial nerve to the fascias of the temporal region: a literature review applied to practical anatomical dissection. Neurosurg Rev 2007;30(1):8-15.
66. Ojemann GA, Whitaker HA. Language localization and variability. Brain Lang 1978;6:239-60.
67. Oldfield RC. The assessment and analysis of handedness: the Edinburgh inventory. Neuropsychologia 1971;9:97-113.

CAPÍTULO 15

TUMORES NEUROECTODÉRMICOS PRIMITIVOS

Gustavo Rassier Isolan ▪ Eduardo Melo Rodrigues
Victor Matheus Olaves Marques ▪ Samuel Dobrowolsky

Tumores neuroectodérmicos primitivos (PNETs) são aglomerados de células embrionárias que possuem pouca ou nenhuma diferenciação em componentes neuronais, gliais ou mesenquimais. Eles são provenientes de células imaturas que não se desenvolveram sincronicamente com as outras estruturas embrionárias. Geralmente, com o decorrer dos anos, elas se tornam células do sistema nervoso. Contudo, em raras ocasiões, podem-se transformar em tumores. Os PNETs (da sigla em inglês *Primitive Neuroectodermal Tumors*) são tumores altamente malignos compostos por pequenas células redondas de origem neuroectodérmica. No SNC, eles podem se disseminar facilmente pelo líquido cefalorraquidiano (LCR), resultando, muitas vezes, em hidrocefalia.[1-7]

No meio neurocirúrgico, a consagrada sigla PNET, no entanto, é, algumas vezes, motivo de confusão. Isso se dá não somente pelo fato destes tumores poderem atingir tecidos moles e ossos, mas também por causa do desafio de classificá-los. Isso ocorre pelo fato de terem uma grande variedade de manifestações clínicas e terem semelhanças com outros tumores de pequenas células nos exames anatomopatológicos.[8-20]

Em 1996, a família dos PNETs foi dividida em três grupos (Quadro 15-1). Em 2007, a Organização Mundial da Saúde lançou a quarta edição da classificação dos tumores do sistema nervoso central (Quadro 15-2), usando critérios histológicos para classificar os tumores do SNC: os meduloblastomas não eram mais considerados PNETs; contudo, juntamente a estes, eles constituíram o grupo dos "tumores embrionários". Já os tumores neuroectodérmicos primitivos foram divididos em quatro subgrupos: ependimoblastoma, meduloepitelioma, neuroblastoma do SNC e ganglioneuroblastoma do SNC. Além disso, essa classificação os considerava como neoplasias extracerebelares. No entanto, em 2016, houve uma revisão da quarta edição da classificação de 2007 (Quadro 15-3), que se baseou não apenas em critérios histológicos, mas também em critérios moleculares. Ela é mais objetiva, e deverá facilitar a realização de diagnósticos mais precisos e, consequentemente, de manejos mais eficientes do tratamento dos pacientes. Uma lesão supratentorial poderia ser, do ponto de vista histológico, um ependimoma, um glioma de alto grau ou um PNET supratentorial; no entanto, por meio da análise da metilação do DNA das células tumorais, o diagnóstico tornou-se mais eficiente. Tal reclassificação eliminou o termo **tumores neuroectodérmicos primitivos**, considerando meduloepitelioma, neuroblastoma do SNC e ganglioneuroblastoma do SNC como entidades independentes. Também, os PNETs que não podem ser classificados por critérios moleculares/genéticos em um grupo são encaixados no bloco "tumor embrionário, SOE (sem outra especificação)", denominado por muitos autores como "*wastebasket category*". O ependimoblastoma, antes um PNET, agora é chamado de **tumor embrionário formador de rosetas em multicamadas, com amplificação da região C19MC no cromossomo 19**.[21-23]

Essa reclassificação de 2016 manteve o grau IV para todos os tumores embrionários.

Por razões didáticas e por tratar-se de capítulo cujo enfoque é a neurocirurgia, optamos por dividir a descrição deste grupo de tumores em PNET infratentorial e PNET supratentorial, respeitando os termos comumente utilizados no meio neurocirúrgico. No entanto, torna-se necessário a comunidade neurocirúrgica adaptar-se a nova classificação com o objetivo de uniformizar o raciocínio diagnóstico em equipes multidisciplinares.

É importante também ressaltar que os glioblastomas com componente PNET (GBM-PNET) são uma variante rara dos glioblastomas e não são classificados como PNET. Suspeita-se que estes raros tumores tenham um prognóstico um pouco melhor que os GBM primários por terem mutação do IDH1.

Quadro 15-1. Classificação de Batsakis *et al.*[23]

	Tecido de ordem	Exemplos
PNET SNC	Sistema nervoso central	Meduloblastoma
Neuroblastoma	Sistema nervoso autônomo	Neuroblastoma
PNET Periférico	Tecido fora do sistema nervoso central e sistema nervoso autônomo	▪ Sarcoma de EWING (ósseo e extraósseo) ▪ Neuroepitelioma periférico de osso e tecidos moles ▪ Neuroepitelioma periférico da região toracopulmonar (tumor de Askin) ▪ Outros tumores (tumor neuroectodérmico melanocítico, ectomesenquimoma, meduloepitelioma periférico)

Quadro 15-2. Classificação de 2007 da OMS para os Tumores Embrionários do Sistema Nervoso Central

Tumores embrionários
- Meduloblastoma
  - Meduloblastoma desmoplásico/nodular
  - Meduloblastoma com nodularidade extensa
  - Meduloblastoma anaplásico
  - Meduloblastoma com células grandes

Tumores neuroectodérmicos primitivos do SNC
- Neuroblastoma do SNC
- Ganglioneuroblastoma do SNC
- Meduloepitelioma
- Ependimoblastoma

Tumor rabdoide/teratoide atípico

Quadro 15-3. Classificação de 2016 da OMS para Tumores Embrionários do Sistema Nervoso Central

Tumores embrionários

Meduloblastomas geneticamente modificados:
- Meduloblastoma, gene *WNT* ativado
- Meduloblastoma, gene *SHH* ativado e gene *TP53* mutante
- Meduloblastoma, sem genes *WNT* e *SHH* ativados
- Meduloblastoma, grupo 3
- Meduloblastoma, grupo 4

Meduloblastomas histologicamente definidos:
- Meduloblastoma clássico
- Meduloblastoma desmoplásico/nodular
- Meduloblastoma com nodularidade extensa
- Meduloblastoma com células grandes/anaplásico

Meduloblastoma SOE

Tumor embrionário formador de rosetas em multicamadas, com gene C19MC amplificado

Tumor embrionário formador de rosetas em multicamadas SOE

Meduloepitelioma

Neuroblastoma do SNC

Ganglioneuroblastoma do SNC

Tumor embrionários do SNC SOE

Tumor rabdoide/teratoide atípico

Tumor embrionário do SNC com características rabdoide

PNETs INFRATENTORIAIS

O meduloblastoma é o tumor que representa os PNETs infratentorias. Ele corresponde a 18% de todos os tumores malignos cerebrais na população pediátrica. Mais da metade ocorre nos primeiros 10 anos de idade, mas são raros antes do primeiro ano de vida. Não existe um fator predisponente característico, porém algumas síndromes familiares raras (Turcot, Gorlin e Li-Fraumeni)[24] podem estar associadas. Existem quatro subgrupos biológicos de meduloblastoma: WNT, SHH, grupo 3 e grupo 4 (Quadro 15-4).[8-20]

Quadro 15-4. Características Moleculares e Clinicopatológicas dos Subgrupos de Meduloblastomas

	WNT	SHH	Grupo 3	Grupo 4
Distribuição entre os sexos	Igual	Igual	Masculino	Masculino
Idade	Pediátrico	Jovem e adulto	Pediátrico	Pediátrico
Histologia	Clássico, LCA raro	Desmoplásico/MBEN, LCA, clássico	Clássico LCA	Clássico LCA
Metástase	Raro	Muito raro	Alto	Moderado
Prognóstico	Muito bom	Bom em jovens, regular em adultos	Ruim	Regular
Genética	Monossomia do cromossomo 6	Ganho 3q, deleção 9p	Amplificação MYC	Duplicação SNCAIP

WNT: *wingless pathway*; SHH: *sonic hedgehog pathway*; LCA: *large cell anaplasia*; MBEN: meduloblastoma com extensa modularidade.

Quadro Clínico
História
Os PNETs não causam nenhum sinal ou sintoma patognomônico e o surgimento das manifestações clínicas geralmente é insidioso, exceto quando existe hidrocefalia aguda. Os sintomas precedem o diagnóstico em 3 meses em 76% dos pacientes. Letargia, irritabilidade e inapetência são sintomas inespecíficos que confundem o diagnóstico no início do quadro clínico.

Cefaleia matinal, náuseas e vômitos são possíveis sinais de PNET quando presentes em crianças.[25,26] Vertigens e vômitos podem ser causados por tumores na fossa posterior comprimindo o assoalho do quarto ventrículo. "Borramento" visual em decorrência de hidrocefalia, bem como paresia de nervos cranianos, pode ocorrer. Paralisia facial sugere invasão do assoalho do IV ventrículo. Metástases sistêmicas (ossos, pulmões) são raras, no entanto todo paciente com dor óssea deve ser investigado para metástase. Mesmo na ausência de sintomas meníngeos ou radiculares, a investigação de toda a medula espinhal deve ser sempre realizada antes da cirurgia para descartar disseminação leptomeníngea.

Exame Físico
Papiledema é um achado frequente em pacientes com PNETs infratentoriais.

Ataxia é outro sinal frequente. Ela é caracterizada por movimentos voluntários descoordenados e instabilidade de marcha, com alargamento de base durante a marcha. Alterações na motilidade fina e nistagmo também podem ocorrer.

Os nervos cranianos baixos (IX, X, XI e XII) podem sofrer paresia ou paralisia por causa do PNET. Os tumores podem comprimi-los na sua porção cisternal ou nos forames de saída do neurocrânio.

Disdiadococinesia é uma manifestação caracterizada por incapacidade de executar adequadamente movimentos rápidos alternados. Ao exame físico, o paciente pode apresentar supinação/pronação caótica, flexão/extensão dos dedos e do antebraço frenéticas, fechamento do punho descontrolado, pisadas com os pés e fala desarticulada. Normalmente, os movimentos não são sincrônicos entre as extremidades, implicando que uma delas começará e terminará o movimento antes da outra.

Hipotonia com origem cerebelar é outro sinal que pode ser causado por PNETs. Falta de controle da sustentação da cabeça, hiporreflexia, dificuldades na fala e atrasos no desenvolvimento da motricidade podem ser característicos. Dismetria é a incapacidade de controlar a distância, a velocidade e o alcance de um movimento coordenado e reflete comprometimento de hemisfério cerebelar pelo tumor.

Em crianças menores de 2 anos, pode ocorrer aumento do perímetro cefálico, sobretudo, em virtude de hipertensão intracraniana e hidrocefalia causadas pelo PNET.

Em relação à prevalência de sinais e sintomas, papiledema abrange a maior parte dos casos (60%). Em segundo lugar, ataxia com 50%. Nistagmo, com ou sem paralisia do olho, abrange 40%. Circunferência aumentada do crânio corresponde a 30%. Paralisia dos nervos cranianos inferiores, disdiadociconesia, hipotonia e dismetria possuem prevalência similar: são prevalentes em 20% dos casos.

Nos tumores da fossa posterior é interessante ressaltar que dor cervical intensa e vômitos, na ausência de cefaleia, são mais típicos em ependimomas, enquanto sinais cerebelares unilaterais são mais comuns em gliomas.

Exame de Imagem
Tomografia
Um tumor hiperdenso antes da administração de contraste na fossa posterior de crianças e localizado na linha média sugere meduloblastoma, pois os outros tumores de fossa posterior em crianças são hipodensos. Isso ocorre em razão da alta relação núcleo/citoplasma e da densa celularidade do tumor. Calcificações podem estar presentes em até 20% dos meduloblastomas, porém não são úteis para diagnóstico diferencial, exceto quando existem calcificações ao longo da foice do cérebro (síndrome de Gorlin). Pequenos cistos ou regiões de necrose podem estar presentes dentro do tumor, enquanto um grande cisto tumoral favorece o diagnóstico de astrocitoma pilocítico. Hidrocefalia é um achado comum.[27]

Ressonância Magnética
A RM é o exame de escolha porque possibilita uma avaliação multiplanar do tumor, além de ser mais sensível para detectar metástases no liquor. As mesmas características que causam a hiperdensidade na tomografia correspondem a um tumor isodenso em T2 e FLAIR. Porém, o conceito de meduloblastoma como tumor "escuro em T2" é errôneo. Na verdade, ele é mais hipointenso em T2 do que outros tumores pediátricos de fossa posterior. Os meduloblastomas são iso ou hipointensos em T1, exibindo graus variáveis de captação do contraste. A RM sagital pode ainda mostrar a base do tumor no teto do IV ventrículo, o que favorece o diagnóstico pré-operatório (ependimomas surgem no assoalho do IV ventrículo). Até 1/3 dos pacientes terá disseminação subaracnoide no momento do diagnóstico, embora algumas destas lesões possam não captar contraste.

Na DWI (*diffusion-weighted imaging*) existe maior restrição à difusão em comparação às outras neoplasias da fossa posterior. A espectroscopia de prótons por RM demonstra um espectro metabólico agressivo com elevado pico de colina e diminuição ou supressão de N-acetil aspartato (NAA).

O tumor é localizado usualmente no vérmis cerebelar, porém a variante SHH é mais comumente localizada no hemisfério cerebelar. Importante ressaltar que alguns meduloblastomas em adultos podem não captar contraste. Ao contrário dos ependimomas, neuroblastomas não se estendem através dos forames de saída do IV ventrículo.[27]

Diagnóstico Diferencial

O quadro clínico tem pouca acurácia para diferenciar os diferentes tumores da fossa posterior. A RM diferencia as quatros principais massas tumorais do IV ventrículo por algumas características específicas. Os astrocitomas pilocíticos do cerebelo acometem crianças de maior idade, são lesões hemisféricas e com um nódulo que capta contraste e que se encontra no interior de um cisto. O ependimoma costuma ser um tumor mais heterogêneo e que costuma se estender através dos forames de Luschka do IV ventrículo.[28] O papiloma do plexo coroide é um tumor incomum no IV ventrículo, porém apresenta uma forte e homogênea impregnação pelo gadolínio. O tumor rabdoide/teratoide atípico possui imagem muito semelhante ao meduloblastoma, porém a faixa etária das crianças acometidas é ainda menor. Finalmente, gliomas exofíticos do tronco cerebral podem invadir o IV ventrículo; porém, são facilmente identificados observando sua origem no tronco cerebral.

Tratamento
Esteroides

Esteroides são anti-inflamatórios que agem semelhantemente ao cortisol endógeno, produzido nas glândulas adrenais. Eles têm, portanto, efeito imunossupressor e são muito mais potentes que os anti-inflamatórios não esteroidais (AINEs).

Esses medicamentos conseguem diminuir o edema peritumoral, visto que este é fundamentalmente resultado de um processo inflamatório. Essa ação é importante para aliviar sinais e sintomas do paciente no pré-operatório.

Manejo da Hidrocefalia

A maioria dos pacientes apresenta hidrocefalia no exame de imagem.[29] No passado, optava-se por colocar derivação ventricular externa (DVE) ou ventriculoperitoneal antes da cirurgia. Mais recentemente alguns grupos estão optando por realizar terceiroventriculostomia endoscópica no pré-operatório. Pelo fato de somente 25% dos pacientes permanecerem com hidrocefalia após a ressecção tumoral, temos optado por colocar uma DVE no mesmo ato da ressecção microcirúrgica do tumor e manter a DVE fechada no pós-operatório por 72 horas. Não havendo hidrocefalia, retiramos a DVE e consideramos que o paciente tem seu fluxo liquórico normalizado.

Microneurocirurgia

O procedimento cirúrgico objetiva realizar a ressecção do tumor sem agregar morbidade, coletar material para estudo histológico e molecular, e restaurar o fluxo do LCR.[30-33] Em aproximadamente 1/3 dos casos, o tumor infiltra o assoalho do IV ventrículo. Nestes casos deve-se evitar, a todo o custo, ressecção total do tumor. A tentativa de dissecar o tumor do assoalho do IV ventrículo, quando ele está infiltrado, tem grande potencial de morbidade, e esta parte do tumor não deve ser removida. Mutismo é observado em 20% dos pacientes, mas existe recuperação em semanas ou meses. A RM deve ser realizada em até 48 h após a cirurgia com o objetivo de evitar as alterações de sinal na RM (sangue no leito cirúrgico isointenso em relação ao líquor) que ocorrem após este período, tendo em vista a degradação da hemoglobina no campo operatório (sangue hiperintenso podendo ser confundido com resquício tumoral). Existe controvérsia de levar o paciente novamente para o centro cirúrgico para ressecar tumor residual mínimo (< 1,5 cm^3) – *second-look surgery*, porém, quando o remanescente tumoral é grande e não existem metástases no líquor, todo o esforço deve ser feito para um reintervenção na mesma internação.

Incisão suboccipital na linha média com craniotomia ou craniectomia bilateral de fossa posterior com o paciente em decúbito ventral geralmente é suficiente para se expor o tumor. A abordagem telovelar é a melhor, pois minimiza o risco e as complicações,[34] no entanto a abordagem transvermiana pode ser utilizada quando a parte superior do tumor não pôde ser alcançada pela abordagem telovelar, porém o risco de mutismo cerebelar é sensivelmente maior (Fig. 15-1).[35,36]

A extensão da ressecção é certamente um fator prognóstico importante, mas ainda é controverso se existe diferença na sobrevida quando se compara a remoção de 90% com a remoção de 100% do tumor.[37]

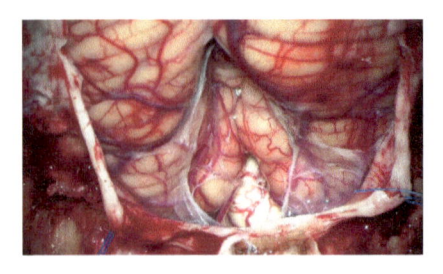

Fig. 15-1. Abordagem suboccipital com abordagem telovelar é a mais anatômica para ressecção dos tumores no IV ventrículo.[38,39]

Radioterapia

Os pacientes diagnosticados com meduloblastoma são estratificados de acordo com a idade, a extensão da ressecção tumoral e a presença de metástases. Pacientes maiores de três anos de idade com tumores completamente ressecados e sem metástases ao tempo do diagnóstico são classificados como de risco *standard*, enquanto todos os outros casos são classificados como de alto risco. Seguindo esta estratificação e com a moderna terapia multimodal, aproximadamente 70% das crianças com meduloblastoma sobreviverão até a idade adulta. Apesar da relativa melhora na sobrevida dos pacientes, os efeitos colaterais endócrinos e sequelas neurocognitivas resultantes da terapia, particularmente em crianças abaixo de sete anos de idade, constituem um desafio no tratamento do meduloblastoma.[38,39]

Radioterapia cranioespinhal é o tratamento padrão para pacientes com meduloblastoma, exceto crianças com menos de 3 anos, nas quais os efeitos da radiação não são aceitáveis. Declínio cognitivo severo, endocrinopatia, doença de Moyamoya e tumores induzidos pela radiação são algumas das complicações. Para crianças maiores de 3 anos, um *boost* de 55 a 59 Gy na fossa posterior acompanhado por radiação cranioespinhal de 23,4 Gy (pacientes de risco *standard*) ou 36 Gy (pacientes de alto risco) seguido por quimioterapia com cisplatina resulta em sobrevida maior que 5 anos em mais de 85% dos pacientes. Efeitos adversos da radioterapia, em longo prazo, ocorrem em 56% dos pacientes, principalmente déficits cognitivos e surgimento de tumores induzidos pela radiação (10% dos pacientes). Por esse motivo, é importante que estes pacientes tenham avaliação neuropsicológica seriada no decorrer da vida para avaliar sua adaptação às suas atividades laborais.[40-44]

Quimioterapia

Em crianças menores de 3 anos de idade, a quimioterapia é usada para retardar o início da radioterapia ou mesmo evitá-la.[45] Modalidades de quimioterapia, tais como **suporte de células-tronco autólogas**, quimioterapia sistêmica com radioterapia conformacionada e metotrexato intraventricular (esse último com potencial para causar leucoencefalopatia), têm sido utilizadas.[46-52]

Fatores Prognósticos

A estratificação de risco que guiará o protocolo de tratamento é baseada primariamente em parâmetros clínicos. Estes identificam dois grupos de pacientes: de alto e de baixo risco. Os critérios para pacientes de alto risco são os seguintes: pacientes menores de 3 anos de idade com disseminação metastática ao tempo do diagnóstico ou com ressecção cirúrgica incompleta. O tamanho do tumor no momento do diagnóstico e a infiltração do tronco cerebral não são usados como critério de estratificação. Evidências crescentes sugerem que marcadores moleculares podem ajudar a refinar a estratificação dos pacientes. Futuros estudos incluirão amplificação de MYC/MYCN e isocromossomo 17q para identificar pacientes de alto risco, e marcadores de subgrupos WNT (acumulação nuclear de CTNNB1, mutações de CTNNB1, monossomia do 6) para estratificar pacientes de baixo risco.[53]

Quanto aos marcadores, existe o potencial de se criar outros subgrupos de meduloblastomas em relação ao prognóstico. Expressão elevada de beta-catenina e de TrkC está associada a um bom prognóstico, enquanto expressão de altos níveis de ERB-B2 está associada a um mau prognóstico. A alta expressão de FSTL5 também identificou tumores de alto risco.[54,55] Pacientes com disseminação no momento do diagnóstico são em número menor, têm tumores menos responsivos à terapia inicial e estão mais predispostos a sofrer recidivas precoces.[56,57]

Disseminação leptomeníngea constitui o padrão de recorrência mais comum para pacientes dos Grupos 3 e 4, e geralmente causa declínio clínico rapidamente progressivo. Recorrência isolada na fossa posterior pode permitir ao paciente viver por algum tempo após nova ressecção cirúrgica e tratamento adjuvantes futuros. Sobrevida de 5 anos para meduloblastoma que não sejam de alto risco, ou seja, os chamados *standard-risk*, ocorre em 80% dos pacientes, enquanto para os de alto risco este percentual é de 60%.

TUMORES NEUROECTODÉRMICOS PRIMITIVOS SUPRATENTORIAIS

Tumores neuroectodérmicos primitivos supratentoriais (supratentorial PNET), também conhecidos como neuroblastoma cerebral primário ou ganglioneuroblastoma cerebral, são o grupo mais comum de tumores cerebrais malignos da infância. Eles são tumores embrionários compostos por células neuroepiteliais indiferenciadas, que têm capacidade de diferenciação em células astrocitárias, musculares, ependimárias, neurononais ou melanócitas. Por exemplo, neuroblastomas cerebrais têm diferenciação neuronal enquanto ganglioneuroblastomas têm diferenciação ganglionar e neuronal. Além disso, tipos tumorais pouco frequentes, como meduloepitelioma, ependimoblastoma e **tumor embrionário com neuropilina abundante e verdadeiras rosetas**, são destacados na nova classificação da OMS. Esses tumores são encontrados apenas no cérebro e ocasionalmente na região suprasselar.

A principal pista diagnóstica é uma criança apresentando um grande (exceto quando o tumor causa sintomas endócrinos ou visuais) e complexo tumor hemisférico com mínimo edema. Podem estar localizados na região da pineal, córtex/subcórtex, tálamo ou região suprasselar. Na ressonância magnética, apresenta-se como uma lesão hipo ou isointensa em T1 e iso ou hiperintensa em T2 (como a grande maioria dos tumores cerebrais). FLAIR é melhor para detectar o edema peritumoral mínimo. T1 com contraste evidencia captação homogênea e é bom para diagnosticar disseminação liquórica. O ultrassom pré-natal pode diagnosticar uma massa hemisférica hiperecogênica e/ou hidrocefalia.

O estudo de todo o neuroeixo é necessário. Sequência FLAIR com contraste é útil para diagnosticar metástases leptomeníngeas.

Exames de Imagem
A tomografia sem contraste revela uma massa homogênea ou heterogênea, iso ou hiperdensa, apresentando calcificações em seu interior em metade dos casos e hemorragia e/ou necrose em alguns casos. A administração de contraste geralmente causa impregnação heterogênea pelo contraste. Existe possibilidade de haver disseminação liquórica na época do diagnóstico.

Na população pediátrica, o comportamento clínico agressivo e o alto risco de disseminação leptomeníngea são observados em casos de PNETs supratentoriais em uma extensão similar à dos meduloblastomas. Portanto, estratégias de tratamento atuais para PNETs supratentoriais são essencialmente baseadas naquelas para meduloblastomas. Entretanto, o prognóstico em longo prazo é consideravelmente pior em relação ao dos meduloblastomas. Logo, a cirurgia possui um papel vital no tratamento de todos os tumores embrionários, com o objetivo de alcançar a ressecção total do tumor. O papel da quimioterapia é incerto e ela não foi testada ainda em um estudo clínico randomizado. Radiação craniospinhal seguida por um novo bombardeamento focado na área do tumor primário é tipicamente um pré-requisito para um prognóstico favorável.

No diagnóstico diferencial pré-operatório, alguns outros tumores devem ser levados em conta. Nos astrocitomas de alto grau, geralmente existe mais edema e as calcificações são raras. Os oligodendrogliomas são mais comuns nos lobos frontais e temporais e calcificações é a regra nestes tumores. Outras massas supratentoriais a ser consideradas são ependimoma supratentorial, tumor rabdoide/teratoide atípico, carcinoma do plexo coroide, esclerose múltipla tumefativa (**pseudotumoral**) e cavernoma gigante.

Achados Clínicos
A apresentação clínica não evidencia nenhum achado patognomônico destes tumores, sendo os sinais e sintomas relativos à região cerebral acometida. Geralmente tumores suprasselares são diagnosticados mais precocemente, pois se manifestam com alterações visuais e endocrinológicas quando ainda têm pequeno volume. Alteração do nível de consciência, hipertensão intracraniana, convulsões e déficits focais são os sintomas mais comuns nos tumores intra-axiais. Síndrome de Parinaud e hidrocefalia geralmente é a apresentação clínica dos tumores localizados na região da pineal. Neuropatia de nervos cranianos pode ser devida às síndromes de herniação ou à disseminação liquórica.

Tratamento
Ressecção cirúrgica agressiva, quimioterapia e radioterapia cranioespinhal é o tratamento padrão, seguindo o exemplo dos meduloblastomas.

Prognóstico
O prognóstico é pior do que o dos PNETs infratentoriais, sendo a sobrevida em 5 anos atingida por 30-35% dos pacientes. Ressecção cirúrgica completa, ausência de metástases, idade acima de 2 anos, tumor sólido e pequeno, e tumor altamente calcificado são fatores para um prognóstico menos ruim.

TUMOR RABDOIDE/TERATOIDE ATÍPICO
Raros são os tumores rabdoides que acometem o sistema nervoso central. O tumor rabdoide/teratoide atípico (TR/TA) é o tumor que tipicamente se apresenta em crianças menores de 3 anos de idade

e tem igual distribuição supratentorial e infratentorial. Os tumores supratentoriais são tipicamente localizados nos hemisférios cerebrais e na região selar. Disseminação de TR/TA por meio de LCR é relativamente comum e encontrado em 25% dos pacientes. Microscopicamente, TR/TA são lesões heterogêneas compostas de células rabdoides com núcleos localizados excentricamente e abundantes citoplasma com inclusões eosinofílicas. Esses tumores podem conter componentes teciduais variáveis com características neuroectodérmicas primitivas, epiteliais e mesenquimais.[58,59]

O achado que fornece uma pista diagnóstica é massa heterogênea intracraniana em crianças. Quando meduloblastoma é considerado como diagnóstico principal pré-operatório, nunca se deve esquecer que pode-se tratar de um tumor rabdoide/teratoide atípico. Os achados de imagem e tratamento são semelhantes aos outros PNETs, embora praticamente inefetivos. O benefício de uma ressecção total é controverso. Protocolos de tratamento atuais estão avaliando a quimioterapia de alta intensidade e a utilização precoce de terapia de radiação. Essa abordagem é baseada na observação de que pacientes com maior tempo de sobrevida receberam em estudos anteriores tratamento com múltiplos agentes quimioterápicos, radioterapia precoce, ou uma combinação dos dois. A sobrevida é de 6 meses na maioria dos casos.

OBSERVAÇÕES FINAIS

No ano de 2016, a OMS atualizou a Classificação de Tumores do SNC, passando a incluir as seguintes entidades moleculares do meduloblastoma: tumores *wingless* (WNT), tumores *sonic hedgehog* (SHH) sem mutação do *TP53*, tumores SHH com mutação do *TP53* e tumores não WNT/não SHH. O uso da classificação molecular do meduloblastoma deve ajudar a direcionar a estratificação do risco nos futuros protocolos terapêuticos. Pacientes com bom prognóstico (subtipo WNT) devem ser considerados em protocolos com redução da terapia, enquanto aqueles com pior prognóstico (subtipo não WNT/não SHH) devem ser priorizados em terapias experimentais.

A microcirurgia com o objetivo de ressecção total do meduloblastoma para pacientes sem doença disseminada é um fator prognóstico independente de variáveis moleculares. O mesmo é válido para PNETs supratentoriais.

Embora apresentando prognóstico sombrio, o tumor teratoide/rabdoide atípico tem prognóstico melhor em crianças maiores do que 3 anos de idade.

DICAS

- Para meduloblastoma, caso haja lesões persistentes após a cirurgia, executar uma nova operação é recomendável para a ressecção do resíduo tumoral, mesmo com a radioterapia e quimioterapia em curso.
- Ventriculostomia para o tratamento de hidrocefalia não é recomendável, pois aumenta o risco de herniação do tecido nervoso, exceto se houver sinais de HIC grave.
- Punção lombar também não é recomendável pelo risco de herniação, sobretudo quando há sinais de hipertensão intracraniana ou não foi possível realizar uma tomografia computadorizada para confirmá-la.
- Conhecimento preciso da anatomia microcirúrgica e monitorização neurofisiológica intraoperatória para todos os tumores ou principalmente para aqueles que possam apresentar infiltração do tronco cerebral é crucial para evitar sequelas.
- O acesso telovelar é o corredor anatômico com menos potencial de causar danos ao cerebelo.
- Sempre considerar tumor rabdoide/teratoide atípico quando grandes massas cerebrais são encontradas em crianças menores de 3 anos de idade.

REFERÊNCIAS BIBLIOGRÁFICAS

1. Chintagumpala MM, Paulino A, Panigraphy A, et al. Embryonal and pineal region tumors. In: Pizzo PA, Poplack MD, editors. Principles and practice of pediatric oncology. 7th ed. Philadelphia: WoltersKlumer; 2016. p. 671-99.
2. Giangaspero F, Eberhart CG, Haapasalo H, et al. Medulloblastoma. In: Louis DN, Ohgaki H, Wiestler OD, Cavenee WK, editors. WHO classification of tumours of the central nervous system. Lyon: International Agency for Research on Cancer; 2007. p. 132-40.
3. Park TS, Hoffman HJ, Hendrick EB, et al. Medulloblastoma: clinical presentation and managemente. Experience at the Hospital for Sick Children, Toronto, 1950-1980. J Neurosurg 1983;58:543-52.
4. Pollack IF, Gerszten PC, Martinez AJ, et al. Intracranial ependymomas of childhood: long-term outcome and prognostic factors. Neurosurgery 1995;655-666.
5. Rutka JT. Medulloblastoma. Clin Neurosurg 1997;44:571-85.
6. Rutkowski S, von Hoff K, Emser A, et al. Survival and prognostic factors of early childhood medulloblastoma: an international meta-analysis. J Clin Oncol 2010;28:4961-8.
7. Stiller CA, Nectoux J. International incidence of childhood brain and spinal tumours. Int J Epidemiol 1994;23:458-64.
8. Ellison DW. Childhood medulloblastoma: novel approaches to the classification of a heterogeneous disease. Acta Neuropathol 2010;120:305-16.
9. Ellison DW, Dalton J, Kocak M, et al. Medulloblastoma: clinicopathological correlates of SHH, WNT, and non-SHH/WNT molecular subgroups. Acta Neuropathol 2011;121:381-96.

10. Ellison DW, Kocak M, Dalton J, et al. Definition of disease-risk stratification groups in childhood medulloblastoma using combined clinical, pathologic, and molecular variables. J Clin Oncol 2011;29:1400-7.
11. Gajjar A, Hernan R, Kocak M, et al. Clinical, histopathologic, and molecular markers of prognosis: toward a new disease risk stratification system for medulloblastoma. J Clin Oncol 2004;22:984-93.
12. Giangaspero F, Perilongo G, Fondelli MP, et al. Medulloblastoma with extensive nodularity: a variant with favorable prognosis. J Neurosurg. 1999;91:971-7.
13. Kim W, Choy W, Dye J, et al. The tumor biology and molecular characteristics of medulloblastoma identifying prognostic factors associated with survival outcomes and prognosis. J Clin Neurosci. 2011;18:886-90.
14. Kool M, Korshunov A, Remke M, et al. Molecular subgroups of medulloblastoma: an international meta-analysis of transcriptome, genetic aberrations, and clinical data of WNT, SHH, Group 3, and Group 4 medulloblastomas. Acta Neuropathol 2012;123:473-84.
15. Kool M, Koster J, Bunt J, et al. Integrated genomics identifies five medulloblastoma subtypes with distinct genetic profiles, pathway signatures and clinicopathological features. PLoS One 2008;3:e3088.
16. Korshunov A, Remke M, Werft W, et al. Adult and pediatric medulloblastomas are genetically distinct and require diferente algorithms for molecular risk stratification. J Clin Oncol 2010;28:3054-60.
17. Kravitz RL, Duan N, Braslow J. Evidence-based medicine, heterogeneity of treatment effects, and the trouble with averages. Milbank Q. 2004;82:661-87.
18. Northcott PA, Korshunov A, Pfister SM, Taylor MD. The clinical implications of medulloblastoma subgroups. Nat Ver Neurol 2012;8:340-51.
19. Northcott PA, Korshunov A, Witt H, et al. Medulloblastoma comprises four distinct molecular variants. J Clin Oncol 2011;29:1408-14
20. Northcott PA, Shih DJ, Peacock J, et al. Subgroup-specific structural variation across 1,000 medulloblastoma genomes. Nature 2012;488:49-56.
21. Louis DN, Ohgaki H, Wiestler OD, et al. The 2007 WHO classification of tumours of the central nervous system. Acta Neuropathol 2007;114:97-109.
22. Louis DN, Perry A, Reifenberger G, et al. The 2016 World Health Organization classification of tumors of the central nervous system: a summary. Acta Neuropathol 2016;131:803-20.
23. Batsakis JG, Hurr K, El Naggar AK, et al. Perda sequencial de heterozigosidade em motivos microssatélites em carcinoma escamoso pré-invasivo e invasivo de cabeça e pescoço. Cancer Res 1995;55(12):2656-9.
24. Taylor MD, Mainprize TG, Rutka JT. Molecular insight into medulloblastoma and central nervous system primitive neuroectodermal tumor biology from hereditary syndromes: a review. Neurosurgery 2000;47:888-901.
25. Giordana MT, Schiffer P, Lanotte M, et al. Epidemiology of adult medulloblastoma. Int J Cancer 1999;80:689-92.
26. Li J, Thompson TD, Miller JW, et al. Cancer incidence among children and adolescents in the United States. 2001-2003. Pediatrics 2008;121:e1470-7.
27. Blaser SI, Harwood-Nash DC. Neuroradiology of pediatric posterior fossa medulloblastoma. J Neurooncol 1996;29:23-34.
28. Sanford RA, Gajjar A. Epenymomas. Clin Neurosurg 1997;44:559-70.
29. Sainte-Rose C, Cinalli G, Roux FE, et al. Management of hydrocephalus in pediatric patients with posterior fossa tumors: the role of endoscopic third ventriculostomy. J Neurosurg 2001;95:791-7.
30. Miralbell R, Bieri S, Huguenin P, et al. Prognostic value of cerebrospinal fluid cytology in pediatric medulloblastoma. Swiss Pediatric Oncology Group. Ann Oncol 1999;10:239-41.
31. Steliarova-Foucher E, Stiller C, Kaatsch P, et al. Geographical patterns and time trends of cancer incidence and survival among children and adolescents in Europe since the 1970s (the ACCISproject): an epidemiological study. Lancet 2004;364:2097-105.
32. Sutton LN, Phillips PC, Molloy PT. Surgical management of medulloblastoma. J Neurooncol 1996;29:9-21.
33. Taylor MD, Northcott PA, Korshunov A, et al. Molecular subgroups of medulloblastoma: the current consensus. Acta Neuropathol 2012;123:465-72.
34. Morris EB, Phillips NS, Laningham FH, et al. Proximal dentatothalamocortical tract involvement in posterior fossa syndrome. Brain. 2009;132(11):3087-95.
35. Robertson PL, Muraszko KM, Holmes EJ, et al; Children´s Oncology Group. Incidence and severity of postoperative cerebellar mutismo syndrome in children with medulloblastoma: a prospective study by the Children´s Oncology Group. J Neurosurg 2006;105(6):444-51.
36. Steinbok P, Cochrane DD, Perrin R, Price A. Mutism after posterior fossa tumour resection in children: incomplete recovery on lon-term follow-up. Pediatr Neurosurg 2003;39:179-83.
37. Albright AL, Wisoff JH, Zeltzer PM, et al. Effects of medulloblastoma resections on outcome in children: a report from the Children´s Cancer Group. Neurosurgery 1996;38:265-71.
38. Packer RJ, Gajjar A, Vezina G, et al. Phase III study of craniospinal radiation therapy followed by adjuvante chemotherapy for newly diagnosed average-risk medulloblastoma. J Clin Oncol 2006;24:4202-8.
39. Packer RJ, Rood BR, MacDonald TJ. Medulloblastoma: present concepts of stratification into risk groups. Pediatr Neurosurg 2003;39:60-7.
40. Bull KS, Spoudeas HA, Yadegarfar G, et al. Reduction of health status 7 years after addition of chemotherapy to craniospinal irradiation for medulloblastoma: a follow-up study in PNET 3 trial survivors on behalf of the CCLG (formerly UKCCSG). J Clin Oncol 2007;25:4239-45.
41. Gandola L, Massimino M, Cefalo G, et al. Hyperfractionated accelerated radiotherapy in the Milan strategy for metastatic medulloblastoma. J Clin Oncol 2009;27:566-71.
42. Geyer JR, Sposto R, Jennings M, et al; Children´s Cancer Group. Multiagent chemotherapy and deferred radiotherapy in infants with malignant brain tumors: a report from the Children´s Cancer Group. J Clin Oncol 2005;6573-80.
43. Jakacki RI, Burger PC, Zhou T, et al. Outcome of children with metastatic medulloblastoma treated with carboplatin during craniospinal radiotherapy: a Children´s Oncology Group Phase I/II study. J Clin Oncol 2012;30:2648-53.
44. Mulhern RK, Merchant TE, Gajjar A, et al. Late neurocognitive sequelae in survivors of brain tumours in childhood. Lancet Oncol 2004;5:399-408.

45. Grill J, Sainte-Rose C, Jouvet A, et al. Treatment of medulloblastoma with postoperative chemotherapy alone: an SFOP prospective trial in young children. Lancet Oncol 2005;6:573-80.
46. Cohen BH, Packer RJ. Chemotherapy for medulloblastomas and primitive neuroectodermal tumors. J Neurooncol 1996;29:55-68.
47. Duffner PK, Horowitz ME, Krischer JP, et al. Postoperative chemotherapy and delayed radiation in children less than three years of age with malignant brain tumors. N Eng J Med 1993;328:1725-31.
48. Eberhart CG, Kratz J, Wang Y, et al. Histopathological and molecular prognostic markers in medulloblastoma: c-myc, Nmyc, TrkC, and anaplasia. J Neuropathol Exp Neurol 2004;63:441-9.
49. Gajjar A, Chintagumpala M, Ashley D, et al. Risk-adapted craniospinal radiotherapy followed by high-dose chemotherapy and stem-cell rescue in children with newly diagnosed medulloblastoma(St. Jude Medulloblastoma-96): long-term results from a prospective, multicentre trial. Lancet Oncol 2006;7:813-20.
50. Rudin CM, Hann CL, Laterra J, et al. Treatment of medulloblastoma with hedgehog pathway inhibitor GDC-0449. N Engl J Med 2009;361:1173-8.
51. Rustkowski S, Bode U, Deinlein F, et al. Tretment of early childhood medulloblastoma by postoperative chemotherapy alone. N Engl J Med 2005;352:978-86.
52. Rutkowski S, Bueren A, von Hoff K, et al. Prognostic relevance of clinical and biological risk factors in childhood medulloblastoma: results of patients treated in the prospective multicenter trial HIT'91. Clin Cancer Res. 2007;13:2651-7.
53. Pfister S, Remke M, Benner A, et al. Outcome prediction in pediatric medulloblastoma based on DNA copy-number aberrations of chromossomes 6q and 17q and the MYC and MYCN loci. J Clin Oncol 2009;27:1627-1636.
54. Ramaswamy V, Northcott PA, Taylor MD. FISH and chips: the recipe for improved prognostication and outcomes for children with medulloblastoma. Cancer Genet 2011;204:577-88.
55. Remke M, Hielscher T, Korshunov A, et al. FSTL5 is a marker of poor prognosis in non-WNT/non-SHH medulloblastoma. J Clin Oncol 2011;29:3852-61.
56. Traenka C, Remke M, Korshunov A, et al. Role of LIM and SH3 protein 1(LASP1) in the metastatic dissemination of medulloblastoma. Cancer Res 2010;70:8003-14.
57. Versteege I, Sévenet N, Lange J, et al. Truncating mutations of hSNF5/INI1 in aggressive paediatric câncer. Nature 1998;394:203-6.
58. Chi SN, Zimmerman MA, Yao X, et al. Intensive multimodality treatment for children with newly diagnosed CNS atypical teratoid rhabdoid tumor. J Clin Oncol 2009;27:385-9.
59. Rorke LB. Packer RJ, Biegel JA. Central nervous system atypical teratoid/rhabdoid tumors of infancy and childhood: definition of na entity. J Neurosurg 1996;85:56-65.

CAPÍTULO 16

MENINGIOMAS

Paulo Henrique Pires de Aguiar ▪ Thales Zacarelli
Cassiano de Marchi ▪ Raul Marino Junior

INTRODUÇÃO

Os meningiomas são neoplasias intracranianas que compõem aproximadamente 15% dos tumores intracranianos, e podem também acometer o espaço intrarraquiano. Em 5% a 11% têm um comportamento mais agressivo invadindo tecidos adjacentes ao cérebro, produzindo mitoses e áreas de necrose, porém têm um comportamento benigno na sua grande maioria.[1]

Originam-se das células superficiais da aracnoide e procuram sua nutrição junto a dura-máter através das artérias meníngeas.

Normalmente acometem mais mulheres que homens em uma proporção de 3:1 em uma faixa etária de 40 a 60 anos, e caracterizam-se por sintomas focais, hoje em dia menos frequentemente diagnosticados por hipertensão intracraniana.

HISTÓRICO

Os meningiomas eram conhecidos pelos patologistas no século XVIII como tumores fungoides, e seu aspecto em cogumelo era característico.

No século XIX, foram descritos por Olaf Acrel e Mc Queen os primeiros casos cirúrgicos que mostravam resultados frustrantes em decorrência de infecção e dificuldade do controle de sangramento.

Harvey Cushing notabilizou-se por operar, no início do século XX, o militar Leonard Woods, candidato à presidência dos Estados Unidos, de um meningioma volumoso de goteira olfativa com grande sucesso.

No Brasil, Brandão Filho e Paglioli foram os primeiros a descrever a remoção destes tumores com sucesso.

CLASSIFICAÇÃO PATOLÓGICA E PATOLOGIA

Os meningiomas são neoplasias das células superficiais da aracnoide e podem ser classificados em microcístico, linfoplasmocitário, meningotelial, secretor, fibroso, transicional, psamomatoso e angioblástico. Os menimgiomas de células claras e cordoides são considerados atípicos, enquanto os papilíferos e rabdoides[2] são considerados anaplásicos.[3]

Em relação a sua gradação, podem ser benignos, atípicos e anaplásicos, dependendo das figuras de mitoses, grau de desdiferenciação, hipercromasia, necroses, invasão do tecido adjacente.[4,5]

A expressão imuno-histoquímica da vimentina e o antígeno endotelial de membrana (EMA), é normalmente seu índice de proliferação denotam um comportamento mais agressivo que é superior ou igual a 5% independente do padrão histológico quando analisado pelo anticorpo MIB-1 ou Ki-67 (Fig. 16-1).[6] Seu índice de proliferação está relacionado com o grau de edema peritumoral e invasibilidade,[6,7] e, sem dúvida, tumores de maiores volume, além do efeito inflamatório, tendem a produzir um efeito mecânico de compressão venosa e maior edema peritumoral.[7,8]

Em relação à expressão da proteína mutante p53, por quebra do cromossomo 17, não há um consenso na literatura, sendo este marcador mais importante em gliomas do que em meningiomas.[4]

Têm correlação com receptores de estrógeno e progesterona, e receptores androgênicos. O estrógeno hiperplásico e a progesterona hipertrófica talvez expliquem o número maior em mulheres, a associação com gravidez e a displasia mamária.[9,10]

Há hoje inferência de pacientes com meningiomas metilados apresentarem mau prognóstico, diferentemente do que ocorre com glioblastomas, mas assunto também é controverso na literatura.

A correlação entre metaloproteinases 2 e 9 com alto grau de proliferação em meningiomas já foi mostrada, e estas moléculas de adesão estão envolvias em um mecanismo de invasibilidade da lâmina basal em casos de maior agressividade tumoral.[11]

Modelos experimentais têm sido elaborados para produzir meningiomas por meio de instilação de vírus, e lesões traumáticas e químicas.[12]

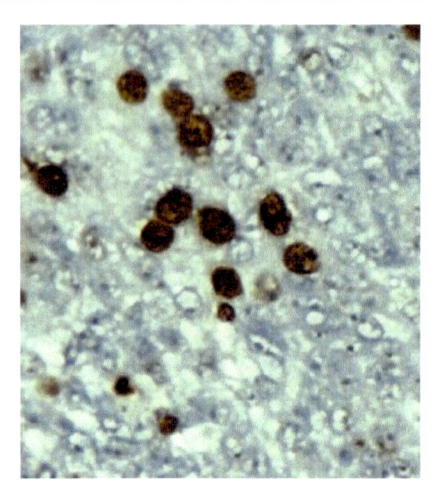

Fig. 16-1. Células coradas com Diaminobenzidina como cromógeno dos núcleos positivos para MIB-1.

DIAGNÓSTICO

O diagnóstico clínico normalmente se baseia em sintomas comuns a neoplasias compressivas do SNC levando a sintomas focais, como déficits motores, cefaleia por distensão ou irritação da meninge, crises epilépticas focais e generalizadas, além de sinais de tratos longos e nervos cranianos quando em base do crânio. Quando em calota craniana, dentro da tabua óssea, podem produzir abaulamento visível e palpável e, quando em regiões próximas à órbita, podem produzir proptose e exoftalmo. Raramente produzem sintomas vasculares, exceto quando comprimem e trombosam seios durais venosos, causando sinais e sintomas de hipertensão intracraniana. A hipertensão intracraniana ocorre quando o tumor atinge volume considerável ou produz edema considerável.

Os raios X de crânio raramente são usados hoje em dia no diagnóstico de meningiomas, mas podem evidenciar algum grau de hiperostose ou sinais indiretos de hipertensão intracraniana.

A tomografia de crânio pode mostrar formações ósseas, comumente chamadas de hiperostoses, comuns em tumores da asa esfenoidal, órbita, tubérculo selar, com sintomas endócrinos e perda de campo visual concomitante, danificando o campo visual. O meningioma aparece com imagem isodensa ou hiperdensa, que capta contraste iodado, e mostra normalmente um realce dural importante na base de implantação. Calcificações são mais bem avaliadas na tomografia, principalmente em meningiomas de crescimento lento.

A ressonância magnética é o exame de eleição mais específico e sensível e pode mostrar a extensão mais precisa, volume, conflito com estruturas neurovasculares, e imagens de isossinal e hipersinal em T2, homogêneas e heterogêneas, podem ser demonstradas dependendo do grau de agressividade do tumor. Lesões mais homogêneas, com pouca invasão de tecidos adjacentes, com calcificações, mostram um comportamento menos agressivo, e lesões heterogêneas e multilobuladas tendem a ser mais agressivas.[13] A angiorressônancia e angiografia por tomografia permitem avaliar a nutrição do tumor normalmente realizada por artérias meníngeas da carótida externa e permitem avaliar a relação com os seios venosos.[14] O diagnóstico diferencial com hemagiopericitomas, tumor fibroso solitário e metástases de mama em formato meningotelial pode ser realizado a depender da quantidade e forma da vascularização, bem como o grau de edema em FLAIR.

Podem formar cistos e, nestes aspectos, alguns podem se assemelhar a gliomas. Os cistos podem ser de loculação de cisternas ou pela formação de microcistos coalescidos ou cisto periférico por formação da aracnoide circunvizinha.[15]

Os meningiomas podem ser múltiplos e ligados a neurofibromatose, e estes podem ter um comportamento mais agressivo.[16]

PREPARO CIRÚRGICO

O preparo cirúrgico de um paciente com meningioma é o habitual para pacientes com tumores cerebrais, e que consiste em um exame físico completo, exames de sangue pré-operatórios, incluindo testes de coagulação, e, se o paciente estiver tomando anticonvulsivantes, um pedido de adesividade ou agregabilidade plaquetária pode ser necessário. Nos pacientes em que o decúbito da cabeça estiver acima do nível da cabeça após posicionamento se faz necessária uma análise com ecocardiograma das câmaras cardíacas, e eletrocardiograma se paciente acima de 35 anos. Rx de tórax em PA e perfil devem ser requeridos, bem como *Doppler* de carótidas em pacientes tabagistas, hipertensos arteriais, idosos, diabéticos e hipercolesterolêmicos.

Sem dúvida, uma angiografia cerebral com fase venosa e arterial, por meio de ressonância ou tomografia e mesmo por cateterismo digital, pode ser importante para o planejamento cirúrgico.

Nunca indicamos embolização pré-operatória, pois normalmente durante o acesso interrompemos a nutrição do meningioma com a coagulação de pedículo através da artéria carótida externa. Em tumores gigantes ou hipervascularizados, como hemangiopericitomas, carcinomas da base do crânio, estesioneuroblastomas e nasoangiofibromas, costumamos sim usar a embolização com partículas.[17]

Avaliação neuropsicológica com testes de memória e atenção é necessária quando estes tumores estiverem crescendo em áreas eloquentes por invasão ou compressão.

CIRURGIA

A anestesia deve ser geral e endovenosa, hoje em dia com propofol com intubação orotraqueal prévia. Acesso central e medidas de pressão arterial invasiva devem ser providenciados, assim como sondagem vesical. O uso de manta térmica, assim como de meias compressoras de membros inferiores ou pneumáticas, é mandatório. O posicionamento da cabeça deve ser com elevação acima de 30 graus para controle de sangramento venoso, com fixação da cabeça com cabeceira de Mayfield com 3 pinos ou Sugita com múltiplos pinos.

A assepsia e antissepsia devem ser meticulosas com clorexidina ou iodopovidina degermante e/ou alcoólica, e depois colocamos campos estéreis plásticos iodados. Os eletródios da monitorização eletrofisiológica intraoperatória[18-20] devem ser colocados para preservar os campos estéreis. Os seios venosos devem ser marcados previamente na tela do neuronavegador e a incisão também calculada e ampla para que se possa enxergar todas as extremidades do tumor na superfície do cérebro. As incisões são normalmente curvilíneas em forma de "pata de cavalo" e raramente usamos as retilíneas. Marcamos as incisões com canetas cirúrgicas. Infiltração com soro fisiológico e marcaína a 0,5% pode ser feita, evitando-se o uso de adrenalina em idosos. A incisão pode ser feita com bisturi e lâmina fria ou coagulador monopolar no modo corte, e o *flap* musculocutâneo deve ser rebatido com anzóis cirúrgicos. O pericrânio pode ser isolado após dissecção cuidadosa para uma eventual plástica dural. A craniotomia deve ser realizada com broca cortante e com o número de orifícios necessários para se evitar os seios durais, e o retalho ósseo pode ser retirado com fresa.

Procedemos então o ancoramento dural com pontos de Prolene 4-0, prendendo a dura-máter a orifícios ósseos, e raramente usamos ancoramentos centrais.

A abertura da dura-máter é em arco com a base voltada para os seios durais, e rebatemos com ponto de Prolene ou Mononylon. A técnica é clássica e hoje operamos os meningiomas com microscópio cirúrgico e/ou lupas, separando a superfície do cérebro do tumor em um plano de clivagem com algodões ou cotonoides, indo sua inserção coagular os vãos nutrientes com o bipolar. O esvaziamento intratumoral é feito com pequena incisão sobre a superfície com bisturi e retirada de espécime para biópsia com pinça para tumor e posterior esvaziamento com aspirador ultrassônico. Com a técnica microcirúrgica, começamos a retirada do tumor *en bloque*, dobrando-o sobre si mesmo com uma pinça para tumor e uma pinça em baioneta com as duas mãos. A congelação pode ser feita em sala, e, posteriormente, o espécime é enviado ao patologista para exame de rotina em frasco com formol e posterior parafinização.

Meningiomas Parassagitais e de Convexidade

São os mais frequentes e a técnica é muito similar à descrita. Nos meningiomas parassagitais, deve-se preservar o seio sagital superior tanto o quanto possível, evitando sua ligadura[6,73], tendo em vista que o terço anterior do seio muitas vezes, ao contrário do que se imagina, pode levar a sérias complicações, como infarto venoso.[21]

Os meningiomas de convexidade devem, sempre que possível, dependendo do volume, ser retirados *en bloc* (Fig. 16-2).

Meningiomas de Tentório, Falcotentoriais e Tórcula

São meningiomas que devem ser encarados como desafio pela complexidade anatômica e sua relação com o seio transverso, tórcula e seio reto (Quadro 16-1). A abordagem e o posicionamento dependerão da posição do tumor e sua relação de volume supra e infratentorial, podendo ser feita uma craniotomia que exponha os dois compartimentos.[22-25] Em alguns casos, preferimos a abordagem inter-hemisférica occipital supratentorial transfalcina em 3/4 de pronação e, em outros, preferimos a posição semissentada, com abordagem infratentorial supracerebelar.

Quando o volume maior está no ângulo pontocerebelar do compartimento infratentorial inserido no tentório, a abordagem retrossigmoidea é suficiente (Fig. 16-3).

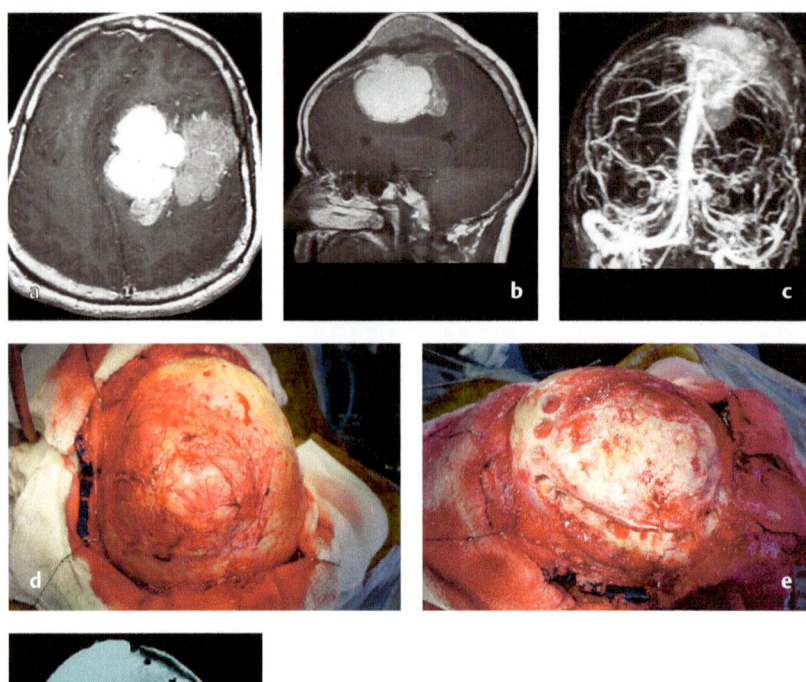

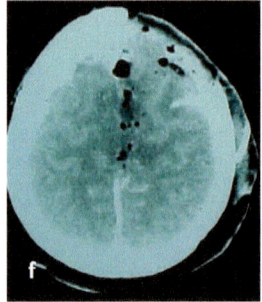

Fig. 16-2. (a) Ressonância de encéfalo mostrando T1 com contraste de gadolínio e lesão parassagital multilobulada direita em hemisfério esquerdo com desvio das estruturas da linha mediana. (b) O corte sagital na RNM com gadolínio mostra invasão óssea e tecidos moles. (c) A angiorressonância mostra invasão do seio sagital superior pelo tumor. (d) Após rebatimento do plano musculocutâneo verificamos um enorme tumor abaulando o osso e pericrânio. (e) A craniotomia deve ser realizada com multiperfuração da calota óssea, tentando-se evitar a laceração do seio pérvio. (f) TC de crânio com contraste mostra a ressecção macroscópica total do tumor.

Meningiomas de Órbita e Esfeno-Orbitários
Produzem proptose e perda visual, devendo ser abordados se intraorbitários por acesso transciliar ou por acesso lateral à órbita e muitas vezes por craniotomia, abrindo o teto orbitário e a gordura periorbitária. Quando esfeno-orbitários, o mesmo acesso ao meningioma de esfenoide deve ser realizado.[26]

Meningiomas de Asa Esfenoidal
Podem ser de asa interna, relacionados com a clinoide anterior e a carótida, bem como com os nervos ópticos, e podem ser de asa externa com hiperostose do osso esfenoidal, muitas vezes se apresentando em placa, produzindo proptose. A síndrome de Foster Kennedy pode ser vista e está relacionada com a atrofia óptica do lado do tumor e edema de papila. No meningioma de goteira olfatória, tal síndrome pode ser observada. Normalmente, para os meningiomas de asa interna, descomprimimos os nervos ópticos com a abordagem de Dolenc, fazendo uma craniotomia pterional,[27-32] retirando o teto orbitário e a clinoide anterior por via extradural.

Meningiomas Intraventriculares
Normalmente habitam o *atrium* do *carrefour* ventricular, nutridos pelas artérias coroideias posteriores, surgem da aracnoide junto ao plexo coroide, e devem ser abordados por vias transulcais, até se alcançar o ventrículo lateral, entre o giro temporal médio e superior à direita e pelo sulco interparietal à esquerda. A hidrocefalia pode ser uma consequência da expansão do tumor.[23,33]

Quadro 16-1. Classificação de Aguiar para Meningiomas de Tentório (Autorizado pelo Autor)

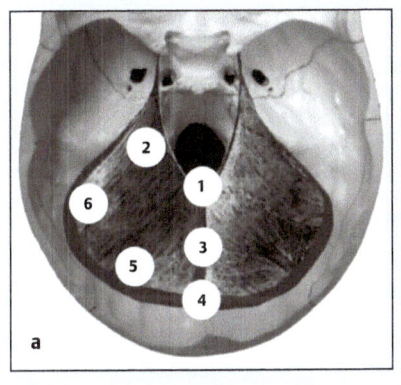

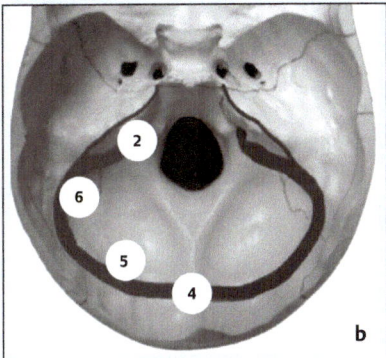

Tipo 1 posteromedial da margem livre do tentório

Tipo 2 anterolateral da margem livre do tentório

Tipo 3 entre a tórcula e a margem livre do tentório

Tipo 4 predomina na tórcula

Tipo 5 entre a torcula e o seio transverso

Tipo 6 próximo ao seio petroso

Sufixo A para os supratentoriais; sufixo B para os infratentoriais; em caso de ambos, a primeira letra determina o predomínio.

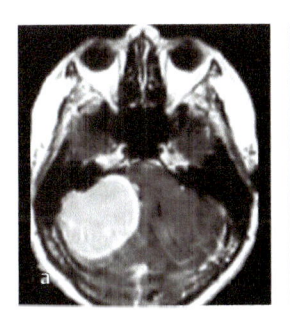

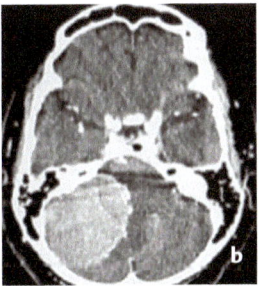

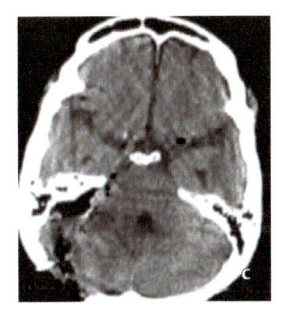

Fig. 16-3. (a) RNM do encéfalo com gadolínio em imagens em T1 mostram lesão em ângulo pontocerebelar. (b) A tomografia com contraste mostra a lesão em ângulo pontocerebelar com plano de clivagem em relação ao parênquima neste corte axial. (c) A TC de crânio sem contraste mostra a ressecção adequada da lesao.

Meningiomas de Goteira Olfatória

Sem dúvida, a hiposmia caracteriza seu principal sintoma, além de déficit visual e síndrome de Foster Kennedy em grandes volumes. A craniotomia pterional hoje é muito utilizada, embora a craniotomia bifrontal, transbasal e supraciliar minifrontal possam ser utilizadas.[34-37] Alguns meningiomas são abordados endoscopicamente pelo acesso endonasal transesfenoidal estendido à lâmina cribriforme. Podem chegar a volumes grandes com hipertensão intracraniana (Fig. 16-4).[36,37]

Meningiomas de Tubérculo e Diafragma Selar

Os meningiomas de tubérculo e diafragma selar causam perda visual[38] e sintomas endócrinos, devendo ser abordados por via endonasal endoscópica transesfenoidal,[26,39,40] sempre que possível, e deve-se sempre procurar descomprimir o canal óptico, lembrando que o pós-operatório com fistula liquórica e *diabetes insipidus* pode ser esperado.[26,39,41]

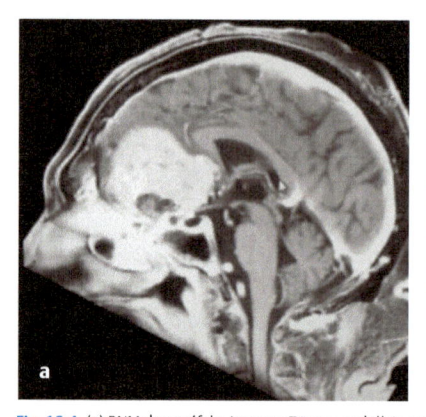

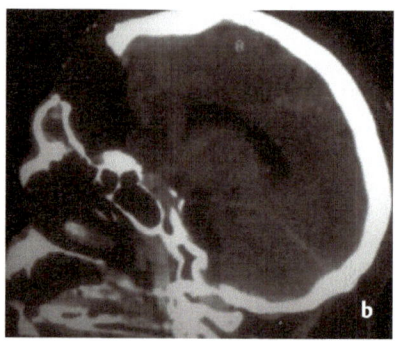

Fig. 16-4. (a) RNM do encéfalo, imagem T1 com gadolínio, mostra meningioma de goteira olfativa gigante deslocando o corpo caloso. (b) TC de crânio pós-operatória mostra a ressecção adequada e o preenchimento com gordura da fossa anterior.

Meningiomas do Seio Cavernoso
Podem estar totalmente no seio cavernoso, mas também podem ser petroclivais com extensão ao seio cavernoso, e, nos dois casos, hoje em dia, somos mais conservadores. Se o paciente estiver assintomático, procuramos observá-lo e, no caso de sintomas ópticos ou de nervos intracavernosos, podemos tentar uma biópsia se forem relativos à parede externa dos seios cavernosos, e, depois, enviamos para radioterapia estereotática fracionada. A biópsia normalmente é feita por craniotomia pterional ou acessos combinados.[42]

Meningiomas Petroclivais
Este meningioma se constitui no mais difícil e certamente, pelo seu posicionamento e inserção em relação aos nervos pontinos, pode representar um problema grande ao cirurgião no sentido de preservá-los. Vários acessos são propostos, e todos podem funcionar dependendo da experiência do cirurgião e sua escola: acesso retrosigmoide, acesso pré-sigmoideo, acesso transóptico, acesso translabiríntico, acesso por petrosectomia anterior, acesso suprameatal, e combinados.[8,43-51] A grande questão é a consistência do meningioma, visto que os mais duros irão limitar a ressecção, pois não podem ser ressecados totalmente, não funcionando o aspirador ultrassônico para estes casos.[48,49,51-53]

Meningiomas do Forame Magno
O conhecimento de anatomia é fundamental para a cirurgia de meningiomas, mas neste, em especial, por causa da região envolvida e seu relacionamento com nervos bulbares, artéria vertebral e artéria cerebelosa posterior inferior. Normalmente usamos o acesso extremo lateral retrocondilar (Fig. 16-5). Lembre-se que a região é muito difícil ao acesso anterior à transição bulbopontinha, e que o grau de consistência do tecido também será um fator limitante.[54-56]

Meningiomas do Forame Jugular
Os meningiomas de forame jugular estão relacionados com os nervos bulbares, acessório e hipoglosso e tubérculo jugular,[57] e normalmente produzem sintomas relativos a estes nervos e a compressão do bulbo. O acesso é o mesmo para os quemodectomas e exige a exposição do seio sigmoide e forame jugular, bem como o canal do hipoglosso. Quando têm consistência pouco importante, a sua remoção pode ser radical, usando aspirador ultrassônico.

Meningiomas Espinhais
Os meningiomas intraespinhais podem acarretar um quadro típico de dorsalgia e, à medida que aumenta, teremos um quadro de mielopatia com bexiga neurogênica. Perfazem 10% a 20% dos tumores intrarraquianos, e sua nutrição é também meníngea. A laminotomia hoje é a cirurgia mais indicada com ressecção microcirúrgica e uso de aspirador ultrassônico sob monitoração neurofisiológica intraoperatória.[58]

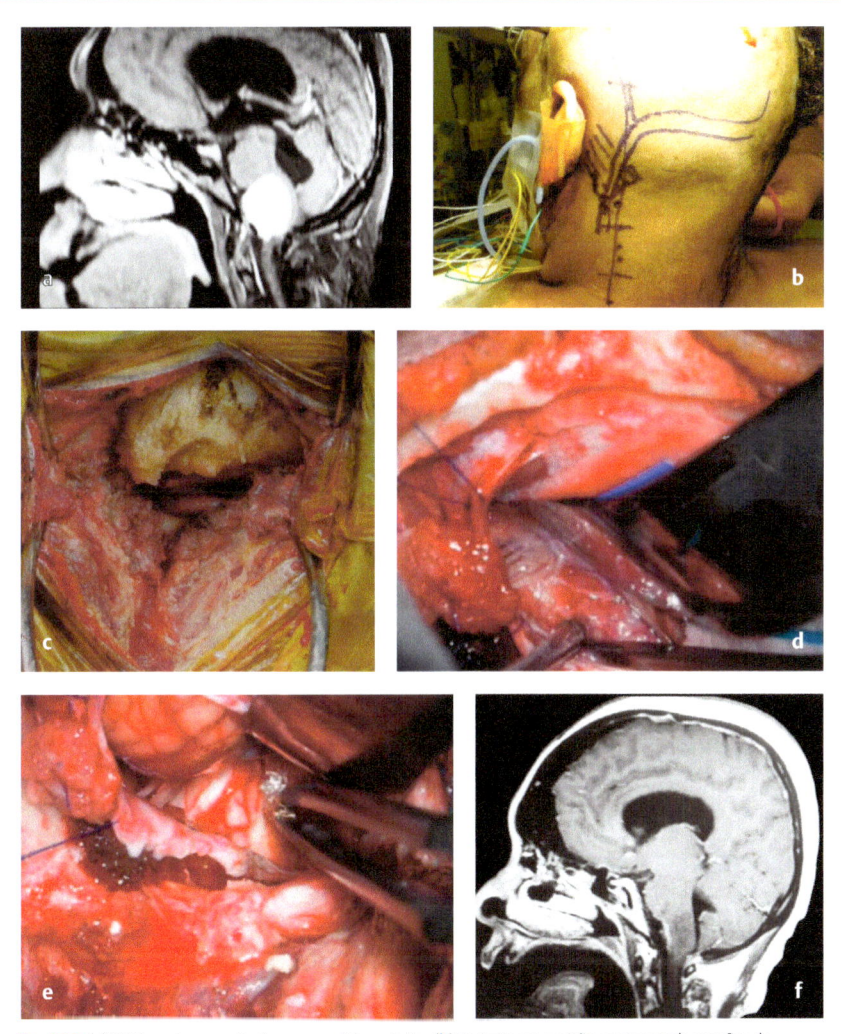

Fig. 16 5. (a) RNM mostra o meningioma na posição anterior. (b) Paciente em posição semissentada com fios da monitorização do facial, eletromiografia, potencial evocado auditivo dos nervos bulbares e potenciais sensitivo-motores. Posicionamento do paciente em posição semissentada com a cabeça rodada para o lado do tumor. (c) Abordagem extrema lateral. (d) Visibilização microcirúrgica do meningioma atrás da cortina de nervos bulbares. (e) Após a ressecção em *piecemeal* o tronco cerebral está intacto. (f) Ressecção total do meningioma por via extrema lateral.

CUIDADOS PÓS-OPERATÓRIOS E COMPLICAÇÕES

Em meningiomas supratentoriais, as complicações são os infartos venosos, seguidos de lesões arteriais e epilepsia pós-operatória. Em base do crânio, a fístula liquórica é muito frequente, assim como infartos venosos[59,60] e lesão de nervos cranianos e artérias.

Manter cabeceira elevada 30 graus, administrar anticonvulsivante em caso de crise convulsiva ou irritação cortical, usar meia elástica e compressor pneumático para evitar trombose.

Idealmente realiza-se uma tomografia de crânio no pós-operatório imediato para ver se houve alguma lesão de veia ponte, que poderia apresentar déficit tardio após 2 dias ou mesmo infarto venoso.

Fístula liquórica possui baixa incidência em meningioma de convexidade, uma vez que o sistema ventricular permaneceu íntegro.

Lesões de seio sagital superior podem ocorrer, causando infarto venoso ou embolia aérea e sendo necessária sua reconstrução, principalmente no terço médio, pois a maioria das veias corticais e do

Quadro 16-2. Classificação Simpson de Ressecção e Recorrência de Meningiomas

Grau	Ressecção	Taxa recidiva
1	Ressecção total + dura acometida + osso acometido	9%
2	Ressecção total + apenas coagulação da dura	19%
3	Apenas ressecção total	29%
4	Ressecção parcial	44%
5	Biópsia	

lago venoso se encontra no terço médio, com maior sequela, uma vez que o giro pré e o pós-central se encontram também no terço médio.

Hematoma e infecção pós-operatória possuem aproximadamente a mesma baixa incidência.[61] O déficit neurológico depende de qual giro o tumor se encontra, de seu tamanho e do edema pré-operatório.

Os meningiomas de base do crânio têm uma maior incidência de complicações, como fístula liquórica, lesões de nervos, sangramento e lesão de tronco cerebral.[53]

PROGNÓSTICO

O prognóstico está diretamente relacionado com o tipo histológico do meningioma, sendo os de grau 1, como o meningoendotelial, de bom prognóstico e os atípicos e anaplásicos de pior; com o grau de ressecção baseada na escala de Simpson (Quadro 16-2), na qual uma ressecção completa com margem possui menor recidiva que uma biópsia; com a idade do paciente, em que idosos possuem pior prognóstico por possuírem maiores chances de complicações pós-operatórias;[62] com o tamanho e o efeito de massa, quando diagnosticado; com as condições clínicas funcionais, exemplo dado pela escala de Karnoffsky; com o edema peritumoral, visto que quanto maior edema, possivelmente pior prognóstico; com a presença de comorbidades, principalmente cardiovasculares e pulmonares, e com a topografia do meningioma, pois os meningiomas de convexidade são facilmente extirpados e os meningiomas de forame magno ou mesmo petroclivais são desafiadores até para os neurocirurgiões mais experientes.[8,23,52,60,63] Lesões de nervos devem ser tratadas em períodos oportunos com anastomose, usando-se nervos autólogos e fístulas liquóricas com rotação de músculo, colocação de gordura, cola de fibrina e drenos lombares.[63]

RADIOCIRURGIA E RADIOTERAPIA ESTEROTÁTICA FRACIONADA

Podem ser usadas em meningiomas residuais pós-operatórios que exibem crescimento, ou naqueles anaplásicos. A radiocirurgia por Gamma Knife® é questionada em meningiomas atípicos, assim como a radioterapia estereotática fracionada.

Braquiterapia foi usada no passado, porém, hoje, está em desuso pelos riscos de imprecisão e radiação.[64-66]

REFERÊNCIAS BIBLIOGRÁFICAS

1. Figueiredo EG, Aguiar PH, Córdoba BF, et al. Supratentorial meningiomas. Diagnosis, surgical results and complications. Arq Neuropsiquiatr. 1998;56(3A):429-35.
2. Abolfotoh M, Tavanaiepour D, Hong C, et al. Primary calcified rhabdoid meningioma of the cranio-cervical junction: A case report and review of literature. J Craniovertebr Junction Spine. 2012;3(1):32-7.
3. Pereira BJA, de Almeida AN, de Aguiar PHP, et al. Atypical and malignant meningiomas: Neuro-oncologic management in a Brazilian co-hort. World Neurosurg. 2018;110:e20-e23.
4. Aguiar PH, Agner C, Simm R, et al. p53 Protein expression in meningiomas – a clinicopathologic study of 55 patients. Neurosurg Rev. 2002;25(4):252-7.
5. Bi WL, Greenwald NF, Abedalthagafi M, et al. Genomic landscape of high-grade meningiomas. NPJ Genom Med. Epub. Erratum. In: NPJ Genom Med. 2017;4(2):26; PubMed PMID: 28713588; PubMed Central PMCID: PMC5506858. 2017;2pii:15.
6. Aguiar PH, Tsanaclis AM, Tella OI Jr, Plese JP. Proliferation rate of intracranial meningiomas as defined by the monoclonal antibody MIB-1: correlation with peritumoural oedema and other clinicoradiological and histological characteristics. Neurosurg Rev. 2003;26(3):221-8.
7. Simis A, Pires de Aguiar PH, Leite CC, et al. Peritumoral brain edema in benign meningiomas: correlation with clinical, radiologic, and surgical factors and possible role on recurrence. Surg Neurol. 2008;70(5):471-7.
8. Lieber S, Evangelista-Zamora R, Ebner FH, Tatagiba M. Resection of a petroclival meningioma via the endoscope-assisted retrosigmoid approach: 2-D operative video. J Neurol Surg B Skull Base. 2018;79(5):S395-S296.
9. Roser F, Nakamura M, Ritz R, et al. Proliferation and progesterone receptor status in benign meningiomas are not age dependent. Cancer. 2005;104(3):598-601.

10. Roser F, Nakamura M, Bellinzona M, et al. The prognostic value of progesterone receptor status in meningiomas. J Clin Pathol. 2004;57(10):1033-7.
11. Panagopoulos AT, Lancellotti CL, Veiga JC, et al. Expression of cell adhesion proteins and proteins related to angiogenesis and fatty acid metabolism in benign, atypical, and anaplastic meningiomas. J Neuro-oncol. 2008;89(1):73-87.
12. Miura FK, Cekic O, Moriuchi S, Aguiar PH. Meningioma model. J Neurosurg. 2000;93(1):162-3.
13. Gasparetto EL, Leite Cda C, Lucato LT, et al. Intracranial meningiomas: magnetic resonance imaging findings in 78 cases. Arq Neuropsiquiatr. 2007;65(3A):610-4.
14. Coroller TP, Bi WL, Huynh E, et al. Radiographic prediction of meningioma grade by semantic and radiomic features. PLoS One. 2017;12(11):e0187908.
15. Carvalho GA, Vorkapic P, Biewener G, Samii M. Cystic meningiomas resembling glial tumors. Surg Neurol. discussion 289-90. Review. PubMed PMID: 9068701. 1997;47(3):284-9.
16. Pereira BJA, Nogueira de Almeida A, Pires de Aguiar PH, et al. Multiple intracranial meningiomas: a case series and review of the literature. World Neurosurg. 2018;S1878-8750(18):32647-0.
17. Almefty RO, Patel NJ, See AP, et al. Hybrid surgery management of giant hypervascular tumors: Intraoperative endovascular embolization with microsurgical resection. World Neurosurg. 2017;102:157-66.
18. Acioly MA, Liebsch M, de Aguiar PH, Tatagiba M. Facial nerve monitoring during cerebellopontine angle and skull base tumor surgery: a systematic review from description to current success on function prediction. World Neurosurg. 2013;80(6):e271-300.
19. Acioly MA, de Aguiar PH, Tatagiba M. Continuous monitoring of evoked facial nerve electromyograms: a new device for an old concept. Acta Neurochir (Wien). 2011;153(11):2271-2.
20. Verst SM, Chung TM, Sucena AC, et al. Comparison between the C5 or C6-Cz electrode assembly and C3 or C4-Cz assembly for transcranial electric motor activation of muscular response of the contralateral facial nerve. Acta Neurochir (Wien). 2012;154(12):2229-35.
21. Gharabaghi A, Krischek B, Feigl GC, et al. Image-guided craniotomy for frontal sinus preservation during meningioma surgery. Eur J Surg Oncol. 2008;34(8):928-31.
22. Aguiar PH, Tahara A, de Almeida AN, Kurisu K. Microsurgical treatment of tentorial meningiomas: Report of 30 patients. Surg Neurol Int. 2010;1(36).
23. Nakamura M, Roser F, Dormiani M, et al. Surgical treatment of cerebellopontine angle meningiomas in elderly patients. Acta Neurochir (Wien). 2005;147(6):603-9.
24. Samii M, Gerganov VM. Surgery of extra-axial tumors of the cerebral base. Neurosurgery. 2008;62(6/3):1153-66.
25. Samii M, Carvalho GA, Tatagiba M, et al. Meningiomas of the tentorial notch: surgical anatomy and management. J Neurosurg. 1996;84(3):375-81.
26. Rassi MS, Prasad S, Can A, et al. Prognostic factors in the surgical treatment of intracanalicular primary optic nerve sheath meningiomas. J Neurosurg. 2018;21:1-8.
27. Nakamura M, Roser F, Bundschuh O, et al. Intraventricular meningiomas: a review of 16 cases with reference to the literature. Surg Neurol. 2003;59(6):491-503.
28. Nakamura M, Roser F, Jacobs C, et al. Medial sphenoid wing meningiomas: clinical outcome and recurrence rate. Neurosurgery. 2006;58(4):626-39.
29. Roser F, Nakamura M, Jacobs C, et al. Sphenoid wing meningiomas with osseous involvement. Surg Neurol. 2005;64(1):37-43.
30. Samii M, Tatagiba M, Carvalho GA. Retrosigmoid intradural suprameatal approach to Meckel's cave and the middle fossa: surgical technique and outcome. J Neurosurg. 2000;92(2):235-41.
31. Samii M, Carvalho GA, Tatagiba M, Matthies C. Surgical management of meningiomas originating in Meckel's cave. Neurosurgery. 1997;41(4):767-74.
32. Samii M, Tatagiba M, Monteiro ML. Meningiomas involving the parasellar region. Acta Neurochir. 1996;65:63-5.
33. Pereira BJA, de Almeida AN, Paiva WS, et al. Natural history of intraventricular meningiomas: systematic review. Neurosurg Rev. 2018.
34. Aguiar PH, Tahara A, Almeida AN, et al. Olfactory groove meningiomas: approaches and complications. J Clin Neurosci. 2009;16(9):1168-73.
35. Aguiar PH, Pulici GA, Lourenco LO, et al. Preservation of the olfactory tract in bifrontal craniotomy. Arq Neuropsiquiatr. 2002;60(1):12-6.
36. Libório dos Santos AR, Calfat Maldaun MV, Gripp DA, et al. Minimally invasive interhemispheric approach for giant olfactory groove meningioma: Technical note. World Neurosurg. 2018;120:316-9.
37. Nakamura M, Struck M, Roser F, et al. Olfactory groove meningiomas: clinical outcome and recurrence rates after tumor removal through the frontolateral and bifrontal approach. Neurosurgery. 2007;60(5):844-52.
38. Taha AN, Erkmen K, Dunn IF, et al. Meningiomas involving the optic canal: pattern of involvement and implications for surgical technique. Neurosurg Focus. 2011;30(5):E12.
39. Perondi GE, Isolan GR, de Aguiar PH, et al. Endoscopic anatomy of sellar region. Pituitary. 2013;16(2):251-9.
40. Romero Adel C, Nora JE, Topczewski TE, et al. Cerebrospinal fluid fistula after endoscopic transsphenoidal surgery: experience in a spanish center. Arq Neuropsiquiatr. 2010;68(3):414-7.
41. Isolan GR, de Aguiar PH, Laws ER, et al. The implications of microsurgical anatomy for surgical approaches to the sellar region. Pituitary. 2009;12(4):360-7.
42. Nakamura M, Roser F, Struck M, et al. Tuberculum sellae meningiomas: clinical outcome considering different surgical approaches. Neurosurgery. 2006;59(5):1019-28.
43. Heth JA, Al-Mefty O. Cavernous sinus meningiomas. Neurosurg Focus. 2003;14(6):e3.
44. Almefty R, Dunn IF, Pravdenkova S, et al. True petroclival meningiomas: results of surgical management. J Neurosurg. 2014;120(1):40-51.
45. Arnaout O, Al-Mefty O. Combined petrosal approach for petroclival meningioma. Neurosurg Focus. 2017;43(VideoSuppl2):V6.
46. Koerbel A, Gharabaghi A, Safavi-Abbasi S, et al. Venous complications following petrosal vein sectioning in surgery of petrous apex meningiomas. Eur J Surg Oncol. 2009;35(7):773-9.

47. Samii M, Gerganov V, Giordano M, Samii A. Two step approach for surgical removal of petroclival meningiomas with large supratentorial extension. Neurosurg Rev. 2010;34(2):173-9.
48. Samii M, Gerganov V M. Giant meningiomas of the posterior fossa. J Neurosurg. 2010;112(5):905-6.
49. Samii M, Rosahl SK, Tatagiba MS. Microsurgical removal of a petrous apex meningioma after stereotactic radiation: technical case report. Neurosurgery. 2001;49(1):216-9.
50. Samii M, Tatagiba M, Carvalho G A. Resection of large petroclival meningiomas by the simple retrosigmoid route. J Clin Neurosci. 1999;6(1):27-30.
51. Tatagiba M, Samii M, Matthies C, Vorkapic P. Management of petroclival meningiomas: a critical analysis of surgical treatment. Acta Neurochir Suppl. 1996;65:92-4.
52. Samii M, Gerganov VM. Petroclival meningiomas: quo vadis? World Neurosurg. 2011;75(3-4):424.
53. Tahara A, de Santana PA Jr., Calfat Maldaun MV, et al. Petroclival meningiomas: surgical management and common complications. J Clin Neurosci. 2009;16(5):655-9.
54. Campero Á, Ajler P, Roman G, Rivadeneira C. Foramen magnum meningiomas: A report of 12 cases and literature review. Surg Neurol Int. 2017;8(2):S25-S36.
55. de Tella OI Jr., de Paiva Neto MA, Aguiar PH, Herculano MA. Anterior and lateral foramen magnum meningiomas. Arq Neuropsiquiatr. 2006;64(2B):437-40.
56. Samii M, Klekamp J, Carvalho G. Surgical results for meningiomas of the craniocervical junction. Neurosurgery. 1996;39(6):1086-94.
57. Ramina R, Neto MC, Fernandes YB, et al. Meningiomas of the jugular foramen. Neurosurg Rev. 2006;29(1):55-60.
58. Klekamp J, Samii M. Surgical results of spinal meningiomas. Acta Neurochir Suppl. 1996;65:77-81.
59. Gharabaghi A, Koerbel A, Löwenheim H, et al. The impact of petrosal vein preservation on postoperative auditory function in surgery of petrous apex meningiomas. Neurosurgery. 2006;59(1/1):ONS68-74.
60. Ramina R, Neto MC, Fernandes YB, et al. Surgical removal of small petroclival meningiomas. Acta Neurochir (Wien). 2008;150(5):431-8.
61. Almefty R, Dunn IF, Aziz-Sultan MA, Al-Mefty O. Delayed carotid pseudoaneurysms from iatrogenic clival meningeal branches avulsion: Recognition and proposed management. World Neurosurg. 2017;104:736-44.
62. de Almeida AN, Pereira BJA, Pires Aguiar PH, et al. Clinical outcome, tumor recurrence, and causes of death: A long-term follow-up of surgically treated meningiomas. World Neurosurg. 2017;102:139-43.
63. Samii M, Alimohamadi M, Khouzani RK, et al. Comparison of direct side-to-end and end-to-end hypoglossal-facial anastomosis for facial nerve repair. World Neurosurg. 2015;84(2):368-75.
64. Abou Al-Shaar H, Almefty KK, Abolfotoh M, et al. Brachytherapy in the treatment of recurrent aggressive falcine meningiomas. J Neuro-oncol. 2015;124(3):515-22.
65. Feigl GC, Bundschuh O, Gharabaghi A, et al. Volume reduction in meningiomas after gamma knife surgery. J Neurosurg. 2005;102:189-94.
66. Meniai-Merzouki F, Bernier-Chastagner V, Geffrelot J, et al. Hypofractionated Stereotactic Radiotherapy for Patients with Intracranial Meningiomas: impact of radiotherapy regimen on local control. Sci Rep. 2018;8(1):13666.

CAPÍTULO 17

SCHWANNOMAS

Eduardo de Arnaldo Silva Vellutini ▪ Matheus Fernandes de Oliveira

INTRODUÇÃO

Schwannomas são tumores benignos provenientes das células de Schwann da bainha neural do nervo correspondente. São também conhecidos como neurinomas e geralmente ocorrem na região de transição da mielina do sistema nervoso central e periférico, conhecida como zona de Redlich-Obersteiner.

Schwannomas são geralmente tumores de crescimento lento, deformando progressivamente os territórios cisternais, ósseos e parenquimatosos circunjacentes.

Neste capítulo, discutiremos os principais tipos de schwannomas intracranianos, o da divisão vestibular do oitavo nervo e o de trigêmeo.

SCHWANNOMA VESTIBULAR

A grande maioria dos schwannomas vestibulares (SV) é esporádica e unilateral. Em menos de 5% dos casos, os SVs são bilaterais e ocorrem em pacientes portadores de neurofibromatose tipo 2 (NF2), doença genética autossômica dominante causada por mutações que inativam o gene supressor de tumor NF2. Classicamente predominam no sexo feminino e podem aumentar seu ritmo de crescimento durante a gravidez ou na reposição hormonal.

Os SVs correspondem a 75% dos tumores localizados no ângulo pontocerebelar e cerca de 6% de todos os tumores intracranianos. A incidência anual de diagnóstico é de cerca de 1/100 mil e tem aumentado nas últimas décadas em decorrência do envelhecimento da população e do aumento na solicitação e sensibilidade dos exames de imagem.

A história natural do schwannoma do vestibular é muito variada: pode crescer até 1 cm por ano ou até mesmo involuir 1 mm/ano. Algumas séries demonstram uma média de crescimento de 1 mm/ano, sendo que mais de 40% não apresentam qualquer crescimento em um seguimento de até 80 meses.

Quadro Clínico

A localização dos SVs no ângulo pontocerebelar e sua proximidade de vários nervos cranianos resultam em manifestações clínicas variadas, incluindo perda auditiva neurossensorial, zumbido, desequilíbrio, vertigem, paralisia do nervo facial e alterações sensitivas do nervo trigêmeo.

Lesões maiores podem causar hidrocefalia ou sintomatologia relacionada com seu efeito expansivo na fossa posterior. Pacientes com tumores de pequeno volume, principalmente idosos, podem apresentar hidrocefalia comunicante por dificuldade de reabsorção do líquor decorrente do aumento de seu teor proteico.

Os sintomas iniciais são normalmente vertigem e desequilíbrio, consequências da irritação vestibular. O declínio progressivo da função vestibular decorrente do crescimento do tumor é, progressivamente, compensado pelo labirinto contralateral. Assim, os sintomas vestibulares são frustros e frequentemente passam despercebidos pelo paciente ou não são valorizados pelo médico assistente.

A queixa inicial quase sempre está relacionada com a alteração da função auditiva, seja por hiperfunção (zumbido) ou por hipofunção (perda auditiva). A perda da audição é progressiva e está associada à compressão do nervo auditivo dentro no canal auditivo interno (CAI). Quanto mais lateral sua origem dentro do canal, mais precoce e a perda auditiva. Os sintomas auditivos são bem característicos, com perda do tipo neurossensorial, sobretudo nas frequências mais agudas, acima de 4.000 a 5.000 hertz.

Outros sintomas decorrentes da compressão do pedúnculo cerebelar (disbasia), da disfunção do nervo facial ou do nervo trigêmeo só se manifestam quando o componente cisternal do tumor atinge grandes volumes, dificultando seu tratamento.

Exame Físico/Imagem

A ressonância magnética é o padrão ouro na investigação dos SVs, tornando possível avaliar características específicas do tumor e identificar lesões com menos de 5 mm. A tomografia computadorizada só é usada em pacientes com contraindicações para a ressonância magnética, como implantes ferromagnéticos.

O diagnóstico diferencial é feito principalmente com meningiomas do ângulo pontocerebelar, tumores epidermoides e outros tumores mais raros, como metástases, hemangiomas, entre outros. À ressonância magnética, os schwannomas são tumores com uma base mais estreitada dentro do canal auditivo interno, iso ou hiperatenuantes em T1, hiperatenuantes em T2 e heterogêneos à captação de contraste (Fig. 17-1). Os meningiomas diferenciam-se por serem tumores mais homogêneos com uma

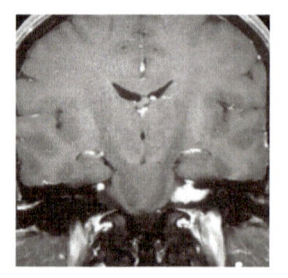

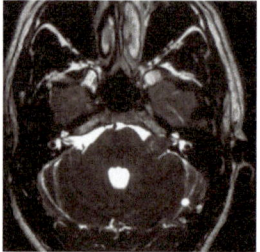

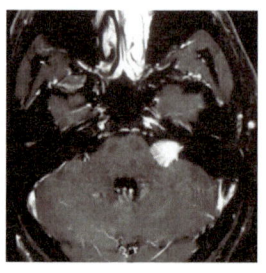

Fig. 17-1. Caso típico de schwannoma vestibular com lesão ocupando meato acústico interno e espaço cisternal. Captação ao contraste.

base de implantação mais larga. Neoplasias primárias ou secundárias com disseminação leptomeníngea podem mimetizar schwannomas intracanaliculares, pois o conduto auditivo interno (CAI) é região de fluxo turbilhonado, estase liquórica e depósito de células neoplásicas.

Existem algumas classificações disponíveis para os SVs. A de Koos divide os SVs em quatro graus: tumores Koos de grau 1 estão localizados no CAI; os de grau 2 estendem-se para o ângulo pontocerebelar; os de grau 3 comprimem o tronco cerebral; e os de grau 4 desviam o quarto ventrículo.

Samii classifica-os em T1 (intrameatal), T2 (projeta-se no APC), T3 (atinge a superfície do tronco sem deformá-lo) e T4 (deforma o tronco cerebral), sendo este último dividido em T4a (sem deformação do IV ventrículo) e T4b (deforma o IV ventrículo). Uma tentativa de consenso, em 2003, divide os tumores extrameatais, de acordo com seu diâmetro, em G1 (1 a 10 mm), G2 (11 a 20 mm), G3 (21 a 30 mm), G4 (31 a 40 mm) e G5 (> 40 mm). Esses parâmetros teriam o objetivo de diferenciar, dentro das séries cirúrgicas, tumores que poderiam ser eventualmente tratados com radiocirurgia (tumores até grau 2), para efeito de comparação de resultados.

Indicação de Tratamento

Nem todo SV diagnosticado deve ser tratado. A indicação do tratamento baseia-se na idade, no quadro neurológico, no tamanho do tumor e na vontade do paciente. Pacientes portadores de tumores pequenos (Koos graus I e II) podem ser tratados ou seguidos com controle radiológico periódico (*wait and scan policy*). A tendência é sermos mais agressivos na indicação de tratamento de pacientes jovens e do sexo feminino, pois o crescimento do tumor ao longo da vida é praticamente certo. Em pacientes com tumores pequenos e com idade acima dos 65 anos, indica-se o controle radiológico periódico e tratamento somente se houver crescimento da lesão.

Pacientes portadores de tumores moderados ou grandes (Koos graus III e IV) são sempre tratados, independentemente da idade.

Conduta Conservadora

Além dos portadores de tumores pequenos, também podem ser candidatos à conduta *wait and scan* pacientes com morbidades associadas graves, idade avançada, desejo explícito de não se submeter a tratamento ou a presença de um SV no único ouvido funcional.

Caso se opte por conduta expectante, deve-se fazer avaliação clínica, teste audiométrico (se existir audição funcional) e ressonância magnética de controle inicialmente após seis meses e posteriormente uma vez ao ano. É importante informar o paciente sobre os prós e contras da conduta conservadora. A não intervenção pode prevenir possíveis morbidades ou até mesmo mortalidade relacionadas com o tratamento do SV. Por outro lado, o crescimento do tumor durante uma política expectante pode tornar a cirurgia mais difícil. Pacientes que optam pela conduta conservadora apresentam como único risco (caso façam exames de imagem periodicamente) a possibilidade de perda auditiva. Esta normalmente é progressiva e paralela ao crescimento dos tumores, mas em 10% dos pacientes pode ser aguda, em 48 a 72 horas, podendo ou não ser revertida com o uso de corticoide.

Tipos de Tratamento

Atualmente existem duas grandes modalidades de tratamento para os pacientes portadores de SV: microcirurgia e radiocirurgia.

Microcirurgia

Indicamos o tratamento microcirúrgico para todos os pacientes jovens (independentemente do tamanho do tumor), para pacientes portadores de tumores volumosos (independentemente da faixa etária) e para aqueles nos quais se demonstrou um crescimento do SV após um período de acompanhamento.

Os paradigmas atuais da cirurgia do schwannoma vestibular incluem a preservação de função adequada do nervo facial, se possível com remoção total e preservação da audição. A multidisciplinaridade com associação do otologista e neurofisiologista é parte fundamental da abordagem perioperatória.

De maneira geral, três acessos cirúrgicos são comumente utilizados no tratamento cirúrgico dos SVs: retrossigmóideo, translabiríntico e fossa média. As características do paciente, como audição ipsilateral e contralateral ao tumor, função vestibular, características e tamanho do SV, além da experiência do cirurgião, devem ser levadas em consideração na hora da escolha da via cirúrgica. O acesso cirúrgico mais utilizado pelo neurocirurgião é a via retrossigmóidea, adequada para a remoção de tumores de qualquer tamanho e que possibilita a preservação da audição em alguns casos selecionados. A via translabiríntica pode ser indicada principalmente nos tumores que ocupam o CAI até sua porção mais lateral, em pacientes sem audição funcional. Entre essas duas vias não existe diferença significativa em relação à preservação da função do nervo facial ou a complicações associadas. A via fossa média é utilizada somente para tumores pequenos com possibilidade de preservação da função auditiva. Pelo fato de o nervo facial estar deslocado anterossuperiormente pelo tumor, esta via, quando feita por cirurgiões com pouca experiência, pode aumentar o risco de manipulação desse nervo e piorar seus resultados funcionais.

A técnica que utilizamos para remoção de SV é, na maioria das vezes, retrossigmóidea. O paciente é posicionado em decúbito dorsal com o ombro rodado 30° e a cabeça rodada 45° para o lado contralateral. Depois da realização de uma craniotomia suboccipital clássica de aproximadamente 4 × 4 cm limitada lateralmente pelo seio sigmoide e superiormente pelo seio transverso, a dura-máter é aberta em forma de C com a convexidade direcionada lateralmente. A drenagem de líquido cefalorraquidiano de cisternas basais facilita a exposição do tumor no ângulo pontocerebelar e a visibilidade da parede posterior do CAI com apenas uma leve retração cerebelar.

Após essa exposição, a remoção do tumor pode iniciar-se pela porção cisternal ou intracanalicular, dependendo do seu tamanho e extensão para o fundo do canal. É importante deixar para o final da cirurgia a remoção da porção junto ao poro acústico, onde existe uma maior aderência entre o tumor e os nervos cranianos (Figs. 17-2 e 17-3).

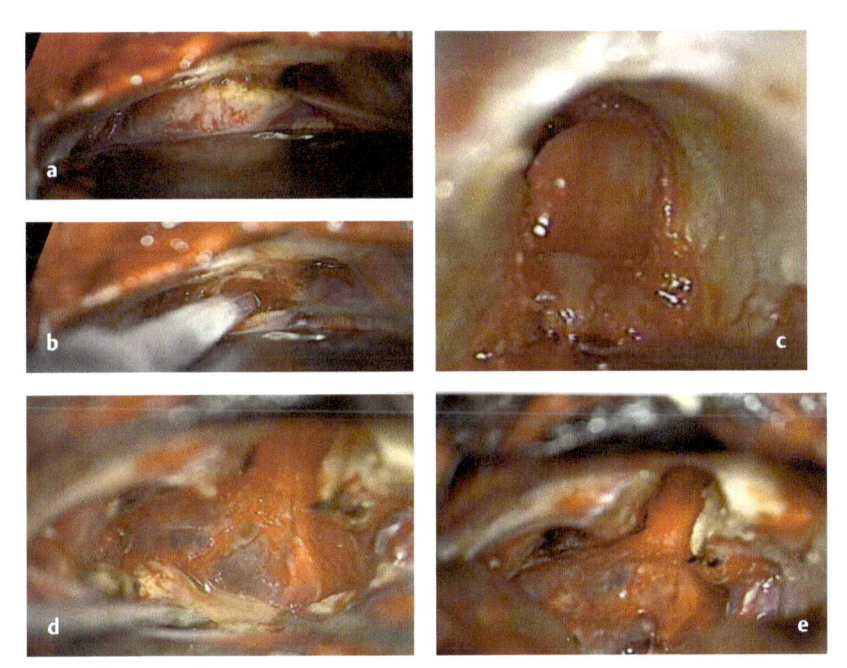

Fig. 17-2. Principais etapas da dissecção microcirúrgica. Após a craniotomia suboccipital lateral, procedemos com: (a) exposição do tumor na cisterna, (b) *debulking* intratumoral, (c) abertura do meato acústico interno e remoção do tumor, (d) dissecção extracisternal preservando aracnoide entre o tumor e os nervos do ângulo pontocerebelar, (e) término da exérese da porção cisternal e junto ao tronco encefálico.

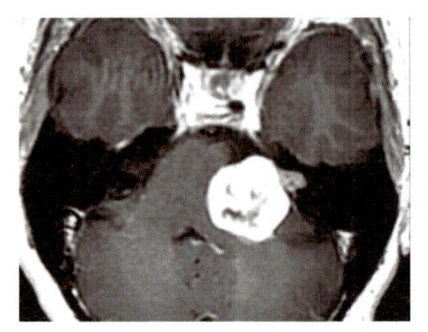

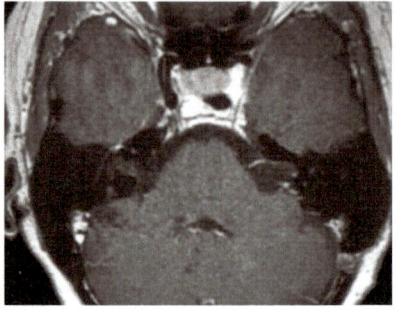

Fig. 17-3. RM pré e pós-operatória evidenciando exérese radical do tumor.

O CAI é aberto inicialmente com uma broca cortante e, após a exposição da dura-máter, uma broca de diamante é usada para expor o limite lateral do tumor. A fim de evitar a perda de audição, os limites do aparelho vestibular devem ser respeitados. Na grande maioria dos casos, a remoção da parede posterior sem ultrapassar a abertura do ducto vestibular preserva a estrutura dos canais semicirculares. Durante a remoção da porção posterior do CAI, deve-se estar atento para a posição do bulbo da jugular que, se alto, pode ser aberto durante a brocagem. Alças arteriais da AICA (artéria cerebelosa anteroinferior) também podem estar aderentes à dura-máter e devem ser deslocadas com a aba da dura-máter, de modo a se conseguir uma exposição completa do tumor.

A seguir, é realizada a dissecção da lesão no ângulo pontocerebelar. A técnica clássica descrita é a identificação do nervo facial em sua origem aparente após a remoção intracapsular do tumor e, sob visão direta, sua separação de forma a preservar a aracnoide que o envolve. No entanto, em tumores volumosos torna-se muito difícil essa identificação do nervo e o risco de sua lesão aumenta. Não utilizamos o nervo facial, mas o plano adequado de aracnoide em toda a circunferência do tumor como referência cirúrgica.

Os melhores resultados são obtidos quando, ao final do procedimento, consegue-se preservar um envelope de aracnoide que protege a porção cisternal dos nervos facial e coclear. Os vasos acompanham a membrana aracnoide, de maneira que a cápsula do tumor permanece opaca e desvascularizada.

Para evitar fístula liquórica pós-operatória, após a remoção total do tumor, realiza-se o tamponamento do CAI com músculo e cola de fibrina. Após o fechamento dural, utiliza-se um retalho vascularizado de músculo esternocleidomastóideo para ocluir células aéreas da mastoide que foram abertas durante a craniotomia.

Resultados

O principal fator prognóstico em cirurgia do SV é o tamanho do tumor. Quanto maior a lesão, mais difícil será a remoção total e a preservação das funções das estruturas neurais.

O nervo facial, por ser um nervo motor, sempre apresenta alguma melhora no pós-operatório. Se nos ativermos à classificação de House-Brackmann, essa melhora é no máximo de 2 graus, e ocorre em até um ano. Portanto, os resultados finais da função do nervo facial devem ser analisados em até um ano de pós-operatório.

Graus 1 e 2 são considerados resultados bons. Esse índice, em nossa última série, foi de 98% nos pacientes com tumores de até 2,5 cm em seu diâmetro extrameatal (graus 1 e 2 do consenso ou T4a de Samii) e de 82% nos pacientes com tumores maiores que 2,5 cm (graus 3 e 4 do consenso ou T4b de Samii), com 98% de remoção total no primeiro grupo e 47% no segundo grupo.

A audição é classificada de acordo com a American Academy of Otolaryngology-Neck Surgery (AAO-HNS). Ela é considerada funcional quando classificada como classe A (audiometria tonal menor que 30 dB e discriminação de discurso acima de 70%) ou classe B (audiometria tonal entre 30 e 50 dB e discriminação de discurso acima de 50%). Se a audição funcional está presente, pode-se tentar realizar uma cirurgia visando à sua preservação, lembrando que a possibilidade diminui drasticamente em tumores maiores que 2 cm.

A utilização da resposta auditiva de tronco cerebral (ABR) intraoperatório pode aumentar as chances de preservação da audição. Os resultados cirúrgicos em relação à preservação da audição em tumores até 2,5 cm em seu maior diâmetro extracisternal encontram-se ao redor de 50% dos pacientes.

As complicações são infrequentes e inerentes a qualquer procedimento cirúrgico de longa duração, sendo o índice de mortalidade descrito em literatura ao redor de 1%. A complicação mais frequente, excluindo a disfunção dos nervos cranianos, é a fístula liquórica que, atualmente, em nossa série, encontra-se ao redor de 3% com o uso do retalho do músculo esternocleidomastóideo.

Radiocirurgia

Os fatores de risco mais importantes são, além da dose prescrita, o volume do tumor. A recomendação de utilização da radiocirurgia é somente para pacientes portadores de tumores menores que 3 cm em seu maior eixo (computando a porção intracanalicular) e que não causem distorção do tronco cerebral. O tratamento radioterápico do SV oferece a vantagem de ser menos invasivo, não requer hospitalização e tem baixo índice de complicações. As séries atuais que utilizam uma dose menor de 13 Gy demonstram um controle do tumor entre 96% e 98% dos pacientes com preservação funcional do nervo facial (HB 1 e 2) em 98% dos pacientes, e preservação da audição ao redor de 60% (Gardner-Robertson 1 ou 2).

Deve-se lembrar também que, apesar da baixa incidência (menor que 1/1.000), a radiocirurgia apresenta risco de desenvolvimento de novos tumores ou malignização de tumores existentes.

Para aqueles pacientes portadores de tumores passíveis de serem tratados com radiocirurgia, os resultados em relação à função dos nervos facial e coclear são semelhantes
aos resultados cirúrgicos das grandes séries. Não existem estudos prospectivos randomizados e controlados comparando os resultados das diferentes modalidades de tratamento. Portanto, a definição da melhor forma de tratamento depende da perícia e experiência de cada equipe multidisciplinar de base do crânio (otoneurologista, neurocirurgião, radioterapeuta e neurorradiologista) e, principalmente, da vontade do paciente após tomar ciência de riscos e benefícios de cada método.

Conclusão

Os schwannomas vestibulares são achados frequentes na prática neurocirúrgica. O diagnóstico precoce é fundamental para a preservação funcional. Embora existam diferentes alternativas de tratamento, advoga-se exérese cirúrgica em pacientes hígidos e jovens, ou quando o tumor é volumoso. O paradigma atual de tratamento é de preservação funcional do nervo facial associada à máxima ressecção segura do tumor. A neurofisiologia intraoperatória é componente essencial para garantir o sucesso cirúrgico.

SCHWANNOMA TRIGEMINAL

Os schwannomas do trigêmeo (ST) são os schwannomas de base do crânio mais comuns após os schwannomas vestibulares e representam até 0,36% de todas as neoplasias intracranianas e 8% dos schwannomas da base do crânio. A maioria deles se desenvolve no gânglio de Gasser, mas podem ocorrer em qualquer lugar ao longo do curso da raiz trigeminal, gânglio e ramos periféricos. Portanto, podem ser intradurais, interdurais e extradurais e existir na fossa posterior (FP), fossa média/cavo de Meckel, e estendem-se ao longo de V1 para a órbita, V2 para a fossa pterigopalatina (FPP) e V3 para a fossa infratemporal.

Quadro Clínico

Os principais sintomas são decorrentes do acometimento das raízes do trigêmeo e compressão das estruturas vizinhas e incluem hipoestesia, parestesia, dor na região de inervação dos respectivos ramos do trigêmeo e redução do reflexo da córnea. Se houver grande quantidade de tumor na fossa posterior, pode haver sintomas de nervos em ângulo pontocerebelar, especialmente VI a VIII. Em lesões volumosas pode haver uma síndrome cerebelar.

Radiologia e Classificação

A maioria dos STs é benigna, tem consistência macia e é quase de natureza avascular, com poucas exceções. Eles são geralmente separáveis das estruturas neurovasculares vizinhas, e os nervos cranianos e a artéria carótida interna (ACI) são tipicamente deslocados e não englobados. Eles geralmente nao invadem o seio cavernoso e o espaço subdural.

Jefferson introduziu uma classificação de STs em 1953. Os tumores intracranianos do tipo A são lesões da fossa craniana média, derivadas do gânglio de Gasser. Os tumores intracranianos do tipo B são predominantemente no ângulo pontocerebelar e derivam da raiz do nervo trigêmeo. Os tumores do tipo C estão localizados na fossa média e na posterior (tumores em forma de halteres – *dumbbell tumors*), e são derivados do gânglio de Gasser. Em 1999, Yoshida e Kawase modificaram o esquema de classificação de Jefferson, adicionando o tipo D, que são tumores extracranianos com extensão da fossa média e infratemporal. Os tumores do tipo D podem ser subdivididos em tipos orbitais, pterigopalatinos e infratemporais (Fig. 17-4).

Atualmente, a ressonância magnética é o padrão ouro na investigação dos STs. A tomografia também tem seu papel para avaliar as relações ósseas peritumorais. Nos STs, mais do que nos vestibulares, é pertinente realizar estudos vasculares, especialmente quando essas lesões circundam ou mantém contato com seio cavernoso e carótida.

O diagnóstico diferencial é feito principalmente com tumores de fossa média e posterior, incluindo meningiomas, tumores epidermoides, condrossarcomas, metástases e hemangiomas. À ressonância magnética, os schwannomas são tumores geralmente heterogêneos, hidratados, com captação intensa à injeção de contraste.

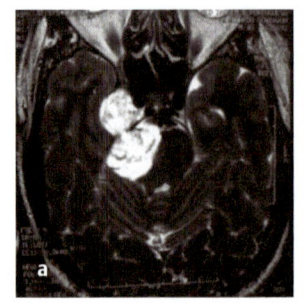

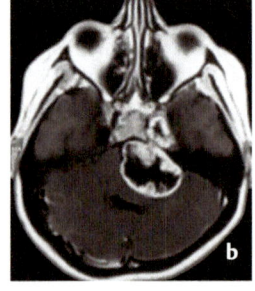

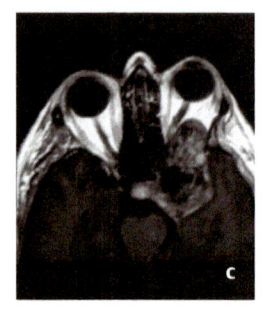

Fig. 17-4. Exemplos de schwannomas trigeminais. (a) Lesão tipo C. (b) Lesão tipo B. (c) Lesão tipo D.

Tratamento

Indicações para intervenção cirúrgica são crescimento documentado de um tumor previamente diagnosticado e lesão recém-diagnosticada com sintomas associados. O objetivo da cirurgia é a ressecção completa com preservação de estruturas neurovasculares. No entanto, a radiocirurgia também pode ser eficaz no tratamento de alguns STs. O tratamento conservador pode ser empregado em casos de tumores estáveis em tamanho e oligossintomáticos.

Diversas abordagens cirúrgicas abertas podem ser aplicadas. As abordagens endoscópicas transnasais também adicionaram novas opções para o tratamento de ST.

Tumores ocupando a fossa média podem ser ressecados via craniotomia pterional clássica com *peeling* de fossa média ou por via subtemporal extradural. Tumores com componentes na fossa média e na posterior podem ser operados via subtemporal, supra e infratentorial pré-sigmóidea ou utilizando-se a via pterional com extensão pré-temporal associada ou não à petrosectomia anterior (Kawase). Em casos de tumores majoritariamente na fossa posterior, a via retrossigmóidea se mostra na maioria das vezes suficiente. Em tumores com extensão orbitária, é possível realizar orbitotomias para exérese combinada de componente de fossa média e órbita. Tumores da região infratemporal e fossa pterigopalatina acabam sendo tratados com associação multidisciplinar com rinologista ou via endoscopia. A via de escolha na maioria das vezes acaba dependendo da extensão e do tamanho do tumor, *expertise* da equipe e recursos disponíveis (Fig. 17-5).

Os acessos endoscópicos transnasais para o cavo de Meckel e as estruturas adjacentes foram descritos isoladamente ou em combinação com microcirurgia para aumentar a ressecção e diminuir as complicações gerais. Dessa forma, os tumores tipo A podem ser tratados por abordagens extradurais supraorbital, subtemporal ou endonasal. O tipo D pode ser ressecado por uma abordagem transpterigoide, expondo efetivamente a fossa pterigopalatina, o forame redondo e o cavo de Meckel ao longo de V2 (Fig. 17-6). Um tumor do tipo D com pequena extensão da fossa infratemporal pode ser ressecado pela via subtemporal extradural. No entanto, a abordagem transpterigoide transmaxilar seria mais adequada para os tumores do tipo D, localizados principalmente na fossa infratemporal.

Algumas contraindicações para uma ressecção por via endoscópica são uma extensão significativa da doença para a fossa posterior e tamanho do tumor maior que 2,5 cm dentro do cavo de Meckel e da fossa média. A neuropatia V1 preexistente, por causa do risco elevado de lesão do nervo vidiano com uma abordagem transpterigoide, pode colocar os pacientes em risco de uma ceratopatia corneana no pós-operatório, pois eles teriam uma diminuição da sensibilidade corneana.

Como regra geral, os tumores extracranianos (tipo D) e de cavo de Meckel são candidatos ideais para endoscopia. Grandes extensões para a fossa média ou qualquer extensão para a fossa posterior (tipo B) podem ser indicações para uma abordagem aberta assistida por endoscópio.

A escolha ideal entre endoscopia ou abordagens convencionais depende dos detalhes anatômicos de cada caso, da preferência do paciente e do nível de conforto e experiência do cirurgião.

Os desfechos funcionais têm variado dependendo da existência de sintomas pré-operatórios, tamanho do tumor, localização e experiência da equipe cirúrgica. Nas maiores séries relatadas, há deterioração pós-operatória permanente ou transitória na função neurológica, incluindo neuropatia trigeminal, paralisia do nervo abducente ou oculomotor, e neuralgia do trigêmeo. Quando a microcirurgia é aplicada isoladamente, até 85% dos casos podem ser ressecados com segurança, com pequenas complicações relatadas. O tipo mais desafiador desses tumores é o tumor em forma de haltere que atravessa o ápice petroso para ocupar a fossa craniana posterior e média ou ter extensão intracraniana e extracraniana.

Em virtude da localização dos STs adjacentes ou dentro do seio cavernoso, o nervo trigêmeo, seus ramos, e o quarto e sexto nervos são mais vulneráveis a lesões, e é necessário cuidado nas abordagens laterais por via endoscópica. O risco de lesão provavelmente está relacionado com o tamanho do tumor e com a disfunção pré-operatória. O nervo abducente é o nervo craniano mais ameaçado em razão da sua estreita relação com as raízes do trigêmeo, seu longo caminho na fossa posterior e disposição superficial ao longo do seio cavernoso.

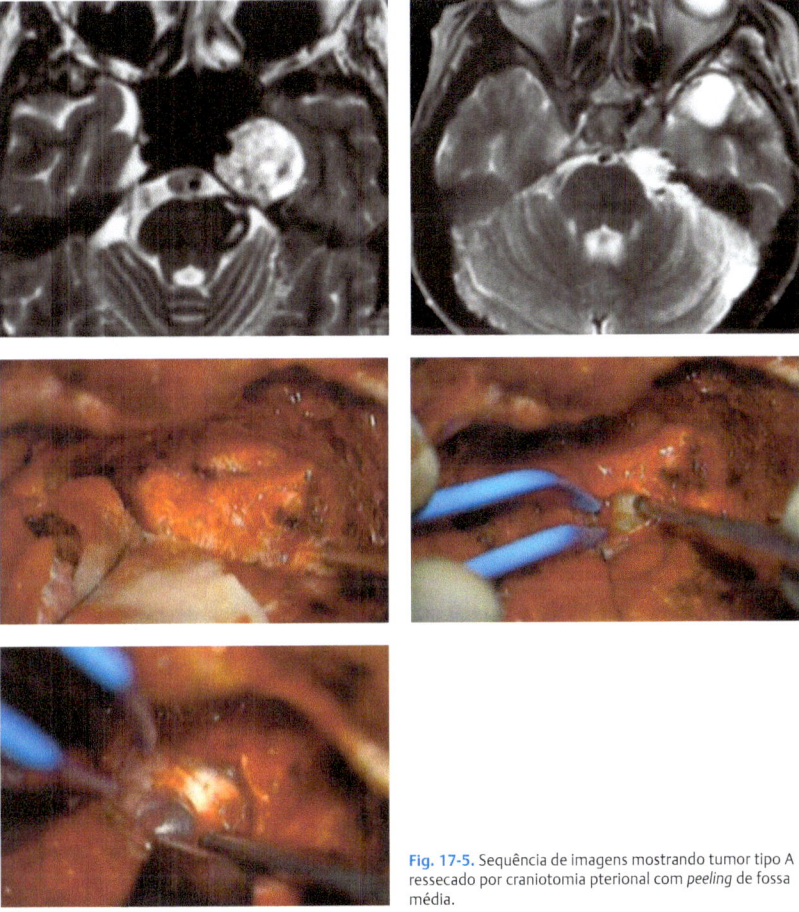

Fig. 17-5. Sequência de imagens mostrando tumor tipo A ressecado por craniotomia pterional com *peeling* de fossa média.

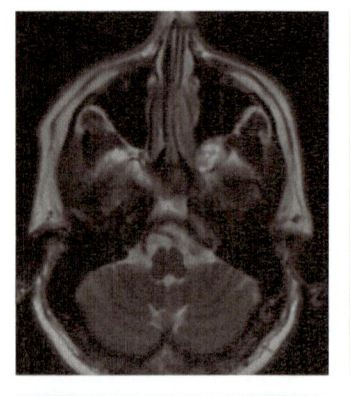

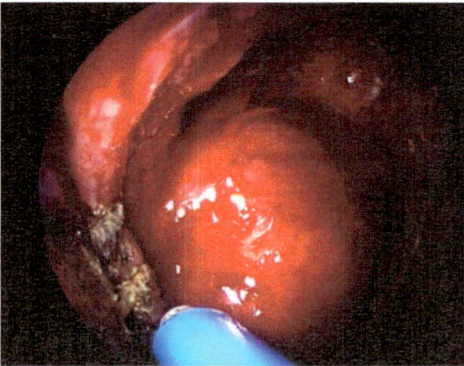

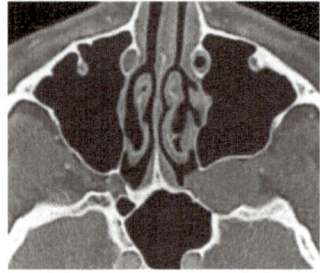

Fig. 17-6. Sequência de imagens mostrando tumor tipo D com extensão para fossa infratemporal ressecado por acesso transnasal endoscópico.

Conclusão

Os schwannomas trigeminais são tumores infrequentes, com apresentação radiológica variável. O tratamento é cirúrgico, podendo ser via endoscopia nasal ou microcirurgia, a depender da origem e da extensão tumoral. A exérese radical, assim como no schwannoma vestibular, tende a ser curativa.

BIBLIOGRAFIA

Akard W, Tubbs RS, Seymour ZA, Hitselberger WE, Cohen-Gadol AA. Evolution of techniques for the resection of vestibular schwannomas: from saving life to saving function. J Neurosurg 2009;110:642-7.

Bakkouri WE, Kania RE, Guichard JP, Lot G, Herman P, Huy PTP. Conservative management of 386 cases of unilateral vestibular schwannoma: tumor growth and consequences for treatment. J Neurosurg 2009;110:662-9.

Chen LF, Yang Y, Yu XG, Gui QP, Bu B, Xu BN et al. Operative management of trigeminal neuromas: an analysis of a surgical experience with 55 cases. Acta Neurochir (Wien) 2014;156:1105-14.

Hasegawa T, Kato T, Iizuka H, Kida Y: Long-term results for trigeminal schwannomas treated with gamma knife surgery. Int J Radiat Oncol Biol Phys 2013;87:1115-21.

Phillips DJ, Kobylarz EJ, De Peralta ET, Stieg PE, Selesnick SH. Predictive factors of hearing preservation after surgical resection of small vestibular schwannomas. Otol Neurotol 2010;31:1463-8.

Raza SM, Donaldson AM, Mehta A, Tsiouris AJ, Anand VK, Schwartz TH. Surgical management of trigeminal schwannomas: defining the role for endoscopic endonasal approaches. Neurosurg Focus 2014;37(4):E17.

Roh JL. Removal of infratemporal fossa schwannoma via a transmandibular transpterygoid approach. Eur Arch Otorhinolaryngol 2005 May;262(5):428-31.

Shin SS, Gardner PA, Stefko ST, Madhok R, Fernandez-Miranda JC, Snyderman CH. Endoscopic endonasal approach for nonvestibular schwannomas. Neurosurgery 2011 Nov;69(5):1046-57; discussion 1057.

Siqueira MG, Fernandes AY, Vellutini EAS, Velasco OLP, Santos LRM, Moraes OJS, Marino Jr R. Tratamento cirúrgico dos neurinomas de trigêmeo. São Paulo: Arquivos Brasileiros de Neurocirurgia; 1996. v. 15, p. 123-30.

Vellutini EA, Beer-Furlan A, Brock RS, Gomes MQ, Stamm A, Cruz OL. The extracisternal approach in vestibular schwannoma surgery and facial nerve preservation. Arq Neuropsiquiatr 2014 Dec;72(12):925-30.

Vellutini EAS, Furlan AB, Gomes MQT, Brock RS. Extracisternal approach: a new paradigm in vestibular schwannomas (VS) surgery. In: 2012 Annual Meeting Congress of Neurological Surgeons, de 06 a 10 de outubro, 2012, Chicago, Illinois, EUA.

Wanibuchi M, Fukushima T, McElveen JT Jr, Friedman AH. Hearing preservation in surgery for large vestibular schwannomas. J Neurosurg 2009; 111: 845-54.

Wanibuchi M, Fukushima T, Zomordi AR, Nonaka Y, Friedman AH. Trigeminal schwannomas: skull base approaches and operative results in 105 patients. Neurosurgery 2012;70(1Suppl Operative):132-44.

Yang I, Sughrue ME, Han SJ, Fang S, Aranda D, Cheung SW et al. Facial nerve preservation after vestibular schwannoma Gamma Knife radiosurgery. J Neuro-oncol 2009;93:41-8.

Yang I, Sughrue ME, Seunggu JH, Aranda D, Pitts LH, Cheung SW et al. A comprehensive analysis of hearing preservation after radiosurgery for vestibular schwannoma. J Neurosurg 2010;112:851-9.

Youssef AS, Downes AE. Intraoperative neurophysiological monitoring in vestibular schwannoma surgery: advances and clinical implications. Neurosurg Focus 2009;27:E9.

Youssef S, Kim EY, Aziz KM, Hemida S, Keller JT, van Loveren HR. The subtemporal interdural approach to dumbbell-shaped trigeminal schwannomas: cadaveric prosection. Neurosurgery 2006 Oct;59(4 Suppl 2):ONS270-7; discussion ONS277-8.

CAPÍTULO 18

CORDOMAS E CONDROSSARCOMAS INTRACRANIANOS

Gustavo Rassier Isolan ▪ Joel Lavinsky ▪ Francisco Braga
Bernard Beraldin ▪ Henrique Laydner ▪ Gustavo Maya Gabellini
Victor Matheus Olaves Marques ▪ Leandro Infantini Dini

HISTÓRICO

Cordomas e condrossarcomas são tumores relativamente raros que, embora tenham localização anatômica, apresentação clínica e achados de imagem e histopatológicos muito semelhantes, diferem sensivelmente quanto a história natural (cordomas são mais agressivos), prognóstico (sobrevida é maior nos condrossarcomas) e achados imuno-histoquímicos (cordomas e cordoma condroide são positivos para citoqueratina e antígeno de membrana epitelial). Cordoma condroide é uma rara variante do cordoma e tem melhor prognóstico. Enquanto os cordomas crescem a partir dos remanescentes embrionários da notocorda, os condrossarcomas originam-se das células mesenquimais primitivas ou dos restos embrionários da matriz cartilaginosa.[1-5]

Os cordomas e condrossarcomas representam aproximadamente 0,15% de todos os tumores que acometem o sistema nervoso central. Esses tumores têm um pico de prevalência na quarta década de vida, podendo ocorrer em qualquer idade. Enquanto os condrossarcomas têm uma incidência três vezes maior em homens, os cordomas têm incidência homem:mulher de 1,5:1.[5-7]

Quanto à localização, cerca da metade dos cordomas se localiza no sacro, os intracranianos correspondem a cerca de 30% de todos os cordomas e geralmente se localizam na região esfeno-occipital, especialmente no *clivus*, mas podem aparecer na região parasselar e selar, e ainda podem ocorrer na coluna. São descritos também casos de tumores intra-axiais. Os condrossarcomas são quase sempre de localização mais paramediana do que os cordomas.

QUADRO CLÍNICO

A apresentação clínica tem relação direta com a localização do tumor e, na maioria das vezes, os sintomas surgem insidiosamente. As massas de localização intracraniana podem manifestar-se mais precocemente.

Os sintomas mais comuns são diplopia, em decorrência da paralisia de pares cranianos, e cefaleia, que geralmente é occipital ou retro-orbitária. Quanto aos pares cranianos, o mais afetado é o abducente (VI), sendo também comum paralisia dos ramos sensitivos do trigêmeo (V). Massas que crescem mais inferiormente no *clivus* podem comprimir pares cranianos baixos e até mesmo o tronco cerebral.

Por causa da sua origem, os cordomas situam-se próximos ou na linha média, e raramente desenvolvem metástase; no entanto, apesar do crescimento lento, são considerados localmente agressivos e com tendência a infiltrar órgãos e tecidos adjacentes.[5,8,9] A recorrência local pode levar à destruição tecidual e geralmente é a causa da morte, estatística que tem mudado com os novos avanços em cirurgia da base do crânio. Os condrossarcomas têm localização mais paramediana e, com frequência, acometem o ápice petroso, a fossa infratemporal, a fossa pterigopalatina e o seio cavernoso.

Alguns condrossarcomas podem se encontrar dentro do espectro da síndrome de Maffuci.[10]

IMAGEM

O conhecimento acurado das características radiológicas dos cordomas e condrossarcomas é fundamental para o planejamento cirúrgico mais eficaz. A tomografia computadorizada (TC) de crânio e a ressonância magnética (RM) têm importância para avaliar a extensão e o grau de infiltração do tumor nas adjacências, sendo de extrema necessidade para programar uma abordagem cirúrgica otimizada.[1,11-13]

Na TC, o tumor apresenta-se como processo expansivo extra-axial, bem circunscrito, que cresce a partir do *clivus*, ou paramediano, com extensa lesão óssea lítica ou destrutiva, em direção aos tecidos adjacentes. Podem-se notar os avanços digitiformes em direção aos tecidos adjacentes e algumas hiperdensidades focais podem aparecer, de acordo com a consistência do tumor. Condrossarcomas do ápex petroso geralmente destroem o osso do ápex criando um caminho natural para ressecção cirúrgica por meio da abordagem da fossa média, muitas vezes não necessitando petrosectomia anterior. Um dado interessante é o de que um tumor calcificado localizado na fossa infratemporal é praticamente patognomônico de condrossarcoma.

Na RM, tanto cordomas quanto condrossarcomas são hipointensos ou isointensos em T1, e hiperintensos em T2. Enquanto os cordomas captam marcadamente gadolínio em metade dos casos, os condrossarcomas captam gadolínio em 76% dos casos.[1]

DIAGNÓSTICO DIFERENCIAL

A excisão cirúrgica é o melhor método tanto para o diagnóstico quanto para o tratamento desses tumores. Convém ponderar que, com uma avaliação radiológica detalhada do *clivus*, podem-se analisar as características do tumor e diferenciá-lo de outras lesões específicas desta região, procedendo-se desta forma ao diagnóstico diferencial (metástases, meningiomas, tumor de glomo jugular, schwannoma, angioma e outros tumores raros). Os exames de imagem não diferenciam cordoma de condrossarcoma, embora os condrossarcomas tenham uma posição mais lateral na base do crânio do que os cordomas.[1]

Na análise patológica, esses tumores são de tamanhos variáveis, geralmente com 2-5 cm de diâmetro. Ao exame macroscópico, são macios, gelatinosos, lisos ou lobulados, com coloração rósea ou acinzentada na sua superfície. Na macroscopia, apresentam-se com coloração e consistência predominantemente homogêneas, podendo ter algumas calcificações ou hemorragias. É comum encontrarmos cordomas encapsulados quando o tumor não está intimamente relacionado com o osso, o que dificilmente vemos quando o tumor infiltra o *clivus* ou o sacro. Os condrossarcomas no geral são mais moles do que os cordomas e de mais fácil ressecção.

Microscopicamente, os cordomas são compostos por células longas uniformes com pequenos núcleos ovais ou redondos excêntricos e cromatina densa. A principal característica microscópica desses tumores são as numerosas células tumorais com vacúolos de vários tamanhos no citoplasma, as **células fisalíforas**. Algumas células tumorais podem ter citoplasma mais sólido ou eosinofílico. Nos cordomas, podem ser vistas várias características de crescimento: as células podem estar em conformação difusa ou lobulada, em grupos ou ilhas. Entre as células identifica-se uma abundante matriz mucinosa basofílico-metacromática.

Além dos cordomas convencionais, há os cordomas condroides, que têm predileção pela região esfeno-occipital da base do crânio. Esta variante representa 5-15% de todos os cordomas e cerca de 1/3 dos cordomas intracranianos. Quando comparados com os cordomas convencionais, esses tumores ocorrem em uma população mais jovem e também parecem ser menos agressivos e com uma maior sobrevida. Embora já tenha sido motivo de discussão, o cordoma condroide é uma patologia diferente do condrossarcoma. Dois a oito por cento dos cordomas sofrem transformação sarcomatosa, que pode ocorrer logo no início da doença ou em estágios avançados. Com a ajuda de estudos imuno-histoquímicos, estes tumores podem ser identificados baseando-se em elementos (marcadores epiteliais) que indicam a relação deles com o mesênquima notocordal. Citoqueratina e antígeno de membrana epitelial são necessários para diferenciar cordomas de condrossarcomas, estes últimos com prognóstico sensivelmente melhor.

Assim como outros tumores ósseos, os cordomas já foram submetidos a diversos estadiamentos, no entanto esses estadiamentos não se mostraram úteis quando correlacionados com o prognóstico dos pacientes. O principal fator prognóstico parece ser a extensão local e o grau de ressecção do tumor. Os cordomas resumidamente podem ser divididos em não condroides, condroides e desdiferenciados, esta última variante é rara, possuindo achados histológicos de anaplasia e tendo comportamento biológico similar ao do sarcoma de tecidos moles. Os condrossarcomas podem ser divididos em clássico (grande maioria), mesenquimal e desdiferenciado, com os dois últimos tendo pior prognóstico.

OPÇÕES DE TRATAMENTO

O padrão ouro no tratamento dos cordomas e condrossarcomas é a cirurgia com ressecção completa. Em razão do fato do condrossarcoma ter comportamento mais indolente, nem sempre é indicado, nesses casos, uma agressividade de ressecção que possa colocar o paciente em risco, principalmente naqueles que envolvem a artéria carótida interna.[14-16]

Para cordomas, dentre as várias opções de radioterapia (radioterapia fracionada, Gamma knife, Cyberknife, radioterapia de prótons e *carbon ion theraphy*), as duas últimas parecem ter um efeito biológico mais poderoso, pois possibilitam doses maiores com menor risco de lesionar estruturas adjacentes. Na metanálise de Di Maio, com 517 pacientes tratados com radioterapia complementar a cirurgia, embora não tenha ocorrido diferença estatística entre os diferentes tipos de radioterapia no seguimento de 5 anos, houve uma pequena diferença favorável a *carbon ion theraphy* quando considerado o período de 10 anos.[17]

Radioterapia com partículas de prótons foi usada em 70% dos pacientes desta metanálise. Um achado interessante é que ressecção total do cordoma seguida de radioterapia com partícula de prótons aumentou a sobrevida dos pacientes quando comparada com ressecção incompleta com ou sem radioterapia adjuvante.[18]

Em relação aos condrossarcomas, nos estudos nos quais foram utilizadas altas doses de radiação para estes tumores, os resultados foram sensivelmente melhores do que em cordomas. Uhl *et al.* encontraram taxa de controle local em 3,5, e em 10 anos de 95,9%, 88%, 88%, respectivamente. O controle tumoral foi impactado pela idade do paciente (< 45 anos de idade, p = 0,009) e pelo volume de *boost* < 55 mL, (p = 0,039).[11,12] Possuindo essas características, todos os pacientes estavam vivos em 10 anos. Munzenreider *et al.* relataram controle tumoral de 98% em 5 anos e 94% em 10 anos usando radioterapia com prótons. Um estudo relatou recorrência tumoral em 5 anos de 44% no grupo que foi submetido a cirurgia somente, contra 9% do grupo submetido a cirurgia com radioterapia adjuvante.[13,19] Nesse mesmo estudo, 19% dos pacientes tratados somente com radioterapia tiveram crescimento tumoral em 5 anos[33,34]. Vários outros autores reforçam a importância do tratamento adjuvante com radioterapia para condrossarcomas da base do crânio.[20-22]

A quimioterapia ou imunoterapia não tem se mostrado efetiva para cordomas e condrossarcomas, sendo a ressecção cirúrgica radical o padrão ouro.[23]

TERAPIA CIRÚRGICA

A terapia cirúrgica depende da localização e da extensão do tumor. Apesar da pequena prevalência desses tumores, pode-se notar que, quanto mais completa a remoção tumoral, maior o intervalo entre a cirurgia e uma possível recorrência. Em cordomas devem-se buscar margens livres do tumor, embora, para grande parte dos tumores, não seja possível obter margens livres em virtude da importante infiltração óssea. Em condrossarcomas, embora se deva buscar a ressecção total, uma ressecção subtotal seguida de tratamento radiocirúrgico não muda o prognóstico em relação aos pacientes que foram submetidos à ressecção total.

A escolha das abordagens cirúrgicas para cordomas e condrossarcomas reflete a complexidade dos fatores anatômicos que devem ser levados em conta em cirurgia da base do crânio. O conhecimento prático das estruturas e relações da base do crânio adquirido em laboratório é essencial.[1,24-31] Em alguns casos, mais de uma abordagem em tempos cirúrgicos distintos pode ser necessária.[1]

Lesões situadas na linha média da base do crânio, na topografia das regiões selar ou clival, têm sido abordadas por diferentes vias. Historicamente, entre as vias de abordagem anteriores, as mais utilizadas são a transbasal frontal estendida, a transmaxilar, a translocação facial, o *midfacial degloving*, a transoral, a transclival transcervical extrafaríngea e a cervical anterior.[1,32-41] Nos últimos anos, as abordagens endoscópicas estendidas puras têm mostrado excelentes resultados, ao mesmo tempo minimizando as complicações relacionadas com os seios da face e cavidade nasal (sintomas respiratórios). Temos operado todos os cordomas de *clivus* por meio de abordagem endonasal endoscópica estendida pura. Para os tumores grandes nos quais existe infiltração das estruturas ósseas da base do crânio, o uso de neuronavegador é útil.

Na ressecção endonasal endoscópica de cordomas e condrossarcomas, alguns aspectos dos exames de imagem intraoperatórios devem ser avaliados, sendo eles: desvios do septo nasal, aeração dos seios paranasais, localização e presença do septo intersinusal, presença de célula de Onodi, presença de erosão óssea ou hiperostose da base do crânio, posição das artérias carótidas internas, e espessura e inclinação do *clivus*.[15,42,43]

Historicamente, quando um cordoma extenso se estende ao seio cavernoso, a associação da abordagem transmaxilar à transesfenoidal estendida poderia ser considerada,[1] pois fornece a exposição adequada do seio cavernoso, pode alcançar as faces superior e inferior do *clivus* e não necessita de uma incisão facial extensa e osteotomias. Nos últimos anos, em substituição a esta última, a abordagem endoscópica estendida pura é altamente eficaz e menos invasiva para abordar a porção do tumor no interior do seio cavernoso. Nos casos em que existe tumor lateral à artéria carótida interna ou na parte superior do seio cavernoso, uma segunda abordagem pode ser usada. Para cordomas e condrossarcomas do seio cavernoso, localizados lateralmente à artéria carótida interna intracavernosa, temos usado a abordagem crânio-orbitozigomática. Para condrossarcomas localizados no ápice petroso, uma petrosectomia anterior por meio de abordagem extradural com *peeling* da fossa média é suficiente. Nestes casos, a colocação de dreno lombar com drenagem de 30 mL no momento da craniotomia fornece um adequando relaxamento cerebral para realizar o *peeling* de fossa média. Quando a lesão se estende lateralmente no *clivus* interior, a abordagem extrema lateral com ou sem ressecção do côndilo occipital pode ser necessária. O cirurgião deve estar atento para tumores envolvendo a junção craniocervical, se está ou não instável antes da cirurgia ou mesmo se ficará instável após o procedimento cirúrgico. Nestes casos, uma fixação occipitocervical deve ser planejada antes da ressecção do tumor. Para os tumores com componente intradural, deve-se seguir o mesmo organograma de escolha usado nos meningiomas petroclivais, tendo as abordagens transtemporais (petrosectomia posterior ou anterior) importante papel dependendo da localização do tumor.[44]

Seguindo os princípios da cirurgia da base do crânio, o fechamento e a reconstrução, principalmente com retalhos pediculados, devem ser planejados no início da cirurgia.

CASOS ILUSTRATIVOS

De uma série de 14 pacientes com cordomas e condrossarcomas operados pelos autores, selecionamos alguns casos que ilustram a variedade de apresentação e manejo pela nossa equipe. Os casos ilustrativos 1, 2, 3, 4, 5 e 6 apresentam nossa filosofia de manejo para estes tumores. Os casos ilustrativos 7 e 8 evidenciam tumores que tinham no pré-operatório laudo radiológico de cordoma e características de imagem típicas destes tumores, mas que se revelaram serem tumores distintos. O caso 9 evidencia um condrosarcoma dos seios paranasais.

Os casos ilustrativos:

Caso 1 (Figs. 18-1 e 18-2)

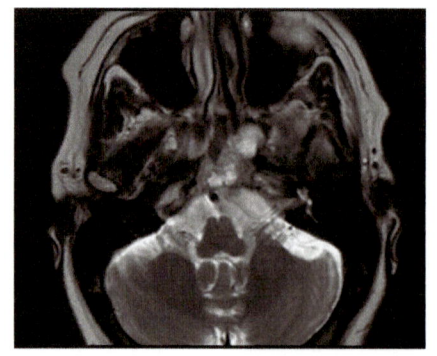

Fig. 18-1. Mulher de 64 anos apresentou quadro de obstrução nasal crônica. A TC de crânio revelava massa clival relacionada com a parede posterior do seio esfenoidal, causando destruição óssea lítica de parte do *clivus* superior. A imagem de RNM revelou massa em *clivus* superior hipointensa em T1 e hiperintensa em T2, com um padrão de sinal heterogêneo após a administração de gadolínio. Não havia presença de componente tumoral lateralmente a artéria carótida interna intracavernosa ou intradural. A paciente foi submetida à abordagem transmaxilar/transesfenoidal estendida (*anterior clivectomy*).[1] A lesão foi ressecada completamente e o tratamento complementado com radiocirurgia fracionada. Sem recidiva tumoral em 11 anos de seguimento, porém com queixas respiratórios em decorrência de sinéquias e obstrução nasal crônica.

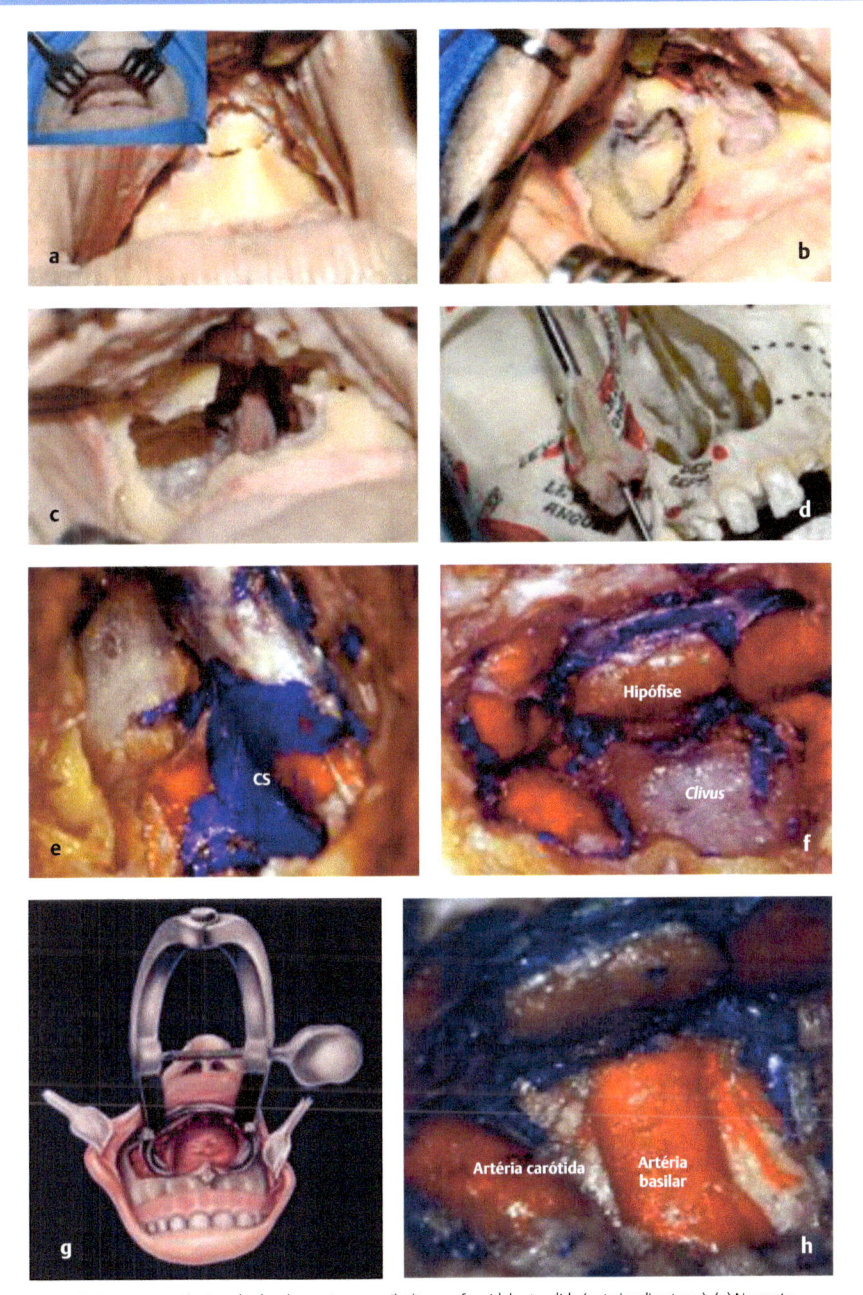

Fig. 18-2. Aspectos anatômicos da abordagem transmaxilar/transesfenoidal estendida (*anterior clivectomy*). (**a**) No canto superior esquerdo, a imagem menor mostra o local onde é realizada incisão sublabial. A imagem maior mostra a exposição subperiosteal da maxila e a fratura com projeção superior. (**b**) A parede anterior da maxila está marcada em preto, onde será realizada a maxilectomia para adentrar na maxila. Note o nervo infraorbitário no limite superior e a abertura piriforme medialmente. (**c**) Ressecção das paredes anterior e medial da maxila. Note a concha nasal inferior medialmente. (**d**) Relação das relações ósseas com a parede medial ressecada da maxila. O canal lacrimal está transfixado pelo dissector. (**e,f**) Visualização das estruturas selares e paraselares. (**g**) Representação esquemática da abordagem. Note a ampla abertura do espéculo. (**h**) Exposição da artéria basilar após remoção do terço superior do *clivus* e abertura da dura-máter.

Caso 2 (Figs. 18-3 a 18-5)

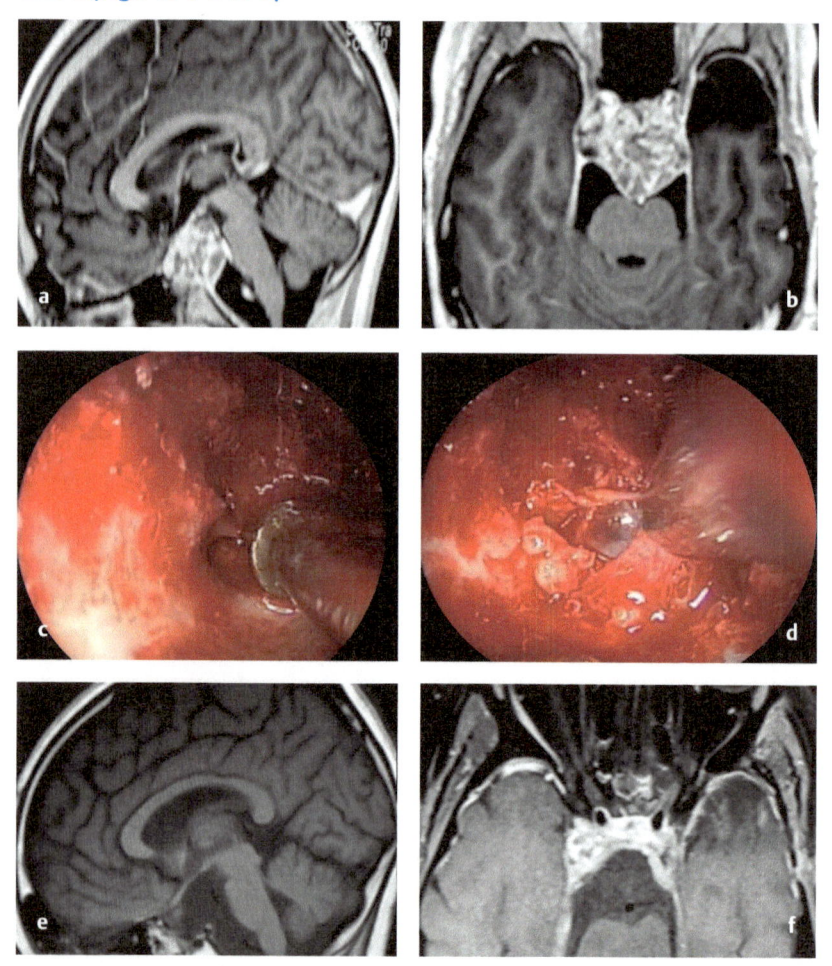

Fig. 18-3. Paciente masculino de 9 anos de idade com paresia parcial de nervo oculomotor à direita. (**a,b**) Ressonância magnética com gadolínio em T1 evidenciando massa no *clivus* superior em contato com a artéria basilar. Foi realizada abordagem endoscópica endonasal estendida com o auxílio de neuronavegador (**c, d**) obtendo-se ressecção total do componente clival do cordoma. A cirurgia do componente intracavernoso à direita foi realizada em um segundo tempo. (**e, f**) RM pós-ressecção.

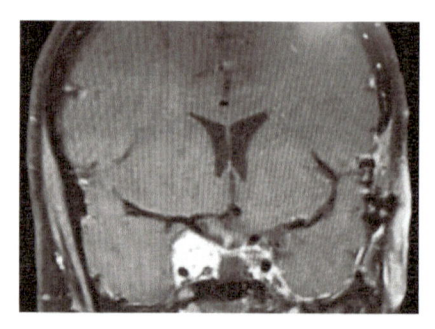

Fig. 18-4. Corte coronal de RM em T1 com gadolínio revelando componente intracavernoso residual da ressecção do cordoma.

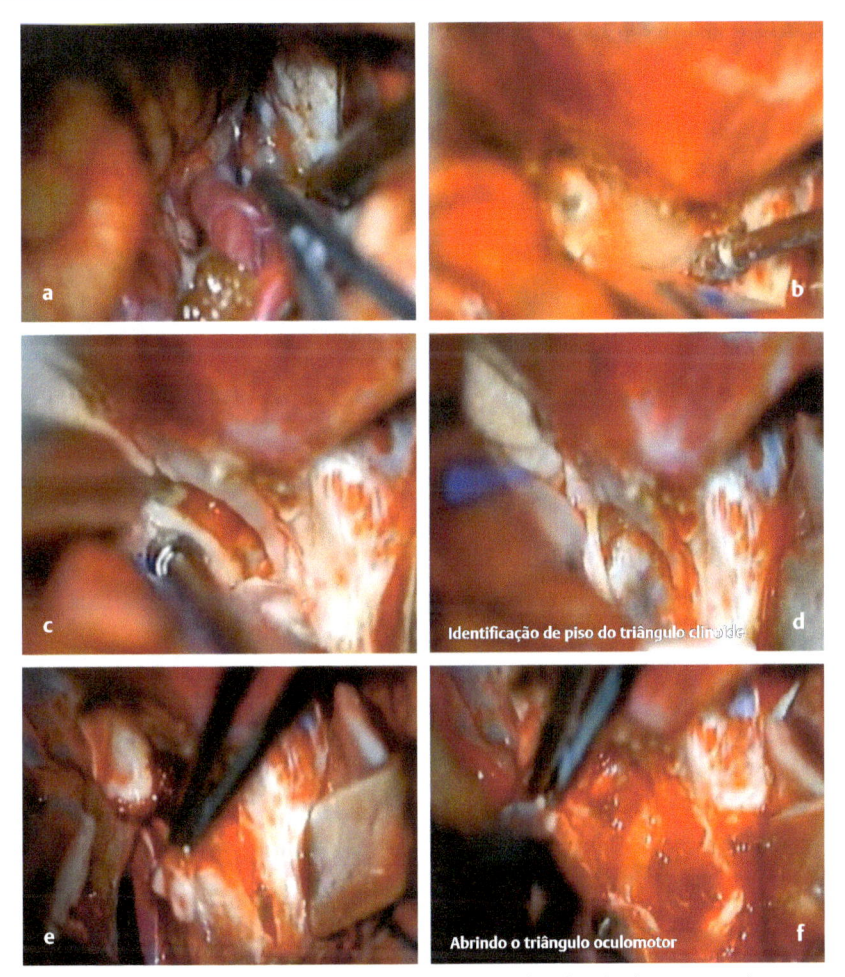

Fig. 18-5. Com o objetivo de ressecar o componente intracavernoso do cordoma foi realizada craniotomia crânio-orbitozigomática com dissecção da fissura sylviana (**a**). Exposição (**b**) e remoção intradural do processo clinoide anterior (**c**) com exposição do teto do seio cavernoso (**d**). Incisão da parede lateral do seio cavernoso ao nível do triângulo de Parkinson com abertura e ressecção do cordoma intracavernoso (**e, f**). A ressecção do componente intracavernoso foi parcial, não agregando déficits ao paciente. Tratamento complementado com radiocirurgia estereotáxica fracionada.

Caso 3 (Figs. 18-6 a 18-8)

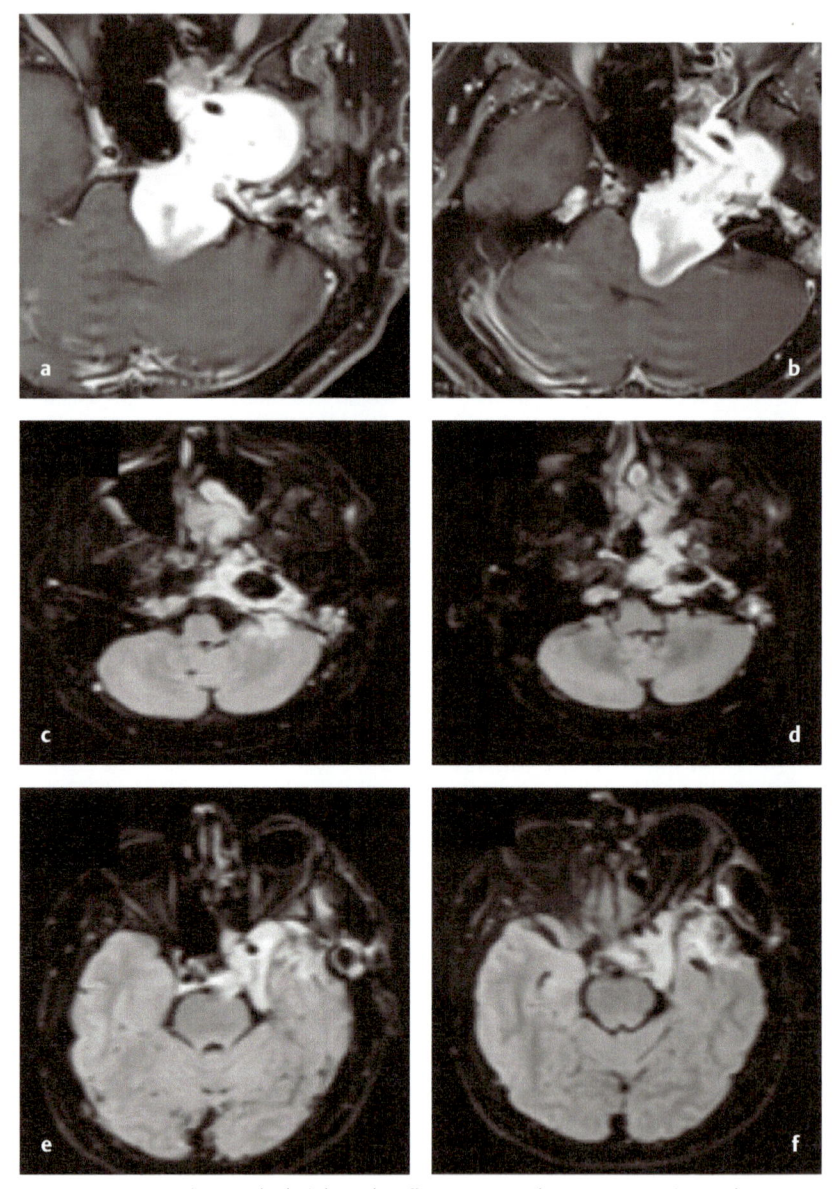

Fig. 18-6. Paciente masculino portador de síndrome de Maffucci com paresia de VI nervo craniano à esquerda por causa de volumoso tumor intracavernoso com extensão nas cisternas pré-pontinas do ângulo pontocerebelar e interpeduncular. (a,b) Ressonância magnética em T1 com gadolínio evidenciando o tumor. (c-f) Foi realizada craniotomia crânio-orbitozigomática com abordagem intradural do seio cavernoso e ressecção subtotal do componente cavernoso e total do componente da fossa posterior, com recuperação total da diplopia 7 meses após a ressecção de um condrossarcoma.

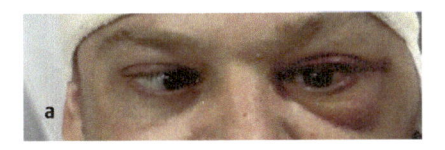

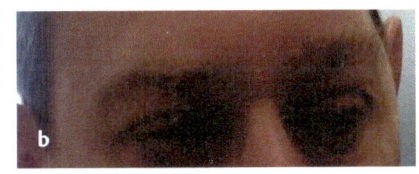

Fig. 18-7. Paresia de VI nervo craniano à esquerda (a) e recuperação 7 meses após a cirurgia (b).

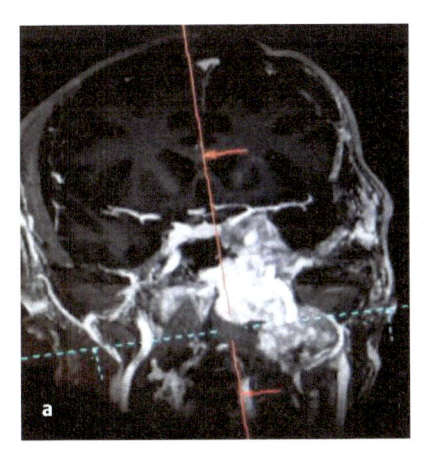

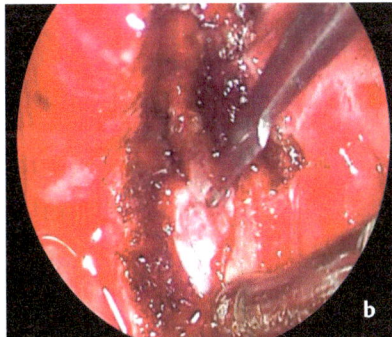

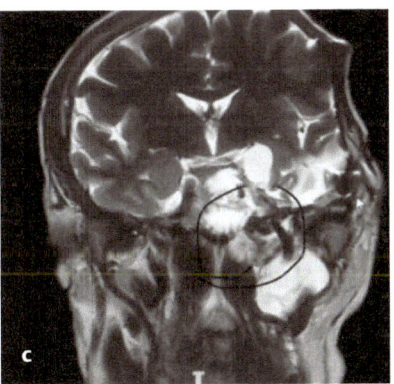

Fig. 18-8. Nova cirurgia foi realizada para ressecar componente na fossa pterigopalatina que não abordado na primeira cirurgia por meio de abordagem endonasal endoscópica estendida, obtendo-se ressecção total desta parte do tumor. (a) Corte coronal: ressonância magnética com gadolínio durante neuronavegação cirúrgica evidenciando a localização da fossa pterigopalatina. (b) Imagem intraoperatória da incisão da porção posterior da rinofaringe sobre o local onde se encontrava o condrossarcoma. (c) Pós-operatório de ressonância magnética coronal em T2 evidenciando a ressecção do tumor medialmente a carótida petrosa. Uma terceira cirurgia (abordagem pré-auricular subtemporal para a fossa infratemporal) está planejada para ressecção do componente tumoral localizado lateralmente à porção alta da carótida interna cervical. Após a terceira cirurgia, o paciente será referenciado para radiocirurgia. Este caso ilustra perfeitamente as diferentes vias que os acessos à base do crânio fornecem para a ressecção de diferentes partes de um mesmo tumor.

Caso 4 (Fig. 18-9)

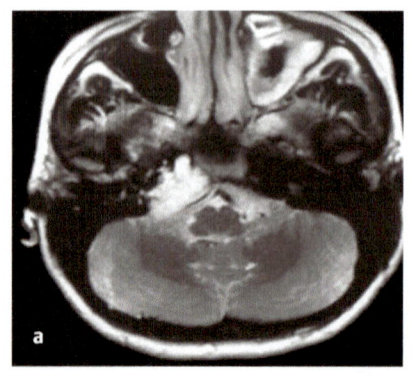

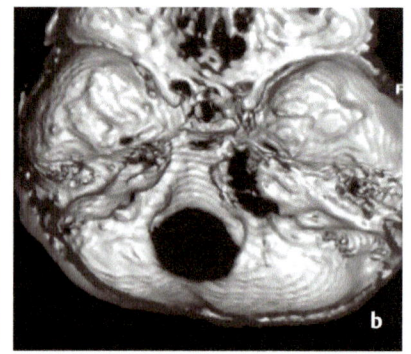

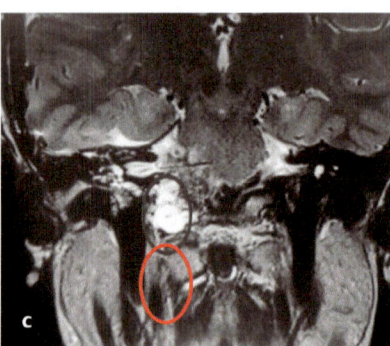

Fig. 18-9. Mulher jovem com paresia de VI nervo craniano à direita com 60 dias de evolução e paresia de nervos cranianos baixos à direita com 7 dias de evolução. (**a**) Ressonância magnética axial em T2 evidenciando tumor hiperintenso em ápex petroso à direita. (**b**) Tomografia de crânio com reconstrução evidenciando erosão do ápex petroso com extensão da erosão óssea para o forâmen jugular. Paciente foi submetido a craniotomia temporal direita com zigomaticomia e *peeling* da fossa média com petrosectomia anterior. O condrosarcoma foi ressecado inteiramente pela abordagem extradural, havendo melhora da deglutição no pós-operatório imediato e melhora da diplopia 9 meses após a cirurgia. Tratamento complementado com radiocirurgia. (**c**) Ressonância magnética coronal em T2 três meses após a cirurgia evidenciando o enxerto de gordura hiperintenso, estendendo-se do apéx petroso ao forame jugular à direita, substituindo o tumor que foi ressecado.

Caso 5 (Fig. 18-10)

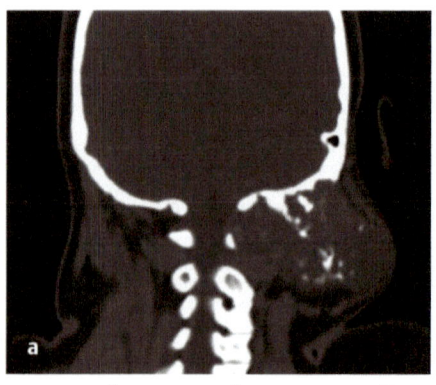

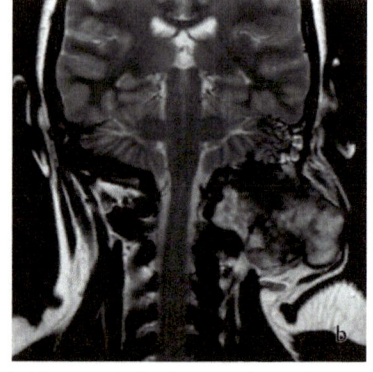

Fig. 18-10. Mulher jovem com volumosa massa cervical à esquerda. (**a**) Tomografia de crânio coronal na janela óssea evidenciando volumosa massa calcificada envolvendo a região paravertebral esquerda. Não havia critérios de instabilidade da junção craniocervical. (**b,c**) Ressonância magnética coronal em T2 e axial em T1 evidenciando mesma massa envolvendo a região cervical posterior à esquerda e parte da fossa infratemporal do mesmo lado. *(Continua.)*

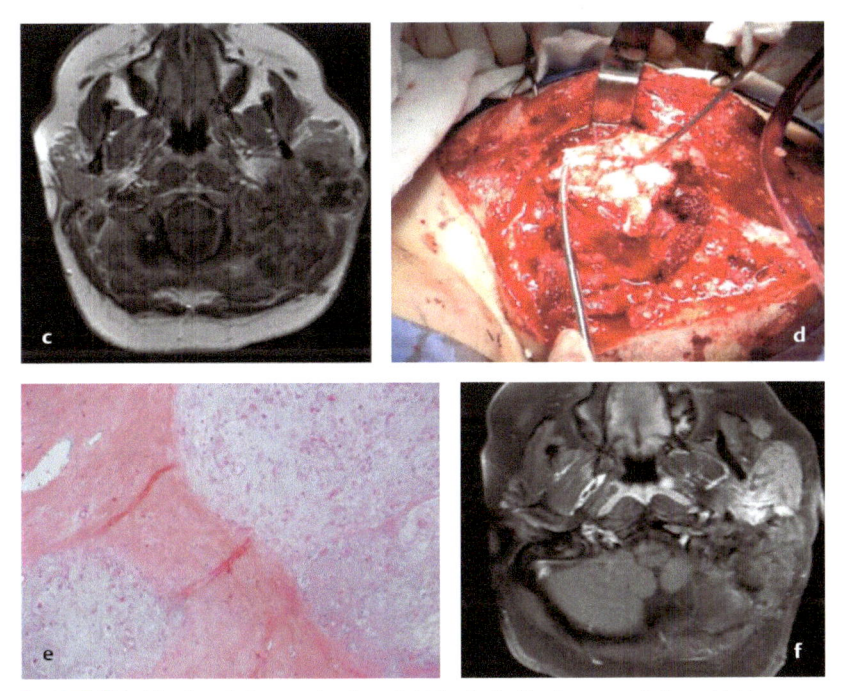

Fig. 18-10. (d) Incisão retroauricular com extensão cervical foi realizada obtendo-se ressecção tumoral total. **(e)** Anatomopatológico com aumento de 10× evidenciando células com moderada atipia circundadas por matriz cartilaginosa típicas de condrossarcoma. **(f)** Ressonância magnética axial em T1 com gadolínio evidenciando ressecção tumoral. Paciente referenciada para radiocirurgia adjuvante.

Caso 6 (Figs. 18-11 e 18-12)

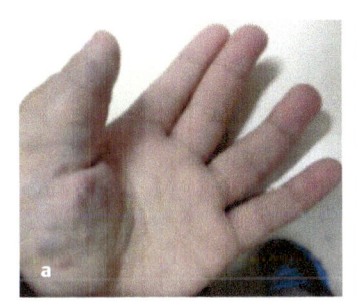

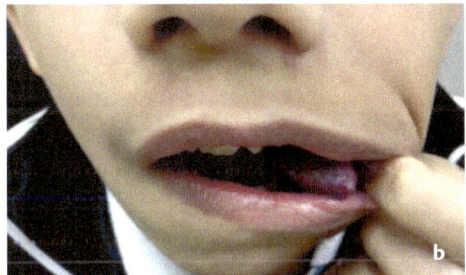

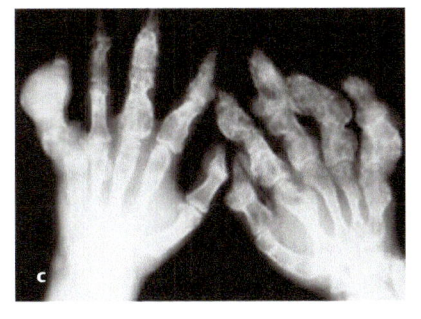

Fig. 18-11. Menino assintomático portador de síndrome de Maffucci foi submetido à ressonância magnética de crânio evidenciando massa em *clivus* que revelou tratar-se de condrossarcoma. **(a)** A deformidade das mãos em razão de encondromatose é característica destes pacientes.
(b) Outro achado são os hemangiomas em pele e cavidade oral. **(c)** RX de mãos de outro paciente de nossa série evidenciando o padrão de encondromatose.

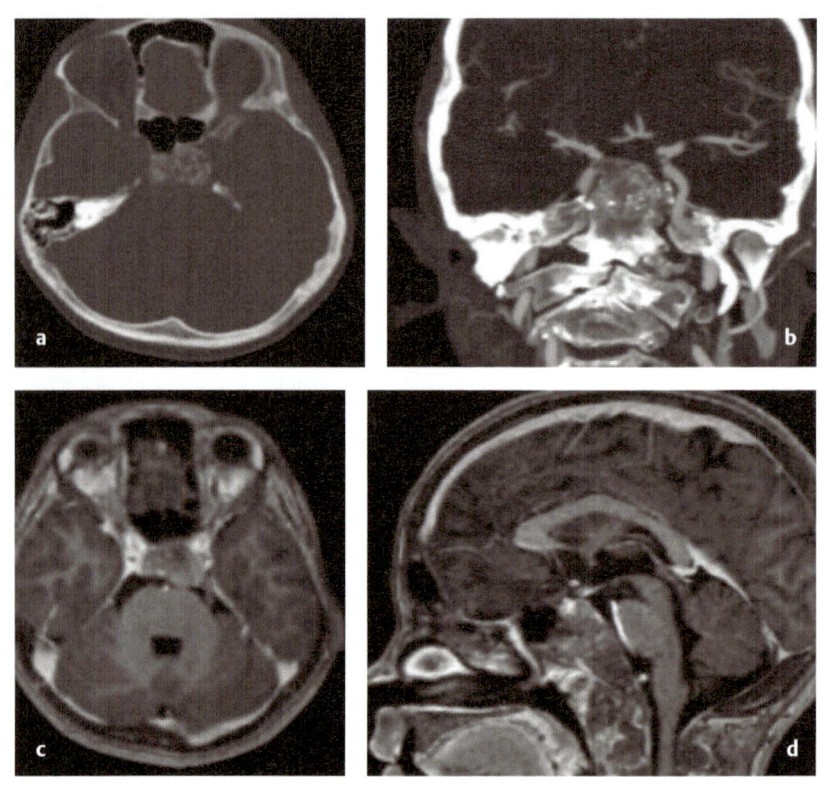

Fig. 18-12. (a-d) A lesão no *clivus* superior, achada casualmente, foi ressecada subtotalmente por meio de abordagem endonasal endoscópica, sendo o tratamento complementado com radiocirurgia estereotáxica.

Caso 7 (Fig. 18-13)

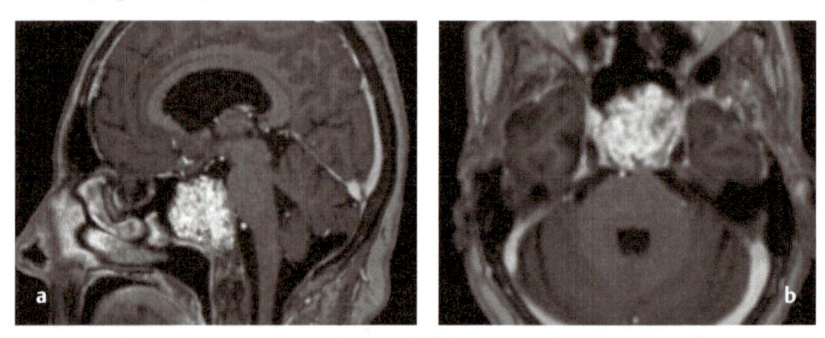

Fig. 18-13. Sequência mostra paciente feminina de 43 anos de idade com paresia de VI nervo craniano à direita. Paciente tinha sido submetida a duas tentativas de ressecção/biópsia tumoral prévia via craniotomia em outro serviço. Ressonância magnética em T1 com gadolínio sagital (a) e axial (b) evidenciaram a *bright lesion* no *clivus* típica de cordoma. Optou-se por abordagem endonasal endoscópica estendida com ressecção da lesão e melhora da diplopia 5 meses após a cirurgia. *(Continua.)*

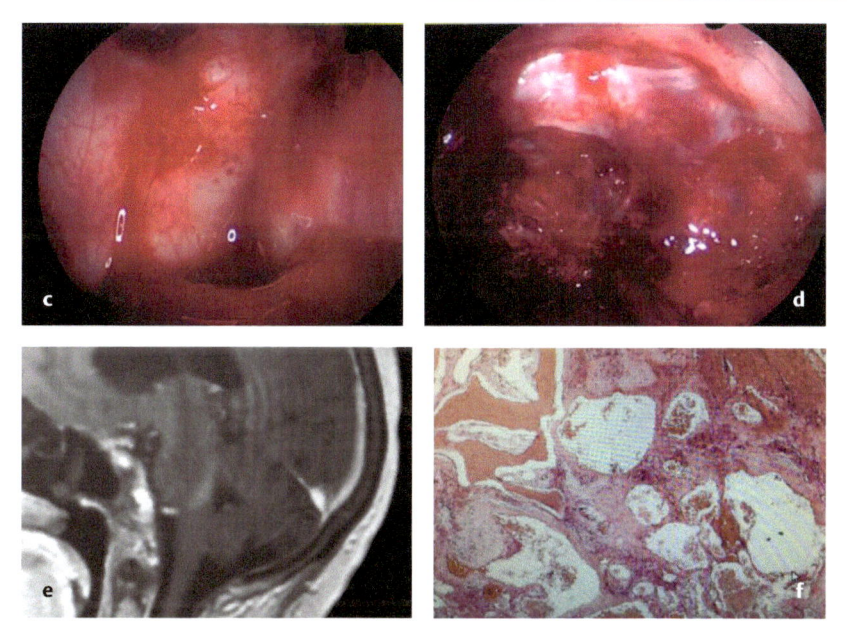

Fig. 18-13. (c,d) Intraoperatório e a ressecção tumoral. (e) Ressonância magnética de crânio no pós-operatório imediato evidencia ressecção tumoral. (f) Surpreendentemente o anatomopatológico revelou um angioma de *clivus*, devendo este tumor ser considerado no diagnóstico diferencial de cordoma.

Caso 8 (Figs. 18-14 a 18-16)

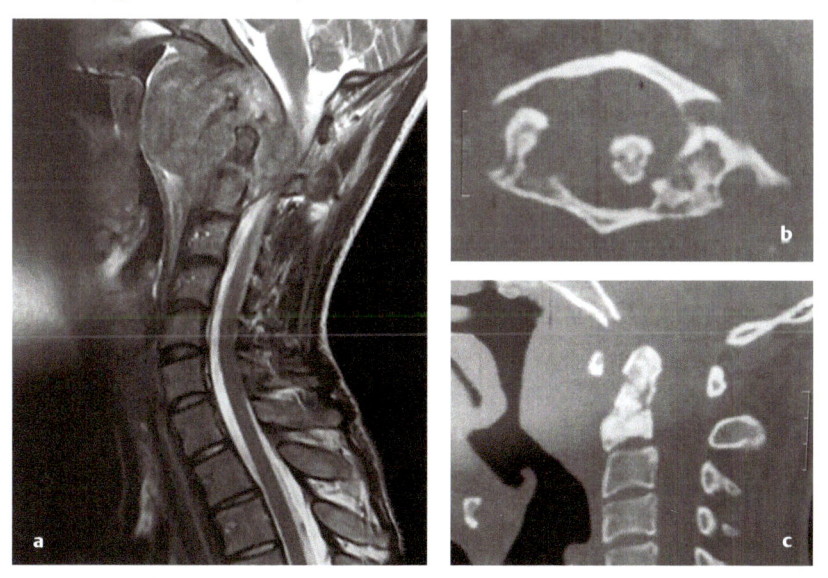

Fig. 18-14. Paciente feminina de 17 anos de idade com tetraparesia com 30 dias de evolução em virtude de volumoso tumor de junção craniocervical com laudo radiológico de cordoma. (a) Ressonância magnética sagital em T2 evidenciando volumosa lesão causando compressão da porção superior da medula cervical. (b,c) Tomografia de crânio na janela óssea apresentando todos os critérios de instabilidade craniocervical.

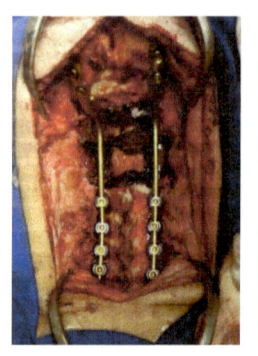

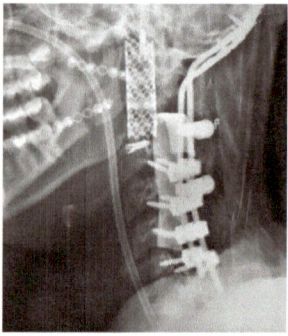

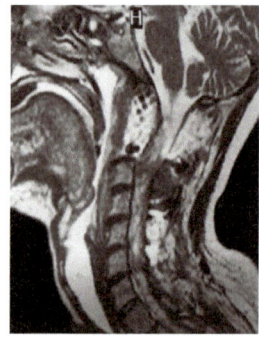

Fig. 18-15. Tendo em vista a instabilidade craniocervical, foi realizada fixação occipitocervical via posterior e, uma semana após, foi realizada abordagem transcervical extrafaríngea através do triângulo submentoniano para ressecção tumoral e ressecção do arco anterior de C1 e corpo de C2, com colocação de enxerto em Cage e fixação do Cage em C3 no *clivus* inferior. Paciente apresentou melhora progressiva da tetraparesia.

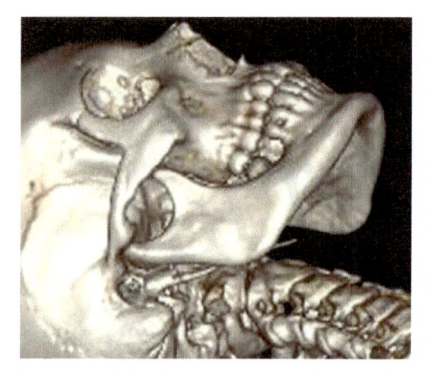

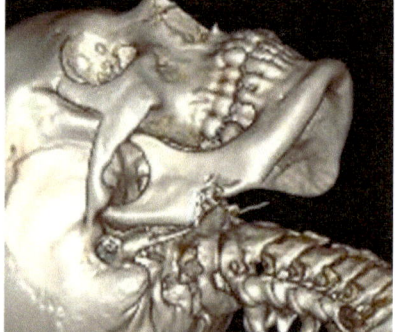

Fig. 18-16. Pelo fato da junção craniocervical estar fixada e o movimento ser limitado para efetivar a artrodese via anterior, o ângulo da mandíbula foi ressecado para fornecer ângulo de entrada para o parafuso, que foi inserido no *clivus* inferior para fixar o Cage. O ângulo foi reconstruído após a fixação do Cage. Embora a paciente tenha evoluído bem no pós-operatório imediato, o exame anatomopatológico e o imuno-histoquímico revelaram tratar-se de rabdomiossarcoma, sendo a paciente submetida à radioterapia adjuvante, e vindo a falecer de recidiva local e metástases a distância 12 meses após a cirurgia. Este caso ilustra outro tumor que deve ser considerado no diagnóstico diferencial dos cordomas e condrossarcomas da base do crânio.

Caso (Fig. 18-17)

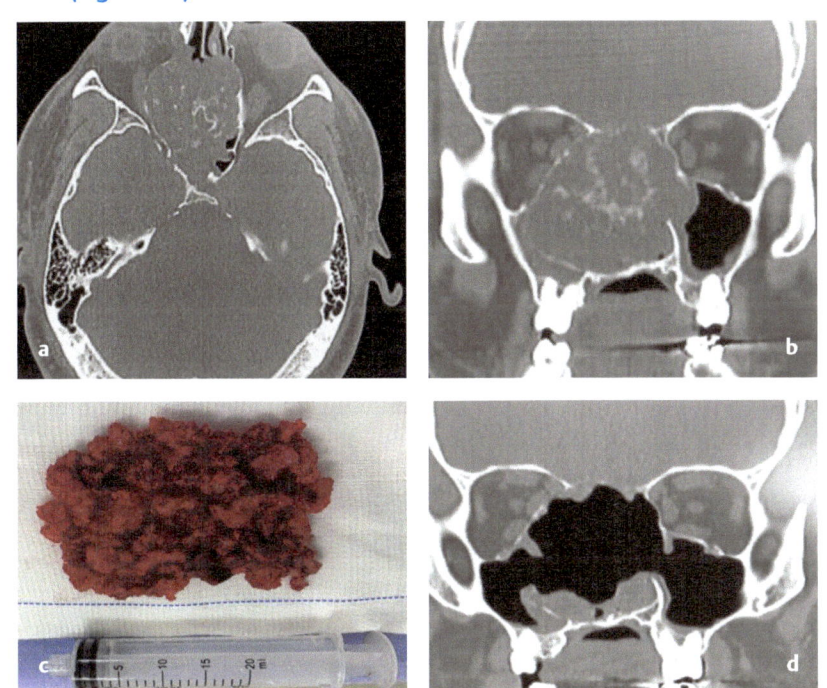

Fig. 18-17. Paciente masculino de 30 anos de idade com queixa de obstrução nasal. (a,b) Tomografia de crânio com volumoso tumor com calcificações em seu interior e localizado na topografia dos seios da face. (c,d) O tumor foi totalmente ressecado e o paciente encaminhado para radioterapia adjuvante.

Evidenciam tumores que, no pré-operatório, tinham laudo radiológico de cordoma e características de imagem típicas destes tumores, mas que se revelaram como tumores distintos. O caso 9 evidencia um condrossarcoma dos seios paranasais (Fig. 18-17).

DICAS

- A anatomia microcirurgia, bem como as diferentes vias para abordagens destas neoplasias, deve ser entendida em profundidade pelo neurocirurgião. Treinamento em laboratório de microcirurgia é um importante passo.
- A melhor chance de cura do paciente está na primeira cirurgia, portanto planejar detalhadamente a via de abordagem é crucial para o prognóstico desta doença.
- Deve-se considerar que não são poucos os casos em que mais de uma abordagem em diferentes tempos cirúrgicos deve ser realizada.
- O neuronavegador pode ter importante papel em cordomas e condrossarcomas, pois a anatomia óssea muitas vezes está modificada.
- O cirurgião não deve iniciar uma cirurgia de cordoma sem ter disponível o aspirador ultrassônico.
- Para tumores de clivus com componente intracraniano, os retalhos pediculados (principalmente o nasosseptal para abordagens endonasais endoscópicas) são importantes para evitar a fístula liquórica.
- A abordagem dos cordomas deve ser agressiva, buscando sempre a ressecção total. Nos condrossarcomas, a ressecção subtotal ou quase total seguida de radiocirurgia é suficiente.

REFERÊNCIAS BIBLIOGRÁFICAS

1. Al-Mefty O, Kadri PA, Hasan DM, et al. Anterior clivectomy: surgical technique and clinical applications. Neurosurg 2008;109(5):783-93.
2. Borba LA, Al-Mefty O, Mrak RE, Suen J. Cranial chordomas in children and adolescents. J Neurosurg 1996;84(4):584-91.
3. Dahlin DC, MacCharty CS. Chordoma: a study of 59 cases. Cancer 1952;5:1170-8.
4. Heffelfinger MJ, Dahlin DC, MacCarty CS, et al. Chordomas and cartilaginous tumors at the skull base. Cancer 1973;32:410.
5. Isolan GR, Aguiar PHP. Manejo cirúrgico dos cordomas. Câncer do sistema nervoso central – Tratamento Multidisciplinar Fernando Maluf, Artur Katz, Sebastião C. 2008.
6. Sanusi O, Arnaout O, Rahme RJ, et al. Surgical resection and adjuvant radiation therapy in the treatment of skull base chordomas. World Neurosurg 2018;115:e13-e21.
7. Soo M. Chordoma: Review of clinicoradiological features and factors affecting survival. Australas Radiol 2001;45:427-37.
8. Stamm AC, Balsalobre L, Hermann D, et al. Endonasal endoscopic approach to clival and posterior fossa chordomas. Oper Tech Otolaryngol Head Neck Surg 2011;22(4):274-80.
9. Vellutini EAS, Balsalobre L, Hermann DR et al. The endoscopic endonasal approach for extradural and intradural clivus lesions. World Neurosurg 2014;82(6):S106-15.
10. Dini LI, Isolan GR, Saraiva GA, et al. Maffucci's syndrome complicated by intracranial chondrosarcoma: two new illustrative cases. Arq Neuropsiquiatr 2007;65(3B):816-21.
11. Amit M, Na'ara S, Binenbaum Y, et al. Treatment and outcome of patients with skull base chordoma: a meta-analysis. J Neurol Surg B Skull Base 2014;75(6):383-90.
12. Bernstein KM, Delaney T. Chordomas and chondrosarcomas – The role of radiation therapy. Journal of Surgical Oncology 2016;114:564-9.
13. Bloch OG, et al. A systematic review of intracranial chondrosarcoma and survival. J Clin Neurosci 2009;16:1547-51.
14. Lanzino G, Sekhar LN, Hirsch WL, et al. Chondromas and chondrosarcomas involving the cavernous sinus: review of surgical treatment and outcomes in 31 patients. Surg Neurol 1993;40:359-71.
15. Mangussi-Gomes J, Beer-Furlan A, Balsalobre L, et al. Endoscopic endonasal management of skull base chordomas surgical technique, nuances, and pitfalls. Otolaryngol Clin N Am 2016;49:167-82.
16. Prevedello DM, Doglietto F, Jane JA, et al. History of endoscopic skull base surgery: its evolution and current reality. J Neurosurg 2007;107(1):206-13.
17. Saifuddin A, Mann BS, Mahroof S, et al. Dedifferentiated chondrosarcoma: use of MRI to guide needle biopsy. Clin Radiol 2004;59:268-72.
18. George B, Bresson D, Bouazza S, et al. Chordomas. Neurochirurgie 2014;60:1-140.
19. Bloch OG, et al. Cranial chondrosarcoma and recurrence. Skull Base 2010;20:149-56.
20. Ares C, et al. Effectiveness and safety of spot scanning proton radiation therapy for chordomas and chondrosarcomas of the skull base: First long-term report. Int J Radiat Oncol Biol Phys 2009;75:1111-8.
21. Hug EB, et al. Proton radiation therapy for chordomas and chondrosarcomas of the skull base. J Neurosurg 1999;91:432-9.
22. Noel G, et al. Radiotherapeutic factors in the management of cervical-basal chordomas and chondrosarcomas. Neurosurgery 2004;55:1252-60.
23. Stacchiotti S, Sommer J. Building a global consensus approach to chordoma: a position paper from the medical and patient community. Chordoma Global Consensus Group. Lancet Oncol 2015;16(2):e71-83.
24. Isolan G R, De Oliveira E, Mattos J P. The arterial compartment of cavernous sinus – analysis of 24 cavernous sinus. Arq Neuropsiq. 2005;63(2-A):259-264.
25. Isolan G R, Krayenbuhl N, De Oliveira E, Al-Mefty O. Microsurgical anatomy of the cavernous sinus: Measurements of the triangles in and around it. Skull Base. 2007;17:357-367.
26. Isolan GR, Rowe R, Al-Mefty O. Microanatomy and surgical approaches to the infratemporal fossa: An anaglyphic three-dimensional stereoscopic printing study. Skull Base 2007;17:285-302.
27. Isolan GR, Krayenbühl N, de Oliveira E, Al-Mefty O. Microsurgical anatomy of the cavernous sinus: Measurements of the Triangles in and around It. Skull Base 2007;17(6):357-67.
28. Isolan GR, de Aguiar PH, Laws ER, et al. The implications of microsurgical anatomy for surgical approaches to the sellar region. Pituitary 2009;12(4):360-7.
29. Isolan GR, Braga FLS, Campero A, et al. Microsurgical and endoscopic anatomy of the cavernous sinus. Brazilian Neurosurgery 2020;39(02):83-94.
30. Krayenbühl N, Isolan GR, Hafez A, Yaşargil MG. The relationship of the fronto-temporal branches of the facial nerve to the fascias of the temporal region: a literature review applied to practical anatomical dissection. Neurosurgical Review 2007;30(1):8-15.
31. Santos FP, Longo MG, May GG, Isolan GR. Computed tomography evaluation of the correspondence between the arcuate eminence and the superior semicircular canal. World Neurosurg 2018;111:e261-e266.
32. Dini LI, Isolan GR, Flores E, et al. Anterior skull base tumors: the role of transfacial approaches in the endoscopic era. Craniofac Surg 2018;29(1):226-32.
33. Isolan GR, Antunes AC, Manfrim J, et al. Intraosseous degenerative cyst of the axis approached via transcervical extrapharyngeal avenue. Craniovertebr Junction Spine 2012.
34. Fernandez-Miranda JC, Gardner PA, Snyderman CH, et al. Clival chordomas: A pathological, surgical, and radiotherapeutic review. Head Neck 2014;36(6):892-906.
35. Jackson IT, Marsh WR, Bite U, et al. Craniofacial osteotomies to facilitate skull base tumors resection. Br J Plast Surg 1986;39:153-60.
36. Jackson IT, Marsh WR, Hide TA. Treatment of tumors involving the anterior cranial fossa. Head Neck Surg 1984;6:901-13.
37. James D, Crockard AH. Surgical access to the skull and upper cervical spine by estended maxillotomy. Neurosurgery 1991;29:411-16.
38. Liu JK, Decker D, Schaefer SD, et al. Zones of approach for craniofacial resection: Minimizing facial incisions for resection of anterior cranial base and paranasal sinus tumors. Neurosurgery 2003;53:1126-35.
39. Price JC. The midfacial degloving approach to the central skull base. Ear Nose Throat J. 1986;65:174-80.
40. Sabit I, Schaefer S, Couldwell W. Extradural extranasal combined transmaxillary transsphenoidal approach to the cavernous sinus: A minimally invasive microsurgical model. Laryngoscope 2000;110:286-91.
41. Sasaki CT, Lowlicht RA, Astrachan DJ, et al. Le Fort I osteotomy approach to the skull base. Laryngoscope 1990;100:1073-6.
42. Meotti CD, Piltcher OB, Netto B, et al. Differentiation between posterior sinuses using the medial orbital floor as a landmark. J Neurol Surg B Skull Base 2017;78(2):152-7.
43. Netto B, Piltcher OB, Meotti CD, et al. Computed tomography imaging study of the superior attachment of the uncinate process. Rhinology 2015;53(2):187-91.
44. Isolan GR, Wayhs SY, Lepski GA, et al. Petroclival meningiomas: Factors determining the choice of approach. J Neurol Surg B Skull Base 2018;79(4):367-78.

CAPÍTULO 19

TUMORES DO GLOMO JUGULAR (PARAGANGLIOMAS JUGULOTIMPÂNICOS)

Baltazar Leão Reis • Alexandre Varella Giannetti

HISTÓRICO

A primeira descrição de um paciente com tumor glômico jugular foi feita em 1945 por Rosenwasser.[1] O paciente diagnosticado à época sobreviveu até 1987. Tumores vasculares do ouvido médio haviam sido relatados anteriormente, mas Rosenwasser foi quem primeiro reconheceu a origem desses tumores no glomo jugular.[2] Foi também Rosenwasser quem realizou a primeira descrição da remoção cirúrgica de um tumor glômico jugular, atualmente chamado de paraganglioma jugulotimpânico.

DEFINIÇÕES

Os paragangliomas são tumores neuroendócrinos raros com origem nos gânglios autonômicos. Estes últimos são pequenos órgãos constituídos principalmente de células neuroendócrinas derivadas da crista neural embrionária e podem ter a capacidade de secretar catecolaminas.

Paragangliomas podem ter origem tanto em gânglios parassimpáticos quanto simpáticos, ambos ocorrendo com frequência semelhante. Estes dois tipos são indistinguíveis no nível celular, mas diferem em termos de distribuição anatômica e também apresentam características clínicas distintas.[3] Os de origem simpática geralmente secretam catecolaminas e estão localizados nos gânglios simpáticos paravertebrais do tórax, abdome e pelve. Em contraste, a maioria dos paragangliomas parassimpáticos é não funcionante (não produz catecolaminas) e está localizada ao longo dos nervos glossofaríngeo e vago no pescoço e na base do crânio.

As denominações utilizadas para descrever os paragangliomas apresentam uma enorme variação. Alguns autores utilizam o termo "feocromocitoma extra-adrenal" para descrever um tumor secretor de catecolaminas que surge de gânglios simpáticos, ou seja, fora da glândula adrenal. Outros usam o termo coletivo feocromocitoma para descrever todos os tumores que surgem em gânglios autonômicos abdominais (adrenal e extra-adrenal) e tórax.[4] Neste capítulo, o termo paraganglioma será usado para designar os tumores originários diretamente do gânglio autonômico (ou seja, tumores extra-adrenais), contemplando tanto os funcionantes (secretor de catecolaminas) quanto os não funcionantes. Já o termo feocromocitoma será limitado aos tumores que surgem nas glândulas suprarrenais.

A maioria dos paragangliomas derivados dos gânglios parassimpáticos localiza-se no pescoço e na base do crânio ao longo dos ramos dos nervos glossofaríngeo e vago. Eles surgem mais comumente no corpo carotídeo, menos comumente nos gânglios jugulotimpânico e vagal e, raramente, no gânglio laríngeo.

Os paragangliomas parassimpáticos são, por vezes, referidos como paragangliomas não cromafins em distinção aos paragangliomas metaméricos (cromafins), que surgem das células cromafins encontradas no paraganglio simpático e na medula suprarrenal. Estes paragangliomas também já foram anteriormente descritos como quemodectomas. Entretanto, essa é uma designação imprecisa, pois apenas o paragânglio do corpo carotídeo atua como quimiorreceptor.[3] Portanto, esse termo não deve ser usado de forma generalizada. Termos mais antigos para tumores do gânglio jugular (*glomus jugulare*) e do gânglio timpânico (*glomus timpanicum*) também não devem mais ser usados; o termo paraganglioma jugulotimpânico é o preferido.[3]

A maioria dos paragangliomas que surge na base do crânio e na região do pescoço não está associada à secreção de catecolaminas. De fato, muitos autores já mencionaram que apenas 5% dos paragangliomas de cabeça e pescoço são sintomáticos em virtude de hipersecreção – principalmente catecolaminas.[5]

Os paragangliomas simpáticos surgem fora da glândula adrenal em qualquer ponto da cadeia simpática desde a base do crânio até a bexiga e a próstata.[6] Aproximadamente 75% dos paragangliomas simpáticos surgem no abdome, mais frequentemente próximos da junção das veias cava e renal esquerda, ou no órgão de Zuckerkandl, que reside na bifurcação aórtica perto da origem da artéria mesentérica inferior. Cerca de 10% surgem no tórax, incluindo localizações pericárdicas.[7] Paragangliomas simpáticos também podem surgir na glândula tireoide, adjacentes à coluna torácica, e no nível da cauda equina.[6,8]

Paragangliomas que surgem fora da base do crânio e do pescoço são quase exclusivamente simpáticos e secretores de catecolaminas (86%, quase sempre norepinefrina.[9] Isso resulta em sintomas semelhantes aos do feocromocitoma – tumor de origem adrenal.

PARAGANGLIOMAS JUGULOTIMPÂNICOS

Os paragangliomas jugulotimpânicos, por muito tempo conhecidos como glomo jugular ou glomo timpânico, são neoplasias altamente vasculares, tipicamente benignos, que surgem do tecido ganglionar, em geral de origem parassimpática. Aproximadamente um terço surge no contexto de uma síndrome hereditária. No sistema nervoso central, os paragangliomas também podem surgir na cauda equina e no *filum terminale*.[10]

Dá-se preferência à denominação paraganglioma jugulotimpânico em vez de glomo jugular, porque, geralmente, esses tumores se originam do bulbo jugular e estendem-se até à orelha média.[11] O termo paraganglioma timpânico é reservado para tumores anatomicamente restritos à orelha média.

Com intuito de unificar e dar clareza à localização destes tumores e suas extensões anatômicas, recomenda-se o seu estadiamento utilizando a classificação de Fisch que se baseia na extensão do tumor às estruturas anatômicas circunvizinhas e está intimamente relacionada à mortalidade e à morbidade (Quadro 19-1).[12,13]

APRESENTAÇÃO CLÍNICA

A apresentação clínica dos paragangliomas jugulotimpânicos reflete seu crescimento lento e consequente escassez de sintomas em estágios iniciais. Um atraso significativo no diagnóstico pode ocorrer e os tumores podem ser grandes quando identificados pela primeira vez.

Os sintomas mais comuns são perda auditiva condutiva e zumbido pulsátil.[14] Outros sinais e sintomas são plenitude auricular, otorreia, hemorragia, sopro e presença de massa na orelha média. Dor de ouvido significativa é incomum. O envolvimento da orelha interna pode produzir vertigens e perda auditiva neurossensorial. Havendo o envolvimento do forame jugular, rouquidão, disfagia e paresia do trapézio e do esternocleidomastóideo são comuns, e manifestam-se progressivamente. Se a lesão tiver importante componente intracraniano, sinais cerebelares podem aparecer. Menos comumente, os tumores jugulotimpânicos produzem paralisia dos nervos facial, abducente e/ou hipoglosso, além de síndrome de Horner.

Até 5% destes tumores são funcionantes e produzem níveis clinicamente significativos de catecolaminas. Portanto, em cerca de 2-4% dos pacientes, os primeiros ou principais sintomas são hipertensão e taquicardia (sintomas feocromocitoma-*like*) produzidas pelas catecolaminas excretadas pelo tumor. Deve-se ter em mente que outras substâncias também podem ser produzidas e excretadas por estes tumores, como: a somatostatina, o polipeptídeo intestinal vasoativo, a calcitonina e a enolase específica do neurônio. Outros sintomas relacionados com a hiperprodução de catecolaminas incluem: dor de cabeça, transpiração, palidez e náuseas.[4]

A maioria destes tumores ocorre em pacientes com idade entre 40 e 70 anos, mas já foram relatados casos em pacientes com 6 meses e 88 anos. A proporção entre mulheres e homens é de cerca de 3-6:1. Tumores multicêntricos são encontrados em 3-10% dos casos esporádicos e em 25-50% dos casos familiares.[6] Nestes últimos, há herança autossômica dominante e penetrância incompleta. O desenvolvimento de tumores em casos familiares depende da idade e do sexo do genitor afetado. Os paragangliomas não cromafins têm uma tendência familiar.

Quadro 19-1. Classificação de Fisch para Paragangliomas da Região do Forame Jugular

Classe	Descrição
A	Tumores que surgem ao longo do plexo timpânico no promontório coclear
B	Tumores com invasão de hipotímpano; osso cortical sobre bulbo jugular intacto
C1	Tumores com invasão do forame carotídeo, mas sem invasão da artéria carótida
C2	Tumores com destruição do canal carotídeo vertical
C3	Tumores que invadem a porção horizontal do canal carotídeo, mas não alcançam o forame lácero
C4	Tumores com crescimento para o forame lácero e ao longo da artéria carótida e do seio cavernoso
De1/2	Tumores com crescimento para o forame lácero e ao longo da artéria carótida e do seio cavernoso. Têm extensão intracraniana, mas apenas extradural; De1/2 de acordo com o deslocamento da dura (De1 = menos de 2 cm, De2 = mais de 2 cm)
Di1/2/3	Tumores com extensão intracraniana e intradural. Di1/2/3 de acordo com a profundidade de invasão na fossa craniana posterior (Di1 = menor que 2 cm, Di2 = entre 2 e 4 cm, Di3 = maior que 4 cm)

EXAMES

O exame otoscópico revela um tumor característico, pulsátil, de coloração azul-avermelhada, localizado atrás da membrana timpânica. Já o exame audiológico revela perda auditiva condutiva e neurossensorial mistas. O componente neurossensorial tende a ser mais significativo com tumores maiores que invadem também a orelha interna.

A tomografia computadorizada (TC) axial e coronal com cortes finos é superior para demonstrar a extensão da destruição óssea. Portanto, tomografias de crânio e de osso temporal devem ser sempre consideradas. A ressonância magnética (RM) com contraste é melhor para delinear os limites do tumor. Os tumores glômicos na RM ponderada em T1 e T2 têm intensidade mista característica dos tecidos moles com sinais de alta intensidade misturados a *flow-voids* (aparência de sal e pimenta) representando fluxo de sangue no interior do tumor. Uma combinação de TC e RM com contraste é o esquema imaginológico de escolha para tumores glômicos jugulotimpânicos (Figs. 19-1 e 19-2).

A menos que a arteriografia carotídea seja necessária para avaliação pré-operatória e/ou embolização, as técnicas não invasivas (TC e RM) são preferidas para diagnóstico e acompanhamento destes tumores. No caso de grandes tumores envolvendo a artéria carótida interna, recomenda-se arteriografia carotídea pré-operatória seguida de teste de oclusão com balão. Os sistemas de drenagem venosa também precisam ser cuidadosamente estudados antes que a oclusão do seio seja realizada durante a ressecção cirúrgica. Para tumores com grande extensão intra e extracraniana, a arteriografia vertebral é aconselhada para estudar os nutridores arteriais originários da circulação posterior (Fig. 19-3).

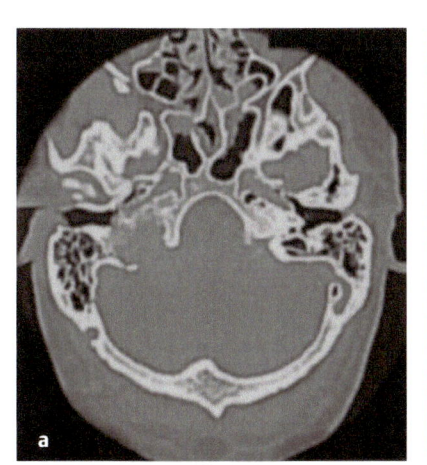

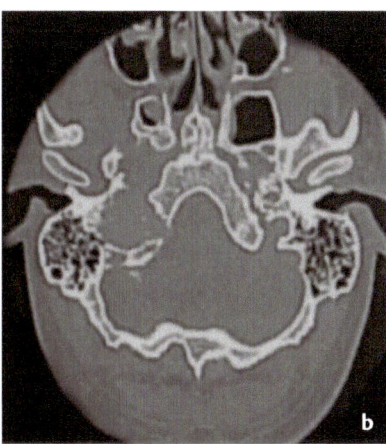

Fig. 19-1. (a,b) Tomografia computadorizada de crânio, janela óssea, corte axial de paciente com paraganglioma jugulotimpânico. Nota-se erosão óssea do osso temporal à direita com invasão de estruturas da orelha média e interna, além de erosão de porções ósseas envolvidas na formação do forame jugular direito.

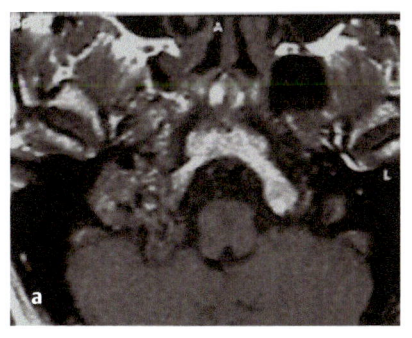

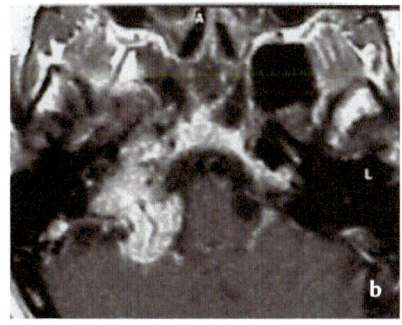

Fig. 19-2. Ressonância magnética do encéfalo de paciente com paraganglioma jugulotimpânico. (a) Ponderação T1 sem injeção de contraste evidenciando lesão expansiva localizada na região do forame jugular à direita. A lesão tem componentes extra e intracranianos. (b) Ponderação T1 após injeção de contraste mostrando a mesma lesão que apresenta exuberante captação do meio de contraste. É possível notar alguns artefatos de fluxo (*flow voids*) provocados por vasos arteriais intratumorais, o que reafirma a natureza hipervascular da lesão.

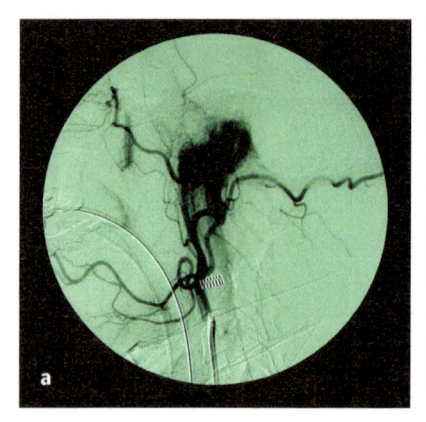

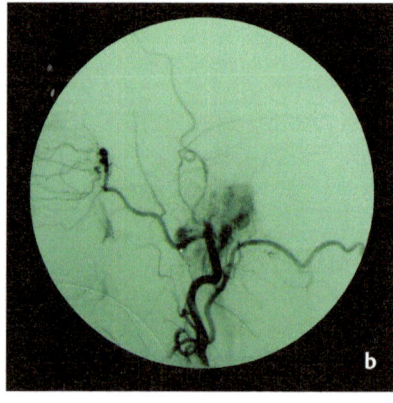

Fig. 19-3. Arteriografia digital em perfil com injeção seletiva da artéria carótida externa de paciente com paraganglioma jugulotimpânico. (a) Arteriografia pré-embolização. Nota-se a extensa massa hipervascular localizada na altura da orelha média e do forame jugular. (b) Arteriografia pós-embolização do mesmo paciente (preparo pré-operatório). Nota-se evidente redução do fluxo de sangue no interior do tumor.

É fundamental investigar a presença de hipersecreção de catecolaminas em todos os pacientes suspeitos de ter um paraganglioma, especialmente aqueles candidatos a cirurgia e embolização. Embora apenas uma pequena porcentagem de pacientes com paragangliomas na base do crânio secretem catecolaminas (cerca de 5%), a cirurgia e a embolização podem desencadear uma tempestade adrenérgica com consequências devastadoras. Se a triagem de rotina para catecolaminas for positiva (urina de 24 horas e dosagens séricas), alfabloqueadores e betabloqueadores são administrados por 2-3 semanas antes da cirurgia ou embolização. Isso ajuda a evitar a labilidade da pressão arterial e arritmias. Em casos emergenciais, 3 dias de tratamento como alfa e/ou betabloqueadores parecem ser adequados para preparar o paciente para cirurgia.

DIAGNÓSTICO DIFERENCIAL

Os diagnósticos diferenciais incluem: cordoma, otite média, granuloma eosinofílico (histiocitose X), meningioma, schwannoma, neurofibroma, condrossarcoma, carcinoma (primário e metastático), colesteatoma, osteoma, otosclerose, mastoidite crônica, granuloma de colesterol, aneurisma, artéria carótida interna aberrante aberta, hemotímpano idiopático, bulbo jugular proeminente, artéria estapedial persistente e linfoma.

OPÇÕES DE TRATAMENTO

A abordagem terapêutica ideal para os paragangliomas da base do crânio é altamente dependente dos sintomas, localização, tamanho, relação entre o tumor e as estruturas neurovasculares, presença de déficits pré-terapêuticos nos nervos cranianos, bem como a idade e a saúde geral do paciente.

Em geral, existem três principais possibilidades de abordagem terapêutica:

1. *Ressecção*: a ressecção é preferida para os tumores secretores de catecolaminas e para aqueles que são localmente sintomáticos em decorrência do volume tumoral, sempre que anatomicamente viável;
2. *Radioterapia (RT)*: a RT é uma alternativa para o tratamento de paragangliomas não secretantes de catecolaminas da base do crânio e pescoço. A RT é geralmente reservada para os casos em que a ressecção exigiria extenso sacrifício de estruturas vasculares e/ou neurais críticas, e para casos de tumor recorrente após cirurgia prévia;
3. *Observação inicial*: a observação inicial é uma abordagem aceitável para pacientes selecionados que têm pequenos (< 2-3 cm) paragangliomas não secretores, assintomáticos ou oligossintomáticos e que podem ser monitorados de perto para melhor avaliar a história natural do tumor.

É importante ter em mente que os paragangliomas da base do crânio podem ter um amplo espectro de comportamento clínico. A taxa de crescimento variável, juntamente com o fato de a maioria (90% ou mais) ser não funcionante, é uma consideração importante na determinação de se intervir terapeuticamente. Algumas séries de paragangliomas da base do crânio e do pescoço estimam que o tempo de duplicação do tamanho do tumor esteja entre 4,2 e 13,8 anos.[15]

Atualmente, com modernas técnicas microcirúrgicas, o controle tumoral local pode ser alcançado, mesmo em extensos paragangliomas jugulares, em 80% a 90% dos casos. Taxas de controle local de 86% a 100% têm sido relatadas em pacientes com paragangliomas benignos após ressecção total.[14,16-18]

Para pacientes com paragangliomas timpânicos sintomáticos (Fisch classe A e B), a ressecção cirúrgica representa o tratamento de escolha se não houver contraindicações clínicas para a anestesia geral.[15] A observação inicial pode ser considerada no raro paciente com tumor timpânico assintomático e menor que 2-3 cm.

O tratamento dos paragangliomas jugulares é, de alguma forma, ainda controverso na literatura atual, especialmente em tumores avançados. A ressecção é possível para o tumor de classe C e D de Fisch usando variações das abordagens infratemporal e/ou justacondilar. No entanto, existe um risco considerável de disfunção pós-operatória dos nervos cranianos por causa da complexa relação anatômica entre esses tumores e os nervos cranianos inferiores.[15,16] Uma revisão sistemática recente incluiu 1.084 pacientes com paragangliomas jugulares tratados cirurgicamente e revelou que controle local (definido como ausência de doença durante todo o período de acompanhamento) foi alcançado em 85% dos casos.[19] Na mesma revisão, foram identificadas 1.183 neuropatias cranianas pré-operatórias, que aumentaram para 2.148 no pós-operatório. Portanto, a cirurgia resultou em 965 novos déficits no nervo craniano. A perda auditiva não foi incluída nesta análise em razão da falta de relatos na maioria das séries. No entanto, outros autores já relataram que a incidência de surdez após cirurgia para o paraganglioma jugular é de aproximadamente 45%.[14]

A cirurgia é altamente recomendada como tratamento de primeira escolha em paragangliomas jugulares secretores de catecolaminas. Para tumor causando sintomas locais em virtude de invasão ou compressão de estruturas adjacentes, particularmente nervos cranianos, a descompressão cirúrgica também tem um papel importante, visto que esta é a única modalidade terapêutica capaz de diminuir em tamanho o volume tumoral.

É importante destacar que a cirurgia deve sempre objetivar uma ressecção total com segurança. Assim, biópsias de qualquer tipo devem ser evitadas. É recomendável individualizar a estratégia cirúrgica de acordo com a necessidade de cada paciente, a fim de aproveitar ao máximo o tratamento cirúrgico.

Para obter melhores resultados cirúrgicos, o cirurgião deve estar regularmente envolvido no tratamento de pacientes com paragangliomas na base do crânio. Além disso, é de extrema importância ter um profundo conhecimento da anatomia da região. Caso contrário, os resultados cirúrgicos podem ser decepcionantes.

Aspectos Cirúrgicos Básicos

De forma geral, sugere-se que a abordagem cirúrgica seja adaptada de acordo com a necessidade de cada paciente, com base na extensão do tumor e sintomatologia.

O paciente é colocado em decúbito dorsal com a cabeça rodada 60 graus para o lado oposto e fixada em um suporte de cabeça rígido de três pinos. O ombro ipsilateral é ligeiramente elevado e uma pequena área abdominal e da face lateral da coxa também são preparados para que gordura e fáscia lata possam ser colhidas.

Uma incisão em forma de "C" iniciada cerca de 2 cm acima do pavilhão auricular sobre a área temporal é então direcionada posterior e inferiormente, percorrendo a região retroauricular e retromastóidea. A partir deste ponto a incisão direciona-se inferior e anteriormente abaixo da orelha estendendo-se para o pescoço onde passa a seguir a borda anterior do músculo esternocleidomastóideo e termina no nível da cartilagem cricoide. O retalho cutâneo é refletido anteriormente preservando-se o canal auditivo externo.

Nesta fase da dissecação, o nervo auricular maior e a veia jugular externa são identificados. O nervo auricular maior pode ser seccionado em sua porção mais anterior próxima à glândula parótida e refletido posteriormente.

A porção posterior da fáscia do músculo temporal é separada do próprio músculo dissecando-a posterior e inferiormente, mantendo sua conexão com o músculo esternocleidomastóideo. Este último é então destacado do processo mastoide e deslocado (junto com a porção posterior da fáscia temporal) inferior e posteriormente. Este retalho de fáscia e de músculo prestará ao fechamento e reconstrução do acesso craniano durante as fases finais da cirurgia.

Prossegue-se a dissecação visando a identificar e isolar estruturas neurovasculares do pescoço: artérias carótida externa e interna, nervo vago e nervo hipoglosso. O suprimento arterial para o tumor, que geralmente se origina das artérias faríngea ascendente, auricular posterior e occipital, deve ser ligado e/ou coagulado.

O próximo passo é a brocagem da mastoide com exposição do seio sigmoide, labirinto e dura-máter da fossa posterior. O seio sigmoide e bulbo jugular devem sempre ser esqueletizados. Em pacientes com paralisia facial pré-operatória, o segmento vertical do nervo é esqueletizado no osso temporal. Assim, se há invasão neural pelo tumor, o segmento invadido do nervo facial é amputado e, em seguida, o nervo é reconstruído utilizando enxerto retirado do nervo auricular maior. Nos casos em que há compressão do nervo pelo tumor, porém sem invasão, o nervo é descomprimido e mantido em sua posição original.

Neste ponto, o seio sigmoide encontra-se pronto para ser ligado. Prefere-se sua ligadura em um ponto que esteja distal à veia emissária da mastoide.

Inicia-se a remoção tumoral abrindo-se o seio sigmoide e expondo progressivamente o bulbo jugular, que está preenchido com a lesão. O tumor é removido por uma combinação de dissecação meticulosa, coagulação e aspiração. Nesta fase, a veia jugular interna deve ser totalmente ocluída e aberta. O sangramento na área do forame jugular origina-se geralmente do próprio tumor, do seio petroso inferior e da veia emissária condilar. Este sangramento pode ser controlado impactando Surgicel® e Gelfoan® nestas estruturas.

Coagulação excessiva próxima à parede anterior do forame jugular deve ser evitada com o sentido de preservar os nervos cranianos no interior do respectivo forame.

Finalizada a remoção de todo o componente extradural do tumor, a dura-máter deve ser aberta e o compartimento intracraniano inspecionado à procura de fragmentos tumorais.

Embolização Pré-Operatória

A embolização pré-operatória dos principais nutridores arteriais do tumor dentro de 48 horas antes da cirurgia pode ajudar a reduzir o tamanho do tumor, sangramento e outras complicações associadas à remoção de grandes tumores da base do crânio e do pescoço, facilitando, portanto, a ressecção (Fig. 19-3).[15]

Não há consenso quanto às indicações de embolização arterial pré-operatória de paragangliomas da base do crânio e/ou cervicais.[20] Alguns cirurgiões utilizam critérios de tamanho (tumores maiores que 3 cm) para selecionar pacientes para essa abordagem – embolização seguida de cirurgia em 48 horas. Muitos outros consideram que a embolização pré-operatória é indicada em pacientes com paragangliomas jugulares classe C e D (classificação de Fisch), justificando que seria impossível a ressecção completa destes tumores sem embolização prévia.[15] Outros ainda defendem a embolização pré-operatória para todos os tumores, exceto os paragangliomas timpânicos, ou seja, aqueles anatomicamente confinados à cavidade da orelha média.

Radioterapia

Em termos gerais, três diferentes variações de RT têm sido consideradas no tratamento de paragangliomas da base do crânio:

1. Radioterapia convencional (RT de feixe externo em doses de 1,8 a 2 Gy diariamente, cinco dias por semana, visando a uma dose total de 45 a 50,4 Gy);
2. Radioterapia estereotáxica fracionada;
3. Radioterapia estereotáxica em dose única (também chamada de radiocirurgia quando o alvo é intracraniano).

Tipicamente, a RT é considerada para tratamento de paragangliomas benignos da base do crânio, desde que sejam não produtores de catecolaminas, particularmente nos casos onde a ressecção exigiria extenso sacrifício de estruturas vasculares e/ou neurais críticas. Uma segunda indicação da RT seria em pacientes com tumor recorrente após cirurgia prévia.[16]

Paragangliomas benignos da base do crânio e do pescoço podem regredir ligeiramente, mas não se espera que diminuam de volume após a RT. A definição de "cura" no contexto da RT é semelhante àquela que é usada para outros tumores benignos *in situ* (estabilidade radiológica e clínica duradouras). Nesses casos, o controle duradouro da doença pode ser obtido em 90% a 95% dos paragangliomas benignos da base do crânio e do pescoço após radioterapia convencional ou radioterapia estereotáxica (incluindo radiocirurgia).[19] Entretanto, como estes tumores geralmente não regridem de tamanho após RT, lesões localmente sintomáticas devem ser fortemente consideradas para ressecção cirúrgica sempre que for anatomicamente viável, seja visando ao alívio sintomático ou mesmo cura.

A radioterapia estereotáxica (dose fracionada ou única) é geralmente limitada a tumores da base do crânio menores que 3 cm, mas este parâmetro é fortemente dependente da dose escolhida, bem como da dose marginal para tecidos normais circunjacentes. As doses de radiocirurgia para o paraganglioma são geralmente de 12 a 15 Gy em uma única fração.[21]

Como as abordagens de radiação convencional e estereotáxica levam a taxas de controle local altas, a vantagem da radioterapia estereotáxica (menor número de aplicações) pode ser uma conveniência para pacientes adequadamente selecionados. O controle local duradouro da RT é relatado em 89% e 98% dos pacientes.[19,22] Esses resultados são obtidos com menos déficits de nervos cranianos do que após a ressecção, e alguns pacientes com neuropatias cranianas estabelecidas podem inclusive melhorar.[19] Uma revisão sistemática incluindo 461 pacientes com paragangliomas jugulares, que foram tratados com RT de fracionamento convencional, encontrou 242 neuropatias cranianas antes do tratamento, e, após um tempo médio de acompanhamento de 113 meses, esse número diminuiu para 232 após a RT.[19]

Deve-se ter em mente que terapias menos invasivas, como RT, podem fornecer altas taxas de controle da doença em longo prazo para os paragangliomas assintomáticos da cabeça e pescoço, mas não oferecem o mesmo grau de alívio dos sintomas que é proporcionado com a ressecção microcirúrgica.

O papel da RT pós-operatória (adjuvante) após a ressecção de um paraganglioma benigno é indefinido. Em geral, a RT é considerada se houve remoção incompleta do tumor ou ressecção completa de paraganglioma regionalmente metastático (maligno), embora os dados que apoiam o benefício da RT em ambas as situações sejam retrospectivos e não robustos.[23]

COMPLICAÇÕES
Cirurgia
Além das potenciais intercorrências inerentes a todo procedimento cirúrgico, a cirurgia dos paragangliomas jugulotimpânicos envolve principalmente riscos adicionais de piora de déficits prévios e/ou instalação de novos déficits de nervos cranianos. Em sua maioria, estes déficits são transitórios e recuperam-se parcial ou totalmente em 6 meses. Nos tumores com grande componente intradural, a ocorrência de fístula liquórica pós-operatória é uma preocupação, e todo cuidado deve ser tomado desde a fase inicial da cirurgia já visando uma reconstrução meticulosa da base do crânio. Eventualmente, gastrotomias e traqueostomias podem ser necessárias no pós-operatório de lesões muito extensas e invasivas. Tal fato deve ser discutido previamente com o próprio paciente, que deve conhecer os potenciais riscos do tratamento proposto.

Embolização
Como a embolização é um procedimento invasivo e potencialmente perigoso (possíveis efeitos colaterais graves incluem necrose da pele, cegueira, déficits nos nervos cranianos, acidente vascular cerebral e morte), o risco de complicações potenciais tem de ser pesado contra as vantagens. O risco dessas complicações graves é geralmente baixo, variando de 0 a 13%.[15]

Radioterapia
Sequelas agudas e de longo prazo após a RT estão relacionadas com a dose recebida nos tecidos normais próximos ao tumor. Podem incluir mucosite transitória, reações cutâneas no campo de radiação, efusão da orelha média, diminuição da audição a longo prazo, hipopituitarismo e xerostomia. Esses riscos dependem da proximidade do alvo com os tecidos normais. Entretanto, técnicas modernas de planejamento de radiação e diretrizes estabelecidas minimizaram o risco de toxicidade permanente e grave.[24] Efeitos adversos graves como osteomielite, necrose cerebral e necrose óssea são raros na era moderna. Na revisão de 461 pacientes tratados com RT para paragangliomas jugulares, houve 57 complicações graves (12%), incluindo 9 mortes (2%).[19] As taxas de toxicidades relacionadas com a radiação podem ser melhoradas pelas técnicas mais modernas de planejamento em três dimensões.

DICAS

Em geral, a maioria dos paragangliomas secretam catecolaminas, no entanto eles também podem ser não funcionantes, particularmente aqueles que surgem na base do crânio e no pescoço. Nestes últimos, a grande maioria é não funcionante.
- Os paragangliomas podem derivar de gânglios parassimpáticos ou simpáticos, e as características clínicas variam de acordo com a sua origem.
- Paragangliomas parassimpáticos – localizam-se quase exclusivamente no pescoço e na base do crânio, surgindo do corpo carotídeo, gânglios jugulares e timpânicos.
- Paragangliomas simpáticos – surgem fora da glândula suprarrenal em qualquer lugar ao longo da cadeia simpática desde a base do crânio (5%) até a bexiga.
- A maioria dos paragangliomas é benigna, mas aproximadamente 15% a 30% são malignos. A disseminação metastática é o único indicador confiável de potencial maligno.
- Todos os pacientes com paragangliomas devem ser investigados quanto à hipersecreção de catecolaminas, medindo metanefrinas e catecolaminas fracionadas em uma coleta de urina de 24 horas ou em sangue, mesmo que não apresentem um quadro clínico de hipersecreção de catecolaminas.
- Para todos os pacientes que serão submetidos à cirurgia por uma neoplasia secretora de catecolaminas, é indicado o preparo farmacológico pré-operatório.
- Para pacientes com pequenos (< 2 cm) paragangliomas assintomáticos ou oligossintomáticos da base do crânio e do pescoço, sugere-se um período de observação inicial para monitorar a evidência de crescimento tumoral ou o desenvolvimento de sintomas em vez de tratamento imediato.
- A ressecção cirúrgica é preferida para tumores secretores de catecolaminas e para aqueles que são localmente sintomáticos em virtude do volume tumoral.
- A embolização pré-operatória do suprimento arterial principal do tumor dentro de 48 horas da cirurgia pode ajudar a reduzir o sangramento e outras complicações associadas à remoção cirúrgica.
- A RT é uma alternativa apropriada para tratamento de paragangliomas benignos da base do crânio, desde que sejam não produtores de catecolaminas, particularmente nos casos onde a ressecção exigiria inevitável sacrifício de estruturas vasculares e/ou neurais críticas, e para tumores recorrentes após cirurgia prévia. Portanto, a RT convencional e a RT estereotáxica fracionada podem representar alternativas não invasivas adequadas à ressecção cirúrgica.
- Para pacientes com paragangliomas timpânicos (classe A e B de Fisch), a ressecção cirúrgica deve ser sempre recomendada se não houver contraindicações para a anestesia geral.

REFERÊNCIAS BIBLIOGRÁFICAS

1. Rosenwasser H. Carotid body tumor of the middle ear and mastoid. Arch Otolaryngol 1945;41(1):64-7.
2. Dwojak S, Netterville JL, Langerman A. History of jugular paraganglioma. In: Contemporary Management of Jugular Paraganglioma. Springer; 2018. p. 1-26.
3. Barnes L, Eveson JW, Reichart P, Sidransky D. Pathology and genetics of head and neck tumors (world health organization classification of tumors). Lyon: IARC; 2005.
4. Boedeker CC, Neumann HPH, Offergeld C, et al. Clinical features of paraganglioma syndromes. Skull Base Off J North Am Skull Base Soc Al 2009;19(1):17-25.
5. van Duinen N, Steenvoorden D, Kema IP, et al. Increased urinary excretion of 3-methoxytyramine in patients with head and neck paragangliomas. J Clin Endocrinol Metab 2010;95(1):209-14.
6. Lee JA, Duh Q-Y. Sporadic paraganglioma. World J Surg. 2008;32(5):683-7.
7. Yadav PK, Baquero GA, Malysz J, et al. Cardiac paraganglioma. Circ Cardiovasc Interv 2014;7(6):851-6.
8. Simpson LN, Hughes BD, Karikari IO, et al. Catecholamine-secreting paraganglioma of the thoracic spinal column: report of an unusual case and review of the literature. Neurosurgery 2011;70(4):E1049-E1052.
9. Erickson D, Kudva YC, Ebersold MJ, et al. Benign paragangliomas: clinical presentation and treatment outcomes in 236 patients. J Clin Endocrinol Metab 2001;86(11):5210-16.
10. Louis D, Ohgaki H, Wiestler O, Cavenee W. WHO Classification of Tumours of the Central Nervous System. 4th ed. Lyon: IARC; 2016.
11. Forbes JA, Brock AA, Ghiassi M, et al. Jugulotympanic paragangliomas: 75 years of evolution in understanding. Neurosurg Focus 2012;33(2):E13.
12. Boedeker CC. Paragangliomas and paraganglioma syndromes. GMS Curr Top Otorhinolaryngol Head Neck Surg 2011;10:Doc03.
13. Fisch U, Mattox D. Microsurgery of the skull base. Thieme; 1988.
14. Fayad JN, Keles B, Brackmann DE. Jugular foramen tumors: clinical characteristics and treatment outcomes. Otol Neurotol 2010;31(2):299-305.
15. Persky MS, Setton A, Niimi Y, et al. Combined endovascular and surgical treatment of head and neck paragangliomas—a team approach. Head Neck J Sci Spec Head Neck 2002;24(5):423-31.
16. Huy PTB, Kania R, Duet M, et al. Evolving concepts in the management of jugular paraganglioma: a comparison of radiotherapy and surgery in 88 cases. Skull Base 2009;19(1):83.
17. Makiese O, Chibbaro S, Marsella M, et al. Jugular foramen paragangliomas: management, outcome and avoidance of complications in a series of 75 cases. Neurosurg Rev 2012;35(2):185-94.
18. Papaspyrou K, Mann WJ, Amedee RG. Management of head and neck paragangliomas: review of 120 patients. Head Neck 2009;31(3):381-7.
19. Suárez C, Rodrigo JP, Bödeker CC, et al. Jugular and vagal paragangliomas: systematic study of management with surgery and radiotherapy. Head Neck 2013;35(8):1195-204.
20. Litle VR, Reilly LM, Ramos TK. Preoperative embolization of carotid body tumors: when is it appropriate? Ann Vasc Surg 1996;10(5):464-8.
21. Chen PG, Nguyen JH, Payne SC, et al. Treatment of glomus jugulare tumors with gamma knife radiosurgery. The Laryngoscope 2010;120(9):1856-62.
22. Dupin C, Lang P, Dessard-Diana B, et al. Treatment of head and neck paragangliomas with external beam radiation therapy. Int J Radiat Oncol Biol Phys 2014;89(2):353-9.
23. Lieberson RE, Adler JR, Soltys SG, et al. Stereotactic radiosurgery as the primary treatment for new and recurrent paragangliomas: is open surgical resection still the treatment of choice? World Neurosurg 2012;77(5-6):745-61.
24. Pan CC, Eisbruch A, Lee JS, et al. Prospective study of inner ear radiation dose and hearing loss in head-and-neck cancer patients. Int J Radiat Oncol Biol Phys 2005;61(5):1393-402.

CAPÍTULO 20

CISTOS DE RATHKE

Helbert de O. M. Palmiero

HISTÓRICO

Durante consulta de rotina em ambulatório de neurocirurgia, em consultório ou em pronto-socorro, recebemos para avaliação neurocirúrgica pacientes com queixa de cefaleia e com achado de cisto em região da sela túrcica em exame específico do sistema nervoso central (SNC). Os principais diagnósticos diferenciais de este cisto selar são a formação cística em adenoma hipofisário, a degeneração cística hipofisária após infarto hipofisário, o cisto aracnóideo selar, este com apresentação mais comum na região suprasselar, e o craniofaringioma. Porém, há que se ponderar **o cisto da bolsa de Rathke** ou **cisto de Rathke**.

Cistos de Rathke são remanescentes embrionários da bolsa de Rathke, benignos e comumente assintomáticos, achados em exames específicos do SNC, como ressonância magnética (RM) e tomografia computadorizada (TC), identificados como cistos na sela túrcica.[1] Derivam de uma falha no fechamento da bolsa de Rathke, são a segunda lesão mais comum na região selar, sendo mais comuns os adenomas hipofisários, e são passíveis de acompanhamento clínico.[2]

Aos 36 dias de desenvolvimento embrionário até a 8ª semana, progressivamente a glândula hipofisária é formada a partir da junção do **divertículo hipofisário**, originado no teto ectodérmico do estomodeu, com o **divertículo neuro-hipofisário**, originado do neuroectoderma do diencéfalo (Fig. 20-1a).[3]

O divertículo hipofisário tem o formato de uma bolsa com conteúdo líquido, descrita como a bolsa de Rathke, que involui e origina a adeno-hipófise. A persistência desta bolsa, na transição entre a adeno e a neuro-hipófise, é a origem do cisto da bolsa de Rathke, como um remanescente embrionário (Fig. 20-1b).[1]

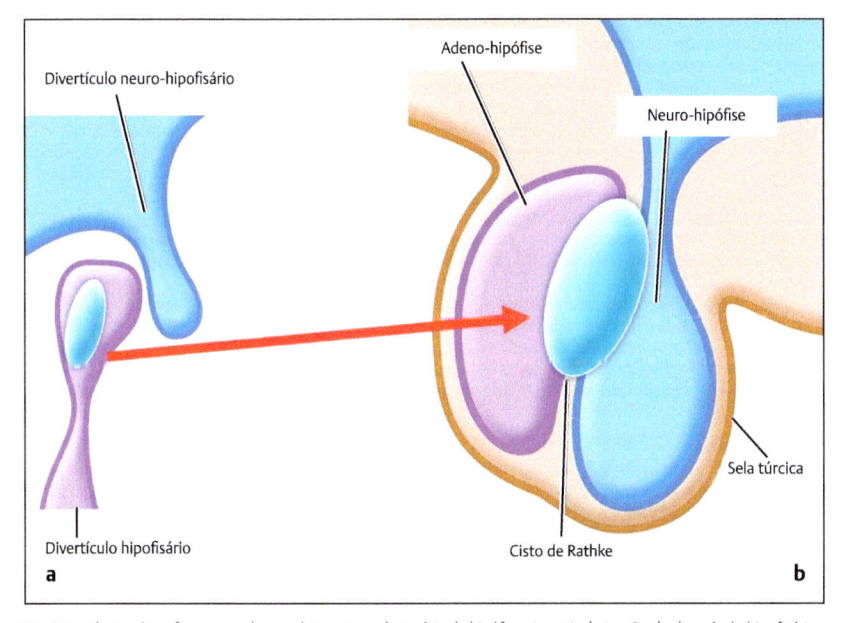

Fig. 20-1. Ilustração referente ao desenvolvimento embrionário da hipófise. A partir da junção do divertículo hipofisário com o divertículo neuro-hipofisário (a). A persistência da bolsa de Rahtke, interna ao divertículo hipofisário, pode originar uma cavidade cística, o cisto da bolsa de Rathke, entre a adeno-hipófise e a neuro-hipófise (b). A seta vermelha indica a evolução do cisto desde a fase embrionária em a até a idade adulta em b. (Fonte: arquivo pessoal, ilustração cedida pelo desenhista Sr. Angelo Schuman para este texto.)

QUADRO CLÍNICO

Uma vez que haja falha no fechamento da bolsa de Rathke formando um cisto, este pode comprimir as estruturas no entorno levando a manifestações clínicas. Assim, localizado na região selar, este cisto pode comprimir a glândula hipofisária levando ao hipopituitarismo, produzir efeito massa sobre o diafragma selar distendendo-o e provocando cefaleia, e, havendo compressão do quiasma óptico superiormente, pode haver alteração de campos visuais.[2] A título de classificação, foram propostos na literatura o cisto tipo I, puramente selar; tipo II, selar com extensão suprasselar; e tipo III, puramente suprasselar, sendo mais frequentes os cistos dos tipos I (76/151 casos, 50%) e II (56/151 casos, 37%), ambos correspondendo a, aproximadamente, 87% dos casos.[4]

Em geral, cistos de Rathke são assintomáticos e achados incidentais em exames de imagem.[5] Porém, havendo manifestação clínica, normalmente esta ocorre após a 3ª década de vida, embora possa manifestar-se na população pediátrica, bem como entre os idosos. A principal manifestação clínica é a cefaleia (44-81%) seguida por disfunções hormonais (30-60%) e perdas visuais (11-67%).[1,4,6]

Nota-se que, diferentemente dos adenomas hipofisários, onde há manifestação clínica por produção hormonal em excesso, os cistos de Rathke, quando se manifestam endocrinologicamente, apresentam efeito compressivo sobre a glândula hipofisária saudável comprometendo a produção hormonal e levando ao hipopituitarismo. São mais comuns as manifestações hormonais do tipo hipogonadismo, e, após a 3ª década de vida, os homens apresentam-se com fadiga e queda da libido, e, as mulheres, com irregularidades menstruais e galactorreia.[1,5]

Quando há manifestação clínica, os pacientes demoram até 24 meses para procurar atendimento especializado[1] em decorrência do curso crônico destas manifestações. Embora seja mais comum na história natural dos adenomas hipofisários, cistos de Rathke também podem, embora raramente, apresentar sangramento com manifestação clínica súbita de cefaleia de forte intensidade, perda visual, náuseas, vômitos e alteração do nível da consciência, caracterizando a síndrome de apoplexia hipofisária.[6]

EXAMES DE IMAGEM E PATOLOGIA

Em exame de tomografia computadorizada, cistos de Rathke apresentam-se como lesões ovalares hipo ou isodensas e, raramente, notam-se pontos hiperdensos sugerindo calcificação, porém presentes em até 13% dos casos, segundo a literatura,[7] para fins de diferenciação com os craniofaringiomas.

Exame mais específico e sensível para a identificação de lesões intracranianas, a RM de encéfalo ou selar apresenta os cistos de Rathke como lesões bem delimitadas, esféricas, ovoides, ou em formato de sino na topografia da *pars intermedia*, mais bem descritas como lesões císticas.[8] O diâmetro destas lesões usualmente varia entre 10 e 20 mm e nota-se o tecido hipofisário normal deslocado lateralmente ou no entorno do cisto.[7,8]

O conteúdo cístico está relacionado com a intensidade do sinal em RM. Hipossinal ponderado em T1 e hipersinal ponderado em T2 estão relacionados com conteúdo semelhante ao líquor. Alto conteúdo proteico cístico apresenta-se como hipersinal em T1 e reduzido sinal em T2. Entretanto, mais de 70% dos cistos de Rathke têm hipersinal em T1 e T2, e 50% apresentam um realce anelar, porém não sendo este por causa do realce capsular, mas em razão da adeno-hipófise circundando o cisto, ou porque o cisto é formado internamente à transição da adeno com a neuro-hipófise (Fig. 20-2).[7,9]

Com fins de diagnóstico diferencial das lesões císticas selares, os achados em tomografia computadorizada e ressonância magnética podem variar. Porém, pode ser considerada uma característica quase patognomônica do cisto de Rathke em RM a presença de um nódulo intracístico com hipossinal ponderado em T2 e hipersinal ponderado em T1.

Cistos de Rathke apresentam características benignas e o estudo anatomopatológico demonstra uma delicada cápsula com conteúdo mucoso ou gelatinoso mais frequentemente. A análise das lâminas histológicas identifica um epitélio cilíndrico simples ou pseudoestratificado, do tipo respiratório, com células mucosas e cílios. Áreas de metaplasia são descritas, o tecido de sustentação é do tipo conjuntivo frouxo e, no entorno, notam-se células da adeno-hipófise (Fig. 20-3).[4,8]

DIAGNÓSTICO DIFERENCIAL

Cistos de Rathke fazem parte do capítulo referente às lesões císticas da região da sela túrcica. Para fins de indicação de tratamento cirúrgico e considerando os mais frequentes, os principais diagnósticos diferenciais são: cistos aracnóideos intrasselares, adenomas císticos e craniofaringiomas.[10] Entretanto, outras lesões que se manifestam na região selar e podem ter apresentação cística são abscessos, cistos dermoides, cistos epidermoides[6] e aneurismas com extensão para a cavidade selar. Referente aos aneurismas cerebrais, tanto originados da artéria carótida oftálmica quanto da artéria carótida cavernosa, a extensão selar da massa aneurismática pode ocupar a sela túrcica levando a manifestações clínicas similares às demais lesões que se manifestam na região selar, como cefaleia, alteração visual e endocrinopatia, hiperprolactinemia e hipogonadismo.[11,12]

Cistos aracnóideos que se desenvolvem na região da sela túrcica têm, principalmente, projeção suprasselar correspondendo a, aproximadamente, 9% de todos os cistos aracnóideos. Manifestam-se por elevação da pressão intracraniana e hidrocefalia, e podem ser tratados por técnica endoscópica

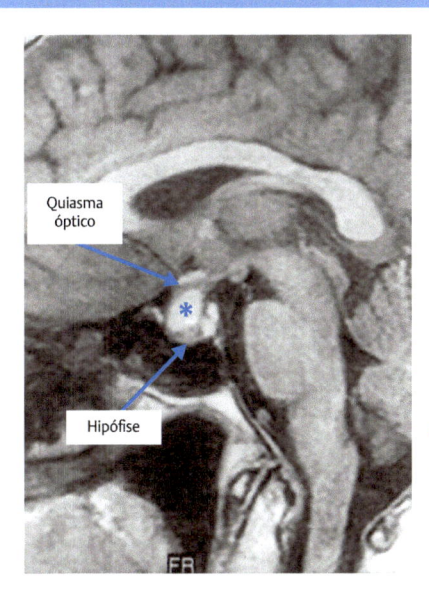

Fig. 20-2. Imagem de RM ponderada em T1 onde se nota uma formação cística, com hipersinal nesta sequência (ver o asterisco na imagem), em regiões selar e suprasselar com impregnação de contraste e rechaçando superiormente o quiasma óptico e inferoposteriormente a glândula hipofisária, identificados na imagem. (Fonte: imagem retirada com autorização de artigo do *Dr. Asdrubal Falavigna.*)[9]

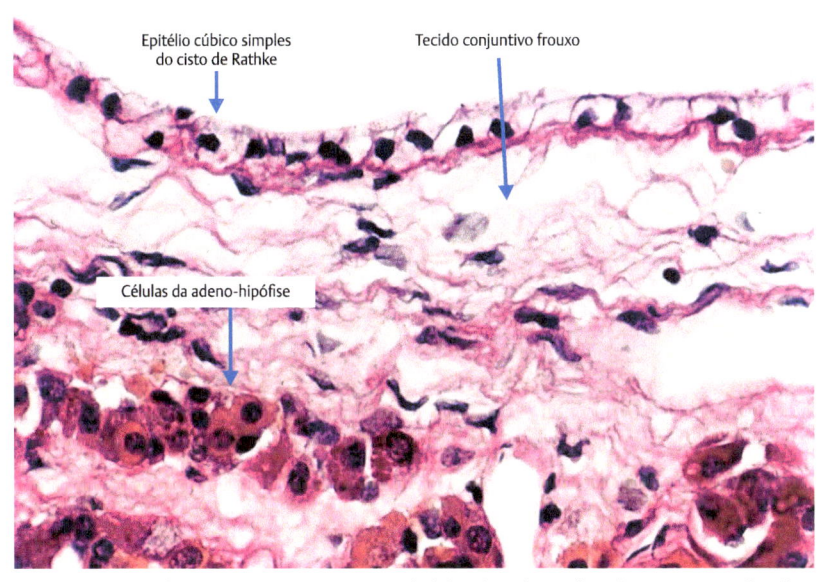

Fig. 20-3. Lâmina corada em hematoxilina-eosina com estudo da histologia de cisto de Rathke. Nota-se o epitélio cúbico simples do cisto de Rathke com seu tecido de sustentação e células da adeno-hipófise no entorno do cisto, estas coradas em PAS e Orange G. (Fonte: imagem retirada do site Anatomia Patológica da Unicamp com autorização do professor *Dr. Luciano de Souza Queiroz.*)[8]

em que se objetiva a fenestração do cisto e a comunicação com os sistemas ventricular e cisternal.[13] Cistos aracnóideos intraselares correspondem a um revestimento aracnóideo que adentra a região selar e podem-se manifestar por compressão de estruturas adjacentes, incluindo a hipófise, o quiasma óptico e o III ventrículo, podendo levar à hidrocefalia.[13] Neste tipo de lesão cística, a terapêutica endoscópica pode ser indicada, porém através da via transesfenoidal, a critério do cirurgião, e considerando o risco de fístula liquórica.

Quadro 20-1. Características de Imagem que Podem Auxiliar no Diagnóstico Diferencial das Lesões Selares com Apresentação Cística como o Cisto da Bolsa de Rathke. Características Principais em Exames de Ressonância Magnética e Tomografia Computadorizada Auxiliando na Diferenciação entre as Principais Lesões Císticas Selares, com Base na Literatura[6]

	RM		TC	
	Formato	Intensidade	Atenuação	Calcificação
Cisto de Rathke	Ovoide, em geral pequeno	Hipersinal em T2 (70%)	Variável	Incomum
Adenoma hipofisário	"Boneco de neve"	Variável	Similar ao parênquima cerebral	Incomum
Craniofaringioma	Lobulado, lesão maior	Áreas com hiper e hipossinal	Heterogêneo	Comum
Cisto aracnóideo	Bordas distintas	Sinal semelhante ao liquor	Similar ao liquor	Ausente

RM: ressonância magnética; TC: tomografia computadorizada.

Adenomas císticos apresentam-se como imagens heterogêneas tanto em tomografia computadorizada quanto em ressonância magnética. As manifestações clínicas são semelhantes às dos cistos de Rathke, com cefaleia, alterações visuais e sintomas endocrinológicos.[10] Porém, deve ser feita dosagem hormonal em virtude da presença de elevação dos níveis hormonais, havendo especialmente elevação da prolactina, considerando a maior frequência dos macroadenomas produtores de prolactina.

A presença concomitante de cisto de Rathke e adenoma hipofisário já foi relatada,[10] porém, em ordem de frequência entre as lesões císticas selares, encontram-se, primeiramente, os adenomas císticos e, secundariamente, os cistos de Rathke. Para tanto, há de ser feita pesquisa para a diferenciação diagnóstica de imagem entre ambas essas entidades. Assim, segundo a literatura e com base em perfil de apresentação de pacientes: adenomas císticos têm nível líquido em seu interior, anel hiperintenso em T2, septação e localizam-se lateralmente à linha média; cistos de Rathke são homogeneamente hiperintensos em T2 e, mais comumente, apresentam nódulo intracístico.[14]

Craniofaringiomas são neoplasias benignas que se desenvolvem na região selar. Apresentam-se clinicamente por disfunção hipótalamo-hipofisária e, embora benignos, o tratamento cirúrgico não é curativo tendo em vista a dificuldade em se retirar a lesão por completo. A despeito da manifestação cística na região selar, craniofaringiomas também apresentam calcificações. Deste modo, a tomografia computadorizada deve ser parte da propedêutica radiológica para os pacientes em avaliação quanto à lesão cística em região selar.[10]

A intensidade de sinal ponderado em T1 e T2 em ressonância magnética, isoladamente, não permite diferenciar os tipos de lesões císticas selares pelo variado conteúdo destes cistos. Assim como a presença de calcificações, realce cístico ou tecido hipofisário no entorno, também, isoladamente, não diferenciam estas lesões. Entretanto, o conjunto destes achados em exames de imagem permite inferir mais fidedignamente o tipo de lesão selar, conforme pode ser visto no Quadro 20-1.

A necessidade do acurado diagnóstico diferencial é explicada pelo passo seguinte à hipótese diagnóstica, a conduta médica. Assim, uma vez definida a hipótese diagnóstica, a conduta pode ser conservadora, acompanhando a maioria dos pacientes com cistos de Rathke, ou cirúrgica, especialmente para as lesões de natureza neoplásica da região selar. E, caso optado pela abordagem cirúrgica, esta pode ser tanto por via endoscópica quanto por via microcirúrgica transcraniana, para tumores com extensão suprasselar e para os aneurismas provenientes da artéria carótida supraclinóidea. Ainda, para os aneurismas provenientes da artéria carótida infraclinóidea, pode-se optar pela terapêutica endovascular.[11,12]

OPÇÕES DE TRATAMENTO

Uma vez realizado o diagnóstico presuntivo do cisto de Rathke a partir da apresentação clínica e dos exames de imagem, três fatores deverão corroborar a terapêutica cirúrgica:

1. Manifestação clínica em decorrência do efeito compressivo do cisto: cefaleia, perda visual e hipopituitarismo;
2. Tamanho do cisto: em geral, lesões com diâmetro maior que 10 mm ou que apresentem aumento durante seguimento devem ser operadas;
3. Possibilidade de acesso para a terapêutica cirúrgica.[6,7]

Os princípios do tratamento cirúrgico são a fenestração e a drenagem do cisto via transesfenoidal, hoje mais comumente por meio de técnica endoscópica. Pacientes submetidos ao tratamento cirúrgico ou em manejo conservador devem ser acompanhados clinicamente e com exames de imagem, principalmente com ressonância magnética, durante um período mínimo de 5 anos.[7,15]

Apoplexia por causa do sangramento do cisto, embora rara, pode ocorrer e o tratamento cirúrgico para a drenagem do conteúdo hemático do cisto deve ser com base na manifestação clínica, principalmente em razão da perda visual súbita.[6,7]

A respeito da terapêutica endoscópica, em série da literatura com 76 casos de pacientes tratados por lesões selares císticas via endoscópica, sendo 20 com diagnóstico de cisto de Rathke, verificaram-se as vantagens da técnica endoscópica via transesfenoidal comparada ao antigo método microcirúrgico via transesfenoidal (TE): facilidade para o uso do endoscópio via TE, exploração visual ampla da região selar, possibilidade de retirada de parte da cápsula do cisto reduzindo o risco de recidivas, controle de sangramento por identificação visual, verificação da queda do diafragma selar ao final do procedimento descomprimindo o quiasma óptico e segurança do método,[16] resultados descritos também em séries maiores na literatura.[17]

COMPLICAÇÕES

O objetivo do tratamento cirúrgico é a remissão do quadro clínico havendo descrições referentes à melhora nos quadros de cefaleia entre 40% e 100% dos pacientes, recuperação visual e, menos comumente, recuperação da função hormonal e, a despeito dos resultados, a abordagem cirúrgica é passível de complicações.[6]

Fístula liquórica é descrita em até 24% dos casos,[6,18] principalmente em procedimentos mais agressivos quando, além da drenagem do cisto, há tentativa de retirada da cápsula como um todo com a justificativa de se procurar por menores taxas de recidiva.[18] *Diabetes insipidus*, outra complicação comum, geralmente é transitório, porém permanente em até 20% dos pacientes.[6]

Uma vez tratado o cisto, a recidiva ocorre entre 22% e 48% dos pacientes,[6,19] porém os dados da literatura podem estar incompletos em virtude dos curtos períodos de seguimento descritos, entre 19 e 48 meses.[6] Recomenda-se acompanhamento clínico e de imagem durante 5 anos, não menos, no período pós-operatório,[6] o mesmo período solicitado para os pacientes em manejo conservador, entre os pacientes assintomáticos e/ou com cistos pequenos, < 10 mm de diâmetro.[7,16]

DICAS

Em resumo, e auxiliando no diagnóstico e manejo dos Cistos de Rathke:
A) Cistos de Rathke são lesões benignas, e o diagnóstico presuntivo com base no quadro clínico e em imagem deve fornecer segurança para o médico assistente para a conduta, conservadora em sua maioria;
B) Ponto-chave em exame de ressonância magnética é a procura por lesão cística pequena em região selar, com localização central, entre 10 e 20 mm de diâmetro, e hiperintensa ponderada em T1;
C) Atenção ao perfil hormonal, procurar por elevação dos hormônios hipofisários, corroborando o diagnóstico diferencial de adenoma, e considerar exceção o cisto de Rathke;
D) Manejo conservador se:
   • Em caso de dúvida diagnóstica;
   • Havendo lesão com volume insuficiente para a abordagem endoscópica;
   • Diâmetro menor que 10 mm;
   • Em posição desfavorável para a endoscopia transesfenoidal;
   • Cistos tipo III ou predominantemente suprasselares;
E) Atenção ao acompanhamento do paciente com exames seriados comparativos. Cistos de Rathke são lesões benignas, remanescentes embriológicos com repercussão clínica somente em volume considerável para a compressão de estruturas adjacentes. Independentemente da opção pela abordagem cirúrgica, o paciente deve ser acompanhado durante, ao menos, 5 anos e com exames de imagem.

AGRADECIMENTOS

Agradecimentos ao Sr. Angelo Schuman pela ilustração da Fig. 20-1, ao Dr. Asdrubal Falavigna pela autorização do uso da imagem de Ressonância Magnética referente à Fig. 20-2 e ao Prof. Luciano de Souza Queiroz pelo uso da imagem da lâmina anatomopatológica da Fig. 20-3.

REFERÊNCIAS BIBLIOGRÁFICAS

1. Han SJ, Rolston JD, Jahangiri A, Aghi MK. Rathke's cleft cysts: review of natural history and surgical outcomes. J Neuro-oncol 2013.
2. Oyesiku NM, Post KD. Rathke cleft cysts. Neurosurg Focus 2011;31(1).
3. Moore KL, Persaud TVN, Torchia MG. Embriologia clínica. Rio de Janeiro: Elsevier; 2016. p. 493-4.

4. Potts MB, Jahangiri A, Lamborn KR, et al. Suprasellar Rathke cleft cysts: clinical presentation and treatment outcomes. Neurosurgery 2011;69:1058-69.
5. Kanter AS, Sansur CA, Jane JA, Laws ER. Rathke's cleft cysts. Pituitary surgery – A modern approach. Basel: Karger; 2006. p. 127-57.
6. Larkin S, Karavitaki N, Ansorge O. Handbook of clinical neurology. Clinical Neuroendocrinoly. (Capítulo 17 – Rathke's cleft cyst). Amsterdã: Elsevier; 2014.
7. Trifanescu R, Ansorge O, Wass JAH, et al. Rathke's cleft cysts. Clinical Endocrinoly 2012;76:151-60.
8. Queiroz LS, Piaza AA. Anatomia Patológica – Unicamp. 2020.
9. Falavigna A, Ferraz FAP, Madalosso FA, Hohmann FB. Cisto da bolsa de Rathke. Arq Neuropsiquiatr 2003;61(2-A):281-4.
10. Billeci D, Marton E, Tripodi M, et al. Symptomatic Rathke's cleft cysts: A radiological, surgical and pathological review. Pituitary 2004;7:131-7.
11. Hanak BW, Zada G, Nayar VV, et al. Cerebral aneurysms with intrasellar extension: a systematic review of clinical, anatomical, and treatment characteristics. J Neurosurg 2012;116:164-78.
12. Heshmati HM, Fatourechi V, Dagam SA, Piepgras DG. Hypopituitatism caused by intrasellar aneurysms. Mayo Clin Proc 2001;76:789-93.
13. Gui S, Wang X, Zong X, et al. Suprasellar cysts: clinical presentation, surgical indications, and optimal surgical treatment. Neurology 2011;11:52.
14. Park M, Lee S, Choi J, et al. Differentiation between Cystic pituitary adenomas and Rathke cleft cysts: A diagnostic model using MRI. Am J of Neuroradiology 2015.
15. Andrysiak-Mamos E, Sagan K, Sagan L, et al. Cystic lesions of the sellar-suprasellar region – diagnosis and treatment. Endokrynologia Polska 2018;69:212-20.
16. Cavallo LM, Prevedello D, Esposito F, et al. The role of the endoscope in the transsphenoidal management of cystic lesions of the sellar region. Neurosurg Rev 2008;31:55-64.
17. Cabuk B, Selek A, Emengen A, et al. Clinicopathologic characteristics and endoscopic surgical outcomes of symptomatic Rathke's cleft cysts. World Neurosurg 2019;E1-E9.
18. Ratha V, Patil S, Karmarkar VS, et al. Surgical management of Rathke's cleft cysts. World Neurosurgery 2017.
19. Trifanescu R, Stavrinides V, Plaha P, et al. Outcome in surgically treated Rathke's cleft cysts: long-term monitoring need. Eur J Endocrinol. 2011;165:33-7.

CAPÍTULO 21

CISTOS DERMOIDES E EPIDERMOIDES

Ricardo Ramina • Gustavo Simiano Jung • Felipe Constanzo

HISTÓRICO

Os cistos dermoide e epidermoide são lesões congênitas não neoplásicas derivadas de células ectodérmicas totipotenciais retidas no tubo neural em decorrência de seu fechamento inefetivo entre a terceira e quinta semana gestacional.[1,2] Foram descritos inicialmente por Cruveilhier em 1829 e denominados de *tumeur perleé*. Por terem origem embriológica e tratamento similares, são descritos em conjunto e, apesar de não serem lesões neoplásicas verdadeiras, apresentam possibilidade de malignização em 0,2% e 0,3%.[1-8]

Os cistos epidermoides derivam-se exclusivamente da camada ectodérmica primitiva, enquanto os dermoides apresentam também elementos mesenquimais.[1,9-12]

Apresentam-se como massa sólida de conteúdo espesso e são microscopicamente envoltos por uma cápsula lisa composta de epitélio escamoso estratificado e colágeno. Seu conteúdo é formado pela esfoliação do epitélio adjacente, sendo constituído por material céreo, rico em colesterol e queratina.[13]

Os cistos dermoides, por sua vez, apresentam cápsula mais espessa, constituída de elementos epiteliais e derivados dermais, como folículos pilosos, glândulas sebáceas e sudoríparas.

A incidência de cistos epidermoides é 4-10 vezes mais frequente do que a dos cistos dermoides.[1,14,15] Em crianças, essa relação encontra-se invertida pelo fato de os cistos dermoides apresentarem sintomas clínicos mais precoces (meningite asséptica) com alteração liquórica e, eventualmente, a presença de um seio dermal.[13] Apesar de serem congênitos, apresentam crescimento lento e linear similar ao de células epiteliais normais, tornando o diagnóstico mais comum durante a idade adulta (30 e 50 anos).[9,13,16]

Os cistos dermoides intracranianos têm predileção pela linha média e localizam-se principalmente na cisterna suprasselar e na fossa posterior, junto ao vérmis cerebelar. Em raros casos, podem ser laterais e mesmo intraparenquimatosos, em decorrência do deslocamento do ectoderma primitivo ocasionado pelo desenvolvimento da vasculatura cerebral junto aos espaços de Virchow-Robin.[2,15,17,18] Os epidermoides são lesões principalmente intradurais sendo intradiploicos em apenas 25% dos casos.[19] Ocorrem frequentemente no ângulo pontocerebelar (37%), região parasselar (31%), fossa romboide (11%) e canal medular (5%) quando geralmente estão associados a espinha bífida, meningocele, diastematomelia ou hemivértebra.[20-23] Apesar de terem crescimento indolente, poderão ocasionar complicações graves como abscedação, meningite asséptica, hidrocefalia, hipertensão intracraniana e paralisia de nervos cranianos.[24-26]

DIAGNÓSTICO

O diagnóstico dos cistos epidermoides e dos dermoides não associados à presença de seio dermal geralmente é realizado pela ocorrência de sintomas compressivos, efeito de massa ou pela associação com outros defeitos de fusão da linha média, como síndrome de Klippel-Feil, agenesia do corpo caloso e malformação de Dandy-Walker.[13]

A meningite asséptica recorrente (síndrome de Mollaret), ocasionada pela ruptura do cisto e resposta imunológica ao seu conteúdo, é a manifestação característica dessas lesões apesar de ser infrequente como sintoma inicial.[2,27-31] Diferentemente de lesões neoplásicas verdadeiras, as crises convulsivas não são frequentes e, por causa do longo período necessário para desenvolvimento dos sintomas, um atraso diagnóstico em até 8 anos tem sido relatado.[15,28]

A disfunção de nervos cranianos acontecerá em 50% dos casos e a ocorrência de disfunção de tratos longos, ataxia, epilepsia e cefaleia é significativamente menos frequente.[32] Alteração da acuidade visual, disfunção hipotalâmo/hipofisária, hidrocefalia, vertigem, hipoacusia, paralisia facial periférica, espasmo hemifacial e hipoestesia/neuralgia trigeminal poderão fazer parte dos sintomas iniciais na dependência da localização das lesões.

IMAGEM

Os cistos dermoides e epidermoides apresentam-se como lesões hipodensas nos exames de tomografia computarizada (TC) e podem eventualmente ser confundidos com cistos aracnoides. Na RM, uma característica essencial de ambas as lesões é a ocorrência de intensa restrição à difusão de água.

Os cistos dermoides podem apresentar característica distinta dependendo da presença ou ausência de ruptura da sua cápsula. Cistos não rotos apresentam características similares à gordura, sendo hipodensos na TC, hiperintensos em T1WI e iso ou hiperintensos em T2WI, e, pela possibilidade de conterem elementos mesenquimais, podem apresentar conteúdo heterogêneo. Calcificações são visualizadas em 20% dos casos. Cistos dermoides não apresentam impregnação de contraste, e, quando presente, deverá sugerir a ocorrência de complicações como infecção ou malignização.[26,33-35] Nos cistos rotos, por sua vez, hiperintensidades em T1WI distribuídas no espaço subaracnoide sugerem disseminação gordurosa do seu conteúdo.

Cistos epidermoides apresentam-se como lesões bem definidas e hipodensas na TC. As calcificações são vistas em 25% dos casos.[36] Na RM, mostram-se isointensos ou levemente hipereintensos em relação ao liquor (T1WI e T2WI) e a supressão incompleta é vista em FLAIR. Restrição intensa à difusão de água é a característica fundamental dessas lesões.[36] De maneira diversa aos cistos dermoides, poderão naturalmente apresentar impregnação anelar pelo agente paramagnético em até 25% dos casos (Figs. 21-1 e 21-2).[37]

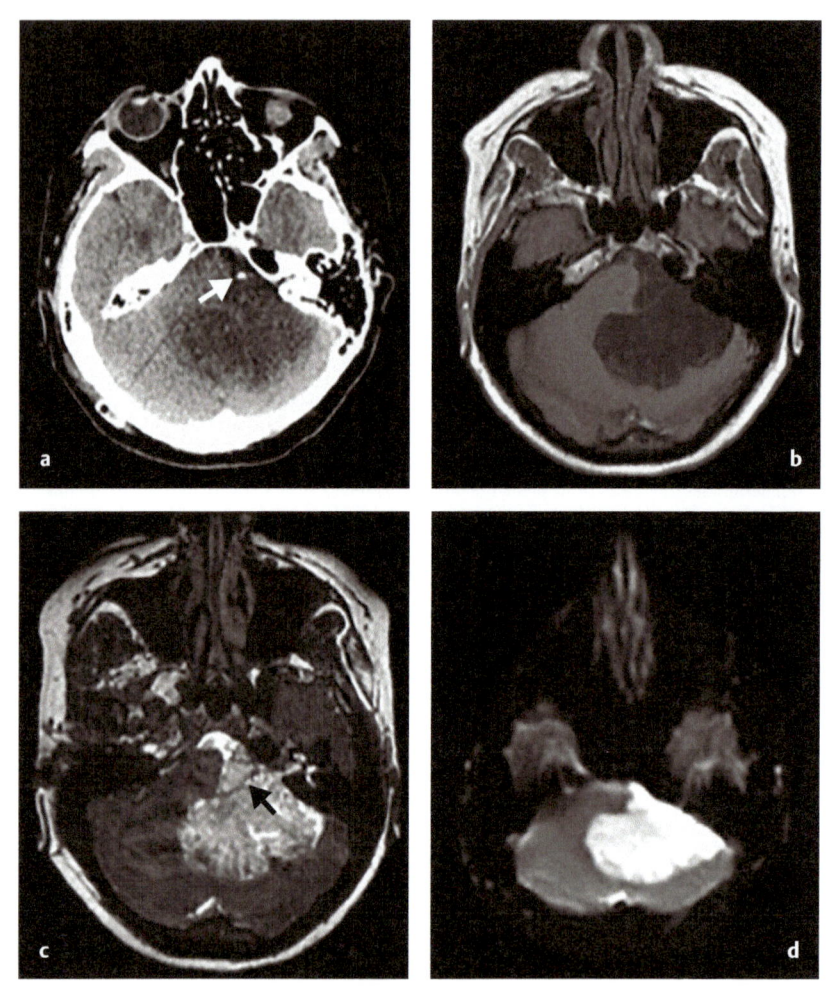

Fig. 21-1. Cisto epidermoide do ângulo pontocerebelar à esquerda. (a) TC evidenciando lesão hipodensa na fossa posterior com calcificação associada (seta branca). (b) RM evidenciando lesão extra-axial hipointensa em T1 e hiperintensa em T2. (c) Nervos VII e VIII (seta preta). (d) DWI evidenciando intensa restrição (hipersinal). *(Continua.)*

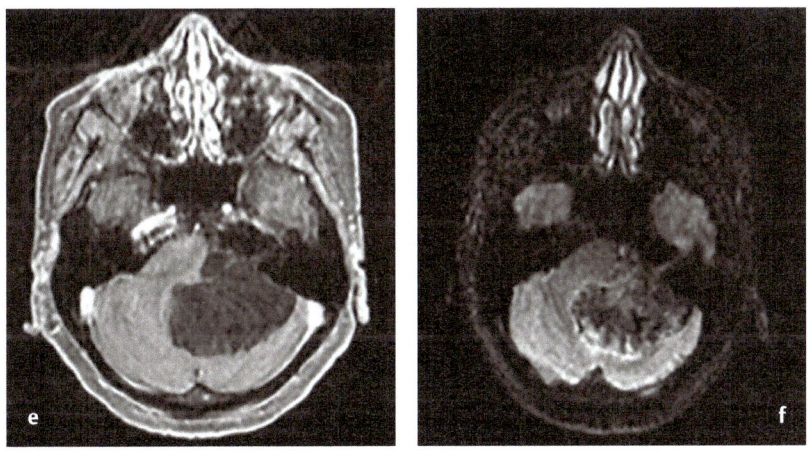

Fig. 21-1. *(Cont.)* (**e**, **f**) T1 pós-contraste evidenciando ausência de impregnação pelo agente paramagnético.

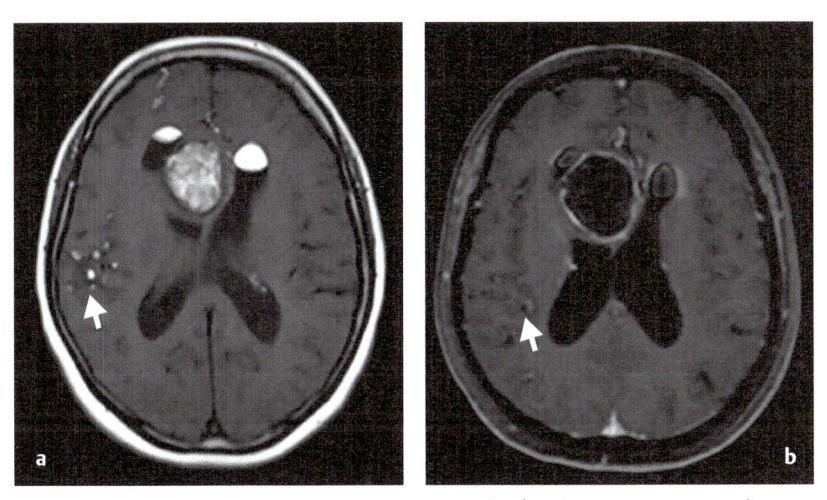

Fig. 21-2. Cisto dermoide roto. (**a**) Lesão hiperintensa em T1. (**b**) Lesão hipodensa à TC, com impregnação anelar pelo agente paramagnético. Há presença de gordura no espaço subaracnóideo (conteúdo do cisto) (setas brancas). *(Continua.)*

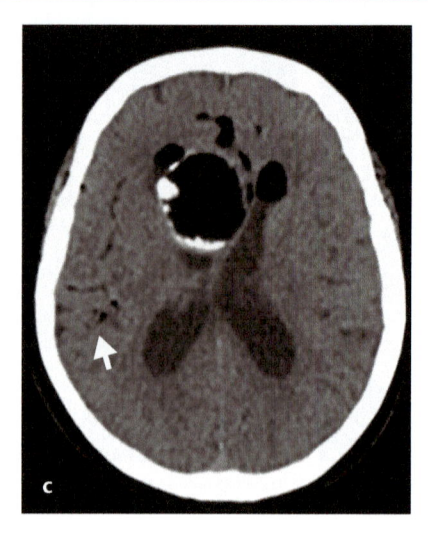

Fig. 21-2. *(Cont.)*

DIAGNÓSTICO DIFERENCIAL

O principal diagnóstico diferencial dos cistos dermoides são os cistos epidermoides, entretanto outras lesões podem simulá-los, sendo facilmente diferenciadas por seus aspectos de imagem.

Cistos aracnoides apresentam características tomográficas similares aos cistos epidermoides, porém, na RM, são isointensos em relação ao liquor (T1WI, T2WI e FLAIR) e não restringem difusão. Neoplasias verdadeiras com componente cístico associado podem simular cistos dermoides e epidermoides, entretanto são heterogêneas em relação ao liquor e geralmente exibem impregnação pelo agente paramagnético.

Cistos neurocisticercóticos geralmente apresentam escólex visível em T2WI e apresentam impregnação anelar pelo agente paramagnético, podendo apresentar edema e gliose subjacente.[37]

Craniofaringioma é uma lesão parasselar de linha média geralmente associada a calcificações, porém, de maneira diversa aos cistos dermoides e epidermoides, serão hiperintensas em T2WI e apresentarão impregnação variável pelo agente paramagnético.

Os teratomas ocorrem geralmente na lâmina quadrigeminal, uma localização incomum para cistos dermoides e epidermoides e, adicionalmente, não apresentam restrição à difusão.[37]

Granulomas de colesterol são hiperintensos (T1WI e T2WI) e geralmente ocorrem no ápice petroso.

TRATAMENTO

Os cistos dermoides e epidermoides são lesões congênitas com crescimento progressivo, porém não exponencial como lesões neoplásicas verdadeiras, o que lhes confere uma baixa químio e radiossensibilidade.[1,12,38] O tratamento cirúrgico permanece como o único tratamento efetivo, e a remoção completa do conteúdo do cisto e de sua cápsula é a única forma de evitar a recorrência dessas lesões.[2,15,39] A aderência da sua cápsula aos vasos, nervos e parênquima de regiões eloquentes poderá impossibilitar a remoção completa, sendo a ressecção subtotal alternativa viável nesses casos.

Os cistos dermoides e epidermoides são distintos em relação à estrutura de sua cápsula e conteúdo. Os epidermoides apresentam cápsula fina composta de epitélio escamoso estratificado, sustentada por uma camada externa de colágeno, e seu conteúdo é composto por material rico em colesterol. A cápsula dos cistos dermoides é mais espessa e seu conteúdo, de consistência pastosa e coloração amarelada, pode conter material derivado de conteúdo mesenquimal.

ACESSO CIRÚRGICO

A localização é o fator primordial para a escolha do acesso cirúrgico. Os cistos dermoides são lesões de linha média e ocorrem preferencialmente na fossa posterior, junto ao vérmis cerebelar e quarto ventrículo.[40,41] Na fossa média e anterior, acometem as regiões selar, temporal mesial, frontobasal e a fissura sylviana. O seio cavernoso raramente é envolvido.[42,43] Os cistos epidermoides situam-se lateralmente e acometem principalmente o ângulo ponto-cerebelar (APC) e as cisternas parasselares.

No Departamento de Neurocirurgia do Instituto de Neurologia de Curitiba (INC), utilizamos, essencialmente, o acesso suboccipital de linha média para remoção das lesões situadas junto ao vérmis cerebelar e ao quarto ventrículo. No caso de envolvimento do quarto ventrículo, sua exposição através de acesso telovelar é preferida ao acesso transvermiano pelo risco de mutismo cerebelar.[44,45] Para sua realização, utilizamos a posição supina com a cabeça fletida sobre o pescoço com intuito de ampliar o espaço junto à cisterna magna. A remoção do arco posterior do atlas (C1) ampliará a exposição da transição bulbomedular, facilitando a dissecção telovelar quando necessária.

Para lesões situadas no APC, utilizamos o acesso retrossigmoide por permitir exposição ampla à região e visualização do V ao XI nervo craniano. O embolismo aéreo é uma complicação conhecida desse acesso e demais craniotomias adjacentes aos seios venosos e potencializado pela posição semissentada. Em razão desse fato, preferimos realizá-lo em decúbito dorsal que adicionalmente se mostra mais confortável para o neurocirurgião.

As lesões localizadas na fossa média e fossa anterior são geralmente removidas através do acesso pterional, ou de suas variantes, por permitir controle adequado das estruturas neurovasculares.

Em caso de acometimento do espaço parapeduncular, o acesso fronto-orbitozigomático poderá se mostrar mais efetivo na remoção do componente posterior. Em nossa experiência, lesões que se estendem além da lâmina terminal e envolvem o terceiro ventrículo necessitarão de acessos mediais, como a craniotomia frontal/bifrontal para o acesso subfrontal/inter-hemisférico.

Em alguns casos, essas lesões podem não respeitar o limite de um único compartimento craniano, situação mais comum entre os cistos epidermoides, e, nesses casos, podem ser necessárias diferentes abordagens cirúrgicas em tempos operatórios distintos.

ENDOSCOPIA

O uso da microcirurgia assistida por endoscopia tem-se mostrado como uma técnica segura e efetiva para remoção das lesões não visíveis sob ângulo reto, situação comum para os cistos epidermoides do APC que comumente se estendem anteriormente ao tronco cerebral. Com a notória evolução dessa tecnologia durante a última década, e a presença de endoscópios flexíveis e lentes anguladas, a remoção de lesões extensas através de acesso único tem sido possível (Fig. 21-3).[46,47]

De forma similar à endoscopia assistida, os limites da endoscopia transnasal exclusiva têm sido expandidos. Para lesões pequenas e localizadas ventralmente na base do crânio, o acesso endoscópico

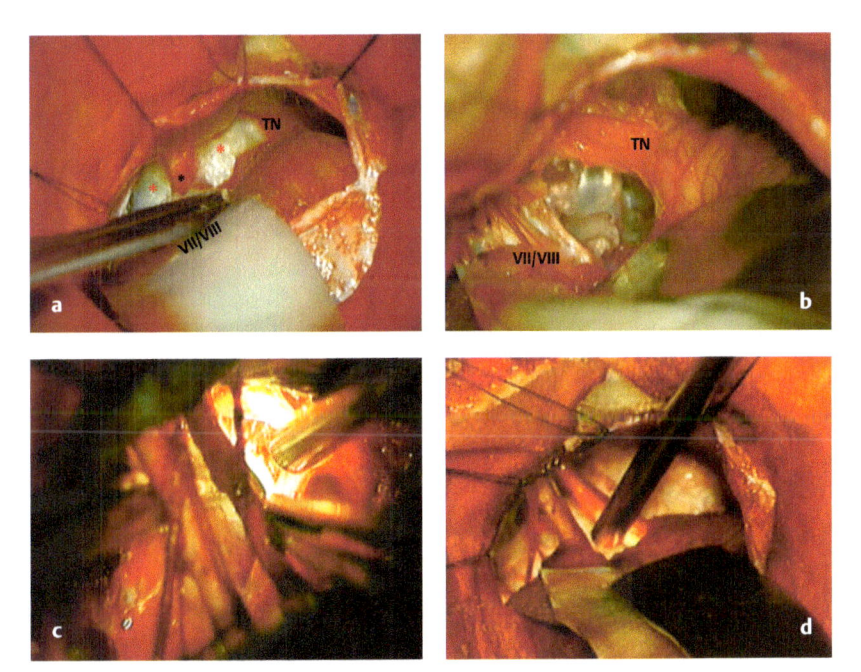

Fig. 21-3. (**a**) Cisto epidermoide do APC esquerdo (* vermelho) deslocando posteriormente o nervo facial e o vestibulococlear (* preto) e superiormente o nervo trigêmeo (TN). (**b**) Visualização do conteúdo céreo, característico dos cistos epidermoides, após abertura de sua cápsula e remoção parcial do seu conteúdo para descompressão dos nervos no APC. (**c,d**) Endoscópio com lente angulada de 45 graus para inspeção da cavidade cirúrgica e remoção do conteúdo remanescente do cisto nas porções não acessíveis mediante visão microcirúrgica.

transnasal possibilitará uma dissecção controlada da lesão em seu plano com as estruturas adjacentes e menores índices de paralisias de nervos cranianos. As fistulas liquóricas, complicação temida nos acessos transnasais, têm reduzido de forma dramática com a utilização dos retalhos pediculados nasosseptais, fazendo com que esse não seja um fator decisivo na escolha dessa via cirúrgica.[48]

CASOS CLÍNICOS
Cisto Epidermoide
Paciente do sexo feminino, 42 anos, compareceu ao nosso Serviço com neuralgia do trigêmeo e tontura. RM evidenciou cisto epidermoide de APC à direita (Fig. 21-4). Esta lesão foi exposta via acesso retrossigmoide (Fig. 21-5), sendo possível a remoção total (Fig. 21-6), sem intercorrências no pós-operatório.

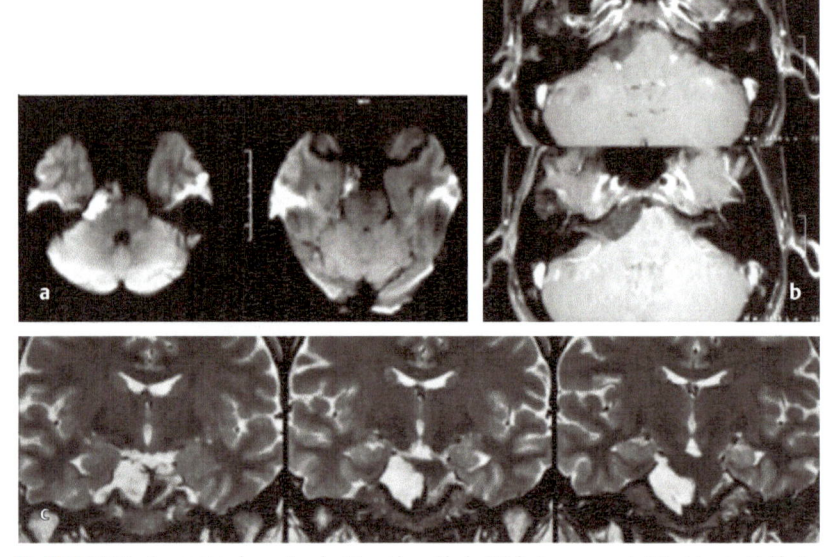

Fig. 21-4. (a) RM pré-operatória demonstrando cisto epidermoide do APC direito com característico hipersinal à difusão. (b) T1 pré-contraste evidenciando lesão hipointensa. (c) Imagem hipointensa.

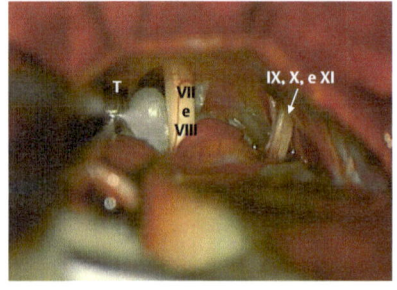

Fig. 21-5. Imagem intraoperatória mostrando cisto epidermoide de APC direito entre o tentório (T) e nervos cranianos VII e VIII. Nervos cranianos IX, X e XI.

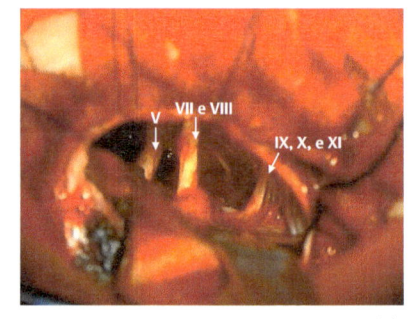

Fig. 21-6. Imagem intraoperatória após remoção total de um cisto epidermoide de APC direito. Nervos cranianos V a XI.

Cisto Dermoide
Caso 1
Paciente de 35 anos, sexo masculino, apresenta-se com quadro de cervicalgia e abaulamento occipital esquerdo. RM mostrou volumosa lesão na fossa posterior, à esquerda, com compressão cerebelar (Fig. 21-7). Remoção total da lesão foi possível através do acesso retrossigmoide (Fig. 21-8), sem complicações pós-operatórias.

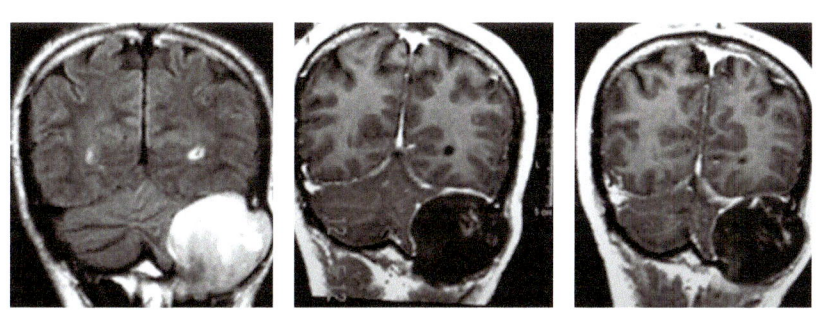

Fig. 21-7. RM pré-operatória (T1W e T2W) mostrando volumoso cisto dermoide do APC comprimindo o cerebelo.

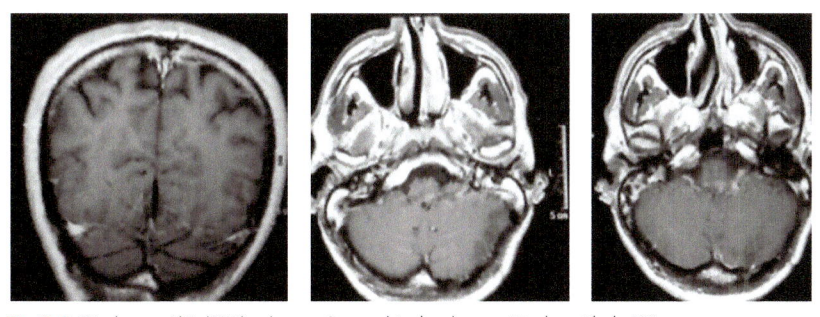

Fig. 21-8. RM pós-operatória (T1W) após remoção completa de volumoso cisto dermoide do APC.

Caso 2
Demonstrado nas Figuras 21-9 e 21-10.

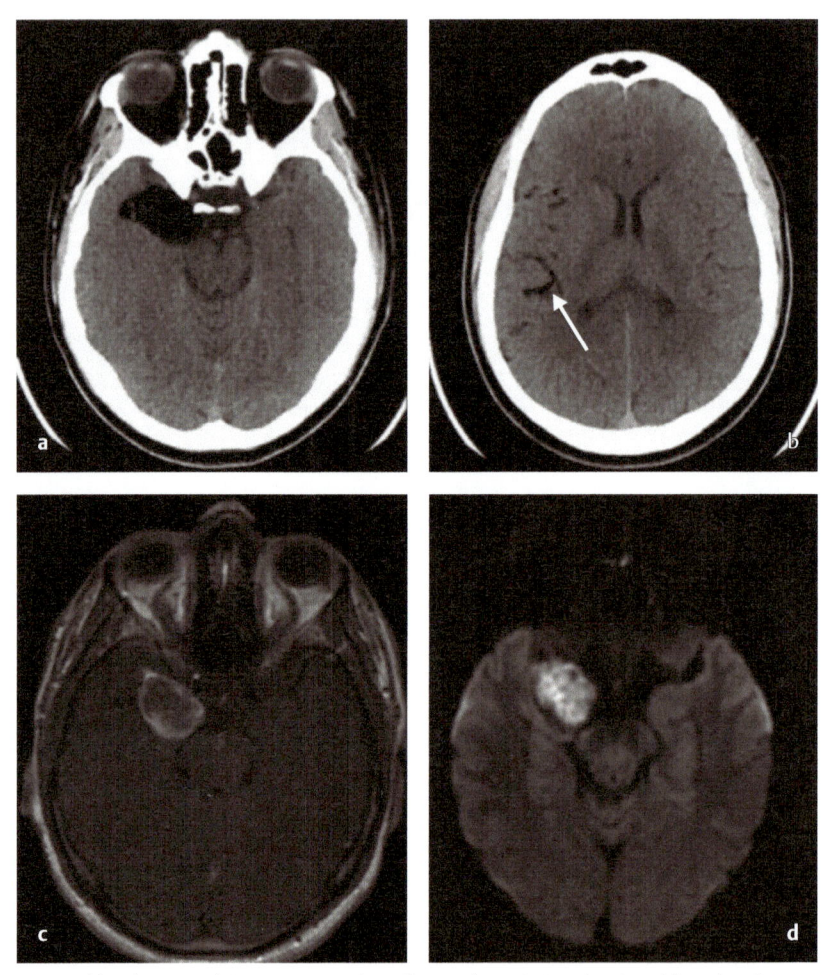

Fig. 21-9. (a) TC de paciente de 28 anos com cisto dermoide parasselar roto insinuando-se junto à fissura lateral esquerda, e (b) com presença de disseminação subaracnóidea do conteúdo do cisto (seta). (c) RM com imagem heterogênea em T1. (d) Restrição característica à difusão.

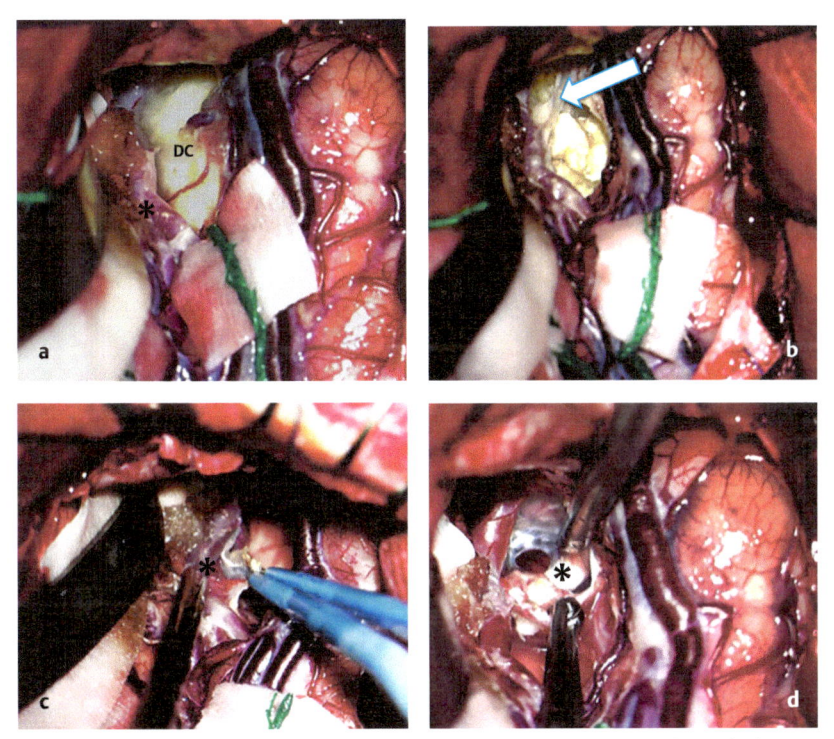

Fig. 21-10. (a) Cisto dermoide parasselar (CD) em íntima relação com segmento M1 da artéria cerebral média direita (*) em acesso pterional após dissecção da fissura lateral. (b) Conteúdo pastoso, típico dos cistos dermoides, visto após abertura de sua cápsula (seta branca). (c) Remoção de remanescente da cápsula do cisto aderida aos ramos perfurantes da artéria cerebral média direita (*). (d) Remoção completa do cisto com ressecção de fragmento de sua cápsula aderido ao nervo oculomotor direito (*).

TERAPIAS ADJUVANTES

O baixo índice proliferativo apresentado pelas células constituintes da cápsula dessas lesões as torna insensíveis ao tratamento radioterápico e quimioterápico. Por isso, não serão alternativas para o manejo dessas lesões. A malignização de cistos epidermoides raramente tem sido demonstrada na literatura e, quando comprovada, a inclusão de radioterapia com dose média de 52 Gy mostrou-se efetiva para aumentar a sobrevida média dos pacientes.[49] Dados sobre transformação maligna de cistos dermoides não são encontrados na literatura.

COMPLICAÇÕES E DICAS

Idealmente, um plano de dissecção entre a aracnoide e a cápsula da lesão deverá ser identificado no intraoperatório para possibilitar a remoção radical e segura da lesão. Nos casos onde foi evidenciada aderência às estruturas neurovasculares, tentativas intempestivas para sua remoção poderão acarretar lesões neurológicas graves. Cistos dermoides são mais propensos ao envolvimento aracnoidal e adesão às estruturas adjacentes. Conceitualmente, o tratamento cirúrgico dos cistos dermoides e epidermoides implicará inicialmente na abertura da sua cápsula e remoção de seu conteúdo para descompressão interna (*debulking*), e posteriormente a cápsula será dissecada e removida das estruturas adjacentes. Entretanto, a abertura e descompressão precoce do conteúdo do cisto poderá ocasionar colapso da cavidade cirúrgica (*brainshift*), impossibilitando a remoção completa da lesão. A dissecção da superfície do cisto antes de sua abertura assegurará a manutenção do espaço originalmente criado pela lesão e, eventualmente, retratores serão utilizados apenas com intuito de minimizar as repercussões do *brainshift*.

Por apresentarem crescimento extremamente lento, a manutenção proposital de pequenos resíduos da cápsula tumoral junto a estruturas nobres é conduta aceitável, especialmente quando estruturas vasculares estiverem envolvidas, pois lesões inadvertidas poderiam levar a consequências catastróficas.

Alterações de nervos cranianos costumam ser transitórias, entretanto, em virtude da morbidade relacionada com a sua manipulação, quando o nervo óptico estiver envolvido, são desaconselhadas tentativas intempestivas de remoção de fragmentos aderidos. No caso de acometimento do canal do nervo óptico, sua abertura precoce descomprimirá o nervo óptico e minimizará efeitos deletérios de sua mobilização.

A resposta imunológica desencadeada pela presença do conteúdo dos cistos, especialmente os dermoides, no espaço subaracnoide, poderá desencadear quadro de meningite asséptica, geralmente tratada de forma sintomática. Entretanto, a presunção de sua ocorrência por sintomas clínicos é erro frequente no pós-operatório, e a análise liquórica é mandatória com intuito de excluir a possibilidade de evento infeccioso.[50,51]

REFERÊNCIAS BIBLIOGRÁFICAS

1. Baxter JW, Netsky MG. Epidermoid and dermoid tumors: pathology. In: Wilkins RH, Rengachary SS, editors. Neurosurgery, vol 1. New York: McGraw-Hill; 1985. p. 655-61
2. Berger MS, Wilson CB. Epidermoid cysts of the posterior fossa. J Neurosurg 1985;62(2):214-9.
3. Bailey P. Cruveilhier's tumeurs perless. Surg Gynecol Obstet 1920;31:390-401.
4. Cushing H. Intracranial tumors. In: Notes Upon a Series of Two Thousand Verified Cases with Surgical Mortality Percentages Pertaining Thereto. London: Bailliere & Co;1932. p. 8.
5. Fleming JF, Bottereli EH. Cranial dermoid and epidermoid tumors. Surg Gynecol Obstet 1959;109:403-11.
6. Mahoney W. Die Epidermoid des Zentralnervensystems. Z Gesante Neurol Psychiatr 1936;155:416-71.
7. Tiwari D, Singh K, Sharma V. Epidemiological evaluation of intracranial epidermoid tumor. World Journal of Surgical Research 2013;2:12.
8. Ulrich J. Intracranial epidermoids. A study on their distribution and spread. J Neurosurg 1964;21:1051-8.
9. Alvord EC Jr. Growth rates of epidermoid tumors. Ann Neurol 1977;2(5):367-70.
10. Cobbs CS, Pitts LH, Wilson CB. Epidermoid and dermoid cysts of the posterior fossa. Clin Neurosurg 1997;44:511-28.
11. Larsen WJ. Human embryology. 3rd ed. Edinburgh: Churchill Livingstone; 2001.
12. Russell DS, Rubinstein LJ. Pathology of tumours of the nervous system. 5th ed. London: Edward Arnold; 1989. p. 690-5.
13. Caldarelli M, Massimi L, Kondageski C, Di Rocco C. Intracranial midline dermoid and epidermoid cysts in children. J Neurosurg 2004;100(5):473-80.
14. Conley FK. Epidermoid and dermoid tumors: clinical features and surgical management. In: Wilkins RH, Rengachary SS, editors. Neurosurgery. New York: McGraw-Hill; 1985. p. 668-73.
15. Yaşargil MG, Abernathey CD, Sarioglu AC. Microneurosurgical treatment of intracranial dermoid and epidermoid tumors. Neurosurgery 1989;24(4):561-7.
16. Toglia JU, Netsky MG, Alexander E Jr. Epithelial (epidermoid) tumors of the cranium. Their common nature and pathogenesis. J Neurosurg 1965;23(4):384-93.
17. Eekhof JL, Thomeer RT, Bots GT. Epidermoid tumor in the lateral ventricle. Surg Neurol 1985;23(2):189-92.
18. Ford K, Drayer B, Osborne D, Dubois P. Case report. Transient cerebral ischemia as a manifestation of ruptured intracranial dermoid cyst. J Comput Assist Tomogr 1981;5:895-97.
19. Kavar B, Kaye AH. Dermoid, epidermoid, and neuroenteric cysts. In: Kaye AH, Laws ER Jr. Brain tumors. 3rd ed. Edinburgh: Elsevier Saunders; 2012.
20. Lunardi P, Missori P, Gagliardi FM, Fortuna A. Long-term results of the surgical treatment of spinal dermoid and epidermoid tumors. Neurosurgery 1989;25(6):860-4.
21. Manno NJ, Uihlein A, Kernohan JW. Intraspinal epidermoids. J Neurosurg 1962;19:754-65.
22. Pear BL. Epidermoid and dermoid sequestration cysts. Am J Roentgenol Radium Ther Nucl Med 1970;110(1):148-55.
23. Yen CP, Kung SS, Kwan AL, et al. Epidermoid cysts associated with thoracic meningocele. Acta Neurochir (Wien) 2008;150(3):305-9.
24. Bucciero A, Del Basso De Caro ML, Carraturo S, et al. Supratentorial dermoid cysts. Presentation and management of five cases. J Neurosurg Sci 1995;39(1):7-11.
25. Hayek G, Mercier P, Fournier HD, et al. Dermal sinus and dermoid cyst revealed by abscess formation in posterior fossa. Report of 2 pediatric cases and review of the literature. Neurochirurgie 2001;47(2-3 Pt 1):123-7.
26. Tekkök IH, Baeesa SS, Higgins MJ, Ventureyra EC. Abscedation of posterior fossa dermoid cysts. Childs Nerv Syst 1996;12(6):318-22.
27. Chowhury FH, Haque MR, Sarker MH. Intracranial epidermoid tumor; microneurosurgical management: An experience of 23 cases. Asian J Neurosurg 2013;8(1):21-8.
28. Liu JK, Gottfried ON, Salzman KL, et al. Ruptured intracranial dermoid cysts: Clinical, radiographic and surgical features. Neurosurgery 2008;62(2):377-84.
29. Moreno-Jimenez S, Tena-Suck ML, Collado-Ortiz MA, et al. Intracranial epidermoid cyst in a single Mexican Institution. Experience of over 16 years. Patologia 2012;50:182-9.
30. Sabin HI, Bordi LT, Symon L. Epidermoid cysts and cholesterol granulomas centered on the posterior fossa: Twenty years of diagnosis and management. Neurosurgery 1987;21(6):798-805.
31. Talacchi A, Sala F, Alessandrini F, et al. Assessment and surgical management of posterior fossa epidermoid tumors: Report of 28 cases. Neurosurgery 1998;42(2):242-52.

32. Watanabe T, Ito E, Sato T, et al. Combined microsurgical and endoscopic removal of extensive suprasellar and prepontine epidermoid tumors. Neurol Med Chir (Tokyo) 2011;51(10):684-8.
33. Castillo M. Intracranial tumors. In: Castillo M. The core curriculum: neuroradiology. Philadelphia, Pa: Lippincott Williams & Wilkins; 2002. p. 166-72.
34. Dubois PJ, Sage M, Luther JS, et al. Case report. Malignant change in an intracranial epidermoid cyst. J Comput Assist Tomogr 1981;5(3):433-5.
35. Horowitz BL, Chari MV, James R, Bryan RN. MR of intracranial epidermoid tumors: Correlation of in vivo imaging with in vitro 13C spectroscopy. AJNR Am J Neuroradiol 1990;11(2):299-302.
36. Kallmes DF, Provenzale JM, Cloft HJ, McClendon RE. Typical and atypical MR imaging features of intracranial epidermoid tumors. AJR Am J Roentgenol 1997;169(3):883-7.
37. Osborn AG, Preece MT. Intracranial cysts: Radiologic-pathologic correlation and imaging approach. Radiology 2006;239(3):650-64.
38. Shackney SE. Tumor growth, cell cycle kinetics, and cancer treatment. In: Calabresi P, Schein PS, editors. Medical oncology: Basic principles and clinical management of cancer. New York: McGraw-Hill; 1993. p. 43-60.
39. Yamakawa K, Shitara N, Genka S, et al. Clinical course and surgical prognosis of 33 cases of intracranial epidermoid tumors. Neurosurgery 1989;24(4):568-73.
40. Guidetti B, Gagliardi FM. Epidermoid and dermoid cysts. Clinical evaluation and late surgical results. J Neurosurg 1977;47(1):12-8.
41. Johnson DG, Stemper SJ, Withers TK. Ruptured giant supratentorial dermoid cyst. J Clin Neurosci 2005;12(2):198-201.
42. Caldarelli M, Colosimo C, Di Rocco C. Intra-axial dermoid/epidermoid tumors of the brainstem in children. Surg Neurol 2001;56(2):97-105.
43. Chung LK, Lagman C, Duong C, et al. Dermoid cyst of the prepontine cistern and Meckel's cave: Illustrative case and systematic review. J Neurol Surg B Skull Base 2018;79(2):139-50.
44. Baillieux H, Weyns F, Paquier P, et al. Posterior fossa syndrome after a vermian stroke: A new case and review of the literature. Pediatr Neurosurg 2007;43(5):386-95.
45. Kotil K, Eras M, Akçetin M, Bilge T. Cerebellar mutism following posterior fossa tumor resection in children. Turk Neurosurg 2008;18(1):89-94.
46. Peng Y, Yu L, Li Y, et al. Pure endoscopic removal of epidermoid tumors of the cerebellopontine angle. Childs Nerv Syst 2014;30(7):1261-7.
47. Safain MG, Dent WC, Heilman CB. An endoscopic assisted retrosigmoid approach to the cerebello-pontine angle for resection of an epidermoid cyst. Neurosurg Focus 2014;36(1):1.
48. Vaz-Guimaraes F, Koutourousiou M, de Almeida JR, et al. Endoscopic endonasal surgery for epidermoid and dermoid cysts: a 10-year experience. J Neurosurg 2018;16:1-11.
49. Nagasawa D, Yew A, Spasic M, et al. Survival outcomes for radiotherapy treatment of epidermoid tumors with malignant transformation. J Clin Neurosci 2012;19(1):21-6.
50. Brydon HL. Intracranial dermoid cysts with nasal dermal sinuses. Acta Neurochir (Wien) 1992;118(3-4):185-8.
51. Carvalho GA, Cervio A, Matthies C, Samii M. Subarachnoid fat dissemination after resection of a cerebellopontine angle dysontogenic cyst: case report and review of the literature. Neurosurgery 2000;47(3):760-4.

CAPÍTULO 22

CISTO COLOIDE

Samuel Tau Zymberg ▪ Clauder Oliveira Ramalho

INTRODUÇÃO

Cisto coloide (CC) é uma lesão benigna, de crescimento lento, que classicamente ocorre na região anterior do terceiro ventrículo, embora seu aparecimento em outras localizações raramente seja descrito.[1] Representa 1% dos tumores intracranianos, porém sua representatividade eleva-se quando considerados apenas tumores intraventriculares, neste caso correspondendo de 15% a 20%. É o processo expansivo mais comum do terceiro ventrículo, salvo em países com alta prevalência de neurocisticercose. Histopatologicamente, é caracterizado por um cisto composto de uma fina parede revestida por uma camada pseudoestratificada de células epiteliais colunares ou cuboides sem atipias, parcialmente ciliadas e produtoras de muco.[1-4] Pode ocorrer em qualquer idade, mas a maioria é relatada entre a terceira e a quinta década de vida. Casos familiares são raríssimos.[5]

HISTÓRICO

O primeiro relato coube a Wallmann, que, em 1858, o descreveu em autópsia de paciente que apresentava ataxia de marcha progressiva e incontinência urinária.[6]

Sua origem ainda não é esclarecida. Sjöval,[7] em 1910, e Bailey,[8] em 1916, estão entre os primeiros autores a associarem sua origem a vestígios da paráfise, estrutura glandular que se evagina do teto do terceiro ventrículo e que está presente em vertebrados menos desenvolvidos, como anfíbios e répteis, porém muito rudimentar nos humanos. Recebia a denominação de cisto parafisário.[9] Outros autores, especialmente Ciric, que, em 1975, descreveu detalhadamente a possível relação entre a embriogênese das estruturas ventriculares e a formação do cisto, definiram que o nome **cisto neuroepitelial** era o mais adequado.[10,11]

Diversos estudos envolvendo imuno-histoquímica e imagens ultraestruturais sugerem que a origem, na verdade, é de tecido endodérmico e não neuroepitelial, especialmente por apresentar grande semelhança com o epitélio do trato respiratório. Dessa forma, atualmente acredita-se que o CC não é uma lesão intrínseca do sistema nervoso central, mas possui origem extrínseca ainda a ser elucidada.[12,13]

A evolução do diagnóstico e da remoção cirúrgica tornou-se possível graças ao pioneirismo de Dandy que, em 1921, realizou a primeira remoção de um CC por via transcortical parietal posterior. Em 1933, publicou uma série de cinco casos. Por considerar que a via transcalosa apresentava menos complicações que a transcortical, especialmente com relação à epilepsia, passou a utilizá-la como método preferencial de tratamento.[14,15]

Outras séries contemporâneas foram publicadas com ressecções realizadas pelas vias transcalosa ou transcortical.[9,15] Os resultados não eram satisfatórios: 64% foram descritos como bons ou excelentes e a mortalidade variou de 5% a 35%. Levando-se em consideração que muitas séries incluíram achados de necropsia, pode-se considerar uma mortalidade ainda maior. A partir do desenvolvimento da microcirurgia e dos métodos diagnósticos mais detalhados, houve uma melhora dos resultados, com morbidade menor e mortalidade inferior a 3%.[16]

A aspiração simples do cisto foi proposta, em 1975, por Gutierrez-Lara.[17] Sua associação à estereotaxia[18] chamou atenção por oferecer baixo risco, índices de morbimortalidade reduzidos e por ser um procedimento relativamente simples quando comparado às craniotomias.[19,20] No entanto, um alto índice de recorrência tornou essa técnica secundária.[21-23]

Várias séries microcirúrgicas por via transcalosa ou transcortical estão bem detalhadas na literatura e os índices de mortalidade atuais são baixos.[24-28]

Em 1963, Guiot relacionou, pela primeira vez, o uso de endoscópio na cirurgia do CC.[29] Em 1983, Powel descreveu a primeira série de 18 casos operados com o uso do endoscópio. Mostrou que o procedimento foi útil como método diagnóstico e terapêutico, no contexto das limitações da época.[30]

A partir de então, outras séries foram publicadas.[31,32] Lewis, em 1994, descreveu que as vantagens da endoscopia seriam: menor tempo cirúrgico, menor tempo de internação e retorno mais precoce ao trabalho.[33] Decq, em 1998, afirmou que o desenvolvimento da endoscopia permitia não somente a aspiração do cisto, mas também a abertura ampla e coagulação da cápsula.[34]

Trabalhos mais recentes mostram resultados melhores e menores taxas de recidiva.[35-42]

Atualmente, microcirurgia e endoscopia são técnicas de eleição para o tratamento do CC e as revisões sistemáticas têm mostrado as vantagens e desvantagens de cada um dos métodos.[41]

QUADRO CLÍNICO

Os sinais e sintomas são decorrentes da obstrução do fluxo liquórico e da consequente hidrocefalia. A queixa mais comum consiste em cefaleia, classicamente descrita como episódica, de forte intensidade, associada a náuseas, vômitos e à movimentação da cabeça, embora possa ser contínua e progressiva. Outros achados incluem embaçamento visual, vertigem, zumbido, crise epiléptica, rebaixamento do nível de consciência e *drop attacks*. O exame neurológico pode revelar papiledema, alterações cerebelares e sinais piramidais de liberação. Apraxia de marcha, incontinência urinária e alterações cognitivas podem levar ao quadro de hidrocefalia de pressão normal secundária.[8,43-46]

Morte súbita ocorre em aproximadamente 10% dos casos.[43,47] Em uma coorte holandesa avaliada em um período de 5 anos, Witt Hammer *et al.* descreveram um significativo risco de piora neurológica aguda de 34%, e 12% de mortalidade.[48]

Mecanismos relacionados com a rápida deterioração e morte súbita incluem evolução com descompensação da hidrocefalia, movimentação do cisto aderido somente a um pedículo na tela coroide causando obstrução aguda, sangramento espontâneo do cisto e compressão hipotalâmica.[49]

CCs podem ser diagnosticados de forma incidental. O'Neill *et al.* descreveram em uma revisão sistemática que os principais achados associados à piora clínica em assintomáticos foram: idade menor que 65 anos, diâmetro do cisto maior ou igual a 7 mm, presença de dilatação ventricular, proximidade ao forame de Monro e hipersinal na sequência FLAIR da ressonância magnética. Nesses pacientes, há relato de piora neurológica de 8% em 10 anos e 5% a 15% de necessidade de tratamento cirúrgico.[50,51]

IMAGEM

Utilizam-se tomografia computadorizada (TC) e ressonância magnética (RM). Os achados estão relacionados com o seu conteúdo. Normalmente não captam contraste e não calcificam.[18,52]

Na TC, os cistos são na maioria hiperdensos em relação ao parênquima cerebral. A densidade está relacionada com a concentração de colesterol e pode ser indicativa de maior viscosidade. Na RM, a sequência T1 relaciona-se ao colesterol e até 2/3 dos casos são hiperintensos. A maioria é hipointensa em T2, mas há maior inconstância (Fig. 22-1), assim como na sequência FLAIR. A variabilidade do conteúdo proteico (formado por mucina, uma glicoproteína) e a possibilidade de estar misturado a sangue, cristais de colesterol, hemossiderina e diversos íons podem afetar os sinais da TC e da RM, resultando em um aspecto heterogêneo. O hipersinal em FLAIR e em T2 é atribuído à maior quantidade de água e é relacionado com a maior incidência de sintomas e a rápida deterioração.[53-55]

A pesquisa de sinais de hidrocefalia é crucial. Edema transependimário é um sinal significativo.

Adequada análise radiológica da posição do cisto e de suas relações com estruturas circunjacentes, como septo pelúcido e suas variações, forame de Monro, plexo coroide, teto do terceiro ventrículo, vasos sanguíneos e fórnices, é valiosa para a programação cirúrgica. Complementação dos exames com estudo dos vasos sanguíneos (angio-TC ou angio-RM) e com espectroscopia pode ser útil na avaliação dos diagnósticos diferenciais.

DIAGNÓSTICOS DIFERENCIAIS

Os diagnósticos diferenciais incluem principalmente lesões intraventriculares que podem ser neoplásicas, congênitas, vasculares, inflamatórias ou infecciosas. Destacam-se neurocisticercose, astrocitoma, linfoma, neoplasias e cistos do plexo coroide, aneurismas de topo da artéria basilar, hamartomas, cistos de aracnoide, craniofaringeomas e metástases (Fig. 22-2).[56,57]

OPÇÕES DE TRATAMENTO

Pacientes assintomáticos, sem dilatação ventricular e com cistos pequenos (< 7 mm) que mantenham distância de locais potencialmente obstrutivos (por exemplo, forame de Monro) podem ser seguidos com consultas e exames periódicos. Devem ser bem orientados sobre os sinais e sintomas de alarme e estar cientes dos riscos de piora aguda.[30] Em alguns serviços, o diagnóstico de CC é indicativo de cirurgia independentemente das dimensões ventriculares ou do quadro clínico.[39]

As indicações de tratamento cirúrgico incluem a presença dos sintomas já descritos, alterações radiológicas mencionadas ou progressivo aumento do volume do CC.

Os tratamentos de primeira linha são ressecção microcirúrgica (vias transcalosa ou transcortical) ou neuroendoscopia.[39]

A derivação ventricular é um procedimento paliativo que não oferece a possibilidade de cura. Em alguns casos, pode causar drenagem assimétrica ou hiperdrenagem.[60] A aspiração simples do cisto relaciona-se a alto índice de recorrência.[21-23]

Na técnica microcirúrgica, a incisão e a craniotomia são programadas de acordo com a posição do cisto e com a via de eleição. Na via transcortical, faz-se a corticectomia de acordo com o posicionamento do cisto para atingir o forame de Monro com maior segurança, usualmente no giro frontal médio. É mais considerada na presença de hidrocefalia. Túbulos retráteis podem ser utilizados para diminuir o dano ao parênquima cerebral e oferecer acesso microcirúrgico ao cisto.[61,62] Na via inter-hemisférica transcalosa, os ventrículos são alcançados por meio de uma calosotomia com extensão ao redor de 1 cm, realizada entre 2 e 3 cm posteriormente ao joelho do corpo caloso (via transcalosa anterior). Uma calosotomia na linha média permite o acesso interforniceal. Pode ser realizada na ausência de dilatação ventricular.

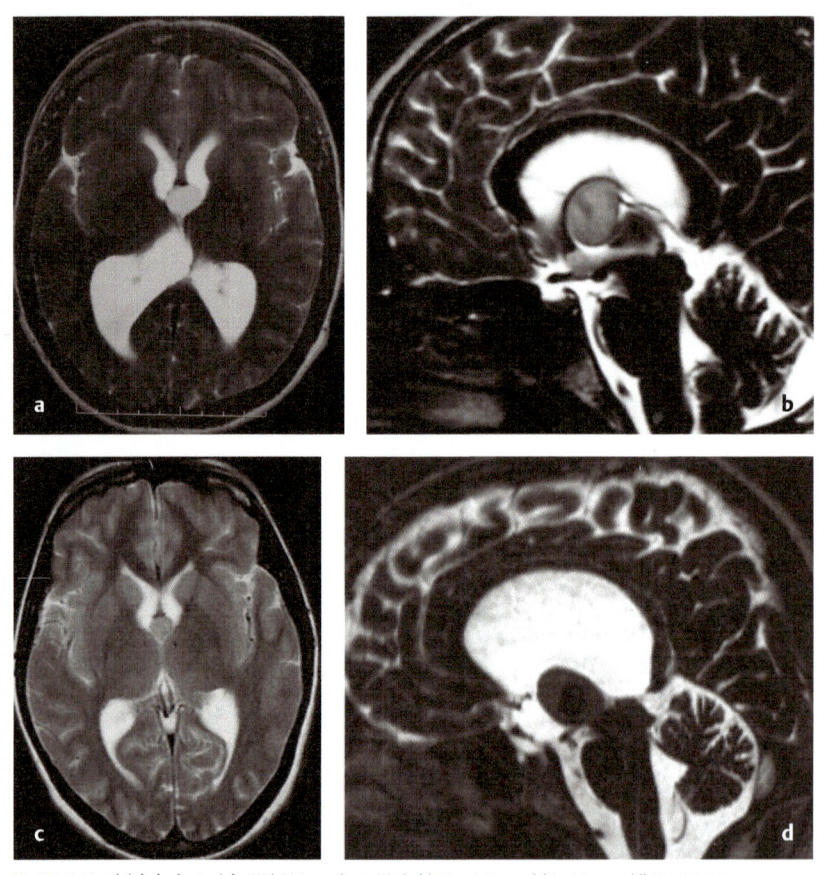

Fig. 22-1. Variabilidade de sinal do CC à RM sequência T2. (a,b) Hiperintenso. (c) Isointenso. (d) Hipointenso.

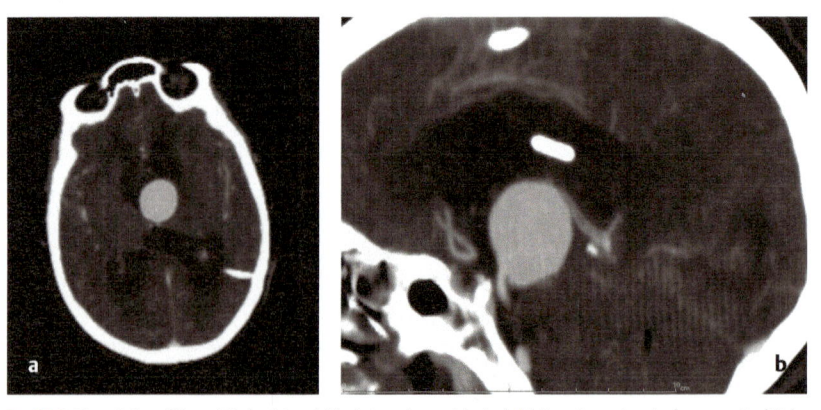

Fig. 22-2. Diagnósticos diferenciais do cisto coloide do terceiro ventrículo: (a,b) Aneurisma gigante de segmento distal da artéria basilar. *(Continua.)*

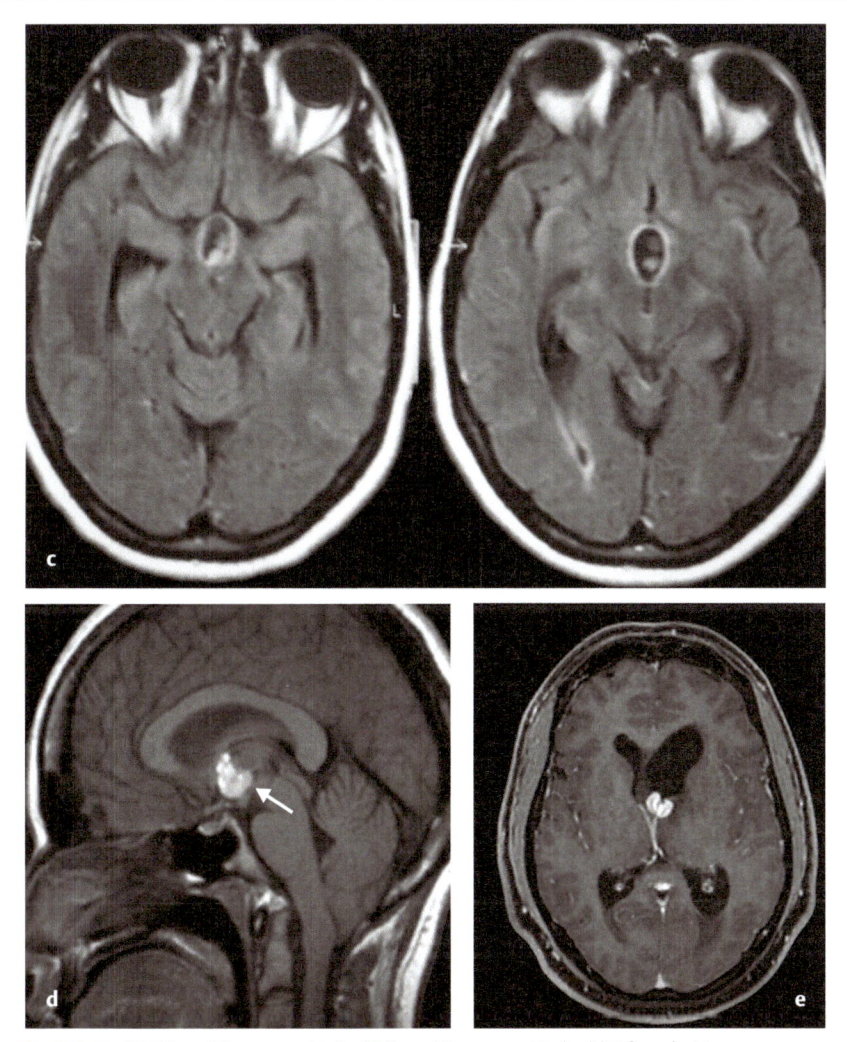

Fig. 22-2. *(Cont.)* (**c**) Neurocisticercose ventricular. (**d**) Neurocisticercose ventricular. (**e**) Linfoma do sistema nervoso central. *(Continua.)*

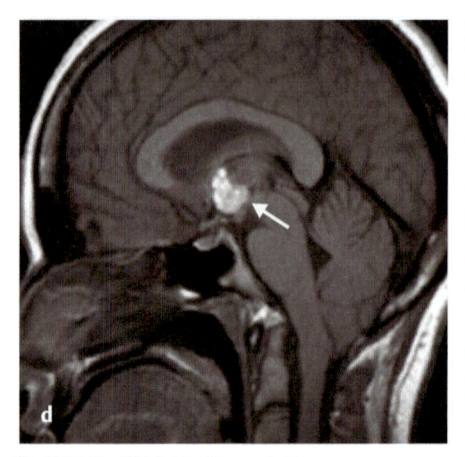

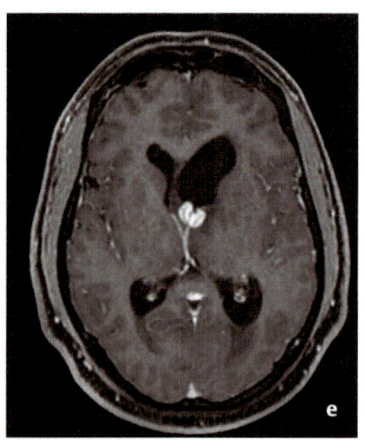

Fig. 22-2. *(Cont.)* (f,g) Astrocitoma pilocítico.

Quando o cisto é identificado, deve ser cuidadosamente manipulado. Realiza-se a dissecção de vasos aderidos e coagula-se o plexo coroide sobre a cápsula, que é aberta com o uso de bipolarização, dissectores e microtesouras. O conteúdo do cisto é drenado. A aderência da cápsula à tela coroide pode ser coagulada e incisada para a ressecção total do CC.

A via transcalosa tem sido utilizada com maior frequência que a transcortical por oferecer menor morbidade, especialmente pela menor chance de epilepsia.[41]

Na técnica endoscópica, a incisão na pele e a trepanação devem ser programadas de acordo com a avaliação radiológica pré-operatória, que inclui a posição do cisto e sua relação com estruturas circunjacentes. Na maioria das vezes, a trepanação se localizará em um ponto 1 a 2 cm mais anterior e mais lateral que o ponto de Kocher.[40]

Utiliza-se preferencialmente endoscópio rígido e de zero grau. Após sua introdução, realiza-se inspeção da anatomia local e escolhe-se o ponto mais favorável para abertura da cápsula e drenagem do conteúdo cístico. Na maioria das vezes, é realizada manipulação do cisto por meio do forame de Monro (Fig. 22-3). Eventualmente, outras opções podem ser mais convenientes, como as rotas interforniceal e transeptal (Fig. 22-4), dependendo da posição do cisto e das variações anatômicas. Vasos sanguíneos e plexo coroide aderidos às paredes da lesão podem influenciar na decisão do ponto de ataque.

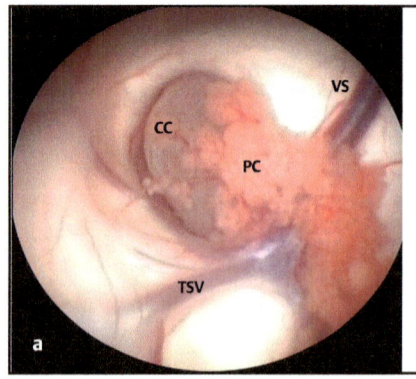

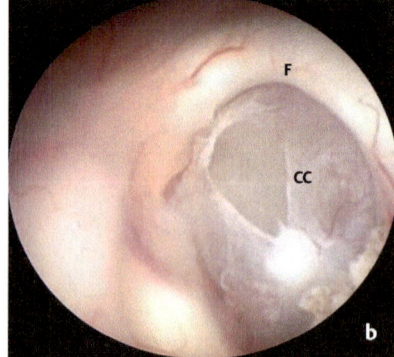

Fig. 22-3. Aspiração e coagulação neuroendoscópica da cápsula do CC pelo VLE. (a) Vista panorâmica do VLE. (b) Coagulação do plexo coroide e abertura da cápsula. *(Continua.)*

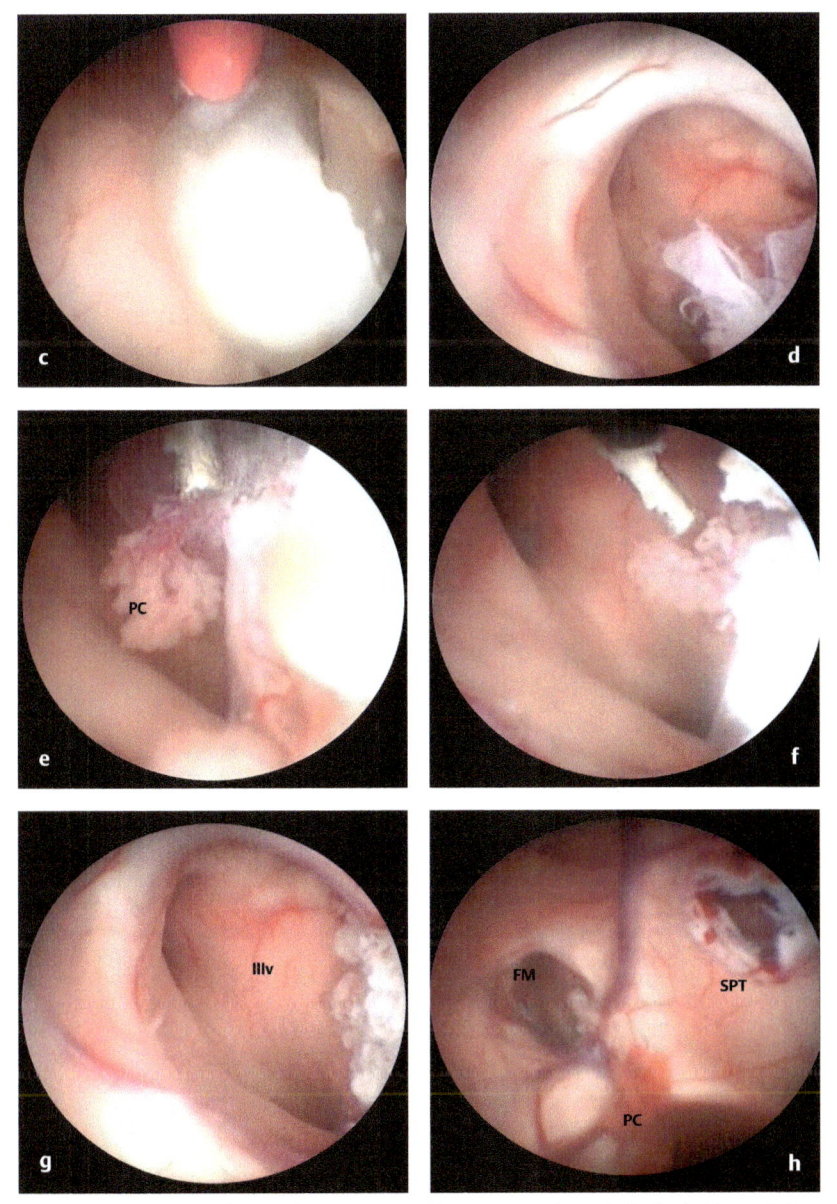

Fig. 22-3. *(Cont.)* (**c**) Aspiração do conteúdo com cateter 4 F. (**d**) Aspiração completa, visão da cápsula. (**e**) Coagulação da cápsula, notar plexo coroide aderido. (**f**) Coagulação final. (**g**) Ausência completa de lesão na inspeção endoscópica. (**h**) Visão panorâmica ao final do procedimento: terceiro ventrículo desobstruído, septostomia. CC: cisto coloide; PC: plexo coroide; VS: veia septal; VTE: veia talamoestriada; F: fórnice; IIIv: terceiro ventrículo; SPT: septostomia; FM: forame de Monro.

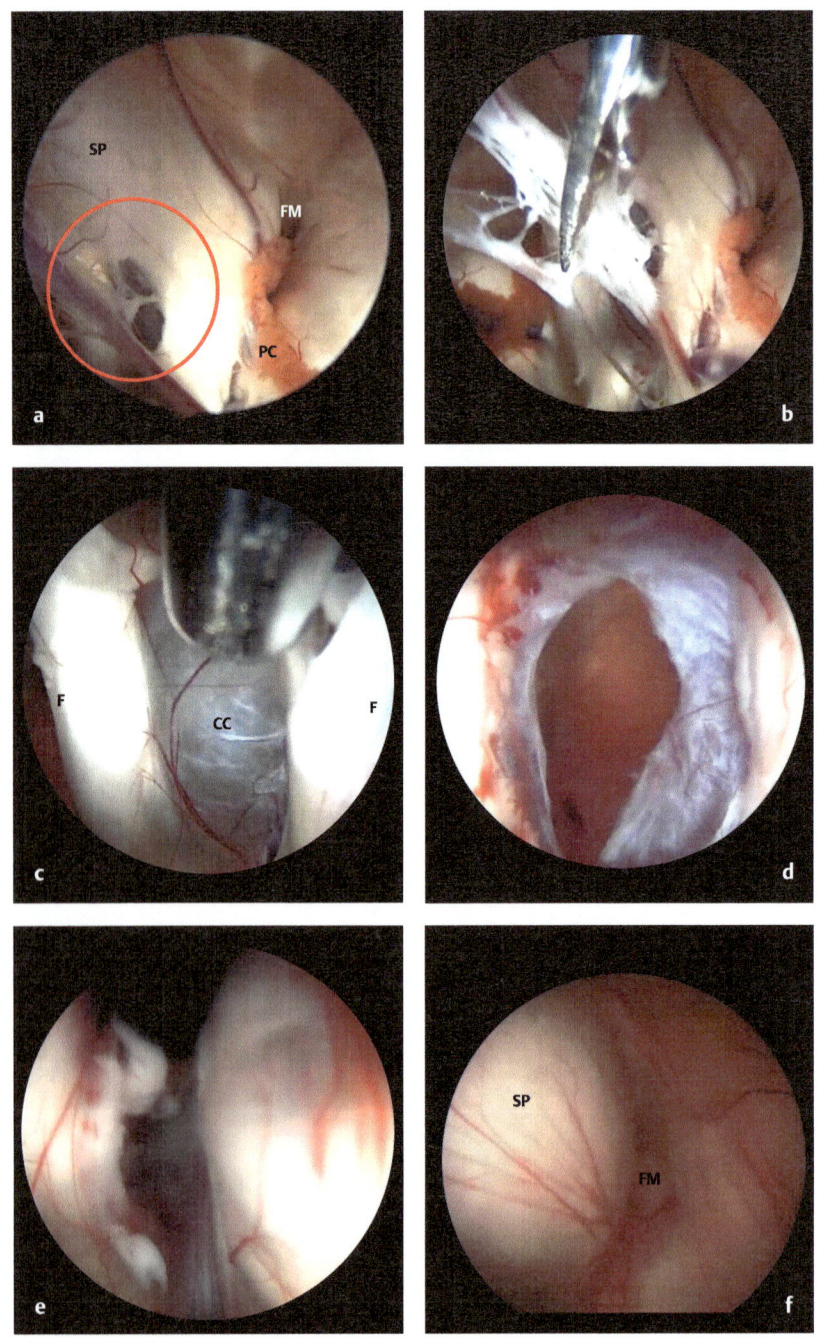

Fig. 22-4. Rotas endoscópicas alternativas. (a-e) Rotas transseptal interforniceal. (a) Visão do ventrículo lateral direito. Círculo vermelho em detalhe. (b) Coagulação e secção do septo pelúcido, veia septal posterior. (c) Localização posterior do CC protruindo entre os fórnices. (d) Aspecto após remoção do conteúdo cístico. (e) Coagulação da cápsula levando a sua completa retração. (f-h) Rota transeptal. (f) Visão do ventrículo lateral direito. *(Continua.)*

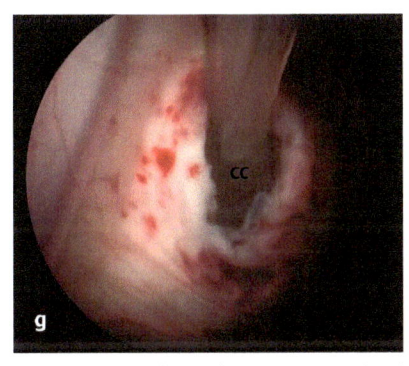

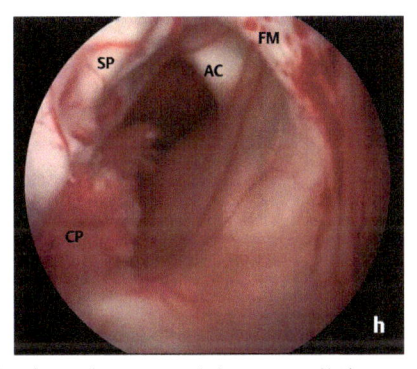

Fig. 22-4. *(Cont.)* **(g)** Abertura do SP, aspiração completa. **(h)** Reabertura do terceiro ventrículo. SP: septo pelúcido; FM: forame de Monro; PC: plexo coroide; CC: cisto coloide; F: fórnice; CA: comissura anterior.

Utilizando coagulação, microtesouras e pinças, abre-se o cisto. Drena-se seu conteúdo com cuidadosa aspiração com seringa acoplada a um cateter cortado na ponta, geralmente 4 ou 6 F. Solução salina pode ser instilada para forçar a saída do conteúdo de difícil aspiração.

Quando o cisto é esvaziado, a cápsula deve ser meticulosamente inspecionada. Em alguns casos, a ressecção completa é possível, porém é necessária a dissecção de aderências ao plexo coroide e às veias cerebrais internas. Isso é factível quando se dispõe de endoscópio com dois canais de trabalho (p. ex., LOTTA ®, Karl Storz). Não havendo essa possibilidade, a cápsula é ressecada ao máximo e os remanescentes são coagulados. Derivação ventricular externa não é realizada rotineiramente ao final da cirurgia.

COMPLICAÇÕES

As principais complicações da técnica microcirúrgica são infecção de ferida operatória, deiscências e hemiparesia. Na via transcortical, há maior risco de lesão do parênquima cerebral e alto risco de crise epiléptica (5% a 10%). Na via transcalosa, podem ocorrer infartos venosos por trombose de seio sagital ou sacrifício de veias em ponte, mutismo por excesso de retração dos giros do cíngulo e alteração de memória por lesão dos fórnices. A síndrome de desconexão é mais comum nas calosotomias amplas e posteriores, raramente utilizadas nesses casos.[16,47,63-67]

Na técnica endoscópica, os relatos de complicações são esporádicos. Essas ocorrências são principalmente relacionadas com meningite, ventriculite e hemorragia ventricular. Lesão de estruturas ventriculares, como a coluna do fórnice, tálamo, septo pelúcido ou veias profundas, podem ocorrer em função da inexperiência do cirurgião.[27,39] Ao comentar sobre a experiência necessária para cirurgia endoscópica do CC, Decq *et al.* preconizaram que o neurocirurgião tenha realizado ao menos 100 procedimentos neuroendoscópicos prévios.[34]

DICAS

- Independente da modalidade de tratamento, a cirurgia do CC deve ser feita por profissional habituado à técnica escolhida;
- Vômitos no pós-operatório são comuns por até 24 a 36 horas. Preconiza-se o uso de antieméticos de rotina;
- Análise dos exames radiológicos deve ser minuciosa e individualizada. Muitas vezes, o cisto encontra-se recoberto pelo septo pelúcido e dificulta a via transforaminal;
- Nos acessos microcirúrgicos, devemos evitar a lesão de veias em ponte e excesso de compressão sobre o seio sagital superior;
- Nos acessos neuroendoscópicos, é feita inicialmente a aspiração do conteúdo para a sua remoção. Ao final, a instilação cuidadosa de soro pode remover os últimos restos no interior do cisto;
- Septostomia concomitante é uma técnica útil para equalização pressórica dos ventrículos laterais.

REFERÊNCIAS BIBLIOGRÁFICAS

1. Ramalho CO, Correa AT, Madeira TH, et al. Unilateral hydrocephalus due to lateral ventricle colloid cyst treated by neuroendoscopic approach. Cureus 2020;12(4):e7825.
2. Barbagallo GM, Raudino G, Visocchi M, et al. Out-of-third ventricle colloid cysts: review of the literature on pathophysiology, diagnosis and treatment of an uncommon condition, with a focus on headache. J Neurosurg Sci 2019;63(3):330-6.
3. Rizk AR, Bettag M. Multiple colloid cysts: Case report and literature review. J Neurol Surg A Cent Eur Neurosurg 2018;79(6):536-40.
4. Uno T, Hayashi Y, Sasagawa Y, et al. A suprasellar colloid cyst over an 11-year follow-up: case report and literature review. World Neurosurg 2019.
5. Aggarwal A, Corbett A, Graham J. Familial colloid cyst of the third ventricle. J Clin Neurosci 1999;6:520-2.
6. Wallmann H. Eine Colloidcyste im dritten Hirnventrikel und ein Lipom im Plexus choriodes [A colloid cyst in the third cerebral ventricle and a lipoma in the choroid plexus]. Virchows Arch Path Anat 1858;14:385-8.
7. Sjöval E. Über eine Ependymcyste embryonalen Charakters (Paraphyse?) im dritten Hirnventrikel mit tödlichem ausgang. Ziegleich eine Beobachtung wahrer lipochromer Veränderungen mit Auftreten von Halbmandkorperchen. Beitr Path Anat 1910;47:248-69.
8. Bailey P. Morphology of the roof plate of the fore brain and the lateral choroid plexuses in the human embryo. J Comp Neurol 1916;26:79-120.
9. Greenwood Jr. J. Colloid (paraphysial) cysts of the third ventricle with report of eight cases. J Nerv Ment Dis 1940;91:557-65.
10. Ciric I, Zivin I. Neuroepithelial (colloid) cysts of the septum pellucidum. J Neurosurg 1975;42:69-73.
11. Fulton F, Bauley P. Tumors in the region of the third ventricle: their diagnosis and relation to pathological sleep. J Nerv Ment Dis 1929;69:1-25:145-64:261-77.
12. Ho K, Garcia J. Colloid cysts of the third ventricle: ultrastructural features are compatible with endodermal derivation. Acta Neuropathol 1992; 83:605-12.
13. Lach B, Scheithauer BW, Alistair G, et al. Colloid cyst of the third ventricle. A comparative immunohistochemical study of neuraxis cysts and choroid plexus epithelium. J Neurosurg 1993;78:101-11.
14. Dandy WE. Benign tumors in the third ventricle of the brain: diagnosis and treatment. Baltimore: Williams and Wilkins; 1933. p. 4-37.
15. Poppen J, Reyes V, Horrax G. Colloid cyst of the third ventricle. Report of seven cases. J Neurosurg 1953;10(3):242-63.
16. Hernesniemi J, Leivo S. Management outcome in third ventricular colloid cysts in a defined population: a series of 40 patients treated mainly by transcallosal microsurgery. Surg Neurol 1996;45(1):2-14.
17. Gutierrez-Lara F, Patino R, Hakim S. Treatment of tumors of the third ventricle: a new and simple technique. Surg Neurol 1975;3(6):323-5.
18. Bosch DA, Rahn T, Backlund EO. Treatment of colloid cysts of the third ventricle by stereotactic aspiration. Surg Neurol. 1978;9(1):15-18.
19. Kondziolka D, Lunsford L. Stereotactic management of colloid cysts: factors predicting success. J Neurosurg 1991;75:45-51.
20. Kondziolka D, Lunsford L. Stereotactic techniques for colloid cysts: roles of aspiration, endoscopy, and microsurgery. Acta Neurochir 1994; 61:76-8
21. Mathiesen T, Grane P, Lindgren L, et al. Third ventricle colloid cysts: a consecutive 12-year series. J Neurosurg 1997;86(1):5-12.
22. Mathiesen T, Grane P, Lindquist C, et al. High recurrence rate following aspiration of colloid cysts in the third ventricle. J Neurosurg 1993;78(5):748-52.
23. Yamamoto IY. Approaches to colloid cysts: transcranial vs. sterotactic. In: Al-Mefty O, Origitano TC, Harkey HL, editors. Controversies in neurosurgery. New York: Thieme; 1996. p. 34-6.
24. Desai KI, Nadkarni TD, Muzumdar DP, et al. Surgical management of colloid cyst of the third ventricle: a study of 105 cases. Surg Neurol 2002;57(5):295-304.
25. Hernesniemi J, Romani R, Dashti R, et al. Microsurgical treatment of third ventricular colloid cysts by interhemispheric far lateral transcallosal approach: experience of 134 patients. Surg Neurol 2008;69(5):447-53.
26. Majmundar N, Ward M, Liu JK. Feasibility and challenges of microsurgical resection of colloid cysts in patients with preexisting ventriculoperitoneal shunts. World Neurosurg 2020;133:e492-e7.
27. Sampath R, Vannemreddy P, Nanda A. Microsurgical excision of colloid cyst with favorable cognitive outcomes and short operative time and hospital stay: operative techniques and analyses of outcomes with review of previous studies. Neurosurgery 2010;66(2):368-74.
28. Shapiro S, Rodgers R, Shah M, et al. Interhemispheric transcallosal subchoroidal fornix-sparing craniotomy for total resection of colloid cysts of the third ventricle. J Neurosurg 2009;110(1):112-5.
29. Guiot G, Rougerie J, Fourestier M, et al. Une nouvelle technique endoscopique: explorations endoscopiques intracrâniennes. Presse Med 1963;72:1225-31.
30. Powell MP, Torrens M J, Thomson JLG, et al. Isodense colloid cysts of the third ventricle: a diagnostic and therapeutic problem resolved by ventriculoscopy. Neurosurgery 1983;13:234-7.
31. Auer L, Holzer P, Ascher P, et al. Endoscopic neurosurgery. Acta Neurochir (Wien). 1988;10:547-54.
32. Cohe A, Shucart W. Ventriculoscopic management of colloid cyst of the third ventricle, in Manwaring KH, Crone KR, editors. Neuroendoscopy. New York: Mary Ann Liebert Inc.; 1992. p. 109-17.
33. Lewis RD, Crone KR, Taha J, et al. Preliminary results comparing transcallosal microsurgery with endoscopy. J Neurosurg 1994;81:174-8.
34. Decq PH, Le Guerinel C, Brugières P, et al. Endoscopic management of colloid cyst. Neurosurgery 1998;42:1288-96.
35. Abdou MS, Cohen AR. Endoscopic treatment of colloid cysts of the third ventricle. Technical note and review of the literature. J Neurosurg 1998;89:1062-8.
36. Connolly ID, Johnson E, Lamsam L, et al. Microsurgical vs. endoscopic excision of colloid cysts: An analysis of complications and costs using a longitudinal administrative database. Front Neurol 2017;8:259.

37. Delitala A, Brunori A, Russo N. Supraorbital endoscopic approach to colloid cysts. Neurosurgery 2011;69(2):ons176-82.
38. Hoffman CE, Savage NJ, Souweidane MM. The significance of cyst remnants after endoscopic colloid cyst resection: a retrospective clinical case series. Neurosurgery 2013;73(2):233-7.
39. Horn EM, Feiz-Erfan I, Bristol RE, et al. Treatment options for third ventricular colloid cysts: comparison of open microsurgical *versus* endoscopic resection. Neurosurgery 2007;60(4):613-8.
40. Rangel-Castilla L, Chen F, Choi L, *et al.* Endoscopic approach to colloid cyst: what is the optimal entry point and trajectory? J Neurosurg 2014;121(4):790-6.
41. Sheikh AB, Mendelson ZS, Liu JK. Endoscopic *versus* microsurgical resection of colloid cysts: a systematic review and meta-analysis of 1,278 patients. World Neurosurg 2014;82(6):1187-97.
42. Teo C. Complete endoscopic removal of colloid cyst: issues of safety and efficacy. Neurosurg Focus 1999;6:1-9.
43. Büttner A, Winkler PA, Eisenmenger W, et al. Colloid cysts of the third ventricle with fatal outcome: a report of two cases and review of the literature. Int J Legal Med 1997;110(5): 260-6.
44. Chan RC, Thompson GB. Third ventricular colloid cysts presenting with acute neurological deterioration. Surg Neurol 1983;19(4):358-62.
45. Jefferson G, Jackson H. Tumours of the lateral and of the 3rd ventricles (Section of Neurology). Proc R Soc Med 1939;32:1105-37.
46. Riddoch G. Progressive dementia, without headache or changes in the optic discs, due to tumours of the third ventricle. Brain 1936;59:225-33.
47. Little JR, MacCarty CS. Colloid cysts of the third ventricle. J Neurosurg 1974;40(2):230-5.
48. De Witt Hamer PC, Verstegen MJT, De Haan RJ, et al. High risk of acute deterioration in patients harboring symptomatic colloid cysts of the third ventricle. J Neurosurg 2002;96:1041-5.
49. Cuoco JA, Rogers CM, Busch CM, et al. Postexercise death due to hemorrhagic colloid cyst of third ventricle: Case report and literature review. World Neurosurg 2019;123:351-6.
50. O'Neill AH, Gragnaniello C, Lai LT. Natural history of incidental colloid cysts of the third ventricle: A systematic review. J Clin Neurosci 2018;53:122-6.
51. Pollock BE, Huston 3rd J. Natural history of asymptomatic colloid cysts of the third ventricle. J Neurosurg 1999;91:364-9.
52. Michels LG, Rutz D. Colloid cysts of the third ventricle. A radiologic-pathologic correlation. Arch Neurol 1982;39:640-3.
53. Algin O, Ozmen E, Arslan H. Radiologic manifestations of colloid cysts: a pictorial essay. Can Assoc Radiol J 2013;64(1):56-60.
54. Bender B, Honegger JB, Beschorner R, et al. MR imaging findings in colloid cysts of the sellar region: comparison with colloid cysts of the third ventricle and Rathke's cleft cysts. Acad Radiol 2013;20(11):1457-65.
55. Khanpara SD, Day AL, Bhattacharjee MB, et al. The variable appearance of third ventricular colloid cysts: correlation with histopathology and the risk of obstructive ventriculomegaly. AJNR Am J Neuroradiol 2020;41(10):1833-40.
56. Glastonburry COA, Salzman L. Masses and malformations of the third ventricle: normal anatomic relationships and differential diagnoses. Radiographics 2011;31:1889-905.
57. Tawk RG, Akinduro OO, Grewal SS, et al. Endoscopic transforaminal transchoroidal approach to the third ventricle for cystic and solid tumors. World Neurosurg 2020;134:e453-e9.
58. Alford EN, Rotman LE, Shank CD, et al. Independent validation of the colloid cyst risk escore to predict symptoms and hydrocephalus in patients with colloid cysts of the third ventricle. World Neurosurg 2020;134:e747-e53.
59. Margetis K, Christos PJ, Souweidane M. Endoscopic resection of incidental colloid cysts. J Neurosurg 2014;120(6):1259-67.
60. Braga OAP, Zymberg ST, Braga FM. Cisto coloide do terceiro ventrículo: Experiência de 24 casos e revisão da literatura. J Bras Neurocirurg 2001;12:69-83.
61. Cohen-Gadol AA. Minitubular transcortical microsurgical approach for gross total resection of third ventricular colloid cysts: technique and assessment. World Neurosurg 2013;79(1):207 e7-10.
62. Eichberg DG, Di L, Shah AH, et al. Minimally invasive resection of intracranial lesions using tubular retractors: a large, multi-surgeon, multi-institutional series. J Neuro-oncol 2020;149(1):35-44.
63. Cameron AS, Archibald YM. Verbal memory deficit after left fornix removal: a case report. Int J Neurosci 1981;12:201 10.
64. Carmel PW. Tumours of the third ventricle. Acta Neurochir 1985;75:136-46.
65. Mcmackin D, Cockburn J, Anslow P, et al. Correlation of fornix damage with memory impairment in six cases of colloid cyst removal. Acta Neurochir (Wien) 1995;135:12-8.
66. Pamir MN, Peker S, Ozgen S, et al. Anterior transcallosal approach to the colloid cysts of the third ventricle: case series and review of the literature. Zentralbl Neurochir 2004;65(3):108-15.
67. Sweet WH, Talland GA, ervin FR. Loss of recent memory following section of the fornix. Trans Am Neurol Assoc 1959;84:76-82.

CAPÍTULO 23

PAPILOMAS DO PLEXO COROIDE

Bárbara Albuquerque Morais ▪ Cilmária Leite Franco ▪ Paulo Ronaldo Jubé Ribeiro

INTRODUÇÃO

Os tumores do plexo coroide (TPCs) são lesões cerebrais primárias epiteliais raras. Eles representam 0,4% a 1% de todos os tumores intracranianos,[1-3] com predominância em crianças. Em um terço dos casos, as crianças têm menos de dois anos de idade. TPCs são responsáveis por 42% dos tumores cerebrais em neonatos.[4]

De acordo com a classificação da Organização Mundial da Saúde, os TPCs são divididos em papilomas do plexo coroide (PPCs), papilomas atípicos do plexo coroide e carcinomas do plexo coroide (CPCs).[5] Este capítulo se concentrará na primeira variante.

HISTÓRIA

Guerard[6] descreveu o primeiro TPC em um espécime de autópsia de uma criança em 1832. A primeira tentativa relatada de remover um PPC foi realizada por Bielschowsky em 1902.[7] No entanto, foi apenas em 1919 que foi relatada sobrevida prolongada após ressecção de um TPC em paciente adulto.[8] Desde então, vários relatos de casos foram publicados relatando crianças e adultos. Em 1925, Cushing e Davis[9] relataram 12 pacientes com PPCs.

Dos TPCs, mais de 70% afetam crianças, e, pelo menos, 50% são encontrados em crianças menores de 2 anos de idade.[10] Esse tumor geralmente é uma lesão intraventricular, sendo extraventricular na minoria dos casos.[11]

LOCALIZAÇÃO

A distribuição anatômica dentro dos ventrículos pode variar com a idade do paciente. Em crianças, são comumente encontrados nos ventrículos laterais, enquanto, em adultos, 70% dos casos localizam-se no quarto ventrículo e no recesso lateral. A maioria dos tumores do ventrículo lateral é encontrada no átrio/trígono, mas também podem ser vistos tumores no corno temporal ou próximo ao forame de Monro.[12] Tumores do terceiro ventrículo, do ângulo pontocerebelar, intraparenquimatosos e até mesmo da região pineal também têm sido descritos.

CARACTERÍSTICAS CLÍNICAS

As características clínicas podem variar de acordo com a idade do paciente e a localização do tumor. No entanto, a maioria das crianças (mais de 90%) é levada ao hospital para investigação de hidrocefalia. Esses pacientes podem apresentar macrocrania, fontanela tensa, suturas abertas, vômitos, letargia e irritabilidade, todos os sinais de aumento da pressão intracraniana.

A fisiopatologia da hidrocefalia é multifatorial, incluindo obstrução das vias do líquido cefalorraquidiano (LCR), disfunção absortiva, superprodução de LCR e aumento dos níveis de proteína no LCR. A hidrocefalia pode persistir após a ressecção total do tumor. Aproximadamente 33% a 50% dos pacientes de TPC requerem um tratamento definitivo para hidrocefalia no pós-operatório.

Além da hidrocefalia, outros sintomas podem estar presentes. Em crianças menores, podem aparecer sintomas inespecíficos, incluindo fraqueza, atraso no desenvolvimento neurológico e deficiência de crescimento. Os tumores da fossa posterior podem causar compressão do tronco cerebral, cerebelar e paralisias dos nervos cranianos. Os tumores do terceiro ventrículo podem apresentar distúrbios diencefálicos, puberdade precoce, *diabetes insipidus* ou distúrbios endócrinos. A duração dos sintomas varia de semanas a meses.

A maioria dos TPCs é esporádica, embora raramente eles possam surgir em associação com síndromes hereditárias de predisposição ao câncer, como, por exemplo, Li-Fraumeni. Além disso, foi reconhecida uma associação de PPC com síndrome de Aicardi e doença de von Hippel-Lindau.

É relatado na literatura que alguns PPCs podem apresentar crescimento rápido na infância.[13,14] A razão para esse padrão de crescimento é pouco conhecida. Algumas das razões sugeridas são a rápida taxa de proliferação secundária a predisposição genética, influência de condições ventriculares locais, hemorragia tumoral e transformação maligna.[13]

IMAGEM

Ultrassom Transfontanela (USTF)

Ferramenta útil para rastrear macrocefalia e sintomas elevados de pressão intracraniana em crianças com fontanela anterior presente. A dilatação dos ventrículos pode ser identificada, principalmente do terceiro ventrículo e do ventrículo lateral. O tumor é uma lesão intraventricular lobulada hiperecogênica (Fig. 23-1). O *Doppler* pode mostrar um tumor altamente vascularizado.

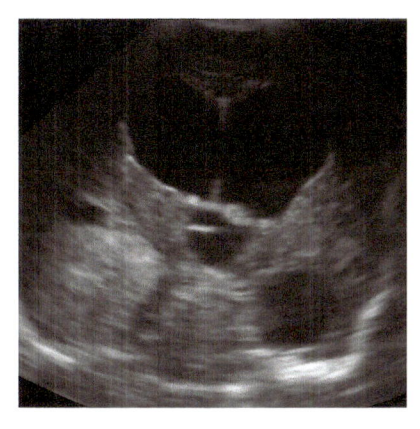

Fig. 23-1. Ultrassonografia transfontanela (coronal) mostrando ventrículos aumentados e uma massa intraventricular hiperecoica no ventrículo lateral direito.

Tomografia Computadorizada (TC)

Os PPCs são esféricos, multilobulares e raramente podem apresentar componente cístico com parte sólida medial.[15] Podem ser isodensos a hiperdensos na tomografia com realce homogêneo acentuado pelo contraste (Fig. 23-2). Eles podem se estender a outra cavidade ventricular ou cisterna liquórica. Em aproximadamente 25% dos casos, a calcificação pode ser vista dentro do tumor.

Ressonância Magnética (RM)

RM é o padrão-ouro para avaliação tumoral. A lesão costuma ser lobulada, intraventricular, isointensa ou hipointensa nas imagens ponderadas em T1 e hiperintensa nas imagens ponderadas em T2. O realce com gadolínio é brilhante e geralmente homogêneo (Fig. 23-3). Presença de *flow-voids* serpentinos pode ser identificada, indicando o suprimento de vasos sanguíneos do tumor. A espectroscopia apresentará diminuição do NAA e aumento da colina. Na maioria dos casos, diferentes graus de hidrocefalia podem estar presentes.

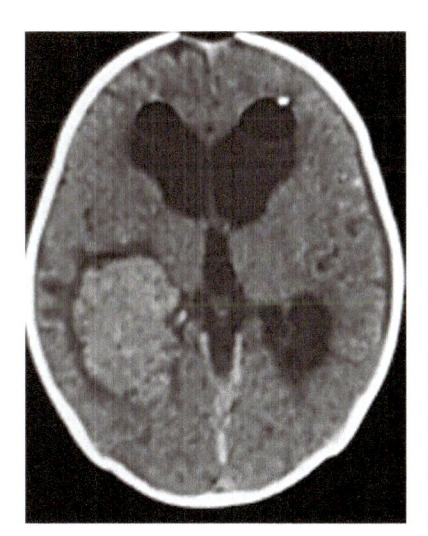

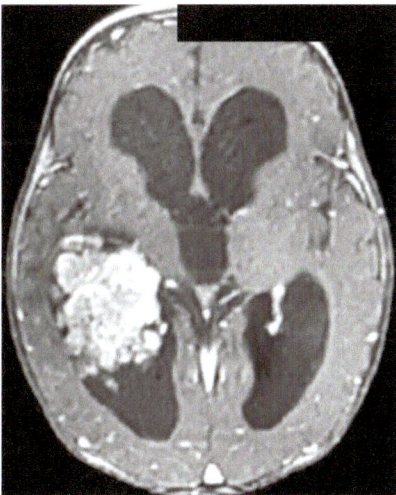

Fig. 23-2. Tomografia computadorizada (axial) antes e após a injeção de contraste endovenoso revelando papiloma do plexo coroide em ventrículo lateral direito.

Fig. 23-3. Ressonância magnética. (a) Ponderada em T1, axial – revelando uma massa intraventricular sólida multilobular. (b) Ponderada em T1, ponderada c/gadolínio coronal – mostra a origem do tumor no plexo coroide direito e seu pedículo. (c) Ponderada em T2, sagital – com o mesmo tumor, sem invasão do epêndima.

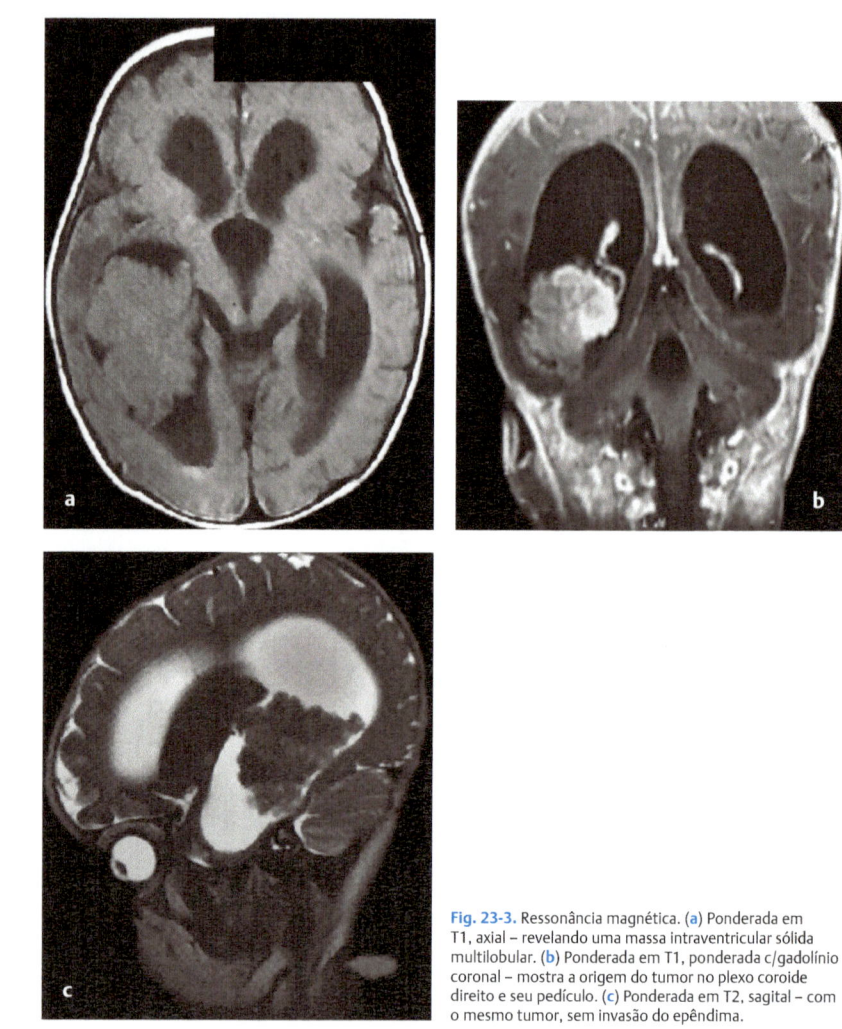

Angiografia

A lesão demonstra intenso *flush* vascular. Artérias coróideas aumentadas podem ser vistas suprindo o tumor. Os tumores podem ser supridos por uma artéria dilatada ou por múltiplos supridores das artérias coróideas anterior e posterior simultaneamente.

PATOLOGIA

Macroscopicamente, o PPC tem uma superfície semelhante à couve-flor (Fig. 23-4) e aparece como uma massa bem circunscrita originando-se do interior do ventrículo. Geralmente é rosa-acinzentado, mas pode ser marrom-enferrujado se o tumor contiver hemorragia antiga.[10]

Microscopicamente, os TPCs são tipicamente organizados em uma configuração papilar com uma única camada de células epiteliais cuboidais circundando um delicado pedúnculo fibrovascular. Sua aparência é muito semelhante ao plexo coroide normal. Os PPCs contêm células que são mais aglomeradas, em forma colunar, pleomórficas e que demonstram variações no tamanho do núcleo. A proporção nuclear/citoplasmática costuma estar aumentada.

Na análise imunofenotípica, citoqueratina e vimentina são positivas. A transtirretina geralmente é positiva e, se presente, sugere um melhor prognóstico. S100 pode estar presente e também representa

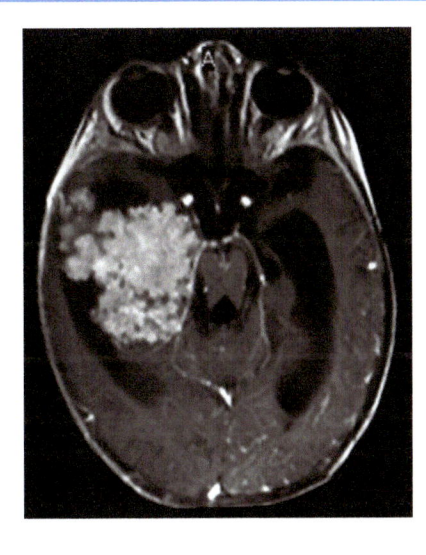

Fig. 23-4. RM ponderada em T1 com realce de gadolínio – visão axial demonstrando um PPC de superfície lobulada, semelhante à couve-flor.

um melhor resultado. Comparados ao PPC, os PPCs atípicos apresentam índices ki-67/MIB-1 e imunopositividade nuclear TP53 mais elevados, sugerindo um comportamento mais agressivo.[3]

Os papilomas do plexo coroide são lesões grau I da OMS. Sua baixa taxa mitótica (< 2 mitoses/10 campos de grande aumento) e, em um grau menor, suas características histológicas os distinguem dos papilomas atípicos do plexo coroide (OMS grau II) e dos carcinomas do plexo coroide (OMS Grau III).

Mesmo em PPC, 5% dos pacientes apresentam implantes nas leptomeninges, no espaço subaracnóideo da medula espinhal e no sistema ventricular. Metástases clinicamente sintomáticas de papiloma são extremamente raras.[16] No PPC atípico, metástases podem ser encontradas em 17% dos pacientes.[17]

DIAGNÓSTICO DIFERENCIAL

O principal diagnóstico diferencial é o carcinoma do plexo coroide,[18] que pode ser muito difícil de diferenciar apenas por exames de imagem (Quadro 23-1). Esse tumor é encontrado quase exclusivamente em crianças pequenas, apresenta realce heterogêneo pelo contraste e pode apresentar invasão do parênquima.

Outros diagnósticos a ser considerados, incluem outros tumores intraventriculares,[19] como, por exemplo, ependimoma, astrocitoma, germinoma, teratoma, cisto coloide e metástases para o plexo coroide.

Quadro 23-1. Diferenças entre os Tumores do Plexo Coroide – Papiloma do Plexo Coroide (PPC) *versus* Carcinoma do Plexo Coroide (CPC)

Tumores do plexo coroide	PPC	CPC
Localização (mais frequente)	VL + APC + IIIVT	VL
Idade (mediana)	Crianças mais velhas	Jovens (< 3 anos)
Classificação WHO	Grau I	Grau III
Histopatologia	Padrão papilar, células colunares, pleomórficas	Pleomorfismo nuclear, razão núcleo/citoplasma aumentada, e necrose
Marcadores	CEA, CD44	Pré-albumina, S100
MIB-1 (marcador de proliferação)	3,7%	14%
Achados radiológicos	Lesão sólida ventricular com captação homogênea de contraste	Similar, mas pode haver invasão cerebral e edema da subst. branca
Tratamento	Ressecção cirúrgica	Ressecção cirúrgica + QT + RT (> 3 anos)
Metástase	5%	21%
Sobrevida 1-5-anos	90%-81%	71%-41%

TRATAMENTO

A ressecção total é o objetivo da terapia, e é curativa na grande maioria dos casos.[20] A extensão da ressecção cirúrgica dos tumores do plexo coroide permanece o mais importante determinante da sobrevida livre de doença em longo prazo. Em geral, há 90% de sobrevida em 1 ano e 81% em 5 anos para PPC.[13,20] A abordagem cirúrgica adequada deve ser baseada nas características individuais e na localização de cada tumor.

O planejamento da cirurgia é a chave para um bom resultado. Para lesões profundas, o cirurgião deve planejar a trajetória mais curta, através do córtex não eloquente e que preserva a função neurológica. A coagulação bipolar do tumor, sob irrigação constante, para reduzir o seu tamanho é uma manobra opcional.[21] Deve-se evitar o esvaziamento tumoral para evitar sangramento excessivo. O controle proximal do pedículo vascular deve ser assegurado precocemente, a menos que a embolização pré-operatória seja bem-sucedida em obliterar o suprimento sanguíneo.

Geralmente, uma via de abordagem anterior (transcortical ou transcalosa) é preferida para lesões localizadas na porção anterior do terceiro ventrículo.[22] A abordagem transcortical frontal é direta, mas mais segura quando os ventrículos estão dilatados; essa via tem um risco aumentado de convulsões pós-operatórias. A abordagem transcalosa independe do tamanho do ventrículo. Para lesões no corno temporal, uma abordagem através do giro temporal médio é escolhida. Se o tumor for mais posterior, dentro do trígono ventricular, uma via parietal é uma opção. Para tumores da fossa posterior, a craniectomia suboccipital mediana e a abordagem retrossigmoide são opções.

A hidrocefalia pode fazer parte do quadro inicial em 90% dos casos e também pode persistir após a remoção do tumor em 40% dos pacientes. Após a cirurgia, o dreno ventricular externo temporário é uma opção para prevenir a hidrocefalia aguda e remover sangue e resíduos do interior da cavidade ventricular.[21] Os higromas subdurais também podem ser decorrentes do colapso do ventrículo dilatado após a remoção do tumor (Fig. 23-5). Se esta coleção for sintomática ou aumentar progressivamente de tamanho, pode ser necessária a drenagem subdural.

O papel da terapia adjuvante para o tratamento do PPC ainda não está claro, mas parece ser fundamental para os casos com remoção subtotal ou recidiva.[22] Os PPCs atípicos devem ser tratados com terapia adjuvante após cirurgia, quimioterapia e, se o paciente tem mais de 3 anos de idade, radioterapia associada.[17]

COMPLICAÇÕES

As complicações da cirurgia transcortical e transcalosa são específicas para abordagem, condição pré-operatória do paciente, localização do tumor e dificuldade encontrada para a resecção tumoral. Os riscos e complicações potenciais são bem descritos e incluem hematoma, hemiparesia, crises convulsivas, atraso no desenvolvimento, déficits neuropsicológicos, déficits de campo visual e déficits de nervos cranianos.

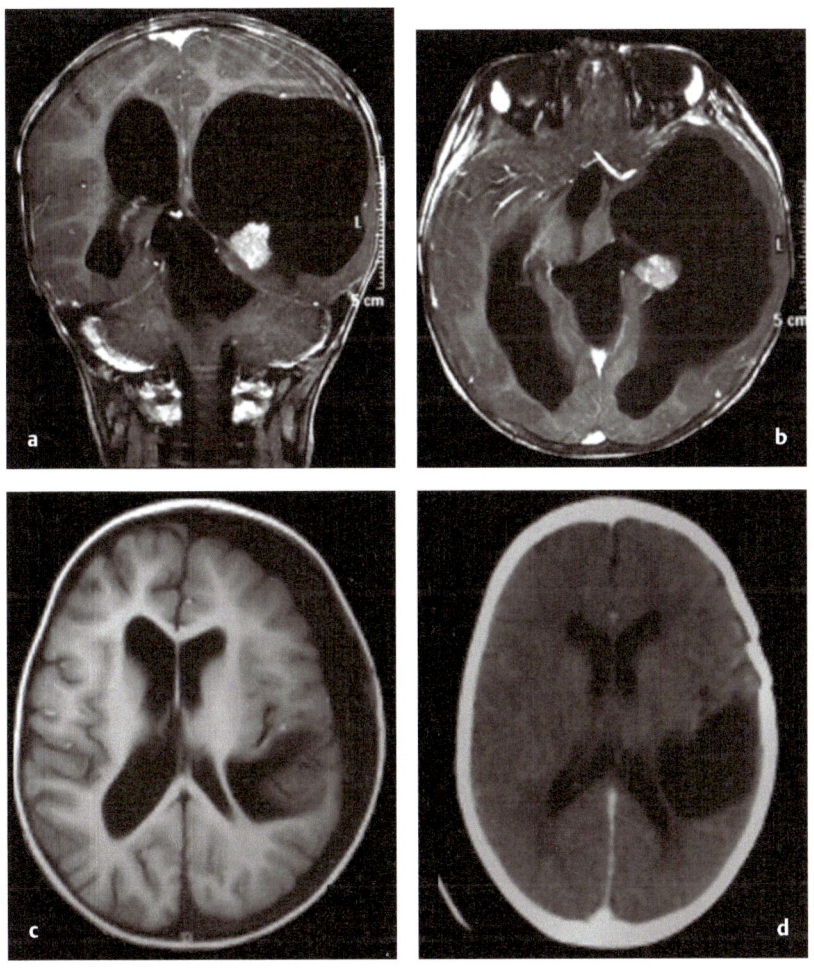

Fig. 23-5. RM ponderada em T1 com realce de gadolínio. (a) Corte coronal e (b) corte axial mostrando massa intraventricular no interior do ventrículo lateral esquerdo com grande componente cístico e pequeno componente sólido medial. (c) Visão pós-operatória axial ponderada em T1, após uma ressecção total e coleção subdural. (d) Visualização axial da TC, meses depois, revelando a resolução espontânea da coleção subdural.

DICAS

- Os tumores do plexo coroide são responsáveis por < 1% dos tumores intracranianos.
- São classificados em PPC, PPC atípico e CPC;
- As crianças < 3 anos são mais afetadas;
- A ressecção total do PPC é o objetivo do tratamento e pode ser curativa. Se a ressecção for subtotal, a terapia adjuvante pode ser uma opção;
- Na cirurgia, o planejamento pré-operatório e o controle precoce do vaso nutridor do tumor são fundamentais para evitar hemorragias massivas e um pior prognóstico.

REFERÊNCIAS BIBLIOGRÁFICAS

1. Matson D. Tumors of the choroid plexus. In: Neurosurgery of infancy and childhood. 1969. p. 581-95.
2. Lafay-Cousin L, Keene D, Carret A-S, et al. Choroid plexus tumors in children less than 36 months: the Canadian Pediatric Brain Tumor Consortium (CPBTC) experience. Child's Nerv Syst [Internet] 2011;27(2):259-64.
3. Cannon DM, Mohindra P, Gondi V, et al. Choroid plexus tumor epidemiology and outcomes: implications for surgical and radiotherapeutic management. J Neuro-oncol 2015;121(1):151-7.
4. Anselem O, Mezzetta L, Grangé G, et al. Fetal tumors of the choroid plexus: Is differential diagnosis between papilloma and carcinoma possible? Ultrasound Obstet Gynecol 2011;38(2):229-32.
5. Louis DN, Perry A, Reifenberger G, et al. The 2016 World Health Organization Classification of Tumors of the Central Nervous System: a summary. Acta Neuropathol [Internet] 2016;131(6):803-20.
6. Guerard M. Tumeur Fongeuse dans le ventricle droit du cerveau chez une petite fille de trois ans. Anat Paris 1832;8:211-4.
7. Bielschowsky M, Unger E. Zur Kenntnis der primiren Epithelgeschwulste der Adergeflechte des Gehirns. Arch Klin Chir 1906;81:61-82.
8. Perthes G. Entfernung eines Tumors des Plexus Choriodeus an dem Seitenventrikel des Cerebrums. Munch Med Wochenschr 1919;66:677-8.
9. Davis L, Cushing H. Papillomas of the choroid plexus. Arch Neurol Psychiatr 1925;13:681-710.
10. Johnson DL. Management of choroid plexus tumors in children. Pediatr Neurosurg [Internet] 1989;15(4):195-206.
11. Strafrace S, Molloy J. Extraventricular choroid plexus papilloma in a neonate. Pediatr Radiol 2008;38(5):593.
12. Manoranjan B, Provias JP. Congenital brain tumors: Diagnostic pitfalls and therapeutic interventions. J Child Neurol 2011;26(5):599-614.
13. Jamjoom AAB, Sharab MA, Jamjoom AB, Satti MB. Rapid evolution of a choroid plexus papilloma in an infant. Br J Neurosurg 2009;23(3):324-5.
14. Chung WK, Yang SH, Kuo MF. How fast can a choroid plexus papilloma grow? J Formos Med Assoc [Internet] 2014;113(8):569-70.
15. Murata M, Morokuma S, Tsukimori K, et al. Rapid growing cystic variant of choroid plexus papilloma in a fetal cerebral hemisphere. Ultrasound Obstet Gynecol [Internet] 2009;33(1):116-8.
16. Jinhu Y, Jianping D, Jun M, et al. Metastasis of a histologically benign choroid plexus papilloma: case report and review of the literature. J Neuro-oncol [Internet] 2007;83(1):47-52.
17. Wrede B, Hasselblatt M, Peters O, et al. Atypical choroid plexus papilloma: clinical experience in the CPT-SIOP-2000 study. J Neuro-oncol [Internet] 2009;95(3):383-92.
18. Sun MZ, Oh MC, Ivan ME, et al. Current management of choroid plexus carcinomas. Neurosurg Rev [Internet] 2014;37(2):179-92.
19. Smith AB, Smirniotopoulos JG, Horkanyne-Szakaly I. From the Radiologic Pathology Archives: Intraventricular Neoplasms: Radiologic-Pathologic Correlation. RadioGraphics [Internet] 2013 Jan;33(1):21-43.
20. Wolff JEA, Sajedi M, Brant R, et al. Choroid plexus tumours. Br J Cancer 2002;87(10):1086-91.
21. Behari S, Jaiswal A, Jaiswal S, et al. Choroid plexus papilloma in children: Diagnostic and surgical considerations. J Pediatr Neurosci [Internet] 2009;4(1):10.
22. Tacconi L, Delfini R, Cantore G. Choroid plexus papillomas: Consideration of a surgical series of 33 cases. Acta Neurochir (Wien) 1996;138(7):802-10.

CAPÍTULO 24

TUMORES DE CALVÁRIA

Christian Diniz Ferreira ▪ Matheus Pereira Fernandes ▪ Mateus Santiago de Souza

INTRODUÇÃO

As afecções tumorais de calvária são patologias relativamente raras e, na maioria das vezes, descobertas incidentalmente em exames rotineiros de tomografia computadorizada (TC) e ressonância nuclear magnética (RNM). Os ossos cranianos, bem como os de outras topografias do corpo, são suscetíveis a ser acometidos por lesões de caráter mutagênico benignas, malignas, congênitas e metabólicas. Há possibilidade de lesões intracranianas estenderem-se para as estruturas ósseas adjacentes, bem como os tumores ósseos comprometerem estruturas intracranianas por efeito de massa e culminando com déficits neurológicos focais. Assim, classificamos as massas neoplásicas em primárias e secundárias (Quadro 24-1), podendo ser originadas de diversos tipos celulares.[1] Os tumores primários do crânio representam aproximadamente 1% de todos os tumores ósseos, sendo as lesões benignas mais comuns que as malignas; entretanto, a prevalência não é bem definida, pois muitas lesões benignas não são submetidas à biópsia.[2,3]

Diante desse espectro patológico, comentaremos um pouco sobre os tumores que julgamos mais relevantes.

PRIMÁRIOS
Benignos
Osteoma

O osteoma é o tipo mais comum de tumor ósseo benigno da calvária.[4] Os osteomas ocorrem comumente na calvária, mastoide, seios paranasais e mandíbula. São mais frequentes em mulheres e apresentam-se comumente na sexta década de vida. Podem-se descrever dentre os achados a tríade da síndrome de Gardner,[5] variantes da polipose adenomatosa familiar composta por polipose adenomatosa dos cólons, osteomas do crânio e da mandíbula, e cistos epidermoides. Esse tumor é elaborado a partir de ossos compactos e trabeculares em proporções variadas. As lesões justacorticais desenvolvem-se a partir da tábua externa, principalmente do frontal e parietal, podendo ser sésseis ou pedunculadas.[6]

Hemangioma

É o segundo achado benigno mais comum dentre os tumores de calvária.[7] Hemangiomas perfazem aproximadamente 7% dos tumores de crânio, sendo este o local mais frequente de aparecimento depois da coluna, podendo ocorrer na forma cavernosa (mais comum) e capilar.[6,8] Sua gênese se dá a partir dos elementos vasculares da díploe, principalmente na abóbada craniana e, em menor grau, no telhado da órbita e porção petrosa do osso temporal.[1,9] São mais prevalentes na população feminina, entre a quarta e a quinta década de vida, frequentemente nos ossos frontais e parietais, sendo descobertos pela apresentação sintomatológica de dor, inchaço, paralisia facial e perda auditiva.[6]

Quadro 24-1. Classificação e Etiologia dos Tumores de Calvária

Primários		Secundários	
Benignos	Malignos	Por contiguidade	Por via hematogênica
▪ Osteoma ▪ Hemangioma ▪ Tumor de células gigantes ▪ Cisto dermoide ▪ Cisto epidermoide ▪ Condroma ▪ Lipoma ▪ Cisto ósseo aneurismático	▪ Condrossarcoma ▪ Sarcoma osteogênico ▪ Fibrossarcoma ▪ Carcinoma do osso temporal ▪ Histiocitoma fibroso ▪ Condroma ▪ Angiossarcoma ▪ Sarcoma de células reticulares ▪ Mieloma	▪ Meningioma ▪ Carcinoma dos seios paranasais ▪ Melanoma nasossinusal ▪ Carcinoma basocelular nasal ▪ Tumor do glomo jugular	▪ Metástase secundária ▪ Leucemia ▪ Linfoma

Cistos Dermoides e Epidermoides

São lesões císticas, de crescimento lento, que podem ocorrer secundariamente a inclusões epidérmicas ou dérmicas, congênitas ou pós-traumáticas, dentro da díploe. Apresentam-se entre a terceira e a quarta década de vida, com a manifestação clínica de inchaço subcutâneo e indolor.[6,8] Eles são achados nas adjacências da linha média, próximos a bregma ou lambda, ou no osso temporal, porém podem ocorrer em qualquer lugar da calvária. A ruptura desses tumores pode causar meningite química em decorrência das propriedades irritativas da queratina e da gordura contida nos cistos, ou bacteriana, se tal conteúdo estiver infectado.[8]

Cisto Ósseo Aneurismático

É uma lesão multicística, benigna, expansiva e de cunho vascular que raramente afeta o crânio, compreendendo cerca de 1% a 6% dos casos. Evidencia-se uma preponderância de 2:1 de mulheres para homens. Aproximadamente 30% das ocorrências estão relacionadas com antecedentes de trauma ou lesões, como displasia fibrosa e osteoblastoma.[10] Na maioria das vezes, tal patologia é distinguida por canais vasculares que lhe conferem um aspecto esponjoso, tecidos moles e esporões ósseos que podem septar a massa, mas a aparência geral é de aspecto osteolítico.[11] Em angiografias, a vascularização dessa modalidade tumoral é evidenciada pela artéria superficial temporal e meníngea média.

Malignos
Sarcoma Osteogênico

É a neoplasia maligna de ossos mais comum, caracterizada pela produção de osteoides ou ossos imaturos gerados pelo componente tumoral. Sua apresentação em estruturas cranianas é rara, no entanto, quando ocorre, os ossos da calvária são preferenciais. Trata-se de uma patologia que acomete mais frequentemente crianças, adolescentes e adultos jovens.[12] A sintomatologia dos sarcomas osteogênicos cursa com dor e inchaço local, frisando ainda seu alto potencial de crescimento. Essa neoplasia pode surgir de distúrbios ósseos, como a doença de Paget ou displasia fibrosa, bem como ser uma consequência de tratamentos que envolvam radiação.[10]

Mieloma Múltiplo

É a segunda afecção tumoral maligna primária do sistema esquelético mais elencada,[13] ocorrendo principalmente no final da sexta década de vida, e é caracterizada por uma proliferação monoclonal de células plasmáticas. A sintomatologia pode cursar com dor óssea, perda de peso, fadiga generalizada, anemia, hipercalcemia e alterações na composição urinária, como elevação de sedimentos eritrocitários e proteinúria.[14]

Condrossarcoma

É um tumor raro, considerado a terceira neoplasia maligna primária do sistema esquelético mais comum, logo após o mieloma e o sarcoma osteogênico.[13] Possui crescimento lento, de ocorrência mais frequente em adultos. Sua gênese é pautada na transformação maligna de um condroma. Os sítios de crescimento mais comuns são a base de crânios, nas adjacências da sela, no ângulo pontocerebelar e nos seios frontal e etmoidal.[1]

SECUNDÁRIOS
Metástases

As metástases são as causas mais frequente de múltiplas lesões no crânio e são secundárias, em sua maioria, a neoplasias de mama, próstata, rins e tireoide em adultos; nas crianças, são geralmente oriundas de neuroblastomas ou sarcomas.[6] O padrão metastático osteoblástico remete aos sítios de disseminação prostático, mamário ou do trato gastrintestinal, já o osteolítico advém dos carcinomas de pulmão, útero, tireoide, pâncreas, rins ou melanomas.[1] As lesões são geralmente assintomáticas ou desencadeiam dor por causa do inchaço.

QUADRO CLÍNICO

De forma geral, os tumores de calvária apresentam sintomas semelhantes entre si. Os mais comuns são inchaço, dor local e deformidades anatômicas. Além disso, em casos em que há uma extensão intracraniana, déficits neurológicos focais tornam-se mais suscetíveis, bem como crises epilépticas. Existem também outras manifestações clínicas que estão intimamente relacionadas com a localização do tumor, como surdez e paralisia do nervo vestibulococlear, em hemangioma petroso, por exemplo, e proptose e amaurose nos casos de tumor orbitário. Em condromas, a disseminação por contiguidade para regiões como a da sela túrcica pode acontecer, gerando sintomas de alteração de campos de visão, por comprometimento das vias ópticas, bem como disfunções endócrinas. Com relação aos tumores malignos, um quadro típico tanto do condrossarcoma quanto do sarcoma osteogênico é o crescimento insidioso, e que, em estágios avançados, pode causar dor e deformidades anatômicas.

EXAMES DE IMAGEM

As radiografias geralmente seguem como primeiro exame para avaliar massas anômalas na superfície do crânio. O diagnóstico dos tumores de calvária simples, porém, é pautado unicamente por TC, que pode revelar informações como formações ósseas ou calcificações intratumorais, sendo suficiente para tumores que não tenham extensão intracraniana.[15] No entanto, a avaliação multimodal, destacando a RNM, é mandatória no acompanhamento de neoplasias complexas, sobretudo para verificar a evolução de estruturas com tecidos moles e prover investigações aprimoradas de lesões com acometimentos intracranianos. Angiografias por RNM são extremamente úteis em casos de suspeita de invasão de seios venosos ou extensão tumoral para estruturas arteriais da base do crânio.[16] A avaliação por radionuclídeos (*scans*) com a utilização de marcadores como o tecnécio-99 é orientada quando há suspeita de afecções com crescimento difuso, como a displasia fibrosa.[17,18] No Quadro 24-2 elencamos as principais abordagens de diagnóstico respectivas a cada tumor de calvária, como também suas peculiaridades radiológicas.

Quadro 24-2. Aspectos Radiológicos dos Tumores de Calvária

	Radiografia	TC	RNM
Osteoma	Lesão pequena, esclerótica, de contornos bem definidos e aspecto homogêneo[8]	Lesão justacortical, esclerótica e bem definida. Costuma preservar a tábua interna e não envolver a díploe[6]	
Hemangioma	Lesões redondas ou ovalares de padrão osteolítico com halo circunscrito;[6] a díploe revela-se ampliada como uma protuberância entre as duas tábuas ósseas. Extensões intracranianas são raras[1]	Massa intradiploica expansiva e bem circunscrita e de caráter osteolítico, com trabéculas em seu interior, dando-lhe a aparência de "favo de mel". Com contraste são evidenciados focos de hiperdensidade com aspecto trabecular[19]	Possui um padrão mesclado entre hipo e isodensidade na ponderação T1WI; são hiperintensos em T2WI
Cistos dermoides e epidermoides	Padrão lesional bem definido, de caráter osteolítico e margens escleróticas	Lesões hipodensas sem realce com contraste	Hipointensidade em T1WI e hiperintensidade em T2WI
Cisto ósseo aneurismático		Com contraste evidencia-se uma lesão excêntrica, abalonada, com halo esclerótico e múltiplos espaços císticos com fluidos[19]	Halo fibroso hipointenso circundando a lesão; T1WI mostra nível fluido-fluido de intensidade variada (não patognomônico); presença de divertículos (pequenos cistos projetados a partir de cistos maiores)[20]
Sarcoma osteogênico		Vasta destruição óssea com reação periosteal do tipo *sunburst*, areas irregulares de calcificação e necrose[10]	Sinal heterogêneo em T1WI e T2WI
Mieloma	Múltiplas lesões osteolíticas do tipo *punched-out*, uniformes em tamanho com margens nítidas e não escleróticas[6]	Lesões osteolíticas bem definidas envolvendo a cortical óssea e a díploe, com ausência de bordas escleróticas	Detectar a presença de *flow void*[21]
Condrossarcoma		Áreas hiperdensas, homogêneas, associadas a calcificações em quase 60% das vezes. Com contraste evidencia-se um realce heterogêneo de intensidade moderada[1]	Lesões lobuladas hipointensas em T1WI e hiperintensas em T2WI
Metástase		Múltiplas lesões, de tamanhos variados e margens mal definidas, podendo ser de padrão osteolítico, esclerótico ou misto[22]	Lesões de sinal inespecífico, geralmente intradiploicas com extensão intracraniana. As lesões podem realçar com contraste tanto na TC como na RNM

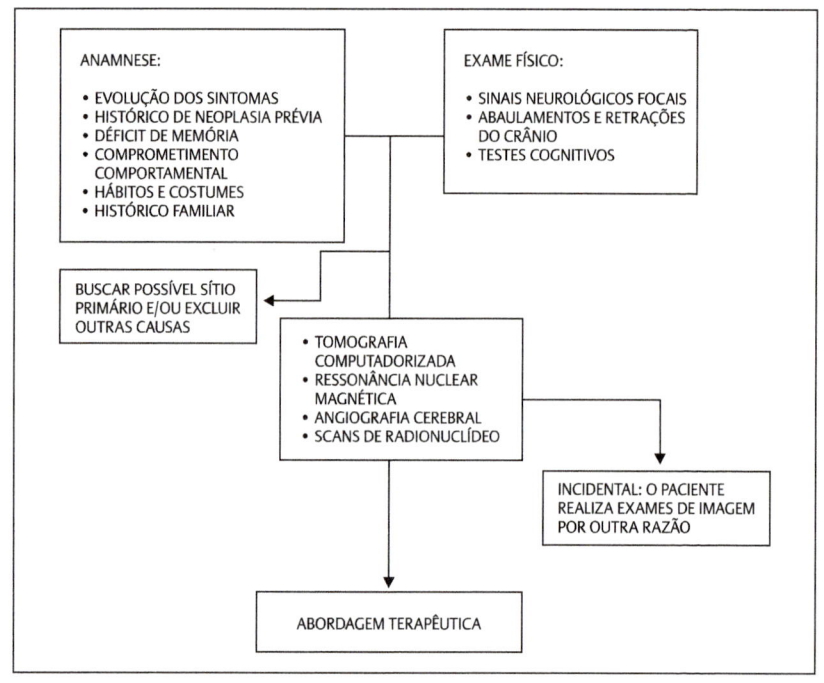

```
┌─────────────────────────────────────────────────────────────────────────────┐
│  ┌─────────────────────────────┐        ┌─────────────────────────────┐    │
│  │ ANAMNESE:                   │        │ EXAME FÍSICO:               │    │
│  │                             │        │                             │    │
│  │ • EVOLUÇÃO DOS SINTOMAS     │        │ • SINAIS NEUROLÓGICOS FOCAIS│    │
│  │ • HISTÓRICO DE NEOPLASIA    │        │ • ABAULAMENTOS E RETRAÇÕES  │    │
│  │   PRÉVIA                    │        │   DO CRÂNIO                 │    │
│  │ • DÉFICIT DE MEMÓRIA        │        │ • TESTES COGNITIVOS         │    │
│  │ • COMPROMETIMENTO           │        │                             │    │
│  │   COMPORTAMENTAL            │        └─────────────────────────────┘    │
│  │ • HÁBITOS E COSTUMES        │                                           │
│  │ • HISTÓRICO FAMILIAR        │                                           │
│  └─────────────────────────────┘                                           │
│                                                                             │
│  ┌─────────────────────────┐                                               │
│  │ BUSCAR POSSÍVEL SÍTIO   │                                               │
│  │ PRIMÁRIO E/OU EXCLUIR   │                                               │
│  │ OUTRAS CAUSAS           │                                               │
│  └─────────────────────────┘                                               │
│                                  ┌─────────────────────────────┐           │
│                                  │ • TOMOGRAFIA                │           │
│                                  │   COMPUTADORIZADA           │           │
│                                  │ • RESSONÂNCIA NUCLEAR       │           │
│                                  │   MAGNÉTICA                 │           │
│                                  │ • ANGIOGRAFIA CEREBRAL      │           │
│                                  │ • SCANS DE RADIONUCLÍDEO    │           │
│                                  └─────────────────────────────┘           │
│                                                                             │
│                                            ┌─────────────────────────────┐ │
│                                            │ INCIDENTAL: O PACIENTE      │ │
│                                            │ REALIZA EXAMES DE IMAGEM    │ │
│                                            │ POR OUTRA RAZÃO             │ │
│                                            └─────────────────────────────┘ │
│                                                                             │
│                         ┌─────────────────────────┐                        │
│                         │ ABORDAGEM TERAPÊUTICA   │                        │
│                         └─────────────────────────┘                        │
└─────────────────────────────────────────────────────────────────────────────┘
```

Fig. 24-1. Fluxograma explicitando o manejo diagnóstico dos tumores de calvária.

A avaliação clínica, diante disso, combinada a um exame de imagem adequado, garante uma boa acurácia na investigação dos tumores de calvária. Na Figura 24-1, vemos um fluxograma explicitando como essas avaliações podem ser conduzidas.

DIAGNÓSTICO DIFERENCIAL

É de extrema importância conhecer os aspectos topográficos, clínicos e radiológicos dos tumores de calvária para que não sejam confundidos com outras condições que possam mimetizá-los. Tais achados podem ser de natureza reativa, proliferativa ou não proliferativa, causando deformidades ósseas as quais podem sugerir quadros neoplásicos caso não haja uma investigação clínica satisfatória. Dentre essas patologias, destacamos as principais lesões no Quadro 24-3 e teceremos alguns comentários sobre a histiocitose X, doença de Paget e displasia fibrosa.

Quadro 24-3. Lesões Cranianas Não Neoplásicas que Mimetizam os Tumores de Calvária

Lesões cranianas não neoplásicas
• Osteomielite
• Sarcoidose
• Doença de Paget
• Cisto leptomeníngeo
• Histiocitose X
• Displasia fibrosa
• Distúrbios vasculares
• Cefalematoma
• *Sinus pericranii*

Histiocitose X
Também chamada de histiocitose de células de Langehans, a histiocitose X é uma doença de etiologia desconhecida que se caracteriza por um distúrbio de proliferação monoclonal acompanhado de um abundante infiltrado eosinofílico.[23] Dentre os subtipos dessa patologia estão a doença de Hand-Schüller-Christian, o granuloma eosinófilico do osso e a doença de Abt-Letterer-Siwe. A apresentação clínica é pautada por uma tríade composta por exoftalmia (uni ou bilateral), defeitos osteolíticos nos ossos membranosos e *diabetes insipidus*.[24,25] A histiocitose X acomete comumente crianças e adolescentes, do sexo masculino, com idade média de incidência aos 12 anos, sendo o crânio o local estatisticamente mais acometido.[10] Lesões no crânio são frequentes e podem produzir regiões de abaulamento. Além disso, episódios de otite média e linfadenopatia podem ser também observados.

Doença de Paget
A doença de Paget é uma patologia crônica, de etiologia desconhecida, que envolve o remodelamento irregular do tecido ósseo. A desregulação das ações dos osteoblastos e dos osteoclastos resulta em estruturas frágeis e desorganizadas. Usualmente é apresentada com uma incidência moderadamente superior em indivíduos do sexo masculino, afetando o crânio (segundo sítio mais comum) em aproximadamente 28-42% dos casos, atingindo com mais frequência os ossos frontal e occipital.[26] A doença de Paget tem uma evolução bem definida, caracterizada por fase osteolítica, reparativa e osteoblástica; nesta última fase, a distinção entre o córtex e a díploe é perdida. Na maioria das vezes, cursa de forma assintomática, entretanto pode evidenciar achados relacionados com deformidades ósseas, dores, neuropatias cranianas e fraturas patológicas.[27] O envolvimento da calvária resulta em uma estrutura craniana significativamente espessada e esponjosa que, mesmo com seu tamanho crescente, está enfraquecida.[10] O avanço da patologia resulta em deformidades significativas na forma do crânio, associadas a compressão cerebral, congestão venosa e déficits auditivos relacionados com o envolvimento da porção petrosa do osso temporal.[27]

Displasia Fibrosa
A displasia fibrosa é uma patologia rara, de caráter benigno e etiologia genética, caracterizada pela substituição do osso normal por tecido ósseo imaturo.[28] Mais comum na infância e na adolescência, essa doença representa cerca de 2,5% de todos os tumores ósseos, e acomete homens e mulheres na mesma proporção. Pode-se manifestar na forma monostótica (mais comum) ou de forma poliostótica. A apresentação da displasia fibrosa craniofacial, por exemplo, é considerada uma variante monostótica, e ocorre em aproximadamente 25% dos casos.[29] A clínica apresentada pelos pacientes varia desde dores de cabeça, assimetria facial, comprometimento estético e até perda da visão e de audição, decorrente de possíveis compressões de nervos cranianos.[28]

OPÇÕES DE TRATAMENTO
O tratamento dos tumores de calvária é semelhante ao de outros tumores ósseos, sendo fundamentado na cirurgia convencional, quimioterapia e radioterapia, que podem atuar em conjunto ou separadamente. Em lesões cranianas suspeitas, na ausência de manifestações primárias, há necessidade de realização de biópsia para determinar a linha terapêutica.[1] O tratamento cirúrgico padrão para as lesões cranianas de natureza benigna ou mesmo de etiologia desconhecida é a ressecção total, seguida de cranioplastia, se necessária. Ainda, a radioterapia pode ser indicada como tratamento adjuvante nos casos de tumores malignos ou depois de ressecções incompletas, no entanto deve-se ter cuidado em condições como doença de Paget ou displasia fibrosa, em razão do risco de desenvolvimento de malignidades secundárias.[30] A maioria dos tumores cranianos que são ressecados com sucesso não precisa de quimioterapia adjuvante, entretanto pacientes com malignidades metastáticas, como o sarcoma osteogênico ou sarcoma de Ewing, podem se beneficiar da terapia (Quadro 24-4).[16]

COMPLICAÇÕES
As principais complicações relacionadas com os tumores de calvária estão diretamente envolvidas com a localização, tamanho e natureza do tumor, bem como com as técnicas cirúrgicas empregadas. Neoplasias benignas, com acometimento exclusivamente ósseo, estão associadas a sangramentos durais, que podem ocasionar coleções sanguíneas no espaço extradural e subdural no pós-operatório. Além disso, tratando-se de craniotomias supratentorias, o pneumoencéfalo é uma complicação frequente, sobretudo em acessos frontais, podendo persistir por até 3 semanas. Invasões meníngeas e encefálicas, secundárias a neoplasias malignas, podem causar sangramentos exacerbados no intraoperatório e também o aumento da incidência de fístulas liquóricas e meningite no período pós-operatório.

Quadro 24-4. Delineamento Terapêutico dos Tumores de Calvária

Tumor	Tratamento
Osteoma	- Ressecção *en bloc* (não requer tratamento cirúrgico a menos que comprima alguma estrutura adjacente)[31]
Hemangioma	- Ressecção *en bloc* - Radioterapia[19]
Cistos dermoides e epidermoides	- Ressecção *en bloc*
Cisto ósseo aneurismático	- Embolização pré-operatória[32] - Ressecção *en bloc*[33]
Metástase	- Ressecção *en bloc* - Tratamento da doença primária - Radioterapia (paliativa)[1]
Sarcoma osteogênico	- Embolização pré-operatória - Ressecção *en bloc* - Radioterapia (se a ressecção for parcial)[34,35] - Quimioterapia
Mieloma múltiplo	- Quimioterapia[6] - Transplante de células-tronco[36] - Radioterapia
Condrossarcoma	- Ressecção *en bloc*[37] - Radioterapia adjuvante[38,39]
Sarcoma osteogênico	- Embolização pré-operatória (facultativo) - Ressecção *en bloc*[40] - Radioterapia[34] - Quimioterapia adjuvante

---

DICAS

- É fundamental imaginar previamente ao procedimento cirúrgico as possíveis complicações, vislumbrando a localização tumoral, e, sobretudo, a proximidade com seios venosos, artérias meníngeas e grandes veias;
- Tratando-se de cistos epidermoides e dermoides, é indispensável ter uma prática de dissecação cuidadosa, evitando-se lesões durais e de seios venosos;
- Em afecções que envolvam a base de crânio, como as displasias fibrosas, é pertinente ter em sala cola biológica, para que se evite fístulas em virtude da suscetibilidade a danos à dura-máter;
- Preza-se por craniotomias e craniectomias amplas, considerando sempre a disponibilidade de materiais para hemostasia (como hemostático em malha solta e hemostático em malha fibrilar) em tumores que tenham grande possibilidade de sangramento, e cera óssea para os bordos ósseos, bem como malhas de titânio e metilmetacrilato para a realização de cranioplastias.
- É imprescindível a realização de ancoramento dural após a craniotomia, para evitar hematomas extradurais no pós-operatório.

REFERÊNCIAS BIBLIOGRÁFICAS

1. Ramamurthi R, Narayanan R. Tumors of the cranial vault. In: Tandon PN, Ramamurthi R, editors. Textbook of neurosurgery. 3rd ed. New Delhi: Jaypee Brothers Medical Publishers (P) Ltd.; 2012. p. 1933-53.
2. Kakkar A, Nambirajan A, Suri V, et al. Primary bone tumors of the skull: Spectrum of 125 cases, with review of literature. J Neurol Surg Part B Skull Base. 20164;77(04):319-25.
3. Shah MV, Haines SJ. Pediatric skull, skull base, and meningeal tumors. Neurosurg Clin N Am 1992;3:893-924.
4. Tucker WS, Nasser-Sharif FJ. Benign skull lesions. Can J Surg 1997;40(6):449-55.
5. Bilkay U, Erdem O, Ozek C, et al. Benign osteoma with gardner syndrome: Review of the literature and report of a case. J Craniofac Surg 2004;15(3):506-9.
6. Colas L, Caron S, Cotten A. Skull vault lesions: A review. Am J Roentgenol 2015;205(4):840-7.
7. Huvos AG. Bone tumors: Diagnosis, treatment, and prognosis. Philadelphia: WB Saunders Co; 1991.
8. Greenberg MS. Handbook of neurosurgery. 8th ed. New York: Thieme Medical Publisher; 2016.

9. Kirmani A, Sarmast A, Bhat A. A unique case of calvarial hemangioma. Surg Neurol Int 2016;7(15):398.
10. St. Clair E, McCutcheon I. Skull tumors. In: Winn HR, editor. Youmans and Winn neurological surgery. 7th ed. Philadelphia: Elsevier Inc; 2017. p. 1322-43.
11. Gan YC, Hockley AD. Aneurysmal bone cysts of the cranium in children. Report of three cases and brief review of the literature. J Neurosurg 2007;106:401-6.
12. Stiller CA, Bielack SS, Jundt G, Steliarova-Foucher E. Bone tumours in European children and adolescents, 1978-1997. Report from the automated childhood cancer information system project. Eur J Cancer 2006;42:2124.
13. Dorfman HD, Czerniak B. Bone cancers. Cancer 1995;75(1):203-10.
14. Kyle RA, Gertz MA, Witzig TE, et al. Review of 1027 patients with newly diagnosed multiple myeloma. Mayo Clin Proc 2003;78:21.
15. Goldbrunner R. Tumors of the skull. In: Tonn J-C, Westphal M, Rutka JT, editors. Oncology of CNS tumors. 2nd ed. New York: Springer-Verlag Berlin Heidelberg; 2010. p. 1-793.
16. Tonn J-C, Westphal M, Rutka JT. Oncology of CNS tumors. 2nd ed. Springer Berlin Heidelberg. Berlin, Heidelberg: Springer Berlin Heidelberg; 2010. p. 1-793.
17. Şan H, Okuyucu K, Öner AO. Sphenoid bone fibrous dysplasia detected incidentally on bone scintigraphy by the contribution of SPECT/CT hybrid imaging. Molecular Imaging Radionucl Ther 2018;27:25-8.
18. Zhibin Y, Quanyong L, Libo C, et al. The role of radionuclide bone scintigraphy in fibrous dysplasia of bone. Clin Nucl Med 2004;29(3):177-80.
19. Osborn AG, Hedlund G, Salzman KL. Osborn's Brain. 2nd ed. Philadelphia: Elsevier Inc; 2017.
20. Klepach GH, Ho REM, Kelly JK. Aneurysmal bone cyst of the orbit. A case report. J Clin Neuro-ophthalmol 1984;4:49-52.
21. Cerase A, Tarantino A, Gozzetti, A et al. Intracranial involvement in plasmacytomas and multiple myeloma: a pictorial essay. Neuroradiology 2008;50:665-74.
22. Lloret I, Server A, Taksdal I. Calvarial lesions: A radiological approach to diagnosis. Acta radiol 2009;50(5):531-42.
23. Greenberg MS, Glick M, Ship JA. Burket's oral medicine. 11th ed. Hamilton: BC Decker; 2008.
24. Aparna DAS, Cader F, Aaysha A. A young male presenting with polyuria and unilateral exophthalmos. Journal of Bangladesh College of Physicians and Surgeons 2014;32(4):241-243.
25. Khan AH, Amin MR, Karim B, Shalike N. Hand-Schuller-Christian disease. Bangabandhu Sheikh Mujib Medical University Journal 2017;10(3):185-8.
26. Amaral L, Chiurciu M, Almeida JR, et al. MR imaging for evaluation of lesions of the cranial vault: a pictorial essay. Arq Neuropsiquiatr 2003; 61:521-32.
27. Singer FR, Bone HG, Hosking DJ, et al. Paget's disease of bone: an endocrine society clinical practice guideline. The Journal of Clinical Endocrinology & Metabolism 2014;99(12):4408-22.
28. Bousson V, Rey-Jouvin C, Laredo JD, et al. Fibrous dysplasia and McCune–Albright syndrome: Imaging for positive and differential diagnoses, prognosis, and follow-up guidelines. European Journal of Radiology 2014;83(10):1828-42.
29. Swain SK, Sahu MC. An extensive fibrous dysplasia of anterior skull base area of a 12-year-old boy–A case report. Pediatria Polska 2016; 91(6):636-9.
30. Mortensen A, Bojsen-Moller M, Rasmussen P. Fibrous dysplasia of the skull with acromegaly and sarcomatous transformation. J Neuro-oncol 1989;7(1):25-9.
31. Patel TR, Borah GL. Frontal bone periosteal osteomas. Plast Reconstr Surg 2004;114:648-51.
32. Sheikh BY, Kanaan I, Alwatban J, et al. Aneurysmal bone cyst involving the skull base: report of three cases. Skull Base Surg 1999;9:145-8.
33. Yu JW, Kim K-U, Kim SJ, Choi S. Aneurysmal bone cyst of the orbit: a case report with literature review. J Korean Neurosurg Soc 2012;51:113-16.
34. DeVita VT, Hellman S, Rosenberg SA. Cancer: Principles and practice of oncology. JB Lippincott Co. 1985.
35. Sharma SC, Handa KK, Panda N, et al. Osteogenic sarcoma of the temporal bone. Am J Otolaryngol. 1997;18:220-3.
36. Singh AD, Chacko AG, Chacko G, Rajshekhar V. Plasma cell tumors of the skull. Surg Neurol 2005;64(5):434-8.
37. Gay E, Sekhar LN, Rubinstein E, et al. Chordomas and chondrosarcomas of the cranial base: results and follow-up of 60 patients. Neurosurgery 1995;36:887-96.
38. Martin JJ, Niranjan A, Kondziolka D, et al. Radiosurgery for chordomas and chondrosarcomas of the skull base. J Neurosurg 2007;107:758 64.
39. McNaney D, Lindberg RD, Ayala AG, et al. Fifteen year radiotherapy experience with chondrosarcoma of bone. Int J Radial Oncol Phys 1982;8:187-90.
40. Bose B. Primary osteogenic sarcoma of the skull. Surg Neurol 2002;58:234-9.

Parte III VASCULAR

CAPÍTULO 25

HEMORRAGIA SUBARACNÓIDEA ESPONTÂNEA

Renan Salomão Rodrigues ▪ Eberval Gadelha Figueiredo

INTRODUÇÃO

Hemorragia subaracnóidea (HSA) é caracterizada pela presença de sangue no espaço subaracnoide. São divididas em traumáticas e espontâneas. Esta última não apresenta história de trauma, e, na maioria das vezes, é causada pela ruptura de um aneurisma cerebral. Em casos mais raros, pode ocorrer por hemorragia proveniente de alguma malformação vascular intracraniana, tumor cerebral, coagulopatias, vasculites, uso de drogas, como cocaína, ou causas idiopáticas. A hemorragia subaracnóidea aneurismática (HSAa) é uma emergência neurológica com alta morbidade e mortalidade, podendo causar a morte de até 25% dos pacientes antes do atendimento médico e até 50% de óbitos em 30 dias. Metade dos sobreviventes irá apresentar sequelas neurológicas graves com deficiências físicas e cognitivas.[1] O objetivo deste capítulo é apresentar as generalidades acerca da HSAa, que é a principal causa de hemorragia subaracnóidea espontânea, e revisar novos conceitos sobre esta síndrome frequentemente observada nas emergências hospitalares.

EPIDEMIOLOGIA

A HSA representa 5% de todos os acidentes vasculares cerebrais.[1] A ruptura de aneurisma cerebral representa 85% dos casos. A incidência varia dependendo da região estudada, com altas taxas de incidência observadas na população asiática (22,7 por 100.000 pessoas/ano) e finlandesa (19,7-100.000 pessoas/ano), enquanto na população sul-americana (4,2/100.000 pessoas/ano) e americana (9,4/100.000 pessoas/ano), são observadas taxas menores.[2] Dentro de uma mesma região, há também uma variabilidade na incidência, mas os hispânicos e afrodescendentes com maior chance de apresentarem HSAa comparados aos caucasianos americanos.[3-5]

A incidência aumenta com a idade, sendo comum durante a quarta e a sexta década de vida. A prevalência é maior nos homens entre os 25-45 anos, entretanto, maior nas mulheres após os 50 anos.[2] Outro dado interessante é que costuma ser mais comum a ocorrência de HSA espontânea durante os meses de inverno.[6]

Os fatores de risco para a HSAa espontânea podem ser divididos entre fatores inerentes ao indivíduo, que não podem ser modificáveis, e fatores modificáveis. Os principais fatores de risco modificáveis são: tabagismo – risco 2× maior, mesmo para ex-tabagistas; hipertensão arterial sistêmica – indivíduos com hipertensão arterial sistólica apresentam maior risco, sendo 2,3× para pressão arterial sistólica entre 130 a 139 mm Hg e 3,3× para pressão arterial sistólica maior que 170 mmHg. Quando somados, tabagismo e hipertensão arterial juntos podem levar a um risco 13,3 vezes maior de HSAa.[7] Outros fatores de risco modificáveis são o consumo de álcool, fatores hormonais, como uso de contraceptivos orais, e o período pós-menopausa.[8] Associação com outros fatores são questionáveis, a exemplo da hipercolesterolemia e diabetes, em que alguns estudos demonstraram a possibilidade de haver um risco menor, porém as evidências não são consistentes.[9]

Os fatores de risco não modificáveis são: idade – entre a quarta e a sexta década de vida; sexo – mulheres após os 50 anos; história familiar de aneurisma cerebral e história prévia de HSAa.[1]

APRESENTAÇÃO CLÍNICA

Cefaleia de início súbito, intensa, referida pelos pacientes como "a pior dor de cabeça da vida" é o sintoma mais comum. A cefaleia da HSA espontânea tem característica difusa e persiste por alguns dias após o início do sintoma, porém isto não é a regra, o que pode causar confusão na avaliação inicial dos pacientes.[10] Apenas 10% dos pacientes que procuram a emergência apresentaram história de cefaleia súbita que cessou logo após o sintoma. Esses pacientes geralmente estão hipertensos na admissão. Existe um atraso no reconhecimento e procura pelas emergências hospitalares nos indivíduos com sintomas leves causados pela cefaleia decorrente da HSA, pois frequentemente não são reconhecidos pelo médico que faz o atendimento inicial no sistema de saúde primário, ou o próprio paciente apresenta história de cefaleia de longa data com outra característica e acha que o novo sintoma é comum ou demora a procurar atendimento médico após o início do sintoma.[11] Pacientes que chegam tardiamente no hospital estão, na maioria das vezes, desidratados.[1]

Outro tipo de cefaleia mais leve presente na HSA é a "cefaleia sentinela", caracterizada por um episódio súbito, de menor intensidade, que ocorre entre 2 semanas e 24 horas antes do icto. É causado pela expansão do aneurisma ou pequenos sangramentos.[1,7]

Rigidez de nuca também é um sintoma frequente em decorrência da irritação meníngea causada pelo sangue no espaço subaracnoide. Quando a HSA é pequena pode estar ausente. A rigidez de nuca geralmente se inicia após 7 a 10 horas do início do sintoma e é acompanhada de náuseas e vômitos.[10] Crises convulsivas podem ser a apresentação inicial em até 25% dos pacientes.[1]

Perda de consciência é uma característica comum nos pacientes com HSAa espontânea, e acontece pelo súbito aumento da pressão intracraniana e interrupção transitória do fluxo cerebral. Os sintomas de cefaleia intensa súbita e perda transitória da consciência na presença de sangue no espaço subaracnoide evidenciado nos exames de imagem levam a suspeitar de ruptura de aneurisma cerebral, pois perda de consciência não é vista nos casos de HSA não aneurismática.[12] Sintomas não neurológicos, por vezes, podem estar presentes, a exemplo de desconforto torácico, com achados sugestivos de isquemia miocárdica no eletrocardiograma, por causa da descarga simpática na fase aguda da hemorragia cerebral.[1,10,12]

Déficit neurológico focal com hemiparesia ou hemiplegia, hemiparestesia ou déficits de pares cranianos são observados com frequência em pacientes com hematomas intraparenquimatosos, entretanto pacientes sem hematoma intracraniano podem apresentar este sintoma em razão da perda transitória do fluxo cerebral local ou espasmo difuso. Apresentações atípicas e erro no diagnóstico incluem crise hipertensiva e crise psicótica em virtude da frequente associação com aumento da pressão arterial.

Mais de 35% dos pacientes apresentam deterioração neurológica precoce após a admissão hospitalar. Idade avançada e hemorragia intracraniana nos exames de imagem inicial são fatores predisponentes. Deterioração neurológica precoce está associada ao aumento do risco de complicações e internação hospitalar prolongada e é um fator predisponente independente para óbito.[13]

DIAGNÓSTICO

A tomografia computadorizada de crânio (TCC) sem contraste é o exame inicial a ser realizado de emergência nos pacientes admitidos com suspeita de HSA espontânea. É um exame rápido, de baixo custo, prático e pode ser encontrado na maioria das emergências hospitalares. Quando realizado em até 6 horas do início dos sintomas, apresenta uma sensibilidade de até 100% em evidenciar algum sinal sugestivo de sangramento.[14] Hematoma intraparenquimatoso, quando presente, pode sugerir a localização do aneurisma roto responsável pela HSA. Sangue presente nas cisternas da base nos faz pensar em HSA espontânea, diferente dos casos traumáticos, onde é mais comum a presença de sangue subaracnóideo na convexidade cerebral.[10] A hemorragia pode ser encontrada nas cisternas da base, fissura sylviana e inter-hemisférica, e invadir o ventrículo cerebral ocasionando hemoventrículo (Fig. 25-1). Em casos onde há suspeita de aneurisma cerebral, a angiotomografia computadorizada de crânio deve ser realizada, principalmente quando não há possibilidade de realizar estudo angiográfico nas primeiras horas do icto, e, assim, auxiliar no tratamento precoce do aneurisma cerebral.

Em pacientes com TCC normal e apresentação clínica sugestiva ou atípica, a punção lombar deve ser a próxima etapa. A punção lombar pode ser difícil de ser interpretada pela possibilidade de acidente de punção. Existem algumas maneiras de se diferenciar entre acidente de punção e liquor hemorrágico decorrente de HSA. Uma delas é avaliar a presença de xantocromia (presença de produtos da degradação da oxiemoglobina na superfície do liquor colhido) que ocorre quando a hemorragia aconteceu há 6-12 horas, e não pode estar presente nos casos de acidente traumático de punção. Outra, seria colher três tubos sequenciais de liquor e observar se haverá diminuição da presença de sangue nos tubos subsequentes sugerindo acidente de punção e avaliar a contagem de hemácias entre os tubos, pois, em casos de HSA, há uma tendência de manter-se um número constante de células sanguíneas entre os tubos colhidos. É importante mensurar a pressão de abertura ao se realizar a punção lombar. Pressões elevadas de abertura podem indicar trombose venosa dural ou meningite.[10,11]

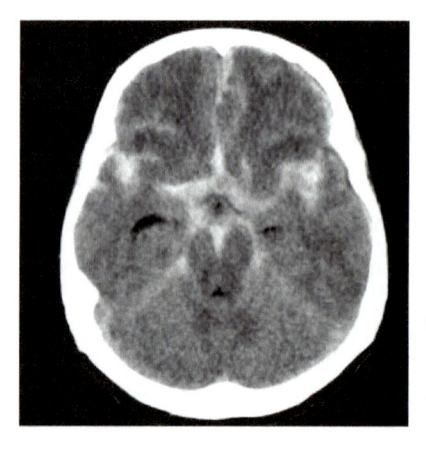

Fig. 25-1. Tomografia computadorizada de crânio evidenciando a presença de sangramento localizado no espaço subaracnóideo das cisternas da base, fissura sylviana bilateralmente e região inter-hemisférica frontal. Imagem típica de hemorragia subaracnóidea aneurismática.

A ressonância magnética (RM) do crânio não é um exame rotineiro realizado durante a fase aguda. É indicada quando o paciente estiver estabilizado, após a fase aguda, e caso a TCC não identifique nenhuma anormalidade. A sequência FLAIR (*fluid-attenuated inversion recovery*) e T2 são mais sensíveis para identificar a hemorragia subaracnóidea crônica não identificada previamente. Após a investigação com angiografia cerebral para identificação do aneurisma e este for negativo, a RM pode ser realizada para avaliar a presença de outra lesão vascular ou tumoral.[15,16]

ESCALAS CLÍNICAS E RADIOLÓGICAS DA HSA

O grau de déficit neurológico avaliado no exame inicial é um forte preditor do prognóstico clínico nesses pacientes. Existem duas escalas validadas mais utilizadas para classificar os pacientes conforme a gravidade da apresentação inicial e predizer a evolução do quadro. São elas a escala de Hunt-Hess (HH) e a World Federation of Neurosurgical Societies (WFNS) (Quadro 25-1). É comum dividirmos ambas as escalas em graduação favorável (graus I a III) e graduação desfavorável (graus IV e V) para facilitar seu uso na prática, pois a diferença entre elas se dá pelo nível de consciência.

A avaliação da TCC inicial é importante para estimar o risco de vasospasmo e isquemia cerebral tardia. Para realizar esta avaliação, foi proposta uma escala radiológica chamada de escala de Fisher, que se divide em 4 graus dependendo da quantidade de sangue intracraniano presente (Quadro 25-2).[17,18] Entretanto, esta escala apresenta algumas limitações, pois não é linear nem progressiva, ou seja, o risco de vasospasmo aumenta do grau I para o grau III, porém é menor no grau IV comparado ao grau III, além de não levar em consideração o risco adicional de isquemia cerebral tardia associada à presença de hemorragia intraventricular. Assim sendo, foi descrito uma modificação na escala de Fisher que vem ganhando popularidade. A escala modificada de Fisher começa com o grau 0 representando a ausência de sangue na TCC, é linear, ou seja, quanto maior o grau, maior o risco de isquemia tardia e incorpora a hemorragia intraventricular na avaliação do risco (Quadro 25-2).[19,20]

HEMORRAGIA SUBARACNÓIDEA ESPONTÂNEA NÃO ANEURISMÁTICA

A arteriografia cerebral não revela, em 15% dos pacientes com HSA espontânea, a presença de um aneurisma roto.[21] Esses casos, associados à presença de sangue nas cisternas da base, são chamados de hemorragia perimesencefálica. Uma forma benigna de HSA com o epicentro do sangramento localizado em frente ao mesencéfalo (pré-truncal), sem hemorragia inter-hemisférica e nas fissuras sylvianas, com mínima ou ausência de hemoventrículo (Fig. 25-2).[22] A causa é desconhecida, porém alguns estudos demonstram etiologia venosa. Complicações agudas, como hidrocefalia e vasospasmo, são raras, e o prognóstico é bom, com baixa taxa de recorrência.[23]

Quadro 25-1. Escala de Hunt-Hess (Acrescentar um Grau para Doença Sistêmica Grave ou Vasospasmo Significativo na Angiografia) e Escala da World Federation of Neurological Society (WFNS)

Grau	Hunt-Hess	WFNS
I	Assintomático ou cefaleia leve	Glasgow 15 e déficit motor ausente
II	Cefaleia moderada a grave, rigidez de nuca, comprometimento de par craniano	Glasgow 13-14 e déficit motor ausente
III	Sonolência, confusão, déficit motor leve	Glasgow 13-14 e déficit motor presente
IV	Coma, hemiparesia	Glasgow 7-12 e déficit motor presente ou não
V	Coma profundo, descerebração, moribundo	Glasgow 3-6 e déficit motor presente ou não

Quadro 25-2. Escalas de Fisher e Fisher Modificado. Escala Radiológica para Estimar o Risco de Isquemia Tardia na Hemorragia Subaracnóidea Aneurismática

Grau	Fisher	Fisher Modificado
0		TCC normal
I	Sem sangramento visível	Mínima HSA, ausência de hemoventrículo em ambos os ventrículos laterais
II	Sangramento difuso no espaço subaracnoide < 1 mm	Mínima HSA com hemoventrículo em ambos os ventrículos laterais
III	Sangramento difuso > 1 mm ou coágulos	HSA espessa, sem hemoventrículo em ambos os ventrículos laterais
IV	Sangramento intraventricular ou intraparenquimatoso	HSA espessa com hemoventrículo em ambos os ventrículos laterais

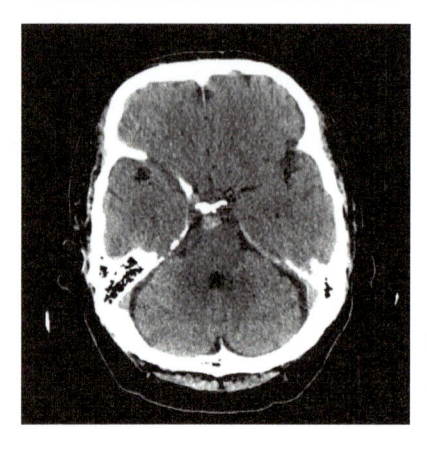

Fig. 25-2. Tomografia computadorizada de crânio evidenciando sangue subaracnóideo centrado na cisterna pré-pontina, sem extensão para outras cisternas da base. Imagem sugestiva de hemorragia subaracnóidea perimesencefálica/pré-truncal.

Casos de HSA não perimesencefálica representam um desafio diagnóstico. Alguns desses pacientes apresentam sintomatologia típica de HSAa com angiografia negativa e estão sob risco de desenvolver hidrocefalia e isquemia tardia durante a fase aguda. É recomendado então, repetir a angiografia para confirmar o diagnóstico.[24,25]

HSA localizada na convexidade cerebral, em paciente sem história de trauma, pode ser causada por síndrome da vasoconstricção cerebral em pacientes jovens e angiopatia amiloide em idosos. Em casos mais raros, aneurismas micóticos e vasculites podem ser a causa.[26]

HEMORRAGIA SUBARACNÓIDEA ANEURISMÁTICA

Dos pacientes com aneurisma cerebral roto não tratados, cerca de um terço irá a óbito por ressangramento. O risco cumulativo de ressangramento após HSAa é de 50% em 6 meses, e, após a incidência, cai para 3% ao ano.[27]

Status neurológico é o mais importante preditor do resultado final do paciente.[28] Trinta e cinco a cinquenta e cinco por cento dos sobreviventes irão apresentar bom prognóstico funcional aceitável após a hemorragia (com Rankin modificado de 0-2) durante seu seguimento. Mesmo aqueles que sobrevivem sem nenhuma sequela neurológica focal irão apresentar alguma disfunção cognitiva e disfunção do humor, o que afeta de maneira geral a qualidade de vida.[29] Indivíduos vítimas de HSAa estão sob risco de ter outro sangramento. O risco é 15× maior comparado àqueles que nunca tiveram HSA e a recorrência nesses pacientes se origina de aneurismas tratados de maneira incompleta, formação de novos aneurismas ou crescimento do aneurisma prévio.

COMPLICAÇÕES GERAIS DA HSA

Complicações neurológicas e sistêmicas podem ocorrer em decorrência da HSA. As complicações sistêmicas afetam principalmente os sistemas cardiovascular, respiratório e endocrinológico, ocasionando, muitas vezes, piora do prognóstico destes pacientes.

No sistema cardiovascular, pode ocorrer hipertensão ou hipotensão arteriais refratárias. Alterações no eletrocardiograma, aumento das enzimas cardíacas, disfunção da contratilidade miocárdica, prolongamento do intervalo QT ou elevação do segmento ST são alterações comuns quando ocorre complicação cardiovascular.[10,16,29] Disfunções da contratilidade cardíaca geralmente são vistas na ausência de distúrbios coronarianos ou perfusionais, e são as anormalidades cardíacas mais graves. Isto ocorre por causa da liberação excessiva de catecolaminas com necrose miocárdica e alteração da contratilidade ventricular. Edema cerebral difuso, Hunt-Hess elevado e hemoventrículo na admissão são fatores predisponentes, e devem ser suspeitados em todo paciente com HSA espontânea e hipotensão necessitando de vasopressores, edema pulmonar e alterações eletrocardiográficas. O período de duração do quadro cardiológico dura de 3 a 10 dias e gera pior prognóstico.[16,30]

Complicações pulmonares ocorrem em até 80% dos casos e apresentam alta morbidade e mortalidade. São frequentes as presenças de pneumonia, edema e embolismo pulmonar. A liberação de catecolaminas no momento da HSA espontânea ocasiona hipertensão pulmonar primária e edema pulmonar. A terapia diurética usada no tratamento deve ser feita com cautela, pois a hipovolemia pode piorar o fluxo sanguíneo cerebral.[10,16,29]

Hiponatremia é o distúrbio hidroeletrolítico mais comum na HSA. Ocorre em razão da síndrome perdedora de sal de origem central que causa uma hiponatremia hipovolêmica secundária a natriurese e diurese em decorrência da liberação do peptídeo natriurético cerebral ou pela síndrome de secreção inapropriada do hormônio antidiurético (SIADH) que causa uma hiponatremia normovolêmica pela liberação da vasopressina. O tratamento da síndrome cerebral perdedora de sal é feito com administração de fluidos isotônicos e da SIADH com restrição hídrica.[31] Hipomagnesemia está associada ao desenvolvimento do vasospasmo sintomático, e, com isso, o sulfato de magnésio poderia reduzir o vasospasmo bloqueando os canais de cálcio e os canais NMDA. Entretanto, não foi confirmado tal resultado benéfico em ensaios clínicos maiores e metanálises. Em 2010, o IMASH (*intravenous magnesium sulfate for aneurysmal subarachnoidal hemorrhage*) não demonstrou efeito no uso endovenoso titulado até que os níveis sanguíneos de magnésio se duplicassem. O segundo estudo realizado por Westermaier *et al.* demonstrou que os níveis de magnésio estavam entre 2-2,5 mg/dL, a incidência de vasospasmo reduziu em 22% e a incidência de infartos isquêmicos em 51%.[32]

Crises convulsivas ocorrem em até 10% após o icto. É importante iniciar o uso de anticonvulsivante na terapêutica da HSA. Ruptura de aneurisma da artéria cerebral média, hematomas intraparenquimatosos e infarto cerebral, e pacientes com Hunt-Hess 4 e 5 são fatores de risco para epilepsia. A America Stroke Association recomenda o uso profilático de anticonvulsivantes por curto período caso estes fatores estejam presentes.[10,16]

Febre pode estar presente em 70% das vezes e correlaciona-se com pior prognóstico por meio de edema cerebral com aumento da pressão intracraniana e piora das lesões isquêmicas. Síndrome de resposta inflamatória sistêmica pode suprimir a hematopoese e causar anemia.[29,33] Hiperglicemia ocorre em 30% dos casos e está associada a maior mortalidade e morbidade. As taxas de glicemia devem ser mantidas em torno de 150 mg/dL.

COMPLICAÇÕES NEUROLÓGICAS DA HSA
Ressangramento
A complicação mais letal nos pacientes que sobrevivem ao primeiro episódio de hemorragia é o ressangramento, com uma mortalidade de 70% e deve ser suspeitado em todo paciente com deterioração neurológica súbita após HSA.[16,34]

O tratamento da causa da HSA, que na maioria das vezes é causada por ruptura de aneurisma cerebral, deve ser realizado o mais precoce possível, seja de maneira microcirúrgica ou endovascular, de acordo com a indicação do caso, pois é a única maneira efetiva de evitar o ressangramento.[35] A escolha do tipo de tratamento a ser realizado depende de fatores do paciente, do aneurisma e do conhecimento do neurocirurgião. Independente da técnica utilizada, o tratamento deve ser individualizado, visando a um melhor resultado clínico, maior taxa de oclusão do aneurisma, menor incidência de ressangramento e necessidade de novas intervenções.

Atualmente, a técnica endovascular que antigamente era apenas uma alternativa, hoje é preferencial para alguns aneurismas da circulação posterior, pacientes com Hunt-Hess 4 e 5, muito idosos e morbidades associadas que aumentam o risco operatório.[29] A microcirurgia é reservada para pacientes em melhores condições clínicas, jovens e naqueles com aneurismas gigantes, complexos e que precisem de outras técnicas (*bypass*).

Estudos prévios com o uso de antifibrinolíticos (ácido aminocaproico) na tentativa de evitar o ressangramento aneurismático tiveram eficácia, porém com maior déficit neurológico isquêmico e trombose, levando ao seu desuso.[34,35]

Vasospasmo
O vasospasmo cerebral é outra complicação bastante comum nos pacientes vítimas de HSAa. É caracterizado por um estreitamento luminal das artérias intracranianas em virtude do espessamento de suas paredes e da dificuldade de relaxamento das mesmas, causando queda do fluxo sanguíneo cerebral. É causado pela irritabilidade e inflamação dos componentes do sangue – metemoglobina e radical superóxido – no espaço subaracnóideo, quando em contato com as artérias cerebrais, lesando as membranas das células que compõem a parede arterial e liberam potentes vasoconstrictores (prostaglandinas e endotelina-1).[10,16,18]

É a complicação mais comum da HSAa, com incidência angiográfica em mais de 70% dos pacientes e manifestações clínicas em 30% deles (vasospasmo clínico). Ocorre entre o terceiro e o vigésimo primeiro dia após o sangramento, com pico entre o sétimo e o décimo dia.[10,18]

O principal fator de risco para o desenvolvimento de vasospasmo é a quantidade de sangue nas cisternas da base. Tal fato pode ser comprovado pela escala de Fisher, em que o grau III apresenta o maior risco de vasospasmo. Desidratação e hipovolemia também podem piorar o quadro clínico.[29]

O vasospasmo pode causar isquemia e infarto cerebral. Devemos ficar atentos a qualquer sinal de déficit neurológico tardio e monitorar por meio de exame neurológico seriado, Doppler trascraniano e angiografia cerebral. Os pacientes podem apresentar sintomas neurológicos não localizatórios, como rebaixamento do sensório ou déficits focais, tais como hemiparesia, hemiplegia ou disartria. Apesar de a angiografia cerebral identificar o vasospasmo em grande parte das vezes e ser o exame padrão ouro para o diagnóstico, este é um método invasivo. Uma forma alternativa de monitorar o vasospasmo cerebral é por meio do Doppler transcraniano, pois é um exame não invasivo que detecta o aumento da velocidade do fluxo sanguíneo, principalmente na artéria cerebral média e carótida interna, possuindo alta especificidade e sensibilidade.[10,16] Ao realizar o diagnóstico clínico de vasospasmo cerebral, devemos excluir outras causas justificáveis para as alterações neurológicas, como o uso de sedativos, ressangramento, hidrocefalia, edema cerebral, distúrbios metabólicos e infecções.[10,16]

Algumas medidas profiláticas são conhecidas para a prevenção do vasospasmo, como nimodipina, estatinas e terapia dos 3 Hs (hipertensão, hipervolemia e hemodiluição).

A nimodipina deve ser usada como medida profilática em todo paciente com HSAa. É uma droga segura que reduz o risco relativo de desfechos desfavoráveis em 18% dos pacientes e isquemia cerebral em 32% deles. É um bloqueador de canal de cálcio e deve ser usada na dose de 60 mg de 4 em 4 horas.[10,16,18]

As estatinas reduziram a toxicidade mediada por receptores NMDA e as microtromboses, fizeram imunomodulação e diminuíram o vasospasmo e a isquemia cerebral em estudos realizados com animais. Em humanos, uma recente metanálise não mostrou benefício clínico. Não há consenso sobre seu uso. Na prática, a orientação é manter sua prescrição nos pacientes que já faziam o uso prévio.[10,16]

Hipovolemia pode agravar o fluxo sanguíneo cerebral. Por isso, são propostas maneiras de melhorar o fluxo sanguíneo encefálico. O uso da hipervolemia profilática é controverso, com alguns estudos sugerindo sua ineficácia. A hipertensão arterial tem maior impacto na melhora do fluxo sanguíneo cerebral.[36,37] Postula-se que a hemodiluição reduziria a viscosidade sanguínea e aumentaria o fluxo sanguíneo cerebral à custa de uma redução na capacidade de transporte de oxigênio, contudo trabalhos demonstram que a hemodiluição é mais deletéria que previamente suposto.[10,37]

Uma vez já diagnosticada a HSA, medidas terapêuticas devem ser introduzidas para aumentar o fluxo sanguíneo cerebral nas áreas isquêmicas ou suscetíveis a isquemia.

Nesta fase, terapia dos 3 Hs e/ou hipertensão induzida podem ser mais efetivas. Se o aneurisma já tiver sido excluído da circulação, aceitam-se níveis sistólicos de até 200 mmHg. A volemia deve ser monitorada rigorosamente, evitando-se sobrecarga cardíaca e pulmonar.[18,38]

As técnicas endovasculares estão entre as medidas terapêuticas agressivas da HSA. São reservadas para o caso de falha na terapia hemodinâmica, e são realizadas por angioplastia transluminal para reversão do espasmo angiográfico dos vasos proximais em até 2 horas após o início do tratamento clínico do vasospasmo. O uso da papaverina intra-arterial é controverso, pois apresenta meia-vida curta e altas taxas de complicações – hipertensão intracraniana, crises convulsivas e deterioração neurológica.[16,29]

Hidrocefalia

Ocorre em 20-30% dos pacientes, geralmente nos primeiros 3 dias após o icto. A TCC é o exame realizado de urgência, e, caso comprovada a presença de hidrocefalia, a derivação ventricular externa deve ser realizada. Hidrocefalia pode ocorrer tardiamente em 25% dos pacientes. Está associada a idades avançadas, hemoventrículo prévio, quadro neurológico ruim na admissão e sexo feminino. Uma vez excluídas infecção e ausência de hemoventrículo, a derivação ventriculoperitoneal é o tratamento indicado.[29]

> **DICAS**
>
> - É muito importante para o médico, em geral, conhecer e diagnosticar rapidamente os pacientes com suspeita de hemorragia subaracnóidea espontânea;
> - O tratamento precoce e adequado realizado pelo neurocirurgião é capaz de mudar a história natural dessa síndrome catastrófica. Na maioria das vezes, a HSA espontânea é causada por ruptura de aneurisma cerebral. Pela melhora do manejo no paciente neurocrítico associada à evolução da microneurocirurgia e das técnicas endovasculares, o prognóstico desses pacientes tem melhorado se comparado a décadas passadas;
> - O tratamento deve ser instituído o mais precocemente, e a interação de uma equipe multidisciplinar no tratamento dessa complexa síndrome deve ser realizado de maneira individualizada em cada situação.

REFERÊNCIAS BIBLIOGRÁFICAS

1. Lanzino G, Spetzler RF. Cavernous malformations of the brain and spinal cord. 1st ed. New York: Thieme; 2008.
2. de Rooij NK, Linn FHH, van der Plas JA, et al. Incidence of subarachnoid haemorrhage: a systematic review with emphasis on region, age, gender and time trends. J Neurol Neurosurg Psychiatry 2007;78: 1365-72
3. Eden SV, Meurer WJ, Sánchez BN, et al. Gender and ethnic differences in subarachnoid hemorrhage. Neurology 2008;71:731-5.
4. Labovitz DL, Halim AX, Brent B, et al. Subarachnoid hemorrhage incidence among Whites, Blacks and Caribbean Hispanics: the Northern Manhattan Study. Neuroepidemiology 2006;26:147-50.
5. Broderick JP, Brott T, Tomsick T, et al. The risk of subarachnoid and intracerebral hemorrhages in blacks as compared with whites. N Engl J Med 1992;326:733-6.
6. de Steenhuijsen Piters WA, Algra A, van den Broek MF, et al. Seasonal and meteorological determinants of aneurysmal subarachnoid hemorrhage: a systematic review and meta-analysis. J Neurol 2013;260:614-19.
7. Sandvei MS, Romundstad PR, Müller TB, et al. Risk factors for aneurysmal subarachnoid hemorrhage in a prospective population study: the HUNT study in Norway. Stroke 2009;40:1958-62.

8. Algra AM, Klijn CJ, Helmerhorst FM, et al. Female risk factors for subarachnoid hemorrhage: a systematic review. Neurology 2012;79:1230-6.
9. Feigin VL, Rinkel GJ, Lawes CM, et al. Risk factors for subarachnoid hemorrhage: an updated systematic review of epidemiological studies. Stroke 2005;36:2773-80.
10. van Gijn J, Kerr RS, Rinkel GJ. Subarachnoid haemorrhage. Lancet 2007;369:306-18.
11. Linn FHH, Wijdicks EFM, van Gijn J, et al. Prospective study of sentinel headache in aneurysmal subarachnoid haemorrhage. Lancet 1994;344:590-3
12. Dupont SA, Lanzino G, Wijdicks EF, Rabinstein AA. The use of clinical and routine imaging data to differentiate between aneurysmal and nonaneurysmal subarachnoid hemorrhage prior to angiography. Clinical article. J Neurosurg 2010;113:790-4.
13. Kumar S, Goddeau Jr. RP, Selim MH, et al. Atraumatic convexal subarachnoid hemorrhage: clinical presentation, imaging patterns, and etiologies. Neurology 2010;74:893-9.
14. Backes D, Rinkel GJ, Kemperman H, et al. Time-dependent test characteristics of head computed tomography in patients suspected of nontraumatic subarachnoid hemorrhage. Stroke 2012;43:2115-19.
15. Mitchell P, Wilkinson ID, Hoggard N, et al. Detection of subarachnoid haemorrhage with magnetic resonance imaging. J Neurol Neurosurg Psychiatry 2001;70:205-11.
16. Rabinstein AA, Lanzino G, Wijdicks EF. Multidisciplinary management and emerging therapeutic strategies in aneurysmal subarachnoid haemorrhage. Lancet Neurol 2010;9:504-19.
17. Helbok R, Kurtz P, Vibbert M, et al. Early neurological deterioration after subarachnoid haemorrhage: risk factors and impact on outcome. J Neurol Neurosurg Psychiatry 2013;84:266-70.
18. Fisher CM, Kistler JP, Davis JM. Relation of cerebral vasospasm to subarachnoid hemorrhage visualized by computerized tomographic scanning. Neurosurgery 1980;6:1-9.
19. Claassen J, Bernardini GL, Kreiter K, et al. Effect of cisternal and ventricular blood on risk of delayed cerebral ischemia after subarachnoid hemorrhage: the Fisher scale revisited. Stroke 2001;32:2012-20.
20. Kramer AH, Hehir M, Nathan B, et al. A comparison of 3 radiographic scales for the prediction of delayed ischemia and prognosis following sub arachnoid hemorrhage. J Neurosurg 2008;109:199-207.
21. Kim YW,Lawson MF,Hoh BL. Nonaneurysmal subarachnoid hemorrhage: an update. Curr Atheroscler Rep 2012;14:328-34.
22. van Gijn J, van Dongen K J, Vermeulen M, Hijdra A. Perimesencephalic hemorrhage: a nonaneurysmal and benign form of subarachnoid hemorrhage. Neurology 1985;35:493-7.
23. van der Schaaf IC, Velthuis BK, Gouw A, Rinkel GJ. Venous drainage in perimesencephalic hemorrhage. Stroke 2004;35:1614-18.
24. Delgado Almandoz JE, Jagadeesan BD, Refai D, et al. Diagnostic yield of repeat catheter angiography in patients with catheter and computed tomography angiography negative subarachnoid hemorrhage. Neurosurgery 2012;70:1135-42.
25. Dalyai R, Chalouhi N, Theofanis T, et al. Subarachnoid hemorrhage with negative initial catheter angiography: a review of 254 cases evaluating patient clinical outcome and efficacy of short- and long-term repeat angiography. Neurosurgery 2013;72:646-52.
26. Jane JA, Kassell NF, Torner JC, Winn HR. The natural history of aneurysms and arteriovenous malformations. J Neurosurg 1985;62:321-3.
27. Nieuwkamp DJ, Setz LE, Algra A, et al. Changes in case fatality of aneurysmal subarachnoid haemorrhage over time, according to age, sex, and region: a meta-analysis. Lancet Neurol 2009;8:635-42.
28. Rinkel GJ, Algra A. Long-term outcomes of patients with aneurysmal subarachnoid haemorrhage. Lancet Neurol 2011;10:349-56.
29. Bederson JB, Connoly Jr., Batjer HH, et al. Guidelines for the management of aneurysmal subarachnoid hemorrhage: a statement for healthcare professionals from a special writing group of the rock council. America heart Association. Stroke 2009;40: 994-1025.
30. Naidech AM, Kreiter KT, Janjua N. Cardiac troponin elevation, cardiovascular morbidity, and outcome after subarachnoid hemorrhage. Circulation 2005;112:2851-6.
31. Kurokawa Y, Uede T, Ishiguro M. Pathogenesis of hyponatremia following subarachnoid hemorrhage due to ruptured cerebral aneurysm. Surg Neurol 1996;112: 500-7.
32. Boesiger BM, Shiber JR. Subarachnoid hemorrhage diagnosis by computed tomography and lumbar puncture: are fifth generation CT scanners better at identifying subarachnoid hemorrhage? J Emerg Med 2005;29:23-7.
33. Kurtz P, Schmidt JM, Claassen J, et al. Anemia is associated with metabolic distress and brain tissue hypoxia after subarachnoid hemorrhage. Neurocrit Care 2010;13(1):10-6.
34. Lovelock CE, Rinkel GJ, Rothwell PM. Time trends inoutcome of subarachnoid hemorrhage: Population-based study and systematic review. Neurology 2010;74:1494-501.
35. Rabinstein AA, Weigand S, Atkinson JL. Patterns of cerebral infarction in aneurysmal subarachnoid hemorrhage. Stroke 2005;36:992-7.
36. Dorhout Mees SM, Rinkel GJ, Feigin VL, et al. Calcium antagonists for aneurysmal subarachnoid hemorrhage. Cochrane Database Syst Rev. 2007;18(3):CD000277.
37. Lennihan L, Mayer SA, Fink ME, et al. Effect of hypervolemic therapy on cerebral blood flow after subarachnoidal hemorrhage: A randomized controlled trial. Stroke 2000;31:383-91.
38. Joseph M, Ziadi S, Nates J, et al. Increases in cardiac output can reverse flow deficits from vasospasm independent of blood pressure: a study using xenon computed tomographic measurement of cerebral blood flow. Neurosurgery 2003;53:1004-51.

CAPÍTULO 26

VASOSPASMO CEREBRAL

Leonardo C. Welling ▪ Nícollas Nunes Rabelo ▪ Eberval Gadelha Figueiredo

INTRODUÇÃO

A hemorragia subaracnóidea (HSA) é responsável por 5% de todos os acidentes vasculares cerebrais (AVCs), com uma incidência de 7-13:100.000 pessoas/ano. Sua mortalidade ainda é elevada e, em paralelo ao ressangramento aneurismático, o vasospasmo é um dos principais preditores de morbidade e mortalidade. A despeito dos avanços no tratamento da hemorragia subaracnóidea aneurismática, os déficits neurológicos atribuíveis ao vasospasmo ainda acometem cerca de 20% dos pacientes que sobreviveram.[1-3]

A deterioração neurológica aguda, caso o aneurisma já tenha sido excluído da circulação, que ocorre cerca de 5-14 dias após a hemorragia inicial está diretamente associada à ocorrência de vasospasmo arterial grave. Há uma ampla gama de terminologia, entre elas, vasospasmo cerebral, vasospasmo angiográfico, isquemia cerebral tardia, déficit neurológico tardio, vasospasmo clínico e vasospasmo sintomático. Atualmente recomenda-se a utilização do termo vasospasmo angiográfico para definir o estreitamento luminal dos vasos intracranianos documentado na angiografia convencional (Fig. 26-1), angiotomografia ou angiorressonância arterial. Já a isquemia cerebral tardia (ICT) é o termo reservado para deterioração neurológica pós-HSA depois de outras causas serem excluídas.[4-5]

Para a confirmação da ICT devemos observar a presença de infarto cerebral isquêmico que apareça na TC ou RM, nas primeiras duas semanas após o icto hemorrágico (porém no mínimo três dias após o evento), e que não seja relacionado com complicações cirúrgicas, encefalomalacias ou herniações.[5]

Apesar de a ICT ser baseada em achados clínicos e investigações que excluem outras causas, não ocorre de maneira isolada. Observa-se que a ICT não depende exclusivamente da ocorrência de vasospasmo angiográfico. A ruptura desse paradigma veio após os resultados dos estudos em que o clazosetan reduzia o vasospasmo de maneira significativa, mas sem alterar os resultados clínicos.[6]

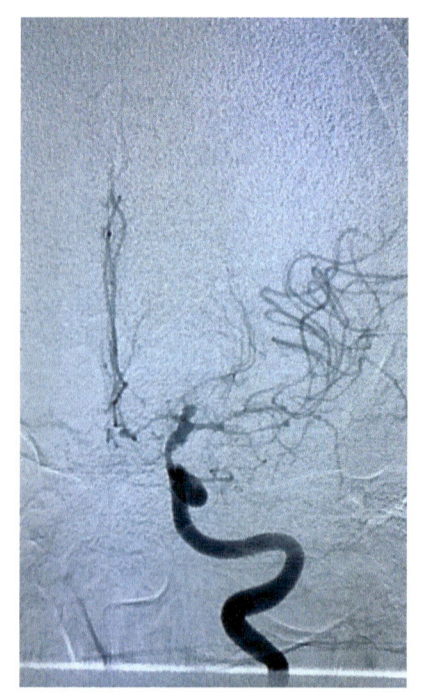

Fig. 26-1. Observa-se estreitamento luminal da artéria carótida interna, segmento A1 e M1 à esquerda. Evidencia-se também aneurisma em bifurcação da artéria carótida interna esquerda.

A despeito de inúmeros estudos, ainda não há consenso para diagnóstico, tratamento medicamentoso e endovascular para vasospasmo e isquemia cerebral tardia.[7] Há um grande esforço da comunidade científica em criar *guidelines* no manejo de hemorragia subaracnóidea aneurismática e vasospasmo cerebral. Os principais são aqueles elaborados pela American Heart Association e pela Neurocritical Care Society. O consenso comum na comunidade científica é que somente a nimodipina via oral tem evidência robusta. Um estudo britânico demonstrou uma redução nos infartos cerebrais de 33% para 22%, e, além disso, houve uma redução de 40% nos desfechos considerados ruins e sem efeitos colaterais maiores.[8,9] No entanto deve ser observado que a nimodipina melhora o desfecho neurológico e não necessariamente o vasospasmo. É postulado que seus efeitos neuroprotetores são mais complexos que o simples efeito vasodilatador.[10]

Nesse capítulo, o termo vasospasmo cerebral (VC) será reservado ao estreitamento luminal do vaso documentado por método de imagem (AGC, angio-TC ou angio-RM) e ICT para os casos de isquemia cerebral documentados na TC ou RM.

FISIOPATOLOGIA DO VASOSPASMO CEREBRAL E ISQUEMIA CEREBRAL TARDIA

Os primeiros estudos sobre o VC e ICT datam de 1951 quando Ecker e Reimenschneider descreveram 10 casos de espasmo cerebral. Suas teorias fisiopatológicas descreviam que os produtos de degradação da hemoglobina no espaço subaracnoide eram os principais responsáveis do VC.

O mecanismo principal é a contração sustentada das células musculares lisa da parede das artérias intracranianas. Isso leva a redução do fluxo sanguíneo cerebral (FSC) e déficits neurológicos secundários. A despeito de uma correlação inicial entre o VC e a ocorrência de ICT inúmeros outros mecanismos envolvidos são descritos. Entre eles incluem-se perda da autorregulação cerebral, despolarização cortical, microtromboses, depleção do óxido nítrico (ON), entre outros.[11,12]

A depleção do ON foi demonstrada por Pluta *et al.* em um modelo animal de vasospasmo. Nesse trabalho houve menor imunorreatividade da síntese do óxido nítrico ao redor dos vasos com espasmo detectado.[13] Woszczyk *et al.*, em uma série com 21 pacientes, descrevem o aumento da concentração dos produtos de degradação do óxido nítrico (nitrito/nitrato) no liquor de pacientes que sofreram vasospasmo sintomático.[14]

Em paralelo a depleção do ON, há uma cascata de eventos metabólicos que terminam em aumento da expressão de endotelina-1 (ET-1). Esse é um potencial vasoconstritor que, além disso, liga-se a receptores responsáveis por proliferação endotelial. Está demonstrado o aumento da ET-1 no soro e liquor dos pacientes com vasospasmo cerebral.[15]

Outro mecanismo proposto que está implicado no desenvolvimento do vasospasmo cerebral é a oxidação radical da bilirrubina em produtos de oxidação da bilirrubina (POBs). Os POBs atuam nas células do músculo liso vascular e estimulam a vasoconstrição e a vasculopatia em decorrência da lesão das células do músculo liso. Há vários trabalhos que relacionam os POBs na patogênese do vasospasmo cerebral.[16]

A inflamação que ocorre após a hemorragia subaracnóidea também foi envolvida na patogênese do VC. Há importante infiltração leucocitária na parede endotelial dos vasos que é promovida pela superexpressão de moléculas de adesão, entre elas ICAM-1, VCAM-1 e E-selectina.[17] Há também várias vias pelas quais os leucócitos contribuem para a ocorrência do VC, sendo uma delas por meio da formação de radicais livres que gera disfunção endotelial e promove o influxo de cálcio. Além dessa, a produção de leucotrienos, ET-1 e consumo do óxido nítrico também estão envolvidos.[18]

As citocinas, proteínas que são mediadores da resposta imune, também foram implicadas na fisiopatologia do VC pós-hemorragia subaracnóidea aneurismática. Entre essas, o fator de necrose tumoral alfa (TNF-α), IL-1, IL-6 e IL-8 foram identificados em níveis acima do normal em pacientes com vasospasmo. Observa-se que várias pesquisas sobre o tratamento do VC têm como alvo essas citocinas.[19,20]

DIAGNÓSTICO CLÍNICO

Os sintomas de isquemia secundária ao vasospasmo cerebral comumente aparecem uma semana após o icto. Entretanto, na segunda semana (do 7º ao 14º dia) são mais frequentes, e, em uma minoria, podem perdurar até 21 dias após o sangramento. O exame neurológico seriado à beira do leito continua sendo o meio mais simples e eficaz de detectar sinais de isquemia nos doentes que estão acordados. Achados sutis como atenção diminuída, mudanças na produção verbal ou um déficit motor discreto devem ser observados. O vasospasmo sintomático geralmente tem um início gradual, às vezes precedido por piora da cefaleia, episódios de agitação ou sonolência. Se não diagnosticada e tratada poderá seguir um curso progressivo. Uma pequena parcela de doentes apresentará deterioração súbita.[21] Os sinais de vasospasmo sintomático são referentes ao território que se tornou isquêmico e são mais facilmente suspeitados quando geram um déficit focal, como hemiparesia ou monoparesia, sugerindo acometimento de um território da artéria cerebral média, e nos casos que o hemisfério dominante é afetado, afasia. O vasospasmo da artéria cerebral anterior pode ser marcado por fraqueza nas pernas, às vezes bilateral, bem como confusão, sonolência, alteração comportamental, e, eventualmente, abulia. O vasospasmo na circulação pode causar deterioração neurológica mais generalizada, principalmente com redução do nível de consciência, sendo um dos sinais mais precoces.[22]

Nos pacientes em condições clínicas ruins (entubados, sedados e acoplados a ventilação mecânica), os sinais clínicos de VC são difíceis de detectar e, portanto, o monitoramento desses doentes com técnicas auxiliares (Doppler transcraniano, angiotomografia, entre outros) é particularmente importante.

A deterioração neurológica tardia após HSA aneurismática tem várias causas, incluindo edema cerebral (hematomas intracerebrais circundantes, contusões cirúrgicas ou infartos), ressangramento do aneurisma ou de um remanescente aneurismático, hidrocefalia, sepse (incluindo meningite e ventriculite), hiponatremia, hipóxia e hipotensão. Qualquer uma (ou uma combinação) dessas condições pode aumentar um déficit neurológico preexistente e mimetizar vasospasmo cerebral.

DIAGNÓSTICO RADIOLÓGICO

O diagnóstico de ICT baseia-se no exame neurológico seriado, incluindo procura de déficits focais e nível de consciência. Para o VC utiliza-se angiografia cerebral, angiotomografia arterial, angiorressonância arterial e Doppler transcraniano (DTC).

Os primeiros registros do DTC foram realizados na Suíça por Aaslid *et al.* em 1981 e, desde então, esse método não invasivo ganhou espaço no monitoramento das doenças vasculares cerebrais. O acesso aos vasos intracranianos é possível através de áreas em que o osso da calota craniana é fino ou através dos forames naturais (janelas acústicas), usando-se um transdutor de baixa frequência (2 mHz) que emite ondas de ultrassom de forma pulsátil. As janelas acústicas empregadas convencionalmente são a transtemporal (localizada acima do arco zigomático), transorbitária e transforaminal (forame magno), por meio das quais se podem obter registros das velocidades de fluxo das artérias carótida interna intracraniana, oftálmica, comunicante posterior, cerebral média, cerebral anterior, comunicante anterior, cerebral posterior, vertebral e basilar.[23]

Apesar disso, em uma metanálise de Kumar et al., foi demonstrado que o DTC foi capaz de prever o desenvolvimento subsequente de vasospasmo sintomático e fazer uma contribuição positiva para o diagnóstico de vasospasmo em 72% dos pacientes. Esses resultados sugerem que desfechos clínicos ruins são potencialmente evitáveis se o vasospasmo puder ser identificado e tratado antes do início da lesão cerebral permanente.[24] Quando utilizamos valores na artéria cerebral média (< 120 cm/s ou > 200 cm/s), os valores preditivos negativos e positivos respectivos para vasospasmo chegam a 90%.[22]

De um modo geral, o vasospasmo diagnosticado no DTC pode prever com precisão a ICT. A alta sensibilidade e o valor preditivo negativo desse dispositivo de monitoramento o tornam ideal, visto que os doentes com DTC negativo realmente tenham uma baixa probabilidade de desenvolver ICT. Por ser utilizado a beira do leito, é extremamente prático, e seu grande benefício está em prever a ocorrência do vasospasmo grave ainda em uma fase **pré-sintomática**, de modo que medidas terapêuticas possam ser realizadas em tempo hábil. Entretanto, uma das limitações impostas pelo método é a de ser operador-dependente. O Doppler transcraniano depende da colaboração do paciente, de uma janela acústica adequada e não apresenta sensibilidade para diagnosticar espasmo de pequenos vasos mais distais.

Além do Doppler, que avalia fluxo, a visualização das artérias cerebrais de grande e médio porte é feita por angiografia com subtração digital ou angiografia por tomografia computadorizada de alta definição. A ressonância magnética é atraente em termos da quantidade de informações que pode fornecer, mas questões de transporte em doentes gravemente enfermos limitam seu uso.[25,26]

A angiografia por tomografia computadorizada tem sensibilidade de 80% e especificidade de 93%. Entretanto, no caso de presença de clipes ou *coils*, os artefatos gerados limitam o método. Quando a angioplastia é considerada, o melhor é realizar a angiografia por subtração.[27]

O vasospasmo angiográfico é um estreitamento concêntrico que pode ser focal, segmentar ou difuso. É comumente classificado como leve (< 25%), moderado (25% a 50%) ou grave (> 50%) em comparação com a imagem basal realizada antes da fase do vasospasmo. O termo vasospasmo **precoce** na angiografia de admissão e dentro de 48 horas após a ruptura do aneurisma foi descrito em uma pequena porcentagem de pacientes com HSA, embora, como a angiografia basal não é disponível, tal diagnóstico seja questionável.[28]

MODELOS PREDITIVOS

A previsão de ocorrência de ICT é uma área de grande interesse na comunidade médica que atende pacientes com hemorragia subaracnóidea. Se realizada de modo preciso, facilitaria a triagem adequada dos pacientes e permitiria o foco nas medidas profiláticas e terapias de resgate nos doentes que mais se beneficiariam.[29] Até o momento, alguns dos fatores mais importantes identificados como contribuintes para ICT são a presença de hemorragia intracerebral e intraventricular, bem como o volume de sangue nas cisternas, localização, densidade e taxa de depuração. A piora do grau clínico e a perda de consciência no icto também mostraram fortes associações com a ocorrência de ICT, e igualmente há associações potenciais com idade avançada, tabagismo, hipertensão preexistente, *diabetes mellitus* e uso de cocaína.[22] Além disso, as mulheres parecem sofrer de mais vasospasmo angiográfico e ICT, embora, apenas na população jovem, as mulheres tenham desfecho pior que os homens. Razões para diferenças com base no sexo estão atualmente sob investigação, e mais pesquisas serão necessárias para descobrir suas causas.[30]

Quadro 26-1. Classificação de Fisher

Classificação	Descrição
I	Ausência de sangramento
II	Lâmina de sangramento < 1 mm em espessura
III	Lâmina de sangramento > 1 mm em espessura
IV	Hemorragia intraventricular ou intraparenquimatosa

Quadro 26-2. Classificação de Fisher Modificada

Classificação	Descrição
0	Ausência de sangramento
I	Lâmina fina de sangramento, sem hemorragia intraventricular
II	Lâmina fina de sangramento, com hemorragia intraventricular
III	Lâmina espessa de sangramento, sem hemorragia intraventricular
IV	Lâmina espessa de sangramento, com hemorragia intraventricular

Quadro 26-3. Classificação da World Federation of Neurosurgical Societies (WFNS)

Classificação	Descrição
I	ECG = 15, ausência de déficit focal
II	ECG = 13-14, ausência de déficit focal
III	ECG = 13-14, presença de déficit focal
IV	ECG = 7-12, ausência/presença de déficit focal
V	ECG = 3-6, ausência/presença de déficit focal

Quadro 26-4. Classificação VASOGRADE

Vasograde	WFNS	Classificação de Fisher modificada
Verde	1-2	1-2
Amarelo	1-3	3-4
Vermelho	4-5	Qualquer

As principais escalas utilizadas são a de Fisher (Quadro 26-1), Fisher modificado (Quadro 26-2) e WFNS (Quadro 26-3). Estudos recentes também descobriram que o VASOGRADE (Quadro 26-4),[31] que combina os escores WFNS e Fisher modificado, teve um desempenho favorável para prever a ocorrência de ICT após a clipagem cirúrgica de aneurismas rotos, e teve melhores resultados preditivos do que os escores clínicos e radiológicos, incluindo o WFNS, Hunt-Hess, escala de Fisher modificada e escores de edema cerebral de hemorragia subaracnóidea.[32] No entanto, todos os escores clínicos e radiológicos, incluindo VASOGRADE, demonstraram pior desempenho preditivo em pacientes tratados com enrolamento endovascular. Outra revisão sistemática e metanálise recente que incluiu 53 estudos descobriu que a escala de Fisher, a escala de Fisher modificada e a pontuação de Hijdra se correlacionaram bem com a ICT.[33]

PREVENÇÃO DO VASOSPASMO E NEUROPROTEÇÃO
Medidas Gerais
Na fase aguda após a HSA, os pacientes têm tendência à contração de volume e a hipovolemia deve ser rigorosamente corrigida. Não está claro se uma tentativa deliberada de induzir hipervolemia com terapia de expansão de volume seja benéfica em termos de prevenção de vasospasmo ou isquemia mesmo se possível em pacientes com função renal normal.[34]

Alguns pacientes com HSA experimentam natriurese excessiva conhecida como **perda de sal de origem cerebral**, que geralmente está relacionada com elevações no peptídeo natriurético do cérebro, e são suscetíveis ao desenvolvimento de hiponatremia durante este período. A hiponatremia pode aumentar o risco de vasospasmo e está associada com infarto cerebral em pacientes em más condições clínicas. É importante ressaltar que a hiponatremia no contexto da hemorragia subaracnóidea não deve ser tratada com restrição de fluidos, mas sim com reposição de sal na forma de solução salina normal ou hipertônica a 3%, combinada com administração de fludrocortisona (0,3 mg/dia) se o paciente apresentar vasospasmo.[35,36]

A hemotransfusão foi associada a uma maior probabilidade de vasospasmo e desfecho desfavorável em pacientes com HSA. Tais achados sugerem que a anemia é um marcador de outros fatores que contribuem para a morbidade associada à HSA. A concentração ideal de hemoglobina e de hematócrito não é conhecida com certeza, mas geralmente acredita-se que seja superior a 9 g/dL.[37]

A pressão arterial sistêmica deve ser mantida na faixa de normal a levemente hipertensiva, desde que o aneurisma tenha sido excluído da circulação. Em pacientes com derivação ventricular externa, a mensuração da PIC e indiretamente da pressão de perfusão cerebral (PPC) é o parâmetro mais importante para monitorar, preferencialmente mantido acima de 70 mmHg.

A nimodipina, administrada por via oral ou via sonda nasogástrica, 60 mg a cada 4 horas por 14-21 dias é preconizada em pacientes com HSA aneurismática porque demonstrou ter um impacto discreto, mas estatisticamente significativo sobre o desfecho clínico. Bloqueia a entrada de cálcio no espaço intracelular, porém seu mecanismo de efeito em pacientes com HSA é desconhecido. Não parece reduzir o vasospasmo angiográfico e funciona como um agente neuroprotetor por efeitos pleiotrópicos. Nos casos de hipotensão transitória, a dose pode ser reduzida e, se possível, administrada com mais frequência (ou seja, 30 mg a cada 2 horas).[7,12]

Assim como qualquer doente neurocrítico, adequada ventilação, evitar hipóxia ou hipercapnia, prevenção de febre, manutenção da euglicemia, suporte nutricional e equilíbrio hidroeletrolítico são fundamentais para redução do impacto do vasospasmo no encéfalo.

Medidas Específicas

Nesse tópico, iremos abordar as diversas formas de prevenir o vasospasmo, sejam medicamentosas ou por intervenção neurorradiológica. Observa-se que muitos dessas ainda não têm eficácia comprovada, mas são utilizadas em diversos centros de referência.

Angioplastia Profilática

Em um estudo de Megyesi *et al.*, utilizando modelos animais, observou-se que a angioplastia das artérias carótidas caninas evitou o desenvolvimento de vasospasmo quando essas eram envolvidas por coágulos sanguíneos.[38] A partir desse momento, foi realizado um estudo fase II em que a angioplastia profilática transluminal foi realizada em 85 pacientes (após uma randomização com 170 pacientes com hemorragia subaracnoide) 96 horas após o icto. Embora tenha havido uma tendência de redução do vasospasmo nos pacientes tratados profilaticamente por angioplastia transluminal percutânea com balão, o resultado não foi diferente daquele do grupo-controle, e a segurança desse tratamento foi questionada, pois houve quatro casos de perfuração do vaso angioplastado, com mortalidade de 75%.[39]

Clearence dos Coágulos

A trombólise intracisternal com r-TPA acelera a eliminação de coágulos subaracnoides, e há evidências de que isso está associado à prevenção de vasospasmo e menor incidência isquemia cerebral. Apesar de atraente, a segurança sobre a introdução de um agente trombolítico em um cérebro com hemorragia limitou seu uso. Há estudos monocêntricos que mostraram benefícios da fibrinólise intraventricular, porém os resultados são semelhantes à drenagem lombar simples. Além disso, há trabalhos que mostram que a fenestração da *lamina terminalis* reduz não somente a incidência de hidrocefalia, como também reduz o vasospasmo de 55% para 33%. A plausibilidade teórica está em que o fluxo aumentado de liquor pelas cisternas ajuda na remoção dos coágulos.[40,41]

Sulfato de Magnésio (MgSO4)

Com base em suas propriedades neuroprotetoras e vasodilatadoras, o sulfato de magnésio foi testado para a prevenção de vasospasmo e isquemia em pacientes com HSA. Os resultados são controversos. Segundo Veyna *et al.*, não há benefícios das infusões intravenosas de MgSO4.[42] Já Stippler *et al.* mostraram tendências de benefício, e Schimd-Elssaesser *et al.* sugeriram eficácia equivalente à nimodipina na prevenção de danos isquêmicos.[43,44] A partir desses trabalhos iniciais, dois ensaios clínicos multicêntricos foram realizados (MASH e MASH-2) e uma metanálise recente demonstrou que o MgSO4 não aumentou a probabilidade de bom resultado neurológico ou diminuiu os riscos de infarto cerebral, vasospasmo radiográfico ou mortalidade. Nesse contexto, não há evidências atuais para apoiar o uso de sulfato de magnésio intravenoso após HSA aneurismática.[45-47]

Antagonistas do Receptor de Endotelina

A produção de ET-1 a partir de células endoteliais cerebrais lesadas por HSA é uma das principais teorias por trás da patogênese do vasospasmo cerebral. Um ensaio clínico fase II publicado por Shawn *et al.* com uso de antagonistas do receptor de endotelina reduziu a ocorrência de ICT.[48] O CONSICOUS-1 foi um estudo fase II, multicêntrico, que avaliou o tratamento com clazosentano intravenoso iniciado do terceiro até o 14º dia após o sangramento intracraniano. Houve redução de 65% (p < 0,001) no vasospasmo moderado a grave (angiográfico). Não houve efeito claro sobre a ICT ou desfecho clínico final. Como efeito colateral, foi observada a maior incidência de edema pulmonar, de hipotensão e de anemia.[6]

O CONSCIOUS-2 foi o estudo multicêntrico de fase III que examinou o efeito de clazosentano em doses mais baixas, administrado por até 14 dias após a HSA. Analisou-se a mortalidade por todas as causas, novos infartos cerebrais relacionados com vasospasmo e início de terapia de resgate para vasospasmo. Também foi avaliado o resultado funcional utilizando a *Glasgow Outcome Scale*. O clazosentano nesta dose não teve efeito significativo na mortalidade, morbidade relacionada com o vasospasmo ou resultado funcional. Complicações pulmonares, anemia e hipotensão foram mais comuns com clazosentano. Quando avaliado por subgrupos, observou-se que o clazosentano reduziu a morbidade relacionada com o vasospasmo em pacientes em boas condições clínicas na admissão, sem melhorar o resultado funcional.[49] Já o CONSCIOUS-3 foi um ensaio de fase III semelhante ao CONSCIOUS-2 em pacientes cujos aneurismas foram tratados por técnica endovascular e que incluiu um subgrupo com doses mais altas de clazosentano (15 mg/h). Esse estudo foi interrompido prematuramente após os resultados do CONSCIOUS-2 serem divulgados. Novamente, nenhum benefício geral do tratamento com clazosentano foi observado em termos de resultado funcional, embora a dose mais alta tenha reduzido significativamente a morbidade relacionada com o vasoespasmo/mortalidade por todas as causas.[50]

Por ser uma apresentação muito heterogênea, assim como nas populações estudadas com aneurisma intracraniano, não está claro se o clazosentano apresenta benefícios nos pacientes com vasospasmo. Observou-se inclusive que há outros mecanismos além do vasospasmo (e sobre os quais a droga não tem efeito) que contribuem de maneira significativa para os desfechos ruins.

Estatinas

As estatinas, além de sua atividade hipolipidêmica, têm efeitos pleiotrópicos no sistema cardiovascular, como melhora da função endotelial, modulação das respostas inflamatórias, estabilidade da placa aterosclerótica e prevenção da formação de trombos. Com base em teorias que as estatinas aumentam a biodisponibilidade do óxido nítrico, houve grande interesse em estudar seu uso na profilaxia do vasospasmo.[51]

Vários estudos de coorte identificaram menor incidência de infarto cerebral em pacientes que já utilizavam estatinas no momento da admissão hospitalar.[52,53] Um estudo fase II, que randomizou 80 pacientes para receber ou não pravastatina nos primeiros 14 dias do icto, observou uma redução da ocorrência de vasospasmo de 32% (e vasospasmo grave de 42%). Também houve redução na mortalidade de 75% e manteve-se a melhora funcional após seis meses da alta hospitalar.[54] A despeito dos resultados promissores, outros estudos não observaram os mesmos resultados. De acordo com Vergouwen *et al.*, com o uso de sinvastatina 80 mg *versus* placebo, encontrou-se uma redução significativa no colesterol total e no LDL nos pacientes tratados com estatina, mas não em qualquer outro parâmetro, incluindo isquemia cerebral tardia ou desfechos clínicos.[55] Outro estudo de coorte observou que, apesar de menor incidência de ICT, não houve melhora clínica.[56] Recentemente Su *et al.*, em uma metanálise com seis estudos randomizados, descobriram que, embora déficits isquêmicos tardios fossem menos comuns nos pacientes tratados com estatina, não houve melhora no desfecho neurológico ruim.[57] O estudo fase III STASH, que recrutou 803 pacientes, não conseguiu detectar qualquer benefício no uso de sinvastatina 40 mg por dia, iniciado dentro de 96 horas após o icto e por até 3 semanas, para desfechos de curto ou longo prazo.[58]

Com base no que foi exposto, até a presente data não há benefícios na inclusão das estatinas ao arsenal terapêutico dos pacientes com hemorragia subaracnóidea aneurismática.

TRATAMENTO DO VASOSPASMO
Terapia dos 3 Hs

A combinação de hipertensão, hipervolemia e hemodiluição tem como objetivo aumentar a pressão de perfusão cerebral e o débito cardíaco, assim como otimizar a hemorreologia para o transporte de oxigênio. Teoricamente há certa hemodiluição que acompanha qualquer expansão de volume deliberada, e a redução da viscosidade pode contribuir para uma melhora no fornecimento de oxigênio, desde que o hematócrito (ou seja, a capacidade de transporte de oxigênio) não seja inferior a 30 e a concentração de hemoglobina seja mantida acima de 9 g/dL. Na suspeita de vasospasmo sintomático, o tratamento hemodinâmico inicia-se com expansão de volume com soluções isotônicas, que, em pacientes euvolêmicos, aumenta o fluxo sanguíneo cerebral em territórios com vasospasmo sem uma mudança significativa na função cardíaca. Quando a pressão venosa central atinge valores de 8-10 mmHg, a infusão adicional de cristaloides não traz benefícios.[59]

A partir desse momento, a hipertensão induzida é mais eficaz e com menor incidência de complicações. Após a exclusão do aneurisma da circulação, os vasopressores puramente α-agonistas mais utilizados para induzir hipertensão são a noradrenalina e a fenilefrina. A norepinefrina deve ser titulada para uma dose máxima de 20 μg/kg por minuto e a fenilefrina para uma dose máxima de 180 μg/kg por minuto.[60,61]

Em pacientes com disfunção cardíaca prévia, pode ser considerado o uso de dobutamina ou dopamina, que, em doses baixas a moderadas, têm efeitos inotrópicos principalmente β-agonistas. Outro inotrópico cardíaco, a milrinona, também foi usado após a HSA. A pressão arterial aumenta com a elevação do débito cardíaco, o que aumenta a PPC. No entanto, se uma resposta imediata da pressão arterial não ocorrer com um inotrópico (ou seja, a dopamina administrada de 10 a 15 μg/kg por minuto), deve-se adicionar epinefrina ou norepinefrina. Em altas doses, a dopamina também causa agonismo α-adrenérgico; no entanto, por estimular receptores β2, pode ocorrer taquicardia.[62]

O objetivo principal do tratamento é a rápida elevação da pressão arterial, independentemente do agente escolhido. Pressão arterial sistólica de 200 mm Hg ou mais, ou PPC maior que 80 mmHg, pode ser necessária, mas, se os sinais isquêmicos persistirem, o tratamento hipertensivo deve ser considerado ineficaz. Em paralelo, nos casos em que a autorregulação cerebral esteja prejudicada, elevações significativas da pressão arterial podem piorar a hipertensão intracraniana.

A terapia dos 3 Hs não é isenta de riscos, sendo insuficiência cardíaca, edema pulmonar e piora da hipertensão intracraniana os mais frequentes. Essas complicações são mais observadas em pacientes idosos e naqueles com doença cardiopulmonar prévia. Hoje se sabe que hemodiluição e hipervolemia deixam de ser o foco e o tratamento mais centrado na elevação da pressão.[63,64]

Abordagem Endovascular

A abordagem endovascular é reservada para as situações de vasospasmo sintomático em que a terapia da hipertensão induzida não funcionou ou naquelas que a condição cardíaca não permite sobrecarga de volume ou uso de aminas vasoativas. Salienta-se que, antes de encaminhar o doente à terapia endovascular, uma tomografia de crânio deve descartar a ocorrência de extenso infarto cerebral já estabelecido, visto que qualquer intervenção nessa fase pode ser inútil e só aumentar as chances de complicações.

Ao ser realizada, preferencialmente nas primeiras duas horas do início dos sintomas, a angiografia cerebral evidenciará os segmentos afetados da vasculatura intracraniana, mas a correlação com o exame neurológico e achados do Doppler transcraniano são fundamentais.[65] A fim de evitar uma ruptura catastrófica do vaso, é importante a escolha correta dos balões para dilatação. A angiografia realizada antes da fase do vasospasmo deve ser avaliada para que uma artéria hipoplásica não seja confundida ou o tamanho real do vaso a ser submetido a angioplastia seja conhecido. Uma vez que o balão é selecionado, o fio e o balão são navegados pelo local da estenose. Quando o segmento estreito é longo, às vezes é mais simples colocar o balão distalmente; após a insuflação, o balão é desinflado, puxado proximalmente e reinflado até que todo o segmento esteja dilatado.[22]

Em uma série recente de Chalouhi *et al.*, a eficácia da angioplastia mecânica com balão foi de quase 100%, com uma taxa de complicações de apenas 1%.[66] Esses resultados são melhores do que em séries anteriores, onde a eficácia variava de 11% a 93%, as taxas de complicações eram maiores de 5% e a ruptura do vaso ocorreu em 1,1% dos casos.[67]

Apesar da angioplastia com balão ser reservada para vasos com mais de 2,0 mm de diâmetro, há uma séria publicada por Santillan *et al.* em que 175 angioplastias foram realizadas em vasos distais sem complicações sintomáticas relacionadas ao procedimento. Esses autores recomendam o uso de um balão calibrado para diminuir o risco de ruptura do vaso.[68]

A despeito do trabalho previamente exposto, para o vasospasmo afetando mais vasos distais, onde se julga que os riscos da angioplastia são muito grandes, a aplicação local de vasodilatadores pode ajudar a estabelecer o calibre do vaso. Entre as drogas de maior interesse está a milrinona que é um inibidor seletivo da fosfodiesterase III e pode ser administrada por meio de um microcateter simples posicionado próximo ao local do vasospasmo. Para evitar a principal complicação, que é a instabilidade hemodinâmica, infusões lentas (mais de 30-40 minutos) são preferíveis. Outros vasodilatadores intra-arteriais, como papaverina, nifedipina, verapamil e nimodipina, também foram usados para o vasospasmo de maneira semelhante, com resultados inconsistentes.[69-71]

DICAS

- A deterioração neurológica aguda, caso o aneurisma já tenha sido excluído da circulação, que ocorre cerca de 5-14 dias após a hemorragia inicial, está diretamente associada à ocorrência de vasospasmo arterial grave;
- A despeito de inúmeros estudos, ainda não há consenso para o diagnóstico, tratamento medicamentoso e endovascular para o vasospasmo e isquemia cerebral tardia;
- O consenso comum na comunidade científica é que somente a nimodipina via oral tem evidência robusta. Deve ser administrada por via oral ou via sonda nasogástrica, 60 mg a cada 4 horas por 14-21 dias;
- O exame neurológico seriado à beira do leito continua sendo o meio mais simples e eficaz de detectar sinais de isquemia nos doentes que estão acordados;
- Nos pacientes em condições clínicas ruins (entubados, sedados e acoplados à ventilação mecânica), os sinais clínicos de vasospasmo são difíceis de detectar e, portanto, o monitoramento desses doentes com técnicas auxiliares (Doppler transcraniano, angiotomografia, entre outros) é particularmente importante;
- Quanto utilizamos valores na artéria cerebral média < 120 cm/s ou > 200 cm/s, os valores preditivos negativos e positivos respectivos para vasoespasmo chegam a 90%;
- O Doppler transcraniano depende da colaboração do paciente, de uma janela acústica adequada e não apresenta sensibilidade para diagnosticar espasmo de pequenos vasos mais distais;
- As principais escalas utilizadas são a de Fisher, Fisher modificado, WFNS e VASOGRADE;
- Alguns pacientes com HSA experimentam natriurese excessiva, conhecida como perda de sal de origem cerebral, que geralmente está relacionada com elevações no peptídeo natriurético do cérebro e são suscetíveis ao desenvolvimento de hiponatremia durante este período;
- A pressão arterial sistêmica deve ser mantida na faixa de normal a levemente hipertensiva, desde que o aneurisma tenha sido excluído da circulação;
- Assim como em qualquer doente neurocrítico, adequada ventilação, evitar hipóxia ou hipercapnia, prevenção de febre, manutenção da euglicemia, suporte nutricional e equilíbrio hidroeletrolítico são fundamentais para redução do impacto do vasospasmo no encéfalo;
- Não há evidências atuais para apoiar o uso de sulfato de magnésio intravenoso após HSA aneurismática;
- Não está claro se o clazosentano apresenta benefícios nos pacientes com vasospasmo;
- Até a presente data, não há benefícios na inclusão das estatinas ao arsenal terapêutico dos pacientes com hemorragia subaracnóidea aneurismática;
- Na suspeita de vasospasmo sintomático, o tratamento hemodinâmico inicia-se com expansão de volume com soluções isotônicas, seguida por hipertensão induzida por aminas vasoativas, caso não haja resposta inicial;
- A abordagem endovascular é reservada para as situações de vasospasmo sintomático em que a terapia dos 3 Hs e a hipertensão induzida não funcionaram ou naqueles pacientes em que a condição cardíaca não permite sobrecarga de volume ou uso de aminas vasoativas;
- Ao ser realizada, preferencialmente nas primeiras duas horas do início dos sintomas, a angiografia cerebral evidenciará os segmentos afetados da vasculatura intracraniana, mas a correlação com o exame neurológico e achados do Doppler transcraniano são fundamentais;
- Salienta-se que, antes de encaminhar o doente a terapia endovascular, uma tomografia de crânio deve descartar a ocorrência de extenso infarto cerebral já estabelecido, visto que qualquer intervenção nessa fase pode ser inútil e só aumentar as chances de complicações.

REFERÊNCIAS BIBLIOGRÁFICAS

1. de Rooij NK, Linn FHH, van der Plas JA, et al. Incidence of subarachnoid haemorrhage: a systematic review with emphasis on region, age, gender and time trends. J Neurol Neurosurg Psychiatry 2007;78(12):1365-72.
2. Lantigua H, Ortega-Gutierrez S, Schmidt JM, et al. Subarachnoid hemorrhage: who dies, and why? Crit Care Lond Engl 201531;19:309.
3. Kassell NF, Torner JC, Haley EC, et al. The International Cooperative Study on the Timing of Aneurysm Surgery. Part 1: Overall management results. J Neurosurg 1990;73(1):18-36.
4. Crowley RW, Medel R, Dumont AS, et al. Angiographic vasospasm is strongly correlated with cerebral infarction after subarachnoid hemorrhage. Stroke 2011;42(4):919-23.
5. Vergouwen MDI, Vermeulen M, van Gijn J, et al. Definition of delayed cerebral ischemia after aneurysmal subarachnoid hemorrhage as an outcome event in clinical trials and observational studies: Proposal of a multidisciplinary research group. Stroke 2010;41(10):2391-5.
6. Macdonald RL, Kassell NF, Mayer S, et al. Clazosentan to Overcome Neurological Ischemia and Infarction Occurring After Subarachnoid Hemorrhage (CONSCIOUS-1): Randomized, double-blind, placebo-controlled phase 2 dose-finding trial. Stroke 2008;39(11):3015-21.
7. Li K, Barras CD, Chandra RV, et al. A review of the management of cerebral vasospasm after aneurysmal subarachnoid hemorrhage. World Neurosurg 2019;126:513-27.
8. Pickard JD, Murray GD, Illingworth R, et al. Effect of oral nimodipine on cerebral infarction and outcome after subarachnoid haemorrhage: British aneurysm nimodipine trial. BMJ 1989;298(6674):636-42.
9. Murray GD. Surgical bleeding and calcium antagonists. British aneurysm nimodipine trial reported improved clinical outcome with nimodipine. BMJ 1995;311(7001):388-9.
10. Bederson JB, Connolly ES, Batjer HH, et al. Guidelines for the management of aneurysmal subarachnoid hemorrhage: a statement for healthcare professionals from a special writing group of the Stroke Council, American Heart Association. Stroke 2009;40(3):994-1025.
11. Rowland MJ, Hadjipavlou G, Kelly M, et al. Delayed cerebral ischaemia after subarachnoid haemorrhage: looking beyond vasospasm. Br J Anaesth 2012;109(3):315-29.

12. Siasios I, Kapsalaki EZ, Fountas KN. Cerebral vasospasm pharmacological treatment: An update. Neurol Res Int 2013;2013:1-20.
13. Pluta RM, Thompson BG, Dawson TM, Snyder SH, et al. Loss of nitric oxide synthase immunoreactivity in cerebral vasospasm. J Neurosurg 1996;84(4):648-54.
14. Woszczyk A, Deinsberger W, BÖker D-K. Nitric oxide metabolites in cisternal CSF correlate with cerebral vasospasm in patients with a subarachnoid haemorrhage. Acta Neurochir (Wien) 2003;145(4):257-64.
15. Juvela S. Plasma endothelin concentrations after aneurysmal subarachnoid hemorrhage. J Neurosurg 2000;92(3):390-400.
16. Clark JF, Sharp FR. Bilirubin Oxidation Products (BOXes) and their role in cerebral vasospasm after subarachnoid hemorrhage. J Cereb Blood Flow Metab 2006;26(10):1223-33.
17. Polin RS, Bavbek M, Shaffrey ME, et al. Detection of soluble E-selectin, ICAM-1, VCAM-1, and L-selectin in the cerebrospinal fluid of patients after subarachnoid hemorrhage. J Neurosurg 1998;89(4):559-67.
18. Provencio JJ, Vora N. Subarachnoid hemorrhage and inflammation: bench to bedside and back. Semin Neurol 2005;25(4):435-44.
19. Bowman G, Bonneau RH, Chinchilli VM, et al. A novel inhibitor of inflammatory cytokine production (CNI-1493) reduces rodent post-hemorrhagic vasospasm. Neurocrit Care 2006;5(3):222-9.
20. Bowman G, Dixit S, Bonneau RH, et al. Neutralizing antibody against interleukin-6 attenuates posthemorrhagic vasospasm in the rat femoral artery model. Neurosurgery 2004;54(3):719-25.
21. Fisher CM, Roberson GH, Ojemann RG. Cerebral vasospasm with ruptured saccular aneurysm-the clinical manifestations. Neurosurgery 1977;1(3):245-8.
22. Findlay JM, Nisar J, Darsaut T. Cerebral vasospasm: A review. Can J Neurol Sci J Can Sci Neurol 2016;43(1):15-32.
23. Aaslid R, Markwalder T-M, Nornes H. Noninvasive transcranial Doppler ultrasound recording of flow velocity in basal cerebral arteries. J Neurosurg 1982;57(6):769-74.
24. Kumar G, Shahripour RB, Harrigan MR. Vasospasm on transcranial Doppler is predictive of delayed cerebral ischemia in aneurysmal subarachnoid hemorrhage: a systematic review and meta-analysis. J Neurosurg 2016;124(5):1257-64.
25. Otawara Y, Ogasawara K, Ogawa A, et al. Evaluation of vasospasm after subarachnoid hemorrhage by use of multislice computed tomographic angiography. Neurosurgery 2002;51(4):939-42.
26. Hattingen E, Blasel S, Dumesnil R, et al. MR angiography in patients with subarachnoid hemorrhage: adequate to evaluate vasospasm-induced vascular narrowing? Neurosurg Rev 2010;33(4):431-9.
27. Washington CW, Zipfel GJ. Participants in the International Multi-disciplinary Consensus Conference on the Critical Care Management of Subarachnoid Hemorrhage. Detection and monitoring of vasospasm and delayed cerebral ischemia: a review and assessment of the literature. Neurocrit Care 201115(2):312-7.
28. Baldwin ME, Macdonald RL, Huo D, et al. Early vasospasm on admission angiography in patients with aneurysmal subarachnoid hemorrhage is a predictor for in-hospital complications and poor outcome. Stroke 2004;35(11):2506-11.
29. de Rooij NK, Greving JP, Rinkel GJE, Frijns CJM. Early prediction of delayed cerebral ischemia after subarachnoid hemorrhage: Development and validation of a practical risk chart. Stroke 2013;44(5):1288-94.
30. Germans MR, Jaja BNR, de Oliviera Manoel AL, et al. Sex differences in delayed cerebral ischemia after subarachnoid hemorrhage. J Neurosurg 2018;129(2):458-64.
31. de Oliveira MAL, Jaja BN, Germans MR, et al. The VASOGRADE: A simple grading scale for prediction of delayed cerebral ischemia after subarachnoid hemorrhage. Stroke 2015;46(7):1826-31.
32. Fang Y, Lu J, Zheng J, et al. Comparison of aneurysmal subarachnoid hemorrhage grading scores in patients with aneurysm clipping and coiling. Sci Rep 2020;10(1):9199.
33. van der Steen WE, Leemans EL, van den Berg RR, et al. Radiological scales predicting delayed cerebral ischemia in subarachnoid hemorrhage: systematic review and meta-analysis. Neuroradiology 2019;61(3):247-56.
34. Egge A, Waterloo K, Sjøholm H, et al. Prophylactic hyperdynamic postoperative fluid therapy after aneurysmal subarachnoid hemorrhage: a clinical, prospective, randomized, controlled study. Neurosurgery 2001;49(3):593-605.
35. McGirt MJ, Blessing R, Nimjee SM, et al. Correlation of serum brain natriuretic peptide with hyponatremia and delayed ischemic neurological deficits after subarachnoid hemorrhage. Neurosurgery 2004;54(6):1369-73.
36. Rahman M, Friedman WA. Hyponatremia in neurosurgical patients: clinical guidelines development. Neurosurgery 2009;65(5):925-35.
37. Smith MJ, Le Roux PD, Elliott JP, Winn HR. Blood transfusion and increased risk for vasospasm and poor outcome after subarachnoid hemorrhage. J Neurosurg 2004;101(1):1-7.
38. Megyesi JF, Findlay JM, Vollrath B, et al. In vivo angioplasty prevents the development of vasospasm in canine carotid arteries. Pharmacological and morphological analyses. Stroke 1997;28(6):1216-24.
39. Zwienenberg-Lee M, Hartman J, Rudisill N, et al. Effect of prophylactic transluminal balloon angioplasty on cerebral vasospasm and outcome in patients with Fisher grade III subarachnoid hemorrhage: results of a phase II multicenter, randomized, clinical trial. Stroke 2008;39(6):1759-65.
40. Al-Tamimi YZ, Bhargava D, Feltbower RG, et al. Lumbar drainage of cerebrospinal fluid after aneurysmal subarachnoid hemorrhage: a prospective, randomized, controlled trial (LUMAS). Stroke 2012;43(3):677-82.
41. Andaluz N, Zuccarello M. Fenestration of the lamina terminalis as a valuable adjunct in aneurysm surgery. Neurosurgery 2004;55(5):1050-9.
42. Veyna RS, Seyfried D, Burke DG, et al. Magnesium sulfate therapy after aneurysmal subarachnoid hemorrhage. J Neurosurg 2002;96(3):51004.
43. Stippler M, Crago E, Levy EI, et al. Magnesium infusion for vasospasm prophylaxis after subarachnoid hemorrhage. J Neurosurg 2006;105(5):723-9.
44. Schmid-Elsaesser R, Kunz M, Zausinger S, et al. Intravenous magnesium *versus* nimodipine in the treatment of patients with aneurysmal subarachnoid hemorrhage: a randomized study. Neurosurgery 2006;58(6):1054-65.
45. Wong GKC, Chan MTV, Boet R, et al. Intravenous magnesium sulfate after aneurysmal subarachnoid hemorrhage: a prospective randomized pilot study. J Neurosurg Anesthesiol 2006;18(2):142-8.

46. Dorhout Mees SM, Algra A, Vandertop WP, et al. Magnesium for aneurysmal subarachnoid haemorrhage (MASH-2): a randomised placebo-controlled trial. Lancet Lond Engl 2012;380(9836):44-9.
47. Golan E, Vasquez DN, Ferguson ND, et al. Prophylactic magnesium for improving neurologic outcome after aneurysmal subarachnoid hemorrhage: systematic review and meta-analysis. J Crit Care 2013;28(2):173-81.
48. Shaw MD, Vermeulen M, Murray GD, et al. Efficacy and safety of the endothelin, receptor antagonist TAK-044 in treating subarachnoid hemorrhage: a report by the Steering Committee on behalf of the UK/Netherlands/ Eire TAK-044 Subarachnoid Haemorrhage Study Group. J Neurosurg 2000;93(6):992-7.
49. Macdonald RL, Higashida RT, Keller E, et al. Clazosentan, an endothelin receptor antagonist, in patients with aneurysmal subarachnoid haemorrhage undergoing surgical clipping: a randomised, double-blind, placebo-controlled phase 3 trial (CONSCIOUS-2). Lancet Neurol 2011;10(7):618-25.
50. Macdonald RL, Higashida RT, Keller E, et al. Randomized trial of clazosentan in patients with aneurysmal subarachnoid hemorrhage undergoing endovascular coiling. Stroke 2012;43(6):1463-9.
51. Lynch JR, Wang H, McGirt M J, et al. Simvastatin reduces vasospasm after aneurysmal subarachnoid hemorrhage: results of a pilot randomized clinical trial. Stroke 2005;36(9):2024-6.
52. Parra A, Kreiter KT, Williams S, et al. Effect of prior statin use on functional outcome and delayed vasospasm after acute aneurysmal subarachnoid hemorrhage: a matched controlled co-hort study. Neurosurgery 2005;56(3):476-84.
53. McGirt MJ, Blessing R, Alexander MJ, et al. Risk of cerebral vasospasm after subarachnoid hemorrhage reduced by statin therapy: A multivariate analysis of an institutional experience. J Neurosurg 2006;105(5):671-4.
54. Tseng M-Y, Czosnyka M, Richards H, et al. Effects of acute treatment with pravastatin on cerebral vasospasm, autoregulation, and delayed ischemic deficits after aneurysmal subarachnoid hemorrhage: a phase II randomized placebo-controlled trial. Stroke 2005;36(8):1627-32.
55. Vergouwen MDI, Meijers JCM, Geskus RB, et al. Biologic effects of simvastatin in patients with aneurysmal subarachnoid hemorrhage: a double-blind, placebo-controlled randomized trial. J Cereb Blood Flow Metab Off J Int Soc Cereb Blood Flow Metab 2009;29(8):1444-53.
56. Sanchez-Peña P, Nouet A, Clarençon F, et al. Atorvastatin decreases computed tomography and S100-assessed brain ischemia after subarachnoid aneurysmal hemorrhage: a comparative study. Crit Care Med 2012;40(2):594-602.
57. Su S-H, Xu W, Hai J, et al. Effects of statins-use for patients with aneurysmal subarachnoid hemorrhage: a meta-analysis of randomized controlled trials. Sci Rep 2014;4:4573.
58. Kirkpatrick PJ, Turner CL, Smith C, et al. Simvastatin in aneurysmal subarachnoid haemorrhage (STASH): a multicentre randomised phase 3 trial. Lancet Neurol 2014;13(7):666-75.
59. Jost SC, Diringer MN, Zazulia AR, et al. Effect of normal saline bolus on cerebral blood flow in regions with low baseline flow in patients with vasospasm following subarachnoid hemorrhage. J Neurosurg 2005;103(1):25-30.
60. Raabe A, Beck J, Keller M, et al. Relative importance of hypertension compared with hypervolemia for increasing cerebral oxygenation in patients with cerebral vasospasm after subarachnoid hemorrhage. J Neurosurg 2005;103(6):974-81.
61. Meyer R, Deem S, Yanez ND, et al. Current practices of triple-H prophylaxis and therapy in patients with subarachnoid hemorrhage. Neurocrit Care 2011;14(1):24-36.
62. Naidech A, Du Y, Kreiter KTSD, et al. Dobutamine *versus* milrinone after subarachnoid hemorrhage. Neurosurgery 2005;56(1):21-6.
63. Amin-Hanjani S, Schwartz RB, Sathi S, Stieg PE. Hypertensive encephalopathy as a complication of hyperdynamic therapy for vasospasm: report of two cases. Neurosurgery 1999;44(5):1113-6.
64. Miller JA, Dacey RG, Diringer MN. Safety of hypertensive hypervolemic therapy with phenylephrine in the treatment of delayed ischemic deficits after subarachnoid hemorrhage. Stroke 1995;26(12):2260-6.
65. Rosenwasser RH, Armonda RA, Thomas JE, et al. Therapeutic modalities for the management of cerebral vasospasm: timing of endovascular options. Neurosurgery 1999;44(5):975-9.
66. Chalouhi N, Tjoumakaris S, Thakkar V, et al. Endovascular management of cerebral vasospasm following aneurysm rupture: outcomes and predictors in 116 patients. Clin Neurol Neurosurg 2014;118:26-31.
67. Hoh BL, Ogilvy CS. Endovascular treatment of cerebral vasospasm: transluminal balloon angioplasty, intra-arterial papaverine, and intra-arterial nicardipine. Neurosurg Clin N Am 2005;16(3):501-16, vi.
68. Santillan A, Knopman J, Zink W, et al. Transluminal balloon angioplasty for symptomatic distal vasospasm refractory to medical therapy in patients with aneurysmal subarachnoid hemorrhage. Neurosurgery 2011 Jul;69(1):95-101.
69. Shankar JJS, dos Santos MP, Deus-Silva L, Lum C. Angiographic evaluation of the effect of intra-arterial milrinone therapy in patients with vasospasm from aneurysmal subarachnoid hemorrhage. Neuroradiology 2011;53(2):123-8.
70. Fraticelli AT, Cholley BP, Losser M-R, et al. Milrinone for the treatment of cerebral vasospasm after aneurysmal subarachnoid hemorrhage. Stroke 2008;39(3):893-8.
71. Santos-Teles AG, Ramalho C, Ramos JGR, et al. Efficacy and safety of milrinone in the treatment of cerebral vasospasm after subarachnoid hemorrhage: a systematic review. Rev Bras Ter Intensiva 2020;32(4):592-602.

CAPÍTULO 27

ANEURISMAS INTRACRANIANOS

Vitor Nagai Yamaki ▪ Gustavo Correa Lordelo ▪ Vitor Mendes Pereira
Wen Hung Tzu ▪ Nícollas Nunes Rabelo ▪ Leonardo C. Welling
Eberval Gadelha Figueiredo

INTRODUÇÃO

Aneurismas intracranianos (AIs) consistem em uma doença cerebrovascular relativamente comum com prevalência que pode variar de 2-8% conforme população estudada.[1-3] A prevalência cada vez mais frequente de aneurismas cerebrais não rotos acompanha a alta disponibilidade a métodos de diagnóstico por imagem, e, dessa forma, diante do diagnóstico de aneurismas cerebrais incidentais, cabe ao médico tomar decisões sobre manejo clínico desta doença.[3]

O grande desafio na tomada se deve ao risco de ruptura e instalação de hemorragia subaracnóidea com consequências desastrosas, mortalidade de aproximadamente 50% dos casos ou causas de significativa morbidade na vida dos doentes.[4,5] Estima-se que a hemorragia subaracnóidea represente 5-10% dos acidentes vasculares cerebrais (AVC), sendo 80% de origem aneurismática.[5]

Dessa forma, a compreensão da fisiopatologia de aneurismas cerebrais e a avaliação de riscos de ruptura individuais para cada doente são essenciais para o entendimento da história natural da doença e determinação do melhor tratamento.

ASPECTOS GERAIS – ANEURISMAS INTRACRANIANOS
Classificação

Os aneurismas cerebrais podem ser classificados conforme a morfologia, o tamanho, a localização e o mecanismo fisiopatológico.

Quanto a Morfologia

Os AIs podem ser classificados conforme a morfologia em aneurismas saculares e fusiformes.

Aneurismas Saculares

Aneurismas saculares representam a grande maioria dos AIs e são dilatações, em geral, em sítios de bifurcações arteriais secundários a estresse hemodinâmico e perda da integridade histológica da parede dos vasos. Classicamente, os aneurismas saculares estão relacionados com a perda de **integridade da lâmina elástica interna** e consequente dilatação da parede arterial. Após dilatação inicial, a força de cisalhamento sobre a superfície dos vasos promove mecanismo inflamatório na parede dos vasos, com infiltração de macrófagos, ativação de proteases e remodelamento da matriz de colágeno dos vasos.[6]

O crescimento dos AIs está diretamente relacionado com o remodelamento da matriz de colágeno e a proliferação de células de músculo liso (**hiperplasia miointimal**) na parede dos vasos responsáveis por manter elasticidade na parede do saco aneurismático e prevenir dilatação isolada em região de fragilidade vascular.[7]

Diversos fatores inflamatórios locais em aneurismas saculares têm sido relacionados com risco aumentado de ruptura dos aneurismas, seja infiltração de macrófagos, fatores inflamatórios como TGF-β, PDGF-β, prostaglandina E2 e consequente formação de radicais livres de oxigênio com lesão direta sobre endotélio vascular.[6]

As grandes séries epidemiológicas de aneurismas cerebrais não rotos que avaliam risco de ruptura incluem somente aneurismas saculares por sua alta prevalência em comparação aos demais tipos de AI. Dessa forma, o conhecimento detalhado da fisiopatologia e história natural de aneurismas saculares, além de fatores preditores de ruptura de AI é essencial para manejo clínico.

Aneurismas Fusiformes

Aneurismas fusiformes são dilatações circunferenciais de 1,5 vezes o diâmetro normal de segmento de artéria intracraniana, sem colo bem definido.[8] Portanto, os aneurismas fusiformes não têm relação com bifurcação de vasos e estresse hemodinâmico na parede dos vasos como os aneurismas saculares.

Alguns estudos atribuem a formação de aneurismas fusiformes secundários à dissecção arterial e posterior formação de aneurismas dissecantes. Outros estudos consideram fragilidade segmentar de um vaso, com degeneração da camada elástica interna, hiperplasia neointimal, neoangiogênese na parede vascular espessada e, eventualmente, hemorragia intramural – fatores relacionados com o crescimento de aneurismas fusiformes. O tratamento de aneurismas fusiformes é controverso e será abordado nas seções seguintes.

Quanto ao Tamanho

Os AIs podem ser classificados, conforme ao maior diâmetro do *domus* do aneurisma, em 4 tipos (Quadro 27-1).

Quadro 27-1. Classificação dos Aneurismas Quanto ao Tamanho

Classificação	Tamanho do aneurisma
Aneurismas muito pequenos[9]	< 3 mm
Aneurismas pequenos	3-10 mm
Aneurismas grandes	11-24 mm
Aneurismas gigantes	≥ 25 mm

Em geral, esta classificação se aplica a aneurismas saculares. Alguns aneurismas podem se apresentar parcialmente preenchidos por trombo dentro do saco aneurismático, representando o tipo de aneurisma parcialmente trombosado. O tamanho deste tipo de AI pode ser subestimado em exames de imagem, como arteriografia, sendo necessária a complementação diagnóstica com ressonância magnética.

Quanto à Localização

Aneurismas saculares podem ser divididos em dois grandes grupos: aneurismas de circulação anterior e aneurismas de circulação posterior. Os aneurismas mais frequentes serão abordados separadamente com destaque às características mais importantes de cada tipo específico.

Aneurismas de Circulação Anterior

Aneurismas de circulação anterior representam cerca de 70% dos aneurismas intracranianos; entretanto, apresentam menor risco de ruptura em comparação com aneurismas de circulação posterior. O estudo International Study of Unruptured Intracranial Aneurysms (ISUIA) apresentou resultados com baixo risco de ruptura em aneurismas de circulação anterior com 0% de incidência de HSA nestes doentes cujo AI apresentava-se < 7 mm. Resultados do estudo ISUIA trouxeram informações relevantes sobre a história natural de AIs, embora tenham sofrido duras críticas ao manejo clínico de AIs que podem culminar em um desfecho devastador de uma HSA.

Os principais tipos de aneurismas cerebrais da circulação anterior serão abordados individualmente, reforçando suas principais particularidades.

Aneurismas de Artéria Comunicante Anterior (AComA)

Os aneurismas de AComA são o segundo tipo mais frequente de AIs. Esta localização específica, entretanto, guarda diversas peculiaridades técnicas, sendo ainda o tipo de aneurisma com maior risco de ruptura dentre aneurismas de circulação anterior. Lorenzo et al.,[10] em avaliação retrospectiva de 766 aneurismas, não encontraram diferença estatística entre o tamanho de aneurismas de AComA rotos e não rotos. Além disso, aneurismas de AComA rotos foram significativamente menores em comparação com aneurismas rotos em outras localizações na circulação anterior. Dessa forma, recomenda-se que aneurismas de AComA não rotos sejam tratados quando diagnosticados com dimensões maiores que 4 mm, desde que as condições clínicas dos pacientes permitam o procedimento.[11] Particularidades na formação dos aneurismas e configuração do complexo arterial comunicante anterior justificam este risco aumentado de sangramento de aneurismas de AComA.[12]

Diversos fatores técnicos devem ser considerados no tratamento de aneurismas de AComA. Consistem em aneurismas complexos de colo largo localizados em região delicada com diversas artérias perfurantes que seguem trajeto pela substância perfurada anterior. Além disso, a identificação e a preservação da artéria recorrente de Heubner são fundamentais para minimizar danos funcionais aos doentes.

Aneurismas de Artéria Cerebral Média (ACM)

Aneurismas de ACM são os aneurismas intracranianos não rotos mais frequentes na população em geral. O diagnóstico de aneurismas incidentais de ACM aumentou consideravelmente com a maior disponibilidade de métodos de diagnóstico por imagem.[13] Apresentam-se, em sua grande maioria, como aneurismas de bifurcação de ACM (80%), podendo também ser múltiplos ou ainda bilaterais em **espelho**.[14] Apesar da maioria dos aneurismas de ACM ser diagnosticada incidentalmente, a hemorragia subaracnóidea secundária a aneurismas de ACM pode-se apresentar com importante hemorragia meníngea em cisterna sylviana ipsilateral até hematoma temporal com importante efeito expansivo, necessitando de cirurgia de emergência para remoção do hematoma (Fig. 27-1).

O grande detalhe técnico que deve ser observado no tratamento de aneurismas de ACM consiste na preservação das artérias lentículo-estriadas. Infarto no seu território resulta em hemiplegia e importante prejuízo funcional aos doentes. Em decorrência da sua localização mais superficial na circulação cerebral, o tratamento cirúrgico de aneurismas de ACM é considerado menos invasivo e factível por meio de acessos cirúrgicos minimamente invasivos.[15] Dessa forma, até o momento, não há superioridade do tratamento endovascular sobre o tratamento cirúrgico neste tipo de AI. Além disso, em aneurismas não rotos, há discreta superioridade do tratamento cirúrgico em relação a técnica endovascular.

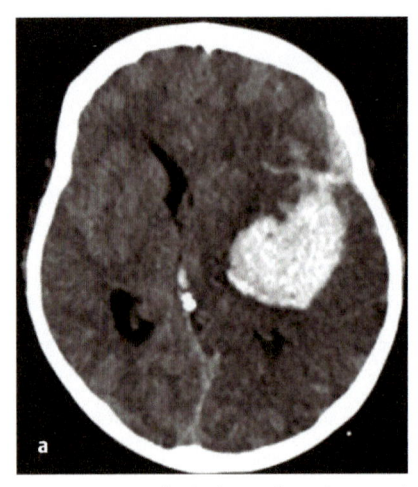

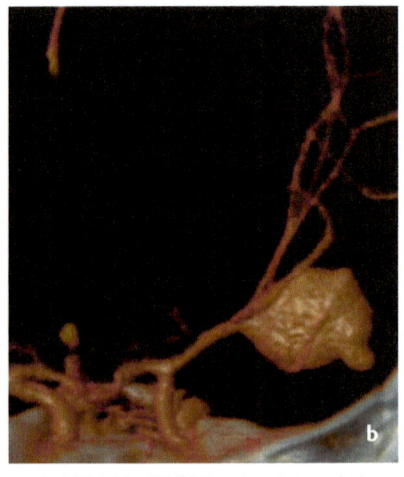

Fig. 27-1. Aneurisma de ACM à esquerda com hematoma intracerebral (HSA Fisher IV). (**a**) Hematoma intracerebral frontotemporoparietal à esquerda com efeito expansivo e desvio das estruturas da linha mediana. (**b**) Aneurisma sacular grande localizado na bifurcação da ACM à esquerda. Pelo efeito expansivo do hematoma, o tratamento cirúrgico para exérese do hematoma e a clipagem do aneurisma devem ser imediatos.

Aneurismas de Artéria Carótida Interna (ACI)

Aneurismas intracranianos, localizados na artéria carótida interna, são classificados conforme sua localização em determinado segmento da ACI que pode ser dívida em 4 segmentos: C1 – Segmento cervical, C2 – Segmento Petroso, C3 – Segmento cavernoso e C4 – Segmento supraclinóideo.[16] O segmento C4 pode ainda ser dividido em 3 outros segmentos: Segmento oftálmico (OFT), coróideo (COR) e segmento comunicante posterior (ComP). Aneurismas localizados em cada segmento específico apresentam particularidades clínicas e no planejamento terapêutico que serão discutidas brevemente neste capítulo.

Aneurismas localizados no **segmento cavernoso** têm apresentação clínica como efeito de massa local na maioria dos casos. Esses aneurismas, em geral, são dilatações fusiformes da ACI e manifestam-se com paresia da motilidade ocular extrínseca, por compressão do III, IV e VI nervos. Por causa do envolvimento pelas paredes do seio cavernoso, aneurismas neste segmento raramente geram hemorragia subaracnóidea, porém sua ruptura pode causar paresia súbita de nervos cranianos ou fístulas carótido-cavernosas.[17] Vercelli *et al.*[18] encontraram, em uma série de 208 aneurismas de C3, baixíssimo risco de ruptura, porém, alto risco de crescimento durante seguimento e efeitos compressivos. Dessa forma, o tratamento profilático ainda é discutível, e os poucos estudos existentes limitam conclusões definitivas. Entretanto, avanços no tratamento endovascular, por meio do uso de *stents* diversores de fluxo, reduziram significativamente a morbidade do tratamento desta doença (Fig. 27-2).

Aneurismas do **segmento oftálmico** da ACI são relativamente raros além do relativo baixo risco de ruptura. Os aneurismas do segmento oftálmico projetam-se na parede dorsal ou dorsomedial da ACI em direção à porção lateral do nervo óptico. Em geral, o processo clinóideo anterior cobre o colo destes AI e o tratamento cirúrgico exige destreza microcirúrgica acurada para realização de clinoidectomia anterior. Conclusões quanto à melhor modalidade de tratamento é controversa, pois poucas séries clínicas de qualidade existem na literatura sobre aneurismas carótido-oftálmicos. Delgado *et al.*[20] compararam duas principais alternativas de tratamento para aneurismas de segmento OFT rotos – clipagem microcirúrgica e embolização com molas. Neste estudo de metanálise, não foi encontrada diferença em relação ao desfecho clínico dos doentes incluídos no estudo. Em relação a aneurismas de OFT não rotos, *stents* diversores revolucionaram o tratamento oferecendo procedimento com menor morbidade e taxa de oclusão completa maior de 90% em seguimento a longo prazo.[21]

O **segmento comunicante** da ACI é a segunda localização mais frequente de aneurismas cerebrais conforme estudo epidemiológico realizado em nossa instituição, representando 18% de todos os AIs estudados.[2] Aneurismas do segmento comunicante posterior apresentam risco relativo de ruptura aumentado em comparação a outros aneurismas da circulação, representando importante origem de hemorragia meníngea. Entretanto, aneurismas de segmento ComP têm projeção inferior, posterior e lateral, podendo gerar efeito compressivo sobre o III nervo craniano em seu trajeto cisternal em direção à fissura orbitária superior. Dessa forma, aneurismas de ComP podem causar neuropatia completa ou incompleta do oculomotor.[22] O planejamento terapêutico de aneurismas de ComP inclui o estudo detalhado da patência

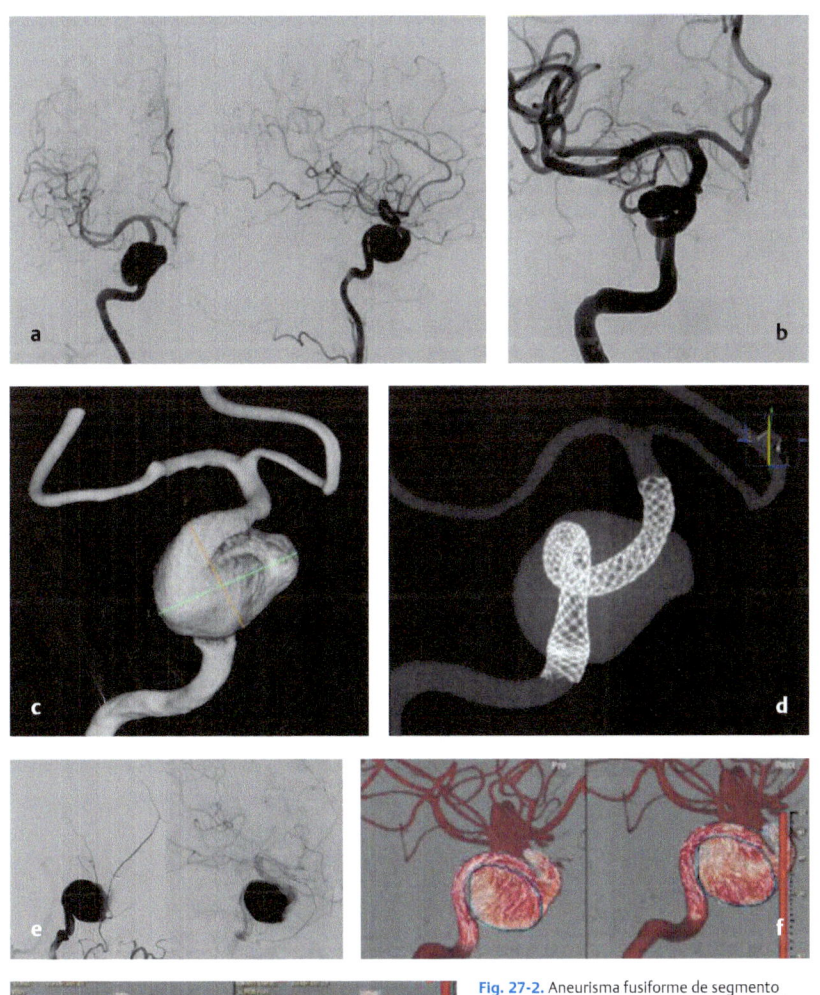

Fig. 27-2. Aneurisma fusiforme de segmento cavernoso da ACI. (**a**) Incidência anteroposterior e perfil de angiografia demonstrando aneurisma grande de segmento cavernoso da ACI à direita com morfologia fusiforme. (**b**) Incidência anteroposterior demonstrando projeção de trabalho para instalação de *stent* diversor de fluxo para tratamento endovascular do aneurisma. (**c**) Aneurisma reproduzido em modelo 3D para treinamento e planejamento pré-operatório. (**d**) Configuração e posicionamento de *stent* aplicado em modelo 3D. (**e**) Angiografia após instalação de um *stent* diversor de fluxo demonstrando enchimento lentificado do saco aneurismático. (**f, g**) Avaliação do fluxo intrassacular a partir da amplitude média de fluxo no AI (MAFA)[19] demonstrando significativo enchimento residual do aneurisma após instalação do *stent*.

de artéria comunicante posterior, principalmente em relação à presença de padrão de circulação fetal; relação da artéria coróidea anterior em relação ao aneurisma – em geral, em posição superolateral ao colo do aneurisma; bem como a relação de ramos talamoperfurantes da artéria ComP com o saco aneurismático.[16] O tratamento de aneurismas ComP é factível por microcirurgia ou tratamento endovascular. Dados do ISAT[23] favorecem tratamento endovascular para aneurismas rotos com melhores resultados de sobrevida e *performance* em seguimento a longo prazo. Entretanto, em relação à melhora da neuropatia compressiva do oculomotor, o tratamento microcirúrgico apresenta melhores resultados para resolução completa da neuropatia com descompressão cirúrgica direta do nervo (Fig. 27-3).[24]

Aneurismas do **segmento coróideo anterior** representam apenas 2-5% dos AIs.[25] Na maioria dos casos, apresentam-se como aneurismas pequenos e multilobulados sendo a oclusão inequívoca da artéria coróidea anterior uma complicação possível. Infarto no território vascular da artéria coróidea anterior gera consequências clinicas gravíssimas de hemiplegia, hemi-hipoestesia e hemianopsia.[26]

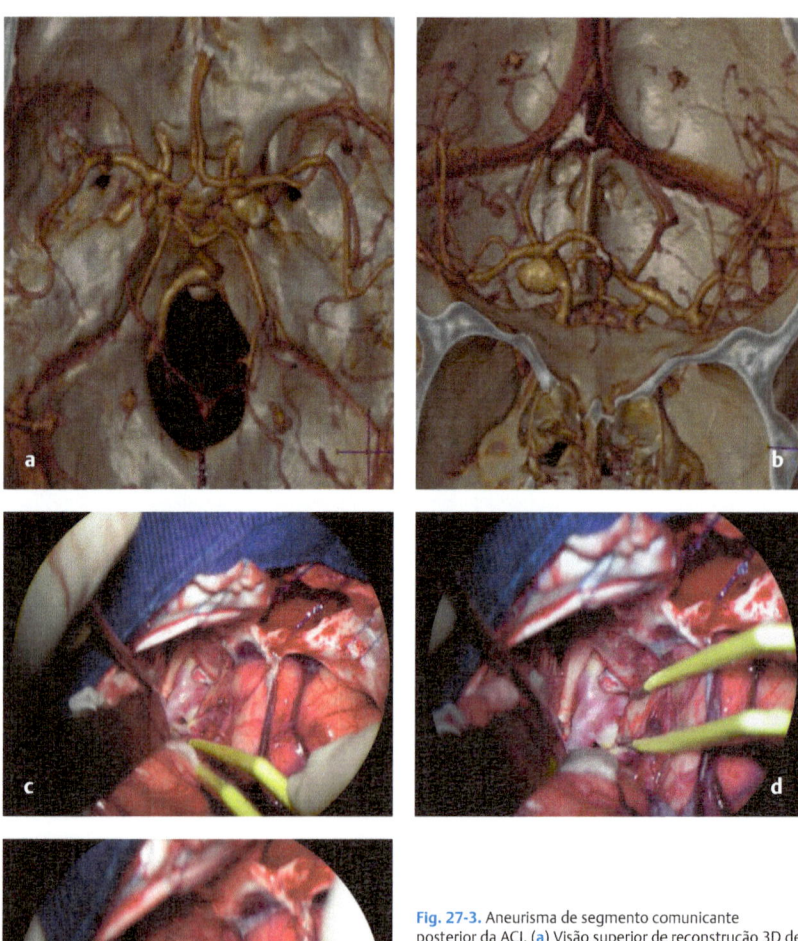

Fig. 27-3. Aneurisma de segmento comunicante posterior da ACI. (a) Visão superior de reconstrução 3D de aneurisma cerebral de segmento comunicante posterior da ACI a direita. (b) Visão anterior de aneurisma de segmento comunicante posterior com projeção inferior e lateral à ACI. (c) Exposição de segmento supraclinóideo da ACI direita localizado inferolateralmente ao nervo óptico. (d) Dissecação do colo do aneurisma de ACoP com identificação do saco aneurismático, sem retração exagerada do lobo temporal pelo risco de ruptura intraoperatória. (e) Clipagem microcirúrgica do AI com oclusão e esvaziamento do saco aneurismático.

A preservação da patência de artéria coróidea anterior é desafiadora para ambas as técnicas de tratamento, seja microcirúrgica ou endovascular. Assim como a identificação da artéria coróidea anterior – muitas vezes em íntimo com colo do aneurisma cerebral – durante dissecção microcirúrgica é desafiadora,[27] a microcateterização destes aneurismas, bem como o planejamento para reconstrução vascular e manutenção da patência da artéria coróidea anterior no tratamento endovascular, exige experiência por parte da equipe de neurointervenção.[26]

Aneurismas de Circulação Posterior

Aproximadamente 10-15% dos AIs estão localizados na circulação posterior, sendo a localização mais comum a bifurcação da artéria basilar (60%), seguida por aneurismas da artéria cerebelar superior e artéria cerebelar posterior inferior (ACPI). A localização de aneurismas em circulação posterior é fator de risco isolado para hemorragia subaracnóidea, sendo a principal apresentação clínica de aneurismas em circulação posterior.[28]

Aneurismas de Topo de Artéria Basilar

Aneurismas de bifurcação de artéria basilar ou aneurismas do topo da artéria basilar representam cerca de 5% dos AIs.[28,29] A localização profunda e de difícil acesso bem como sua proximidade com diversas estruturas eloquentes do tronco cerebral são os maiores desafios do acesso cirúrgico a estes aneurismas. Além disso, o acesso transcavernoso, necessário para exposição adequada do colo de aneurismas de topo de basilar, exige experiência e destreza cirúrgica dos cirurgiões selecionados.[30] No planejamento de tratamento cirúrgico destes aneurismas, deve-se ainda considerar a "altura" da bifurcação da artéria basilar em relação ao processo clinóideo posterior – bifurcações muito baixas não são candidatas ao tratamento microcirúrgico, bem como a disposição de artérias talamoperfurantes que podem emergir do tronco da artéria basilar. O direcionamento do colo de aneurismas de bifurcação de artéria basilar pode ser uma dica importante quanto à disposição destes ramos perfurantes.[16,30] Aneurismas cujo *domus* está direcionado posteriormente apresentam íntima relação de artérias perfurantes com colo do aneurisma, enquanto, em condições em que o saco aneurismático está direcionado anteriormente, o colo do aneurisma se distancia das artérias perfurantes (Fig. 27-4).[31]

Avanços no tratamento endovascular de AIs revolucionaram o tratamento de aneurismas de topo de basilar com alternativas menos invasivas e melhores resultados funcionais e de custo-efetividade.[32] Diversos são os dispositivos que podem ser utilizados para tratamento deste tipo de AI, como embolização com molas e balão ou *stents*, disposição de *stents* em "Y" ou ainda a utilização de *stents* intraluminais.[33]

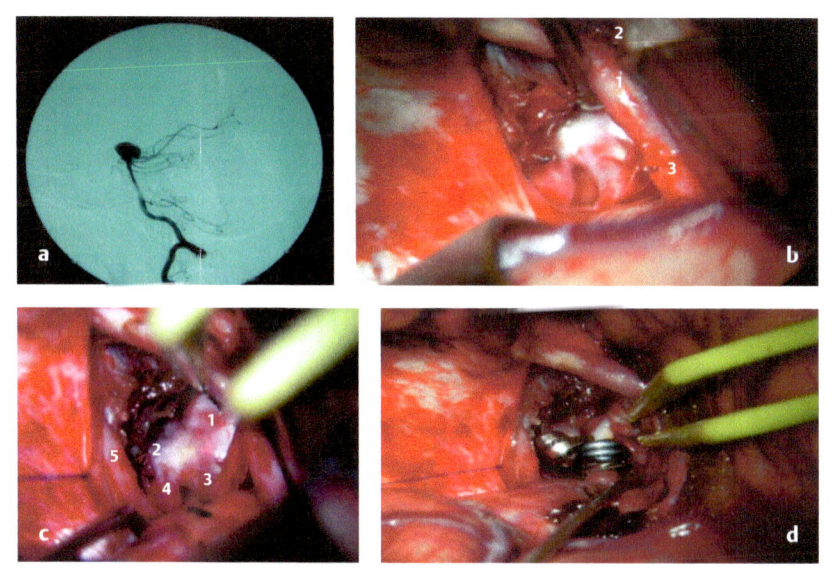

Fig. 27-4. Aneurisma de topo de artéria basilar. (**a**) Incidência em perfil de aneurisma sacular localizado na bifurcação da artéria basilar. (**b**) Acesso cirúrgico por meio de craniotomia pterional e dissecção dos aneurismas através do corredor carótico oculomotor; *1*. ACI, *2*. nervo óptico, *3*. artéria cerebral posterior. (**c**) Dissecação e delimitação do colo aneurismático com exposição de: *1*. saco aneurismático, *2*. artéria basilar, *3*. artéria cerebral posterior, *4*. artéria cerebelar superior, *5*. nervo oculomotor. (**d**) Clipagem e configuração final dos clipes com oclusão completa do AI.

Quanto ao Mecanismo Fisiopatológico
Aneurismas de Bifurcação
Aneurismas de bifurcação incluem a maioria dos AIs cuja formação está diretamente relacionada com aumento do estresse hemodinâmico em pontos específicos da bifurcação de vasos intracranianos, sendo mais suscetível à formação de dilatações saculares. A fisiopatologia destes aneurismas foi detalhada anteriormente.

Aneurismas Fusiformes/Dissecantes
Os aneurismas fusiformes são dilatações concêntricas no diâmetro dos vasos maiores que 1,5 vezes seu diâmetro normal. Alguns autores denominam aneurismas fusiformes como aneurismas dissecantes, relacionados ao mecanismo fisiopatológico de formação desses aneurismas.[34] Dessa forma, acredita-se que estes aneurismas se originem de lesão da camada íntima e lâmina elástica das artérias, com consequente dilatação subintimal pela fluxo sanguíneo circulante.[35] As dissecções podem ser congênitas ou adquiridas e têm etiologia multifatorial. Em geral, estes aneurismas localizam-se no segmento proximal da ACI, sistema vertebrobasilar (Fig. 27-5), ACM ou artéria cerebral anterior.

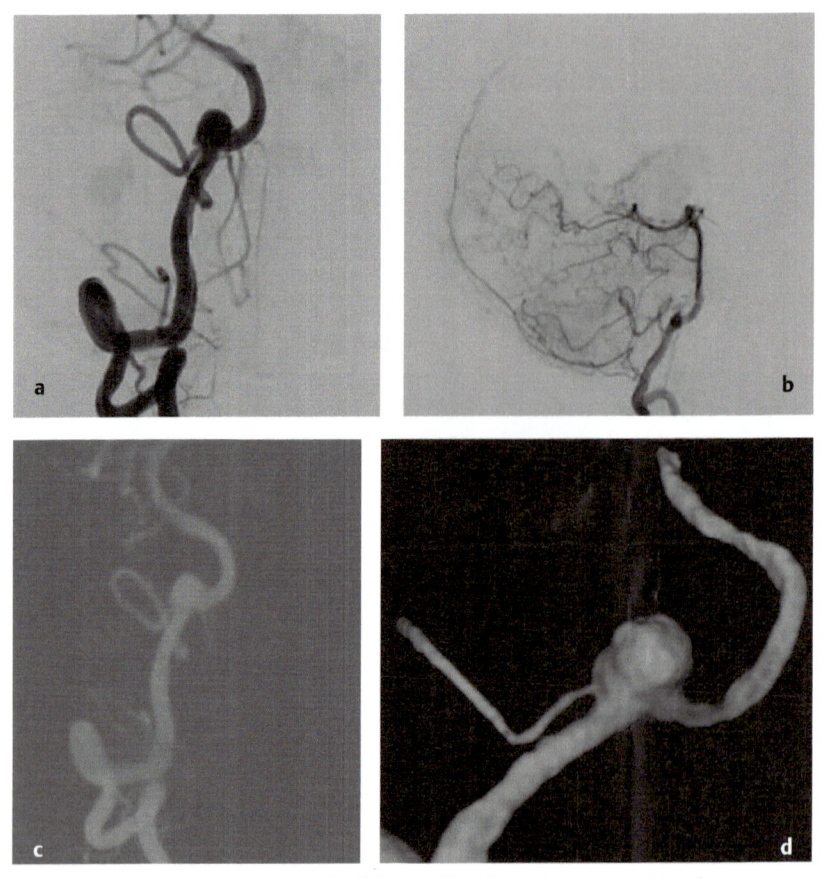

Fig. 27-5. Aneurisma dissecante de artéria vertebral à direita. (a,b) Incidência anteroposterior e lateral de aneurisma dissecante de artéria vertebral à direita localizado na origem da PICA. (c) Imagem de angiografia com projeção de trabalho para tratamento endovascular de aneurisma dissecante. (d) Aneurisma reproduzido em treinamento pré-operatório em modelo 3D.[37] *(Continua.)*

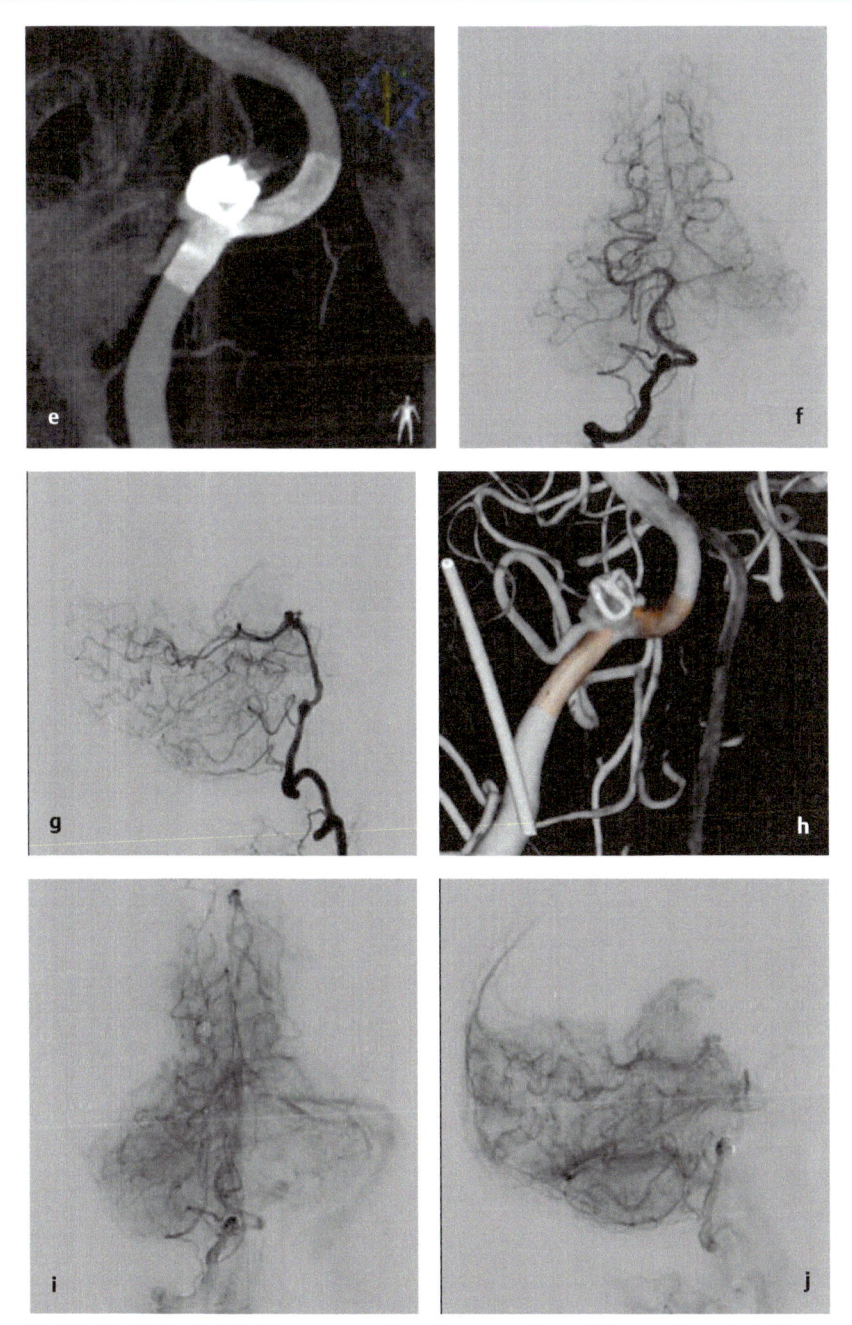

Fig. 27-5. *(Cont.)* (e) Resultado final de tratamento endovascular com *stent* diversor de fluxo e molas em simulação em modelo 3D. (f,g) Angiografia após tratamento com molas e *stent* diversor de fluxo demonstrando fluxo remanescente em saco aneurismático, 9 meses após tratamento inicial. (h) Planejamento para aplicação de segundo *stent* diversor de fluxo em reconstrução 3D. (i,j) Angiografia final demonstrando lentificação de fluxo sanguíneo dentro do saco aneurismático.

Mizutani et al. classificam aneurismas dissecantes em 4 tipos:

1. *Aneurismas dissecantes agudos*: estes tipos de aneurismas são formados por lesão aguda à camada elástica interna sem espessamento da camada íntima e formação de falso lúmen. Estas lesões têm apresentação clínica com hemorragia subaracnóidea e pior evolução clínica;
2. *Ectasias segmentares de vasos*: representam o grupo de lesões com dilatação de segmento arterial específico, porém com importante espessamento da camada íntima. Em geral, estes aneurismas têm evolução benigna e baixo risco de ruptura;
3. *Aneurismas dissecantes doliectásicos*: artérias doliectásicas histologicamente são caracterizadas por fragmentação da camada elástica interna, resultando em múltiplas dissecções com camada íntima espessada com formação de trombos bem organizados dentro do falso lúmen. Portanto, raramente têm apresentação com hemorragia subaracnóidea; por outro lado, podem apresentar dilatação progressiva e causar sintomas compressivos dependendo da localização na circulação intracraniana;
4. *Aneurismas do tipo blíster*: estes aneurismas são dilatações **saculares** pequenas formadas a partir de lesões mínimas na lâmina elástica interna sem espessamento intimal.[34] Em razão da sua estrutura histológica frágil formada predominantemente por tecido fibroso, estas lesões têm alto risco de ruptura e hemorragia subaracnóidea.[36] Os aneurismas do tipo blíster representam um tipo específico de aneurismas dissecantes localizados principalmente na ACI supraclinóidea e de diagnóstico desafiador mesmo por meio da angiografia, podendo representar boa parte dos casos de HSA com angiografia normal.

O tratamento de aneurismas fusiformes é complexo podendo ser compreendido em duas técnicas: reconstrutiva e desconstrutiva. Técnicas de tratamento reconstrutivas por microcirurgia incluem clipagem para reconstrução dos vasos, clipagem com *wrapping*, enquanto técnicas endovasculares reconstroem os vasos com auxílio de *stents* ou *stents* e molas. Técnicas desconstrutivas incluem oclusão do vaso patente ou ressecação da lesão com reconstrução por *bypass*. Em metanálise não foi encontrada diferença entre tratamento endovascular ou microcirúrgico em relação à morbidade do tratamento cirúrgico proposto. Entretanto, tratamento por microcirurgia demonstrou melhores resultados de oclusão radiográfica em longo prazo.[8]

Aneurismas Familiares – Indicações de Rastreio Diagnóstico

Aproximadamente 10% dos doentes com hemorragia subaracnóidea têm história familiar positiva para esta doença, porém não foram encontrados mutações ou polimorfismos genéticos que tivessem correlação com aneurismas familiares.[38] Dessa forma, aneurismas familiares devem ser diferenciados conceitualmente de aneurismas herdados por síndromes genéticas, como doença renal policística, doença de Marfan e doença de Ehlers-Danlos.[3]

História familiar de HSA deve ser considerada fator risco para ruptura de AI. Entretanto, o diagnóstico de aneurismas intracranianos não é fator de risco para presença de AI em familiares dos pacientes. O estudo multicêntrico de aneurismas intracranianos familiares[38] sugere que risco aumentado ocorre em familiares de primeiro grau do sexo feminino e as mulheres portadoras de outro fator de risco modificável como hipertensão e tabagismo. Além disso, mais de 70% destes doentes apresentaram aneurismas pequenos sem indicação de intervenção.

Dessa forma, discussão à cerca de rastreio de AIs é controversa, considerando o risco do procedimento e a história natural relativamente benignas dos aneurismas diagnosticados. Estudos epidemiológicos recomendam que rastreio para AIs seja realizado por meio de angio-TC ou angio-RM em casos de pacientes com dois familiares de primeiro grau com histórico de aneurisma cerebral ou HSA; doentes portadores de doença renal policística com histórico familiar de AI ou em doentes portadores de coarctação de aorta.[3]

Aneurismas Micóticos

Aneurismas micóticos correspondem a 0,5-6,5% de todos os aneurismas e estão relacionados com a fragilidade na parede de um vaso causada por um agente infeccioso. A etiologia mais comum é bacteriana – em 72% dos casos – sendo o *Streptococcus viridans* o agente etiológico mais frequente, relacionado com infecções de válvulas cardíacas. Infecções fúngicas são a segunda causa mais frequente, principalmente em doentes imunossuprimidos, situação onde o *Aspergillus* é mais comumente associado.[39]

Aneurismas infecciosos têm maior prevalência em população mais jovem (30-35 anos) e costumam se apresentar como aneurismas pequenos (< 5 mm) ou fusiformes, localizados principalmente na circulação anterior,[40] em indivíduo suscetível ou em vigência de quadros infecciosos. O risco de ruptura é alto, cerca de 44% dos aneurismas micóticos se apresentam com hemorragia subaracnóidea.[39,41]

Em aneurismas infecciosos não rotos, o tratamento com antibioticoterapia pode ter resultados satisfatórios em até 50% dos casos, com resolução completa ou redução de tamanho dos aneurismas. Entretanto, caso as lesões vasculares persistam, o tratamento para oclusão dos aneurismas deve ser instituído. A justificativa para tratamento de aneurismas micóticos se dá principalmente pela necessidade de anticoagulação em doentes portadores de prótese de válvulas cardíacas e, portanto, com maior risco de ruptura. Além disso, em pacientes que precisam ser submetidos a procedimento cirúrgico para troca de válvula, o estresse hemodinâmico do procedimento pode levar à HSA. Dessa forma, é postulado que, antes da cirúrgica cardíaca, os aneurismas micóticos devem ser tratados.[41]

Em aneurisma micótico roto, o tratamento cirúrgico é mandatório, seja por técnica endovascular ou microcirurgia. Tendo em vista que a maioria se apresenta como aneurismas fusiformes, o tratamento endovascular deve ser priorizado por representar alternativa menos invasiva e com emprego de técnicas modernas e *stents* diversores de fluxo.[41]

ESTUDOS EPIDEMIOLÓGICOS DE ANEURISMAS INTRACRANIANOS
História Natural de Aneurismas Não Rotos – UCAS, ISUIA, PHASES

Publicado em 1998, o ISUIA (*International Study of Unruptured Intracranial Aneurysms Investigators*),[42] estudo multicêntrico, com total de 2.621 pacientes, análise retrospectiva e prospectiva dos dados, analisou os maiores fatores de risco associado à ruptura, tanto dos pacientes com passado de HSA quanto em aneurismas não rotos. A localização e o tamanho foram os fatores mais significativos. Para os aneurismas não rotos, quando o diâmetro era menor que 10 mm, o risco acumulado foi muito baixo, com taxas de 0,05% ao ano. Nos subgrupos dos aneurismas associados à HSA, mesmo quando diâmetro < 10 mm, o risco de ruptura foi 10 vezes maior do que no grupo dos aneurismas que não romperam. Com isso, foi sugerido que aneurismas não rotos menores que 10 mm não se beneficiariam de tratamento, entretanto, nos aneurismas rotos, não é possível determinar a partir de qual tamanho teríamos benefício.

Na avaliação da história natural, o estudo PHASES[43] elaborou uma escala para apreciação do risco de ruptura do aneurisma, estudo observacional entre 2006 e 2014, avaliando 8.382 pacientes. Ao final, seis fatores tiveram um risco maior de sangramento, são eles: localização do aneurisma, tamanho, hipertensão arterial, idade do paciente, histórico de HSA e dados geográficos. Foi avaliada a estimativa de ruptura do aneurisma em 5 anos, com risco de ruptura ao ano variando de 0,3% até um risco maior que 15%. O Quadro 27-2 apresenta o risco de ruptura em 5 anos em doentes com menos de 70 anos, sem fatores de risco, conforme o tamanho dos aneurismas.

No Japão, foi desenvolvido um estudo histórico nomeado UCAS, analisando, em um período de 4 anos, 6.697 aneurismas, como tentativa de definir todos fatores associados à ruptura. Após análise estatística, nos subgrupos dos doentes com diâmetro acima de 7 mm, todos tiveram aumento do risco de sangramento, com risco 3,35 maior para aneurismas de 7-9 mm, até risco 76 vezes maior quando maiores que 25 mm. Aneurismas de artéria comunicante anterior e posterior também demonstraram risco relativo maior de ruptura com 1,9 (IC = 1,12-3,21) e 2,02 (1,13-3,58) respectivamente. A taxa média anual de risco encontrada avaliando todos casos foi de 0,95% ao ano.[44]

Tratamento de Aneurismas Rotos

Como forma de definir qual é a melhor escolha de tratamento para AIs rotos, o ISAT,[23] publicado em 2005, avaliando 2.143 AIs, comparou o desfecho de morte em um ano, o desenvolvimento de epilepsia e a taxa de ressangramento nos grupos de pacientes tratados com cirurgia e tratamento endovascular. Nos critérios de inclusão, os AIs tinham de ser elegíveis para ambas as modalidades de tratamento, sendo então randomizados. Para o desfecho primário de morte, aqueles submetidos à embolização tiveram uma redução relativa do risco de 23,9% (IC = 12,4-33,9) ao final do primeiro ano. Apesar da variação na análise de subgrupos, houve menor mortalidade nas diferentes topografias dos aneurismas. Nos desfechos secundários, houve menor taxa de ressangramento no grupo submetido à clipagem,

Quadro 27-2. Risco de Ruptura em 5 anos: Paciente com Idade < 70 anos, Histórico de HSA ou HAS conforme Escore PHASES[43]

Localização	Tamanho do aneurisma	Risco de ruptura
Circulação anterior	< 7 mm	0 %
	7-9,9 mm	1 %
	10-19,9 mm	1 %
	≥ 20 mm	5 %
Circulação posterior	< 7 mm	1 %
	7-9,9 mm	2 %
	10-19,9 mm	5 %
	≥ 20 mm	>15 %

embora o desenvolvimento de epilepsia tenha sido menor no grupo do tratamento endovascular com risco relativo de 0,52 (IC = 0,37-0,74).

Para avaliação do desfecho clínico associado à modalidade de tratamento dos AIs, o Barrow Neurological Institute (BNI) publicou, em 2020, a estatística do serviço comparando um total de 362 pacientes com aneurismas rotos analisados por 10 anos (BRAT *trial*).[45] Não houve diferença estatística para morbidade, definida como escala Rankin modificada > 2, ou mortalidade entre os grupos no período estudado. De modo semelhante ao ISAT, o número de ressangramento foi maior nos casos submetidos à embolização somado à maior taxa de retratamento, 19% no BRAT e 17,4% no ISAT. A oclusão total do colo do aneurisma foi maior no grupo submetido à clipagem com 93% dos casos, em comparação com 22% no grupo da embolização. O BRAT, entretanto, apresenta algumas limitações e o critério para a mudança de grupo após randomização não é discriminado, com *cross-over* de 36% do grupo endovascular por escolha do cirurgião. Além disso, por se tratar de estudo em um único serviço, seu resultado pode apresentar difícil reprodutibilidade.

CONCLUSÕES

Aneurisma intracraniano é uma doença relativamente comum na população em geral. Devem ser de conhecimento e domínio de neurocirurgiões os diferentes tipos de aneurismas intracranianos e sua história natural, bem como sua fisiopatologia, para melhor manejo e decisão terapêutica.

REFERÊNCIAS BIBLIOGRÁFICAS

1. Flemming KD, Lanzino G. Management of unruptured intracranial aneurysms and cerebrovascular malformations. Contin Lifelong Learn Neurol [online serial] 2017;23:181-210.
2. Júnior JR, Telles JPM, da Silva SA, et al. Epidemiological analysis of 1404 patients with intracranial aneurysm followed in a single Brazilian institution. Surg Neurol Int Scientific Scholar 2019;10:249.
3. Brown RD, Broderick JP. Unruptured intracranial aneurysms: Epidemiology, natural history, management options, and familial screening. Lancet Neurol Lancet Publishing Group 2014:393-404.
4. Connolly ES, Rabinstein AA, Carhuapoma JR, et al. Guidelines for the management of aneurysmal subarachnoid hemorrhage: A guideline for healthcare professionals from the american heart association/american stroke association. Stroke 2012:1711-37.
5. Lawton MT, Vates GE. Subarachnoid hemorrhage. Solomon CG, editor. N Engl J Med [online serial]. Massachusetts Medical Society 2017;377:257-66.
6. Frösen J, Cebral J, Robertson AM, Aoki T. Flow-induced, inflammation-mediated arterial wall remodeling in the formation and progression of intracranial aneurysms. Neurosurg Focus. American Association of Neurological Surgeons 2019;47.
7. Brinjikji W, Zhu YQ, Lanzino G, et al. Risk factors for growth of intracranial aneurysms: A systematic review and meta-analysis. Am J Neuroradiol. American Society of Neuroradiology 2016;37:615-20.
8. Telles JPM, Solla DJF, Yamaki VN, et al. Comparison of surgical and endovascular treatments for fusiform intracranial aneurysms: systematic review and individual patient data meta-analysis. [internet] 2020.
9. Yamaki VN, Brinjikji W, Murad MH, Lanzino G. Endovascular treatment of very small intracranial aneurysms: Meta-analysis. Am J Neuroradiol [online serial]. American Society of Neuroradiology 2016;37:862-7.
10. Rinaldo L, Nesvick CL, Rabinstein AA, Lanzino G. Differences in site between unruptured and ruptured saccular intracranial aneurysms by location. World Neurosurg [online serial]. Elsevier Inc 2020;133:e828–e834.
11. Bijlenga P, Ebeling C, Jaegersberg M, et al. Risk of rupture of small anterior communicating artery aneurysms is similar to posterior circulation aneurysms. Stroke [online serial]. Stroke 2013;44:3018-26.
12. Zhang XJ, Gao BL, Hao WL, et al. Presence of anterior communicating artery aneurysm is associated with age, bifurcation angle, and vessel diameter. Stroke. Lippincott Williams and Wilkins 2018;49:341-7.
13. Zaidat OO, Castonguay AC, Teleb MS, et al. Middle cerebral artery aneurysm endovascular and surgical therapies: Comprehensive literature review and local experience [online]. Neurosurg Clin N Am. WB Saunders 2014:455-469.
14. Rosi Junior J, Gomes dos Santos A, da Silva SA, et al. Multiple and mirror intracranial aneurysms: study of prevalence and associated risk factors. Br J Neurosurg [online serial]. Taylor and Francis Ltd 2020.
15. Figueiredo EG, Deshmukh P, Nakaji P, et al. The minipterional craniotomy: technical description and anatomic assessment. Neurosurgery [online serial] 2007;61:256-64.
16. Lanzino G. Intracranial aneurysms. 1st ed. Edizioni Minerva Medica; 2016.
17. Van Rooij WJ, Sluzewski M, Beute GN. Ruptured cavernous sinus aneurysms causing carotid cavernous fistula: Incidence, clinical presentation, treatment, and outcome. Am J Neuroradiol 2006;27:185-9.
18. Vercelli G, Sorenson TJ, Aljobeh AZ, et al. Cavernous sinus aneurysms: Risk of growth over time and risk factors. J Neurosurg [online serial]. American Association of Neurological Surgeons 2020;132:22-6.
19. Cancelliere NM, Nicholson P, Radovanovic I, et al. Comparison of intra-aneurysmal flow modification using optical flow imaging to evaluate the performance of Evolve and Pipeline flow diverting stents. J Neurointerv Surg BMJ Publishing Group. 2020;12:814-17.
20. Falk Delgado A, Andersson T, Falk Delgado A. Ruptured carotid-ophthalmic aneurysm treatment: a non-inferiority meta-analysis comparing endovascular coiling and surgical clipping. Br J Neurosurg [online serial]. Taylor and Francis Ltd 2017;31:345-9.
21. Burrows AM, Brinjikji W, Puffer RC, et al. Flow diversion for ophthalmic artery aneurysms. Am J Neuroradiol [online serial]. American Society of Neuroradiology 2016;37:1866-9.
22. Gaberel T, Borha A, Di Palma C, Emery E. Clipping versus coiling in the management of posterior communicating artery aneurysms with third nerve palsy: A systematic review and meta-analysis. World Neurosurg [online serial]. Elsevier Inc 2016;87(e4):498-506.

23. Molyneux AJ, Birks J, Clarke A, et al. The durability of endovascular coiling versus neurosurgical clipping of ruptured cerebral aneurysms: 18 year follow-up of the UK cohort of the International Subarachnoid Aneurysm Trial (ISAT). Lancet [online serial]. Lancet Publishing Group 2015;385:691-7.
24. McCracken DJ, Lovasik BP, McCracken CE, et al. Resolution of oculomotor nerve palsy secondary to posterior communicating artery aneurysms: Comparison of clipping and coiling. Neurosurgery Lippincott Williams and Wilkins 2015;77:931-9.
25. Locksley HB, Sahs AL, Sandler R. Report on the cooperative study of intracranial aneurysms and subarachnoid hemorrhage. 3. Subarachnoid hemorrhage unrelated to intracranial aneurysm and A-V malformation. A study of associated diseases and prognosis. [online]. J Neurosurg 1966:1034-56.
26. Srinivasan VM, Ghali MGZ, Cherian J, et al. Flow diversion for anterior choroidal artery (AChA) aneurysms: A multi-institutional experience. J Neurointerv Surg [online serial]. BMJ Publishing Group 2018;10:634-8.
27. Winkler EA, Lu A, Burkhardt JK, et al. Microsurgical clipping of anterior choroidal artery aneurysms: A systematic approach to reducing ischemic complications in an experience with 146 patients. Oper Neurosurg [online serial]. Oxford University Press 2019;17:413-23.
28. Yamaki VN, Paschoal EHA, Teixeira MJ, Figueiredo EG. Surgical treatment of posterior circulation aneurysms- Anatomical Study and Surgical Technique. 2018.
29. Pahl FH, de Oliveira MF, Rotta JM. Microsurgical treatment of basilar tip aneurysms: Is it still acceptable? Arq Neuropsiquiatr [online serial]. Associação Arquivos de Neuro-Psiquiatria. 2017;75:697-702.
30. Figueiredo EG, Tavares WM, Rhoton AL, De Oliveira E. Nuances and technique of the pretemporal transcavernous approach to treat low-lying basilar artery aneurysms [online]. Neurosurg Rev 2010:129-35.
31. Lawton MT. Seven aneurysms. 1st ed. San Francisco, CA: Thieme; 2010.
32. Abecassis IJ, Sen R, Kelly CM, et al. Clinical outcomes and cost-effectiveness analysis for the treatment of basilar tip aneurysms. J Neurointerv Surg [online serial]. BMJ Publishing Group 2019;11:1210-15.
33. Al Saiegh F, Hasan D, Mouchtouris N, et al. Treatment of acutely ruptured cerebral aneurysms with the Woven EndoBridge Device: Experience Post-FDA Approval. Neurosurgery [online serial]. Oxford University Press 2020;87:E16-E22.
34. Biondi A. Trunkal intracranial aneurysms: Dissecting and fusiform aneurysms [online]. Neuroimaging Clin N Am 2006:453-65.
35. Mizutani T, Kojima H, Asamoto S, Miki Y. Pathological mechanism and three-dimensional structure of cerebral dissecting aneurysms. J Neurosurg [online serial]. American Association of Neurological Surgeons 2001;94:712-17.
36. Kan P, Sweid A, Srivatsan A, Jabbour P. Expanding indications for flow diverters: Ruptured aneurysms, blister aneurysms, and dissecting aneurysms. Neurosurgery [online serial]. Oxford University Press 2020;86:S96-S103.
37. Yamaki VN, Cancelliere NM, Nicholson P, et al. Biomodex patient-specific brain aneurysm models: The value of simulation for first in-human experiences using new devices and robotics. J Neurointerv Surg [online serial]. BMJ Publishing Group 2021;13:272-7.
38. Broderick JP, Sauerbeck LR, Foroud T, et al. The Familial Intracranial Aneurysm (FIA) study protocol. BMC Med Genet [online serial]. BMC Med Genet 2005;6.
39. Singla A, Fargen K, Blackburn S, et al. National treatment practices in the management of infectious intracranial aneurysms and infective endocarditis. J Neurointerv Surg [online serial]. BMJ Publishing Group 2016;8:741-6.
40. Piccirilli M, Prizio E, Cannizzaro D, et al. The only case of mycotic aneurysm of the PICA: Clinical-radiological remarks and review of literature. J Clin Neurosci [online serial]. Churchill Livingstone 2017;38:62-6.
41. Petr O, Brinjikji W, Burrows AM, et al. Safety and efficacy of endovascular treatment for intracranial infectious aneurysms: A systematic review and meta-analysis. J Neuroradiol. Elsevier Masson SAS. 2016:309-16.
42. International Study of Unruptured Intracranial Aneurysms Investigators. Unruptured intracranial aneurysms-risk of rupture and risks of surgical intervention. N Engl J Med [online serial] 1998;339:1725-33.
43. Greving JP, Wermer MJH, Brown RD, et al. Development of the PHASES score for prediction of risk of rupture of intracranial aneurysms: A pooled analysis of six prospective cohort studies. Lancet Neurol 2014;13:59-66.
44. The Natural Course of Unruptured Cerebral Aneurysms in a Japanese Cohort. N Engl J Med [online serial]. New England Journal of Medicine (NEJM/MMS) 2012;366:2474-82.
45. Spetzler RF, McDougall CG, Zabramski JM, et al. Ten-year analysis of saccular aneurysms in the Barrow Ruptured Aneurysm Trial. J Neurosurg [online serial]. American Association of Neurological Surgeons 2020;132:771-6.

CAPÍTULO 28

TRATAMENTO ATUAL DE ANEURISMAS CEREBRAIS

Nícollas Nunes Rabelo ▪ Eberval Gadelha Figueiredo

INTRODUÇÃO

Aneurismas intracranianos (AIs) são formados por dilatações da parede das artérias cerebrais e têm uma possibilidade de ruptura, resultando em risco de sangramento. A prevalência de AI não roto está entre 2% e 3,2% na população em geral, com uma proporção de homens para mulheres de 1:2.[1] A grande maioria é assintomática. É a principal causa de AVC hemorrágico, responsável por 85% das hemorragias subaracnóideas (HSA). No Reino Unido, aproximadamente 10% a 15% dos pacientes com AIs rotos morrem antes de chegar ao hospital. Daqueles que sobrevivem, 42% serão dependentes, 46% terão algum tipo de deficiência e 12% ficarão gravemente debilitados. As técnicas de tratamento e as diretrizes para AIs têm-se desenvolvido continuamente desde a década de 1990. Ressangramento é uma complicação comum após a sua ocorrência. Após o tratamento do aneurisma, podem ocorrer vasoespasmo cerebral e redução da perfusão cerebral, representando importante causa de desfecho desfavorável. A isquemia cerebral tardia ocorre em ¼ dos pacientes. Hidrocefalia aguda ocorre em 15-87%. Crise convulsiva pode aumentar o hematoma.[2]

Um AI pode ser tratado usando-se técnicas cirúrgicas diretas, abordagens endovasculares, estratégias cirúrgicas e endovasculares combinadas, ou técnicas indiretas, como procedimentos de revascularização ou oclusão de ramos. O tratamento padrão é selecionar uma estratégia de oclusão adequada ao paciente e ao aneurisma. O objetivo da cirurgia do AI é obliterar o aneurisma, enquanto o vaso associado ao aneurisma é mantido. No entanto, várias técnicas são comuns a todos os aneurismas, incluindo a seleção de pacientes e estudos diagnósticos, técnicas anestésicas, posicionamento adequado, neurointensivismo capacitado e relaxamento cerebral, e devem ser consideradas antes da cirurgia. É essencial que a anatomia de um aneurisma e sua vasculatura também sejam totalmente compreendidas, e, para isso, os aneurismas podem ser amplamente divididos naqueles de circulação anterior e aqueles que envolvem a circulação posterior.[3,4]

Há diversos tipos de AI e, portanto, a abordagem cirúrgica de um aneurisma depende, em grande parte, do aneurisma específico a ser tratado, incluindo sua localização e relação com a base e as estruturas do crânio, sua morfologia, os vasos e a clínica do paciente.[5] O conceito de técnicas minimamente invasivas está aumentando na prática da Neurocirurgia. Desenvolvimentos tecnológicos levaram a melhorias na precisão e eficácia. No entanto, muitos neurocirurgiões experientes permanecem relutantes em mudar sua prática clínica por alternativas menos invasivas.

Técnicas endovasculares avançaram nos últimos anos para o manejo do AI. Esses avanços incluem a intervenção de numerosos dispositivos embólicos e refinamentos significativos em procedimentos endovasculares e exames de imagem. O principal tratamento continua sendo o uso do *coil*, mas outros métodos novos, como diversores de fluxo, *stents* e agentes embólicos líquidos, ampliaram o espectro de aneurismas "embolizáveis".[3,4]

O objetivo deste capítulo é revisar os tipos de aneurisma e sua evidência, no tocante a tomada de decisões do melhor tratamento disponível para os AIs com base em ensaios clínicos.

TIPOS DE ANEURISMAS

AIs saculares são o tipo mais comum. Eles se assemelham a um balão redondo com cúpulas aneurismáticas bem definidas e colos que se conectam ao vaso principal. Estão localizados, mais comumente, nos locais de bifurcação, entre a artéria cerebral média (ACM) e a artéria cerebral posterior (ACP), entre a artéria cerebral anterior (ACA) e a artéria comunicante anterior (ACoA) e as bifurcações dos ramos da ACM.[4] Microaneurismas são AIs com diâmetros menores que 2 mm.[5] A maioria dos microaneurismas é relacionada com a hipertensão crônica, também conhecida como aneurismas de Charcot-Bouchard. Eles geralmente ocorrem em vasos sanguíneos menores que 0,3 mm e propensos a microvasos nos gânglios da base.[6]

Os aneurismas micóticos (AMs) representam aproximadamente 0,6% a 0,7% de todos os AIs.[7,8] Os AMs em ACMs distais estão relacionados com êmbolos sépticos de endocardite infecciosa, enquanto os ramos proximais são mais propensos a ser afetados pela disseminação da infecção pela tromboflebite do seio cavernoso ou meningite.[9] Os AMs são geralmente pequenas bolhas, e os pacientes, em geral, apresentam sintomas infecciosos. Apesar de sua baixa incidência, a morbidade e a mortalidade são de até 80% nos casos de AIs micóticos rotos.[9]

AIs gigantes (AIGs) são aneurismas com diâmetros superiores a 25 mm. Eles representam apenas 5% de todas os AIs, mas seu prognóstico é sombrio.[10,11] Os AIGs não tratados têm mais de 50% de risco de ruptura e 88% a 100% de mortalidade após 2 anos de acompanhamento.[11,12] Por suas características volumétricas, o efeito de massa isolado pode causar hipertensão intracraniana e disfunções neurológicas.[12,13]

AI fusiforme refere-se a um segmento alargado e afilado da artéria. Segundo Yahia *et al.*, a dilatação deve afetar, pelo menos, 270° da circunferência do lúmen para ser classificada como fusiforme.[14]

Sua estratégia de tratamento está na recanalização e está desafiando tanto as técnicas endovasculares quanto as cirúrgicas, pela presença de perfurantes vitais localizados dentro do segmento doente.

Aneurismas dissecantes, ou dissecações arteriais, começam com uma pequena rotura na parede interna, e as camadas são posteriormente separadas pela força de cisalhamento do fluxo sanguíneo que resulta na formação do pseudoaneurisma. A maioria deles é relacionada com o trauma, como complicações da intervenção endovascular. As dissecações espontâneas ocorrem geralmente entre os segmentos V3 e V4 da artéria vertebral. A curvatura da natureza da artéria vertebral (AV) promove a turbulência, levando a uma maior força de cisalhamento. V3 navega em seu caminho através de ligamentos com pouca mobilidade. A turbulência contribui para liberar movimentos de V4, aumentando o risco de ruptura.[15]

Aneurismas tipo *blister* de sangue (ABs) são definidos como pequenos aneurismas originários de locais não ramificados da artéria carótida interna terminal (ACI) com uma ampla base, que se presume dissecar na natureza.[16] Apesar de sua definição, eles também podem ser encontrados em outros locais da circulação cerebral. Os ABs são raros, representando 0,9% a 6,5% de todos os AIs.[17] Eles têm paredes incrivelmente frágeis e são altamente propensos à ruptura espontânea. Pouco se sabe sobre sua fisiopatologia no momento, mas supõe-se que surjam de dissecações.[18]

Aneurisma serpentino gigante (ASG) é um subtipo de AIGs. Eles foram descritos pela primeira vez por Segal, em 1977, como aneurismas parcialmente trombosados.[19] O fluxo de sangue através dos ASGs é lento, levando a episódios repetidos de formação de coágulos intraluminais.

Os coágulos acumulam-se e eventualmente bloqueiam a maior parte da luz aneurismática, deixando apenas um canal tortuoso, que parece ser semelhante a uma serpente sob a angiografia digital de subtração (ASD).[20] Em decorrência de sua natureza crônica, o trombo no interior é altamente fibrosado, dando-lhes texturas espessas e semelhantes a borracha. Os riscos apresentados pelos ASGs não são hemorragias, mas convulsões ou sintomas isquêmicos induzidos por seus efeitos de massa.[21]

Os aneurismas *de novo* foram descritos pela primeira vez por Graf e Hamby em 1964, referindo-se à formação de AI em locais previamente padronizados e distantes da lesão original.[22] Eles raramente foram diagnosticados por causa da falta de acompanhamento. O risco relatado de formação de aneurisma *de novo* foi de aproximadamente 0,1% a 1,8%.[23] A patogênese é mais provavelmente relacionada com as alterações hemodinâmicas induzidas pelos tratamentos.[24] Zali *et al.* sugeriu, em seus estudos, que o risco de formação de aneurisma *de novo* foi maior em pacientes com múltiplos AIs, e mais elevado em pacientes que haviam sido submetidos à clipagem cirúrgica do que à embolização endovascular.[23] As opções de tratamento convencionais para AIs são cirúrgicas ou endovasculares. No entanto, os tratamentos convencionais são insuficientes quando se lida com AIs especiais ou em casos complexos.

CLIPAGEM CIRÚRGICA

A primeira clipagem de um AI ocorreu em 1937, e, por muitas décadas, tem sido o tratamento exclusivo. Clipagem cirúrgica simples refere-se à prática da exposição do colo aneurismático via craniotomia e à exclusão de toda a parede vascular anormal da circulação, usando clipes únicos ou múltiplos. Dois princípios se aplicam a clipagem cirúrgica: isolar a lesão da circulação ativa e manter a integridade e a patência do vaso principal. A clipagem simples é adequada para a maioria dos AIs, tais como AIs saculares, AGIs, AIs *de novo* e AIs fusiformes sem perfurantes vitais que se ramificam da lesão. O objetivo da cirurgia é a exposição do colo e, nos casos em que o campo cirúrgico limita a exposição visual e a inserção do clipe, a dissecação assistida por endoscópio pode ser usada.[25]

A técnica contralateral de clipagem de aneurisma da ACM foi inicialmente desenvolvida como uma abordagem direcionada para AIs a uma curta distância da linha média, especialmente para aqueles com cúpulas que se ramificam em direção à linha média.[26]

A técnica de oclusão da artéria temporária foi utilizada pela primeira vez na década de 1960, interrompendo temporariamente o fornecimento de sangue. O aneurisma encolhe e permite ao operador uma melhor visão e espaço para operar, evitando a ruptura.[27] Em razão do potencial para complicações isquêmicas, o tempo de oclusão aplicado geralmente é de 10 minutos, em casos complexos, em que um único episódio pode não ser suficiente, e vários eventos são aplicados com reperfusão de 15 minutos entre eles, mas, em nossa experiência, apoiamos múltiplas clipagens de 5 minutos para reperfusão.[28] Ainda é uma das técnicas mais utilizadas na cirurgia de aneurismas. A angiografia por vídeo verde de indocianina no infravermelho próximo integrada ao microscópio (AVII) foi aplicada, pela primeira vez, por neurocirurgiões vasculares, em 2005, para avaliar a patência intraoperatória em tempo real.[29] Ao longo dos anos, a AVII demonstrou eficácia e confiabilidade na monitorização da patência de vasos parentais e perfurantes durante a cirurgia. Uma coorte retrospectiva de Lee *et al.* sugeriu que, em 79% dos casos, a AVII foi considerada útil, e, em 9%, foi considerada crucial e crítica na tomada de decisões em tempo real.[17]

O *wrapping* é uma técnica aplicada a aneurismas rotos em que a lesão é envolvida com tecido autólogo ou material absorvível para reconstruir a integridade da parede do vaso antes da clipagem. Esta técnica pode ser usada para lidar com avulsões aneurismática cervical.[30-33] Já foi recomendada para os ABs, pois o clipe simples é perigoso para eles e, invariavelmente, resulta em avulsão aneurismática com ou sem laceração da artéria principal.[17] No entanto, embora faltem dados de estudos clínicos de grandes séries, a técnica é descrita em pequenos estudos recentes e relatos de casos em que o *coil* e a clipagem mostraram pouca melhora na mortalidade ou morbidade dos ABs em comparação a outras abordagens cirúrgicas, como clipagem simples ou ACI *trapping* com ou sem *bypass*.[33-35]

Técnicas de *bypass* extracraniano a intracraniano: Crowell e Yasargil relataram pela primeira vez a técnica extracraniana-intracraniana (EC-IC *bypass*) em 1969 para o tratamento de AIs complexos.[36] A técnica consiste em isolar a lesão via oclusão da artéria de entrada e retomar a circulação regional através de um desvio de uma artéria extracraniana para o ramo distal da artéria ocluída.[37]

Existem dois tipos de *bypass* EC-IC. A artéria temporal superficial (ATS) para uma derivação da artéria intracraniana (ATS-IC) é conhecida como *bypass* de baixo fluxo.[38] O outro é um fluxo alto. O *bypass* conecta a artéria carótida comum (ACC) ou a carótida externa (ACE) a uma artéria intracraniana (ACC-IC ou ACE-IC) usando um conduto: a veia safena magna (VSM) ou a artéria radial (AR).[39,40]

Bypass de alto fluxo não é preferível, pois um aumento súbito na taxa de influxo geralmente causa danos por hiperperfusão; além disso, um estudo de Sekhar *et al.* revelou que inserir um enxerto de *bypass* de alto fluxo em ramos de MCA com um diâmetro inferior a 2 mm poderia causar perturbações no fluxo local significativas.[11]

O *bypass* EC-IC é essencial no gerenciamento dos AGIs, retomando a circulação regional distal à lesão após a eliminação do efeito de massa. Isso também o torna o único gerenciamento viável para AGSs, já que a remoção de lesões é considerada necessária. Um estudo mostrou o desvio EC-IC como um tratamento para AGS com patência bem-sucedida de 89,2% e uma taxa de mortalidade dramaticamente melhorada para apenas 5,6%.[10] Há também uma técnica de correção EC-IC. O raciocínio é enxertar um tecido mole bem vascularizado que ainda esteja conectado à circulação extracraniana na região cerebral designada. Depois de algum tempo, a circulação periférica seria desenvolvida, ligando a circulação extracraniana e intracraniana.[41]

Essa é uma técnica muito mais simples que a anastomose microvascular. Entretanto, leva tempo para a circulação periférica se desenvolver, o que significa que a oclusão da artéria aneurismática ou a remoção da lesão aneurismática teria que ser uma segunda etapa das operações de dois estágios. Portanto, raramente é usada no gerenciamento de AIs. Atualmente, é apenas recomendada para o tratamento de acidente vascular cerebral isquêmico, especialmente doenças Moya Moya.[42,43]

Bypass intracraniano-intracraniano em contraste com o desvio EC-IC: o *bypass* intracraniano-intracraniano (IC-IC) é para desvios *in situ*. Consiste na excisão da lesão e recanalização das artérias de entrada e saída, com ou sem enxertia.[44] Exige que as artérias doadoras e receptoras estejam paralelas e próximas, permitindo uma anastomose livre de tensão.

Existem quatro locais comuns na circulação cerebral que são anatomicamente adequados para o desvio IC-IC:

1. Os segmentos da ACA, A2 e A3, enquanto cursam o joelho e o rostro do corpo caloso;
2. Os ramos da ACM através da fissura sylviana;
3. A artéria cerebral posterior (PCA) e artéria cerebelar superior, a seção em volta do mesencéfalo através do sistema ambiental;
4. As ACIs posteriores (PICAs) ao redor da medula dorsal e das amígdalas na cisterna magna. Nos casos em que não é possível uma anastomose livre de tensão, são utilizados enxertos de VSM ou AR.[45,46]

Também houve relatos de AGIs e AI fusiformes sendo tratados com *bypass* IC-IC;[47] no entanto, não é conveniente em virtude da incompatibilidade do diâmetro das duas extremidades das artérias.

Coagulação bipolar para microaneurismas não requerem cirurgia agressiva. Nos casos em que a cirurgia é inevitável, como HSA recorrente, o clipe não é adequado; em vez disso, a coagulação bipolar direta é altamente eficaz.[48] Diferenciar pequenos ABs de microaneurismas é essencial. Enquanto eles se assemelham em imagem e outras características, a coagulação bipolar direta de ABs pode levar a sangramento maciço.

TRATAMENTO ENDOVASCULAR

Os procedimentos têm melhor resultado em aneurismas menores com pescoço estreito. O tratamento assistido por *stent* tem sido usado para tratar aneurismas de colo largo. Para evitar eventos tromboembólicos associados ao *stent*, recomenda-se a terapia antiplaquetária durante o aneurisma e a melhora da taxa de obliteração. A matriz é uma bobina de platina para obter uma oclusão de aneurisma mais duradoura. A bobina revestida de hidrogel melhora a compactação, uma vez que este tratamento embólico visa ao espaço morto do aneurisma. Em comparação com o clipe, a terapia endovascular tem a vantagem de exigir um menor tempo e redução de complicações cirúrgicas, como infecção. No entanto, há uma necessidade frequente de reintervenção em decorrência de um efeito menos permanente na oclusão. A ruptura durante o procedimento representa o maior desafio.[49-75]

DISCUSSÃO: *CLIPPING* OU *COILING*?

Alguns dos estudos em análise concentraram-se em resultados de saúde, como morte, ressangramento, hospitalização e incapacidade de participar de atividades cotidianas, para avaliar a eficácia das intervenções.[73-82] Em comparação com o *coil*, a clipagem microcirúrgica resultou em resultados ótimos de saúde nos estudos de coorte (OR = 1,61, p = 0,03, IC 95%). Lindgren *et al.* relataram um risco maior de ressangramento para o tratamento endovascular comparado ao clipe neurocirúrgico (P < 0,037).[72-91] Molyneux *et al.* notaram que o ressangramento era mais provável após a terapia endovascular do que após a clipagem neurocirúrgica (P < 0,02).[25] Li *et al.*[92] também relataram que os riscos de ressangramento foram reduzidos após o clipe em comparação com o *coling*.[74] Em um estudo anterior de Johnston *et al.*,[87] o risco global de ruptura tendeu a ser maior após a embolização do *coil* em comparação com a clipagem cirúrgica (3,4% *versus* 1,3%; p-valor 0,92).[49-75]

Outra área focada nos estudos selecionados foi a mortalidade e o risco de complicações do procedimento. O risco de mortalidade foi maior no grupo de *coil* do que em um estudo de Molyneux *et al.* (OR = 1,35, IC 95%, P < 0,02).[91,93-105] Não foram encontradas diferenças significativas no estudo de Li *et al.* (OR = 1,07 IC 0,88 p = 0,51).[92,105]

Resultados semelhantes foram observados por Helland *et al.*[103] que concluíram que o grupo de *coil* ressangra mais do que os pacientes cirúrgicos (P < 0,007).[52] Finalmente, Varela *et al.*[102] afirmaram que o risco de dependência de *shunt* e ressangramento era alto nos grupos de *coil* em comparação ao grupo de clipe (P < 0,4). Três estudos focaram na oclusão incompleta para determinar a eficácia das intervenções. Suzuki *et al.*, Molyneux *et al.* e Natarajan *et al.* relataram taxas mais altas de oclusão incompleta no procedimento endovascular em comparação com grupos de clipagem (p < 0,025, < 0,02, 0,5, respectivamente).[66-102]

Cinco outros estudos examinaram o risco de oclusão completa em grupos de procedimento endovascular e clipe. Spetzler *et al.*, Molyneux *et al.* e Li *et al.*[64-105] relataram que houve melhor taxa de oclusão completa entre os grupos *clipping* comparado aos grupos de *coil* (p < 0,02, p < 0,00001 p < 0,001, respectivamente). Resultados semelhantes foram relatados nos estudos de Suzuki *et al.* e Reyes *et al.* (p = 0,42, p < 0,001, respectivamente).[64-83]

Uma metanálise em relação a taxa de hidrocefalia, ou seja, a dependente do *shunt* pós-operatório também produziu resultados significativos que podem ajudar na determinação da eficácia das intervenções. Natarajan *et al.* relataram que a incidência de hidrocefalia dependente de derivação foi de 14 (13,3%) *versus* 13 (14,9%) em pacientes tratados com clipagem e *coil*, respectivamente (OR = 0,88, IC 95%, P < 0,001).[79] De Oliveira *et al.* encontraram maior risco de dependência do *shunt* após o *coil* do que após a clipagem (OR = 0,74, IC 95%, P < 0,01).[80-90] Varelas *et al.*, por outro lado, descobriram que o *shunt* permanente era mais comum no grupo de *coil* do que de *clipping* (OR = 0,33, IC 95%, P < 0,01).[49] Taha *et al.* relataram que a modalidade de tratamento do aneurisma não afeta significativamente a incidência de hidrocefalia dependente do *shunt* (OR = 1,16, IC 95%, p = 0,02).[104] Li *et al.* e Nam *et al.*[91-100] não encontraram diferenças significativas em ambos os grupos (OR = 0,84, IC 95%, p = 0,16; OR = 0,82, IC 95%, p = 0,31, respectivamente).[74-104]

Há outra categoria de estudos que analisou a taxa de infarto isquêmico no pós-operatório. Lindgren *et al.* observaram o RR de isquemia cerebral tardia em dois a três meses para o tratamento endovascular *versus* clipagem neurocirúrgica (OR = 0,84, IC 95%, p = 0,0098).[72] Li *et al.* não encontraram diferença nos dois grupos (OR = 0,74, IC 95%, p < 0,10).[91] Natarajan *et al.* e Reyes *et al.* também observaram que o risco de infarto isquêmico era o mesmo nos grupos de *coil* e clipagem (OR = 5,4, IC 95%, p < 0,01; OR = 0,74, IC 95%, p < 0,10).[83,87] De Oliveira *et al.* observaram que, apesar do possível benefício proporcionado pela remoção do coágulo durante a oclusão pela clipagem, os resultados gerais não revelaram diferença estatisticamente significativa entre os pacientes cujo aneurisma foi ocluído por clipagem cirúrgica ou *coil* em relação à incidência de vasospasmo sintomático e infarto isquêmico.[80]

Vasospasmo, com base no estudo de Li *et al.*, era comum (OR = 1,43, IC 95%, p = 0,02). Natarajan *et al.*, de Oliveira *et al.* e Taha *et al.*, em contraste, não revelaram diferença estatisticamente significativa (OR = 1,79, IC 95%, p < 0,001; OR = 1,21, IC 95%, p = 0,07; OR = 3,96, IC 95%).[89,90,104]

Finalmente, a metanálise de complicações processuais produziu resultados variados em dois estudos. Lindgren *et al.* observaram um maior risco de complicação após o *coil* do que a clipagem (OR = 1,05, IC 0,44, p < 0,91).[100] A partir dos dados coletados, fica evidente que o *coil* e o clipe são duas intervenções comum para tratar aneurismas saculares intracranianos rotos e controlar seus efeitos adversos nos pacientes.[72] Uma revisão dos estudos mostrou que os pesquisadores focaram em diferentes desfechos para avaliar a eficácia das intervenções.[80,81,82] Por esta revisão, os desfechos primários de interesse foram o estado de saúde do paciente, a mortalidade e o pré-operatório. A maioria dos estudos mostrou que o *clipping* microcirúrgico produziu melhores resultados em comparação ao *coil* quando usado no tratamento de aneurismas saculares intracranianos rotos.[78,79,88] Além disso, esses pacientes tiveram um grau de pré-operatório melhor do que os tratados pelo método de *coil*.

Em relação à mortalidade, a revisão produziu resultados mistos.[91,98] Houve estudos relatando que o *coil* reduziu os riscos de infecções e complicações, como ressangramento, entre os pacientes.[101-103] Outros observaram que não houve diferença estatisticamente significativa entre as duas intervenções com relação a complicações e mortalidade.[101-105]

BRAT recente de 2019, que avaliou 10 anos de acompanhamento entre os grupos, não mostrou diferença significativa nos desfechos clínicos entre *coil* e grupos de tratamento de clipagem, conforme medido por resultados de MRS ou mortes. Os desfechos clínicos nos pacientes com aneurismas de circulação posterior foram melhores no grupo de *coil* em 1 ano, mas, após 1 ano, essa diferença não foi mais estatisticamente significativa. Taxas de obliteração do aneurisma completo e taxas de retratamento favoreceram os pacientes que realmente se submeteram ao corte em comparação com aqueles que foram submetidos ao enrolamento.[88]

O clipe microcirúrgico parece ser uma intervenção melhor para o manejo do aneurisma roto em comparação com o *coil*. O procedimento leva a resultados clínicos positivos que são fundamentais para o bem-estar dos pacientes.[90-92] Embora o procedimento possa ser desafiador em alguns casos, sua eficácia é alta. Além disso, as taxas de complicações são baixas. É por essa razão que tem sido usado em uma ampla variedade de configurações para tratar pacientes.[72] Há outros casos em que os cuidadores usaram o *coil* como método principal para o tratamento de aneurismas. Embora o método possa ajudar no tratamento, parece ser inferior em comparação com a clipagem.[96,99-101] A evidência de estudos anteriores mostra que as pessoas que foram tratadas por meio do método de clipagem microcirúrgica são suscetíveis em relatar melhores resultados de saúde em comparação com *coil*.

ANEURISMAS RECORRENTES
Previamente Clipados na Circulação Anterior
A clipagem dos aneurismas intracranianos resulta em maior obliteração completa do aneurisma em comparação ao tratamento endovascular, embora o método de reparo a ser utilizado dependa de outros fatores, como o desfecho clínico do paciente, para que o tratamento endovascular seja frequentemente recomendado. Apesar da alta eficácia do clipe, remanescentes de aneurisma podem ser encontrados imediatamente após a clipagem do aneurisma em cerca de 5% dos pacientes. Eles podem permanecer assintomáticos ou há crescimento, hemorragia ou sintomas como efeito de massa. Além disso, raramente pode haver recrudescimento, hemorragia ou sintomas por causa do recrudescimento de um aneurisma previamente clipado completamente ou a partir de um aneurisma *de novo* em outro local. As opções de tratamento para aneurismas residuais/recorrentes após a clipagem não incluem tratamento, vigilância radiológica contínua, clipagem ou reparo endovascular. As decisões gerenciais dependem dos fatores do paciente e do aneurisma, bem como dos riscos estimados de reparo (Fig. 28-1).[90,104-109]

Previamente Embolizados da Circulação Anterior
A seleção da técnica microcirúrgica ou endovascular apropriada para o retratamento de um aneurisma recorrente previamente embolizado é fortemente direcionada pela morfologia do aneurisma, probabilidade de sucesso e durabilidade, preferência do médico e do paciente, da indicação cirúrgica, e se a recorrência é pequena e pode ser embolizado. No entanto, uma segunda recorrência pode ocorrer em 50% dos casos com uso de embolização. Técnicas endovasculares mais sofisticadas, como *stent* e desvio de fluxo com diversor de fluxo, mostraram-se promissoras, e trabalhos adicionais estão em andamento para refinar sua aplicação em aneurismas previamente embolizados.[92]

A clipagem microcirúrgica é favorecida quando a recorrência é maior em tamanho com disponibilidade de acesso do pescoço para viabilizar colocação de um clipe temporário, por exemplo. Quando o mecanismo predominante de recorrência é a regeneração em vez da compactação do *coil*, isso exclui o tecido displásico; ou quando há evidência de extrusão do *coil*. A clipagem microcirúrgica oferece uma solução mais duradoura para as opções endovasculares disponíveis. Um grande hematoma intracerebral associado favoreceria o tratamento microcirúrgico, como ocorre com aneurismas rotos não tratados, pois isso facilitaria a segurança do aneurisma roto e permitiria a evacuação subsequente do coágulo (Fig. 28-2).[105]

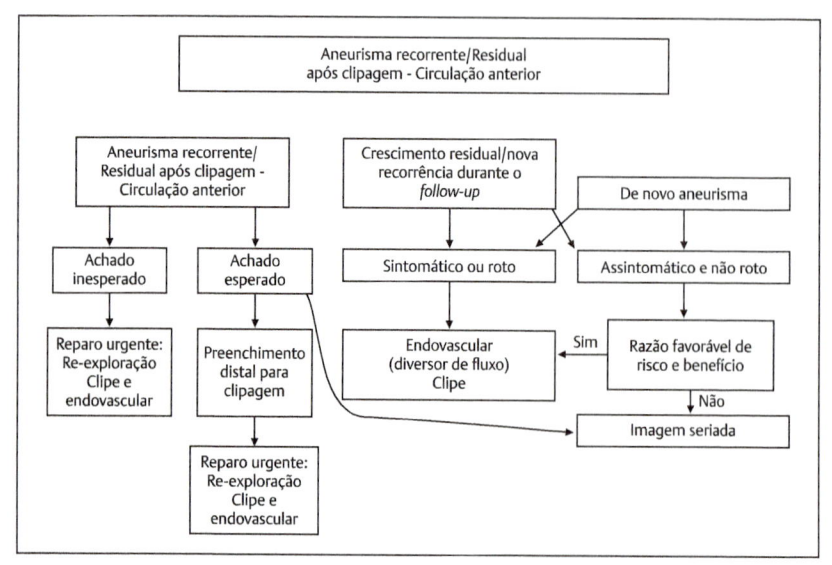

Fig. 28-1. Decisão para aneurismas recorrentes previamente clipados da circulação anterior.

```
                    Aneurisma previamente embolizado - Circulação anterior
                                           │
                      ┌────────────────────┴────────────────────┐
                     Roto                                    Não roto
                      │                                          │
              ┌───────┴───────┐                      ┌───────────┴───────────┐
          Hematoma        Sem hematoma          Recrescimento          Compactação do coil
              │               │                      │                        │
         Craniotomia           │              ┌───────┴───────┐                │
         para evacuação        │          Razão de         Razão de      RE-embolização,
         do hematoma           │         compactação      compactação    guiado por stent,
              │                │            < 2,5           > 2,5        coil, diversor
              │                │                             │            de fluxo
            Clipe  ◄───────────┘                       Trapping com
         microcirúrgico                                   bypass
                                                             │
                                                          Wrapping
```

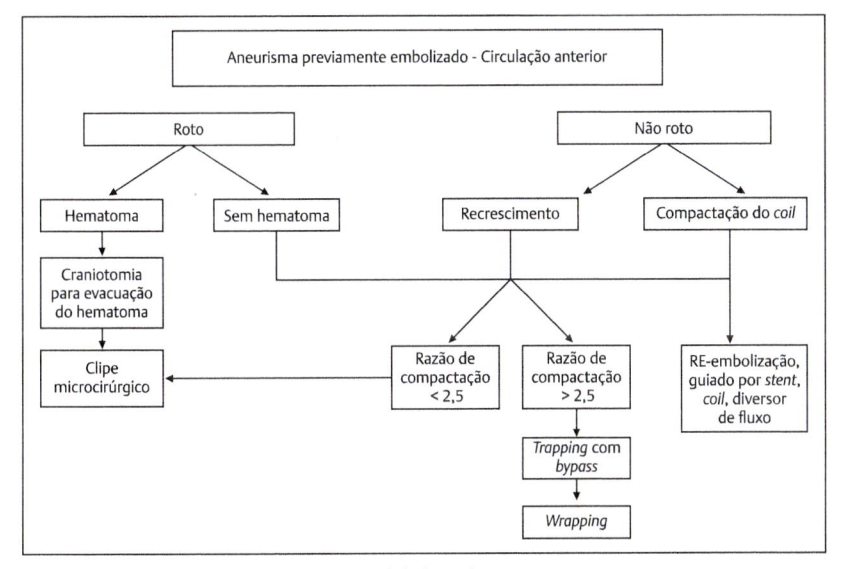

Fig. 28-2. Algoritmo para aneurisma previamente enrolado da circulação anterior.[110]

A técnica microvascular preferida para o retratamento de aneurismas residuais e/ou recorrentes previamente embolizados é a clipagem cirúrgica direta. Os clipes devem ser colocados abaixo ou contra a massa de *coil* para facilitar o fechamento mecânico completo. Essa configuração impede o reenchimento, exclui o tecido displásico e coloca os tecidos da parede arterial saudável em justaposição direta para facilitar o reparo e a reendotelização. Em nossa série clínica, ≥ 80% dos aneurismas previamente embolizados foram tratados com sucesso apenas com clipagem microcirúrgica. Para prever o sucesso da clipagem, a determinação pré-operatória da largura do *coil* e da altura de compactação (C:H ou taxa de compactação) é informativa. Um índice de compactação ≤ 2,5 correlaciona-se com a probabilidade de recorte bem-sucedido. Uma massa de *coil* não compressível com maior largura e menor altura (relação de compactação > 2,5) cria uma cunha à qual o clipe é aplicado. Um ângulo superior a 90 graus opõe-se ao fechamento do clipe e aumenta o risco de deslocamento para baixo do clipe para ocluir o vaso e/ou os ramos. Aproximadamente 70% de todos os aneurismas com relação C:H maior que 2,5 requerem reconstrução complexa do clipe após trombectomia ou mobilização, derivação e/ou envolvimento do *coil*. Aneurismas com pouca compactação, uma altura de compactação maior que 2 mm, podem não deixar espaço suficiente para acomodar a colocação de um clipe em seu pescoço, e o atraso no tratamento cirúrgico pode permitir nova compactação e facilitar a operação em uma data posterior.[96,106]

DECISÕES DIFÍCEIS

A maior parte do AI pode ser clipada ou embolizada. A arte da Neurocirurgia é antecipar os riscos e benefícios de diferentes métodos de tratamento para o aneurisma, análise de fatores específicos do paciente e específicos do aneurisma. Classicamente, uma relação de aspecto de colo e a cúpula de 2:1 identifica aneurismas que provavelmente podem ser embolizados. Outras considerações incluem o tamanho do colo (< 5 mm é favorável) e a estreita relação com uma artéria vizinha (desfavorável). Certos adjuntos podem auxiliar na embolização, como dispositivos de *stent* intraluminal e auxílio de balão. A terapia endovascular com colocação de *stent* de fluxo isolado é também uma variação emergente do tratamento. Com esses métodos, muitos aneurismas anteriormente não coesivos ou mesmo intratáveis agora são passíveis de tratamento endovascular.

Outras características aneurismáticas podem potencialmente desempenhar um papel ainda maior na determinação da modalidade de tratamento, particularmente na localização. O tratamento endovascular dos aneurismas de circulação posterior tornou-se uma alternativa popular à clipagem, particularmente em razão do alto risco cirúrgico associado a essas lesões. Deve-se enfatizar que ainda resta um papel para a microcirurgia nos aneurismas da circulação posterior, particularmente os de a artéria cerebelar superior, a artéria cerebral posterior do segmento P1, a artéria cerebelar inferior distal e a artéria cerebelar inferior posterior. Embora a microcirurgia ainda possa ser usada para tratar lesões da artéria cerebral posterior do segmento P2, tronco basilar, ápice basilar, artéria cerebelar inferior proximal e artéria vertebral, o tratamento endovascular é geralmente favorecido.[96]

RUPTURA DE ALTO GRAU

A hemorragia subaracnóidea relacionada com a ruptura do aneurisma pode apresentar efeitos devastadores. Muitos pacientes que apresentam rupturas de alto grau manifestam hipertensão intracraniana severa, independentemente da presença de hematomas com efeito de massa. Um dos principais objetivos é o controle da pressão cerebral por ventriculostomia. Se não aliviar, a craniectomia descompressiva fornece controle rápido e sustentado controle da pressão intracraniana e pode ter utilidade na melhora dos desfechos neurológicos. Uma estratégia de gerenciamento alternativa para as rupturas de alto grau é a embolização. Essa modalidade também permite que os pacientes apresentem um atraso após a ruptura inicial, e, para os que estejam em vasoespasmo, recebam terapia intra-arterial no momento da obliteração do aneurisma.[97]

Controverso, o International Subarachnoid Aneurysm Trial (ISAT) demonstra uma vantagem de sobrevida em pacientes com tratamento endovascular em comparação com o grupo cirúrgico aberto. Além disso, o BRAT fornece novas evidências prospectivas para este achado, com resultados estatisticamente significantes superiores para o braço do clipe cirúrgico. Alguns autores extrapolaram esses achados aos aneurismas com ruptura de alto grau, em que favorecem principalmente a terapia endovascular, com base na premissa de que a terapia endovascular pode ter um risco processual menor em um grupo que já está em risco muito alto de mortalidade geral. Apesar da questão da durabilidade em longo prazo, o tratamento endovascular pode fornecer proteção adequada contra a nova ruptura no período agudo. Deve-se notar que rupturas de alto grau, com hematomas que ocupam o espaço subaracnóideo e parenquimal, requerem cirurgia emergencial para evacuação do coágulo; tipicamente, a obliteração do aneurisma é realizada também nesse momento. Independentemente do tratamento, o resultado de rupturas de alto grau permanece semelhante entre as duas técnicas.[98]

RECORRÊNCIA

O objetivo de todas as cirurgias de aneurisma é eliminar o fluxo sanguíneo para o aneurisma, protegendo o paciente de uma ruptura potencialmente catastrófica (ou reruptura). O sucesso do tratamento, seja por via endovascular ou por clipe, pode ser medido pelo grau de obliteração do aneurisma, patência da vasculatura perfurante, e durabilidade de sua natureza. Recanalização e recorrência são complicações conhecidas por ocorrer com pouca frequência após qualquer tratamento de aneurisma, e sua incidência pode estar relacionada à modalidade de tratamento em si. Esse fenômeno é de particular importância quando se avalia pacientes jovens e saudáveis com muitas décadas de vida. A durabilidade do tratamento, portanto, torna-se de importância crescente nessa população específica. O ISAT e outros estudos demonstraram a superioridade do *clipping*, em comparação com a embolização, ao fornecer proteção de longo prazo contra a hemorragia. De fato, dois pacientes no ISAT que documentaram a oclusão angiográfica completa de seu aneurisma após a embolização sofreram eventos hemorrágicos. Portanto, independentemente de qualquer benefício potencial pequeno que possa ser conferido pela embolização nessa população jovem em relação ao risco cirúrgico inicial, os pacientes com menos de 40 anos de idade provavelmente terão melhor proteção contra a hemorragia por meio da colocação do clipe, dada sua expectativa de vida longa.[99,106]

Independentemente da modalidade de tratamento inicial, a vigilância no seguimento angiográfico é obrigatória. Mesmo aneurismas obliterados podem demonstrar recorrência tanto em curto como em longo prazo. No caso de clipagem, a angiografia intraoperatória ou pós-operatória pode ser útil para determinar o posicionamento exato do clipe e a arquitetura do vaso patente. O acompanhamento pós-operatório de aneurismas com angiografia por subtração digital, angiografia por tomografia computadorizada não invasiva ou angiografia por ressonância magnética é comum, embora os padrões de prática em relação ao tempo e à frequência possam diferir consideravelmente entre as instituições. Aneurismas embolizados são de particular importância para o seguimento em intervalos curtos, dado o fenômeno do *coil* compacto que pode resultar em rompimento do aneurisma e subsequente hemorragia. O acompanhamento em longo prazo (além de 2 anos) para aneurismas em espiral também é indicado por causa de relatos de recorrência após obliteração completa do *coil*. Se a recorrência ocorrer, seja no acompanhamento angiográfico ou na hemorragia, as opções de tratamento incluem o *clipping* ou o endovascular. O tratamento específico é altamente individualizado e reflete as características do aneurisma e dos pacientes, semelhantes principalmente aos aneurismas tratados.[97]

As lesões previamente tratadas são entidades parcialmente desafiadoras e requerem a consideração do armamentário neurovascular completo. Estes incluem, mas não se limitam a clipagem, *coil*, pós-tratamento primário e *bypass* extra/intracraniano com *coil* ou clipe para oclusão do aneurisma. Tratamentos adjuvantes adicionais, como o remodelamento da massa do *coil* assistida por balão e/ou uso de *stent*, podem ser considerados em situações específicas.[90,92,95]

Houve até mesmo o desenvolvimento de um novo clipe de aneurisma com lâminas projetadas para acomodar aneurismas previamente embolizados. Fatores que favorecem o tratamento endovascular são localização da circulação posterior, tamanho do aneurisma maior que 10 mm e morfologia fusiforme, em decorrência do maior risco cirúrgico associado a esses fatores. Outras condições geralmente apoiam o tratamento de aneurismas recorrentes com clipagem, secundário à durabilidade superior em longo prazo do reparo que pode proporcionar.[98,99]

ANEURISMAS MÚLTIPLOS

Muitos pacientes diagnosticados com aneurisma intracraniano na verdade abrigam múltiplos aneurismas. Eles devem ser avaliados quanto à obliteração do aneurisma do clipe ou do *coil*, isoladamente e no contexto um do outro. Por exemplo, se os aneurismas próximos forem acessíveis por meio da mesma craniotomia, eles devem ser tratados ao mesmo tempo. O aneurisma de maior risco deve ser identificado com base no tamanho e na configuração, pois isso ajuda a determinar o tratamento inicial, obliterando o aneurisma que apresenta maior risco de ruptura. Se o paciente se apresentar no quadro de uma hemorragia subaracnóidea, o aneurisma previsto para sangrar deve ser tratado primeiro, comumente identificado por seu contorno irregular e pela hemorragia subaracnóidea, ou faz parte de uma mesma via cirúrgica. A embolização de um aneurisma não é uma contraindicação à clipagem de outro aneurisma no mesmo paciente, se esses forem os métodos de tratamento ideais para cada um deles. Ambos os métodos devem ser avaliados em todos os pacientes com múltiplas lesões. As características individuais do aneurisma devem ser a principal consideração no planejamento do tratamento, juntamente com as características de aneurismas concomitantes já expostos (ou prontamente) no campo cirúrgico.[107]

ANEURISMA MICÓTICO

Os aneurismas micóticos, mais bem definidos como aneurismas infecciosos, ocorrem tipicamente na vasculatura cerebral distal e, muitas vezes, no quadro de endocardite bacteriana. Para aneurismas não rotos, a base da terapia é o tratamento antibiótico e a angiografia cerebral de acompanhamento. O tratamento cirúrgico ou endovascular deve ser realizado para aqueles pacientes que apresentam ruptura ou aumento aneurismático, apesar da antibioticoterapia. Esses pacientes são tênues e acarretam alto risco tanto do ponto de vista anestésico quanto cirúrgico. Especificamente, sob uma perspectiva neurocirúrgica, o risco de ruptura intraoperatória é alto, dada a parede patologicamente frágil dessas lesões. A intervenção microcirúrgica, seja via reconstrução de clipe ou *bypass* cerebrovascular, é indicada quando se prevê que a vasculatura distal forneça um território eloquente e tenha sido realizada com baixa mobilidade e mortalidade relativamente baixa em centros especializados.[108,109]

Na maior parte dos casos, a intervenção endovascular é o tratamento de primeira linha dos aneurismas infecciosos distais. Normalmente, o sacrifício de vaso principal é usado para excluir o aneurisma; isso pode ser realizado com agentes embólicos líquidos ou com *coil*. No entanto, o enchimento retrógrado e a ruptura da lesão ainda podem ocorrer após a oclusão do *coil* proximal.

Portanto, o uso de agentes embólicos líquidos, como o Onyx (Neurovascular, Irvine, CA), com sacrifício de vasos, é comumente necessário para que se obtenha uma resposta de tratamento durável.[110]

ARTÉRIA COMUNICANTE POSTERIOR (ACOP)

A ACOP tem propensão a comprimir o III nervo craniano. O prognóstico para a recuperação pode diferir dependendo da modalidade de tratamento e deve ser considerado cuidadosamente junto com outros fatores. Um aumento crescente de evidências apoia a hipótese de que a paralisia do terceiro nervo associada a essas lesões é mais provável de se recuperar quando tratada precocemente e com obliteração microcirúrgica, comparada com *coil*. Alguns estudos também sugerem que a recuperação completa da paralisia do terceiro nervo é possível com a terapia endovascular, embora a interpretação desses dados seja limitada pela falta de comparação direta e pelo pequeno tamanho da coorte. Uma revisão sistemática de mais de 200 pacientes com ACOP e paralisia do terceiro nervo concluiu que o tratamento cirúrgico foi associado a uma taxa de recuperação significativamente maior de uma paralisia completa ou parcial do terceiro nervo em comparação com pacientes tratados por via endovascular. Na ausência de dados de classe I, a melhor evidência disponível apoia a ideia de que a obliteração do clipe produz melhores chances de recuperação de uma paralisia do terceiro nervo (Fig. 28-2).[110]

CONSIDERAÇÕES SOCIOECONÔMICAS

Os custos para o tratamento de aneurismas via clipe microcirúrgico ou *coil* podem diferir, embora os dados preliminares sejam conflitantes. A partir de uma estrutura conceitual, pode-se supor que um procedimento cirúrgico resulte em uma permanência hospitalar mais longa segundo a natureza de se ter uma operação craniana maior, levando ao aumento dos custos. O contraponto seria que a embolização poderia não ser um tratamento tão duradouro quanto à clipagem e poderia exigir uma angiografia de vigilância mais frequente e um tratamento potencialmente mais avançado. Além disso, o material de embolização pode ser mais caro do que um clipe microcirúrgico.

Nenhum estudo analisou ainda os custos longitudinais de longo prazo do tratamento do aneurisma relacionados com a modalidade. Em um estudo, nos Estados Unidos, de aneurismas não rotos tratados tanto por técnica endovascular quanto por clipagem microcirúrgica, o aumento dos custos ao tratamento foi maior quando houve o uso do sistema endovascular. Esse fenômeno também foi visto em uma análise diferente do mesmo banco de dados; no entanto, é possível que essas diferenças tenham sido secundárias ao diagnóstico apresentado e às variações do local de atendimento. Em um sistema hospitalar de alto volume, a embolização também foi associada a custos mais elevados de tanto para aneurismas rotos e não rotos.

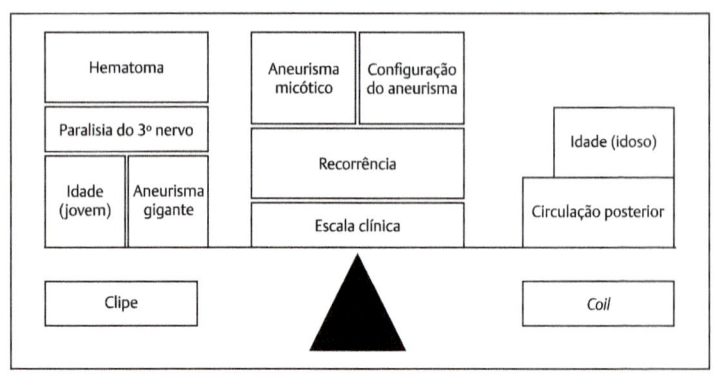

Fig. 28-3. Critérios para tomada de decisão no tratamento do aneurisma entre *coil* e clipe.

Achados contraditórios também foram relatados onde o tratamento endovascular foi associado com menor custo hospitalar em comparação com a cirurgia. Tendo em conta o recente escrutínio em torno das despesas com cuidados de saúde e a pesquisa de custo-eficácia, são indicados mais estudos. Avanços contínuos no atendimento ao paciente, como o aneurisma eletivo enrolando-se mediante sedação, são eficazes e podem ajudar a reduzir os custos de assistência médica e melhorar a eficiência (Fig. 28-3).

QUANDO NÃO EMBOLIZAR

Em pacientes com aneurisma roto considerado tecnicamente adequado tanto para *coil* quanto para clipagem neurocirúrgica, o tratamento endovascular deve ser considerado. Condições em que não se recomenda embolizar: hematoma, localização (ACM é desfavorável), via de acesso com problemas anatômicos, anatomia da lesão (pescoço grande, jovem e dificuldade de cateterismo) e doença associada (comprometimento da função renal, anemia falciforme, contraindicação em virtude do uso de anticoagulação), tortuosidades, placas ateroscleróticas, torção, oclusão vascular são todos contraindicações.[111]

CONCLUSÕES

Um aneurisma intracraniano é uma condição que pode afetar adversamente a saúde e o bem-estar de um indivíduo. Além disso, pode levar a eventos adversos, como a morte, e causar um ônus econômico às famílias. Portanto, é necessário selecionar o método de tratamento apropriado. Tanto clipe quanto *coil* estão entre as intervenções que os profissionais usam para tratar um AI. Existem condutas genéricas, porém as escolhas de tratamento de AI devem ser determinadas individualmente. No entanto, o aneurisma sacular roto mostra que a clipagem é uma intervenção superior em comparação ao tratamento endovascular. No entanto, mais estudos são necessários para comparar a eficácia das intervenções em relação aos outros métodos endovasculares, determinando, dessa forma, o melhor tratamento para aneurismas saculares intracranianos rotos.

DICAS

- Aneurismas intracranianos (AIs) são formados por dilatações da parede das artérias cerebrais e são uma possibilidade de ruptura, resultando em risco de sangramento;
- A grande maioria é assintomática e a principal causa de AVC hemorrágico, responsável por 85% das hemorragias subaracnóideas (HSA);
- Ressangramento é complicação comum após a sua ocorrência;
- Após o tratamento do aneurisma, pode ocorrer vasoespasmo cerebral e redução da perfusão cerebral, representando importante causa de desfecho desfavorável;
- A isquemia cerebral tardia ocorre em ¼ dos pacientes. Hidrocefalia aguda ocorre em 15-87%. Crise convulsiva pode aumentar o hematoma;
- A escolha do tratamento endovascular ou microcirurgia deve ser individualizada caso a caso. Os tratamentos das complicações clínicas ainda são um desafio para prática em Neurointensivismo. O entendimento da fisiopatologia e os mecanismos para formação e ruptura do aneurisma continuam uma lacuna na literatura.

REFERÊNCIAS BIBLIOGRÁFICAS

1. Vlak MH, Algra A, Brandenburg R, Rinkel GJ. Prevalence of unruptured intracranial aneurysms, with emphasis on sex, age, comorbidity, country, and time period: systematic review and meta-analysis. Lancet Neurol 2011;10(7):626-36.
2. van Gijn J, Kerr RS, Rinkel GJ. Subarachnoid haemorrhage. Lancet 2007;369(9558):306-18.
3. American Stroke Association. Stroke statistics. London, UK: Stroke Association; 2013.
4. Bharatha A, Yeung R, Durant D et al. Comparison of computed tomography angiography with digital subtraction angiography in the assessment of clipped intracranial aneurysms. J Comput Assist Tomogr 2010;34(3):440-5.
5. Karasawa H, Matsumoto H, Naito H, Sugiyama K, Ueno J, Kin H. Angiographically unrecognized microaneurysms: intraoperative observation and operative technique. Acta Neurochir (Wien) 1997;139(5):416-19; discussion 419-20.
6. Kumar V, Abbas AK, Fausto N. Robbins and Cotran pathologic basis of disease. Philadelphia: Elsevier; 2005.
7. Ishimaru H, Nakashima K, Takahata H, Matsuoka Y. Peri-stent aneurysm formation following a stent implant for stenotic intracranial vertebral artery dissection: a technical report of two cases successfully treated with coil embolization. Neuroradiology 2013;55(2):207-11.
8. Kannoth S, Iyer R, Thomas SV et al. Intracranial infectious aneurysm: presentation, management and outcome. J Neurol Sci 2007;256(1-2):3-9.
9. Bohmfalk GL, Story JL, Wissinger JP, Brown WE. Bacterial intracranial aneurysm. J Neurosurg 1978;48(3):369-82.
10. Gobble RM, Hoang H, Jafar J, Adelman M. Extracranial–intracranial bypass: resurrection of a nearly extinct operation. J Vasc Surg 2012;56(5):1303-7.
11. Sekhar LN, Duff JM, Kalavakonda C, Olding M. Cerebral revascularization using radial artery grafts for the treatment of complex intracranial aneurysms: techniques and outcomes for 17 patients. Neurosurgery 2001;49(3):646-58; discussion 658-9.
12. Barrow DL, Alleyne C. Natural history of giant intracranial aneurysms and indications for intervention. Clin Neurosurg 1995;42:214-44.
13. Lonjon M, Pennes F, Sedat J, Bataille B. Epidemiology, genetic, natural history and clinical presentation of giant cerebral aneurysms. Neurochirurgie 2015;61(6):361-5.
14. Yahia AM, Gordon V, Whapham J, Malek A, Steel J, Fessler RD. Complications of neuroform stent in endovascular treatment of intracranial aneurysms. Neurocrit Care 2008;8(1):19-30.
15. Ducruet AF, Crowley RW, Albuquerque FC, McDougall CG. Reconstructive endovascular treatment of a ruptured vertebral artery dissecting aneurysm using the pipeline embolization device. J Neurointerv Surg 2013;5(4):e20.
16. Cinar C, Oran I, Bozkaya H, Ozgiray E. Endovascular treatment of ruptured blister-like aneurysms with special reference to the flow-diverting strategy. Neuroradiology 2013;55(4):441-7.
17. Lee JW, Choi HG, Jung JY, Huh SK, Lee KC. Surgical strategies for ruptured blister-like aneurysms arising from the internal carotid artery: a clinical analysis of 18 consecutive patients. Acta Neurochir (Wien) 2009;151(2):125-30.
18. Ishikawa T, Nakamura N, Houkin K, Nomura M. Pathological consideration of a blister-like aneurysm at the superior wall of the internal carotid artery: case report. Neurosurgery 1997; 40(2):403-5; discussion 405-6.
19. Segal HD, McLaurin RL. Giant serpentine aneurysm. Report of two cases. J Neurosurg 1977;46(1):115-20.
20. Aletich VA, Debrun GM, Monsein LH, Nauta HJ, Spetzler RF. Giant serpentine aneurysms: a review and presentation of five cases. AJNR Am J Neuroradiol 1995;16(5): 1061-1072.
21. Christiano LD, Gupta G, Prestigiacomo CJ, Gandhi CD. Giant serpentine aneurysms. Neurosurg Focus 2009;26(5):E5.
22. Graf CJ, Hamby WB. Report of a case of cerebral aneurysm in an adult developing apparently de novo. J Neurol Neurosurg Psychiatry 1964;27:153-6.
23. Zali A, Khoshnood RJ, Zarghi A. De novo aneurysms in longterm follow-up computed tomographic angiography of patients with clipped intracranial aneurysms. World Neurosurg 2014; 82(5):722-5.
24. Matheus MG, Castillo M. Development of de novo intracranial aneurysm in three months: case report and literature review. AJNR Am J Neuroradiol 2003;24(4):709-10.
25. Gross BA, Du R. Microsurgical treatment of ophthalmic segment aneurysms. J Clin Neurosci 2013;20(8):1145-8.
26. Clatterbuck RE, Tamargo RJ. Contralateral approaches to multiple cerebral aneurysms. Neurosurgery 2005;57(suppl 1): 160-3; discussion 160-3.
27. Pool JL, Housepian EM. Temporary clip occlusion of major cerebral arteries during intracranial aneurysm surgery: clinical and postmortem data. Surg Forum 1960;10:791-4.
28. Pool JL, Housepian EM. Temporary clip occlusion of major cerebral arteries during intracranial aneurysm surgery: clinical and postmortem data. Part II. The patient who undergoes elective clipping. Surg Forum 1960;10:791-4.
29. Raabe A, Nakaji P, Beck J et al. Prospective evaluation of surgical microscope-integrated intraoperative near-infrared indocyanine green videoangiography during aneurysm surgery. J Neurosurg 2005;103(6):982-9.
30. Washington CW, Zipfel GJ, Chicoine MR et al. Comparing indocyanine green videoangiography to the gold standard of intraoperative digital subtraction angiography used in aneurysm surgery. J Neurosurg 2013;118(2):420-27.
31. Feng YG, Li SF, Zhang PN et al. Clip-on-wrapping with dura mater to treat intracranial aneurysm neck avulsion: case reports and review of the literature. Clin Neurol Neurosurg 2013;115(10):2284-7.
32. Barrow DL, Spetzler RF. Cotton-clipping technique to repair intraoperative aneurysm neck tear: a technical note. Neurosurgery 2011;68(suppl 2 operative):294-9; discussion 299.
33. Park J, Kang DH. In situ rescue bypass for iatrogenic avulsion of parent artery during clipping large pericallosal artery aneurysm. J Korean Neurosurg Soc 2009;46(1):68-70.
34. Ogawa A, Suzuki M, Ogasawara K. Aneurysms at nonbranching sites in the supraclinoid portion of the internal carotid artery: internal carotid artery trunk aneurysms. Neurosurgery 2000;47(3):578-83; discussion 583-6.

35. Owen CM, Montemurro N, Lawton MT. Blister aneurysms of the internal carotid artery: microsurgical results and management strategy [Published online June 1, 2016]. Neurosurgery 2016.
36. Crowell RM, Yasargil MG. End-to-side anastomosis of superficial temporal artery to middle cerebral artery branch in the dog. Neurochirurgia (Stuttg). 1973;16(3):73-7.
37. Cantore G, Santoro A, Guidetti G, Delfinis CP, Colonnese C, Passacantilli E. Surgical treatment of giant intracranial aneurysms: current viewpoint. Neurosurgery 2008;63(4 suppl 2):279-89; discussion 289-90.
38. Hendrikse J, van der Zwan A, Ramos LM, Tulleken CA, van der Grond J. Hemodynamic compensation via an excimer laser assisted, high-flow bypass before and after therapeutic occlusion of the internal carotid artery. Neurosurgery 2003;53(4):858-63; discussion 863-5.
39. Kocaeli H, Andaluz N, Choutka O, Zuccarello M. Use of radial artery grafts in extracranial–intracranial revascularization procedures. Neurosurg Focus 2008;24(2):E5.
40. Sundt TM, Piepgras DG, Marsh WR, Fode NC. Saphenous vein bypass grafts for giant aneurysms and intracranial occlusive disease. J Neurosurg 1986;65(4):439-50.
41. Low SW, Teo K, Lwin S et al. Improvement in cerebral hemodynamic parameters and outcomes after superficial temporal artery-middle cerebral artery bypass in patients with severe stenoocclusive disease of the intracranial internal carotid or middle cerebral arteries. J Neurosurg 2015;123(3):1-8.
42. Araki Y, Takagi Y, Fushimi Y et al. Apparent diffusion coefficient and transient neurological deficit after revascularization surgery in moyamoya disease. J Stroke Cerebrovasc Dis 2015;24(9):2054-9.
43. Lin Y, Harris D, Pan IW, Luerssen TG, Lam S. 105_ incidence and predictors of complications after bypass surgery for pediatric patients with moyamoya disease. Neurosurgery 2015;62(suppl 1):198.
44. Lemole GM, Henn J, Javedan S, Deshmukh V, Spetzler RF. Cerebral revascularization performed using posterior inferior cerebellar artery-posterior inferior cerebellar artery bypass. Report of four cases and literature review. J Neurosurg 2002;97(1):219-23.
45. Quinones-Hinojosa A, Lawton MT. In situ bypass in the management of complex intracranial aneurysms: technique application in 13 patients. Neurosurgery 2008;62(6 suppl 3):1442-9.
46. Kazumata K, Nakayama N, Nakamura T, Kamiyama H, Terasaka S, Houkin K. Changing treatment strategy from clipping to radial artery graft bypass and parent artery sacrifice in patients with ruptured blister-like internal carotid artery aneurysms. Neurosurgery 2014;10(suppl 1):66-72; discussion 73.
47. Rodriguez-Hernandez A, Lawton MT. Microsurgical technique for posterior inferior cerebellar artery-posterior inferior cerebellar artery in situ bypass: 3-dimensional operative video. Neurosurgery 2014;10(suppl 1):156.
48. Nussbaum ES, Erickson DL. The fate of intracranial microaneurysms treated with bipolar electrocoagulation and parent vessel reinforcement. Neurosurgery 1999;45(5):1172-4; discussion 1174-5.
49. Ryttlefors M, Enblad P, Kerr RS, Molyneux AJ. International subarachnoid aneurysm trial of neurosurgical clipping versus endovascular coiling: subgroup analysis of 278 elderly patients. Stroke 2008;39(10):2720-6.
50. Sehba FA, Hou J, Pluta RM, Zhang JH. The importance of early brain injury after subarachnoid hemorrhage. Prog Neurobiol 2012;97(1):14–37.
51. Seibert B, Tummala RP, Chow R, Faridar A, Mousavi SA, Divani AA. Intracranial aneurysms: a review of current treatment options and outcomes. Front Neurol 2011;2:45
52. Hwang JS, Hyun MK, Lee HJ, Choi JE, Kim JH, Lee NR et al. Endovascular coiling versus neurosurgical clipping in patients with unruptured intracranial aneurysm: a systematic review. BMC Neurol 2012;12:99
53. Seibert B, Tummala RP, Chow R, Faridar A, Mousavi SA, Divani AA. Intracranial aneurysms: review of current treatment options and outcomes. Front Neurol 2011;2:45
54. Mason AM, Cawley CM, Barrow DL. Surgical management of intracranial aneurysms in the endovascular era: review article. J Korean Neurosurg Soc 2009;45(3):133-42.
55. Horowitz M. Guidelines for the surgical treatment of unruptured intracranial aneurysms: the first annual J. Lawrence Pool Memorial Research Symposium-Controversies in the management of cerebral aneurysms. Neurosurgery 2009;64(3):E577.
56. Ishibashi T, Murayama Y, Urashima M, Saguchi T, Ebara M, Arakawa H et al. Unruptured intracranial aneurysms: incidence of rupture and risk factors. Stroke 2009;40(1):313-6.
57. Raymond J. Incidental intracranial aneurysms: rationale for treatment. Curr Opin Neurol 2009;22(1):96–102.
58. Dehdashti AR, Rilliet B, Rufenacht DA, de Tribolet N. Shunt-dependent hydrocephalus after rupture of intracranial aneurysms: a prospective study of the influence of treatment modality. J Neurosurg 2009;101:402-7.
59. Brinjikji W, Rabinstein AA, Nasr DM, Lanzino G, Kallmes DF, Cloft HJ. Better outcomes with treatment by coiling relative to clipping of unruptured intracranial aneurysms in the United States. 2001-2008. AJNR Am J Neuroradiol 2011;32(6):1071-5.
60. Renowden SA, Benes V, Bradley M, Molyneux AJ. Detachable coil embolisation of ruptured intracranial aneurysms: a single center study, a decade experience. Clin Neurol Neurosurg 2009;111(2):179-88.
61. Sturiale CL, Brinjikji W, Murad MH, Lanzino G. Endovascular treatment of intracranial aneurysms in elderly patients: a systematic review and meta-analysis. Stroke 2013;44(7):1897-902.
62. McDougall CG, Spetzler RF, Zabramski JM, Partovi S, Hills NK, Nakaji P et al. The Barrow ruptured aneurysm trial. J Neurosurg 2012;116:135-44.
63. Spetzler RF, McDougall CG, Albuquerque FC, Zabramski JM, Hills NK, Partovi S et al. The Barrow ruptured aneurysm trial: 3-year results. J Neurosurg 2013;119:146-57.
64. Spetzler RF, McDougall CG, Zabramski JM, Albuquerque FC, Hills NK, Russin JJ et al. The Barrow ruptured aneurysm trial: 6-year results. J Neurosurg 2015;123:609-17.
65. Elhadi AM, Zabramski JM, Almefty KK, Mendes GA, Nakaji P, McDougall CG et al. Spontaneous subarachnoid hemorrhage of unknown origin: hospital course and long-term clinical and angiographic follow-up. J Neurosurg 2015;122:663-70.
66. Suzuki S, Kurata A, Yamada M, Iwamoto K, Nakahara K, Sato K et al. Outcomes analysis of ruptured distal anterior cerebral artery aneurysms treated by endosaccular embolization and surgical clipping. Interv Neuroradiol 2011;17:49-57.

67. Arnaout OM, El Ahmadieh TY, Zammar SG, El Tecle NE, Hamade YJ, Aoun RJ et al. Microsurgical treatment of previously coiled intracranial aneurysms: a systematic review of the literature. World Neurosurg 2015; 84:246–53.
68. Ferns SP, Sprengers ME, van Rooij WJ, Rinkel GJ, van Rijn JC, Bipat S et al. Coiling of intracranial aneurysms: a systematic review on initial occlusion and reopening and retreatment rates. Stroke 2009; 40:e523-e529.
69. Spetzler RF, Zabramski JM, McDougall CG, Albuquerque FC, Hills NK, Wallace RC, Nakaji P. Analysis of saccular aneurysms in the Barrow Ruptured Aneurysm Trial. J Neurosurg 2018 Jan;128(1):120-5.
70. Spetzler RF, Zabramski JM, McDougall CG, Albuquerque FC, Hills NK, Wallace RC, Nakaji P. The Barrow Ruptured Aneurysm Trial: 6-year results. J Neurosurg 2015; 123:609–17.
71. Salle F, Jaume A, Castelluccio, G, Spagnuolo, E. Surgical clipping vs endovascular coiling for newly diagnosed and recurrent cerebral aneurysms: An update on the current literature. Single-center case series. International Neuroscience Journal 2018;2(1):16-21.
72. Lindgren A, Vergouwen MDI, van der Schaaf I, Algra A, Wermer M, Clarke MJ, Rinkel GJE. Endovascular coiling versus neurosurgical clipping for people with aneurysmal subarachnoid haemorrhage. J Neurol Disord Stroke 2018;6(1):1135.
73. McDougall CG, Spetzler RF, Zabramski JM, Partovi S, Hills NK, Nakaji P et al. The Barrow Ruptured Aneurysm Trial. J Neurosurg 2012;116:135-44.
74. Zhang QR, Zhang X, Wu Q, Shi XJ, Wang HD, Hang CH et al. The impact of microsurgical clipping and endovascular coiling on the outcome of cerebral aneurysms in patients over 60 years of age. J Clin Neurosci 2012;19(8):1115-8.
75. Tan IY, Agid RF, Willinsky RA. Recanalization rates after endovascular coil embolization in a co-hort of matched ruptured and unruptured cerebral aneurysms. Interv Neuroradiol 2011;17(1):27-35.
76. Yoon W. Current update on the randomized controlled trials of intracranial aneurysms. Neurointervention 2011;6(1):1-5.
77. Hoh BL, Chi YY, Dermott MA, Lipori PJ, Lewis SB. The effect of coiling versus clipping of ruptured and unruptured cerebral aneurysms on the length of stay, hospital cost, hospital reimbursement, and surgeon reimbursement at the University of Florida. Neurosurgery 2009;64(4):614-9.
78. Brinjikji W, Kallmes DF, Lanzino G, Cloft HJ. Hospitalization costs for endovascular and surgical treatment of ruptured aneurysms in the United States are substantially higher than Medicare payments. AJNR Am J Neuroradiol 2012;33(6):1037-40.
79. Molyneux A, Kerr R, Stratton I, Sandercock P, Clarke M, Shrimpton J et al. International Subarachnoid Aneurysm Trial (ISAT) of neurosurgical clipping versus endovascular coiling in 2143 patients with ruptured intracranial aneurysms: a randomized trial. Lancet 2002;360(9342):1267-74.
80. Taki W, Sakai N, Suzuki H; PRESAT Group. Determinants of poor outcome after aneurysmal subarachnoid hemorrhage when both clipping and coiling are available: Prospective Registry of Subarachnoid Aneurysms Treatment (PRESAT) in Japan. World Neurosurg 2011;76:437-45
81. Kim BM, Kim DI, Shin YS, Chung EC, Kim DJ, Suh SH et al. Clinical outcome and ischemic complication after treatment of anterior choroidal artery aneurysm: comparison between surgical clipping and endovascular coiling. AJNR Am J Neuroradiol 2008;29:286-90.
82. Natarajan SK, Sekhar LN, Ghodke B, Britz GW, Bhagawati D, Temkin N. Outcomes of ruptured intracranial aneurysms treated by microsurgical clipping and endovascular coiling in a high-volume center. AJNR Am J Neuroradiol 2008;29:753-9.
83. De Los Reyes K, Patel AB, Bederson JB, Frontera JA. Management of subarachnoid hemorrhage with intracerebral hematoma: clipping and clot evacuation versus coil embolization followed by clot evacuation. J NeuroIntervent Surg 2012 Jan 3.
84. Helland CA, Kråkenes J, Moen G, Wester K. A population-based study of neurosurgical and endovascular treatment of ruptured, intracranial aneurysms in a small neurosurgical unit. Neurosurgery 2006;59:1168-75; discussion 1175.
85. Varelas P, Helms A, Sinson G, Spanaki M, Hacein-Bey L. Clipping or coiling of ruptured cerebral aneurysms and shunt-dependent hydrocephalus. Neurocrit Care 2006;4:223-8.
86. Campi A, Ramzi N, Molyneux AJ, Summers PE, Kerr RS, Sneade M et al. Retreatment of ruptured cerebral aneurysms in patients randomized by coiling or clipping in the International Subarachnoid Aneurysm Trial (ISAT) Stroke 2008;38(5):1538-44.
87. Johnston SC, Dowd CF, Higashida RT, Lawton MT, Duckwiler GR, Gress DR. CARAT Investigators. Predictors of hemorrhage after treatment of ruptured intracranial aneurysms: the Cerebral Aneurysm Rerupture After Treatment (CARAT) study. Stroke 2008;39:120-5.
88. Spetzler RF, McDougall CG, Zabramski JM, Albuquerque FC, Hills NK, Nakaji P. Ten-year analysis of saccular aneurysms in the Barrow Ruptured Aneurysm Trial. J Neurosurg 2019 Mar; 8:1-6.
89. de Oliveira JG, Beck J, Ulrich C, Rathert J, Raabe A, Seifert V. Comparison between clipping and coiling on the incidence of cerebral vasospasm after aneurysmal subarachnoid hemorrhage: a systematic review and meta-analysis. Neurosurg Rev 2007a;30:22-30; discussion.
90. de Oliveira JG, Beck J, Setzer M, Gerlach R, Vatter H, Seifert V et al. Risk of shunt-dependent hydrocephalus after occlusion of ruptured intracranial aneurysms by surgical clipping or endovascular coiling: a single-institution series and meta-analysis. Neurosurgery 2007b;61:924- 33, discussion 933-4.
91. Molyneux AJ, Kerr RS, Birks J, Ramzi N, Yarnold J, Sneade M et al. Risk of recurrent subarachnoid hemorrhage, death, or dependence and standardized mortality ratios after clipping or coiling of an intracranial aneurysm in the International Subarachnoid Aneurysm Trial (ISAT): long-term follow-up. Lancet Neurol 2009;8(5):427-33.
92. Li H, Pan R, Wang H, Rong X, Yin Z, Milgrom DP et al. Clipping versus coiling for ruptured intracranial aneurysms: a systematic review and meta-analysis. Stroke 2013;44(1):29-37.
93. Chalouhi N, Jabbour P, Singhal S, Drueding R, Starke RM, Dalyai RT et al. Stent-assisted coiling of intracranial aneurysms: predictors of complications, recanalization, and outcome in 508 cases. Stroke 2013;44:1348-53.
94. Molyneux AJ, Kerr RS, Yu LM, Clarke M, Sneade M, Yarnold JA, et al. International subarachnoid aneurysm trial (ISAT) of neurosurgical clipping versus endovascular coiling in 2143 patients with ruptured intracranial

aneurysms: a randomised comparison of effects on survival, dependency, seizures, rebleeding, subgroups, and aneurysm occlusion. Lancet 2005;366:809-17.
95. Lanzino G, Fraser K, Kanaan Y, Wagenbach A. Treatment of ruptured intracranial aneurysms since the International Subarachnoid Aneurysm Trial: practice utilizing clip ligation and coil embolization as an individual or complementary therapies. J Neurosury 2006; 104:344-9.
96. London Clinical Effectiveness Unit, The Royal College of Surgeons of England. A national study of subarachnoid hemorrhage: final report of an audit carried out in 34 neurosurgical units in the UK between 14 September 2001 to 13 September 2002. 2006:1-56.
97. Gnanalingham KK, Apostolopoulos V, Barazi S, O'Neill K. The impact of the International Subarachnoid Aneurysm Trial (ISAT) on the management of aneurysmal subarachnoid hemorrhage in a neurosurgical unit in the UK. Clin Neurol Neurosurg 2006;108:117-23.
98. Peptiz CB and Machado HS. Clipping versus coiling for intracranial aneurysms: Recent trends. J Anesth Clin Res 2017;8:732.
99. Suzuki S, Kurata A, Yamada M, Iwamoto K, Nakahara K, Sato K et al. Outcomes analysis of ruptured distal anterior cerebral artery aneurysms treated by endosaccular embolization and surgical clipping. Interv Neuroradiol 2011;17:49-57.
100. Nam KH, Hamm IS, Kang DH, Park J, Kim YS. Risk of shunt dependent hydrocephalus after treatment of ruptured intracranial aneurysms: surgical clipping versus endovascular coiling according to fisher grading system. J Korean Neurosurg Soc 2010;48:313-18.
101. Kim BM, Kim DI, Shin YS, Chung EC, Kim DJ, Suh SH et al. Clinical outcome and ischemic complication after treatment of anterior choroidal artery aneurysm: comparison between surgical clipping and endovascular coiling. AJNR Am J Neuroradiol 2008;29:286-90.
102. Varelas P, Helms A, Sinson G, Spanaki M, Hacein-Bey L. Clipping or coiling of ruptured cerebral aneurysms and shunt-dependent hydrocephalus. Neurocrit Care 2006;4:223-8.
103. Helland CA, Kråkenes J, Moen G, Wester K. A population-based study of neurosurgical and endovascular treatment of ruptured, intracranial aneurysms in a small neurosurgical unit. Neurosurgery 2006;59:1168-1175; discussion 1175.
104. Taha MM, Nakahara I, Higashi T, Iwamuro Y, Iwaasa M, Watanabe Y et al. Endovascular embolization vs surgical clipping in treatment of cerebral aneurysms: morbidity and mortality with short-term outcome. Surg Neurol 2006;66:277-84; discussion 284.
105. Molyneux AJ, Birks J, Clarke A, Sneade M, Kerr RSC: The durability of endovascular coiling versus neurological clipping of ruptured cerebral aneurysms: 18 year follow-up of the UK co-hort of the international Subarachnoid Aneurysm Trial. Lancet 2015;385:691-7.
106. Delgado AF, Anderson T, Delgado AF. Clinical outcome after surgical clipping or endovascular coiling for cerebral aneurysms: a pragmatic meta-analysis of randomized and non-randomized trials with short- and long-term follow-up. J NeuroIntervent Surg 2017;9:264-77.
107. Fotakopoulos G, Tsianaka E, Fountas K, Makris D, Spyrou M, Hernesniemi J. Clipping Versus coiling in anterior circulation ruptured intracranial aneurysms: A Meta-Analysis George. World Neurosurgery 2017;104:482-8.
108. Xia ZW, Liu XM, Wang JY, Cao H, Chen FH, Huang J et al. Coiling is not superior to clipping in patients with high-grade aneurysmal subarachnoid hemorrhage: Systematic review and meta-analysis. World Neurosurgery 2017;98:411-20.
109. Brown MA, Parish J, Guandique CF et al. A long-term study of durability and risk factors for aneurysm recurrence after microsurgical clip ligation. J Neurosurg 2017;123(3):819-24.
110. Lawton MT. Seven aneurysms: Tenets and techniques for clipping. Stuttgart: Thieme Medical Publishers Inc; 2011.
111. Connolly ES, Rabinsten AA, Carhuapoma JR, Derdeyn CP, Dion J. Guidelines for the management of aneurysmal subarachnoid hemorrhage a guideline for healthcare professionals from the American Heart Association/American Stroke Association. Stroke 2012;43:1711-37.

CAPÍTULO 29

ANEURISMAS PARACLINÓIDEOS

Sérgio Tadeu Fernandes ▪ Raphael Vicente Alves

INTRODUÇÃO

Tradicionalmente os aneurismas intracranianos são classificados conforme a nomenclatura dos respectivos segmentos da artéria carótida interna (ACI), tomando-se por base o ramo arterial mais proeminente ou bifurcação. No entanto, em virtude das inúmeras variações anatômicas e morfológicas dos aneurismas desse diminuto segmento arterial, somadas ao fato que não se observa uma frequente relação desses aneurismas com ramos arteriais, o termo guarda-chuva aneurisma paraclinóideo, conforme proposto por Kim et al., acabou se consagrando por sua simplicidade.[1]

O termo aneurisma paraclinóideo foi utilizado pela primeira vez por Nutik, em 1978, ao se referir a um subtipo específico de aneurisma da ACI, localizado na face oposta à origem da artéria oftálmica.[2] Atualmente, alguns autores denominam tal lesão de aneurisma paraclinóideo ventral ou inferior.[3,4]

Diversos sistemas de classificação têm sido propostos na literatura para os aneurismas paraclinóideos e, em decorrência da enorme variação de interpretação entre cada um dos autores, um consenso parece estar distante.[3-14] No presente capítulo, agrupamos dentro do termo genérico paraclinóideo (prefixo grego para: junto de; proximidade) os aneurismas que possuem relação topográfica com pelo menos uma das estruturas descritas no Quadro 29-1.

Esses aneurismas ainda representam um considerável desafio ao manejo microcirúrgico por causa das suas complexas características anatômicas, como a proximidade com o nervo óptico (II NC) e demais estruturas da base craniana (ósseas, meníngeas, neurais e vasculares), que requerem dissecações meticulosas e osteotomias complexas em espaços restritos.[15,16]

ANATOMIA

Durante o desenvolvimento embriológico da ACI, o vaso progride, em seu trajeto cranial, pelo seio cavernoso e, ao atravessar esse espaço venoso, a artéria desempenha papel importante para o desenvolvimento das paredes histológicas do seio. Com 15 semanas de desenvolvimento, a ACI entra no espaço subaracnóideo acompanhada de uma luva de células mesenquimais durais que fixam a artéria ao processo clinóideo anterior (PCA). Essa íntima relação embriológica da dura-máter e da ACI parece progredir, durante o período pós-natal, até se tornar o padrão anatômico encontrado em indivíduos adultos.[17]

A região ao redor do PCA é denominada de região paraclinóidea. Trata-se de uma área pequena, de aproximadamente 1 cm³, que abriga uma arquitetura anatômica complexa, de cristas ósseas e dobras durais, e em íntima relação com importantes elementos vasculares e nervosos.[15,17]

Aspectos Ósseos

O PCA é a continuação medial e posterior da asa menor do osso esfenoide. Esta pequena estrutura óssea se relaciona com importantes estruturas neurovasculares, pois fornece um teto ósseo para a fissura orbital superior (FOS) e o segmento anterior do seio cavernoso, além de delimitar as superfícies anterior e lateral da ACI à medida que o vaso atravessa o teto do seio cavernoso para entrar no espaço subaracnóideo (Fig. 29-1).[17,18]

Quadro 29-1. Pode-se Agrupar dentro do Termo Paraclinóideo os Aneurismas que Possuem Relação com pelo Menos uma dessas Estruturas

Aneurisma paraclinóideo			
Estruturas vasculares	Estruturas meníngeas	Estruturas nervosas	Estruturas ósseas
ACI Clinóidea (C5)	Anel dural proximal	Nervo óptico (II NC)	Clinoide anterior
ACI Supraclinóidea (C6)	Anel dural distal	Nervo oculomotor (III NC)	Pilar óptico
Artéria oftálmica	Dobra dural interclinóidea anterior		Canal óptico
Artéria hipofisária superior	Dobra dural petroclinóidea		Fissura orbital superior

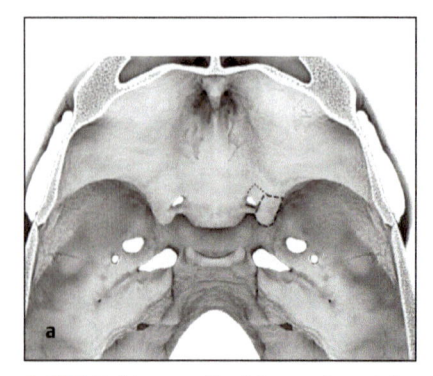

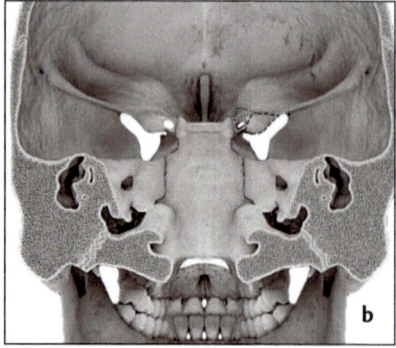

Fig. 29-1. Modelo esquemático da fossa craniana anterior e da média em corte axial (**a**) e coronal (**b**). O processo clinóideo anterior é a continuação medial e posterior da asa menor do osso esfenoide. No lado direito das imagens é destacado em tracejado o processo clinóideo anterior; em pontilhado, o teto do canal óptico (plano esfenoidal); e em linha contínua, o pilar óptico. A clinoidectomia anterior é fundamental na exposição cirúrgica e no tratamento da maioria dos aneurismas paraclinóideos.

Superoanteriormente, o PCA conecta-se ao corpo do osso esfenoide, continuando com o plano esfenoidal, para formar o teto do canal óptico. Inferoanteriormente, o pilar óptico, outro ponto de conexão do PCA com o corpo do osso esfenoide, forma as paredes lateral e inferior do canal óptico e separa este da FOS.[18]

O PCA, apesar de ser usualmente uma estrutura óssea sólida, pode estar pneumatizado e continuar-se com o seio esfenoidal. Nesses casos, a remoção do pilar óptico poderá expor a mucosa do seio esfenoidal.[18-21]

Aspectos Meníngeos

O PCA, assim como os demais ossos cranianos, é recoberto pela camada periósteo do folheto de dura-máter (folheto externo), que, para superfícies ósseas intracranianas, é o equivalente ao periósteo dos ossos extracranianos.

O folheto meníngeo da dura-máter (folheto interno) funde-se com a adventícia da ACI medialmente e circunda o vaso para formar o anel dural distal (ADD). Superomedialmente, esse folheto continua-se tanto com o ligamento falciforme (um espessamento dural que, ao se estender para o tubérculo da sela, cobre a região do II NC próxima ao canal óptico) quanto com o diafragma da sela. O ADD inclina-se para baixo em dois planos, de anterior para posterior e de lateral para medial. Esta inclinação cria um pequeno recesso subaracnóideo, ao longo do aspecto medial da ACI, denominado de cavo (caverna) carotídeo.[17,22] Assim, o cavo carotídeo pode ser definido como uma depressão estreita do ADD no aspecto anteromedial da ACI. Este pequeno recesso dural descendente (redundante) do ADD tem extensão variável.[18] A passagem da ACI pelo ADD define o segmento subaracnóideo do vaso, ou seja, o limite anatômico entre o teto do seio cavernoso e o espaço subaracnóideo (Fig. 29-2).

A superfície inferior e medial do PCA é recoberta por um fino folheto periosteal dural que se estende medialmente à ACI e lateralmente ao nervo oculomotor. Essa membrana, denominada de membrana carótido-oculomotora (MCO) ou anel dural proximal (ADP), marca o local de saída da ACI do lúmen principal do seio cavernoso.[23] Ao contrário do ADD, a MCO não se funde circunferencialmente com a adventícia da ACI para produzir uma barreira competente. Trata-se de uma membrana conectiva tênue e frágil que circunda o segmento vertical anterior da ACI e forma o teto real do seio cavernoso, pois separa o lúmen venoso principal do espaço interdural, que abriga o segmento clinóideo da ACI.[18,21] A tenuidade da MCO é bem caracterizada pela presença de um número variável de veias do plexo cavernoso que acompanham a ACI ao longo de seu segmento clinóideo.[1]

As reflexões durais mais importantes do PCA são o ligamento falciforme, o ADD e a MCO.

Aspectos Neurais

O II NC tem sua origem aparente craniana no canal óptico, medial ao PCA, e prossegue posteromedialmente em direção ao quiasma óptico. Na extremidade posterior do canal óptico, o nervo é coberto superiormente pelo ligamento falciforme.[18] Este nervo é frequentemente acometido por aneurismas paraclinóideos.

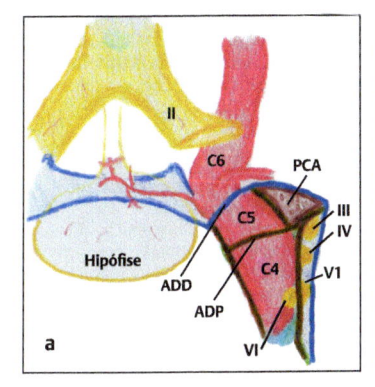

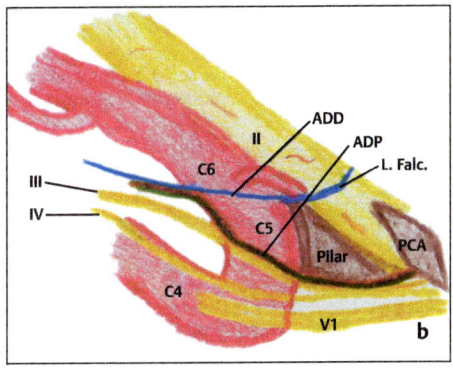

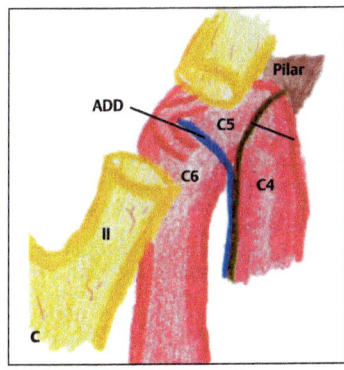

Fig. 29-2. Desenho da anatomia da região paraclinóidea. (a) Vista anterior. (b) Vista lateral. (c) Vista superior e posterior. O folheto meníngeo da dura-máter (destacado em azul) funde-se com a adventícia da ACI medialmente e circunda o vaso para formar o anel dural distal (ADD). Superomedialmente, o ADD continua-se tanto com o ligamento falciforme (L. Falc.) quanto com o diafragma da sela. A superfície inferior e medial do processo clinóideo anterior (PCA) é recoberta por um fino folheto periosteal da dura-máter (destacado em verde) que se estende medialmente à ACI e lateralmente ao nervo oculomotor (III). Essa membrana, denominada de carótido-oculomotora (MCO) ou anel dural proximal (ADP), marca o local de saída da ACI do lúmen principal do seio cavernoso (segmento C4 da ACI). Os nervos cranianos (III, IV e V1), em seu trajeto anterior (em direção à fissura orbital superior), passam entre os folhetos de dura-máter da parede lateral do seio cavernoso (folhetos meníngeo e periosteal – destacados em azul e verde, respectivamente). Em a e c, o II NC foi seccionado para ilustrar a origem da artéria oftálmica. Em b, a origem da artéria oftálmica está lateralizada para demonstrar a sua relação com o ADD.

O nervo oculomotor (III NC), tem sua origem aparente no sulco medial do pedúnculo cerebral e, após atravessar o espaço subaracnóideo, entra no seio cavernoso posteriormente, logo abaixo do ápice do processo clinóideo posterior (triângulo do oculomotor). O III NC, em seu trajeto anterior, entre os folhetos de dura-máter da parede lateral do seio cavernoso, dirige-se à fissura orbital superior (FOS) passando inferiormente ao PCA.

O nervo troclear (IV NC), também em seu trajeto anterior em direção à FOS, cursa abaixo do III NC, na parede lateral do seio cavernoso. A divisão oftálmica do nervo trigêmeo (V1 NC) também tem origem aparente craniana na FOS, e cursa, abaixo do IV NC, também na parede lateral do seio cavernoso.

O nervo abducente (VI NC) cursa dentro do lúmen venoso principal do seio cavernoso em topografia lateral à ACI e medial ao ramo oftálmico do nervo trigêmeo (V1 NC). Existem ainda, no interior do seio cavernoso, feixes de fibras pós-ganglionares simpáticas que cursam ao longo das paredes da ACI cavernosa. As fibras simpáticas dissociam-se da artéria para penetrar na órbita, pela fissura orbital superior, e alcançar o gânglio ciliar.[24]

Aspectos Vasculares

A região paraclinóidea da ACI é um termo genérico para descrever o segmento da artéria que se relaciona com o PCA. Podemos dividir, segundo Bouthillier, o segmento paraclinóideo da ACI em duas áreas específicas: o segmento clinóideo [C5] e o segmento supraclinóideo [C6] (Fig. 29-2).[25]

O segmento clinóideo consiste na porção distal do segmento vertical ascendente anterior da artéria carótida cavernosa. Encontra-se medial e inferior ao PCA e é delimitado, superiormente, pelo ADD e, inferiormente, pela MCO. Esse segmento pode ser considerado interdural, pois não se localiza nem dentro do lúmen venoso do seio cavernoso e nem dentro do espaço subaracnóideo.[26] Em relação às estruturas ósseas, o segmento clinóideo é circundado pelo PCA lateralmente e pelo pilar óptico anteriormente.[15,17]

O segmento supraclinóideo estende-se da origem da artéria oftálmica, usualmente logo distal ao ADD, até a origem da artéria comunicante posterior. Este segmento se encontra inteiramente dentro do espaço subaracnóideo, acima e medialmente ao PCA.[15,25] A artéria oftálmica, usualmente, origina-se na superfície superomedial da ACI em uma topografia abaixo da metade medial do II NC. A artéria, em geral, cursa em direção ao canal óptico, em relação íntima com o nervo, em um trajeto de anterolateral.[15,21]

Como a classificação empregada rotineiramente leva em consideração ramos arteriais proeminentes ou bifurcações, o segmento supraclinóideo também é conhecido como segmento oftálmico da ACI. Cabe ressaltar que essa subdivisão da curva anterior da ACI é fonte de controvérsia na literatura, com classificações sobrepostas e, por vezes, confusas, em virtude das significativas variações morfológicas dos aneurismas da região paraclinóidea.[3]

Segmento Clinóideo

O segmento clinóideo é geralmente desprovido de ramos arteriais significativos. Origens variantes da artéria oftálmica ou hipofisária superior podem ser encontradas e, quando tais variações anatômicas ocorrem, estas artérias tipicamente alcançam seus destinos finais através de vias anatômicas alternativas (intimamente relacionadas com suas origens embriológicas). A artéria oftálmica, por exemplo, pode-se originar dos segmentos cavernosos ou clinóideo da ACI em até 15% dos estudos cadavéricos.[27] Nestes casos, a artéria entra na órbita através da FOS ou através de um forame próprio no pilar óptico. Raramente, a artéria oftálmica surge da artéria meníngea média, uma anomalia que coloca a artéria em risco durante os procedimentos em que a dura-máter é descolada das asas maior e menor do osso esfenoide na proximidade da borda lateral da FOS.[15,28]

Segmento Supraclinóideo

O segmento supraclinóideo abriga ramos arteriais que contribuem para a turbulência e o estresse hemodinâmico, predispondo à formação de aneurismas.

A artéria oftálmica é o ramo mais proeminente. Ela geralmente surge na superfície dorsomedial da ACI, logo acima do ADD, cursa abaixo da porção inferolateral do II NC, e alcança a órbita pelo canal óptico.[15,29] As artérias hipofisárias superiores são pequenos ramos, geralmente de dois a três, que surgem no aspecto medial ou inferomedial da metade proximal do segmento supraclinóideo (distal ao ADD). Não raro, tais artérias surgem na topografia do cavo carotídeo. Apesar de elas serem em número variável, um ramo geralmente predomina. Essas artérias seguem medialmente para alcançar o assoalho do terceiro ventrículo, o II NC, o quiasma óptico e a haste hipofisária.[15]

Diferentemente dos aneurismas saculares, acredita-se que os aneurismas *blister* surjam como resultado de estresse hemodinâmico, aterosclerose ou dissecção. Nestas lesões, existe apenas a camada adventícia recobrindo as camadas íntima e média doentes.[30]

FISIOPATOLOGIA

Acredita-se que o desenvolvimento do aneurisma ocorre, geralmente, em pontos de estresse hemodinâmico, onde existe uma curvatura no vaso, e/ou em um local de origem de um ramo arterial.[15] Ao longo da ACI paraclinóidea, duas grandes curvas e a origem de alguns ramos arteriais predispõem essa região à formação de aneurismas.[15,17] No entanto, nem todos os aneurismas que surgem do segmento C6 da ACI têm origem em relação aos ramos arteriais.[8] Admite-se que, embora alguns aneurismas paraclinóideos possam estar relacionados com ramos arteriais, esses ramos são tão pequenos que provavelmente não contribuem hemodinamicamente para a ocorrência das lesões. Assim, o principal fator hemodinâmico, para esses aneurismas, provavelmente está relacionado com a forma e a curvatura da ACI.[3]

A primeira curva, mais bem vista na projeção angiográfica lateral, é uma curva acentuada em direção posterior, que começa no joelho anterior do segmento cavernoso e continua à medida que o vaso sobe em direção ao ADD. Esta curvatura gera um estresse hemodinâmico importante nas paredes anterior e dorsal (superior) da ACI paraclinóidea.[15,17]

A segunda curva, mais bem visualizada na projeção angiográfica anteroposterior, é uma curva suave, de medial para lateral, que começa no joelho anterior do segmento cavernoso e continua posterolateralmente, à medida que a ACI se aproxima de sua bifurcação terminal. Essa curvatura gera um estresse hemodinâmico sobre a parede medial da ACI paraclinóidea.[17]

QUADRO CLÍNICO E CLASSIFICAÇÃO DOS ANEURISMAS
Quadro Clínico

Os aneurismas paraclinóideos têm uma preponderância feminina significativa (9/1) e cerca de metade dos pacientes apresentam aneurismas intracranianos adicionais em outras topografias (aneurismas múltiplos).[9,17]

Estes aneurismas tendem a comprimir as vias ópticas, pois, ao crescerem, comprimem a superfície superior do II NC contra o ligamento falciforme. As modalidades terapêuticas atuais não são uma garantia de melhora visual e, inclusive, podem piorar o déficit. No entanto, a microcirurgia continua sendo a única modalidade que possibilita a eliminação do efeito de massa, oferecendo a possibilidade de recuperação ou interrupção da deterioração neurológica.[16]

Cefaleia secundária aos aneurismas do segmento clinóideo é algumas vezes descrita nos dermátomos do ramo oftálmico do V NC (V1) e/ou na região retro-orbitária (provavelmente pela distorção pulsátil da dura-máter adjacente).[17]

Infrequentemente, dormência facial ou diplopia podem ser observadas. A síndrome completa do seio cavernoso é rara.[17]

Diferentemente dos aneurismas cerebrais de outras localidades, que costumam manifestar-se com hemorragia subaracnóidea espontânea (HSAe), os aneurismas paraclinóideos tendem a manifestar-se com sintomatologia focal.[21]

É importante ressaltar que os aneurismas paraclinóideos que se encontram, em sua totalidade, no interior do espaço interdural (abaixo do ADD) possuem uma história natural mais favorável quando comparados com lesões que se encontram no espaço subaracnóideo. Os aneurismas cavernosos raramente cursam com HSAe, assim o tratamento está pautado em outros fatores que não a prevenção de hemorragia subaracnóidea e suas catastróficas implicações.

Classificação

Como regra geral, os aneurismas intracranianos são classificados de acordo com os segmentos da ACI. Já os aneurismas paraclinóideos têm diversas variantes e nem sempre estão relacionados com as ramificações arteriais. Cada variante pode ser definida conforme o local de origem aneurismática, orientação do fundo da lesão e com as relações do aneurisma com os nervos cranianos e estruturas ósseas/durais adjacentes.[17] Desta forma, são inúmeras as possibilidades de classificação, corroborando com a diversidade de termos presentes na literatura. Apesar de todas as classificações serem passíveis de elogios e críticas, optamos pela classificação que didaticamente separa os aneurismas conforme a subdivisão carotídea (Quadro 29-2).[10,17] Apesar da praticidade e didatismo da classificação apresentada, é importante destacar que uma ampla variedade de aneurismas são encontrados na prática clínica e muitos deles não respeitam limites anatômicos (por exemplo: um aneurisma de cavo cujo colo se estende para o espaço interdural ao atravessar o ADD – Fig. 29-3).

O presente capítulo, com intuito didático e centrado em questões de relevância à prática neurocirúrgica, propõe-se a discutir um ponto central: a localização do aneurisma em relação ao teto do seio cavernoso. Como os aneurismas puramente cavernosos apresentam uma história natural na qual o tratamento se justifica apenas em situações de exceção (por exemplo: algumas síndromes compressivas de nervos cranianos), é crítico o diagnóstico topográfico da lesão. Determinar se o aneurisma é intracavernoso ou não (transicional ou intradural) é situação norteadora para a tomada de decisão terapêutica. Importante lembrar que esse ponto central topográfico tem relevância técnica apenas para o tratamento microcirúrgico. De forma geral, as técnicas endovasculares não sofrem influência das complexas relações anatômicas da região paraclinóidea.[31]

Aneurismas do Segmento Clinóideo[17]

Existem duas variantes principais: aneurismas anterolaterais e mediais (Fig. 29-4).

Aneurismas do Segmento Clinóideo: Variante Anterolateral

São os aneurismas que surgem da superfície anterolateral do segmento clinóideo da ACI (delimitado superiormente pelo ADD e inferiormente pela MCO).

O estresse hemodinâmico, dirigido superolateralmente, e/ou uma eventual presença de uma artéria oftálmica proximal justificam um aneurisma que se expande anterolateralmente na ACI ascendente, projetando-se superiormente em direção ao PCA.[17] Pode-se confundir essa variante com um aneurisma da artéria oftálmica (a inspeção microcirúrgica identifica sua origem proximal ao ADD).[17]

Aneurismas do Segmento Clinóideo: Variante Medial

Originando-se na superfície medial do segmento clinóideo da ACI, essas lesões crescem em direção ao seio esfenoidal e à sela turca.

Tendem a crescer, abaixo do diafragma da sela, para a fossa pituitária. O aumento gradual pode causar hipopituitarismo e, raramente, a ruptura da lesão pode simular apoplexia hipofisária. A extensão para o seio esfenoidal pode causar epistaxe maciça e de difícil controle.[17] A diferenciação de um aneurisma desta variante para aneurismas da artéria hipofisária superior, algumas vezes, é muito difícil.[17]

Quadro 29-2. Variantes de Aneurisma do Segmento Clinóideo e Supraclinóideo da ACI. Determinar se o Aneurisma é Intracavernoso ou não (Transicional ou Intradural) é Fundamental para a Decisão Terapêutica

Aneurisma paraclinóideo: classificação	
Clinóideo	**Supraclinóideo**
Variante anterolateral	Artéria oftálmica
Variante medial	Artéria hipofisária superior
	Variante dorsal

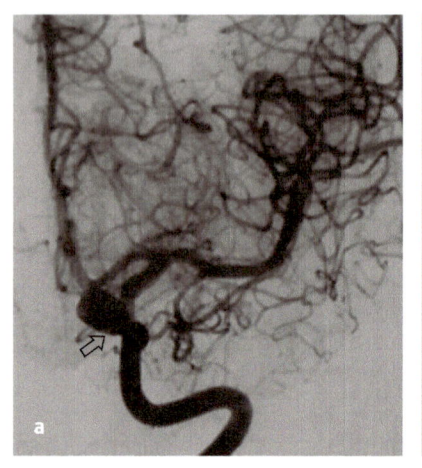

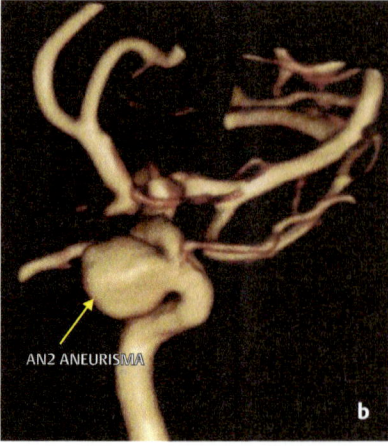

Fig. 29-3. Aneurisma da artéria hipofisária superior (variante cavo-carotídea) com extensão do colo aneurismático para o espaço interdural, que abriga o segmento clinóideo da carótida interna. (**a**) Angiografia carotídea onde é possível identificar uma discreta alteração (seta) na região mais anterior da lesão. (**b**) Reconstrução tridimensional do exame angiográfico mostrando, de forma mais evidente, a deformidade do saco aneurismático pelo anel dural distal (ADD). A cirurgia confirmou a impressão pré-operatória e foi necessária a abertura do ADD para identificar a parte mais proximal do colo aneurismático. O espaço interdural é delimitado, superiormente, pelo ADD e, inferiormente, pela membrana carótido-oculomotora (MCO). Esse espaço não se localiza nem dentro do lúmen venoso principal do seio cavernoso e nem dentro do espaço subaracnóideo, ou seja, o espaço clinóideo é extradural e extracavernoso.

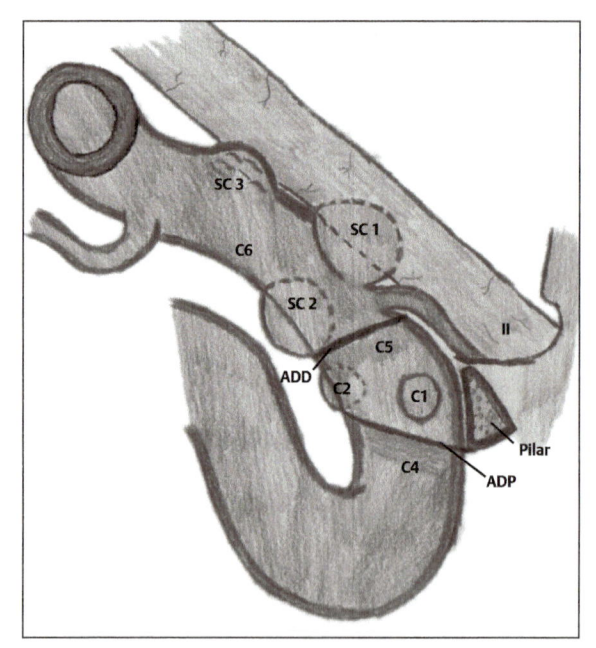

Fig. 29-4. Aneurismas paraclinóideos. A carótida cavernosa (C4) é separada da carótida clinóidea (C5) pelo anel dural proximal (ADP), também denominado de membrana carótido-oculomotora (MCO). O ADP é uma membrana conectiva tênue e frágil que circunda o segmento vertical anterior da ACI e separa o lúmen venoso principal do seio cavernoso do espaço interdural, que abriga o segmento clinóideo da ACI. A passagem da ACI pelo anel dural distal (ADD) define o segmento subaracnóideo da artéria (C6). Existem duas variantes principais dos aneurismas do segmento clinóideo: aneurismas anterolaterais (C1) e mediais (C2). Já no segmento supraclinóideo, existem três variantes principais: aneurismas da artéria oftálmica (SC 1), aneurismas da artéria hipofisária superior (SC 2) e aneurismas da variante dorsal (SC 3).

Aneurismas do Segmento Supraclinóideo[17]
Existem três variantes principais (Fig. 29-4):

1. Aneurismas da artéria oftálmica (*true ophtalmic*);
2. Aneurismas da artéria hipofisária superior;
3. Aneurismas da variante dorsal.

Aneurismas do Segmento Supraclinóideo: Aneurismas da Artéria Oftálmica
Surgem ao longo da curva anterior (superfície superior) da ACI, quando a artéria já se encontra em direção posterior, distalmente à artéria oftálmica e ao ADD.

Os aneurismas *true ophtalmic* projetam-se superiormente e, conforme crescem, elevam a borda inferolateral do II NC contra o ligamento falciforme.[8,9,15] Quando sintomático, um defeito monocular do campo nasal é inicialmente produzido (quadrantanopsia inferior, causada pela compressão do ligamento falciforme contra a superfície superior do nervo; ou quadrantanopsia superior, causada pela compressão aneurismática na porção inferolateral do nervo). Com o crescimento adicional, o defeito visual progride para envolver todo o campo nasal e, posteriormente, cegueira ipsilateral.

Aneurismas do Segmento Supraclinóideo: Aneurismas da Artéria Hipofisária Superior
Esses aneurismas se desenvolvem em associação com a artéria hipofisária superior ao longo da superfície medial da ACI (distal ao ADD). Sua projeção medial, topografia proximal na ACI e as perfurantes da artéria hipofisária superior trazem uma complexidade especial na exposição cirúrgica de tais aneurismas.

Algumas lesões podem ser consideradas uma variante deste padrão, pois se projetam dentro do cavo carotídeo. Os aneurismas do cavo carotídeo são distintos dos aneurismas mediais do segmento clinóideo, pois se localizam acima do ADD.[15] Estas lesões apresentam uma menor propensão de ruptura espontânea quando pequenas. Quando o cavo carotídeo é raso ou o aneurisma preenche todo esse recesso dural, o crescimento aneurismático subsequente tende a se dirigir para a região suprasselar e, assim, a lesão deixa de ser envolvida pela dura-máter do cavo carotídeo (riscos de ruptura aneurismática aumentam).[17] Aneurismas gigantes podem comprimir o quiasma óptico de forma semelhante aos tumores hipofisários.[17]

Aneurismas do Segmento Supraclinóideo: Variante Dorsal
Variante incomum que se desenvolve na superfície superior do segmento C6 da ACI. Tais aneurismas não estão relacionados com nenhum ponto de ramificação arterial. A provável origem fisiopatológica é serem resultado de estresse hemodinâmico produzido por uma curva acentuada da ACI, à medida que o vaso cursa posterolateralmente. Algumas lesões se assemelham a bolhas (*blister*) na superfície carotídea dorsal.[17]

Refletindo uma provável gênese de dissecção arterial, essas lesões incomuns se expandem rapidamente como lesões fusiformes. Aneurismas do tipo *blister* são muito frágeis e rompem-se facilmente durante a cirurgia, em razão de envolvimento circunferencial do vaso parental, fragilidade da parede e ausência de colo aneurismático.[17] Uma evidência da história natural agressiva desses aneurismas é o fato de raramente se apresentarem de forma não rota.[30]

EXAME FÍSICO E IMAGEM
Exame Físico e Avaliação Pré-Operatória
O manejo pré-operatório de pacientes com aneurisma paraclinóideos segue as mesmas diretrizes gerais para o manejo de aneurismas intracranianos em outros locais. A avaliação neurológica deve dar ênfase especial a avaliação cuidadosa do II NC (campimetria e acuidade visual), movimentos extraoculares, sensibilidade facial e *status* endocrinológico do paciente.[17] Em pacientes onde a técnica de revascularização cerebral é uma opção terapêutica, deve-se avaliar as possíveis fontes de enxerto vascular (artéria radial e veia safena).

Imagem
A avaliação pré-operatória da origem do aneurisma na ACI proximal é um aspecto crítico no manejo microcirúrgico dessas lesões. A angiografia por subtração digital continua sendo o método padrão para discriminar entre aneurismas da ACI intracavernosa e subaracnóidea. Nesta modalidade de imagem, frequentemente, a diferenciação entre essas duas variantes é com base na relação do aneurisma com a origem da artéria oftálmica e com a topografia da lesão em relação ao PCA.[32,33] No entanto, variações anatômicas desses marcadores os tornam, em geral, indicadores pouco confiáveis para predizer se o aneurisma é cavernoso, transicional ou subaracnóideo.[34] O exame angiográfico fornece apenas indicações indiretas sobre os aspectos anatômicos da ACI e do aneurisma. Lesões grandes têm, por vezes,

colos surpreendentemente pequenos.[16] A adição do teste de oclusão no exame angiográfico é especialmente útil nos casos onde o sacrifício do vaso principal é uma opção terapêutica.

Na angiotomografia computadorizada (angio-TC), o ADD pode ser indiretamente identificado como um recuo na parede da ACI. No entanto, placas de ateroma e/ou calcificações podem causar imagens semelhantes.[17] A identificação indireta do pilar óptico e da MCO na angio-TC, na superfície inferior do PCA, fornece marcos anatômicos com melhor confiabilidade para uma discriminação mais precisa da topografia aneurismática.[23,34]

Para aneurismas trombosados, a ressonância magnética (RM) é indicada para avaliar o real tamanho da lesão (subestimado pelo exame angiográfico) e a relação do aneurisma com as estruturas adjacentes.[10,35]

DIAGNÓSTICO DIFERENCIAL

Entre os diagnósticos diferenciais, devem-se considerar os aneurismas cavernosos e as lesões selares. Os aneurismas cavernosos são o principal diagnóstico diferencial em decorrência da dificuldade, em muitos casos, de definir se o aneurisma se encontra integralmente no espaço intracavernoso ou se a lesão se estende para a região clinóidea. Do ponto de vista prático, é fundamental esta diferenciação, pois os aneurismas cavernosos apresentam uma história natural na qual o tratamento se justifica apenas em situações específicas. Infelizmente, as modalidades de imagem disponíveis na atualidade nem sempre são capazes de esclarecer a topografia exata da lesão com acurácia. Lesões selares são diagnósticos diferenciais que devem ser lembradas quando avaliamos aneurismas da variante medial do segmento clinóideo.

Destacamos que alguns aneurismas do segmento comunicante da ACI comportam-se, do ponto de vista técnico da microcirurgia, como lesões paraclinóideas (uma origem mais proximal da artéria comunicante posterior, associada a um PCA extenso, acaba por esconder parte do colo aneurismático pela ponta do PCA).

OPÇÕES DE TRATAMENTO

O advento e subsequente desenvolvimento da neurorradiologia intervencionista, principalmente com o surgimento de novos dispositivos endoluminais remodeladores de fluxo, levaram a uma importante mudança de paradigma no manejo dos aneurismas paraclinóideos. As técnicas endovasculares, tanto desconstrutivas como as reconstrutivas, são opções viáveis e interessantes para o tratamento de muitos desses aneurismas.[17] No entanto, as técnicas microcirúrgicas para aneurismas paraclinóideos avançaram significativamente, desde o início dos anos 80, graças aos estudos anatômicos de Dolenc na região paraclinóidea e do seio cavernoso.[26,36] Assim, essas áreas até então inoperáveis passaram a ser, com o conhecimento da anatomia microcirúrgica específica da região, passíveis de tratamento neurocirúrgico seguro e efetivo.[16]

Desse modo, a opção pelo método de tratamento mais adequado para determinado paciente é dependente de uma série de variáveis (morfologia do aneurisma, condições clínicas do paciente, presença de déficit neurológico focal, experiência da equipe e/ou disponibilidade de recursos). Nos dias atuais, mesmo com o avanço progressivo e bem-vindo da neurorradiologia intervencionista, a microcirurgia continua a ser o método de escolha para tratamento de uma parcela significativa desses aneurismas, principalmente em pacientes com expectativa de vida acima de vinte anos.

Aneurismas Rotos

Virtualmente, todos os aneurismas paraclinóideos rotos devem ser tratados.[11] Exceção à regra são os pacientes com prognóstico neurológico reservado.

Aneurismas Não Rotos

Aneurismas do segmento clinóideo menores de 10 mm são usualmente assintomáticos e apresentam um risco mais baixo de HSAe. Tais lesões isoladas, na dependência de uma série de outros fatores, podem ser conduzidas de forma conservadora e acompanhadas com exames de imagem periódicos. Lesões progressivas, sintomáticas e/ou cuja barreira protetiva do teto do seio cavernoso foi removida para o tratamento de outra patologia, na mesma região, devem ser consideradas para tratamento.[17] Aneurismas clinóideos maiores de 10 mm com frequência se estendem para o espaço subaracnóideo e, assim, apresentam um risco aumentado de ruptura aneurismática. Nesses pacientes, o tratamento deve ser considerado mesmo que a lesão seja assintomática.[17]

Com exceção da variante dorsal, pois em geral são lesões do tipo *blister*, a maioria dos pequenos aneurismas no segmento supraclinóideo tem um risco de ruptura menor do que aqueles em outros locais intracranianos.[16,17] Komotar *et al.* recomendam a conduta conservadora para pequenas lesões incidentais (< 5 mm) e conduta terapêutica em aneurismas com 5 mm ou mais (exceto quando exista uma contraindicação significativa).[37] Em paciente cuja expectativa de vida é significativa (acima de 20 anos), optamos, no nosso serviço, pela conduta cirúrgica (microcirurgia ou neurorradiologia intervencionista) mesmo em lesões com menos de 5 mm.

O paciente que apresenta perda visual deve ser tratado com brevidade, idealmente com cirurgia, na dependência dos fatores de risco cirúrgico do paciente e da experiência da equipe assistencial.

ORIENTAÇÕES GERAIS

As bases técnicas gerais usadas para cirurgia dos demais aneurismas, e bem padronizadas pela experiência de cada serviço, são também aplicadas nessas lesões desafiadoras. Antibióticos profiláticos são administrados no pré-operatório. A pressão arterial é continuamente monitorada por meio invasivo, preferencialmente. A monitorização neurofisiológica intraoperatória pode ser usada para minimizar a morbidade neurológica das manipulações operatórias, identificando mudanças na função cerebral, antes que danos irreversíveis estejam instalados.[17] No entanto, a acurácia da monitorização é operador-dependente e não é fator imprescindível para o procedimento.

Antes de uma clipagem temporária, hipertensão arterial sistêmica moderada e supressão eletroencefalográfica podem ser induzidas pela equipe anestésica. Em pacientes com aneurisma roto, a utilização de manitol, para diminuir o edema cerebral antes da abertura da dura-máter, combinado com drenagem liquórica (via lombar ou ventricular), podem ser uma opção para facilitar o procedimento.[17]

Posicionamento

O paciente é posicionado em decúbito dorsal com a cabeça elevada acima do coração e presa com fixador craniano. Por meio de um movimento de extensão, o vértice é nivelado com o rebordo orbital superior, para facilitar a retração gravitacional do lobo frontal, afastando-o da base craniana. Deve-se evitar uma extensão excessiva, uma vez que essa manobra pode dificultar a clinoidectomia anterior (principalmente em seus pontos de fixação à base do osso esfenoide).

A carótida cervical pode ser preparada para permitir o controle proximal da ACI, se necessário. Sugere-se expor a artéria carótida cervical, ou outro controle proximal, em todos os aneurismas complexos ou rotos do segmento paraclinóideo. A angiografia da artéria carótida cervical deve ser cuidadosamente examinada para determinar se há placas ateroscleróticas que torne perigosa a clipagem provisória do vaso.[17] Além da carótida cervical, o controle proximal também pode ser obtido no segmento petroso, cavernoso ou clinóideo. A exposição cervical é uma manobra que, apesar de gerar uma incisão adicional, permite um controle proximal prematuro e seguro.[16]

A artéria temporal superficial ipsilateral deve ser avaliada e preservada por causa da possibilidade de ser utilizada numa eventual técnica de *bypass*.

Acesso

O acesso pterional clássico é, usualmente, o nosso método de escolha. As diversas variações destes clássicos acessos podem ser utilizadas conforme a preferência e experiência do cirurgião, mas também conforme as particularidades de cada caso. Uma osteotomia esfenoidal extensa é fundamental para a exposição da lesão aneurismática. A asa menor do osso esfenoide é removida, via extradural, até a dobra meningo-orbitária, limite lateral da FSO.

A clinoidectomia anterior é fundamental na exposição cirúrgica e no tratamento da grande maioria dos aneurismas paraclinóideos. Pode ser realizada por via extradural ou intradural. Os favoráveis à clinoidectomia anterior intradural advogam que essa via permite a visualização simultânea do II NC e do aneurisma durante toda a dissecação, além de permitir, com maior facilidade e rapidez, o controle precoce do sangramento em caso de ruptura inadvertida. A vantagem da remoção extradural é a extensa remoção óssea e, consequentemente, um campo operatório maior.[16] A remoção extradural do PCA, apesar de viável, deve ser evitada em aneurismas da variante anterolateral do segmento clinóideo. Nestas lesões, existe a possibilidade do aneurisma ter erodido parte do processo ósseo (risco de ruptura durante a osteotomia).[10,13]

A clinoidectomia intradural é realizada com uma incisão longitudinal de cerca de 2 cm, ao longo da asa menor do esfenoide, que se inicia na ponta do PCA e estende-se lateralmente. Uma segunda incisão dural é feita perpendicularmente à primeira, estendendo-se para medial (sobre o teto da órbita) e depois posteriormente (perpendicular ao II NC), onde atinge a borda do canal óptico, na transição entre este e o plano esfenoidal. A dura-máter é então removida do osso subjacente com microdissectores.

A clinoidectomia anterior é realizada, em geral, com uma broca diamantada em *drill* neurocirúrgico de alta rotação até que o PCA seja desconectado em seus três pontos de fixação óssea. É então extraído de seus anexos durais, e o sangramento do seio cavernoso, se presente, pode ser controlado com tamponamento com material hemostático ou cola biológica. Irrigação e sucção contínuas são fundamentais para se evitar lesão térmica do II NC durante a clinoidectomia. Após a completa remoção do PCA, o teto canal óptico é retirado e o pilar óptico é ressecado até a base do osso esfenoide. A remoção cirúrgica do PCA expõe uma área triangular denominada de triângulo anteromedial. Trata-se de um espaço limitado pelo II NC medialmente, III NC lateralmente e MCO inferiormente.[16] O segmento clinóideo da ACI somente pode ser exposto com a clinoidectomia (intra ou extradural). Esse segmento da artéria é delimitado por dois anéis durais (distal e proximal).[15,16]

A bainha do II NC é então seccionada lateralmente para permitir mobilização do nervo e acesso à porção medial da ACI. A abertura do ligamento falciforme permite, além da mobilização do II NC, identificar a origem da artéria oftálmica, bem como o ADD circundando a ACI. Se necessário, o ADD pode ser seccionado circunferencialmente para expor completamente o segmento clinóideo da ACI, permitindo uma melhor mobilização desse segmento arterial e facilitando a aplicação dos clipes cirúrgicos.[15,21]

Dissecação e Clipagem Aneurismática

Aneurismas paraclinóideos são, frequentemente, lesões desafiadoras para o neurocirurgião, pois exigem, além do conhecimento anatômico da região e domínio da técnica cirúrgica geral, técnicas microcirúrgicas específicas para garantir a exclusão do aneurisma de forma completa, segura e definitiva.

A oclusão temporária da carótida cervical, realizada com hipertensão arterial sistêmica leve e supressão eletroencefalográfica, pode facilitar a colocação do clipe cirúrgico em lesões complexas.[21] Alguns aneurismas, por vezes, podem exigir manobras ainda mais invasivas como a descompressão retrógrada por sucção cervical ou intra-aneurismática. A abertura da lesão, com a remoção do trombo e/ou ateroma intraluminal, permite melhor reconstrução vascular em alguns casos complexos. Em nosso serviço, denominamos esta manobra de open then return no pois, após executada, o aneurisma invariavelmente deverá ser ocluído. O uso de clipes cirúrgicos fenestrados facilita o fechamento da lesão calcificada (maior pressão de fechamento) e permite a reconstrução da ACI (circundando o segmento afetado pelo colo aneurismático largo).

A remoção do PCA e ressecção do ADD são técnicas fundamentais para expor um potencial sítio de clipagem provisória proximal em casos de ruptura aneurismática intraoperatória.[16] Além disso, facilitam mobilização da ACI para melhor exposição e maior variabilidade ângulos para abordagem ao aneurisma.

Técnicas de neuroimagem intraoperatória, tais como a angiografia digital ou a utilização da indocianina verde, são úteis para averiguar a patência do vaso parental e a correta exclusão aneurismática.[17,38]

Aneurismas do Segmento Clinóideo

O controle proximal, na região cervical, é aconselhável para a maioria das lesões (especialmente para os casos rotos e complexos). A exposição desses aneurismas requer completa clinoidectomia anterior, com a remoção tanto do pilar óptico quanto do teto do canal óptico antes da abordagem do aneurisma. A dissecação circunferencial do ADD permite mobilização carotídea, visualização mais precisa das aderências do aneurisma à dura-máter adjacente, inspeção mais acurada das artérias hipofisárias superiores e, por fim, a aplicação do clipe cirúrgico de forma mais fácil e com visibilização das lâminas do clipe de forma mais direta.[17]

A variante anterolateral é um aneurisma desafiador que é geralmente mais bem excluído com clipe cirúrgico suavemente curvo, aplicado paralelamente à superfície anterolateral da ACI. Para eliminar o colo proximal, em alguns casos, as lâminas de clipe devem chegar até a MCO (com cuidado para evitar manipulação excessiva no III NC). A abertura da MCO costuma causar sangramento, que deve ser controlado com tamponamento do seio cavernoso com agente hemostático ou cola biológica. O controle desse sangramento permite adequado campo operatório para um posicionamento preciso do clipe (evitando comprometimento do calibre da ACI).[17] Estenose da ACI também pode ocorrer, após a aplicação do clipe, em virtude de ressecção inapropriada do ADD (efeito *sling*).[13]

A variante medial projeta-se abaixo do diafragma da sela turca (em direção a fossa hipofisária). A dissecação circunferencial do ADD permite a colocação de um clipe fenestrado com lâminas que correm paralelas à curvatura da parede medial do segmento clinóideo. O fundo do aneurisma pode ser aderente à glândula hipófise e/ou haste hipofisária. Quaisquer anexos durais devem ser cuidadosamente dissecados e liberados para permitir que a parede do aneurisma colapse de forma gradual e sem restrições.[17]

Aneurismas do Segmento Supraclinóideo

Nos aneurismas *true ophtalmic,* o colo proximal é distal à artéria oftálmica, mas a origem desse vaso é usualmente escondida pelo II NC. Antes de iniciar a dissecação do aneurisma, o ligamento falciforme deve ser seccionado para relaxar qualquer compressão na superfície superior do II NC. O colo distal é tipicamente livre de perfurantes, portanto um clipe, suavemente curvo ou reto, pode ser aplicado paralelamente ao trajeto da ACI (com o cuidado de poupar a artéria oftálmica).[10,17] Aneurismas da artéria oftálmica maiores tendem a ter paredes espessadas e/ou calcificadas ao longo de suas porções anteriores e inferiores, podendo ser este um fator que dificulta a obliteração da lesão com clipes cirúrgicos. Em tais circunstâncias, clipes fenestrados podem ser uma opção (um clipe fenestrado em ângulo reto, direcionado de proximal para distal, para primeiro ocluir a porção anterior do colo, poupando a artéria oftálmica).[21] O lúmen da ACI pode ser comprometido, após a colocação do clipe cirúrgico, em casos com processo arteriosclerótico significativo da artéria ou quando o ADD não foi adequadamente liberado.[3] Uma vez que o aneurisma é excluído e a patência da ACI confirmada, o aneurisma pode ser aberto e seu conteúdo esvaziado para descomprimir o II NC. Estes aneurismas tendem a ter uma complexidade de tratamento neurocirúrgico menor do que os demais aneurismas paraclinóideos.[3]

A exclusão cirúrgica de aneurisma da artéria hipofisária superior costuma ser mais complexa em virtude da origem medial. Assim como os aneurismas da variante oftálmica, os aneurismas da artéria hipofisária superior tendem a desenvolver espessamento e/ou calcificação. Nestes, a degeneração secundária da parede aneurismática tende a ocorrer no aspecto medial e anterior da lesão, próximo à passagem da ACI pelo ADD.[17] A parte mais difícil da dissecação ocorre, geralmente, nos aspectos inferior e medial do aneurisma, onde o fundo se projeta no cavo carotídeo e/ou na dura-máter

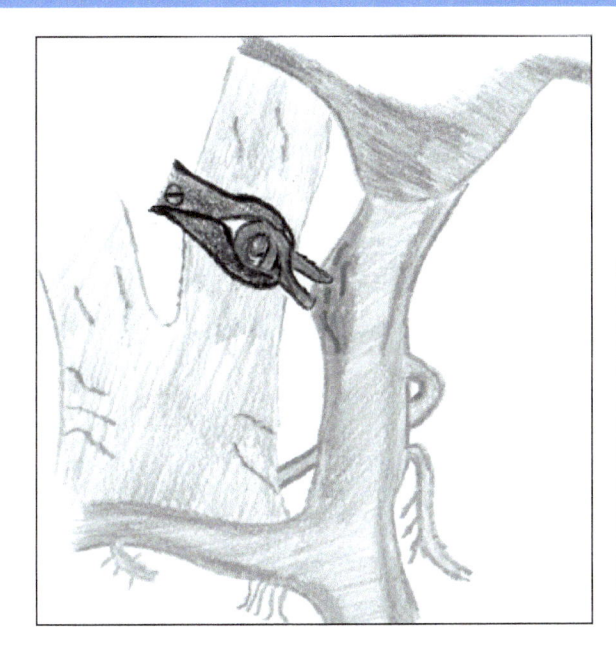

Fig. 29-5. Manobra alternativa para a exclusão do aneurisma do tipo *blister*. Idealmente, o clipe cirúrgico deve ser aplicado paralelo ao eixo da artéria carótida para evitar torção neste ponto de fragilidade da parede arterial. Quando esta manobra clássica não é efetiva (o clipe "escorrega" da frágil parede aneurismática), optamos por aplicar miniclipes perpendicularmente ao aneurisma (as pontas da lâmina "beliscam" o fundo aneurismático). A aparência bolhosa de base alargada indica o acometimento doentio da parede arterial.

parasselar.[17] Esses aneurismas geralmente apresentam um colo largo que se estende até o anel dural distal, tornando a incisão do anel dural obrigatória para a colocação correta do clipe e a completa obliteração do aneurisma.[21] A haste hipofisária, em alguns casos, pode estar aderida às superfícies posterior e medial do aneurisma. Cuidado especial deve ser dedicado à artéria comunicante posterior e seus ramos perfurantes, pois podem estar próximos do colo distal do aneurisma. Esses vasos devem ser identificados e preservados. O aneurisma é, em geral, mais bem excluído da circulação carotídea com clipes fenestrados em ângulo reto para envolver toda a ACI (lâminas do clipe paralelas à ACI). Em aneurismas calcificados, a porção proximal do aneurisma pode ser obliterada com clipes retos fenestrados de lâminas curtas, aplicados perpendicularmente e sequencialmente, para aproveitar sua pressão de fechamento adicional (*tandem clip*).

Os aneurismas da parede carotídea dorsal são frágeis e podem romper-se facilmente durante a colocação do clipe. Quando um aneurisma do tipo bolha é identificado (*blister*), o clipe pode ser aplicado, com mais segurança, após uma clipagem proximal e distal do segmento afetado para reduzir as pulsações e a pressão transmural na lesão. O clipe deve, idealmente, ser colocado paralelo ao eixo da ACI para evitar qualquer torção neste ponto de fragilidade da parede carotídea. No nosso serviço, em algumas ocasiões, observamos que esta manobra não é efetiva e o clipe, literalmente, escorrega da ACI. Nestes casos, temos aplicado miniclipes perpendicularmente à ACI (as pontas da lâmina beliscam o fundo aneurismático) (Fig. 29-5). Em alguns casos, quando um clipe não pode ser aplicado com segurança e/ou a aplicação do mesmo gera estenose carotídea, envolver o segmento com fáscia muscular (com o clipe aproximando as bordas da fáscia para envolver completamente o vaso) pode ser uma manobra que, apesar de pouco embasamento científico quanto eficácia e durabilidade, é relatada na literatura.[17,30]

COMPLICAÇÕES

As complicações geralmente estão relacionadas com as estruturas vasculares e nervosas encontradas/manipuladas na cirurgia, tais como a ACI, as artérias perfurantes e os nervos cranianos adjacentes.

Embora exames de neuroimagem intraoperatórios, incluindo a angiografia, possam demonstrar patência inicial da ACI, uma estenose ou trombose arterial pode ocorrer tardiamente.[17] O segmento supraclinóideo da ACI é sítio de origem de diversos ramos perfurantes para o II NC, o quiasma óptico e a haste hipofisária. O sacrifício destes vasos perfurantes na superfície medial da ACI proximal, durante a manipulação ou na aplicação dos clipes cirúrgicos, pode levar à disfunção hormonal pós-operatória. Avaliação e monitorização da diurese e eletrólitos (em especial o sódio), em unidade intensiva, são imperativas nesses casos.

A deterioração visual pós-operatória, uma complicação potencial em todas as cirurgias, é geralmente atribuída à manipulação excessiva do II NC, à lesão de ramos que irrigam o nervo (durante a dissecação e/ou clipagem) ou ao comprometimento nervoso por calor durante a osteotomia com o motor de alta rotação.[17,21] Irrigação e sucção contínuas são fundamentais para se evitar a complicação secundária à osteotomia.

Acometimento, pós-operatório, do III NC é, geralmente, o resultado de trauma cirúrgico durante a remoção do PCA. Ptose e miose, secundárias à lesão das fibras simpáticas do plexo carotídeo, podem ocorrer com o tamponamento do seio cavernoso. Esses déficits são geralmente de natureza parcial e transitória.[17]

Fístula liquórica pode ocorrer em decorrência de uma comunicação da região paraclinóidea com o seio esfenoidal (osteotomia do pilar óptico) ou por incisão dural ao longo da asa menor do esfenoide (local de difícil durorrafia). A incidência relatada na literatura de pneumatização do PCA varia entre 4% e 29%.[24,39-44] A utilização de um pequeno fragmento de músculo temporal, no local onde se encontrava o pilar óptico, fixado com cola biológica é a nossa técnica de escolha para ocluir e prevenir a fístula liquórica.

Em alguns pacientes, pode-se encontrar uma comunicação óssea ou fibrosa entre os processos clinóideos anterior e posterior. A presença desta ponte óssea dificulta a cirurgia e aumenta a complexidade da dissecação. Ainda mais complexa é a ocorrência de uma ponte óssea comunicando os processos clinóideos anterior e médio (forame ósseo circundando a parte mais distal do segmento clinóideo da ACI). Tal ossificação (forame carótido-clinóideo) circunda a carótida inferomedial ao PCA, posterolateral ao pilar óptico e lateral ao seio esfenoidal.[16]

Aneurismas gigantes e/ou com colo largo (envolvendo uma parcela significativa da circunferência arterial) podem exigir técnicas cirúrgicas ainda mais sofisticadas do que a exclusão aneurismática com clipes cirúrgicos. Caso seja necessário sacrificar a ACI, a equipe médica e a instituição hospitalar devem estar preparadas para realizar um procedimento de *bypass*.[21]

CONCLUSÕES

No pré-operatório, para os aneurismas complexos (gigantes, colo largo, calcificados ou com trombo adjacente ao colo), é importante o estudo angiográfico com adição do teste de oclusão por balão. Para os pacientes que não tolerarem a oclusão temporária carotídea pré-operatória (insuficiente circulação colateral), a equipe cirúrgica deve estar preparada para efetuar técnicas de revascularização cerebral. A manobra de *bypass* pode ser utilizada de forma terapêutica (exclusão do aneurisma por meio de *trapping* do segmento arterial) ou preventiva (permitir uma clipagem provisória mais segura durante um procedimento de reconstrução vascular mais elaborado e demorado).[21] Em nosso serviço, não usamos a técnica de revascularização profilática, pois, uma vez realizado o *bypass* e confirmada sua patência, acreditamos que o passo mais prático, rápido e com menor morbidade é a exclusão da artéria acometida.

A avaliação tomográfica cuidadosa antecipa dificuldades cirúrgicas e previne a ocorrência de complicações intraoperatórias. Sempre procuramos a presença de calcificações que podem dificultar a oclusão do colo, identificar se existe ossificação anormal dos ligamentos durais e estudar o PCA (tamanho e pneumatização). Um PCA extenso pode, não raro, transformar aneurismas do segmento comunicante posterior da ACI em aneurismas paraclinóideos (processo ósseo oculta o colo aneurismático proximal). A reconstrução vascular, nos exames de angio-TC, facilita o entendimento da lesão e suas relações com as estruturas ósseas da base craniana.

Classicamente, os objetivos do tratamento, independentemente da modalidade escolhida, são proteger o paciente da ruptura aneurismática, prevenir a deterioração neurológica em decorrência do efeito de massa da lesão e preservar o fluxo sanguíneo cerebral distal. No entanto, uma sintomatologia, frequentemente negligenciada na literatura, é a ansiedade do paciente após o diagnóstico de um aneurisma incidental. Dentre as consequências do diagnóstico está o chamado fardo psicológico.[45] A partir do momento em que um indivíduo é diagnosticado como portador de uma bomba prestes a explodir e, em virtude das incertezas sobre os riscos futuros (fatores de ruptura), ele pode desenvolver manifestações clínicas de complexa mensuração. Nestes casos, por exemplo, o paciente passa a sentir uma cefaleia incapacitante ou piora de uma algia preexistente. Esse fardo psicológico deve ser considerado, na tomada de decisão sobre o tratamento, em virtude de diminuir a qualidade de vida e limitar o paciente em suas atividades diárias.

A microcirurgia e a neurorradiologia intervencionista têm papéis importantes no tratamento dessas lesões. Devemos apresentar aos nossos pacientes as duas opções, explicando os riscos envolvidos e ajudando-os a decidir qual a técnica de tratamento parece ser mais apropriada para cada caso. A escolha da modalidade mais adequada depende de uma extensa gama de variáveis. Os fatores que devem ser levados em consideração na escolha terapêutica são os referentes ao paciente (principalmente seu *status* clínico e expectativa de vida); ao aneurisma (localização, tamanho, ruptura prévia, morfologia, sintomatologia etc.); à equipe cirúrgica (experiência); e ao hospital (disponibilidade dos equipamentos e insumos necessários). A despeito dos avanços bem-vindos da terapia endovascular, a microcirurgia ainda é uma opção eficaz e duradoura para garantir a exclusão dos aneurismas paraclinóideos e reconstruir a árvore arterial.

REFERÊNCIAS BIBLIOGRÁFICAS

1. Kim JM, Romano A, Sanan A, et al. Microsurgical anatomic features and nomenclature of the paraclinoid region. Neurosurgery 2000;46(3):670-680/discussion 680-682.
2. Nutik S. Carotid paraclinoid aneurysms with intradural origin and intracavernous location. J Neurosurg 1978;48:526-33.
3. Krisht AF, Hsu SP. Paraclinoid aneurysms: Part 1: Superior (true ophthalmic) aneurysms. Contemp Neurosurg 2008;30:1-5.
4. Krisht AF, Hsu SP. Paraclinoid aneurysms: Part II: Inferior paraclinoid. Contemp Neurosurg 2008;30:1-6.
5. Al-Rodhan NR, Piepgras DG, Sundt Jr. TM. Transitional cavernous aneurysms of the internal carotid artery. Neurosurgery 1993;33:993-8.
6. Almeida GM, Shibata MK, Bianco E. Carotid-ophthalmic aneurysms. Surg Neurol 1976;5:41-5.
7. Barami K, Hernandez VS, Diaz FG, Guthikonda M. Paraclinoid carotid aneurysms: surgical management, complications, and outcome based on a new classification scheme. Skull Base 2003;13:31-41.
8. Batjer HH, Kopitnik TA, Giller CA, Samson DS. Surgery for paraclinoidal carotid artery aneurysms. J Neurosurg 1994;80:650-8.
9. Day AL. Aneurysms of the ophthalmic segment. A clinical and anatomical analysis. J Neurosurg 1990;72:677-91.
10. de Jesus O, Sekhar LN, Riedel CJ. Clinoid and paraclinoid aneurysms: surgical anatomy, operative techniques, and outcome. Surg Neurol 1999;51:477-88.
11. Javalkar V, Banerjee AD, Nanda A. Paraclinoid carotid aneurysms. J Clin Neurosci 2011;18:13-22.
12. Kothandaram P, Dawson BH, Kruyt RC. Carotid-ophthalmic aneurysms. A study of 19 patients. J Neurosurg 1971;34:544-8.
13. Krisht AF, Hsu SP. Paraclinoid aneurysms: Part III: Lateral aneurysms. Contemp Neurosurg 2008;30:1-5.
14. Krisht AF, Hsu SP. Paraclinoid aneurysms: Part IV: Medial aneurysms. Contemp Neurosurg 2008;30:1-4.
15. Rhoton AL Jr. Aneurysms. Neurosurgery 2002;51(1):S1-158.
16. Tedeschi H, Oliveira E, Ferreira MAT, et al. Paraclinoid aneurysms – management update I. Anatomic considerations. Contemp Neurosurg 1999;21(7):1-4.
17. Turkmani AH, Day AL. Microsurgery of paraclinoid aneurysms. In: Winn HR. Youmans and Winn neurological surgery. Philadelphia: Elsevier. 2017;7:3298-3306.
18. Rhoton AL Jr. The cavernous sinus, the cavernous venous plexus, and the carotid collar. Neurosurgery 2002;51(1):S1-410.
19. Mikami T, Minamida Y, Koyanagi I, et al. Anatomical variations in pneumatization of the anterior clinoid process. J Neurosurg 2007;106:170-4.
20. Noguchi A, Balasingam V, Shiokawa Y, et al. Extradural anterior clinoidectomy. Technical note. J Neurosurg 2005;102:945-50.
21. Oliveira E, Tedeschi H, Ferreira MAT, Tzu WH. Paraclinoid aneurysms – management update II: Surgical treatment. Contemp Neurosurg 1999;21(8):1-6.
22. Kobayashi S, Kyoshima K, Gibo H, et al. Carotid cave aneurysms of the internal carotid artery. J Neurosurg 1989;70:216-21.
23. Seoane E, Rhoton Jr. AL, de Oliveira E. Microsurgical anatomy of the dural collar (carotid collar) and rings around the clinoid segment of the internal carotid artery. Neurosurgery 1998;42:869-86.
24. Sapci T, Derin E, Almac S, et al. The relationship between the sphenoid and the posterior ethmoid sinuses and the optic nerves in Turkish patients. Rhinology 2004;42:30-4.
25. Bouthillier A, van Loveren HR, Keller JT. Segments of the internal carotid artery: A new classification. Neurosurgery 1996;38:425-33.
26. Dolenc V. A combined epi- and subdural approach to carotid-ophthalmic artery aneurysms. J Neurosurg 1985;62(5):667-72.
27. Horiuchi T, Tanaka Y, Kusano Y, et al. Relationship between the ophthalmic artery and the dural ring of the internal carotid artery. Clinical article. J Neurosurg 2009;111:119-23.
28. Liu QL, Rhoton AL Jr. Middle meningeal origin of the ophthalmic artery. Neurosurgery 2001;49:401-7.
29. Kinouchi H, Mizoi K, Nagamine Y, et al. Anterior paraclinoid aneurysms. J Neurosurg 2002;96:1000-5.
30. Mitha AP, Spetzler RF. Blister like aneurysms: An enigma of cerebrovascular surgery. World Neurosurg 2010;74:444-5.
31. Johnston SC, Wilson CB, Halbach VV, et al. Endovascular and surgical treatment of unruptured cerebral aneurysms: comparison of risks. Ann Neurol 2000;48:11-19.
32. Punt J. Some observations on aneurysms of the proximal internal carotid artery. J Neurosurg 1979,51.151-4.
33. Taptas JN. Intradural and extradural ICA. J Neurosurg. 1979;51:877-8.
34. Gonzalez LF, Walker MT, Zabramski JM, et al. Distinction between paraclinoid and cavernous sinus aneurysms with computed tomographic angiography. Neurosurgery 2003;52:1131-8.
35. Nagasawa S, Deguchi J, Arai M, et al. Topographic anatomy of paraclinoid carotid artery aneurysms: usefulness of MR angiographic source images. Neuroradiology 1997;39:341-3.
36. Dolenc V. Direct microsurgical repair of intracavernous vascular lesions. J Neurosurg 1983;58(6):824-31.
37. Komotar RJ, Mocco J, Solomon RA. Guidelines for the surgical treatment of unruptured intracranial aneurysms: the first annual J. Lawrence pool memorial research symposium–controversies in the management of cerebral aneurysms. Neurosurgery 2008;62:183-94.
38. de Oliveira JG, Beck J, Seifert V, et al. Assessment of flow in perforating arteries during intracranial aneurysm surgery using intraoperative near-infrared indocyanine green videoangiography. Neurosurgery 2008;62(6-3):1300-10.
39. Arslan H, Aydinlioglu A, Bozkurt M, Egeli E. Anatomic variations of the paranasal sinuses: CT examination for endoscopic sinus surgery. Auris Nasus Larynx 1999;26:39-48.
40. Bolger WE, Butzin CA, Parsons DS. Paranasal sinus bony anatomic variations and mucosal abnormalities: CT analysis for endoscopic sinus surgery. Laryngoscope 1991;101:56-64.
41. Citardi MJ, Gallivan RP, Batra PS, et al. Quantitative computer-aided computed tomography analysis of sphenoid sinus anatomical relationships. Am J Rhinol 2004;18:173-8.

42. DeLano MC, Fun FY, Zinreich SJ. Relationship of the optic nerve to the posterior paranasal sinuses: a CT anatomic study. AJNR Am J Neuroradiol 1996;17:669-75.
43. Gean AD, Pile-Spellman J, Heros RC. A pneumatized anterior clinoid mimicking an aneurysm on MR imaging. Report of two cases. J Neurosurg 1989;71:128-32.
44. Sirikci A, Bayazit YA, Bayram M, et al. Variations of sphenoid and related structures. Eur Radiol 2000;10:844-8.
45. Treadwell J, McCartney M. Overdiagnosis and overtreatment: generalists — it's time for a grassroots revolution. Br J Gen Pract 2016;66(644):116-17.

CAPÍTULO 30

ANEURISMAS DA ARTÉRIA COMUNICANTE POSTERIOR

Pedro Tadao Hamamoto Filho • Marco Antonio Zanini

INTRODUÇÃO

Aneurismas saculares que se originam da artéria carótida interna (ACI) na emergência da artéria comunicante posterior (ACoP) são um dos mais comuns aneurismas cerebrais, representando 25% de todos os aneurismas e cerca de 50% dos aneurismas da ACI.[1,2] O quadro clínico geralmente está relacionado a sua ruptura com hemorragia subaracnóidea (HSA) ou comprometimento do nervo oculomotor ipsilateral. O diagnóstico é feito pelas técnicas convencionais de angiografia, angiotomografia (angio-TC) ou angiorressonância e o tratamento, como em diversos outros aneurismas, por meio de microcirurgia e clipagem ou por métodos endovasculares.

A ACoP emerge do aspecto posteromedial da ACI, na cisterna carotídea, distal ao anel dural distal (supraclinóidea, intradural). Dirige-se posterior e medialmente (Fig. 30-1), atravessando a membrana de Liliequist até a artéria cerebral posterior (ACP), na cisterna interpeduncular, sendo a referência para a transição do segmento P1 para o segmento P2 da artéria cerebral posterior (ACP).[3] Da própria ACoP emergem de 2 a 10 pequenos ramos perfurantes, como artérias talamoperfurantes anteriores, artérias pré-tuberais e artéria talamotuberal. São responsáveis pela vascularização do hipotálamo, tálamo, cápsula interna, túber cinéreo, substância perfurada posterior, quiasma e tratos ópticos e haste hipofisária.[4] Muitas variações da normalidade ocorrem neste segmento, incluindo padrão fetal da ACoP, hipoplasia, atresia e dilatação da origem da artéria com padrão infundibular.[5] Aneurismas da ACoP tipicamente se originam da ACI, imediatamente após a origem da ACoP, sendo portanto considerados como aneurismas da ACI.

QUADRO CLÍNICO

Geralmente assintomático antes da sua ruptura, o quadro clínico é a típica HSA, incluindo cefaleia súbita, intensa, acompanhada de vômitos, sinais de irritação meníngea e alteração do nível de consciência.[6] Pela proximidade anatômica da emergência da ACoP com o nervo oculomotor é comum o seu comprometimento, com ptose palpebral, oftalmoparesia e midríase fixa ipsilateral.[7] O comprometimento do III nervo pode ocorrer tanto em aneurismas não rotos quanto após a sua ruptura. O aparecimento de compressão do nervo oculomotor pode ser um sinal de alarme em decorrência do crescimento do aneurisma e do risco de sangramento iminente.[8]

Em casos de paralisia isolada do nervo oculomotor, é importante diferenciar entre HSA por rotura de aneurisma de ACoP e outras causas, como neuropatia diabética.[9] Deve-se lembrar que, nos casos de rotura de aneurismas da ACoP, a paralisia do nervo oculomotor por si não inclui o paciente no grau III da escala de Hunt e Hess, mas sim II, se se fizer acompanhar apenas por cefaleia moderada e rigidez de nuca.[10]

EXAMES DE IMAGEM

Aneurismas da ACoP geralmente provocam hemorragias em diversas cisternas basais e, diferentemente de aneurismas das artérias comunicante anterior e cerebral anterior, o valor da topografia do sangramento para predizer o local do aneurisma é pequeno.[11]

Na dependência da direção do fundo do aneurisma e proximidade com as estruturas mesiais do lobo temporal, particularmente o úncus (Fig. 30-2), pode ocorrer hemorragia intracerebral do lobo

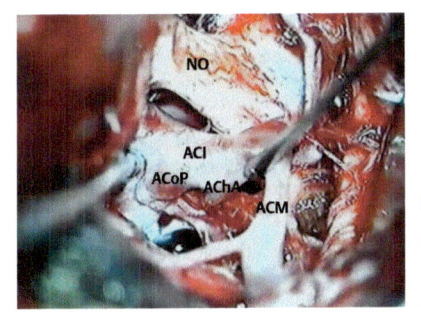

Fig. 30-1. Anatomia microcirúrgica da região da artéria comunicante posterior (ACoP). Observe o trajeto posterior e medial da ACoP em direção à artéria cerebral posterior. NO: nervo óptico; ACI: artéria carótida interna; AChA: artéria coróidea anterior; ACM: artéria cerebral média.

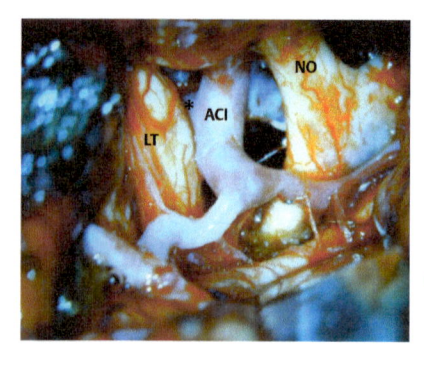

Fig. 30-2. Relação íntima entre a emergência da ACoP (*) e a porção mesial do lobo temporal (LT). ACI: artéria carótida interna.

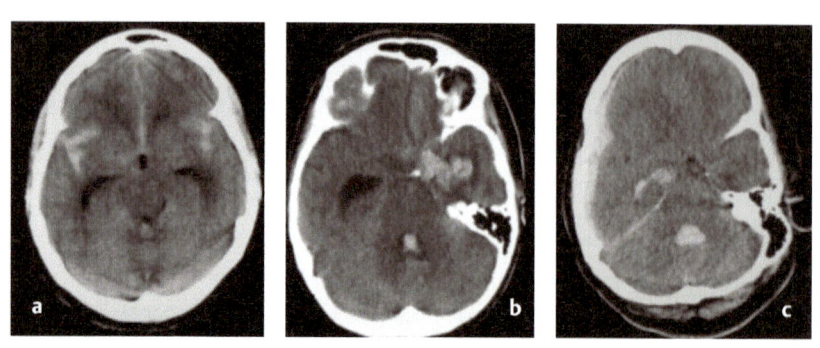

Fig. 30-3. Padrões de hemorragia secundária à ruptura de aneurismas de ACoP. (a) Padrão de HSA com sangue em diversas cisternas. (b) Hemorragia na porção mesial do lobo temporal. (c) Hematoma subdural agudo à direita.

temporal associada à HSA, o que pode ser visto nos achados tomográficos precoces. Raramente, a rotura de aneurismas de ACoP causa hematoma subdural agudo.[8] Nesses casos, associados à típica HSA, o quadro clínico é de déficit motor contralateral e rebaixamento do nível de consciência (Fig. 30-3).

Para o diagnóstico exato da localização e da morfologia do aneurisma, é necessária a realização de exames angiográficos. Ainda que a angiografia digital cerebral por subtração seja considerada o exame padrão para aneurismas cerebrais, mais recentemente, outras técnicas de reconstrução 3D têm sido largamente empregadas, pois têm sensibilidade maior especialmente para pequenos aneurismas.[12] A angiografia por tomografia computadorizada (angio-TC) é especialmente útil, pois pode ser realizada *in continuum* com a TC diagnóstica, é rápida e menos invasiva que as angiografias convencionais, possuindo altas sensibilidade e especificidade.[13]

Um aspecto importante durante a análise angiográfica é comparar o calibre da ACoP com o calibre do segmento P1 da ACP com o objetivo de identificar o padrão fetal da ACoP, que ocorre em cerca de 28% dos casos (Fig. 30-4).[14] Durante o início do desenvolvimento embrionário, a vascularização do sistema nervoso central é toda feita pelo sistema carotídeo, que emite diversos vasos anastomóticos para os canais vasculares da circulação posterior. Durante o desenvolvimento das artérias vertebrais e da artéria basilar, várias artérias anastomóticas involuem. A ACoP é uma artéria anastomótica de maior importância no período fetal e, embora permaneça anatomicamente patente após este período, a dependência de seu fluxo para a circulação posterior diminui. A manutenção da dependência da ACoP para vascularização do território da cerebral posterior é chamada de padrão fetal[15] e está presente em de 4% a 29% dos pacientes.[2] Nesses casos, o tratamento dos aneurismas de ACoP deve preservar sua perviedade.[16]

Também se deve observar a relação entre o aneurisma e a própria ACoP. Na maioria dos casos, o colo do aneurisma incorpora parte da artéria e, de modo menos frequente, a artéria origina-se distalmente ao colo do aneurisma. Menos comumente, o aneurisma pode-se originar diretamente da ACoP, sem relação direta com a carótida. São chamados de aneurismas verdadeiros da ACoP e, em geral, estão relacionados com o padrão fetal de circulação.[2]

Devem-se diferenciar pequenos aneurismas de dilatações infundibulares da ACoP.[17] Nestas, a dilatação apresenta um formato de funil ou cone, com uma pequena artéria emergindo de seu topo. No entanto, em alguns casos, essa variação pode ser, na verdade, uma lesão pré-aneurismática. Em

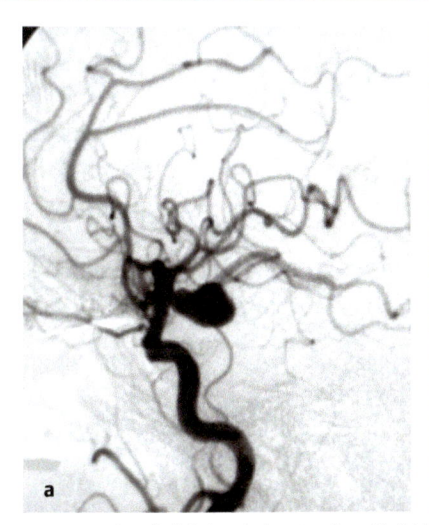

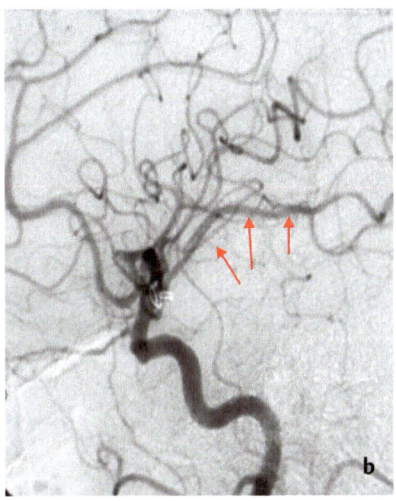

Fig. 30-4. Angiografia digital cerebral mostrando padrão fetal de circulação, com suprimento dos territórios da artéria cerebral posterior (setas) a partir da ACoP. (a) Aneurisma de ACoP antes da clipagem. Já é possível observar como a injeção de contraste pela carótida preenche vasos e ramos da ACP. (b) Controle pós-clipagem demonstrando perviedade mantida da ACoP.

geral, as lesões pré-aneurismáticas estão relacionadas com uma ACoP bem desenvolvida, não atrésica, e com uma protrusão avermelhada.[18]

Finalmente, deve-se observar a direção do fundo do aneurisma. Há grandes variações de configurações, mas, em geral, os aneurismas podem ter direção do fundo: anterolateral, superolateral, posterolateral superior, posterolateral inferior ou posteromedial inferior.[19]

TRATAMENTO

Aneurismas da ACoP podem ser tratados por clipagem ou embolização, e a estratégia de tratamento deve ser individualizada de acordo com fatores relacionados com o aneurisma (rotos, não rotos, tamanho, geometria, tombos, calcificações, angioarquitetrura dos vasos), com o paciente (idade, *status* neurológico, comorbidades) e com o serviço neurovascular (instalações, equipamentos, experiência da equipe, volume, treinamento e disponibilidade dos métodos). Também devem ser considerados os resultados de morbimortalidade local, bem como a eficácia e durabilidade de cada forma de tratamento.

A craniotomia pterional convencional é suficiente para a maioria dos aneurismas da ACoP. Variantes da pterional são descritas como minipterional e orbitopterional. O paciente é colocado em decúbito dorsal com suporte de fixação de 3 pontos. A cabeça deve estar elevada acima do coração, o vértex ligeiramente para baixo e em ligeira extensão. A rotação lateral da cabeça (10 a 45 graus) depende da projeção lateral do aneurisma, como visto nos angiogramas em PA. Quanto mais lateral a projeção, menor a necessidade de rotação lateral (Fig. 30-5).

Depois de realizada a craniotomia, a drilagem extensa da asa do esfenoide e do teto orbitário minimiza a necessidade de retração cerebral. Em geral, aneurismas de ACoP não requerem ressecção do processo clinóideo anterior. No entanto, deve-se estar preparado para uma clinoidectomia intradural se o aneurisma for muito proximal, escondido pela clinoide ou escondido abaixo do tentório. Faz-se, então, a abertura da dura-máter suficiente para dissecção da porção proximal e medial da fissura sylviana até cisterna carotídea e óptica. Com técnicas de relaxamento cerebral (neuroanestesia, manitol, derivações ventriculares, drenagem cisternal), o afastamento do lobo frontal fica facilitado, dispensando o uso de retratores (espátulas) de cérebro. O uso do aspirador e pinça bipolar como retratores é suficiente e desejável. Em casos mais extremos de aneurismas rotos com tumefação, podem-se usar retratores somente após dissecção da fissura e para manter o lobo frontal afastado. O afastamento do lobo temporal deve ser evitado, pois o fundo do aneurisma pode estar aderido ao lobo temporal, com risco de ruptura precoce.

Após a abertura das cisternas carotídeas e óptica, a ACI deve ser dissecada pelo seu aspecto anterior e superior, bem como pelo trígono óptico-carotídeo para obter controle proximal. A dissecção prossegue para identificar o colo proximal e criar espaço entre o colo e a origem da ACoP. Identifica-se, então, o curso posteromedial da ACoP e das artérias perfurantes a partir do trígono

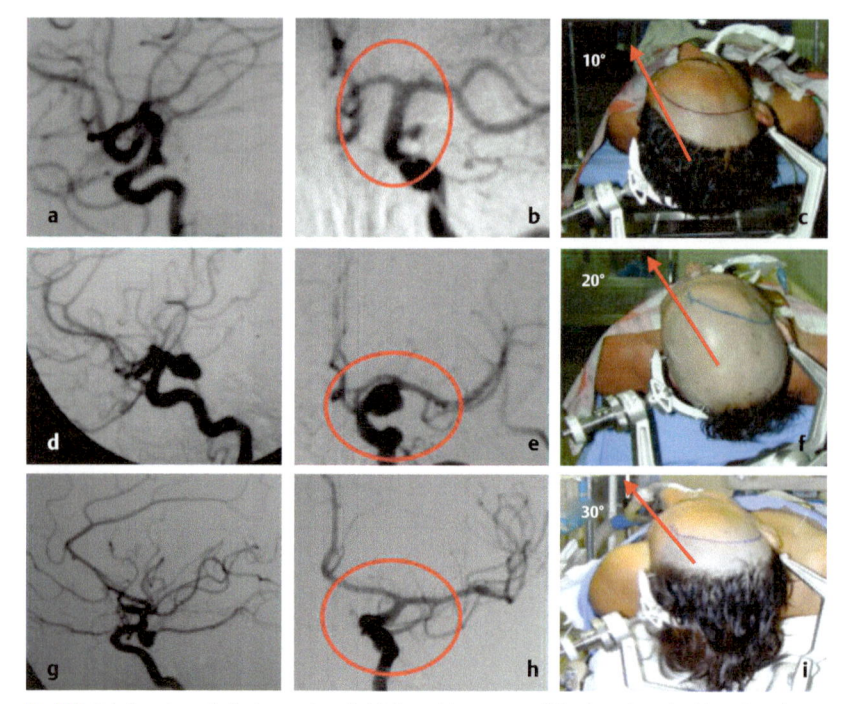

Fig. 30-5. Relação entre projeção do aneurisma de ACoP e posicionamento cefálico do paciente. (**a-c**) Aneurisma de projeção lateral requer leve rotação (10º). (**d-f**) Projeção intermediária do aneurisma em PA, rotação cefálica de 20º. (**g-i**) Aneurisma de projeção mais medial, requer maior lateralização cefálica (30º).

óptico-carotídeo. A seguir, disseca-se o colo distal do aneurisma criando espaço entre o aneurisma e a origem da artéria coróidea anterior, para evitar danos. Neste momento deve-se avaliar a necessidade de secção do tentório para criar espaço para a introdução proximal do clipe, ou clinoidectomia anterior completa ou parcial.

É comum haver adesões do fundo do aneurisma com o nervo oculomotor, com o tentório e com o lobo temporal. Deve-se evitar a dissecção exaustiva dessas adesões pelo risco de lesão do nervo oculomotor e rotura aneurismática. Se for necessário liberar parte do aneurisma para visualizar o colo, pode ser necessário sacrificar uma pequena porção do úncus, mantendo uma porção do parênquima aderido ao fundo do aneurisma (como um chapéu) para evitar a ruptura. Então, liberam-se eventuais adesões nos colos proximal e distal, bem como ao tentório, e aplica-se o clipe (Fig. 30-6).[4]

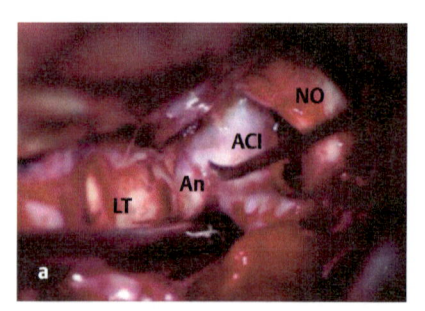

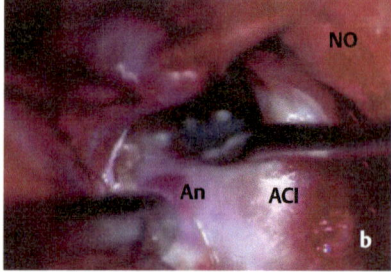

Fig. 30-6. Clipagem microcirúrgica de aneurisma roto de ACoP. (**a**) Dissecção do nervo óptico, carótida interna e visualização do aneurisma. (**b**) Dissecção do colo proximal do aneurisma. A emergência da ACoP a partir da carótida interna fica escondida pelo aneurisma. *(Continua.)*

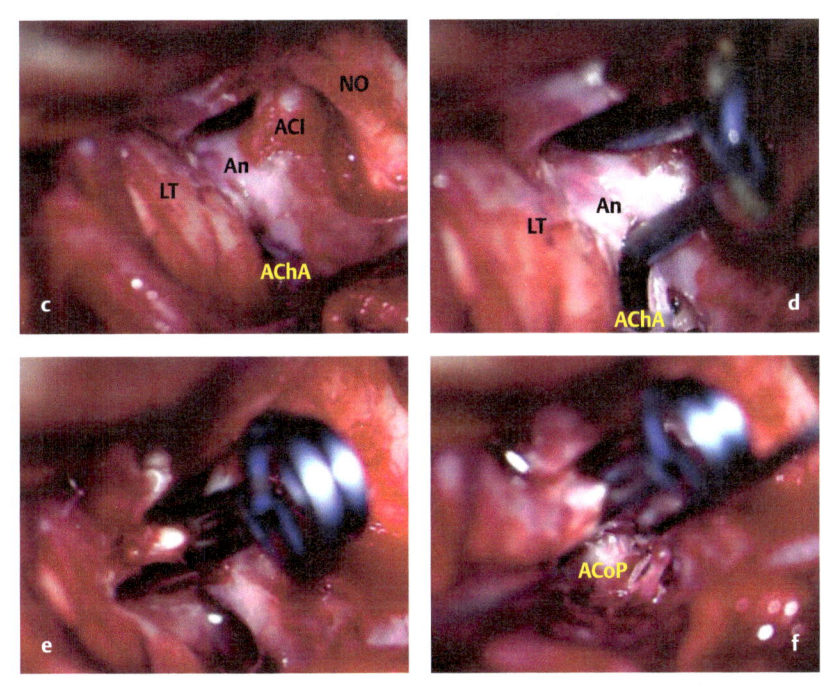

Fig. 30-6. *(Cont.)* **(c)** Dissecção do colo distal e visualização da artéria coróidea anterior. **(d)** Aplicação do clipe, mantendo a perviedade da artéria coróidea anterior e da artéria comunicante posterior (ACoP). **(e)** Após a clipagem do aneurisma, é possível retrair o lobo temporal e observar o corredor entre a carótida e medial ao tentório. **(f)** Por este corredor, é possível observar a preservação da ACoP. AChA: artéria coróidea anterior; An: aneurisma; ACI: carótida interna; NO: nervo óptico; LT: lobo temporal.

Como regra geral, as lâminas do clipe devem estar paralelas à ACI. Entretanto, por causa da abordagem lateral nem sempre isso é possível. Colos muito largos podem causar estenoses e torções na ACI. Colos com calcificações podem causar estenoses e rupturas durante a clipagem. Nesses casos, uma clipagem com margem de segurança para o colo pode ser segura.

Na maioria dos casos, um clipe *standard* reto é suficiente. Para aneurismas muito proximais, um clipe angulado lateralmente pode ajudar. Clipes fenestrados são usados para aneurismas com projeção medial. Atenção deve ser dada para a preservação da emergência da ACoP durante a clipagem. Em geral, é difícil visualizar sua origem na parede inferior e medial da ACI, pois é frequentemente escondida pelo aneurisma. Por esta razão, a aplicação da lâmina proximal do clipe deve ser cautelosa, particularmente nas ACoPs de padrão fetal. Já a lâmina distal do clipe deve ser aplicada de modo a evitar a oclusão ou ainda um cavalgamento da artéria coroidea anterior. Este pequeno ramo da carótida é responsável pela vascularização do joelho e perna posterior da cápsula interna e sua oclusão pode causar grave hemiplegia contralateral.

Se o clipe deslizar em direção ao colo (causando estenose da ACI), deve-se tentar manter a ponta da lâmina do clipe logo acima do colo. Se o clipe insistir em deslizar em direção à ACI, opta-se por manter este clipe como suporte e aplicar outro clipe acima primeiro, removendo-o em sequência. Se for observado colo residual, complementa-se a clipagem com miniclipes.

Após a clipagem, deve-se inspecionar para garantir que ela foi completa e nenhuma estrutura neural ou ramos perfurantes foram comprometidos. A seguir, realiza-se a punção e esvaziamento do aneurisma com agulha fina, certificando-se de sua completa exclusão. Após o esvaziamento do aneurisma, abre-se um corredor lateral à carótida e medial ao tentório pelo qual se pode observar o trajeto íntegro da ACoP e a descompressão do nervo oculomotor. Em casos de reperfusão do aneurisma após a clipagem, deve-se analisar se o clipe incluiu a ACoP, que pode estar em fluxo retrógrado vindo da circulação posterior, mantendo o aneurisma perfundido. Se isso ocorrer, reposiciona-se o clipe de modo a evitar a ACoP. Se não for o caso, a razão da manutenção da perfusão do aneurisma pode ser clipagem incompleta ou força do clipe insuficiente para oclusão definitiva. As opções para isso são o reposicionamento do clipe, aplicação de outro clipe adjacente ou uso de um clipe de sobreforça.

Se houver ruptura precoce intraoperatória do aneurisma, é necessário manter a calma. Deve-se notificar imediatamente o anestesista e auxiliares de sala para que todos estejam a postos. Identifica-se o sangramento com sucção vigorosa com 1 ou 2 aspiradores para manter o campo limpo em direção ao fluxo de sangue e encontrar o local e o tamanho da ruptura. Deve-se tomar extremo cuidado para não aumentar o ponto de ruptura com manobras intempestivas. A aplicação de cotonoides no local da ruptura pode ajudar a conter o sangramento. Se a ruptura ocorrer na base do aneurisma, um *patch* de músculo pode ser usado neste ponto, seguido de um clipe. Se a ACI proximal já estiver dissecada, deve-se aplicar nela um clipe temporário o mais próximo possível do aneurisma, sem obstruir a visão e a clipagem definitiva. Como medida extrema, pode ser feita a compressão externa da ACI cervical, visto que raramente usamos controle cervical rotineiro. É comum observar a rotura de aneurismas de ACoP durante a clipagem, pois a sua retração pode desprendê-lo do tentório ou do lobo temporal, causando rotura da parede mais frágil. Nesses casos, o melhor procedimento é simplesmente continuar a clipagem.[4]

Finalmente, havendo disponibilidade, o uso de técnicas para visualizar fluxo, como indocianina verde, fluoresceína e *microdoppler* intraoperatório são de grande auxílio, pois permitem avaliar a completa exclusão do aneurisma e a preservação dos vasos adjacentes.[20]

O tratamento endovascular de aneurismas de ACoP em geral é factível se a relação fundo/colo for favorável. Entretanto, os aneurismas de ACoP tendem a ter um colo largo e se originar em ângulo agudo em relação à carótida, o que pode dificultar a embolização primária. As técnicas recentes de remodelamento com *stent* e balão permitem a embolização com maior eficácia.[5]

COMPLICAÇÕES

As principais complicações relacionadas com os aneurismas da ACoP são as lesões do nervo oculomotor e a oclusão da artéria coróidea. Em que pese 20% dos pacientes com aneurismas de ACoP se apresentarem com paralisia do nervo oculomotor, a recuperação é bastante frequente, especialmente se o tratamento for realizado precocemente. Embora alguns estudos sugiram a superioridade do tratamento microcirúrgico sobre o endovascular em relação à recuperação da função do nervo oculomotor, possivelmente pela imediata descompressão do nervo, há hipóteses que sugiram que o benefício seja menos relacionado com a descompressão que com a redução da pulsação do aneurisma sobre o nervo, o que poderia também ser garantido pelo tratamento endovascular.[2]

A oclusão inadvertida da artéria coróidea anterior (que, em geral, tem origem distal à ACoP, mas pode também dela se originar) causa graves déficits, pois é responsável pela vascularização do joelho e da perna posterior da cápsula interna. Assim, sua oclusão pode causar hemiplegia contralateral.

Finalmente, como em todos os aneurismas rotos, a complicação mais importante de uma hemorragia subaracnóidea é o vasoespasmo cerebral.

DICAS

- Pacientes com quadro ictal característico de hemorragia subaracnóidea associado a ptose palpebral e/ou oftalmoparesia têm grande chance de ter um aneurisma de ACoP;
- Para diferenciar um aneurisma verdadeiro da ACoP de uma dilatação infundibular, observe a relação com o próprio vaso:
  - Se o vaso se origina a partir da dilatação, deve ser apenas uma dilatação infundibular;
  - Se o vaso se origina da base, deve ser um aneurisma.
- Compare o calibre do segmento P1 da artéria cerebral posterior com o calibre da ACoP para identificar se há padrão fetal de circulação: se P1 é menos calibrosa que ACoP, é fundamental preservar a patência da artéria durante o tratamento;
- Evite a tração do lobo temporal durante a abordagem cirúrgica: uma tração inadvertida e impetuosa pode causar rotura intraoperatória do aneurisma;
- Certifique-se de que a artéria coróidea anterior foi mantida pérvia e não acavalgada após a clipagem: sua oclusão causa hemiplegia contralateral.

REFERÊNCIAS BIBLIOGRÁFICAS

1. Brisman JL, Song JK, Newell DW. Cerebral aneurysms. N Engl J Med 2006;335:928-39.
2. Golshani K, Ferrell A, Smith TP, Britz GW. A review of the management of posterior communicating artery aneurysms in the modern era. Surg Neurol Int 2010;1:88.
3. Rhoton Jr. AL. The supratentorial arteries. Neurosurgery. 2002;51(1):53-120.
4. Lawton MT. Posterior communicating artery aneurysms. In: Lawton MT. Seven aneurysm: Tenets and techniques for clipping. Thieme: New York – Stuttgart; 2011. p. 45-64.
5. Pandey AS, Elias A, Maher C, et al. Microsurgical and endovascular treatment of anterior circulation aneurysms. In: Jabbour PM. Neurovascular surgical techniques. Jayppe Brothers Medical Publishers: New Delhi; 2013. p. 129-46.
6. Suarez JI, Tarr RW, Selman WR. Aneurysmal subarachnoid hemorrhage. N Engl J Med 2006;354:387-96.
7. Soni SR. Aneurysms of the posterior communicating artery and oculomotor paresis. J Neurol Neurosurg Psychiatry 1974;37:475-84.

8. Oh SY, Kwon JT, Park YS, et al. Clinical features of acute subdural hematomas caused by ruptured intracranial aneurysms. J Korean Neurosurg Soc 2011;50(1):6-10.
9. Said G. Diabetic neuropathy – a review. Nature Clin Pract Neurol 2007; 3:331-40.
10. Hunt WE, Hess RH. Surgical risk as related to time of intervention in the repair of intracranial aneurysms. J Neurosurg 1968;28(1):14-20.
11. Van der Jagt M, Hasan D, Bijvoet HW, et al. Validity of prediction of the site of ruptured intracranial aneurysms with CT. Neurology 1999;52(1):34-9.
12. Van Rooij WJ, Sprengers ME, de Gast AN, et al. 3D rotational angiography: The new gold standard in the detection of additional intracranial aneurysms. Am J Neuroradiol 2008;29(5):976-9.
13. Zouaoui A, Sahel M, Marro B, et al. Three-dimensional computed tomographic angiography in detection of cerebral aneurysms in acute subarachnoid hemorrhage. Neurosurgery 1999;41(1):125-30.
14. Yasargil MG. Microsurgical anatomy of the basal cistern and vessels of the brain, diagnostic studies, general operative techniques and pathological considerations of the intracranial aneurysms. In: Yasargil MG. Microneurosurgery. Stuttgart: Georg Thieme Verlag; 1984.
15. Lasjaunias P, Ter Brugge KG, Berenstein A. Surgical neuroangiography. Vol I. Clinical vascular anatomy and variations. 2nd ed. Berlin, Heidelberg: Springer-Verlag;, 2006.
16. Zada G, Breault J, Liu CY, et al. Internal carotid artery aneurysms occurring at the origin of fetal variant posterior cerebral arteries: surgical and endovascular experience. Neurosurgery 2008;63(1-1):ONS55-61.
17. Satoh T, Omi M, Ohsako C, et al. Differential diagnosis of the infundibular dilation and aneurysm of internal carotid artery: Assessment with fusion imaging of 3D MR cisternography/angiography. Am J Neuroradiol 2006;27(2):306-12.
18. Endo S, Furuichi S, Takaba M, et al. Clinical study of enlarged infundibular dilation of the origin of the posterior communicating artery. J Neurosurg 1995; 83(3):421-5.
19. Yasargil MG. Clinical considerations, surgery of the intracranial aneurysms and results . In: Yasargil MG. Microneurosurgery. Stuttgart: Georg Thieme Verlag; 1984.
20. Raabe A, Beck J, Gerlach R, Zimmermann M, Seifert V. Near-infrared indocyanine green video angiography: A new method for intraoperative assessment of vascular flow. Neurosurgery 2003;52(1):132-9.

CAPÍTULO 31

ANEURISMA DA ARTÉRIA CORÓIDEA ANTERIOR

Carlos Michel Albuquerque • Carlos Henrique Mesquita Peres
Carlos Roberto Malaguti • Moises Derzi Vidal

HISTÓRICO

Filogeneticamente, a artéria carótida interna (ACI) termina em uma divisão cranial, a artéria cerebral anterior (ACA), e uma divisão caudal, a artéria comunicante posterior. Da ACA derivam a artéria cerebral média e a artéria coróidea anterior (AChA). A AChA é uma artéria bastante antiga do ponto de vista evolutivo e que transitoriamente vasculariza um extenso território cortical, se anastomosando-se com a ACA no sistema límbico. A maioria do seu território cortical será transferida para a divisão caudal da carótida interna (artéria comunicante posterior e, por conseguinte, para o território da artéria cerebral posterior).[1]

Um arco arterial límbico é descrito em alguns animais (répteis, pássaros) e pode persistir em humanos, ligando ramos da AChA (mais comum) ou da artéria cerebral posterior a ramos pericalosos da ACA, ao redor das estruturas límbicas. O arco límbico pode ser visível em doenças congênitas, como na malformação aneurismática da veia de Galeno (tanto no tipo mural quanto coroidal).

Anatomicamente, o segmento coróideo da ACI inicia-se na origem da artéria coróidea anterior (AChA) e termina na bifurcação (término) da carótida em artérias cerebral média e anterior. Na classificação de Cincinnati, a AChA é incluída no segmento C7 (comunicante).[2]

A artéria coróidea anterior emerge da parede posterolateral da ACI, distal 2 a 5 mm da emergência da artéria comunicante posterior e mais lateral que esta. Ela é ramo único em 70% dos casos, mas pode emergir como ramo duplo ou triplo.[3] Tem um trajeto inicialmente lateral e depois posterior, seguindo o trato óptico. Apresenta dois segmentos principais, conforme proposto por Goldberg e Rhoton:[4]

1. Segmento proximal (**cisternal**): trajeto posterior e medial por baixo do trato óptico e superior e medial ao úncus do lobo temporal. Depois se curva lateralmente na cisterna peduncular. Próximo ao corpo geniculado lateral, a AChA penetra num ângulo agudo na fissura coróidea do corno temporal do ventrículo lateral (correspondendo ao "ponto plexal" angiográfico);
2. Segmento distal (**intraventricular**): segue o plexo coroide, curvando-se em torno do pulvinar do tálamo. Em alguns casos, pode-se estender até o forame de Monro, onde se anastomosa com ramos da artéria coróidea posteromedial.

O segmento proximal apresenta grande número de perfurantes na sua parede posterior. Estas perfurantes e inclusive ramos da própria AChA penetram na substância perfurada anterior.[5]

O território arterial inclui o trato óptico, tálamo lateral, perna posterior da cápsula interna, incluindo o seu terço anterior,[6] corpo geniculado lateral, globo pálido medial,[7] 1/3 anterior do pedúnculo cerebral, córtex piriforme, úncus, parte da amígdala e substância negra.

Quando a artéria comunicante posterior é hipoplásica, a AChA pode suprir também o joelho e o terço anterior da cápsula interna. O contrário também ocorre quando a AChA é diminuta: a artéria comunicante posterior pode suprir a perna posterior da cápsula interna. Isso explica a variabilidade de apresentação clínica quando a AChA é ocluída: desde quadros leves a hemiplegia maciça.

Historicamente, a ligadura cirúrgica da AChA já foi utilizada para o tratamento da doença de Parkinson, mas foi abandonada em decorrência da imprevisibilidade das consequências clínicas.

Aneurismas do segmento coróideo da ACI são relativamente incomuns, compreendendo menos de 2% na maioria das séries.[8,9] Na série de 980 aneurismas operados de Hernesniemi,[9] havia 99 aneurismas de AChA. Destes, 39% eram rotos e 61% não rotos. Dentre os aneurismas rotos, 64% eram menores que 7 mm.

Aneurismas distais da AChA (não relacionados com a bifurcação da AChA com a ACI) são raros, e ocorrem geralmente associados a moyamoya e malformações arteriovenosas encefálicas (piais).[10]

QUADRO CLÍNICO

A síndrome da artéria coroide anterior, descrita por Foix em 1925, quando completa é uma tríade clássica que compreende hemiplegia, hemianestesia e hemianopsia homônima.[11]

Não há um quadro clínico específico na ruptura de aneurismas da AChA. Segue o contexto da hemorragia subaracnóidea clássica:

- Lesões da artéria (secundárias a vasospasmo ou iatrogênicas) no segmento cisternal podem levar a hemiplegia, hemianestesia e hemianopsia contralaterais e rebaixamento do nível de consciência.
- Lesões após a entrada na fissura coróidea geralmente são mais bem toleradas, por causa de anastomoses com a artéria coróidea posterolateral.[4]

EXAME FÍSICO/IMAGEM

O exame físico/neurológico é o descrito na síndrome da AChA. Quase sempre é incompleto, em razão das múltiplas possibilidades de local de oclusão.

Oclusões da AChA geralmente ocorrem secundárias à doença de pequenos vasos (aterosclerose), e a RM demonstra infarto na perna posterior da cápsula interna (visível logo acima do corno temporal do ventrículo lateral, nos cortes axiais).

Na angiografia, a AChA deve ser diferenciada da artéria comunicante posterior (Fig. 31-1):

- Artéria comunicante posterior: geralmente é mais calibrosa, proximal e tem trajeto que pode ser inicialmente superior, mas sempre aponta para o occipital e bifurca (já como artéria cerebral posterior);
- AChA tem uma inflexão superior (ponto plexal), apontando para cima, onde entra na fissura coroide para entrar no corno temporal do ventrículo lateral.

Aneurismas da AChA podem ser descobertos incidentalmente ou no contexto de hemorragia subaracnóidea. É muito raro haver alteração de exame físico/neurológico secundária à compressão vascular.

Imagens de angiorressonância pela técnica sem contraste (TOF) ou angiotomografia (com contraste iodado) podem demonstrar o aneurisma, mas, em aparelhos de menor resolução, podem não demonstrar a AChA adequadamente, especialmente detalhes como origem do saco aneurismal.

Imagens de angiografia cerebral digital com técnica tridimensional (3D) devem demonstrar:

- O aneurisma e seu formato/superfície, além da origem da AChA, que pode sair do próprio saco aneurismal. Isto tem óbvias implicações terapêuticas, pois, se as imagens não forem precisas, poderá haver uma oclusão inadvertida da artéria, seja por clipagem ou *coiling*;
- As dimensões precisas do aneurisma (que devem preferencialmente ser aferidas no protocolo de intensidade máxima [MIP] em vários planos ortogonais); isto terá utilidade na escolha do formato e tamanho das espirais de platina (micromolas) para ocluir a luz aneurismal.
- As imagens 3D MIP que também permitem aferir os diâmetros da artéria carótida interna proximal e distal ao aneurisma, são fundamentais para escolha do tamanho de um eventual *stent* ou diversor de fluxo;
- Que é possível se superpor estruturas ósseas, para o planejamento da craniotomia, permitindo assim planejamento de um eventual desbastamento de clinoide anterior e ajudando na escolha do melhor ângulo da cabeça do paciente para fixar o Mayfield.

DIAGNÓSTICO DIFERENCIAL

Aneurismas grandes do segmento coróideo podem causar compressão do III nervo, levando a oftalmoplegia e midríase não fotorreagente, fazendo diagnóstico diferencial com os aneurismas da artéria comunicante posterior. As imagens 3D ajudam a diferenciar ambos.

Na angiografia cerebral digital sem estudo tridimensional (3D), a AChA pode não ser visualizada, especialmente nos pacientes com sifão curto e tortuoso, levando-se à interpretação de que se trata de um aneurisma comunicante posterior.

OPÇÕES DE TRATAMENTO

Aneurismas rotos têm indicação de tratamento de urgência, prevenindo-se o ressangramento e possibilitando o tratamento adequado do vasoespasmo. Aneurismas não rotos devem ser avaliados cuidadosamente, com risco-benefício sendo ponderado segundo critérios estabelecidos em outro capítulo deste livro.

De forma ideal, deve haver uma discussão multidisciplinar que envolva o neurologista ou o intensivista, o neurocirurgião vascular e o neurocirurgião endovascular. Isto visa a melhorar a escolha

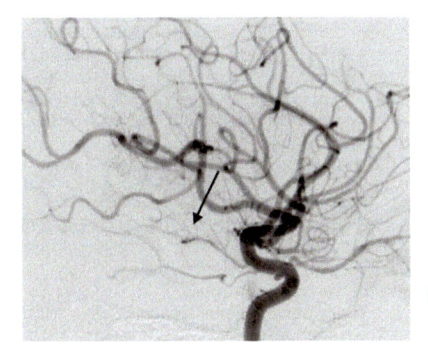

Fig. 31-1. Angiografia cerebral digital (em perfil) demonstrando a artéria coróidea anterior. A seta aponta o ponto plexal.

do *timing* para o tratamento, assim como as opções terapêuticas, que podem incluir inclusive a combinação de embolização parcial em fase aguda (evitando-se o ressangramento) e posterior clipagem ou complementação pelo método endovascular.

Se houver dilatação ventricular, é aconselhável a ventriculostomia precoce com monitorização da pressão intracraniana e retirada de pequenas alíquotas de liquor somente em casos sintomáticos de hipertensão intracraniana. A drenagem inadvertida de liquor pode deslocar o coágulo do aneurisma e facilitar o ressangramento. A instalação de derivação ventricular externa (se necessária) é fundamental **antes** de uma eventual embolização, em virtude do uso de heparina.

Uso de monitorização neurofisiológica intraoperatória ou durante embolização pode demonstrar redução do potencial evocado motor, mesmo quando a angiografia demonstra bom fluxo na AChA após a inserção de micromolas. Isto permite o reposicionamento ou substituição de micromolas ou mesmo mudança de estratégia terapêutica.[12]

Microcirurgia (Clipagem)

O procedimento obedece a sistematização de posicionamento da cabeça no Mayfield com rotação contralateral a 20° do eixo vertical.[9] As imagens 3D da angiografia permitem superpor estruturas ósseas e podem mesmo sugerir angulações diferentes da descrita acima.

Após a craniotomia pterional e a abertura dural, inicia-se pela drenagem de liquor da cisterna carotídea para obter certo grau de relaxamento cerebral, seguido por dissecção carotídea o mais proximal possível para obter controle precoce. Depois disto, a cisterna sylviana deve ser amplamente dissecada, e somente após se deve completar a dissecção da carótida, aproveitando a melhor retração cerebral.

Como a AChA emerge da parede posterolateral da ACI, geralmente ela é visualizada primeiro que a artéria comunicante posterior durante a dissecção da carótida. Seguindo-se a ACI de proximal para distal, o colo proximal do aneurisma deve ser visível logo após a emergência da AChA.

Aneurismas da AChA têm orientação posterolateral, podendo parte do aneurisma estar aderida ao lobo temporal. Portanto, na dissecção, deve-se evitar tanto a retração lateral do lobo temporal quanto a retração medial da carótida, sob pena de uma ruptura precoce antes da total dissecção carotídea.

A AChA deve ser bem visualizada, e, para tanto, a fissura sylviana deve ser amplamente aberta. Há uma tendência a se comparar estes aneurismas aos da comunicante posterior e abordá-los de maneira semelhante (onde muitas vezes não é necessária tão ampla abertura da fissura), mas isto deve ser fortemente evitado. Um esforço extra deve ser feito para visualizar a artéria, que pode inclusive estar medial ao aneurisma, obrigando o cirurgião a trabalhar também entre a ACI e o nervo óptico.[13]

Após a individualização da AChA, prepara-se o colo distal. O clipe a ser escolhido deve preferencialmente ser curto. Considerando o grande número de perfurantes (tanto na parede posterior da ACI quanto da própria AChA), é fundamental a visão das lâminas do clipe antes, durante e após a clipagem (revisão cuidadosa após a clipagem). A clipagem inadvertida de uma perfurante poderá ter consequências clínicas muito variáveis e imprevisíveis.

Tratamento Endovascular (Embolização)

O procedimento é realizado sob anestesia geral e heparinização sistêmica.[14] No tratamento endovascular, pode ser necessário, após a anestesia geral e posicionamento final da cabeça do paciente, obter-se uma nova imagem 3D para escolher a posição de trabalho mais adequada (a qual será quase sempre diferente da angiografia realizada na ocasião do diagnóstico, com o paciente acordado) e para a melhor visualização tanto do aneurisma como da AChA.[15,16]

As técnicas a serem utilizadas dependem da angioarquitetura da carótida, do aneurisma e da AChA: micromolas isoladas em aneurismas de colo estreito (Figs. 31-2 e 31-3); das várias opções para aneurismas de colo largo: micromolas com técnica de remodelamento (com microcateter-balão); *stent* e micromolas; e *stents* diversores de fluxo.

O uso de *stents* diversores de fluxo parece ter resolvido o problema da AChA que se origina do saco ou colo aneurismal. O fluxo arterial no vaso depende do gradiente pressórico arteriovenoso e da impedância do território vascular nutrido pelo vaso. Apesar da trombogenicidade do implante causar preocupações quanto à patência de vasos que ficam "aprisionados" sob o *stent*, vários estudos mostraram que a cobertura da artéria oftálmica é segura. No caso da AChA, estudos experimentais mostram que a cobertura menor que 50% da luz da artéria pelo *stent* não compromete o fluxo. Os *stents* diversores de fluxo atuais têm entre 18% a 36% de cobertura metálica.[17]

Em casos onde a AChA se origina da bolsa aneurismal, outra opção, descrita por Chapot, inclui o uso de três microcateteres:

1. Um microcateter protetor (proveniente da carótida ipsi ou mesmo contralateral via artéria comunicante anterior) sendo posicionado no início da AChA (para proteger esta artéria, ocupando sua luz e evitando que alguma micromola faça protrusão para a luz arterial);
2. Um microcateter para a entrega de molas (*coiling*) no saco aneurismal;
3. Um terceiro microcateter (microcateter-balão) na luz da carótida para técnica de remodelamento e oclusão temporária se ocorrer ruptura durante o procedimento.[18]

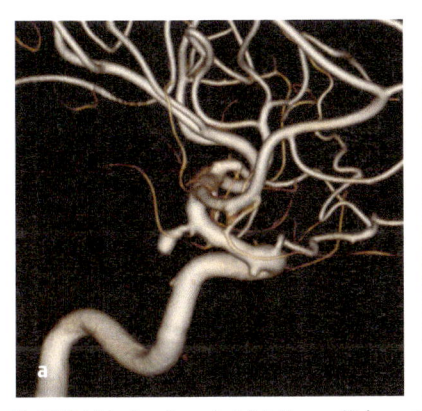

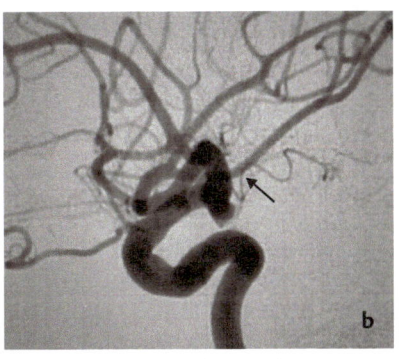

Fig. 31-2. (a) Angiografia cerebral digital (em perfil) demonstrando um aneurisma da carótida interna do segmento coróideo com um ponto de fragilidade apical. (b) A seta aponta a artéria coróidea anterior.

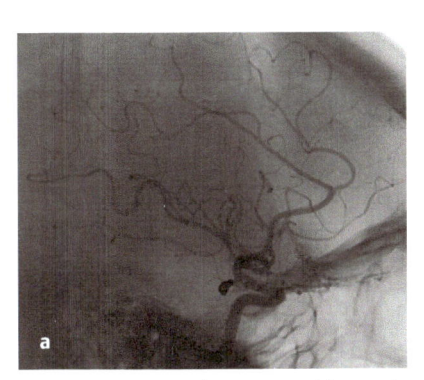

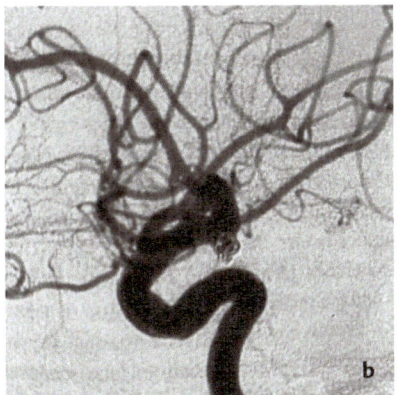

Fig. 31-3. (a-b) Aneurisma do segmento coróideo parcialmente ocluído por micromolas.

Nos raros casos de aneurismas distais da AChA, que geralmente são fusiformes e exigem sacrifício do vaso portador, se forem distais ao ponto plexal, geralmente a oclusão é segura em decorrência das múltiplas anastomoses. No entanto, se o aneurisma for proximal ao ponto plexal, há risco de lesão considerável (dependendo da contribuição da artéria comunicante posterior ou cerebral posterior). Nestes casos, é possível cateterizar a AChA e realizar teste provocativo com o paciente acordado com amital[10] ou propofol. Este último fármaco é mais facilmente disponível em nosso meio.

COMPLICAÇÕES

A AChA é uma artéria que supre um território clinicamente bastante eloquente. Os ramos perfurantes que passam pela substância perfurada anterior para o globo pálido e a perna posterior da cápsula interna não recebem qualquer colateral significativa.[19] Lesões desta artéria podem resultar em **síndrome da artéria coróidea anterior**, caracterizada por hemiparesia, hemianestesia e hemianopsia homônima contralateral. É muito difícil a recuperação plena desta síndrome, levando a sérias sequelas.

A ruptura destes aneurismas ocasiona hemorragia subaracnóidea e pode complicar com:

- Vasospasmo e suas consequências;
- Ruptura precoce (ressangramento);
- Ruptura tardia;
- Hidrocefalia.
- Demais complicações descritas no capítulo sobre Hemorragia Subaracnóidea.

Craniotomia para Clipagem

Complicações da craniotomia para clipagem podem ser severas em 5% a 50% dos casos.[20] A embolização foi avaliada em poucas séries e tem menor incidência de complicações.[19] Em ambos os métodos, as complicações isquêmicas são mais frequentes quando a AChA nasce do colo ou do saco do aneurisma.

Complicações da craniotomia para clipagem:

- Ruptura intraoperatória;
- Oclusão vascular (carótida, AChA, perfurantes) que pode ter consequência variável, desde infartos maciços a lesões de pouca importância clínica;
- Outra mais rara inclui falha na clipagem por mau posicionamento do clipe, deixando restos aneurismais.

Complicações da Embolização

São semelhantes às descritas anteriormente para craniotomia e incluem tratamento parcial (especialmente em fase aguda), fenômenos tromboembólicos relacionados com o uso de *stents* convencionais ou diversores de fluxo, ou mesmo fragmentos de micromola na luz vascular. Nos casos em que a AChA se origina do saco aneurismal, há maior possibilidade de oclusão arterial, ocasionando isquemia.

> **DICAS**
>
> - DVE instalada precocemente, caso haja dilatação ventricular;
> - Obter um estudo angiográfico adequado, com imagens tridimensionais, para escolher a melhor posição de trabalho para cirurgia ou embolização;
> - Não retrair o lobo temporal lateralmente nem a carótida medialmente durante a dissecção;
> - Revisar cuidadosamente as lâminas do clipe para se assegurar de que não foi incluída alguma perfurante (tanto da carótida interna da parede posterior quando da própria AChA);
> - Preferir o uso de stents diversores de fluxo se a AChA se originar do colo ou da bolsa aneurismal.

REFERÊNCIAS BIBLIOGRÁFICAS

1. Lasjaunias P, ter Brugge KG, Berenstein A. Intradural arteries. Surgical neuroangiography 1. 1st ed. Germany: Springer; 2001. p. 479-692.
2. Bouthillier A, van Loveren HR, Keller JT. Segments of the internal carotid artery: a new classification. Neurosurgery 1996;38(3):425-33.
3. Rhoton Jr. AL, Fujii K, Fradd B. Microsurgical anatomy of the anterior choroidal artery. Surg Neurol 1979;12(2):171-87.
4. Baskaya MK. Surgical and angiographic anatomy of the posterior communicating and anterior choroidal arteries. Neuroanatomy 2004;3.
5. Rosner SS, Rhoton Jr. AL, Ono M, Barry M. Microsurgical anatomy of the anterior perforating arteries. J Neurosurg 1984;61(3):468-85.
6. Koizumi T, Yamamoto Y, Nagakane Y, et al. The anterior one third of the posterior limb of the internal capsule is also supplied by the anterior choroidal artery. J Neurol Sci 2019;406:116455.
7. Wen HT, Rhoton AL, de Oliveira E, et al. Microsurgical anatomy of the temporal lobe: part 2-sylvian fissure region and its clinical application. Neurosurgery 2009;65(6):1-36.
8. Brisman JL, Song JK, Newell DW. Cerebral Aneurysms. N Engl J Med 2006;355(9):928-39.
9. Lehecka M, Dashti R, Laakso A, et al. Microneurosurgical management of anterior choroid artery aneurysms. World Neurosurg 2010;73(5):486-99.
10. Schmalz PGR, Alturki A, Ogilvy CS, Thomas AJ. Ruptured distal anterior choroidal artery aneurysm treated with superselective provocative testing and coil embolization. World Neurosurg 2017;105:1032 e19-e22.
11. Kang HS, Kwon BJ, Kwon OK, et al. Endovascular coil embolization of anterior choroidal artery aneurysms. Clinical article. J Neurosurg 2009;111(5):963-9.
12. Hiraishi T, Fukuda M, Oishi M, et al. Usefulness of motor-evoked potential monitoring during coil embolization of anterior choroidal artery aneurysms: technical reports. Neurol Res 2011;33(4):360-2.
13. Flamm ES. Other aneurysms of the internal carotid artery. In: Wilkins RH, Rengachary SS, editors. Neurosurgery 2. 2nd ed. USA: MCGraw-Hill; 1996. p. 2301-9.
14. Kim BM, Kim DI, Chung EC, et al. Endovascular coil embolization for anterior choroidal artery aneurysms. Neuroradiology 2008;50(3):251-7.
15. Yu J, Xu N, Zhao Y, Yu J. Clinical importance of the anterior choroidal artery: a review of the literature. Int J Med Sci 2018;15(4):368-75.
16. Ghali MGZ, Srinivasan VM, Wagner KM, et al. Anterior choroidal artery aneurysms: Influence of regional microsurgical anatomy on safety of endovascular treatment. J Cerebrovasc Endovasc Neurosurg 2018;20(1):47-52.
17. Raz E, Shapiro M, Becske T, et al. Anterior choroidal artery patency and clinical follow-up after coverage with the pipeline embolization device. AJNR Am J Neuroradiol 2015;36(5):937-42.

18. Gimonet H, Desal HA, Mosimann PJ, et al. A new endovascular technique for small anterior choroidal artery aneurysms. A consecutive series using the 3-catheter-protective technique. J Neuroradiol 2016;43(3):223-6.
19. Kim BM, Kim DI, Shin YS, et al. Clinical outcome and ischemic complication after treatment of anterior choroidal artery aneurysm: comparison between surgical clipping and endovascular coiling. AJNR Am J Neuroradiol 2008;29(2):286-90.
20. Senturk C, Bandeira A, Bruneau M, et al. Endovascular treatment of anterior choroidal artery aneurysms. J Neuroradiol 2009;36(4):228-32.

CAPÍTULO 32

ANEURISMAS DA ARTÉRIA CEREBRAL MÉDIA

Bruno da Silva Costa ▪ Diego da Silveira

INTRODUÇÃO

A prevalência dos aneurismas da artéria cerebral média (ACM) varia de 13% a 43% de todos os aneurismas cerebrais.[1-4] Uma história familiar positiva é encontrada em 11% de todos os pacientes portadores de um único aneurisma e pode aumentar para 22% quando o paciente apresenta aneurismas bilaterais de ACM. O risco de ruptura envolve múltiplos fatores, como tamanho, morfologia irregular da cúpula, tabagismo, hipertensão e sexo feminino.[3,5,6] O risco anual de ruptura varia de 0 a 8,0%, dependendo do tamanho do aneurisma. O estudo japonês UCAS mostra um risco cumulativo de ruptura anual de 0,31% para aneurismas de ACM com 5 a 6 mm contra 1,56% em aneurismas de 7 a 9 mm, em pacientes sem aneurismas familiares ou história de hemorragia subaracnóidea espontânea (HSAe).[7]

Os aneurismas da ACM apresentam menor risco de ruptura do que os aneurismas da circulação posterior, do complexo carotídeo e da artéria comunicante anterior.[3,8]

Aneurismas rotos de ACM geram sequelas graves e morte em até 45% dos casos.[9]

ANATOMIA

A artéria cerebral média origina-se na bifurcação da artéria carótida interna (ACI) como seu ramo maior e mais direto. A ACM é dividida em quatro segmentos: M1 a M4.[10]

O segmento M1, também conhecido como segmento esfenoidal, começa na bifurcação ICA e percorre lateral e anteriormente, passando abaixo da substância perfurada anterior.[11,12]

Nesta região, a ACM dá origem aos pequenos ramos lentículo-estriados. Comumente, a ACM bifurca-se no segmento M1.

O segmento M2 (insular) inicia-se quando a artéria se curva posteriormente, de forma abrupta, fazendo o assim chamado joelho da ACM que ocorre logo após sua bifurcação.

Os ramos da ACM passam pela ínsula, levando os ramos corticais aos lobos temporal e frontal.

O segmento M2 termina no sulco circular insular da ínsula. No segmento M3 (opercular), os ramos arteriais acompanham o opérculo temporal e frontoparietal, atingindo a superfície cortical onde começa o segmento M4 (cortical). Os ramos do segmento M4 espalham-se pela superfície lateral do cérebro.

A maioria dos aneurismas saculares da ACM localiza-se na sua bifurcação, ainda no segmento M1 da ACM.

Yasargil, em sua série de 184 aneurismas, descreve as seguintes frequências de localização: 4,3% no ramo temporal anterior, 7,6% nos ramos lentículo-estriados, 84% na bifurcação da ACM e 5,4% distais à bifurcação. A Figura 32-1 mostra a localização mais frequente dos aneurismas cerebrais.

ETIOLOGIA DOS ANEURISMAS DA ACM

A etiologia da maioria dos aneurismas cerebrais é idiopática. Fatores de risco modificáveis para HSAe incluem hipertensão, tabagismo e consumo de álcool.[9,13]

Aneurismas infecciosos são mais frequentes nos ramos distais da ACM. De todos os aneurismas infecciosos, 57,4% estão localizados na ACM.[14] Estes aneurismas são tipicamente de paredes finas e friáveis, muitas vezes com um colo largo ou ausente e são mais propensos a ruptura.

Aneurismas traumáticos são incomuns, correspondendo a menos de 1% de todos os aneurismas intracranianos. No entanto, assim como os aneurismas infecciosos, têm maiores taxas de ruptura.[15] Eles geralmente estão associados a trauma penetrante ou fraturas cranianas e são mais comuns na ACM.

A maioria dos aneurismas é de origem não genética.[16,17] No entanto, algumas condições hereditárias estão associadas ao aumento do risco de aneurismas cerebrais. Estas incluem doença renal policística autossômica dominante, aldosteronismo tratável com glicocorticoide, síndrome de Marfan e Ehler-Danlos.

A presença de um parente de primeiro grau com HSAe aneurismática aumenta o risco de se ter um aneurisma em até quatro vezes, independentemente de qualquer condição genética.

Os aneurismas familiares tendem a se romper em um tamanho menor e em uma idade mais jovem do que os aneurismas esporádicos, frequentemente na mesma localização.[18]

Nesse contexto, considera-se razoável rastrear parentes de primeiro grau de um paciente com HSAe para a presença de aneurisma cerebral.[19]

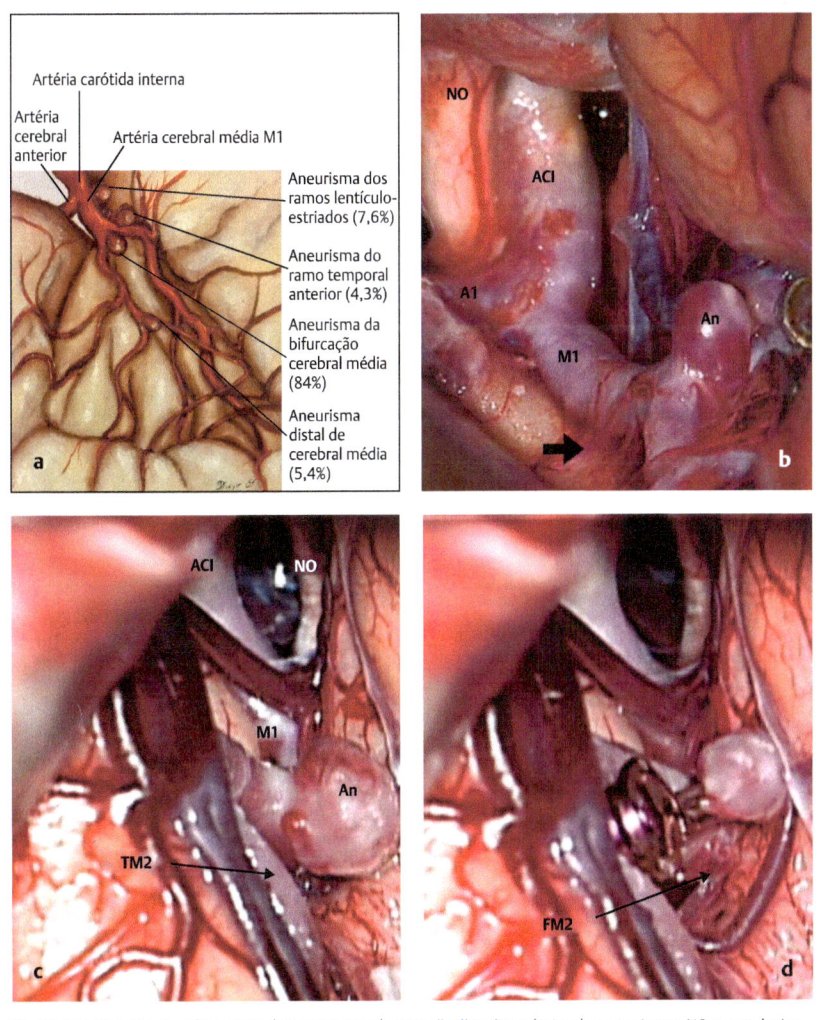

Fig. 32-1. (a) Localização e frequência dos aneurismas de ACM. (b-d) Visão cirúrgica dos aneurismas. NO, nervo óptico; ACI, artéria carótida interna; A1, artéria cerebral anterior A1; M1, artéria cerebral média M1; An, aneurisma; Seta em **b**, ramos perfurantes de M1; TM2, M2 ramo temporal; FM2, M2 ramo frontal.

APRESENTAÇÃO CLÍNICA

Existem três principais apresentações de aneurismas intracranianos rotos:

1. Hemorragia subaracnóidea ou hematoma cerebral;
2. Cefaleia sentinela (causada por uma hemorragia menor);
3. Manifestações não hemorrágicas, como efeito de massa ou isquemia cerebral.

Há também cenários assintomáticos com detecção incidental de aneurisma ou identificação por triagem em indivíduos com fatores de risco para aneurismas cerebrais.

Classicamente, a hemorragia subaracnóidea (HSAe) apresenta-se como uma dor de cabeça súbita e explosiva, descrita como a pior dor de cabeça. A HSAe pode ser acompanhada de perda de consciência. O sangramento agudo dura apenas alguns segundos e o aumento da pressão intracraniana súbito interrompe o sangramento. A principal causa de morte é o ressangramento, que ocorre frequentemente nas primeiras 24 horas.

Cerca de 10% a 43% dos pacientes relatam uma história de dor de cabeça súbita que precede uma HSAe em 6 a 20 dias. Esta cefaleia sentinela representa uma pequena hemorragia ou distensão na parede aneurismática.[12]

De um modo geral, a HSAe tem uma alta mortalidade, com 15% no evento agudo e 30% de mortalidade hospitalar durante os primeiros 30 dias.[9]

DIAGNÓSTICO

A tomografia computadorizada (TC) demonstra sangue no espaço subaracnóideo em 92% dos casos, se realizada nas 24 horas após o sangramento. Nas primeiras 12 horas após a HSAe, a sensibilidade da TC de crânio aproxima-se de 100%. Se mesmo assim houver forte suspeita de HSAe apesar de uma TC de crânio normal, deve-se realizar uma punção liquórica lombar. Os achados de pressão de abertura elevada e liquor hemorrágico ajudam a confirmar o diagnóstico de HSAe.

Diagnóstico Etiológico

A angiografia por subtração digital (ASD) é o padrão ouro na detecção de aneurismas cerebrais. Embora muito baixa, há uma morbidade associada à ASD. Uma metanálise mostrou 0,07% de morbidade permanente associada à ASD em pacientes com HSAe.[20]

A angiotomografia (angio-TC) e a angiorressonância (angio-RM) são exames não invasivos que podem auxiliar na demonstração de aneurismas. Tanto a angio-TC quanto angio-RM podem identificar aneurismas maiores que 3 mm com alto grau de sensibilidade,[21] mas não atingem a resolução da ASD. A Figura 32-2 compara as imagens destes exames. Aneurismas pequenos, em particular, podem não ser identificados com segurança. Especialmente na ACM, onde pequenos ramos podem ser difíceis de serem visualizados, a ASD com reconstrução 3D é importante para ajudar no planejamento do tratamento. A Figura 32-3 mostra uma ASD e uma angio-TC cerebral com a visualização destes ramos.

Em um cenário clínico de HSAe e uma ASD negativa, o exame deve ser repetido em 7 a 14 dias para descartar a presença de um aneurisma.[22]

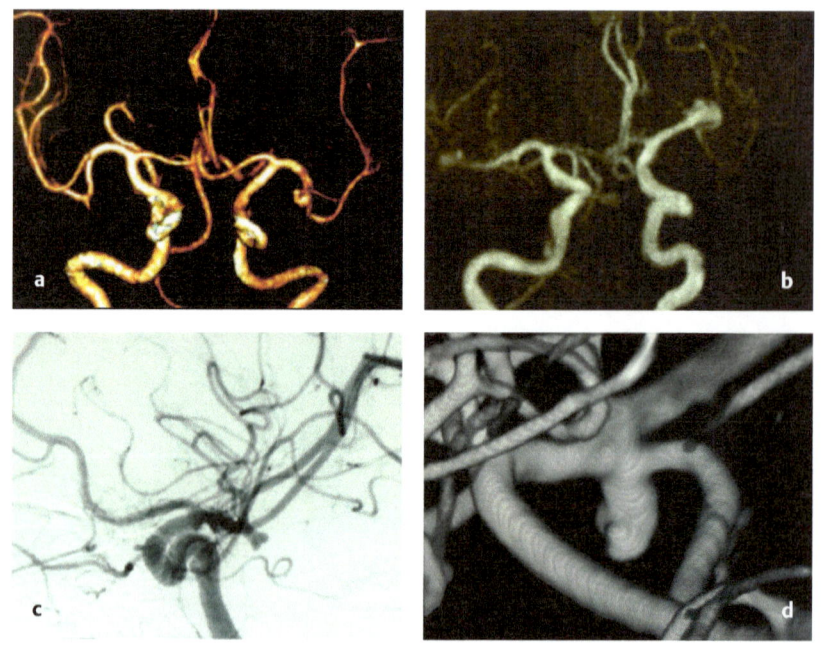

Fig. 32-2. Métodos de imagem para diagnóstico de aneurismas. (**a**) Angio-TC mostrando aneurisma de ACM esquerda ao nível da bifurcação. (**b**) Angio-RM mostrando aneurisma de ACM esquerda. (**c**) Angiografia com subtração digital mostrando aneurisma de ACM. (**d**) Angiografia com reconstrução 3D do mesmo aneurisma.

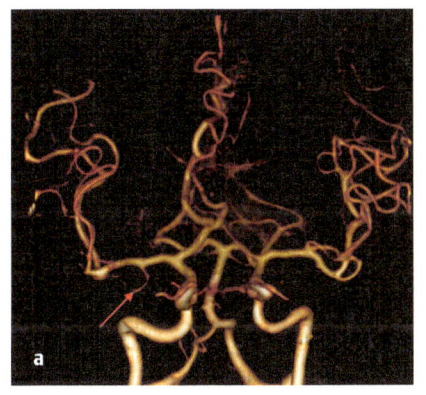

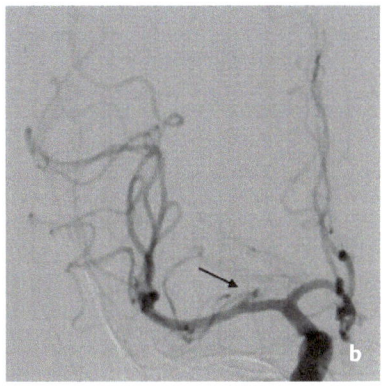

Fig. 32-3. Pequenos ramos da artéria cerebral média. (a) Angio-TC mostrando ramo temporal anterior direito. (b) Angiografia com subtração digital mostrando ramos lentículo-estriados.

TRATAMENTO
Tratamento Conservador
Com o aprimoramento das técnicas de imagem não invasivas, o diagnóstico de aneurismas cerebrais não rotos tornou-se mais frequente.

É um desafio definir quais aneurismas devem ser tratados agressivamente e quais podem ser apenas monitorados.

O estudo ISUIA mostrou que aneurismas com menos de 7 mm e sem histórico de ruptura demonstravam uma taxa de ruptura próxima de zero e não precisavam ser tratados.[8]

Já o estudo UCAS demonstrou que, em aneurismas não rotos com 3 a 4 mm, a taxa de ruptura anual foi de 0,23%; com 5 a 6 mm, 0,31% e com 7 a 9 mm, 1,56%.[3]

Juvela (2013), em seu trabalho sobre aneurismas não rotos na Finlândia, concluiu que os aneurismas incidentais devem ser tratados em pacientes com menos de 50 anos. Pacientes mais velhos devem ser acompanhados. Aneurismas não rotos em pacientes com história familiar ou HSAe prévia podem ser tratados independentemente da idade.[23]

Pacientes portadores de aneurismas não rotos devem ser claramente informados sobre os riscos de ruptura e do tratamento cirúrgico e, assim, poder ser escolhido o tratamento mais adequado para cada indivíduo.

Tratamento Endovascular
O tratamento endovascular (TEV) dos aneurismas intracranianos é uma técnica estabelecida para aneurismas rotos e não rotos. Muitas publicações mostram bons resultados, comparáveis a séries cirúrgicas abertas.[24]

No entanto, os aneurismas da artéria cerebral média (ACM), que representam aproximadamente um terço dos aneurismas intracranianos, são ainda de indicação preferencialmente microcirúrgica, por suas características anatômicas únicas e complexas.

Avanços no TEV, como a embolização assistida por balão e o uso de *stents*, trouxeram novas possibilidades para o TEV de aneurismas da ACM.

Em aneurismas não rotos, o uso de *stents* permite um bom preenchimento mesmo em aneurismas de colo largo. Na fase aguda do sangramento, o uso de *stents* nos aneurismas da ACM elevam os riscos de trombose desse vaso.

Outra indicação para aneurismas de ACM rotos é a embolização parcial em pacientes com más condições cirúrgicas para proteger contra ressangramento até que um procedimento definitivo seja possível.

Em uma coorte prospectiva com 120 pacientes com aneurisma de ACM, rotos e não rotos, submetidos ao TEV, Gory encontrou taxas de mortalidade global e morbidade permanente não negligenciáveis (7,3% e 6,3% para aneurismas não rotos e rotos, respectivamente) e uma taxa de 83,2% de oclusão aneurismática total.[25]

O TEV de aneurismas ACM é uma técnica com rápida evolução, mas, no momento, não é indicado para todos os aneurismas e condições clínicas.

Os *stents* diversores de fluxos (FDS) têm-se mostrado uma técnica viável, particularmente para o tratamento de aneurismas grandes e de sifão carotídeo de colo largo. Os dispositivos FDS não são aprovados para aneurismas da ACM.[26] Os casos relatados mostram uma alta taxa de complicações e uma taxa de oclusão abaixo da média. À luz dos dados disponíveis, os FDS não parecem ser uma solução adequada para o tratamento de aneurismas da ACM.[27]

Existem alguns novos dispositivos em estudo que podem se transformar em uma opção no futuro.[6]

Microcirurgia

O aneurisma da ACM encontra-se na fissura de Sylvius. A abertura da aracnoide entre os lobos frontal e temporal para obter acesso à ACM é a principal via na cirurgia de aneurismas de ACM.

A dissecação deve iniciar paralelamente ao sistema venoso superficial da fissura, deixando as veias no lado temporal da dissecação.

As artérias irrigam apenas um lobo, então devemos seguir o vaso e mobilizá-lo para a superfície correta durante a abertura.

Por outro lado, as veias podem atravessar a fissura e tornar mais difícil a dissecção. Essas veias cruzadas só devem ser coaguladas e divididas se não houver outra maneira de se prosseguir com a dissecação.

A superfície pial anexada ao cérebro é muito delicada e qualquer força excessiva durante a dissecção romba pode rasgá-la e causar danos ao córtex. Podemos usar uma tesoura com uma ponta redonda para uma dissecação aguda, e uma caneta bipolar aplicada suavemente na dissecação romba. Um dissector de Rhoton nos ajuda a palpar e avançar na dissecação.

Inicialmente, após a abertura da aracnoide no nível opercular, a dissecação segue os ramos da ACM na superfície insular.

Assim que alcançamos o *limen* da ínsula, a ACM curva-se abruptamente para alcançar a cisterna sylviana. Este é um momento crucial em que a dissecação é mais difícil e estamos nos aproximando do fundo do aneurisma.

É mais seguro continuar a separação anterior da fissura para se ter uma visão da artéria carótida e sua bifurcação, em vez de dissecar diretamente o fundo do aneurisma.

Um ponto no segmento M1 da ACM é preparado para possível clipagem temporária em caso de ruptura durante a dissecação. Devemos prestar atenção às perfurantes lentículo-estriadas neste nível e na posição do clipe temporário. Um clipe próximo demais da bifurcação pode dificultar a dissecção e a clipagem definitiva.

Depois de abrir a fissura e expor a carótida, a bifurcação e o M1, começamos a dissecação da bifurcação da ACM e do aneurisma.

É importante visualizar a forma e a localização da bifurcação da ACM e sua relação com o fundo do aneurisma antes da cirurgia. Normalmente, o ramo temporal da ACM é encoberto pelo fundo do aneurisma, exigindo cuidadosa dissecção. Qualquer tração pode causar ruptura do aneurisma e deve ser exercida com cuidado.

Nos casos em que o colo aneurismático é muito difícil, podemos usar clipagens temporárias. Durante a clipagem temporária, o fundo aneurismático torna-se menos tenso, facilitando sua dissecação.

Antes da clipagem definitiva, é crucial termos uma visualização completa dos ramos da ACM.

Após a dissecação completa, temos que planejar o posicionamento dos clipes. A ACM possui pequenos ramos que podem ser obstruídos por uma clipagem muito próxima à sua luz. Idealmente, os clipes devem estar paralelos ao eixo dos vasos envolvidos.

Comumente, o fundo do aneurisma abrange parcialmente os ramos pós-bifurcação. Nestes casos, a reconstrução da parede arterial com múltiplos clipes é indicada.

Após a clipagem, a verificação da patência arterial pode ser realizada com Doppler vascular ou angiografia peroperatória e, se necessário, os clipes são ajustados.

Por fim, deve-se realizar rigorosa hemostasia da região e aspirar quaisquer resíduos de hematoma secundário a HSAe.

DICAS

- A dissecação completa do aneurisma da artéria cerebral média e de seus ramos é essencial para se conhecer a anatomia do aneurisma;
- Em aneurismas rotos, é conveniente, após a visualização do aneurisma, dissecarmos a carótida e origem do M1 para termos um ponto de clipagem temporária, caso necessário, antes de partirmos para a dissecação do aneurisma;
- A ACM possui ramos de pequeno calibre que podem ser obstruídos por uma clipagem muito próxima à sua luz. Idealmente, os clipes devem estar paralelos ao eixo dos vasos envolvidos;
- Aneurismas que englobam a emergência de ramos arteriais próximo ao fundo devem ser tratados com reconstrução da parede arterial com clipes múltiplos.

REFERÊNCIAS BIBLIOGRÁFICAS

1. Rinkel GJ, Djibuti M, Algra A, van Gijn J. Prevalence and risk of rupture of intracranial aneurysms: a systematic review. Stroke 1998;29(1):251-6.
2. Loewenstein JE, Gayle SC, Duffis EJ, et al. The natural history and treatment options for unruptured intracranial aneurysms. Int J Vasc Med. 2012;2012(2):1-11.
3. Morita A, Kirino T, Hashi K, et al. UCAS Japan Investigators, The natural course of unruptured cerebral aneurysms in a Japanese co-hort. N Engl J Med 2012;366(26):2474-82.
4. Kang HG, Kim BJ, Lee J, et al. Risk factors associated with the presence of unruptured intracranial aneurysms. Am Heart Associated with the presence of unruptured intracranial aneurysms. 2015.
5. Ajiboye N, Chalouhi N, Starke RM, et al. Review article unruptured cerebral aneurysms: Evaluation and management. Scientific World J. 2015:1-10.
6. Zaidat OO, Castonguay AC, Teleb MS, et al. Middle cerebral artery aneurysm endovascular and surgical therapies: comprehensive literature review and local experience. Neurosurg Clin N Am 2014;25(3):455-69.
7. Jung JY, Kim YB, Lee JW, et al. Spontaneous subarachnoid haemorrhage with negative initial angiography: A review of 143 cases. J Clin Neurosci. 2006;13(10):1011-7.
8. Murphy KP. Isat and Isuia – Unruptured intracranial aneurysms-risk of rupture and risks of surgical intervention. N Engl J Med 1998;339(24):1725-33.
9. Knekt P, Reunanen A, Aho K, et al. Risk factors for subarachnoid hemorrhage in a longitudinal population study. J Clin Epidemiol. 1991;44(9):933-9.
10. Yasargil MG. Microneurosurgery, Volume II. Thieme; 1984.
11. Gibo H, Carver CC, Rhoton AL, et al. Microsurgical anatomy of the middle cerebral artery. J Neurosurg 1981;54(2):151-69.
12. Pai SB, Varma RG, Kulkarni RN. Microsurgical anatomy of the middle cerebral artery. Neurol India 2005;53(2):186-90.
13. Teunissen LL, Rinkel GJ, Algra A, van Gijn J. Risk factors for subarachnoid hemorrhage: a systematic review. Stroke 1996;27(3):544-9.
14. Ducruet AF, Hickman ZL, Zacharia BE, et al. Intracranial infectious aneurysms: a comprehensive review. Neurosurg Rev 2009;33(1):37-46.
15. Dubey A, Sung W-S, Chen Y-Y, et al. Traumatic intracranial aneurysm: A brief review. Journal of Clinical Neuroscience 2008;15(6):609-12.
16. Frösen J, Tulamo R, Paetau A, et al. Saccular intracranial aneurysm: pathology and mechanisms. Acta Neuropathol 2012;123(6):773-86.
17. Korja M, Silventoinen K, McCarron P, et al. Genetic epidemiology of spontaneous subarachnoid hemorrhage: Nordic twin study. Stroke 2010;41(11):2458-62.
18. Mackey J, Brown RD, Moomaw CJ, et al. Familial intracranial aneurysms: Is anatomic vulnerability heritable? Stroke 2012;44(1):38-42.
19. Broderick JP, Brown RD, Sauerbeck L, et al. Greater rupture risk for familial as compared to sporadic unruptured intracranial aneurysms. Stroke 2009;40(6):1952-7.
20. Cloft HJ, Joseph GJ, Dion JE. Risk of cerebral angiography in patients with subarachnoid hemorrhage, cerebral aneurysm, and arteriovenous malformation: a meta-analysis. Stroke 1999;30(2):317-20.
21. Li MH, Cheng YS, Li YD, et al. Large-cohort comparison between three-dimensional time-of-flight magnetic resonance and rotational digital subtraction angiographies in intracranial aneurysm detection. Stroke 2009;40(9):3127-9.
22. Tatter SB, Crowell RM, Ogilvy CS. Aneurysmal and microaneurysmal angiogram-negative subarachnoid hemorrhage. Neurosurgery 1995;37(1):48-55.
23. Juvela S, Poussa K, Lehto H, Porras M. Natural history of unruptured intracranial aneurysms: A long-term follow-up study. Stroke 2013;44(9):2414-21.
24. Caroff J, Neki H, Mihalea C, et al. Flow-diverter stents for the treatment of saccular middle cerebral artery bifurcation aneurysms. Am J Neuroradiol 2016;37(2):279-84.
25. Gory B, Rouchaud A, Saleme S, et al. Endovascular treatment of middle cerebral artery aneurysms for 120 nonselected patients: A prospective cohort study. AJNR Am J Neuroradiol 2014;35(4):715-20.
26. Kallmes DF, Hanel R, Lopes D et al. International retrospective study of the pipeline embolization device: A multicenter aneurysm treatment study. AJNR Am J Neuroradiol 2015;36(1):108-15.
27. Dammann P, Schoemberg T, Muller O, et al. Outcome for unruptured middle cerebral artery aneurysm treatment: surgical and endovascular approach in a single center. Neurosurg Rev 2014;37(4):643-51.

CAPÍTULO 33

ANEURISMA DA ARTÉRIA COMUNICANTE ANTERIOR

Ápio Antunes ▪ Rafael Winter

HISTÓRICO

A primeira descrição dos sinais e sintomas da hemorragia subaracnóidea e sua associação com um aneurisma roto foi feita, em 1886, por *Sir* Byron Bramwell.

Previamente a 1924, a ligação da artéria carótida interna era a única forma descrita de tratamento para os aneurismas cerebrais, com resultados catastróficos. Neste ano, Cushing, enquanto operava um paciente com possível lesão tumoral, encontrou um aneurisma da artéria carótida interna, não roto, que foi dissecado e recoberto com uma porção de músculo, introduzindo, assim, o primeiro tratamento intracraniano para aneurismas cerebrais.

Dott,[1] em 1933, descreveu uma série de pacientes que apresentavam o mesmo quadro de cefaleia súbita seguido por perda de consciência, com recuperação total dos sintomas. Esses pacientes, passado algum tempo, apresentavam o mesmo quadro, dessa vez de forma mais intensa, invariavelmente evoluindo para o óbito. Nas necropsias destes pacientes, ele descreve a presença de hemorragia subaracnoide associada, invariavelmente, à presença de aneurisma. Observou que a ruptura desses aneurismas, com consequente hemorragia, induzia a trombose no entorno e no seu interior, concluindo que, se não fosse fatal, a hemorragia resultaria na trombose e a organização desses aneurismas em uma massa sólida, com a cura do paciente. Como os pacientes normalmente eram mais jovens, sem outras comorbidades associadas, decidiu que, se um paciente se apresentasse com hemorragias recorrentes e havendo indicação da provável localização desse aneurisma, deveria ser feita alguma tentativa de tratamento. Em decorrência do fato de, na época, já se usar porções de músculo para tratamento de hemorragia cerebral, com relativo sucesso, Dott[1] sugeriu essa técnica para tratamento dos aneurismas, sendo o primeiro neurocirurgião a tratar, com sucesso, aneurisma cerebral roto.

Dandy, em 1938, descreveu a primeira técnica de clipagem cirúrgica de um aneurisma, de comunicante posterior, utilizando, para isto, um clipe de prata.

A primeira descrição de uma abordagem cirúrgica para tratamento de aneurismas de comunicante anterior foi feita por Tonnis, em 1936, através de um acesso transcaloso, sendo, a partir de então, o acesso subfrontal preferido por ser de maior familiaridade para a maioria dos neurocirurgiões da época.

Um dos fatores que limitava o tratamento dos aneurismas da artéria comunicante anterior era a ruptura precoce, independentemente da abordagem utilizada. Hamby,[2] em 1952, em uma série de 11 casos, descreveu a ruptura durante a cirurgia, em 7 pacientes. Elvidge,[3] em 1950, relatou uma série de 9 casos com ruptura precoce em 4 pacientes. A ruptura precoce do aneurisma da artéria comunicante anterior foi descrita por Williamson e Brackett,[4] em 1956, e Skultery e Nishioka,[5] em 1966, como o fator mais provável para a maior mortalidade deste tipo de aneurisma.

Muitas técnicas foram testadas para controlar e evitar a ruptura precoce do aneurisma da artéria cerebral anterior e da comunicante anterior.[2,4,6-9]

Kempe,[10] em 1971, observando que a maioria dos aneurismas rompia a partir do fundo, sugeriu que eles fossem abordados de alguma maneira que evitasse a manipulação desta porção do aneurisma. Desse modo, propôs uma técnica cirúrgica, por meio de uma abordagem frontotemporal direita, que consistia na ressecção do giro reto, identificação das duas artérias cerebrais anteriores, da artéria comunicante anterior e do colo do aneurisma, sem visualização obrigatória do fundo do aneurisma, evitando assim sua manipulação com consequente ruptura. Esta técnica continua a ser utilizada, inclusive, nos dias de hoje.

Em 2007, Kitano e Taneda,[11] durante a ressecção endoscópica de um macroadenoma de hipófise, através de um acesso transesfenoidal estendido, identificaram, acidentalmente, um aneurisma de artéria comunicante anterior que, após dissecção e exposição das artérias cerebrais anteriores, foi clipado, sendo este o primeiro relato de clipagem de um aneurisma da artéria comunicante anterior por via endoscópica transesfenoidal.

QUADRO CLÍNICO

O quadro clínico dos aneurismas de artéria comunicante anterior varia conforme sua forma de apresentação, podendo inclusive o aneurisma ser acidentalmente diagnosticado.

Dos aneurismas não rotos, somente 10% a 15% são sintomáticos.[12] De uma maneira geral, cefaleia crônica ou do tipo *thunderclap* é encontrada em 23,7% desses pacientes. A associação com acidente vascular isquêmico definitivo, ou transitório, está presente em 10,6%.[13]

Por causa da proximidade da artéria comunicante anterior com o quiasma óptico, distúrbios visuais podem estar presentes como forma de apresentação inicial.

Aoki (1988)[14] descreveu um caso de hemianopsia bitemporal de início súbito, originada por trombose parcial com consequente aumento de um aneurisma da artéria comunicante anterior, causando, subsequentemente, compressão do quiasma óptico. Park et al., em 2009, identificaram 3 causas principais para deterioração do campo visual desses pacientes:

1. Sangramento ocular (síndrome de Terson);
2. Compressão direta sobre o trato óptico;
3. Anormalidade do sistema vascular relacionada à perfusão do trato óptico, com consequente prejuízo à circulação sanguínea.[15]

Zhao et al.[16] descreveram um caso de um aneurisma sacular da ACoA que se apresentou como enxaqueca sem aura, melhorando após o tratamento.

Patil et al.[17] e Cagavi et al.[18] descreveram casos de apresentação atípica com crises convulsivas que, após o tratamento cirúrgico dos aneurisma da ACoA, desapareceram completamente.

Bokemeyer et al.[19] publicaram o caso de um paciente que apresentou síndrome psicótica do lobo frontal, por 12 anos, que foi relacionada a um aneurisma calcificado, gigante, da artéria comunicante anterior, que comprimia o lobo frontal bilateralmente.

Nos aneurismas rotos, aqueles originados da artéria comunicante anterior, possuem um maior risco de ruptura,[20,21] mas a apresentação clínica com hemorragia subaracnóidea não difere da dos outros aneurismas. O início de cefaleia súbita, muitas vezes descrita como **a pior cefaleia da vida**, está presente em apenas um terço dos pacientes.[18] Embora a cefaleia isolada não seja um sintoma patognomônico de hemorragia subaracnóidea, quando se apresenta com início súbito, sucedendo a um esforço físico e associada a nucalgia, meningismo, vômitos, alteração do sensório e déficit neurológico, é comum que esteja relacionada a este tipo de sangramento.

DIAGNÓSTICO

O diagnóstico dos aneurismas da artéria comunicante anterior se dá, principalmente, após sinais e sintomas sugestivos de hemorragia subaracnoide, permanecendo os restantes aneurismas não rotos como diagnósticos acidentais.

A tomografia computadorizada de crânio, sem contraste, é o mais simples e o principal exame para diagnóstico dos aneurismas cerebrais rotos. Ela é positiva em 98%-100% dos casos de hemorragia subaracnóidea, nas primeiras 12 horas após o início dos sintomas, e em 93% dos casos, nas primeiras 24 horas. O aneurisma da artéria comunicante anterior apresenta-se, mais comumente, como uma hemorragia predominantemente localizada na fissura inter-hemisférica ou associada à presença de um hematoma do giro reto.

Nos casos em que há forte suspeita de hemorragia subaracnóidea, com exames de imagem negativos, a punção lombar continua sendo o padrão ouro.[22]

Para o diagnóstico do aneurisma, a angiotomografia computadorizada (Fig. 33-1) possui uma especificidade de 98,9% para aneurismas maiores de 5 mm, e um pouco menos para aneurismas inferiores a 5 mm de tamanho,[23] enquanto a angiorressonância, comparativamente, possui menor sensibilidade e especificidade para a detecção de aneurismas cerebrais.

Esses exames podem fornecer, além do diagnóstico, informações sobre anatomia e a relação do aneurisma com as estruturas próximas do sistema nervoso.

O padrão ouro para exame diagnóstico de imagem é a arteriografia digital que, utilizando-se de técnicas de aquisição de imagens 3D (Fig. 33-2), detecta, inclusive, aneurismas menores que 5 mm, fornecendo dados que auxiliam no estudo de suas relação com as artérias perfurantes. Dentre os aneurismas cerebrais, os situados na artéria comunicante anterior são os com maior índice de falso-negativo pela arteriografia digital, em razão principalmente da característica do fluxo na região das artérias cerebrais anteriores.[24,25]

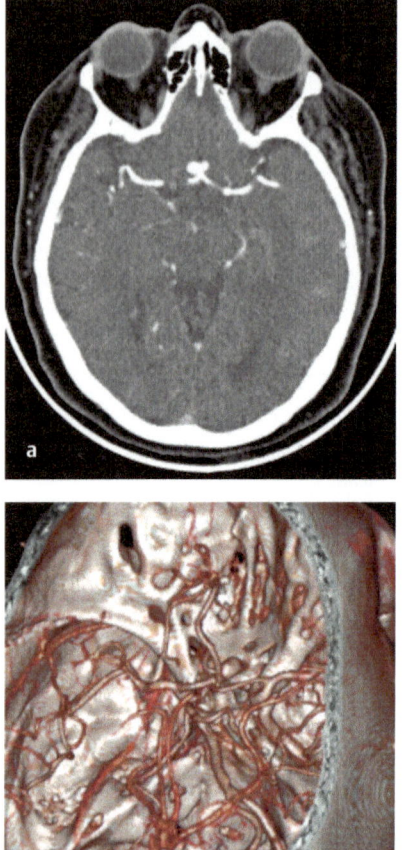

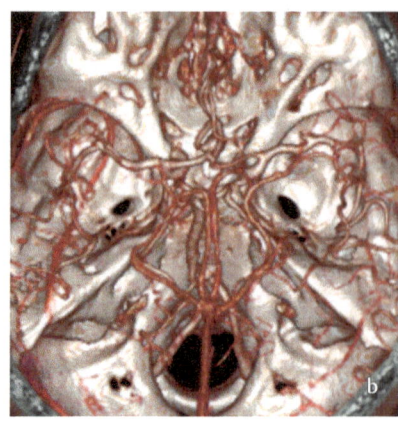

Fig. 33-1. (a-c) Angiotomografia computadorizada para diagnóstico do aneurisma.

ANATOMIA

A artéria cerebral anterior é dividida em cinco segmentos principais (Fig. 33-3).[20]

As artérias cerebrais anteriores, direita e esquerda, em 70% das vezes, unem-se para formar o complexo da artéria comunicante anterior sobre o quiasma óptico e, em 30%, sobre o nervo óptico.[26]

O complexo A1/ACoA é considerado normal quando a artéria comunicante anterior conecta segmentos A1 direito e esquerdo de mesmo tamanho e ambas a artéria cerebral anterior e a artéria comunicante anterior são de tamanhos suficientes para permitir circulação entre as duas artérias carótidas internas através do polígono de Willis.[27]

Stebhens[28] cita a hipoplasia do segmento A1 como a única variante anatômica relacionada com a localização de um aneurisma cerebral. Sugere que a assimetria do polígono de Willis produz alterações na hemodinâmica intravascular, servindo como base mecânica para a formação dos aneurismas.

Da artéria comunicante anterior emergem ramos perfurantes, em um número que pode variar de zero a quatro, que terminam na superfície supraquiasmática, na substância perfurada anterior, no fórnice, no corpo caloso, na região septal, na região do cíngulo e lobo frontal.[27,29] A oclusão dessas artérias perfurantes pode levar a mudanças de personalidade e déficit de memória recente, podendo ser, inclusive, incapacitantes.

Aneurismas da artéria comunicante anterior frequentemente evoluem a partir do lado do A1 de maior diâmetro, com seu fundo projetando-se para o A1 de menor diâmetro.

Os aneurismas da artéria comunicante anterior são classificados de acordo com a projeção do seu fundo. Há cinco grupos, como demonstrado na Figura 33-4.[20]

CAPÍTULO 33 • ANEURISMA DA ARTÉRIA COMUNICANTE ANTERIOR 319

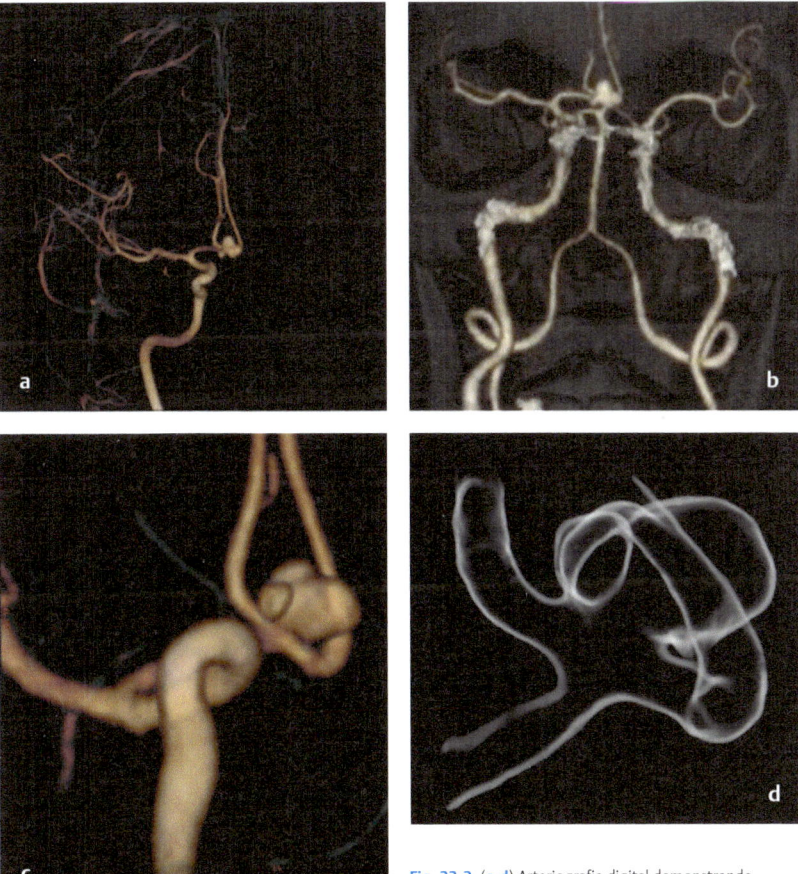

Fig. 33-2. (a-d) Arteriografia digital demonstrando aneurismas.

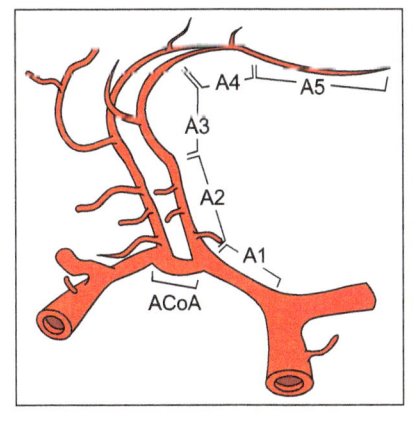

Fig. 33-3. Artéria cerebral anterior e seus seguimentos: *A1*. Entre a bifurcação da artéria carótida interna e a artéria comunicante anterior. *A2*. Estende-se a partir da artéria comunicante anterior até a região situada entre o rostro e o joelho do corpo caloso. *A3*. Inicia a partir do joelho do corpo caloso até a porção mais anterior do corpo do corpo caloso. *A4/A5*. Seguem o plano do corpo do corpo caloso e são divididos por uma linha imaginária situada no plano da sutura coronal.

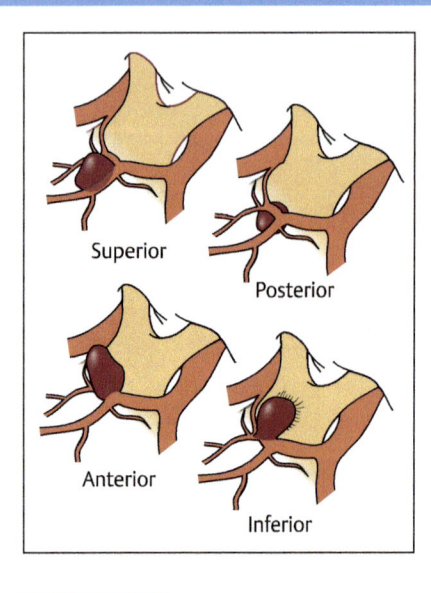

Fig. 33-4. Aneurismas da artéria comunicante anterior: *1. Superior; 2. Posterior ou occipital; 3. Inferior, em direção à base do crânio e quiasma óptico; 4. Anterior ou frontal; e 5. Complexos, com envolvimento de várias projeções em diversos planos.*

TRATAMENTO
Aneurismas Não Rotos
Grandes estudos publicados na literatura, que hoje servem como base para a decisão terapêutica, analisaram a história natural dos aneurismas não rotos[10,31] e concluiram que os aneurismas com maior risco de ruptura possuem, pelo menos, uma dessas características:

A) Maiores que 7 mm;[21,31,32]
B) Menores que 7 mm, porém com história de HSA em outro sítio aneurismático;[21]
C) Aneurismas da circulação posterior;[30,31]
D) Aneurismas da artéria comunicante anterior;[21,32]
E) Aneurismas da artéria comunicante posterior;[21]
F) Aneurismas que apresentem irregularidades no saco aneurismático.[21]

Além desses fatores principais, outros são descritos na literatura que podem estar associados a maior risco de ruptura do aneurisma: o *stress* hemodinâmico sobre a parede do aneurisma, os aspectos inflamatórios definidos pela ressonância magnética e o *aspect ratio* do aneurisma.[13,33-35]

A decisão pela modalidade de tratamento definitivo, clipagem microcirúrgica ou terapia endovascular, para esses aneurismas, é um pouco mais complexa.

A segunda divisão, braço prospectivo do estudo do ISUIA publicado em 2003[31] (na primeira divisão, publicada anteriormente, o tratamento endovascular estava sub-representado) concluiu que, nos aneurismas não rotos sem HSA de outro sítio aneurismático concomitante, a mortalidade e morbidade para o tratamento microcirúrgico eram de 12,6% e de 9,8% para o tratamento endovascular, em 1 ano. No caso de aneurismas não rotos com HSA concomitante de outro sítio, eram de 10,1% e 7,1% para o tratamento microcirúrgico e endovascular, respectivamente. Naggara *et al.*,[36] em uma revisão sistemática e metanálise que incluiu 71 estudos, encontraram morbidade de 12,6% e mortalidade de 9,8% em pacientes tratados com terapia endovascular. Esse estudo, porém, não pode avaliar, de forma consistente, a taxa de recanalização do aneurisma ou risco de ressangramento por ter um seguimento de apenas seis meses. Kotowski,[37] em uma metanálise incluindo 60 estudos, mostrou mortalidade de 1,7% e morbidade de 6,7% para pacientes submetidos ao tratamento microcirúrgico.

Aneurismas Rotos
O ressangramento costuma ocorrer nas primeiras duas semanas em aproximadamente 20% dos pacientes, e nos primeiros 6 meses em 50% dos pacientes com aneurismas rotos não tratados,[38] com uma mortalidade de 50-85%. Por este motivo, aneurismas rotos devem ser excluídos da circulação, independente do tamanho ou de outros fatores associados.

Da mesma forma que nos aneurismas não rotos, vários estudos têm comparado o tratamento por microcirurgia com a terapia endovascular.

O ISAT,[39,40] um estudo controlado, prospectivo e randomizado, concluiu que, de um modo geral, um maior número, ainda que discreto, de pacientes submetidos à terapia endovascular tinham um melhor prognóstico, comparado à clipagem cirúrgica, porém com um maior risco de ressangramento em 1 ano.

O estudo CARAT[41] não encontrou diferença estatística entre as modalidades de tratamento, porém evidenciou uma relação entre o risco de uma nova ruptura e a porcentagem de oclusão do aneurisma, independente do tipo de tratamento.

Mais recentemente, em 2015, o estudo BRAT[42] não encontrou diferença estatística entre as duas formas de tratamento para aneurismas da circulação anterior, e, com relação aos aneurismas da circulação posterior, o tratamento endovascular apresentou um melhor prognóstico. A taxa de obliteração dos aneurismas submetidos à clipagem cirúrgica foi de 96% versus 48% dos submetidos à terapia endovascular. Apesar de um novo tratamento ser necessário em 16,4% dos pacientes submetidos ao tratamento endovascular, comparado a 4,6% nos casos dos submetidos à clipagem microcirúrgica, não houve ressangramento tardio em ambos os grupos, em 6 anos. Com relação, especificamente, a aneurismas saculares, um braço do BRAT,[43] publicado em 2017, concluiu que, após um seguimento de 6 anos, 40% dos aneurismas submetidos a tratamento endovascular não estavam completamente obliterados contra 5% dos clipados microcirurgicamente.

Apesar de a presença de hematoma intraparenquimatoso favorecer a cirurgia, a literatura, por meio de seus grandes estudos, ISAT,[39,40] CARAT[41], BRATF,[43] não define uma opção de tratamento como sendo melhor que a outra para os aneurismas da comunicante anterior.

TRATAMENTO CIRÚRGICO

Muitos fatores determinam a escolha do lado da craniotomia a ser abordado: o principal é determinado pela anatomia da artéria cerebral anterior em sua porção A1. Isso se deve ao fato de haver associação entre a origem do aneurisma, e consequentemente do seu colo, com a dominância de uma das A1 sobre as outras,[28] o que acontece em 85% dos casos. A abordagem do aneurisma dessa forma permite que o fundo seja manipulado, se necessário, no último momento do procedimento cirúrgico. A presença de hematoma intraparenquimatoso, cirurgia prévia, preferência do neurocirurgião, entre outros fatores, podem alterar essa decisão.

Existem diversas maneiras de abordar a artéria comunicante anterior: via inter-hemisférica, subfrontal supraorbital e subfrontal lateral (por meio de uma craniotomia pterional ou miniptertional), sendo esta última o acesso mais utilizado.

A cabeça é fixada, por meio de pinos, no suporte de Mayfield, rotada 15 a 45 graus para o lado contralateral e estendida de forma que o malar seja o ponto mais alto. Isso determina que os lobos frontais se afastem da base do crânio, permitindo um corredor para a dissecação microcirúrgica.

A incisão, atrás da linha do cabelo, inicia-se 1 cm à frente do trago, sobre a borda superior do zigoma, estendendo-se superiormente até a linha temporal e em direção à linha média (Fig. 33-5).

A seguir, a dissecção subfascial do músculo temporal, descrita por Yasargil,[44] é utilizada para preservar o ramo frontal do nervo facial.

A craniotomia pterional é realizada iniciando-se a partir de um orifício de trepanação frontal, 1 cm abaixo da linha temporal e posterior ao processo frontozigomático. Outro orifício de trepanação é feito no osso temporal, acima do zigoma. Outros orifícios de trepanação podem ser realizados, tantos quantos forem necessários, para uma craniotomia segura (Fig. 33-6).

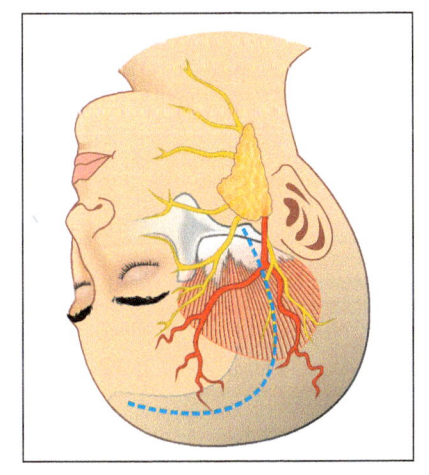

Fig. 33-5. Incisão atrás da linha do cabelo.

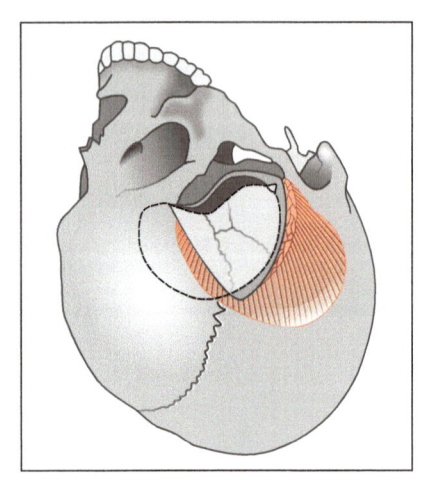

Fig. 33-6. Craniotomia pterional.[49]

A asa menor do esfenoide e o teto da órbita são "drilados" com intuito de oferecer um melhor acesso, sem a necessidade de tração importante do lobo frontal.
A durotomia é realizada em forma de "C", com a base frontal, e rebatida anteriormente, fixada no retalho cutâneo.
A partir desse ponto, o microscópio cirúrgico é aproximado para a dissecção da cisterna sylviana. O terço médio da cisterna é dissecado e aberto para permitir visão mais direta, com o mínimo de tração do lobo frontal e temporal.
A cisterna carotídea, seguida pela cisterna quiasmática, é dissecada, o nervo óptico e a carótida interna são identificados, esta até a bifurcação em artéria cerebral média e artéria cerebral anterior (Fig. 33-7a).
A partir desse ponto, a artéria cerebral anterior é seguida com o mínimo de tração do lobo frontal. É importante identificar, nesse momento, a artéria recorrente de Heubner, que cursa superiormente ou anteriormente a A1. A dissecção continua até a porção medial do nervo olfatório, sendo então reposicionada a espátula para tração do lobo frontal, permitindo a abertura da pia-máter medial ao nervo olfatório, com dissecção do giro reto ipsilateral (Fig. 33-7b).
A A1 contralateral é encontrada a partir da dissecção da cisterna quiasmática, sobre a borda anterior do quiasma óptico.
Com a exposição das duas artérias cerebrais, nas suas porções A1, segue-se a dissecação com a identificação da origem da artéria recorrente de Heubner e da artéria orbitofrontal e A2 ipsilaterais. Nesse momento, a utilização de um clipe temporário posicionado no terço médio da A1 ipsilateral pode ser importante para a dissecção e identificação da artéria comunicante e colo do aneurisma.
Com o colo do aneurisma identificado (Fig. 33-7c), procede-se a clipagem definitiva (Fig. 33-7d-i) do aneurisma com posterior dissecção do *domus*, se necessário. A confirmação da exclusão do aneurisma deve ser realizada sempre durante o transoperatório, logo após a clipagem. Para isso utilizamos a angiofluoresceína transoperatória (Fig. 33-8), entretanto a simples punção do aneurisma com agulha e seu esvaziamento já é o suficiente para confirmar sua exclusão.
Revisada a hemostasia, é colocada papaverina tópica sobre os vasos arteriais manipulados, prosseguindo-se para o fechamento da craniotomia do couro cabeludo.

COMPLICAÇÕES
Algumas complicações são mais frequentes nos pacientes com aneurismas da artéria comunicante anterior, como distúrbios cognitivos e eletrolíticos.
Os distúrbios cognitivos estão relacionados principalmente com prejuízos na memória, mudanças de personalidade e confabulação. Estão associados à manipulação das estruturas cerebrais frontais durante o tratamento cirúrgico e à lesão causada pela hemorragia nos casos de aneurismas rotos, que é chamada frequentemente de síndrome da artéria comunicante anterior.[45]
Os distúrbios eletrolíticos estão associados principalmente à hiponatremia. A manutenção hidroeletrolítica ocorre pelo equilíbrio entre a ingesta de líquidos, controlada principalmente pela sede, e a capacidade de o rim reter ou eliminar água. Essa função renal é regulada por um hormônio produzido no hipotálamo e armazenado na glândula hipófise – o hormônio antidiurético. A lesão que ocorre nestas regiões, principalmente em virtude da hemorragia subaracnóidea ou manipulação

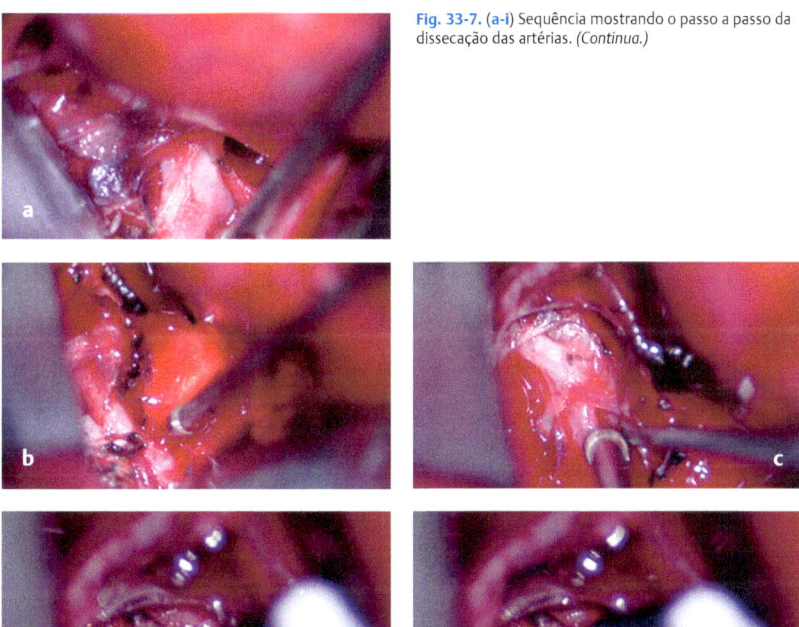

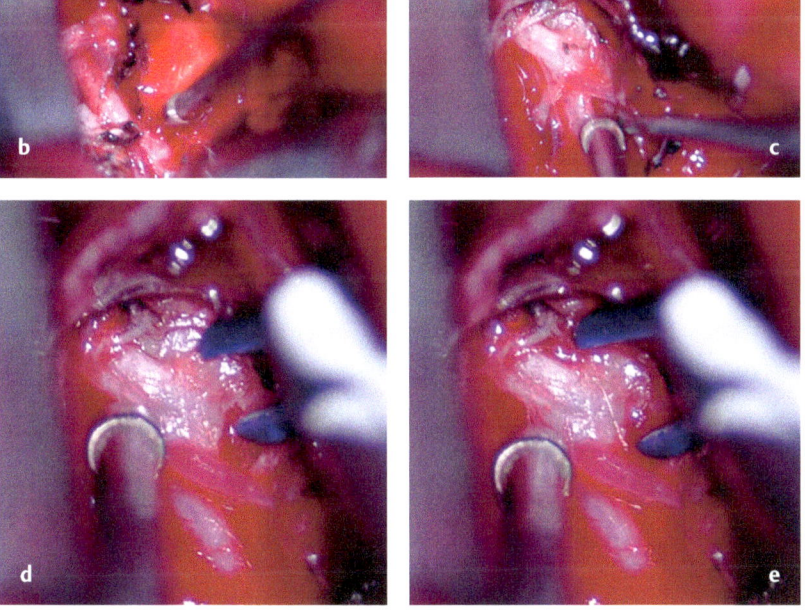

Fig. 33-7. (a-i) Sequência mostrando o passo a passo da dissecação das artérias. *(Continua.)*

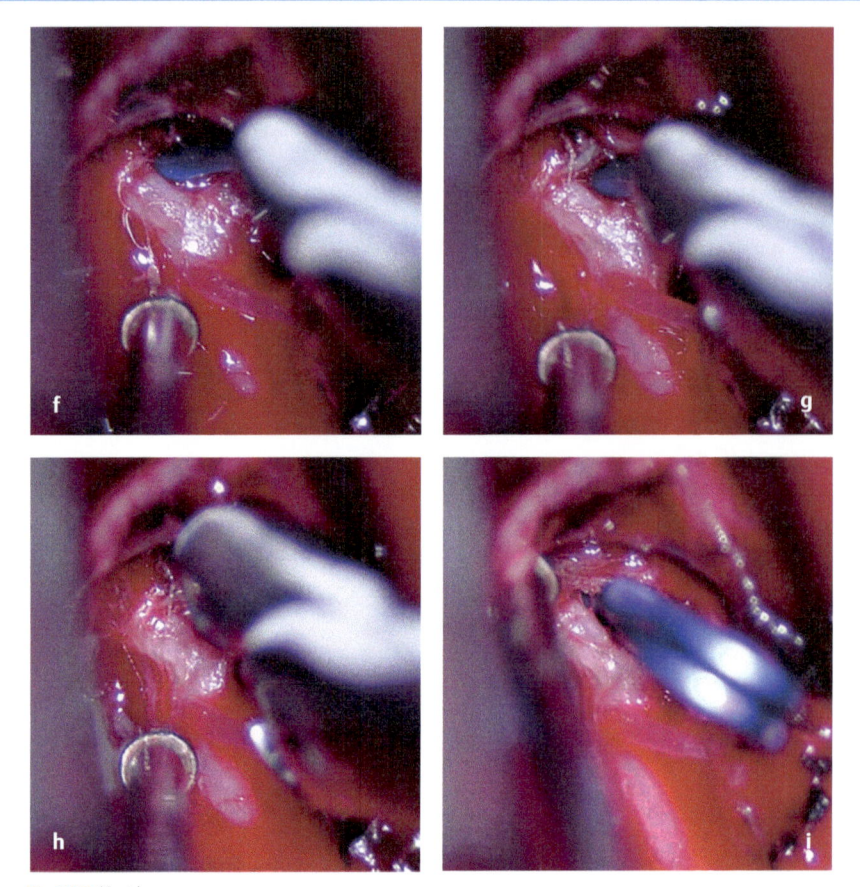

Fig. 33-7. *(Cont.)*

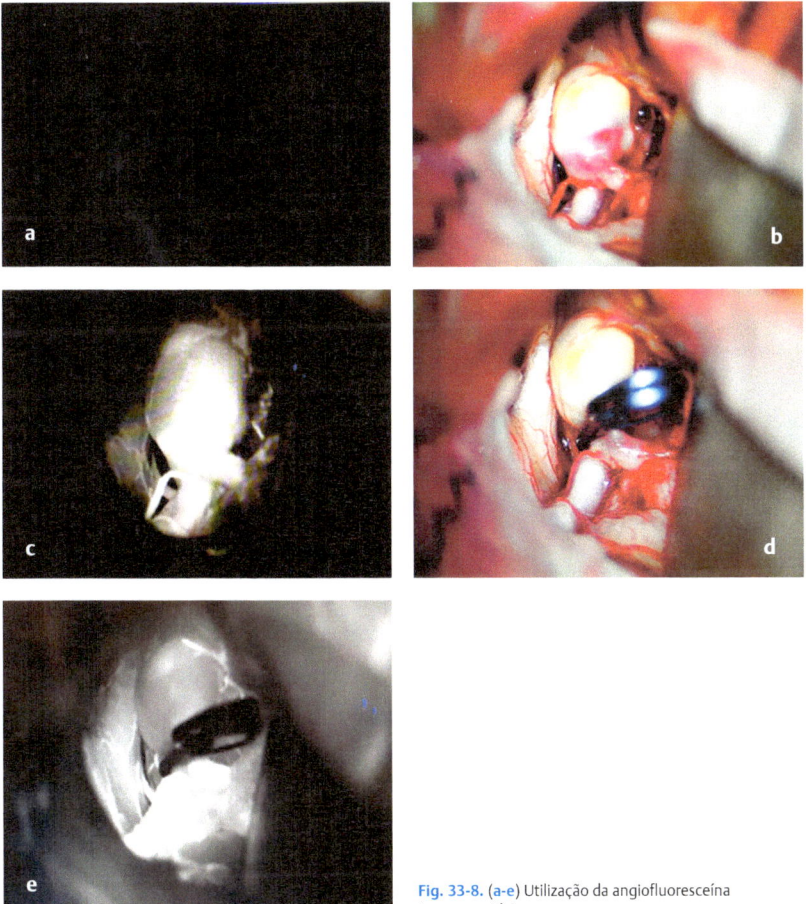

Fig. 33-8. (a-e) Utilização da angiofluoresceína transoperatória.

das estruturas hipofisárias durante o procedimento cirúrgico, tem como consequência a liberação deste hormônio, produzindo uma condição conhecida como secreção inapropriada do hormônio antidiurético.[46] Por muito tempo se imaginou ser esse o mecanismo principal da hiponatremia. Mais recentemente, a síndrome perdedora de sal, uma alteração causada pela secreção de um peptídeo natriurético, provavelmente o peptídeo natriurético cerebral, vem sendo responsabilizada por esta condição. Esse mecanismo levaria à hiponatremia pela impossibilidade de o rim reter sódio, excretando-o na urina.[1]

CONCLUSÃO

Aneurisma da artéria comunicante anterior é uma doença potencialmente fatal apresentando-se de forma não rota (muitas vezes diagnosticada de forma acidental) ou com hemorragia subaracnóidea (rota).

Nos aneurismas não rotos, a conduta terapêutica deve ser examinada levando em consideração alguns aspectos: tamanho do aneurisma (maior ou menor que 7 mm), irregularidades do saco aneurismático e presença de HSA proveniente de outro sítio aneurismático, aspectos estes que sugerem um maior risco de ruptura desses aneurismas.

Na apresentação com HSA, a oclusão do aneurisma deve ser realizada assim que possível, levando em consideração a investigação do aneurisma, a segurança e a organização no preparo para a cirurgia.

Na escolha pelo tratamento cirúrgico, alguns aspectos devem ser considerados:

- A craniotomia pterional estendida para o lobo frontal é suficiente para a grande maioria dos aneurismas da artéria comunicante anterior. Com relação ao lado da abordagem, devemos considerar a presença de hematoma frontal, pois, muitas vezes, a abordagem por este lado, preservando o lobo frontal saudável, pode minimizar as sequelas neurológicas decorrentes da ressecção do giro reto e manipulação cirúrgica, além de permitir a remoção do coágulo; a abordagem contralateral ao fundo do aneurisma, que permite acesso direto ao colo, minimizando, dessa forma, o risco de uma ruptura prematura do aneurisma; e que a decisão sempre deve ser tomada pelo neurocirurgião responsável pelo caso, no que se relaciona à sua dexteridade.
- Antes da abertura da dura-máter, havendo sinais de hipertensão intracraniana, revisar os parâmetros anestésicos com o anestesiologista, bem como atitudes que possam diminuir a PIC. No caso em que o paciente estiver com dreno ventricular externo, avaliar a possibilidade de drenagem de liquor. Não havendo dreno instalado, avaliar a utilização de uma punção ventricular transoperatória, antes da abertura dural (esta possibilidade deve ser planejada precocemente, antes do posicionamento cirúrgico).
- Minimizar o uso da retração contínua fixa do lobo frontal, preferindo-se sempre, se necessária, a retração intermitente. A drenagem de liquor (por DVE, punção ventricular transoperatória ou drenagem cisternal) diminui muito a necessidade da retração do lobo frontal.
- Expor A1, antes da dissecção do colo do aneurisma, bilateralmente, para controle proximal em uma eventual ruptura precoce. O aneurisma da artéria comunicante anterior está localizado na fissura inter-hemisférica. A dissecção da cisterna supraquiasmática para visualização de A1 contralateral é segura, a menos que o aneurisma esteja orientado anteroinferiormente, neste caso podendo estar aderido ao quiasma óptico;
- A ressecção do giro reto deve ser feita, quando necessária, minimizando o uso da coagulação térmica, evitando, assim, a possível lesão de artérias perfurantes e da artéria recorrente de Heubner (quando esta ainda não estiver visível e identificada);
- Pelas características anatômicas desses aneurismas, a parede medial de A1 e A2 frequentemente encontra-se com pouca visualização antes da completa dissecação, dificultando a visualização total do colo aneurismático. Com isto, se não realizada completamente a dissecação, há o risco de "colo residual". A confirmação da exclusão do aneurisma deve ser realizada sempre durante o transoperatório, logo após a clipagem. Para isso utilizamos a angiofluoresceína transoperatória, mas a simples punção do aneurisma, com agulha, e seu esvaziamento já é o suficiente para confirmar sua exclusão.

REFERÊNCIAS BIBLIOGRÁFICAS

1. Dott N. Intracranial aneurysms: Cerebral arterio-radiography. Surgical Treatment. Edinburgh, MJ 1933;40:219-40.
2. Hamby WB. A method for control of carotid cerebral circulation during operation. J Neurosurg 1945;2:241-4.
3. Elvidge AR, Feindet WH. Surgical treatment of aneurysm of the anterior cerebral and of the anterior communicating arteries diagnosed by angiography and electroencephalography. J Neurosurg 1950;7:13-33.
4. Williamson W, Bracken C. Management of intracranial aneurysms of the anterior communicating artery. Amer J Surg 1956;22:100-7.
5. Skultety FM, Nishioka H. The results of intracranial surgery in the treatment of aneurysms. J Neurosurg 1966;25:683-705.
6. French LA, Zarling ME, Schultz EA. Management of aneurysms of the anterior communicating artery. J Neurosurg 1962;19:870-6.
7. Lougheed WM, Sweet WH, White JC, Brewster WR. Use of hypothermia in surgical treatment of cerebral vascular lesions. J Neurosurg 1955;12:240-6.
8. Norlen G, Barnum AS. Surgical treatment of aneurysms of the anterior communicating artery. J Neurosurg 1953;10:634-50.
9. Pool JL. Aneurysms of the anterior communicating artery. Bifrontal craniotomy and use of bilateral temporary clips. J Neurosurg 1961;18:98-112.
10. Kempe LG, VanderArk GD. Anterior communicating artery aneurysms. Gyrus rectus approach. Neurochirurgia (Stuttg)1971;14:63-70.
11. Kitano M, Taneda M. Estended transsphenoidal approach to anterior communicating artery aneurysm: aneurysm incidentally identified during macroadenoma resection: technical case report. Neurosurgery 2007;61(5-2):E299-E300.
12. Raps EC, Rogers JD, Galetta SL, et al. The clinical spectrum of unruptured intracranial aneurysms. Arch Neurol 1993;50:265-8.
13. Hasan D, Chalouhi N, Jabbour P, et al. Early change in ferumoxytol-enhanced magnetic resonance imaging signal suggests unstable human cerebral aneurysm: A pilot study. Stroke 2012;43:3258-65.
14. Aoki N. Partially thrombosed aneurysm presenting as the sudden onset of bitemporal hemianopsia. Neurosurgery 1988;22:564-6.
15. Park JH, Park SK, Kim TH, et al. Anterior communicating artery aneurysm related to visual symptoms. J Korean Neurosurg Soc 2009;46(3):232-8.
16. Zhao M, Liu CS, Xu XY, et al. Unruptured saccular aneurysm presenting migraine. Genet Mol Res 2014;13:4046-9.
17. Patil A, Menon GR, Nair S. Unruptured anterior communicating artery aneurysms presenting with seizure: Report of three cases and review of literature. Asian J Neurosurg 2013;8:164.

18. Cağavi F, Kalayci M, Unal A, et al. Giant unruptured anterior communicating artery aneurysm presenting with seizure. J Clin Neurosci 2006;13:390-4.
19. Bokemeyer C, Frank B, Brandis A, Weinrich W. Giant aneurysm causing frontal lobe syndrome. J Neurol 1990;237:47-50.
20. Hernesniemi J, Dashti R, Lehecka M, et al. Microsurgical management of anterior communicating artery aneurysms. Surg Neurol 2008;70:8-28.
21. Morita A, Kirino T, Hashi K, et al. UCAS Japan Investigators, Morita A, Kirino T, Hashi K, Aoki N,Fukuhara S, et al. The natural course of unruptered cerebral aneurysms in a Japanese cohort. N Engl J Med 2012;366:2474-82.
22. Sayer D, Bloom B, Fernando K, et al. An observational study of 2,248 patients presenting with headache, suggestive of subarachnoid hemorrhage, who received lumbar punctures following normal computed tomography of the head. Acad Emerg Med 2015;22:1267-73.
23. Van Gelder JM. Computed tomographic angiography for detecting cerebral aneurysms: Implications of aneurysm size distribution for the sensitivity, specificity, and likelihood ratios. Neurosurgery 2003;53:597-606.
24. Cerdà-Esteve M, et al. Cerebral salt wasting syndrome: Review. Eur J Intern Med 2008;19(4):249-54.
25. Van Rooij WJ, Sprengers ME, de Gast AN, et al. 3D rotational angiography: The new gold standard in the detection of additional intracranial aneurysms. AJNR Am J Neuroradiol 2008;29:976-9.
26. Rhoton AJ. The supratentorial arteries. Neurosurgery 2002;51(4): S53-S120.
27. Rhoton AJ, Perlmutter D. Microsurgical anatomy of the anterior cerebral – anterior communicating – recurrent artery complex. J Neurosurg 1976;45:259-72.
28. Stehbens WE. Aneurysms and anatomic variation of cerebral arteries. Arch Pathol 1963;75:45-64.
29. Dunker RO, Harris AB. Surgical anatomy of the proximal anterior cerebral artery. J Neurosurg 1976;44:359-67.
30. International Study of Unruptured Intracranial Aneurysms Investigators. Unruptured intracranial aneurysms – Risk of rupture and risks of surgical intervention. N Engl J Med 1998;339:1725-1733.
31. Wiebers DO, Whisnant JP, Huston J, et al. Unruptured intracranial aneurysms: Natural history, clinical outcome, and risks of surgical and endovascular treatment. Lancet 2003;362(3):103-10.
32. Juvela S, Poussa K, Lehto H, et al. Natural history of unruptured intracranial aneurysms: A long-term follow-up study. Stroke 2013;44:2414-21.
33. Edjlali M, Gentric JC, Regent-Rodriguez C, et al. Does aneurysmal wall enhancement on vessel wall MRI help to distinguish stable from unstable intracranial aneurysms? Stroke 2014;45:3704-6.
34. Ujiie H, Tamano Y, Sasaki K, et al. Is the aspect ratio a reliable index for predicting the rupture of a saccular aneurysm. Neurosurgery 2001;48:495–503.
35. Wong GK, Poon WS. Current status of computational fluid dynamics for cerebral aneurysms: The clinician's perspective. J Clin Neurosci 2011;18:1285-8.
36. Naggara ON, White PM, Guilbert F, et al. Endovascular treatment of intracranial unruptured aneurysms: Systematic review and meta-analysis of the literature on safety and efficacy. Radiology 2010;256:887-97.
37. Kotowski M, Naggara O, Darsaut TE, et al. Safety and occlusion rates of surgical treatment of unruptured intracranial aneurysms: A systematic review and meta-analysis of the literature from 1990 to 2011. J Neurol Neurosurg Psychiatry 2013;84:42-8.
38. Naidech AM, Janjua N, Kreiter KT, et al. Predictors and impact of aneurysm rebleeding after subarachnoid hemorrhage. Arch Neurol 2005;62:410-16.
39. Molyneux A, Kerr R, Stratton I, et al. International Subarachnoid Aneurysm Trial (ISAT) Collaborative Group. International Subarachnoid Aneurysm Trial (ISAT) of neurosurgical clipping versus endovascular coiling in 2143 patients with ruptured intracranial aneurysms: A randomised trial. Lancet 2000;360:1267-74.
40. Molyneux AJ, Birks J, Clarke A, et al. The durability of endovascular coiling versus neurosurgical clipping of ruptured cerebral aneurysms: 18 year follow-up of the UK co-hort of the Subarachnoid Aneurysm Trial (ISAT). Lancet 2015;385:691-7.
41. Johnston SC, Dowd CF, Higashida RT, et al. Predictors of rehemorrhage after treatment of ruptured intracranial aneurysms: The Cerebral Aneurysm Rerupture After Treatment (CARAT) study. Stroke 2008;39:120-5.
42. Spetzler RF, McDougall CG, Zabramski JM, et al. The barrow ruptured aneurysm trial: 6-year results. J Neurosurg 2015;123:609-17.
43. Spetzler RF, McDougall CG, Zabramski JM, et al. Analysis of saccular aneurysms in the Barrow Ruptured Aneurysm Trial. J Neurosurg 2018;128(1):120-5.
44. Yasargil MG, Reichman MV, Kubik S. Preservation of the frontotemporal branch of the facial nerve using the interfascial temporalis flap for pterional craniotomy. Technical article. J Neurosurgery 1993;33:1038-43.
45. Deluca J. Cognitive dysfunction after aneurysm of the anterior communicating artery. Journal of Clinical and Experimental Neuropsychology 1992;14(6):924-34.
46. Dóczi T,Bende J, Huszka E, et al. Syndrome of inappropriate secretion of antidiuretic hormone of subarachnoid hemorrhage. Neurosurgery 198;9:394-7.

CAPÍTULO 34

ANEURISMAS DISTAIS DA ARTÉRIA CEREBRAL ANTERIOR

Eric Homero Albuquerque Paschoal

CONSIDERAÇÕES GERAIS

Os aneurismas da artéria cerebral anterior distal (ACAD) são raros e representam, aproximadamente, 1-9% de todos os aneurismas intracranianos. Por outro lado, aneurismas na projeção da artéria cerebral anterior, em qualquer de seus segmentos, possuem um risco aumentado para o rompimento quando comparados com algumas outras localizações.[1,2]

Com isso, a tomada de decisão se faz pertinente quanto a melhor escolha e com menor morbidade/mortalidade. A modalidade terapêutica deve ser bem indicada a fim de reduzir as taxas de dissecções arteriais, de rotura do aneurisma no transoperatório e de oclusão subtotal.

Aneurismas situados nos segmentos distais da artéria cerebral anterior necessitam de um cuidado especial quanto ao conhecimento anatômico funcional, o que pode influenciar na condução terapêutica.

ANATOMIA E SUAS VARIAÇÕES

A descrição clássica das divisões da artéria cerebral anterior (ACA), em cinco segmentos, foi estabelecida por Fischer em 1938,[3] sendo consideradas em dois grandes grupos: divisão proximal e distal.

A divisão proximal é representada pelos segmentos A1 (pré-comunicante); complexo comunicante anterior (artéria comunicante anterior); e A2 (pós-comunicante) situado abaixo do joelho do corpo caloso.

A divisão distal se estabelece desde o segmento A3 (ao redor do joelho do corpo caloso), enquanto as divisões terminais se estabelecem no corpo do corpo caloso (A4) e no esplênio do corpo caloso (A5), como mostrado na Figura 34-1.[4]

A origem da ACA possui importância no contexto filogenético evolutivo em que sua terminologia é representada por um marco anatômico conhecido cirurgicamente como complexo comunicante anterior. Embora muito utilizado como *landmark* na prática dos exames de angiografia encefálica e nas atividades neurocirúrgicas, ainda assim não é observado de forma clássica e simétrica em todos os casos, em virtude do desenvolvimento embriológico quanto a anexação e regressão dos vasos determinando a grande variabilidade nesta topografia.[5]

Entre as variações da ACA diferem-se três eventos embriológicos e filogenéticos que determinam as regras de governança das variações:

- A artéria oftálmica dorsal conectando-se com a ACA;
- O desenvolvimento das artérias estriatais a partir dos segmentos proximais da artéria cerebral média e da anterior;

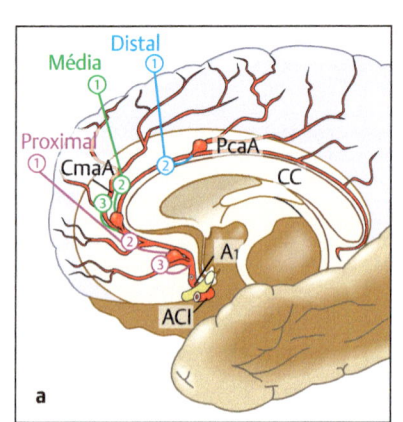

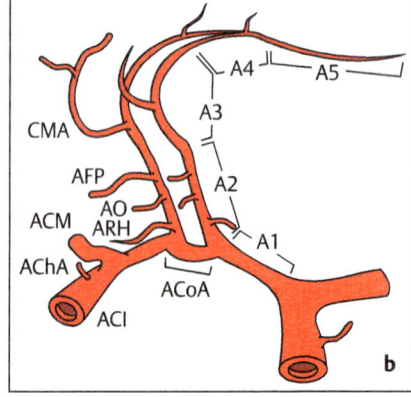

Fig. 34-1. (**a**) Representa a divisão da artéria cerebral anterior (ACA). (**b**) Divisão proximal e distal da ACA em ramos pré-comunicante (A1) e pós-comunicante. AChA, artéria coróidea anterior; ACI, artéria carótida interna; ACM, artéria cerebral média; ARH, artéria recorrente de Heubner; AO, artéria oftálmica; ACoA, artéria comunicante anterior; AFP, artéria frontopolar; CMA, artéria caloso-marginal.[4]

- O arco límbico que possui seu balanço na zona de *watershed* (na fronteira) com as artérias cerebral média, posterior e coróidea anterior.

A ACA nasce de uma artéria embriológica conhecida como artéria oftálmica ventral (AOV) que cursa de forma caudal e lateral, situando-se medial ao segmento cavernoso da artéria carótida interna, onde, a partir deste ponto, penetra o *strut* óptico, seguindo o trajeto em direção ao segundo segmento da artéria oftálmica (anel oftálmico), em que realiza a anexação com os outros dois ramos embriológicos da artéria oftálmica, originando a artéria oftálmica adulta aos 40 mm de extensão do embrião.[5]

O grupo das artérias estriatais laterais desenvolve-se do tronco proximal da ACA para suprir as vesículas telencefálicas. Neste ponto da variação anatômica surge a artéria recorrente de Heubner, assim como a artéria cerebral média e pequenos ramos que penetram o parênquima para constituir as artérias perfurantes situadas na projeção da substância perfurada anterior.[5]

O número de artérias perfurantes originadas tanto da ACM como da ACA é determinado a partir de um equilíbrio morfofuncional balanceado para nutrir a topografia dos núcleos da base.

A incidência das variações anatômicas nos ramos corticais da ACA é de 26%, em especial quando os ramos são bi-hemisféricos (18%).[6] A assimetria das ACAs está presente em 80% dos casos e a presença das variações predispõe a evolução com aumento do estresse hemodinâmico na parede das artérias, contribuindo para formação e presença de aneurismas cerebrais associados às variações anatômicas deste território que venham a se apresentar.[7]

As variações anatômicas dos ramos distais da ACA mais comuns são:

- *Tipo I*: ázigos (0,3-2%);
- *Tipo II*: bi-hemisférica (0,2-4%);
- *Tipo III*: tripla ou acessória (2-13%) (Fig. 34-2).

O padrão ázigo é um tipo raro envolvendo um tronco comum no segmento A2 (acima da comunicante anterior). Segundo alguns autores, esse tipo é um importante preditor de AVC frontal bilateral e pode estar associado à presença de aneurismas saculares, podendo variar de 13-71% (Fig. 34-3).[7,8]

O tipo III (acessória ou triplicada da ACA) pode ocorrer em 2-13% dos casos (Fig. 34-2).

Os ramos marginais, corticais ou terminais da ACA são distribuídos em dois sistemas: 1. Sistema caloso-marginal com suas divisões e 2. Sistema pericaloso e suas divisões (Figs. 34-4 e 34-5).

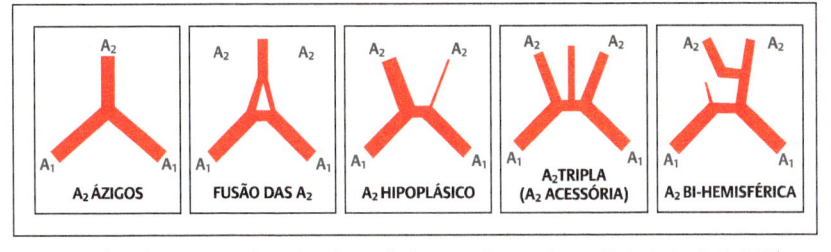

Fig. 34-2. Padrões de variação anatômica da artéria cerebral anterior pós-comunicante. (Fonte: Lasjaunias P; 2005.)

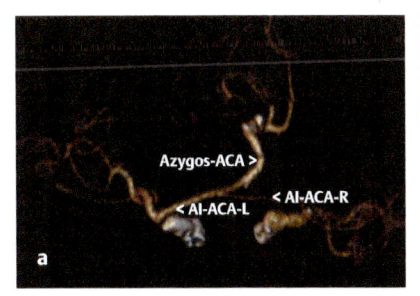

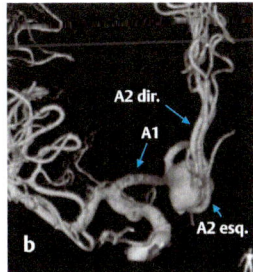

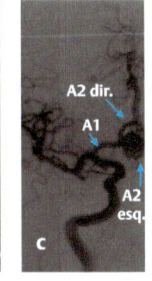

Fig. 34-3. Padrão ázigo. (a) Angiotomografia demonstrando ACA ázigos na seta e A1 e A2 direita e esquerda, com o padrão único pós-comunicante. (b) Angiografia digital com reconstrução 3D, mostrando padrão ázigo associado a um aneurisma grande e complexo. (c) Angiografia por subtração digital demonstrando os locais de A1 e A2.

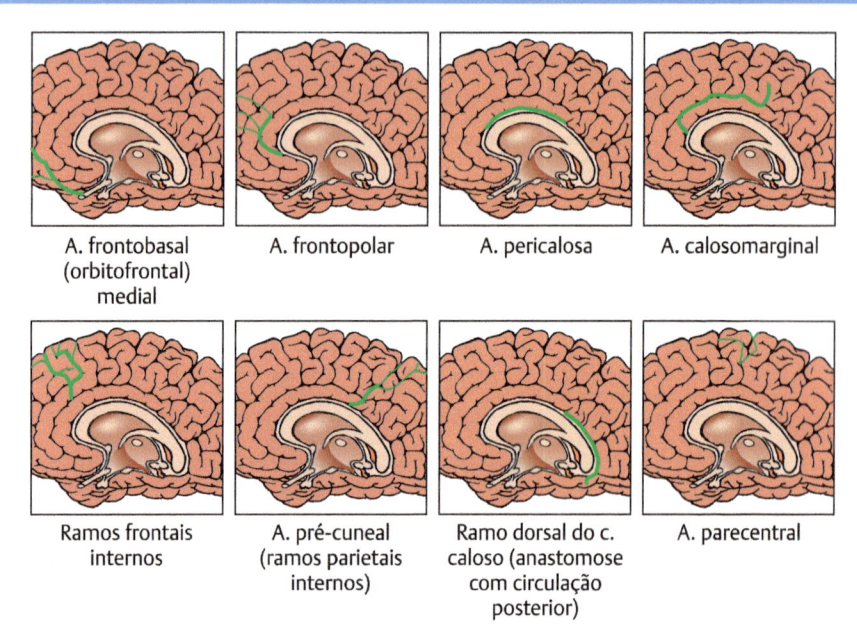

| A. frontobasal (orbitofrontal) medial | A. frontopolar | A. pericalosa | A. calosomarginal |

| Ramos frontais internos | A. pré-cuneal (ramos parietais internos) | Ramo dorsal do c. caloso (anastomose com circulação posterior) | A. parecentral |

Fig. 34-4. Sistema caloso marginal e sistema pericaloso.

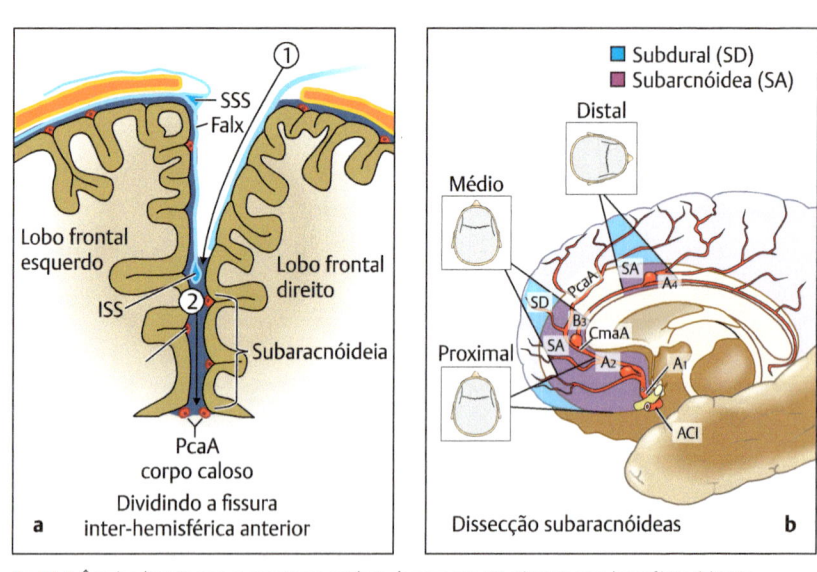

Fig. 34-5. Ângulos de visão para os aneurismas cerebrais do segmento A2 até A5 via inter-hemisférica. (**a**) Visão inter-hemisférica no plano coronal apresenta a noção de profundidade até a altura do corpo caloso. (**b**) Visão inter-hemisférica no plano sagital permite a abordagem de acordo com o ângulo de ação conforme a projeção do corpo caloso em: proximal A2, médio A3 e distal A4 e A5. *(Continua)*

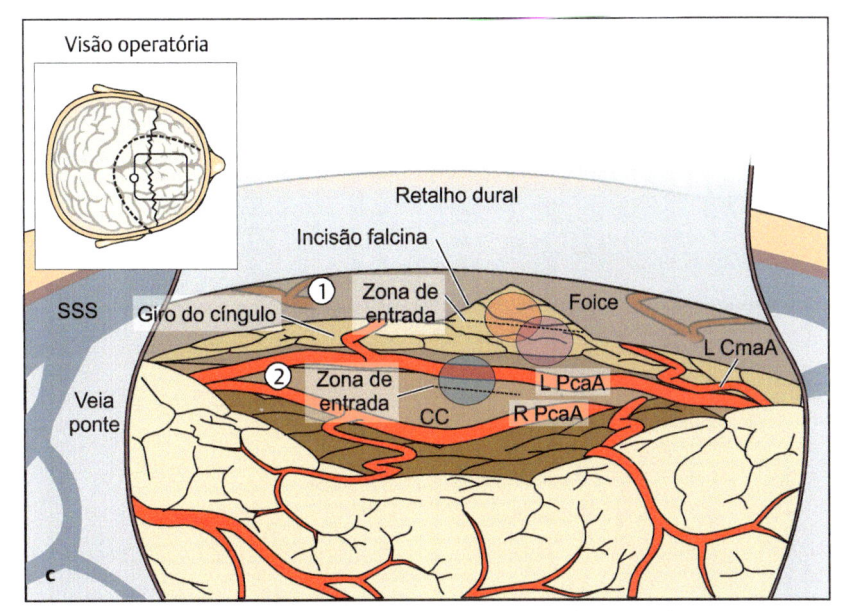

Fig. 34-5. *(Cont.)* **(c)** Visão superior inter-hemisférica permitindo a visualização de toda a extensão das estruturas inter-hemisféricas. R PcaA: artéria pericalosa direita; L PcaA: artéria pericalosa esquerda; L CmA: artéria calosa marginal esquerda.

ESTRATÉGIA DE DISSECAÇÃO DA ACA DISTAL COM FOCO NOS ANEURISMAS DESTA TOPOGRAFIA

O ângulo de visão dos aneurismas distais ao complexo comunicante anterior é estabelecido através do corredor inter-hemisférico, permitindo a visualização das estruturas vasculares de ambos os lados. Com isso, a craniotomia bifrontal é a principal via de acesso aos aneurismas nesta topografia (Fig. 34-5).

A angulação da cabeça anteroposteriormente contribui para o acesso com um maior conforto ao cirurgião, em especial para as lesões nos segmentos A4 e A5 (Fig. 34-6).

OPÇÕES DE TRATAMENTO

Os aneurismas de ACAD são lesões vasculares raras e, por determinarem pouca sintomatologia, o que é corroborado em cerca de 80% das séries, são evidenciados após rotura. Como o trajeto arterial segue um formato arqueado ao longo do corpo caloso, são um desafio para o tratamento, com altas taxas de morbidade e mortalidade, podendo cursar com disfunções neurológicas em aproximadamente 22% dos casos.[9]

Por este motivo, a escolha terapêutica deve ser feita de forma a considerar a resolução do caso com melhor resultado.

Técnica Endovascular

A primeira descrição de tratamento com a técnica endovascular foi a de Pierot *el al.* em 1996. O tratamento endovascular tem sido considerado um desafio na resolução dos casos, em decorrência da localização distal, tortuosidade para o acesso e dificuldade no controle do microcateter distalmente que pode perfurar as estruturas vasculares adjacentes em especial nos pequenos vasos estenosados. Sturiale *et al.* (2013)[1] demonstraram em uma revisão sistemática que o tratamento para os aneurismas de ACAD em sua grande maioria foi realizado após rotura, com espirais destacáveis (molas) e 85% de oclusão imediata e baixa taxa de recorrência. Porém, quando comparado este método com aneurismas tratados em outras localidades, foi demonstrada uma taxa de complicação superior com esta técnica nesta topografia.[1]

Na última década, o advento da tecnologia diversora de fluxo nos *stents* com características de navegabilidade em vasos de menor calibre permitiu o acesso aos ramos distais de inúmeros vasos intracranianos, assim como os da ACA. A primeira série de 15 casos tratados com a tecnologia diversora de fluxo foi em 2017, demonstrando altas taxas de isquemia no vaso parente para dispositivos implantados em vasos menores que 2 mm, mas ainda assim alcançando taxas de oclusão de 83% (Fig. 34-7).[10]

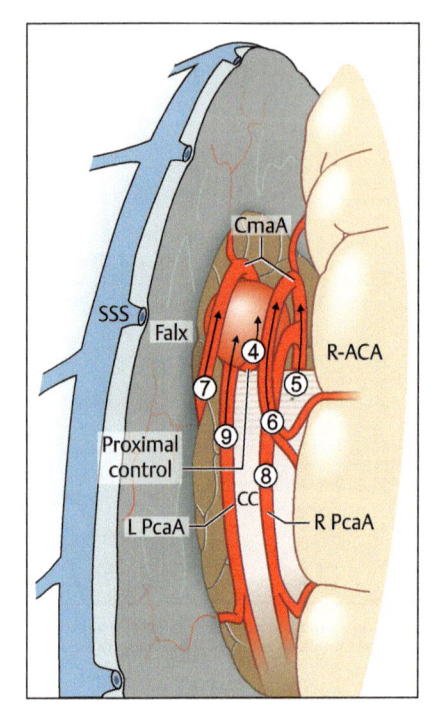

Fig. 34-6. Dissecação da artéria pericalosa passo a passo: Passo 4, preparando a artéria aferente como controle proximal. Passo 5, identificando a ADA contralateral. Passo 6, identificando e mobilizando a artéria caloso-marginal contralateral. Passo 7, identificando e mobilizando a artéria caloso-marginal eferente. Passo 8, identificando a pericalosa contralateral. Passo 9, identificando a pericalosa eferente.[4]

Outra metanálise demonstrou taxas de complicações em 500 casos tratados com *stent* diversor de fluxo na ACA distal em torno de 12,5%.[11] Os autores, neste estudo, concluíram que, para aneurismas grandes, pode haver um limite de efetividade do tratamento, e, em lesões menores, apresentou resultados superiores aos aneurismas de tamanho médio.[11] Com isso, como o potencial de trombose é alto em vasos pequenos ou por causa da cobertura de ramos pequenos, deve ser planejada na estratégia terapêutica a melhor opção.

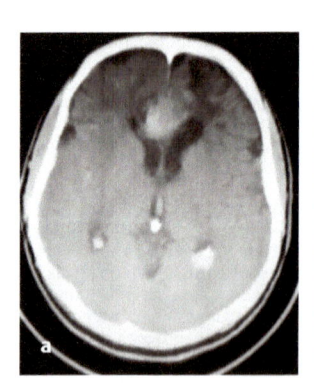

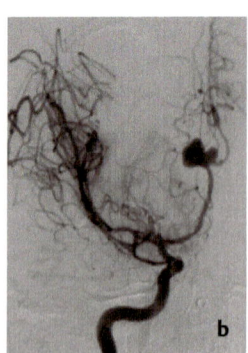

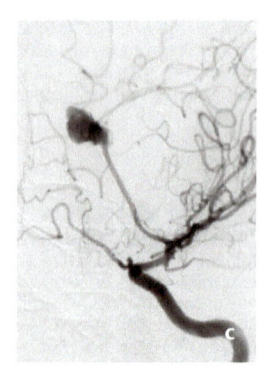

Fig. 34-7. (a) Tomografia computadorizada de crânio com sinais de sangramento inter-hemisférico. (b) Angiografia cerebral digital demonstrando um aneurisma secular irregular grande e complexo, sinais de vasospasmo encefálico em território de ACA e ACM. (c) Incidência angiográfica em angulação oblíqua anterior esquerda demonstrando o aneurisma e as dimensões. *(Continua.)*

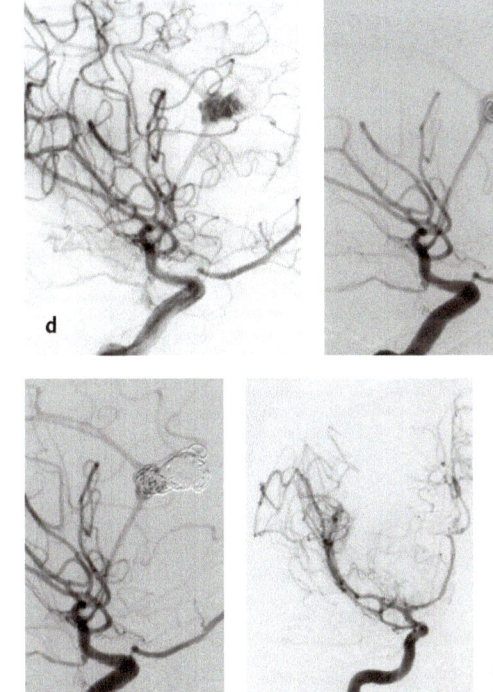

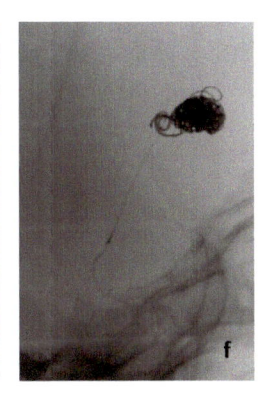

Fig. 34-7. *(Cont.)* **(d-g)** Oclusão progressiva do aneurisma com espirais destacáveis. **(h)** Controle final demonstrando oclusão subtotal satisfatória do aneurisma.

Técnica Microcirúrgica

O primeiro relato microcirúrgico de condução de aneurismas de ACAD foi feito por Yasargil e Carter em 1974 quando descreveram 13 pacientes. A maior série de casos foi de 258 aneurismas rotos e 104 não rotos descrita por Lehecka *et al.* em 2008.[12] Nesta série, os autores descrevem 91% de oclusão, morbidade de 15% para os rotos e 12% para os não rotos, mortalidade de 0,4% para os rotos e 1% para os não rotos.[13]

Shukla D, *et al.* (2016)[14], descreveram uma série com 25 anos de experiência no tratamento de aneurismas intracranianos, em que 132 casos de aneurismas no território distal de ACA foram submetidos preferencialmente ao tratamento microcirúrgico. A clipagem cirúrgica nesta série apresentou resultado favorável em 85,5% dos casos.[14]

Desde a primeira descrição do acesso inter-hemisférico, por Wilhelm Tonnis em 1936[15], inúmeras outras abordagens já foram descritas para aneurismas distais da ACA. Inicialmente, subfrontal ou pterional com ressecção do giro reto foram os mais utilizados.

A clipagem microcirúrgica pode ser facilitada ou dificultada com a colocação de múltiplos clipes (Fig. 34-8).

É um consenso que os aneurismas de ACAD possuem dificuldades específicas quando comparados às outras localizações. As dificuldades são relatadas em razão da profundidade do acesso inter-hemisférico, perda dos *landmarks* anatômicos e das aderências com *domus* no interior do tecido cerebral.

Ainda que rotos, os aneurismas de ACA distais são pequenos, geralmente com o colo largo e ramos originando-se da base dos mesmos. Muitos destes aneurismas são encontrados no segmento A3. A clipagem microcirúrgica fornece altos índices de oclusão, com pequenas taxas de ressangramento ao longo do tempo no *follow-up*.

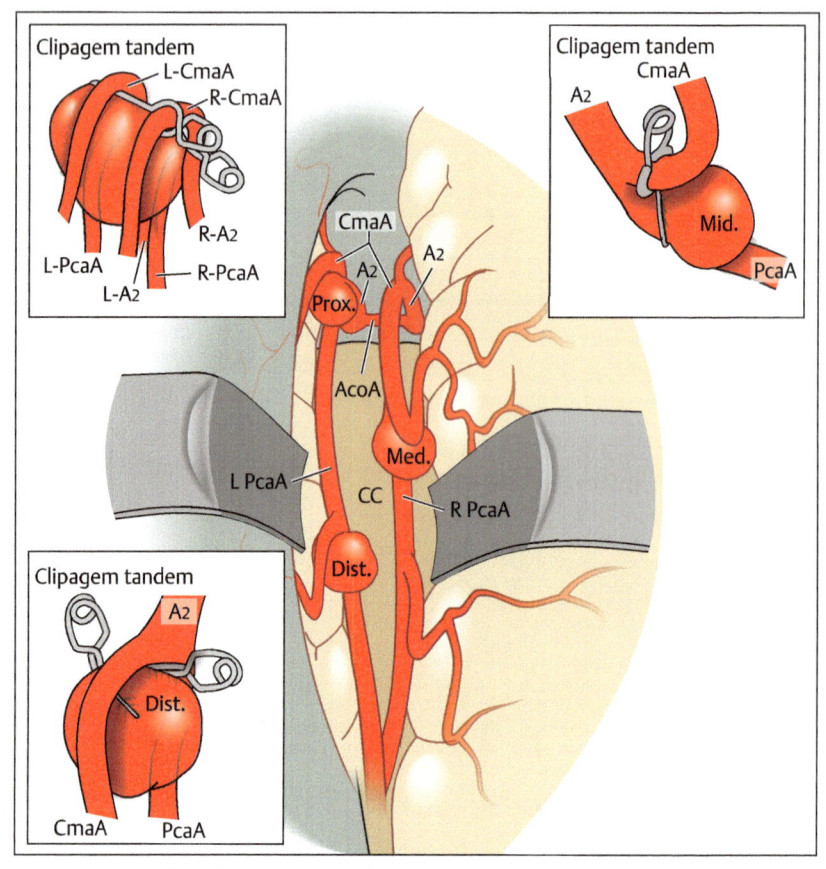

Fig. 34-8. Acesso inter-hemisférico com a clipagem dos aneurismas.[4]

DICAS

Os aneurismas da artéria cerebral anterior distal (ACAD) são raros e representam, aproximadamente 1-9% de todos os aneurismas intracranianos.
- Aneurismas na projeção da artéria cerebral anterior em qualquer de seus segmentos, possuem um risco aumentado para o rompimento quando comparados com algumas outras localizações.
- A tomada de decisão se faz pertinente quanto a melhor escolha e com menor morbidade/mortalidade. A modalidade terapêutica deve ser bem indicada a fim de reduzir as taxas de dissecções arteriais, de rotura do aneurisma no transoperatório e de oclusão subtotal.
- Aneurismas situados nos segmentos distais da artéria cerebral anterior necessitam de um cuidado especial quanto ao conhecimento anatômico funcional o que pode influenciar na condução terapêutica.

REFERÊNCIAS BIBLIOGRÁFICAS

1. Sturiale CL, Brinjikji W, Murad MH, et al. Endovascular treatment of distal anterior cerebral artery aneurysms: Single-center experience and a systematic review. AJNR Am J Neuroradiol 2013;34:2317-20.
2. de Sousa AA, Dantas FL, de Cardoso GT, et al. Distal anterior cerebral artery aneurysms. Surg Neurol 1999;52:128-35.
3. Fisher RA, Yates F. Statistical tables for biological, agricultural and medical research. Edinburgh: Oliver and Boyd; 1938. p. 90.
4. Lawtton M. Tenets and techniques for clipping. 2010.
5. Lasjaunias P, Ter Brigge KG, Berestein A. Surgical neuroangiography in clinical vascular anatomy and variations. 2nd ed. Springer; 2008.
6. Stefani MA, Schneider FL, Marrone AC, et al. Anatomic variations of anterior cerebral artery cortical branches. Clinical Anatomy 2000;13:231-6.
7. Given II CA, Morris PP. Recognition and importance of an infraoptic anterior cerebral artery: case report. Am J Neuroradiol 2002;23:452-4.
8. Auguste KI, Ware ML, Lawton MT. Nonsaccular aneurysms of the azygos anterior cerebral artery. Neurosurg Focus 2004;17:E12.
9. Dhandapani S, Sahoo SK. Median supraorbital keyhole approach for clipping ruptured distal anterior cerebral artery aneurysm: A technical report with review of literature. World Neurosurgery 2018.
10. Cagnazzo F, Cappucci M, Dargazanli C, et al. Treatment of distal anterior cerebral artery aneurysms with flow-diverter stents: a single-center experience. AJNR Am J Neuroradiol 2018;39:1100-6.
11. Cagnazzo F, Perrini P, Dargazanli C, et al. Treatment of unruptured distal anterior circulation aneurysms with flow-diverter stents: a meta-analysis. AJNR Am J Neuroradiol 2019;40:687-93.
12. Lehecka M, Lehto H, Niemela M, et al. Distal anterior cerebral artery aneurysms: treatment and outcome analysis of 501 patients. Neurosurgery 2008;62:590-601.
13. Yasargil MG, Carter LP. Saccular aneurysms of the distal anterior cerebral artery. J Neurosurg 1974;40(2):218-23.
14. Shukla D, Bhat DI, Srinivas D, et al. Microsurgical treatment of distal anterior cerebral artery aneurysms: A 25 year institutional experience. Neurology India 2016;64(6):1204-9.
15. Wilhelm Tönnis. Gefässmissbildungen und Gefässgeschwülste des Gehirns. Leipzig: Thieme; 1936. p. 181.

CAPÍTULO 35

ANEURISMAS INTRACRANIANOS MÚLTIPLOS

Lucas Crociati Meguins • Ricardo Lourenço Caramanti
Dionei Freitas de Morais

HISTÓRICO/INTRODUÇÃO

Os aneurismas saculares intracranianos apresentam uma prevalência de aproximadamente 1% a 3% na população adulta mundial[1,2] e estão sendo cada vez mais reconhecidos em pacientes assintomáticos ou oligossintomáticos em decorrência da maior disponibilidade e melhoria dos métodos de imagem vascular intracraniana. De acordo com Rhoton Jr.,[3,4] os aneurismas surgem normalmente em bifurcações, ramos arteriais de segmentos vasculares principais e seguem o sentido de fluxo arterial (Fig. 35-1). Além disso, podem ser encontrados também em curvas arteriais significativas onde se verifica a existem de intenso estresse hemodinâmico. Por causa da presença de inúmeros segmentos arteriais que seguem os princípios de formação aneurismática, não é incomum encontrar indivíduos com achados incidentais de dois ou mais aneurismas intracranianos coexistentes ou, em eventos agudos, pacientes com hemorragia subaracnóidea relacionada com um aneurisma roto e, adicionalmente, formações saculares concomitantes não vinculadas ao evento hemorrágico principal.[3-7]

Em 1955, Bigelow realizou pela primeira vez na literatura médica uma revisão detalhada dos casos clínicos relativos a aneurismas intracranianos múltiplos.[8] Aproximadamente 2.237 casos de formações saculares aneurismáticas foram analisados naquela investigação clínica, observando-se uma prevalência de 10% de aneurismas intracranianos múltiplos.[8] Atualmente, observa-se uma prevalência de cerca de 15% a 35% de aneurismas intracranianos múltiplos em pacientes admitidos em serviços de urgência e emergência com hemorragia subaracnóidea aguda aneurismática.[9]

No Brasil, as primeiras séries clínicas em centros dedicados ao tratamento neurocirúrgico de lesões vasculares do sistema nervoso central e utilizando técnicas microcirúrgicas datam do final da década de 1980 e início da década de 1990. Em 1988, Martelli *et al.*[10] realizaram uma análise retrospectiva de 42 pacientes com hemorragia subaracnóidea aguda e aneurismas múltiplos (17,8% do total de pacientes com aneurismas intracranianos) atendidos entre 1975 e 1986, totalizando 102 formações saculares.

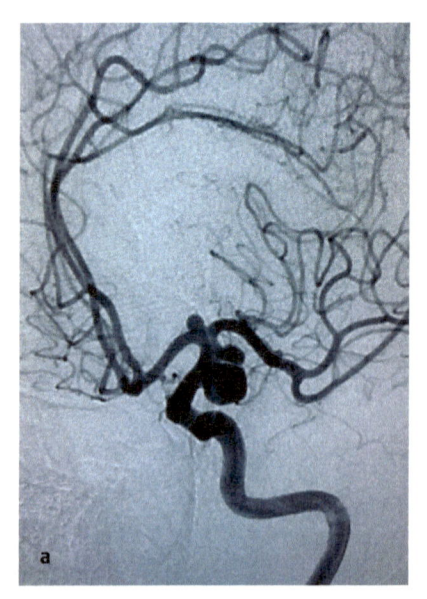

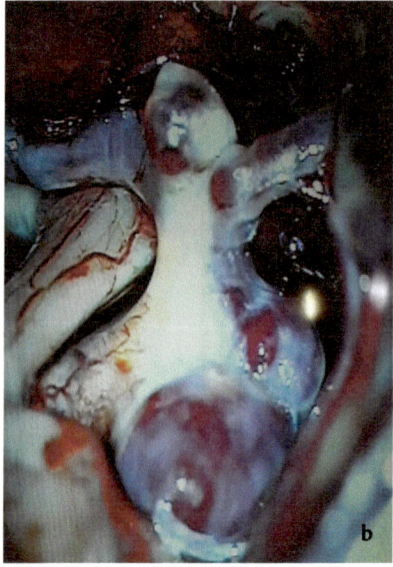

Fig. 35-1. (a) Estudo arteriográfico cerebral mostrando um aneurisma na bifurcação da artéria carótida interna esquerda e duas outras formações aneurismáticas em contato, uma no segmento comunicante posterior e outra no segmento coroide. (b) Achados intraoperatório das múltiplas lesões intracranianas. (Fonte: Dados pessoais do Dr. Lucas Crociati Meguins.)

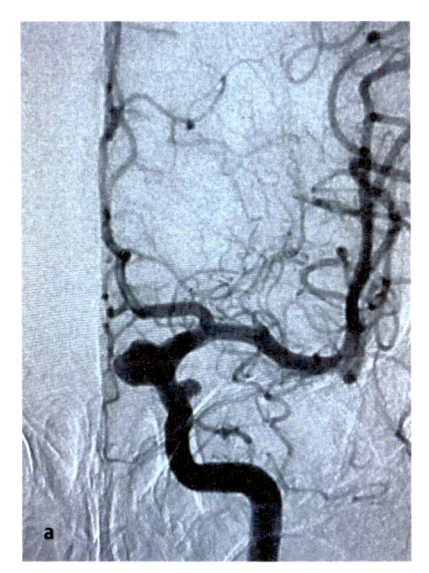

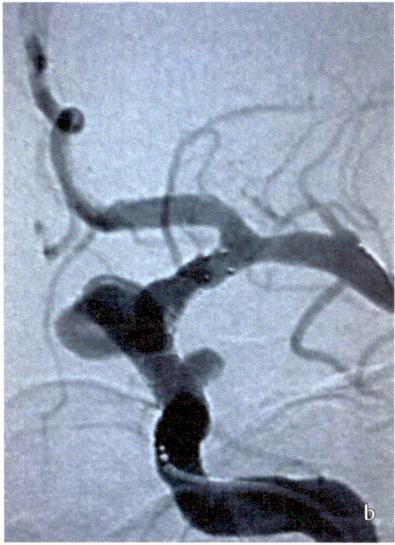

Fig. 35-2. (a) Estudo arteriográfico cerebral mostrando duas lesões da artéria carótida interna esquerda, uma no segmento oftálmico e outra no segmento cavernoso. (b) Aspecto transoperatório após implante de stent diversor de fluxo recobrindo o colo aneurismático de ambas as lesões. Verifica-se ainda ocorrência de vasospasmo carotídeo durante o procedimento sem repercussões hemodinâmicas. (Fonte: Dados pessoais do Dr. Lucas Crociati Meguins.)

O tratamento cirúrgico dos pacientes foi realizado predominantemente de forma tardia (entre o 11º e o 30º dia após o icto hemorrágico) e os 42 pacientes foram submetidos a um total de 57 craniotomias para clipagem dos aneurismas. A mortalidade global encontrada foi de 26,1% durante o seguimento e a mortalidade intraoperatória foi de 11,9%.[10] Adicionalmente, Lynch et al.,[11] em 1992, publicaram uma série de casos com 38 pacientes, totalizando 89 aneurismas e 4 infundíbulos. A maioria dos casos (86,8%) foi identificada em razão da ocorrência de hemorragia subaracnóidea aguda e procedeu-se tratamento com técnica microcirúrgica após a segunda semana do evento hemorrágico. A mortalidade global encontrada foi de 23,6% durante todo o seguimento e a mortalidade intraoperatória foi de 3,5%.[11]

Aproximadamente um terço de todos os pacientes submetidos ao tratamento neurocirúrgico de aneurismas intracranianos apresenta duas ou mais lesões.[9] Conforme algumas séries, em 80% a 90% dos pacientes com múltiplas formações saculares notam-se até 3 aneurismas.[5,10-12] A artéria carótida interna e seus diferentes segmentos são a localização principal de aneurismas em pacientes com lesões múltiplas, seguidos pela artéria cerebral média, artéria comunicante anterior, artéria pericalosa e ramos ou bifurcações arteriais na circulação posterior (Fig. 35-2).[5,10-12] Além disso, a maioria dos aneurismas em pacientes com múltiplas formações saculares já é identificada nos exames diagnósticos pré-operatórios, possibilitando um adequado planejamento terapêutico. No entanto, cerca de 4% dos pacientes submetidos a tratamento neurocirúrgico por meio de craniotomia apresentam achados incidentais de aneurismas intracranianos angiograficamente ocultos, ou seja, descobertos durante o ato operatório.[13] Normalmente, verifica-se falha no diagnóstico angiográfico pré-operatório quando há superposição de lesões grandes ou gigantes, o aneurisma não identificado é pequeno ou há um ramo arterial normal adjacente à lesão.[13]

QUADRO CLÍNICO
Apresentação Hemorrágica
A European Stroke Organization e a American Heart Association definiram que a presença de múltiplas saculações é um importante fator de risco para ruptura aneurismática e consequente sangramento intracraniano.[14-16] A hemorragia subaracnóidea aguda e suas diversas apresentações clínicas é a principal manifestação de pacientes com múltiplos aneurismas.[17] A ocorrência de ruptura aneurismática, normalmente, leva a sintomas dolorosos, déficits neurológicos focais e alterações significativas do nível de consciência.

A cefaleia observada em pacientes com rompimento aneurismático apresenta peculiaridades relevantes. Trata-se de uma dor de cabeça aguda, de forte intensidade, sem lado preferencial e que pode estar associada a vômitos precedidos ou não de náuseas.[18] O paciente admitido em condições de descrever os sintomas, habitualmente, relata o quadro álgico como algo nunca antes vivenciado.[18,19] Alguns pacientes podem apresentar, ainda, dias ou semanas antes do evento doloroso principal, desconforto ou dores de cabeça eventuais e de menor intensidade, porém com características distintas a quaisquer sensações prévias, o que pode caracterizar episódios de cefaleia sentinela.[14-16] Adicionalmente, a ocorrência de cefaleia intensa durante o transcurso sexual ou orgasmo é outro quadro doloroso reconhecidamente associado à ruptura aneurismática. Acredita-se que as alterações vasculares intracranianas verificadas durante o ato sexual podem aumentar o risco de sangramento em portadores de aneurisma.[18]

A ocorrência de déficits neurológicos focais em pacientes com sangramento intracraniano relacionado com a ruptura aneurismática é um evento presente em cerca de 10% do total de pacientes com hemorragia subaracnóidea e, regularmente, está associada a efeito de massa resultante de hematomas intraparenquimatosos ou aumento de volume da formação sacular com compressão das estruturas adjacentes.[20] Em geral, os déficits neurológicos surgem quando uma região encefálica com eloquência funcional, como vias motoras, sensitivas ou visuais, sofre efeito compressivo súbito e passa a expressar bloqueio da atividade neuronal.[20,21] Além das estruturas parenquimatosas, nervos cranianos também podem estar sujeitos a efeitos de massa e apresentar disfuncionalidades, como usualmente é verificado em aneurismas carotídeos do segmento comunicante posterior comprimindo o nervo oculomotor e causando ptose e diplopia, ou em aneurismas carotídeos do segmento oftálmico comprimindo o próprio nervo oftálmico e causando amaurose.[22-24]

A rápida deterioração neurológica com progressiva piora do nível de consciência também pode ser uma manifestação inicial do rompimento aneurismático em casos com volume hemorrágico mais grave ou vultuoso. A inundação dos sistemas ventriculares e cisternas da base ou a presença de significativo hematoma pode suscitar aumento expressivo da pressão intracraniana e rápido rebaixamento neurológico.[25,26] O comprometimento da consciência também pode estar relacionado com a evidência de lesão na formação reticular ascendente após a ocorrência de hemorragia, como sugerem alguns estudos.[27,28] Geralmente, esses são os pacientes com o maior risco de morte antes da admissão em serviços de urgência ou com necessidade de suporte ventilatório precoce.[26]

Por fim, a hemorragia subaracnóidea aguda aneurismática é uma emergência neurológica e mostra evolução extremamente dinâmica, podendo o paciente sofrer recorrência do sangramento,[29] hidrocefalia obstrutiva,[30] eventos isquêmicos tardios[31] e outras complicações clínicas[32] que alteram a apresentação neurológica ao longo do curso da enfermidade e pioram o prognóstico global. Dessa forma, a utilização de graduações clínicas como a escala de Hunt e Hess e a classificação WFNS para sangramentos aneurismáticos é indispensável para o adequado acompanhamento do paciente e definição prognóstica.[33,34]

Apresentação Não Hemorrágica

Aneurismas intracranianos não rotos são comumente identificados após a investigação de um evento hemorrágico prévio resultante do rompimento de outro aneurisma ou incidentalmente na averiguação de sintomas neurológicos não relacionados com hemorragia ou cefaleia súbita.[16] De acordo com Wieber et al.,[35] o diagnóstico de aneurismas não rotos foi realizado durante investigação de hemorragia subaracnóidea relacionada com outro aneurisma roto (30,4%), dor de cabeça recorrente (23,7%), doença cerebrovascular isquêmica ou ataque isquêmico transitório (10,6 e 10,5%, respectivamente), paralisia de nervos cranianos (8,0%), epilepsia (2,9%), sintomas de efeito de massa (2,7%), hemorragia intracerebral ou subdural (1,2%), tumor cerebral (0,8%) e doenças degenerativas do sistema nervoso central (0,4%).

No entanto, aneurismas intracranianos não rotos podem causar sintomas diretos por meio de dois mecanismos principais: síndrome de pseudotumor e isquemia cerebral.[36] Tais efeitos são normalmente observados em aneurismas gigantes ou com evolução trombótica no interior da formação sacular. O efeito de massa causado diretamente sobre o parênquima cerebral ou nervos cranianos adjacentes pode resultar em sintomas de paralisia funcional, crises epilépticas ou isquemia focal. Em casos onde o efeito de massa é ainda mais significativo, nota-se a ocorrência de edema parenquimatoso proveniente do efeito compressivo e alterações funcionais pronunciadas. De acordo com Wermer et al.,[37] pacientes com aneurismas sintomáticos apresentam risco quatro vezes maior da ocorrência de sangramento intracraniano.

EXAME FÍSICO/IMAGEM

A avaliação clínica e o adequado exame físico podem dar pistas sobre a presença de aneurisma intracraniano quando o paciente demonstra sinais neurológicos localizatórios, como déficits de nervos cranianos ou alterações em vias motoras e sensitivas.[19,38,39] O exame de fundo de olho também pode revelar a presença de hemorragia vítrea secundária ao sangramento aneurismático no espaço subaracnóideo, quadro originalmente descrito por Albert Terson, em 1900.[40-42] Complementarmente, procedimentos à beira do leito também contribuem para o diagnóstico sugestivo de aneurisma intracraniano e hemorragia subaracnóidea aneurismática, como a punção lombar e o exame laboratorial do líquido cefalorraquidiano com métodos de centrifugação em frascos sequenciais.[19]

No entanto, o diagnóstico definitivo de múltiplas formações saculares requer a utilização de métodos modernos de neuroimagem. A identificação neurorradiológica dos aneurismas intracranianos tem apresentado uma evolução surpreendente nas últimas décadas e, atualmente, é possível um entendimento completo da morfologia aneurismática, relação com estruturas neuronais e vasculares adjacentes e programação das melhores abordagens terapêuticas.

A tomografia computadorizada de crânio e o estudo angiotomográfico tridimensional dos vasos intracranianos são métodos diagnósticos largamente disponíveis e com significativa importância nas circunstâncias de urgência e emergência. O método tomográfico não contrastado permite, inicialmente, fácil identificação do sangramento e sugere o foco hemorrágico em pacientes com múltiplos aneurismas quando há hematoma intraparenquimatoso ou preenchimento preferencial de determinada região cisternal. Além disso, a complementação com estudo angiotomográfico tridimensional possibilita a adequada visualização volumétrica e morfológica das lesões vasculares, e, ainda, as importantes relações ósseas adjacentes ao aneurisma. As principais vantagens do método diagnóstico tomográfico são sua rapidez, pouca invasividade, menor risco de complicações e menor custo.[43-45]

A angiorressonância cerebral também é um método diagnóstico amplamente disponível e com adequada sensibilidade e especificidade para a identificação de aneurismas cerebrais.[44,45] Trata-se de modalidade neurorradiológica não invasiva, com baixo custo e relativamente rápida.[46] O método utilizado para o estudo das estruturas vasculares intra e extracranianas realiza imagens na sequência gradiente eco, nas quais o sangue circulante é o contraste e, através do fluxo sanguíneo, são obtidos sinais que se transformam em imagem.[46] As grandes vantagens da angiorressonância cerebral são a obtenção de imagens sem a infusão de meio de contraste venoso iodado, aquisição de imagens em múltiplos planos e ausência de radiações ionizantes.

Por fim, a angiografia digital cerebral tridimensional é o método diagnóstico padrão ouro para o diagnóstico de enfermidades neurovascular e é apontada pela European Stroke Association e American Heart Association como a modalidade investigativa mais indicada para pacientes com hemorragia subaracnóidea espontânea para o planejamento terapêutico microcirúrgico ou endovascular.[14-16] A modalidade adquire imagens por meio da cateterização da artéria femoral, utilizando a técnica de Seldinger,[44,45] e injeção de contraste nos quatro grandes vasos intracranianos, possuindo elevada especificidade e sensibilidade.[44,45] A grande vantagem da angiografia digital é a possibilidade de estudo dinâmico da vascularização cerebral e suas enfermidades, porém com risco de complicações que superam significativamente os métodos anteriores. Observa-se ocorrência de complicações temporária ou definitivas em aproximadamente 0,1% a 2,6% dos pacientes previamente hígidos submetidos à modalidade diagnóstica.[44,45]

Pacientes com aneurismas intracranianos múltiplos devem ser submetidos à investigação neurorradiológica rigorosa, uma vez que a adequada identificação de todas as formações saculares, definições morfológicas (tamanho, direção e relação colo-*domus*) e sítios de maior concentração de sangramento possibilitam o melhor planejamento terapêutico.

DIAGNÓSTICO DIFERENCIAL

O diagnóstico diferencial dos aneurismas múltiplos intracranianos pode ser feito entre enfermidades vasculares e enfermidades não vasculares que afetam o sistema nervoso central.

Dentre as anormalidades vasculares que fazem diferencial com aneurismas intracranianos encontram-se as fisiopatológicas vasculares, como enxaqueca e cefaleia em salvas.

As principais enfermidades não vasculares do sistema nervoso central que fazem diagnóstico diferencial com aneurismas, malformações arteriovenosas, cavernomas, fístula arteriovenosa dural, trombose venosa cerebral, doença cerebrovascular isquêmica e/ou hemorrágica, ataque isquêmico transitório e cefaleias primárias reconhecidamente relacionadas com mecanismo cerebrais incluem neoplasias intracranianas, epilepsia e crises epilépticas, doenças inflamatórias e/ou infecciosas e transtornos psiquiátricos.

OPÇÕES DE TRATAMENTO

Os aneurismas cerebrais são um grupo de doenças vasculares extremamente desafiador. O tratamento dessa enfermidade demanda uma série de talentos técnicos e científicos adquiridos normalmente por meio de longos anos de treinamento anatômico, microcirúrgico e vascular em ambiente laboratorial e hospitalar. Além disso, o manejo dos pacientes com aneurismas intracranianos normalmente não se restringe à sala operatória ou ao ambiente de hemodinâmica. Trata-se de uma doença dinâmica, que requer constante atenção clínica pré e pós-terapêutica associada à total disponibilidade de equipe multidisciplinar para atuar em situações de urgência e emergência.

A presença de múltiplas lesões saculares, obviamente, aumenta o risco de complicações neurológicas quando o objetivo terapêutico é a exclusão de todos ou do maior número possível de aneurismas.[47,48] Entretanto, a judiciosa utilização das modernas técnicas microcirúrgicas e endovasculares permite que o operador realize com sucesso e segurança a exclusão dos aneurismas em abordagem isolada, utilizando uma única técnica, ou em múltiplas abordagens, repetindo uma mesma técnica nos diversos estágios do tratamento ou mesclando os procedimentos neurocirúrgicos e endovasculares conforme a individualidade de cada caso. Na presença de hemorragia subaracnóidea aguda, mesmo que o paciente exiba outras formações saculares adicionais ao aneurisma roto, o foco terapêutico deve ser a lesão responsável pelo sangramento. Os demais aneurismas incidentais podem ser tratados conforme a evolução clínica do paciente.[14-16]

O tratamento de múltiplos aneurismas intracranianos em uma abordagem única, utilizando isoladamente a técnica microcirúrgica ou endovascular, apresenta como grandes vantagens a resolutividade precoce da enfermidade, não exposição a repetidos procedimentos anestésico e menor custo. A técnica microcirúrgica pode ser indicada como abordagem única quando os aneurismas estão localizados no mesmo segmento arterial ou em segmentos adjacentes, quando a mesma via de acesso permite segura visibilidade do aneurisma e seu controle proximal, como em aneurismas em espelho ou contralaterais, ou quando o tratamento de complicações hemorrágicas do aneurisma roto inclui a exposição de lesões incidentais, como na necessidade de clareamento e limpeza das cisternas basais com ampla exposição do polígono de Willis ou na conveniência de abertura da *lamina terminalis* e identificação do complexo arterial comunicante anterior. Deve-se, contudo, ponderar que a abordagem microcirúrgica única, inevitavelmente, incorre em prolongamento do transcurso operatório e maior manipulação das estruturas arteriais e parenquimatosas, o que pode resultar em aumento das taxas de complicações na intervenção neurocirúrgica. Portanto, o método dever ser utilizado de forma responsável, por cirurgiões experientes e habituados ao manejo neurocirúrgico de lesões vasculares intracranianas, e proposto preferencialmente a pacientes em melhores condições clínicas.[49-51] A principal limitação do método de clipagem de múltiplos aneurismas em uma única sessão terapêutica verifica-se quando as lesões não podem ser expostas através de uma via isolada, como na eventualidade de formações saculares supra e infratentoriais. A diversidade de posicionamento, incisão cirúrgica e craniotomia inviabilizam o manejo em ato anestésico único. Nestes casos, a técnica endovascular pode ser utilizada como modalidade terapêutica em abordagem única em virtude da facilidade de acesso, menor invasividade e duração inferior.[52-54] A embolização com micromolas destacáveis ou *stents* diversores de fluxo são os dois principais métodos utilizados no tratamento endovascular de aneurismas intracranianos múltiplos em uma única sessão.[52-56] O implante de micromolas exige o cateterismo sequencial e individualizado das formações saculares e prescinde o uso de medicamentos antiagregantes, enquanto que a disposição de *stent* diversor de fluxo permite o adequado remodelamento arterial e exclusão de múltiplos aneurismas em um mesmo segmento vascular, porém requer a utilização contínua de medicamentos antiagregantes, o que pode limitar o método.

Ambas as modalidades terapêuticas apresentam limitações. Dessa forma, a integração entre as técnicas microcirúrgica e endovascular com discussão de forma individualizada e multidisciplinar dos casos parece ser a melhor abordagem.

COMPLICAÇÕES

O tratamento de pacientes com múltiplos aneurismas intracranianos está inerentemente relacionado com uma maior taxa de complicações, morbidade e mortalidade quando comparado a casos com lesões únicas.[49-51] As complicações em pacientes submetidos ao tratamento de formações saculares aneurismáticas podem ser divididas em três grupos:

1. Intraoperatórias;
2. Pós-operatória;
3. Clínicas diversas.

As principais complicações verificadas durante o transcurso do ato operatório são o sangramento/rompimento do aneurisma durante a manipulação cirúrgica ou terapia endovascular, edema cerebral, infarto/trombose venosa, sangramento remoto, vasospasmo e lesões vasculares em segmentos arteriais adjacentes.[12,49-51]

As complicações pós-operatórias diretamente relacionadas com o processo terapêutico incluem crises epilépticas, hematomas em via de acesso (cirúrgico ou endovascular), hidrocefalia obstrutiva, fístula liquórica, deiscência de ferida operatória e infecções no sistema nervoso central.[12,49-51]

Quanto às complicações clínicas diversas observadas em pacientes com aneurismas intracranianos após terapia microcirurgia ou endovascular podemos citar infarto agudo do miocárdio, edema pulmonar neurogênico, insuficiência renal associada a contraste endovenoso, infecção urinária e respiratória, trombose venosa profunda e tromboembolismo pulmonar.[12,49-51]

Verificam-se ainda complicações atreladas diretamente ao método terapêutico empregado, como, no caso microcirúrgico, hematoma intraparenquimatoso por retração cerebral, edema periorbitário em decorrência de extensas craniotomias ou paralisia do nervo facial em lesões inadvertidas de fascículos neurais, ou, no caso endovascular, dissecação arterial, pseudoaneurisma em sítio de punção ou hematoma retroperitoneal.

Por fim, identificam-se ainda complicações relacionadas com o próprio quadro clínico e a extensão da hemorragia intracraniana em pacientes com aneurisma roto. Nesses casos, as principais complicações mais frequentes são isquemia cerebral tardia, hidrocefalia aguda, hematoma parenquimatoso, crises convulsivas e distúrbios hidroeletrolíticos.[14-16]

DICAS

- Os pacientes com quadro clínico compatível com a suspeita diagnóstica de aneurisma intracraniano devem ser submetidos à investigação neurorradiológica complementar adequada para a averiguação da localização, morfologia e planejamento terapêutico das múltiplas lesões;
- A presença de múltiplos aneurismas intracranianos confere prioridade terapêutica ao paciente por causa do maior risco de rompimento de uma das formações saculares;
- Os pacientes com aneurisma roto e lesões adicionais incidentais devem ter a formação sacular responsável pelo sangramento manejada em caráter de urgência e emergência, e os demais aneurismas podem ser tratados após estabilidade clínica e neurológica em segunda abordagem terapêutica;
- Os pacientes com múltiplos aneurismas intracranianos devem ser manejados em centros especializados e com experiência para a condução de casos complexos;
- A decisão terapêutica deve ser tomada frente a uma discussão multidisciplinar com foco na oclusão precoce dos aneurismas, preservação ou melhora do estado neurológico e mitigação dos riscos inerentes aos procedimentos terapêuticos.

REFERÊNCIAS BIBLIOGRÁFICAS

1. Brown RD Jr., Broderick JP. Unruptured intracranial aneurysms: epidemiology, natural history, management options, and familial screening. Lancet Neurol 2014;13(4):393-404.
2. Etminan N, Rinkel GJ. Unruptured intracranial aneurysms: development, rupture and preventive management. Nat Rev Neurol 2016;12(12):699-713.
3. Rhoton AL Jr. Aneurysms. Neurosurgery 2002;51(4):S121-58.
4. Rhoton AL Jr. The supratentorial arteries. Neurosurgery 2002;51(4):S53-120.
5. Guo S, Xing Y. Surgical treatment of multiple intracranial aneurysms. Turk Neurosurg 2014;24(2):208-13.
6. Shu X, Sun Z, Wu C, et al. Surgical treatment of multiple intracranial aneurysms. Zhonghua Wai Ke Za Zhi 2015;53(2):145-9.
7. Vega-Basulto S, Silva-Adan S, Peñones-Montero R. Multiple intracranial aneurysms in Camaguey, Cuba. Rev Neurol 2003;37(2):112-7.
8. Bigelow NH. Multiple intracranial arterial aneurysms; an analysis of their significance. AMA Arch Neurol Psychiatry 1955;73(1):76-99.
9. Kaminogo M, Yonekura M, Shibata S. Incidence and outcome of multiple intracranial aneurysms in a defined population. Stroke 2003;34(1):16-21.
10. Martelli N, Colli BO, Assirati Jr. JA, et al. Surgical treatment of multiple intracranial aneurysms. Arq NeuroPsiquiatr. 1988;46(2):107-116.
11. Lynch JC, De Andrade RA. Aneurismas intracranianos múltiplos. Arq Neuropsiquiatr 1992;50(1):16-23.
12. Dong QL, Gao BL, Cheng ZR, et al. Comparison of surgical and endovascular approaches in the management of multiple intracranial aneurysms. Int J Surg 2016;32:129-35.
13. Burkhardt JK, Chua MH, Winkler EA, et al. Incidence, classification, and treatment of angiographically occult intracranial aneurysms found during microsurgical aneurysm clipping of known aneurysms. J Neurosurg 2019;132(2):434-41.
14. Connolly ES Jr., Rabinstein AA, Carhuapoma JR, et al. American Heart Association Stroke Council; Council on Cardiovascular Radiology and Intervention; Council on Cardiovascular Nursing; Council on Cardiovascular Surgery and Anesthesia; Council on Clinical Cardiology. Guidelines for the management of aneurysmal subarachnoid hemorrhage: a guideline for healthcare professionals from the American Heart Association/American Stroke Association. Stroke 2012;43(6):1711-37.
15. Steiner T, Juvela S, Unterberg A, et al. European Stroke Organization. European Stroke Organization guidelines for the management of intracranial aneurysms and subarachnoid haemorrhage. Cerebrovasc Dis 2013;35(2):93-112.
16. Thompson BG, Brown RD Jr., Amin-Hanjani S, et al. American Heart Association Stroke Council, Council on Cardiovascular and Stroke Nursing, and Council on Epidemiology and Prevention; American Heart Association; American Stroke Association. Guidelines for the management of patients with unruptured intracranial aneurysms: A guideline for healthcare professionals from the American Heart Association/American Stroke Association. Stroke 2015;46(8):2368-400.
17. Lawton MT, Vates GE. Subarachnoid hemorrhage. N Engl J Med 2017;377(3):257-66.
18. Ogunlaja OI, Cowan R. Subarachnoid hemorrhage and headache. Curr Pain Headache Rep 2019;23(6):44.
19. Petridis AK, Kamp MA, Cornelius JF, et al. Aneurysmal subarachnoid hemorrhage. Dtsch Arztebl Int 2017;114(13):226-36.
20. Behrouz R, Birnbaum LA, Jones PM, et al. Focal neurological deficit at onset of aneurysmal subarachnoid hemorrhage: Frequency and causes. J Stroke Cerebrovasc Dis 2016;25(11):2644-7.
21. Cohen-Gadol AA, Bohnstedt BN. Recognition and evaluation of nontraumatic subarachnoid hemorrhage and ruptured cerebral aneurysm. Am Fam Physician 2013;88(7):451-6.
22. Chen H, Wang X, Yao S, et al. The aetiologies of unilateral oculomotor nerve palsy: a clinical analysis on 121 patients. Somatosens Mot Res 2019;36(2):102-8.
23. Dehdashti AR, Le Roux A, Bacigaluppi S, Wallace MC. Long-term visual outcome and aneurysm obliteration rate for very large and giant ophthalmic segment aneurysms: assessment of surgical treatment. Acta Neurochir (Wien) 2012;154(1):43-52.
24. Raza HK, Chen H, Chansysouphanthong T, Cui G. The aetiologies of the unilateral oculomotor nerve palsy: a review of the literature. Somatosens Mot Res 2018;35(3-4):229-39.
25. Gautschi OP, Stienen MN, Cadosch D, et al. Aneurysmal subarachonid haemorrhage. Praxis (Bern 1994) 2010;99(12):715-27.

26. Suwatcharangkoon S, Meyers E, Falo C, et al. Loss of consciousness at onset of subarachnoid hemorrhage as an important marker of early brain injury. JAMA Neurol 2016;73(1):28-35.
27. Cho MK, Jang SH. Diffusion tensor imaging studies on spontaneous subarachnoid hemorrhage-Related brain injury: A mini-review. Front Neurol 2020;11:283.
28. Jang SH, Kim HS. Aneurysmal subarachnoid hemorrhage causes injury of the ascending reticular activating system: relation to consciousness. AJNR Am J Neuroradiol 2015;36(4):667-71.
29. Larsen CC, Astrup J. Rebleeding after aneurysmal subarachnoid hemorrhage: a literature review. World Neurosurg 2013;79(2):307-12.
30. Chen S, Luo J, Reis C, et al. Hydrocephalus after subarachnoid hemorrhage: Pathophysiology, diagnosis, and treatment. Biomed Res Int 2017:8584753.
31. Geraghty JR, Testai FD. Delayed cerebral ischemia after subarachnoid hemorrhage: Beyond vasospasm and towards a multifactorial pathophysiology. Curr Atheroscler Rep 2017;19(12):50.
32. Rouanet C, Silva GS. Aneurysmal subarachnoid hemorrhage: current concepts and updates. Arq Neuropsiquiatr 2019;77(11):806-14.
33. Rosen DS, Macdonald RL. Subarachnoid hemorrhage grading scales: a systematic review. Neurocrit Care 2005;2(2):110-8.
34. Sano H, Satoh A, Murayama Y, et al. Members of the 38 registered institutions and WFNS Cerebrovascular Disease & Treatment Committee. Modified World Federation of Neurosurgical Societies subarachnoid hemorrhage grading system. World Neurosurg 2015;83(5):801-7.
35. Wiebers DO, Whisnant JP, Huston J, et al. International Study of Unruptured Intracranial Aneurysms Investigators. Unruptured intracranial aneurysms: natural history, clinical outcome, and risks of surgical and endovascular treatment. Lancet 2003;362(9378):103-10.
36. Choi IS, David C. Giant intracranial aneurysms: development, clinical presentation and treatment. Eur J Radiol 2003;46(3):178-94.
37. Wermer MJ, van der Schaaf IC, Algra A, Rinkel GJ. Risk of rupture of unruptured intracranial aneurysms in relation to patient and aneurysm characteristics: an updated meta-analysis. Stroke 2007;38(4):1404-10.
38. Silva MA, See AP, Dasenbrock HH, et al. Vision outcomes in patients with paraclinoid aneurysms treated with clipping, coiling, or flow diversion: a systematic review and meta-analysis. Neurosurg Focus 2017;42(6):E15.
39. Zhong W, Zhang J, Shen J, et al. Posterior communicating aneurysm with oculomotor nerve palsy: Predictors of nerve recovery. J Clin Neurosci 2019;59:62-7.
40. Cherchi M, Hernández-Hernández MA, Mato D. Terson syndrome: A condition to keep in mind. Med Intensiva 2019:S0210-5691(19)30269-4.
41. Hassan A, Lanzino G, Wijdicks EF, et al. Terson's syndrome. Neurocrit Care 2011;15(3):554-8.
42. Reale C, Brigandì A, Gorgoglione N, et al. Terson's syndrome. Pract Neurol 2020;20(2):163-4.
43. de Andrade GC, Teixeira PA, Alves HF, et al. Cerebral aneurysms diagnosis by three-dimensional CT angiography. Arq Neuropsiquiatr 2003;61(1):74-8.
44. Gasparotti R, Liserre R. Intracranial aneurysms. Eur Radiol 2005;15(3):441-7.
45. Vaphiades MS, Cure J, Kline L. Management of intracranial aneurysm causing a third cranial nerve palsy: MRA, CTA or DSA? Semin Ophthalmol 2008;23(3):143-50.
46. Spotti AR, Lima EG, Santos ML, Magalhães AC. Magnetic resonance angiography of intracranial aneurysms: comparative study with cerebral angiography. Arq Neuropsiquiatr 2001;59(2-B):384-9.
47. Fukuda T, Imamura H, Tani S, et al. Treatment strategies for unruptured multiple intracranial aneurysms. No Shinkei Geka 2019;47(9):943-7.
48. Shen X, Xu T, Ding X, et al. Multiple intracranial aneurysms: endovascular treatment and complications. Interv Neuroradiol 2014;20(4):442-7.
49. Hernesniemi J, Rinne J. Multiple aneurysms. Surg Neurol 2003;60(2):136-7.
50. Rinne J, Hernesniemi J, Niskanen M, Vapalahti M. Management outcome for multiple intracranial aneurysms. Neurosurgery 1995;36(1):31-8.
51. Rinne J, Hernesniemi J, Puranen M, Saari T. Multiple intracranial aneurysms in a defined population: prospective angiographic and clinical study. Neurosurgery 1994;35(5):803-8.
52. Cho YD, Ahn JH, Jung SC, et al. Single-stage coil embolization of multiple intracranial aneurysms: Technical feasibility and clinical outcomes. Clin Neuroradiol 2016;26(3):285-90.
53. Jeon P, Kim BM, Kim DJ, et al. Treatment of multiple intracranial aneurysms with 1-stage coiling. AJNR Am J Neuroradiol 2014;35(6):1170-3.
54. Li T F, Shui SF, Han XW, et al. One-stage endovascular embolization for multiple intracranial aneurysms. Turk Neurosurg 2018;28(1):43-7.
55. John S, Bain M, Cerejo R, et al. Flow diverter treatment of tandem intracranial aneurysms. World Neurosurg 2017;107:142-7.
56. Peng T, Huang C, Jiang Y, et al. Is single Low-Profile Visualized Intraluminal Support (LVIS)-assisted coiling of wide-necked ruptured multiple intracranial aneurysms in one stage feasible? World Neurosurg 2018;118:e388-e394.

CAPÍTULO 36

ANEURISMAS INTRACRANIANOS GIGANTES

Eduardo Vieira • José Laercio Júnior Silva

HISTÓRICO

Aneurismas intracranianos gigantes (AIGs) são aqueles que apresentam diâmetro igual ou superior a 25 mm, representando aproximadamente 5% de todos os aneurismas intracranianos.[1] A primeira descrição de um AIG foi feita por Hutchinson, em 1875, ao acompanhar um paciente com déficits de mobilidade ocular e um sopro audível à ausculta craniana. O diagnóstico foi confirmado após a morte do paciente, 11 anos depois do diagnóstico, durante autópsia, onde foi identificado um AIG na fossa média.[2] O primeiro estudo significativo sobre os AIGs foi realizado por Morley e Barr, em 1969, envolvendo 28 pacientes portadores de AIGs, sendo 11 deles portadores de AIGs situados no segmento cavernoso da artéria carótida interna (ACI-cav). Os autores chamam atenção à dificuldade de tratamento dos AIGs extracavernosos, concluindo que, para estas lesões, o "ataque cirúrgico direto (ligadura, excisão, trombectomia, reparo etc.) é raramente possível ou bem-sucedido". Ao contrário, notou-se uma história natural relativamente benigna para os AIGs da ACI-cav, a despeito da neuropatia dos nervos motores oculares, frequentemente associada.[3]

Nas décadas seguintes, várias séries ressaltaram a história natural sombria associada aos AIGs. Kodama e Suzuki relataram uma taxa de mortalidade de 75% em 2 anos para pacientes com AIGs não tratados.[4] Peerless *et al.* relataram taxas de mortalidade de 68% em 2 anos e 85% em 5 anos para AIGs não tratados.[5] Recentemente, Dengler *et al.* relataram taxas de óbito em 1 ano de 100% para aneurismas rotos e de 22% para aneurismas não rotos.[6]

FISIOPATOLOGIA

AIGs geralmente são classificados como saculares ou fusiformes. Acredita-se que os AIGs saculares resultem do crescimento gradual de aneurismas saculares menores. Uma revisão mais abrangente sobre os mecanismos de formação dos aneurismas saculares foge ao objetivo deste capítulo e pode ser encontrada em outros trabalhos.[7] Sabe-se que, à medida que um aneurisma sacular cresce, zonas de relativo hipofluxo começam a se formar dentro do saco aneurismático, aumentando o tempo de contato das células endoteliais com o sangue, gerando um ambiente propício ao desencadeamento de reação inflamatória na parede do aneurisma. Tal reação pode causar remodelamento e crescimento progressivo do aneurisma, bem como formação de placas ateroscleróticas. Adicionalmente, tais zonas de hipofluxo favorecem o aparecimento de trombos intraluminais, achado comum nos AIGs. A combinação da resposta inflamatória na parede do aneurisma à presença de trombos intraluminais parece predispor a proliferação aberrante dos *vasa vasorum*, o que pode levar a sangramentos intramurais (dentro da parede do aneurisma), com piora da resposta inflamatória e crescimento adicional do aneurisma. Ao contrário dos aneurismas saculares menores, os AIGs tornam-se uma entidade diferente, em que, além da doença relacionada com o lúmen do vaso, tem-se, em associação, uma doença extraluminal (abluminal), relacionada com a parede do aneurisma.[8]

Aneurismas fusiformes (AFs) desenvolvem-se a partir da degeneração aterosclerótica da parede arterial, o que leva à dilatação progressiva do lúmen. Ao contrário dos aneurismas saculares, os AFs não possuem colo demonstrável, afetam segmentos mais extensos das artérias intracranianas e podem possuir desde artérias perfurantes até vasos calibrosos originando-se a partir da parede do aneurisma. Da mesma forma como ocorre nos AIGs saculares, zonas de hipofluxo podem levar à formação de trombos intraluminais. Por vezes, o AF gigante pode tornar-se predominantemente trombosado, notando-se apenas um lúmen irregular e tortuoso em meio ao trombo, condição em que frequentemente são chamados de AIGs serpentinos.

QUADRO CLÍNICO

AIGs mais comumente causam sintomas por meio de 3 mecanismos: efeito de massa, ruptura ou fenômenos isquêmicos. Em 40-50% dos casos, AIGs comportam-se como pseudotumores cerebrais, produzindo sintomas de início gradual e progressivos, podendo levar a déficits isolados de nervos cranianos (NCs) até quadros mais graves, como hemiparesia, distúrbios de linguagem ou mesmo diminuição do nível de consciência (Quadro 36-1). AIGs da circulação anterior, especialmente aqueles situados no complexo comunicante anterior, quando atingem diâmetro maior que 3,5 cm, podem causar sintomas de déficit cognitivo, bem como distúrbios hipotalâmicos.[9]

AIGs podem romper resultando em hemorragia subaracnóidea (HSA) e/ou hematomas intracerebrais (HIC). Estima-se que, aproximadamente, um terço dos AIGS causa HSA como sintoma inicial, número relativamente menor se comparado aos sintomas de apresentação dos aneurismas intracranianos menores.[10,11] Por fim, AIGs podem-se apresentar com sinais e sintomas relacionados com a

Quadro 36-1. Manifestação Clínica de Acordo com Topografia do AIG

Topografia	Compressão	Manifestação clínica
Circ. posterior	Tronco cerebral, NNCC, sistema ventricular	Hemiparesia, hemi-hipoestesia, déficits de NNCC (III a XXII), hidrocefalia com diminuição do nível de consciência
ACI-Cav	NNCC (II – VI)	Déficits de NNCC (II-VI)
Paraclinóideo	Nervo e quiasma óptico	Déficit de acuidade e campo visual
AComA	Quiasma óptico, hipotálamo	Deficit de acuidade e campo visual, déficits cognitivos
ACI supraclinóidea	III NC	Déficit do nervo oculomotor
ACM	Parênquima opercular	Déficits de linguagem, hemiparesia, hemi-hipoestesia

Circ. posterior, circulação posterior; ACI-Cav, segmento cavernoso da artéria carótida interna; AcomA, artéria comunicante anterior; ACI, artéria carótida interna; ACM, artéria cerebral média; NC, nervo craniano.

isquemia cerebral. Estima-se que, em 5-10% dos casos, AIGs parcialmente trombosados possam causar isquemia por tromboembolia distal à lesão.[12] Há também relatos de isquemia decorrente de trombose completa do AIG e do vaso portador.[13]

IMAGEM
Em exames de tomografia computadorizada (TC) de crânio, AIGs apresentam-se como lesões extra-axiais arredondadas, bem delimitadas, usualmente discretamente hiperdensas, podendo apresentar variações na densidade intralesional a depender da presença de trombos intraluminais. A presença de calcificações na parede do aneurisma é mais bem observada na TC de crânio, aparecendo como hiperdensidades na periferia da lesão. A TC de crânio também é importante para avaliar a presença de sangramentos associados, bem como para o estudo da relação entre o aneurisma e a base do crânio. A ressonância magnética (RM) do encéfalo demonstra de maneira mais detalhada a presença de trombos intraluminais, bem como os efeitos compressivos do aneurisma sobre as estruturas encefálicas adjacentes. Não raramente, podem-se visualizar áreas hiperintensas ao redor do AIG nas sequências ponderadas em T2, decorrentes da presença de edema cerebral, especialmente quando há trombos intraluminais associados. Estudos vasculares por TC (angiotomografia) ou RM (angiorressonância) podem demonstrar as características anatômicas da lesão de maneira satisfatória, porém é impossível, por meio destas técnicas, realizar a avaliação hemodinâmica do AIG, razão pela qual a angiografia por subtração digital (ASD) cerebral se faz necessária quando se planeja tratamento para um AIG.
A ASD continua a ser o exame padrão ouro para diagnóstico dos aneurismas cerebrais e é um exame fundamental na avaliação dos AIGs, fornecendo dados a respeito da localização e anatomia do aneurisma, relação com vasos aferentes e eferentes e, especialmente, no que concerne aos AIGs, avalia a perfusão cerebral distal e a presença de circulação colateral no território vascular envolvido. O teste de oclusão por balão associado à injeção na carótida contralateral ou vertebral avalia a circulação colateral de forma eficaz. Em geral, um atraso no tempo de enchimento venoso do território ocluído igual ou menor a 2 segundos em relação ao território injetado prediz boa circulação colateral e baixo risco de déficits neurológicos após oclusão permanente do vaso portador do aneurisma.[14] É importante salientar que a ASD demonstra apenas o lúmen do AIG, o que pode subestimar o tamanho real da lesão em casos de aneurismas parcialmente ou predominantemente trombosados. Dessa forma é sempre importante a avaliação conjunta da ASD e da RM ou TC de crânio no diagnóstico e planejamento terapêutico dos AIGs.

DIAGNÓSTICO DIFERENCIAL
Pela forma de apresentação e características radiológicas, o principal diagnóstico diferencial dos AIGs são os tumores cerebrais, especialmente no que concerne a lesões perisselares. Lesões expansivas nesta região, especialmente quando em íntimo contato com estruturas vasculares, devem sempre ser avaliadas com alguma modalidade de imagem vascular (angio-RM ou angio-TC) para excluir o diagnóstico de AIG.

OPÇÕES DE TRATAMENTO
O caráter agressivo da história natural dos AIGs faz com que a instituição de algum tratamento (cirúrgico ou endovascular) seja praticamente mandatória, com possível exceção para aqueles pacientes em más condições clínicas ou neurológicas. Em trabalho recente, analisando coorte de pacientes portadores de AIGs não rotos, a taxa de mortalidade após 1 ano de acompanhamento foi de 22% para o tratamento conservador, comparada a 3% após tratamento cirúrgico e 12% após tratamento endovascular. Quando analisados pacientes portadores de AIGs rotos, os números são de 100% para o tratamento conservador,

36% para o tratamento cirúrgico e 39% para o tratamento endovascular.[6] Fica evidente que a grande maioria dos pacientes portadores de AIGs, rotos ou não, deve receber algum tipo de tratamento, de preferência em centros de grande volume, habituados a tratar este tipo de lesão.

Tratamento Microcirúrgico

Os AIGs são lesões que frequentemente possuem características anatômicas que dificultam o tratamento endovascular. A presença de colo largo (frequentemente maior que 4 mm) torna a oclusão completa difícil, o que faz com que o uso de *stents* (redirecionadores de fluxo ou não) seja quase que obrigatório no tratamento endovascular dos AIGs, alternativa que não é segura após ruptura e HSA. Adicionalmente, a presença de trombos intraluminais aumenta sobremaneira a possibilidade de compactação de molas no fundo do aneurisma, levando à recanalização. Por fim, o tratamento endovascular é incapaz, ao menos de forma precoce, de tratar o efeito de massa causado pelo aneurisma, podendo, na verdade, piorá-lo no período imediato após o tratamento. Dessa forma, em muitos casos, a microcirurgia faz-se essencial e por vezes é o único tratamento disponível para os AIGs, porém não sem dificuldades. De modo similar, AIGs possuem características que dificultam o tratamento cirúrgico. O volume da lesão pode, por si só, dificultar a exposição adequada do colo do aneurisma. Além disso, a presença de trombos, calcificações ou, por vezes, apenas a espessura das paredes da lesão pode dificultar, ou mesmo impedir, a aplicação de clipes ao colo do aneurisma. Adicionalmente, morfologias aberrantes (AFs – serpentinos ou não) impedem técnicas de clipagem convencional. No entanto, estratégias para lidar com essas características peculiares dos AIGs foram desenvolvidas e serão revisadas a seguir.

Planejamento e Acesso

No tratamento microcirúrgico dos AIGs, a escolha de acessos que maximizem a exposição do aneurisma é fundamental. Para a maioria dos aneurismas da circulação anterior e para aqueles situados no topo da artéria basilar, a craniotomia pterional associada à orbitotomia fornece exposição adequada. Em casos selecionados, a osteotomia do arco zigomático pode ser adicionada quando há possibilidade de exposição do aneurisma pela via subtemporal. Para aneurismas da circulação posterior, na maior parte dos casos, o acesso *far-lateral* associado ou não à craniotomia retrossigmóidea proporciona exposição adequada. Em casos selecionados de aneurismas que envolvem o tronco da artéria basilar, a utilização do acesso pré-sigmoide pode ser necessária.

É importante salientar que, para todos os casos de AIGs, deve-se estar preparado para a necessidade de realização de algum tipo de procedimento de revascularização cerebral. Dessa forma, dependendo da topografia e da anatomia do AIG, é importante a exposição da artéria carótida cervical (idealmente carótida comum, interna e externa) ou a dissecação de vasos do couro cabeludo, tais como a artéria temporal superficial (ATS) (idealmente ambos os ramos – frontal e parietal) e a artéria occipital (AO). Adicionalmente, a antissepsia e a preparação do antebraço para dissecação de enxerto de artéria radial ou do membro inferior para dissecação de enxerto de veia safena devem ser realizadas na maioria dos casos. O teste de Allen para avaliar a patência da artéria ulnar e circulação colateral da mão deve sempre ser realizado quando se considera a possibilidade de utilização de enxerto de artéria radial.

Após realização de acesso adequado e introdução do microscópio cirúrgico, é necessário obter relaxamento cerebral adequado. Na maior parte dos casos, a dissecação e a drenagem de LCR das cisternas da base, combinada ou não à fenestração da lâmina terminal, proporcionam relaxamento adequado, porém, em alguns casos, em decorrência do volume do aneurisma e, especialmente, após HSA, será muito difícil atingir as cisternas da base. Nesses casos, a realização de punção ventricular e de drenagem liberal de líquido cefalorraquidiano (LCR) do sistema ventricular proporciona relaxamento cerebral adequado na maioria dos casos.

Exposição do Aneurisma

Como para todo e qualquer aneurisma intracraniano, no tratamento dos AIGs também será necessária adequada exposição do aneurisma, obtendo-se controle proximal, controle distal e exposição adequada do colo do aneurisma. Em alguns casos, porém, tal exposição pode ser extremamente difícil por causa do volume do aneurisma. Para aneurismas da carótida, mesmo aqueles situados fora do segmento oftálmico, realização de clinoidectomia (extra ou intradural) com exposição e dissecação do segmento clinóideo da carótida interna pode proporcionar o ponto adequado para o controle proximal. Para aneurismas mais proximais na carótida interna, pode ser necessária cervicotomia com exposição da carótida interna cervical. Em aneurismas da artéria cerebral média, a adição da orbitotomia à craniotomia pterional pode facilitar a exposição do segmento M1 do vaso e proporcionar controle proximal. Nos aneurismas do complexo comunicante anterior, controle proximal adequado só é obtido, na maioria dos casos, após exposição dos segmentos A1 bilateralmente. Em aneurismas com direcionamento inferior, muitas vezes, isso só será possível após mobilização do domo. Para aneurismas do topo da artéria basilar, exposição do triângulo carótido-oculomotor e dissecação lateral ao III nervo, na maioria dos casos, expõem algum ponto do tronco da artéria basilar livre de perfurantes e adequado para controle proximal. Idealmente deve-se aplicar o clipe temporário lateral e inferiormente ao III nervo. Para aneurismas dessa região, é importante a avaliação pré e intraoperatória da circulação colateral proveniente das artérias comunicantes posteriores. Mesmo quando não há padrão fetal, tais vasos podem ser origem de importante circulação colateral para o topo da artéria basilar, impedindo que o aneurisma se torne flácido e dificultando a dissecação do colo. Aneurismas da artéria vertebral necessitam de exposição proximal e distal do vaso portador para adequado controle do aneurisma. Para aneurismas muito proximais, exposição da artéria vertebral extradural pode ser necessária para obtenção de controle proximal. Controle distal pode ser obtido seguindo a artéria vertebral ao longo de seu eixo.

No tratamento dos AIGs, a exposição adequada do colo do aneurisma muitas vezes só é obtida após clipagem temporária e mobilização do domo do aneurisma (Fig. 36-1). Em casos selecionados, *trapping*, abertura e descompressão interna do aneurisma podem ser necessários, antes da visualização completa do colo. Nesses casos, o tempo de isquemia temporária passa a ser um fator importante. É importante salientar que quanto mais flácido um aneurisma se torna após clipagem temporária, menor o fluxo colateral para o território em isquemia e mais rápido o cirurgião tem de agir. Em geral, as maiores complicações da clipagem temporária advêm de artérias perfurantes e deve-se sempre evitar colocar estes vasos (artéria coróidea anterior, lentículo-estriadas laterais e mediais, talamoperfurantes e artérias perfurantes para o tronco) em isquemia prolongada (maior que 5 minutos). Clipagens temporárias em pontos mais distais da vasculatura cerebral (M1 distal à origem das lentículo-estriadas, M2, A2, P2 ou segmentos distais das artérias cerebelares), geralmente, são mais bem toleradas e dificilmente levam a déficits permanentes. Da mesma forma, clipagem temporária na carótida interna, quando existe fluxo colateral razoável (atraso no tempo de enchimento venoso menor ou igual a 4 segundos), dificilmente levará a complicações, desde que a artéria coroideia anterior não esteja incluída em segmento de *trapping* temporário. A monitorização neurofisiológica intraoperatória dos potenciais evocados motor e somatossensitivo é importante e pode ajudar o neurocirurgião a definir um limite de tempo seguro para a clipagem temporária. Adicionalmente, técnicas anestésicas, como indução de supressão de atividade elétrica cerebral associada a hipertensão moderada, podem minimizar os efeitos da isquemia temporária.

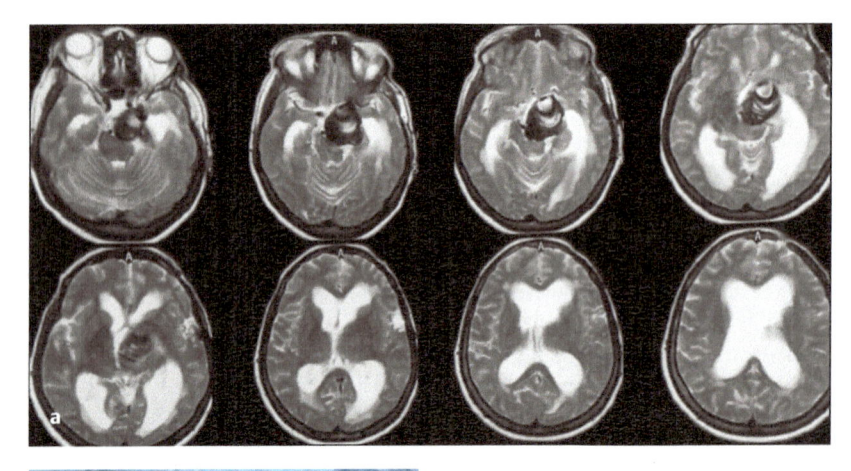

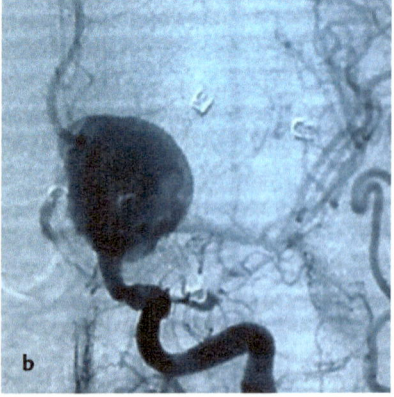

Fig. 36-1. Paciente de 68 anos, sexo feminino, deu entrada no serviço de emergência com quadro de rebaixamento do nível de consciência. Havia história prévia de cirurgia para tratamento de aneurisma cerebral há 8 anos. (a) RM evidenciando aneurisma gigante em topografia de cisterna carotídea, parcialmente trombosado, com importante efeito de massa sobre o tronco encefálico levando à hidrocefalia obstrutiva. (b) Arteriografia evidenciando o lúmen do aneurisma. *(Continua.)*

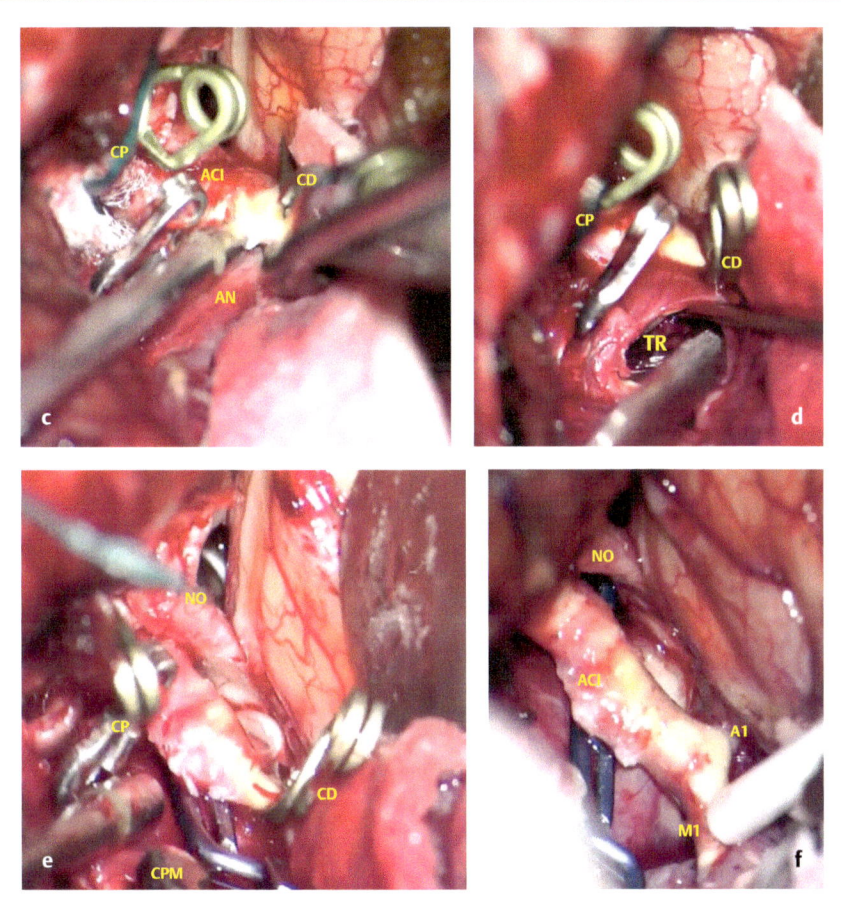

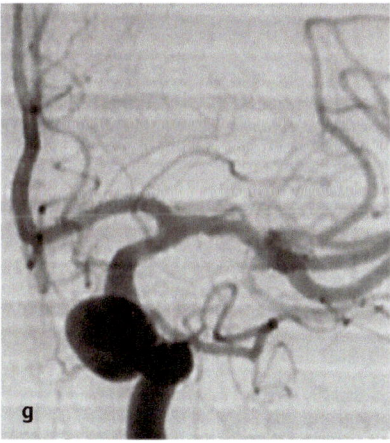

Fig. 36-1. *(Cont.)* **(c)** Para que o colo do aneurisma fosse visualizado de maneira adequada, foi necessária a realização de trapping do aneurisma, aplicando-se o clipe proximal (CP) no segmento clinóideo da artéria carótida interna (ACI) e o clipe distal (CD) no segmento comunicante (proximal à artéria coróidea anterior). **(d)** O aneurisma é aberto e o trombo (TR) intralesional é mobilizado e retirado com auxílio do aspirador ultrassônico. **(e)** Após trombectomia parcial, o colo do aneurisma pode, enfim, ser visualizado e dissecado de forma adequada e o clipe permanente (CP), aplicado. **(f)** Aspecto final depois de retirada dos clipes temporários, mostrando adequada reconstrução da carótida. **(g)** Arteriografia-controle evidenciando oclusão completa da lesão, sem colo residual. ACI, artéria carótida interna; A1, segmento A1 da artéria cerebral anterior; M1, segmento M1 da artéria cerebral média; NO, nervo óptico; AN, aneurisma; CP, clipe proximal; CD, clipe distal; CPM, clipe permanente. *(Continua.)*

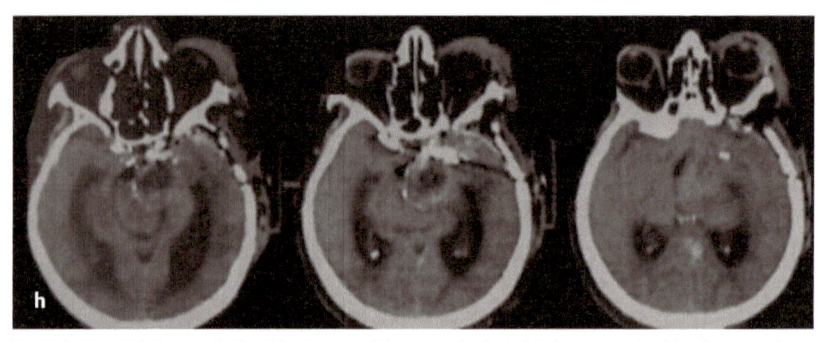

Fig. 36-1. *(Cont.)* **(h)** Tomografia de crânio pós-operatória mostrando diminuição importante do efeito de massa sobre o tronco encefálico.

Revascularização Cerebral

Em muitos casos, a clipagem convencional de AIGs não será possível. A presença de trombo intraluminal, calcificações, morfologia fusiforme e, por vezes, apenas o tamanho e a espessura da parede do colo tornam impossível a aplicação de clipes (Fig. 36-2). Em um estudo avaliando resultados do tratamento cirúrgico em 141 pacientes portadores de AIGs, a clipagem convencional foi possível em apenas 45% dos casos.[15]

É importante salientar que, quando a clipagem convencional não é factível, é muito provável que alguma estratégia de revascularização cerebral seja necessária. Dependendo da topografia do aneurisma, diferentes métodos de revascularização podem ser utilizados (Quadro 36-2).

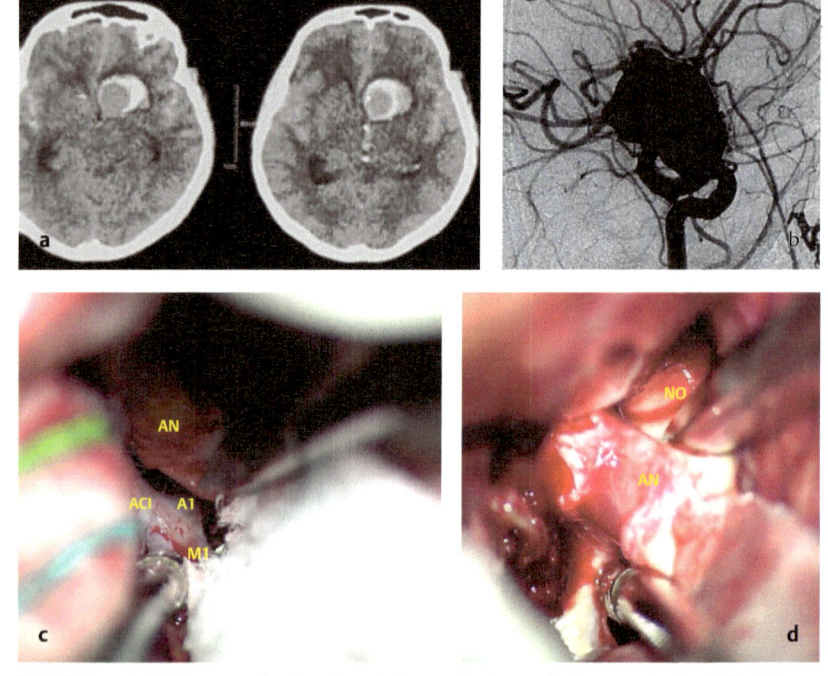

Fig. 36-2. Paciente de 54 anos, sexo feminino, deu entrada no serviço de emergência com quadro de cefaleia súbita e sonolência. **(a)** Tomografia de crânio evidenciando aneurisma gigante paraclinóideo associado a hemorragia subaracnóidea e hematoma perilesional. **(b)** Arteriografia pré-operatória confirmando aneurisma gigante do segmento oftálmico da ACI. **(c)** Dissecação intraoperatória inicial em que se visualiza a bifurcação da ACI coberta pelo volumoso aneurisma (AN). **(d)** Após realização da clinoidectomia e extensa dissecção do anel dural distal, visualiza-se colo do aneurisma, notando-se o nervo óptico deslocado medialmente. *(Continua.)*

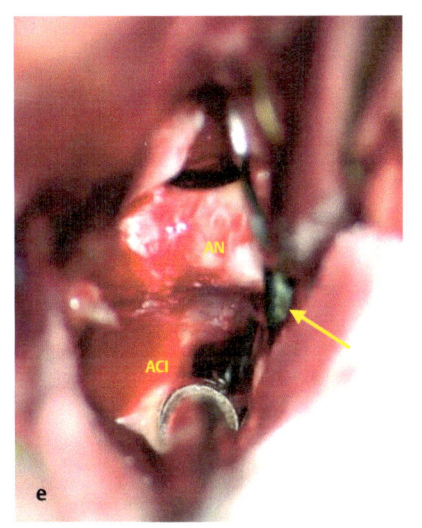

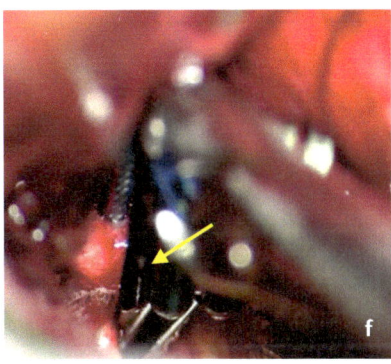

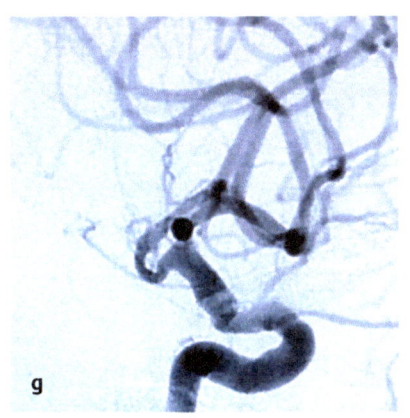

Fig. 36-2. *(Cont.)* (**e**) Aplicação de clipe permanente fenestrado com objetivo de oclusão da parte mais distal do colo do aneurisma – em decorrência do colo extremamente largo, a fenestra do clipe engloba a porção mais proximal do colo e não oclui de forma definitiva o aneurisma. (**f**) Após a aplicação do primeiro clipe fenestrado, um segundo clipe (seta) oclui a porção mais proximal do colo do aneurisma (englobada na fenestra), dessa forma excluindo completamente o aneurisma da circulação. (**g**) Arteriografia pós-operatória confirmando oclusão completa do aneurisma.
ACI, artéria carótida interna; A1, segmento A1 da artéria cerebral anterior; M1, segmento M1 da artéria cerebral média; NO, nervo óptico; AN, aneurisma.

Quadro 36-2. Estratégias de Revascularização de Acordo com Topografia do AIG

Topografia	Revascularização	Técnica
ACI	EC-IC de alto fluxo	ACE-Radial-ACM ou ACE-Safena-ACM
ACM	EC-IC	ATS-ACM simples ou duplo
Topo de basilar	EC-IC ou IC-IC	ATS-ACP ou ATS-ACS ou ACM-Radial-ACP
AComA	IC-IC	A3-A3 (Anastomose laterolateral)
Vertebral	EC-IC ou IC-IC	AO-PICA ou PICA-PICA (Anastomose laterolateral)

ACI, artéria carótida interna; ACM, artéria cerebral média; AcomA, artéria comunicante anterior; EC-IC, extracraniano-intracraniano; IC-IC, intracraniano-intracraniano; ACE, artéria carótida externa; ATS, artéria temporal superficial; ACP, artéria cerebral posterior; ACS, artéria cerebelar superior; AO, artéria occipital; PICA, artéria cerebelar posterior inferior.

Oclusão do Aneurisma

Após dissecação, exposição e realização (quando necessário) de procedimento de revascularização, deve-se realizar a oclusão do aneurisma. Esta pode ser realizada de forma direta (clipagem convencional) ou indireta, que pode envolver o *trapping* do aneurisma (oclusão proximal e distal), oclusão proximal ou oclusão distal.

Na clipagem direta, em várias ocasiões, pode ser necessária a aplicação de um clipe "piloto", que pode, inicialmente, não estar posicionado de forma ideal, levando a estenose ou oclusão de algum vaso relacionado com o aneurisma. Nesses casos, podem ser necessárias a abertura do aneurisma e a descompressão interna do mesmo, com aspiração do conteúdo intraluminal associada à trombectomia. Após o esvaziamento do aneurisma e a aplicação de clipes adicionais, haverá possibilidade de reajuste do primeiro clipe (piloto) com correção de seu posicionamento e clipagem efetiva do aneurisma (Fig. 36-2).

Alguns AIGs, como já exposto acima, não serão passíveis de clipagem direta convencional e a oclusão indireta será necessária, geralmente associada a algum procedimento de revascularização. Nesses casos, idealmente, deve ser realizado o *trapping* do aneurisma, com oclusão proximal, oclusão distal e esvaziamento da lesão para tratamento do efeito de massa. Um AIG paraclinóideo é um exemplo típico. Em certas situações, esses aneurismas são tão volumosos que tornam a clipagem direta impossível, mesmo com exposição adequada do colo. Nesses casos, *bypass* entre a ACE e a ACM com interposição de enxerto de artéria radial associado ao *trapping* e esvaziamento da lesão é uma excelente opção (Fig. 36-3).

Em alguns casos, no entanto, as características anatômicas de um AIG podem tornar o *trapping* impossível. Um exemplo típico são os aneurismas fusiformes de M1, situação em que os vasos lentículo-estriados têm origem a partir do domo do aneurisma. Nesses casos, pode-se realizar procedimento de revascularização a partir da ATS e oclusão proximal do aneurisma, o que inverte o fluxo no lúmen da lesão, diminuindo a força de cisalhamento na parede do aneurisma e

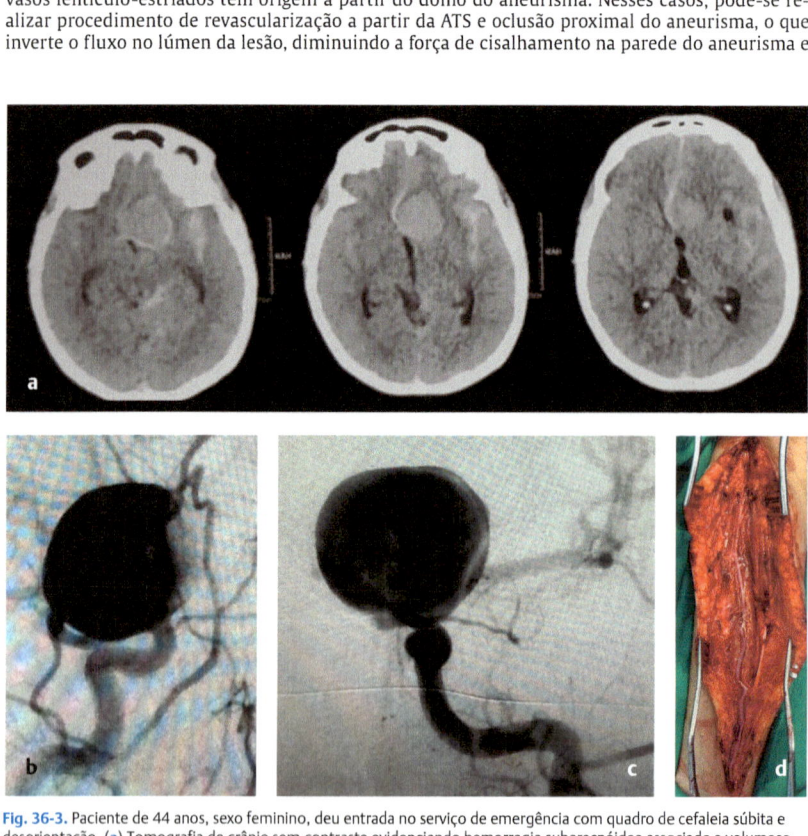

Fig. 36-3. Paciente de 44 anos, sexo feminino, deu entrada no serviço de emergência com quadro de cefaleia súbita e desorientação. (**a**) Tomografia de crânio sem contraste evidenciando hemorragia subaracnóidea associada a volumoso aneurisma paraclinóideo. (**b,c**) Arteriografia pré-operatória confirmando aneurisma gigante com origem no segmento oftálmico da ACI – a paciente não tolerou o teste de oclusão. (**d**) Dissecação da artéria radial no antebraço esquerdo, desde a origem na artéria braquial até a porção mais superficial no punho – é importante dissecar pelo menos 20 cm de enxerto. *(Continua.)*

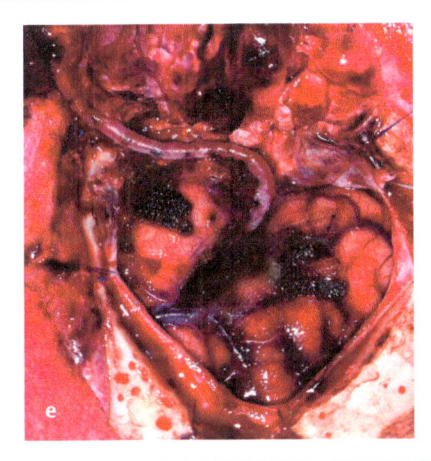

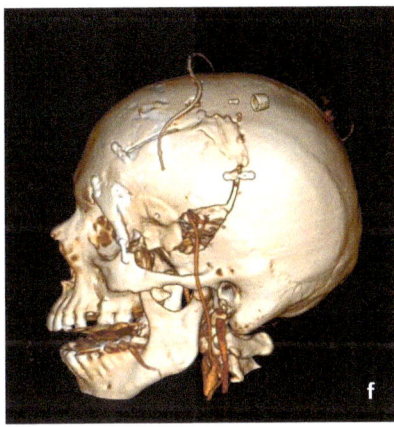

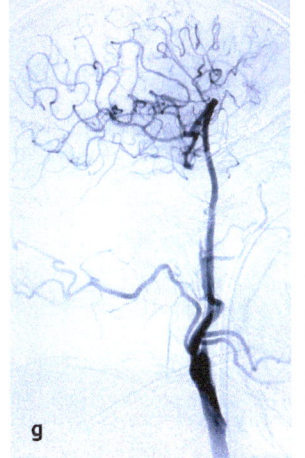

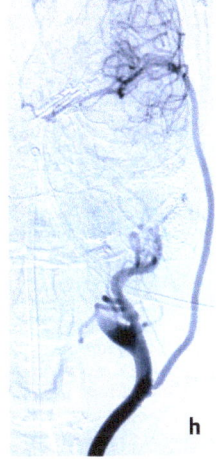

Fig. 36-3. *(Cont.)* **(e)** *Bypass* da carótida comum (por causa da bifurcação alta) ao segmento M2 da artéria cerebral média. **(f)** Reconstrução da angiotomografia pós-operatória evidenciando a patência do enxerto de artéria radial. **(g,h)** Arteriografia pós-operatória confirmando adequada revascularização. Nesse caso, o aneurisma foi tratado com *trapping* permanente e esvaziamento. A clipagem convencional não foi possível em razão da presença de placa calcificada no colo do aneurisma, que impedia o fechamento adequado do clipe.

eliminando a turbulência hemodinâmica intralesional, fazendo com que haja trombose na maior parte da lesão, enquanto se mantém o fluxo para os vasos perfurantes. Outra opção é a oclusão distal do aneurisma, realizada quando o segmento proximal ao aneurisma não se encontra acessível para clipagem. Embora possa levar a um aumento inicial na pressão dentro do aneurisma, rapidamente ocorre estagnação do fluxo dentro da lesão, o que leva a trombose de maneira relativamente rápida, especialmente quando já há trombos intraluminais. É importante salientar que a oclusão proximal e, especialmente, a oclusão distal não são técnicas tão eficazes quanto à clipagem direta ou o *trapping* (oclusões proximal e distal simultâneas). Não há exclusão completa da circulação, o que limita sobremaneira o uso dessas técnicas em casos de aneurismas rotos. Adicionalmente, a trombose induzida após inversão do fluxo é difícil de ser prevista e/ou controlada, podendo levar, em algumas situações, à oclusão de perfurantes ou mesmo vasos mais calibrosos, a despeito de um *bypass* funcionante. Por fim, essas técnicas de oclusão não permitem o esvaziamento do aneurisma, o que impede o tratamento do efeito de massa relacionado com o AIG. A oclusão indireta única (proximal ou distal), idealmente, deve ser reservada para casos de AIGs não rotos quando não há alternativa segura para oclusão completa do aneurisma.

Por fim, em alguns casos, pode-se realizar a oclusão do aneurisma por técnicas endovasculares no pós-operatório, seja *trapping*, oclusão proximal ou distal. Tal estratégia é utilizada principalmente quando não se possui acesso intraoperatório a segmentos proximais ou distais dos vasos relacionados com o aneurisma para realização de *trapping*, ou oclusões proximal ou distal isoladas. A oclusão endovascular pós-operatória possui certas vantagens, como a diminuição da manipulação cerebral necessária para acessar o aneurisma e vasos associados, possibilidade de mais tempo para maturação do *bypass*, além de avaliar a patência do procedimento de revascularização previamente à oclusão definitiva do vaso. Por outro lado, o período de tempo entre a abordagem cirúrgica para realização do *bypass* e a oclusão definitiva do aneurisma pode levar ao ressangramento em casos de HSA e, além disso, pode causar um regime de baixa demanda na anastomose, o que pode gerar trombose do enxerto.

Tratamento Endovascular

O tratamento endovascular dos aneurismas cerebrais gigantes permanece desafiador, a despeito do avanço tecnológico que temos acompanhado nos últimos anos. Ao contrário das lesões menores, que costumeiramente são saculares, os aneurismas gigantes incluem uma ampla variedade de lesões, podendo ser ateroscleróticos ou fusiformes em sua gênese, além dos tradicionais saculares. Acredita-se que, durante o seu desenvolvimento, ocorram eventos que estão relacionados com os achados histológicos identificados na parede dos aneurismas (hemorragia, trombose, fibrose e reação inflamatória murais).[8] Essas alterações, que em conjunto são responsáveis pelas manifestações clínicas associadas à presença do aneurisma, devem ser levadas em consideração na ocasião da escolha da modalidade terapêutica endovascular. A presença de hemorragia cerebromeníngea confere especial grau de dificuldade no manejo dessas lesões em razão das complicações inerentes à fase aguda da HSA.[16-18]

Podemos dividir as técnicas endovasculares em reconstrutivas, na qual a luz da artéria é preservada ao se tratar seletivamente a dilatação aneurismática com espirais destacáveis, *stents* intracranianos e redirecionadores de fluxo, e técnicas desconstrutivas, que consistem na oclusão do vaso portador do aneurisma.[19]

Oclusão do Vaso Portador – Planejamento

A oclusão do vaso portador de um aneurisma gigante é uma técnica bastante efetiva no que concerne à taxa de oclusão de longo prazo, que pode chegar a até 93%, dependendo da topografia e do tamanho da lesão. Outra grande vantagem da oclusão arterial é a baixa taxa de hemorragia tardia, que é de 1% a 2% para os aneurismas não rotos. Esse tipo de abordagem é a primeira opção terapêutica nas situações em que a embolização seletiva da lesão não é possível em virtude da dificuldade técnica, como tortuosidade excessiva da árvore arterial. Entretanto, estas circunstâncias adversas tendem a ser suplantadas pelo desenvolvimento dos modernos dispositivos que permitem reconstrução arterial em casos de aneurismas fusiformes ou mesmo saculares de colo largo e displásico.[16] A condição indispensável para que se realize a oclusão segura de uma artéria é a manutenção do fluxo sanguíneo para o território distal ao segmento ocluído, que será garantido por meio de circulação colateral.

Para as lesões aneurismáticas da carótida interna que se localizam desde o segmento cervical até a porção paraclinóidea dessa artéria, a irrigação do território distal deve ser realizada pelo polígono de Willis, sendo fundamental a patência da artéria comunicante anterior e de ambas as artérias cerebrais anteriores nas situações em que o suprimento será proveniente da carótida contralateral. Nos casos em que a irrigação será feita através do sistema vertebrobasilar, é imprescindível que a artéria comunicante posterior e o segmento P1 da artéria cerebral posterior ipsilaterais à carótida a ser ocluída sejam patentes. Quando há o planejamento de oclusão de uma das artérias vertebrais, o seu território deve ser suprido pela vertebral contralateral, com especial atenção para a manutenção de fluxo nas artérias cerebelar posterior inferior e espinhal anterior.

É importante enfatizar que a simples opacificação das artérias que compõem o polígono de Willis não é suficiente para que se garanta uma oclusão segura, sendo fundamental a avaliação funcional desses vasos, que é feita por meio dos testes de oclusão.

O teste completo compreende uma avaliação clínica e angiográfica, realizada após a insuflação do balão e interrupção do fluxo sanguíneo anterógrado no vaso a ser ocluído. Na avaliação clínica, o balão permanece insuflado por 15-30 minutos, com o paciente acordado e heparinizado, enquanto exames neurológicos sequenciais são realizados para detectar possíveis déficits neurológicos focais. Caso se deseje sensibilizar o teste, provoca-se uma hipotensão arterial (queda de 10 a 30 mmHg na pressão arterial média), repetindo-se o exame neurológico por mais 15 minutos. Já no teste angiográfico, é avaliada, além da perviedade, a competência do polígono de Willis. Após a insuflação do balão na carótida a ser ocluída, são feitas injeções seletivas na carótida contralateral ou, alternativamente, no sistema vertebrobasilar, verificando-se a patência da artéria comunicante anterior e da posterior respectivamente. Mais importante do que a simples perviedade destes vasos é a simetria do retorno venoso no território vascular correspondente à carótida ocluída em relação ao território da artéria injetada. Se a diferença no tempo de retorno venoso entre os territórios é inferior a dois segundos, conclui-se que o paciente tolera a oclusão (Fig. 36-4). Quando a diferença é maior que quatro segundos, está contraindicada a oclusão carotídea, pelo alto risco de déficits neurológicos pós-operatórios. Entre dois e quatro segundos, o resultado é dúbio, devendo-se ponderar o risco de ocluir a carótida em relação aos benefícios desta estratégia terapêutica.[14]

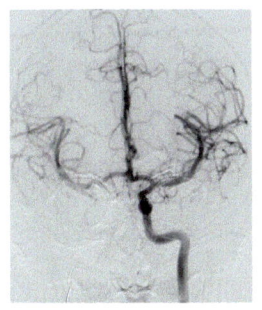

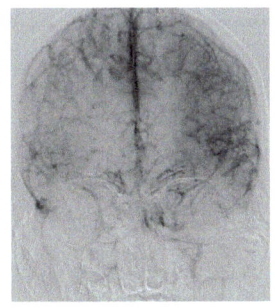

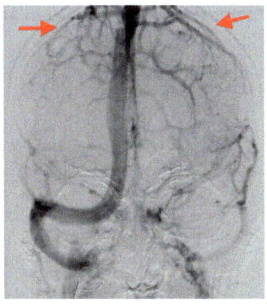

Fig. 36-4. Aneurisma gigante do segmento cavernoso da carótida interna esquerda tratado por meio de oclusão arterial (do vaso portador). O tempo venoso entre os dois hemisférios é quase simétrico (setas vermelhas), inferindo competência do polígono de Willis.

Oclusão do Vaso Portador com Balões Destacáveis

O uso de balões destacáveis para oclusão de grandes vasos cerebrais foi descrito por Serbinenko em 1974, sendo um marco na história da Neurorradiologia Intervencionista.[20] Essa técnica, que costuma ser rápida e eficaz, vem caindo em desuso pela escassa disponibilidade do produto no mercado e pela disseminação do uso das espirais destacáveis.[21]

Oclusão do Vaso Portador com Micromolas

A embolização com espirais destacáveis é atualmente a técnica mais empregada na oclusão das artérias intracranianas. As molas de platina são preferíveis às molas fibradas, a despeito de serem pouco trombogênicas, por serem mais flexíveis e pelo maior controle do seu destacamento, conferindo maior segurança ao procedimento. As micromolas devem ser depositadas de modo que se obtenha uma compactação densa, com oclusão da artéria e sua exclusão completa da circulação.

Técnicas Reconstrutivas

As técnicas reconstrutivas têm como objetivo excluir os aneurismas da circulação preservando a patência do seu vaso portador. A abordagem consiste em embolizar seletivamente o saco aneurismático com espirais destacáveis, com ou sem balão de modelagem do colo, ou por meio da utilização dos *stents* intracranianos, incluindo os redirecionadores de fluxo, com ou sem a utilização de micromolas.

A utilização de espirais destacáveis como agente embolizante único depende da morfologia do aneurisma, com especial atenção para o diâmetro da lesão e da relação como o colo, que tende a ser largo e displásico. Aneurismas gigantes embolizados apenas com micromolas apresentam baixas taxas de oclusão tardia, de aproximadamente 15-20%, com recanalização da lesão chegando a até 85%. Os fatores implicados na recorrência das lesões são extensão do colo, oclusão imediata incompleta, embolização na fase aguda de HSA, aneurismas parcialmente trombosados, grande alteração na artéria relacionada com o colo do aneurisma, baixa densidade do volume das micromolas no interior do saco aneurismático, estresse hemodinâmico causado pelo fluxo arterial no interior do aneurisma e a limitada capacidade de indução de neoendotelização promovida pelas espirais destacáveis.[22-25]

Os *stents* redirecionadores de fluxo revolucionaram o tratamento dos aneurismas intracranianos ao se prestarem como alternativa à oclusão arterial nas situações em que a oclusão do vaso portador não é possível (Fig. 36-5) ou como alternativa às terapias endovasculares convencionais em decorrência das altas taxas de oclusão completa tardia, que podem chegar a 78% em 180 dias e a 86,8% em 1 ano.[26] A eficácia desses dispositivos se deve à sua baixa porosidade, que reduz o fluxo sanguíneo no interior da cavidade aneurismática, e à capacidade de promover proliferação neoendotelial no colo do aneurisma.[27] Assim, o implante desses *stents* tem-se tornado a primeira opção terapêutica em muitos centros.

Desfecho Clínico Relacionado com o Tratamento

Em recente revisão sistemática e metanálise, Dengler *et al.*[28] analisaram o desfecho clínico relacionado com o tratamento dos AIGs. Para um total de 1.264 AIGs, com acompanhamento médio de 26,4 meses, a proporção de bom desfecho clínico (PBD) foi de 80,3% para o tratamento cirúrgico e 84,9% para o tratamento endovascular, sem diferença estatisticamente significante entre as 2 modalidades terapêuticas (p = 0,27). A taxa de oclusão e a necessidade de retratamento não foram analisadas. Os fatores que mais impactaram o desfecho clínico foram a idade do paciente, com uma diminuição de 0,8% na PBD para cada ano de vida adicionado, e a topografia do AIG. Para aneurismas da ACI, o *odds ratio* (OR) para bom desfecho clínico foi de 5,2, enquanto, para aneurismas da circulação posterior, o OR foi de 0,1 (p < 0,1).

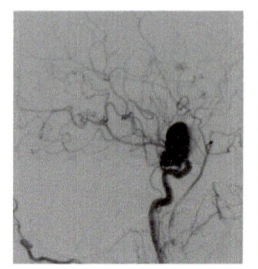

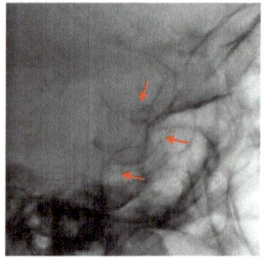

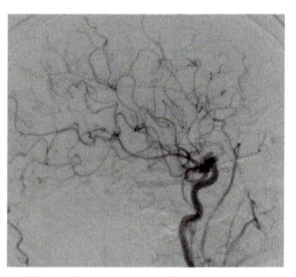

Fig. 36-5. Aneurisma gigante do segmento oftálmico da carótida interna direita submetido a implante de *stent* redirecionador de fluxo. O controle angiográfico com 9 meses mostra oclusão quase completa da lesão com perviedade do dispositivo (setas vermelhas) e vaso portador.

COMPLICAÇÕES

A maior parte das complicações advindas do tratamento dos AIGs é proveniente de fenômenos isquêmicos. Na maior parte dos casos, tais complicações isquêmicas têm origem por meio de um dos três mecanismos seguintes: oclusão de perfurantes, oclusão de vasos aferentes/eferentes ou tromboembolismo. Isquemia relacionada com a oclusão de perfurantes pode estar associada à clipagem inadvertida durante o posicionamento de clipes permanentes ou ao tempo de isquemia prolongado durante clipagem temporária. Visualização e dissecação completa do colo do aneurisma podem impedir a oclusão inadvertida de perfurantes durante a clipagem permanente do AIG. Frequentemente, a aplicação do primeiro clipe é subótima e serve como uma segurança para manipulação mais agressiva do aneurisma e para realização de abertura e esvaziamento da lesão com ou sem trombectomia. Tais manobras permitirão uma melhor visualização e preservação de vasos perfurantes associados e ajuste do primeiro clipe com aplicação de clipes adicionais, se necessário. Como já mencionado anteriormente, a clipagem temporária prolongada em territórios que envolvam a origem de vasos perfurantes (artéria coróidea anterior, lentículo-estriadas laterais e mediais, talamoperfurantes e artérias perfurantes para o tronco) pode causar complicações isquêmicas com déficits neurológicos permanentes. Podem-se evitar tais complicações mantendo o tempo de isquemia temporária inferior a 5 minutos. A monitorização intraoperatória de potenciais evocados somatossensitivo e motor pode ajudar a definir o limite de tempo tolerável em clipagens temporárias. A oclusão de vasos aferentes/eferentes pode ocorrer por causa da presença de calcificações, trombos intraluminais ou simplesmente pela espessura das paredes do AIG, que faz com que os clipes aplicados escorreguem em direção ao vaso portador, ocluindo-o. Tal complicação pode ser evitada realizando-se as manobras anteriormente citadas de abertura do aneurisma, esvaziamento com ou sem trombectomia e reajuste dos clipes permanentes. Em alguns casos, porém, mesmo após a realização de tais manobras, a clipagem permanente não será possível e alguma estratégia de revascularização terá de ser utilizada. Idealmente esta complicação deve ser antecipada com base nas características morfológicas e anatômicas do AIG e o procedimento de revascularização deve ser realizado previamente à clipagem definitiva do aneurisma, evitando assim a realização de anastomoses mediante pressão adicional de um grande território em isquemia temporária. Por fim, complicações isquêmicas podem ocorrer em razão de tromboembolismo, especialmente em aneurismas parcialmente trombosados. Infelizmente há pouco o que se possa fazer para evitar tal complicação. Quando possível, deve-se evitar a reperfusão do saco aneurismático após a colocação do primeiro clipe.

No que concerne às complicações relacionadas com o tratamento endovascular, Cagnazzo *et al.*[16] publicaram uma metanálise comparando as diversas modalidades de tratamento endovascular dos aneurismas grandes e gigantes. As principais complicações associadas ao tratamento endovascular dos aneurismas gigantes são isquêmicas, hemorrágicas ou ocasionadas por piora do efeito de massa exercido por essas lesões. Em geral, os aneurismas rotos apresentam maiores taxas de complicações do que aqueles não rotos, havendo diferença também entre as modalidades reconstrutiva e desconstrutiva. As complicações isquêmicas são mais frequentes no grupo que se apresenta com hemorragia e que é submetido à oclusão do vaso portador. Hemorragias pós-tratamento ocorrem mais frequentemente em pacientes cuja apresentação inicial foi HSA e que foram submetidos à embolização com preservação da artéria portadora do aneurisma.

Quando comparamos as técnicas de tratamento na modalidade reconstrutiva, observamos que a taxa de oclusão completa é menor entre os pacientes que são embolizados com espirais destacáveis, utilizando ou não os balões de remodelamento do colo. Aqueles que utilizam espirais destacáveis e *stents* intracranianos ou espirais destacáveis e redirecionadores de fluxo apresentam as maiores taxas de oclusão tardia. Hemorragia pós-tratamento é mais comum quando se utilizam *stent* e espirais (Quadros 36-3 e 36-4).

Quadro 36-3. Comparação da Taxa de Complicações e Oclusão a Longo Prazo entre as Diferentes Técnicas de Tratamento dos AIGs

	Comp. Isquêmica	Comp. hemorrágica	↑ Efeito de Massa	↓ Efeito de Massa	Taxa oclusão a longo prazo
Não roto – Reconstrutiva	15%	6%	1,7%	48%	71%
Não roto – Desconstrutiva	11%	2%	3,5%	77%	93%
Roto – Reconstrutiva	18%	17%	7%	24%	72%
Roto – Desconstrutiva	33%	9%	14%	ND	88%

Comp., complicações; ND, não disponível.

Quadro 36-4. Comparação da Taxa de Oclusão Tardia e Complicações entre as Diferentes Técnicas Reconstrutivas no Tratamento Endovascular dos AIGs

	Oclusão tardia completa/quase completa	Hemorragia pós-tratamento	Piora dos sintomas compressivos
Espirais (com ou sem balão de modelagem)	59%	6%	6%
Stent e espirais	73%	9%	6%
Redirecionador de fluxo	72% e 75% (*)	7% e 0% (*)	1,6%

(*) embolização com redirecionador de fluxo + espirais destacáveis.

DICAS

Tratamento Microcirúrgico
- No tratamento dos AIGs, o uso liberal de acessos à base do crânio é recomendado. Os chamados acessos minimamente invasivos têm pouco espaço no tratamento dessa doença;
- Da mesma forma, obter relaxamento cerebral é fundamental. Inicialmente por meio de drenagem de LCR das cisternas basais e fenestração da lamina terminalis (quando possível). Em casos de aneurismas rotos e HSA, o uso de drenos ventriculares para obter relaxamento cerebral pode ser necessário. Em casos selecionados, a instalação de drenos lombares pode ser indicada, desde que não haja efeito de massa significativo;
- Para aneurismas predominantemente trombosados, pode-se iniciar a trombectomia sem oclusão temporária e, só quando o lúmen for atingido, realizar o *trapping* da lesão. Isso pode diminuir sobremaneira o tempo de isquemia temporária;
- Nos AIGs, mesmo após clipagem completa do colo, pode haver enchimento persistente do saco aneurismático. Na maioria dos casos, a falha na clipagem está na porção mais distal do clipe, onde a força de fechamento é menor. Podem-se aplicar clipes adicionais para a correção. A utilização de clipes fenestrados, mesmo sem necessidade de incluir vasos na fenestração do clipe, é útil uma vez que apresentam uma maior força de fechamento na ponta do clipe;
- No tratamento cirúrgico dos AIGs, o limiar para realização de procedimentos de revascularização deve ser baixo e o(a) cirurgião(ã) deve ter o domínio destas técnicas. Alguns aneurismas são simplesmente muito volumosos para que possam ser clipados. Em muitos destes casos, a relutância em adotar alguma técnica de revascularização e oclusão indireta levará a tempo de isquemia prolongado, grande risco de oclusão de perfurantes e/ou de vasos aferentes/eferentes, além de lesões parenquimatosas associadas à retração cerebral.

Tratamento Endovascular
- Em casos de AIGs associados à HSA, preferencialmente deve-se realizar a embolização endossacular com molas, mesmo que parcial, preservando a artéria portadora. Tal estratégia, além de diminuir sobremaneira a chance de ressangramento, elimina os riscos da dupla antiagregação plaquetária necessária após o implante de stents intracranianos durante a fase aguda da HSA. Após este período, um tratamento mais definitivo pode ser realizado, idealmente utilizando-se um stent redirecionador de fluxo;
- Atualmente, a utilização de técnicas de oclusão de vaso portador tem sido limitada a aneurismas da ACI-Cav, especialmente se há história de alergia aos antiagregantes plaquetários e/ou em casos de dificuldade técnica importante para liberação de stents intracranianos, em geral em virtude da tortuosidade vascular e morfologia aberrante da base aneurismática. Em pacientes portadores de aneurismas contralaterais em espelho, em que a oclusão de uma ACI aumentará o estresse hemodinâmico na ACI contralateral, podendo levar a crescimento progressivo do aneurisma em espelho, e também em pacientes jovens, deve-se evitar a oclusão do vaso portador. Nesses casos, técnicas reconstrutivas com redirecionadores de fluxo são mais apropriadas.

REFERÊNCIAS BIBLIOGRÁFICAS

1. Locksley H. Natural history of subarachnoid hemorrhage, intracranial aneurysms and arteriovenous malformations: based on 6368 cases in the cooperative study. J Neurosurg 1966; 25:219-39.
2. Hutchinson J. Aneurysms of the internal carotid within the skull diagnosed 11 years before patient's death: spontaneous cure. Trans Clin Soc 1875;8:127.
3. Morley T, Barr H. Giant intracranial aneurysms: diagnosis, course, and management. Clin Neurosurg 1960;6:73-94.
4. Kodama N, Suzuki J. Surgical treatment of giant aneurysms. Neurosurg Rev 1982;5:155-60.
5. Peerless S, Wallace M, Drake C. Giant intracranial aneurysms. Youmans Neurological Surgery Philadelphia: Saunders; 1990. p. 3.
6. Dengler J, Rufenacht D, Meyer B, et al. Giant intracranial aneurysms: natural history and 1-year case fatality after endovascular or surgical treatment. J Neurosurg 2019;6:1-9.
7. Vieira E, Andrade G, Faquini I, et al. Hemorragia subaracnóidea por ruptura de aneurisma cerebral: diagnóstico e tratamento na fase aguda. Tratado Brasileiro de Neurocirurgia. Barueri: Manole. 2016. p. 1.
8. Krings T, Piske R, Lasjaunias P. Intracranial arterial aneurysm vasculopathies: targeting the outer vessel wall. Neuroradiology 2005;47:931-7.
9. Lownie P, Drake C, Peerless S, et al. Clinical presentation and management of giant anterior communicating artery region aneurysms. J Neurosurg 2000;92:267-77.
10. Ausman J, Diaz F, Sadasivan B, et al. Giant intracranial aneurysm surgery: the role of microvascular reconstruction. Surg Neurol 1990;34:8-15.
11. Lawton M, Spetzler R. Surgical strategies for giant intracranial aneurysms. Neurosurg Clin N Am 1998;9:725-74.
12. Lawton M, Spetzler R. Surgical strategies for giant intracranial aneurysms: experience with 171 patients. Clin Neurosurg 1995;42:245-66.
13. Das K, Singh G, Pandey S, et al. Completely thrombosed giant intracranial aneurysm with spontaneous thrombosis of the parent artery: Is it nature's divine intervention and a self-cure? World Neurosurg 2018;118:132-8.
14. Abud D, Spelle L, Piotin M, et al. Venous phase timing during balloon test occlusion as a criterion for permanent internal carotid artery sacrifice. Am J Neuradiol 2005;26:2602-9.
15. Sughrue M, Saloner D, Rayz V, Lawton M. Giant intracranial aneurysms: evolution of management in a contemporary surgical series. Neurosurgery 2011;69:1261-70.
16. Cagnazzo F, Mantila D, Rouchaud A, et al. Endovascular treatment of very large and giant intracranial aneurysms: Comparison between reconstructive and deconstructive techniques—A meta-analysis. Am J Neuradiol 2018;39:852-8.
17. Choi IS, David C. Eur J. Giant intracranial aneurysms: development, clinical presentation and treatment. Radiol 2003;46:178-94.
18. Van Rooij WJ, Sluzewski M. Endovascular treatment of large and giant aneurysms. Am J Neuradiol 2009;30:12-18.
19. Parkinson RJ, Eddleman CS, Batjer HH, Bendok BR. Giant intracranial aneurysms: endovascular challenges. Neurosurgery 2006;59:103-12.
20. Serbinenko FA. Balloon catheterization and occlusion of major cerebral vessels. J Neurosurg 1974;41:125-45.
21. Sluzewsk M, Menovsky T, van Rooij WJ, Wijnalda D. Coiling of very large or giant cerebral aneurysms: long-term clinical and serial angiographic results. Am J Neuroradiol 2003;24:257-62.
22. Hayakawa M, Murayama Y, Duckwiler GR, et al. Natural history of the neck remnant of a cerebral aneurysm treated with the Guglielmi detachable coil system. J Neurosurg 2000;93:561-8.
23. Henkes H, Fischer S, Weber W, et al. Endovascular coil occlusion in 1811 intracranial aneurysms: early angiographic and clinical results. Neurosurgery 2005;54:268-85.
24. Hope JK, Byrne JV, Molyneux AJ. Factors influenciong successful angiographic occlusion of aneurysms treated by coil embolization. Am J Neuradiol 1999;20:391-9.
25. Murayama Y, Tateshima S, Gonzalez NR, Vinuela F. Matrix and bioabsorbable polymeric coils accelerate healing of intracranial aneurysms: long-term experimental study. Stroke 2003;34:2031-7.
26. Becske T, Kallmes D, Saatci I. et al. Pipeline for uncoilable or failed aneurysms: results from a multicenter clinical trial. Radiology 2013;267:858-68.
27. Wakhloo A, Gounis M. Revolution in aneurysm treatment: flow diversion to cure aneurysms: a paradigm shift. Neurosurgery 2014;61:111-20.
28. Dengler J, Maldaner N, Glasker S, et al. Outcome of surgical or endovascular treatment of giant intracranial aneurysms, with emphasis on age, aneurysm location, and unruptured aneurysms – A systematic review and meta-analysis. Cerebrovasc Dis 2016;41:187-98.

CAPÍTULO 37

ANEURISMAS INFECCIOSOS

Marcelo U. Crusius • Laisa Zanella • Carolina Moreira

HISTÓRICO

Aneurismas infecciosos intracranianos (AII), também chamados de aneurismas micóticos desde sua descrição, são afecções raras no sistema nervoso central (SNC), representando em torno de 0,7-5,4% de todos os aneurismas intracranianos.[1] De outra maneira, quando analisamos a ocorrência geral dos aneurismas infecciosos, os intracranianos representam o terceiro sítio mais comum de instalação, precedidos apenas pela aorta e por artérias periféricas.[2]

Tais aneurismas são dilatações da parede arterial desencadeadas por uma agressão proveniente de agentes infecciosos. Essa patologia teve sua primeira descrição na literatura em 1851, quando Koch relatou um paciente com ruptura de aneurisma de artéria mesentérica superior, ocorrida após um quadro clínico de endocardite. A expressão "aneurismas micóticos", entretanto, foi utilizada pela primeira vez por Osler, em 1885, ao descrever a presença de lesões em aneurismas aórticos como "vegetações fúngicas frescas" na autópsia de um paciente que se apresentava com "febre, arrepios e pneumonia".[3] Hoje, apesar de os fungos serem causa rara de tal entidade, a expressão ainda é empregada, abrangendo todos os aneurismas infecciosos.

Os aneurismas micóticos resultam da degradação da parede arterial produzida por agentes infecciosos. Existem quatro mecanismos pelos quais esses agentes conseguem atingir o SNC para causar os AII:

1. Êmbolos infectados (embolia séptica);
2. Inoculação bacteriana direta;
3. Infecção contígua – como em meningites, tromboflebites do seio cavernoso e celulite orbitária;
4. Semeadura bacteriológica em uma lesão íntima existente, placa aterosclerótica ou aneurisma preexistente.

A patogênese mais comum é a de êmbolos infectados. Anteriormente à era antibiótica, os aneurismas infecciosos estavam associados à endocardite infecciosa em torno de 86% dos casos.[1] Entretanto, em séries contemporâneas, esta patologia tem sido identificada como responsável por aproximadamente 65% dos casos,[1] tendo aumentado a porcentagem de situações relacionadas com abuso de drogas intravenosas e outros processos infecciosos orgânicos, como pneumonias, colecistites, infecções do trato urinário (ITU), diverticulites e osteomielites.

Apesar de entre os agentes etiológicos estarem bactérias, fungos e até mesmo vírus,[4] os aneurismas infecciosos são mais comumente causados por *Staphylococcus aureus*, *Streptococcus* sp. e bactérias gram-negativas, como *Salmonella* e *Pseudomonas aeruginosa*.[5] Em culturas realizadas em pacientes com o diagnóstico, foram identificados o *S. aureus* em 28%, a *Salmonella* em 15% e o *Streptococcus* em 10%. Outros agentes etiológicos envolvidos são *Aspergillus*, *Enterococci*, *Candida*, *Mycobacterium tuberculosis* e *Candiobacterium hominis*. Entre os agentes virais, são reportados o vírus varicela-zóster e o vírus da imunodeficiência humana (HIV).[1]

A localização anatômica dos aneurismas infecciosos intracranianos pode ser correlacionada com sua fisiopatologia. AIIs causados por embolia séptica localizam-se preferencialmente em pontos distais da artéria cerebral média (ACM) e caracterizam-se pela ocorrência de múltiplos aneurismas. De outra forma, os aneurismas infecciosos intracranianos causados pela inoculação bacteriana direta são formados próximos à área de penetração do germe no SNC.

A verdadeira prevalência dos aneurismas infecciosos não é conhecida, em decorrência da possibilidade de serem clinicamente silenciosos e de serem resolvidos com antibioticoterapia dirigida ao sítio primário de infecção. Além disso, se o exame de imagem não é obtido, tais lesões não serão diagnosticadas. Entre os pacientes acometidos, aproximadamente 52% deles são do sexo masculino e 48% do sexo feminino, e a idade média de acometimento é de 35,1 anos.[1]

QUADRO CLÍNICO

O diagnóstico precoce dos aneurismas infecciosos intracranianos requer elevado nível de suspeição, com base na presença de fatores de risco, além de sinais e sintomas inespecíficos, já que suas alterações clínicas mais evidentes geralmente ocorrem nos casos avançados da doença ou em suas complicações.

As manifestações clínicas dos aneurismas infecciosos variam entre sintomas sistêmicos de uma infecção oculta e sintomas localizados por um envolvimento arterial (representados por sua ruptura, causando hemorragia cerebral), mas eles também podem ser assintomáticos. Mais especificamente,

Quadro 37-1. Frequência dos Sinais e Sintomas em Pacientes com AII

Paralisia ocular	2%
Afasia	3%
Alteração comportamental	4%
Convulsões	4%
Redução do nível de consciência	7%
Tontura	7%
Vômito	9%
Hemiparesia	15%
Febre	28%
Cefaleia	30%

podem causar cefaleia súbita de forte intensidade, inferindo hemorragia cerebral. Febre, convulsões ou sintomas neurológicos focais relacionados com sua localização anatômica podem, igualmente, acompanhar o quadro clínico. Os sinais e sintomas mais comuns são representados em sua frequência no Quadro 37-1. Muitos dos aneurismas infecciosos são assintomáticos até a ruptura e ocorrência de hemorragia.[2]

O exame físico desses pacientes deve ser completo, em busca de sinais de infecção e alterações neurológicas. Deve-se dar ênfase aos achados que corroboram o diagnóstico de endocardite infecciosa e aos achados neurológicos de aneurismas rotos.

Fatores de risco identificáveis incluem injúria arterial (drogas intravenosas), história prévia de patologia infecciosa (pneumonia, colecistite, ITU, endocardite, diverticulite), pacientes imunocomprometidos (história pessoal de *diabetes mellitus* e doenças crônicas, como o HIV e neoplasias), história de punção lombar recente ou repetida, ou anestesia epidural.

Aneurismas Infecciosos Intracranianos Não Rotos
Os casos de AII não rotos podem ter um quadro insidioso, com febre, calafrios e mal-estar. Em sua maioria, os pacientes estarão febris ou sépticos na apresentação.

Aneurismas Infecciosos Intracranianos Rotos
Em razão da fragilidade da parede arterial, os aneurismas infecciosos apresentam alta tendência de ruptura e hemorragia e podem, portanto, manifestar-se com hemorragia subaracnoide, intraparenquimatosa ou intraventricular, acarretando elevada mortalidade. Quadros identificados anteriormente à ruptura correspondem a cerca de 30% de mortalidade e aqueles que cursam com seu rompimento, a 80% de mortalidade.

Entre os pacientes com aneurismas micóticos intracranianos, aproximadamente 72% apresentam hemorragia intracraniana no momento do diagnóstico. Entre as hemorragias intracranianas, a intraparenquimatosa é a mais comum (28%), seguida da subaracnoide (22%) e da intraventricular (5%).[1] Nesses casos, os pacientes apresentam-se com sinais clínicos representados pelos tipos de hemorragia instalada.

Diante da suspeição clínica de aneurisma infeccioso, a investigação deve ser realizada com exames laboratoriais e de imagem. O diagnóstico será fundamentado desse modo:

A) Na documentação por exame de imagem de aneurisma intracraniano – com características radiológicas compatíveis;
B) Na presença de condição infecciosa predisponente – endocardite, meningite, flebite de seio cavernoso, celulite orbital, empiema subdural ou HIV;
C) Na presença de clínica condizente (Quadro 37-2).

Por causa da alta associação entre endocardite infecciosa e aneurismas infecciosos, deve-se realizar a investigação com exame de imagem do SNC em todos os pacientes com diagnóstico de endocardite que apresentem déficits neurológicos.

Os exames laboratoriais que podem corroborar o diagnóstico são a presença de leucocitose em sangue periférico, velocidade de hemossedimentação (VHS) elevada e proteína C reativa (PCR) elevada.

Quadro 37-2. Critérios Diagnósticos de Aneurismas Micóticos Intracranianos

Exame de imagem comprovando a existência de aneurisma	Critério obrigatório
Características radiológicas compatíveis - Aneurismas múltiplos - Localização distal - Fusiforme - Diferente localização em exames subsequentes	Se 2 ou mais presentes: pontua 1 ponto
História recente de infecção predisponente	**Pontua 1 ponto**
Características agravantes: - Idade menor que 45 anos - Febre recente ou que perdure por 7 dias ou mais - Punção lombar recente - Hemorragia intraparenquimatosa confirmada por exame de imagem	Se 2 ou mais presentes: pontua 1 ponto

Obs.: O diagnóstico é confirmado na presença do critério obrigatório associado à soma de três pontos, é provável na soma de dois pontos e possível na soma de um ponto.
Fonte: Adaptado de Kannoth et al.[10]

As hemoculturas positivas, juntamente com a neuroimagem, podem confirmar o diagnóstico de aneurisma micótico (AM), entretanto as hemoculturas apenas estarão positivas em aproximadamente 35,6% dos pacientes.[2]

EXAME DE IMAGEM

Os exames de imagem são imperativos para estabelecer o diagnóstico dos aneurismas infecciosos e também são úteis para caracterizar, localizar, numerar, detectar complicações, auxiliar o plano terapêutico e acompanhar a resposta ao tratamento.

Métodos de Obtenção de Neuroimagem

A tomografia computadorizada (TC) sem contraste é útil na identificação de aneurismas rotos, diferenciando a hemorragia intraparenquimatosa da subaracnóidea. Apresenta sensibilidade de 90% a 95% na detecção de hemorragias intracranianas e pode localizar de forma indireta os AII.[6] Nos demais 5% dos pacientes em que a hemorragia subaracnóidea (HSA) não se mostra na TC de crânio, a punção lombar torna-se exame fundamental para o diagnóstico e deve ser realizada naqueles casos em que há alta suspeição clínica. Na análise imediata do liquor, na beira do leito, pode-se observar um líquido hemorrágico ou xantocrômico na presença de HSA e límpido quando não houver ruptura aneurismática.

A angiotomografia de crânio (angio-TC) é o exame de imagem recomendado para a avaliação de um paciente com caso suspeito de AII. Sua sensibilidade na detecção de aneurismas cerebrais varia entre 92,5% e 96,2% e sua especificidade entre 93,3% e 100%.

Na presença de qualquer dúvida sobre forma, tamanho e presença de lesões aneurismáticas, a angiografia convencional é o exame a ser realizado, revelando-se padrão ouro para definir diagnóstico, conduta e planejamento terapêutico na presença de AIIs rotos ou não rotos.

A angiorressonância magnética tem seu uso limitado no diagnóstico de aneurismas infecciosos intracranianos, pois, em comparação com a tomografia computadorizada, é mais dispendiosa e mais demorada na geração das imagens. Pode ser usada eventualmente para auxiliar na detecção de detalhes da lesão.

Achados nos Exames de Imagem

AIIs são mais comumente encontrados na circulação anterior e tendem a se localizar nos segmentos distais e a apresentar aparência fusiforme. Cerca de 20% dos AMIs (AII) possuem localização central.

De acordo com Andrew et al.,[1] 41% dos AIIs possuem morfologia sacular, 52,5% fusiforme, 57,4% são localizados na ACM, e 17,6% na artéria cerebral posterior ou em seus ramos distais. Além disso, 25% dos casos possuem múltiplas formações aneurismáticas. O padrão de acometimento da maioria dos casos de AII na artéria cerebral média, por exemplo, é em M2 e M3, diferenciando-se, assim, dos aneurismas saculares, que ocorrem mais comumente em M1 e no polígono de Willis.[7]

Achados que corroboram o diagnóstico de AII são estenoses ou oclusões arteriais que precedem ou obstruem as lesões aneurismáticas, modificações rápidas na morfologia das lesões e a presença de outros aneurismas (Figs. 37-1 e 37-2).

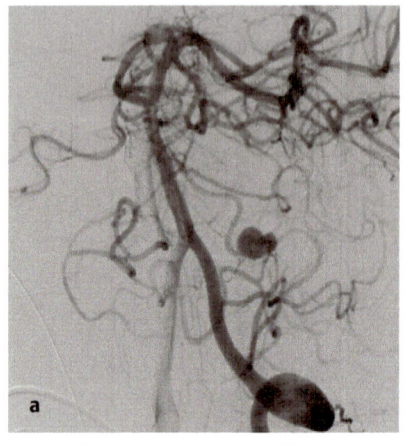

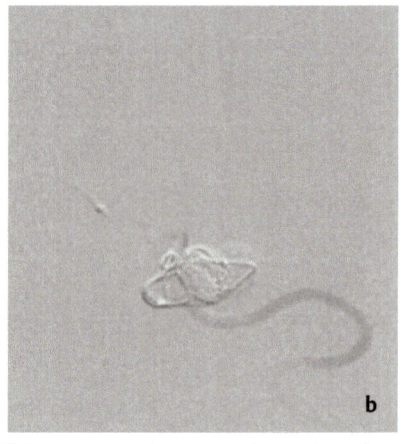

Fig. 37-1. (a) Aneurisma infeccioso distal de AICA esquerda. (b) Tratamento com microcateterização via endovascular.

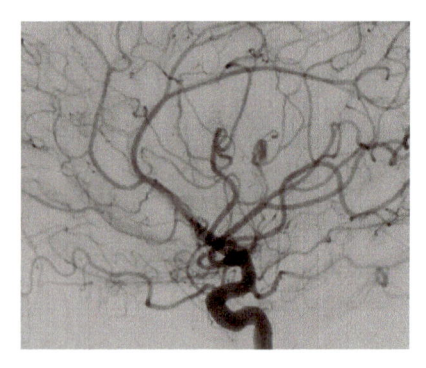

Fig. 37-2. Aneurisma intracraniano infeccioso roto distal de artéria cerebral média.

DIAGNÓSTICO DIFERENCIAL
O Quadro 37-3 apresenta os principais diagnósticos diferenciais do aneurisma cerebral infeccioso.

OPÇÕES DE TRATAMENTO
Diante de um quadro de aneurisma infeccioso, o tratamento depende essencialmente de haver ruptura aneurismática ou não.[8] Deve-se acrescentar ao raciocínio as características da lesão (localização, tamanho, presença ou não de hemorragia) e as condições hemodinâmicas do paciente. Não é possível predizer, de forma exata, a história natural da lesão e, principalmente, se haverá ruptura ou não. Além disso, não existe um consenso ou ensaios randomizados que padronizam o tratamento, sendo a terapia baseada em séries de casos, estudos retrospectivos e opiniões de *experts*.[1,8-15]

Portanto, o tratamento deve ser individualizado para cada paciente e deve ser fundamentado na experiência do neurocirurgião endovascular, do neurorradiologista e do neurologista.[16] As opções terapêuticas incluem terapia medicamentosa, microcirúrgica, abordagem endovascular e/ou combinação das terapias.[8] Neste capítulo, para um raciocínio prático, os aneurismas infectados/micóticos intracranianos serão divididos em rotos e não rotos.

Aneurisma Cerebral Infeccioso Não Roto
O tratamento medicamentoso é indicado para todos os pacientes, independentemente de o aneurisma ser roto ou não roto, de acordo com as mesmas recomendações da endocardite infecciosa.[8] Isso se aplica especialmente àqueles casos considerados de alto risco cirúrgico.

De forma geral, se o aneurisma infectado for pequeno, assintomático e não roto, o tratamento somente com antibioticoterapia intravenosa por 4-6 semanas com seguimento de exames de imagem

Quadro 37-3. Diagnóstico Diferencial de Aneurisma Infeccioso

	Micótico		Aneurismas cerebrais congênitos
	Endocardite infecciosa	**Outras causas: meningite, trombose do seio cavernoso, sinusites, orbitária**	
Idade (anos)	≤ 45	Qualquer idade	> 45
Localização	Periférico: cerebral média > posterior, anterior	Proximal: seio cavernoso, vertebrobasilar	Proximal: polígono de Willis, artéria comunicante posterior
Tamanho, formato, único, múltiplo	Tamanho variável; sacular (≥ 50%) com colo mal definido; fusiforme (30% a 35%) com parede friável; múltiplo (25% a 40%); estenose ou oclusão perto de aneurisma	Tamanho variável; fusiforme > sacular; pescoço mal definido, parede friável; único >> múltiplo	Varia de alguns mm a ≥ 1 cm; sacular com colo estreito e bem definido; único
Achados neurológicos focais	Comuns (≥ 50%) AVC (≥ 20%) Convulsões (≥ 15%)	Menos comum do que com EI; depende de condições subjacentes (isto é, meningite)	Menos comum (< 17%)
Achados nos nervos cranianos	Paralisia ocular (≥ 25%) Paralisia facial (< 25%) Hemianopsia homôgenea, papiledema (≤ 10%)	Depende das condições subjacentes; com trombose do seio cavernoso, paralisia ocular (≥ 50%)	Incomum; aneurisma gigante pode causar compressão de nervo craniano em ≤ 10% com paralisia ocular
Outros sintomas clínicos	Depende de EI: febre, dor de cabeça, insuficiência cardíaca	Dor de cabeça, febre; sintomas meníngeos em > 90% com meningite	Geralmente sem sintomas até a ruptura com sangramento
Sangramento	Intracerebral >> subaracnoide	Depende da localização; com trombose do seio cavernoso, sangramento intraventricular em ≤ 15%	Geralmente assintomático quando ocorre ruptura, causa hemorragia subaracnóidea súbita com cefaleia (≥ 95%) e sinais meníngeos (≥ 80%)
Microbiologia	*Staphylococci*, *viridans* grupo *streptococci*; menos comum: *enterococci*; outros *streptococci*; HACEK	Depende das condições subjacentes. Com meningite: *Neisseri meningitidis; Streptococcus pneumoniae; Haemophilus* sp. Trombose do seio cavernoso ou sinusite: *S. pneumoniae*, estafilococos; *Haemophilus* sp., anaeróbios; *Candida, Aspergillus*	Cultura negativa

EI, endocardite infecciosa; HACEK, *Haemophilus* spp., *Aggregatibacter* spp., *Cardiobacterium hominis, Eikenella corrodens* e *Kingella kingae*.
Fonte: Adaptado de Wilson et al.[1b]

deve ser adotado, pois há melhora na maioria dos casos [8,13,17] Porém, o tempo exato para obter imagens ainda não é claro, sendo recomendados intervalos de 7-14 dias.[18]

O antibiótico é direcionado ao microrganismo específico detectado na cultura a partir de amostra de sangue, líquido cefalorraquidiano ou tecido cardíaco (uma vez que os aneurismas infectados, em sua maioria, estão associados à endocardite infeciosa); e, se culturas forem negativas ou não disponíveis, o tratamento empírico deve ser iniciado de acordo com a suspeita de infecção predisponente.[19-21] Ou seja, deve-se iniciar o tratamento antes mesmo dos resultados da cultura, com base no organismo infeccioso mais provável clínica e etiologicamente.[5]

O tratamento preferencial é a combinação de vancomicina e um agente contra o gram-negativo, especialmente *Salmonella*, e o gram-negativo entérico; as escolhas mais aceitas são ceftriaxona, fluoroquinolonas e piperacilina sódica mais tazobactam sódico. Antibioticoterapia deve ser ajustada logo após os resultados dos exames de sensibilidade.[5] Se a angiografia seriada ou a neuroimagem demonstrar aumento progressivo da massa ou a não regressão, a ruptura ou o desenvolvimento de um novo aneurisma, apesar do tratamento antibiótico adequado, deve-se lançar mão da intervenção cirúrgica ou endovascular. No entanto, alguns autores recomendam o manejo endovascular ou cirúrgico sempre que o aneurisma é acessível,[19] independentemente do estado de ruptura.

Aneurisma Cerebral Infeccioso Roto

As indicações para o tratamento microcirúrgico e/ou endovascular do aneurisma cerebral infectado permanecem controversas, e o sucesso de tal intervenção é altamente dependente da morfologia do aneurisma, da saúde geral do paciente e da presença de hemorragia intracerebral concomitante.[6] A terapia endovascular, por oferecer menor morbidade ao paciente e alta taxa de resolução, está sendo usada como primeira escolha na maioria dos serviços para o tratamento dos AIIs quando não há hemorragia com efeito de massa com necessidade de descompressão.

Neurocirurgia

Antes do desenvolvimento da cirurgia endovascular, a cirurgia aberta era considerada o padrão ouro para o manejo do aneurisma infectado.[1,8,10,13,22]

Nesse procedimento, o segmento do aneurisma infeccioso é retirado para garantir margens livres de vasos arteriais e permitir a reanastomose de ponta a ponta,[8,23] assim como aneurismas maiores podem ser excluídos da circulação com a realização de *bypass*. Salienta-se a alta morbimortalidade desses procedimentos, somando-se com o quadro infeccioso já instalado nesses pacientes.[8,23-25]

De forma geral, a microcirurgia é mais indicada para paciente mais jovens, com poucas comorbidades e com presença de hematoma causando efeito de massa e necessidade de descompressão. No Quadro 37-4, encontram-se as vantagens, desvantagens e possíveis candidatos à neurocirurgia.[16]

Tratamento Endovascular

O tratamento endovascular é recomendado para a vasta maioria dos casos, mas, principalmente, em pacientes com mais idade, com comorbidades, múltiplos aneurismas, candidatos à cirurgia cardíaca, aneurisma distal de difícil acesso com colo severamente displásico ou ausente. Essa opção é adotada na maioria dos casos em que não há hematoma intracraniano com efeito de massa, visto que os pacientes com AII já são portadores de comorbidades pela própria natureza da patologia. O Quadro 37-5 mostra os benefícios e as desvantagens na EVT, comparada com a microcirurgia, bem como os pacientes candidatos.[16] Não existem estudos que comparem o tipo de tratamento endovascular, portanto cada caso deve ser individualizado (Fig. 37-3).

Quadro 37-4. Vantagens, Desvantagens e Pacientes Candidatos à Neurocirurgia

Neurocirurgia	
Vantagens	▪ Pode ser usado em casos com ruptura, aumento da PIC e efeito de massa e em pacientes sem ruptura e área neural eloquente ou em casos de EVT com falha
Desvantagens	▪ Retarda a cirurgia cardiovascular por 3 a 4 semanas em decorrência do risco de sangramento intracraniano ▪ O recorte do aneurisma pode resultar em sangramento por causa da parede friável ▪ Tecnicamente difícil na circulação distal
Pacientes Candidatos	▪ Ruptura com aumento da PIC com efeito de massa ▪ Sem ruptura, localizado em área neural eloquente, ou quando o EVT falhou ou não é tecnicamente viável

Quadro 37-5. Vantagens, Desvantagens e Pacientes Candidatos à Terapia Endovascular

Terapia endovascular	
Vantagens	▪ Menos invasiva que neurocirurgia ▪ Opção de usar sedação em vez de anestesia geral ▪ Proximal, distal, única ou múltipla tratada com o mesmo procedimento ▪ Risco de ruptura menor do que com neurocirurgia ▪ Não atrasa a cirurgia cardiovascular ▪ Pode ser realizada em pacientes com alto risco de complicações cardiovasculares ▪ Múltiplos procedimentos possíveis para aneurismas micóticos subsequentes
Desvantagens	▪ Sacrifica a artéria parental com potenciais complicações isquêmicas, especialmente em áreas neurais eloquentes ▪ Não adequada para ruptura e aumento da PIC e efeito de massa ▪ Risco teórico de infecção com o uso de bobina de corpo estranho ou cola
Pacientes Candidatos	▪ Sem rotura ▪ Ruptura, sem efeito de massa, área neural não elucidada ▪ Aneurismas instáveis em área neural não elucidada ▪ Pacientes que necessitam de cirurgia cardiovascular urgente

Fonte: Adaptado de Wilson, WR *et al*.[16]

ALGORITMO DE MANEJO DE ANEURISMA MICÓTICO INTRACRANIANO *

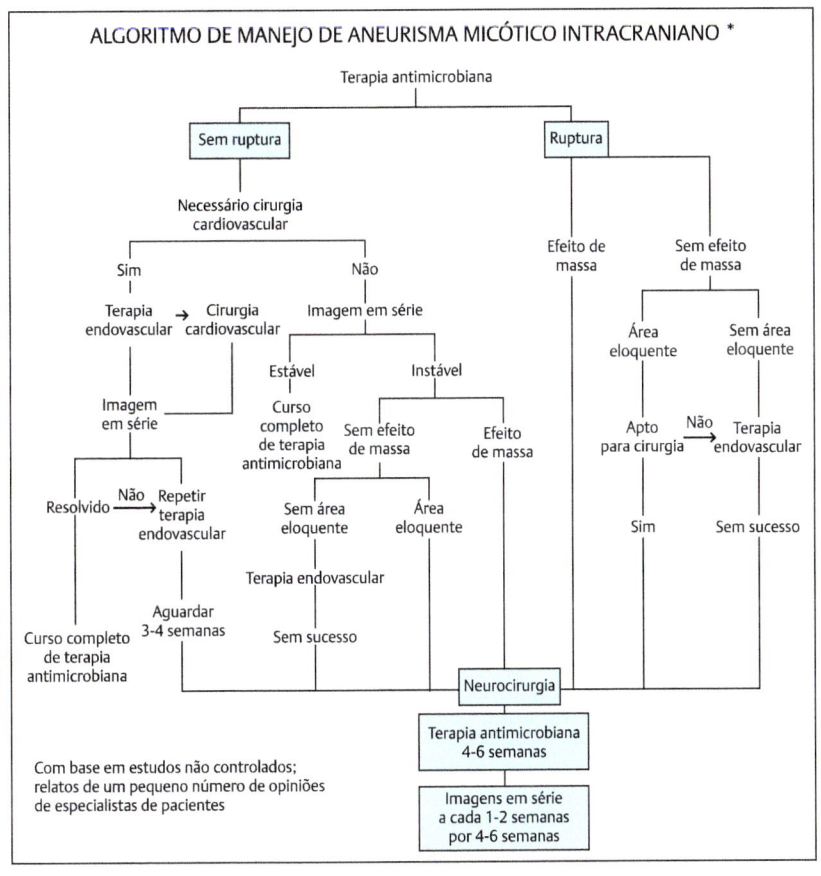

```
                            Terapia antimicrobiana
                                     |
                   ┌─────────────────┴─────────────────┐
               Sem ruptura                          Ruptura
                   |                                    |
          Necessário cirurgia              ┌────────────┴────────────┐
            cardiovascular             Efeito de              Sem efeito
                   |                      massa                de massa
            ┌──────┴──────┐                |                      |
           Sim           Não          ┌────┴────┐          ┌──────┴──────┐
            |             |          Área      Sem área    Apto        Não
        Terapia → Cirurgia  Imagem em série  eloquente   eloquente   para      → Terapia
     endovascular cardiovascular                                     cirurgia   endovascular
            |          ┌────┴────┐                                     |            |
        Imagem      Estável   Instável                                Sim      Sem sucesso
        em série       |         |
            |        Curso   Sem efeito   Efeito
     ┌──Não─┴─Repetir┐ completo  de massa  de massa
   Resolvido    terapia  de terapia
                endovascular antimicrobiana
       |             |        ┌────┴────┐
                 Aguardar  Sem área   Área
                3-4 semanas eloquente eloquente
  Curso completo            Terapia endovascular
    de terapia                     |
   antimicrobiana             Sem sucesso
                                   |
                              Neurocirurgia
                                   |
                         Terapia antimicrobiana
                              4-6 semanas
                                   |
                          Imagens em série
                          a cada 1-2 semanas
                            por 4-6 semanas

 Com base em estudos não controlados;
 relatos de um pequeno número de opiniões
 de especialistas de pacientes
```

Fig. 37-3. Algoritmo para a o manejo do aneurisma micótico intracraniano.[16]

COMPLICAÇÕES

Nos estudos mais recentes, o alto potencial de ruptura tem como complicação, em 12-32% dos casos, a hemorragia subaracnóidea e intracerebral.

As principais complicações da antibioticoterapia são os êmbolos sistêmicos e insuficiência cardíaca. O período de maior risco para êmbolos é antes ou dentro da primeira ou da segunda semana de terapia antimicrobiana, embora complicações graves como insuficiência cardíaca e ruptura do aneurisma possam se desenvolver semanas a meses após o início da terapia antimicrobiana. O risco de efeitos colaterais relacionados com medicamentos geralmente aumenta com uma exposição prolongada (p. ex., alteração vestibular, auditiva e nefrotóxica resultante de aminoglicosídeos; leucopenia causada por β-lactâmicos e vancomicina; e nefrotoxicidade resultante da combinação de vancomicina e gentamicina) e requer um monitoramento cuidadoso.[12]

A isquemia cerebral é uma complicação do tratamento endovascular. Geralmente resulta em parcial ou completa oclusão da artéria parental, o que poderia gerar complicações isquêmicas, especialmente em áreas de função cerebral eloquente. No entanto, a taxa de complicações isquêmicas é baixa, possivelmente porque a maioria dos acidentes vasculares cerebrais ocorre antes que a cirurgia endovascular seja realizada, e a circulação colateral provavelmente reduz o risco de isquemia.[16]

Na microcirurgia, a mortalidade é maior comparada com antibioticoterapia sozinha ou com a cirurgia endovascular, o que é demonstrado na literatura. Isso reflete o fato de que os pacientes submetidos à microcirurgia foram os que mais apresentaram ruptura com aumento da pressão intracraniana e presença de efeito de massa. Também, reflete o fato de que a microcirurgia foi realizada como a última opção em pacientes com uma alta mortalidade prevista, por sua doença de base, independente do procedimento neurocirúrgico.[16] Acrescentam-se a esse grupo os pacientes que são candidatos à cirurgia cardiotorácica e que estão sob heparinização e anticoagulação, o que os coloca em um alto risco de sangramento intracraniano após a craniotomia.

CONCLUSÃO

Em resumo, aneurisma infeccioso intracraniano, também chamado de aneurisma micótico, é uma afecção rara do sistema nervoso central no qual há dilatações da parede arterial desencadeadas por uma agressão proveniente de agentes infecciosos. O agente etiológico mais comum é o *Staphylococcus aureus* advindo de uma endocardite, que se torna responsável por aproximadamente 50% de todos os casos. O quadro clínico pode variar desde cefaleia, febre, convulsões, sintomas neurológicos focais ou assintomáticos até a ruptura e a ocorrência de hemorragia.

A cirurgia endovascular está ganhando cada vez mais espaço, colocando-se hoje como primeira escolha no tratamento de AII sem hematoma com efeito de massa, sendo, também, a técnica mais usada em pacientes com maiores comorbidades. A microcirurgia reserva-se a pacientes que praticamente não possuam risco cirúrgico, muito jovens e que necessitem da retirada de hematoma intracraniano com descompressão. A avaliação da eficácia do tratamento deve ser baseada na melhora clínica e laboratorial do paciente.

DICAS

- Diante da suspeição clínica de AM, a investigação deve ser realizada com exames laboratoriais e de imagem
- Os exames laboratoriais podem corroborar o diagnóstico com base na presença de leucocitose em sangue periférico, VHS elevada e PCR elevada.
- As hemoculturas positivas, juntamente com a neuroimagem, podem confirmar o diagnóstico de aneurisma micótico.
- No que diz respeito ao método padrão de imagem, a angiografia é a referência, confirmando a exata localização do aneurisma, detectando extravasamentos e oclusões arteriais, além de auxiliar no planejamento cirúrgico. As características angiográficas clássicas dos aneurismas micóticos incluem multiplicidade, localização distal, forma fusiforme e uma mudança no tamanho ou na aparência de um novo aneurisma em uma angiografia de seguimento.
- Em virtude da alta associação entre endocardite infecciosa e aneurismas micóticos, deve-se realizar a investigação com exame de imagem do SNC em todos os pacientes com diagnóstico de endocardite que apresentem déficits neurológicos.
- O tratamento do aneurisma micótico divide-se em medicamentoso, microcirúrgico ou de abordagem endovascular.
- A intervenção médica uniformemente aceita é de antibioticoterapia por, no mínimo, seis semanas. O antibiótico inicial deve ser escolhido com base no organismo mais comumente implicado nas circunstâncias clínicas do paciente e posteriormente substituído com base no antibiograma de uma hemocultura positiva.

REFERÊNCIAS BIBLIOGRÁFICAS

1. Ducruet AF, Hickman ZL, Zacharia BE, et al. Intracranial infectious aneurysms: a comprehensive review. Neurosurg Rev 2010;33:37-46.
2. Lee WK, Mossop PJ, Little AF et al. Infected (mycotic) aneurysms: spectrum of imaging appearances and management. Radiographics 2008;28(7):1853-68.
3. Osler W. The Gulstonian lectures on malignant endocarditis. Br Med J 1885;1(1262):467-70.
4. Zanaty M, Chalouhi N, Starke RM, et al. Endovascular treatment of cerebral mycotic aneurysm: a review of the literature and single center experience. Biomed Res Int 2013;2013:151643.
5. Spelman D. Overview of infected (mycotic) arterial aneurysm [Internet]. Uptodate.com. 2011.
6. Sugg RM, Weir R, Vollmer DG, Cacayorin ED. Cerebral mycotic aneurysms treated with a neuroform stent: technical case report. Neurosurgery 2006;58(2):E381.
7. Omais AK, Gumiero BR, Borges DC, et al. Aneurisma micótico causado por acinetobacter na endocardite infecciosa – Relato de caso. Arq Bras Cardiol: Imagem Cardiovasc 2014;27(1):24-8.
8. Peters PJ, Harrison T, Lennox JL. A dangerous dilemma: management of infectious intracranial aneurysms complicating endocarditis. Lancet Infectious Diseases 2006;6(11):742-8.
9. Regelsberger J, Elsayed A, Matschke J, et al. Diagnostic and therapeutic considerations for mycotic cerebral aneurysms: 2 case reports and review of the literature. Cent Eur Neurosurg 2011;72:138-43.
10. Kannoth S, Iyer R, Thomas SV, et al. Intracranial infectious aneurysm: presentation, management and outcome. J Neurol Sci 2007;256:3-9.
11. Frazee JG, Cahan LD, Winter J. Bacterial intracranial aneurysms. J Neurosurg 1980;53:633-41.
12. Fukuda W, Daitoku K, Minakawa M, et al. Management of infective endocarditis with cerebral complications. Ann Thorac Cardiovasc Surg 2014;20:229-36.
13. Chun JY, Smith W, Halbach VV, et al. Current multimodality management of infectious intracranial aneurysms. Neurosurgery 2001;48(6):1203-13.
14. Allen LM, Fowler AM, Walker C, et al. Retrospective review of cerebral mycotic aneurysms in 26 patients: focus on treatment in strongly immunocompromised patients with a brief literature review. AJNR Am J Neuroradiol 2013;34:823-7.

15. Brust JC, Dickinson PC, Hughes JE, Holtzman RN. The diagnosis and treatment of cerebral mycotic aneurysms. Ann Neurol 1990;27:238-46.
16. Wilson WR, Bower TC, Creager MA, et al. Vascular graft infections, mycotic aneurysms, and endovascular infections: a scientific statement from the American Heart Association. Circulation 2016;134(20):e412-e460.
17. Phuong LK, Link M, Wijdicks E. Management of intracranial infectious aneurysms: a series of 16 cases. Neurosurgery 2002;51(5):1145-51.
18. Cavassini M, Meuli R, Francioli P. Complications of infectious endocarditis. In: Scheld WM, Whitley RJ, Marra CM, editors. Infections of the central nervous system. 3rd ed. Philadelphia, PA: Lippincott, Williams, & Wilkins; 2004. p. 537-68.
19. Kannoth S, Thomas SV. Intracranial microbial aneurysm (Infectious Aneurysm): current options for diagnosis and management. Neurocritical Care 2009;11(1):120-9.
20. Baddour LM, Wilson WR, Bayer AS, et al. Infective endocarditis in adults: diagnosis, antimicrobial therapy, and management of complications: a scientific statement for healthcare professionals from the American Heart Association [published corrections appear in Circulation 2015;132:e215 and Circulation 2016;134:e113]. Circulation 2015;132:1435-86.
21. Habib G, Lancellotti P, Antunes MJ, et al. 2015 ESC guidelines for the management of infective endocarditis. Eur Heart J 2015;36:3075-128.
22. Fowler VG, Scheld VM, Bayler AS. Endocarditis and intravascular infections. In: Mandell GL, Bennett JE, Dolin R, editors. Mandell, Douglas, and Bennett's principles and practices of infectious diseases. Philadelphia, PA: Churchill Livingston Elsevier; 2010. p. 1067-112.
23. Rossi M, Gallo A, De Silva RJ, Sayeed R. What is the optimal timing for surgery in infective endocarditis with cerebrovascular complications? Interact Cardiovasc Thorac Surg 2012;14:72-80.
24. Smith W, Halbach VV, Higashida RT, et al. Current multimodality management of infectious intracranial aneurysms. 2001.
25. Ishikawa T, Kazumata K, Ni-iya Y, et al. Subarachnoid hemorrhage as a result of fungal aneurysm at the posterior communicating artery associated with occlusion of the internal carotid artery: case report. Surg Neurol 2002;58:261-5.

CAPÍTULO 38

ANEURISMAS DE ARTÉRIA CEREBELAR SUPERIOR E BASILAR

João Paulo Almeida • Matheus Reghin Neto
Heros de Almeida • Evandro de Oliveira

INTRODUÇÃO

Aneurismas localizados na circulação posterior correspondem a 10% até 15% de todos os aneurismas intracranianos. Nesta topografia, o topo da artéria basilar é o lugar mais acometido seguido da artéria cerebelar superior (ACS), localização em conjunto denominada de região do topo da artéria basilar.[1,2] Por causa da eloquência funcional e da complexidade anatômica da fossa posterior, esses aneurismas são considerados algumas das lesões vasculares intracranianas mais desafiadoras. Abordagens cirúrgicas para essa região exigem um conhecimento profundo da anatomia microcirúrgica. Essa base anatômica guia o cirurgião para a abordagem mais apropriada, que pode variar dependendo do tamanho, posição do aneurisma e sua relação com as estruturas circundantes.[3]

A primeira clipagem bem-sucedida de um aneurisma localizado na região do topo da basilar foi reportada por Olivercrona em 1954.[4] Entretanto, a disseminação da técnica somente ocorreu depois da introdução do microscópio cirúrgico, associado ao conhecimento da anatomia microcirúrgica e desenvolvimento dos acessos à base do crânio nas décadas de 1970 e 1980. Em 1984, Yasargil publicou resultados da sua série de 50 pacientes com aneurismas do topo de basilar com um "bom" resultado neurológico em 37 pacientes (76%). A hemorragia subaracnóidea em si contribuiu para um desfecho ruim em alguns pacientes. Em 1985, Sugita e Kobayashi publicaram uma série de 49 pacientes com aneurismas na região do topo de basilar, demonstrando resultados considerados bons e excelentes em 40 pacientes (82%).[5] A maioria destes pacientes também teve hemorragia subaracnóidea, semelhante à série publicada por Drake et al.,[5-7] que demonstrou uma ampla experiência com o tratamento cirúrgico dos aneurismas de topo de basilar na maior série já publicada sobre aneurismas nessa localização. Bons ou excelentes resultados foram observados em 669 (86,9%) dos 770 pacientes com aneurismas clipados na bifurcação da artéria basilar.

O desenvolvimento das técnicas endovasculares adicionou uma importante ferramenta ao arsenal terapêutico desses aneurismas. A maioria dos aneurismas desta região é tratada por meio de embolização associada ou não ao uso de *stents* ou de balões remodeladores. Entretanto, um time multidisciplinar composto por microneurocirurgiões e neurocirurgiões endovasculares deve avaliar cuidadosamente todos os casos para selecionar o melhor tratamento.

A cirurgia permanece como a melhor escolha em casos selecionados e está associada a bons resultados, quando realizada por neurocirurgiões experientes.

Neste capítulo, discutiremos a anatomia microcirúrgica relacionada com os aneurismas da região do topo da artéria basilar, o papel e os resultados da clipagem microcirúrgica no tratamento destes tipos de aneurismas.

APRESENTAÇÃO CLÍNICA

Pacientes com aneurismas da região do topo da artéria basilar devem ser divididos em dois grupos:

1. Aneurismas de basilar rotos;
2. Aneurismas de basilar não rotos.

Assim como nos outros aneurismas cerebrais, a hemorragia subaracnóidea (HSA) comumente é a apresentação clínica inicial dos aneurismas localizados na região do topo da artéria basilar. A gravidade da hemorragia é diretamente relacionada com o desfecho clínico desses pacientes e deve ser considerada na seleção do tratamento. Pacientes com hemorragias severas e *status* clínico ruim tendem a ter um benefício maior com o tratamento endovascular. Muitas vezes, esses pacientes irão necessitar do implante de um cateter de drenagem ventricular externo para o manejo da hidrocefalia relacionada com a HSA.

Aneurismas não rotos gigantes na região do topo da artéria basilar podem levar a uma compressão do mesencéfalo e da ponte, cursando com déficits motores e do terceiro nervo craniano em decorrência da compressão ao nível da cisterna interpeduncular, e, em alguns casos, a hidrocefalia obstrutiva secundária à obstrução do aqueduto cerebral.

Recentemente, com facilidade de se realizar uma ressonância nuclear magnética (RNM) ou uma tomografia computadorizada (TC) de crânio, aneurismas incidentais tornaram-se mais comuns. A análise cuidadosa desses casos é recomendada antes da seleção do tratamento e deve-se considerar não somente a localização (*i. e.*, topo de basilar/ACS), mas também o tamanho, características morfológicas da cúpula e colo do aneurisma, idade do paciente, comorbidades associadas e a experiência da equipe neurocirúrgica com tratamento endovascular e microcirúrgico.

IMAGEM
A avaliação radiológica dos aneurismas da artéria basilar é feita por meio do uso de TC, angio-TC, angiografia com subtração digital e RNM.

Semelhante aos outros tipos de aneurismas, a TC e angio-TC são os principais métodos de estudo utilizados para aqueles pacientes com evidência clínica de ruptura aneurismática (HSA). A TC de crânio pode demonstrar o acúmulo de sangue no espaço subaracnóideo na fossa posterior e especialmente na cisterna interpeduncular. Entretanto, este sinal não é específico para demonstrar a localização do aneurisma. A angio-TC deve ser então realizada. Para o diagnóstico, esse método tem uma especificidade e sensibilidade próxima de uma angiografia e tem suas vantagens por ser menos invasiva, por sua rapidez e disponibilidade em praticamente todos os hospitais.[8] Uma vez que o aneurisma é detectado, sua morfologia irá direcionar a necessidade da realização de uma angiografia e a modalidade do tratamento.

Na experiência do nosso grupo, é recomendada angiografia para todos os pacientes que serão submetidos ao tratamento cirúrgico. É especialmente recomendada em casos onde a qualidade da angio-TC é inadequada para avaliar a morfologia do aneurisma (razão entre altura/colo, relação com os ramos perfurantes da basilar e a artéria cerebral posterior e a cerebelar superior). Geralmente, consideramos angio-TC e/ou angio-RM adequadas para o diagnóstico, mas a AC é necessária para a seleção do tratamento e planejamento da abordagem cirúrgica.

DIAGNÓSTICOS DIFERENCIAIS
Os diagnósticos diferenciais de um aneurisma roto da região do topo da basilar incluem outras causas de HSA, como: outros aneurismas intracranianos, malformações arteriovenosas (MAVs), fístulas durais, hemorragia perimesencefálica benigna, hemorragia tumoral e trauma. Aneurismas não rotos podem estar associados a efeito de massa em virtude da compressão do tronco encefálico. Dessa maneira, os diagnósticos diferenciais devem incluir causas de compressões do tronco encefálico e da cisterna perimesencefálica, como tumores de tronco cerebral, cavernomas, schwannomas de III e V nervos cranianos e tumores da base do crânio que surgem próximos do processo clinoide posterior.

OPÇÕES DE TRATAMENTO
A clipagem microcirúrgica e a embolização endovascular são as principais opções de tratamento para a oclusão dos aneurismas de topo da artéria basilar e ACS.

Microcirurgia
O tratamento cirúrgico requer o entendimento da morfologia do aneurisma e da anatomia microcirúrgica da artéria basilar e seu entorno.

A artéria basilar inicia-se na junção das artérias vertebrais ao nível do sulco pontobulbar e ascende logo em frente do tronco encefálico até bifurcar-se, mais superiormente.[3,9] Essa bifurcação ocorre em diferentes alturas na cisterna interpeduncular e pode ser alta o suficiente para estar próxima dos corpos mamilares, no assoalho do terceiro ventrículo, quanto baixa o suficiente para ficar abaixo do sulco pontomesencefálico. As artérias perfurantes do tronco encefálico originam-se principalmente da porção posterior ou lateral da parte mais alta da artéria. Não existem perfurantes que saem da face anterior da basilar. Antes da bifurcação em artéria cerebral posterior, a artéria basilar dá ramos chamados artérias cerebelares superiores (ACS) e artérias cerebelares anteroinferiores (ACAI). O topo da artéria basilar é localizado na cisterna interpeduncular e tem relação com o úncus, borda livre da tenda e nervos oculomotores lateralmente; pedúnculos cerebrais posteriormente; dorso da sela turca e cisternas posteriores anteriormente; e o assoalho do III ventrículo superiormente (Fig. 38-1).

O colo dos aneurismas de topo de basilar geralmente estão localizados na bifurcação da artéria basilar, mas podem se estender lateralmente e incluir a artéria cerebral posterior, cerebelar superior e artérias perfurantes. O saco aneurismático pode projetar-se superiormente, seguindo a direção do fluxo cerebral da artéria basilar, anterior, posterior ou lateralmente.

A projeção da cúpula dessas lesões indica a relação do aneurisma com as artérias talamoperfurantes ao redor. Aneurismas que estão direcionados posteriormente em direção à fossa interpeduncular estão intimamente relacionados com os vasos perfurantes. Estes vasos tendem a estar posteriores ao colo e à cúpula do aneurisma e, dessa maneira, devem ser adequadamente dissecados antes da clipagem definitiva.

A bifurcação da artéria basilar normalmente ocorre 5 mm acima ou abaixo do dorso da sela. De acordo com a posição da bifurcação da artéria basilar com o *clivus*, os aneurismas dessa região são divididos em três: lesões, localizados dentro da faixa da normalidade, e aqueles com bifurcação alta ou baixa.[10,11]

Nós favorecemos o uso da abordagem pré-temporal para tratamento dos aneurismas da região do topo da basilar (Figs. 38-2 e 38-3).[1,10-12] Esse tipo de acesso permite expor vários corredores cirúrgicos em uma mesma craniotomia. A fossa interpeduncular pode ser acessada através da via transylviana, temporopolar, subtemporal ou subfrontal lateral. O cirurgião pode escolher, no intraoperatório, o melhor corredor para o acesso do aneurisma e mudar o ângulo de visão possibilitando uma melhor avaliação das artérias talamoperfurantes, caso necessário.

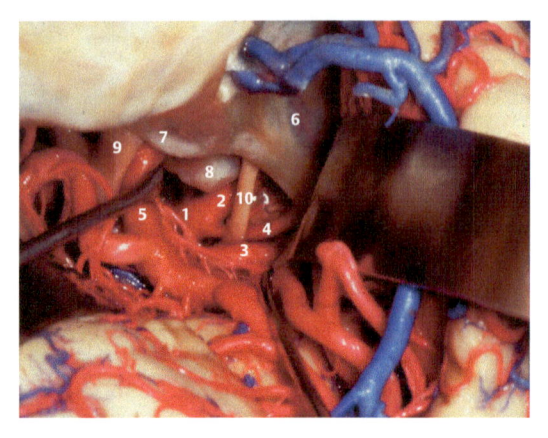

Fig. 38-1. Anatomia do topo da artéria basilar. A bifurcação da artéria basilar está localizada na cisterna interpeduncular e, portanto, está relacionada com o úncus, a borda tentorial e os nervos oculomotores, lateralmente; pedúnculos cerebrais, posteriormente; dorso da sela e clinoides posteriores, anteriormente; e assoalho do III ventrículo, superiormente.
1. topo da basilar; *2.* tronco da artéria basilar; *3.* artéria cerebral posterior; *4.* artéria cerebelar superior; *5.* segmento supraclinoide da artéria carótida interna; *6.* parede lateral do seio cavernoso; *7.* processo clinoide anterior; *8.* processo clinoide posterior; *9.* nervo óptico; *10.* nervo oculomotor. (Direitos autorais: Evandro de Oliveira, M.D.)

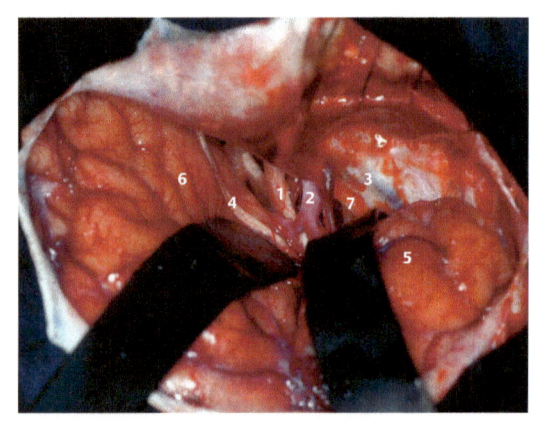

Fig. 38-2. Abordagem pré-temporal. A abordagem pré-temporal permite a exposição das cisternas basais e da base do crânio por meio de 4 corredores diferentes: subfrontal, transylviano, temporopolar e subtemporal. *1.* nervo óptico; *2.* segmento supraclinoide da artéria carótida interna; *3.* parede lateral do seio cavernoso; *4.* nervo olfatório; *5.* lobo temporal; *6.* lobo frontal basal; *7.* nervo oculomotor. (Direitos autorais: Evandro de Oliveira, M.D.)

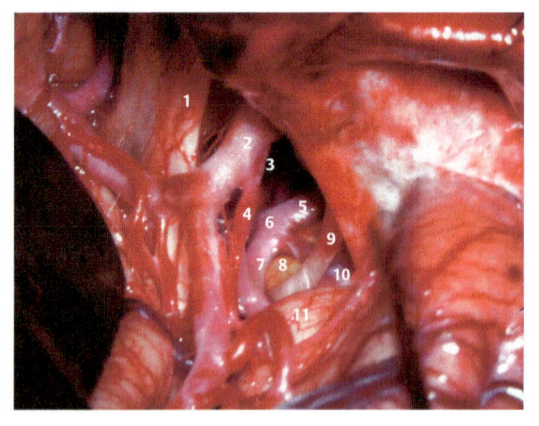

Fig. 38-3. Exposição da cisterna interpeduncular e topo da artéria basilar via abordagem pré-temporal. *1.* nervo óptico; *2.* segmento supraclinoide da artéria carótida interna; *3.* artéria comunicante posterior; *4.* artéria coroidal anterior; *5.* artéria basilar; *6.* topo da basilar; *7.* artéria cerebral posterior; *8.* pedúnculo cerebral; *9.* nervo oculomotor; *10.* artéria cerebelar superior. (Direitos autorais: Evandro de Oliveira, M.D.)

Uma abordagem fronto-orbitozigomática pode melhorar a exposição cirúrgica em casos de aneurismas de basilar com bifurcação alta. Em casos de bifurcação baixa, um acesso transcavernoso, através do teto do seio cavernoso, com drilagem dos processos clinoides anterior e posterior, aumentam sobremaneira a exposição cirúrgica e facilitam o controle proximal e a aplicação do clipe.[10,11]

Adicionalmente, se a artéria comunicante posterior for de padrão não fetal, poderá ser ligada e cortada. Esta manobra aumenta a exposição da fossa interpeduncular e deverá ser considerada em casos selecionados.

Outros acessos cirúrgicos que podem ser utilizados são o pterional clássico ou o acesso subtemporal (como proposto por Drake). Em nossa experiência, o acesso pterional é uma excelente opção para aneurismas de circulação anterior, mas pode ser limitado para uma adequada oclusão cirúrgica dos aneurismas da região do topo da artéria basilar. O acesso subtemporal tem a desvantagem de apenas permitir um único corredor cirúrgico além do risco de lesão da veia de Labbé, secundária à retração do lobo temporal, podendo cursar com infartos venosos e importantes déficits neurológicos no pós-operatório.

Os resultados do tratamento dos aneurismas do topo da basilar variam de acordo com a apresentação clínica do paciente, anatomia do aneurisma e da experiência cirúrgica do centro. Uma revisão sistemática da literatura publicada por Spiessberger et al.[2] demonstrou, em geral, bons resultados no tratamento cirúrgico destes aneurismas. Estes autores incluíram o resultado de 35 artigos selecionados (2.041 pacientes, 722 com aneurismas roto, com o total de 1.131 por via transylviana, 241 pré-temporal, 375 subtemporal e 17 por via transpetrosa). Comparando estas 4 abordagens em médias ponderadas, foram observados bons resultados neurológicos em, respectivamente, 81%, 85%, 81% e 58%, morbidade cirúrgica em 14%, 10%, 34% e 53%, mortalidade cirúrgica em 4%, 1%, 0% e 1% e taxas de oclusão completa em 95%, 94%, 86% e 75%. Concluíram, portanto, que todas as diferentes abordagens obtiveram bons resultados, mas a abordagem pré-temporal (com ou sem extensão transcavernosa) pode ter resultados discretamente superiores em casos selecionados de aneurismas grandes dessa região.

A abordagem pré-temporal é utilizada pelo autor sênior (EO) desde 1985,[1,10-13] para o tratamento de aneurismas na porção final da artéria basilar. Em nossa experiência, a extensão do acesso por via transcavernosa deve ser considerada como uma técnica efetiva para oclusão de aneurismas grandes em bifurcações baixas de artéria basilar (Figs. 38-4 a 38-6). Como descrito em um relato anterior de 15 pacientes com aneurismas grandes de topo de artéria basilar, a oclusão completa e bons resultados foram observados em todos os casos. A paralisia transitória do terceiro nervo, secundária à manipulação do nervo, foi observada em todos os pacientes e resolvida ao longo de 2 semanas a 3 meses.[11]

Endovascular

O desenvolvimento de técnicas endovasculares mudou sobremaneira o manejo não apenas dos aneurismas da região do topo da basilar, mas de todos os aneurismas intracranianos. Em razão de suas características minimamente invasivas, o tratamento endovascular pode ser especialmente útil no quadro agudo de ruptura aneurismática a fim de minimizar a chance de ressangramento. Bons desfechos clínicos foram observados em 82-84% dos pacientes.[12] É importante entender, entretanto, que há limitações nesta técnica que devem ser consideradas antes da seleção de tratamento.

Dificuldade da Colocação das Molas de Embolização nessa Região

A embolização do aneurisma nessa localização não é uma tarefa fácil, e técnicas adjuvantes, como balão remodelador ou *stents*, são frequentemente necessárias, principalmente quando os aneurismas se apresentam com um colo largo. Além disso, a presença da ACP, ACS e os ramos perfurantes nesta região complicam a colocação das molas e limitam o uso dos diversores de fluxo.[14]

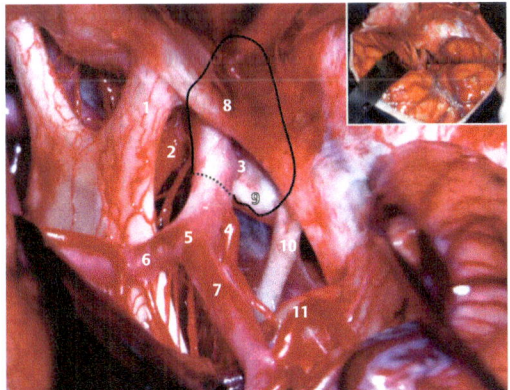

Fig. 38-4. Abordagem pré-temporal transcavernosa. Casos selecionados que apresentam baixa bifurcação da artéria basilar podem-se beneficiar de uma extensão transcavernosa da abordagem pré-temporal, baseada na abertura do teto do seio cavernoso e remoção dos processos clinoides anterior e posterior. A linha tracejada demonstra o corredor transcavernoso. *1.* nervo óptico; *2.* haste hipofisária; *3.* artéria comunicante posterior; *4.* artéria coroidal anterior; *5.* bifurcação ICA; *6.* A1 – artéria cerebral anterior; *7.* M1 – artéria cerebral média; *8.* processo clinoide anterior; *9.* processo clinoide posterior; *10.* nervo oculomotor; *11.* úncus. (Direitos autorais: Evandro de Oliveira, M.D.)

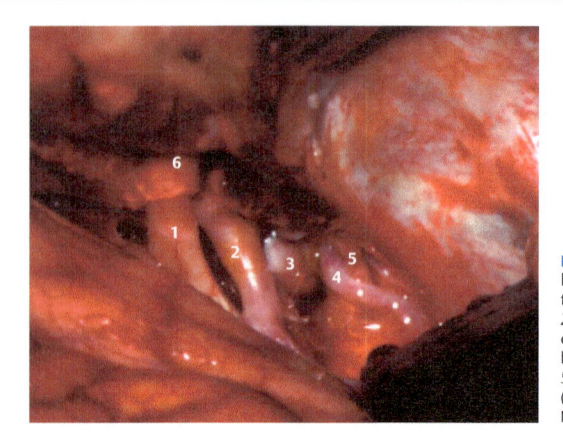

Fig. 38-5. Aneurisma de ponta basilar baixa – antes da abordagem transcavernosa. *1.* nervo óptico; *2.* segmento supraclinoide da artéria carótida interna; *3.* aneurisma da ponta basilar; *4.* artéria cerebral posterior; *5.* nervo oculomotor; *6.* canal óptico. (Direitos autorais: Evandro de Oliveira, M.D.)

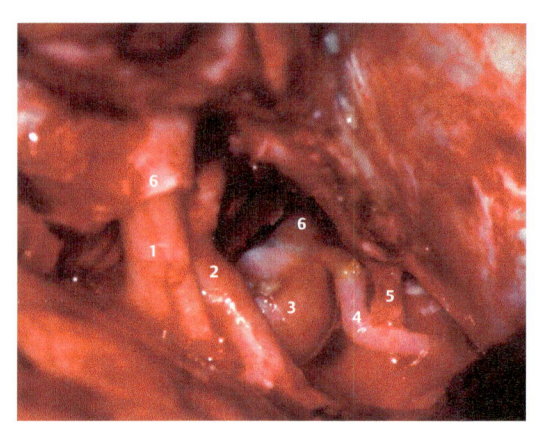

Fig. 38-6. Aneurisma "baixo" do topo da artéria basilar – após abordagem transcavernosa. Essa abordagem maximiza o controle proximal da artéria basilar. *1.* nervo óptico; *2.* segmento supraclinoide da artéria carótida interna; *3.* aneurisma do topo da basilar; *4.* artéria cerebral posterior; *5.* nervo oculomotor. *6.* tronco da artéria basilar. (Direitos autorais: Evandro de Oliveira, M.D.)

Risco de Complicações durante o Procedimento

Em decorrência da morfologia complexa dos aneurismas nessa localização, pode ocorrer a migração de molas levando a isquemias nos territórios da ACP e ACS. Obstrução de ramos perfurantes que saem do colo do aneurisma pode levar a isquemias talâmicas e desfechos ruins. Além disso, assim como na cirurgia aberta, poderá ocorrer a ruptura do aneurisma durante o procedimento.

Recanalização

Oclusões parciais estão associadas com recanalização; entretanto, mesmo pacientes que tiveram seu aneurisma completamente ocluído, em um primeiro momento, podem apresentar recanalização e ressangramento em longo prazo.[12,14]

Estudos prévios sobre o tratamento endovascular relataram taxas de oclusão de 21-84% e taxas de recanalização de até 24%.[12-15] Em um estudo recentemente publicado, van Eijck *et al.*[14] relataram os resultados do acompanhamento em longo prazo (média de 9,8 anos) de 144 pacientes submetidos ao tratamento endovascular de aneurismas basilares. Durante esse período, 37 aneurismas de topo de basilar (26%) necessitaram de embolização adicional, com uma taxa de incidência anual de retratamento de 2,5%. Novas hemorragias ocorreram em 9 pacientes. Os autores relatam que a principal conclusão deste extenso estudo de acompanhamento é que eventos adversos sérios podem apresentar-se depois de muito tempo após a primeira embolização ou de uma reembolização. Portanto, o acompanhamento em longo prazo em todos esses casos é necessário, e os pacientes submetidos a essa modalidade de tratamento devem estar cientes da necessidade potencial de retratamento em um futuro próximo.

COMPLICAÇÕES

Os aneurismas de topo basilar e da ACS são lesões complexas e estão intimamente relacionados com os nervos oculomotores e ramos perfurantes ao tálamo e tronco cerebral. Portanto, complicações catastróficas podem ocorrer. Seleção adequada de casos e abordagem cirúrgica é necessária para minimizar o risco dessas complicações. Grande experiência com microneurocirurgia é obrigatória. Idealmente, o tratamento dessas lesões deve ser realizado nos Centros de Excelência em Cirurgia Vascular Cerebral e o encaminhamento para essas unidades é incentivado. Além disso, é importante reconhecer a melhoria das técnicas endovasculares, e a embolização deve ser considerada em pacientes idosos (menor chance de recanalização tardia) e naqueles com importantes comorbidades e piores *status* neurológicos. As complicações cirúrgicas podem ser divididas em: complicações secundárias à abordagem (atrofia do músculo temporal, cefaleia pós-craniotomia, disfunção da articulação temporomandibular, fístula liquórica) e complicações intradurais (acidentes vasculares cerebrais, hemorragias e paralisia de nervos cranianos). A morbidade parece variar de acordo com a abordagem selecionada, com menores taxas de morbidade observadas em pacientes submetidos a abordagens pterional e pré-temporal (10-14%) e potencialmente uma maior taxa de morbidade após abordagens subtemporais (9-43%). A mortalidade cirúrgica é incomum, com taxas < 5% (2-8%).[2]

DICAS

- O tratamento dos aneurismas de topo de basilar e da artéria cerebelar superior deve ser realizado em centros de excelência em cirurgia cerebrovascular. Centros de baixos volumes devem ser encorajados a encaminhar esses casos para centros especializados;
- A microcirurgia e a terapia endovascular têm papeis importantes no manejo desses casos. A terapia endovascular tem sido associada à menor taxa de mortalidade em pacientes com aneurismas rotos, porém está associada a altas taxas de recanalização e necessidade de retratamento (até 26%). A cirurgia tem sido associada a bons resultados clínicos e durabilidade em longo prazo. Entanto, é um procedimento complexo e que pode estar associado a complicações importantes, principalmente se realizada por equipes menos experientes. Requer grande experiência com anatomia, técnicas microcirúrgicas e cirurgias de aneurismas cerebrais;
- Quando a cirurgia é indicada, a abordagem pré-temporal representa uma excelente técnica para a exposição da cisterna interpeduncular e da bifurcação basilar;
- Ao planejar a clipagem microcirúrgica desses aneurismas, sempre avalie a localização da bifurcação da basilar em relação ao dorso da sela, a projeção da cúpula e a presença de artérias comunicantes posteriores fetais;
- Praticamente todos os pacientes apresentam paralisia transitória do III nervo após a clipagem desses aneurismas. A recuperação ocorre entre 2 semanas e 3 meses.

REFERÊNCIAS BIBLIOGRÁFICAS

1. Almeida JP, Reghin Neto M, Chaddad Neto F,de Oliveira E. Anatomical considerations in the treatment of intracranial aneurysms. Journal of Neurosurgical Sciences 2016;60:27-43.
2. Spiessberger A, Strange F, Fandino J, Marbacher S. Microsurgical clipping of basilar apex aneurysms: A systematic historical review of approaches and their results. World neurosurgery 2018;114:305-316.
3. Rhoton Jr. AL, Saeki N, Perlmutter D, Zeal A. Microsurgical anatomy of common aneurysm sites. Clinical Neurosurgery 1979;26:248-306.
4. Drake CG. Bleeding aneurysms of the basilar artery. Direct surgical management in four cases. Journal of Neurosurgery 1961;18:230-8.
5. Hernesniemi J, Korja M. At the apex of cerebrovascular surgery-basilar tip aneurysms. World Neurosurgery 2014;82:37-9.
6. Peerless SJ, Hernesniemi JA, Gutman FD, Drake CG. Early surgery for ruptured vertebrobasilar aneurysms. Journal of Neurosurgery 1994;80:643-9.
7. Rice BJ, Peerless SJ, Drake CG. Surgical treatment of unruptured aneurysms of the posterior circulation. Journal of Neurosurgery 1990;73:165-73.
8. van Gelder JM. Computed tomographic angiography for detecting cerebral aneurysms: implications of aneurysm size distribution for the sensitivity, specificity, and likelihood ratios. Neurosurgery 2003;53:597-605.
9. Rhoton Jr. AL. Anatomic foundations of aneurysm surgery (honored guest lecture). Clinical Neurosurgery 1994;41:289-324.
10. Figueiredo EG, Tavares WM, Rhoton Jr. AL, de Oliveira E. Nuances and technique of the pretemporal transcavernous approach to treat low-lying basilar artery aneurysms. Neurosurgical Review 2010;33:129-35.
11. Seoane E, Tedeschi H, de Oliveira E, et al. The pretemporal transcavernous approach to the interpeduncular and prepontine cisterns: microsurgical anatomy and technique application. Neurosurgery 2000;46:891-8; discussion: 98-899.
12. Marlin ES, Ikeda DS, Shaw A, et al. Endovascular treatment of basilar aneurysms. Neurosurgery Clinics of North America 2014;25:485-95.
13. de Oliveira E, Tedeschi H, Siqueira MG, Peace DA. The pretemporal approach to the interpeduncular and petroclival regions. Acta Neurochirurgica 1995;136:204-11.
14. van Eijck M, Bechan RS, Sluzewski M, et al. Clinical and imaging follow-up of patients with coiled basilar tip aneurysms up to 20 years. AJNR. American Journal of Neuroradiology 2015;36:2108-13.
15. Henkes H, Fischer S, Mariushi W, et al. Angiographic and clinical results in 316 coil-treated basilar artery bifurcation aneurysms. Journal of Neurosurgery 2005;103:990-9.

CAPÍTULO 39

ANEURISMAS DO TERÇO MÉDIO DA ARTÉRIA BASILAR

Fausto Motta Ferraz • Saul Almeida da Silva

INTRODUÇÃO

Os aneurismas saculares do terço médio da artéria basilar são lesões extremamente raras e compreendem o escopo de lesões do tronco da artéria basilar. Estima-se que os aneurismas do tronco da artéria basilar tenham incidência menor que 1% e envolvem lesões desde a junção vertebrobasilar até a origem da artéria cerebelosa superior. Incluem-se nesta topografia os aneurismas relacionados com ramos cerebelares, especialmente as artérias cerebelares anteroinferiores, os aneurismas associados a fenestrações da artéria basilar e ainda os aneurismas da parede lateral da artéria basilar. Conceitualmente, a origem dos aneurismas saculares é atribuída à associação de uma fragilidade vascular e fenômenos físicos de fluxo. Essa associação é favorecida anatomicamente pela angulação dos ramos emergentes, o que propicia a uma incidência maior de aneurismas em bifurcações. O tronco da artéria basilar é predominantemente retificado e apresenta ramos que emergem perpendicularmente ao seu eixo. Essas características tornam menos favorável a associação anteriormente descrita, raramente determinando a gênese dos aneurismas nesta topografia. Entretanto, quando estamos diante de uma fenestração arterial, a ocorrência dos aneurismas tem uma incidência maior, variando entre 7% e 66% dos estudos que avaliam essa condição. Isso se deve a junção dos fatores anatômicos, de fluxo e especialmente morfológicos, visto que a parede medial dos ramos da fenestração apresenta escassez ou ausência da lâmina elástica, replicando os fatores encontrados em aneurismas das demais localidades intracranianas. Tal associação, no entanto, mostrou-se mais forte quando a fenestração ocorre no terço proximal da artéria basilar, em detrimento dos terços médio e superior dessa artéria. Nessas situações, a angulação dos ramos da fenestração pode-se comportar de maneira mais semelhante a uma bifurcação, quando comparada às fenestrações mais distais.

Fenestrações são anomalias vasculares causadas pela falha na fusão de artérias embriologicamente pareadas. A artéria basilar é considerada o local mais frequente na ocorrência de fenestrações, estimando-se em 6% de acordo com estudos de autópsia, e atribui-se a isso o fato de a artéria ser formada por uma fusão de 2 eixos arteriais. A fusão das artérias neurais longitudinais ocorre a partir da 5ª semana de gestação, paralelamente à regressão da artéria trigeminal, determinando a origem da artéria basilar. É nessa fase que ocorre a falha na fusão completa das artérias longitudinais, condicionando a ocorrência das fenestrações.

QUADRO CLÍNICO

Os aneurismas saculares do tronco da artéria basilar apresentam-se como lesões silenciosas na maioria dos casos, sendo a hemorragia subaracnóidea a apresentação inicial em aproximadamente 85% dos pacientes.

Quando associados à ruptura, o quadro segue a evolução de hemorragia subaracnóidea e compartilham a morbimortalidade relativa aos aneurismas de outras localizações.

O restante dos casos é representado por aneurismas de tamanho grande ou gigante e cursam com sintomatologia relacionada com compressão do tronco cerebral e nervos cranianos locorregionais.

A disponibilidade do tratamento endovascular, a partir da introdução das espiras destacáveis, na década de 90, promoveu redução na morbidade relacionada com a dificuldade de acesso cirúrgico desta região.

DIAGNÓSTICO

O diagnóstico dos aneurismas dessa localização pode ser feito por métodos não invasivos, como a angiotomografia e angiorressonância magnética, desde que apresentem dimensões compatíveis com a sensibilidade dos métodos.

A angiografia digital por subtração permanece sendo o método padrão ouro para detecção das lesões, tendo como grande aliado a técnica de reconstrução tridimensional (3D) (Fig. 39-1). Esta técnica torna-se fundamental para o diagnóstico e avaliação dos aneurismas relacionados com as fenestrações, assim como permite uma avaliação criteriosa na decisão terapêutica, quando considerado o método endovascular.

Quando o quadro se apresenta por hemorragia subaracnóidea, as cisternas da base, pré-pontina e do ângulo pontocerebelar costumam estar preenchidas por material hemorrágico, aos exames de imagem (Fig. 39-2).

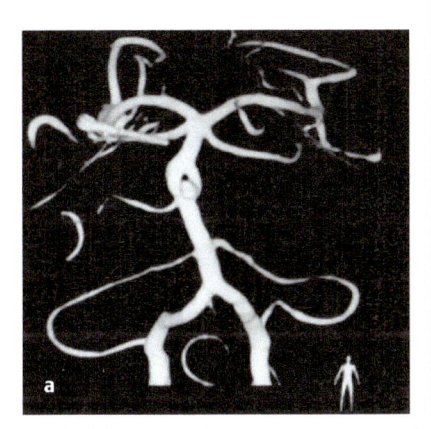

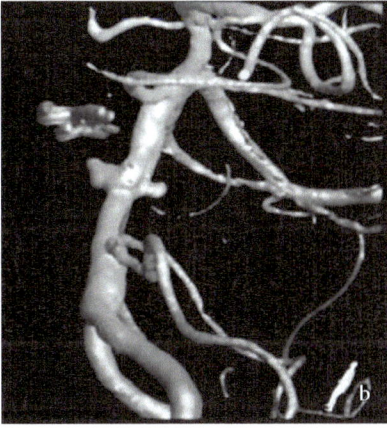

Fig. 39-1. (a) Reconstrução 3D da imagem em PA mostrando a relação da lesão anterior com a fenestração.
(b) Reconstrução 3D em posição oblíqua evidenciando as características das 2 lesões relacionadas com a fenestração.

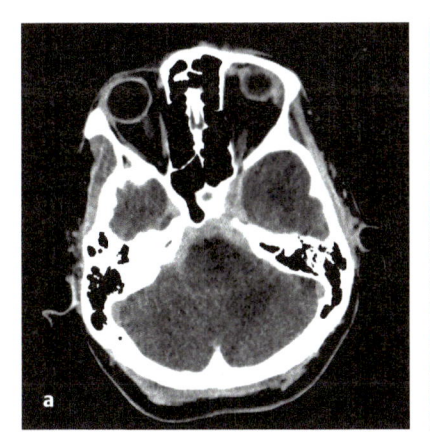

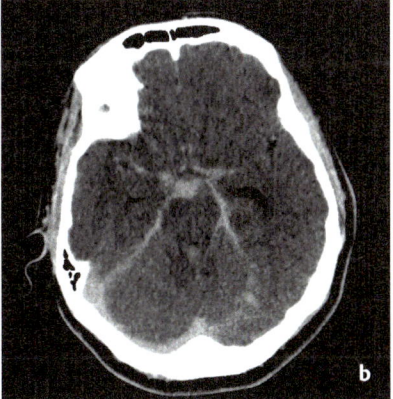

Fig. 39-2. (a,b) TC de crânio evidenciando hemorragia subaracnóidea preenchendo as cisternas da base em paciente com aneurisma em fenestração do terço médio da artéria basilar (mesma paciente das Figuras 39-5 a 39-7).

TRATAMENTO

O tratamento dos aneurismas do tronco da artéria basilar foi representado exclusivamente pela clipagem microcirúrgica até meados da década de 1990, quando se instituiu como alternativa o tratamento endovascular por meio das espiras destacáveis. Com os avanços dos dispositivos endovasculares, como os balões de remodelagem e os *stents* intracranianos, esta se tornou a via de escolha tanto para os casos incidentais quanto rotos. Isto se deve especialmente às dificuldades técnicas de acesso cirúrgico ao tronco da artéria basilar.

Tratamento Endovascular

O tratamento endovascular dos aneurismas do tronco da artéria basilar tem como técnicas disponíveis a colocação de espiras destacáveis no interior da lesão e o uso adjuvante de balão de remodelagem do colo ou de *stents* intracranianos.

A escolha do método depende principalmente da apresentação do quadro, sendo a técnica convencional com uso de espiras destacáveis o método de eleição para os casos de aneurismas rotos, auxiliado pelo uso de balão de remodelagem (Figs. 39-3 a 39-6).

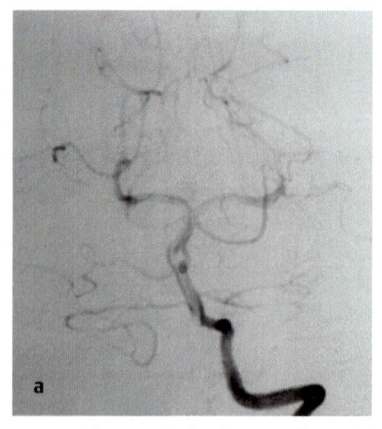

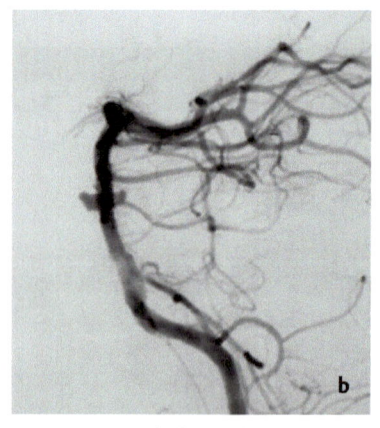

Fig. 39-3. (a) Angiografia digital em PA evidenciando fenestração no terço médio da artéria basilar, junto à origem da ACAI direita. (b) Angiografia digital em perfil demonstra 2 lesões saculares associadas à fenestração.

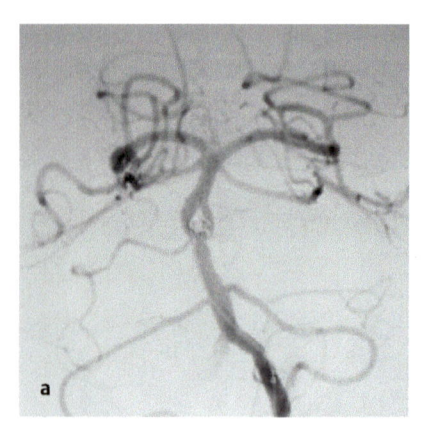

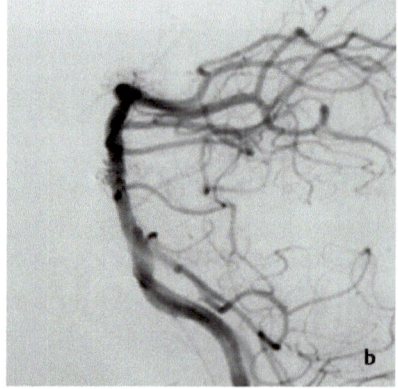

Fig. 39-4. (a) Controle angiográfico durante embolização da lesão anterior com espiras destacáveis. (b) Controle angiográfico em perfil evidenciando a oclusão endovascular de ambas as lesões saculares.

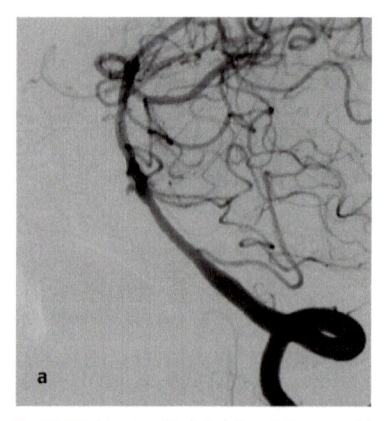

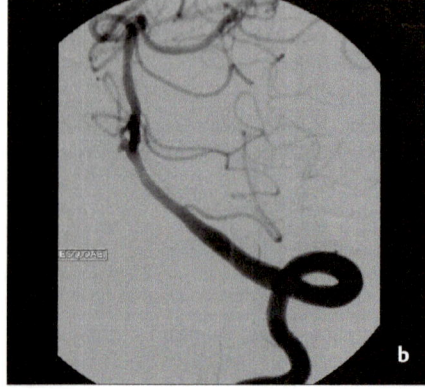

Fig. 39-5. (a) Angiografia digital diagnóstica em perfil mostra uma lesão sacular no terço médio da artéria basilar. (b) Angiografia na posição oblíqua mostrando uma fenestração associada à lesão sacular.

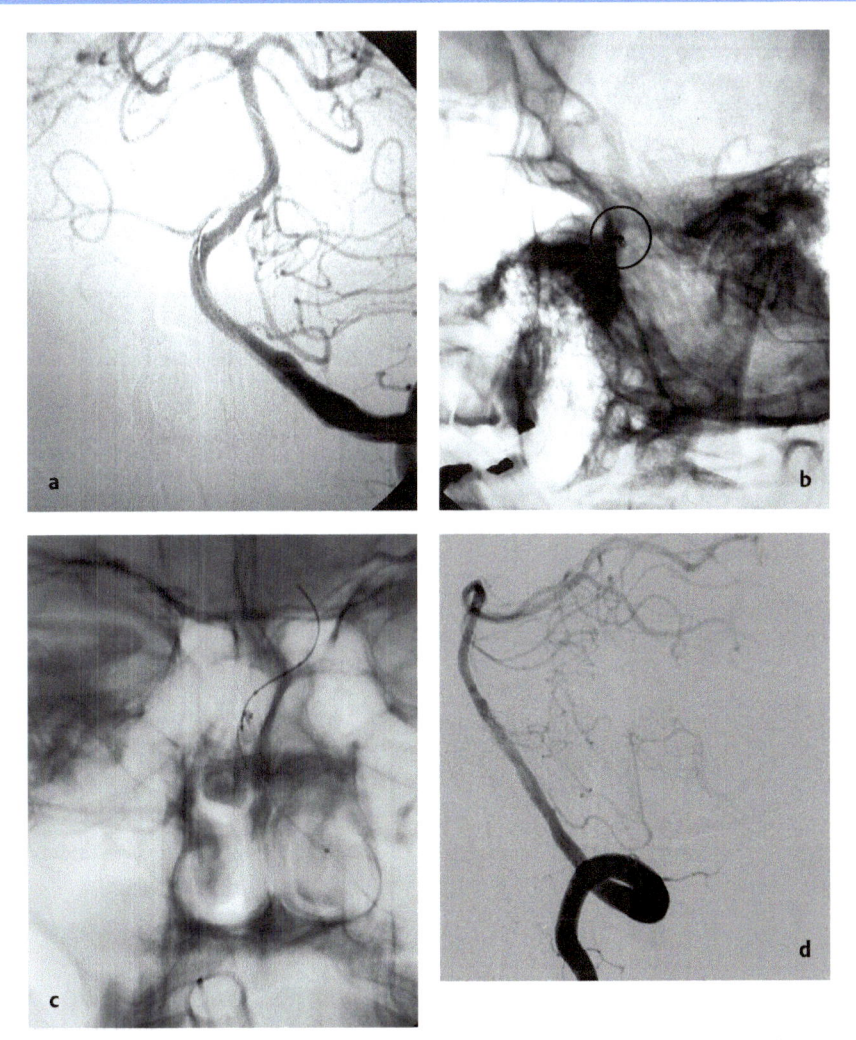

Fig. 39-6. (a) Angiografia durante embolização da lesão com imagem de balão de remodelagem para proteção do colo do aneurisma. (b,c) Imagens sem subtração mostrando o conglomerado de espiras dentro do aneurisma e sua relação com o balão de remodelagem. (d) Controle final em perfil evidenciando a ausência circulatória do aneurisma embolizado.

Essas lesões não raramente apresentam colo desfavorável, e uma complementação terapêutica com uso de *stents* pode ser necessária num segundo momento, quando se torna de menor risco a dupla antiagregação necessária para implantação desses dispositivos (Figs. 39-7 e 39-8). Dá-se preferência aos *stents* convencionais em detrimento dos *stents* redirecionadores de fluxo, pois os últimos estão associados ao maior risco de oclusão de artérias perfurantes do tronco. Entretanto, os *stents* redirecionadores de fluxo podem ser utilizados em casos de recidiva, com bons resultados. A se julgar imprescindível, o uso dos *stents* na fase aguda de uma hemorragia deve estar acondicionado à necessidade ou não de medidas cirúrgicas adjuvantes, como implantação de cateteres de drenagem liquórica, de monitorização de pressão, dentre outras, para adequação e ajuste das medicações antiagregantes.

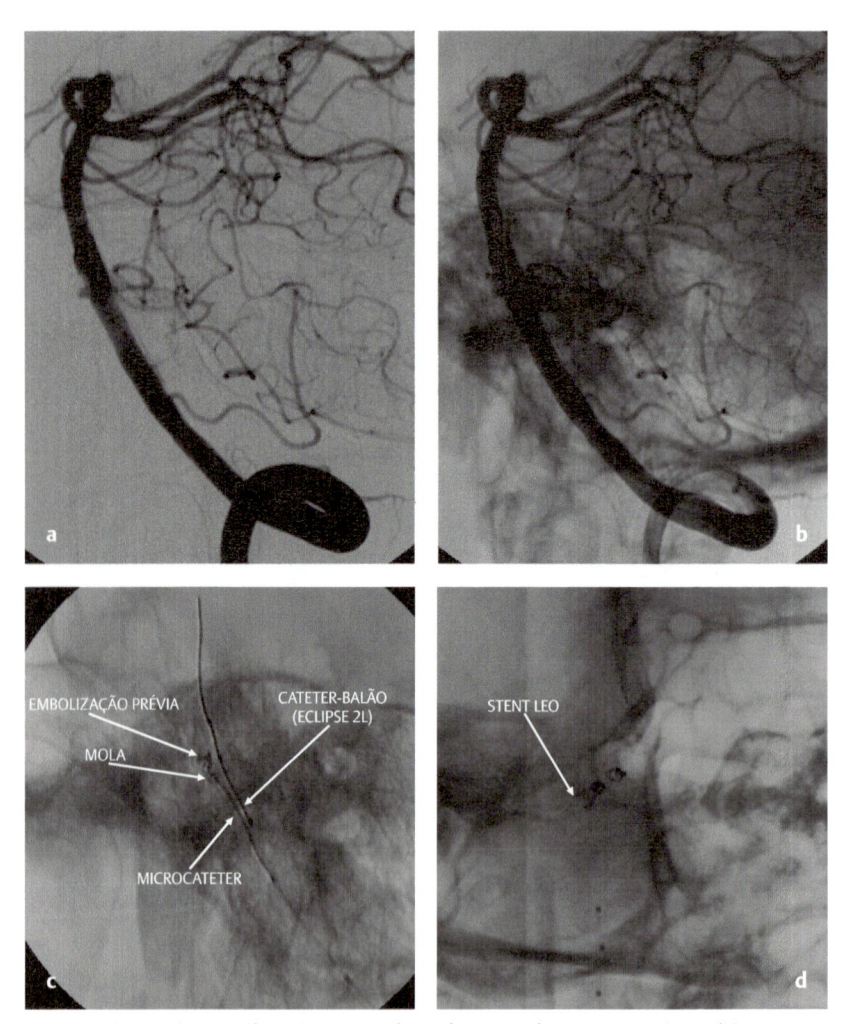

Fig. 39-7. (a,b) Controle angiográfico após 3 meses evidenciando migração das espiras e recanalização da lesão. (c,d) Imagens angiográficas sem subtração de retratamento da lesão com balão de remodelagem seguido de implantação de *stent* intracraniano no braço direito da fenestração, relacionado com o aneurisma. *(Continua.)*

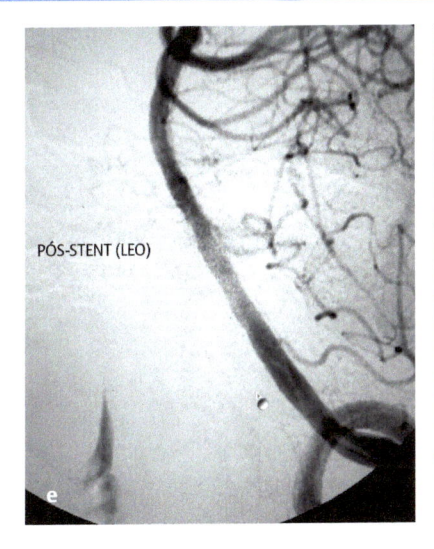

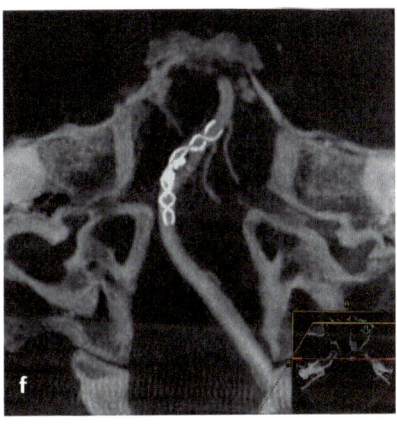

Fig. 39-7. *(Cont.)* **(e)** Controle final em perfil mostrando a ausência circulatória da lesão. **(f)** Reconstrução multiplanar de aquisição volumétrica (VasoCT ®) evidenciando o bom posicionamento e a abertura do *stent*.

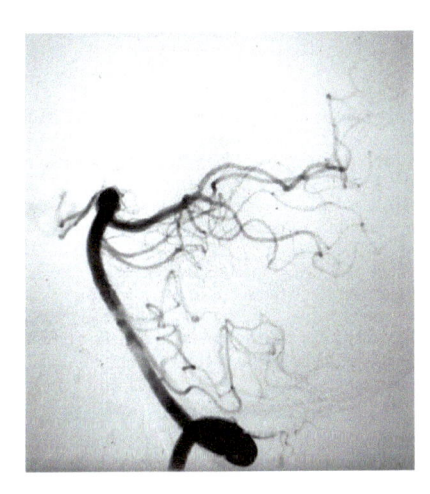

Fig. 39-8. Controle angiográfico tardio em perfil com exclusão circulatória definitiva da lesão.

Para os aneurismas incidentais, a técnica de embolização assistida por *stent* convencional pode ser realizada como primeira intenção (Figs. 39-9 e 39-10). Em relação às fenestrações, usualmente opta-se por implantar o *stent* no ramo da fenestração relacionado com o aneurisma (Figs. 39-6 e 39-7), e, a se julgar necessário, é possível ocluir o outro ramo. Esta manobra reduz a taxa de recanalização das lesões quando o aneurisma não se relaciona preferencialmente a um dos ramos da fenestração. Não há consenso em relação à emergência de perfurantes nos ramos da fenestração. Entretanto, a oclusão de um de seus ramos não foi correlacionada ao pior prognóstico.

Para os aneurismas de parede lateral com colo largo, a técnica com molas e *stents* garante maior estabilidade ao tratamento (Figs. 39-9 e 39-10). O uso de *stent* convencional está relacionado com risco maior de recanalização. Nesses casos, os *stents* redirecionadores de fluxo podem apresentar melhores resultados, porém deve-se considerar o maior risco de eventos isquêmicos em território de perfurantes relacionados com esta técnica.

As complicações do tratamento endovascular podem ser hemorrágicas e isquêmicas. As hemorragias correlacionam-se à ruptura do aneurisma durante o procedimento, o que, por sua vez, está intimamente associado ao tamanho e orientação do aneurisma, sendo as lesões pequenas e de difícil acesso por microcateterismo as variáveis de maior risco. Ainda no espectro das complicações hemorrágicas, encontram-se as relacionadas com a dupla antiagregação para implantação de *stent*, que podem ser

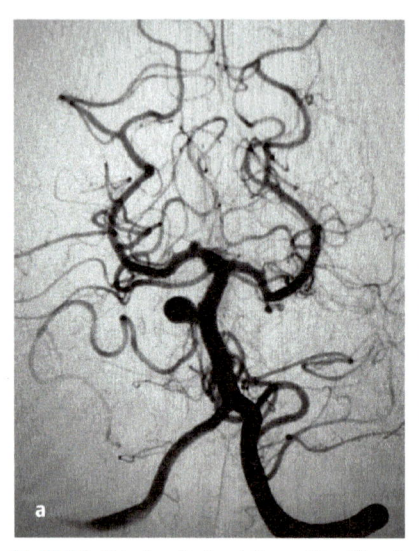

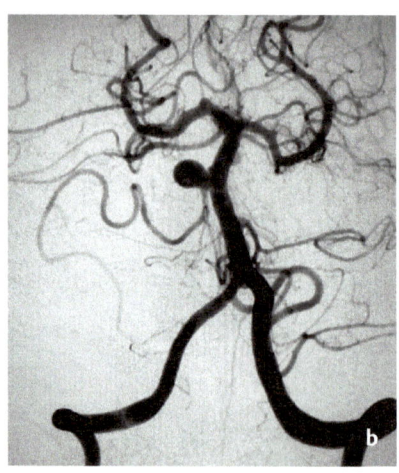

Fig. 39-9. (a,b) Angiografia diagnóstica em PA e oblíqua de aneurisma sacular no terço médio da artéria basilar. A artéria cerebelar anterior inferior (ACAI) origina-se na parede inferior do aneurisma. (Imagens gentilmente cedidas pelo Dr. José Guilherme Caldas.)

espontâneas, secundárias a eventos isquêmicos com transformações hemorrágicas ou ainda associadas a patologias extracranianas gastrintestinais, dentre outras. Estas últimas devem ser atentamente pesquisadas ao se considerar o uso de *stent* para o tratamento do aneurisma. Ainda relacionadas com os *stents*, há complicações isquêmicas decorrentes de tromboembolia, ocasionadas principalmente por trombose do *stent*. Esse fenômeno teve importante redução de incidência com as novas classes de antiagregantes plaquetários, assim como o melhor entendimento da implantação dos *stents*, os quais devem ser bem acomodados às paredes arteriais.

Os controles de tratamento devem ser realizados por angiografia digital aos 6 meses para os casos de aneurismas rotos e aos 12 meses para procedimentos eletivos. Em se constatando a exclusão circulatória das lesões, os controles subsequentes podem ser realizados por métodos não invasivos, preferencialmente a angiorressonância, em virtude da dificuldade de avaliação do colo por angiotomografia, decorrente dos artefatos de imagem causados pelas espiras metálicas nessa topografia.

Tratamento Cirúrgico dos Aneurismas da Artéria Cerebelar Anteroinferior

Existem diversos fatores que precisam ser levados em conta quando se opta pelo tratamento microcirúrgico dos aneurismas da artéria cerebelar anteroinferior (ACAI). A altura da origem da ACAI na artéria basilar (AB), a localização dos aneurismas ao longo da ACAI (pré-meatal, meatal ou pós-meatal) e a relação entre o aneurisma e as estruturas neurovasculares da fossa posterior são os principais fatores a serem observados. A familiaridade do cirurgião com os acessos cirúrgicos retrossigmoide, petrosectomia posterior ou anterior, extremo-lateral ou transclival também deve ser considerada.

Em uma série publicada em 2016 com 47 casos de aneurismas de ACAI, 16 (34%) eram pré-meatais, 21 (44,7%) eram meatais e 10 (21,3%) eram pós-meatais.

Localização Pré-Meatal

Para aneurisma de ACAI pré-meatal, o fator mais importante a ser observado é a altura da origem da ACAI na AB.

A maioria das ACAIs surge no terço médio da AB e pode ser acessada por meio de uma craniotomia suboccipital combinada com petrosectomia posterior. O paciente é posicionado em *park-bench* e preferencialmente com monitoração eletrofisiológica dos nervos cranianos. Uma incisão em "S" é realizada com a origem da incisão direcionada para a raiz do zigoma e o final direcionado para a ponta da mastoide. Uma craniotomia retrossigmoide é realizada com exposição dos seios transverso e sigmoide. Em seguida, a mastoidectomia é realizada, podendo ser estendida de acordo com a necessidade de exposição através das rotas retrolabiríntica, translabiríntica ou transcoclear. A dura-máter retrossigmoide é aberta e o controle proximal da artéria vertebral na junção vertebrobasilar é alcançado,

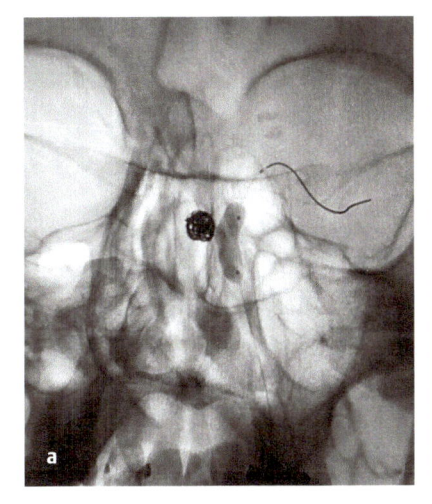

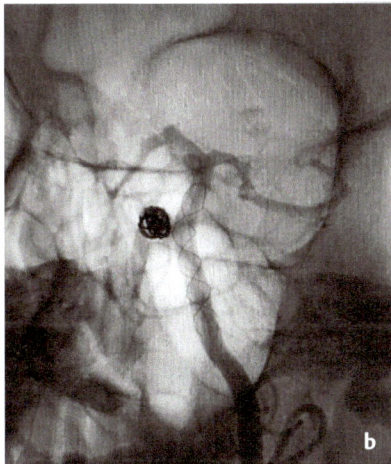

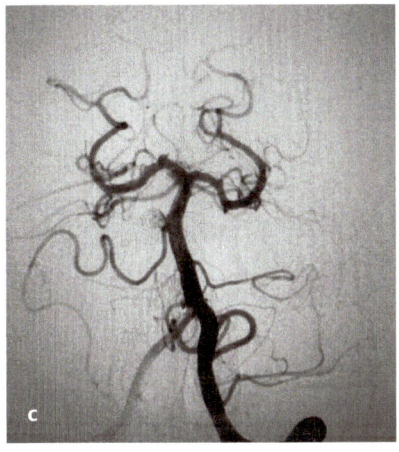

Fig. 39-10. (a,b) Imagens sem subtração durante embolização evidenciam o conglomerado de espiras no interior da lesão junto ao balão de remodelagem. Note a insuflação do balão complacente para o interior do colo para proteção da origem da ACAI. (b) Na imagem é possível observar a implantação do *stent* na artéria basilar, recobrindo o colo do aneurisma. (c) Controle imediato em PA evidenciando a oclusão total do saco aneurismático e a preservação da ACAI relacionada com o saco aneurismático. (Imagens gentilmente cedidas pelo Dr. José Guilherme Caldas.)

enquanto a dura-máter pré-sigmoide pode ser aberta com extensão para a porção medial da tenda do cerebelo para ampla exposição da artéria basilar, permitindo controle distal e acesso ao aneurisma.

Quando a ACAI se origina no terço inferior da AB, o acesso cirúrgico ao aneurisma pode ser feito por meio da craniotomia extrema lateral, com remoção de parte do côndilo occipital, podendo ser combinada com a petrosectomia posterior. Parte do processo jugular é removida com exposição do bulbo da jugular e parte do arco de C1 também é removida com ampla exposição da artéria vertebral. A cirurgia é realizada de caudal para cranial, seguindo a artéria vertebral, obtém-se controle proximal na junção vertebrobasilar e alcança-se o aneurisma e o controle distal na AB[3].

Para ACAIs originadas no terço superior da AB, o acesso subtemporal combinado com petrosectomia anterior (Kawase) é a melhor opção. Uma craniotomia temporal basal, de cerca de 5 cm é realizada, seguida de dissecação extradural da fossa média e exposição do osso petroso. O nervo petroso superficial maior é identificado, bem como a artéria carótida interna. O osso petroso na região do triângulo de Kawase é removido, e a dura-máter da fossa posterior é aberta com ligadura do seio petroso superior e ampla exposição do terço médio e superior da AB e do aneurisma da ACAI.

Localização Meatal

Aneurismas da ACAI no segmento meatal podem ser tratados cirurgicamente através do acesso retrossigmoide convencional ou pelo acesso translabiríntico. Esses acessos são amplamente utilizados pelo neurocirurgião para tratar lesões da região do ângulo pontocerebelar, como na cirurgia para schwannoma vestibular.

Uma incisão retroauricular é realizada seguida de uma craniotomia suboccipital com exposição de parte dos seios transverso e sigmoide. A região do ângulo pontocerebelar é alcançada por meio de leve retração do cerebelo, com ampla exposição do segmento meatal da ACAI, bem como do aneurisma a ser tratado. Para lesões localizadas no interior do meato acústico interno, a dura-máter pré-sigmoide pode ser incisada e parte do osso que recobre o meato acústico interno pode ser removida, permitindo amplo acesso à lesão.

Localização Pós-Meatal

Aneurismas da ACAI localizados no segmento pós-meatal também podem ser operados através do acesso retrossigmoide convencional, conforme descrito acima. Vale ressaltar que o segmento pós-meatal da ACAI é muito fino, com espessura menor que 1 mm. O tratamento cirúrgico pode levar à oclusão desse segmento com consequente infarto cerebelar. Uma forma de evitar esse desfecho é a realização de *bypass* que pode ser feito com anastomose entre a artéria occipital e a ACAI, anastomose intracraniana entre a artéria cerebelar posterior inferior e a ACAI ou anastomose *in situ* com ressecção da lesão e reimplante da ACAI.

DICAS

- Os aneurismas saculares do terço médio da artéria basilar são lesões extremamente raras e compreendem o escopo de lesões do tronco da artéria basilar;
- Estima-se que os aneurismas do tronco da artéria basilar tenham incidência menor que 1% e envolvem lesões desde a junção vertebrobasilar até a origem da artéria cerebelosa superior;
- Incluem-se nesta topografia os aneurismas relacionados a ramos cerebelares, especialmente as artérias cerebelares anteroinfeiores, os aneurismas associados a fenestrações da artéria basilar e ainda os aneurismas da parede lateral da artéria basilar;
- Conceitualmente, a origem dos aneurismas saculares é atribuída a associação de uma fragilidade vascular e fenômenos físicos de fluxo. Essa associação é favorecida anatomicamente pela angulação dos ramos emergentes, o que propicia a uma incidência maior de aneurismas em bifurcações.

BIBLIOGRAFIA

Abla AA, Ivan ME, Lawton MT. Subtemporal-medial transpetrous (Kawase) approach for anterior inferior cerebellar artery aneurysm clipping: operative 3-dimensional video. Operative Neurosurgery 2014 Sep;10(3):488-9.
Bambakidis NC, Manjila S, Dashti S, Tarr R, Megerian CA. Management of anterior inferior cerebellar artery aneurysms: an illustrative case and review of literature. Neurosurg Focus 2009 May;26(5):E6.
Baranoski JF, Przybylowski CJ, Mascitelli JR, Lang MJ, Lawton MT. Anterior inferior cerebellar artery bypasses: The 7-bypass framework applied to ischemia and aneurysms in the cerebellopontine angle. Operative Neurosurgery 2020 Aug;19(2):165-74.
Black SPW, Ansbacher LE. Saccular aneurysm associated with segmental duplication of the basilar artery: a morphological study. J Neurosurg 1984;61:1005-8.
Ferguson GG. Physical factors in the initiation, growth, and rupture of human intracranial saccular aneurysms. J Neurosurg 1972;37:666-77.
Figueiredo EG, Paiva WS, Teixeira MJ. A distal AICA aneurysm. Arq NeuroPsiquiatr, São Paulo 2009 Mar;67(1):112-14.
Hendricks BK, Spetzler RF. Retrosigmoid clip anterior inferior cerebellar artery aneurysm: 2-dimensional operative video. Operative Neurosurgery 2020 Apr;18(4):E111.
Higa T, Ujiie H, Kato K, Kamiyama H, Hori T. Basilar artery trunk saccular aneurysms: morphological characteristics and management. Neurosurg Ver 2009;32:181-91.
Kawase T, Bertalanffy H, Otani M, Shiobara R, Toya S. Surgical approaches for vertebro-basilar trunk aneurysms located in the midline. Acta Neurochirurgica 1996;138(4):402-10.
Kawase T, Toya S, Shiobara R, Mine T. Transpetrosal approach for aneurysms of the lower basilar artery. Journal of Neurosurgery 1985;63(5):857-61.
Lasjaunias P, Berenstein A, Ter Brugge K. Surgical neuroangiography. Clinical vascular anatomy and variations, vol 1. 2nd ed. Berlin, Heidelberg, New York: Springer; 2001. p. 479-629.
Lv X, Ge H, He H, Jiang C, Li Y. Anterior inferior cerebellar artery aneurysms: Segments and results of surgical and endovascular managements. Interv Neuroradiol 2016; 22(6):643-8.
Nagashima H, Okudera H, Kobayashi YOS, Nakagawa F. Endovascular treatment of basilar trunk aneurysm associated with fenestration of the basilar artery. Neurosurg Rev 1999 Dec;22(4):219-21.
Peerless SJ, Hernesniemi JA, Gutman FR, Drake CG. Early surgery for ruptured vertebrobasilar aneurysms. J Neurosurg 1994;80:643-9.
Rice BJ, Peerless SJ, Drake CG. Surgical treatment of unruptured aneurysms of the posterior circulation. J Neurosurg 1990;73:165-73.
Sanders WP, Sorek PA, Mehta BA. Fenestration of intra cranial arteries with special attention to associated aneurysms and other anomalies. AJNR Am J Neuroradiol 1993;14:675-80.
Tasker AD, Byrne JV. Basilar artery fenestration in association with aneurysms of the posterior cerebral circulation. Neuroradiology 1997;39:185-9.
Wollschlaeger G, Wollschlaeger PB, Lucas FV, Lopez VF. Experience and result with postmor-tem cerebral angiography performed as routine procedure of the autopsy. AJR: Am J Roent-genol 1967;101:68-87.

CAPÍTULO 40

ANEURISMAS DAS ARTÉRIAS CEREBELAR POSTEROINFERIOR E VERTEBRAL

Paulo Roberto Requejo ▪ Samir Ahmad Jradi

HISTÓRICO

A história do tratamento cirúrgico dos aneurismas do sistema vertebrobasilar é consideravelmente menor do que os da circulação anterior não só por serem mais raros, mas também em função da íntima relação das artérias vertebrais e basilar com o tronco cerebral e pares cranianos, impondo severas limitações às tentativas, no passado, de acessá-los sem equipamento adequado, como também pelo desenvolvimento mais tardio da investigação angiográfica de rotina das artérias dessa região.

A primeira descrição de um aneurisma da circulação posterior data de 1813, por Blackall, a respeito de um aneurisma de basilar descoberto em uma autópsia.[1]

A primeira angiografia do sistema vertebrobasilar foi realizada em 1933 por Egas Moniz por meio da exposição cirúrgica da artéria subclávia.[2]

As primeiras tentativas de tratamento, que datam de 1915, foram feitas por Cushing em uma abordagem para o que pensou ser um tumor da fossa posterior.[3]

Foi descrita uma tentativa de ligadura de ambas as artérias vertebrais para um aneurisma fusiforme e tortuoso da junção vertebrobasilar por Dandy, em 1927, seguida de *the most rapid death I have ever seen* nas palavras do próprio Dandy.[4] Outros casos foram também descritos após achados incidentais por exploração para efeitos de massa causados por volumosos aneurismas da região por Olivecrona em 1932[5] e Dandy em 1937.[4] Os primeiros acessos deliberados a um aneurisma da circulação posterior são realizados por Rizzolli, em 1947, com *trapping* e exclusão bem-sucedida de um aneurisma sacular da PICA,[6] e por Schwarz, em 1948, surpreendentemente sem uso de angiografia, com o uso pioneiros de clipes para tratamento cirúrgico de um volumoso aneurisma da artéria basilar.[7] Embora, já em 1941, Krayenbühl tenha feito o primeiro diagnóstico de um aneurisma da circulação posterior por meio de angiografia,[8] apenas em 1956 de Saussure faz a primeira cirurgia para um aneurisma da circulação posterior após diagnóstico por angiografia.[9] Na década de 1960, após a ligadura hunteriana da artéria de origem e o *trapping* dominarem até então como técnicas de escolha para o tratamento cirúrgico desses aneurismas, são descritas as clipagens diretas dos aneurismas da circulação posterior, principalmente por Drake e Jamieson.[10-13] A introdução do microscópio cirúrgico no final da década de 60 e a disseminação de seu uso ao longo das décadas seguintes influenciam de maneira dramática as taxas de mortalidade para os aneurismas da circulação posterior, que caem de 35% nos anos 60 para 5% em séries atuais, com as primeiras séries relatando o uso da microneurocirurgia reportadas por Kurze,[14] Pool,[15] Rand e Jannetta[16] e Yasargil.[17,18] Em 2003, Raabe divulga, pela primeira vez, o uso transoperatório da videoangiografia por indocianina verde de espectro infravermelho na neurocirurgia vascular.[19]

QUADRO CLÍNICO E EPIDEMIOLOGIA

Os aneurismas da artéria cerebelar posteroinferior (ACPI) correspondem a cerca de 1% a 3% de todos os aneurismas intracranianos. Destes, aproximadamente 51% estão situados na junção vertebral da ACPI, e cerca de 30% são de morfologia fusiforme.[1] Embora, como na maioria dos casos de aneurismas da circulação anterior, os aneurismas da artéria vertebral e ACPI sejam diagnosticados após hemorragias subaracnoides, sua íntima relação com o tronco cerebral e com os pares cranianos IX, X, XI e XII bem como suas variações no trajeto por tortuosidade no vaso de origem ocasionalmente fazem com que possam se manifestar como déficits desses pares cranianos ou por sintomas secundários à compressão do tronco cerebral, como ataxia, alterações sensitivas, hemi ou tetraparesia, síndrome medular lateral, paralisia bulbar, paralisia na mirada ocular, nistagmo, baixa na acuidade auditiva, paresia ou paralisias faciais, espasmos hemifaciais ou ainda sintomas relacionados com o V par craniano. Todos estes sintomas podem também ser causados pelo efeito compressivo da hemorragia nas estruturas neurais envolvidas. Eventualmente, aneurismas gigantes desta região podem causar hidrocefalia obstrutiva.

Com relação à investigação por imagem, a tomografia computadorizada irá frequentemente mostrar a hemorragia subaracnóidea ou intraventricular, especialmente no IV ventrículo, ou ambas em associação (Fig. 40-1).

A angiografia digital por cateterismo é o exame de primeira linha para determinar a presença do aneurisma, mas a angiotomografia computadorizada oferece precisão confiável próxima àquela da angiografia por cateterismo (Fig. 40-2).

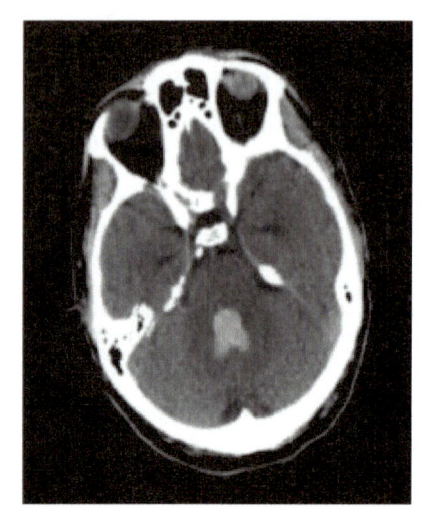

Fig. 40-1. Apresentação tomográfica comum nas hemorragias dos aneurismas da ACPI.

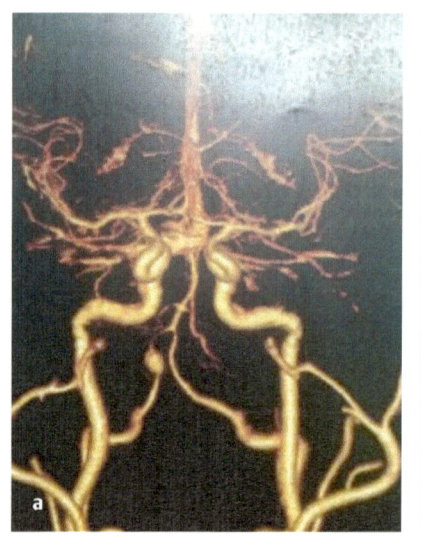

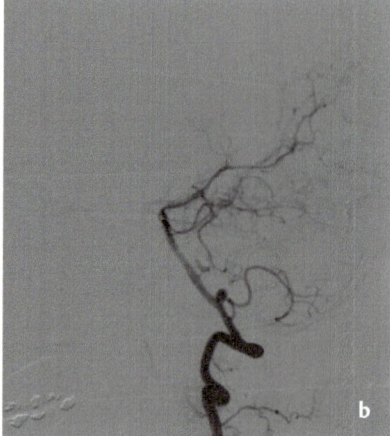

Fig. 40-2. (a) Aneurisma da ACPI na angio-TC. (b) Aneurisma da ACPI na angiografia.

Por meio da angiografia por cateterismo temos detalhes exatos sobre o local, formato e tamanho do aneurisma, presença de perfurantes bem como o diâmetro e fluxo da artéria vertebral contralateral.

Em série específica de 56 pacientes com 61 aneurismas de ACPI, a especificidade e precisão em revelar o aneurisma foram de 89,3% na angiotomografia e 96,6% na angiografia por cateter, tomando por base os pacientes, e, de 90,2% e 94,4% respectivamente, tendo por base os aneurismas.[20]

A ressonância magnética e angiorressonância serão importantes para os aneurismas gigantes e trombosados da região (Fig. 40-3), bem como para definição de outras condições associadas e distantes do local do aneurisma, como uma malformação arteriovenosa.

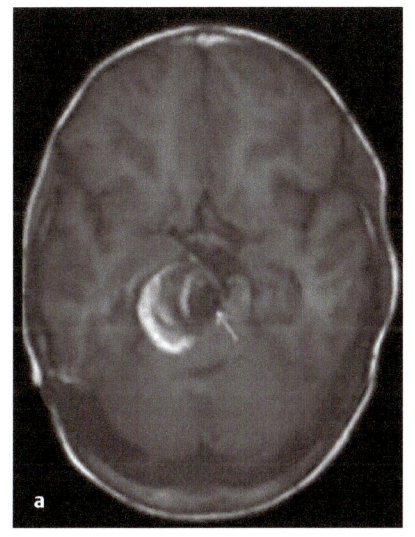

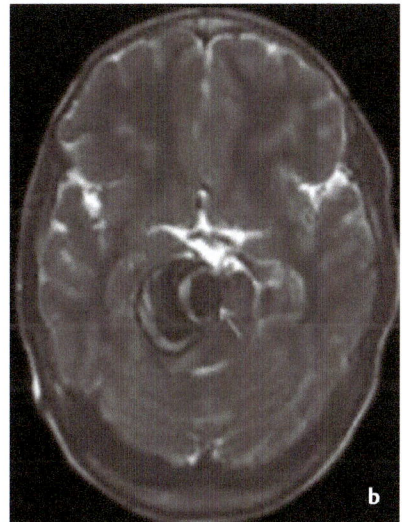

Fig. 40-3. RNM de aneurisma gigante da ACPI trombosado.

OPÇÕES DE TRATAMENTO

Embora o presente capítulo tenha ênfase no tratamento microcirúrgico destes aneurismas, recentemente diversos artigos têm mostrado séries com tratamento exclusivamente endovascular. Mas a prioridade dada ao tratamento cirúrgico dificulta comparações entre os métodos. O tratamento endovascular elimina o risco de dano por manipulação aos pares cranianos baixos. Entretanto, a preservação do fluxo na ACPI, por sua saída da artéria vertebral frequentemente em direção inferior e em ângulo agudo, é um grande desafio para a modalidade endovascular em sua origem. Há resultados promissores para os diversores de fluxo nos aneurismas dissecantes rotos da artéria vertebral.

Chalouhi, Jabbour e Starke[20] divulgaram uma série destes aneurismas tratados exclusivamente por meio endovascular com uma taxa total de oclusão completa de 63%. Indicações para cirurgia são os aneurismas rotos em pacientes viáveis, aneurismas não rotos sintomáticos, e aneurismas não rotos e assintomáticos com risco de ruptura. Cirurgia imediata ou em até dois dias após a ruptura ou eletivamente nos casos assintomáticos é o *timing* adequado para a cirurgia.

ANATOMIA CIRÚRGICA

A artéria vertebral origina-se na artéria subclávia e ascende através dos processos transversos de C6 a C1 (Fig. 40-4a-b) curvando-se atrás da massa lateral do atlas, passando anteriormente à membrana atlantoccipital, tornando-se intradural ao penetrar a dura-máter atras do condilo occipital (Fig. 40-4c).

Segue passando sobre as raízes de C1, posicionando-se anteriormente ao ligamento denteado e à porção espinhal do XI par. Segue deslocando-se para cima através da face inferolateral para a face anterossuperior da medula até se juntar à artéria vertebral contralateral para formar o tronco da artéria basilar (Fig. 40-5).

A artéria espinhal posterior é o primeiro ramo intradural da artéria vertebral, embora ocasionalmente se origine na porção extradural da artéria vertebral.

A artéria cerebelar posteroinferior (ACPI) é o próximo e seu mais calibroso e clinicamente mais importante ramo intradural.[21,22]

Rhoton e Drake propõem duas classificações para os segmentos da ACPI. Na classificação de Rhoton, a ACPI divide-se em cinco segmentos ao longo de seu tortuoso trajeto (Fig. 40-6). Com base nesta divisão, o ponto exato da localização dos aneurismas da PICA determinará a indicação do melhor acesso cirúrgico que o caso necessite. A partir da origem da ACPI temos o segmento medular anterior (P1) cursando anteriormente à medula e passando a origem das raízes do XII par no limite medial da oliva inferior. O segmento medular lateral (P2) segue da oliva até a origem das raízes do IX, X e XI pares cranianos na margem lateral da oliva. O segmento tonsilomedular (P3) começa no local em que a ACPI passa pelas raízes dos pares IX, X e XI, gira inferiormente descendo verticalmente até o polo da tonsila cerebelar, onde, ao girar em 180 graus, forma a alça tonsilar, que ascende até aproximadamente o meio da extensão da tonsila, ponto em que dá início ao segmento telovelotonsilar (P4), subindo até o teto do IV ventrículo, lugar em que gira inferiormente para formar a alça supratonsilar, indo inferior

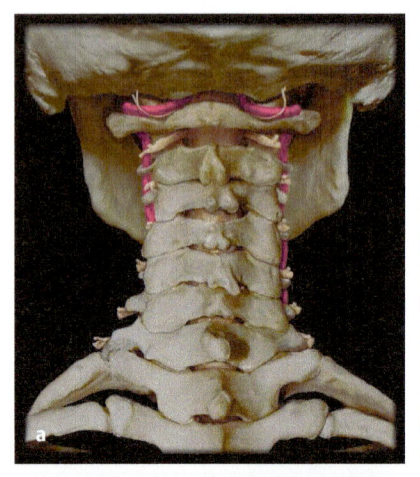

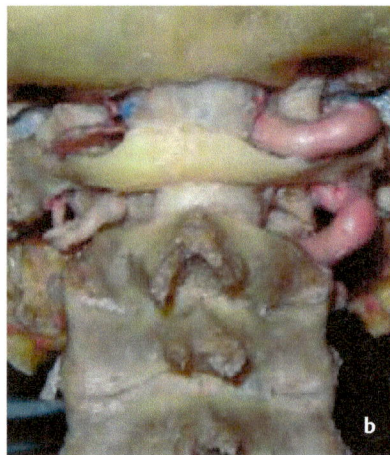

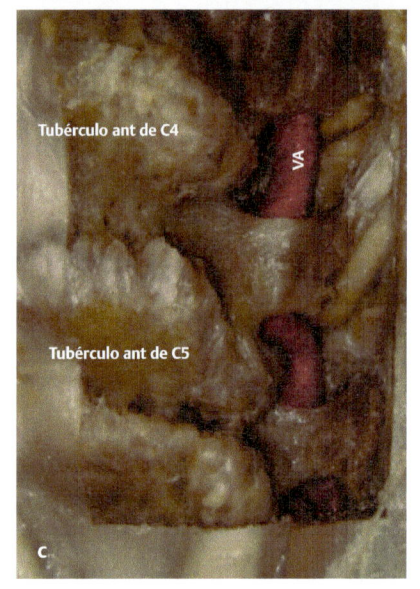

Fig. 40-4. (a) Artéria vertebral em sua porção cervical. (b) Artéria vertebral em relação ao arco de C1 e articulação atlantoccipital. (c) Artéria vertebral passando pelos forames de C4 a C6 em vista anterolateral.

e posteriormente até a fissura tonsilobiventre, e, ao emergir, dá início ao segmento cortical (P5) que prossegue através de dois troncos principais, um medial irrigando a superfície do vérmis e outro lateral para as superfícies da tonsila e hemisférios (Fig. 40-7).

Na classificação de Drake, apenas dois segmentos da ACPI são propostos. O proximal, indo até 1 cm após sua origem, e o distal, após este ponto.

As relações do sistema vertebral-ACPI com os pares cranianos mostram o nervo acessório como referência íntima e fundamental para a artéria vertebral, ao ascender em proximidade à artéria vertebral em posição lateral ao campo de exposição desde a origem inferior das suas raízes medulares, subindo através do forame magno até o forame jugular, onde se encontra com o glossofaríngeo e vago.

No sulco retro-olivar, entre a superfície posterolateral da medula e a superfície lateral da oliva, emergem as raízes do glossofaríngeo, vago e acessório. Mais anterior e medialmente, as raízes do hipoglosso emergem no sulco entre a borda medial da oliva e as pirâmides da medula no sulco pré-olivar. Todas estas raízes guardam relações próximas e variáveis em relação com os segmentos P2 e P3 da ACPI, com implicações na escolha da via de acesso, bem como no modo de aplicação final e formato dos clipes escolhidos (Fig. 40-8).

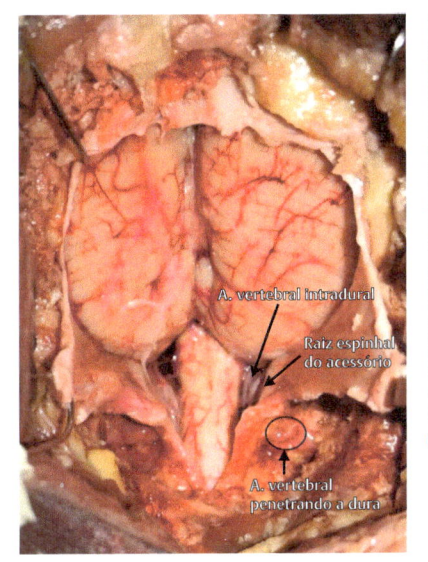

Fig. 40-5. A. vertebral, ligamento denteado e raiz espinhosa do XII par. (Peça preparada pelo Dr. Samir A. Jradi.)

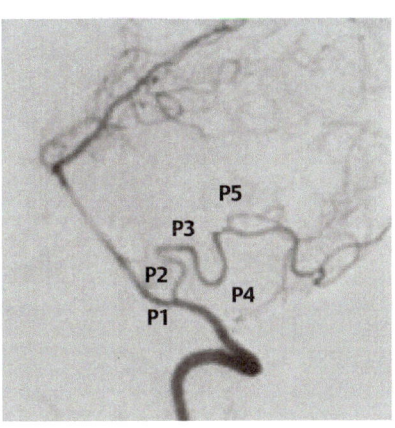

Fig. 40-6. AGV e os 5 segmentos da ACPI.

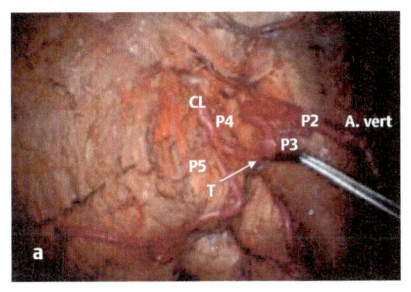

Fig. 40-7. (a,b) Segmentos da ACPI.

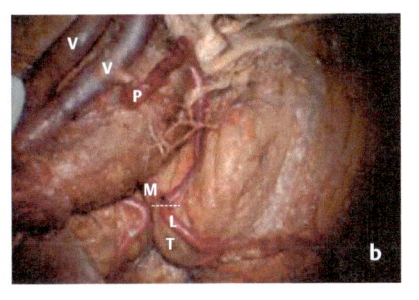

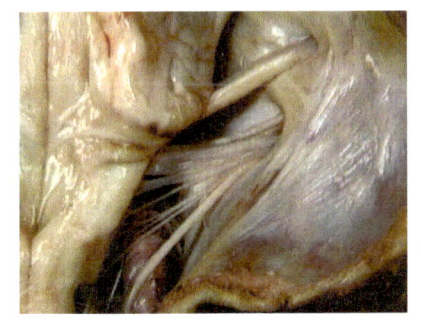

Fig. 40-8. De baixo para cima, os pares XI, X e IX convergindo no forame Jugular. Mais anteriormente, curvando-se diretamente sobre a artéria vertebral, o XII par entrando no canal do hipoglosso.

VIAS DE ACESSO

A via extremo-lateral é o acesso para cirurgia dos aneurismas da artéria cerebelar posteroinferior. Diferentes variantes podem ser utilizadas para o manejo dos aneurismas levando-se em conta diferentes morfologias, topografias, aneurismas rotos ou não rotos, presença de edema cerebelar e, ainda, a preferência do cirurgião, como as vias suboccipital lateral infrassigmóidea e suboccipital mediana.[23]

Embora não haja unanimidade sobre qual destas vias tenha a preferência de escolha, a posição do aneurisma em relação aos segmentos da ACPI, bem como seu tamanho, terá influência decisiva na escolha. Em qualquer dos acessos escolhidos, sua extensão inferior deverá alcançar o forame magno.

Os aneurismas mais proximais originários da junção vertebral-ACPI podem ser acessados pela via suboccipital lateral infrassigmóidea ou pela extremo-lateral transcondilar, enquanto os aneurismas situados do segmento tonsilomedular para adiante têm, em geral, melhor acesso pela via suboccipital mediana.[24]

Entretanto, em situações onde um aneurisma situado na junção vertebral–ACPI, ou próximo a ela, necessite de um *bypass in situ* entre as duas alças tonsilares ou caudais, ou com interposição de enxerto vascular irá precisar de um acesso que exponha simultaneamente a linha média e a porção mais lateral como melhor solução.

Para a exposição extremo-lateral, o paciente é colocado em posição *park bench* com o ombro voltado para cima retraído inferiormente, a cabeça virada em aproximadamente 45 graus em direção ao solo, de modo que a mastoide fique no ponto mais elevado do campo cirúrgico. (Fig. 40-9) Uma incisão em "S" aberto é feita (Fig. 40-10).

Assim que os planos musculares superficiais são rebatidos, devem ser identificados os músculos oblíquos superior e inferior e reto posterior maior da cabeça, com os dois primeiros formando o vértice apontado lateralmente e inserido no processo transverso do atlas e o terceiro formando a base medialmente do triângulo suboccipital, onde se localizará a porção extradural da artéria vertebral, por sobre a lâmina de C1 (Fig. 40-11).

Fig. 40-9. Posição para acesso extremo-lateral.

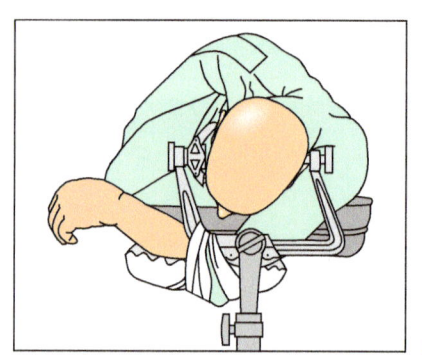

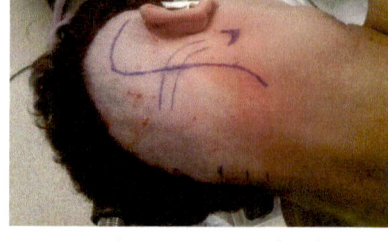

Fig. 40-10. Incisão para acesso extremo-lateral.

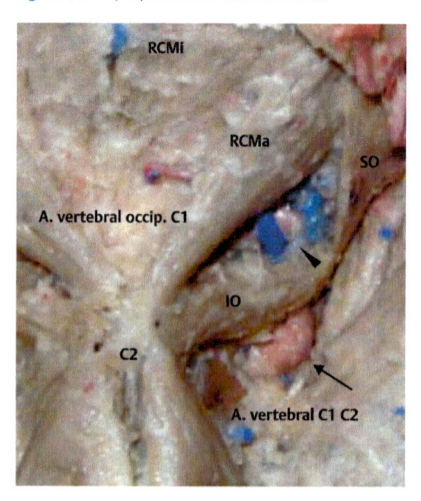

Fig. 40-11. Triângulo suboccipital formado pelos músculos oblíquo superior, oblíquo inferior e reto posterior maior da cabeça expondo a artéria vertebral entre C1 e o occipital.

Nesta fase, outras três referências devem ser localizadas: o forame magno, limitando a parte mais inferior do acesso; o arco posterior de C1, que será retirado para permitir abertura mais ampla da dura-máter; e o côndilo occipital, cuja drilagem parcial permitirá acesso mais amplo ao corredor anterior e lateral da medula com controle da artéria vertebral e posicionamento adequado dos clipes. Instabilidade da articulação atlantoccipital poderá ocorrer em drilagens maiores que 50% de seu diâmetro,[25] caso comprometam a inserção do ligamento alar (Figs. 40-12 e 40-13).[26]

Uma vez identificadas estas referências, o arco posterior de C1 é retirado e uma craniotomia é realizada indo da linha nucal inferior superiormente até a margem inferior do forame magno inferiormente (Fig. 40-14).

A dura é aberta em uma linha semicurva da junção dos seios transverso e sigmoide, lateral à linha média. O hemisfério cerebelar é então retraído gentilmente, na direção superomedial por afastamento da tonsila, identificando-se a cisterna magna (Figs. 40-15 e 40-16). A cisterna magna é então aberta com saída de liquor e bom relaxamento do cerebelo (Fig. 40-17). A artéria vertebral é assim identificada logo após penetrar na dura sob o ligamento denteado, uma banda fibrosa entre a margem lateral da medula no nível do forame magno, separando as raízes dorsais e ventrais da medula, dirigindo-se lateralmente até se inserir na dura-máter logo acima do ponto onde a artéria vertebral penetra a dura-máter, passando acima da artéria vertebral.

O ligamento denteado é então seccionado permitindo o acesso à superfície anterior da artéria vertebral neste ponto, garantindo o controle proximal logo após a entrada da artéria vertebral na dura-máter e permitindo sua mobilização adicional.

O componente espinhal do XI par (nervo acessório) é geralmente identificado em relação posterior ao ligamento denteado na parte inferior do campo e ascende posteriormente à artéria vertebral em trajeto oblíquo para assumir posição lateral à artéria vertebral à medida que se aproxima do forame jugular. É uma estrutura extremamente sensível, mesmo à manipulação mais suave (Fig. 40-18).

Esta relação facilita a identificação intradural da artéria vertebral, procedendo-se então à sua dissecação em direção superior até a origem da ACPI, que é identificada, ou logo na sua origem ou pela sua alça inferior abaixo da tonsila na fissura cerebelo medular, quando então a dissecamos em

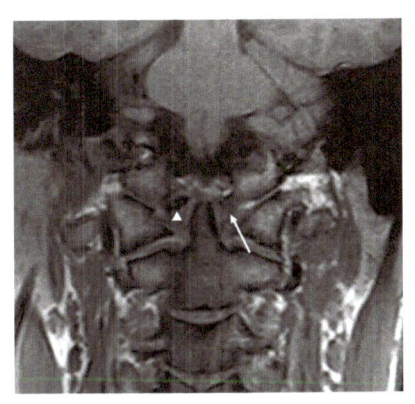

Fig. 40-12. Ligamento alar e sua inserção nos côndilos.

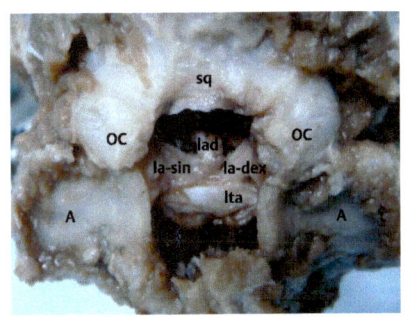

Fig. 40-13. Região craniocervical em peça anatômica animal mostrando os ligamentos atlantoccipitais e a fixação dos ligamentos alares nos côndilos.

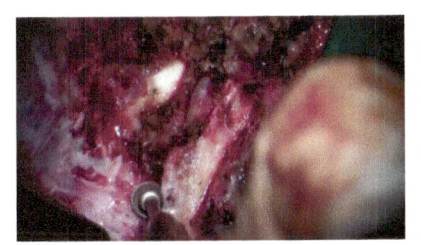

Fig. 40-14. Acesso extremo-lateral. Forame magno aberto com a dura da fossa posterior exposta à esquerda. O *drill* retira o arco de C1 sobre o qual está a a. vertebral, em posição posteroinferior ao côndilo occipital.

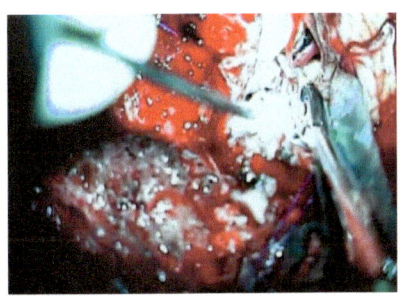

Fig. 40-15. Exposição da cisterna magna após a abertura da dura-máter.

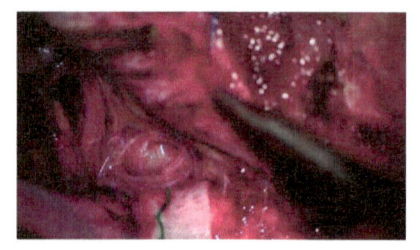

Fig. 40-16. Abertura da cisterna magna.

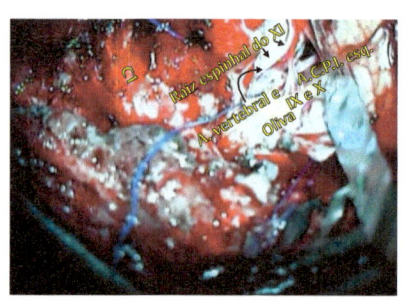

Fig. 40-18. Artéria vertebral, raiz espinhal do XII par lateralmente e as raízes do IX e X pares.

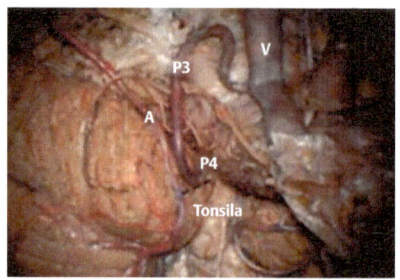

Fig. 40-19. A retração da tonsila alarga a fissura cerebelomedular exposta a porção inicial do segmeto P3 (tonsilomedular).

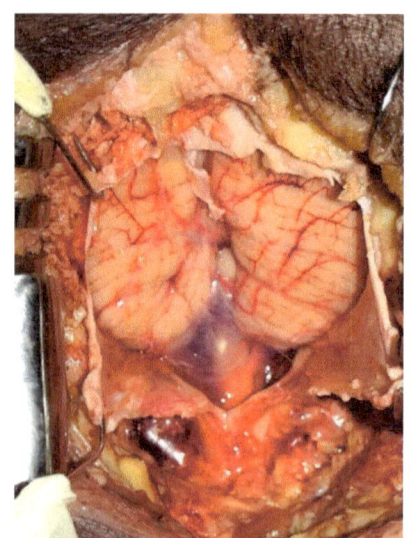

Fig. 40-17. Cisterna magna em posição mediana. Artéria vertebral subindo lateralmente à medula. (Peça preparada pelo Dr. Samir A. Jradi.)

direção à sua origem, na artéria vertebral. A fácil separação entre a medula e a superfície anterior da tonsila com elevação e afastamento adicional da tonsila expõe com mais espaço o segmento P3 (tonsilomedular) da ACPI. Porém, a presença de coágulos por sangramento recente pode trazer grande dificuldade nesta manobra (Fig. 40-19).

A dissecação após a junção vertebral-ACPI vai identificar os pares cranianos IX, X e XI em seu trajeto e consequentemente apresentar os aneurismas em posições acima, abaixo ou envolvido entre esses pares cranianos. Assim, aneurismas originados mais proximais da ACPI tendem a estar em relação mais próxima com o sulco retro-olivar e a superfície lateral da medula, e mais próximos ou envoltos pelos IX, X e XI pares. Origens mais distais colocam o aneurisma mais próximo ao sulco pré-olivar e à superfície anterolateral do bulbo, e em relação mais próxima com o XII par.

A anatomia variável da origem da ACPI, bem como da artéria vertebral, vai ser a determinante na relação com as raízes dos pares cranianos baixos com o aneurisma e seus planos de dissecação.

CLIPAGEM

Definidos o controle proximal da artéria vertebral e a junção vertebral-ACPI, a relação dos pares cranianos com o aneurisma é a decisiva na escolha não só do tipo, forma e tamanho dos clipes a serem utilizados, mas também do eixo em que estes clipes serão posicionados, se em paralelo ao eixo da vertebral ou em eixos com angulações diferentes da do eixo principal da vertebral.

O acesso extremo lateral com condilectomia parcial tem sido utilizado pelo autor por tornar ampla a visão e controle do espaço anterolateral da medula e da vertebral ao longo de seu eixo. A condilectomia parcial associada favorece, se necessária, a clipagem em eixos transversais ao eixo da artéria vertebral (Fig. 40-20).

No caso da Figura 40-20, o acesso sem condilectomia se faz com o uso de um clipe reto fenestrado, que não se mostra adequado com a ponta do clipe, entrando transversal ao eixo da artéria vertebral e encontrando o côndilo que impede sua progressão tirando a fenestração do clipe do correto posicionamento na origem da ACPI. Foi usado um único clipe semicurvo em definitivo.

Clipagens simples com um clipe podem ser utilizadas em situações adequadas, como visto no caso da Figura 40-21.

Mas o uso, associado ou não a outros clipes, de clipes fenestrados é comum pelo fato de que, com frequência, a origem da ACPI pode estar na base do aneurisma, e o colo do aneurisma em próxima relação com os pares cranianos baixos, conforme exposto anteriormente, como visto no no caso da Figura 40-22. Um único clipe reto ou uma a sequência de clipes retos pode ser necessária em clipagem separando os pares cranianos da superfície do aneurisma.

Técnicas de *trapping* e *bypass in situ* entre as duas alças inferiores, anastomose terminoterminal e uso de enxertos para aneurismas fusiformes, gigantes ou complexos, onde a clipagem não está indicada, podem ser utilizadas.

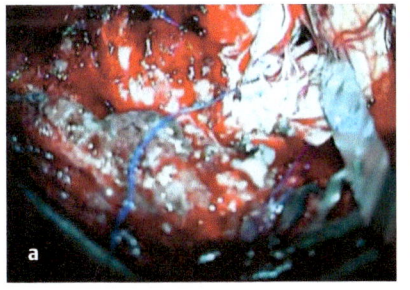

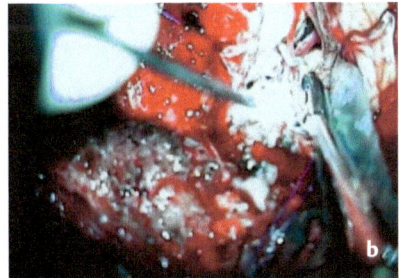

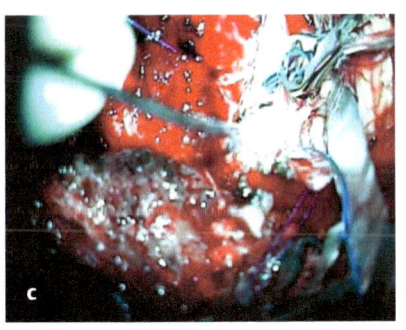

Fig. 40-20. (a) Exposição do aneurisma. (b) Clipagem com clipe reto fenestrado em posicionamento inadequado causado pelo côndilo à frente da ponta do clipe. (c) Clipagem obtida com clipe semicurvo. Paciente com alta hospitalar sem intercorrências.

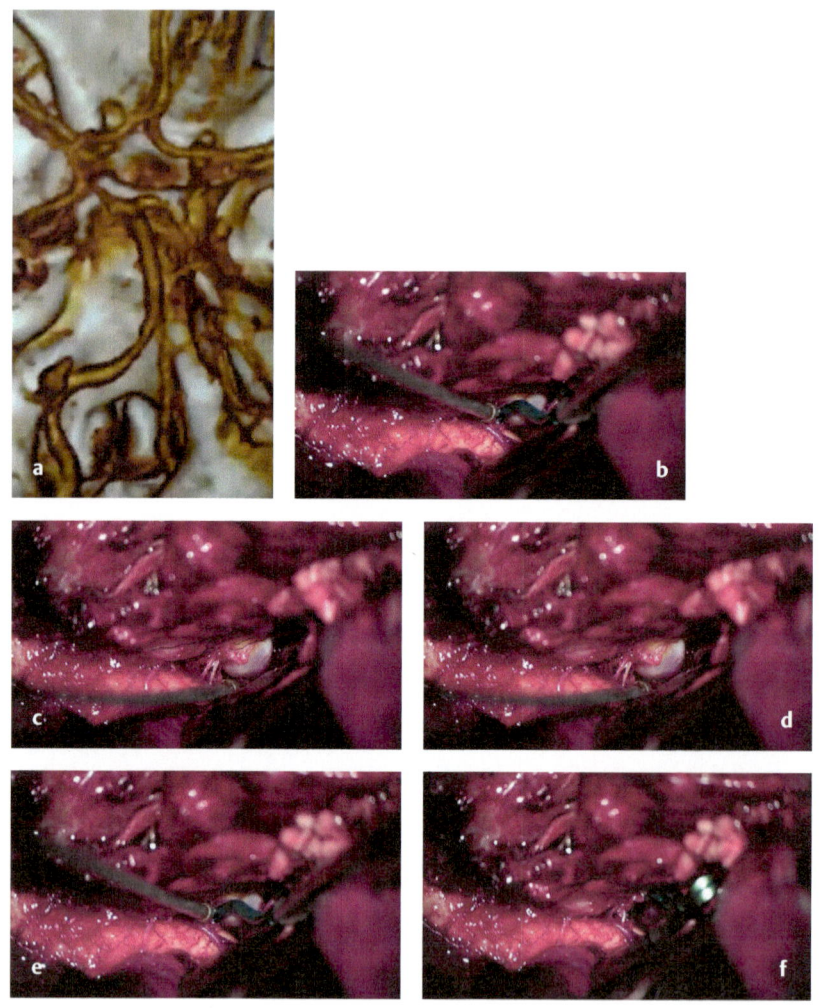

Fig. 40-21. Paciente do sexo feminino, 32 anos, com 2 sangramentos em 48 horas. (a) Angio-TC com a ACPI à direita. (b) Cisterna magna hemorrágica. (c,d) Exposição do aneurisma. (e) ACPI: Posicionamento de 1 clipe em baioneta. (f) Clipagem final.

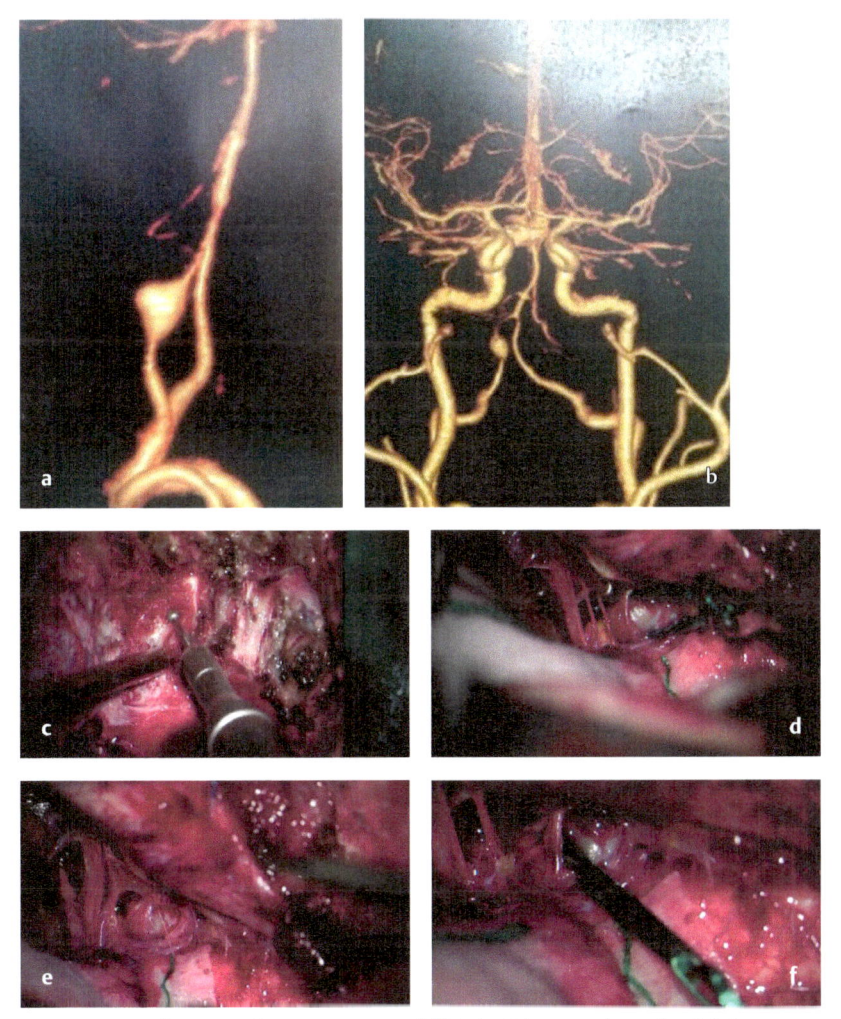

Fig. 40-22. Paciente do sexo masculino, 41 anos, com HSA. (a,b) Angio-TC demonstrando aneurisma à direita. (c) Condilectomia. A. vertebral e arco de C1 abaixo do côndilo. (d) Primeiro clipe posicionado em paralelo ao eixo da a. vertebral passando por baixo das raízes do hipoglosso. (e) Exposição do aneurisma. (f) Após a clipagem, aneurisma com enchimento proximal junto à origem da ACPI. *(Continua.)*

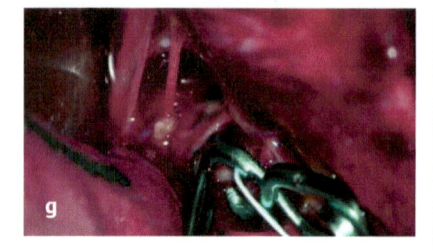

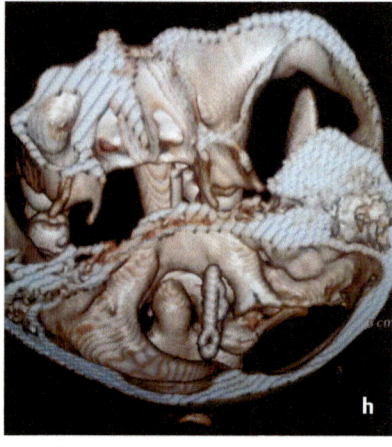

Fig. 40-22. *(Cont.)* **(g)** Reforço *in tandem* com clipe fenestrado angulado. **(h)** Reconstrução pós-operatória. Pós-operatório com disfagia e paresia do n. laríngeo transitórias. Alta, paciente assintomático.

COMPLICAÇÕES

As complicações específicas principais incluem comprometimento direto do tronco cerebral ou pares cranianos, dano isquêmico por injuria vascular tanto nas artérias principais como em perfurantes com consequente dano isquêmico distal, dano cerebelar por retração excessiva, hematomas intracerebelares, fistulas liquóricas, e bloqueios na circulação liquórica e consequente hidrocefalia obstrutiva.

O dano eventual aos pares cranianos leva a disfunções específicas, como disfagia e paresia/paralisia das cordas vocais.

DICAS

- O acesso cirúrgico utilizado deverá levar em conta a topografia, forma, ruptura prévia ou não do aneurisma e experiência do cirurgião;
- O planejamento pré-operatório deve levar em conta também a eventual necessidade de descompressão da fossa posterior por edema ou hemorragia. Para esta circunstância, uma incisão em "taco de hockey invertido" deve ser considerada;
- Os acessos para aneurismas nos segmentos proximais são realizados por meio de uma craniotomia extremo-lateral. Os localizados nos segmentos distais, por meio de uma craniotomia suboccipital mediana;
- Nos aneurismas localizados distais ao ponto coroidal, a oclusão da artéria ou seu *trapping* podem ser considerados;
- A incisão em S suave deve ser utilizada para aneurismas proximais não rotos ou aqueles que não necessitem de descompressão da fossa posterior. A incisão em "taco de hockey invertido" é preferida para os aneurismas distais ou aqueles que precisam de descompressão da fossa posterior;
- Condilectomia parcial, de até um terço do diâmetro do côndilo, é, em geral, suficiente para boa exposição, acesso e controle da artéria vertebral em seu eixo principal, da ACPI em sua origem e do aneurisma;
- Controle proximal da artéria vertebral e da ACPI é mandatório;
- A localização precoce do ramo espinhal do acessório e a condilectomia parcial facilitam a identificação da artéria vertebral;
- A microdissecação ao redor do aneurisma não deve ser limitada pelo receio da ruptura. As consequências na morbidade causadas por exposição insuficiente do aneurisma e seu entorno podem ter consequências piores que as causadas por ruptura durante a exposição. Quando as estratégias cirúrgicas adequadas são empregadas, a maioria das rupturas perioperatórias pode ser controlada;
- Técnicas de clipagem *in tandem*, com ou sem o recurso aos clipes fenestrados, são comuns face às relações possíveis da origem do aneurisma com a origem da ACPI e com os pares cranianos baixos. Clipagens com somente um clipe são adequadas aos aneurismas de menor diâmetro e colo, ou aos mais distais aos pares cranianos baixos;[27]
- A incidência de aneurismas gigantes, fusiformes ou dissecantes da ACPI é proporcionalmente elevada com alto risco de paralisia laríngea nos tratamentos cirúrgicos e dificuldade de oclusão total nos métodos endovasculares. O bypass pode ser uma alternativa, assim como os diversores de fluxo;
- Sempre realizar o fechamento hermético da dura-máter, para evitar a formação de fístulas, pseudomeningoceles ou infecções no pós-operatório.

REFERÊNCIAS BIBLIOGRÁFICAS
1. Lougheed WM, Marshall BM. The diploscope in intracranial aneurysm surgery: results in 40 patients. Canadian Journal of Surgery - Journal Canadien de Chirurgie. 1969;12(1):75-82.
2. Norlen G, Olivecrona H. The treatment of aneurysms of the circle of Willis. J Neurosurg 1953;10(4):404-15.
3. Cushing HI. The control of bleeding in operations for brain tumors: with the description of silver clips for the occlusion of vessels inaccessible to the ligature. Ann Surg 1911;54(1):1-19.
4. Dandy WE. Intracranial arterial aneurysms. Ithaca, New York: Comstock; 1944.
5. Pool JL, Colton RP. The dissecting microscope for intracranial vascular surgery. J Neurosurg 1966;25(3):315-8.
6. Schwarz HG. Arterial aneurysm of the posterior fossa J Neurosurg 1948;5:312-16.
7. Sing RK, Behari S, Kumar V, et al. Posterior inferior cerebellar artery aneurysms: Anatomical variations and surgical strategies. Asian J Neurosurg 2012;7(1):2-11.
8. Kurze T. Microtechniques in neurological surgery. Clin Neurosurg 1964;11:128-37.
9. de Saussure RL, Hunter SE, Robertson JT. Saccular aneurysms of the posterior fossa. J Neurosurg 1958;15(4):385-91.
10. Drake CG. Management of aneurysms of posterior circulation. In: Youmans JR, editor. Neurological surgery. Philadelphia: WB Saunders; 1973. Vol 2. p. 787-806.
11. Drake CG. The treatment of aneurysms of the posterior circulation. In: Carmel PW, editor. Clinical neurosurgery. Baltimore: Williams & Wilkins; 1979. p. 97-144.
12. Krayenbühl H. Das hyrnaneurysma. Schweiz Arch Neurol Psychiat 1941;47:155-237.
13. Jamieson KG. Aneurysms of the vertebrobasilar system. Surgical intervention on 19 cases. J Neurosurg 1964;21:781-97.
14. La Pira B, Sturiale CL, Pepa GMD, Albanese A. Surgical approach to posterior inferior cerebellar artery aneurysms. Acta Neurochir 2018;160:295-9.
15. Raabe A, Beck J, Gerlach R, et al. Near-infrared indocyanine green video angiography: a new method for intraoperative assessment of vascular flow. Neurosurgery 2003;52(1):132-9.
16. Rhoton Jr. AL, Cardoso AC, Fontes RB, et al. Biomechanical effects of the transcondilar approach on the craniovertebral junction. Clin Anat 2015;28(5):683-9.
17. Yasargil MG. Microsurgery applied to neurosurgery. Stuttgart: Georg Thieme; 1969.
18. Yasargil MG, Vise WM, Bader DC. Technical adjuncts in neurosurgery. Surg Neurol 1977;8(5):331-6.
19. Chalouhi N, Jabbour P, Starke RM, et al. Endovascular treatment of proximal and distal posterior inferior cerebellar artery aneurysms. J Neurosurg 2013;118(5):991-9.
20. Almunder A,Morcos JJ, Macdonald RL. Vertebral artery and posterior inferior cerebellar artery aneurysms. In: Macdonal RL, editor. Neurosurgical operativa atlas. 2nd ed. New York: Thieme; 2009. p. 81-5.
21. Lehto H. Aneurysms of the vertebral and posterior inferior cerebellar arteries. Academic dissertation, Faculty of Medicine of The University of Helsinki. 2015.
22. Lawton MT. Posterior cerebellar artery aneurysms. In: Lawton MT, editor. Seven aneurysms. New York: Thieme; 2011. p. 193-215.
23. Mazur MD, Coulwell WT, Cutler A, et al. Transcondilar surgery: A biomechanical analysis. Neurosurgery 2017 Jan 1;80(1):140-5.
24. Moniz E, Alves A. L'importance diagnostique de l'angiographie de la fossa posterieure. Rev Neurol 1933;(2):91-6.
25. Rizzoli HV Hayes GJ. Congenital berry aneurysms of the posterior fossa: Case report with sucessful operative excision. J Neurosurg 1953;10(5):550-1.
26. Del Maestro RF. Origin of the Drake fenestrated aneurysm clip. J Neurosurg 2000;92(6):1056-64.

CAPÍTULO 41
CAVERNOMAS SUPRATENTORIAIS
Paulo Henrique Zanin ▪ Paulo Niemeyer Filho

INTRODUÇÃO
A malformação cavernosa, também conhecida como cavernoma ou hemangioma cavernoso, é uma malformação vascular histologicamente caracterizada por grupamentos capilares malformados de paredes finas e compostas por uma única camada de células endoteliais, sem invadir o parênquima cerebral circunvizinho. Seu interior é preenchido por trombos sanguíneos em variados estágios de organização.[1] É considerada a segunda malformação vascular mais comum do sistema nervoso central, responsável por 10-15% dos casos,[2] com prevalência estimada entre 0,2% a 0,9% da população.[3-6,7-9] Entretanto, estes valores podem ser subestimados, considerando que uma parcela significativa dos pacientes poderá permanecer assintomática. De fato, até 50% dos casos poderão ser diagnosticados de maneira incidental.[6,10,11] Não há predileção por sexo e pode ocorrer em qualquer idade, contudo a maior parte dos pacientes se torna sintomática entre a terceira e a quarta década de vida.[10,12] Estima-se que 80% dos casos se localizam no compartimento supratentorial.[13]

Os cavernomas podem ser encontrados nas formas esporádica ou familiar. A forma esporádica é a mais comum. É caracterizada pela ocorrência de lesão, geralmente única, sem antecedentes familiares e não relacionada com mutações genéticas. Na forma familiar, predominam as lesões múltiplas, que correspondem a aproximadamente 20% dos pacientes,[14] nos quais haverá mutações de transmissão autossômica dominante nos genes *CCM1*, *CCM2* e/ou *CCM3*, que exercem função importante na manutenção da integridade vascular. Sua penetrância é variável, indicando que nem todos os portadores desenvolverão a doença.[15] Até pouco tempo acreditava-se que os cavernomas fossem lesões estáticas, não evolutivas e congênitas, entretanto observam-se formas adquiridas e de apresentação tardia que contrariam este pressuposto, como os cavernomas *de novo*. Este tipo de apresentação acontece, na maior parte das vezes, nos casos familiares, com uma taxa de incidência estimada em 0,4% por paciente/ano.[16] Há também relato do surgimento de malformações cavernosas relacionadas com a radioterapia. Cutsforth-Gregory[17] demonstraram 32 casos, em média 12 anos após a exposição inicial. Nestes, as malformações tendem a ocorrer em pacientes mais jovens (em média 31,1 anos), apresentar maior número de lesões, e há aumento na chance de sangramento sintomático (4,2% ao ano). As lesões habitualmente serão encontradas junto ao tronco e pedúnculo cerebrais, frequentemente associadas a angioma venoso.[18]

HISTÓRIA NATURAL E QUADRO CLÍNICO
Para a compreensão da história natural e sintomatologia presentes ao diagnóstico das malformações cavernosas, deve-se inicialmente considerar sua localização e suas peculiares características histopatológicas. Por serem malformações vasculares de baixo fluxo e sem parênquima cerebral de permeio, seu sangramento costuma não destruir, mas exercer efeito volumétrico ao tecido circunjacente, mesmo nos casos onde o sangramento ultrapassa os limites da lesão. Nos cavernomas infratentoriais, em especial naqueles do tronco cerebral, este efeito de massa comumente se traduz no súbito aparecimento de déficit neurológico por compressão de estruturas próximas. Por outro lado, nas lesões supratentoriais, este tipo de apresentação será menos frequente, considerando a maior permissividade volumétrica deste compartimento, podendo nunca se tornar sintomática. No entanto, a deposição prolongada de hemossiderina no parênquima cerebral parece ser responsável por desencadear importante atividade epileptiforme, tendo em vista a já comprovada propriedade epileptogênica do elemento ferro e seus derivados quando expostos ao tecido cerebral.[19]

Topograficamente, até 80%[10,13,20] dos cavernomas serão supratentoriais, com o lobo frontal responsável por até 22% dos casos, seguido do lobo temporal em até 20%.[13] Até 50% dos pacientes podem ser assintomáticos e ter seu diagnóstico de forma incidental. Quando sintomáticos, até 80% dos pacientes portadores de malformações cavernosas supratentoriais apresentarão crise convulsiva como primeiro sintoma,[21-23] seguido pela hemorragia intraparenquimatosa.

Assim, apesar de se tratar de uma entidade única, o paciente pode apresentar sintomatologia inicial diversa, levando a propostas distintas de tratamento para cada caso. Para os pacientes com lesões assintomáticas e incidentais, é fundamental compreender o risco potencial de sangramento e de desenvolvimento de crise convulsiva. Para aqueles pacientes com hemorragia ao diagnóstico, devemos compreender o risco de ressangramento e morbidade destas lesões. O mesmo entendimento valerá aos pacientes portadores de crise convulsiva como primeira manifestação. A seguir, veremos com mais detalhes estes diferentes cenários de apresentação clínica.

A hemorragia intraparenquimatosa não é a apresentação inicial mais comum nos cavernomas supratentoriais. No entanto, é possivelmente a apresentação mais temida e o objetivo fundamental do tratamento será diminuir o risco de sangramento. Assim, diversos estudos buscaram traduzir o risco potencial de sangramento e ressangramento nos portadores de malformação cavernosa. Neste contexto, três importantes metanálises publicadas entre 2016 e 2017 procuraram demonstrar valores mais homogêneos e aplicáveis quanto ao risco potencial desta complicação, considerando que dados anteriores a este período são bastante heterogêneos.[14,16,24-26] Estima-se que o risco global de sangramento para cavernomas do SNC (independente da localização anatômica) seja de aproximadamente 2,5% por paciente/ano.[20] Quando consideradas apenas as lesões supratentoriais, este risco diminui para 0,3% por paciente/ano[27] e 3,8% em 5 anos, naqueles sem evidência de sangramento ao diagnóstico. Para o paciente com histórico de hemorragia, o risco de ressangramento é estimado em 6,3% por paciente/ano, com média de 10,5 meses, e decréscimo após 2 anos,[27] com risco acumulado de 22,4% em 5 anos.[10] Esta relação temporal de decréscimo nas taxas de ressangramento após 2 anos já fora demonstrada por Barker[28] et al., com taxas de ressangramento mensal de aproximadamente 2% até 2 anos, caindo abruptamente para valores inferiores a 1% ao mês após este período. Tal fenômeno foi denominado *"temporal clustering"* e sua compreensão é fundamental para indicação terapêutica e consideração prognóstica.

Fatores de risco individuais parecem ainda ser controversos nestes estudos, com resultados conflitantes sobre idade, sexo, hipertensão arterial, história familiar, uso de antiagregantes plaquetários ou anticoagulantes, tamanho da lesão, gravidez e anomalias do desenvolvimento venoso. Entretanto, pacientes com hemorragia ao diagnóstico e aqueles com cavernoma de tronco cerebral parecem constituir fator de risco bem estabelecido para novos eventos hemorrágicos.[10]

Outro aspecto importante a ser considerado, em especial nas lesões supratentoriais, é o risco de desenvolvimento de crise convulsiva e sua história natural. No entanto, estes aspectos ainda não foram tão bem elucidados quanto o risco de hemorragia. Para pacientes assintomáticos, estima-se um risco de 2,4% por paciente/ano de desenvolvimento de crise convulsiva.[9] Em 5 anos, há um risco de 4% de desenvolvimento de primeira crise em paciente assintomático e 6% naqueles com história de hemorragia ou déficit neurológico focal por outra causa. Dos pacientes com crise convulsiva ao diagnóstico, apenas 47% obterão remissão em 5 anos e até 50% necessitarão de tratamento cirúrgico posteriormente.[29]

CAVERNOMAS FAMILIARES

Considerando que até 20% de todos os cavernomas possam apresentar origem familiar,[14,30] é importante ao neurocirurgião conhecer as peculiaridades diagnósticas e prognósticas deste subgrupo de pacientes. Seu diagnóstico deve ser considerado naqueles com história familiar da doença ou em pacientes com múltiplas lesões (independente da história familiar), como pode ser evidenciado na Figura 41-1. Estas malformações estão associadas a uma ou mais mutações nos genes *CCM1* (*KRIT1*), *CCM2* (*MGC4607*) e *CCM3* (*PDC10*), responsáveis por até 63%, 20% e 16% dos casos respectivamente.[30-33] A taxa de sangramento nestes pacientes varia entre 0,6-1,1% por lesões/ano, exceto naqueles com mutação no gene CCM3, nos quais há um risco aumentado de hemorragia quando comparados aos pacientes com mutações nos demais genes,[23] que foi estimado em 20% por paciente/ano, e com ressangramento de 24% por paciente/ano. Não obstante, tendem a apresentar sintomatologia em pacientes mais jovens.[34]

Assim, ao diagnóstico de um paciente com malformação cavernosa, é imprescindível obter história familiar (até três gerações) de sintomatologias neurológica, como cefaleia, acidente vascular cerebral, alterações relatadas de ressonância magnética e/ou outros sinais/sintomas neurológicos que possam sugerir histórico de cavernoma.

Deve-se considerar sequenciamento genético dos genes *CCM1*, 2 e 3 para pacientes com cavernomas múltiplos sem anomalia do desenvolvimento venoso, pacientes com histórico familiar (sugerido ou confirmado pela anamnese) ou com histórico de irradiação sobre o sistema nervoso central.[35] Nos pacientes portadores de mutação, deve-se realizar o aconselhamento individual. Igualmente, devem-se identificar familiares com risco de mutação genética por meio do mapeamento familiar, e o aconselhamento genético destes pode ser considerado, entretanto sempre considerando aspectos éticos e o impacto de um resultado positivo sobre este paciente.[35]

DIAGNÓSTICO

As malformações cavernosas apresentam quadro clínico amplo e diverso. Assim, a principal ferramenta no diagnóstico deste tipo de lesão será o estudo de imagem.

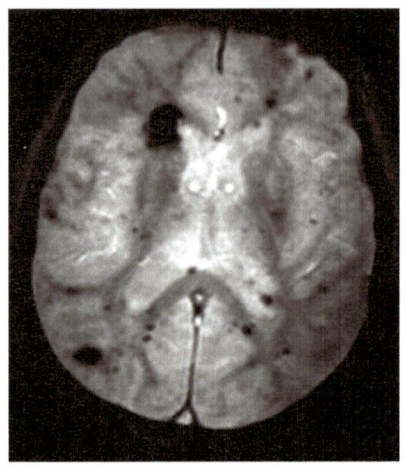

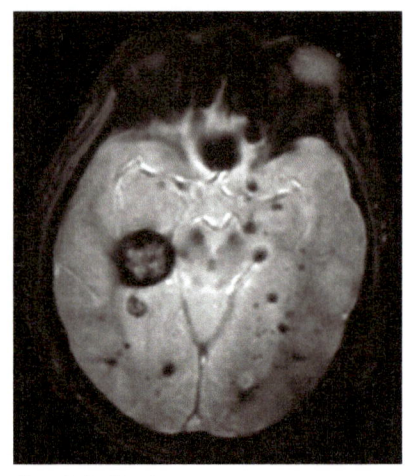

Fig. 41-1. Multiplos cavernomas. Quadro característico de manifestação familiar.

TC de Crânio

Hoje, já suplantada pela ressonância magnética, a tomografia é um exame pouco utilizado na prática clínica para a investigação das malformações cavernosas. Entretanto, quando presente, costuma demonstrar lesão circunscrita e poderá haver hiperintensidade a depender do grau de calcificação ou sangramentos recentes. Tipicamente, não é esperado grande edema sobre o tecido adjacente e não costuma haver efeito de massa. Poderá ou não haver captação de contraste.

Ressonância Magnética

Com os avanços da ressonância magnética na última década, este é hoje o exame de escolha na investigação de pacientes com suspeita de malformações cavernosas. Tipicamente se observa na sequência T2 uma heterogeneidade de sinal formando a característica imagem em "pipoca". A sequência de suscetibilidade magnética em T2 (gradiente-echo) é considerada a sequência *gold standard* para detecção das lesões esporádicas ou familiares. A injeção de contraste paramagnético fornece poucos dados complementares, estando indicada no contexto de diagnóstico diferencial. É importante ressaltar que a presença de anomalia do desenvolvimento venoso associado ao cavernoma praticamente exclui a possibilidade de lesões familiares, mesmo naquelas com múltiplas lesões (Fig. 41-2).[36]

O sistema de classificação dos cavernomas proposto por Zabramski e colaboradores ainda é o mais comumente utilizado, e leva em consideração aspectos de imagem nas sequências T1, T2 e gradiente eco, e está resumido no Quadro 41-1.

Quadro 41-1. Classificação de Zabramski de Ressonância Magnética para Cavernomas

Classificação	Descrição	Apresentação em T1	Apresentação em T2
Tipo I	Hemorragia subaguda	Hiperintenso	Hiper ou hipointenso. Halo hipointenso
Tipo II	Hemorragia loculada e trombose em variados estágios	Reticulado, sinal misto	Reticulado, sinal misto ou halo hipointenso
Tipo III	Hemorragia crônica	Iso ou hipointenso	Hipointenso
Tipo IV	Lesões puntiformes hipointensas no gradiente eco	Não visíveis	Não visíveis

Fonte: Adaptado de Zabramski *et al*.[16]

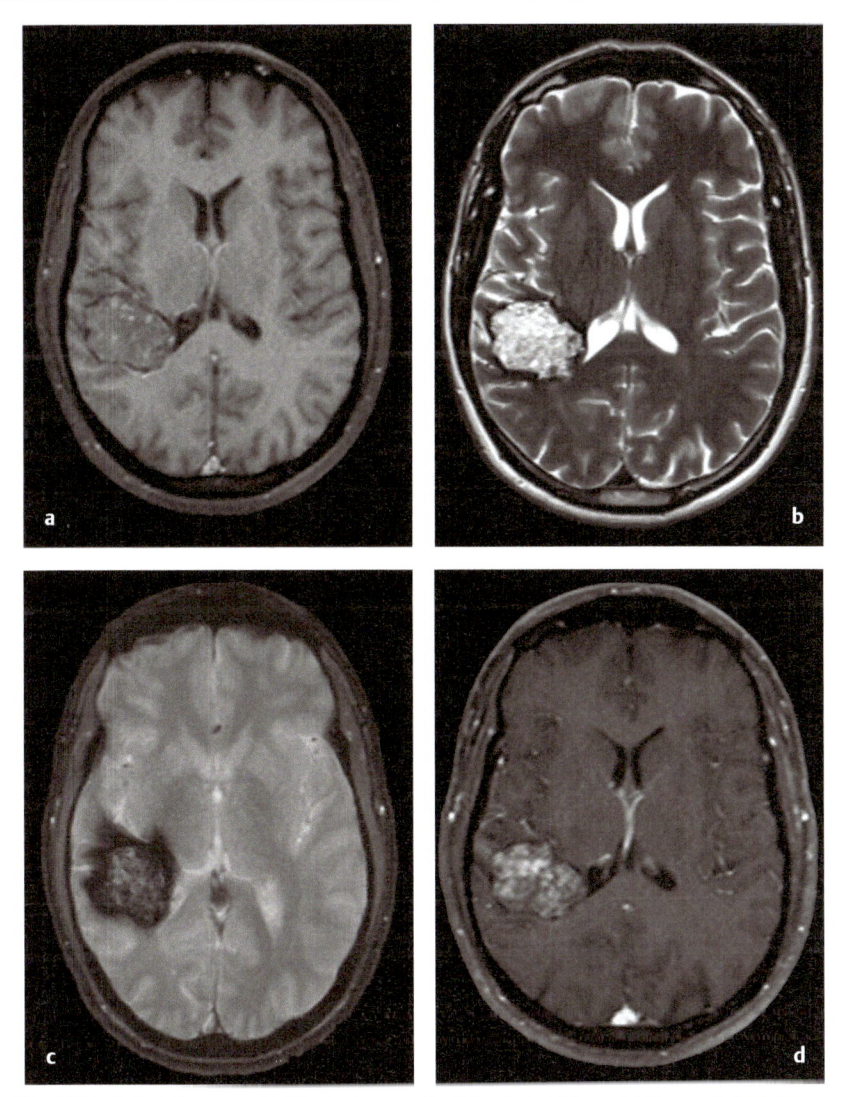

Fig. 41-2. Paciente de 35 anos com histórico de crise convulsiva tônico-clônica há 3 anos. (**a**) Observa-se uma lesão expansiva arredondada localizada na porção posterior do lobo temporal direito, na transição com o lobo parietal ipsilateral, com efeito compressivo sobre parênquima adjacente e discreto rechaço do corno posterior do ventrículo lateral direito. Na sequência T1 é possível avaliar uma lesão predominantemente de baixo sinal com focos de sinal mais elevado. (**b**) Há em T2 um sinal elevado com halo de baixo sinal, tornando a lesão com aspecto em "pipoca". (**c**) Na sequência para suscetibilidade magnética há baixo sinal indicando produtos de degradação da hemoglobina. (**d**) Após a injeção de contraste paramagnético é possível avaliar sua captação heterogênea.

TRATAMENTO

Devemos sempre considerar a possibilidade de ressecção cirúrgica dos cavernomas que se encontrem em áreas acessíveis. A exérese completa da lesão, que é possível na maioria dos casos supratentoriais, leva à cura e exime o paciente do risco de hemorragias, sequelas neurológicas, além de constituir tratamento, por vezes curativo, ao paciente com crise convulsiva. Esta recomendação se fundamenta na baixa morbidade cirúrgica, que varia de 1,8% a 6% em séries mais atuais, valores estes semelhantes à morbidade inerente à própria história natural da doença,[29,37] em especial nos casos com hemorragia anteriormente documentados.

Apesar do tratamento expectante das lesões assintomáticas ser uma medida preconizada por alguns autores,[35] consideramos justificável apenas nos casos em que o risco cirúrgico seja elevado.

Mesmo nos casos que apresentem apenas uma única crise convulsiva, recomendamos a cirurgia precoce. A abordagem cirúrgica proporciona excelentes taxas de controle (até 90% dos casos[13,29,37], além de dirimir os demais riscos inerentes à doença. É importante ressaltar que não é aconselhável postergar a indicação cirúrgica neste contexto, pois quanto maior o tempo entre o início das crises e o procedimento cirúrgico, menores são as taxas de controle, que caem a 68-79% após o primeiro ano.[29,37] Dammann e colaboradores, em 2016, demonstraram que remanescentes de hemossiderina, identificados ao exame de ressonância magnética pós-operatória, podem aumentar o risco de crise convulsiva pós-cirúrgica.[38] Assim, recomenda-se a excisão complementar destas áreas quando localizadas em áreas seguras, porém cada caso deve ser avaliado individualmente.

Para o êxito do procedimento cirúrgico, é importante a cuidadosa avaliação das características da lesão, bem como sua localização anatômica. Na vigência de um sangramento não volumoso, é aceitável postergar a cirurgia por um período de 3 a 4 semanas, permitindo a liquefação do hematoma e facilitando o procedimento cirúrgico. Este período de espera pode ser acompanhado por tomografia computadorizada, até que o hematoma se torne hipodenso.

Frequentemente se observa que as malformações cavernosas estão localizadas no fundo de um sulco cerebral (Fig. 41-3), onde normalmente se encontram veias e artérias, proporcionando uma abordagem segura. No córtex cerebral, estas lesões frequentemente são identificadas pelo abaulamento que produzem, bem como por sua coloração amarelada, podendo ser abordadas por corticotomia quando não for possível utilizar um sulco cerebral. Se não for possível sua fácil localização, o ultrassom perioperatório e o neuronavegador são instrumentos de grande auxílio.

Com frequência são observadas anomalias venosas associadas aos cavernomas, e estas devem ser preservadas por apresentarem função de drenagem venosa do parênquima cerebral (Figs. 41-4 e 41-5).

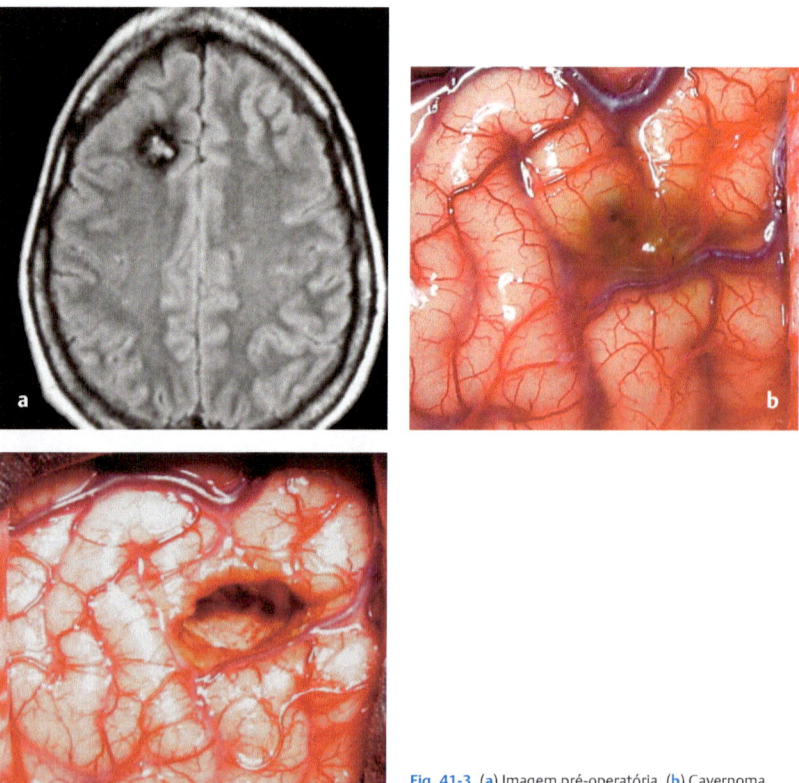

Fig. 41-3. (a) Imagem pré-operatória. (b) Cavernoma aflorando pelo sulco cortical. (c) Ressecção completa da lesão.

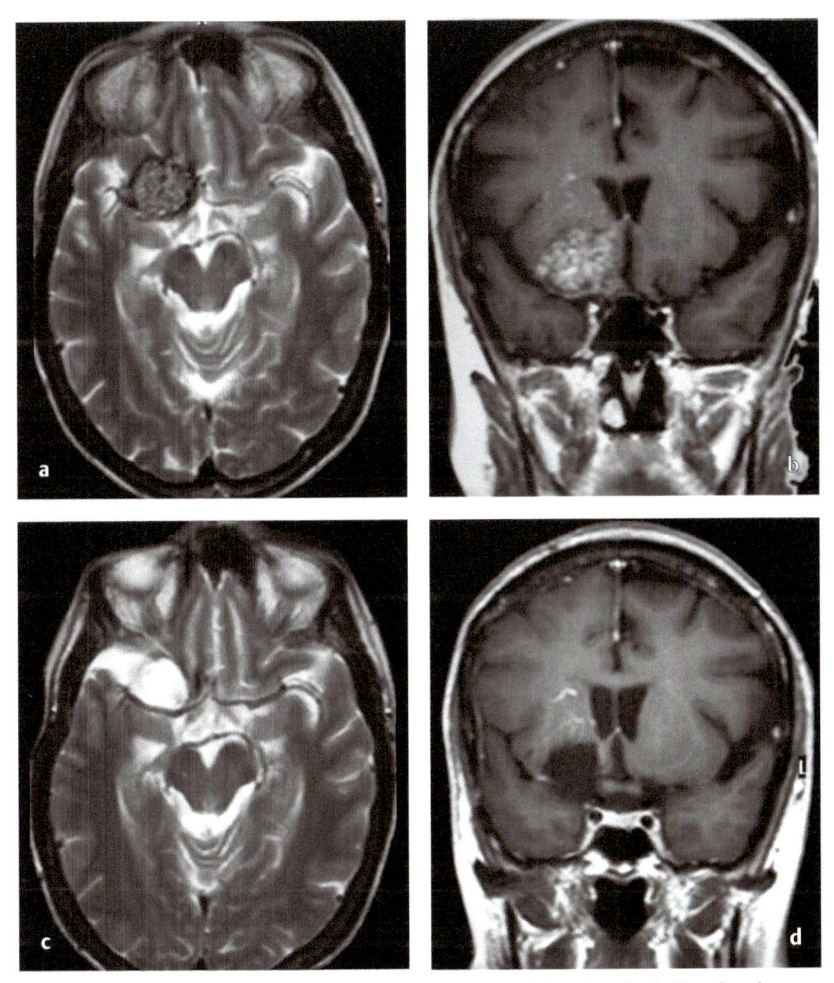

Fig. 41-4. (a,b) Nas imagens pré-operatórias, é possível perceber a saliência da lesão frontobasal, aflorando na fissura sylviana, deslocando a artéria cerebral média e seus ramos. (c,d) Optou-se por uma abordagem transylviana com ressecção completa.

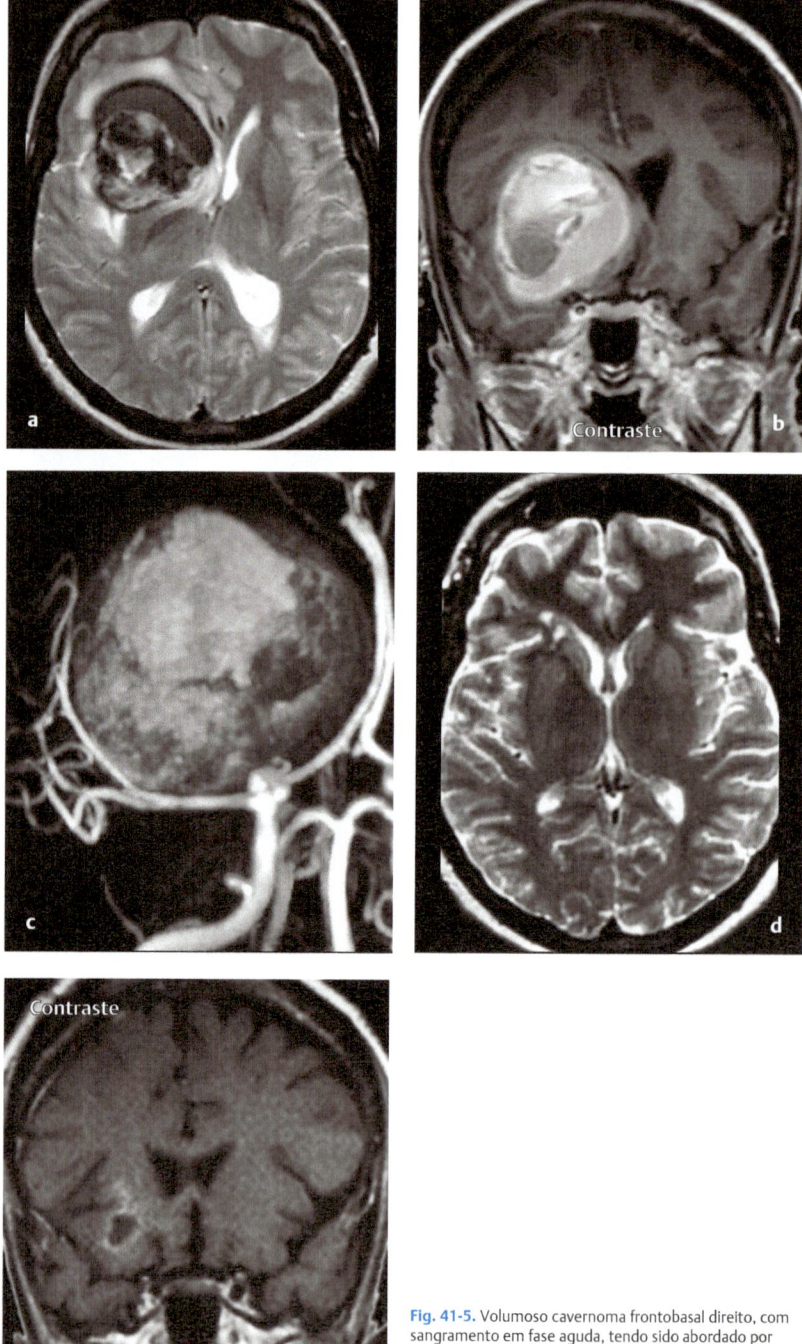

Fig. 41-5. Volumoso cavernoma frontobasal direito, com sangramento em fase aguda, tendo sido abordado por via sylviana em caráter de urgência. (a-c) Imagens pré-operatórias e (d,e) imagens pós-operatórias da ressecção cirúrgica.

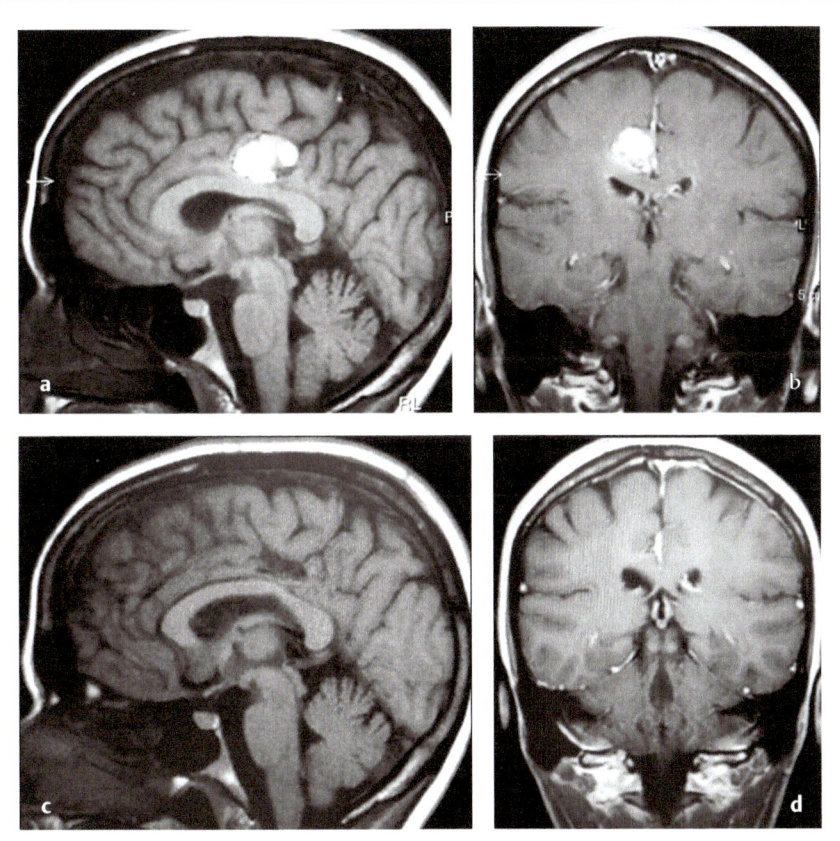

Fig. 41-6. Malformação cavernosa situada sobre a porção distal do giro do cíngulo à direita como evidenciado nas imagens pré-operatórias em: (a) T1 sagital e (b) T1 coronal. (c,d) Realizada abordagem contralateral transfalcina para acesso à lesão, com sua ressecção completa.

Nas lesões parafalcinas, devemos atentar à possibilidade de acesso contralateral, como observado na Figura 41-6, onde se obtém melhor ângulo para visualização da lesão com menor retração do parênquima cerebral, neste caso correspondendo à área motora. É importante ressaltar que as lesões localizadas em áreas motoras são igualmente passíveis de remoção, sendo fundamentais recursos de neuronavegação e estimulação cortical para a maior segurança do procedimento.

Outras modalidades terapêuticas são propostas, entretanto com resultados ainda pouco robustos que apoiem seu uso rotineiro. O tratamento radioterápico foi estudado em metanálise, que demonstrou uma redução estatisticamente significante no risco de sangramento em 2 anos.[39] Entretanto, estes resultados devem ser avaliados com cautela, pois acredita-se que a redução no risco de sangramento após este período faça parte da história natural da doença, como já previamente explicado. Não obstante, apresenta riscos inerentes da exposição à radiação.

REFERÊNCIAS BIBLIOGRÁFICAS

1. Houtteville JP. Cavernomas of the central nervous system. Historical data and changing ideas. Neurochirurgie 2007;53:131-5.
2. Washington CW, McCoy KE, Zipfel GJ. Update on the natural history of cavernous malformations and factors predicting aggressive clinical presentation. Neurosurg Focus 2010;29:E7.
3. Simard JM, Garcia-Bengochea F, Ballinger Jr. WE, et al. Cavernous angioma: a review of 1.268 collected and 12 new clinical cases. Neurosurgery 1986;18:162-72.
4. Bellon RJ, Seeger JF. Cavernous angiomas: a radiologic review. Int J Neuroradiol 1997;3:343-55.
5. Brown Jr. RD, Wiebers DO, Torner JC, O'Fallon WM. Incidence and prevalence of intracranial vascular malformations in Olmsted County, Minnesota, 1965 to 1992. Neurology 1996;46(4):949-52.

6. Morris Z, Whiteley WN, Longstreth Jr. WT, et al. Incidental findings on brain magnetic resonance imaging: systematic review and meta-analysis. BMJ 2009;339:b3016.
7. Flemming K, Graff-Radford J, Aakre J, et al. Population-based prevalence of cerebral cavernous malformations in older adults Mayo Clinic Study of Aging. JAMA Neurol 2017;74(7):801-5.
8. Maraire JN, Awad IA. Intracranial cavernous malformations: lesion behavior and management strategies. Neurosurgery 1995;37:591-605.
9. Moriarity JL, Clatterbuck RE, Rigamonti D. The natural history of cavernous malformations. Neurosurg Clin N Am 1999;10:411-17.
10. Horne MA, Flemming KD, Su IC, et al. Cerebral cavernous malformations individual patient data meta-analysis collaborators. Clinical course of untreated cerebral cavernous malformations: a meta-analysis of individual patient data. Lancet Neurol 2016;15:166-73.
11. Moore SA, Brown Jr. RD, Christianson TJ, Flemming KD. Long-term natural history of incidentally discovered cavernous malformations in a single-center co-hort. J Neurosurg 2014;120(5):1188-92.
12. Bos D, Poels MM, Adams HH, et al. Prevalence, clinical management, and natural course of incidental findings on brain MR images: the population-based Rotterdam Scan Study. Radiology 2016;281(2):507-15.
13. Moran NF, Fish DR, Kitchen N, et al. Supratentorial cavernous haemangiomas and epilepsy: a review of the literature and case series. J Neurol Neurosurg Psychiatry 1999;66:561-8.
14. Al-Shahi Salman R, Hall JM, Horne MA, et al. Untreated clinical course of cerebral cavernous malformations: a prospective, population-based co-hort study. Lancet Neurol 2012;11(3):217-24.
15. Cavalcanti DD, Kalani MY, Martirosyan NL, et al. Cerebral cavernous malformations: from genes to proteins to disease. J Neurosurg 2012;116:122-32.
16. Zabramski JM, Wascher TM, Spetzler RF, et al. The natural history of familial cavernous malformations: Results of an ongoing study. J Neurosurg 1994;80:422-32.
17. Cutsforth-Gregory JK, Lanzino G, Link MJ, et al. Characterization of radiation-induced cavernous malformations and comparison with a nonradiation cavernous malformation co-hort. J Neurosurg 2015;122:1214-22.
18. JonSheen J, HeuiLee D, HeeLee Y, et al. Long-term outcome of gamma knife radiosurgery for brain cavernoma: Factors associated with subsequent de novo cavernoma formation. J Neurosurg 2018.
19. Willmore LJ, Sypert GW, Munson JB. Recurrent seizures induced by cortical iron injection: a model of posttraumatic epilepsy. Ann Neurol 1978;4:329-36.
20. Gross B, Du R. Hemorrhage from cerebral cavernous malformations: a systematic pooled analysis. Journal of Neurosurgery 2016;126(4):1079-87.
21. Del Curling Jr. O, Kelly Jr. DL, Elster AD, et al. An analysis of the natural history of cavernous angiomas. J Neurosurg 1991;75:702-8.
22. Robinson JR, Awad IA, Little JR. Natural history of the cavernous angioma. J Neurosurg 1991;75:709-14.
23. Zabramski JM, Wascher TM, Spetzler RF, et al. The natural history of familial cavernous malformations: results of an ongoing study. J Neurosurg 1994;80:422-32.
24. Del Curling Jr. O, Kelly Jr. DL, Elster AD, Craven TE: An analysis of the natural history of cavernous angiomas. J Neurosurg 1991;75:702-8.
25. Kondziolka D, Lunsford LD, Flickinger JC, Kestle JRW. Reduction of hemorrhage risk after stereotactic radiosurgery for cavernous malformations. J Neurosurg 1995;83:825-31.
26. Robinson J R, Awad I A, Little JR. Natural history of the cavernous angioma. J Neurosurg. 1991;75:709-714.
27. Taslimi S, Modabbernia A, Amin-Hanjani S, et al. Natural history of cavernous malformation: systematic review and meta-analysis of 25 studies. Neurology 2016;86:1984-91.
28. Barker II FG, Amin-Hanjani S, Butler WE, et al. Temporal clustering of hemorrhages from untreated cavernous malformations of the central nervous system. Neurosurgery 2001;49:15-24.
29. Ferroli P, Casazza M, Marras C, et al. Cerebral cavernomas and seizures: a retrospective study on 163 patients who underwent pure lesionectomy. Neurol Sci 2006;26(6):390-4.
30. Riant F, Bergametti F, Ayrignac X, et al. Recent insights into cerebral cavernous malformations: the molecular genetics of CCM. Febs J 2010;277(5):1070-5.
31. Nagy G, Burkitt W, Stokes S. et al. Contemporary radiosurgery of cerebral cavernous malformations: Part 2. Treatment outcome for hemispheric lesions. J Neurosurg 2018;1-9.
32. D'Angelo R, Marini V, Rinaldi C, et al. Mutation analysis of CCM1, CCM2 and CCM3 genes in a co-hort of Italian patients with cerebral cavernous malformation. Brain Pathol 2011;21(2):215-24.
33. Mondejar R, Solano F, Rubio R, et al. Mutation prevalence of cerebral cavernous malformation genes in spanish patients. PLoS One 2014;9(1):e86286.
34. Shenkar R, Shi C, Rebeiz T, et al. Exceptional aggressiveness of cerebral cavernous malformation disease associated with PDCD10 mutations. Genet Med 2015;17(3):188-196.
35. Akers A, Salman RA-S, Awad I, et al. Synopsis of guidelines for the clinical management of cerebral cavernous malformations: Consensus recommendations based on systematic literature review by the Angioma Alliance Scientific Advisory Board Clinical Experts Panel. Neurosurgery 2017;80(5):665-80.
36. Dammann P, Wrede K, Yuan Z, et al. Correlation of the venous angioarchitecture of multiple cerebral cavernous malformations with familial or sporadic disease: a susceptibility-weighted imaging study with 7-Tesla MRI. J Neurosurg 2017;126(2);570-577.
37. Dammann P, Wrede K, Jabbarli R, et al. Outcome after conservative management or surgical treatment for new-onset epilepsy in cerebral cavernous malformation. J Neurosurg 2016;1:1-9.
38. Dammann P, Wrede K, Jabbarli R, et al. Outcome after conservative management or surgical treatment for new-onset epilepsy in cerebral cavernous malformation. J Neurosurg 2016;126(4):1303-11.
39. Lu XY, Sun H, Xu JG, Li QY. Stereotactic radiosurgery of brainstem cavernous malformations: a systematic review and meta-analysis. J Neurosurg 2014;120(4):982-7.

LEITURA RECOMENDADA

Al-Shahi Salman R, Berg MJ, Morrison L, Awad IA. Hemorrhage from cavernous malformations of the brain: definition and reporting standards. Angioma alliance scientific advisory board. Stroke 2008;39(12):3222-30.

Batra S, Lin D, Recinos PF, et al. Cavernous malformations: natural history, diagnosis and treatment. Nat RevNeurol 2009;5:659-70.

Chang EF, Gabriel RA, Potts MB, et al. Seizure characteristics and control after microsurgical resection of supratentorial cerebral cavernous malformations. Neurosurgery 2009;65:31-7.

Del Curling Jr. O, Kelly Jr. DL, Elster AD, Craven TE. An analysis of the natural history of cavernous angiomas. J Neurosurg 1991;75:702-8.

Englot DJ, Han SJ, Lawton MT, Chang EF. Predictors of seizure freedom in the surgical treatment of supratentorial cavernous malformations. J Neurosurg 2011;115:1169-74.

Flemming KD, Bovis GK, Meyer FB. Aggressive course of multiple de novo cavernous malformations. J Neurosurg 2011;115(6):1175-8.

Gastelum E, Sear K, Hills N, et al. Rates and characteristics of radiographically detected intracerebral cavernous malformations after cranial radiation therapy in pediatric cancer patients. J Child Neurol 2015;30(7):842-9.

Gault J, Sain S, Hu LJ, Awad IA. Spectrum of genotype and clinical manifestations in cerebral cavernous malformations. Neurosurgery 2006;59(6):1278-85.

Jin Y, Zhao C, Zhang S, et al. Seizure outcome after surgical resection of supratentorial cavernous malformations plus hemosiderin rim in patients with short duration of epilepsy. Clin Neurol Neurosurg 2014; 119:59-63.

Josephson CB, Leach JP, Duncan R, et al. Seizure risk from cavernous or arteriovenous malformations: prospective population-based study. Neurology 2011;76(18):1548-54.

Kashefiolasl S, Bruder M, Brawanski N, et al. A benchmark approach to hemorrhage risk management of cavernous malformations. Neurology 2018;90:1-8.

Kondziolka D, Lunsford LD, Kestle JR. The natural history of cerebral cavernous malformations. J Neurosurg 1995;83:820-824.

Nagy G, Burkitt W, Stokes S, et al. Contemporary radiosurgery of cerebral cavernous malformations: Part 1. Treatment outcome for critically located hemorrhagic lesions. J Neurosurg 2018;1-9.

Ruan D, Yu XB, Shrestha S, et al. The role of hemosiderin excision in seizure outcome in cerebral cavernous malformation surgery: a systematic review and meta-analysis. PLoS One 2015;1-14.

Ryvlin P, Mauguière F, Sindou M, et al. Interictal cerebral metabolism and epilepsy in cavernous angiomas. Brain 1995;118(pt 3):677-87.

Stavrou I, Baumgartner C, Frischer JM, et al. Long-term seizure control after resection of supratentorial cavernomas: a retrospective single-center study in 53 patients. Neurosurgery 2008;63:888-96.

von der Brelie C, von Lehe M, Raabe A, et al. Surgical resection can be successful in a large fraction of patients with drug-resistant epilepsy associated with multiple cerebral cavernous malformations. Neurosurgery 2013;74:147-53.

CAPÍTULO 42
CAVERNOMAS INFRATENTORIAIS
Ingra Ianne L. Ornelas • Daniel D. Cavalcanti

HISTÓRICO

As malformações vasculares cerebrais ocorrem em 0,1-4,0% da população geral. De acordo com McCormick,[1] quatro subtipos gerais de malformações congênitas foram descritas: anomalias do desenvolvimento venoso, telangiectasias capilares, malformações cavernosas e malformações arteriovenosas. Malformações cavernosas, também conhecidas como cavernomas, são malformações vasculares bem circunscritas, multilobuladas, de baixo fluxo, compostas por canais sinusoidais revestidos por uma única camada de endotélio, sem camada muscular, que ocorrem principalmente no cérebro e, menos frequentemente, na medula espinhal. É frequente visualizar ao redor do cavernoma gliose reacional ou hemossiderina. O fluxo sanguíneo através dos cavernomas é mínimo. Assim, eles não podem ser vistos na angiografia e são, frequentemente, referidos como "angiograficamente ocultos". Em 2018, a Sociedade Internacional para Estudo das Anomalias Vasculares, a ISSVA, rebatizou tais lesões como malformações venosas cerebrais cavernosas.[2]

Os cavernomas ocorrem em cerca de 0,5% da população, representando de 8% a 15% de todas as malformações vasculares,[3] não havendo predileção por nenhum sexo. Eles ocorrem de forma esporádica ou na forma familiar. Podem crescer, sangrar ou regredir. A maioria dos cavernomas tem localização supratentorial.[4] Cavernomas de tronco encefálico e cerebelares são menos comuns, e apenas alguns estudos descrevem sua história natural e resultados de tratamento. Uma metanálise sobre a história natural dos cavernomas descobriu que os cavernomas do tronco encefálico compreendiam 18% dos cavernomas infratentoriais, com 6% deles ocorrendo no cerebelo.[5] Na verdade, em grandes séries, cavernomas cerebelares podem representar 9,3-53% dos casos infratentoriais.[6] Eles também podem estar associados a anomalias venosas de desenvolvimento. Cavernomas do tronco encefálico em crianças são extraordinariamente raros, compreendendo 13,3-14,5% de todos os CMs do tronco[7-9] e ocorrendo com ainda menos frequência no cerebelo.[10] No cerebelo, a incidência varia de 3% a 13,5% de todos os cavernomas intracranianos pediátricos.[10]

Há um debate histórico sobre as indicações cirúrgicas às lesões encontradas no tronco encefálico. Em 1939, Percival Bailey[11] classificara esse tema como um capítulo pessimista da história da neurocirurgia. Três décadas após, Donald Matson[12] ainda afirmava que a localização daquelas lesões as tornava inoperáveis. Atualmente, apesar da evolução das técnicas microcirúrgicas, das dissecções da base do crânio, dos avanços na neuroimagem e dos procedimentos guiados por neuronavegação, seletos grupos no mundo têm acumulado significativa experiência no tratamento multiprofissional dessas lesões.[13-17]

Dentre os cavernomas no tronco encefálico, a ponte é a topografia mais frequente. Sem dúvidas, a história natural dessa patologia tem de ser balanceada com os riscos de uma intervenção cirúrgica. Alguns autores reportaram uma taxa de sangramento anual de 0,25%; já as taxas de sangramento em doença familiar podem atingir 6,5%.[18,19] Diversos estudos revelam que a localização no tronco encefálico por si só já representa tendência à evolução clínica mais maligna. Interessante salientar que a história de ruptura anterior pode elevar o risco de novo sangramento em até 7 vezes. Outros fatores de risco incluem o tamanho da lesão e a associação com anomalia venosa do desenvolvimento.[20,21] Sexo feminino e sangramento prévio são claramente fatores de risco para ressangramento.[22] Como fatores de proteção, foram identificados, no passado, idade mais jovem, ausência de sangramento prévio, bom *status* pré-operatório e lesões menores. Já os cavernomas cerebelares apresentam uma evolução mais benigna; quando sintomáticos, apresentam-se com ruptura (93,1%), levando a cefaleia, náuseas, vômitos e vertigens.

Sangramentos repetidos possivelmente criam um padrão progressivo de lesão neurológica nos tratos e núcleos ao redor, com a maioria dos pacientes não retornando ao estado neurológico basal.[17,20] Nesse aspecto, a indicação cirúrgica sem dúvida ganha mais sentido. Adicionalmente, as taxas de sangramento no tronco são maiores que as demais topografias, e novamente, sua diminuta dimensão e quantidade de estruturas eloquentes aumentam a chance de aparecimento de sinais e sintomas, o que auxilia no processo de tomada de decisão quanto à microcirurgia.[17,19]

QUADRO CLÍNICO

Embora frequentemente associado a uma apresentação e evolução mais benigna que o acidente vascular encefálico hipertensivo de tronco, uma parcela significativa de pacientes pode-se apresentar com coma ou morte. A mortalidade foi estimada em até 17% em hemorragias subsequentes.[18,19] Em uma metanálise, evidenciou-se que o déficit neurológico focal ou ataxia foi a apresentação mais comum de pacientes com lesões infratentoriais.[4] Numa série de 300 cavernomas de tronco encefálico manejados cirurgicamente, o aparecimento de sinais e sintomas foi geralmente abrupto; neuropatia craniana esteve presente em 63% dos pacientes, déficits sensitivos em 53%, cefaleia em quase 40%, déficit motor em 37%, diplopia em 33%, ataxia em 29%, vertigens em 25%, náuseas e vômitos em 17% e disfagia em 11%.[20] Naturalmente, os déficits relacionados com nervos cranianos estão associados à posição de seus núcleos; pacientes com lesões mesencefálicas sintomáticas apresentavam diplopia ou sinais localizatórios dos nervos oculomotor ou troclear. Já aqueles com lesões pontinas se queixavam mais de déficits relacionados com os nervos trigêmeo, abducente e facial. Lesões adjacentes ao ventrículo podem resultar em hidrocefalia como a condição de apresentação dos pacientes afetados.

Embora a eloquência do cerebelo não possa ser comparada com o tronco encefálico, os cavernomas cerebelares podem atingir tamanho gigante ou mesmo causar hemorragia maciça.[23-26] Isso pode causar compressão do tronco encefálico ou hidrocefalia. Outros sintomas comuns incluem dores de cabeça, tontura, vômito, ataxia e déficits neurológicos focais por efeito de massa.[23,24,27]

DIAGNÓSTICO POR IMAGEM

As malformações cavernosas são malformações vasculares angiograficamente ocultas. No entanto, quando são grandes, podem aparecer como uma massa avascular na angiografia. Os achados na TC são inespecíficos, e os cavernomas geralmente aparecem como uma lesão heterogênea, mais hiperdensa, sem realce. Essa hiperdensidade corresponde a hemorragia, trombose ou calcificação. Hipodensidade perilesional pode representar edema, hemossiderina ou mesmo atrofia. A ressonância magnética é crucial no diagnóstico de cavernomas infratentoriais, e para também descartar possíveis diagnósticos diferenciais. Além das imagens ponderadas em T1 e T2, a sequência gradiente eco (GRE) e a imagem ponderada por suscetibilidade (SWI) são as mais importantes. Muitas vezes o T1 não revelará com precisão os limites da lesão; então optamos por uma sequência de T2 em cortes finos para usar na neuronavegação. Com base nos achados de imagens de ressonância magnética, os cavernomas foram classificados em quatro tipos por Zabramski et al.;[28] essa classificação, embora útil, não é comumente utilizada na prática clínica. Lesões do tipo I representam hemorragia subaguda com hiperintensidade nas sequências T1 e T2. Já as do tipo II aparecem reticuladas e mostram um sinal misto nas sequências T1 e T2, representam vários estados de organização do sangue intralesional. Os cavernomas do tipo III representam hemorragia crônica, eles aparecem predominantemente hipointensos nas sequências T1 e T2 e mostram o contorno hipointenso clássico, característico na sequência T2 ou GRE. O tipo IV é caracterizado por lesões puntiformes no GRE, sendo representado por micro-hemorragias múltiplas.

Numa grande série de cavernomas cerebelares oriunda da China, o diâmetro médio dos cavernomas cerebelares foi de 2,2 ± 0,9 cm (0,8-4,8 cm). Já em outra série, Garcia et al.[29] acharam um diâmetro médio de 19,5 cm para cavernomas de tronco encefálico.

DIAGNÓSTICO DIFERENCIAL

O diagnóstico diferencial dos cavernomas inclui principalmente neoplasias hemorrágicas primárias (glioblastoma multiforme e ependimoma) ou metástases cerebrais com hemorragia, que, quando múltiplas, podem-se assemelhar a causas de micro-hemorragias, como angiopatia cerebral amiloide, lesão axonal difusa, vasculite cerebral, encefalopatia hipertensiva crônica e telangiectasias.[30] Doenças infecciosas como tuberculoma e neurocisticercose também devem ser excluídas.

TRATAMENTO

O melhor tratamento para os cavernomas deve comparar o risco de sangramento com o risco inerente à opção terapêutica. A apresentação clínica, a localização da lesão, o número de hemorragias e as comorbidades devem ser considerados ao se decidir sobre uma opção de tratamento. Cada paciente deve ser analisado pelo cirurgião de forma individualizada.

O risco anual de sangramento para cavernomas é de 2,2% por paciente. Para aqueles que sofreram sangramento anterior, o risco anual aumenta para 4,3% por paciente.[18] Nos portadores de cavernomas na fossa posterior e naqueles que sofreram hemorragia prévia, é 6,75 e 7,78 vezes mais provável, respectivamente, que apresentem sintomas neurológicos. Existem três opções terapêuticas para cavernomas: acompanhamento clínico, microcirurgia e radiocirurgia.[31]

Acompanhamento Clínico

Em geral, o manejo conservador é recomendado para pacientes com lesões assintomáticas e sem sangramento, especialmente se localizadas profundamente, em áreas eloquentes ou em pacientes com lesões múltiplas. Pacientes oligossintomáticos em seu primeiro sinal de sangramento também podem ser acompanhados clinicamente, principalmente quando acima de 65 anos e com risco cirúrgico mais elevado. Uma discussão profunda com o paciente e a família deve ser conduzida, expondo riscos, benefícios e alternativas. Em decorrência do comportamento dinâmico das malformações cavernosas, imagens de RM de acompanhamento periódico são recomendadas (um ano após a primeira imagem nos assintomáticos e oligossintomáticos, a cada dois anos por 2 vezes e, então, de 5 em 5 anos).

Radiocirurgia

Dada a localização profunda dos cavernomas de tronco encefálico, alguns autores propuseram a radiocirurgia estereotáxica (SRS) como uma opção minimamente invasiva apropriada ou como uma modalidade complementar à microcirurgia para o tratamento dessas lesões. A maneira de avaliar a eficácia da radiocirurgia em malformações cavernosas é analisar a redução da taxa de sangramento que geralmente ocorre após um período de latência de 2 anos. Embora alguns autores relatem uma redução na taxa de hemorragia em pacientes cujos cavernomas são tratados com radiocirurgia,[32,33] outros, além de não conseguirem confirmar tal redução, também mostraram uma alta incidência de complicações induzidas pela radiação.

Estudando 54 pacientes com cavernomas do tronco encefálico sintomáticos que não foram submetidos à ressecção anterior, Lee et al.[34] relataram uma taxa anual de hemorragia após a cirurgia com Gamma Knife® de 7,06% nos primeiros 2 anos para aqueles que receberam 13,1 Gy, e 9,84% para aqueles que receberam 13,7 Gy.

A falta de evidências da eficácia da radiocirurgia para cavernomas intracranianos, juntamente com o risco de complicações induzidas pela irradiação, justifica estudos prospectivos randomizados.

Microcirurgia

O tronco encefálico é uma estrutura neural de pequena área seccional, porém de alta concentração de núcleos e tratos, com chance elevada de desenvolvimento ou piora de déficits neurológicos se manipulado. Quando as lesões não afloram à superfície pial ou ependimária, é crucial o conhecimento das áreas de segurança de acesso ao tronco encefálico, descritas na literatura neurocirúrgica por meio da experiência adquirida nas principais séries cirúrgicas e também em dissecções cadavéricas.[13,14,35-39] Tais zonas de segurança representam pontos de entrada e trajetos em que há esparsidade de estruturas eloquentes e ausência de artérias perfurantes, nas quais uma neuroanatomia possa ser realizada gerando o menor dano possível ao doente.

A definição de áreas de segurança no tronco encefálico teve seu mais provável início com Baghai et al.,[40] em 1982, ao optar pelo acesso retrossigmoide para biópsias de tumores do tronco encefálico em vez da craniectomia suboccipital com acesso através do assoalho do quarto ventrículo. A porção ventrolateral da ponte entre a emergência dos nervos cranianos trigêmeo e facial permitiu um maior aproveitamento no resultado das biópsias comparativamente associada à mínima morbidade. Essa descrição deu origem a uma das principais zonas de segurança utilizadas, a zona pontina lateral, uma das principais fornecidas pelo acesso retrossigmoide (Fig. 42-1). Posteriormente, Kyoshima et al.[38] descreveram duas áreas clássicas de segurança na fossa romboide onde estruturas neurais são, relativamente, esparsas: os triângulos suprafacial e infrafacial. Finalmente, Albino Bricolo foi responsável pela descrição de diversas outras áreas de segurança no tronco encefálico por observação de seus resultados cirúrgicos em uma grande série.[13] Progressivamente, outros autores reportaram mais áreas de segurança no tronco encefálico, ampliando as possibilidades de acesso menos mórbidos em diferentes pontos do tronco encefálico.[14,39,41,42]

Neuromonitoração e neuronavegação são ferramentas valiosas para maximizar a segurança do paciente. A abordagem orbitozigomática permite acesso seguro aos pedúnculos cerebrais, enquanto a abordagem infratentorial supracerebelar funciona bem para o tectum ou lesões mesencéfalo-talâmicas. Para lesões principalmente na ponte, a abordagem retrossigmoide é adequada. A abordagem infratentorial supracerebelar permite a visualização do mesencéfalo ou lesões pontomesencefálicas altas. A abordagem lateral mais distante permite o acesso às lesões da junção pontomedular, medula e junção cervicomedular.

Para cavernomas de tronco encefálico pediátrico, recomenda-se a cirurgia apenas se o paciente tiver, pelo menos, uma única hemorragia, função neurológica deficiente ou lesões grandes adjacentes à membrana pial. A abordagem mais frequentemente usada para remover lesões do mesencéfalo naquela série de Li et al. foi uma abordagem transtentorial subtemporal. Abordagens suboccipitais da linha média posterior foram utilizadas para lesões da medula e ponte. A dificuldade em ressecar tais lesões completamente foi atribuída a múltiplos lobos ou aderências firmes.[43,44]

Consideramos as melhores indicações para microcirurgia: história de sangramentos múltiplos, apresentação com hematoma e efeito de massa, déficit neurológico progressivo, lesões exofíticas e lesões com grande área de superficialização pial ou ependimária. Lesões pequenas e centrais são naturalmente acompanhadas ao longo do tempo.

O tempo ideal para ressecção tem sido amplamente discutido na literatura.[10] Recomenda-se, em geral, operar os pacientes em fase subaguda do sangramento, com resolução do edema ao redor e organização e liquefação parcial do hematoma. Zaidi et al.[17] e Pandey et al.[45] confirmaram em grandes séries um melhor resultado naqueles operados até 8 semanas. Na cirurgia tardia, a lesão fica muito mais rígida e mais aderida ao tecido ao redor. Uma cirurgia na fase subaguda evita danos adicionais na manipulação do tecido circunjacente temporariamente lesado e edemaciado. De fato, uma melhora após ressecção na fase hiperaguda pode ser devida muito mais à descompressão do efeito de massa que diretamente à remoção da causa do sangramento. O manejo cirúrgico dos cavernomas da fossa posterior depende de um grande número de fatores, como condição clínica do paciente, idade, localização da lesão, tamanho da hemorragia, presença de efeito de massa e hidrocefalia, e morbidade inerente a uma abordagem cirúrgica. Lesões localizadas em áreas altamente eloquentes, como o tronco encefálico,

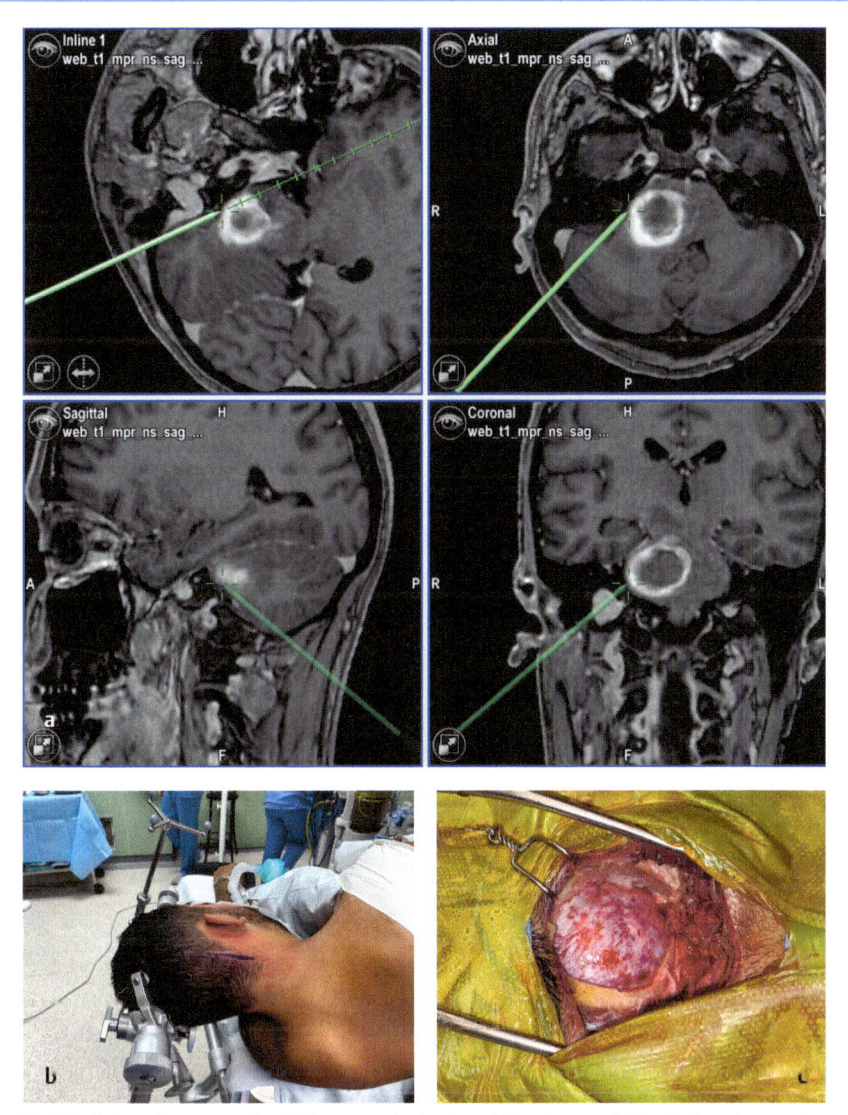

Fig. 42-1. Paciente do sexo masculino de 18 anos com dor de cabeça súbita, náuseas e vômitos. Hemiparesia esquerda, parestesia facial direita e diplopia, com paresia do nervo abducente direito. (**a**) Imagem de neuronavegação refletindo momento de definição de local para neurotomia e ressecção de cavernoma pontino posterolateral direito com hemorragia. Imagens de ressonância magnética ponderadas em T1. Talvez a cirurgia no tronco encefálico seja aquela onde a neuronavegação seja a mais crítica. (**b**) Decúbito lateral esquerdo, com cabeça fixa ao suporte de três pinos. Acesso retrossigmoide direito, com incisão linear, colocada a aproximadamente 2 dedos atrás do pavilhão auditivo. Mínimo corte de cabelo necessário, somente o necessário para marcar e fazer a incisão. A incisão estende-se da projeção posterior do topo da orelha até a projeção posterior da ponta da mastoide. Monitoração do nervo facial direito é muito importante nesse caso. (**c**) Exposição dural com tratamento das células aéreas da mastoide abertas com enxertos de músculo e cera de osso. *(Continua.)*

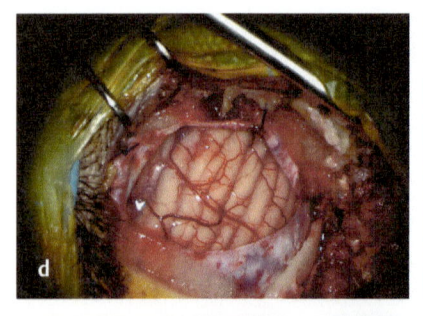

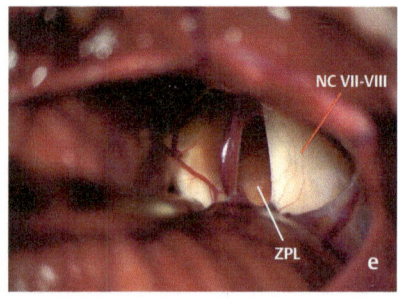

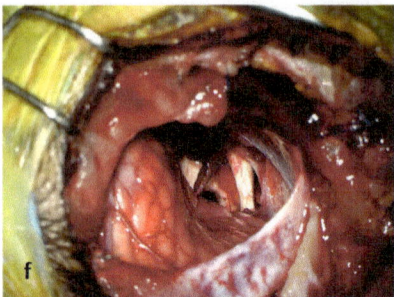

Fig. 42-1. *(Cont.)* **(d)** Durotomia com incisão semilunar da extremidade superomedial para inferolateral, com posterior divisão do *flap* dural do meio da incisão em direção ao ângulo da junção dos seios transverso esigmoide. **(e)** Imagem intraoperatória revela o ângulo cerebelopontino direito, sem necessidade de uso de retratores fixos, com exposição da zona de entrada segura pontina lateral (ZPL). Esta zona se situa entre a emergência dos nervos cranianos VII e VIII, e da raiz do nervo trigêmeo. Note a impregnação da superfície por pigmentos derivados da hemoglobina. **(f)** Aspecto cirúrgico final, sem contusões cerebelares, com cavidade visível entre a ponte e o pedúnculo cerebelar médio, entre a emergência dos nervos cranianos VII e VIII, e da raiz do nervo trigêmeo.

geralmente apresentam taxas de morbidade e mortalidade mais altas em comparação com os cavernomas cerebelares, não apenas como consequência do sangramento, mas também porque essas lesões frequentemente requerem uma abordagem cirúrgica complexa. Lesões nos pedúnculos cerebelares ou nos núcleos profundos cerebelares, como o denteado, devem ser consideradas como em área eloquente.

A abordagem suboccipital mediana é um bom acesso indicado à maioria dos cavernomas cerebelares, nos hemisférios e vérmis, acessíveis pela superfície suboccipital do cerebelo, com baixo índice de complicações.[31] O acesso retrossigmoide é ideal para lesões mais próximas à face petrosa cerebelar e lesões do pedúnculo cerebelar médio (Fig. 42-2). Procuramos empregar o acesso que forneça entrada mais direta à lesão, em que a trajetória desde a corticectomia seja a menor possível. Já

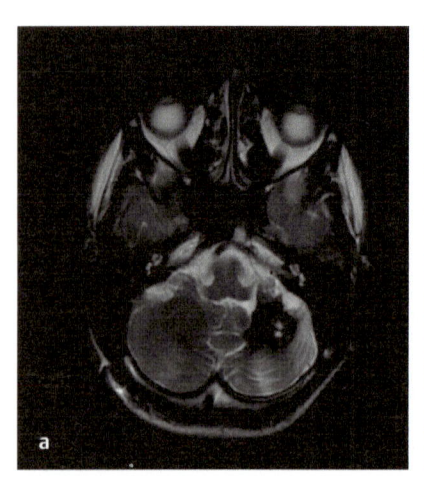

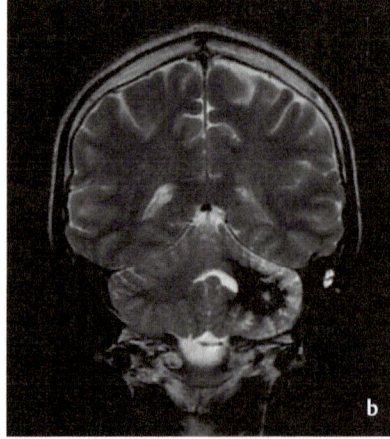

Fig. 42-2. (a,b) Imagens de ressonância magnética de crânio ponderadas em T2, axial e coronal, respectivamente, mostrando um cavernoma no lobo posterior do hemisfério cerebelar esquerdo de um homem de 36 anos. Segundo episódio hemorrágico com repercussão clínica em 5 anos. Indicada ressecção microcirúrgica do cavernoma através de acesso retrossigmoide esquerdo, que oferece acesso mais direto ao ponto em que a lesão mais se superficializa.

os acessos supracerebelares infratentorias mediano, paramediano e extremo lateral são ideais para acessar a superfície tentorial cerebelar. Por último, o acesso extremo lateral (*far-lateral*) pode ser útil em seletos cavernomas do pedúnculo cerebelar inferior.[46] Embora a eloquência do cerebelo não possa ser comparada com o tronco encefálico, os cavernomas cerebelares podem atingir volumosas dimensões ou até mesmo causar hemorragia maciça. Com a menor tolerância da fossa posterior a acréscimos de volume, pode haver compressão do tronco ou hidrocefalia obstrutiva. Com base nesse tipo de apresentação, alguns autores recomendam o tratamento cirúrgico para cavernomas cerebelares, mesmo em pacientes com lesões assintomáticas, pois um evento hemorrágico em uma lesão neste local pode ser fatal.[31] A ressecção total deve ser enfatizada porque as lesões residuais podem crescer e causar ressangramento.

Acessos Cirúrgicos e Zonas de Segurança

Os Quadros 42-1 a 42-3 resumem os acessos mais utilizados atualmente no manejo das lesões intrínsecas do tronco encefálico, bem como as zonas de segurança visualizadas por cada um desses acessos, de acordo com a topografia do tronco encefálico em questão.

COMPLICAÇÕES

Nas maiores séries da literatura, novos déficits neurológicos podem aparecer, muitos reversíveis ao acompanhamento. Abla *et al.*[20] identificaram déficits piores ou novos déficits neurológicos em 53% dos pacientes no pós-operatório inicial; 40% desses déficits regrediram completamente. A transição pontobulbar esteve envolvida com maior chance de déficits definitivos. Spetzler *et al.*[47] definiram os pedúnculos cerebelares e núcleos cerebelares profundos como regiões eloquentes para malformação arteriovenosa. A lesão do pedúnculo cerebelar pode causar mais morbidade por ser adjacente ao tronco encefálico.

A interrupção no longo ciclo de relapso e remissão pelos recorrentes sangramentos e os bons resultados finais favorecem ainda mais a tomada de decisão cirúrgica em pacientes sintomáticos com lesões acessíveis. Em 60 séries cirúrgicas analisadas, estabilidade ou melhora nos sintomas foi identificada em 84% dos pacientes.[18]

Abla *et al.*[20] também reportaram uma mortalidade de 1,2% (os autores reiteraram que as mortes ocorreram até o meio da curva). Uma metanálise recente com 1.390 pacientes de 68 séries encontrou

Quadro 42-1. Zonas de Entrada de Segurança Mesencefálicas e Respectivos Acessos Cirúrgicos

Acesso	Zonas de entrada
Orbitozigomático/Pterional/ Minissupraorbital/ Transciliar	ZMA
Subtemporal	ZMA, SML
Subtemporal Transtentorial	ZMA, SML
Supracerebelar Infratentorial Mediano	SML, IC
Supracerebelar Infratentorial Extremo Lateral	SML, IC

ZMA, zona mesencefálica anterior; IC, intercolicular; SML, sulco mesencefálico lateral; ZST, zona supratrigeminal.

Quadro 42-2. Zonas de Entrada de Segurança Pontinas e Respectivos Acessos Cirúrgicos

Acesso	Zonas de entrada
Subtemporal Transtentorial	ZST
Petrosectomia Anterior	ZST, ZPT
Suboccipital Mediano Telovelar	SM, ZIC, ZSC
Retrossigmoide	ZST, ZPT, ZPL
Retrolabiríntico	ZST, ZPT, ZPL

ZPL, zona pontina lateral; SM, sulco mediano do quarto ventrículo; ZIC, zona infracolicular paramediana; ZSC, zona supracolicular paramediana; ZPT, zona peritrigeminal; ZST, zona supratrigeminal.

Quadro 42-3. Zonas de Entrada de Segurança Bulbar e Respectivos Acessos Cirúrgicos

Acesso	Zonas de entrada
Suboccipital Mediano/Telovelar	MP, ZSC, ZIC
Extremo Lateral	ZO

MP, sulco mediano posterior do bulbo; ZIC, zona infracolicular; ZO, zona olivar; ZSC, zona supracolicular.

uma mortalidade global de 1,5%. Houve necessidade de gastrostomia ou traqueostomia no pós-operatório em 12% dos pacientes.

Gross et al.[18] encontraram uma taxa de ressecção completa de 91% em 1.390 pacientes. No acompanhamento da maior série cirúrgica na literatura, 11% dos pacientes tiveram lesões residuais ou recorrentes na imagem de RM, 7% do total apresentaram novas hemorragias no seguimento ambulatorial, dois terços desses foram reoperados.

Cavernomas de tronco encefálico e cerebelares podem causar morbidade significativa por causa de hemorragias repetidas. Com a utilização de orientação por imagem, seleção apropriada de paciente e abordagem, conhecimento detalhado da anatomia intrínseca dos elementos neurovasculares da fossa posterior e acessos pela dissecção em laboratório de neuroanatomia e neuromonitoração intraoperatória, essas lesões podem ser ressecadas com mais segurança e bons resultados.

DICAS

- As malformações cavernosas de tronco encefálico e cerebelares são lesões cada vez mais identificáveis com a difusão da ressonância magnética;
- O tronco, por sua vez, com sua diminuta extensão e volume, concentra alta quantidade de tratos e núcleos, sendo os espaços não eloquentes quase inexistentes;
- O cerebelo, apesar de ter mais volume, tem menor concentração de áreas eloquentes, e cavernomas cerebelares podem causar quadros significativos na apresentação súbita em razão de hemorragias únicas ou repetidas;
- O pedúnculo cerebelar e núcleos profundos devem ser considerados como regiões eloquentes. Os cavernomas do pedúnculo cerebelar causam mais déficits neurológicos significativos do que outros locais;
- Quando as lesões são sintomáticas e acessíveis, e o paciente já apresenta pelo menos um episódio de sangramento, a microcirurgia é o tratamento de eleição para prevenir o comprometimento da função neurológica, apoiada pelos seguintes pilares:
    - Alto conhecimento anatômico topográfico e seccional, e da variedade de técnicas cirúrgicas na base do crânio;
    - Planejamento cirúrgico rigoroso;
    - Apoio peroperatório da neuronavegação e eletrofisiologia;
    - Assistência, no pós-operatório, em unidade neurointensiva (intensivistas, fisioterapeutas, fonoaudiólogos e enfermagem treinada e dedicada).
- Finalmente, a escolha da zona de segurança correta nesse contexto, quando a lesão não aparece na superfície pial ou ependimária, a mínima manipulação e tração do tecido glial amarelado ao redor, e a manutenção da anomalia venosa do desenvolvimento associada favorecem tais resultados com ressecção completa.

REFERÊNCIAS BIBLIOGRÁFICAS

1. Mccormick WF. Classification, pathology, and natural history of angiomas of the central nervous system. Wkly Update Neurol Neurosurg 1978;14:2-7.
2. ISSVA Classification of Vascular Anomalies. © International Society for the Study of Vascular Anomalies. 2018.
3. Bertalanffy H, Beccnes L, Miyazawa T, et al. Cerebral cavernomas in the adult. Review of the literature and analysis of 72 surgically treated patients. Neurosurg Rev 2002;25(1-2):1-53.
4. Washington CW, McCoy KE, Zipfel GJ. Update on the natural history of cavernous malformations and factors pre-dicting aggressive clinical presentation. Neurosurg Focus 2010;29: E7.
5. Gross BA, Batjer HH, Awad IA, et al. Brainstem cavernous malformations. Neurosurgery 2009;64:E805-E818.
6. Ohba S, Shimizu K, Shibao S, et al. Cystic cavernous angiomas. Neurosurg Rev 2010;33:395-400.
7. Abla AA, Lekovic GP, Garrett M, et al. Cavernous malformations of the brainstem presenting in childhood: surgical experience in 40 patients. Neurosurgery 2010a;67:1589-90.
8. Abla AA, Lekovic GP, Turner JD, et al. Advances in the treatment and outcome of brainstem cavernous malformation surgery: a single-center case series of 300 surgically treated patients. Neurosurgery 2011;68:403-15.
9. Li D, Yang Y, Hao SY, et al. Hemorrhage risk, surgical management, and functional outcome of brainstem cavernous malformations. J Neurosurg 2013;119:996-1008.
10. Knerlich-Lukoschus F, Steinbok P, Dunham C, et al. Cerebellar cavernous malformation in pediatric patients: defining clinical, neuroimaging, and therapeutic characteristics. J Neurosurg Pediatr 2015;16:256-66.
11. Bailey P, Buchanan DN, Bucy PC. Intracranial tumors of infancy and childhood. Chicago: University of Chicago Press; 1939. p. 598.
12. Matson DD, Ingraham FD. Neurosurgery of infancy and childhood. 2nd ed. Springfield: Thomas; 1969. xv:934.
13. Bricolo A, Turazzi S. Surgery for gliomas and other mass lesions of the brainstem. Adv Tech Stand Neurosurg 1995;22:261-341.
14. Cantore G, Missori P, Santoro A. Cavernous angiomas of the brain stem. Intra-axial anatomical pitfalls and surgical strategies. Surg Neurol 1999;52(1):84-94.
15. Cavalheiro S, Yagmurlu K, da Costa MD, et al. Surgical approaches for brainstem tumors in pediatric patients. Childs Nerv Syst 2015;31(10):1815-40.
16. Ramina R, Mattei TA, de Aguiar PH, et al. Surgical management of brainstem cavernous malformations. Neurol Sci 2011;32(6):1013-28.

17. Zaidi HA, Mooney MA, Levitt MR, et al. Impact of timing of intervention among 397 consecutively treated brainstem cavernous malformations. Neurosurgery 2017;81(4):620-6.
18. Gross BA, Batjer HH, Awad IA, et al. Brainstem cavernous malformations: 1390 surgical cases from the literature. World Neurosurg 2013;80(1-2):89-93.
19. Taslimi S, Modabbernia A, Amin-Hanjani S, et al. Natural history of cavernous malformation: Systematic review and meta-analysis of 25 studies. Neurology 2016;86(21):1984-91.
20. Abla AA, Lekovic GP, Turner JD, et al. Advances in the treatment and outcome of brainstem cavernous malformation surgery: a single-center case series of 300 surgically treated patients. Neurosurgery 2011;68(2):403-15.
21. Porter RW, Detwiler PW, Spetzler RF, et al. Cavernous malformations of the brainstem: experience with 100 patients. J Neurosurg 1999;90(1):50-8.
22. Moriarity JL, Wetzel M, Clatterbuck RE, et al The natural history of cavernous malformations: A prospective study of 68 patients. Neurosurgery 1999;44:1166-73.
23. de Oliveira JG, Rassi-Neto A, Ferraz FA, Braga FM. Neurosurgical management of cerebellar cavernous malformations. Neurosurg Focus 2006;21:e11.
24. de Ribaupierre S, Ryser C, Villemure JG, Clarke S. Cerebellar lesions: is there a lateralisation effect on memory deficits? Acta Neurochir (Wien) 2008;150:545-50.
25. Kayali H, Sait S, Serdar K, et al. Intracranial cavernomas: analysis of 37 cases an literature review. Neurol India 2004;52:439-42.
26. Lew SM. Giant posterior fossa cavernous malformations in 2 infants with familial cerebral cavernomatosis: the case for early screening. Neurosurg Focus 2010;29:E18.
27. Kadota O, Sakaki S, Kumon Y, et al. Large cystic cavernous angioma of the cerebellum - case report. Neurol Med Chir (Tokyo) 1994;34:768-72.
28. Zabramski JM, Wascher TM, Spetzler RF, et al. The natural history of familial cavernous malformations: results of an ongoing study. J Neurosurg 1994;80:422-32.
29. Garcia RM, Ivan ME, Lawton MT. Brainstem cavernous malformations: surgical results in 104 patients and a proposed grading system to predict neurological outcomes. Neurosurgery 2015;76:265-78.
30. Wilkins RH. Natural history of intracranial vascular malformations: a review. Neurosurgery 1985;16(3):421-30.
31. de Oliveira JG. Neurosurgical management of cerebellar cavernous malformations. Division of Neurosurgery, Department of Neurology and Neurosurgery, Federal University of São Paulo—Escola Paulista de Medicina. São Paulo, Brazil; 2006.
32. Hasegawa T, McInerney J, Kondziolka D, et al. Long-term results after stereotactic radiosurgery for patients with cavernous malformations. Neurosurgery 2002;50:1190-8.
33. Kondziolka D, Lunsford LD, Flickinger JC, Kestle JR. Reduction of hemorrhage risk after stereotactic radiosurgery for cavernous malformations. J Neurosurg 1995;83:825-31.
34. Lee SH, Choi HJ, Shin HS, et al. Gamma Knife radiosurgery for brainstem cavernous malformations: should a patient wait for the rebleed? Acta Neurochir (Wien) 2014;156:1937-46.
35. Cavalcanti DD, Kalani MY, Martirosyan NL, et al. Cerebral cavernous malformations: from genes to proteins to disease. J Neurosurg 2012;116(1):122-32.
36. Ferroli P, Sinisi M, Franzini A, et al. Brainstem cavernomas: long-term results of microsurgical resection in 52 patients. Neurosurgery 2005;56(6):1203-14.
37. Kalani MY, Yagmurlu K, Martirosyan NL, et al. Approach selection for intrinsic brainstem pathologies. J Neurosurg 2016;125(6):1596-607.
38. Kyoshima K, Kobayashi S, Gibo H, Kuroyanagi T. A study of safe entry zones via the floor of the fourth ventricle for brainstem lesions. Report of three cases. J Neurosurg 1993;78(6):987-93.
39. Recalde RJ, Figueiredo EG, de Oliveira E. Microsurgical anatomy of the safe entry zones on the anterolateral brainstem related to surgical approaches to cavernous malformations. Neurosurgery 2008;62(3-1):9-17.
40. Baghai P, Vries JK, Bechtel PC. Retromastoid approach for biopsy of brain stem tumors. Neurosurgery 1982;10(5):574-9.
41. Hebb MO, Spetzler RF. Lateral transpeduncular approach to intrinsic lesions of the rostral pons. Neurosurgery 2010;66(3):26-9.
42. Yagmurlu K, Kalani MYS, Preul MC, Spetzler RF. The superior fovea triangle approach: a novel safe entry zone to the brainstem. J Neurosurg 2017;127(5):1134-8.
43. Li D, Hao SY, Tang J, et al. Surgical management of pediatric brainstem cavernous malformations. J Neurosurg Pediatr 2014;13:484-502.
44. Greene Jr. CS. Giant cerebellar hemangioma in an infant. Childs Nerv Syst 1986;2:281.
45. Pandey P, Westbroek EM, Gooderham PA, Steinberg GK. Cavernous malformation of brainstem, thalamus, and basal ganglia: A series of 176 patients. Neurosurgery 2013;72(4):573-89.
46. Gursant S, Atwal CE. Brainstem and cerebellar cavernous malformations. Department of Neurosurgery, Barrow Neurological Institute, St. Joseph's Hospital and Medical Center, Phoenix, AZ, USA. 2017.
47. Speizler RF, Martin NA. A proposed grading system for arteriovenous malformations. J Neurosurg 1986;65:476-83.

CAPÍTULO 43
ASPECTOS GERAIS DAS MALFORMAÇÕES ARTERIOVENOSAS

Feres Chaddad Neto • Lucas de Queiroz Chaves
Marcos Devanir Silva da Costa • Daniela de Souza Coelho
José Maria de Campos Filho • Hugo Leonardo Doria Netto
Marcelo Augusto Acosta Goiri • Mauricio Isaac Panicio

INTRODUÇÃO

As malformações arteriovenosas (MAVs) cerebrais caracterizam-se por um enovelado de vasos compostos de artérias nutridoras e de veias de drenagem do parênquima cerebral. Não são evidenciados capilares, o que gera a formação de um *shunt* arteriovenoso que, assim, forma o *nidus* da MAV cerebral.[1-3]

A consequência da conexão arteriovenosa direta, seja única ou múltipla, resulta na transmissão da elevada pressão arterial, que normalmente é dissipada pelos capilares, diretamente para as veias. Estas experimentam a mesma pressão das artérias, mesmo tendo paredes mais delgadas, aumentando, assim, o risco de ruptura e hemorragia, usualmente com resultados catastróficos.[3]

Existem fatores que predispõem a uma perda da autorregulação do fluxo sanguíneo normal, como fatores de desenvolvimento (lesão vascular, sinalização endotelial anormal e a formação de *microshunts*), fatores arteriais (aumento da pressão das artérias de suprimento por hipertensão arterial e aumento do fluxo transnidal) e fatores venosos (hipertensão venosa, trombose e obstrução do fluxo venoso e instabilidade venosa).[1,3]

A patogenia das MAVs cerebrais permanece incerta, embora a multifatoriedade (mutações genéticas e a estimulação angiogênica) seja uma possibilidade. Diversos estudos inferem que o surgimento das MAVs cerebrais decorre de alterações congênitas no desenvolvimento vascular normal do embrião por volta da sétima semana, onde não há o desenvolvimento dos capilares e consequentemente a comunicação direta entre as artérias e as veias.[3,4] Contudo, outros estudos reportam que o desenvolvimento das MAVs cerebrais *de novo* poderia ocorrer.[5,6] Mais ainda, a associação com outras malformações vasculares, MAVs cerebrais recorrentes (desenvolvimento após angiografia negativa), assim como resolução espontânea, fazem pensar se as anormalidades no fluxo venoso, fatores angiogênicos e/ou hormonais teriam participação fundamental na patogênese das MAVs cerebrais.[7-9] Novas pesquisas têm demonstrado resultados surpreendentes pelo encontro de mutação do KRAS nas células endoteliais de cultura das MAVs cerebrais, abrindo uma nova perspectiva na patogênese da doença que, no entanto, ainda deverá sofrer futuras investigações.[10]

Não existe uma associação clara de herança relacionada com as MAVs cerebrais. Porém, há uma associação com algumas síndromes, como telangiectasia hereditária hemorrágica (doença de Rendu-Osler-Weber), síndrome de Wyburn-Mason, doença de Von-Hippel-Lindau e síndrome de Sturge-Weber.[1]

EPIDEMIOLOGIA

Em decorrência da relativa raridade da doença e da dificuldade para identificar os pacientes assintomáticos, a incidência e a prevalência exatas das MAVs cerebrais ainda é incerta. Estima-se, nos diferentes estudos de população, que a incidência das MAVs cerebrais varia em torno de 0,69 a 1,32 para cada 100.000 habitantes.[11-15]

Nos Estados Unidos, a incidência é de aproximadamente 1,34 para cada 100.000 habitantes, segundo o estudo *New York Islands Malformation Arteriovenous Malformation* (IC 95% = 1,18-1,49). A prevalência é geralmente maior, pois se trata de uma doença rara e clinicamente silenciosa. No Brasil, ainda não há estudos que evidenciem com clareza a incidência e prevalência das MAVs cerebrais.[16-18]

Não há uma predisposição maior ou menor na incidência ou prevalência quando associada a alguma raça ou etnia, porém alguns estudos reportaram maior incidência em populações asiáticas.[1] Há um aumento do risco de hemorragia intracraniana por rotura das MAVs cerebrais duas a três vezes maior nas populações Hispânicas.[19,20] A maioria dos estudos não tem relatado diferença significativa na apresentação quanto ao sexo.[21,22]

A apresentação clínica ocorre, comumente, entre a segunda e quarta décadas da vida, apesar da origem das MAVs cerebrais ser classicamente considerada congênita. A idade média de apresentação dos sintomas é de 35 a 40 anos, com a mesma proporção entre homens e mulheres.[21-28] Os pacientes idosos são mais propensos a apresentar hemorragia intracraniana e déficit focal e são, em menor número, acometidos por crises convulsivas.[1] Existe um risco de hemorragia intracraniana que varia entre 2% a 4% ao ano, e pode aumentar até 7% nos casos de aneurismas associados.[29,30] Este é um risco significativo, uma vez que cada sangramento resulta, 10% das vezes, em óbito, e sequela neurológica em 30%. Aproximadamente, 41% a 79% dos pacientes apresentam-se com hemorragia intracraniana.[1] As MAVs cerebrais de menor tamanho têm maior risco de hemorragia pelo fato de não serem facilmente diagnosticadas.[31]

Há outros fatores anatômicos, como drenagem venosa profunda, localização infratentorial, aneurismas associados, hipertensão arterial, ectasias venosas, baixo número de veias de drenagem e artérias nutridoras de alta pressão, que vão predispor ao maior risco de sangramento.[1]

A maioria das MAVs cerebrais tem localização supratentorial, sendo, principalmente, frontais, temporais ou parietoccipitais. Podem ter localização profunda, que se apresenta na região da ínsula, núcleos da base, mesencéfalo, tálamo, ventrículos e em toda a extensão da fissura sylviana. Na fossa posterior, o acometimento cerebelar é o mais representativo.[1,28]

APRESENTAÇÃO CLÍNICA

Uma grande parcela dos casos de MAVs cerebrais é clinicamente assintomática. A apresentação clínica característica é a hemorragia, que normalmente é intraparenquimatosa, mas pode acometer o espaço subaracnoídeo. Os sintomas relacionados com a hemorragia incluem perda da consciência súbita, cefaleia súbita intensa, náuseas e vômitos.[31] Como toda hemorragia intracraniana, existe lesão do tecido cerebral no local afetado pela hemorragia, podendo ocasionar sequelas motoras, sensitivas, linguísticas ou comportamentais. Porém, a morbidade associada à hemorragia intracraniana por rotura da MAV é menor que morbidade por hemorragia intracraniana primária (HICP) ou hemorragia subaracnóidea espontânea (HSAE), pois os pacientes com MAVs cerebrais são, geralmente, mais jovens que os pacientes com HICP, a pressão dos vasos nutridores é menor comparada com HICP ou HSAE e o vasoespasmo é menor, já que, geralmente, o sangramento está limitado ao *nidus* da MAV.[30,31]

Outra causa frequente da apresentação clínica das MAVs cerebrais são convulsões, que se apresentam como o primeiro sintoma em 20% a 29% dos pacientes.[15,31,32] Estas são mais frequentes em pacientes do sexo masculino, pacientes com MAVs de localização cortical, principalmente no lobos frontal e temporal, MAVs com drenagem superficial, MAVs no território da artéria cerebral média (ACM) e nas MAVs múltiplas ou com um tamanho maior do que 6 cm.[30] As crises convulsivas são predominantemente focais simples ou parciais complexas e usualmente se generalizam.[31,32]

Alguns sintomas associados à MAV têm sido descritos:

- Cefaleia, que ocorre em aproximadamente de 6% a 14% dos pacientes, na maioria em mulheres (58%), apresentando-se como crises de enxaqueca, com o sem aura, principalmente unilateral;[7]
- Déficit neurológico focal progressivo em 6% a 12% dos pacientes ao longo do tempo, presumivelmente por uma síndrome de roubo de fluxo de artérias vizinhas às artérias nutridoras da MAV.[30]

Os principais sinais e sintomas decorrentes das MAVs identificados na revisão sistemática dos três estudos (Crawford *et al.*,[29] e Mast *et al.*,[30] de base hospitalar, e Brown *et al.*,[16] de base populacional) relacionados com a história natural das MAVs de Al-Shahi *et al.*[28] foram resumidos no Quadro 43-1.

Avaliação Neuropsicológica de Pacientes com MAV Cerebral

Existem evidências de alterações progressivas estruturais e hemodinâmicas que poderiam explicar o aparecimento de sintomas neurológicos, mesmo em MAV não rota.[31,32] As mesmas alterações são apontadas como responsáveis pelos déficits neurocognitivos, assunto pouco abordado, mas comentado na literatura científica a partir da década de 1990.[33-35]

Quando há suspeita de déficit neurocognitivo, normalmente se utilizam instrumentos de rastreio (screening) por sua rápida e fácil aplicação, entretanto os resultados destes devem ser analisados com cautela, uma vez que são inconclusivos por não detectarem disfunções sutis.

Quadro 43-1. Frequências Relativas dos Sintomas Clínicos ao Diagnóstico[28]

Hemorragia intracraniana (%)	51-72%*
Crises convulsivas (%)	18-27%
Cefaleia (%)	1-11%**
Déficit focal (%)	5-7%**
Outros eventos (%)	2-5%**
Assintomático (%)	0-15%

*Fundamentado em dois estudos de base hospitalar (Crawford *et al.*[29] e Mast *et al.*[30]) e um estudo de base populacional (Brown *et al.*) com intervalo de confiança a 95%.
**Cefaleia, déficit focal e outros eventos não foram mencionados por Brown *et al.*[16]

O método de excelência para o diagnóstico de alterações neurocognitivas é a avaliação neuropsicológica.[35] Ainda que no ambiente hospitalar ocorra de forma breve, os dados obtidos por meio da anamnese, escalas, questionários e testes com dados normativos fornecem informações da disfunção de forma mais sensível, precisa e completa.[35-37]

A avaliação neuropsicológica ocorre no período pré-operatório com a finalidade de documentar o perfil neuropsicológico do paciente, que aparentemente se encontra cognitivamente "assintomático;"[36,38] no período intraoperatório, quando necessária, ocorre para controle e preservação das áreas eloquentes; e, no período pós-operatório, ocorre visando a orientação familiar, da equipe interdisciplinar e do paciente para retorno de suas atividades funcionais.[37-40]

Um estudo realizado pelo National Center for Health Statistics dos Estados Unidos verificou os aspectos neuropsicológicos de adultos com MAVs cerebrais rotas e não rotas, e concluiu que 75% dos pacientes apresentavam dificuldade neurocognitiva em alguma das seguintes áreas: leitura, escrita, escuta, fala, atenção, impulsividade, organização, matemática ou desenho.[40]

Outros estudos apontam que adultos com MAVs cerebrais já tratadas apresentam alterações de memória e atenção, contudo nestes não há diferenciação entre as MAVs rotas e as não rotas, ou localização, mas sugerem que, quanto maior o grau na classificação de Spetzler-Martin (S-M), pior o desempenho neurocognitivo.[41-45] Outros autores indicam que, após a retirada completa da MAV, há aumento do fluxo e melhora das funções neurocognitivas, mas ainda faltam estudos maiores e controlados que indiquem esses resultados.[34]

Os estudos clínicos geralmente consideram déficits neurológicos focais sem considerar os aspectos neurocognitivos que precedem a intervenção neurocirúrgica. Recomenda-se que a avaliação neuropsicológica seja feita para traçar o perfil neuropsicológico do paciente,[42] pois, muitas vezes, os déficits são percebidos apenas no pós-operatório e podem ser mal interpretados como complicações do tratamento.

Caso Clínico Exemplificando a Avaliação Neuropsicológica

Paciente do sexo feminino, 34 anos, destra, ensino superior, trabalha como vendedora. Apresenta queixa de alteração comportamental com períodos de irritação severa e descontrole emocional. A partir de investigação com médico neurologista da Unidade Básica de Saúde de origem, é encaminhada ao para serviço de referência em tratamento de MAV cerebral.

Durante a anamnese neuropsicológica, a paciente referiu dificuldade para lembrar-se de datas e compromissos. Salienta pensar em uma ação e executar outra, como, por exemplo: quando em seu trabalho solicitam um produto, a referida pensa no produto correto e entrega outro produto ao cliente.

A partir da avaliação neuropsicológica, constaram-se déficits de memória operacional (-1,6 DP) e memória prospectiva (-1 DP) (Quadro 43-2) e funções neurocognitivas que se correlacionam às queixas trazidas pela paciente. O instrumento EFN indicou ansiedade e depressão (percentil 95%) sem indícios de desajustamento psicossocial ou vulnerabilidade.

Após a avaliação neuropsicológica, a mesma foi encaminhada para investigação mais pormenorizada com a equipe de Neurocirurgia que evidenciou, por meio de exame de angiografia, MAV cerebral não rota, de alto fluxo, grau III (SM), em localização frontotemporal à esquerda.

A paciente foi submetida à exérese da MAV e acompanhada pela Neuropsicologia durante internação hospitalar. Os instrumentos não foram reaplicados, neste período, visando a evitar o efeito de aprendizagem, foram feitas análises qualitativas, e, na alta, a paciente foi orientada quanto as suas habilidades e dificuldades visando à readaptação ocupacional.

Repetiu-se a avaliação neuropsicológica ambulatoriamente após 3 meses, 6 meses e um ano do tratamento (Quadro 43-3).

As funções neurocognitivas da paciente seguiram dentro da média para sua idade e escolaridade, contudo observou-se que, durante o tratamento, ocorreram mudanças relacionadas com a área da MAV e a queixa inicial (Quadro 43-3). Evidenciou-se melhora da memória operacional após 1 ano (0,5 DP), tipo de memória relacionada com a habilidade de reter informações por curtos períodos de tempo; no que concerne à memória prospectiva, não houve alterações (-1 DP), função relacionada com capacidade de lembrar de compromissos agendados para o futuro. Nas funções neurocognitivas que se correlacionam às queixas trazidas pela paciente, constatou-se melhora da ansiedade por meio de EFN (percentil 95 para 80), mas os aspectos de depressão, desajustamento psicossocial e vulnerabilidade permaneceram inalterados.

O caso apresentado demonstra a importância do acompanhamento neuropsicológico em paciente com malformação arteriovenosa, mesmo que não rota. A partir da compreensão dos aspectos neurocognitivos e comportamentais visa-se a otimizar a funcionalidade e os aspectos ocupacionais do paciente com a finalidade de melhorar sua qualidade de vida.

Sistema de Classificação das MAVs

Os fatores anatômicos que determinam o risco de tratamento cirúrgico específico para cada tipo de MAV são o tamanho do *nidus*, a localização da MAV, a distribuição das artérias nutridoras e o padrão de drenagem venosa, a quantidade de fluxo sanguíneo através da MAV e a área de fluxo "roubada" do tecido cerebral normal.[44]

Quadro 43-2. Subtestes do Instrumento NEUPSILIN*

Atenção	0,8	
Contagem inversa	0,1	
Dígitos	1,3	
Percepção	0,9	
Igualdades de linhas	0,4	
Heminegligência visual	0	
Percepção de faces	0,8	
Reconhecimento faces	0,1	
Memória	0,4	
Memória operacional	-1,6	SAM
Memória verbal episódico-semântica	-0,1	
Memória em longo prazo	0,3	
Memória visual	0,2	
Memória prospectiva	-1	SAD
Habilidades aritméticas	0,4	
Linguagem	0,8	
Linguagem oral	0,5	
Linguagem escrita	0,7	
Praxias	1,4	
Ideomotora	0,1	
Construtiva	1,2	
Reflexiva	0,4	
Resolução de problemas	0,3	
Fluência verbal	0,8	

*Escore Z -1,0 e -1,5 desvio-padrão (DP) sugestivo de alerta para déficit (SAD); entre -1,6 e -2,0 DP sugestivo de déficit moderado a severo (SDM); Z ≤ -2,0 DP sugestivo de déficit importante (SDI).

Spetzler e Martin, em 1986, desenvolveram um sistema de classificação para MAVs cerebrais, com base no tamanho, no padrão de drenagem venosa e na localização (área eloquente no parênquima cerebral), atribuindo uma pontuação para cada uns dos fatores (Quadro 43-4).[43,45] A drenagem profunda é caracterizada por veias que drenam para a veia de Galeno, como as veias cerebrais internas, a veia basal de Rosenthal e a veia cerebelar pré-central. A eloquência seria determinada pelas áreas do córtex sensitivo/motor, áreas da linguagem, córtex visual, hipotálamo, cápsula interna, tronco cerebral, pedúnculo cerebral e núcleos cerebelares profundos. Em suma, a escala varia de I a V. As MAVs cerebrais muito complexas para remoção cirúrgica, como as intrínsecas do tronco cerebral ou hemisféricas, são classificadas como grau VI.[42,44]

A classificação de Spetzler e Martin (S-M) é usada para a tomada de decisão do tratamento das MAVs por causa do seu caráter preditivo de risco cirúrgico. MAV cerebral graus I e II tem baixa morbidade com a realização da cirurgia e as MAVs cerebrais graus IV e V estão relacionadas com alto risco de morbidade pós-cirúrgica, sendo preconizado um tratamento mais conservador nestes casos. As MAVs cerebrais de grau III perfazem um grupo mais heterogêneo, podendo ser tecnicamente bastante desafiadoras, em que não existe um consenso sobre o tratamento ideal.[42] Por essas razões, várias subclassificações desses grupos foram propostas.

Quadro 43-3. Subtestes do Instrumento NEUPSILIN Durante o Tratamento*

	Pré-cirúrgico	Após 3 meses	Após 6 meses	Após 1 ano	Interpretação	
Atenção	0,8	0,8	0,8	0,5	Piora	Média
Contagem inversa	0,1	0,1	0,1	0,3		
Dígitos	1,3	1,3	1,3	0,5		
Percepção	0,9	0,9	0,9	1,2	Melhora	Média
Igualdades de linhas	0,4	0,4	0,4	0,7		
Heminegligência visual	0	0	0	0		
Percepção de faces	0,8	0,8	0,8	0,8		
Reconhecimento de faces	0,1	0,1	0,1	0,3		
Memória	0,4	-0,9	-0,9	0,4	Inalterado	Média
Memória operacional	-1,6	-1,3	-0,7	0,5		
Memória verbal episódico-semântica	-0,1	-1	-1	-0,5		
Memória em longo prazo	0,3	0,3	0,3	0,7		
Memória visual	0,2	0,2	0,2	0,4		
Memória prospectiva	-1	-1	-1	-1		
Habilidades aritméticas	0,4	0,4	0,4	0,4	Inalterado	Média
Linguagem	0	0	0,8	0,9	Melhora	Média
Linguagem oral	0,5	-0,8	0	0		
Linguagem escrita	0,7	0,7	0,7	0,7		
Praxias	1,4	1,4	1,4	1,4	Inalterado	Média
Ideomotora	0,1	0,1	0,4	0,4		
Construtiva	1,2	1,2	1,2	1,2		
Reflexiva	0,4	0,4	0,4	0,4		
Resolução de problemas	0,3	0,3	0,3	0,3	Inalterado	Média
Fluência Verbal	0,8	0,1	0,1	-0,5	Piora	Média

*Escore Z -1,0 e -1,5 desvio-padrão sugestivo de alerta para déficit (SAD); entre -1,6 e -2,0 DP sugestivo de déficit moderado a severo (SDM); Z ≤ -2,0 DP sugestivo de déficit importante (SDI).

Ao longo de várias tentativas de aprimorar as escalas para classificar as MAVs cerebrais, Spetzler e Ponce reajustaram a escala originalmente descrita em três grupos. As MAVs do Grupo A (grau I e II de S-M) deveriam ser tratadas cirurgicamente, as do Grupo B (grau III de S-M) deveriam seguir um tratamento multimodal com cirurgia, embolização e radiocirurgia e as do Grupo C (grau IV e V) que deveriam ser tratadas de maneira conservadora.[44]

Lawton *et al.* propuseram uma adaptação para escala de Sptzler-Martin no intuito de simplificar a tomada de decisão em relação a escala S-M, e, dessa forma, eles adicionam três novos preditores: a idade que é estratificada em três diferentes coortes de crianças menores de 20 anos, adultos jovens entre 20 e 40 anos e adultos e idosos maiores que 40 anos, atribuindo assim 1 ponto para primeira faixa etária e somando 1 ponto adicional para as demais; a presença de sangramento da MAV cuja a ausência atribui maior risco, somando 1 ponto; e, por fim, a característica do *nidus* compacto ou difuso, sendo o último de maior risco, ganhando 1 ponto. Dessa forma, eles mantém a simplicidade da escala anterior (S-M) e deixam uma soma total de 10 pontos. Por meio do estudo de validação da escala suplementar eles estudaram o desfecho clínico de pacientes de quatro grandes centros de neurocirurgia

Quadro 43-4. Esquemas de Classificação Spetzler-Martin/Suplementar[43]

Classificação de Spetzler-Martin	Pontuação	Graduação suplementar
Tamanho (cm)		**Idade (anos)**
< 3	1	< 20
3-6	2	20-40
> 6	3	> 40
Drenagem Venosa		**Sangramento**
Superficial	0	Sim
Profunda	1	Não
Área Eloquente		**Compacta**
Não	0	Sim
Sim	1	Não
Total	5	5

vascular e chegaram a um corte de pontuação menor ou igual a 6 pontos para determinar indicação de intervenção cirúrgica de baixo risco. Assim, pacientes com pontuação menor ou igual a 6 no estudo de validação apresentaram risco cirúrgico variando de 0-24%, já os pacientes com pontuação acima de 6 apresentaram risco de 39-63%, mas os próprios autores advogam que a escala não deve excluir a avaliação individual de cada paciente, sendo apenas um guia para tomada de decisão.[42]

Classicamente, a maioria das MAVs tem sido diagnosticada clinicamente após a hemorragia intracraniana como primeiro sintoma e a convulsão como a segunda forma mais comum de apresentação clínica. Porém, os novos métodos diagnósticos não invasivos, principalmente a RNM, estão mudando gradualmente o tempo de detecção mais precocemente, diagnosticando com maior frequência MAVs não rotas, inclusive MAVs incidentais.[15]

TRATAMENTOS DAS MALFORMAÇÕES ARTERIOVENOSAS CEREBRAIS

As MAVs cerebrais compreendem uma das patologias mais desafiadoras no meio neurocirúrgico.[46] Em 1970, Yasargil publicou uma série de casos com 10 pacientes submetidos a exérese cirúrgica das lesões vasculares cerebrais sem nenhum registro de mortalidade e com insignificante morbidade, sendo um marco para o tratamento cirúrgico.[47,48] As diversas modalidades de tratamento das MAVs cerebrais, como a utilização de técnicas endovasculares e a radiocirurgia, vêm, nas últimas décadas, trazendo importantes contribuições para o melhor manejo dos pacientes. A microcirurgia, quando criteriosamente bem indicada, possui a maior taxa de cura dentre todas as modalidades disponíveis, sendo um método seguro e eficaz.[45]

Para indicar ou contraindicar alguma modalidade de tratamento para as MAVs cerebrais é necessário, antes de qualquer conduta, o conhecimento da história natural das MAVs cerebrais.[45] A taxa anual de mortalidade e ressangramento são, respectivamente, 1% e 4%. MAVs cerebrais previamente rotas, com aneurismas associados, profundas e de localização infratentorial têm um elevado risco para hemorragias subsequentes.[49]

Quando se propõem o tratamento microcirúrgico, é importante o conhecimento dos benefícios e complicações das outras modalidades de tratamento, visto que a associação entre a radiocirurgia, embolização e microcirurgia podem trazer benefícios e bons resultados para o paciente.[45]

TRATAMENTO CIRÚRGICO DAS MAVS CEREBRAIS

Sabe-se, hoje, que a idade, a angioarquitetura da MAV cerebral e a condição neurológica prévia são fatores determinantes na seleção do paciente cirúrgico, visto que a idade é diretamente proporcional à hemorragia.[47] Numa série de 100 casos, por Spetzler e Martin, não houve morbidade em 23 pacientes classificados com grau I e apenas 1, entre 21 paciente classificados como grau II, apresentou morbidade. No entanto, os pacientes graduados na escala com graus IV e V apresentaram morbidade significativa de 27% e 31%, respectivamente. Portanto, isso favorece a indicação cirúrgica para a ressecção das MAVs cerebrais de graus I e II. A lesões vasculares classificadas como grau III, mais comumente encontradas, apresentaram 16% de morbidade naquele estudo.[48]

Analisando 76 pacientes com MAV cerebral grau III, encontrou-se: MAVs (S1V1E1), 46,1% dos casos, 2,9% de morbidade/mortalidade; MAVs (S2V1E0), 18,4% dos casos, 7,1% de morbidade/mortalidade e MAVs (S2V0E1), 35,5% dos casos, 14,8% de morbidade/mortalidade. Neste aspecto, concluiu que as MAVs pequenas com drenagem profunda e localizadas em áreas eloquentes são favoráveis para a abordagem cirúrgica.[50]

Para uma programação cirúrgica adequada, deve-se lançar mão de exames de imagem, como a TC de crânio para elucidar a presença de sangramento ou calcificações, a RNM de encéfalo visando a estabelecer a relação da patologia vascular com o parênquima cerebral e a AGC para determinar os vasos que nutrem e que drenam a MAV cerebral.[51]

A embolização pré-operatória deve ser aventada no intuito de demarcar um limite arterial de uma MAV eloquente ou, principalmente, para reduzir o fluxo; assim, a embolização pré-operatória pode ajudar o cirurgião na microcirurgia por meio da exclusão de artérias nutridoras que estejam num plano mais profundo em relação ao ataque cirúrgico e que basicamente seja decidido por um consenso entre as partes dispostas a tratar o paciente. Estima-se que em torno de 8% dos pacientes com MAV cerebral apresentam aneurisma associado à MAV, necessitando, também, de tratamento adequado (Fig. 43-1).[52]

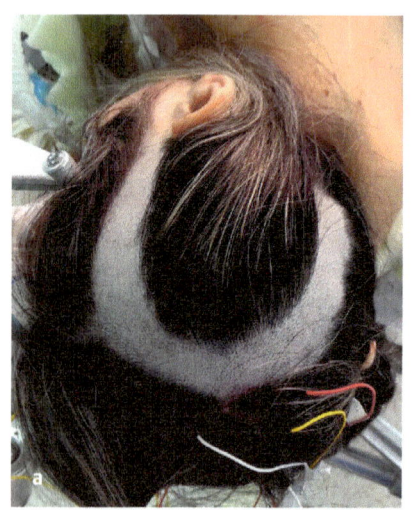

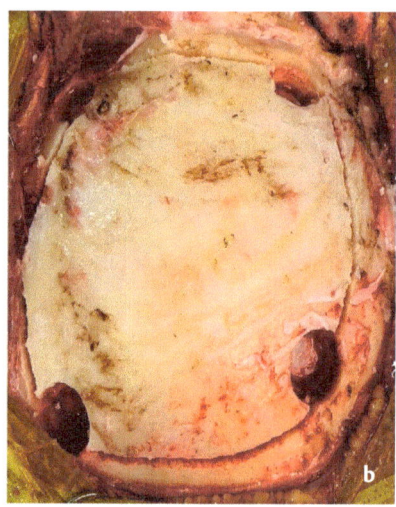

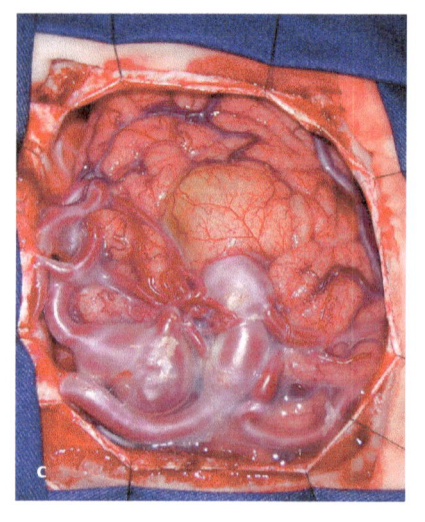

Fig. 43-1. (a) Posição de decúbito lateral esquerdo e tricotomia em arco. (b) Craniotomia ampla. (c) Abertura dural com exposição do *nidus*, artérias nutridoras e veias de drenagem da MAV cerebral. (Fotos cirúrgicas cedidas pelo Prof. Feres Chaddad.)

A estratégia cirúrgica para a abordagem das MAVs cerebrais se dá por meio de uma craniotomia ampla com o centro sobre o *nidus* estendendo-se para englobar as artérias nutridoras e as veias de drenagem, desvascularização da MAV pela coagulação dos vasos arteriais nutridores, separação circunferencial da MAV do parênquima cerebral adjacente e, por último, isolando as veias de drenagem.[47]

O posicionamento da cabeça dependerá da localização da patologia, podendo variar de uma posição de decúbito dorsal, lateral ou em posição neutra. Vale ressaltar a necessidade de manter a cabeça acima do nível do coração. A craniotomia dever ser ampla o suficiente para expor o *nidus* da MAV, assim como as artérias nutridoras e as veias de drenagem.

A abertura da dura-máter também deve ser ampla e iniciada a partir das veias de drenagem. Vale ressaltar que as veias de drenagem podem auxiliar a correta localização do *nidus*.[47]

O passo inicial da dissecação é direcionado à dissecação das artérias nutridoras, evitando, neste passo inicial, a mobilização das veias de drenagem. A coagulação das artérias nutridoras tem o intuito de reduzir, precocemente, o fluxo sanguíneo. Diante da dúvida de que o vaso se trata de uma artéria ou uma veia de passagem, pode-se lançar mão da clipagem temporária do vaso, assim como a observação dos potencias eletrofisiológicos. Para corroborar a correta oclusão arterial, deve-se observar a mudança da cor do sangue venoso que se torna escurecido. Caso ocorra uma coagulação ou oclusão inadvertida da veia de drenagem, poderá haver hemorragia local ou edema cerebral, portanto é importante observar a correta sequência de ataque cirúrgico (Fig. 43-2).[47]

Subsequente à redução do fluxo arterial, deve-se proceder com a dissecação circunferencial da MAV. Nesta etapa, o principal objetivo é manter uma dissecação com uma profundidade uniforme em torno do *nidus*, mantendo-se externamente ao plano pial da MAV. A presença de sangramento excessivo pode sugerir a invasão do *nidus* e a ausência de sangramento pode indicar uma distância demasiada do local correto da dissecação (Fig. 43-3).[53]

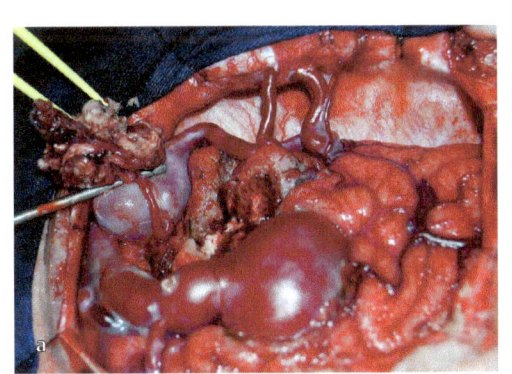

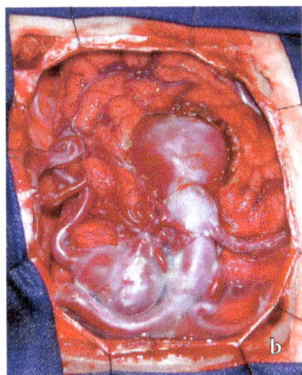

Fig. 43-2. (a) Secção das artérias nutridoras da MAV com manipulação do *nidus*. (b) Dissecação circunferencial mantendo um plano uniforme. (Fotos cirúrgicas cedidas pelo Prof. Feres Chaddad.)

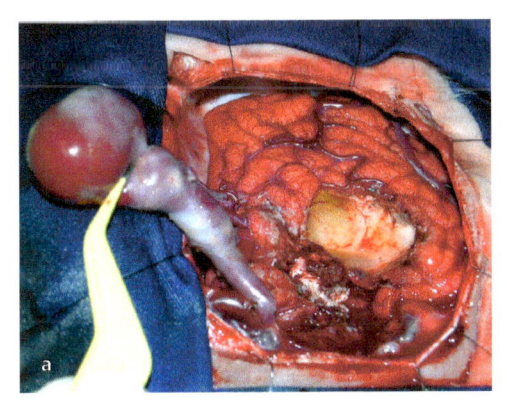

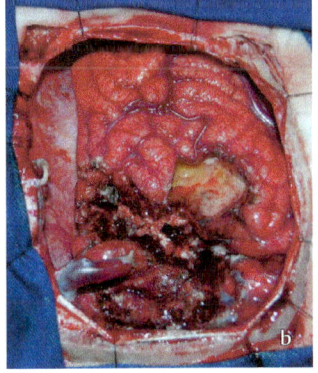

Fig. 43-3. (a) Coagulação da veia de drenagem. (b) Exérese da MAV com rigorosa hemostasia.

Após realizar toda a dissecação circunferencial, deve-se constatar que toda a MAV encontra-se separada do cérebro, permanecendo, apenas, as veias de drenagem. As veias de drenagem devem ser isoladas da MAV quando se constatar que todas as artérias nutridoras tenham sido coaguladas. As veias devem ser separadas da MAV o mais proximal possível. A fase final do procedimento é a revisão da cavidade cirúrgica remanescente. A presença de um sangramento pode indicar que existe resquício de MAV cerebral.[54]

No manejo pós-operatório, o paciente deverá ser mantido em ambiente de terapia intensiva, ventilação mecânica por até 48 horas e manter uma pressão arterial média (PAM) de, aproximadamente, 80 a 100 mmHg, visando a reduzir a possibilidade de hiperemia pós-operatória. Pacientes hipertensos prévios toleram uma PAM um pouco mais elevada.[55]

As complicações mais comuns inerentes à ressecção de MAV são a hemorragia e a hiperemia, esta última decorrente da perda da autorregulação. Podem ocorrer, ainda, infecção, déficit neurológico, crises convulsivas e hidrocefalia.[56,57]

Os resultados pós-cirúrgicos são favoráveis para as MAVs graus I e II. Os pacientes classificados como grau III apresentam um sucesso cirúrgico pós-operatório entre 70% e 89%. Os pacientes com MAVs cerebrais graus IV e, principalmente, V apresentam taxas de sucesso reduzidas, sendo de 66% para grau IV e, no máximo, 58% para as MAVs cerebrais grau V.[58,59]

Podemos inferir, diante das descrições realizadas, que as MAVs cerebrais são patologias bastante complexas e que, para a realização da microcirurgia, é necessário um treinamento longo e especializado por parte do neurocirurgião. Os exames de imagem devem fazer parte de todo o pré e pós-operatório do paciente. A abordagem deve ser dinâmica, englobando, quando pertinente, outras modalidades de tratamento, visando a uma melhora na qualidade de vida e menor morbimortalidade.

REFERÊNCIAS BIBLIOGRÁFICAS

1. Youmans JR, Winn HR. Youmans neurological surgery. Philadelphia, PA: Saunders; 2011. p. 384.
2. Spetzler RF, et al. Arteriovenous and cavernous malformations. Handbook of Clinical Neurology, Almefty 2017;143(3).
3. McCormick WF. The pathology of vascular ("arterio-venous") malformations. J Neurosurg 1966;24:807-16.
4. Gross BA, Storey A, Orbach DB, et al. Microsurgical treatment of arteriovenous malformations in pediatric patients: the Boston Children's Hospital experience. J Neurosurg Pediatr 2015;15:71-7.
5. Gonzalez LF, Bristol RE, Porter RW, et al. De novo presentation of an arteriovenous malformation. Case report and review of the literature. J Neurosurg 2005;102:726-9.
6. Kilbourn KJ, Spiegel G, Killory BD, et al. Case report of a de novo brainstem arteriovenous malformation in an 18-year-old male and review of the literature. Neurosurg Rev 2014;37:685-91.
7. Waltimo O. The change in size of intracranial arteriovenous malformations. J Neurol Sci 1973;19:21-7.
8. Lee SK, Vilela P, Willinsky R, et al. Spontaneous regression of cerebral arteriovenous malformations: clinical and angiographic analysis with review of the literature. Neuroradiology 2002;44:11-16.
9. Buis DR, van den Berg R, Lycklama G, et al. Spontaneous regression of brain arteriovenous malformations – a clinical study and a systematic review of the literature. J Neurol 2004;251:1375-82.
10. Nikolaev SI, Vetiska S, Bonilla X, et al. Somatic activating KRAS mutations in arteriovenous malformations of the brain. New England Journal of Medicine 2018;378(3):250-61.
11. Courville CB. Intracranial tumors. Notes upon a series of three thousand verified cases with some current observations pertaining to their mortality. Bull Los Angeles Neurol Soc 1967;32(2):1-80.
12. Stapf C, Mohr JP, Pile-Spellman J, et al. Epidemiology and natural history of arteriovenous malformations. Neurosurg Focus 2001;11: e1.
13. Berman MF, Sciacca RR, Pile-Spellman J, et al. The epidemiology of brain arteriovenous malformations. Neurosurgery 2000;47(2):389-97.
14. Al-Shahi R, Bhattacharya JJ, Currie DG, et al. Prospective, population-based detection of intracranial vascular malformations in adults: the Scottish Intracranial Vascular Malformation Study (SIVMS). Stroke 2003;34:1163-9.
15. Choi JH, Mohr JP. Brain arteriovenous malformations in adults. Lancet Neurol 2005;4(5):299-308.
16. Laakso A, Hernesniemi J. Arteriovenous malformations: epidemiology and clinical presentation. Neurosurg Clin N Am 2012;23(1):1-6.
17. Brown Jr. RD, Wiebers DO, Torner JC, et al. Incidence and prevalence of intracranial vascular malformations in Olmsted County, Minnesota, 1965 to 1992. Neurology 1996;46:949-52.
18. Hofmeister C, et al. Demographic, morphological, and clinical characteristics of 1289 patients with brain arteriovenous malformation. Stroke 2000;31:1307-10.
19. Furlan AB, Figueiredo EG. Malformações arteriovenosas encefálicas. In: Manual de Clínica Neurocirúrgica. Rio de Janeiro: Thieme Publicações; 2015.
20. Gabriel RA, et al. Ten-year detection rate of brain arteriovenous malformations in a large, multiethnic, defined population. Stroke 2010;41:21-6.
21. Kim H, Sidney S, McCulloch CE, et al. Racial/Ethnic differences in longitudinal risk of intracranial hemorrhage in brain arteriovenous malformation patients. Stroke 2007;38:2430-7.
22. Yang W, Caplan JM, Ye X, et al. Racial associations with hemorrhagic presentation in cerebral arteriovenous malformations. World Neurosurg 2015;84(2):461-9.
23. Stapf C, Mast H, Sciacca RR, et al. Predictors of hemorrhage in patients with untreated brain arteriovenous malformation. Neurology 2006;66(9):1350-5.
24. da Costa L, Wallace MC, Ter Brugge KG, et al. The natural history and predictive features of hemorrhage from brain arteriovenous malformations. Stroke 2009;40:100-5.
25. Hernesniemi JA, Dashti R, Juvela S, et al. Natural history of brain arteriovenous malformations: a long-term follow-up study of risk of hemorrhage in 238 patients. Neurosurgery 2008;63:823-31.

26. Lawton MT. Seven AVMs: Tenets and techniques for resection. 2014.
27. Ondra SL, Troupp H, George ED, Schwab K. The natural history of symptomatic arteriovenous malformations of the brain: a 24-year follow-up assessment. J Neurosurg 1990;73:387-91.
28. Al-Shahi R, Warlow C. A systematic review of the frequency and prognosis of arteriovenous malformations of the brain in adults. Brain 2001;124(10):1900-26.
29. Crawford PM, West CR, Chadwick DW, et al: Arteriovenous malformations of the brain: natural history in unoperated patients. J Neurol Neurosurg Psychiatry 1986;49:1-10.
30. Mast H, Young WL, Koennecke HC, et al. Risk of spontaneous haemorrhage after diagnosis of cerebral arteriovenous malformation. Lancet 1997;350(9084):1065-8.
31. Englot DJ, et al. Seizure predictors and control after microsurgical resection of supratentorial arteriovenous malformations in 440 patients. Neurosurgery 2012;71:572-80.
32. Choi JH, Mast H, Hartmann A, et al. Clinical and morphological determinants of focal neurological deficits in patients with unruptured brain arteriovenous malformation. J Neurol Sci 2009;287:126-30.
33. Mahalick DM, et al. Neuropsychological sequelae of arteriovenous malformations. Neurosurgery 1991;29:351-7.
34. Lazar RM, Connaire K, Marshall RS. Developmental deficits in adult patient with arteriovenous malformation. Arch Neurol 1999;56:103-6.
35. Lazar RM, Marshall RS, Pile-Spellman J, et al. Anterior translocation of language in patients with left cerebral arteriovenous malformation. Neurology 1997;49:802-8.
36. Santos FH, Coelho SD. Avaliação neuropsicológica do paciente neurocrítico. In: Ribeiro RM, Diccini S. Enfermagem em neurointensivismo. São Paulo: Atheneu; 2017.
37. Board of Directors of American Academy of Clinical Neuropsychological. Practice Guidelines for Neuropsychological Assessment and Consultation. Chicago: The Clinical Neuropsychologist; 2007.
38. The Japan Neurosurgical Society. The Guidelines for Awake Craniotomy. Neurol Med Chir 2012;52:119-41.
39. Lezak MD, Howieson DB, Bilgler ED, Tranel D. Neuropsychological assessment. Nova York: Oxford University Press; 2012. p. 5.
40. Duffau H. The error of Broca: from the traditional localizationist concept to a connectomal anatomy of human brain. Journal of Chemical Neuroanatomy 2017.
41. Wostrack M, Shiban E, Harmening K, et al. Surgical treatment of symptomatic cerebral cavernous malformations in eloquent brain regions. Acta Neurochir (Wien) 2012;154(8):141-30.
42. Lawton MT. Spetzler-Martin Grade III arteriovenous malformations: surgical results and a modification of the grading scale. Neurosurgery 2003;52(4):740-9.
43. Lawton MT, et al. A supplementary grading scale for selecting patients with brain arteriovenous malformations for surgery. Neurosurgery 2010.
44. Pertuiset B, Ancri D, Kinuta Y, et al. Classification of supratentorial arteriovenous malformations. A score system for evaluation of operability and surgical strategy based on an analysis of 66 cases. Acta Neurochir (Wien) 1991;110(1–2):6-16.
45. Bernard R, Bendok NE, Tecle EI, Dewald JPA, Meade TJ, Samson D, Batjer HH, et al. Advances and innovations in brain arteriovenous malformation surgery. Neurosurgery 2014;74(1):S60-S73.
46. Pradilla G, et al. Surgical treatment of cranial arteriovenous malformations and dural arteriovenous fistulas. Neurosurgery Clinics 2012;23(1):105-22.
47. Spetzler RF, Martin NA. A proposed grading system for arteriovenous malformations. J Neurosurg 1986;65:476-83.
48. Yasargil MG. Microneurosurgery: Thieme Classics. New York, NY: Thieme Medical Publishers; 1987.
49. Yasargil MG, Jain KK, Antic J, Laciga R. Arteriovenous malformations of the splenium of the corpus callosum: microsurgical treatment. Surg Neurol 1976;5(1):5-14.
50. Lawton MT. Spetzler-Martin Grade III arteriovenous malformations: surgical results and a modification of the grading scale. Neurosurgery 2003;52:740-9.
51. Latchaw RE, Hu X, Ugurbil K, et al. Functional magnetic resonance imaging as a management tool for cerebral arteriovenous malformations. Neurosurgery 1995;37:619-626.
52. Thompson RC, Steinberg GK, Levy RP, et al. The management of patients with arteriovenous malformations and associated intracranial aneurysms. Neurosurgery 1998;43:202-12.
53. Hashimoto N, Nozaki K, Takagi Y, et al. Surgery of cerebral arteriovenous malformations. Neurosurgery 2007;61:375-89.
54. Solomon RA, Connolly Jr. ES, Prestigiacomo CJ, et al. Management of residual dysplastic vessels after cerebral arteriovenous malformation resection: implications for postoperative angiography. Neurosurgery 2000;16:1052-62.
55. Diringer MN, Edwards DF. Admission to a neurologic/neurosurgical intensive care unit is associated with reduced mortality rate after intracerebral hemorrhage. Crit Care Med 2001;29(3):635-40.
56. Spetzler RF, Wilson CB, Weinstein P, et al. Normal perfusion pressure breakthrough theory. Clin Neurosurg 1978;25:651-72.
57. Suarez JI, Qureshi AI, Parekh PD, et al. Administration of hypertonic (3%) sodium chloride/acetate in hyponatremic patients with symptomatic vasospasm following subarachnoid hemorrhage. J Neurosurg Anesthesiol 1999;11:178-84.
58. Kretschmer T, Heros RC. Microsurgical management of arteriovenous malformations. In: Winn H, editor. Youman's neurological surgery. Philadelphia: Elsevier; 2011. p. 4072-87.
59. Schaller C, Schramm J, Haun D. Significance of factors contributing to surgical complications and to late outcome after elective surgery of cerebral arteriovenous malformations. J Neurol Neurosurg Psychiatry 1998;65:547-54.

CAPÍTULO 44

MAV II

Carlos Roberto Massella Junior

HISTÓRICO

Malformações arteriovenosas são lesões de natureza vascular, secundárias a uma falta de desenvolvimento adequado do leito capilar, que realiza a transição do sistema arterial para o venoso.

Alguns estudos apontam para que a raiz deste problema seja a desproporção, ainda na vida embrionária, entre os receptores de VEGF-1 e TiE-2, responsáveis, respectivamente, pelo brotamento vascular e pela subdivisão destas estruturas.

De qualquer forma, este sistema mal desenvolvido, ou malformado, caracteriza-se pela não existência da natural redução de velocidade e pressão de fluxo presentes no leito capilar normodesenvolvido.

Assim, o veloz e mais pressurizado fluxo sanguíneo arterial induz modificações histológicas nas veias, que não possuem paredes musculares apropriadas para suportá-lo, transformando-se assim em vasos tortuosos, engenhosa adaptação para tentar reduzir a velocidade de fluxo (à semelhança de um rio, que, ao fazer uma curva, reduz a velocidade e impetuosidade de suas águas).

A redução da velocidade, no entanto, não tem a capacidade de reduzir a pressão, levando a modificações histológicas nas paredes das veias, que podem culminar com transudações e rupturas, com hemorragias intraparenquimatosas e subaracnoides.

O alto fluxo pode, ainda, levar ao desenvolvimento de aneurismas de hiperfluxo e síndromes de roubo de fluxo do córtex adjacente, com sintomas neurológicos compatíveis.

O desenvolvimento da escala de graduação de Spetzler e Martin, em 1986, conseguiu sistematizar e categorizar as diferentes malformações arteriovenosas, correlacionando fatores como tamanho, padrão de drenagem venosa e localização junto a áreas eloquentes com o prognóstico do tratamento cirúrgico.

Levando-se em conta o risco médio de sangramento anual de uma MAV, situado entre 2% a 4%, com mortalidade estimada em aproximadamente 1% ao ano e os índices prognósticos advindos da classificação de Spetzler-Martin, chega-se a um importante fluxograma de definição terapêutica.

Fatores, como sangramento prévio, levam a aumento no risco uma nova hemorragia, alcançando algo em torno de 5% a 19% no primeiro ano. Interessante notar que, após os seis primeiros meses após a primeira hemorragia, o risco de novo sangramento é o mesmo de pacientes que nunca tiveram hemorragia. Após cada sangramento há uma taxa de mortalidade muito alta e variável, sendo cerca de 5% a 15%, e um risco de quase 30% de uma morbidade mais severa.

Outros fatores, tais como idade jovem do paciente, localização profunda, infratentorial e drenagem venosa profunda, bem como a existência de aneurismas intranidais, também estão relacionados com maior risco de sangramento.

Salvo em raras síndromes genéticas (a mais famosa é a de Rendu-Osler-Weber), a maioria dos casos não possui caráter hereditário, embora tenham sido reportados casos de ocorrência familiar, não sendo conhecidos com precisão os mecanismos patogenéticos. Durante o desenvolvimento, as MAVs podem crescer, estabilizar ou regredir.

Do ponto de vista fisiopatológico, a falta de uma maior resistência vascular, criada normalmente por capilares de pequeno diâmetro, e a transmissão direta da pressão arterial para as estruturas venosas levam a um marcado aumento do fluxo sanguíneo e resultante dilatação e tortuosidade dos vasos do *nidus*. O estresse hemodinâmico permanente leva a angiopatia que pode originar diversas alterações, como: inversão do fluxo venoso, hipertensão venosa e hipoperfusão das regiões que circundam a malformação arteriovenosa cerebral.

As artérias que alimentam a lesão são tipicamente dilatadas, espessadas e com hipoplasia da lâmina média e elástica. Os vasos de drenagem venosa da lesão apresentam espessamento da parede, e hipoplasia muscular e elástica.

QUADRO CLÍNICO

As malformações arteriovenosas apresentam-se de duas formas principais: hemorragia ou epilepsia. Mais raramente, outro mecanismo de déficit neurológico é devido à redução da pressão de perfusão no cérebro vizinho à MAV, geralmente sendo chamado de roubo vascular cerebral.

Sendo assim, o quadro clínico pode variar desde epilepsia, usualmente com crises parciais com generalização secundária, a déficits focais transitórios, causados por roubo de fluxo ou por hematomas cerebrais espontâneos.

EXAME FÍSICO
O exame físico é muito variável, uma vez que depende da localização da MAV, podendo, ainda, ter ou não sinais de hipertensão intracraniana.

EXAME DE IMAGEM
As MAVs possuem características marcantes nos diversos estudos de imagem não invasivos. O estudo mais apropriado irá depender do momento do diagnóstico, ou seja, se for uma MAV que teve sangramento ou não. Na tomografia computadorizada (TC) sem contraste, a MAV pode-se apresentar como uma imagem serpiginosa, discretamente hiperdensa em relação ao córtex, associada ou não a hemorragia. A tomografia computadorizada com contraste é importante, pois permite visualizar o enovelado vascular com realce precoce em relação às demais estruturas vasculares intracranianas.

A angiotomografia, por sua vez, contribui ao fornecer uma visão tridimensional da lesão e suas relações com as estruturas ósseas adjacentes.

A ressonância magnética (RM) é o exame mais indicado para a adequada definição da complexa anatomia das malformações arteriovenosas e de suas relações com o tecido cerebral adjacente. Revela, sobretudo, a arquitetura do *nidus* e, em conjunto com a arteriografia convencional, permite identificar se se trata de uma MAV pial, uni ou pluricompartimental etc.

A arteriografia cerebral digital é o exame mais importante para o planejamento terapêutico. O ideal é que ela seja realizada com técnica de microcateterização de cada ramo aferente, possibilitando identificar os compartimentos das malformações, seus padrões de drenagem e eventual irrigação por ramos profundos.

De posse deste conjunto de exames, a equipe multidisciplinar poderá discutir a viabilidade das diversas opções terapêuticas (endovascular, radiocirúrgica ou microcirúrgica), sendo usualmente preferencial o tratamento cirúrgico para lesões de menor grau, como as MAV grau I e II, em decorrência da altíssima taxa de cura, baixíssima morbimortalidade e chance praticamente nula de recidiva.

DIAGNÓSTICO DIFERENCIAL
Embora situadas no capítulo de lesões vasculares do sistema nervoso central, as MAV possuem, em geral, aspecto inequívoco. Seu aspecto radiológico é típico e, em geral, não deixa margem a dúvidas.

TRATAMENTO
As MAVs podem-se beneficiar de três modalidades terapêuticas: endovascular, radiocirurgia ou microcirurgia, quer de forma isolada, quer combinada.

MAVs de baixo grau (I e II) podem ser tratadas por uma das técnicas isoladamente, com sucesso.

Por causa do maior índice de cura imediata, menor possibilidade de recidiva e baixíssima morbimortalidade, o tratamento microcirúrgico destaca-se como padrão ouro no cuidado deste subgrupo de malformações.

Cada paciente deve ser avaliado individualmente, de acordo com as diversas modalidades terapêuticas que lhe serão oferecidas. Considerações locorregionais, como a experiência da equipe neurocirúrgica, do time anestésico e a disponibilidade de tratamento endovascular e radiocirúrgico, devem ser feitas e ajudam a definir o melhor tratamento para a realidade de cada paciente.

Cirurgia
O tratamento cirúrgico das malformações arteriovenosas compreende um profundo conhecimento anatômico, emprego de técnicas microcirúrgicas de dissecção vascular e metodologia rigorosa.

Assim, recomenda-se a utilização de craniotomias que exponham completamente a lesão, com especial atenção à abertura de dura-máter, para evitar a lesão inadvertida de veias de drenagem corticais, que podem levar a situações catastróficas e potencialmente fatais antes mesmo de começarmos a lidar com a MAV propriamente dita.

Após a abertura dural, o primeiro passo envolve a identificação da principal veia de drenagem, que deve ser preservada a qualquer custo, e dos principais vasos aferentes, nutridores do *nidus*, bem como de vasos em passagem (aqueles que penetram a malformação, emitem ramos nutridores e saem do outro lado, indo irrigar o tecido cerebral normal).

Depois disso, a metódica dissecação e oclusão temporária dos aferentes permitem identificar se estes são vasos aferentes terminais ou vasos em passagem, permitindo (ou não) sua coagulação e sacrifício.

A dissecção é realizada de forma circunferencial, em espiral, da superfície para a profundidade, coagulando e seccionando de forma contínua e progressiva os vasos nutridores.

Durante este processo, gradualmente observamos a veia de drenagem alterando sua coloração, que vai se tornando menos arterializada, bem como sua turgescência, que vai se reduzindo.

Usualmente a fase mais desafiadora na cirurgia destas lesões é reservada para a porção mais profunda da MAV, irrigada por vasos perfurantes e com paredes delicadas. A coagulação bipolar deve, aí, ser realizada com baixa potência e por breve período de tempo, no intuito de evitar a ruptura e retração destes vasos para o interior do tecido cerebral normal, que obrigariam o cirurgião a adentrar esta região e, potencialmente, produzir sequelas.

O último passo é a secção da veia principal de drenagem, que deve ser temporariamente ocluída no intuito de verificar a reação do tecido cerebral e eventuais hemorragias em remanescentes nidais não visualizados durante a ressecção microcirúrgica.

Após a remoção completa do *nidus*, é importante realizar um teste provocativo, com aumento intencional da pressão arterial, para checar se o leito capilar adjacente à malformação recentemente ressecada, que possui uma autorregulação prejudicada, não irá dar lugar a sangramentos, que podem ocorrer, caso não sejam identificados nesta fase, durante o processo de extubação ou na UTI, levando a uma reoperação.

COMPLICAÇÕES

Hemorragias cerebrais causadas pelo rompimento das MAVs podem levar a uma miríade de sequelas.

Eventuais enganos, com oclusão inadvertida de veias de drenagem precocemente durante o tratamento ou sacrifício de ramos arteriais em passagem, podem, por sua vez, levar a hemorragias potencialmente fatais ou isquemias comprometedoras.

Em malformações de baixo grau, é rara a ocorrência de fenômenos de colapso de autorregulação cerebral, conhecida como "síndrome de *breakthrough*".

DICAS

- O diagnóstico e planejamento cirúrgico requerem a combinação de exames radiológicos não invasivos (tomografia, angiotomografia e ressonância) e invasivos (arteriografia convencional);
- O padrão ouro para o tratamento destas lesões de baixo grau permanece sendo a microcirurgia;
- A realidade locorregional influencia de forma decisiva a escolha terapêutica, devendo ser interpretadas tanto a experiência do cirurgião e do time anestésico quanto a disponibilidade da equipe endovascular experiente e/ou radiocirúrgica;
- A perfeita colaboração e coordenação entre neurocirurgião, anestesista, intensivista, cirurgião endovascular e radiocirurgião garantirá o sucesso no tratamento destes pacientes;
- Arteriografia de controle deve ser realizada ainda durante a internação, antes da alta, para certificação de excisão completa e ausência de *nidus* residual, que poderia provocar hemorragias catastróficas ainda no pós-operatório precoce.

CAPÍTULO 45

MAV GRAU III
Rodrigo Coimbra de Gusmão • Eberval Gadelha Figueiredo

HISTÓRICO
As malformações arteriovenosas (MAVs) consistem em lesões cerebrais provocadas por fístulas arteriovenosas diretas, sem leito capilar ou tecido neural funcionante de permeio.

Dados de autópsias sugerem que a frequência da detecção de MAVs gira em torno de 4,3%.[1]

Essas lesões têm uma frequência 10 vezes menor do que os aneurismas intracranianos, e correspondem a aproximadamente 2% de todos os eventos vasculares cerebrais e a 38% das hemorragias encefálicas em pacientes entre 15 e 45 anos.[2-4]

A patogênese das MAVs ainda é controversa. Teorias apontam que esta patologia aconteça por lesões oriundas do desenvolvimento das estruturas vasculares, embora a hipótese de que possam ser alterações adquiridas ainda não foi completamente descartada. Foi também sugerido que a patogênese da MAV decorra da manutenção das conexões arteriovenosas fetais,[5-8] ou falha no desenvolvimento da rede de capilares.[9] De forma alternativa, foi aventada a possibilidade de que a patogênese dessas lesões envolva um sistema de drenagem venosa ineficiente.[10]

O diagnóstico de MAV cerebral geralmente ocorre na terceira ou quarta décadas de vida, não havendo diferença significativa entre os gêneros. Sua localização pode ocorrer em todo o sistema nervoso central, sendo a localização mais comum a supratentorial. Na fossa posterior, a maior frequência de MAVs ocorre no cerebelo, sendo o tronco e os ventrículos localizações menos comuns.[11-13]

Geralmente são lesões solitárias, podendo ser múltiplas em até 9% dos pacientes.[14,15]

QUADRO CLÍNICO
A MAV manifesta-se basicamente de cinco formas: hemorragia intracerebral, convulsão, déficit neurológico focal, cefaleia ou pode ser incidental ou assintomática.

A forma mais comum e mais perigosa de apresentação das MAVs é a hemorragia intracraniana que corresponde a mais de 70% do quadro inicial dos pacientes.[16,17]

Um terço das hemorragias intracranianas em adultos jovens ocorre em decorrência da ruptura de MAVs,[18] ficando atrás apenas dos aneurismas cerebrais. A taxa de morbidade gira em torno de 10% a 30% e sua mortalidade corresponde a 20% a 30%.[19-21]

A crise convulsiva é a segunda forma de apresentação mais comum e pode ocorrer em até 70% dos pacientes com MAVs supratentoriais. Convulsões sem hemorragia acontecem em 25% a 50% dos casos. Aproximadamente 18% a 35% dos pacientes com MAV são diagnosticados durante uma investigação de crise convulsiva.[22,23]

A ocorrência de convulsão pode acontecer por causa de efeito de massa e irritação cortical ou alteração hemodinâmica, levando a isquemia e gliose. As características das MAVs que provocam convulsão com mais frequência são: tamanho grande, distribuição no território da artéria cerebral média, *nidus* ou vasos aferentes corticais e presença de varicosidades.[24]

Aproximadamente 3% a 10% dos pacientes com MAV apresentam déficit neurológico progressivo na ausência de hemorragia[24] em razão de efeito de massa ou isquemia por roubo de fluxo. Este último é o resultado de uma via com alto fluxo e baixa resistência criada pela MAV.

Cerca de 6% a 14% dos pacientes com MAV cerebral apresentam cefaleia crônica sem hemorragia. O padrão da cefaleia geralmente é hemicraniano (ipsilateral ou contralateral a MAV) e semelhante às enxaquecas.

A existência de apenas uma lateralidade durante as crises de cefaleia ocorre em pacientes com MAV e faz diagnóstico diferencial com pacientes com migrânea clássica em que a dor tipicamente muda de lado. Portanto, quando os pacientes com cefaleia referem sintomas visuais e dor sempre no mesmo lado, um estudo de imagem está indicado para descartar lesões, como uma MAV occipital.

A fisiopatologia da dor pode ser devida ao recrutamento das artérias meníngeas e fluxo sanguíneo local aumentado.

Embora a maioria dos pacientes seja diagnosticada após a ocorrência de sangramento ou convulsão, o uso de exames de imagem não invasivos aumentou o diagnóstico de MAVs incidentais. Esta proporção aumentou em 10% comparada a taxa histórica de menos de 2%.[25]

Vários fatores estão associados ao maior risco de ruptura da MAV, como ruptura prévia, localização profunda ou infratentorial, pacientes mais jovens e drenagem venosa profunda.

EXAME FÍSICO/IMAGEM
A tomografia computadorizada (TC) de crânio consiste no primeiro exame a ser realizado para rastreio de paciente com sintomas neurológicos agudos relacionados com a ruptura ou não da MAV. Uma TC de crânio sem contraste pode demonstrar a presença de hemorragia aguda, hidrocefalia, calcificação,

áreas de encefalomalacia relacionadas com cirurgia ou ruptura prévias. O exame contrastado pode informar a localização da MAV, seu *nidus*, artérias nutridoras e veias de drenagem e é um estudo rápido em situações letais antes da drenagem cirúrgica de urgência.

O estudo por ressonância magnética (RM) é superior a TC, pois evidencia com precisão os detalhes sobre a microarquitetura da MAV e sua correlação e proximidade com as estruturas anatômicas adjacentes. A MAV aparece como uma imagem em favo de mel nas sequências de T1 e T2. As alterações no tecido cerebral circunjacente como efeito de massa, edema e isquemia também são evidenciadas.

A RM não substitui o exame padrão ouro que é a angiografia cerebral. Embora a RM seja sensível para mostrar hemorragia subaguda, no contexto de uma hemorragia aguda, ela não tem utilidade alguma, uma vez que a hemorragia aguda obscurece os detalhes da MAV.

A angiografia cerebral com subtração digital ainda é considerada o padrão-ouro para estabelecer o diagnóstico e realizar a avaliação anatômica pré-operatória do paciente com MAV. Este estudo fornece informações sobre tamanho, localização e configuração do *nidus* da MAV, assim como padrão e localização das artérias nutridoras e veias de drenagem. Além disso, identifica alterações associadas a um maior risco de hemorragia, como aneurisma de artéria nutridora ou intranidal.[26-30]

Para avaliar a funcionalidade cortical das estruturas adjacentes, pode-se usar a tomografia por emissão de pósitrons (PET), ressonância magnética funcional (fMRI) e magnetoencefalograma (MEG). Esta avaliação é importante, pois mede a funcionalidade das estruturas corticais adjacentes à MAV e é imprescindível na avaliação do risco de intervenção.

CLASSIFICAÇÃO E MAV GRAU III

O sistema de graduação de MAV proposto por Spetzler-Marin é mundialmente aceito e extremamente útil tanto para uniformizar a comunicação sobre as informações das MAVS como predizer a dificuldade técnica e o risco associado à ressecção cirúrgica.[31]

Neste sistema de classificação, a MAV recebe uma graduação de I a V, que corresponde a uma escala de pontos que leva em consideração o tamanho, a proximidade com área eloquente cerebral e a drenagem venosa (Quadro 45-1).

Mede-se o tamanho da MAV usando o maior diâmetro do seu *nidus* na angiografia cerebral, TC ou RM. O tamanho do *nidus* é classificado como pequeno (menor que 3 cm), médio (de 3 a 6 cm) e grande (maior que 6 cm).

Quadro 45-1. Sistema de classificação e graduação da MAV de I a V

Critério	Pontuação
Tamanho do *nidus*:	
Pequeno (< 3 cm)	1
Médio (3-6 cm)	2
Grande (> 6 cm)	3
Eloquência:	
Não	0
Sim	1
Drenagem venosa:	
Superficial	0
Profunda	1
Grau da MAV	**Pontuação total**
Grau I	1
Grau II	2
Grau III	3
Grau IV	4
Grau V	5

Área eloquente é definida com uma região do cérebro com função neurológica identificável e que, quando lesionada, pode resultar em déficit neurológico debilitante. Essas regiões incluem o córtex sensitivo, motor, de linguagem e visual, hipotálamo e tálamo, cápsula interna, tronco cerebral, pedúnculo cerebelar e núcleos cerebelares profundos.

A drenagem venosa é considerada superficial, se todas as veias de eferentes fizerem parte do sistema venoso cortical, e, profunda, se qualquer parte da drenagem envolver a veia cerebral interna ou veia de Galeno. Na fossa posterior, somente as veias corticais cerebelares que drenam diretamente para os seios durais são consideradas superficiais.

A presença de drenagem venosa profunda é um indicador indireto de que a MAV envolve a parede ventricular ou tem relação com as regiões profundas do cérebro. Essas características fazem com que a ressecção cirúrgica seja mais difícil, uma vez que estas MAVs são supridas por artérias penetrantes profundas (mesmo que não visualizadas angiograficamente) e tenham uma maior dificuldade para ser acessadas. Além disso, o envolvimento da parede ventricular está associado à presença de veias subependimárias arterializadas que são frágeis, difíceis de coagular e tendem a se retrair para os ventrículos. Entretanto, a drenagem venosa profunda pode ser uma vantagem no intraoperatório, uma vez que as veias de drenagem estão escondidas do cirurgião até o último momento da ressecção da MAV, o que evita sua coagulação inadvertida precoce.

Quanto maior a pontuação da MAV, maior a dificuldade e o risco associado à ressecção cirúrgica. MAVs de baixo grau (graus I e II) têm baixa taxa de morbidade (0-5%) associada à sua ressecção e geralmente são tratadas cirurgicamente.[32,33] MAVs de alto grau (graus IV e V) têm uma taxa maior de morbidade (12-38%) associada a sua ressecção e geralmente são acompanhadas de modo conservador.

Em contrapartida, MAVs grau III são um grupo heterogêneo de lesões com riscos cirúrgicos variáveis. Em uma série com 74 pacientes com MAV grau III submetidos a tratamento cirúrgico, Lawton observou que MAVs pequenas (S1V1E1), MAVs médias/profundas (S2V1E0) e médias/eloquentes (S2V0E1) tinham risco cirúrgico (novo déficit ou morte) de 2,9%, 7,1% e 14,8% respectivamente. Não foram observadas MAVs grandes grau III (S3V0E0) em virtude de viés de seleção ou raridade da lesão.

Esses resultados levaram Lawton a sugerir uma subdivisão das MAV grau III por risco cirúrgico: MAV grau III– (S1V1E1), com risco semelhante à MAV baixo grau, podendo ser tratada com microcirurgia; MAV grau III+ (S2V0E1), com risco semelhante ao da MAV de alto grau, devendo ser tratada conservadoramente; e MAV grau III (S2V1E0), com risco intermediário, devendo a conduta ser individualizada. Neste estudo não foram observados MAVs grandes (S3V0E0).

O risco associado a lesões pequenas (S1V1E1) foi de 2,9%, o risco associado a lesões médias/profundas (S2V1E0) foi de 7,1% e o risco associado a lesões médias/eloquentes (S2V0E1) foi de 14,8%.

Uma modificação semelhante foi proposta por de Oliveira et al.[34] MAVs grau III foram subdivididas em IIIA se fossem grandes e IIIB se fossem pequenas, mas tivessem drenagem venosa profunda ou estivessem em área eloquente.

Segundo este estudo, realizou-se embolização seguida de ressecção cirúrgica para MAVs grau IIIA e radiocirurgia para MAVs grau IIIB. A morbidade e o risco de sangramento do grupo IIIB é significativamente maior do que o IIIA.

DIAGNÓSTICO DIFERENCIAL

Os principais diagnósticos diferenciais da MAV são: fístula arteriovenosa dural, oligodendroglioma, angioma cavernoso, neoplasia calcificada, astrocitoma de baixo grau e glioblastoma com *shunt* AV.

As fístulas arteriovenosas durais localizam-se na parede dos seios venosos durais e têm preferência por localização na fossa posterior, diferentemente da MAV.

Angioma cavernoso, astrocitoma de baixo grau e oligodendroglioma assemelham-se às MAVs trombosadas.

O glioblastoma com fístula AV diferencia-se das MAVs principalmente pela presença de parênquima entre os vasos e maior efeito de massa.

OPÇÕES DE TRATAMENTO

A cirurgia para MAV geralmente é feita de forma eletiva. No caso de MAVs rotas com sangramento intraparenquimatoso sem déficit neurológico significativo, deve-se operar a MAV após 4 a 6 semanas do rompimento. Durante este período, o risco de novo sangramento é relativamente baixo, e permite que o hematoma tenha tempo para tornar-se liquefeito e reduzir o edema associado no tecido adjacente.

Usando-se como referência a escala de Spetzler-Martin modificada, as MAVs grau III– (S1V1E1) podem ser seguramente tratadas com ressecção microcirúrgica. MAVs grau III+ (S2V0E1) têm risco cirúrgico muito alto e devem ser tratadas de forma conservadora. Já as MAVs grau III necessitam de avaliação e planejamento individualizado.

Como dito anteriormente, MAVs grau III (S3V0E0) são virtualmente inexistentes ou extremamente raras e necessitariam de mais estudos. De qualquer forma, MAVs grandes e superficiais em áreas não eloquentes não são particularmente intimidadoras e é mais provável que uma MAV com mais de 6 cm de *nidus* tenha uma drenagem venosa profunda, o que a classificaria em MAV grau IV. Além disso, uma MAV com mais de 6 cm não poderia ocupar apenas áreas não eloquentes do córtex.

Malformações arteriovenosas pequenas com menos de 3 cm, mesmo com drenagem venosa profunda e localização em córtex eloquente, têm baixo risco do ponto de vista cirúrgico. Entretanto, as outras duas categorias de MAV grau III que estão entre 3 a 6 cm têm maior risco cirúrgico.

Outras opções de tratamento consistem em radiocirurgia estereotáxica e embolização pré-cirúrgica. A radiocirurgia é um tratamento que promove a obliteração do *nidus* através de lesão endotelial pela radiação e gera a produção de colágeno e matriz extracelular. Ao contrário da cirurgia e da embolização, que promovem obliteração imediata da MAV, a radiocirurgia demora, em média, 2 a 3 anos para ter seu resultado. Neste período, a MAV mantém o risco de sangramento.

O tratamento endovascular é usado em conjunto com a microcirurgia ou radiocirurgia para ocluir as artérias profundas nutridoras que são cirurgicamente inacessíveis, reduzir o tamanho da MAV e obliterar os aneurismas associados.

Alguns estudos demonstram que o tratamento endovascular reduz o tempo de cirurgia, a necessidade de hemotransfusão e a morbimortalidade.[35-37]

A combinação de profundidade e eloquência pode ser desafiadora, o que torna a opção radiocirúrgica mais atrativa do que a ressecção microcirúrgica. No entanto, o acesso a lesões profundas e pequenas pode ser facilitado se a ressecção cirúrgica for feita no espaço subaracnoide através das fissuras cerebrais.

A presença concomitante de MAV com aneurisma não é infrequente.[38,39] As incidências relatadas variam de 2,7% a 58%,[40,41] com uma média de 10% na maioria das séries.[40,41]

Há uma classificação específica para aneurismas intracranianos associados às MAVs.[42-44]

- *Tipo I*: não relacionado – quando o aneurisma e a MAV não têm correlação direta de fluxo;
- *Tipo II*: relacionado – dividido em:
  - IIa: proximal – localizado em um vaso intracraniano importante ou em sua bifurcação primária;
  - IIb: distal – localizado em um ponto médio ou distal do fluxo da artéria nutridora da MAV.
- *Tipo III*: intranidal.

Os aneurismas intranidais devem ser ressecados junto com a MAV. Já os aneurismas extranidais devem ser clipados ou embolizados. Aneurismas perinidais podem involuir espontaneamente e colabar após microcirurgia em decorrência da normalização do fluxo sanguíneo.

COMPLICAÇÕES

As complicações podem ocorrer durante a cirurgia ou fora do tempo cirúrgico. Durante a cirurgia, pode haver sangramento diretamente da MAV durante sua dissecação ou secundariamente pela oclusão precoce das veias de drenagem. Dano ao parênquima cerebral pode ocorrer por vários motivos. Durante a ressecção deve-se tomar cuidado para remover o fino limite cortical sem entrar na MAV. Uma ressecção circunferencial ampla pode levar à destruição do parênquima funcional.

Lesão da radiação ótica é uma preocupação específica das MAVs temporais e occipitais. No planejamento cirúrgico, devem-se levar em consideração as fibras geniculocalcarinas e a alça de Meyer que passam ao longo dos ventrículos laterais.

Outros mecanismos de lesão consistem em seccionar as artérias nutridoras muito longe do *nidus*, retração excessiva do cérebro e dano às veias em ponte.

Dentre as complicações pós-operatórias, a hemorragia é a mais imediata e que gera maior morbidade. Ela resulta de hemostasia inadequada ou *nidus* residual.

Os pacientes podem apresentar-se ainda com convulsão pós-operatória, sendo recomendado uso profilático de droga anticonvulsivante por período mínimo de 6 meses após ressecção de MAV supratentorial.

As mudanças hemodinâmicas após ressecção da MAV podem provocar edema cerebral, hemorragia ou ambos. Os preditores de maior risco dessas complicações são artérias nutridoras longas e calibrosas, com alto fluxo, que roubam fluxo do parênquima adjacente (fenômeno de roubo). Essas mudanças hemodinâmicas podem ser minimizadas por meio da embolização seletiva das lesões com essas características.

Quando comparadas com as MAVs supratentoriais, as infratentoriais têm maior risco de sangramento. A taxa de morbidade associada às hemorragias é alta, sendo que 85,5% dos pacientes apresentam hemiparesia ou hemiplegia.[45]

DICAS

- O uso de guia estereotáxico pode ser útil para localização da lesão;
- O conhecimento das classificações utilizadas auxilia na escolha do tratamento ideal;
- Devem-se levar em conta as possibilidades de radiocirurgia estereotáxica e embolização pré-operatória;
- O tratamento das MAVs grau III deve ser multidisciplinar, porém individualizado;
- Ressecção pelo espaço subaracnoide através das fissuras cerebrais facilita acesso às MAVs profundas;
- O conhecimento microneuroanatômico é imprescindível no planejamento cirúrgico.

REFERÊNCIAS BIBLIOGRÁFICAS

1. McCormick WF, Schochet SS. Atlas of cerebrovascular disease. Philadelphia: WB Saunders; 1976. Michelsen WJ. Natural history and pathophysiology of arteriovenous malformations. Clin Neurosurg 1979;26:307-13.
2. Perret G, Nishioka H. Report on the cooperative study of intracranial aneurysm s and subarachnoid hemorrhage. Section VI. Arteriovenous malformations. An analysis of 545 cases of cranio-cerebral arteriovenous malformations and fistulae reported to the cooperative study. J Neurosurg 1966;25:467-90
3. Gross CR, Kase CS, Mohr JP, et al. Stroke in south Alabam: a incidence and diagnostic features—a population based study. Stroke 1984;15:249-55.
4. Toffol GJ, Biller J, Adams Jr. HP. Nontraum atic intracerebral hemorrhage in young adults. Arch Neurol 1987;44:483-5.
5. Dandy WE. Venous abnormalities and angiomas of the brain. Arch Surg 1928;17:715-93.
6. Yaşargil MG. AVM of the brain, history, embryology, pathologic considerations, hemodynamics, diagnostic studies, microsurgical anatomy pathological considerations. In: Microneurosurgery New York: Thieme; 1987. p. 49-211.
7. Mullan S, Mojtahedi S, Johnson DL, Macdonald RL. Cerebral venous malformation-arteriovenous malformation transition forms. J Neurosurg 1996;85:9-13.
8. Nussbaum ES, Heros RC, Madison MT, et al. The pathogenesis of arteriovenous malformations: insights provided by a case of multiple arteriovenous malformations developing in relation to a developmental venous anomaly. Neurosurgery 1998;43:347-52.
9. Yaşargil MG. AVM of the brain, history, embryology, pathologic considerations, hemodynamics, diagnostic studies, microsurgical anatomy pathological considerations. In: Microneurosurgery. New York: Thieme; 1987. p. 49-211.
10. Mullan S, Mojtahedi S, Johnson DL, Macdonald RL. Cerebral venous malformation-arteriovenous malformation transition forms. J Neurosurg 1996;85:9-13.
11. Brown RD Jr, Wiebers DO, Forbes G, et al. The natural history of unruptured intracranial arteriovenous malformations. J Neurosurg 1988;68:352-7.
12. Houser OW, Baker Jr. HL, Svien HJ, Okazaki H. Arteriovenous malformations of the parenchyma of the brain. Angiographic aspects. Radiology 1973;109:83-90.
13. McCormick WF, Hardman JM, Boulter TR. Vascular malformations (angiomas) of the brain, with special reference to those occurring in the posterior fossa. J Neurosurg 1968;28:241-51.
14. Perret G, Nishioka H. Report on the cooperative study of intracranial aneurysm s and subarachnoid hemorrhage. Section VI. Arteriovenous malformations. An analysis of 545 cases of cranio-cerebral arteriovenous malformations and fistulae reported to the cooperative study. J Neurosurg 1966;25:467-90.
15. Willinsky RA, Lasjaunias P, Terbrugge K, Burrows P. Multiple cerebral arteriovenous malformations (AVMs). Review of our experience from 203 patients with cerebral vascular lesions. Neuroradiology 1990;32:207-10.
16. Ondra SL, Troupp H, George ED, Schwab K. The natural history of symptomatic arteriovenous malformations of the brain: a 24-year follow-up assessment. J Neurosurg 1990;73:387-91.
17. Crawford PM, West CR, Chadwick DW, Shaw MD. Arteriovenous malformations of the brain: natural history in unoperated patients. J Neurol Neurosurg Psychiatry 1986;49:1-10.
18. Al-Shahi R, Warlow C. A systematic review of the frequency and prognosis of arteriovenous malformations of the brain in adults. Brain 2001;124(10):1900-26.
19. Graf CJ, Perret GE, Torner JC. Bleeding from cerebral arteriovenous malformations as part of their natural history. J Neurosurg 1983;58:331-7.
20. Wilkins RH. Natural history of intracranial vascular malformations: a review. Neurosurgery 1985;16:421-30.
21. Crawford PM, West CR, Shaw MD, Chadwick DW. Cerebral arteriovenous malformations and epilepsy: factors in the development of epilepsy. Epilepsia 1986;27:270-5.
22. Stapf C, Mast H, Sciacca RR, et al. Predictors of hemorrhage in patients with untreated brain arteriovenous malformation. Neurology 2006;66:1350-5.
23. Yamada S, Takagi Y, Nozaki K, et al. Risk factors for subsequent hemorrhage in patients with cerebral arteriovenous malformations. J Neurosurg 2007;107:965-72.
24. Turjman F, Massoud TF, Sayre JW, et al. Epilepsy associated with cerebral arteriovenous malformations: a multivariate analysis of angioarchitectural characteristics. AJNR Am J Neuroradiol 1995;16:345-50.
25. Laakso A, Hernesniemi J. Arteriovenous malformations: epidemiology and clinical presentation. Neurosurg Clin N Am 2012;23:1-6.
26. Cunha e Sa MJ, Stein BM, Solomon RA, McCormick PC. The treatment of associated intracranial aneurysms and arteriovenous malform ations. J Neurosurg 1992;77:853-9.
27. Marks MP, Lane B, Steinberg GK, Chang PJ. Hemorrhage in intracerebral arteriovenous malformations: angiographic determinants. Radiology 1990; 176:807-13.
28. Redekop G, TerBrugge K, Montanera W, Willinsky R. Arterial aneurysm s associated with cerebral arteriovenous malformations: classification, incidence, and risk of hemorrhage. J Neurosurg 1998;89:539-46.
29. Thompson RC, Steinberg GK, Levy RP, Marks MP. The management of patients with arteriovenous malformations and associated intracranial aneurysm s. Neurosurgery 1998;43:202-12.
30. Turjman F, Massoud TF, Viñuela F, et al. Aneurysms related to cerebral arteriovenous malformations: superselective angiographic assessment in 58 patients. AJNR Am J Neuroradiol 1994;15:1601-5.
31. Spetzler RF, Martin NA. A proposed grading system for arteriovenous malformations. J Neurosurg 1986;65:476-83.
32. Luessenhop AJ, Gennarelli TA. Anatomical grading of supratentorial arteriovenous malformations for determining operability. Neurosurgery 1977;1:30-5.
33. Lawton MT. UCSF Brain Arteriovenous Malformation Study Project. Spetzler-Martin Grade III arteriovenous malformations: surgical results and a modification of the grading scale. Neurosurgery 2003;52:740-9.
34. de Oliveira E, Tedeschi H, Raso J. Multidisciplinary approach to arteriovenous malformations. Neurol Med Chir (Tokyo) 1998;38:177-85.
35. Jafar JJ, Davis AJ, Berenstein A, et al. The effect of embolization with N-butyl cyanoacrylate prior to surgical resection of cerebral arteriovenous malformations. J Neurosurg 1993;78(1):60-9.

36. Spetzler RF, Martin NA, Carter LP, et al. Surgical management of large AVM's by staged embolization and operative excision. J Neurosurg 1987;67(1):17-28.
37. DeMeritt JS, Pile-Spellman J, Mast H, et al. Outcome analysis of preoperative embolization with N-butyl cyanoacrylate in cerebral arteriovenous malformations. AJNR Am J Neuroradiol 1995;16(9):1801-7.
38. Batjer H, Suss RA, Samson D. Intracranial arteriovenous malformations associated with aneurysms. Neurosurgery 1986;18:29-35.
39. McKissock W, Paterson JH. A clinical survey of intracranial angiomas with special reference to their mode of progression and surgical treatment: a report of 110 cases. Brain 1956;79:233-66.
40. Turjman F, Massoud TF, Viñuela F, et al. Aneurysm s related to cerebral arteriovenous malformations: superselective angiographic assessment in 58 patients. AJNR Am J Neuroradiol 1994;15:1601-5.
41. Higashi K, Hatano M, Yamashita T, et al. Coexistence of posterior inferior cerebellar artery aneurysm and arteriovenous malformation fed by the same artery. Surg Neurol 1979;12:405-8.
42. Cunha e Sa MJ, Stein BM, Solomon RA, McCormick PC. The treatment of associated intracranial aneurysm s and arteriovenous malformations. J Neurosurg 1992;77:853-9.
43. Redekop G, TerBrugge K, Montanera W. Arterial aneurysms associated with cerebral arteriovenous malformations: classification, incidence, and risk of hemorrhage. J Neurosurg 1988;89(4):539-46.
44. Flores B, Klinger D, Rickert K, et al. Management of intracranial aneurysms associated with arteriovenous malformations. Neurosurg Focus 2014;37(3):11.
45. Fleetwood IG, Marcellus ML, Levy RP, et al. Deep arteriovenous malformations of the basal ganglia and thalamus: natural history. J Neurosurg 2003;98:747-50.

CAPÍTULO 46

MALFORMAÇÕES ARTERIOVENOSAS GRAU IV E V

Feres Chaddad Neto ■ Marcos Devanir Silva da Costa ■ Evandro de Oliveira

HISTÓRICO

Possíveis descrições de malformações arteriovenosas (MAVs) podem ser encontradas em artigos de Antyllus (II d.c.), Albucasis (X d.C.), Vidus Vidius (VXII d.c.), no entanto, apenas no século XVIII, Willian Hunter descreveu a relação anormal entre a comunicação direta entre artérias e veias. Além disso, Hunter observou que aplicar uma compressão na região da fístula causava uma diminuição no calibre dos vasos periféricos, provavelmente por reduzir o recrutamento de fluxo causado pela MAV. No século seguinte, Stanley (1853) e Warren (1837) realizaram dissecações *post-mortem* e demonstraram a comunicação direta entre artérias e veias presentes nessa doença. Wernher (1876) caracterizou o caráter fistuloso da doença ao remover o *nidus* de uma MAV e observar a diminuição do calibre de vasos aferentes e eferentes.[1]

Nesse período, a terminologia era extremamente variável, e termos como varizes aneurismáticas, aneurisma por anastomose, angioma arterial, angioma plexiforme, varizes arteriais, aneurismas serpentinas e aneurismas racemosos eram usados, demonstrando certa confusão relacionada com sua caracterização. No início do século XX, Dandy publicou sua série de 8 casos operados, dos quais nenhum paciente sobreviveu a tentativa de remoção cirúrgica. Cushing declarou que o relato histórico das tentativas de tratamento cirúrgico de pacientes com MAV não só demonstravam a futilidade da abordagem cirúrgica, mas também o extremo risco de lesão cerebral que a cirurgia causava.[1,2]

Apenas em 1966, McCormick uniformizou a classificação das malformações vasculares, incluindo a malformação arteriovenosa como um tipo de malformação vascular, juntamente com os cavernomas, as telangiectasias e os angiomas venosos. Na ocasião da publicação de McCormick, fica claro que havia uma grande confusão relacionado com o conceito de malformações vasculares, pois havia uma relação de aproximadamente 70 tipos diferentes de descrições para essas malformações, como as mencionadas anteriormente. Nesse sentido, McCormick teve grande contribuição ao sistematizar esse grupo de doenças e afirmou que aqueles 70 tipos certamente poderiam ser enquadrados entre os quatro subtipos apresentados. Outros conceitos ainda estavam em discussão, pois autores como Kernohan os consideravam como verdadeiras neoplasias, já que acreditavam que muitas MAVs não apresentavam comportamento estritamente estático.[3] Toda essa evolução histórica nos proporcionou o entendimento atual do conceito de uma MAV, que é uma patologia congênita em que se encontram fístulas diretas entre artérias e veias formando um *nidus*, sem, no entanto, apresentar interposição de vasos capilares na angiografia, exame padrão ouro para diagnóstico da MAV. Podemos caracterizar esse padrão por meio da identificação de uma veia de drenagem precoce. Por causa da ausência de interposição de vasos capilares, temos um ambiente de baixa pressão e alto fluxo arterial no interior da MAV.

Em 1986, Spetzler e Martin publicam um trabalho que classificava as MAV de forma bastante simples e prática, no intuito de prever o risco cirúrgico para os diferentes tipos de MAV. Nessa classificação, três parâmetros são os principais preditores de risco cirúrgico: tamanho da MAV, tipo de drenagem venosa e eloquência da região anatômica em que a MAV está presente, e cada parâmetro contribui de uma forma para gerar uma pontuação que vai de 1 a 5, conforme o Quadro 46-1.[4]

A **drenagem venosa** deve ser caracterizada pela angiografia e é considerada drenagem profunda quando a MAV drenar para veias cerebrais internas, basais de Rosenthal e veias pré-centro cerebelares; na fossa posterior, so se consideram de drenagem superficial aquelas veias hemisfericas que drenam diretamente para seio reto ou transverso.[1]

Eloquência, pela classificação original, é caracterizada pela presença da MAV nas seguintes localizações: área sensitivo-motora primária, linguagem, hipotálamo, tálamo, cápsula interna, tronco encefálico, pedúnculos cerebelares, e núcleos cerebelares.[4]

Essa classificação, porém, apresenta uma soma total de 5 pontos, mas Spetzler e Martin ainda caracterizaram uma MAV que seria grau 6, indicada como MAVs inoperáveis, que seriam aquelas, por exemplo, envolvendo o tronco cerebral.[4]

Nessa publicação, Spetzler e Martin mostraram que 0% das MAVs grau I apresentaram algum déficit pós-operatório, 5% das grau II, 16% das grau III, 27% das grau IV e 31% das grau V.[4]

A classificação de Spetzler e Martin tem sido, portanto, usada para a tomada de decisão do tratamento das MAVs em decorrência de seu caráter preditivo de risco cirúrgico. MAVs cerebrais graus I e II têm baixa morbidade com a realização da cirurgia e as MAVs cerebrais graus IV e V estão relacionadas com alto risco de morbidade pós-cirúrgica.[5]

Ao longo do tempo, houve várias tentativas de aprimorar as escalas para classificar as MAVs cerebrais. Spetzler e Ponce reajustaram a escala originalmente descrita em três grupos: o Grupo A (grau I e II de S-M) deveria ser tratado cirurgicamente, o Grupo B (grau III de S-M) deveria seguir um tratamento multimodal com cirurgia, embolização e radiocirurgia, e o Grupo C (grau IV e V de S-M) deveria ser tratado de maneira conservadora, sendo esse subgrupo considerado o das MAVs de alto grau, motivo do nosso capítulo.[6]

Quadro 46-1. Classificação de Spetzler-Martin

Classificação	Pontuação
Tamanho (cm)	
< 3	1
3-6	2
> 6	3
Drenagem Venosa	
Superficial	0
Profunda	1
Área Eloquente	
Não	0
Sim	1
Total	**5**

Lawton et al. propuseram uma adaptação para escala de Spetzler-Martin no intuito de simplificar a tomada de decisão em relação à escala S-M, e, dessa forma, adicionaram três novos preditores: a idade, que é estratificada em três diferentes coortes (crianças menores de 20 anos, adultos jovens entre 20 e 40 anos e adultos e idosos maiores que 40 anos), atribuindo assim 1 ponto para primeira faixa etária e somando 1 ponto adicional para as demais; a presença de sangramento da MAV, cuja a ausência atribui maior risco somando 1 ponto; por fim, a característica do *nidus* compacto ou difuso, sendo o último de maior risco ganhando 1 ponto. Dessa forma, eles mantêm a simplicidade da escala anterior (S-M) e deixam uma soma total de 10 pontos. Por meio do estudo de validação da escala suplementar, eles estudaram o desfecho clínico de pacientes de quatro grandes centros de neurocirurgia vascular e chegaram a um corte de pontuação menor ou igual a 6 pontos para determinar a indicação de intervenção cirúrgica de baixo risco. Assim, pacientes com pontuação menor ou igual a 6 no estudo de validação apresentaram risco cirúrgico variando de 0-24%, já os pacientes com pontuação acima de 6 apresentaram risco de 39-63%, e os próprios autores advogam que a escala não deve excluir a avaliação individual de cada paciente, sendo apenas um guia para tomada de decisão.[7]

Anteriormente, apresentamos dois exemplos de tentativas de adaptação dessa classificação. Várias críticas recaem a ela principalmente relacionadas ao grupo das MAV grau III. No entanto, ela foi uma das primeiras classificações que ajudaram a sistematizar e a simplificar a comunicação entre neurocirurgiões, neurologistas e neurorradiologistas, por ser simples, aplicável na beira do leito e capaz de contemplar objetivamente critérios relevantes para determinação da morbi/mortalidade cirúrgica. No entanto, nós mesmos acreditamos que, por uma questão de arranjo matemático, o grau III dessa classificação não é um grupo homogêneo, pois ao mesmo tempo em que ele pode contemplar uma MAV de 3 a 6 cm com drenagem profunda, que pode ocorrer, por exemplo, no lobo temporal, ele pode agrupar uma MAV pequena menor que 3 cm com drenagem profunda e área eloquente. Assim, reclassificamos o grau 3 da seguinte forma:[8]

- **IIIA:** MAVs superficiais com drenagem venosa superficiais, tamanho entre 3-6 cm e localizada em áreas não eloquentes;
- **IIIB:** MAVs do lobo límbico, corpo caloso, giros paraolfatório e paraterminal, menores que 3 cm, que possuem drenagem venosa profunda e localizadas em áreas eloquentes;
- **IIIC:** MAVs menores que 3 cm, localizadas no lobo da ínsula e que possuem drenagem venosa profunda.

QUADRO CLÍNICO

A maioria das MAVs cerebrais é clinicamente assintomática e com a maior disponibilidade dos exames de imagem, como a ressonância magnética, ficou mais comum o diagnóstico incidental dessa condição. O fato de essas lesões passarem a causar sintomas ocorre principalmente por conta de hemorragia, que pode ser parenquimatosa e/ou subaracnóidea. Estudos prospectivos mostram uma incidência de 0,5 indivíduos para cada 100.000 mil habitantes/por ano para MAVs que apresentaram hemorragia, enquanto a incidência de MAVs não rotas é de 0,6 a 0,8 para cada 100.000 habitantes por ano.[9] Os sintomas relacionados com a hemorragia incluem perda da consciência súbita, cefaleia súbita intensa, náuseas e vômitos.⁹ Como toda hemorragia intracraniana, existe lesão do tecido cerebral no local afetado pela hemorragia, podendo ocasionar sequelas motoras, sensitivas, linguísticas ou comportamentais.

Outra causa frequente da apresentação clínica das MAVs cerebrais são convulsões, que se apresentam como o primeiro sintoma em 20% a 29% dos pacientes. Estas são mais frequentes em pacientes do sexo masculino, pacientes com MAVs de localização cortical, principalmente nos lobos frontal e temporal, MAVs com drenagem superficial, MAVs no território da artéria cerebral média (ACM) e nas MAVs múltiplas ou com um tamanho maior do que 6 cm. As crises convulsivas são predominantemente focais simples ou parciais complexas e usualmente se generalizam.¹⁰

Outros sintomas associados à MAV têm sido descritos:

- Cefaleia, que ocorre em aproximadamente de 6% a 14% dos pacientes, na maioria em mulheres (58%), apresentando-se como crises de enxaqueca, com ou sem aura, principalmente unilateral;¹¹
- Déficit neurológico focal progressivo em 6% a 12% dos pacientes ao longo do tempo, presumivelmente por uma síndrome de roubo de fluxo de artérias vizinhas às artérias nutridoras da MAV.¹¹

Fato interessante que deve ser levado em consideração pelos neurocirurgiões é que muitas MAVs, embora não apresentem sinais ou sintomas neurológicos focais, podem apresentar déficits neurocognitivos quando submetidas a uma avaliação pormenorizada da sua condição. Um estudo recente, realizado na Escola Paulista de Medicina, demonstrou que até 71,3% dos pacientes com MAV rota ou não rota, que se encontravam "sem déficit neurológico", apresentaram alteração em, pelo menos, um dos 8 domínios cognitivos estudados. Esse dado pode ser importante tanto no aspecto de seguimento pós-operatório, pois, embora não seja dada maior atenção, a grande maioria deles apresenta algum déficit neurocognitivo, como também para contribuir na indicação de cirurgia, dada a tendência atual de tratamento conservador em MAVs que não sangraram.¹²

EXAME FÍSICO/IMAGEM

O exame físico é crucial para determinar a condição dos pacientes nos casos extremos em que apresentam sangramento da MAV e, por conta disso, manifestam sinais e sintomas de hipertensão intracraniana que devem ser prontamente reconhecidos e manejados de forma neurointensiva. A maioria dos pacientes que apresenta sangramento acaba por manter um nível de consciência e compensação da pressão intracraniana que possibilitam a investigação com exames de imagem.

O primeiro exame de imagem que pode ser solicitado na suspeita de uma síndrome meníngea ou de um acidente vascular cerebral é tomografia de crânio, pois é um exame rápido, prático, amplamente disponível e capaz de detectar sangue na fase aguda, mas tem o inconveniente da radiação. A tomografia poderá dar sinais da presença da malformação arteriovenosa, principalmente quando o sangramento é intraparenquimatoso em jovens na 3ª e 4ª décadas de vida.

A ressonância de crânio com angiorressonância é um exame não invasivo capaz de dar mais detalhes e informações que a tomografia de crânio, além de não expor o indivíduo à radiação ionizante. A ressonância, além de poder demonstrar de maneira estática o enovelado de vasos que forma o *nidus*, pode fornecer, com mais detalhes anatômicos, a topografia da lesão, dessa forma ajudando a compor um dos primeiros elementos da classificação de Spetlzer-Martin explorada anteriormente. Além disso, outras modalidades especiais de ressonância podem ajudar a refinar o detalhamento terapêutico dessas malformações e sequências, como a tractografia, podem demonstrar, por exemplo, a relação da cápsula interna com MAVs próximas da área motora primária. Mesmo a ressonância funcional pode ajudar a mapear anatomicamente a fala em casos de MAVs próximas à área da linguagem.

O exame padrão ouro para o diagnóstico da MAV é a angiografia, que deverá ser realizada por meio da injeção das artérias carótidas e das duas aterias vertebrais. É a única modalidade de exame capaz de demonstrar o comportamento dinâmico da MAV. Com a angiografia, somos capazes de determinar: caráter da drenagem venosa, tipo de fluxo (alto, médio ou baixo), presença ou ausência de aneurismas intranidais, artérias nutridoras, envolvimento do sistema vertebrobasilar, caráter compacto ou difuso do *nidus*, recrutamento de artérias perfurantes e de artérias coroideias. Todos são fatores relevantes para elaborar uma estratégia de tratamento, embora primariamente não sejam contemplados pela classificação de Spetzler-Martin.

DIAGNÓSTICO DIFERENCIAL

Os principais diagnósticos diferenciais são telangiectasias hemorrágicas hereditárias, síndrome de Rendu-Osler-Weber, síndrome de Wyburn-Mason, angiomatose de Divry van Bogaert e angiopatia proliferativa, sendo esse último o diagnóstico diferencial mais difícil de estabelecer em relação a MAVs grandes maiores que 6 cm, gerando muita confusão e diagnósticos errados. O principal elemento que diferencia as MAVs das angiopatias proliferativas é que essas últimas apresentam um *nidus* hemisférico, associado a inúmeras artérias nutridoras, algumas transdurais, sem qualquer dominância, pequenas veias de drenagem e a presença de tecido cerebral entremeado à malformação, além da lentificação do fluxo sanguíneo capilar.

OPÇÕES DE TRATAMENTO

Existe muito debate em relação ao tratamento das MAVs. Dessa forma, incansavelmente sempre temos de nos lembrar da história natural dessas doenças. O risco anual de hemorragia de uma malformação arteriovenosa cerebral é de aproximadamente 3%, mas, dependendo das características clínicas e anatômicas da malformação, o risco pode ser tão baixo quanto 1% ou tão alto quanto 33%. O risco de sangramento aumenta em aproximadamente 3 vezes se o paciente tiver apresentado episódios prévios de sangramento, em 4 vezes se a malformação estiver localizada profundamente ou no tronco encefálico e em 2 vezes se apresentar drenagem exclusivamente profunda. Com base em vários modelos, os pacientes sem nenhum desses fatores de risco apresentariam risco muito baixo de hemorragia cerebral (< 1% ao ano), os pacientes com um desses fatores apresentariam baixo risco (3% a 5% ao ano), os pacientes com dois fatores estariam em risco médio (8% a 15% ao ano), e os pacientes com os três fatores estariam sob alto risco (> 30% ao ano).[13]

Outras características anatômicas que estão associadas ao sangramento incluem aneurisma de fluxo em uma artéria que alimenta a malformação arteriovenosa e restrição da drenagem venosa da malformação. A restrição da drenagem venosa ocorre pelo estreitamento ou oclusão de uma ou mais das principais veias de drenagem da malformação arteriovenosa. Consequentemente, restrição de fluxo venoso está associada ao maior risco quando há malformação em apenas uma veia de drenagem.[13]

As consequências clínicas de hemorragia cerebral de uma malformação arteriovenosa dependem da extensão da lesão nas estruturas cerebrais adjacentes. Danos a regiões do cérebro que controlam funções motoras, sensoriais, visuais e de linguagem (denominadas áreas "eloquentes" do córtex), danos a vias profundas da substância branca e estruturas dos gânglios da base e elevações secundárias de pressão intracraniana estão associados a um desfecho clínico ruim.[13]

Convenciona-se o tratamento conservador nas MAVs ditas de alto grau, ou seja, graus IV e V, reservando tratamento "paliativo" endovascular para casos que sangraram e que apresentam, por exemplo, aneurismas intranidais que podem gerar um maior risco de sangramento futuro, sendo então indicada a embolização desses aneurismas. Outra modalidade de tratamento possível é a radiocirurgia, normalmente realizada em MAV de até 3 cm, permitindo a exclusão da malformação da circulação ao longo dos três primeiros anos após o tratamento, porém, até a exclusão definitiva, o paciente permanece com o risco de sangramento.

No que tange a cirurgia, as MAVs de alto grau, ou seja, IV e V, são basicamente constituídas de dois grupos, ou MAV grandes (> 6 cm) superficiais em áreas eloquentes ou MAVs grandes ou médias profundas, pois, em geral, para que a MAV tenha drenagem pelo sistema de drenagem profundo, necessariamente precisa também ser uma MAV profunda, e, nesse caso, acaba sendo localizada em alguma região eloquente como tálamo e/ou núcleos da base.

No primeiro grupo é necessário entender dois aspectos: uma MAV grande em área eloquente necessitará de embolizações pré-operatórias para reduzir o fluxo dentro do *nidus*. Além disso, é preciso questionar a eloquência da região em que a MAV se localiza, pois, em razão do caráter congênito da doença, acredita-se no deslocamento funcional que uma malformação causa, tendo em vista suas características de roubar fluxo, e, dessa forma, poderia-se interpretar o tecido circunjacente como não eloquente. Nesses casos, o grande problema associado a déficits pós-operatório são os vasos de passagem que irrigam áreas funcionais e que atravessam as margens da malformação gerando confusão.

No segundo, o grupo das MAVs profundas, o planejamento pré-operatório precisa ser estudado conjuntamente, pois teríamos situações que seria necessária a embolização para redução da MAV e posterior radiocirurgia, como MAV dos núcleos da base, ou situações que a embolização pré-operatória antecede a microcirurgia. Nesse caso, é importante ressaltar que a embolização deve ser direcionada para artérias nutridoras profundas, e é muito comum encontrarmos nutrição pelas artérias coroideias nesse grupo de MAVs. Dessa forma, é na estratégia cirúrgica as coroideias serão as últimas a serem "atacadas", elas podem ser então alvo primário para embolização. Vamos expor alguns casos, a seguir, para ilustrar essa "filosofia", mas basicamente o cirurgião precisa programar como será o acesso e o ataque microcirúrgico da MAV e depois, juntamente como neurorradiologista intervencionista, decidir quais seriam as artérias nutridoras mais recomendadas para embolização e redução do fluxo da MAV.

Para abordagem cirúrgica, alguns princípios básicos precisam ser seguidos, começando pela craniotomia, que dever ser ampla o suficiente para expor o *nidus* da MAV, assim como as artérias nutridoras e as veias de drenagem. Por sua vez, a abertura da dura-máter também deve ser ampla e iniciada a partir das veias de drenagem. Vale ressaltar que as veias de drenagem podem auxiliar a correta localização do *nidus*, e, dessa forma, consideramos a veia de drenagem o parâmetro mais seguro para identificar o *nidus* da lesão quando há dúvida.

A abordagem ao *nidus* é direcionada à dissecação das artérias nutridoras, evitando, neste momento, a mobilização das veias de drenagem. A coagulação das artérias nutridoras tem o intuito de reduzir, precocemente, o fluxo sanguíneo. Diante da dúvida se o vaso se trata de uma artéria ou uma veia de drenagem de passagem, é possível realizar clipagem temporária do vaso juntamente com a observação dos potenciais eletrofisiológicos. Para corroborar a correta oclusão arterial, deve-se observar a mudança da cor do sangue venoso, que se torna escurecido. Caso ocorra uma coagulação ou oclusão inadvertida da veia de drenagem, poderá haver hemorragia local ou edema cerebral, e, portanto, é importante observar a correta sequência de ataque cirúrgico.

Após a redução do fluxo arterial, deve-se proceder com a dissecação circunferencial da MAV. Nesta etapa, o principal objetivo é manter uma dissecação com uma profundidade uniforme em torno do *nidus*, mantendo-se externamente ao plano pial da MAV. A presença de sangramento excessivo pode sugerir a invasão do *nidus*, e a ausência de sangramento pode indicar uma distância demasiada do local correto da dissecação.

Após realizar toda a dissecação circunferencial, deve-se constatar que toda a MAV se encontra separada do cérebro, permanecendo, apenas, as veias de drenagem. As veias de drenagem devem ser isoladas da MAV quando se constatar que todas as artérias nutridoras tenham sido coaguladas. As veias devem ser separadas da MAV o mais proximal possível. A fase final do procedimento é a revisão da cavidade cirúrgica remanescente. A presença de um sangramento pode indicar que existe resquício de MAV cerebral.[14-17]

COMPLICAÇÕES

A complicação mais comum é a hemorragia, que pode ocorrer no intraoperatório por lesões nidais ou no pós-operatório por duas causas principais: a primeira delas é a ressecção incompleta da MAV, onde os vasos residuais levam a um sangramento em virtude de sua patência. A segunda causa ocorre pelo fenômeno de *breakthrough*, em decorrência da falha na autorregulação das artérias adjacentes ao local da MAV, uma vez que estas estão cronicamente submetidas a pressões intraluminais alteradas por se encontrarem próximas às conexões fistulosas. Para minimizar o risco dessas duas causas de hemorragias, em nossa rotina incorporamos duas medidas: a primeira medida é fazer um controle angiográfico antes da alta hospitalar do paciente evitando assim que o mesmo seja liberado com *nidus* residual, a segunda é a manutenção do paciente sedado por 24-72 horas em regime de hipotensão sistêmica controlada (pressão arterial média 65 mmHg) para evitar a quebra da autorregulação. Após o período que o paciente permanece sedado, é iniciado o despertar mantendo-se o controle pressórico, e depois do despertar pleno é iniciada a retirada progressiva dos medicamentos hipotensores.

A segunda complicação mais comum pode decorrer da cauterização de ramos de passagem ou de infarto venoso. Outras possíveis complicações são o edema cerebral vasogênico, crises convulsivas por lesões ou isquemias corticais, hidrocefalia por causa da obstrução do sistema de absorção de liquor pelo sangue durante a cirurgia, além de infecções, que ocorrem em razão do longo tempo de cirurgia.

CASO ILUSTRATIVO

Ilustraremos com uma estratégia de tratamento multimodal para um caso de MAV de alto grau: paciente do sexo masculino, 20 anos, apresentou cefaleia súbita com perda de consciência por 3 minutos. No exame físico, apresentava rigidez de nuca e sinal de Kernig presente. Realizou exame de tomografia de crânio que evidenciou lesão serpentiginosa e hiperdensa junto ao tálamo do lado direito. O exame foi completado com injeção de contraste que mostrou enovelado vascular sugerindo malformação arteriovenosa (Fig. 46-1). Em seguida, uma ressonância magnética de crânio mostrou também que a lesão apresentava aspecto serpentiginoso de 4 cm de diâmetro, localizado no tálamo direito, fissura coroideia e parte do esplênio do corpo caloso (Fig. 46-2).

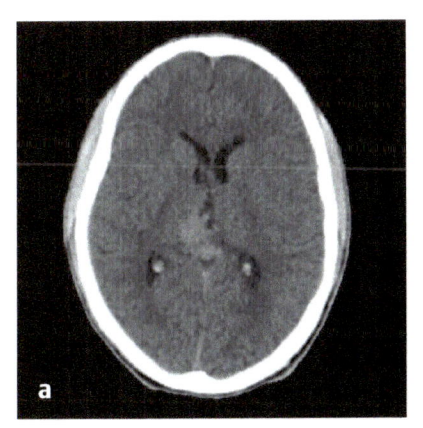

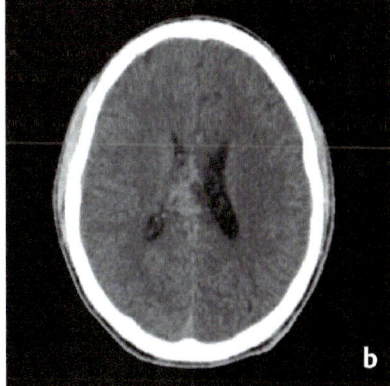

Fig. 46-1. (a,b) Tomografia de crânio sem contraste, evidenciando lesão discretamente hiperdensa na região posterior do corpo caloso. *(Continua.)*

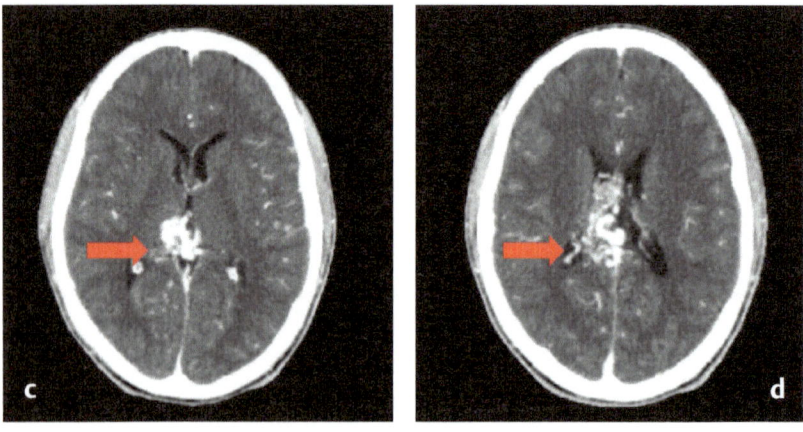

Fig. 46-1. *(Cont.)* **(c,d)** Tomografia de crânio com injeção de contraste, evidencia o realce do enovelado vascular na região do corpo caloso (seta).

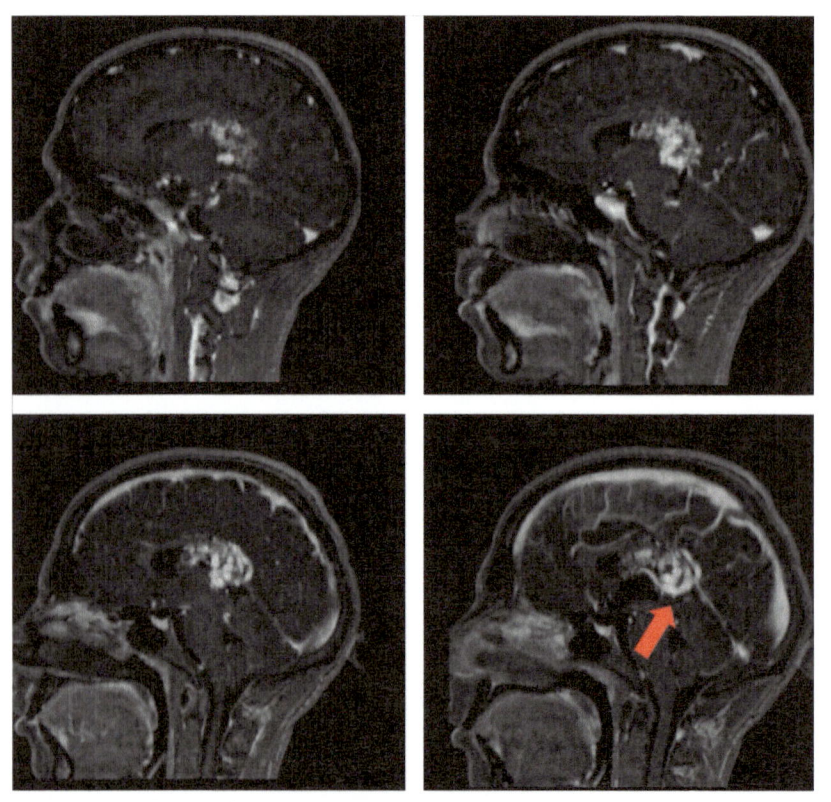

Fig. 46-2. Conjunto de imagens de ressonância magnética de crânio evidenciando lesão serpentiginosa de 4 cm de diâmetro, localizada no tálamo direito, fissura coroideia e parte do esplênio do corpo caloso, conforme aponta a seta vermelha.

A investigação com angiografia mostrou que a MAV apresentava drenagem profunda pelas veias cerebrais internas, dessa forma caracterizando-se como uma MAV grau IV, e possuía dois componentes principais de nutrição, um deles pelas artérias cerebrais anteriores (artérias pericalosas) e o outro através das artérias coroideias posteromediais (Fig. 46-3). Dessa forma optou-se pela embolização pré-cirúrgica com a embolização das artérias posteromediais e, assim, redução do fluxo da MAV bem como diminuição do *nidus* (Fig. 46-4). Vejam que, nessa estratégia, a nutrição "mais superficial" das artérias pericalosas foi preservada, durante a cirurgia, tendo em vista que a nutrição mais profunda estava excluída e permitia maior mobilização do *nidus* durante a dissecação circunferencial sem, no entanto, correr risco de ruptura de vasos profundos. Dessa forma, foi possível a ressecção total da MAV, como demonstrado em angiografia pós-operatória (Fig. 46-5), e, no pós-operatório imediato, o paciente apresentou discreta hemiparesia grau IV, com melhora progressiva ao longo dos primeiros 3 meses, depois dos quais já apresentava recuperação completa.[18]

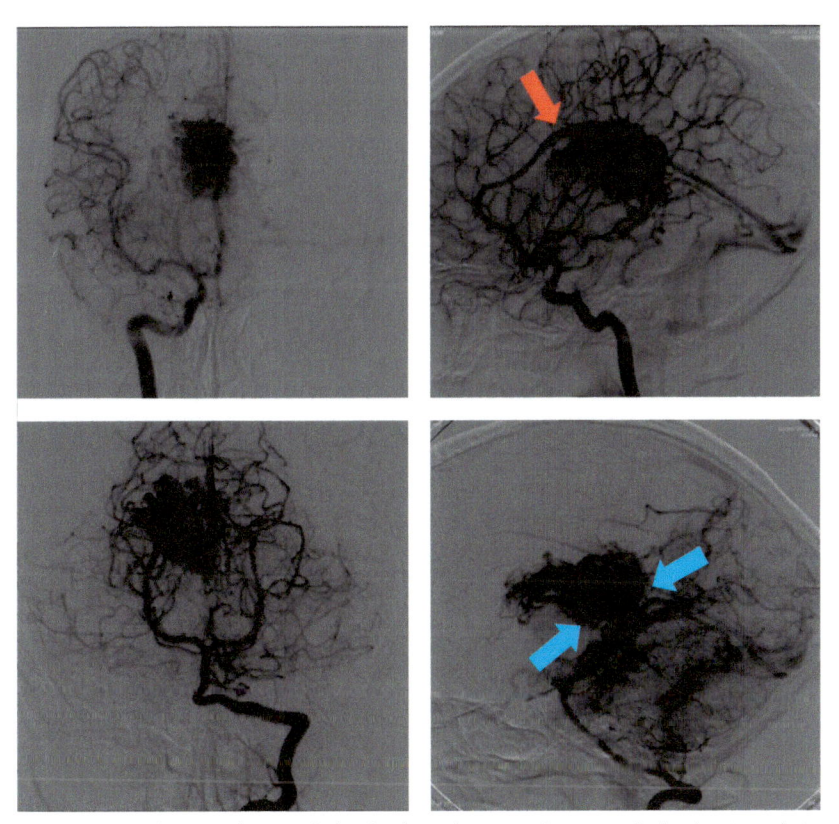

Fig. 46-3. Conjunto de imagens de angiografia digital evidenciando MAV com drenagem profunda pelas veias cerebrais internas. Além disso, mostra dois componentes principais de nutrição, um deles pelas artérias cerebrais anteriores (artérias pericalosas), (seta vermelha) e outro através das artérias coroideias posteromediais (setas azuis).

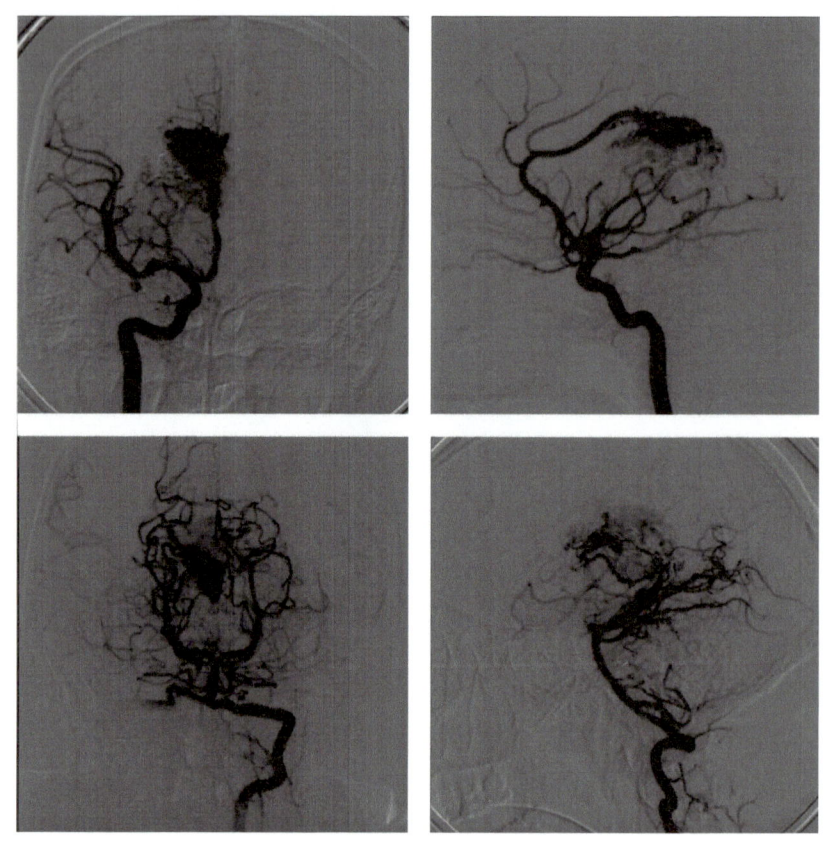

Fig. 46-4. Conjunto de imagens de angiografia digital evidenciando embolização pré-cirúrgica das artérias posteromediais e, assim, redução do fluxo da MAV, bem como diminuição do *nidus*.

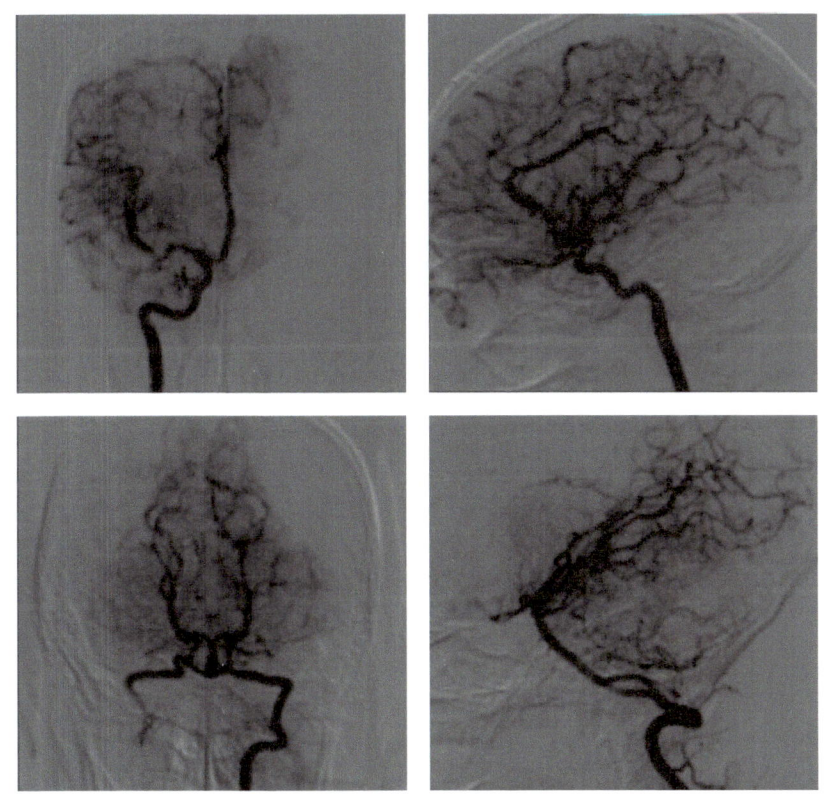

Fig. 46-5. Conjunto de imagens de angiografia digital pós-operatória evidenciando ressecção total da MAV sem *nidus* residual.

REFERÊNCIAS BIBLIOGRÁFICAS
1. Olivercrona H, Ladenheim J. Congenital arteriovenous aneurysm of the carotid and vertebral arterial system. Berlijn: Springer-Verlag; 1957. p. 91.
2. Gavin CG, Kitchen ND. Pathobiology of true arteriovenous malformations. In: Winn HR, editor. Youmans Neurological Surgery 4. 6th ed. Philadelphia: Elsevier; 2011. p. 4004-15.
3. McCormick WF. The pathology of vascular (arteriovenous) malformations. J Neurosurg 1966;24(4):807-16.
4. Spetzler RF, Martin NA. A proposed grading system for arteriovenous malformations. J Neurosurg 1986;65(4):476-83.
5. Lawton MT. Project UBAMS. Spetzler-Martin Grade III arteriovenous malformations: surgical results and a modification of the grading scale. Neurosurgery 2003;52(4):740-9.
6. Ponce FA, Spetzler RF. Arteriovenous malformations: classification to cure. Clin Neurosurg 2011;58:10-2.
7. Lawton MT, Kim H, McCulloch CE, et al. A supplementary grading scale for selecting patients with brain arteriovenous malformations for surgery. Neurosurgery 2010;66(4):702-13.
8. de Oliveira E, Tedeschi H, Raso J. Multidisciplinary approach to arteriovenous malformations. Neurol Med Chir (Tokyo) 1998;38:177-85.
9. Lawton MT, Rutledge WC, Kim H, et al. Brain arteriovenous malformations. Nat Rev Dis Primers 2015;1:15008.
10. Englot DJ, Young WL, Han SJ, et al. Seizure predictors and control after microsurgical resection of supratentorial arteriovenous malformations in 440 patients. Neurosurgery 2012;71(3):572-80.
11. Mast H, Young WL, Koennecke HC, et al. Risk of spontaneous haemorrhage after diagnosis of cerebral arteriovenous malformation. Lancet 1997;350(9084):1065-8.
12. Coelho DS, Santos BFO, da Costa MDS, et al. Cognitive performance in patients with cerebral arteriovenous malformation. Journal of Neurosurgery 2019:1-8.
13. Solomon RA, Connolly Jr. ES. Arteriovenous malformations of the brain. N Engl J Med 2017;376(19):1859-66.
14. Chaddad-Neto F, de Oliveira E. Sylvian and perimotor arteriovenous malformations: rationale for surgical management. In: Sekhar LN, Fessler RG, editors. Atlas of neurosurgical techniques: Brain. New York: Thieme; 2006.

15. Echeverria KG, da Costa MDS, Costa BL, et al. Microsurgical treatment of ruptured Spetzler-Martin grade 3 right hippocampal arteriovenous malformation: 3-dimensional operative video. Oper Neurosurg (Hagerstown) 2019.
16. Chaddad-Neto F, da Costa MDS, Caramanti RL, et al. Transtentorial approach for parahippocampal gyrus arteriovenous malformation resection: 3-dimensional operative video. Oper Neurosurg (Hagerstown) 2019;16(3):E83-E4.
17. Chaddad-Neto F, Joaquim AF, dos Santos MJ, et al. Microsurgical approach of arteriovenous malformations in the central lobule. Arq Neuropsiquiatr 2008;66(4):872-5.
18. da Costa MDS, Santos BFO, Guardini FBA, Chaddad-Neto F. Microsurgical treatment for arteriovenous malformation of the corpus callosum and choroidal fissure. Neurosurg Focus 2017;43(1):V12.

CAPÍTULO 47

FÍSTULAS ARTERIOVENOSAS

Luís Henrique Tobaru Kanashiro

HISTÓRICO

As fístulas arteriovenosas (FAV) podem ser classificadas em piais (FAVP) ou durais (FAVD). As piais consistem em uma comunicação direta da artéria intracraniana para uma veia cortical, são mais raras, com incidência de 1,6%[1] de todas malformações vasculares intracranianas, habitualmente são congênitas, mas podem ser traumáticas ou iatrogênicas, diferem da malformação por não apresentarem *nidus* e da fístula dural por não se localizarem na dura-máter. Têm evolução pior, com altas taxas de sangramento. As fístulas arteriovenosas durais (FAVD) podem ser definidas como uma comunicação anormal entre artérias durais e seios venosos durais, veias meníngeas, veias corticais ou uma combinação destas.[2] A sua etiologia é variável podendo ser congênitas, idiopáticas, espontâneas, traumáticas ou adquiridas. A maioria tem relação com história de traumatismo craniano, infecção de ouvido, trombose de seio venoso, craniotomia prévia e gravidez.[3-5] Pacientes com trombofilias (resistência à proteína C ativada, deficiência de antitrombina III, mutação no fator V de Leiden e fator II – F20210A) apresentam risco aumentado para o desenvolvimento da FAVD.[6] A incidência das FAVDs é de 10-15% de todas as malformações vasculares intracranianas. Aparentemente, não há predileção por sexo, porém há estudos com leve predileção para o sexo masculino a uma taxa de 4:3.[2,4,7] A média de idade dos pacientes que apresentam sintomas é de 50-60 anos, sendo a apresentação clínica determinada pela sua localização, padrão de drenagem e capacidade de compensação do ambiente perifístula.[8,9]

QUADRO CLÍNICO

A apresentação clínica é variada, sendo as FAVPs com evolução pior, caracterizada por crises convulsivas, ectasias venosas com efeito de massa e hemorragias. Se houver alto fluxo, pode haver sintomatologia de roubo de fluxo. As FAVDs têm apresentação clínica variada, podendo ser assintomáticas ou não. De acordo com a fisiopatologia da doença, as manifestações clínicas podem ser divididas em dois grupos:

1. Sintomas associados ao aumento da drenagem venosa pelo seio dural;
2. Sintomas relacionados com a hipertensão venosa cortical.[7]

Sintomas associados à drenagem venosa aumentada dependem da sua localização. As FAVDs localizadas na fossa anterior são geralmente supridas por artérias etmoidais que drenam para o seio cavernoso, causando sintomas oculares como proptose, quemose, oftalmoplegia, acuidade visual diminuída e dor retro-ocular. FAVDs localizadas na fossa média geralmente drenam para seio transverso ou sigmoide, próximo ao aparelho auditivo, gerando *tinnitus pulsatile*. Já as FAVDs que drenam para o seio sagital superior ou para o sistema venoso profundo produzem sintomas de congestão venosa e hipertensão intracraniana, que podem cursar com hidrocefalia, papiledema, convulsão, demência, entre outros.[7,9]

Sintomas relacionados com a hipertensão venosa cortical costumam ser mais graves, incluindo hemorragia intracraniana e déficits neurológicos.[7,10-12] A hemorragia pode-se manifestar como hemorragia intraparenquimatosa, hemorragia subaracnóidea ou hematoma subdural. A taxa média de hemorragia anual é variável e depende do grau de refluxo cortical, podendo variar de 2% a 20% nos casos mais agressivos.[12] Já dentre os déficits neurológicos pode-se citar a demência progressiva, convulsão, parkinsonismo e outros déficits focais, como afasia, alexia, fraqueza, parestesia e ataxia. Nos casos mais severos, sinais clássicos de hipertensão intracraniana também podem estar presentes, como cefaleia, papiledema, rebaixamento do nível de consciência e paralisia do olhar vertical.

EXAME FÍSICO/IMAGEM

O diagnóstico das FAVs pode ser suspeitado por achados clínicos e achados indiretos em exames de neuroimagem, como a tomografia computadorizada (TC) e a ressonância magnética (RM). A TC de crânio sem contraste pode mostrar hemorragia intracraniana, isquemia e, mais raramente, edema em decorrência da congestão venosa. A RM de crânio sem contraste, especialmente imagens ponderadas em T2 e difusão, pode demonstrar vasos dilatados, realce vascular, e sinais de hipertensão venosa, como hiperintensidade da substância branca, hemorragia e infarto. A angiotomografia e angiorressonância podem ser empregadas na investigação das FAVs, contudo o exame padrão ouro para a confirmação do diagnóstico é a angiografia por subtração digital. De acordo com os achados angiográficos (padrão de drenagem venosa) pode-se classificar a FAVD e, com isso, propor a abordagem terapêutica mais adequada para cada paciente. Dentre as classificações de FAVD existentes na literatura, destacam-se a de Djindjian em 1978, a de Merland-Cognard ou Lariboisiere-Cognard em 1995 (Quadro 47-1) e a de Borden em 1995 (Quadro 47-2).[3,8,10,13] Recentes classificações apresentam de forma diferente essas fístulas, como Zipfel em 2009 e Baltsavias em 2014.[14]

Quadro 47-1. Classificação de Lariboisiere/Cognard para FAVD

Tipo	Drenagem venosa	Padrão do fluxo++	Refluxo venoso cortical
Benignas I	Seio dural	Anterógrado	Ausente
II a	Seio dural	Retrógrado	Ausente
Agressivas II b	Seio dural	Anterógrado	Presente
II a+b	Seio dural	Retrógrado	Presente
III	Veia cortical	-	Presente
IV	Veia cortical ectasiada+	-	Presente
V	Veia medular apenas	-	Presente

+ ectasia: veia com dilatação maior que 5 mm da normalidade e 3× maior que a veia de drenagem.
++ padrão de fluxo dentro do seio dural.

Quadro 47-2. Classificação de Borden para FAVD

Tipo	Artérias	Drenagem	RVC	Curso
I	Meníngeas	Seio venoso ou veias meníngeas	–	Benigno
II	Meníngeas	Seio venoso ou veias meníngeas	+	Agressivo
III	Meníngeas	Veias piais ou segmento isolado de seio venoso	+	Agressivo

RVC: refluxo venoso cortical.

A classificação de Djindjian *et al.*, em 1978, tem mais valor histórico do que prático, posto que foi a primeira a ser proposta e, portanto, não será abordada neste trabalho.[3]

A classificação de Lariboisiere/Cognard, em 1995, foi feita com base na classificação de Djindjian, levando em conta a direção de drenagem do seio dural, a presença ou não de drenagem venosa cortical e a arquitetura do fluxo venoso (veias corticais não ectasiadas, veias corticais ectasiadas e veias perimedulares espinhais com maior teor terapêutico),[10] resultando na necessidade de tratamento para as fístulas com drenagem venosa cortical que apresentam comportamento mais agressivo (Fig. 47-1).

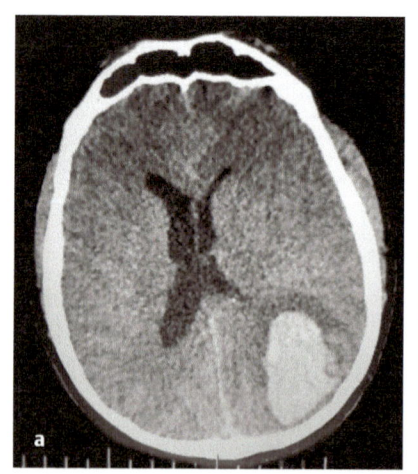

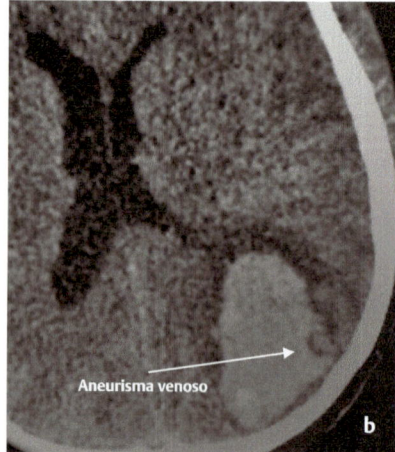

Fig. 47-1. (a) Tomografia de crânio demonstra hemorragia intraparenquimatosa lobar. (b) Imagem ampliada demonstrando ectasia venosa relacionada com o sangramento.

A classificação proposta por Borden atribui às FAVD o termo de malformação fistulosa arteriovenosa dural e estratifica as FAVDs com base no local de drenagem venosa e na presença ou ausência venosa cortical. Do ponto de vista prático, a localização da fístula representa o fator mais importante para a tomada de decisão em relação à terapêutica.

DIAGNÓSTICO DIFERENCIAL

O diagnóstico diferencial inclui malformações arteriovenosas piais, angioma cavernoso, angiopatia amiloide e anomalia do desenvolvimento venoso, que são diferenciados pelo exame apurado de neuroimagem.

OPÇÕES DE TRATAMENTO

O tratamento das lesões varia de acordo com o tipo/classificação das FAVDs. Não há evidências que demonstrem benefícios significativos para o tratamento profilático de FAVDs íntegras, sem ruptura e que não possuem refluxo venoso cortical: Borden I; Cognard I e IIa. Por outro lado, apesar destas lesões de baixo grau serem consideradas benignas, elas possuem um potencial de 2% de conversão para FAVDs agressivas: Borden II e III; Cognard IIb, IIa+b, III, IV e V. Logo, para pacientes com lesões de baixo grau é prudente manter uma conduta expectante e um *follow-up* clínico e de neuroimagem (RM) a cada 3-6 meses e, depois disso, anualmente, se a lesão se mantiver sem alterações. A realização de novas angiografias deve ser considerada de acordo com cada caso e, especialmente, em lesões de fossa anterior ou incisura tentorial, que comumente apresentam refluxo venoso cortical. A interrupção do zumbido pode indicar trombose da drenagem do seio petroso ("melhora da fístula") e pode estar presente drenagem para uma veia cortical (com maior potencial de sangramentos ou déficit focal).

A abordagem terapêutica das lesões de alto grau deve ser precoce, posto que o risco anual de hemorragia é de 6% e 10% para as FAVDs Borden II e Borden III, respectivamente. Fístulas de baixo grau, Borden I, Cognard I e IIa, mas que apresentam sintomas, como glaucoma secundário, dor orbital em FAVD envolvendo seio cavernoso e *tinnitus* pulsátil em FAVD de seio transverso ou sigmoide, podem ser abordadas de forma endovascular.

A abordagem endovascular é o pilar da terapia das FAVDs. A primeira linha de tratamento é a embolização transarterial superseletiva das artérias alimentadoras das fístulas. Quando há presença de alto fluxo, podem ser usados *coils* destacáveis para reduzir o fluxo. O tratamento por via venosa também é muito utilizado, dependendo de cada caso, até mesmo como oclusão de um seio venoso. As fístulas arteriovenosas traumáticas podem ser tratadas por via endovascular habitualmente em situações de urgência (Fig. 47-2). As fístulas arteriovenosas diretas do seio cavernoso por longo tempo são tratadas por balões destacáveis com sucesso (Fig. 47-3). Inicialmente, o agente utilizado para oclusão arterial era o N-butil-2-cianoacrilato (NBCA) com lipiodol (Fig. 47-4), porém, atualmente, outros agentes vieram com maior precisão possibilitando maior tempo de injeção e controle (*Onyx, Squid* e *Phil*) (Fig. 47-5).

De forma semelhante, a abordagem transvenosa pode ser empregada por meio da cateterização retrógrada do seio dural ou veia envolvida, com posterior injeção do agente embolizante ou mesmo *coils* destacáveis (Figs. 47-6 e 47-7). O tratamento cirúrgico aberto pode ser considerado em situações de drenagem urgente de hematoma intracraniano, FAVD com numerosas e inacessíveis artérias alimentadoras ou em artérias que nutrem ou estejam no trajeto de estruturas eloquentes, como, por exemplo, nervos cranianos.

A radiocirurgia, rotineiramente, não é o tratamento de primeira escolha, mas pode ser usada em casos específicos como terapia adjuvante ao tratamento endovascular.

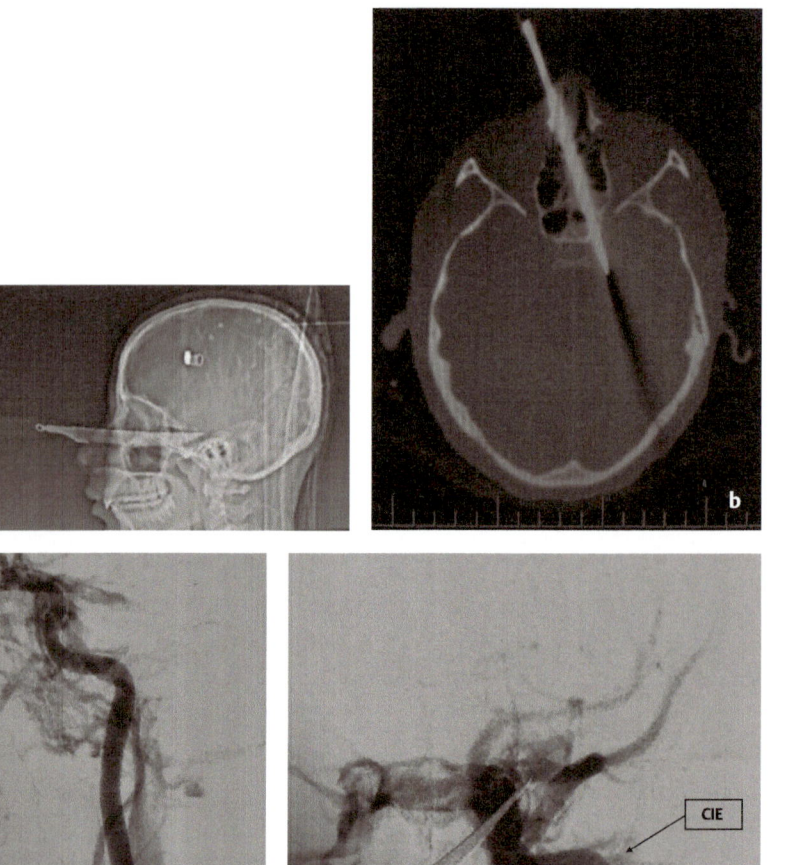

Fig. 47-2. (a) Ferimento por arma branca em topografia de fístula carótido-cavernosa. (b) Mostra a posição no seio cavernoso esquerdo. (c) Fístula direta carótido-cavernosa esquerda. (d) Mostra projeção AP com secção da carótida interna e opacificação do seio cavernoso. *(Continua.)*

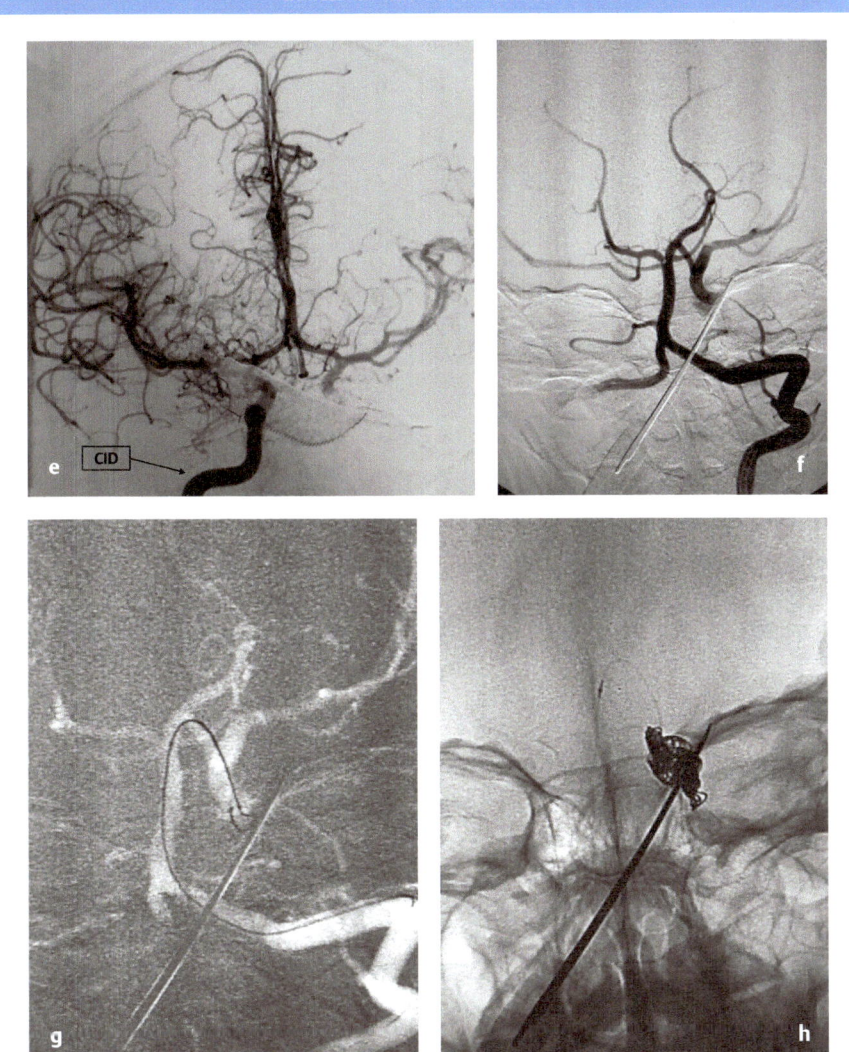

Fig. 47-2. *(Cont.)* **(e)** Demonstra polígono de Willis pérvio e opacificação retrógrada da fístula. **(f)** Demonstra opacificação retrógrada da fístula via comunicante posterior. **(g)** Cateterização retrógrada via comunicante posterior para oclusão distal. **(h)** Oclusão da carótida interna distal à faca até o nível da comunicante posterior. *(Continua.)*

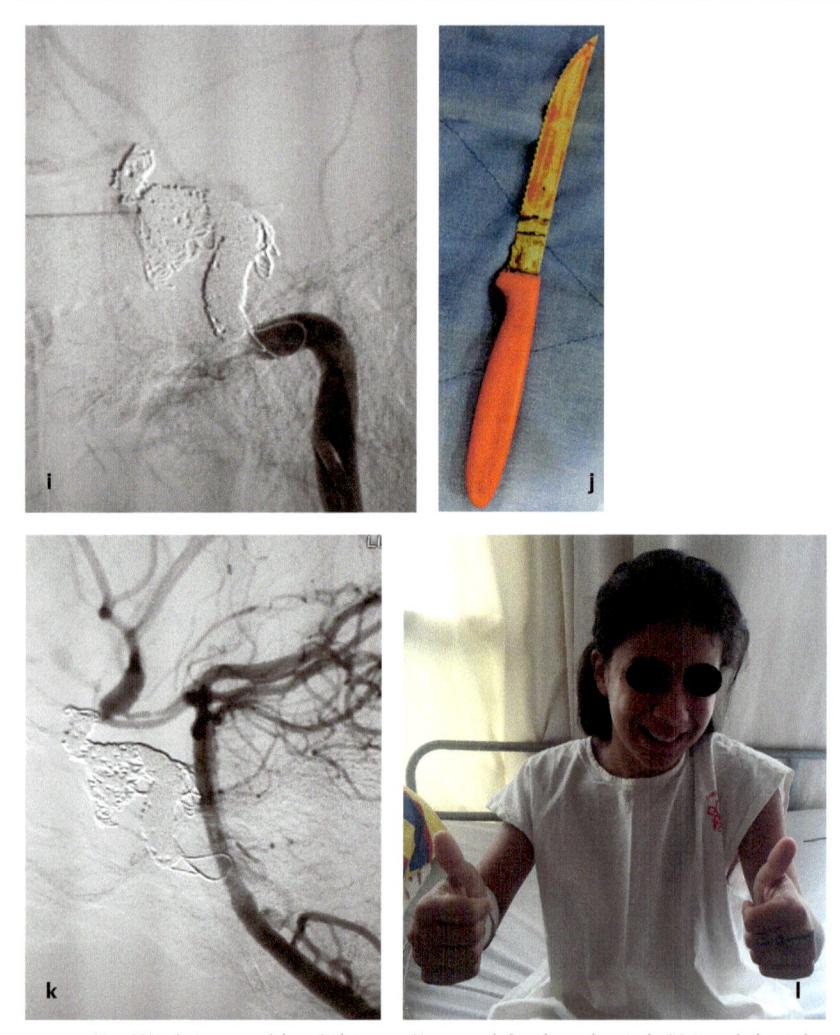

Fig. 47-2. *(Cont.)* (i) Oclusão proximal da carótida interna. (j) Aspecto da faca depois de retirada. (k) Controle depois de retirada da faca. (l) Pós-procedimento sem déficits neurológicos.

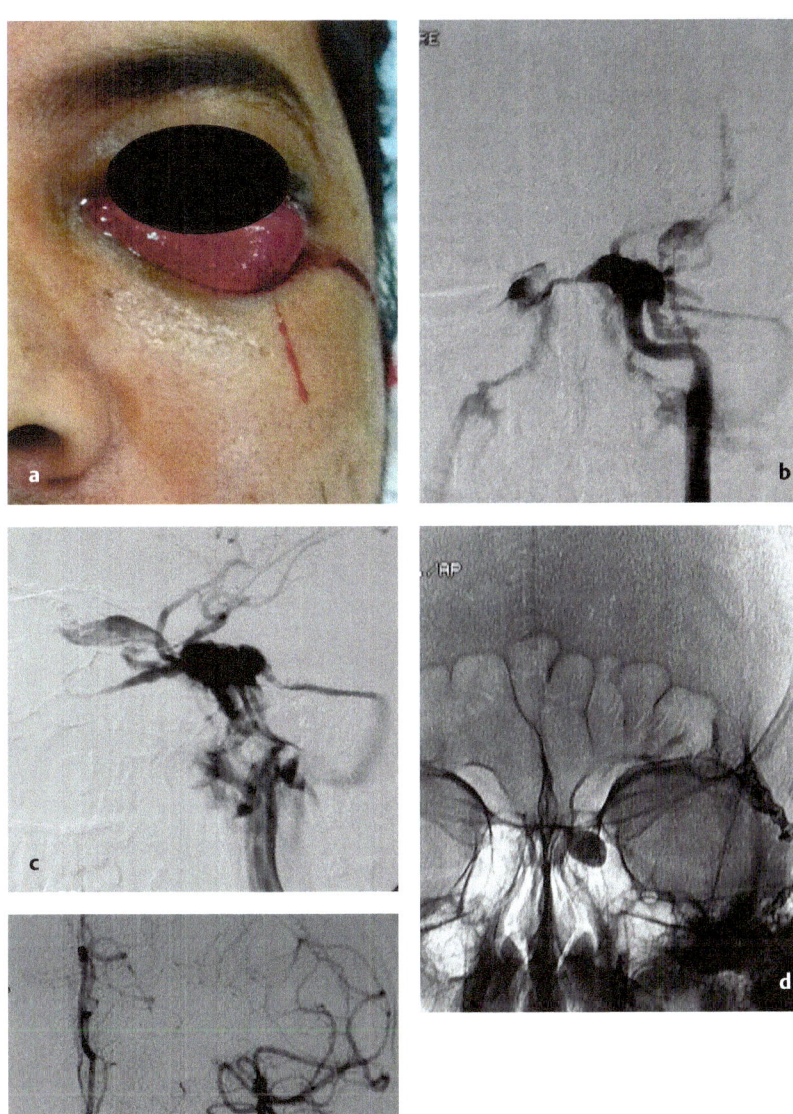

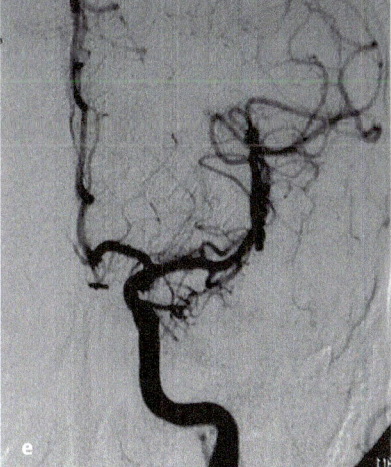

Fig. 47-3. (a) Quemose, sangramento e proptose em paciente pós-trauma craniano com fístula carótido-cavernosa. (b) Projeção anteroposterior da FCC. (c) Projeção em perfil da FCC. (d) Balão destacável na topografia do seio cavernoso esquerdo. (e) Projeção AP pós-oclusão da FCC com balão destacável. *(Continua.)*

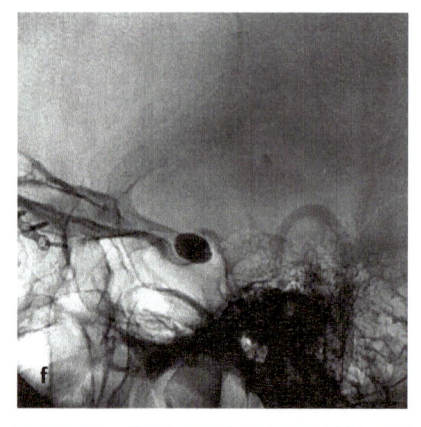

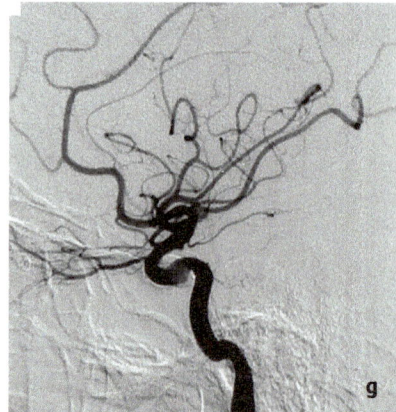

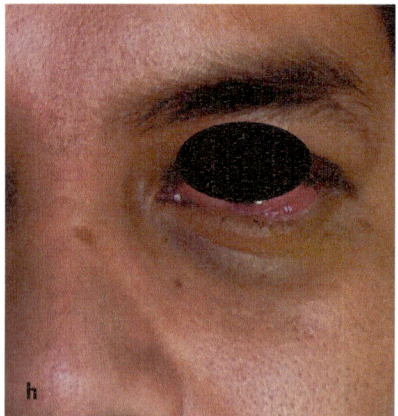

Fig. 47-3. *(Cont.)* (**f**) Projeção em perfil do balão destacável. (**g**) Projeção em perfil pós-balão destacável. (**h**) Aspecto no terceiro dia pós-procedimento.

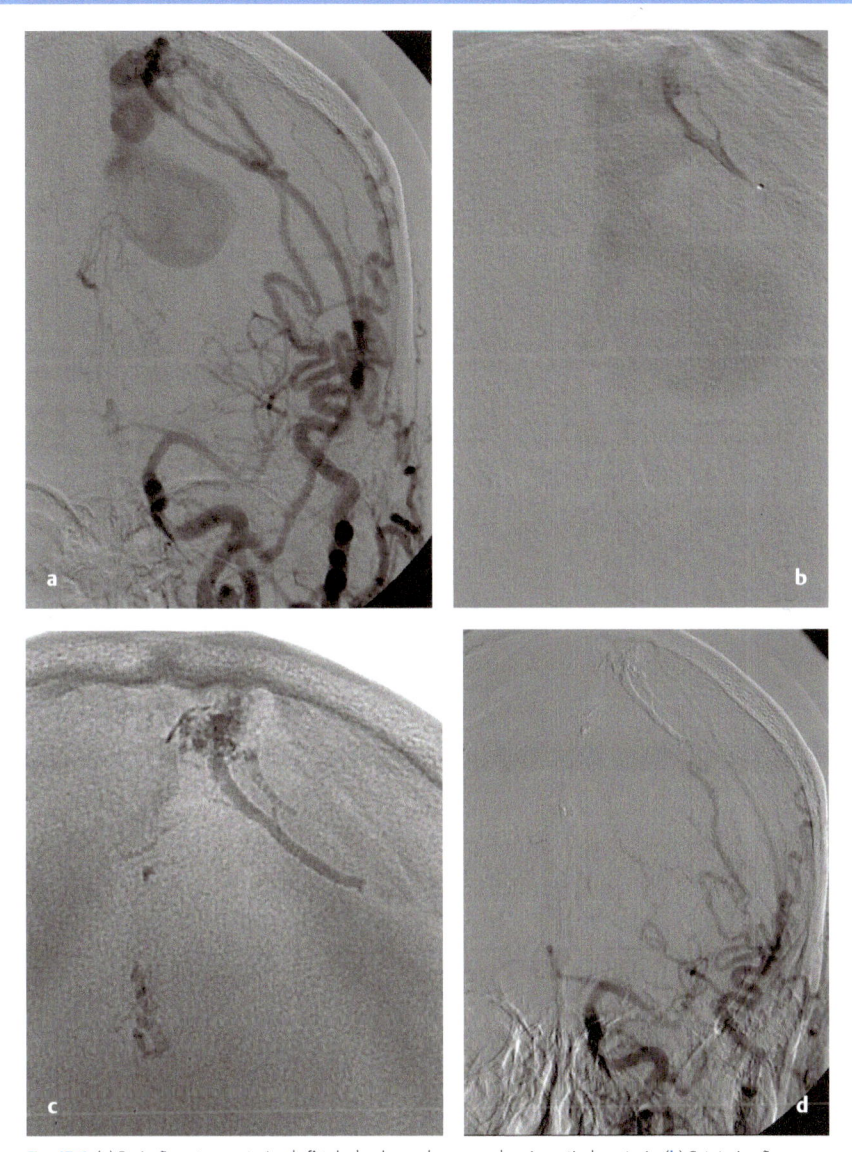

Fig. 47-4. (a) Projeção anteroposterior da fístula dural com drenagem da veia cortical e ectasia. (b) Cateterização superseletiva o mais distal possível. (c) Injeção do agente embolizante. (d) Projeção anteroposterior pós-embolização.

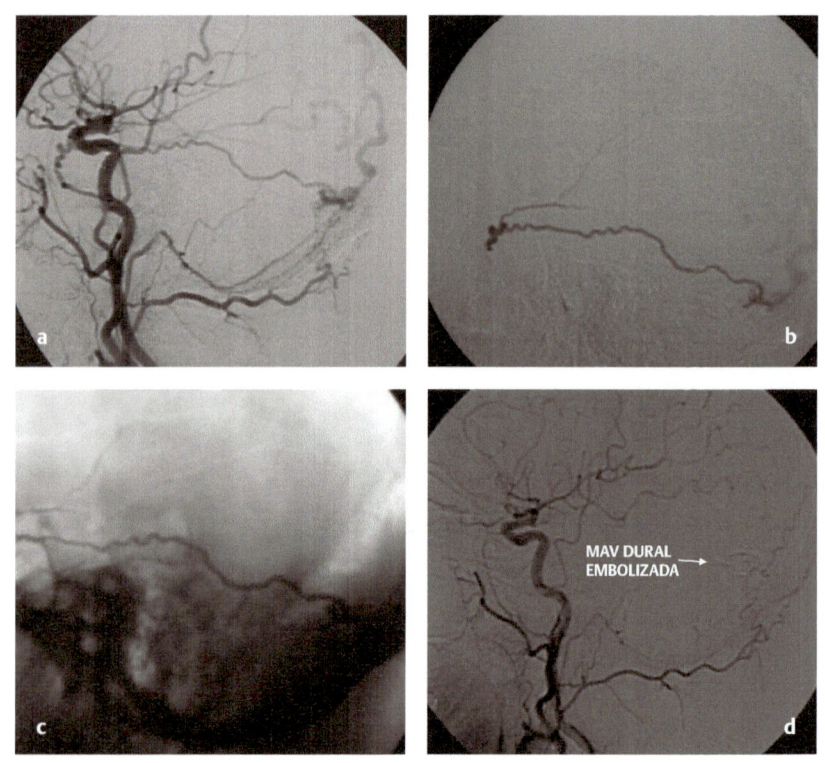

Fig. 47-5. (a) Projeção em perfil demonstrando fístula dural com veia cortical. (b) Cateterismo superseletivo distante da fístula. (c) Agente embolizante até a posição da fístula. (d) Projeção em perfil demonstrando oclusão completa da fístula.

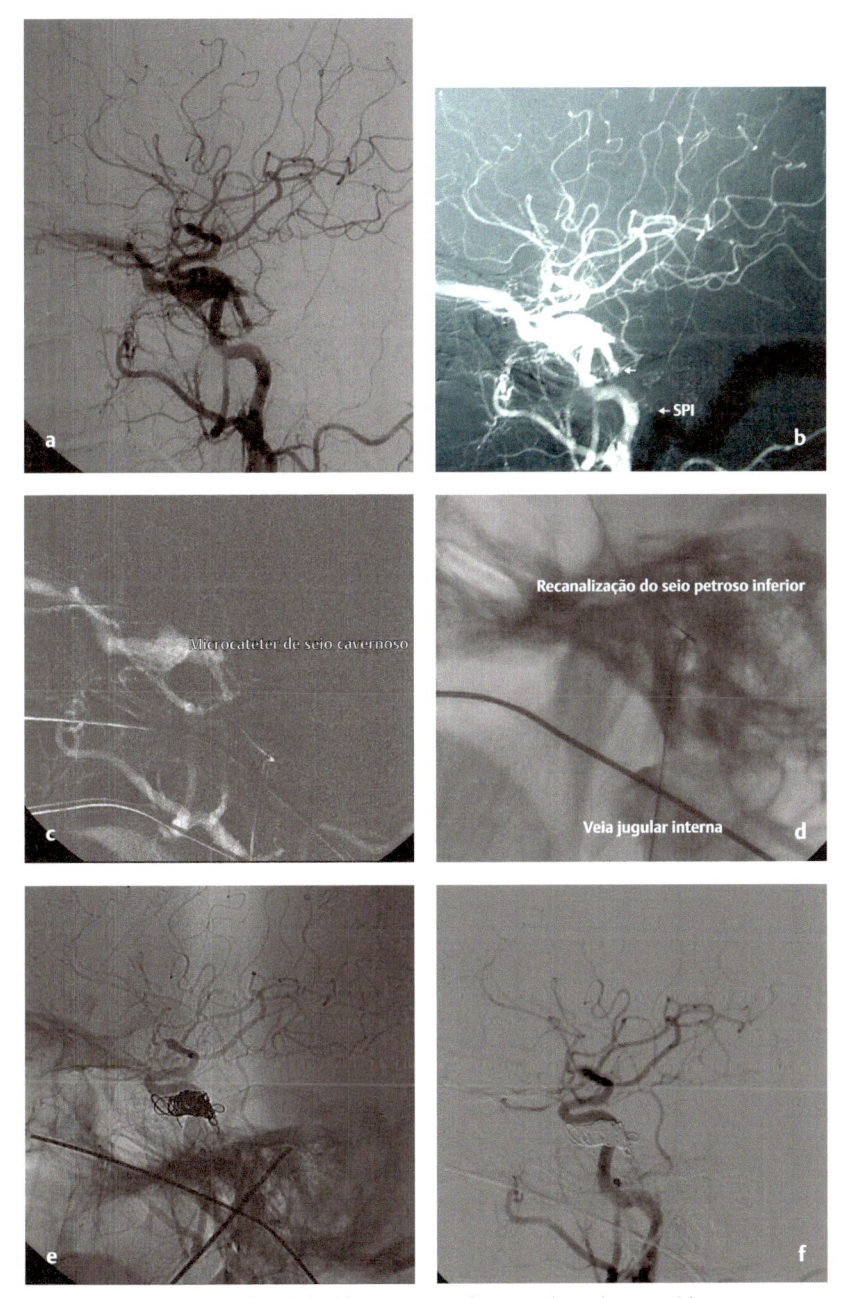

Fig. 47-6. (a) Projeção em perfil da fístula dural do seio cavernoso demonstrando trombose parcial do seio petroso inferior (SPI). (b) Sobreposição da fase arterial e venosa demonstrando o trajeto trombosado do SPI. (c) Acesso ao seio cavernoso via SPI. (d) Recanalização cuidadosa do seio petroso inferior com microcateter e microguia. (e) Deposição de *coils* na região da fístula. (f) Controle angiográfico pós-tratamento.

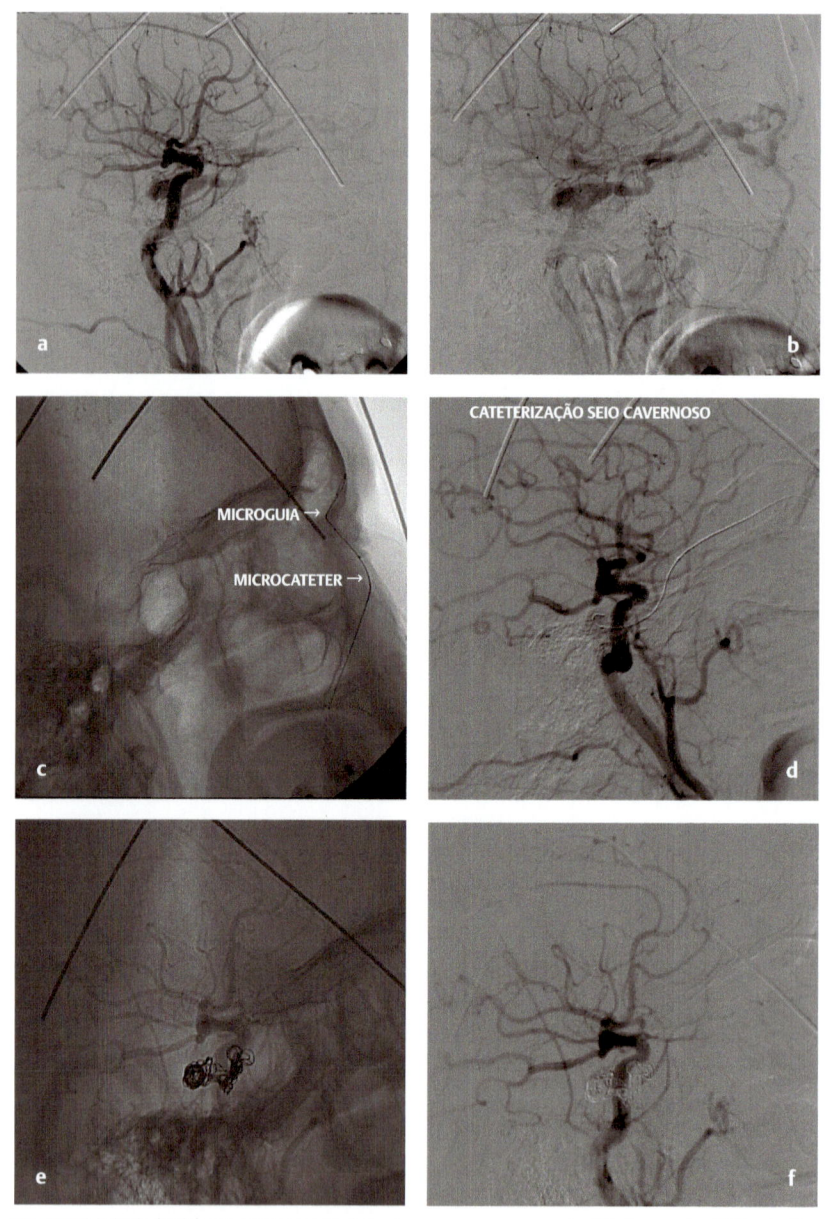

Fig. 47-7. (a) Fístula dural do seio cavernoso com drenagem venosa apenas para veia oftálmica superior. (b) Fase tardia mostrando o trajeto da veia facial. (c) Cateterização da veia facial com microcateter e microguia. (d) Acesso ao seio cavernoso. (e) Deposição de *coils* no local da fístula. (f) Controle angiográfico pós-embolização. *(Continua.)*

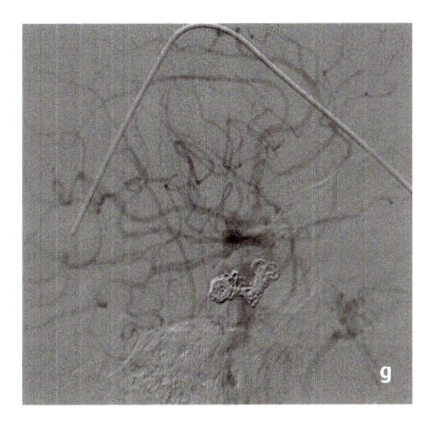

Fig. 47-7. *(Cont.)* **(g)** Fase tardia pós-embolização.

COMPLICAÇÕES

A principal complicação da oclusão da fístula arteriovenosa pial de alto fluxo é a hemorragia intracraniana. As demais fístulas dependem da sua localização e do tipo de tratamento utilizado. Uma oclusão do seio não funcional habitualmente não tem repercussão clínica. A utilização de *coils* tem maior precisão, porém não é sempre possível seu uso. Os novos agentes embólicos possibilitaram maior precisão e menor risco de complicações em relação ao NBCA.

DICAS

- O sucesso das embolizações das fístulas arteriovenosas intracranianas está diretamente relacionado com seu preciso diagnóstico.
- Os balões destacáveis ainda são eficientes para o tratamento das fístulas carótido-cavernosas diretas. O uso de *coils* para fístulas arteriovenosas diretas para reduzir seu fluxo pode ser benéfico como primeira opção.
- Nas fístulas durais complexas, a presença de septações pode direcionar seu tratamento e, se possível, ocluir somente a septação. Uma forma de diagnóstico da septação seria a convergência dos vasos nutridores em uma só região e a sobreposição da fase venosa alterada e normal.
- O entendimento da morfologia da fístula é crucial para a terapêutica eficaz, tornando a angiografia por subtração digital um papel importante no seu diagnóstico e consequentemente no seu tratamento definitivo com diversos recursos presentes.

REFERÊNCIAS BIBLIOGRÁFICAS

1. Halbach VV, Higashida RT, Hieshima GB, et al. Transarterial occlusion of solitary intracerebral arteriovenous fistulas. AJNR Am J Neuroradiol 1989;10:747-52.
2. Gandhi D, Chen J, Pearl M, et al. Intracranial dural arteriovenous fistulas: Classification, imaging findings, and treatment. AJNR Am J Neuroradiol 2012;33(6):1007-1013.
3. Gomez J, Amin AG, Gregg L, Gailloud P. Classification schemes of cranial dural arteriovenous fistulas. Neurosurg Clin N Am 2012;23(1):55-62.
4. Gross BA, Du R. The natural history of cerebral dural arteriovenous fistulae. Neurosurgery 2012;71(3):594-603.
5. Houser OW, Baker HL, Rhoton AL, Okazaki H. Intracranial dural arteriovenous malformations. Radiology 1972;105(1):55-64.
6. Piippo A. Intracranial dural arteriovenous fistulas: a review [Internet]. Finland. Academic dissertation. Helsinki [internet]. 2013.
7. Chaichana KL, Coon AL, Tamargo RJ, Huang J. Dural arteriovenous fistulas: Epidemiology and clinical presentation. Neurosurg Clin N Am 2012;23(1):7-13.
8. Ghobrial GM, Marchan E, Nair AK, et al. Dural arteriovenous fistulas: A review of the literature and a presentation of a single institution's experience. World Neurosurg 2013;80(1-2):94-102.
9. Kim MS, Han DH, Kwon OK, et al. Clinical characteristics of dural arteriovenous fistula. J Clin Neurosci 2002;9(2):147-55.
10. Cognard C, Gobin YP, Pierot L, et al. Cerebral dural arteriovenous fistulas: clinical and angiographic correlation with a revised classification of venous drainage. Radiology 1995;194(3):671-80.
11. Hurst RW, Bagley LJ, Galetta S, et al. Dementia resulting from dural arteriovenous fistulas: The pathologic findings of venous hypertensive encephalopathy. AJNR Am J Neuroradiol 1998;19(7):1267-73.
12. Lanzino G, Jensen ME, Kongable GL, Kassell NF. Angiographic characteristics of dural arteriovenous malformations that present with intracranial hemorrhage. Acta Neurochir (Wien) 1994;129(3-4):140-5.
13. Borden JA, Wu JK, Shucart WA. A proposed classification for spinal and cranial dural arteriovenous fistulous malformations and implications for treatment. J Neurosurg 1995;82(2):166-79.
14. Lee SK, Hetts SW, Halbach V, et al. Standard and guidelines: Intracranial dural arteriovenous shunts. J Neurointerv Surg 2015:012116.

CAPÍTULO 48

TRATAMENTO POR EMBOLIZAÇÃO

Saul Almeida da Silva ▪ Natalia Vasconcellos ▪ Vitor Salviato Nespoli

PRINCÍPIOS GERAIS DE AGENTES EMBÓLICOS

A palavra *embolus* vem do grego ἔμβολος, que significa tampão e foi descrita incialmente por Rudolf Virchow, médico alemão, em 1848.[1] Um êmbolo, por definição, é um material que se desloca dentro do vaso sanguíneo e que pode causar oclusão. O processo de oclusão de um vaso sanguíneo, ou parte dele, inadvertidamente ou propositalmente, é chamado de embolização.

Para fins de tratamento, a embolização é a inserção propositual de um determinado agente embolizante, com o objetivo de ocluir um vaso sanguíneo, os seus ramos ou a parte de um vaso. Esse tratamento pode ser aplicado em caso de aneurismas, fístulas arteriovenosas, tumores, controle de sangramentos e outros casos.

Existem diversos tipos de êmbolos, a citar coágulos sanguíneos, placas de colesterol, gordura, bolhas de ar ou materiais utilizados em tratamentos endovasculares. Standard *et al.* descreveram que um agente embolizante ideal deve ser não tóxico, não biodegradável e facilmente distribuível.[2]

A escolha do agente embolizante adequado deve levar em conta alguns critérios, como a circunstância em que um vaso sanguíneo, ou parte dele, deve ser ocluído. Os critérios, a seguir, sempre devem ser considerados:

- Objetivo específico da embolização;
- Anatomia e tamanho dos vasos a serem embolizados;
- Anastomoses vasculares fisiológicas ou patológicas;
- Compatibilidade entre o cateter e o agente embolizante;
- Acesso;
- Posição do ponto de oclusão em relação a outros vasos.

Os objetivos terapêuticos, como a embolização permanente ou temporária e a oclusão imediata ou tardia, devem ser considerados ao escolher o agente embolizante. Além disso, é fundamental a análise da anatomia das estruturas a serem embolizadas, pesando o risco de oclusão de ramos ou a migração do agente embolizante para outro território vascular não desejado.

CLASSIFICAÇÃO

Avaliando exclusivamente os agentes embólicos terapêuticos, utilizados em tratamento de lesões cranianas ou da coluna vertebral, Byrne classificou os agentes embólicos como:[3]

- Absorvível ou não absorvível;
- Líquido ou sólido.

Eles podem então ser subdivididos em:

A) Materiais absorvíveis;
B) Materiais não absorvíveis;
C) Molas;
D) Balões;
E) *Stents*;
F) Agentes embólicos líquidos.

Materiais Absorvíveis

O material mais simples e amplamente disponível para embolização é o coágulo de sangue autólogo. É facilmente obtido e inteiramente biocompatível, entretanto a duração da oclusão é muito variável e pode ocorrer recanalização após apenas alguns minutos. Outra desvantagem é a embolização distal após a lise do coágulo.[4] Outros materiais absorvíveis, como músculo, fáscia, dura-máter e pericárdio bovino, foram historicamente utilizados como agentes embólicos.[5]

Os neurorradiologistas intervencionistas têm historicamente adaptado materiais usados em outras especialidades médicas para embolização. Dois materiais absorvíveis foram adaptados e são amplamente utilizados: o Gelfoam® e o colágeno.[6]

O Gelfoam® foi utilizado como agente embolizante pela primeira vez em 1964, por Speakman, para o tratamento de uma fístula carótido-cavernosa.[7] Desde então, ele se tornou um agente comumente utilizado em embolizações. Seu uso como agente hemostático é comum em cirurgia e é fornecido como folhas que podem ser cortadas em pedaços de tamanho apropriado. Uma utilização comum é a confecção de pequenos "torpedos" que são inseridos no cateter, permitindo a oclusão proximal do vaso a ser tratado. O Gelfoam® também pode ser preparado em pequenos pedaços ou em pó e utilizado como uma emulsão com contraste iodado para embolização de tumores.[6] A recanalização ocorre em 7-21 dias e, ao utilizar partículas muito pequenas, deve-se tomar cuidado para evitar necrose perivascular e paralisia dos nervos cranianos.[3]

O colágeno microfibrilar (Avitene®) é um polímero microcristalino em pó, preparado a partir de colágeno purificado. É utilizado topicamente para hemostasias durante a cirurgia e é fornecido em partículas de 75-150 micrômetros, que podem ser dissolvidas em contraste iodado e utilizadas para embolização. Esse produto causa uma arterite granulomatosa que desaparece em cerca de 3 meses.

Diversos outros agentes hemostáticos absorvíveis têm sido desenvolvidos para cirurgias e podem vir a ser utilizados como agentes embólicos no futuro.

Materiais Não Absorvíveis

Uma informação importante é que um agente não absorvível não vai causar necessariamente uma oclusão permanente. Os vasos sanguíneos ocluídos podem recanalizar, mesmo utilizando agentes não absorvíveis. Os mecanismos envolvidos na recanalização podem variar, podendo ocorrer neovascularização ou desenvolvimento de circulação colateral.[3]

Portanto, ao escolher o material adequado para o tratamento, deve-se levar em conta o objetivo da embolização (oclusão temporária ou definitiva) e a eficácia em longo prazo dos agentes embólicos.

Partículas

Desde o início dos tratamentos endovasculares, as partículas têm sido usadas para o controle de hemorragias, desvascularização de tumores e oclusão de fístulas arteriovenosas. Historicamente, diversas substâncias já foram utilizadas, como contas de porcelana, esferas de silicone e fios de seda cortados em pequenos fragmentos.

Em 1974, o álcool polivinílico (do inglês *Polyvinyl alcohol*, PVA) foi utilizado em tratamentos endovasculares, em forma de esponja.[8] Atualmente as micropartículas de PVA são a forma mais comum de utilização dessa substância. São fabricadas a partir da reação entre a espuma do álcool polivinílico com formaldeído, formando uma espuma que passa por processo de trituração e classificação de acordo com o tamanho. São fornecidas em tamanhos variados, de 100 a 1.100 micrômetros, entretanto têm formato irregular e alto coeficiente de atrito, o que promove a agregação entre elas e pode dificultar a injeção em microcateter.[9]

As micropartículas de PVA são diluídas em uma solução de soro fisiológico e contraste iodado. Soluções mais diluídas e com partículas menores tendem a fluir melhor e permitem a oclusão de vasos mais distais. Soluções mais concentradas e com partículas maiores tendem a ocluir os ramos proximais dos vasos, com oclusão mais rápida, porém com menor penetração distal. As injeções são realizadas com um sistema de 2 seringas conectadas em 1 torneira de 3 vias, que permite a agitação da solução antes das injeções. Frequentemente, ao final do procedimento de embolização com PVA, utilizam-se pequenos torpedos de Gelfoam® para promover a oclusão do tronco principal da artéria embolizada (Fig. 48-1).

Os vasos embolizados com micropartículas de PVA promovem alterações histológicas em duas etapas: um processo inflamatório agudo na parede arterial seguido por um processo inflamatório crônico com células gigantes por reação a corpo estranho. Apesar das partículas não serem reabsorvíveis, os vasos embolizados com PVA podem sofrer recanalização em torno das micropartículas.[3]

Objetivando aumento da eficiência e maior resistência à recanalização, algumas alternativas às partículas de PVA foram desenvolvidas. Dentre essas estão as microesferas de gelatina, as emboesferas. Elas são fornecidas em tamanho variado, de 40 a 1.200 micrômetros, e podem ser revestidas com material radiopaco e hidrofílico, o que permite melhor visualização radiológica e menor agregação no interior do cateter.[10]

Molas

As molas para embolização são agentes não absorvíveis, permanentes, feitos de metais biologicamente inertes e compatíveis com ressonância magnética. São amplamente utilizadas no tratamento de aneurismas cerebrais, das malformações arteriovenosas, das fístulas arteriovenosas e para controle de sangramentos.

Foram descritas inicialmente por Gianturco *et al.* em 1975, sendo o primeiro modelo um segmento enrolado de 5 cm de fio-guia 0,038 polegadas.[11] Mais tarde foram acrescentados fios de lã ou algodão em seu interior, para aumentar a trombogenicidade, momento em que foram inicialmente utilizadas para o tratamento de malformações arteriovenosas.[12]

Diversos outros modelos foram desenvolvidos, com diferentes formas e tamanhos. A mola é inserida no microcateter e instalada, no vaso a ser tratado, por meio de um fio-guia rígido que a empurra para fora do cateter. Nesse processo, não há possibilidade de recuperação da mola após o início da inserção da mesma no vaso, uma vez que a mola não está presa ao fio-guia que a empurra para fora do cateter. Esse sistema é chamado de liberação não controlada.[5]

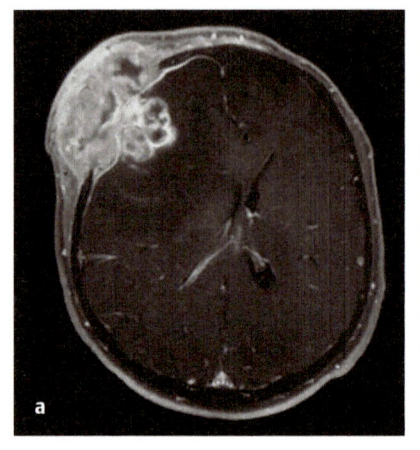

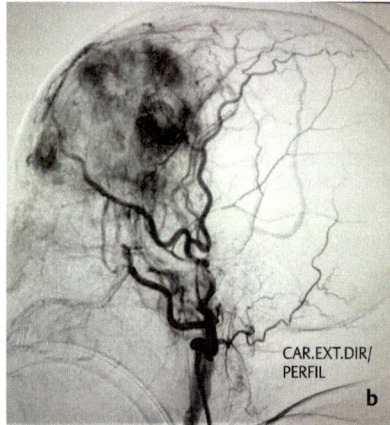

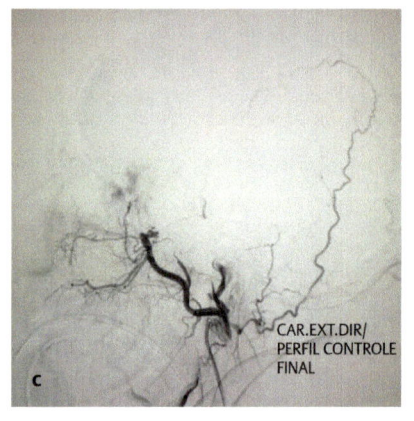

Fig. 48-1. Embolização pré-operatória de tumor com micropartículas de PVA e torpedos de Gelfoam®. (a) Ressonância magnética axial em T1, com volumoso tumor frontal à direita. (b) Angiografia cerebral em perfil evidenciando o *blush* tumoral frontal. (c) Resultado final da desvascularização após embolização com micropartículas de PVA e torpedos de Gelfoam®.

As molas de liberação controlada, ou também chamadas de destacáveis, foram descritas inicialmente por Guglielmi *et al.* em 1991.[13] Nesse sistema, a mola é presa ao fio-guia, permitindo sua recaptura e reposicionamento antes do destacamento, aumentando a precisão no momento da embolização.[13]

Existem diversos mecanismo de liberação ou destacamento da mola do fio-guia, entre eles estão pressão hidrostática, descolamento térmico, variações de eletrólise e tração mecânica. A eletrólise ou eletrotrombólise foi o mecanismo descrito inicialmente para as molas de liberação controlada e ainda é o mais amplamente utilizado.

As micromolas são feitas geralmente de uma bobina de platina enrolada em um núcleo de material mais maleável, como o *nylon*. As molas são moldadas em altas temperaturas, a fim de adquirirem o tamanho e o formato previsível ao serem empurradas para fora do microcateter.

As molas de platina são conectadas em um fio-guia de aço com cobertura isolante. Uma pequena parte do fio-guia em contato com a mola não tem cobertura isolante e fica sujeita à eletrólise, uma vez que a platina é resistente a esse processo. Um destacador elétrico é então conectado na ponta distal do fio-guia, enquanto o outro polo do destacador é conectado em uma agulha inserida na perna do paciente. Para separar a mola do fio-guia, emite-se uma corrente elétrica que promove a eletrólise da pequena porção sem cobertura isolante (Fig. 48-2).

Balões

Os balões são um dos dispositivos de embolização mais antigos na neurorradiologia intervencionista. Descritos inicialmente por Serbinenko em 1974, os balões podem ser destacáveis ou não destacáveis.[14] Eles podem ser utilizados no tratamento de fístulas carótido-cavernosas, em oclusões temporárias (teste de oclusão), angioplastias e em técnicas de embolização assistidas por balão.

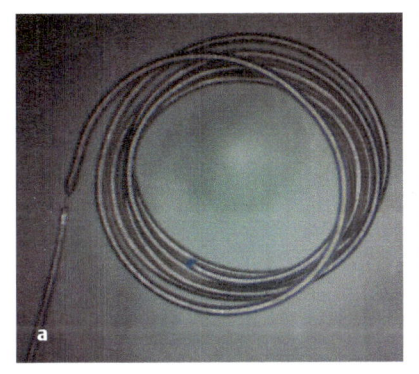

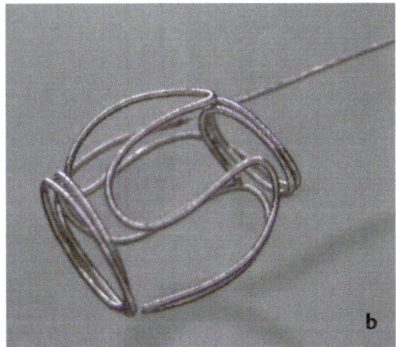

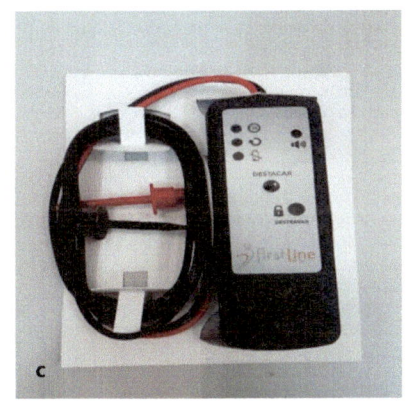

Fig. 48-2. Micromolas de platina utilizadas para embolização. (**a**) Detalhe de uma micromola de platina e o pequeno ponto de ligação com o fio-guia, onde ocorre a eletrólise. (**b**) Micromola de platina com conformação tridimensional. (**c**) Destacador elétrico utilizado na liberação das molas.

Balões destacáveis foram desenvolvidos originalmente de látex, com uma válvula autovedante. São conectados em um microcateter e utilizados principalmente no tratamento de fístulas carótido--cavernosas. O balão é inserido via arterial, através da lesão carotídea e insuflado no interior do seio cavernoso. Uma leve tração é aplicada no cateter e o balão é destacado no interior do seio cavernoso, permanecendo inflado (Fig. 48-3). Os balões de látex são impermeáveis, biodegradáveis e permanecem inflados por 2-4 semanas. Uma alternativa ao balão de látex são os balões de silicone, semipermeáveis, com um coeficiente de expansão mais alto e menos rígidos.[15]

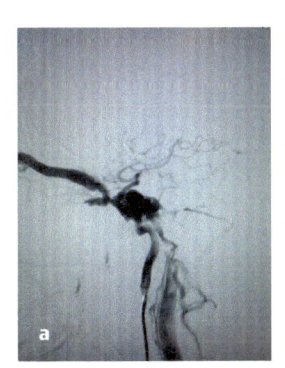

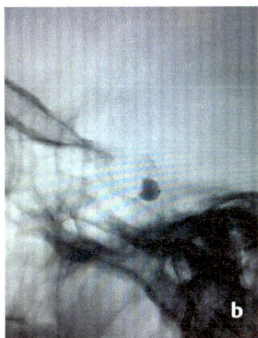

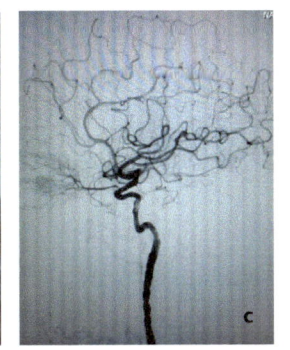

Fig. 48-3. Fístula carótido-cavernosa direta tratada com balão destacável. (**a**) Angiografia cerebral em perfil, com injeção de contraste pela carótida e opacificação precoce do seio cavernoso, caracterizando a fístula carótido-cavernosa. (**b**) Identifica-se o balão insuflado no interior do seio cavernoso. (**c**) Oclusão da fístula com preservação do fluxo na artéria carótida interna.

Os balões não destacáveis têm função adjuvante nas embolizações, permitindo realizar oclusões temporárias (teste de oclusão) ou funcionando como auxiliar na embolização de aneurismas de colo largo. Esses balões são feitos de silicone e são insuflados com uma mistura de contraste iodado e soro fisiológico. Nas embolizações de aneurismas de colo largo, geralmente utiliza-se um balão que é insuflado na luz da artéria, no momento da inserção das molas no interior do aneurisma, o que evita a saída inadvertida de partes da mola para o interior da artéria.[16] Balões não destacáveis podem ser usados em oclusões temporárias, associados ou não à aspiração, para realização de trombectomias ou angioplastias, evitando a embolização distal de fragmentos.[17]

Stents

O tratamento endovascular com *stents* foi descrito incialmente por Dotter na década de 60 e o seu uso nas estenoses das artérias coronárias foi revolucionário.[18] O desenvolvimento de *stents* autoexpansíveis e mais maleáveis permitiu o uso desses dispositivos em embolizações intracranianas. Os *stents* são utilizados para tratamento de estenoses arteriais e venosas, como adjuvantes nas embolizações de aneurismas com molas e, mais recentemente, como redirecionadores de fluxo para tratamento de aneurismas cerebrais.

Stents usados em embolizações intracranianas são autoexpansíveis e podem ser totalmente ou parcialmente recuperáveis. Um *stent* recuperável é conectado ao fio-guia, podendo ser totalmente aberto e em seguida reembainhado, e seu destacamento do fio-guia geralmente é feito por eletrólise de uma pequena junção. Os *stents* parcialmente recuperáveis são montados em torno do fio-guia, sem ponto de conexão direta, podendo ser parcialmente abertos e recuperados, mas, se forem totalmente abertos, não poderão ser reembainhados. Os *stents* convencionais utilizados em embolização são abertos no interior da artéria e impedem que parte das molas inseridas no interior dos aneurismas migrem para o interior da artéria.[19]

Além de servir como barreira mecânica, os stents também promovem o crescimento endotelial e aceleram o processo de oclusão dos aneurismas. Com base nesse mecanismo, foram desenvolvidos novos *stents* com capacidade de promover a trombose de aneurismas intracranianos, com ou sem o auxílio de molas.[20] Esses stents são denominados redirecionadores de fluxo (do inglês, *flow diverter*) e têm uma trama mais densa de fios metálicos em sua composição. Os redirecionadores de fluxo foram descritos inicialmente para o tratamento de aneurismas complexos, ou seja, aneurismas grandes ou gigantes, de colo largo ou fusiformes. Atualmente a utilização dos redirecionadores de fluxo foi ampliada para aneurismas menores e tem demonstrado bons resultados, mesmo em pequenos vasos intracranianos (Fig. 48-4).[21]

Agentes Embólicos Líquidos

Existem dois mecanismos básicos para os agentes embólicos líquidos: agentes esclerosantes ou agentes que solidificam e ocluem os vasos.

Em neurorradiologia intervencionista, o uso de agentes esclerosantes para embolização é restrito às malformações vasculares de face e pescoço ou à injeção de quimioterápicos para algumas lesões-alvo. Dentre os agentes esclerosantes, temos o polidocanol, um composto formado pela etoxilação do dodecanol, que pode ser injetado em forma de espuma, promovendo a esclerose de pequenos vasos. É

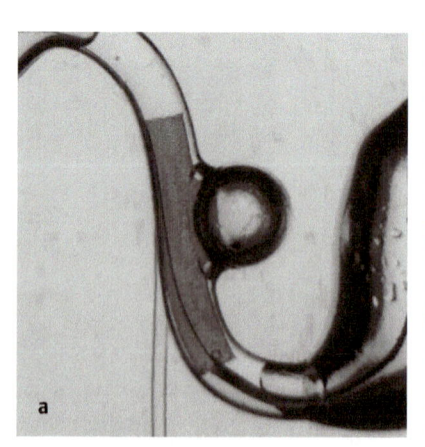

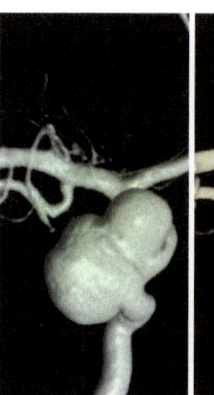

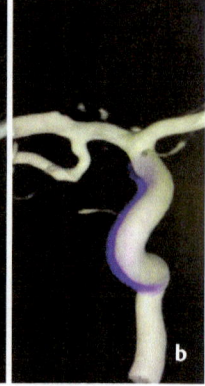

Fig. 48-4. (**a**) *Stent* redirecionador de fluxo inserido em um modelo de vidro transparente. (**b**) Identifica-se um aneurisma cerebral gigante na artéria carótida interna direita, tratado com *stent* redirecionador de fluxo.

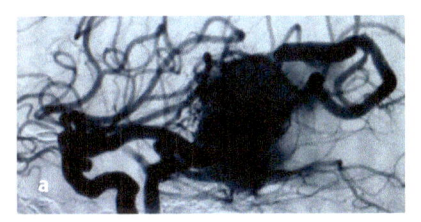

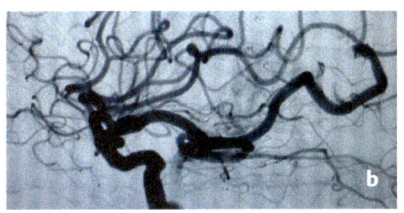

Fig. 48-5. Tratamento endovascular com n-butil-2-cianoacrilato. **(a)** Fístula arteriovenosa em uma malformação da veia de Galeno. **(b)** Oclusão da fístula com injeção de solução de n-butil-2-cianoacrilato e lipiodol.

amplamente utilizado em tratamento de varizes de membros inferiores e também pode ser utilizado para tratamento de malformações de face.[22] Outras opções de agentes esclerosantes são a bleomicina, o picibanil (OK-432), o álcool absoluto, o tetradecilsulfato de sódio, o estrogênio e o acetato de polivinila.[3]

Lesões intracranianas, como malformações arteriovenosas ou fístulas, podem ter uma vascularização ampla através de vasos muito pequenos, que só podem ser alcançados com cateteres pequenos e flexíveis. Nesse contexto, os líquidos injetáveis são os únicos agentes embolizantes viáveis.

Para lesões intracranianas, pode-se utilizar cola a base de cianoacrilato. O principal agente utilizado é o n-butil-2-cianoacrilato (NBCA). Está disponível na forma líquida, e pode ser injetado através de pequenos cateteres. Sofre polimerização ao entrar em contato com radicais livres ou ânions do sangue, meio de contraste, solução salina e endotélio. Os cateteres precisam ser lavados imediatamente antes da injeção, com uma solução não iônica (glicose 5%, por exemplo) para evitar a polimerização no interior do cateter.[23]

O NBCA pode ser diluído em lipiodol, um agente opacificante que facilita a visualização na fluoroscopia e retarda o processo de polimerização. Soluções com maior proporção de lipiodol polimerizam mais lentamente e permitem alcançar vasos mais distais ao ponto de injeção. Para oclusão de vasos maiores ou com fluxo maior, utilizam-se soluções com menor concentração de lipiodol, permitindo uma polimerização mais precoce (Fig. 48-5).

Outra opção de agentes embolizantes líquidos são os polímeros à base de solventes. Eles sofrem polimerização e endurecem à medida que o solvente se dispersa. Um dos principais representantes é o Onyx®, um copolímero de álcool etileno vinílico (EVOH) que é diluído no solvente dimetilsulfóxido (DMSO). Quando diluído, o Onyx forma um fluido viscoso que pode ser injetado através de um microcateter. Após a injeção, o solvente DMSO se dispersa e uma fina camada se forma em torno do material que se solidifica de fora para dentro. Esse processo pode demorar de 10 a 40 minutos, permitindo uma injeção mais controlada e prolongada. Foi proposto para o tratamento de aneurismas, mas atualmente é utilizado no tratamento de malformações arteriovenosas e fístulas.[24]

REFERÊNCIAS BIBLIOGRÁFICAS

1. Virchow R. Thrombosis and emboli (1846-1856). Canton, Mass: Science History Publications; 1998.
2. Standard SC, Guterman LR, et al. Delayed recanalization of a cerebral arteriovenous malformation following angiographic obliteration with polyvinyl alcohol embolisation. Surg Neurol 1995;44(2):109-13.
3. Byrne JV. Tutorials in endovascular neurosurgery and interventional neuroradiology. Springer Berlin Heidelberg; 2012.
4. Barth KH, Strandberg JD, White Jr. RI. Long term follow-up of transcatheter embolization with autologous clot, oxycel and gelfoam in domestic swine. Invest Radiol 1977;12(3):273-80.
5. Vaidya S, Tozer KR, Chen J. An overview of embolic agents. Semin Intervent Radiol 2008;25(3):204-15.
6. Berenstein A, Russell E. Gelatin sponge in therapeutic neuroradiology: a subject review. Radiology 1981;141(1):105-12.
7. Speakman TJ. Internal occlusion of a carotid-cavernous fistula. J Neurosurg 1964;21:303-5.
8. Tadavarthy SM, Knight L, Ovitt TW, et al. Therapeutic transcatheter arterial embolization. Radiology 1974;112(1):13-6.
9. Alcohol particle size and suspension characteristics. AJNR Am J Neuroradiol 1995;16(6):1335-43.
10. Spies JB, Cornell C, Worthington-Kirsch R, et al. Long-term outcome from uterine fibroid embolization with tris-acryl gelatin microspheres: results of a multicenter study. J Vasc Interv Radiol 2007;18(2):203-7.
11. Gianturco C, Anderson JH, Wallace S. Mechanical devices for arterial occlusion. Am J Roentgenol Radium Ther Nucl Med 1975;124(2):428-35.
12. Wallace S, Gianturco C, Anderson JH, et al. Therapeutic vascular occlusion utilizing steel coil technique: clinical applications. AJR Am J Roentgenol 1976;127(3):381-7.
13. Guglielmi G, Viñuela F, Dion J, Duckwiler G. Electrothrombosis of saccular aneurysms via endo- vascular approach. Part 2: preliminary clinical experience. J Neurosurg 1991;75(1):8-14.
14. Serbinenko FA. Balloon catheterization and occlusion of major cerebral vessels. J Neurosurg 1974;41(2):125-45.
15. Pollak JS, Lee GK, White Jr. RI, Dormandy B. Comparison of the mechanical properties of detachable balloons for embolotherapy. J Vasc Interv Radiol 1993;4(1):91-5.

16. Santillan A, Gobin YP, Mazura JC, et al. Balloon-assisted coil embolization of intracranial aneurysms is not associated with increased periprocedural complications. J Neurointerv Surg 2013;5(3):iii56-61.
17. Jeong DE, Kim JW, Kim BM, et al. Impact of balloon-guiding catheter location on recanalization in patients with acute stroke treated by mechanical thrombectomy. AJNR Am J Neuroradiol 2019;40(5):840-44.
18. Dotter CT. Transluminally – placed coilspring endarterial tube grafts long-term patency in canine popliteal artery. Invest Radio 1969;4:329-32.
19. Pierot L, Cognard C, Anxionnat R, Ricolfi F. CLARITY Investigators. Remodeling technique for endovascular treatment of ruptured intracranial aneurysms had a higher rate of adequate postoperative occlusion than did conventional coil embolization with comparable safety. Radiology 2011;258(2):546-53.
20. Ravindran K, Salem MM, Alturki AY, et al. Endothelialization following flow diversion for intracranial aneurysms: A systematic review. AJNR Am J Neuroradiol 2019;40(2):295-301.
21. Lubicz B, Collignon L, Raphaeli G, et al. Flow-diverter stent for the endovascular treatment of intracranial aneurysms: a prospective study in 29 patients with 34 aneurysms. Stroke 2010;41(10):2247-53.
22. Mukul SK, Singh A, Kumar A, et al. Foam polidocanol sclerotherapy for low-flow vascular malformations of tongue. Ann Maxillofac Surg 2019;9(2):257-60.
23. Liu HM, Huang YC, Wang YH. Embolization of cerebral arteriovenous malformations with n-butyl-2-cyanoacrylate. J Formos Med Assoc 2000;99(12):906-13.
24. Van Rooi WJ, Sluzewski M, Beute GN. Brain AVM embolization with onyx. AJNR Am J Neuroradiol 2007;28:172-7.

CAPÍTULO 49

TRATAMENTO POR DIVERSORES DE FLUXO E *STENTS*

Marcus Alexandre Cavalcanti Rotta • André Luiz de Rezende
Guilherme Marcos Soares Dias • João Miguel de Almeida Silva
Bruno Gonzales Miniello

HISTÓRICO

O avanço no tratamento endovascular dos aneurismas cerebrais se intensificou nos últimos anos, relacionando-se principalmente à disciplina do neurorradiologista intervencionista, ao desenvolvimento e capacidade de produção de novos materiais e às melhorias nas técnicas de aquisição e processamento de imagens.

O marco inicial da neurointervenção ocorreu em 1974, quando Fedor Serbinenko, médico da extinta União Soviética, produziu balões destacáveis manufaturados, que acoplados a extremidade distal de microcateteres eram navegados a partir da artéria carótida cervical até os vasos intracranianos para tratamento de fístulas carótido-cavernosas diretas e aneurismas gigantes.[1]

O primeiro método altamente eficaz para o tratamento endovascular de aneurismas cerebrais surgiu com o desenvolvimento das espiras destacáveis por Fernando Vinuela e Guido Guglielmi,[2] sendo o primeiro tratamento realizado na Universidade da Califórnia (UCLA) em um aneurisma roto de hipofisária superior. Desde então, os procedimentos neurointervencionistas não pararam de evoluir e o desenvolvimento de novos materiais permitiu o tratamento cada vez mais seguro e efetivo dos aneurismas cerebrais.

O desenvolvimento da técnica de remodelagem por balão permitiu o tratamento de aneurismas antes não elegíveis para o tratamento endovascular por conta de sua morfologia, em particular os de colo largo. De acordo com a descrição de Moret em 1997, a técnica caracteriza-se pelo posicionamento de um balão não destacável junto ao colo do aneurisma durante a embolização, sendo insuflado de maneira intermitente a fim de conter as espiras no interior do aneurisma durante sua liberação.[3]

Também em 1997, Higashida relatou a primeira embolização de aneurisma cerebral associando-se um *stent* a espiras metálicas em um paciente com histórico de hemorragia subaracnóidea por ruptura de um aneurisma fusiforme de artéria basilar.[4] Os *stents* inicialmente utilizados eram expansíveis por balão e designados para procedimentos coronarianos ou vasculares, sendo de difícil navegação nos tortuosos vasos intracranianos, relacionando-se também a maior risco de dissecação e/ou ruptura do vaso portador. Desde então, o desenvolvimento de *stents* autoexpansíveis cada vez mais flexíveis se popularizou como método para contenção de espiras em aneurismas de colo largo, reduzindo consideravelmente as taxas de recanalização aneurismática em longo prazo.

Apesar de as técnicas adjuvantes para tratamento de aneurismas de colo largo terem trazido benefícios indiscutíveis quando comparadas à embolização apenas com molas, certos aneurismas com morfologia complexa ainda constituíam desafios ao tratamento convencional. Com o desenvolvimento dos *stents* diversores de fluxo este panorama mudou, havendo a possibilidade da reconstrução do vaso portador. As primeiras impressões do impacto dos *stents* sobre o padrão de fluxo intra-aneurismático ocorreram durante os anos 90. O aperfeiçoamento dos mesmos levou a criação dos *stents* diversores de fluxo, caracterizados majoritariamente pela menor porosidade do material, sendo liberados para comercialização na Europa desde 2007 e no Brasil desde 2011.[5]

ASPECTOS FÍSICOS

Stents são dispositivos metálicos para utilização intravascular historicamente desenvolvidos para o tratamento e prevenção de estenoses arteriais. Entretanto, hoje, podem ser usados nas mais variadas circunstâncias. Os *stents* podem ser classificados de maneiras distintas a partir de características intrínsecas:[6,7] constituição, autoexpansíveis ou expansíveis por balão; *design* da célula, trançados (*braided*) ou cortados a *laser* (*laser-cut*).

Os *stents* aprovados para uso intracraniano são autoexpansíveis, ou seja, são liberados à medida que se projetam distalmente ao microcateter, moldando-se à parede do vaso até sua completa liberação. Já os *stents* expansíveis por balão, como os coronarianos, são pré-montados sobre um cateter-balão, permitindo a angioplastia do vaso e a liberação do *stent* em um único passo. Os *stents* autoexpansíveis possuem melhor navegabilidade, menor força radial e maior flexibilidade quando comparados aos expansíveis por balão, determinando menor dano endotelial, sendo designados para a utilização em vasos cerebrais.

Quanto ao desenho, podem ser classificados em células abertas e células fechadas. Os de células abertas traiam maior conformabilidade, característica útil para liberação em vasos muito tortuosos, além de permitir mais facilmente a cateterização do aneurisma através da malha do *stent*. Os de células fechadas propiciam maior suporte para contenção das espiras no interior do aneurisma, evitando assim seu prolapso ou deslocamento.

Quanto à maneira de produção dos *stents*, são classificados em trançados (*braided stents*), que permitem maior conformabilidade à curvatura arterial, prevenindo a formação de *kinks* e seu consequente comprometimento ao fluxo, e em cortados à laser (*laser-cut stents*), que propiciam maior segurança quanto à abertura completa de toda a malha do *stent* após sua liberação, com presumível melhor aposição à parede arterial de segmentos pouco tortuosos.

Os *stents* diversores de fluxo caracterizam-se por serem *braided stents*, feitos de nitinol ou de cromo-cobalto, com células fechadas com porosidade muito menor do que a dos *stents* convencionais.[8] A diversão do fluxo é fundamentada pelo implante de *stents* com densa malha metálica sob o colo do aneurisma, determinando alterações no fluxo intra-aneurismático, redirecionando assim o fluxo para fora do mesmo, acelerando então o processo de trombose do aneurisma. Além disso, o *stent* diversor de fluxo, pela maior malha metálica e pelas alterações na dinâmica do fluxo impostas, propiciaria um ambiente mais favorável à neoendotelização do segmento, o que determinaria a cura do aneurisma.

O primeiro *stent* diversor de fluxo disponível para utilização foi o Pipeline Embolization Device (PED) em 2007. Desde então, uma série de novos dispositivos foram criados. O Quadro 49-1 sumariza as características principais dos *stents* diversores de fluxo disponíveis no Brasil.[8]

Quadro 49-1. Características Básicas dos *Stents* Diversores de Fluxo Disponíveis no Brasil

Stent	Aprovação	Design	Superfície de cobertura	Características especiais
Pipeline Embolization Device (ev3/Covidien, Irvine, Califórnia)	Anvisa/FDA/CE	- 48 fios - 75% cromo-cobalto - 25% platina-tungstênio - Fosforilcolina (Shield)	30-35%	- Fosforilcolina (Shield) como fator antiagregante - Encurtamento longitudinal (50-60%) - Reposicionável em até 70% da liberação
Silk (Balt Extrusion, Montmorency, França)	Anvisa/CE	- 48 fios - Nitinol + Platina	30-35%	- Encurtamento longitudinal (50-60%) - Reposicionável em até 90% da liberação
Flow Redirection Endoluminal Device (FRED; MicroVention, Tustin, Califórnia)	Anvisa/CE	- Dupla camada - Camada interna: 48 fios - Camada externa: 16 fios - Nitinol com tântalo	30%	- Encurtamento longitudinal (60%) - Reposicionável em até 80% da liberação
Surpass (Stryker Neurovascular, Fremont, Califórnia)	Anvisa/CE	- 2 mm – 48 fios - 3 a 4 mm – 72 fios - 5 mm – 96 fios - Cromo-cobalto	30%	- Porosidades constantes após liberação - Encurtamento longitudinal (30%) - Reposicionável em até 90% da liberação
Derivo Embolization Device (Accandis, Alemanha)	Anvisa/CE	- 48 fios - Nitinol + Platina	30%	- Encurtamento longitudinal (60%) - Reposicionável em até 50% da liberação

FDA, Food and Drug Administration; CE, Conformité Européenne.

INDICAÇÕES CLÍNICAS E TÉCNICA ENDOVASCULAR
Stent Convencional

O tratamento de aneurismas complexos pode ser facilitado pela utilização dos *stents* convencionais. Os aneurismas de colo largo, caracterizados pelo colo maior que 4,0 mm ou relação domo/colo menor que 2, são as principais indicações clínicas da utilização do *stent*, que deve ser usado com a finalidade de se criar uma barreira artificial entre o vaso portador e o aneurisma, evitando assim a herniação e o deslocamento das espiras metálicas.

Com o advento da neurointervenção, a principal preocupação em relação aos aneurismas embolizados apenas com molas eram as taxas de recanalização e tratamentos parciais. A relação entre a compactação das espiras e as taxas de recorrência angiográfica dos aneurismas foi estudada previamente, mostrando que maiores compactações se relacionavam a menores índices de recidivas. Entretanto, a adequada compactação pode ser inviável em determinados aneurismas de colo largo, aumentando assim as recidivas e tratamentos parciais.

Diante da observação de que a recanalização constituía a maior limitação do método, o sucesso do tratamento dos aneurismas com *stents* foi progressivamente reconhecido.

Piotin *et al.* mostraram, em estudo retrospectivo, redução significativa das recorrências angiográficas em pacientes submetidos à embolização com técnica de contenção com *stent*. O grupo tratado apenas com molas mostrou taxa de recorrência de 33,5%, enquanto o grupo tratado com *stent* e molas, 14,9%.[9]

Yang *et al.*, em revisão sistemática da literatura compreendendo 33 estudos clínicos, analisaram o tratamento de 1.121 aneurismas cerebrais com *stents*, podendo observar uma taxa de recorrência de 12,9%. Este mesmo estudo mostrou que 24,3% dos aneurismas com oclusão subtotal ou incompleta imediatamente após a embolização progrediram para trombose durante o seguimento, determinando a oclusão total.[10]

Em estudo longitudinal realizado em um único centro, Geyik *et al.* analisaram a evolução de 500 aneurismas tratados consecutivamente com a assistência de *stents*.[11] Foi possível observar que a taxa de oclusão completa atingida imediatamente após a embolização era de 42,2%. Após uma média de seguimento de aproximadamente 19,2 meses, constatou-se que 90% dos aneurismas progrediram para a oclusão completa. A recanalização, quando presente, mostrou-se como um evento de ocorrência precoce, uma vez que a taxa de recanalização aos 6 meses alcançou 8%, e a taxa de recanalização tardia, 2%.

De maneira geral, existem duas técnicas básicas para embolização quando se utilizam molas e *stent*, sendo possíveis inúmeras variações a partir destas técnicas. A mais usada, também conhecida como *jailing*, consiste na cateterização do aneurisma antes da liberação do *stent*. Assim, após o adequado posicionamento do microcateter no interior do saco aneurismático, o *stent* é liberado, mantendo o microcateter "aprisionado" no aneurisma para que então seja feita a colocação e liberação das espiras. A outra estratégia consiste na liberação do *stent* antes da cateterização do aneurisma, sendo necessária a posterior cateterização do mesmo através da malha do *stent*. A escolha da técnica a ser empregada depende obviamente da experiência e da prática do neurointervencionista, entretanto boa parte dos autores defende a realização do *jailing*, pois a posterior cateterização através da malha do *stent* pode ser trabalhosa, principalmente em *stents* de células fechadas, e, uma vez que o *stent* esteja liberado, o prolapso ou deslocamento das espiras torna-se mais difícil. A cateterização do aneurisma, após o implante do *stent*, teria como ponto favorável a não movimentação do microcateter no interior do aneurisma durante a liberação do *stent*.

Uma série de técnicas para utilização dos *stents* autoexpansíveis convencionais foram refinadas a fim de permitir o tratamento em circunstâncias especiais, tais como aneurismas de bifurcação arterial e aneurismas fusiformes, podendo-se inclusive utilizar mais de um *stent* para cobrir toda a extensão do colo em uma bifurcação.[12]

Stent Diversor de Fluxo

O desenvolvimento do *stent* diversor de fluxo representou uma mudança de paradigma na neurointervenção, pois a embolização endossacular, assim como a oclusão do aneurisma ao final da intervenção, deixou de ser a meta terapêutica, sendo uma intervenção primariamente endoluminal. A trombose intra-aneurismática ocorre de maneira progressiva após a liberação do diversor de fluxo. O processo de reconstrução do vaso portador com a consequente oclusão aneurismática ocorre após um período, que pode variar de alguns dias a meses.

Quanto ao funcionamento, imediatamente após a liberação adequada do diversor há uma alteração na dinâmica do fluxo, que será redirecionado preferencialmente pela luz do vaso portador, e não mais para o aneurisma. Com o passar do tempo, a redução do fluxo intra-aneurismático cria um ambiente favorável à trombose progressiva, levando à completa oclusão. A trombose, em raras circunstâncias, pode levar a alterações inflamatórias transmurais, que podem exacerbar sintomas preexistentes ou determinar o aparecimento de novos (cefaleia, neuropatia craniana). Por fim, após a oclusão completa do aneurisma, a malha metálica deve ser endotelizada, criando uma barreira biológica entre o aneurisma e o vaso portador. Passadas estas etapas, o trombo intra-aneurismático pode começar a ser reabsorvido, determinando, em algumas situações, a redução progressiva da lesão.

Por conta destas características, o diversor de fluxo tornou-se uma entidade distinta dos *stents* convencionais. Suas principais indicações destinam-se ao tratamento de aneurismas complexos, ou seja, desafiadores para o tratamento convencional, seja cirúrgico ou endovascular. Assim, o diversor de fluxo é uma opção para o tratamento de aneurismas gigantes, aneurismas de colo largo ou com morfologia bizarra, aneurismas dissecantes, aneurismas fusiformes, aneurismas recidivados após o tratamento cirúrgico ou endovascular, aneurismas intracavernosos que antes eram tratados com oclusão carotídea e aneurismas rotos muito pequenos, em que a embolização com molas pode ser muito arriscada. Do ponto de vista legislativo, o diversor de fluxo tem liberação formal nos Estados Unidos para utilização em aneurismas localizados entre a carótida interna petrosa e a origem da artéria hipofisária superior.

As taxas de oclusão com o diversor de fluxo podem variar de acordo com a fonte e com o tempo de seguimento. Nelson *et al.*, em estudo multicêntrico que incluiu apenas aneurismas de circulação anterior, mostraram que a oclusão completa foi alcançada em 93% dos aneurismas após 6 meses de seguimento.[13] Yu *et al.* mostraram, em estudo randomizado e multicêntrico, taxas de oclusão progressivas com o passar do tempo, passando de 55,7% aos 6 meses para 92,2% aos 18 meses, incluindo tanto aneurismas de circulação anterior como de circulação posterior.[14] Em metanálise que contou com 29 estudos e um total de 1.654 aneurismas analisados, Brinjikij *et al.* mostraram uma taxa de oclusão completa de 76% após período de seguimento mínimo de 6 meses.[15]

Antes de iniciar o procedimento, é necessário um entendimento detalhado da anatomia do aneurisma e de sua relação com o vaso portador. Uma imagem rotacional 3D auxilia na determinação das projeções adequadas para transpassarmos a lesão e para liberarmos o *stent*, permitindo também a precisão na realização das medidas do vaso portador e do colo, o que determina a escolha do *stent*.

Considerando a necessidade de um microcateter mais robusto (0,027") para a passagem do *stent* e a tensão aplicada no sistema para o transporte e liberação do diversor de fluxo, a utilização de um cateter-guia de acesso distal é considerada um pré-requisito para um procedimento seguro por conferir mais estabilidade e suporte ao sistema.

Se uma embolização concomitante do aneurisma com molas for planejada, é necessário atentar-se às dimensões do lúmen interno do cateter-guia, a fim de acomodar os dois microcateteres. Nesta circunstância é necessária a realização do *jailing*, sendo a cateterização do aneurisma realizada previamente.

O processo de liberação do *stent* pode variar de acordo com os dispositivos disponíveis no mercado. Artérias perfurantes ou pequenos ramos, como a artéria oftálmica e artérias cerebelares, podem ser cobertas pelo *stent* quando necessário, entretanto se deve evitar sempre que possível.

O exato posicionamento do *stent* deve ser analisado após sua liberação, verificando se toda a extensão do mesmo está adequadamente aberta e se há adequada aposição à parede do vaso. As aquisições angiográficas convencionais podem não ser suficientes para esta avaliação, sendo útil a realização de uma angiotomografia ao final do procedimento. Diante de má expansão do *stent*, podemos navegar por sua luz com o microcateter a fim de melhorar a aposição à parede do vaso ou, na preferência dos autores, optar pela insuflação de um balão complacente no interior do segmento mal expandido.

Quanto aos níveis pressóricos durante o procedimento, recomenda-se a normotensão, com uma pressão arterial média em torno de 90 mm Hg, uma vez que a hipotensão pode precipitar a ocorrência de fenômenos tromboembólicos e a hipertensão pode favorecer a ocorrência de hemorragias cerebrais espontâneas relacionadas com o procedimento.

A corticoterapia não deve ser usada rotineiramente, ficando restrita, no pré-operatório, apenas aos pacientes com sintomas agudos de nervos cranianos ou, no pós-operatório, aos que desenvolveram ou pioraram algum sintoma relacionado com o edema inflamatório peri-aneurismático.

COMPLICAÇÕES

As principais complicações relacionadas com o uso dos *stents* intracranianos, sejam eles autoexpansíveis convencionais ou diversores de fluxo, são os eventos tromboembólicos. Um menor percentual das complicações se deve àquelas relacionadas com o sítio de punção ou a dissecação de vasos intracranianos durante a navegação dos dispositivos.

Piotin *et al.*, em estudo longitudinal com 216 aneurismas embolizados com assistência de *stent*, sejam eles expansíveis por balão ou autoexpansíveis, mostraram uma taxa de complicação permanente de 7,4%, e, entre os pacientes tratados com *stents* expansíveis por balão, as complicações ocorreram em 26,7% dos casos.[9] Sedat *et al.*, em estudo que contou com apenas um tipo de *stent* autoexpansível, mostraram taxas de morbidade permanente após a intervenção de 2,4%.[16]

O aumento dos eventos tromboembólicos, quando comparados à embolização com molas, apenas pode ser explicado pela maior trombogenicidade determinada pela malha metálica dos *stents* e pelo fato de casos mais complexos serem tratados.

Geyik *et al.*, em estudo que contou com 5 tipos diferentes de *stents* autoexpansíveis, mostraram 4,2% de eventos tromboembólicos relacionados com o *stent*. Os autores consideram que a maior parte dos eventos tromboembólicos graves ocorreu antes da padronização da utilização de teste de função plaquetária. Neste mesmo estudo, a incidência de hemorragia por ruptura do aneurisma foi de 0,8%. A mortalidade ao final do estudo foi de 1,9%, considerando que apenas 15% do total de aneurismas tratados eram rotos.[11]

Em relação aos diversores de fluxo, as complicações imediatas relacionadas com o procedimento são similares àquelas pertinentes à embolização com stents, com morbimortalidade ligeiramente superior. Pierot et al., em estudo prospectivo que incluiu aneurismas não rotos de circulação anterior que não foram considerados passíveis para o tratamento endovascular convencional, mostraram a ocorrência de complicações tromboembólicas em 4,9% dos pacientes. A mortalidade foi de 1,0% e a morbidade permanente de 2,0%.[17]

Considerando os maiores estudos a respeito da evolução dos pacientes tratados com diversores de fluxo, a taxa de mortalidade varia de 0 a 7% e a de morbidade de 0 a 12%. Brinjikij et al., em metanálise com amostra heterogênea de 1.654 aneurismas, incluindo aqueles de circulação anterior e posterior, mostraram uma taxa de morbidade relacionada com o procedimento de 5,0%, sendo a maior parte tromboembólica, e uma taxa de mortalidade de 4,0%. Sabe-se que as taxas de morbimortalidade relacionadas com o tratamento de aneurismas da circulação posterior com diversores de fluxo são maiores do que quando tratamos da circulação anterior, além de possuírem menor taxa de oclusão completa.[15] O comprometimento das artérias perfurantes originárias da basilar parece ser o motivo dos piores resultados. A utilização de diversores de fluxo na circulação posterior não é uma indicação convencional. Entretanto, a história natural dos aneurismas gigantes que determinam sintomas pela compressão do tronco encefálico mantém a indicação do método em casos selecionados.

Outra complicação relacionada com o diversor de fluxo, que apesar de rara é potencialmente grave, é a hemorragia intraparenquimatosa distal ao aneurisma, que pode acontecer poucas horas após o procedimento ou até alguns dias depois. São hemorragias distantes do aneurisma, predominantemente intraparenquimatosas e ipsilaterais. As explicações propostas para tal evento consideram as hipóteses de transformação hemorrágica de pequenos infartos silenciosos pós-procedimento, como também um fenômeno hemodinâmico deletério, em que a exclusão de um aneurisma com elevado volume circulante associado à perda de complacência vascular do segmento coberto pelo stent levaria a uma sobrecarga de fluxo à circulação cerebral distal.

Outra complicação que se relaciona ao tratamento com diversores de fluxo, ocorrendo tardiamente e em menos de 1% dos pacientes, é a hemorragia espontânea proveniente de aneurismas gigantes após sua exclusão angiográfica. A explicação para este evento envolve a hipótese de que os vasa vasorum continuariam a irrigar a cápsula do aneurisma e que haveria uma desestabilização da parede do mesmo consequente à presença de atividade inflamatória e enzimas proteolíticas determinadas pelo alto volume de trombo. Como prevenção, ainda sem comprovação científica, devem-se utilizar molas concomitantemente ao diversor de fluxo em aneurismas gigantes, reduzindo assim o volume de trombo formado.

Raymond et al., em inédito estudo randomizado multicêntrico conduzido no Canadá e publicado em 2017, compararam os desfechos de dois grupos: aneurismas tratados com diversores de fluxo e aneurismas tratados com o melhor tratamento padronizado (que foram representados por embolização com molas, oclusão do vaso portador ou conservador). No grupo do melhor tratamento padronizado, a clipagem microcirúrgica era uma opção, apesar de não ter sido realizada em nenhum caso. Desta forma, aneurismas passíveis de ser tratados por diversores de fluxo foram randomizados e os resultados mostraram maior morbimortalidade no grupo dos aneurismas tratados por diversores de fluxo, com menor taxa de oclusão angiográfica da lesão. Apesar de o estudo apresentar taxas de morbimortalidade superiores à média de outros estudos e de possuir limitações (como pouco tempo de seguimento, pequena amostra, método de seleção dos aneurismas e dos centros de tratamento), serve como alerta para o uso indiscriminado do diversor de fluxo. A mensagem criada é de que o stent diversor de fluxo deve ser usado de maneira criteriosa e que os demais métodos terapêuticos já estabelecidos devem ser empregados sempre que possível.[18]

ANTIAGREGAÇÃO PLAQUETÁRIA

Com o aumento da utilização de stents e de diversores de fluxo para o tratamento de aneurismas cerebrais, observou-se um aumento da frequência de eventos tromboembólicos, que cada vez mais são mais bem prevenidos por uma adequada terapia de antiagregação plaquetária. No contexto da utilização de um stent, a antiagregação plaquetária obrigatoriamente será composta por dois agentes. De maneira sucinta, serão abordados os principais antiplaquetários disponíveis.[8,19]

AAS

O ácido acetilsalicílico é a medicação mais comumente usada na antiagregação dupla, sendo a dose preconizada de 100 a 300 mg/dia. Trata-se de um inibidor da formação do tromboxano A2. Em geral deve ser iniciada 7 dias antes do procedimento, apesar de alguns preconizarem seu uso em até 14 dias antes do tratamento.

Clopidogrel

É a medicação mais comumente associada ao AAS, sendo um tienopiridínico inibidor do receptor P2Y12. A dose preconizada é de 75 mg/dia iniciada 10 dias antes do procedimento. Sua maior limitação é a variabilidade individual quanto a sua atividade, sendo que 5% a 20% da população é resistente. Assim, deve-se sempre eliminar fatores que possam reduzir a disponibilidade da medicação, como utilização de inibidores de bomba de prótons e tabagismo. Para identificação dos pacientes resistentes, os testes de função plaquetária devem ser rotineiramente realizados antes dos procedimentos com *stent* em pacientes antiagregados por clopidogrel.

Prasugrel
Última geração de tienopiridínicos inibidores do receptor P2Y12. A dose de manutenção é de 10 mg/dia, sendo possível realizar dose de ataque. Em relação ao clopidogrel possuí níveis disponibilização e atividade mais estáveis. Alternativa aos resistentes ao clopidogrel.

Ticagrelor
Um não tienopiridínico inibidor reversível do receptor P2Y12. Também usado como alternativa aos não respondedores ao clopidogrel. Alcança o pico de efeito em 2 horas, sendo a dose de manutenção de 90 mg 2×/dia. Pela curta meia-vida, é fundamental a boa aderência posológica. Não recomendado para pacientes com passado de AVC isquêmico ou ataque isquêmico transitório pelo maior risco de hemorragia associada.

Abciximab e Ticagrelor
Inibidores da glicoproteína IIb/IIIa de apresentação endovenosa que devem ser usados durante procedimentos neurointervencionistas diante de eventos agudos de tromboembolismo. Preconiza-se a realização da dose de ataque, seguida de manutenção pelo tempo específico para cada. Ao final da meia-vida dos inibidores IIb/IIIa é fundamental que um novo antiagregante já seja administrado.

USO DOS *STENTS* EM ANEURISMAS ROTOS
Tendo em vista que as complicações mais comumente relacionadas com o uso de *stent* são as tromboembólicas, a antiagregação dupla foi padronizada como rotina pré, peri e pós operatória. Exatamente por conta desta necessidade, a preocupação com maiores taxas de ressangramento e com eventuais procedimentos necessários (tal como derivação ventricular externa), a utilização dos *stents* ficou reservada aos aneurismas não rotos.

Entretanto, com o desenvolver da técnica e sua maior utilização, já existem uma série de estudos longitudinais que demonstram a segurança dos *stents* na fase aguda. Bodily *et al.*, em revisão sistemática que avaliou o resultado do tratamento com *stent* como método de contenção apenas no contexto de HSA, mostraram boas taxas de sucesso terapêutico. A ocorrência de complicações foi maior do que quando comparamos à utilização isolada de molas, sendo de aproximadamente 13% quando somamos eventos hemorrágicos aos tromboembólicos, devendo, portanto, ser usada apenas quando for estritamente necessário. Como recomendação, diante de hidrocefalia, deve-se proceder a drenagem ventricular externa ou peritoneal antes do tratamento do aneurisma com *stent* e início da antiagregação.[20]

Diante da experiência adquirida com o uso dos *stents* no contexto de aneurismas rotos, surgiram relatos da utilização de diversores de fluxo na fase aguda da hemorragia.[21] A utilização destes não é considerada tratamento de primeira linha diante de HSA, devendo ser restritos apenas às circunstâncias em que as outras modalidades terapêuticas não são possíveis ou associadas à elevada morbidade (aneurismas dissecantes, aneurismas gigantes, *blisters* ou fusiformes).

Lin *et al.*, em estudo retrospectivo e multicêntrico, relataram a utilização do diversor de fluxo em 26 aneurismas rotos (8 dissecantes, 8 *blisters*, 4 saculares e 6 fusiformes). Apesar de outros relatos mostrarem até 8% de hemorragias relacionadas com a antiagregação, no acompanhamento destes 26 casos não se apresentaram hemorragias cerebrais, sendo que 76,9% dos pacientes alcançaram uma boa evolução funcional (pontuação na escala de Rankin modificada de 0-2) após 10,1 meses de seguimento médio. Pelo próprio mecanismo de ação, o diversor de fluxo não determina o fechamento do aneurisma imediatamente após sua liberação. Assim, sempre que possível, deve-se associar a utilização de molas. Neste estudo, particular boa evolução, com oclusão completa durante o seguimento, foi observada entre todos os aneurismas *blisters*.[22]

Linfante *et al.*, em 2016,[3] e Ryan *et al.*, em 2017,[4] relataram a experiência de seus respectivos centros no tratamento de aneurismas *blister* com Pipeline.[23,24] A casuística contou com 11 casos, sendo que 10 obtiveram boa evolução, não havendo episódios de ressangramento do aneurisma. Entretanto, com a antiagregação, um paciente evoluiu com piora da hemorragia intraventricular e outro com a ruptura de um aneurisma adicional. Já Linfante *et al.* mostraram uma taxa de oclusão de 90% dos aneurismas, com boa recuperação funcional, sem eventos hemorrágicos associados.[23]

De maneira geral, a utilização dos *stents* diversores de fluxo para tratamento dos aneurismas *blisters* vem-se tornando cada vez mais frequente, pois se mostrou uma alternativa segura e durável. Pacientes com necessidade de derivação ventricular externa podem apresentar maior risco de complicações hemorrágicas. Alguns autores advogam a utilização de dois *stents* (sobrepostos), a fim de acelerar o processo de cura.

ACOMPANHAMENTO PÓS-OPERATÓRIO

Recomenda-se a utilização de antiagregação plaquetária dupla por 3 meses após a utilização de *stent* convencional e por 6 meses após a utilização de diversor de fluxo, devendo posteriormente manter-se a antiagregação com AAS. Alguns autores recomendam a utilização de antiagregação dupla por 12 meses após a utilização de *stent* diversor de fluxo na circulação posterior.

Os controles angiográficos devem ser feitos com 6 meses e 12 meses. Após a confirmação da oclusão, controles anuais podem ser feitos por métodos não invasivos, não havendo consenso quanto ao tempo de seguimento.

DICAS

- A realização de aquisições tridimensionais pré-intervenção, com decisão das posições de trabalho para ultrapassar o aneurisma e para liberar o *stent* (distal e proximal), assim como realização das medidas precisas do vaso portador e das dimensões do aneurisma, são passos fundamentais para o sucesso do procedimento;
- Verifique a compatibilidade do lúmen interno do cateter-guia com os microcateteres a serem utilizados (principalmente quando se utiliza molas concomitantemente), uma vez que os diversores de fluxo demandam microcateteres de maior perfil;
- Libere o *stent* lentamente, certificando-se de sua boa aposição à parede do vaso. Aquisições com subtração podem ser necessárias durante a liberação do *stent*;
- Realize uma angio-TC (ferramenta comum às máquinas de hemodinâmica mais novas) ao final do procedimento, determinando o correto posicionamento, a expansão do *stent* e a necessidade de algum procedimento adicional;
- Certifique-se da correta antiagregação plaquetária antes do procedimento;
- Não utilize protamina para reverter a função da heparina ao final do procedimento. O decaimento da heparinização deverá ser espontâneo;
- Os *neurostents* autoexpansíveis e os diversores de fluxo são ferramentas valiosas no armamentário neurointervencionista, permitindo o tratamento de lesões complexas de maneira segura e duradoura. A abordagem endoluminal, permitindo o remodelamento arterial e a cura de lesões antes intratáveis, mudou paradigmas neurovasculares. Entretanto, podem-se associar a uma maior frequência de complicações em comparação à embolização com molas isoladamente. Assim, sua utilização deve ser criteriosa. Menos é mais.

REFERÊNCIAS BIBLIOGRÁFICAS

1. Bodily KD, Cloft HJ, Lanzino G, et al. Stent-assisted coiling in acutely ruptured intracranial aneurysms: A qualitative, systematic review of the literature. Am J Neuroradiol 2011;32:1232-6.
2. Brinjikji W, Murad MH, Lanzino G, et al. Endovascular treatment of intracranial aneurysms with flow diverters: a meta-analysis. Stroke 2013;44(2):442-7.
3. Fischer S, Vajda Z, Aguilar Perez M, et al. Pipeline embolization device (PED) for neurovascular reconstruction: initial experience in the treatment of 101 intracranial aneurysms and dissections. Neuroradiology 2012;54(4):369-82.
4. Geyik S, Yavuz K, Yurttutan N, et al. Stent-assisted coiling in endovascular treatment of 500 consecutive cerebral aneurysms with long-term follow-up. Am J Neuroradiol 2013;34:2157-62.
5. Guglielmi G, Vinuela F, Dion J, Duckwiler G. Electrothrombosis of saccular aneurysms via endovascular approach. Part 2: preliminary clinical experience. J Neurosurg 1991;75:8-14.
6. Higashida RT, Smith W, Gress D, et al. Intravascular stent and endovascular coil placement for a ruptured fusiform aneurysm of the basilar artery. Case report and review of the literature. J Neurosurg 1997;87:944-9.
7. Jiang B, Paff M, Colby G, et al. Cerebral aneurysm treatment: modern neurovascular techniques. Stroke Vasc Neurol 2016;1(3):93-100.
8. Kim BM, Kim DJ, Kim DI. Stent application for the treatment of cerebral aneurysms. Neurointervention 2011;6:53-70.
9. Kim KS, Fraser JF, Grupke S, Cook AM. Management of antiplatelet therapy in patients undergoing neuroendovascular procedures. J Neurosurg 2017;1:1-16.
10. Krischek O, Miloslavski E, Fischer S, et al. A comparison of functional and physical properties of self-expanding intracranial stents [Neuroform 3, Wingspan, Solitaire, Leo (+), Enterprise]. Minim Invas Neurosurg 2011;54:21-8.
11. Lin N, Brouillard AM, Keigher KM, et al. Utilization of Pipeline embolization device for treatment of ruptured intracranial aneurysms: US multicenter experience. J NeuroIntervent Surg 2015;7(11):808-15.
12. Linfante I, Mayich M, Sonig A, et al. Flow diversion with Pipeline Embolic Device as treatment of subarachnoid hemorrhage secondary to blister aneurysms: dual-center experience and review of the literature. J NeuroIntervent Surg 2017;9:29-33.
13. Moret J, Cognard C, Weill A, et al. The remodelling technique in the treatment of wide neck intracranial aneurysms. Angiographic results and clinical follow-up in 56 cases. Interv Neuroradiol 1997;30:21-35.
14. Natarajan SK, Shallwani H, Fennell VS, et al. Flow diversion after aneurysmal subarachnoid hemorrhage. Neurosurg Clin N Am 2017;28:375-88.
15. Nelson PK, Lylyk P, Szikora I, et al. The pipeline embolization device for the intracranial treatment of aneurysms trial. AJNR Am J Neuroradiol 2011;32(1):34-40.

16. Pierot L, Spelle L, Berge J, et al. Feasibility, complications, morbidity, and mortality results at 6 months for aneurysm treatment with the Flow Re-Direction Endoluminal Device: report of SAFE study. J NeuroIntervent Surg 2018;10(8):765-70.
17. Piotin M, Blanc R, Spelle L, et al. Stent-assisted coiling of intracranial aneurysms clinical and angiographic results in 216 consecutive aneurysms. Stroke 2010;41:110-15.
18. Rajah G, Narayanan S, Rangel-Castilla L. Update on flow diverters for the endovascular management of cerebral aneurysms. Neurosurg Focus 2017;42 (6):E2.
19. Raymond J, Gentric JC, Darsaut TE, et al. Flow diversion in the treatment of aneurysms: a randomized care trial and registry. J Neurosurg 2017;127:454-62.
20. Ryan RW, Khan AS, Barco R, Choulakian A. Pipeline flow diversion of ruptured blister aneurysms of the supraclinoid carotid artery using a single-device strategy. Neurosurg Focus 2017;42(6):E11.
21. Sedat J, Chau Y, Mondot L, et al. Endovascular occlusion of intracranial wide-necked aneurysms with stenting (Neuroform) and coiling: mid-term and long-term results. Neuroradiology 2009;51:401-9.
22. Serbinenko FA. Balloon catheterization and occlusion of major cerebral vessels. J Neurosurg 1974;41:125-45.
23. Yang PF, Huang QH, Zhao WY, et al. Safety and efficacy of stent placement for treatment of intracranial aneurysms: a systematic review. Chin Med J (Engl) 2012;125(10):1817-23.
24. Yu SC, Kwok CK, Cheng PW, et al. Intracranial aneurysms: midterm outcome of pipeline embolization device–a prospective study in 143 patients with 178 aneurysms. Radiology 2012;265(3):893-901.

CAPÍTULO 50

DISSECAÇÕES ARTERIAIS

Adriana Bastos Conforto

HISTÓRICO

As dissecações cervicocefálicas são caracterizadas pela presença de um hematoma dentro da parede arterial. Em 1959, foi publicado o primeiro caso de dissecação arterial cervical espontânea.[1] Um homem de 41 anos apresentou hemiparesia direita de início súbito. A arteriografia digital mostrou uma falha de enchimento na artéria carótida interna a partir de 1,5 centímetros de sua origem, estendendo-se por cerca de 5 mm. Três centímetros acima da origem da artéria, foi notada uma estenose progressiva da luz, de magnitude máxima a 4-5 centímetros distalmente. O paciente foi tratado com anticoagulação, mas evoluiu com rebaixamento de nível de consciência e apresentou uma paresia de nervo oculomotor à esquerda. O paciente faleceu quatro dias após o início dos sintomas. A autópsia mostrou um infarto extenso no hemisfério cerebral esquerdo, além de um infarto no território da artéria cerebral anterior direita. Foi observada uma hemorragia na camada média da artéria carótida interna esquerda. Nas paredes das duas artérias carótidas internas foram descritas presença de material metacromático, alterações císticas, e pobreza e alterações na morfologia de fibras elásticas. O diagnóstico final foi de um **aneurisma dissecante** localizado nessa artéria.

A partir da década de 1970, o trabalho de Fisher e Mokri contribuiu para que as dissecações cervicocefálicas (DAC) espontâneas passassem a ser diagnosticadas *in vivo*. Durante muito tempo, foram consideradas causas raras de acidente vascular cerebral isquêmico (AVCI). Os aperfeiçoamentos em métodos diagnósticos e a melhora no atendimento ao AVCI na fase aguda mudaram este conceito e contribuíram para melhorar o prognóstico desta condição. Ainda assim, permanecem os desafios quanto à compreensão fisiopatológica e ao tratamento das DACs.[2,3]

QUADRO CLÍNICO

As DACs podem ser: traumáticas, iatrogênicas ou "espontâneas"; extra ou intracranianas; subadventícias e/ou subintimais. Na maioria das séries, a média de idade encontra-se dentro da quarta década de vida. As DACs representam até 25% das causas de AVCI em adultos jovens, mas podem ocorrer também em idosos. De acordo com uma revisão, pelo menos 7% dos pacientes têm mais de 60 anos.[4]

Na anamnese, deve ser avaliado o antecedente de trauma, um importante fator predisponente. As DACs podem ser causadas por traumas perfurantes ou não perfurantes, incluindo fraturas de face, fraturas de base de crânio e trauma craniencefálico.[5] As DACs iatrogênicas podem ocorrer após exames de arteriografia digital ou intervenções endovasculares.

As DACs "espontâneas" podem ser associadas a traumas leves (*minor*: 40% dos casos) causados, por exemplo, por tosse intensa, vômitos, espirros, movimentos súbitos cervicais, extensão cervical prolongada e atividades desportivas.[5-7] Indivíduos com DACs espontâneas podem apresentar alterações ultraestruturais na parede arterial no contexto de doenças do tecido conjuntivo, como síndromes de Ehlers-Danlos tipo 4, Marfan ou Loeys-Ditz,[8] rim policístico ou osteogênese imperfeita tipo I. Testes genéticos podem ser solicitados para a confirmação de algumas destas síndromes, que ocorrem na minoria dos casos. Pacientes com displasia fibromuscular, uma arteriopatia não aterosclerótica associada a estenoses de artérias de médio e pequeno calibre, têm maior risco de apresentar DAC.[9,10] Casos familiares de displasia fibromuscular são raros, mas alguns pacientes com displasia fibromuscular apresentam características de doenças do colágeno e cerca de 5,6% dos pacientes com DAC apresentam displasia.[9] Em pacientes com DAC de mais de uma artéria, a porcentagem de displasia é maior, chegando a 15% dos casos.[11]

Alterações no tecido conjuntivo, na ausência de outras características fenotípicas de doenças do colágeno, foram descritas em até 50% dos pacientes com DAC.[12-14] Contudo, o sequenciamento de exoma em casos familiares de DAC revelou variantes patogênicas raras em genes associados a essas doenças.[15] Na prática clínica, testes genéticos não devem ser indicados na ausência de características fenotípicas de doenças do colágeno ou antecedente familiar de DAC.

Em muitos casos, nenhum trauma é identificado. O antecedente de enxaqueca é mais comum em pacientes com AVCI e DAC que naqueles com AVCI de outras etiologias.[16,17] Foram descritas associações com infecções, hiper-homocisteinemia, uso de anticoncepcionais, hipertireoidismo e deficiência de alfa-1 antitripsina, mas ainda há controvérsias quanto a relações de causa-efeito.[5]

Um estudo multicêntrico de *genome-wide association* (GWAS) descreveu uma frequência significativamente menor do alelo rs9349379[G](PHACTR1) em pacientes com DAC, e, também, em pacientes com displasia fibromuscular.[18] Acredita-se que a interação entre fatores genéticos, ambientais e individuais predisponha a essas doenças.

Pacientes com DAC podem ou não apresentar AVCI ou ataque isquêmico transitório (AIT). A isquemia pode ser causada por fenômeno hemodinâmico distal à oclusão arterial ou por embolia arterioarterial. Em uma série de casos de DAC, 67% dos pacientes apresentaram AVCI ou AIT.[19] O quadro clínico, a gravidade e o prognóstico do AVCI dependerão de sua localização e extensão. O emprego de ressonância magnética, angiorressonância ou angiotomografia contribuiu para o aumento do diagnóstico de DAC em pacientes com cervicalgia ou cefaleia, sem "sinais focais".

Em uma série de 54 pacientes do Hospital das Clínicas da Faculdade de Medicina da Universidade de São Paulo, cefaleia ou cervicalgia ocorreram em 72% dos casos. Houve associação entre localização frontal e parietal da dor com dissecação da artéria carótida interna, e localização occipital ou nucal com dissecação da artéria vertebral.[20] Em geral, as características da dor não são específicas nas DAC. Em alguns casos, a dor pode sugerir crises de enxaqueca ou cefaleia em salvas.[21,22]

Infartos medulares causados por DAC são raros. Quando há extensão da dissecação para segmentos intracranianos das artérias acometidas, com formação e ruptura de aneurismas, a doença pode manifestar-se como hemorragia meníngea, que ocorre em 60% das DACs primariamente intracranianas. Estas são mais comuns em indivíduos asiáticos.[23] Acredita-se que a ausência de lâmina elástica externa, a pobreza de fibras elásticas na camada média e a menor espessura da adventícia contribuam para a hemorragia meníngea nas DACs intracranianas. As dissecações podem ser também assintomáticas, encontradas incidentalmente em exames de imagem.

EXAME FÍSICO/IMAGEM

O exame neurológico pode mostrar sinais focais decorrentes de lesões encefálicas nos pacientes com AVCI, ou alterações relacionadas com efeitos locais da compressão de estruturas nervosas pela artéria dissecada. A síndrome de Claude-Bernard-Horner por compressão do plexo simpático pericarotídeo ocorre em menos de 40% dos casos de DAC comprometendo as artérias carótidas em sua porção cervical. Quando isolada, a síndrome deve ser considerada um sinal de alerta, pois até 12% dos pacientes podem apresentar AVCI dentro de 30 dias.[24] Em DAC da artéria vertebral, a síndrome pode ocorrer por lesão de tronco encefálico. Paresia de nervos cranianos (IX-XII), radiculopatia cervical e zumbido pulsátil também podem ocorrer.[25-27]

A confirmação do diagnóstico pode ser feita por ressonância, angiorressonância, angiotomografia ou angiografia digital. Em sequências axiais de ressonância cervical sem contraste, ponderadas em T1 com supressão de gordura, um sinal específico de dissecação é uma área de hipersinal em forma de meia-lua, que corresponde ao hematoma mural (Fig. 50-1). Acredita-se que o hematoma seja causado por lesão subintimal ou por ruptura de *vasa vasorum*.[7] Recentemente, técnicas de ressonância de alta resolução da parede de vasos (*vessel-wall imaging*) também têm sido estudadas para aprimorar o diagnóstico do hematoma mural e de aneurismas dissecantes.[28]

Os métodos não invasivos de angiografia gradualmente substituíram a angiografia digital, que só é solicitada excepcionalmente em casos de dúvida diagnóstica. As dissecações podem apresentar-se com estenoses progressivas (Fig. 50-1), *flap* intimal, dupla luz e aneurismas (Figs. 50-2 e 50-3).[6,29] Oclusão da artéria dissecada (em particular, em aspecto de "chama de vela") ou embolia distal também podem

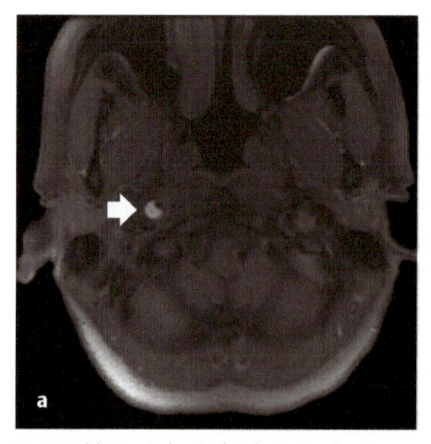

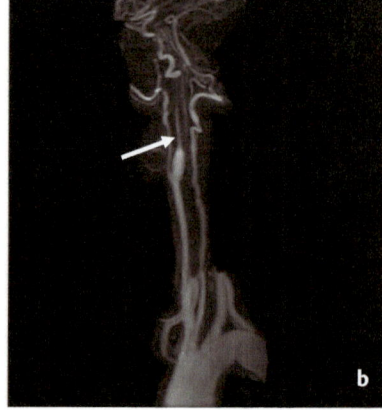

Fig. 50-1. (a) Hipersinal parietal excêntrico (seta) em imagem axial de ressonância cervical, sequência ponderada em T1 com supressão de gordura, indicando hematoma mural em dissecação da artéria carótida interna direita. (b) Na mesma paciente, angiorressonância cervical mostra a artéria carótida interna direita com calibre reduzido e paredes irregulares no segmento extracraniano a partir de 1,7 cm da sua emergência, com extensão aproximada de 3,5 cm (seta).

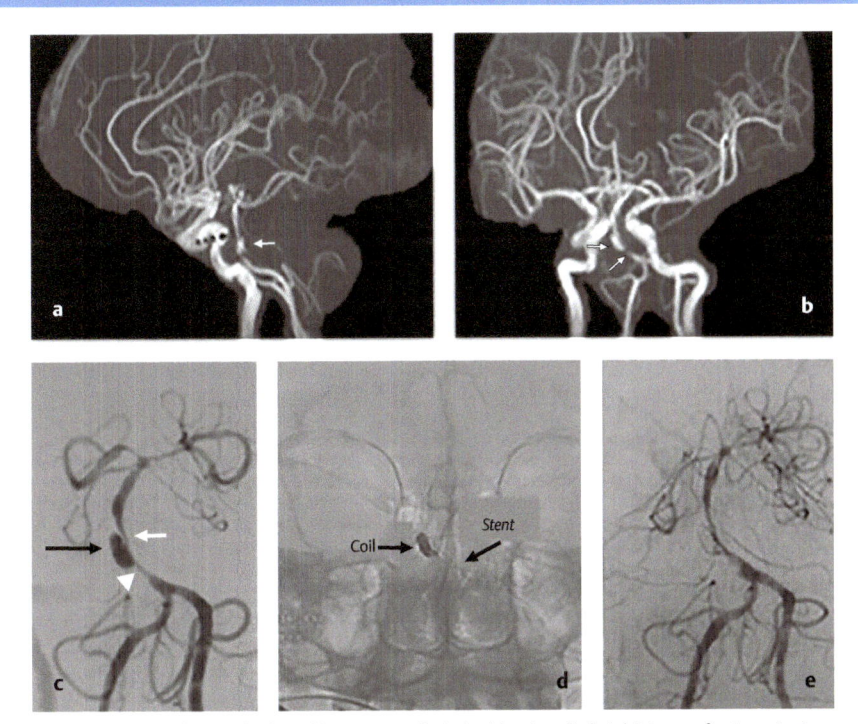

Fig. 50-2. Dissecação de artéria basilar. (**a,b**) Angiorressonância. (**c-e**) Arteriografia digital. Estenoses focais proximais (setas brancas em **b** e **c**) e distais (setas em **a** e **c**), além de dilatação (setas em **a** a **c**) na porção média da artéria basilar (**c**) antes (**e**) e depois (**d**) do tratamento endovascular com *stent* e molas.[29]

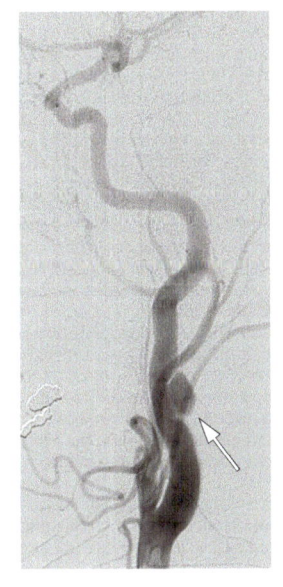

Fig. 50-3. Arteriografia digital, incidência oblíqua, mostrando dissecação da artéria carótida interna esquerda (seta). Há um *flap* intimal e uma falsa luz.[6]

ser encontradas. As alterações radiológicas são dinâmicas e podem modificar-se dentro de poucos dias quando há recanalização espontânea. Exames de Doppler de carótidas e vertebrais podem ser usados para rastreio, porém não afastam o diagnóstico.

As DACs podem acometer mais de uma artéria simultaneamente, em até 30% dos casos.[30] DACs multiarteriais são mais frequentes em pacientes com doenças do colágeno ou displasia fibromuscular.

DIAGNÓSTICO DIFERENCIAL
São diagnósticos diferenciais das DACs: enxaqueca, cefaleia em salvas e outras cefaleias primárias; AVCI, AIT ou infarto medular de outras etiologias, como aterosclerose e embolia cardíaca, entre outras; trombose venosa cerebral; cervicalgias por diversas etiologias.

OPÇÕES DE TRATAMENTO
Em pacientes que apresentam AVCI e DAC extracraniana, não há contraindicação para a trombólise endovenosa, desde que outros critérios de elegibilidade para o procedimento sejam preenchidos. Há também relatos de pacientes submetidos à trombectomia mecânica.[31,32] A dissecação extracraniana não é considerada uma contraindicação para a trombectomia até 6 horas após o início dos sintomas, exceto se não permitir acesso ao trombo intracraniano ou for associada à tortuosidade excessiva de vasos cervicais, impedindo a liberação/posicionamento do dispositivo de tratamento. No estudo DAWN, no qual a trombectomia foi realizada entre 6 e 24 horas após o início dos sintomas ou em indivíduos que acordaram com sintomas de AVCI, desde que preenchidos critérios de neuroimagem avançada, a presença de DAC foi considerada uma contraindicação apenas se houvesse indicação de *stent* na mesma intervenção.[33] No estudo DEFUSE 3, a trombectomia também foi contraindicada em pacientes com DACs que causassem estenoses graves.[34] Para pacientes com DACs intracranianas, informações sobre segurança e eficácia de trombólise endovenosa e trombectomia são escassas.

O Cervical Artery Dissection in Stroke Study (CADISS) foi um ensaio clínico randomizado controlado que comparou anticoagulação e antiagregação em 250 pacientes com dissecações extracranianas de carótida ou vertebral, até sete dias após o início dos sintomas.[35] O tipo e a dose de anticoagulante ou antiagregante ficaram a critério de cada médico que participou do protocolo. Vinte e oito por cento dos pacientes receberam dupla antiagregação com aspirina e clopidogrel. O desfecho primário foi AVC ipsilateral ou morte dentro de três meses após a randomização, por intenção de tratamento.

Para a adequada interpretação dos resultados do estudo, é preciso ter em mente que:

A) Tratou-se de um estudo de exequibilidade, com o objetivo de obter dados preliminares para calcular o tamanho da amostra para um ensaio clínico de eficácia de fase 3;
B) 10,4% dos pacientes incluídos não haviam apresentado AVCI ou AIT;
C) Em exames de imagem, o diagnóstico de dissecação não foi confirmado em 20,8% dos casos.[36]

As taxas de recorrência de AVC foram baixas: 2% no grupo tratado com antiagregantes e 1% no grupo tratado com anticoagulantes. A diferença entre os dois grupos não foi estatisticamente significativa. Hemorragia grave (meníngea) ocorreu apenas em um paciente tratado com anticoagulação. Com esses dados, estimou-se que seria necessário um ensaio clínico com 4.876 pacientes por grupo, para detectar uma diferença entre os grupos quanto à recorrência ou morte. Portanto, o CADISS não teve poder estatístico suficiente para definir se há evidências de eficácia da anticoagulação em relação à antiagregação. Metanálises também foram inconclusivas.[37-41] Portanto, a melhor estratégia terapêutica para prevenção de recorrência ou morte em pacientes com DAC permanece incerta. O estudo TREAT-CAD, em andamento, pretende contribuir para responder a essa pergunta, usando marcadores de imagem que facilitem a seleção de pacientes com maior probabilidade de benefício pelas intervenções medicamentosas.[7]

Da mesma forma, o tipo de anticoagulante permanece indefinido, caso se opte pela anticoagulação. Tradicionalmente, após a fase aguda, a anticoagulação oral é realizada com varfarina. Com o advento dos inibidores diretos de trombina ou fator Xa, foram publicados casos nos quais estas medicações foram utilizadas em vez da varfarina. Em uma série de quatro casos de DACs cervicais tratados com rivaroxabana, a taxa de recorrência de AVCI foi de 4%, ou seja, quatro vezes maior que a descrita no CADISS com o uso de varfarina.[42] Porém, na ausência de ensaios clínicos randomizados, não há evidências de que a eficácia ou a segurança dos inibidores diretos sejam equivalentes, superiores ou não inferiores às da varfarina para a prevenção de recorrência de eventos isquêmicos sem aumentar excessivamente o risco de hemorragias. Recomenda-se que inibidores diretos sejam usados em DAC, apenas em ensaios clínicos randomizados.[7]

Nas DACs intracranianas, não se sabe se há benefício da anticoagulação em relação à antiagregação e, em geral, há temor da anticoagulação pelo risco de hemorragia meníngea. Uma série de casos sugeriu que a anticoagulação seja segura na ausência de hemorragia meníngea ou aneurisma dissecante,[43] mas o tema ainda é controvertido.

Finalmente, não há evidências que guiem a duração do tratamento antiagregante ou anticoagulante, em geral mantido por 3 a 6 meses. Alguns autores optam por manter a terapia antiagregante indefinidamente ou baseiam-se na recanalização arterial para definir o tempo de tratamento, mas os benefícios de uma ou outra estratégia são incertos.

Em pacientes que apresentem recorrência de sintomas apesar do tratamento clínico, angioplastia com *stent* pode ser considerada, mas não há ensaios clínicos sobre esta intervenção em DAC.[44,45]

COMPLICAÇÕES

No estudo CADISS, aneurismas dissecantes foram identificados em 9,1% dos pacientes.[46] Não foi encontrada uma associação entre aneurisma dissecante e risco aumentado de recorrência de AVCI ou pior prognóstico funcional.

O prognóstico das DACs pode ser dividido em neurológico e arterial. O prognóstico neurológico depende da extensão do infarto e de fatores como idade e qualidade do tratamento na fase aguda.[47] Apresentações clínicas de síndrome de Horner ou zumbido pulsátil são associadas à melhor evolução funcional.[48,49] Indivíduos com oclusões de artérias de grande calibre intracranianas por embolia arterioarterial em geral têm um pior prognóstico, assim como pacientes que apresentem oclusões semelhantes por outras etiologias.

Em geral, 75% dos casos sobrevive com boa evolução,[50] mas essa percentagem pode ser subestimada por falta de investigação de DAC em casos graves internados em unidades de terapia intensiva. Como comentado anteriormente, no estudo CADISS a taxa de recorrência de AVCI foi baixa, resultado coerente com o de outros estudos que relataram taxas de 2% no primeiro mês e, em geral, inferiores a 1% ao ano posteriormente – no máximo, 3,4% ao ano.[8,47] Pacientes com doenças do colágeno, displasia fibromuscular ou antecedente familiar de DAC podem ter riscos maiores.

A resolução das dissecações ocorre entre três e seis meses, com recanalização de oclusões em até 50% dos casos e melhora de estenoses em 90%. Aneurismas dissecantes raramente aumentam de tamanho. Eles regridem em 5-40% dos casos, diminuem em 15-30% e permanecem inalterados em 50-65%. O aumento do tamanho dos aneurismas é raro.[45] Não foi encontrada associação entre recanalização e prognóstico neurológico.[51]

DICAS

- As DACs podem apresentar-se como: cefaleia e cervicalgia isoladas; complicações locais, como síndrome de Horner; AVCI ou AIT; hemorragia meníngea, no caso de dissecações intracranianas;
- DACs são mais frequentes na quarta década de vida, mas podem ocorrer em indivíduos idosos;
- DACs podem ocorrer em indivíduos sem antecedentes de trauma minor;
- Síndrome de Horner ocorre em menos de 40% das DACs carotídeas, mas deve ser considerada como um sinal de alerta;
- O diagnóstico das DACs pode ser confirmado pela documentação do hematoma mural em ressonância, angiorressonância ou angiotomografia;
- Dissecação extracraniana carotídea ou vertebral não é uma contraindicação para trombólise endovenosa;
- O risco de recorrência de AVCI por DAC é baixo.

REFERÊNCIAS BIBLIOGRÁFICAS

25. Anderson RM, Schechter MM. The internal carotid artery. J Neurol Neurosurg Psychiatry 1959;22(3):195-201.
26. Fisher CM, Ojeman RG, Roberson GH. Spontaneous dissection of cervico-brain arteries. Can J Neurosci 1978;5:9.
27. Mokri B, Sundt Jr. TM, Houser OW, et al. Dissecção espontânea de carótida interna, hemicrania e síndrome de Horner. Arch Neurol 1979;36:677.
28. Debette S. Pathophysiology and risk factors of cervical artery dissection: what have we learnt from large hospital-based co-horts? Curr Opin Neurol 2014;27:20-8.
29. Debette S, Leys D. Cervical-artery dissections: predisposing factors, diagnosis, and outcome. Lancet Neurol 2009;8:668-78.
30. Araújo AL, Lucato LT, Timone G, et al. Carotid artery dissection plus subdural hematoma after a roller coaster ride. Arq Neuropsiquiatr 2014;72(12):976.
31. Engelter ST, Traenka C, Lyrer P. Dissection of cervical and cerebral arteries. Curr Neurol Neurosci Rep 2017;17:59.
32. Schievink WI, Mokri B, O'Fallon WM. Recurrent spontaneous cervical artery dissection. N Engl J Med 1994;330:393-7.
33. Di Monaco S, Georges A, Lengelé JP, et al. Genomics of fibromuscular dysplasia. Int J Mol Sci 2018 21;19(5):E1526.
34. Touzé E, Southerland AM, Boulanger M, et al. Fibromuscular dysplasia and its neurologic manifestations: A systematic review. JAMA Neurol 2018.
35. Béjot, Y, Aboa-Eboulé C, Debette S, et al. Characteristics and outcomes of patients with multiple cervical artery dissection. Stroke 2014;45:37-41.
36. Brandt T, Orberk E, Weber R, et al. Pathogenesis of cervical artery dissections: association with connective tissue abnormalities. Neurology 2001;57:24-30.
37. Bray M, Adamson RB, Mason M. Comparative education research approaches and methods. 2007.
38. Schievink W. Spontaneous dissection of the carotid and vertebral arteries. N Engl J Med 2001;344:898-906.
39. Grond-Ginsbach C, Brandt T, Kloss M, et al. Next generation sequencing analysis of patients with familial cervical artery dissection. Eur Stroke J 2017;1-7.
40. De Giuli V, Grassi M, Lodigiani C, et al. Association between migraine and cervical artery dissection: The Italian project on stroke in young adults. JAMA Neurol 2017.

41. Metso TM, Tatlisumak T, Debette S, et al. Migraine in cervical artery dissection and ischemic stroke patients. Neurology 2012;78:1221-8.
42. Debette S, Kamatani Y, Metso TM, et al. Common variation in PHACTR1 is associated with susceptibility to cervical artery dissection. Nat Genet 2015a;47:78-83.
43. Lee V, Brown R, Mandrekar J, Mokri B. Incidence and outcome of cervical artery dissection; a population-based study. Neurology 2006;67:1809-12.
44. Campos CR, Calderaro M, Scaff M, Conforto AB. Primary headaches and painful spontaneous cervical artery dissection. J Headache Pain 2007;8:180-4.
45. Arnold M, Cumurciuc R, Stapf C, et al. Pain as the only symptom of cervical artery dissection. J Neurol Neurosurg Psychiatry 2006;77:1021-4.
46. Tobin J, Flitman S. Cluster-like headaches associated with internal carotid artery dissection responsive to verapamil. Headache 2008;48:461-6.
47. Debette S, Compter A, Labeyrie MA, Uyttenboogaart M, Metso TM, Majersik JJ et al. Epidemiology, pathophysiology, diagnosis, and management of intracranial artery dissection. Lancet Neurol 2015b;14:640-54.
48. Baumgartner RW, Arnold M, Baumgartner I, et al. Carotid dissection with and without ischemic events: local symptoms and cerebral artery findings. Neurology 2001;57:827-32.
49. Gobert M, Mounier-Vehier F, Lucas C, et al. Cranial nerve palsies due to internal carotid artery dissection: seven cases. Acta Neurol Belg 1996;96:55-61.
50. Lucato LT, Passos RB, Campos CR, et al. Neurological picture. Multidetector-row computed tomography in the diagnosis of Collet-Sicard syndrome. J Neurol Neurosurg Psychiatry 2008;79:521.
51. Sturzenegger M, Huber P. Cranial nerve palsies in spontaneous carotid artery dissection. J Neurol Neurosurg Psychiatry 1993;56:1191-9.
52. Madokoro Y, Sakurai K, Kato D, et al. Utility of T1- and T2-weighted high-resolution vessel wall imaging for the diagnosis and follow up of isolated posterior inferior cerebellar artery dissection with ischemic stroke: Report of 4 cases and review of the literature. J Stroke Cerebrovasc Dis 2017;26:2645-51.
53. Patroclo CB, Puglia Jr. P, Leite CC, et al. Endovascular treatment of a basilar artery dissecting aneurysm. Arq Neuropsiquiatr 2007;65:1012-14.
54. Campos-Herrera CR. Dissecção arterial cervical espontânea: aspectos clínicos e de imagem. Tese de Doutorado. USP/Neurologia. 2007.
55. Kurre W, Bansemir K, Aguilar Perez M, et al. Endovascular treatment of acute internal carotid artery dissections: technical considerations, clinical and angiographic outcome. Neuroradiology 2016;58:1167-79.
56. Moon K, Albuquerque FC, Cole T, et al. Stroke prevention by endovascular treatment of carotid and vertebral artery dissections. J Neurointerv Surg 2016.
57. Nogueira RG, Jadhav AP, Haussen DC, et al. Thrombectomy 6 to 24 hours after stroke with a mismatch between deficit and infarct. N Engl J Med 2018;378:11-21.
58. Albers GW, Marks MP, Kemp S, et al. Thrombectomy for stroke at 6 to 16 hours with selection by perfusion imaging. N Engl J Med 2018;378(8):708-18.
59. CADISS trial investigators, Markus HS, Hayter E, Levi C, Feldman A, Venables G, Norris J. Antiplatelet treatment compared with anticoagulation treatment for cervical artery dissection (CADISS): a randomised trial. Lancet Neurol 2015;14:361-7.
60. Conforto AB. Challenges in diagnosis and treatment of cervico-cephalic arterial dissections. Arq Neuropsiquiatr 2016;74:273-4.
61. Kennedy F, Lanfranconi S, Hicks C, et al. Antiplatelets vs anticoagulation for dissection: CADISS nonrandomized arm and meta-analysis. Neurology 2012;79: 686-9.
62. Lyrer P, Engelter S. Antithrombotic drugs for carotid artery dissection. Cochrane Database Syst Rev 2010;10:CD000255.
63. Menon R, Kerry S, Norris JW, Markus HS. Treatment of cervical artery dissection: a systematic review and meta-analysis. J Neurol Neurosurg Psychiatry 2008;79:1122-7.
64. Sarikaya H, da Costa BR, Baumgartner RW, et al. Antiplatelets versus anticoagulants for the treatment of cervical artery dissection: Bayesian meta-analysis. PLoS One 2013;8:e72697.
65. Chowdhury MM, Sabbagh CN, Jackson D, et al. Antithrombotic treatment for acute extracranial carotid artery dissections: a meta-analysis. Eur J Vasc Endovasc Surg 2015;50(2):148-156.
66. Cappellari M, Bovi P. Direct oral anticoagulants in patients with cervical artery dissection and cerebral venous thrombosis. A case series and review of the literature. Int J Cardiol 2017;244:282-4.
67. Metso TM, Metso AJ, Helenius J, et al. Prognosis and safety of anticoagulation in intracranial artery dissections in adults. Stroke; a Journal of Cerebral Circulation 2007;38:1837-42.
68. Conforto AB, Yamamoto F, Evaristo EF, et al. Intracranial vertebral artery dissection presenting as subarachnoid hemorrhage: successful endovascular treatment. Acta Neurol Scand 2001;103:64-8.
69. Redekop GJ. Extracranial carotid and vertebral artery dissection: a review. Can J Neurol Sci 2008;35:146-52.
70. Larsson SC, King A, Madigan J, et al. Prognosis of carotid dissecting aneurysms: results from CADISS and a systematic review. Neurology 2017;88:646-52.
71. Campos-Herrera CR Scaff M, Yamamoto FI, Conforto AB. Spontaneous cervical artery dissection: an update on clinical and diagnostic aspects. Arq Neuropsiquiatr 2008;66:922-7.
72. Kellert L, Kloss M, Pezzini A, et al. Prognostic significance of pulsatile tinnitus in cervical artery dissection. Eur J Neurol: Off J Eur Fed Neurol Soc 2016;23(7):1183-7.
73. Lyrer PA, Brandt T, Metso TM, et al. Clinical import of Horner syndrome in internal carotid and vertebral artery dissection. Neurology 2014;82:1653-9.
74. Touzé E, Gauvrit JY, Meder JF, Mas JL. Prognosis in cervical artery dissection. In: Bawngartner RW, Bogousslavsky J, Caso V, Paciaroni M, editors. Handbook on cerebral artery dissection. Front Neurol Neurosci Basel: Karger 2005;20:129-39.
75. Caso V, Paciaroni M, Corea F, et al. Recanalization of cervical artery dissection: influencing factors and role in neurological outcome. Cerebrovasc Dis 2004;17:93-7.

CAPÍTULO 51

CIRURGIA DE CARÓTIDA

Jair Leopoldo Raso

INTRODUÇÃO

Cerca de 85% dos acidentes vasculares cerebrais (AVC) são isquêmicos. De todos os AVCs, 10 a 15% são secundários à estenose moderada ou grave da carótida interna.

Além do tratamento clínico com uso de antiagregante plaquetário e estatina, a cirurgia de revascularização cerebral por endarterectomia carotídea tem importante papel no tratamento e na prevenção do AVC. A angioplastia com colocação de *stent* também é técnica de comprovada eficácia e segurança no tratamento desta doença, que é a principal causa de morbidade no mundo.

A primeira cirurgia de carótida foi realizada por Raul Carrea que publicou, em 1955, relato de caso de anastomose carótido-carotídea para um caso de trombose. Mas foi o americano DeBakey quem realizou a primeira endarterectomia carotídea. Duas décadas depois já eram realizados 15.000 destes procedimentos por ano nos Estados Unidos. Na década de 1990 foram realizadas mais de 150.000 endarterectomias carotídeas naquele país.

Não há, na história da medicina, qualquer outro procedimento cirúrgico que tenha sido objeto de tantos estudos randomizados, analisando indicações e resultados. Os estudos americanos NASCET e ACAS, para pacientes sintomáticos e assintomáticos, respectivamente, e o ECST, estudo europeu para pacientes sintomáticos, foram os pilares sobre os quais se assentaram os demais estudos.

Mais recentemente, com o advento da angioplastia como opção de tratamento, os estudos randomizados se voltaram para a comparação dos resultados da técnica cirúrgica e endovascular. O mais importante destes estudos foi publicado em 2010, o CREST, que validou a angioplastia como alternativa de tratamento da doença aterosclerótica carotídea, sobretudo em pacientes com menos de 70 anos.

A endarterectomia carotídea está associada à redução de risco de AVC em pacientes sintomáticos com 70 a 99% de estenose, se realizada em serviços com taxas de morbidade e mortalidade abaixo de 6%. Para os casos assintomáticos, a taxa de morbidade e mortalidade deve estar abaixo de 3% e os casos devem ser muito bem selecionados.

IMAGEM

Para a correta indicação de tratamento é necessário quantificar o grau de estenose carotídea e avaliar a circulação cerebral.

O método mais simples e menos invasivo é o Duplex *scan*. Tem como limitações ser restrita aos segmentos arteriais cervicais. A quantificação da estenose é calculada em função do fluxo sanguíneo, o que pode acarretar imprecisões.

Indicamos Duplex *scan* para escrutínio de pacientes sintomáticos ou com risco de doença ateromatosa carotídea. Quando há estenose acima de 50%, outro método de imagem é utilizado para confirmação.

Como opções temos a angiotomografia arterial do pescoço ou a angiorressonância. Os dois métodos conseguem quantificar com altas especificidade e sensibilidade o grau de estenose, sendo limitados em placas com alto grau de calcificação.

A angiotomografia é realizada com contraste iodado. Com reconstrução em 3D é possível mostrar o nível da bifurcação em relação ao ângulo da mandíbula, a extensão da placa ateromatosa e sua consistência (Fig. 51-1).

A angiorressonância com contraste (Fig. 51-2) tem maior sensibilidade e especificidade para graus de estenoses entre 70-99%.

O padrão ouro para quantificação do grau de estenose e avaliação da circulação cerebral continua sendo a angiografia cerebral (Fig. 51-3). Entretanto, por ser o exame de maior risco, ela é reservada nos casos em que os exames anteriores não foram adequados para avaliar o grau de estenose carotídea.

INDICAÇÕES
Pacientes Sintomáticos

Os principais estudos que avaliaram as indicações e resultados da endarterectomia carotídea para pacientes sintomáticos foram o North American Symptomatic Carotid Endarterectomy Trial (NASCET) e o European Carotid Surgery Trial (ECST).

O NASCET, publicado em 1988, estratificou pacientes com AVC ou isquemia cerebral transitória de acordo com o grau de estenose carotídea (50-69% ou < 50%). A comparação foi feita entre endarterectomia carotídea (1108 pacientes) e tratamento clínico (118 pacientes), tendo como desfechos quaisquer eventos isquêmicos ipsilaterais à estenose. O tempo de acompanhamento foi de 5 anos.

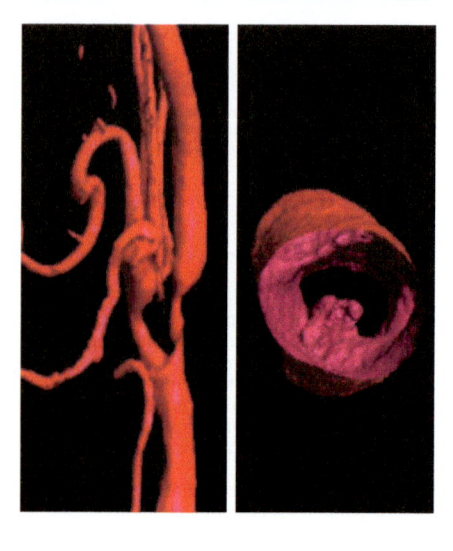

Fig. 51-1. (a) Angiotomografia com reconstrução em 3D mostrando estenose grave na carótida interna. (b) Um corte sobre a placa mostra sua característica provavelmente friável.

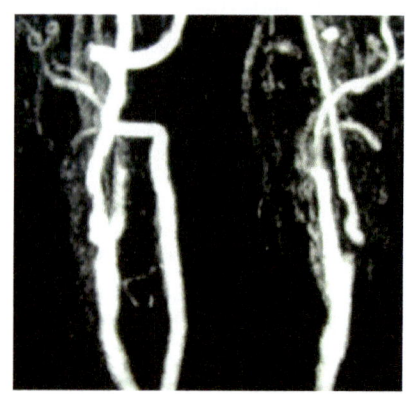

Fig. 51-2. Angiorressonância mostrando bifurcação carotídea bilateralmente. Nota-se, à esquerda, estenose da carótida interna junto à bifurcação.

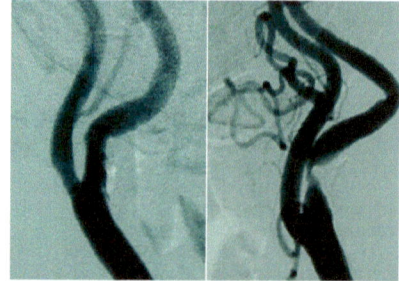

Fig. 51-3. Angiografia digital arterial mostrando suboclusão da carótida interna esquerda por placa aterosclerótica.

A endarterectomia carotídea mostrou-se superior ao tratamento clínico para pacientes com graus e estenose entre 50 e 69%, sendo necessário tratar 15 pacientes para se prevenir um evento isquêmico em 5 anos. O benefício foi maior em homens e em pacientes com sintomas hemisféricos.

O ECST foi um estudo multicêntrico que randomizou 3.024 pacientes, 1.811 para o grupo cirúrgico e 1.213 para o grupo controle. O critério de inclusão foi a ocorrência, nos últimos 6 meses, de isquemia cerebral transitória ou AVC. O acompanhamento foi em torno de 6 anos. O resultado da cirurgia na prevenção de AVC em 3 anos foi significativo para pacientes com graus de estenose em torno de 80%. O método utilizado para se medir a estenose no ECST foi diferente daquele do NASCET.

Pacientes Assintomáticos

Devem-se investigar pacientes assintomáticos quando há, no exame físico, sopro carotídeo ou doença aterosclerótica manifestando-se como doença coronariana, aneurisma de aorta e doença arterial periférica.

Também devem ser investigados pacientes que apresentam pelo menos dois dos principais fatores de risco para doença carotídea obstrutiva: hipertensão arterial, hiperlipidemia, tabagismo, diabetes e história familial de AVC.

A estenose carotídea assintomática não é responsável por sintomas como tonteira ou síncope e tem baixa prevalência, principalmente em mulheres.

Dois estudos avaliaram as indicações e resultados de endarterectomia em pacientes assintomáticos: o Asymptomatic Carotid Atherosclerosis Study (ACAS), publicado em 1995, e o Asymptomatic Carotid Surgery Trial (ACST).

O ACAS avaliou a endarterectomia carotídea em comparação com o tratamento clínico com aspirina. Foram estudados 1.662 pacientes, de 40 a 79 anos, com graus de estenose moderado e grave (60 a 99%), tendo como desfecho AVC e morte. Os resultados foram amplamente favoráveis para o grupo do procedimento cirúrgico (5%) em relação ao tratamento clínico (11%). Outro achado deste estudo é que os resultados eram inferiores em mulheres.

O ACST avaliou 3.120 pacientes com idades entre 40 e 91 anos, com grau de estenose de 60 a 99%. No grupo da cirurgia houve redução do risco absoluto de AVC, com resultados melhores para homens: 8,2% (95% CI 5,64-10,78) para homens e 4,08% (95% CI 0,74-7,41) para mulheres.

O risco anual de AVC em pacientes assintomáticos é considerado baixo (0,5 a 1%). Isto também deve ser levado em consideração na indicação cirúrgica. A taxa de morbidade cirúrgica não pode ultrapassar 3% para se garantir os benefícios do procedimento cirúrgico.

Em contrapartida, deve-se procurar identificar pacientes nesse grupo com risco maior de AVC. Alguns dos fatores que devem ser levados em consideração são: progressão da estenose no acompanhamento, infartos ipsilaterais detectados à ressonância magnética e placa ulcerada, friável ou com hemorragia.

ENDARTERECTOMIA *VERSUS* ANGIOPLASTIA

Desde o advento da angioplastia de carótida com *stent* para tratamento da doença ateromatosa carotídea, diversos estudos randomizados foram realizados comparando os riscos desta elegante forma de abordagem com o clássico procedimento cirúrgico.

A publicação do estudo CREST, em 2010, mostrou que os dois métodos são similares quanto ao desfecho composto de AVC, infarto do miocárdio (IAM) e morte. O risco de AVC no acompanhamento foi significativamente maior na angioplastia, ao passo que o risco de infarto do miocárdio e lesões de nervos cranianos foi maior na endarterectomia.

O CREST foi realizado em 108 centros americanos e 9 canadenses, arrolando 2.522 pacientes com estenose carotídea sintomática ou assintomática. Noventa por cento dos casos submetidos à cirurgia receberam anestesia geral. Nos pacientes submetidos à angioplastia, 87% usaram combinação de dois antiagregantes.

O desfecho composto de AVC, IAM e morte foi semelhante nos dois grupos: 6,8% no grupo da endarterectomia e 7,3% no grupo da angioplastia.

Quando apenas o AVC era considerado, o grupo da angioplastia teve quase o dobro de casos: 4,1% contra 2,3% no grupo da endarterectomia.

Levando-se em conta apenas o IAM, a situação se inverte. No grupo da angioplastia, esta complicação ocorreu em 1,1% dos casos, ao passo que no grupo da endarterectomia ela foi de 2,3%. Neste estudo, a elevação dos níveis de troponina, isoladamente, foram considerados como IAM.

Este estudo identificou que a angioplastia tem mais complicações em pacientes acima de 70 anos.

Metanálises recentes com análise dos resultados dos *trials* consideram as duas técnicas eficazes com taxas similares de morte periprocedimento, AVC, IAM ou AVC ipsilateral não relacionado com o procedimento. O risco de AVC em longo prazo foi consideravelmente maior nos pacientes submetidos à angioplastia, fato atribuído à maior ocorrência de AVC menor durante o procedimento. A angioplastia tem taxas menores de IAM e lesões de nervos cranianos.

Os *guidelines* americanos e europeus recomendam endarterectomia para estenose moderada e grave de pacientes sintomáticos, tendo a angioplastia como alternativa desde que os índices de complicações de ambas as técnicas sejam inferiores a 6%.

ENDARTERECTOMIA CAROTÍDEA

Técnica Cirúrgica

Preferimos a anestesia local para realização da endarterectomia. Além da sedação, é feito um bloqueio com anestésico sem vasoconstritor no nível de C4. Antes da incisão da pele o paciente é heparinizado (50 u/kg).

O paciente é colocado em decúbito dorsal, com a cabeça levemente virada para o lado oposto à cirurgia. Um coxim é colocado no dorso para se produzir leve extensão da cabeça. Os pacientes candidatos à endarterectomia geralmente são idosos e portadores de comorbidades, como espondiloartrose. É preciso ter cuidado para não se estender o pescoço em excesso, pois esta manobra pode provocar estenose das artérias vertebrais.

Após a antissepsia da pele os campos cirúrgicos são colocados em torno do delineamento da incisão, que segue as margens da borda medial do músculo esternocleidomastóideo. Na porção superior, a incisão é curvada posteriormente.

Após seccionar o platisma, deve-se desenvolver o plano avascular medialmente à borda medial do músculo esternocleidomastóideo. A hemostasia deve ser rigorosa, pois o paciente está heparinizado.

A tração das estruturas musculares deve ser leve, principalmente na porção medial e superior da incisão, para se evitar compressão do ramo mandibular do nervo facial. Veias cervicais são ligadas com fios de seda 3-0.

O conhecimento da anatomia da região é essencial para correta identificação das estruturas vasculares e nervosas em torno da bifurcação carotídea (Fig. 51-4).

Os vasos cervicais são expostos (Fig. 51-5a):

- Carótida comum (CC);
- Carótida externa (CE);
- Carótida interna (CI).

A carótida é localizada medialmente à jugular interna. Entre as duas corre o nervo vago.

A bifurcação carotídea se dá, geralmente, no nível de C2-3. A carótida interna, de modo geral, é mais lateral que a carótida externa e a identificação desta não é difícil, pois é a única que dá ramos, sendo o primeiro deles a artéria tireóidea superior (TS).

Outro nervo que deve ser identificado é o hipoglosso e sua alça. Geralmente ele não cruza a bifurcação, estando a cerca de 2 cm acima dela. O nervo hipoglosso cruza medialmente sobre as artérias, geralmente passando junto à emergência da artéria occipital.

Os vasos são reparados com ligas de elástico (*Vessel loop*). Evitamos manusear em demasia a CI para se evitar o deslocamento de êmbolos a partir da placa aterosclerótica. Com o auxílio do microscópio cirúrgico é possível dissecar a CI até visualizarmos o final da placa aterosclerótica. Após finalização da exposição injetamos 0,5 mL de xilocaína no bulbo carotídeo. O objetivo desta injeção é evitar hipotensão pela manipulação do bulbo.

Um dreno é inserido pela pele e colocado sob as artérias. Ele será utilizado para sucção durante todo o procedimento. Utilizamos clipes vasculares de titânio para oclusão dos vasos. Evitamos a utilização de clampes vasculares. Os vasos são ocluídos nesta ordem: CI, CC, CE e TS (Fig. 51-5b). Preferimos ocluir primeiro a CI, pois uma vez ocluída, não há risco de embolia a partir da placa aterosclerótica.

Se o paciente está sob anestesia local, ele é examinado para avaliar se desenvolveu déficit neurológico ou rebaixamento da consciência com a clipagem arterial. Caso isso ocorra, os clipes são retirados e a manobra é repetida. Caso o déficit motor volte a ocorrer, há duas opções: interromper o procedimento ou prosseguir utilizando *shunt* arterial. Se não ocorre déficit, prosseguimos com a arteriotomia.

A arteriotomia é realizada na CC e CI de proximal para distal, procurando ultrapassar o limite distal da placa aterosclerótica na CI (Fig. 51-5c e d).

Com auxílio de um dissector tipo Penfield n. 4, a placa é separada da parede arterial (Fig. 51-5e). Procuramos retirar a placa em bloco (Fig. 51-5f). A porção proximal da placa, junto ao limite da arteriorrafia na CC, é seccionada com tesoura de Potts (Fig. 51-5g). Durante todo o procedimento, a cavidade arterial é irrigada com solução fisiológica.

Fragmentos de placa aderida à parede arterial e debris são retirados antes de procedermos com o fechamento. Quando a cavidade arterial está completamente limpa (Fig. 51-5h), abrimos temporariamente os clipes da CI, CE e CC, nesta ordem, para retirada de possíveis debris junto aos locais de oclusão.

A sutura da artéria é feita com prolene 6-0 arterial, iniciando-se na CI em direção à CC. A sutura é feita com chuleio simples (Fig. 51-5i). Quando a sutura atinge o nível da bifurcação, abrimos temporariamente o clipe da CI para verificar a patência desse vaso pelo fluxo retrógrado.

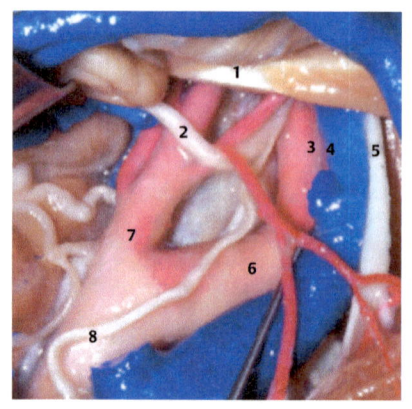

Fig. 51-4. Dissecção anatômica realizada e gentilmente cedida pelo Dr. Mauro Tostes Ferreira mostrando as principais estruturas vasculares e nervosas da bifurcação carotídea cervical esquerda: *1.* tendão do músculo digástrico; *2.* nervo hipoglosso cruzando a artéria carótida externa na origem da artéria occipital; *3.* carótida interna; *4.* veia jugular interna; *5.* nervo acessório espinhal; *6.* carótida interna proximal; *7.* note que ela é lateral em relação à carótida externa; *8.* alça do nervo hipoglosso.

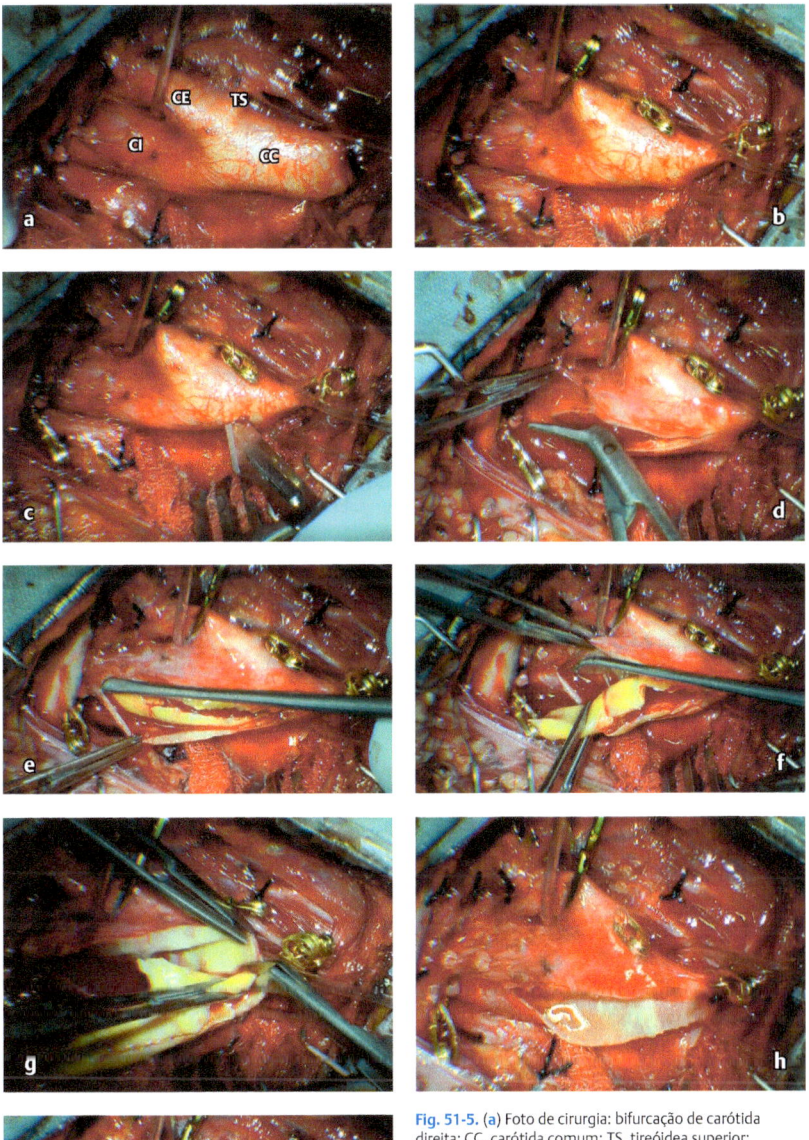

Fig. 51-5. (a) Foto de cirurgia: bifurcação de carótida direita: CC, carótida comum; TS, tireóidea superior; CE, carótida interna; CI, carótida interna. **(b)** Clipes vasculares são aplicados nas artérias na seguinte ordem: CI, CC, CE e TS. **(c)** Arteriotomia a partir da CC em direção à CI. **(d)** A arteriotomia é finalizada na CI com tesoura de Potts. **(e)** Dissecção da placa de ateroma, separando-a da parede arterial. Um dissector de Penfield nº 4 está sendo utilizado para retirar a porção da placa na CI. **(f)** Retirada da placa da CI. **(g)** Proximalmente, a placa é seccionada com tesoura de Potts no limite proximal da arteriorrafia na CC. **(h)** A cavidade arterial é completamente limpa de *debris* antes de se iniciar a arteriorrafia. **(i)** Arteriorrafia iniciada na CI com fio de *nylon* 6-0. A sutura é contínua (chuleio simples). *(Continua.)*

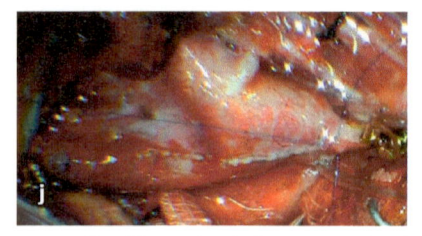

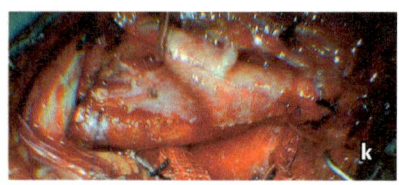

Fig. 51-5. *(Cont.)* **(j)** Antes de se finalizar a sutura, o clipe da TS é retirado para enchimento da cavidade arterial. **(k)** Final da sutura. Os clipes foram retirados na seguinte ordem: CC, CE e, após cerca de 30 segundos, é retirado o clipe da CI.

Antes do final da sutura o clipe da TS é retirado. Com isso, a cavidade arterial se enche de sangue, evitando-se embolia aérea (Fig. 51-5j). Após esta manobra, a sutura é finalizada. A retirada dos clipes é feita na ordem inversa da colocação: primeiro retiramos o clipe da CC e depois da CE. Após alguns segundos, o clipe da CI é retirado. Esta ordem visa à limpeza final da cavidade arterial de possíveis debris que assim são lavados à circulação externa.

Após a retirada dos clipes observamos cuidadosamente a linha de sutura e a patência dos vasos (Fig. 51-5k). Se houver qualquer sangramento, alguns pontos separados são feitos para corrigi-los. Eventualmente suturamos a adventícia sobre a linha de sutura. A hemostasia é completada e a heparinização não é revertida. O fechamento é feito por planos, deixando-se o dreno no local onde ele havia sido inserido.

RESULTADOS

As principais complicações avaliadas nos trials são o AVC, IAM e morte. Em conjunto, estas complicações não podem ultrapassar 6% nos casos sintomáticos ou 3% para pacientes assintomáticos.

Outras complicações possíveis da endarterectomia são o hematoma cervical, déficit de nervo craniano e reestenose. A seleção cuidadosa dos pacientes, o cuidado com a técnica e com o pós-operatório é o primeiro e mais importante passo para se evitarem complicações.

Em 2010, publicamos nossa avaliação prospectiva de 124 procedimentos em 119 pacientes, a maioria sintomática, nos quais foi utilizada terapia-ponte de enoxaparina em substituição à aspirina antes da endarterectomia. Nessa série, nossa mortalidade foi de 0,8% e a incidência de AVC ipsilateral foi de 3,2%. Houve apenas um caso de IAM (0,8%).

DICAS

- Endarterectomia carotídea não é recomendada em pacientes com menos de 50% de estenose (Classe III, nível A);
- Endarterectomia carotídea é indicada em pacientes sintomáticos com 70-99% de estenose, desde que o risco de AVC e morte relacionado com o procedimento seja inferior a 6% (Classe I, nível A);
- Também há indicação de endarterectomia em pacientes sintomáticos com 50-69% desde que o risco de AVC e morte relacionado com o procedimento seja inferior a 6%. Entretanto, o nível de evidência é menor (Classe I, nível A);
- Se indicada, a revascularização de pacientes sintomáticos com 50-99% de estenose carotídea deve ser feita de preferência nos primeiros 14 dias de início dos sintomas (Classe I, nível A);
- Angioplastia pode ser considerada uma alternativa à cirurgia, desde que o risco de AVC e morte seja inferior a 6% (Classe IIa, nível B);
- Pacientes com ou comorbidades com características anatômicas que os tornam de alto risco para endarterectomia devem receber a angioplastia como opção de tratamento. (Classe IIa, nível B);
- Para pacientes assintomáticos, com grau de estenose de 60-99%, endarterectomia pode ser considerada desde que o risco de AVC e morte no procedimento seja inferior a 3% e a expectativa de vida do paciente seja de pelo menos mais 5 anos (Classe IIa, nível B);
- Em pacientes assintomáticos considerados de alto risco para procedimento cirúrgico, a angioplastia deve ser considerada desde que o risco de AVC e morte no procedimento seja menor que 3% e a expectativa de vida do paciente seja de pelo menos mais 5 anos (Classe IIa, nível B).

BIBLIOGRAFIA

Brott TG, Hobson II RW, Howard G, et al. Stenting versus endarterectomy for treatment of carotid-artery stenosis. N Engl J Med. 2010;363(1):11-23.

Farrell B. European Carotid Surgery Trial (ECST). Lancet. 1998;351(9113):1379.

North American Symptomatic Carotid Endarterectomy Trial (NASCET). N Engl J Med. 1998;339(20):1415.

Halliday A, Mansfield A, Marro J, et al. MRC Asymptomatic Carotid Surgery Trial (ACST) Collaborative Group. Prevention of disabling and fatal strokes by successful carotid endarterectomy in patients without recent neurological symptoms: randomised controlled trial. Lancet. 2004;363(9420):1491-502.

Raso JL, Darwich RZ, de Lucca Jr F, et al. Bridge-therapy with enoxaparin in the preoperative period of endarterectomy. Arq Neuropsiquiatr. 2010 Oct.;68(5):775-7.

Sardar P, Chatterjee S, Aronow HD, et al. Carotid artery stenting versus endarterectomy for stroke prevention: a meta-analysis of clinical trials. J Am Coll Cardiol. 2017;69(18):2266-75.

Young B, Moore WS, Robertson JT, et al. An analysis of perioperative surgical mortality and morbidity in the asymptomatic carotid atherosclerosis study. ACAS Investigators. Asymptomatic Carotid Atherosclerosis Study. Stroke. 1996;27(12):2216-24.

CAPÍTULO 52

MOYAMOYA

Davi Jorge Fontoura Solla • Luana Brandão de Sales Reis

ASPECTOS HISTÓRICOS

Moyamoya, subdividida em doença e síndrome, é caracterizada como uma rara patologia cerebrovascular progressiva que provoca estenose ou oclusão das artérias adjacentes ao polígono de Willis, a saber, a artéria carótida interna e as artérias cerebrais média, anterior e posterior. Em decorrência disto, há formação de circulação colateral próxima à artéria acometida. No exame de imagem, a Moyamoya se apresenta de forma difusa ou embaçada, lembrando fumaça, característica esta que deu origem ao seu nome, uma vez que Moyamoya tem esse significado em japonês.[1,2]

O primeiro caso foi descrito no Japão, em 1957, por Takeuchi e Shimizu. Foi nomeada, porém, apenas no ano 1969, por Suzuki e Takaku. Depois da definição da Moyamoya, casos semelhantes foram identificados, a maioria deles no Japão e em outros países asiáticos, especialmente a leste do continente. Outros casos foram descritos com menor frequência na Europa e América do Norte.[1,2]

EPIDEMIOLOGIA

A Moyamoya é mais comum no leste asiático, mais especificamente no Japão, China e Coreia, e, por isso, por algum tempo, foi classificada como exclusiva dessa população. Porém, com o avanço e maior disponibilidade das técnicas de imagem, inclusive em pacientes assintomáticos, a Moyamoya tem sido documentada também em pessoas de outras etnias, ainda que em menor frequência se comparada a populações orientais.[1,2]

A epidemiologia no Japão mostra que a incidência dessa patologia é de 0,35 a 0,94 por 100.000 habitantes, enquanto a prevalência é de 3,2 a 10,5 por 100.000 habitantes. É notória, também, a predominância no sexo feminino e a relação da doença com a hereditariedade.[2-6]

Os dados fora da Ásia são diferentes. Nos Estados Unidos, por exemplo, a incidência de Moyamoya é de 0,086 por 100.000 habitantes. No entanto, tratando-se da análise de grupos étnicos específicos, aqueles que possuem ascendência asiática apresentam incidência de 0,28 por 100.000, mais próxima à observada no Japão.[2,7-9]

Tanto a doença quanto a síndrome de Moyamoya ocorrem em crianças e adultos, porém, observa-se uma distribuição bimodal. Há um primeiro pico, menor, na faixa de 5 a 9 anos, e um segundo pico na faixa de 45 a 49 anos.[2,10]

FISIOPATOLOGIA

Esta patologia pode ser dividida em doença de Moyamoya e síndrome de Moyamoya. A doença se refere aos pacientes com predisposição genética, sem indícios de condições associadas de base que poderiam levar à estenose das artérias proximais ao polígono de Willis. Já a síndrome diz respeito aos pacientes que apresentam um fenótipo de vascularização cerebral em consequência de outra patologia subjacente.[2]

Independentemente da classificação, a Moyamoya é caracterizada por estenose ou oclusão bilateral (não necessariamente na mesma intensidade) progressiva de uma artéria cerebral importante relacionada com o polígono de Willis, sendo a artéria carótida interna e as artérias cerebrais média e anterior as mais acometidas (ocorre também na artéria cerebral posterior, porém, em menor frequência). A Moyamoya, como a etiologia da sua palavra sugere, é caracterizada, na angiografia, como uma mancha com aspecto esfumaçado ou embaçado, o que representa a circulação colateral que se forma próxima à artéria estenosada ou ocluída na base do crânio. Essas características da doença e da síndrome são importantes para a compreensão da patogênese e achados patológicos.[1,2]

Como já relatado, a **doença de Moyamoya** tem maior incidência na população japonesa e outros países asiáticos, sendo frequentemente percebida uma relação familiar (10 a 15% dos casos). Este padrão familiar sugere fortemente que exista um componente genético. Foram encontrados genes em comum em pacientes que apresentam essa doença, dentre os quais genes relacionados com a regulação do metabolismo da homocisteína, com doenças de grandes vasos cerebrais e com o sistema imune. O acúmulo de evidências sugere que o gene *RNF213*, no cromossomo 17q25, é um importante fator de suscetibilidade para a doença de Moyamoya na população asiática. Pouco se sabe sobre o padrão de herança, mas um estudo sugere ser autossômica dominante com penetrância incompleta.[2,11,12]

A **síndrome de Moyamoya**, por sua vez, está associada a comorbidades prévias, sindrômicas ou não, entre as quais:[2]

- Doenças cerebrovasculares, neoplásicas ou infecciosas que afetem o polígono de Willis: **aterosclerose, tumor cerebral e meningite.**
- Outras vasculopatias e doenças cardiovasculares extracranianas: coarctação da aorta e doença cardíaca congênita.
- Condições hematológicas: **anemia falciforme.**
- Vasculites e doenças autoimunes ou multissistêmicas: lúpus eritematoso sistêmico, doença de Graves e tireoidite, diabetes melito tipo 1.
- Síndromes genéticas: síndrome de Down, síndrome de Turner e síndrome de Marfan.
- Doenças metabólicas.
- Doenças renais.

Patogênese

Embora os fatores precipitadores da doença e da síndrome sejam diferentes, a patogênese associada à formação de circulação colateral é semelhante e envolve espessamento das paredes dos vasos e angiogênese. Apesar de a patogênese não ser completamente elucidada, observa-se aumento dos fatores de crescimento endotelial (células endoteliais formadoras de colônias, citocinas, fator endotelial de crescimento vascular e fator de crescimento fibroblástico básico) nas camadas íntima e média das artérias acometidas, bem como no líquor.[1,2]

Achados Patológicos

Pacientes com Moyamoya podem-se apresentar com acidente vascular cerebral (AVC) isquêmico (mais comum em crianças) ou hemorrágico (mais comum em adultos). Apesar de estenose e/ou de grandes artérias, pequenos infartos focais (atingindo principalmente gânglios basais, cápsula interna, tálamo e regiões subcorticais) são mais comuns que áreas extensas de isquemia.[2]

A principal causa de óbito são as hemorragias. Estas podem ser decorrentes das próprias alterações intrínsecas das artérias da base do crânio e circulação colateral ou da formação de aneurismas no polígono de Willis ou ao longo da circulação colateral.[2]

APRESENTAÇÃO CLÍNICA

Os sinais e sintomas da Moyamoya dependem, principalmente, da idade dos pacientes.[1,2]

A apresentação clínica mais comum em crianças é o AVC isquêmico ou o ataque isquêmico transitório (AIT) e ocorre em cerca de 90% dos casos. Pode ser desencadeado, inclusive, por exercício, choro, tosse, febre e/ou hiperventilação. Os sintomas serão dependentes do território vascular acometido, derivados, principalmente, das artérias cerebrais média e anterior (hemiparesia, alterações na fala, da consciência ou da sensibilidade).[2,13-15]

Quando se trata dos adultos, a apresentação mais comum é a hemorragia intracerebral e esse número é ainda maior em adultos asiáticos. Esse evento ocorre, geralmente, em decorrência da ruptura dos vasos da circulação colateral ou dos aneurismas associados, afetando principalmente o tálamo, o hipotálamo, o mesencéfalo e a região intra e periventricular.[7,13,16,17]

Outra apresentação bastante comum nesses pacientes é a cefaleia. Outros sintomas neurológicos incomuns como distonia, coreia e discinesia também podem acontecer no caso de isquemia dos núcleos da base.[8]

Alguns pacientes poderão ser diagnosticados ainda numa fase assintomática da doença, seja por realização de exames de imagem de rastreio motivados pelo histórico familiar ou de maneira incidental.[2]

DIAGNÓSTICO

A doença de Moyamoya é diagnosticada por meio da identificação da estenose bilateral da artéria carótida interna na angiografia. É possível diagnosticar, também, a partir da presença de circulação colateral proeminente na região do polígono de Willis. A síndrome de Moyamoya tem aspecto semelhante no exame de imagem.[2]

Os critérios diagnósticos requerem exame de imagem neurovascular. Dentre eles estão:[2,18]

- Estenose ou oclusão da porção terminal da artéria carótida interna e na porção proximal das artérias cerebrais média e anterior.
- Redes vasculares anormais próximas ao polígono de Willis.
- Achados bilaterais. Quando unilaterais, são tratados como casos prováveis ou que ainda estão em estágio inicial.

Exames de Imagem

A angiografia é o padrão ouro para o diagnóstico. Dentre os achados estão a estenose ou a oclusão da parte distal da artéria carótida interna e proximal das artérias cerebrais média e anterior, bilateralmente, além da vascularização anormal próxima a esses vasos. Por conta do caráter progressivo da doença, exames seriados são importantes para acompanhamento da evolução do comprometimento vascular. A angiografia é um excelente método diagnóstico, pois oferece a formulação do sistema de estadiamento de gravidade e contribui para a tomada de decisões. No entanto, por serem métodos não invasivos e com bom desempenho diagnóstico, a angio-TC e a angio-RM são mais utilizadas na avaliação inicial (Figs. 52-1 e 52-2).[18-20]

Na ressonância magnética, o diagnóstico da Moyamoya é sugerido pela dilatação dos vasos da circulação colateral nos gânglios basais ou tálamo, pela presença do *"ivy sign"* (neovascularizações nas leptomeninges que envolvem a superfície cerebral) e do *"brush sign"* (hipointensidade proeminente em veias medulares que drenam áreas de perfusão cerebral prejudicada).[1,2]

As indicações para exames de imagem vasculares são:[2]

- Crianças e adultos vítimas de eventos cerebrovasculares isquêmicos no mesmo território arterial.
- Vítimas de hemorragia intracerebral primária, particularmente em áreas irrigadas pela microcirculação derivada do polígono de Willis, sem fatores de risco tradicionais.
- Crianças e adultos vítimas de AVC isquêmico ou hemorrágico em qualquer localização sem fatores de risco.
- Pacientes submetidos à ressonância magnética para investigação de isquemia cerebral e que apresentam achados associados como vasos colaterais dilatados (no tálamo, por exemplo), o *"ivy sign"*, o *"brush sign"*, ou o espessamento da parede arterial.

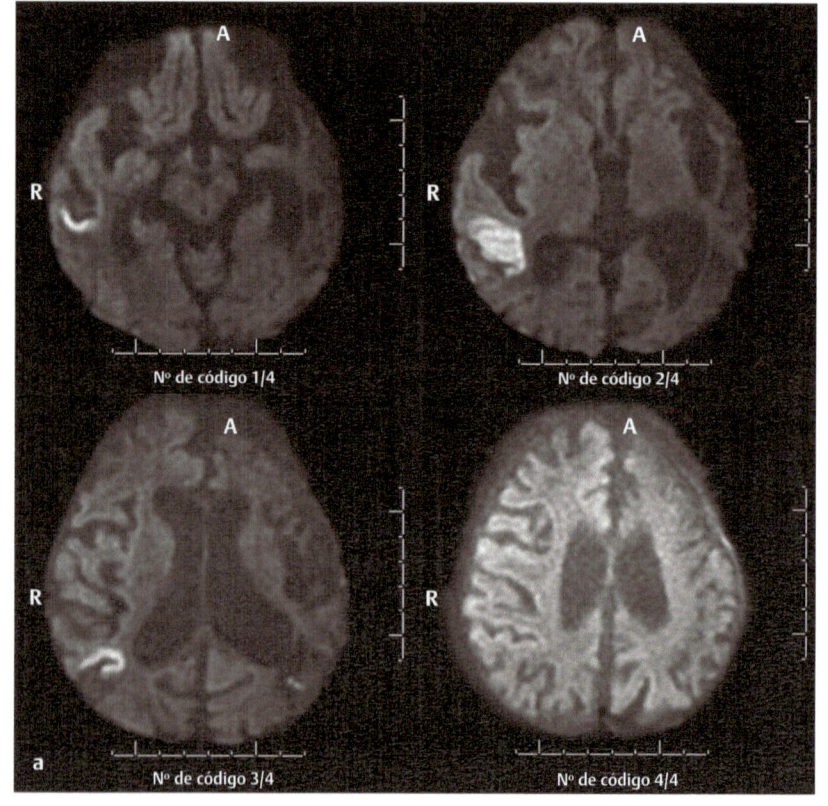

Fig. 52-1. (a) IYNC, feminina, 4 anos, ascendência japonesa. Ressonância magnética de encéfalo com restrição heterogênea à difusão e realce giriforme na região têmporo-occipital à direita, compatível com evento vascular isquêmico recente. Áreas de gliose/encefalomalacia prévias na região temporoparietal e frontal à esquerda provavelmente decorrentes de eventos isquêmicos prévios. *(Continua.)*

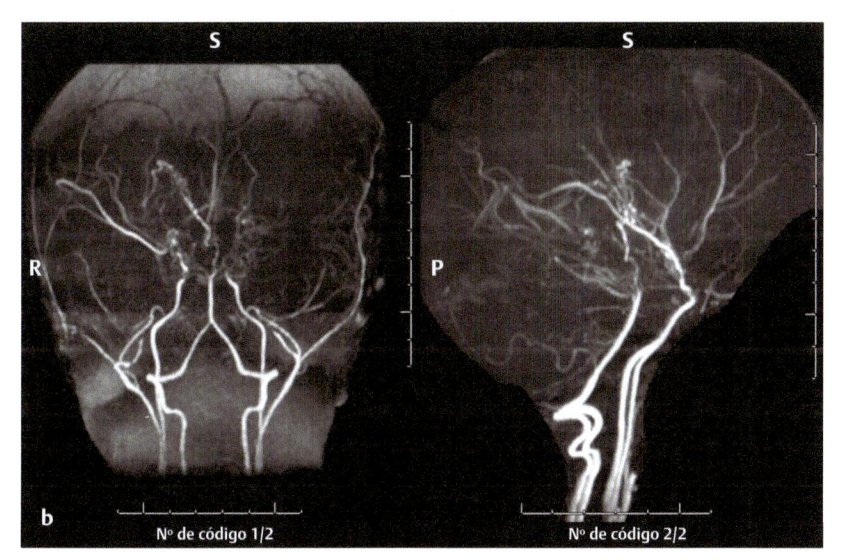

Fig. 52-1. *(Cont.)* **(b)** Angiorressonância da mesma paciente com estenose progressiva e acentuada nos segmentos supraclinoides das artérias carótidas internas e segmentos M1 das artérias cerebrais médias. Afilamento acentuado com irregularidades também nos segmentos A1 proximal das artérias cerebrais anteriores. Aos segmentos arteriais distais destas artérias há contribuição de fluxo proveniente das artérias oftálmicas e meníngeas médias. Ausência de sinal de fluxo na artéria cerebral média esquerda, observando-se finos vasos colaterais e tortuosos em seu trajeto. Vasos de fino calibre mal definidos nas regiões nucleocapsulares bilaterais, mais evidentes à direita, compatíveis com circulação colateral na topografia de artérias lenticuloestriadas. As artérias cerebrais posteriores são difusamente afiladas e irregulares. Associa-se proeminência de vasos colaterais piais no território das artérias cerebrais posteriores, bilateralmente. Artéria basilar difusamente afilada.

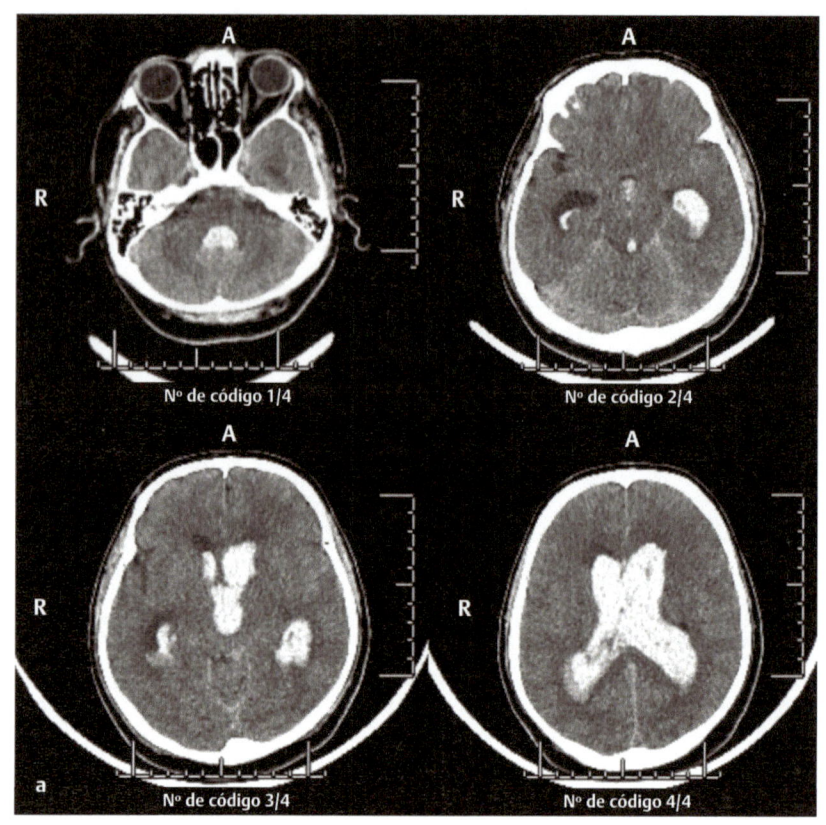

Fig. 52-2. (a) CAS, masculino, 46 anos. Tomografia de crânio sem contraste. Hemorragia intracerebral espontânea distribuída difusamente no sistema ventricular com provável origem nucleocapsular. *(Continua.)*

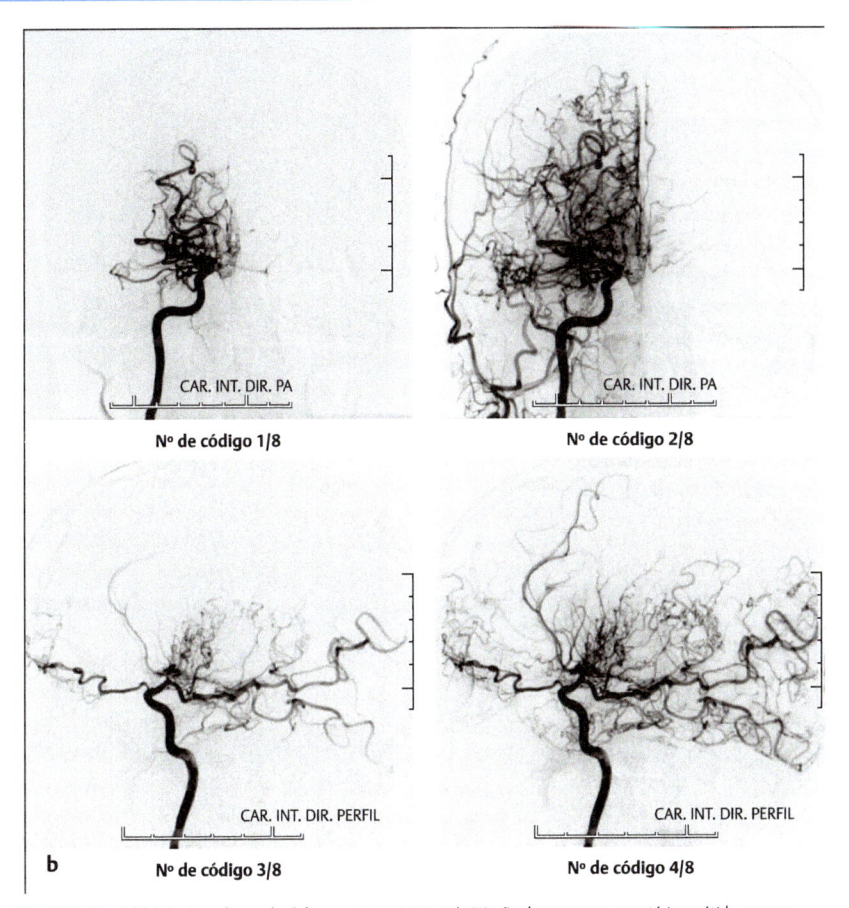

Fig. 52-2. *(Cont.)* **(b)** Angiografia cerebral do mesmo paciente após injeção de contraste em artéria carótida comum direita, em incidência anteroposterior e perfil. Nota-se estenose do segmento distal, supraclinoide, da artéria carótida interna direita e dos segmentos proximais das artérias cerebrais média e anterior esquerdas. Vasos de fino calibre na região nucleocapsular compatível com circulação colateral na topografia de artérias lenticuloestriadas. *(Continua.)*

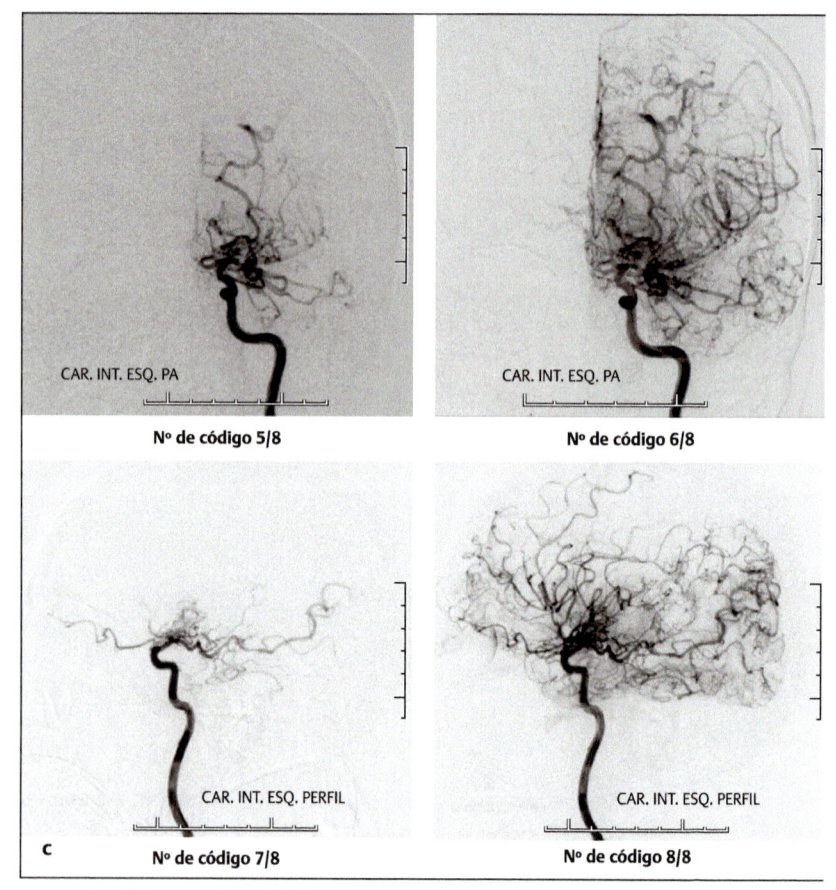

Fig. 52-2. *(Cont.)* (c) Angiografia cerebral do mesmo paciente após injeção de contraste em artéria carótida comum esquerda, em incidência anteroposterior e perfil. Estenose do segmento distal, supraclinoide, da artéria carótida interna esquerda e dos segmentos proximais das artérias cerebrais média e anterior esquerda associado à circulação colateral na topografia de artérias lenticuloestriadas.

TRATAMENTO

Não existe qualquer tratamento curativo para a doença de Moyamoya. De forma geral, o tratamento tem como objetivo a melhora da perfusão cerebral e a redução do risco de isquemia ou hemorragia. Quando houver suspeita, devem-se investigar eventuais causas subjacentes da síndrome de Moyamoya, cujo tratamento pode ser mais efetivo na melhoria do quadro clínico e prognóstico.

Os tratamentos para a doença de Moyamoya discutidos a seguir são baseados, majoritariamente, em estudos observacionais, séries de casos e opiniões de especialistas. Apenas um ensaio clínico randomizado investigou o efeito de uma intervenção cirúrgica na doença de Moyamoya.

Tratamento na Fase Aguda após AVC Isquêmico ou Hemorrágico

Não há qualquer tratamento específico, cirúrgico ou não cirúrgico, diferenciado para manejo de fase aguda do paciente portador de Moyamoya e vítima de AVC. O tratamento deve ser sintomático e direcionado à prevenção de lesões secundárias. As medidas habituais relacionadas com o controle de pressão arterial, volemia e capnia, bem como prevenção e tratamento de crises epilépticas e febre podem ser utilizadas. Atenção especial deve ser dada às crianças para evitar dor e choro excessivo, o que poderia precipitar isquemia secundária à vasoconstrição causada por hipocapnia.

No caso do AVC isquêmico, há controvérsia quanto à administração de trombolítico em razão de possível risco aumentado de hemorragia em regiões de extensa vascularização colateral. O uso de AAS é sugerido nessa situação pela diretriz do American College of Chest Physicians. No AVC hemorrágico pode ser necessária a realização de neurocirurgia de urgência para drenagem de hematoma intracraniano ou derivação ventricular em caso de hemorragia intraventricular e hidrocefalia. Embolização endovascular pode ser utilizada para tratamento de aneurismas rotos associados à doença de Moyamoya.

Nenhuma das medidas citadas foi estudada de forma sistemática no contexto da Moyamoya. Terapias de reabilitação padrão são recomendadas após a fase aguda do AVC.

Tratamento Não Cirúrgico da Doença de Moyamoya

O uso de antiagregantes plaquetários, AAS ou Cilostazol, em longo prazo é recomendado para crianças ou adultos com apresentação isquêmica da doença de Moyamoya, seja esta sintomática ou assintomática (grau de recomendação IIC). Seu uso também é sugerido para pacientes submetidos à cirurgia de revascularização.

Não há recomendação para uso de anticoagulantes orais de rotina (grau de recomendação IIIC). Além da dificuldade de manter o nível terapêutico de algumas classes de anticoagulantes, particularmente em crianças, o risco de sangramento após trauma ou alguma complicação desfavorece sua utilização de rotina. Em adultos, a apresentação predominante é hemorrágica, outro fator que aumenta o risco associado a uso de anticoagulantes.

Tratamento Cirúrgico da Doença de Moyamoya

O tratamento cirúrgico é focado na revascularização cerebral e pode ser realizado por técnicas diretas, indiretas ou combinação de ambas.

- *Revascularização direta:* bypass de baixo fluxo da artéria temporal superficial para a artéria cerebral média ou da artéria meníngea média para a artéria cerebral média são as opções mais utilizadas. Em crianças, a revascularização direta é tecnicamente mais difícil em razão do menor porte dos vasos.
- *Revascularização indireta:* tem como objetivo o desenvolvimento de nova vascularização com o passar do tempo. A técnica indireta está associada à menor duração da cirurgia e menor incidência de complicações diretamente relacionadas com o procedimento. Entre as técnicas utilizadas pode-se citar: encefaloduroarterio-sinangiose, sinangiose pial, encefalomiossinangiose, encefaloarterio-sinangiose, encefalodurogáleo-sinangiose, craniotomia com inversão da dura, múltiplas trepanações sem sinangiose e simpatectomia cervical.

O único ensaio clínico randomizado para tratamento cirúrgico na doença de Moyamoya é o Japan Adult Moyamoya (JAM) Trial (Takahashi et al). Neste estudo multicêntrico realizado no Japão, adultos com doença de Moyamoya e antecedente de hemorragia no último ano foram randomizados para a revascularização direta bilateral (*bypass* da artéria temporal superficial para a artéria cerebral média), com ou sem revascularização indireta, ou grupo controle (sem tratamento cirúrgico). O tamanho amostral original previa a inclusão de 160 pacientes, porém, em razão da menor disponibilidade de pacientes elegíveis do que o esperado, este número foi revisado para 80 durante o andamento do estudo. Em acompanhamento de 5 anos foi observada uma redução não significativa do desfecho primário (AVC hemorrágico, AVC isquêmico ou piora progressiva de isquemia com indicação de revascularização cirúrgica, 14,3 vs 34,2%, *hazard ratio* 0,39, IC 95% 0,13-1,03), devido, principalmente, à incidência do desfecho secundário AVC hemorrágico (11,9 vs 31,6%, *hazard ratio* 0,36, IC 95% 0,13-1,01). Estas diferenças foram significativas em análise de sobrevida, considerando a taxa no tempo (3,2%/ano vs 8,2%/ano e 2,7%/ano vs 7,6%/ano, respectivamente).

Duas metanálises, cada uma com mais de 2.000 pacientes, que incluíram pacientes pediátricos ou adultos com doença de Moyamoya de apresentação isquêmica ou hemorrágica sugeriram menor risco de AVC com o tratamento cirúrgico.[21,22] Este efeito parece ter sido mais pronunciado no fenótipo hemorrágico e para a técnica direta, sem diferença de crianças para adultos. Outra metanálise,[23] com aproximadamente 1.000 pacientes, restrita a pacientes com apresentação hemorrágica, também sugeriu benefício no tratamento cirúrgico comparado ao conservador.

Em pacientes pediátricos, uma revisão sistemática incluiu cerca de 1.150 crianças, principalmente japonesas, que realizaram revascularização cirúrgica e identificou benefício clínico sintomático em 87% destas. Ausência de melhora e piora foi observada em 11 e 3%, respectivamente. O tempo de acompanhamento foi de aproximadamente 5 anos e não houve diferença de desfecho entre as técnicas indireta ou direta.

As complicações mais comuns do tratamento cirúrgico são a síndrome de hiperperfusão cerebral (15-45%) e o AVC perioperatório (5 a 10%). Outras complicações possíveis são hematoma subdural e hipoperfusão relativa.

O tratamento cirúrgico para revascularização está indicado (grau de recomendação IIC) para pacientes adultos ou pediátricos sintomáticos (seja de apresentação isquêmica ou hemorrágica e aqueles com sintomas progressivos, incluindo declínio cognitivo), bem como aqueles pacientes assintomáticos com alterações isquêmicas (fluxo sanguíneo cerebral ou perfusão cerebral inadequados em estudos hemodinâmicos).

PROGNÓSTICO

A história natural da Moyamoya tende a ser progressiva tanto em crianças quanto em adultos. Pacientes não submetidos a tratamento costumam ter pior prognóstico, com AVC isquêmico ou hemorrágico recorrente e maior extensão da área de lesão, o que provoca declínio cognitivo e neurológico. Entre as crianças, as mais jovens têm pior prognóstico.[24-27]

REFERÊNCIAS BIBLIOGRÁFICAS

1. Alves de Sousa A, Vieira Jr. G, Roncolli DE, Dellaretti M. Doença de MOyamoya. In: Giacomelli Leal A (Org.). Manual de Neurocirurgia: do diagnóstico ao tratamento. São Paulo. Editora: CRV. 2019:583-574.
2. Kim JS. Moyamoya disease: Epidemiology, clinical features, and diagnosis. Journal of Stroke. 2016;2:11.
3. Wakai K, Tamakoshi A, Ikezaki K, et al. Epidemiological features of moyamoya disease in Japan: findings from a nationwide survey. Clin Neurol Neurosurg. 1997;99(2):S1.
4. Kuriyama S, Kusaka Y, Fujimura M, et al. Prevalence and clinicoepidemiological features of moyamoya disease in Japan: findings from a nationwide epidemiological survey. Stroke. 2008;39:42.
5. Baba T, Houkin K, Kuroda S. Novel epidemiological features of moyamoya disease. J Neurol Neurosurg Psychiatry. 2008;79:900.
6. Sato Y, Kazumata K, Nakatani E, et al. Characteristics of Moyamoya Disease Based on National Registry Data in Japan. Stroke. 2019;50:1973.
7. Uchino K, Johnston SC, Becker KJ, Tirschwell DL. Moyamoya disease in Washington State and California. Neurology. 2005;65:956.
8. Hayashi K, Horie N, Izumo T, Nagata I. Nationwide survey on quasi-moyamoya disease in Japan. Acta Neurochir (Wien). 2014;156:935.
9. Zhao M, Lin Z, Deng X, et al. Clinical Characteristics and Natural History of Quasi-Moyamoya Disease. J Stroke Cerebrovasc Dis. 2017;26:1088.
10. Duan L, Bao XY, Yang WZ, et al. Moyamoya disease in China: its clinical features and outcomes. Stroke. 2012;43:56.
11. Mineharu Y, Takenaka K, Yamakawa H, et al. Inheritance pattern of familial moyamoya disease: autosomal dominant mode and genomic imprinting. J Neurol Neurosurg Psychiatry. 2006;77:1025.
12. Wang X, Wang Y, Nie F, et al. Association of Genetic Variants with Moyamoya Disease in 13 000 Individuals: A Meta-Analysis; Stroke. 2020;1647:1655.
13. Lee S, Rivkin M J, Kirton A, et al. Moyamoya Disease in Children: Results From the International Pediatric Stroke Study. J Child Neurol. 2017;32:924.
14. Hung CC, Tu YK, Su CF, et al. Epidemiological study of moyamoya disease in Taiwan. Clin Neurol Neurosurg. 1997;99(2):S23.
15. Battistella PA, Carollo C. Clinical and neuroradiological findings of moyamoya disease in Italy. Clin Neurol Neurosurg. 1997;99(2):S54.
16. Scott RM, Smith ER. Moyamoya disease and moyamoya syndrome. N Engl J Med. 2009;360:1226.
17. Kitamura K, Fukui M, Oka K. Moyamoya disease. In: Handbook of Clinical Neurology. Amsterdam: Elsevier,. 1989;2:293.
18. Research Committee on the Pathology and Treatment of Spontaneous Occlusion of the Circle of Willis, Health Labour Sciences Research Grant for Research on Measures for Infractable Diseases. Guidelines for diagnosis and treatment of moyamoya disease (spontaneous occlusion of the circle of Willis). Neurol Med Chir (Tokyo). 2012;52:245.
19. Hasuo K, Mihara F, Matsushima T. MRI and MR angiography in moyamoya disease. J Magn Reson Imaging. 1998;8:762.
20. Yamada I, Nakagawa T, Matsushima Y, Shibuya H. High-resolution turbo magnetic resonance angiography for diagnosis of Moyamoya disease. Stroke. 2001;32:1825.
21. Wouters A, Smets I, Van den Noortgate W. Cerebrovascular events after surgery versus conservative therapy for moyamoya disease: a meta-analysis. Acta Neurologica Belgica 2019;305:313.
22. Li Q, Gao Y, Xin W. Different Treatments for Symptomatic Moyamoya Disease. World Neurosurgery 2019;354-361.
23. Ding J, Zhou D, Paul Cosky EE, et al. Hemorrhagic Moyamoya Disease Treatment: ANetwork Meta-Analysis. World Neurosurg 2018;117:e557
24. Kuroda S, Ishikawa T, Houkin K, et al. Incidence and clinical features of disease progression in adult moyamoya disease. Stroke 2005;36:2148.
25. Kim SK, Seol HJ, Cho BK, et al. Moyamoya disease among young patients: its aggressive clinical course and the role of active surgical treatment. Neurosurgery 2004;54:840.
26. Hallemeier CL, Rich KM, Grubb RL Jr, et al. Clinical features and outcome in North American adults with moyamoya phenomenon. Stroke 2006;37:1490.
27. Morioka M, Hamada J, Todaka T, et al. High-risk age for rebleeding in patients with hemorrhagic moyamoya disease: long-term follow-up study. Neurosurgery 2003;52:1049

CAPÍTULO 53

DESCOMPRESSÃO NEUROVASCULAR PARA NEURALGIA DO TRIGÊMEO

Antonio Nogueira de Almeida

INTRODUÇÃO

A dor facial lancinante, acometendo territórios delimitados da face, de caráter intermitente, tem sido reportada há séculos.[1] John Fothergill é considerado o primeiro autor a descrever, de forma acurada, a dor trigeminal em 1773. No entanto, o quadro clínico pode ser inferido em descrições antigas de Galeno, Areateus de Capaddocia e Avicena. O termo *tic douloureux* foi cunhado por Nicolas Andre em 1756, mas nem todos os pacientes relatados pelo autor tinham dor facial.[2]

Em razão da gravidade da dor, vários procedimentos invasivos foram propostos. Em 1907, a revista *Hospital* publicou uma revisão das cirurgias existentes na época.[3] Quase todos os procedimentos se limitavam à secção de ramos periféricos do nervo trigêmeo, como neurectomia supraorbital, infraorbital ou do nervo dental inferior. Em última instância, podia ser indicada a remoção do gânglio de Gasser por craniotomia (cirurgia de Hartley-Krause). Considerando as dificuldades técnicas para realizar uma craniotomia nesta época,[4] é possível inferir o impacto da dor na vida dos pacientes.

CLÍNICA

O diagnóstico da Neuralgia do trigêmeo (NT) nem sempre é facilmente reconhecido. Com frequência, os pacientes procuram profissionais de várias especialidades antes de o diagnóstico ser firmado. O quadro clássico de TN tem incidência anual em torno de 4.5/100.000 habitantes.[5]

Do ponto de vista clínico, caracteriza-se como episódios recorrentes de dor aguda (fisgada ou choque) acometendo pequenas áreas da face ou cavidade oral, mas que respeita os limites da inervação dos ramos do nervo trigêmeo. Em cerca de 70% dos casos acomete apenas um dos dois ramos inferiores do trigêmeo: V2 ou V3. Em apenas 4% V1 é acometido isoladamente. Usualmente acomete pessoas na meia-idade ou idosos, com discreto predomínio feminino, mas outras faixas etárias também podem desenvolver TN.[6]

As crises duram segundos, mas recorrem repetidamente dentro de curtos períodos de tempo. Manobras típicas, como estimulação sensitiva leve em pontos da face (dentro do território do ramo do nervo trigêmeo acometido), podem desencadear os surtos de dor. Estes estímulos podem ser relacionados com toques leves, vento, ato de comer, beber, barbear, entre outros.[7]

FISIOPATOLOGIA

A causa mais comum da TN (cerca de 80 a 90% dos casos) é a compressão do nervo trigêmeo em sua origem na ponte. A parte do nervo, normalmente comprimida em casos de TN, é a zona de entrada da raiz, que faz parte do tecido do sistema nervoso central (SNC). A junção anatômica do SNC com a de nervo periférico (onde termina a presença de oligodendrócitos e se inicia a bainha de mielina) ocorre alguns milímetros fora da ponte.[8] Estudos histológicos mostram que a compressão focal crônica da zona de entrada da raiz leva à desmielinização local associada a escasso processo inflamatório. Tal desarranjo da mielina leva à ativação anormal do nervo.[9] Love *et al.* sugerem que a perda da mielina está relacionada com a gênese da dor.[10] Por outro lado, a remielinização, encontrada em alguns casos, seria a responsável pelos longos períodos de remissão dos sintomas no início da doença.

CLASSIFICAÇÃO

Atualmente a TN é classificada como idiopática, clássica e secundária. A TN idiopática não tem causa definida mesmo após exames de imagem ou cirurgia. A TN clássica engloba os casos onde há presença de compressão neurovascular na origem do nervo trigêmeo no tronco encefálico. A TN secundária está associada a outras doenças subjacentes, como tumores (Fig. 53-1) ou doenças desmielinizantes.[11]

A Academia Europeia de Neurologia publicou, em 2019, diretrizes para diagnóstico e tratamento da NT.[12] Os autores concluem que não há característica clínica que tenha alta sensibilidade para diferenciar pacientes com TN clássica, idiopática ou secundária. Dessa forma, a classificação depende inteiramente da investigação com exames complementares, após o diagnóstico clínico da TN. Assim, todos os pacientes com TN devem ser investigados com exames de imagem para definir etiologia e tratamento.

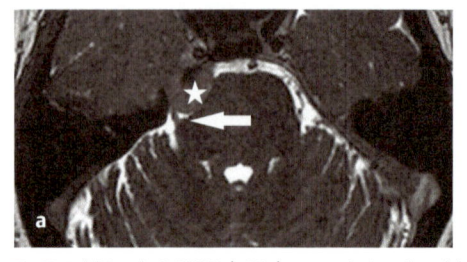

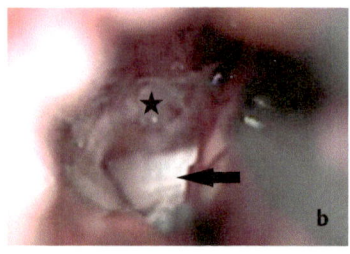

Fig. 53-1. (a) Sequência FIESTA de RM de um meningioma (estrela) comprimindo o nervo trigêmeo (seta). (b) Imagem intraoperatória de compressão nervosa.

IMAGEM

As sequências habituais de ressonância magnética podem ser utilizadas para excluir patologias intracranianas como tumor ou desmielinização, no entanto, nem sempre são adequadas para mostrar conflito vascular. Sequências com alta resolução espacial em T2 (como *driven equilibrium*, DRIVE; *constructive interference in steady state*, CISS; *fast imaging employing steady state*, FIESTA) permitem melhor distinção entre o liquor e estruturas nervosas. Este tipo de sequência propicia a visão de uma cisternografia de alta resolução. No entanto, não é possível fazer a distinção entre artérias e veias neste tipo de imagem (Fig. 53-2).[13]

Nos casos de TN secundária, a esclerose múltipla deve ser afastada. Cerca de 3,8% dos pacientes com esclerose múltipla apresentam neuralgia do trigêmeo[14] e o tratamento cirúrgico apresenta resultados inferiores aos obtidos na TN clássica.[15]

TRATAMENTO

Clínico

A TN responde bem ao tratamento clínico inicial com anticonvulsivantes. A monoterapia com carbamazepina (CBZ) tem sido utilizada como primeira escolha de tratamento há décadas.[16] A oxcarbazepina (OXC), uma droga derivada da CBZ, foi introduzida mais recentemente com resultados semelhantes.[17] Por outro lado, efeitos colaterais como cansaço, sonolência, distúrbio de memória, dificuldade de concentração e desequilíbrio de marcha acometem mais de um terço dos pacientes.[18] Apesar do amplo uso, a literatura costuma subestimar os efeitos colaterais das drogas em estudos clínicos.[19]

Outras medicações, como gabapentina e pregabalina, também têm sido utilizadas, aparentemente com controle da dor menos satisfatório, embora sejam mais bem toleradas.[20] Baclofeno, fenitoína e toxina bolulínica também têm sido utilizados associados à carbamazepina ou em monoterapia com bom controle da dor. É importante lembrar que não é necessário testar todas as medicações antes de se considerar o tratamento cirúrgico.[12]

Cirúrgico

Não existe um critério claro na literatura para definir qual paciente é refratário ao tratamento clínico ou quando deve ser referenciada a cirurgia. Nos casos em que o paciente não responde bem ao tratamento inicial com carbamazepina, as opções cirúrgicas devem ser informadas. Heinskou *et al.*, em um centro especializado para dor facial, reportaram que 35% dos pacientes foram encaminhados para cirurgia após um período médio de 65 dias.[21] Este dado mostra que pacientes com dor mais intensa, que não respondem ao tratamento clínico inicial, frequentemente optam pelo tratamento cirúrgico de forma precoce.

Atualmente há várias opções de tratamento cirúrgico para neuralgia do trigêmeo: termocoagulação com radiofrequência, compressão por balão, radiocirurgia com *Gammaknife*, injeção de glicerol e

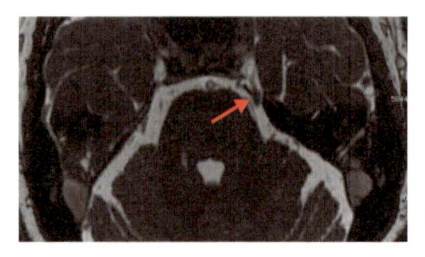

Fig. 53-2. Sequência FIESTA de RM mostrando compressão neurovascular do nervo trigêmeo (seta).

descompressão neurovascular. Nos casos onde a RM demonstra compressão vascular, a descompressão cirúrgica obtém os melhores resultados com alívio da dor em até 80% dos pacientes após acompanhamento de 5 anos.[22] Embora os outros métodos de tratamento também tenham índices satisfatórios de controle da dor, a descompressão é o único método que trata a causa da dor e deve ser considerado como primeira opção de tratamento caso o paciente tenha condições clínicas de realizar a craniotomia.[12]

CIRURGIA DE DESCOMPRESSÃO NEUROVASCULAR

O objetivo da cirurgia é a descompressão do nervo trigêmeo em sua origem junto à ponte, na zona de entrada da raiz. É importante que seja realizada ampla descompressão do nervo em toda sua extensão cisternal, afastando contatos vasculares e retirando a aracnoide ao redor do nervo, que também podem contribuir para deformar mecanicamente o nervo.

O posicionamento do paciente pode ser sentado, Park Bench ou em decúbito dorsal com a cabeça lateralizada. A incisão pode ser reta ou em meia-lua, expondo a transição entre o seio transverso e o sigmoide. A craniotomia de fossa posterior pode ser pequena (circular com cerca de 2 cm de diâmetro), junto à confluência dos seios transverso e sigmoide. O uso do neuronavegador auxilia o posicionamento adequado da craniotomia.[23] Embora parâmetros anatômicos ósseos possam ser utilizados, deve-se notar que o Asterion se localiza acima do seio transverso (supratentorial) entre 2 e 9% dos casos.[24,25]

Após abertura da dura-máter, em arco ou em T com a base voltada para os seios, o cerebelo é gentilmente afastado do tentório, seguindo o corredor ao longo do seio petroso. A veia petrosa superior, ou algum dos seus ramos, frequentemente se localiza neste trajeto, anterior ao nervo trigêmeo (Fig. 53-3). A secção deste complexo venoso é bem tolerada e permite ampla visualização do nervo trigêmeo junto à ponte. A abertura da aracnoide ao redor do trigêmeo é essencial tanto para visualizar as estruturas vasculares junto à sua origem na ponte (Fig. 53-4) quanto para auxiliar a liberar aderências que eventualmente podem contribuir para a deformidade e compressão do nervo. O trigêmeo deve ser inspecionado em toda sua extensão para identificar pontos de contato vascular. O endoscópio permite visualização de toda a extensão do nervo, até a entrada no cavo de Meckel. No caso de o conflito ser arterial, a artéria deve ser afastada do nervo e então colocado Teflon® (ou outro material não absorvível) entre as duas estruturas. Caso a compressão seja venosa, as veias em contato com o nervo devem ser coaguladas e seccionadas com o intuito de remover qualquer ponto de atrito do nervo (Fig. 53-5).

A ampla descompressão do nervo e a remoção de aderências de aracnoide é essencial para a boa resposta à cirurgia.

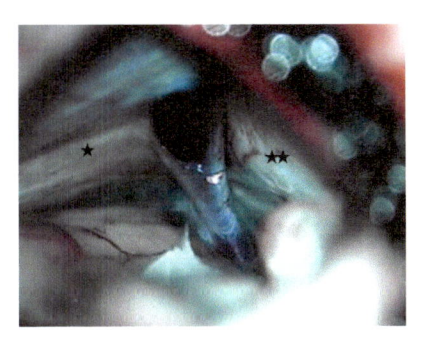

Fig. 53-3. Imagem cirúrgica da veia petrosa superior ao longo do seio petroso. (*) Tentório; (**) osso petroso.

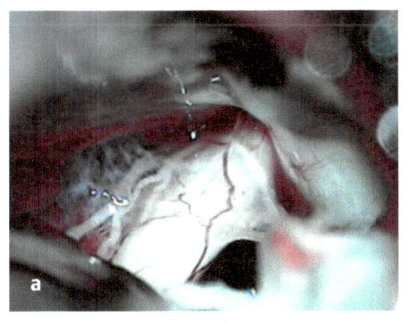

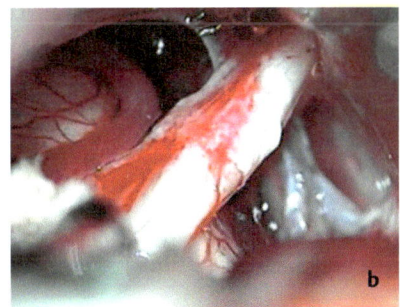

Fig. 53-4. (a) Imagem cirúrgica do nervo trigêmeo antes da ressecção da membrana aracnoide. (b) É possível ver a artéria em contato com o nervo próximo à sua origem na ponte.

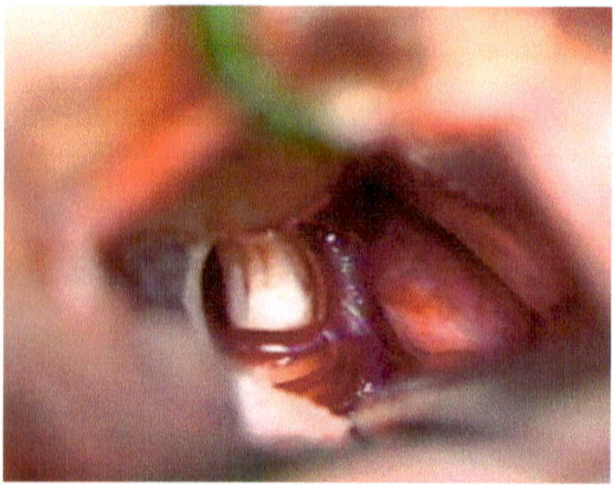

Fig. 53-5. Imagem cirúrgica da compressão venosa do nervo trigêmeo.

REFERÊNCIAS BIBLIOGRÁFICAS
1. Patel SK, Liu JK. Overview and history of trigeminal neuralgia. Neurosurg Clin N Am. 2016;27(3):265-76.
2. Pearce JMS. Trigeminal neuralgia (Fothergill's disease) in the 17th and 18th centuries. J Neurol Neurosurg Psychiatry. 2003;74(12):1688.
3. Trigeminal Neuralgia and Its Surgical Treatment. Hospital (Rio J). 190716;43(1106):167-8.
4. de Almeida AN, Marino R. The early years of hemispherectomy. Pediatr Neurosurg. 2005;41(3):137-40.
5. Katusic S, Beard CM, Bergstralh E, Kurland LT. Incidence and clinical features of trigeminal neuralgia, Rochester, Minnesota, 1945-1984. Ann Neurol. 1990;27(1):89-95.
6. Maarbjerg S, Gozalov A, Olesen J, Bendtsen L. Trigeminal neuralgia--a prospective systematic study of clinical characteristics in 158 patients. Headache. 2014;54(10):1574-82.
7. Love S, Coakham HB. Trigeminal neuralgia: pathology and pathogenesis. Brain J Neurol. 2001;124(12):2347-60.
8. De Ridder D, Møller A, Verlooy J, et al. Is the root entry/exit zone important in microvascular compression syndromes? Neurosurgery. 2002;51(2):427-34.
9. Jannetta PJ. Arterial compression of the trigeminal nerve at the pons in patients with trigeminal neuralgia. J Neurosurg. 1967;26(1):159-62.
10. Love S, Hilton DA, Coakham HB. Central demyelination of the Vth nerve root in trigeminal neuralgia associated with vascular compression. Brain Pathol Zurich Switz. 1998;8(1):1-11.
11. Cruccu G, Finnerup NB, Jensen TS, et al. Trigeminal neuralgia. Neurology. 2016;87(2):220-8.
12. Bendtsen L, Zakrzewska JM, Abbott J, et al. European Academy of Neurology guideline on trigeminal neuralgia. Eur J Neurol. 2019;26(6):831-49.
13. Leal PRL, Hermier M, Souza MA, et al. Visualization of vascular compression of the trigeminal nerve with high-resolution 3T MRI: a prospective study comparing preoperative imaging analysis to surgical findings in 40 consecutive patients who underwent microvascular decompression for trigeminal neuralgia. Neurosurgery. 2011;69(1):15-26.
14. Foley PL, Vesterinen HM, Laird BJ, et al. Prevalence and natural history of pain in adults with multiple sclerosis: systematic review and meta-analysis. Pain. 2013;154(5):632-42.
15. Zakrzewska JM, Wu J, Brathwaite TSL. A Systematic Review of the Management of Trigeminal Neuralgia in Patients with Multiple Sclerosis. World Neurosurg. 2018;111:291-306.
16. Rasmussen P, Riishede J. Facial pain treated with carbamazepin (Tegretol). Acta Neurol Scand. 1970;46(4):385-408.
17. McLean MJ, Schmutz M, Wamil AW, et al. Oxcarbazepine: mechanisms of action. Epilepsia. 1994;35(3):S5-9.
18. Besi E, Boniface DR, Cregg R, Zakrzewska JM. Comparison of tolerability and adverse symptoms in oxcarbazepine and carbamazepine in the treatment of trigeminal neuralgia and neuralgiform headaches using the Liverpool Adverse Events Profile (AEP). J Headache Pain. 2015;16:563.
19. Saini P, Loke YK, Gamble C, et al. Selective reporting bias of harm outcomes within studies: findings from a co-hort of systematic reviews. BMJ. 2014;349:g6501.
20. Yuan M, Zhou HY, Xiao ZL, et al. Efficacy and Safety of Gabapentin vs. Carbamazepine in the Treatment of Trigeminal Neuralgia: A Meta-Analysis. Pain Pract Off J World Inst Pain. 2016;16(8):1083-91.
21. Heinskou T, Maarbjerg S, Rochat P, et al. Trigeminal neuralgia--a co-herent cross-specialty management program. J Headache Pain. 2015;16:66.
22. Linskey ME, Ratanatharathorn V, Peñagaricano J. A prospective co-hort study of microvascular decompression and Gamma Knife surgery in patients with trigeminal neuralgia. J Neurosurg. 2008;109:160-72.
23. da Silva EB, Leal AG, Milano JB, et al. Image-guided surgical planning using anatomical landmarks in the retrosigmoid approach. Acta Neurochir (Wien). 2010;152(5):905-10.
24. Day JD, Tschabitscher M. Anatomic position of the asterion. Neurosurgery. 1998;42(1):198-9.
25. Ucerler H, Govsa F. Asterion as a surgical landmark for lateral cranial base approaches. J Cranio-Maxillo-fac Surg Off Publ Eur Assoc Cranio-Maxillo-fac Surg. 2006;34(7):415-20.

Parte IV HIDRODINÂMICA

CAPÍTULO 54

HIDROCEFALIA COMUNICANTE

Rodrigo Kei Kuromoto • Fernando Campos Gomes Pinto

HISTÓRICO/INTRODUÇÃO

Hidrocefalia é um termo derivado do grego (*hydro* = água; *cephalon* = cabeça) para designar o acúmulo anormal de líquido cefalorraquidiano (LCR) no crânio.

Nos trabalhos de Galeno (130-200 D.C.) acreditava-se que hidrocefalia seria o acúmulo de LCR fora ventrículos e que dentro dos ventrículos estaria a "alma". Vesalius (1514-1564) esclareceu que hidrocefalia se tratava de acúmulo de LCR dentro dos ventrículos do cérebro, no entanto, sustentou a visão galênica de que o LCR era uma substância vaporosa, o *spiritus animalis*. Em 1664, Thomas Willis foi o primeiro a sugerir que os plexos coroides produziam LCR, antes acreditado por ser a substância vaporosa que se condensava após a morte.[1]

Em 1701, Pachioni descreveu as granulações aracnoides, falsamente acreditadas por produzirem LCR. Monro ilustrou a presença do forame interventricular. Em meados do século XVIII, Robert Whytt descreveu pela primeira vez a hidrocefalia como uma doença.[2] Em 1825, Magendie ilustrou o forame cerebelar medial. Luschka, em 1859, confirmou a presença do forame de Magendie e descreveu dois forames laterais adicionais.[1] Key e Retzius descreveram em detalhes as meninges, os espaços subaracnóideos e cisternas, os ventrículos e as vilosidades aracnoides.[3] No início do século XX, Weed descreveu a embriologia do plexo coroide e confirmou a capacidade de absorção das vilosidades aracnoides.[4]

Quincke, em 1891, descreveu pela primeira vez a punção lombar como um tratamento eficaz para hidrocefalia.[5] Keen é creditado com a primeira descrição de drenagem ventricular contínua.[6] Em 1908, Payr propôs o uso de enxertos de veias para drenar LCR dos ventrículos para o seio sagital e nas veias jugulares.[7] Nesse mesmo ano, Kausch usou um conduto de borracha para drenar o ventrículo lateral na cavidade peritoneal.[8] Cushing desenvolveu uma técnica em que o espaço subaracnóideo lombar era conectado à cavidade peritoneal ou retroperitônio pelo uso de cânulas de prata passadas por aberturas através do corpo vertebral de L4.[6] Dandy, em 1918, introduziu a plexectomia coroide bilateral como meio de reduzir a produção de LCR.[9] A terceiroventriculostomia (3VT) foi introduzida por Dandy e foi posteriormente aprimorada por Stookey e Scarff.[8]

Matson introduziu a derivação lombouretral em 1952; esta apresentava baixa mortalidade, porém, altas taxas de complicação.[10] Em 1952, Nulsen e Spitz relataram o uso de um *shunt* ventriculojugular regulado por uma válvula de mola e esfera. O desenvolvimento de sistemas com materiais mais bem tolerados pelo organismo humano também diminuiu as taxas de complicações.[11]

O modelo de *bulk flow model* é o modelo clássico que descreve a produção do LCR pelos plexos coroides e a absorção pelas granulações aracnoides. Apesar de não explicar alguns detalhes da fisiologia da circulação liquórica, continua sendo o modelo mais utilizado didaticamente sobre a fisiologia do fluxo de LCR. O fluxo pulsátil, os canais linfáticos (glifáticos) e os locais distribuídos de produção e absorção parecem todos participar da dinâmica do LCR, fortalecendo um novo modelo para a fisiologia do sistema liquórico.

Neste modelo clássico:

- A produção do LCR ocorre 80% pelos plexos coroides, localizados em ambos os ventrículos laterais (representando aproximadamente 95% do LCR produzido nos plexos coroides) e no 4º ventrículo. A maior parte do restante da produção intracraniana ocorre no espaço intersticial.[12] O LCR também é produzido pelo revestimento ependimal dos ventrículos e, na medula, pela dura-máter;
- Em um adulto, cerca de 450 mL de LCR são produzidos a cada 24 horas, sendo que o volume total de LCR no corpo é de aproximadamente 150 mL. Portanto, produzimos 3 vezes a quantidade de liquor total no corpo, ressaltando a importância da sua capacidade de absorção;
- A absorção do LCR ocorre, principalmente, pelas granulações aracnoides.

Em relação à prevalência, uma revisão recente estima que ocorra hidrocefalia em 88:100.000 em crianças (idade ≤ 18 anos), 11:100.000 em adultos (19 a 64 anos), 175:100.000 em idosos pessoas (≥ 65 anos).[13]

CLASSIFICAÇÃO

Dandy, em 1913, propôs a classificação da hidrocefalia em dois tipos, de acordo com seus estudos experimentais:[14]

1. *Comunicante (não obstrutiva):* quando o fluxo liquórico é livre dos ventrículos até o espaço subaracnóideo espinhal;
2. *Obstrutiva:* quando ocorre obstrução ao fluxo dos ventrículos ao espaço subaracnóideo.

Quadro 54-1. Classificação das Hidrocefalias por Dandy, Ransohoff e Rekate Comparadas

Dandy (1913)	Ransohoff (1960)	Rekate (2011)		
		Local de obstrução	Etiologia	Tratamento
Hidrocefalia obstrutiva	Obstrutiva Intraventricular	Monro	Tumores	Ressecção, septostomia, DVP
		Aqueduto mesencefálico	Tumores, coágulos	3VT, DVP, ressecção
		Luschka e Magendie	Meningites, Chiari	3VT, DVP, lise de aderências
Hidrocefalia comunicante	Obstrutiva extraventricular	Cisternas basais	Meningite, hemorragias	DVP, DLP
		Granulações aracnóideas	Infecções, hemorragias	DVP, DLP
		Drenagem venosa	Estenose de seios durais	DVP, DLP
		-	Papiloma de plexo	Ressecção

DVP, derivação ventriculoperitoneal; DLP, derivação lomboperitoneal; 3VT, terceiro ventriculostomia.

Atualmente muito se evoluiu no conhecimento da fisiopatologia da hidrocefalia desde a classificação de Dandy, bem como avanços nos métodos de imagem permitiram diagnósticos etiológicos antes não conhecidos. Muitas outras classificações mais modernas têm sido propostas, porém, nenhuma serviu para melhorar a compreensão da hidrocefalia e até agora não houve consenso quanto a um esquema de classificação mais contemporâneo. Por exemplo, nos códigos da Classificação Internacional de Doenças (CID) ainda vemos a classificação proposta por Dandy.

Em 1960, Ransohoff propõe que todas as hidrocefalias sejam obstrutivas.[15] Em seu trabalho, as hidrocefalias obstrutivas propostas por Dandy seriam chamadas de hidrocefalias obstrutivas intraventriculares e as hidrocefalias comunicantes seriam chamadas de hidrocefalias obstrutivas extraventriculares. Acreditavam que apesar de haver fluxo do LCR do sistema ventricular para a teca lombar na hidrocefalia comunicante de Dandy, a hidrocefalia seria um processo obstrutivo envolvendo a cicatrização dos espaços subaracnóideos corticais ou falha na absorção terminal do LCR, presumivelmente, pelas vilosidades aracnoides.[15] Em 2008 e 2011, Rekate sugere a classificação de acordo com a localização da obstrução, sugerindo as propostas terapêuticas pela sua classificação (Quadro 54-1).[16,17]

Este capítulo tem como propósito abordar as patologias que cursam com hidrocefalia comunicante.

QUADRO CLÍNICO

Em crianças, após o fechamento das fontanelas, e em adultos a principal manifestação clínica da hidrocefalia é pela síndrome de hipertensão intracraniana. Os sinais e sintomas mais frequentes são:

- Cefaleia;
- Náuseas e vômitos;
- Diminuição do nível de consciência;
- Papiledema e alteração visual;
- Paralisia do VI nervo craniano e paralisia do olhar conjugado para cima;
- Alteração de Marcha.

Pacientes com aumento lento dos ventrículos podem cursar de modo assintomático no início do quadro.

Já em crianças com fontanelas abertas, a hidrocefalia pode-se manifestar com sinais de hipertensão intracraniana e com outros sinais como:

- Alteração no desenvolvimento craniano (especialmente macrocrania);
- Abaulamento de fontanelas;
- Alterações comportamentais e de desenvolvimento.

ETIOLOGIAS

As principais etiologias de hidrocefalia comunicante são:

- Infecções agudas (meningites bacterianas) ou crônicas (tuberculose ou criptococose);
- Hemorragia subaracnóidea;

- Infiltração meníngea (carcinomatose);
- Elevação da pressão venosa nos seios durais (estenose de seios durais);
- Hiperproteinorraquia (p. ex., descrito em schwannomas vestibulares);
- Hiperprodução: ainda questionado, papilomas do plexo coroide poderiam apresentar produção aumentada de LCR. É possível que haja alguma forma de diminuição da absorção nesses casos, uma vez que o organismo normal compensaria uma produção pouco aumentada desses tumores.

A hidrocefalia de pressão normal, embora seja, por definição, uma hidrocefalia não obstrutiva, será abordada como uma forma especial de hidrocefalia em outro capítulo.

EXAME DE IMAGEM

Exames simples de tomografia computadorizada (TC) e ressonância magnética (RM) podem ser suficientes no diagnóstico de hidrocefalia. O padrão radiológico da hidrocefalia comunicante se resume à dilatação dos 4 ventrículos concomitantemente. Atualmente, com o avanço das técnicas de RM (aumento da qualidade de imagem, estudo de fluxo liquórico, reconstrução 3D etc.),[18] pontos de obstrução não antes identificados têm sido identificados. A injeção de contraste intraventricular, apesar de pouco utilizada, seria outra forma de encontrar pontos de obstrução ao fluxo liquórico não visualizados em técnicas convencionais.

O diagnóstico de hidrocefalia é sugerido quando temos os seguintes achados:

- *Cornos temporais*: > 2 mm (Fig. 54-1);
- *Índice de Evans (CF/BP)*: > 0,3 (Fig. 54-2):
  - CF = largura máxima dos cornos frontais;
  - BP = largura máxima biparietal no mesmo corte de TC ou RM de CF.
- *Relação CF/DI*: > 0,5 (Fig. 54-2):
  - CF = largura máxima dos cornos frontais;
  - DI = largura de tábua interna até a tábua interna na região do CF.
    Obs.: índice inferior a 0,4 é considerado normal e entre 0,4 a 0,5 considerado *borderline*. Note que as duas relações acima levam em consideração o corno frontal, que quando aumentados podem lembrar **ventrículos** em "*Mickey Mouse*" (Fig. 54-3). Devemos tomar cuidado ao analisar apenas o aspecto do corno frontal, especialmente em crianças, quando há grande desproporção entre o corno frontal e occipital.
- *Abaulamento/arredondamento do 3° ventrículo*: no corte axial, que pode ser visto no corte sagital como arqueamento/afilamento do corpo caloso. (Figs. 54-1 e 54-4);
- *Transudação ependimária*: vista como hipoatenuação periventricular na TC ou hipersinal em T2. O nome provavelmente é empregado de forma inadequada, pois estudos mais recentes sugerem que não se trata de uma penetração de LCR, mas de uma estase de fluidos ao redor do ventrículo (Figs. 54-2 e 54-3).

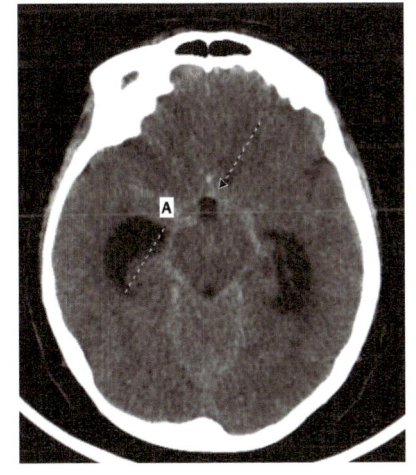

Fig. 54-1. Cornos temporais. Reta A: largura do corno temporal aumentada; Seta: terceiro ventrículo de aspecto arredondado.

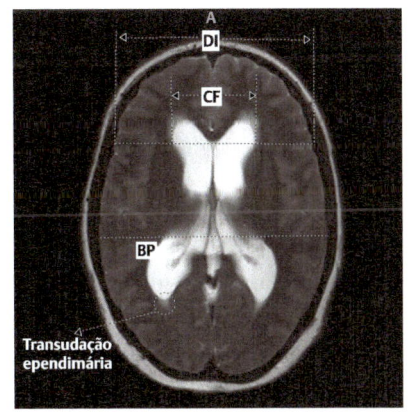

Fig. 54-2. Índice de Evans, relação CF/DI. BP, largura máxima biparietal no mesmo corte de TC ou RM de CF; CF, largura máxima dos cornos frontais; DI, largura de tábua interna até a tábua interna ao nível do CF; Transudação ependimária, hipersinal periventricular em T2.

Como mencionado acima, nas hidrocefalias comunicantes a apresentação radiológica é de dilatação de todos os ventrículos, concomitantemente, portanto, a maioria dos achados acima deve ser encontrada. Quando a hidrocefalia se apresenta de forma crônica podemos encontrar outros achados como:

- *Sinal da prata batida* (beaten copper cranium): o crânio se assemelha a um metal batido, com irregularidades vistas até mesmo em uma radiografia simples. Este sinal é um indício de hipertensão intracraniana crônica (Fig. 54-5);
- *Herniação do 3º ventrículo para sela túrcica/Sinal da sela vazia/Erosão da sela*: sinais vistos no corte sagital, pela sela túrcica preenchida por LCR. O sinal da sela vazia pode estar presente em outras situações, inclusive em pacientes assintomáticos, não sendo exclusivo de pacientes com hidrocefalia (Fig. 54-4).

Obs.: Pacientes com hidrocefalia podem cursar com perda visual, geralmente por edema de papila crônico e lesão do disco óptico. Porém, em casos raros, ela pode ocorrer pela compressão do quiasma óptico em decorrência da dilatação do terceiro ventrículo. Outra causa possível de perda visual em pacientes com hidrocefalia seria a compressão das artérias cerebrais posteriores ao ocorrer herniação transtentorial em casos extremos;

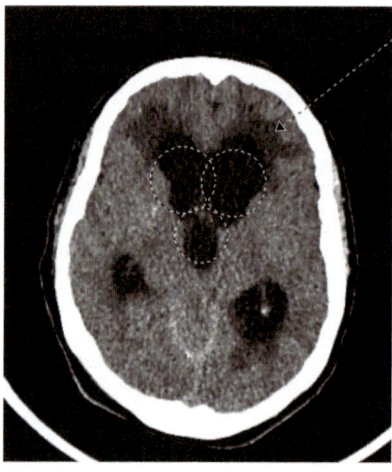

Fig. 54-3. Círculos: Orelhas em *Mickey Mouse* em virtude de dilatação dos cornos frontais e terceiro ventrículo; Seta: hipodensidade periventricular na TC sugerindo transudação ependimária.

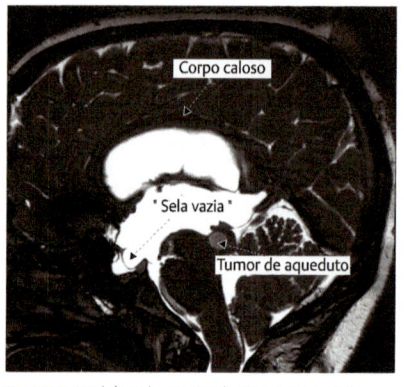

Fig. 54-4. Sinal da "sela vazia": sela túrcica preenchida por LCR; Tumor aquedutal: obstrução aquedutal determinando hidrocefalia obstrutiva. Afilamento do corpo caloso: o abaulamento do 3º ventrículo comprime o corpo caloso superiormente.

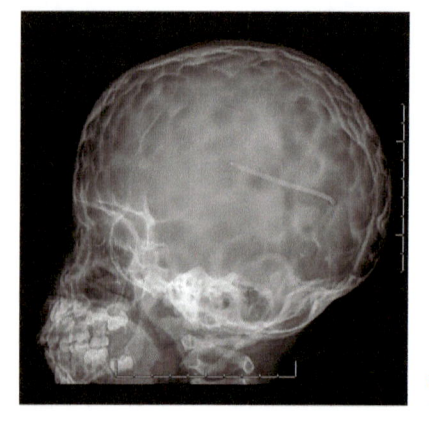

Fig. 54-5. Sinal da prata batida (*beaten copper cranium*) em um paciente com derivação ventriculoperitoneal.

- **Macrocrania**: importante ressaltar que o envelhecimento ou outras causas que cursam com a atrofia do tecido cerebral podem mimetizar a hidrocefalia radiologicamente. A atrofia do tecido cerebral permite que o espaço seja ocupado pelo LCR, dando, assim, aspecto de dilatação ventricular difusa, também conhecido como **hidrocefalia *ex vacuo*.**

OPÇÕES DE TRATAMENTO

O tratamento da hidrocefalia é majoritariamente cirúrgico. No caso da hidrocefalia comunicante, consiste em derivações liquóricas. O princípio das derivações é desviar o LCR do sistema ventricular para um local onde seja absorvido. Este fluxo do LCR ocorre uma vez que inserimos um cateter ventricular e outro distal, com gradiente de pressão entre eles. A principal forma de derivação é a derivação ventriculoperitoneal (DVP), que permite um *shunt* dos ventrículos com a cavidade peritoneal. Outros locais para o cateter distal da derivação são para a própria cavidade craniana, sistema jugular, átrio cardíaco direito, pleura, sistema biliar, bexiga, entre outros.

DERIVAÇÃO VENTRICULOPERITONEAL (DVP)

Principal método de derivação, consiste em três componentes básicos.

Cateter Ventricular (Proximal)

Inserido nos ventrículos laterais por diferentes técnicas quanto ao sítio de punção. Os principais locais para trepanação e suas técnicas são:[19]

- *Ponto de Kocher*: 2-3 cm lateral à linha média (linha pupilar média) e 1 cm anterior à sutura coronal. Punção frontal em direção ao epicanto medial ipsilateral no plano coronal e em direção ao meato acústico externo no sentido anteroposterior. Inserção de aproximadamente 5 cm de cateter;
- *Ponto de Frazier*: 3-4 cm lateral à linha média e 6 cm acima do ínion. Punção occipital em direção a um ponto 4 cm acima do epicanto medial contralateral;
- *Ponto de Dandy*: 2 cm da linha média e 3 cm acima do ínion. Punção occipital em direção a um ponto 2 cm acima da glabela;
- *Ponto de Keen*: 2,5 cm superior e posterior à aurícula da orelha. Punção parietal perpendicularmente ao córtex.

Outros pontos foram descritos, porém, raramente são utilizados (p. ex., os pontos de Kaufman, Paine, Menovksy, Tubbs, Sanchez).

Válvula

As válvulas são conectadas entre o cateter ventricular e o cateter distal. Elas possuem a função de garantir o fluxo unidirecional do LCR e regular o mesmo. Tal regulação pode ocorrer por mecanismos de pressão, ao abrir para o fluxo quando determinada pressão de abertura é atingida, ou por fluxo, em que o fluxo é constante a despeito das mudanças de pressão do LCR ou em decorrência de mudança ortostática. Há também os dispositivos antissifão, que evitam a hiperdrenagem por mudanças posturais. Atualmente contamos, também, com válvulas programáveis, que são ajustadas externamente com um dispositivo magnético que permite mudar a pressão de abertura.

Cateter Distal

Na DVP o cateter distal é conectado à válvula e sua extremidade é inserida na cavidade peritoneal, para onde é drenado o LCR e lá absorvido.

As principais complicações da DVP ou qualquer outra derivação são: obstrução do sistema, infecções, complicações de ferida operatória ou trajeto do cateter, migração do cateter etc.

DERIVAÇÃO VENTRICULOATRIAL (DVA)

Uma opção de segunda linha em relação à DVP é especialmente utilizada quando complicações abdominais contraindicam a colocação do cateter distal no abdome, como por exemplo, infecções ou aderências na cavidade. O cateter distal deve ser alocado através pela veia jugular interna até o átrio, de forma que apenas uma pequena porção do cateter fique no átrio propriamente dito. Por esse motivo, crianças geralmente precisam de uma nova cirurgia ao longo da vida.

A derivação ventriculopleural também é opção à derivação peritoneal, de forma que o liquor é absorvido dentro do espaço pleural.

DERIVAÇÃO VENTRICULAR EXTERNA (DVE)

Utilizada em situações emergenciais e de forma transitória, como, por exemplo, hemorragias ventriculares ou infecções. O LCR é drenado para um sistema coletor externo. A maior complicação deste sistema é a infecção.

DERIVAÇÃO LOMBOPERITONEAL (DLP)

A derivação lomboperitoneal tem seu uso restrito nos casos em que a punção ventricular apresenta dificuldade técnica. Da mesma forma que toda punção liquórica lombar, deve ser contraindicada em casos de hidrocefalia obstrutiva, uma vez que há o risco de herniação tonsilar pelo forame magno.

MEDICAMENTOSO

Apesar de não constituir parte do tratamento da hidrocefalia propriamente dita, alguns medicamentos são usados na prática clínica para diminuir a produção do LCR em ocasiões especiais. A acetazolamida (inibidor da anidrase carbônica), a furosemida e outras substâncias atuam no transporte de água pelos canais de água aquaporina 1, diminuindo a produção de liquor.

REFERÊNCIAS BIBLIOGRÁFICAS

1. Lifshutz JI, Johnson WD. History of hydrocephalus and its treatments. Neurosurg Focus. 2001 Aug 15;11(2):E1.
2. Willis T. Cerebri anatome. Londini: Roycroft, 1664.
3. Key A, Retzius G. Studien in der Anatomie des Nervensystems und des Bindegewebes. Stockholm: Samson & Wallin, 1875-76.
4. Weed LH. Certain anatomical and physiological aspects of the meninges and cerebrospinal fluid. Brain. 1935;58:383-97.
5. Quincke H. Ueber Hydrocephalus. Verh Congr Inn Med. 1891;10:321-39.
6. Mccullough DC. History of the treatment of hydrocephalus. In: Scott MR (Ed). Hydrocephalus. Baltimore: Williams & Wilkins, 1990. v. 3. p. 1-10.
7. Payr E. Drainage der Hirnventrikel Mittelst frei Transplantirter Blutgefasse; Bemerkungen über Hydrocephalus. Arch Klin Chir. 1908;87:801-85.
8. Milhorat TH. Hydrocephalus: historical notes, etiology and clinical diagnosis. In: McLauren RL (Ed). Pediatric neurosurgery. New York: Grune & Stratton, 1984. p. 197-210.
9. Dandy WE. An operative procedure for hydrocephalus. Bull Johns Hopkins Hosp. 1922;33:189.
10. Matson DD. A new operation for the treatment of communicating hydrocephalus. J Neurosurg. 1949;6:238-47.
11. Nulsen FE, Spitz EB. Treatment of hydrocephalus by direct shunt from ventricle to jugular vein. Surg Forum. 1952;30:399-403.
12. Sato O, Bering EA. Extraventricular formation of cerebrospinal fluid. Brain Nerv. 1967;19:883-5.
13. Isaacs AM, Riva-Cambrin J, Yavin D, et al. Age-specific global epidemiology of hydrocephalus: systematic review, metanalysis and global birth surveillance. PLoS One. 2018;13e0204926.
14. Dandy WE. An experimental, clinical and pathological study. American Journal of Diseases of Children. 1914;VIII(6):406.
15. Ransohoff J, Shulman K, Fishman RA. Hydrocephalus: A review of etiology and treatment. J Pediatr. 1960.
16. Rekate HL. A consensus on the classification of hydrocephalus: its utility in the assessment of abnormalities of cerebrospinal fluid dynamics. Child's. 2011.
17. Rekate H. The definition and classification of hydrocephalus: a personal recommendation to stimulate debate. Cerebrospinal Fluid Research. 2008;5:2.
18. Dinçer A, Kohan S, Özek MM. Is All Communicating Hydrocephalus Really Communicating? Prospective Study on the Value of 3D-Constructive Interference in Steady State Sequence at 3T. American Journal of Neuroradiology, 2009;30(10):1898-1906.
19. Morone PJ, Dewan MC, Zuckerman SL, Tubbs RS, Singer RJ. Craniometrics and Ventricular Access: A Review of Kocher's, Kaufman's, Paine's, Menovksy's, Tubbs', Keen's, Frazier's, Dandy's, and Sanchez's Points. Operative Neurosurgery. 2019.

CAPÍTULO 55

HIDROCEFALIA NÃO COMUNICANTE

Eduardo Varjão • Giselle Coelho
Leonardo Furtado Freitas • Nelci Zanon Collange

HISTÓRICO

Morgagni, em seus estudos, foi o primeiro a observar a diferença no tamanho do crânio de crianças e adultos com sistemas ventriculares obstruídos, no entanto, o conceito moderno de hidrocefalia (HC) é baseado nos estudos clássicos de Dandy e Blackfan.[1] A HC experimental não comunicante foi produzida pela primeira vez em 1913 por esses autores. Usando corpúsculos para obstrução, Blackfan bloqueou o aqueduto de Sylvius de um cão e, então, todos os ventrículos cerebrais proximais à oclusão dilataram-se; enquanto, distalmente, o tamanho do quarto ventrículo não foi alterado.[2,3] No momento, esses estudos permanecem como base para os modelos de codificação e tratamento da HC.[3] Portanto, a Classificação Internacional das Doenças (CID-11) divide a HC em dois subtipos principais:

1. HC não comunicante;
2. HC comunicante.[4,5]

A HC é a dilatação ventricular com sintomas clínicos e neurológicos. Existem diversos e complexos mecanismos de produção, circulação e reabsorção do líquor (LCR) e, mesmo com o modelo experimental em diferentes animais, necessitamos de mais estudos para o entendimento desta patologia. É sabido que o LCR no sistema nervoso central é dividido em duas unidades bem conectadas. A unidade interna preenche os ventrículos cerebrais (os dois laterais, o terceiro e o quarto) e o canal medular central, enquanto a unidade externa preenche o espaço subaracnóideo com cisternas. O LCR circula do terceiro para o quarto ventrículo através do aqueduto cerebral e, finalmente, sai do quarto ventrículo para o espaço subaracnoide através do forame de Luschka e Magendie.[6,7]

A HC não comunicante ocorre quando há obstrução ao fluxo do LCR no sistema ventricular. O ponto de obstrução pode ser o forame de Monroe, aqueduto de Sylvius, quarto ventrículo, cisternas basais, granulações aracnoides ou no fluxo venoso.[3] As causas mais comuns são as infecções congênitas ou TORCH (acrônimo para Toxoplasmose, Rubéola, Citomegalovírus e Herpes vírus), especialmente no forame de Monro e aqueduto cerebral, teias aracnóideas por hemorragias prévias, tumores cerebrais, neurocisticercose ou outras lesões expansivas.[7,8] Por exemplo, a HC pós-hemorrágica da prematuridade pode resultar de uma aracnoidite na fossa posterior, obstrução aquedutal por coágulos e, subsequente, reação inflamatória ependimária.[9]

Por sua vez, a estenose de aqueduto pode ocorrer sem quaisquer lesões conhecidas e com sintomas de início tardio. A estenose de aqueduto idiopática de início tardio deve ser diferenciada da forma infantil, porque a capacidade de absorver LCR é diferente. Fukuhara *et al.* demonstraram, em seus estudos, um resultado terapêutico significativamente melhor em estenose de aqueduto idiopática de início tardio do que outros tipos de HC obstrutiva.[10] A estenose aquedutal congênita pode estar relacionada com outras patologias sistêmicas ou genéticas, como a neurofibromatose ou mutação ligada ao X; portanto, a avaliação genética deve ser considerada.[11] Gangemi *et al.* publicaram um estudo sobre a etiologia da HC em crianças e adultos, demonstrando estenose aquedutal por malformação em 88 casos (62,8%), compressão por tumores da região mesencefálica e pineal e fossa posterior em 45 (32,2%) e estenose aquedutal pós-infecção em 7 (5%).[12,13]

QUADRO CLÍNICO

A HC não comunicante é uma entidade clínica heterogênea e depende da natureza da obstrução. Existem, pelo menos, duas formas de classificar as manifestações clínicas: o tempo de início e a idade de apresentação. Quanto ao tempo, pode ser classificado como agudo ou crônico. Pacientes com HC aguda tem sintomas relacionados com a hipertensão intracraniana: cefaleia, vômitos, paralisia dos nervos cranianos (principalmente VI par), sonolência, obnubilação e, se não tratada, tríade de Cushing. A HC relacionada com neoplasias intraventriculares geralmente se apresenta com uma sintomatologia mais aguda.[14] Há ainda aqueles pacientes com o diagnóstico de HC "compensada" de longa data, mais comum em crianças maiores e adultos. O quadro clínico costuma ser mais indolente, anunciado por distúrbio da marcha, deterioração mental, incontinência urinária ou cefaleia crônica com duração de vários meses ou até anos.[8,14] Apesar de descritos, esses sintomas são menos frequentes do que na HC de pressão normal.[13]

Quanto à idade de manifestação da HC, em neonatos e lactentes (antes do fechamento da fontanela anterior), os sintomas iniciais podem ser inespecíficos: inapetência, mudança de comportamento, choro, irritabilidade e seguidos de aumento do perímetro cefálico acima da faixa normal, fontanela protuberante e, raramente, sinal de Parinaud. A HC crônica pode estar relacionada com um atraso do desenvolvimento neuropsicomotor e transtornos psiquiátricos (psicose esquizofrênica ou anorexia nervosa). Pode, ainda, envolver estruturas da base do crânio, resultando em sintomas visuais (oftalmoplegia, defeito do campo visual ou diminuição da acuidade visual), hormonais (amenorreia) e auditivos (perda auditiva ou otorreia). Síndrome hipotalâmica ou pineal (hipopituitarismo, disfunção hipotalâmica ou puberdade precoce) são relatados na literatura. Na infância, em razão da alta capacidade compensatória do cérebro e do crânio, a progressão do estado hidrocefálico pode ser compensada e o aumento do perímetro cefálico pode diminuir em certa idade.[11]

A HC compensada ainda é um assunto controverso na neurocirurgia pediátrica. A dilatação ventricular, geralmente associada a uma macrocefalia, costuma ser assintomática e deve ser acompanhada de perto seguindo parâmetros clínicos, neurológicos, oftalmológicos e de imagem. Quando permanecem estáveis ou melhoraram, o procedimento cirúrgico não é necessário. Não há uma orientação precisa para estabelecer por quanto tempo a vigilância deve ser feita. Sabe-se que cerca de 1 a cada 5 pacientes progride e precisa de cirurgia.[15]

IMAGEM

A tomografia computadorizada (TC) é a modalidade de imagem inicial para detectar e caracterizar o tipo e grau de HC, além da possível causa da obstrução e complicações associadas. As características radiológicas da HC incluem dilatação do sistema ventricular e devem ser comparadas com as imagens anteriores, se disponíveis. A primeira característica da HC é o arredondamento dos cornos frontais dos ventrículos laterais e a dilatação dos cornos temporais. Observa-se abaulamento do assoalho e das paredes laterais do terceiro ventrículo. Quando o quarto ventrículo também está dilatado, deve ser feito o diagnóstico diferencial com as HCs comunicantes. A hipoatenuação periventricular com padrão confluente pelo fluxo transependimário (edema intersticial) será observada na HC aguda, assim como a desacentuação (popularmente conhecido como "apagamento") dos sulcos cerebrais, pelo efeito de massa circundante. A elevação da pressão intracraniana por obstrução aguda pode causar herniação cerebral com compressão do tronco encefálico, sela vazia, tortuosidade dos nervos ópticos com proeminência do espaço liquórico e impressão na parede posterior do globo ocular. Essas alterações podem ser interpretadas em correlação com o exame oftalmológico.[7]

Na HC crônica não comunicante, os ventrículos proximais ao nível de obstrução dilatam-se gradualmente ao longo de um período de tempo. Haverá afinamento e elevação do corpo caloso, fenestração do septo pelúcido e depressão dos fórnices. Imagens convencionais de ressonância magnética (RM) podem ser incluídas para o estudo, como aquelas ponderadas em sequências T1, T2, FLAIR e MP-RAGE (eco de gradiente rápido, preparo por magnetização). Imagens pós-gadolínio ponderadas em T1 podem considerdas com base na suspeição clínica. As sequências de RM convencionais são úteis na avaliação adicional da causa da HC não comunicante e na caracterização das lesões que causam a obstrução. No entanto, outras causas como teias aracnoides, membranas e neurocisticercose podem não ser claramente visíveis nas sequências de RM convencionais.[7]

A obstrução aguda demonstrará hiperintensidades periventriculares ponderadas em T2 e FLAIR pelo edema transependimário. A difusão pode ser usada para detectar a melhora do edema intersticial após o tratamento da HC aguda, calculando as constantes médias de difusão. T2-SPACE 3D e sequência

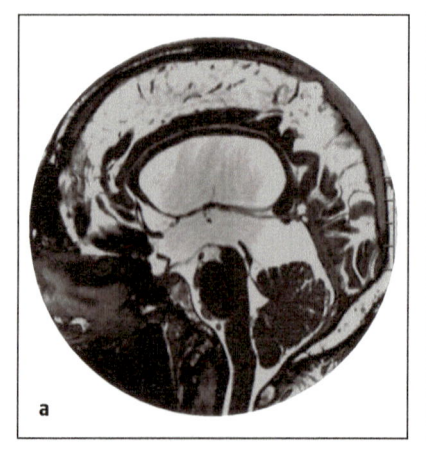

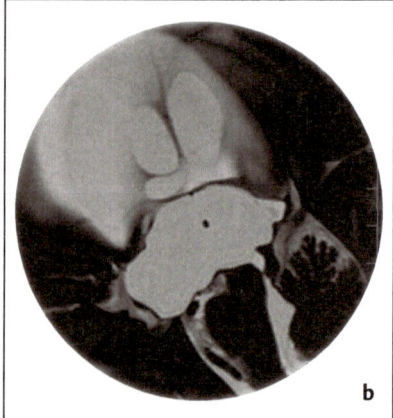

Fig. 55-1. (a,b) Sequências sagitais 3D-CISS demonstrando estenose do aqueduto cerebral por membranas, destacando-se em **a** duas delas sendo uma no plano dos colículos inferiores e outra no véu medular superior, achado não muito usual.

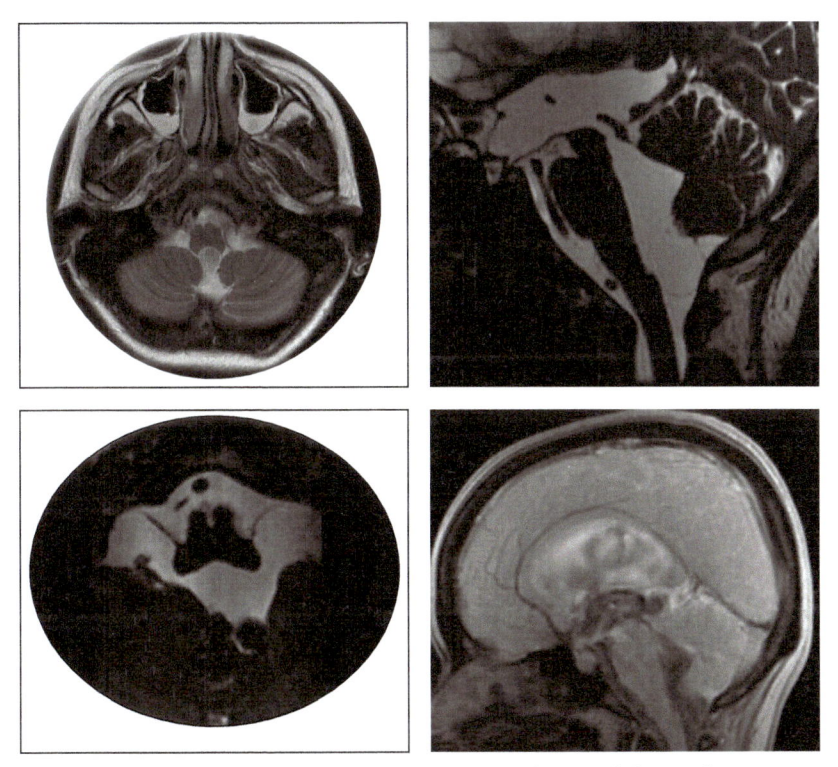

Fig. 55-2. Sequências axial T2, sagital e axial 3D-CISS e sagital pós-contraste demonstrando fluxo hiperdinâmico por estenose das vias de saída do IV ventrículo, tanto nos forames de Luschka quanto Magendie, sendo que os primeiros exibem aspecto pseudodiverticular. Destaca-se a não caracterização deste aspecto na sequência T2, enfatizando-se a importância da realização da sequência 3D-CISS nos estudos de ventriculomegalia e adequada classificação (comunicante × não comunicante).

3D-CISS (interferências construtivas em estado estacionário) são técnicas eficazes para avaliação da HC obstrutiva intraventricular, principalmente para avaliação de teias e membranas, obrigatória nos casos de HC para correta classificação, ver as Figuras 55-1 e 55-2.[7]

A fase contrastada da ressonância magnética é útil para a avaliação quantitativa e qualitativa da HC comunicante e não comunicante. Esses avanços na técnica são muito úteis no planejamento cirúrgico pré operatório, principalmente na terceiroventriculostomia endoscópica (TVE) e também na avaliação pós-operatória.[7] Na prática diária, utilizamos essa sequência no plano sagital para uma avaliação qualitativa da pulsatilidade do fluxo do LCR no aqueduto cerebral e, geralmente, essa pulsatilidade não deve ultrapassar o plano do fastígio. Não recomendamos a medição quantitativa em decorrência da variabilidade entre as marcas dos dispositivos e seus diferentes equipamentos.

Obstrução no Forame de Monro

A obstrução de um forame de Monro pode levar ao aumento ventricular lateral unilateral. As causas da obstrução no forame de Munro são estenose congênita, infecções TORCH, hemorragia, cistos intraventriculares como cisto coloide, cisto de plexo coroide, cisto aracnoide, dermoide ou epidermoide, neoplasias no tecido adjacente causando compressão externa neste nível, como tumores gliais, ependimomas ou subependimomas (Fig. 55-3).[7]

Cisto Coloide

Os cistos coloides são benignos e responsáveis por 0,5-1% dos tumores cerebrais primários e 15-20% das lesões intraventriculares. A sua localização mais comum é o forame de Monro, fixado à parede anterior superior do terceiro ventrículo. Clinicamente, o paciente pode apresentar cefaleias intermitentes que mudam com a sua posição. A obstrução aguda súbita aumentará a pressão intracraniana, o que pode

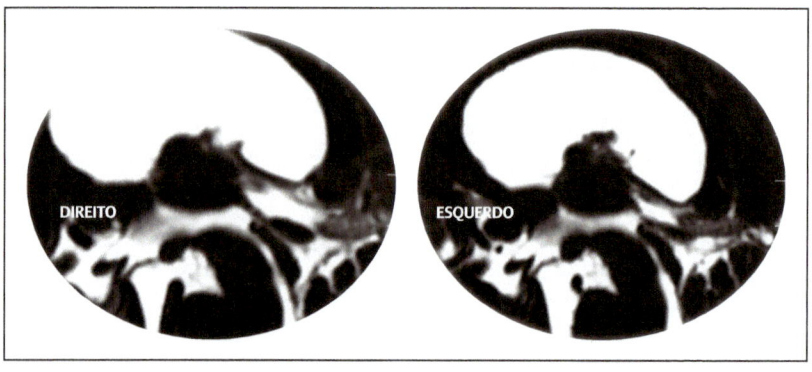

Fig. 55-3. Sequências sagitais 3D-CISS demonstrando estenose dos forames de Monro.

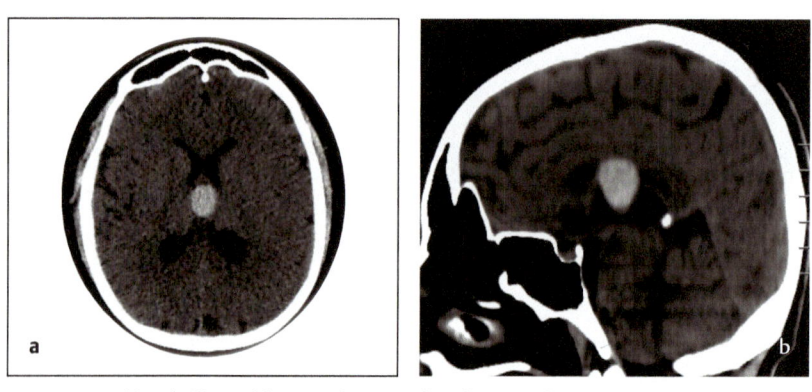

Fig. 55-4. Cortes (a) axial e (b) sagital de tomografia computadorizada craniencefálica sem contraste. Lesão ovalada e hiperatenuante no aspecto anterossuperior do III ventrículo próxima aos forames de Monro, compatível com cisto coloide de conteúdo espesso.

causar alteração do estado mental e morte súbita. Os cistos coloides são esféricos, de paredes finas, cheios de mucina, cristais de colesterol e produtos da degradação do sangue. Um cisto coloide aparece como uma massa hiperdensa bem definida no forame de Monro na TC sem contraste (Fig. 55-4). Na ressonância magnética, os cistos coloides clássicos são hiperintensos na imagem ponderada em T1 e hiperintensos, em T2. Eles podem demonstrar realce ao contraste da borda. No entanto, o tamanho não é um critério para obstrução e obstrução aguda foi observada em cistos menores.[7]

Neurocisticercose
Na imagem ponderada em T1, a parede do cisto e o escólex são hiperintensos, com o líquido do cisto sendo isointenso. Com sua degeneração, o conteúdo do cisto torna-se proteico e provoca aumento da intensidade do sinal ponderado em T1. Esses cistos intraventriculares são difíceis de visualizar na RM ponderada em T2 convencional. 3D SPACE e 3D CISS podem demonstrar melhor os cistos de neurocisticercose, que podem ser perdidos na imagem tradicional (Fig. 55-5). À medida que o cisto degenera, a parede e o escólex apresentam realce ao contraste.[7]

Neoplasias
Astrocitoma subependimário de células gigantes, neurocitoma central, subependimoma e meningioma podem causar obstrução. Astrocitomas subependimários de células gigantes (SEGA) surgem com calcificação variável e realce heterogêneo na região do forame de Monro em pacientes com esclerose tuberosa (Fig. 55-6). Pode ser difícil distinguir essa entidade do nódulo subependimário, pois ambos podem mostrar realce variável e a avaliação do crescimento em série é necessária para diagnóstico diferencial.[7]

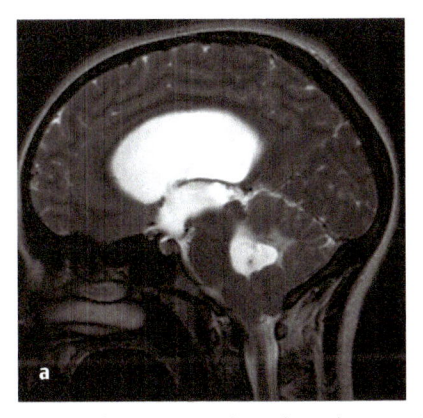

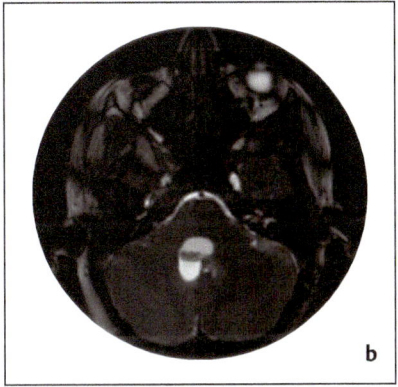

Fig. 55-5. (a,b) Sequência sagital T2 evidenciando tetraventriculomegalia com lesão amorfa no IV ventrículo e edema intersticial/transudação liquórica transependimária ao redor. Na sequência direcionada axial 3D-CISS (b) foi possível caracterizar nodulação intracística compatível com escólex de neurocisticercose.

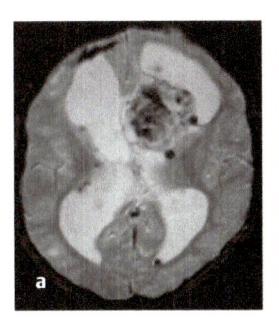

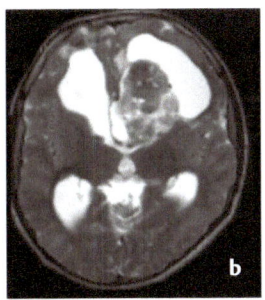

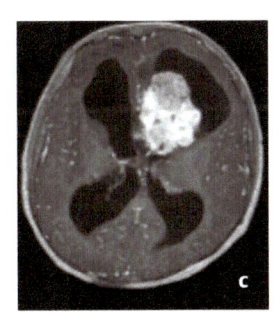

Fig. 55-6. Sequências axiais de RM ponderado em (a) T2, (b) T2 pós-contraste e (c) T1 pós-contraste. Volumosa lesão sólida e extra-axial contrastante centrada do corno frontal do ventrículo lateral esquerdo até o forame de Monro sugestiva de astrocitoma subependimário de células gigantes (SEGA) em paciente com complexa esclerose tuberosa. Nota-se, ainda, múltiplos pequenos nódulos calcificados no epêndima ventricular em a.

Um neurocitoma central é uma massa sólida ou cística com calcificação que ocorre em adultos jovens e geralmente está ligada ao septo pelúcido. Os tumores cerebrais intraparenquimatosos adjacentes ao forame de Monro podem causar obstrução extrínseca. Os exemplos incluem astrocitomas, ependimomas e metástases.[7]

Lesões Periaquedutais

Neoplasias da glândula pineal, como pineoblastoma, germinoma, podem causar obstrução ao nível do aqueduto. O germinoma geralmente ocorre em pacientes com menos de 20 anos e é mais comum em homens. O tumor envolve a porção posterior do terceiro ventrículo, englobando a calcificação pineal. Os germinomas apresentam alta celularidade com necrose, hemorragia e calcificação apresentando realce heterogêneo. Pineoblastomas ocorrem em crianças e aparecem como grandes massas celulares com calcificação periférica, necrose, hemorragia e calcificação heterogênea. Os gliomas tectais são astrocitomas de baixo grau, hiperintensos em T2 com nenhum ou mínimo realce. Lesões periaquedutais não neoplásicas que causam obstrução do aqueduto incluem malformação da veia de Galeno, hemorragia e infecções no parênquima cerebral adjacente.[7]

Quarto Ventrículo

As causas de obstrução neste nível incluem hemorragia intraventricular ou cerebelar, infarto cerebelar, infecções e neoplasias da fossa posterior. As neoplasias da fossa posterior incluem meduloblastomas, ependimomas, astrocitomas cerebelares, gliomas do tronco encefálico, hemangioblastomas, tumores do ângulo pontocerebelar e metástases. O meduloblastoma é a neoplasia infantil mais comum com alta celularidade, demonstrando hiperdenso na TC, hipointensidade de sinal de RM ponderada em T2 e realce ao contraste relativamente homogêneo. Calcificação e hemorragia são raras. O ependimoma infratentorial pode mostrar calcificação, hemorragia com realce heterogêneo. O astrocitoma pilocítico ocorre na faixa etária juvenil e é um tumor cístico cerebelar de baixo grau e crescimento lento com um nódulo mural. Os astrocitomas intrínsecos do tronco encefálico, comuns na faixa etária pediátrica, são heterogêneos com áreas de hemorragia e necrose e mostram realce heterogêneo. Já o hemangioblastoma é uma neoplasia cística com nódulo mural comum em adultos jovens. Os tumores no ângulo cerebelopontino, como o schwannoma e o meningioma, também podem causar obstrução do quarto ventrículo. As neoplasias da fossa posterior em idosos costumam ser metastáticas.[7]

Hemorragia Cerebelar e Infarto

O infarto cerebelar pode resultar em edema citotóxico progressivo, obstrução do quarto ventrículo e compressão do tronco cerebral. Na TC, os artefatos ósseos da fossa posterior podem dificultar o diagnóstico inicial. A avaliação por RM é mais sensível na detecção de isquemia precoce e infarto. A descompressão cirúrgica pode realizada quando há complicação de infartos cerebelares, como compressão do tronco encefálico e HC. A hemorragia cerebelar pode ser hipertensiva, traumática, neoplásica ou de malformação vascular. Tanto a hemorragia quanto o edema resultante podem comprimir o quarto ventrículo e causar HC obstrutiva. A descompressão cirúrgica ou drenagem do hematoma podem ser necessárias.[7]

DIAGNÓSTICO DIFERENCIAL

O diagnóstico diferencial deve incluir causas de hidrocefalia comunicante, congênita ou adquirida.

OPÇÕES DE TRATAMENTO
Estenose Aquedutal

O tratamento cirúrgico da estenose aquedutal inclui a derivação ventrículo peritoneal (DVP), TVE e aquedutoplastia endoscópica com ou sem *stent*. A identificação correta da causa e do local da obstrução é necessária, pois as técnicas endoscópicas podem ser realizadas antes e no lugar da colocação de derivações ventriculares.[7,16,17] Como a endoscopia é um método de tratamento mais recente do que as derivações liquóricas, existe uma tendência natural de superindicação. Após o trabalho de Kulkarni, antes de indicar a TVE, o ideal é colocar na tabela e ver o percentual de sucesso do procedimento. Se a probabilidade é inferior a 50% de sucesso, podemos rever a indicação, tratar com DVP e quando, mais tarde, numa eventual disfunção da DVP, a TVE poderá ser indicada.[18]

As derivações ventriculares podem estar associadas a altas taxas de complicações precoces e tardias e muitos pacientes precisam de revisões. Em mais de 200 casos estudados, considerando quase 20 anos de acompanhamento, 84% dos casos das DVPs precisaram de pelo menos uma revisão e em menos de 5%, foram necessárias mais de 10 revisões.[19] Embora sua eficácia seja alta, a TVE é um procedimento também simples e eficaz, mas devemos salientar que exige treinamento, material adequado e também pode estar associada a complicações graves, embora raras.[4,12,17,20,21] Uma metanálise recente sugeriu que a TVE não era superior às derivações ventriculares em termos de melhora dos sintomas. A TVE ainda pode reduzir complicações maiores em pacientes com HC não comunicante. Embora não tenha havido diferenças significativas relacionadas com hematoma e mortalidade, a TVE foi associada à menor incidência de infecção e reoperação. Portanto, os pacientes que realizaram a TVE tiveram menor tempo de cirurgia e internação hospitalar.[22]

Embora procedimentos de TVE bem-sucedidos tenham sido relatados em pacientes com um arranjo anatômico desfavorável, certamente o risco de lesão da artéria basilar é maior. Não há critérios definidos sobre o que constitui uma distância pré-mesencefálica aceitável para TVE; no entanto, alguns autores recomendam ver um mínimo de 3 mm de espaço de trabalho anteroposterior.[14] Outros procedimentos podem ser considerados na HC obstrutiva secundária envolvendo tumores intraventriculares tratados endoscopicamente – septostomia, aspiração de cisto e remoção do tumor.[23]

O manejo da estenose aquedutal assintomática é controverso, porque a sua história natural não está bem estabelecida. Tradicionalmente, esses pacientes são tratados de forma conservadora, com uma abordagem de observar e aguardar. Para pacientes assintomáticos que optam por renunciar ou adiar a intervenção cirúrgica, uma avaliação oftalmológica e testes neuropsicológicos de base são obtidos e, em seguida, repetidos anualmente junto com os estudos de ressonância magnética. Se houver qualquer piora inexplicável das pontuações dos testes, aumento do sistema ventricular ou o início mais precoce dos sintomas de marcha ou controle da bexiga, a intervenção cirúrgica pode ser recomendada. Se a TVE não for tecnicamente possível ou recusada, o uso da DVP está indicado. Não existem trabalhos que mostrem superioridade de uma marca ou modelo de válvula em relação as mais recentes tecnologias: regulagens externas, fluxo regulável. Para casos específicos, a válvula fluxo regulável ou as válvulas com dispositivos antigravitacionais podem ser usadas para prevenir ou tratar os sintomas da hiperdrenagem. Por outro lado, as válvulas programáveis têm sua indicação na hidrocefalia de pressão normal, também conhecida como a hidrocefalia do idoso.[14,24,25]

Hidrocefalia Secundária Não Comunicante

A remoção endoscópica primária de neurocisticercos intraventriculares é um tratamento eficaz e seguro para a hidrocefalia, juntamente com o tratamento medicamentoso (praziquantel). A neuroendoscopia permite fácil acesso aos ventrículos laterais e ao terceiro ventrículo por meio de uma única trepanação. Outros procedimentos, como a terceira ventriculostomia e/ou septostomia, também podem ser bastante eficazes. As abordagens inter-hemisférica transcalosa e transcortical-transventricular do ventrículo lateral e do terceiro ventrículo por meio de craniotomia são os procedimentos considerados "padrão" para a remoção de cistos intraventriculares, mas podem ser tecnicamente difíceis e com risco de complicações. As abordagens microcirúrgicas para a porção posterior do terceiro ventrículo posterior também são tecnicamente custosas e requerem um longo tempo operatório com risco significativo.[24]

Em razão da melhora das imagens de RM do tronco encefálico e da placa tectal, os tumores têm sido cada vez mais diagnosticados como uma causa de estenose de aqueduto de início tardio e HC. A derivação do líquido cefalorraquidiano pode ser necessária como intervenção cirúrgica. Mais recentemente, a TVE tem sido defendida como o tratamento de escolha nesses pacientes.[16]

É importante notar que os tumores radiossensíveis da região pineal que causam HC obstrutiva, como germinomas, geralmente encolherão como resultado do tratamento, embora isso não signifique, necessariamente, que o aqueduto cerebral irá se reabrir ao fluxo do LCR. Da mesma forma, a ressecção, que em alguns casos pode ser completa, pode resultar em gliose ao longo das vias do LCR e, assim, criar uma HC obstrutiva permanente. Portanto, é errado esperar que o tratamento cirúrgico e oncológico desses tumores elimine a dependência da derivação ventriculoperitoneal.[23]

A presença de uma HC associada a infartos cerebelares varia entre 10,9 e 27,2% em algumas séries clínicas maiores de pacientes com acidente vascular cerebral cerebelar. O procedimento mais comum é o implante de uma drenagem ventricular externa para controle da HC. Se houver compressão do tronco cerebral, a craniectomia suboccipital com a remoção de tecido necrótico também pode ser considerada. A TVE já foi usada com sucesso em pacientes com HC causada por hematomas cerebelares como alternativa à colocação de derivação ventricular externa ou ventriculoperitoneal.[26]

COMPLICAÇÕES

A cirurgia neuroendoscópica é um procedimento promissor para evitar os problemas de dependência de derivações ventriculares ou hiperdrenagem; entretanto, a taxa de sucesso após a ventriculostomia pode depender da função preservada da dinâmica do LCR no espaço subaracnóideo de uma HC não comunicante de longa data.[11] As taxas de falha e infecção associadas às derivações ventriculoperitoneais são significativas; além disso, podem ocorrer hematomas subdurais e múltiplas revisões de derivações para o tratamento de cefaleias crônicas de baixa pressão.[16,23]

Um dos eventos adversos após a biópsia endoscópica de tumores intraventriculares é a disseminação liquórica do tumor. Isso parece ocorrer com maior frequência em germinomas, pineoblastomas e gliomas de alto grau. Se o procedimento da TVE for realizado ao mesmo tempo da biópsia endoscópica, o tumor é potencialmente disseminado por todos os compartimentos cranioespinhais, possivelmente relegando o paciente à radioterapia de neuroeixo em vez de apenas em um campo ventricular.[14]

> **DICAS**
> - O TVE está associado à alta taxa de bons resultados em longo prazo em pacientes com HC obstrutiva. Falhas com recorrência de sintomas neurológicos geralmente ocorrem nos primeiros anos, enquanto a maioria dos pacientes com TVE funcionando três a quatro anos ou mais após o procedimento pode ser considerada definitivamente curada, embora seja recomendado acompanhamento vitalício, pois a obstrução da ostomia pode acontecer em qualquer tempo;
> - Uma das complicações pouco descritas no tratamento à hidrocefalia com TVE em crianças pequenas é a manutenção ou progressão da macrocrania. Até o presente momento, não há uma correlação direta entre o tamanho do manto cortical e o desenvolvimento neuropsicomotor.

REFERÊNCIAS BIBLIOGRÁFICAS

1. Ransohoff J, Shulman K, Fishman RA. Hydrocephalus: a review of etiology and treatment. J Pediatr. 1960;56:399-411.
2. Dandy WE, Blackfan KD. Internal hydrocephalus: an experimental, clinical, and pathological study. Am J Dis Child. 1914;8:406-82.
3. Agarwal A, Bathla G, Kanekar S. Chapter 4: Imaging of Communicating Hydrocephalus, Semin Ultrasound CT MRI. 2016;37(2):100-2.
4. Eide PK. The pathophysiology of chronic noncommunicating hydrocephalus: lessons from continuous intracranial pressure monitoring and ventricular infusion testing. J Neurosurg. 2018;129(1):220-33.

5. Almeida MSC, Sousa Filho LF, Rabello PM, Santiago M. International Classification of Diseases – 11th revision: from design to implementation. Rev Saude Publica. 2020;54:104.
6. Orešković D, Klarica M. The formation of cerebrospinal fluid: nearly a hundred years of interpretations and misinterpretations. Brain Res Rev. 2010;64(2):241-62.
7. Maller V, Gray RI. Non- communicating Hydrocephalus, Semin Ultrasound CT MRI. 2016;37(2):109-19.
8. Santamarta D, Díaz Alvarez A, Gonçalves J M, Hernández J. Outcome of endoscopic third ventriculostomy. Results from an unselected series with noncommunicating hydrocephalus. Acta Neurochir (Wien). 2005;147(4):377-82.
9. Warf B C, Campbell JW, Riddle E. Initial experience with combined endoscopic third ventriculostomy and choroid plexus cauterization for post-hemorrhagic hydrocephalus of prematurity: the importance of prepontine cistern status and the predictive value of FIESTA MRI imaging. Childs Nerv Syst. 2011;27(7):1063-71.
10. Fukuhara T, Luciano MG. Clinical features of late-onset idiopathic aqueductal stenosis. Surg Neurol. 2001;55(3):132-6.
11. Oi S, Shimoda M, Shibata M, et al. Pathophysiology of long-standing overt ventriculomegaly in adults. J Neurosurg. 2000;92(6):933-40.
12. Gangemi M, Mascari C, Maiuri F, et al. Long-term outcome of endoscopic third ventriculostomy in obstructive hydrocephalus. Minim Invasive Neurosurg. 2007;50(5):265-9.
13. Tisell M, Tullberg M, Hellström P, et al. Neurological symptoms and signs in adult aqueductal stenosis. Acta Neurol Scand. 2003;107(5):311-7.
14. Bergsneider M, Miller C, Vespa PM, Hu X. Surgical management of adult hydrocephalus. Neurosurgery. 2008;62(2):643-59.
15. Hurni Y, Poretti A, Schneider J, et al. Arrested Hydrocephalus in Childhood: Case Series and Review of the Literature. Neuropediatrics. 2018;49(5):302-9.
16. Javadpour M, Mallucci C. The role of neuroendoscopy in the management of tectal gliomas. Childs Nerv Syst. 2004;20(11-12):852-7.
17. Tisell M. How should primary aqueductal stenosis in adults be treated? A review. Acta Neurol Scand. 2005;111(3):145-53.
18. Kulkarni AV, Drake JM, Kestle JR, et al. Canadian Pediatric Neurosurgery Study Group. Predicting who will benefit from endoscopic third ventriculostomy compared with shunt insertion in childhood hydrocephalus using the ETV Success Escore. J Neurosurg Pediatr. 2010;6(4):310-5. Erratum in: J Neurosurg Pediatr. 2011;7(2):221.
19. Stone JJ, Walker CT, Jacobson M, et al. Revision rate of pediatric ventriculoperitoneal shunts after 15 years. J Neurosurg Pediatr. 2013;11(1):15-9.
20. Jallo GI, Kothbauer KF, Abbott IR. Endoscopic third ventriculostomy. Neurosurg Focus. 2005;19(6):E11.
21. Depreitere B, Dasi N, Rutka J, et al. Endoscopic biopsy for intraventricular tumors in children. J Neurosurg. 2007;106(5):340-6.
22. Jiang L, Gao G, Zhou Y. Endoscopic third ventriculostomy and ventriculoperitoneal shunt for patients with noncommunicating hydrocephalus: A PRISMA-compliant meta-analysis. Medicine (Baltimore). 2018;97(42):e12139.
23. O'Brien DF, Hayhurst C, Pizer B, Mallucci CL. Outcomes in patients undergoing single-trajectory endoscopic third ventriculostomy and endoscopic biopsy for midline tumors presenting with obstructive hydrocephalus. J Neurosurg. 2006;105(3):219-26.
24. Bergsneider M, Holly LT, Lee JH, et al. Endoscopic management of cysticercal cysts within the lateral and third ventricles. J Neurosurg. 2000;92(1):14-23.
25. Williams MA, Malm J. Diagnosis and Treatment of Idiopathic Normal Pressure Hydrocephalus. Continuum (Minneap Minn). 2016;22(2):579-99.
26. Baldauf J, OertelJ, Gaab MR, Schroeder HW. Endoscopic third ventriculostomy for occlusive hydrocephalus caused by cerebellar infarction. Neurosurgery. 2006;59(3):539-44.

CAPÍTULO 56

HIDROCEFALIA DE PRESSÃO NORMAL

Paulo Ronaldo Jubé Ribeiro • Sebastião Berquó Peleja
Poliana de Oliveira Castro • Cilmária Leite Franco

INTRODUÇÃO/HISTÓRICO

Em 1957, Salomón Hakim foi o primeiro a identificar a síndrome de hidrocefalia de pressão normal (HPN). Posteriormente, em 1965, Hakim e Adams publicaram o trabalho de título: *Algunas observaciones sobre la presión del LCR. Síndrome hidrocefálica no adulto, com pressão normal do líquido céfalo-raquídeo*, em que descreveram a hidrocefalia oculta ou síndrome de Hakim-Adams, mediante a identificação da tríade: demência, apraxia da marcha e distúrbios urinários.[1,2]

Inicialmente não havia métodos diagnósticos de imagem como tomografia computadorizada (TC) ou ressonância magnética (RM), e ainda mesmo após o surgimento das mesmas e o auxílio de outros testes diagnósticos, a identificação da HPN continuou complexa e conceitualmente clínica.[3]

O prognóstico da hidrocefalia foi modificado a partir do advento das válvulas. Inicialmente, estas possuíam mecanismos de pressão fixa e, posteriormente, foram desenvolvidas as válvulas autorreguláveis ou de fluxo, e as reguláveis ou programáveis. O objetivo destas é o melhor controle da drenagem liquórica e, consequentemente, menores taxas de complicações. Hoje também existem estudos que comprovam a eficácia da técnica endoscópica. Esta evolução demonstra que há muito o que se explorar sobre a fisiopatologia e as possibilidades de tratamento.[4]

A epidemiologia da HPN ainda é pouco precisa e os estudos apresentam grande variabilidade. Isto ocorre mediante a dificuldade em estabelecer o diagnóstico, tendo em vista que a tríade nem sempre se faz presente, e os diagnósticos diferenciais com outros quadros demenciais tornam a patologia subdiagnosticada ou diagnosticada de modo errado. A maioria dos estudos demonstra que a taxa de prevalência varia de 0,3% a 3% em pacientes com mais de 65 anos, independente do sexo.[5]

QUADRO CLÍNICO

O quadro clínico da HPN se desenvolve por caráter insidioso e progressivo. As alterações da deambulação geralmente são os primeiros sinais da doença e incluem lentificação e instabilidade da marcha, com passos curtos, de baixa amplitude e arrastados (marcha magnética), por vezes associada à instabilidade postural e retropulsão. Também descrita como marcha apráxica pela dificuldade no sequenciamento necessário à locomoção, é a alteração clínica mais relevante para predição da resposta ao tratamento.[6,7]

A incontinência urinária é a segunda manifestação mais característica, e geralmente acompanha as alterações da marcha, sendo a urgência urinária sua apresentação mais frequente. A deformação de fibras sacrais do trato corticospinal periventricular é aparentemente a responsável pela disfunção urinária.[7]

Mesmo compondo o quadro clínico clássico, a demência é a manifestação menos característica da HPN. Quando presente, é do tipo subcortical, com desatenção, latência na evocação e perda da espontaneidade, sendo a última manifestação a responder ao tratamento.[8] É uma das poucas causas de demência reversíveis e quanto mais precoce o diagnóstico e o tratamento maior é a probabilidade de reversão do quadro.[9]

DIAGNÓSTICO E EXAMES COMPLEMENTARES

O diagnóstico da HPN é feito diante de uma história clínica compatível, associada a um método de imagem: tomografia ou ressonância.

O exame complementar é necessário para excluir outros diagnósticos e avaliar se há dilatação dos ventrículos. Esta é medida pelo índice de Evans (razão entre a maior distância dos cornos frontais e o maior diâmetro biparietal), sendo o aumento ventricular diagnosticado quando for maior ou igual a 0,3 (Figs. 56-1 e 56-2).[8]

Outras alterações sugestivas de hidrocefalia são a dilatação do terceiro ventrículo e dos cornos temporais dos ventrículos laterais, aumento do ângulo caloso, redução da distância mamilopontina, afinamento e elevação do corpo caloso (Figs. 56-3 e 56-4).[9]

A RNM é preferencialmente utilizada por fornecer número maior de informações para o diagnóstico, como a presença de transudação ependimária, alterações na substância branca, estudo dinâmico do liquor através do aqueduto cerebral, além de facilitar a avaliação de atrofia cortical e hipocampal, presente na doença de Alzheimer e ausente na HPN (Fig. 56-5).[7-9]

Técnicas funcionais de imagem, como tomografia computadorizada por emissão de fóton único (SPECT) e cisternografia com radionuclídeo não são indicados rotineiramente.[8]

Não raramente, a avaliação inicial é inconclusiva. Neste contexto, é necessário o uso de testes invasivos e não invasivos para o auxílio diagnóstico e predição da resposta ao tratamento.[8]

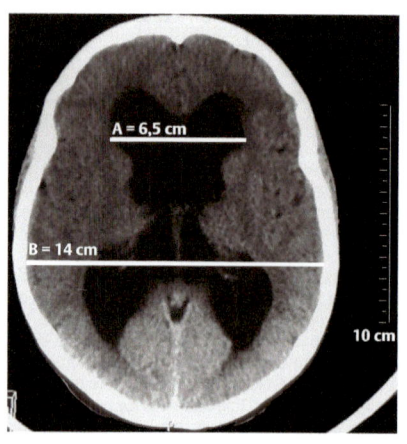

Fig. 56-1. Tomografia de crânio. Índice de Evans de 0,46 (razão A/B).

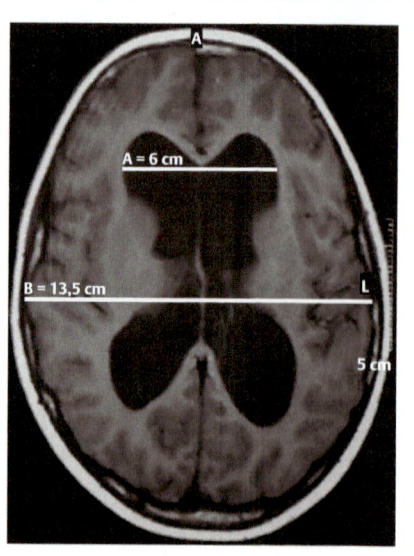

Fig. 56-2. Ressonância de crânio em T1. Índice de Evans de 0,44 (razão A/B).

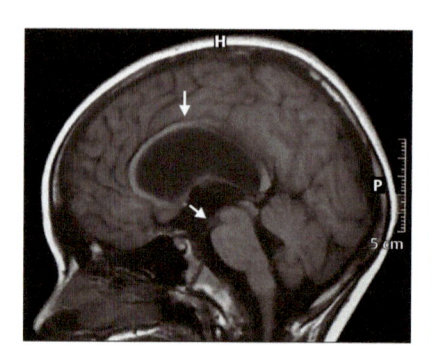

Fig. 56-3. Ressonância de crânio em T1. Elevação e afinamento do corpo caloso (seta superior). Redução da distância mamilopontina (seta inferior).

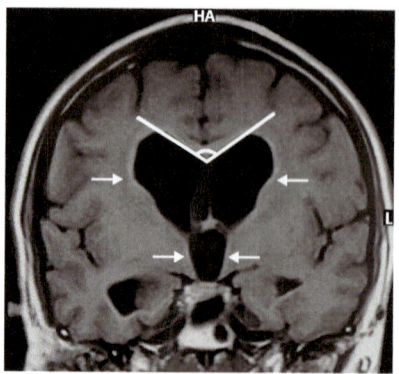

Fig. 56-4. Ressonância de crânio em T1. Aumento do ângulo caloso, dilatação dos ventrículos laterais (setas superiores) e do terceiro ventrículo (setas inferiores).

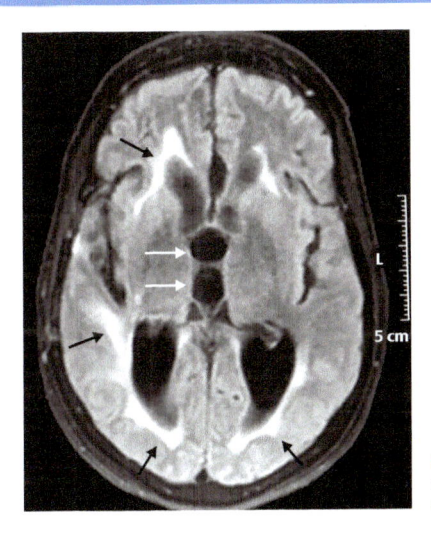

Fig. 56-5. Ressonância de crânio em FLAIR. Dilatação do terceiro ventrículo (setas brancas) e transudação ependimária (setas pretas).

MEDIDA DA PRESSÃO DE ABERTURA DO LIQUOR

O conceito de pressão liquórica normal como definição da HPN é criticado atualmente. O valor médio da pressão de abertura do líquor em pacientes com diagnóstico de HPN é de 11 mmHg, podendo variar de 4,4 a 17,6 mmHg, enquanto indivíduos normais apresentam valor médio de 8,8 mmHg.[8]

Embora possa apresentar picos transitórios de elevação pressórica e valor médio acima do observado em voluntários saudáveis, a pressão de abertura liquórica em portadores de HPN é muito inferior à observada na hidrocefalia aguda e secundária, que cursa com elevação mantida e valores muito além do fisiológico.[8]

TESTES DIAGNÓSTICOS COMPLEMENTARES

Tap Test

Inicialmente é avaliada a função cognitiva, marcha e incontinência urinária, seguida da retirada de 30 a 50 mL de liquor por punção lombar. Repete-se a avaliação inicial em 30-60 minutos. O teste pode ser aplicado por até 3 dias, sendo a melhora da marcha o melhor preditor de boa resposta à derivação ventriculoperitoneal.[7]

Drenagem Lombar Prolongada

Drenagem lombar contínua por 3 a 5 dias. É mais sensível que o *tap test* como preditora da resposta à derivação liquórica. Em duas séries, quando estendida para 5 a 6 dias de drenagem lombar, mostrou-se 100% eficaz para determinar a resposta positiva com a derivação. Deve-se atentar para o risco de tal procedimento em idosos, vistas as potenciais complicações.[7]

Monitorização da Pressão Intracraniana

Instalação de dispositivo de monitorização da pressão intracraniana (PIC) permite o registro contínuo e prolongado da PIC, revelando ondas episódicas de alta pressão e que geralmente não são aferidas em punção lombar isolada.[7]

Fluxo de Saída do Liquor

Requer uma punção lombar para infusão de solução estéril (soro fisiológico, ringer lactato ou liquor artificial) e um sistema de monitorização da PIC. Injeta-se de 0,5 a 5 mL por minuto da solução pela punção lombar, com registro da PIC tanto durante a injeção, quanto ao longo da análise do fluxo de saída, após a PIC atingir nível predeterminado. Alguns estudos aventaram que resistência elevada ao fluxo de saída seria um preditor de boa resposta à derivação liquórica, embora revisões recentes tenham revelado achados inconsistentes das medidas pressóricas do fluxo de saída do liquor.[7]

ROTEIRO DIAGNÓSTICO

Não existe um sintoma ou um achado patognomônico da HPN. Por isso, o diagnóstico é proposto, sendo classificado em HPN provável, possível e improvável (Quadro 56-1).[7,8]

Quadro 56-1. Classificação Diagnóstica da HPN[8]

HPN provável	História
	Início insidioso; após os 40 anos; duração mínima de 3-6 meses, com progressão; sem evidência ou antecedente de TCE, meningite, tumor, hemorragia cerebral ou outra causa secundária de hidrocefalia; ausência de comorbidade que seja suficiente para justificar as alterações apresentadas
	Clínica
	■ Marcha: pelo menos dois dos seguintes, e que não possam ser justificados por outra patologia • Redução da altura do passo • Comprimento do passo reduzido • Redução da velocidade da marcha • Balanço do tronco aumentado ao andar • Alargamento da base • Virar em bloco (três ou mais passos para volta de 180°) • Retropulsão • Dedos voltados para fora ao deambular ■ Cognição: documentar prejuízo (ajustado pela idade e escolaridade) e/ou baixa *performance* em testes como o mini-mental, ou pelo menos dois dos seguintes: • Lentificação psicomotora • Redução da velocidade motora fina • Redução da acurácia motora fina • Dificuldade para divisão ou em manter-se atento • Prejuízo da memória, principalmente para fatos recentes • Disfunção executiva, como memória de trabalho, procedimentos sequenciais, formulação de abstrações • Alterações de comportamento e personalidade ■ Disfunção urinária: pelo menos um dos seguintes: • Incontinência urinária episódica ou persistente não atribuível a disfunção urológica • Incontinência urinária persistente • Incontinência urinária e fecal Ou pelo menos dois dos seguintes: urgência urinária (percepção frequente da necessidade de urinar); frequência urinária (urinar mais de 6 vezes em 12 horas); noctúria (urinar mais de 2 vezes por noite)
	Imagem
	Ventriculomegalia (índice de Evans ≥ 0,3) não atribuível a atrofia cerebral ou congênita; ausência de obstrução macroscópica ao fluxo liquórico; pelo menos um dos seguintes, como aumento dos cornos temporais dos ventrículos laterais, alterações de sinal periventriculares não atribuíveis a microangiopatia ou desmielinização, ângulo caloso ≥ 40° e ausência de alterações de fluxo pelo aqueduto e quarto ventrículo.
	Pressão de abertura do líquor
	Pressão na faixa de 5-18 mmHg (ou 70-245 mmH$_2$O) determinada por punção lombar ou procedimento semelhante
HPN possível	História
	Sintomas de início subagudo ou indeterminado; início em qualquer idade após a infância; duração inferior a 3 meses ou indeterminada; sintomas seguidos de TCE leve, hemorragia cerebral, meningite; coexistência com outras patologias neurologias, psiquiátricas ou desordens clínicas gerais; sintomas não progressivos ou sem evidência clara de progressão
	Clínica
	Pelo menos um dos seguintes: ■ Incontinência e/ou prejuízo cognitivo na ausência de distúrbio da marcha ■ Distúrbio da marcha ou demência isolados
	Imagem
	Ventriculomegalia, porém associada a qualquer dos seguintes: ■ Atrofia cerebral suficiente para justificar a dilatação ventricular ■ Lesões estruturais que possam influenciar no tamanho ventricular
	Pressão de abertura do liquor
	Pressão fora da faixa da HPNI provável ou quando não é possível aferir
HPN improvável	Sem evidência de ventriculomegalia; sinais de HIC como papiledema; nenhum componente da tríade presente; sintomas justificáveis por outras etiologias

DIAGNÓSTICOS DIFERENCIAIS

A HPN possui diversos diagnósticos diferenciais e eles estão associados a cada componente da tríade clínica.[10]

Quanto ao distúrbio cognitivo, devem-se descartar, primeiramente, as demências mais prevalentes, como a doença de Alzheimer. Esta se diferencia da HPN por ser de evolução mais longa e arrastada, sendo a fase tardia acompanhada de distúrbios psiquiátricos mais evidentes, além de disfunção cortical focal e aumento dos sulcos nos exames de imagem, tornando-se mais fácil sua diferenciação.[3]

As outras causas de demência também devem ser investigadas, sendo estes os distúrbios neurodegenerativos: doença de corpos de Lewy, doença de Huntington, demência frontotemporal, atrofia de múltiplos sistemas, encefalopatia espongiliforme, degeneração corticobasal e demências vasculares. Dentre as possíveis alterações metabólicas, o hipotireoidismo, deve ser sempre considerado por ser reversível, suspeitado principalmente em quadros de oscilações abruptas de humor. Ainda, deve-se considerar a possibilidade de hematoma subdural crônico, mediante história de déficit cognitivo recente e progressivo, associado, na maioria dos casos, à história de traumatismo craniencefálico.[5,11-13]

A alteração da marcha, por sua vez, deve ser diferenciada da doença de Parkinson (DP), pois é a patologia de maior semelhança com HPN quanto ao distúrbio de motricidade. Entretanto, na DP, os pacientes apresentam desequilíbrio acentuado, marcha de pequenos passos com base alargada, postura fletida do tronco, ausência de balanço dos braços, instabilidade ao parar e dificuldade para interromper o movimento, além disso, apresentam os demais estigmas parkinsonianos.[14]

Quanto ao distúrbio esfincteriano, é necessário afastar outras causas de urgência e incontinência urinária. No homem, prostatismo e, na mulher, cistocele, e afastar quadros de infecção urinária.[15]

Entretanto, há de se considerar a coexistência de múltiplas doenças, e o diagnóstico de HPN não deve ser excluído mesmo em pacientes com outros quadros neurológicos, incluindo os demenciais.[5]

TRATAMENTO CIRÚRGICO E COMPLICAÇÕES

O diagnóstico da HPN deve ser realizado precocemente com o objetivo de definir a melhor técnica cirúrgica e diminuir o risco de complicações relacionadas com o procedimento. A maioria dos pacientes elegíveis para terapêutica são idosos, e assim devemos avaliar as comorbidades e escolher uma forma de tratamento com a menor chance de complicação, evitando o número de reinternações.

O tratamento cirúrgico consiste na derivação ventricular com válvula, sendo a peritoneal a mais usada, ou terceiroventriculostomia endoscópica (TVE). Embora o mecanismo de recuperação após o tratamento com *shunt* permaneça incerto, sugere-se que o procedimento melhore a depuração do LCR e ajuste a pressão intracraniana (PIC). As derivações do LCR também podem facilitar a excreção de metabólitos extracelulares cerebrais, que incluem proteínas neurotóxicas como beta-amiloide (Aβ) e tau fosforilada (*p-tau*).[16]

O desfecho funcional pós-operatório é avaliado com base na percepção do paciente e da família sobre a melhora da sua atividade, em termos de atividades físicas, melhora no comportamento geral, cognição, controle urinário, a dependência de órtese ou terceiros para a execução de seus movimentos, mudanças no equilíbrio e aumento na distância da marcha.[17] A seguir serão abordadas as possibilidades de tratamento.

Derivação Ventriculoperitoneal (DVP)

O tratamento cirúrgico padrão é a derivação ventriculoperitoneal (DVP), um procedimento comum na prática neurocirúrgica, mas com elevada ocorrência de complicações, como hemorragias intracranianas (intraparenquimatosa e intraventricular), infecção, epilepsia, hipodrenagem, hiperdrenagem com efusão subdural ou hematoma subdural crônico e alto índice de revisões, chegando a 50% nos 2 primeiros anos de *shunt*.[9,18]

Em razão das complicações da DVP, principalmente hiperdrenagem, são propostas opções terapêuticas como a TVE, DLP e discute-se o custo x benefício quando se comparam as válvulas de pressão fixa com as válvulas programáveis e as válvulas reguladas por fluxo e dispositivo antissifão.[19]

Terceiroventriculostomia Endoscópica (TVE)

A TVE é um procedimento endoscópico mais novo e menos invasivo, mais fisiológico, embora tenha complicações e o neurocirurgião deva estar familiarizado com este tipo de abordagem. Comparando-se a TVE com DVP, estima-se que 19% dos pacientes que foram submetidos ao implante de uma válvula de baixa pressão (pressão fixa) tenham tido hiperdrenagem com uma redução significativa no tamanho ventricular e hematoma subdural crônico. Não houve complicações pós-operatórias no grupo da TVE.[4,18]

Após o sucesso da TVE, os resultados esperados na ressonância magnética de rotina incluem regressão no tamanho do ventrículo, do edema intersticial e demonstração do *flow void* (sinal de vazio) na comunicação feita.[9]

Derivação Lomboperitoneal (DLP)

No Japão, a derivação lomboperitoneal (DLP) é usada com mais frequência. O tratamento com DLP foi reconhecido como um tratamento eficaz, minimizando complicações intracranianas. A prevalência da obesidade na população japonesa também é menor que nos estudos europeus e norte-americanos, com menor taxa de mau funcionamento da DLP.[20]

Em um ano de observação houve melhora dos sintomas em 77% da DVP × 75% na DLP, eventos graves adversos graves em 15% na DVP × 22% na DLP e a revisão do *shunt* foi mais comum na DLP (7% × 1% na DVP).[20]

Válvulas de Pressão Fixa × Válvulas Programáveis × Válvulas Reguladas por Fluxo com Mecanismo Antissifão (MAS)

A hiperdrenagem é a principal complicação pós-*shunt*s em HPN, com incidência de até 25%.[19] Para minimizar este efeito, podem ser usadas válvulas programáveis e com mecanismo antissifão (MAS).[21]

Apesar do menor custo de uma válvula de pressão fixa, sua maior taxa de revisões justifica o implante inicial de uma válvula de pressão programável.[21]

Contudo, o uso crescente de válvulas programáveis não foi capaz de neutralizar completamente o "efeito de desvio" estabelecido como mecanismo dominante para o excesso de drenagem. A sifonagem surge de um efeito de sucção relacionado com a dinâmica do fluxo do liquor causada pelo aumento da pressão hidrostática na posição vertical.[19]

A taxa de revisão cirúrgica em decorrência de hiperdrenagem em válvula programável foi de 14,4% e nenhuma revisão foi feita em pacientes com válvula com MAS, além de terem apresentado melhor desfecho clínico. Esta diferença entre os dois grupos não atingiu significância estatística em razão de baixo número de pacientes. Entretanto, em alguns grupos, recomenda-se a MAS em detrimento da programável.[22]

DICAS

- História e exame físico são determinantes na pesquisa diagnóstica;
- Quando estiver em dúvida, é melhor reavaliar com 1 mês, depois com 3 meses, antes de indicar a cirurgia;
- Válvulas programáveis têm menor taxa de reoperações, e este resultado é ainda melhor com associação de mecanismos antissifão;
- A TVE pode funcionar apenas temporariamente, mas vale indicar quando o padrão de imagem for do tipo obstrutivo (triventricular);
- O paciente deve permanecer em repouso nas primeiras 24 a 48 horas de pós-operatório, até que se estabeleça um equilíbrio inicial do sistema de derivação com a fisiologia do paciente.

REFERÊNCIAS BIBLIOGRÁFICAS

1. Hakim S. Some observations on CSF pressure: Hydrocephalic syndrome in adults with normal CSF pressure. Bogotá: Neurosurgery Javeriana University School of Medicine, 1964.
2. Wallenstein MB, McKhann GM 2nd. Salomon Hakim and the discovery of normal-pressure hydrocephalus. Neurosurgery. 2010;67(1):155-9.
3. Pereira RM, Mazeti L, Lopes DCP, Pinto FCG. Hidrocefalia de pressão normal: visão atual sobre a fisiopatologia, diagnóstico e tratamento. Arq bras neurocir. 2012;31(1).
4. Oliveira MF, Reis RC, Trindade EM, Pinto FC. Evidences in the treatment of idiopathic normal pressure hydrocephalus. Rev Assoc Med Bras (1992). 2015;61(3):258-62.
5. Mori E, Ishikawa M, Kato T, et al. Guidelines for management of idiopathic normal pressure hydrocephalus: second edition. Neurol Med Chir (Tokyo). 2012;52(11):775-809.
6. Stein LM. Clinical evaluation of adult hydrocephalus. In: Winn HR (Ed.). Youmans and Winn neurological surgery. Philadelphia. 2017;7:282-5.
7. Verrees M, Selman WR. Management of normal pressure hydrocephalus. Am Fam Physician. 2004;70(6):1071-8.
8. Relkin N, Marmarou A, Klinge P, et al. Diagnosing idiopathic normal-pressure hydrocephalus. Neurosurgery. 2005;57(3):S4-16.
9. Kartal MG, Algin O. Evaluation of hydrocephalus and other cerebrospinal fluid disorders with MRI: An update. Insights Imaging. 2014;5(4):531-41.
10. Lopes AA, Lima LD, Godoi VH, et al. Avaliação de sintomas demenciais em idosos. Caderno de Graduação – Ciências Humanas e Sociais UNIT/AL. 2017;4(2):63-76.
11. Bugalho P, Alves L, Ribeiro O. Normal pressure hydrocephalus: a qualitative study on outcome. Arq Neuropsiquiatr. 2013;71(11):890-5.
12. Junior PO, Cruz M, Vieira R, et al. Hematoma subdural crônico como complicação do tratamento de paciente com a síndrome clínica da hidrocefalia de pressão normal (HPN). Revista de Medicina da UFC; Revista de Medicina da UFC. 2016;56(2).
13. Trachtenberg E, Passos IC, Kleina WW, et al. Hypothyroidism and severe neuropsychiatric symptoms: a rapid response to levothyroxine. Revista Brasileira de Psiquiatria. 2012;34:501-2.

14. Greenberg DA, Aminoff MJ, Simon RP. Neurologia Clínica. 2014:(8).
15. Octavina RRM, Didiesdle HA, Ada SL, Marines HR. Hidrocefalia normotensa. Presentación de un caso. MediSur. 2017;15:113-9.
16. Nakajima M, Miyajima M, Akiba C, et al. Lumboperitoneal shunts for the treatment of idiopathic normal pressure hydrocephalus: a comparison of small-lumen abdominal catheters to gravitational add-on valves in a single center. Oper Neurosurg (Hagerstown). Pub Med. 2018.
17. Chotai S, Medel R, Herial NA, Medhkour A. External lumbar drain: A pragmatic test for prediction of shunt outcomes in idiopathic normal pressure hydrocephalus. Surg Neurol Int. 2014;5:12.
18. Tudor K I, Tudor M, McCleery J, Car J. Endoscopic third ventriculostomy (ETV) for idiopathic normal pressure hydrocephalus (iNPH). Cochrane Database Syst Rev. 2015;(7):CD010033.
19. Suchorska B, Kunz M, Schniepp R, et al. Optimized surgical treatment for normal pressure hydrocephalus: comparison between gravitational and differential pressure valves. Acta Neurochir (Wien). 2015;157(4):703-9.
20. Miyajima M, Kazui H, Mori E, Ishikawa M, Sinphoni-Investigators obot. One-year outcome in patients with idiopathic normal-pressure hydrocephalus: comparison of lumboperitoneal shunt to ventriculoperitoneal shunt. J Neurosurg. 2016;125(6):1483-92.
21. Miyake H. Shunt devices for the treatment of adult hydrocephalus: recent progress and characteristics. Neurol Med Chir (Tokyo). 2016;56(5):274-83.
22. Bozhkov Y, Roessler K, Hore N, et al. Neurological outcome and frequency of overdrainage in normal pressure hydrocephalus directly correlates with implanted ventriculo-peritoneal shunt valve type. Neurol Res. 2017;39(7):601-5.

CAPÍTULO 57

SÍNDROME DA HIPERTENSÃO INTRACRANIANA IDIOPÁTICA BENIGNA

Carlos Umberto Pereira • Nícollas Nunes Rabelo

HISTORICO

A hipertensão intracraniana idiopática (HII) foi descrita, inicialmente, pelo médico alemão Henrich Quincke, em 1893, após a introdução da punção lombar, relatou o primeiro caso e naquela ocasião denominou de meningite serosa e se referia a um quadro de hipertensão intracraniana (HIC) sem hidrocefalia nem lesão ocupando espaço.[1] Antigamente era conhecida como *brain swelling* de causa desconhecida, meningite serosa, hidrocefalia tóxica ou otítica e pseudoabscesso. O nome pseudotumor *cerebri* (PTC) começou em 1904, por None, que ocasionou muitos debates propondo mudanças para HIB, HII, onde cada uma tinha suas particularidades.[2] Em 1955 Foley usou o termo hipertensão intracraniana benigna (HIB) para distinguir de HIC em decorrência de um processo maligno.[3] Em 1969, Buccheit *et al.* introduziram o termo hipertensão intracraniana idiopática (HII), sendo agora largamente usada para casos não identificados para HII.[4] Na era pré-tomografia computadorizada (TC), quando o paciente com HIC não apresentava lesão ocupando espaço, era diagnosticado como PTC.

Nos dias atuais existem três termos:

1. Pseutotumor cerebral (PTC);
2. Hipertensão intracraniana benigna (HIB);
3. Hipertensão intracraniana idiopática (HII).

Os termos HIB e PTC estão atualmente em desuso, uma vez que ocorre comprometimento grave ou irreversível. A HII é uma condição quando existe um quadro de HIC sem lesão de massa ou alguma outra anormalidade ou LCR normal.[5] Em 2013, Friedman propõe a denominação Síndrome PTC, englobando assim uma série de condições que abarcam a HIC realmente idiopática e a HIC secundária a patologias neurológicas e extraneurológicas, assim como os fármacos que podem causar a síndrome.[6]

QUADRO CLÍNICO

O quadro clínico é de uma paciente jovem ou meia-idade, obesa, com cefaleia e ocasionalmente distúrbio visual. Geralmente o paciente só procura ajuda médica por ocasião do distúrbio visual. Outros sintomas associados são: tontura, náusea, vômito, *tinnitus* e diminuição da audição. Pode apresentar, com menor frequência, dor nos ombros e braços (provavelmente em decorrência de dilatação das raízes espinhais.[7] As queixas mais comuns são cefaleia e diminuição da acuidade visual.[8,9]

De acordo com os critérios formulados pela International Headache Society's (IHS)[10] sobre a classificação de cefaleia são:

- Papiledema;
- *Enlarged blint spot* (aumento da mancha cega);
- Déficit de campo visual;
- Paralisia do VI nervo craniano.

Paciente alerta com exame neurológico normal ou que demonstra algumas das seguintes anormalidades:

- Aumento da pressão de abertura do LCR (maior que 200 mmH$_2$O em não obeso e maior que 250 mmH$_2$O em obeso) medido através da punção lombar ou por monitorização da pressão epidural ou intraventricular;
- Bioquímica e celularidade do LCR normal;
- Doença intracraniana afastada por investigação apropriada;
- Nenhuma causa metabólica, tóxica ou hormonal de hipertensão intracraniana.

Critérios de diagnóstico para HII foram desenvolvidos em 1937, por Dandy, e modificados em 2002, por Friedman e Jacobson,[5] que definiram de acordo com as seguintes características: 1. sintomas relatados à elevação da pressão intracraniana (PIC) com etiologia desconhecida e nenhum sinal neurológico focal; 2. Imagem cerebral normal; 3. Elevação da pressão do LCR > 20 mmHg para pacientes não obesos e 25 mmHg para pacientes obesos; 4. composição normal do LCR; e 5. nenhuma outra etiologia para HIC.

EXAME FÍSICO/IMAGEM

Os exames complementares geralmente não mostram anormalidades, entretanto, os de imagens podem identificar sinais da doença. Com o avanço em exames de imagens, tem sido modificada, de maneira significativa, a evolução do paciente com provável quadro de HII.[8] A TC e ressonância magnética (RM) são usadas para afastar lesão expansiva e hidrocefalia. Em casos suspeito de trombose venosa pode ser evidenciada através da RM venografia que demonstra áreas de estenose ou escoamento vazio.

A TC é inferior ao exame de RM para descartar processo expansivo intracraniano pequeno. Segundo Sandame e cols[11] a RM tem uma sensibilidade de 72-80% e uma especificidade de 96% na detecção de tortuosidade e distensão da bainha do nervo óptico. Ainda segundo estes autores relacionaram que nenhum dos achados radiológicos foi associado ao efeito na visão, sendo os achados radiológicos mais comuns foram achatamento do polo posterior e aumento do LCR pré-óptico.

Os principais achados de neuroimagem associado a HII são:

- Sela vazia (70%);
- Distensão (45%) e tortuosidade (40%) do espaço subaracnóideo perióptico;
- Achatamento ("*flattening*") da esclera posterior (80%);
- Diminuição do tamanho ventricular e protusão da papila do nervo óptico dentro do vítreo e estenose do seio transverso.[12]

Exame de TC na suspeita de trombose de seios durais pode sugerir o diagnóstico pela presença do sinal do triângulo denso, delta vazio, hiperdensidade do seio lateral, ainda é possível identificar presença de edema cerebral e áreas hipodensa ou hiperdensa localizadas sugerindo infarto venoso.[13] O exame de RM em suspeita de trombose de seios venosos tem sido exame de escolha para diagnóstico e acompanhamento, além de visualizar diretamente o trombo dentro do seio dural e pode mostrar alterações se presente no parênquima cerebral. Na fase aguda (< 5 dias) seios durais acometidos são isointenso em T1 e hipointenso em T2, quando acima de (> 10 dias) o trombo fica hiperintenso em T1 e T2.[13]

Doppler Transcraniano e Neurossonologia

Tem sido usado no tratamento e acompanhamento de casos de pacientes com HII.[14,15]

Punção Lombar

O exame do LCR só deve ser realizado após os exames de imagens. A punção lombar (PL) deve ser realizada com o paciente em decúbito lateral e sem sedação.[5] Tem sido realizado para afastar outras formas sintomáticas de HIC. Na HII a pressão de abertura acima de 25 cmH$_2$O é um dos critérios de diagnóstico e a sua composição deverá ser normal, sem evidências de pleomorfismo, atipia celular, aumento da proteionorraquia ou hipoglicorraquia.

O aumento da PIC pode ocorrer de modo intermitente, e em particular em pacientes com HII sem papiledema,[16] portanto, é necessário repetir os exames para sua comprovação. A pressão do LCR nem sempre se correlaciona com o grau de papiledema.[17] Complicações inerentes a este procedimento são:

- Cefaleia leve a moderada;
- Hipotensão intracraniana pós-PL;
- Infeções e fístula de LCR.[18]

DIAGNÓSTICO DIFERENCIAL

O diagnóstico de HII é de exclusão. Inclui todas as etiologias que podem desenvolver elevação da PIC. Trombose venosa cerebral, meningoencefalite crônica, tromboflebite de seios venosos durais, lesão torácica congestiva, insuficiência cardíaca congestiva direita, compressão da veia jugular provocando obstrução dos seios venosos intracranianos, síndrome da veia cava superior, aderências das granulações aracanóideas obstruindo a reabsorção do LCR e, consequentemente, elevação da PIC como nos casos de hemorragia subaracnóidea, meningite, sarcoidose, lesão expansiva intracraniana primária ou secundária, ocasionando hidrocefalia obstrutiva, polirradiculopatia infecciosa e tumores da medula espinhal,[19,20] são doenças que devem ser investigadas através de exames de imagens para sua identificação.

EXEMPLO DE CASO

Paciente do sexo feminino, 36 anos, obesa, apresentava cefaleia e deficiência visual progressiva, foi excluída a hipótese de trombose venosa cerebral e outros possíveis diagnósticos, pressão de abertura do LCR elevada, 62 mmHg. A ressonância magnética do cérebro foi realizada (Fig. 57-1). O quadro clínico do paciente, a pressão de abertura do LCR e as imagens do cérebro eram sugestivos de HII, foi realizado *shunt* lomboperitonal e o paciente evoluiu com melhora do quadro clínico e redução da pressão do LCR.

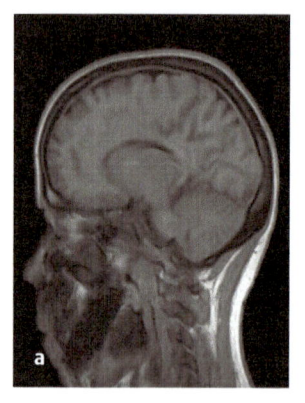

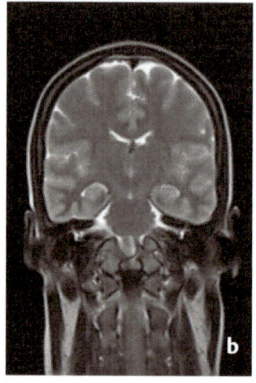

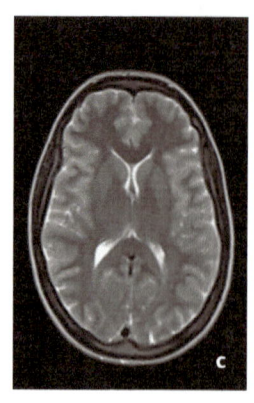

Fig. 57-1. RM do cérebro de um paciente com HII. (a) RM do cérebro em T1 sagital. (b) RM do cérebro em T2 coronal. (c) RM do cérebro em T2 axial. Na ressonância magnética não é possível observar sinal de parênquima anormal, ausência de hidrocefalia, ausência de hemorragia ou massa intracraniana, nenhuma trombose de seio venoso foi observada.

OPÇÕES DE TRATAMENTO
Os principais objetivos do tratamento são: preservar a visão e aliviar os sintomas decorrentes da HIC e, em particular, da cefaleia por meio da redução da PIC.

Medicamentoso/Clínico
A **perda de peso** está associada à melhora da função visual e do papiledema, sendo recomendada uma dieta hipocalórica e pobre em sal. A manutenção da perda de peso não é frequente, sendo que o seu ganho pode recidivar o quadro clínico.[21]
As drogas comumente usadas no tratamento medicamentoso da HII são:

- **Acetazolamida:** é o medicamento de primeira linha. Atua como inibidor da anidrase carbônica, possui a propriedade de diminuir a produção do LCR e, como consequência, reduzir a PIC.[22,23] A vida média é de 6-9 horas, sendo excretada pelo rim. A dose diária é de 500 mg oral três vezes ao dia, podendo ser aumentada para 3 g diárias, se necessário. Apresenta como efeitos adversos: hipopotassemia, parestesia nas extremidades, disgeusia, náuseas, vômitos, calafrios, sedação, cálculo renal, acidose metabólica e, raramente, anemia aplástica.[21-26]
- **Furosemida:** tem sido uma alternativa para os pacientes que não toleram a acetazolamida (oral de 20-100 mg). Os efeitos colaterais são: hiponatremia, hipopotassemia, hipomagnesemia, hipocalcemia e ototoxicidade.[21,26] Tanto a furosemida quanto a acetazolamida são prescritas pelo período de 6 a 24 meses para diminuir a produção do LCR.
- **Esteroides:** foram muito usados no passado, principalmente em casos fulminantes da HII.[27,28] Segundo Skau et al,[29] utilizam-se, principalmente, em casos de papiledema agudo associado à perda visual de rápida evolução, enquanto se agenda o procedimento cirúrgico indicado. Hoje está em desuso por apresentar efeitos colaterais indesejáveis como o aumento do peso corporal, mesmo com dieta hipocalórica.
- **Topiramato:** tem a propriedade de inibir levemente a anidrase carbônica. Tem sido usado, principalmente, no controle da cefaleia e ainda tem como efeito adverso desejável ser anorexígeno.[21,25,26,30] Pode ser associado à acetazolamida. Por apresentar efeitos colaterais na cognição, deve ser evitado em pacientes com depressão severa.[31] Tem como contraindicação pacientes com glaucoma e litíase urinária.
- **Octreotido:** é um análogo da somatostatina, que inibe a secreção do hormônio do crescimento e antagoniza sua ação e ação de fatores de crescimento insulina-*like*, por bloqueio dos receptores da mesma. As granulações aracnóideas e o plexo coroide têm elevada expressão de receptores da somatostatina, podendo ser relacionados com a produção e absorção do LCR.[21,32]
- **Outros medicamentos que podem ser utilizados em casos refratários aos descritos acima são:** sumatriptano, glicerol, digoxina, ergotamina, beta-bloqueadores, antidepressivos tricíclicos e os bloqueadores di-hidroergotamina de canais de cálcio.[25]
- **Punção lombar:** é mandatória no tratamento da HII. Tem sido usada como medida alternativa para melhorar os sintomas na fase aguda. De maneira repetida é desnecessária e invasiva. Como complicações temos infecção e hipotensão intracraniana.[18]

Cirúrgico

Devemos maximizar terapia médica com diuréticos e diminuição do peso corporal antes de considerar uma opção invasiva.[33] O tratamento cirúrgico está indicado em casos de perda visual grave ou de instalação rápida; cefaleia refratária a tratamento medicamentoso, papilledema refratário ao tratamento medicamentoso ou que não toleram a medicação e em casos de evolução fulminante.[34] Em 2 a 12% dos pacientes tratados clinicamente evoluem com comprometimento visual progressivo, sendo necessárias medidas invasivas para conter o avanço da doença.[35]

Derivação do LCR

Tem sido indicado DVP, DVA e derivação lomboperitoneal, sendo esta última a mais usada. *Shunt* lomboperitoneal é o acesso definitivo para diminuição da PIC. Sua indicação seria por causa da dificuldade em introduzir o cateter proximal na cavidade ventricular que geralmente é pequena,[36] além de minimizar as complicações cerebrais decorrentes do uso de DVP ou DVA.[36,37] As complicações do *shunt* lomboperitoneal são: hiperdrenagem, obstrução e fratura do cateter, infecção, migração do *shunt*, dor ciática e hematoma subdural.[36,38] Outra opção seria a DVP guiada por estereotaxia em razão da dificuldade de colocar o cateter proximal no ventrículo com tamanho reduzido.[39] As complicações inerentes às derivações são: infecção, obstrução, migração, síndrome de hiperdrenagem, coleção subdural.[21,25,40]

Descompressão da Bainha do Nervo Óptico

Quando ocorre uma severa deficiência visual, progressiva e que não está respondendo à terapia medicamentosa, a descompressão da bainha do nervo ótico deve ser indicada, mas este procedimento não alivia os demais sintomas da HII nem a PIC elevada.[41] A descompressão do nervo óptico pode ser realizada por diferentes acessos: orbitotomia medial, orbitotomia lateral, acesso transconjuntival e, mais recentemente, por via endonasal endoscópica.[42-44] Melhora a função visual em 70% dos casos de papilledema agudo e 30% em papilledema crônico. Pode ser considerado repetir a fenestração em caso de persistência do déficit visual ou em casos de recidiva.[45]

Descompressão Subtemporal

Nos dias atuais não tem sido utilizada. Pode apresentar complicações como epilepsia parcial.

Angioplastia com Stent

Segundo Dinkin e Patsakides,[46] um aumento da PIC (causado por um fator desconhecido) pode ocasionar estenose de seios venosos, levando à diminuição da reabsorção do LCR e, consequentemente, elevação da PIC. Em sua série a estenose do seio transverso era bilateral em 75% dos casos, com elevado grau de estenose afetando o seio transverso dominante. Para Koovor *et al*,[47] é comum estenose de seio transverso, porém, ainda não está estabelecido se é a causa ou o resultado da HII. O *stent* em seios venosos em casos de HII é um procedimento cuidadoso e efetivo, melhora o papilledema na maioria dos casos e reduz a cefaleia em outros casos. Portanto, em casos de HII associada à estenose de seio venoso dural o *stent* intravascular tem sido indicado.[33,48,49]

O tratamento endovascular para colocação de *stent* em seio venoso pode apresentar complicações como: hematoma subdural, migração do *stent*, perfuração do seio venoso, trombose no *stent* (*in-stent thrombosis*) e a ocorrência de estenoses recorrentes proximal ao local de implante do *stent*.[27]

Bypass *Gástrico*

A cirurgia bariátrica tem indicação em casos de HII associada à obesidade mórbida que não consegue reduzir o peso para o controle adequado da doença e tem apresentado bons resultados.[35,50]

COMPLICAÇÕES

O PTC é uma doença autolimitada com um curso de menos de 12 meses na maioria dos casos. Tem como característica remissão espontânea elevada e com bom prognóstico. A complicação mais frequente é a diminuição da visão decorrente da compressão do nervo óptico secundário à PIC elevada. Sexo feminino é mais propenso a desenvolver anormalidades oculares. Sua evolução crônica com severa cefaleia e distúrbios visuais por muitos anos são incomuns. Déficit visual e acuidade visual residual são incomum e, ocasionalmente, são debilitantes.

Outras complicações são decorrentes dos efeitos colaterais do tratamento medicamentoso ou cirúrgico instituído como:

- **Acetazolamida:** hipopotassemia, parestesias de extremidades e disgeusia;
- **Esteroides:** ganho de peso corporal e retenção de líquidos;
- **Diuréticos:** hipopotassemia, hipomagnesemia e ototoxicidade;
- **PL:** infecção, danos das estruturas circunjacentes e cefaleia pós-PL;[51]

- **Cirurgia:** infecção, diplopia (transitória ou permanente) diminuição da acuidade visual (transitória ou permanente) em decorrência da oclusão da artéria central da retina ou neuropatia óptica isquêmica.[52]

A recidiva varia entre 10% a 40% dos casos.[53] Tem sido recomendado exame periódico com acompanhamento oftalmológico para controle da doença.

DICAS

- O diagnóstico de HII é de exclusão;
- Análise do LCR e exame de neuroimagem permite excluir causas secundárias;
- O tratamento medicamentoso possui boa eficácia na maioria dos casos;
- Furosemida tem sido uma alternativa para acetazolamida, podendo ser indicada como adjuvante ou substituto;
- A perda de peso melhora o papilledema e a função visual em obesos com HII;
- A cirurgia bariátrica encontra boa indicação nos pacientes obesos mórbidos que não conseguem perder peso para o controle da doença;
- O acompanhamento em conjunto com a oftalmologia é fundamental para assegurar uma boa evolução destes pacientes.

REFERÊNCIAS BIBLIOGRÁFICAS

1. Quincke H. Ueber meningitis serosa und verwandta Zunstände. Dtsch Z Nervenh 1897;9:149-68.
2. Nönne M. Über Fälle von Symptomenkomplex Tumor cerebri mit Ausgang in Heilung (Pseudotumor cerebri). Dstch Z Nervenh.1904;27:169-216.
3. Foley J. Benign forms of intracranial hypertension; toxic and otitic hydrocephalus. Brain. 1955;78(1):1-13.
4. Buchheit WA, Burton C, Haag B, Shaw D. Papilledema and idiopathic intracranial hypertension: report of familial occurrence. N Engl J Med. 1969;280(17):938-42.
5. Friedman DI, Jacobson DM. Diagnostic criteria for idiopathic intracranial hypertension. Neurology. 2002;59(10):1492-5.
6. Friedman DI, Liu GT, Digre KB. Revised diagnostic criteria for the pseudotumor cerebri syndrome in adults and children. Neurology 2013;81(24):1159-65.
7. Giuseffi V, Wall M, Siegel PZ, Rojas PB. Symptoms and disease association in idiopathic intracranial hypertension (Pseudotumor cerebri): a case control study. Neurology. 1991;41(2):239-44.
8. Rehder D. Idiopathic intracranial hypertension: review of clinical syndrome, imaging findings, and treatment. Curr Probl Diagn Radiol. 2019;S0363-0188(18):30257-3.
9. Yri HM, Rönnbäch C, Wegener M, et al. The course of headache in idiopathic intracranial hypertension: a 12-month prospective follow-up study. Eur J Neurol. 2014;21:1458-64.
10. Hoffman J, Mollan SP, Paemeliere K, et al. European Headache Federation guideline on idiopathic intracranial hypertension. The Journal Headache and Pain. 2018;19:93.
11. Sandame AM, Bruce BB, Riggeal BD, et al. Association of MRI and visual outcome in idiopathic intracranial hypertension > AJR Am J Roentgenol. 2013;01(2):412-8.
12. Kalyras AV, Hughes M, Kontsarnakis C, et al. Efficacy, complications and cost of surgical interventions for idiopathic intracranial hypertension: a systematic review of the literature. Acta Neurochir (Wien). 2017;159(1):33-49.
13. Connor SEJ, Jarosz JM. Magnetic resonance imaging of cerebral venous sinus thrombosis. Clin Radiol. 2002;57:449-61.
14. Bauerle J, Nedelmann M. Sonographic assessment of the optic nerve sheath in idiopathic intracranial hypertension. J Neurol. 2011;258:2014-9.
15. Pradeep R, Gupta D, Shetty N, et al. transcranial Doppler for monitoring and evolution of idiopathic intracranial hypertension. J Neurosci Rural Pract. 2020;11:309-14.
16. Bono F, Salvino D, Tallarico T, et al. Abnormal pressure waves in headache suffers with bilateral transverse sinus stenosis. Cephalalgia. 2010;30(12):1419-25.
17. Pollak L, Zohar E, Glovinski Y, Huna-Baron N. Reevaluation of presentation and course of idiopathic intracranial hypertension – a large cohort comprehensive study. Acta Neurol Scand. 2013;127(6):406-12.
18. Engelborghs S, Niemantsverdriet E, Stinyts H. Consensus guidelines for lumbar puncture in patients with neurological disease. Alzheim Dement Diag Assess & Dis Monit. 2017;8:111-26.
19. Wall M. Idiopathic intracranial hypertension. Neurol Clin. 2010;28:593-617.
20. Galgano MA, Deschaies EM. An update on the management of pseudotumor cerebri. Clin Neurol Neurosurg. 2013;115:252-9.
21. Mollan SP, Ali F, Hassan-Smith G, et al. Envolving evidence in adult idiopathic intracranial hypertension: Pathophysiology and management. J Neurol Neurosurg Psychiat. 2016;87(9):982-92.
22. Piper R, Kalyvas A, Young A, et al. Interventions for idiopathic intracranial hypertension. Cochrane Data Base Syst Rev. 2015;7(8).
23. Wall H, McDermott MP, Kieburtz KD. Effect of acetazolamide on visual function in patients with idiopathic intracranial hypertension and mild visual loss. J Am Med Assoc. 2014;4(16):1641-51.
24. Barmherzig R, Szperke CL. Pseudotumor cerebri syndrome in children. Curr Pain Headache Rep. 2020;23(8).
25. Chan JW. Current concepts and strategies in the diagnosis and management of idiopathic intracranial hypertension. J Neurol. 2017;264(8):1622-33.
26. Markey KA, Mollan SP, Jensen RH, Sinclair AJ. Understanding idiopathic intracranial hypertension: mechanisms, management, and future directions. Lancet Neurol. 2016;15(1):78-91.

27. Biousse V, Bruce BB, Newman NJ. Update on the pathophysiology and management of idiopathic intracranial hypertension. J Neurol Neurosurg Psychiat. 2012;83(5):488-94.
28. Thambisetty M, Lavris PJ, newman NJ, Biousse V. Fulminat idiopathic intracranial hypertension. Neurology. 2007;68(3):229-32.
29. Skau M, Brenmem J, Gjerris F, Jensen R. What is new about idiopathic intracranial hypertension? An update review of mechanisms and treatment. Cephalalgia. 2006;26(4):384-99.
30. Celebisoy N, Gokcan F, Sirin H, Akyurekli O. Treatment of idiopathic intracranial hypertension: topiramato vs acetazolamide, an open-label study. Acta Neurol Scand. 2007;116(5):322-7.
31. Thompson PJ, Baxendrale SA, Duncan JS, Sander JW. Effects of topiramate on cognitive function. J Neurol Neurosurg Psychiat. 2000;69:636-41.
32. Panagopoulos GN, Deftereos SN, Tagaris GA, et al. Octreotide: a therapeutic option for idiopathic intracranial hypertension. Neurol Neurophysiol Neurosci. 2007:1.
33. Friedman DI. Cerebral venous pressure, intra-abdominal pressure, and dural venous sinus stenting in idiopathic intracranial hypertension. J Neuro-ophthalmol. 2006;26(1):61-4.
34. Assounane I, Tonoti M, Adamon H, et al. management of idiopathic intracranial hypertension. Experience of a North Africans Center. Indian J Neurosurg. 2020;9(1):85-8.
35. Noggle JD, Rodning CB. Rapidly advancing pseudotumor cerebri associated with morbid obesity: an indication for gastric exclusion. South Med J. 1986;79:761-3.
36. Gallia GL, Rigamonti D, Williams MA. The diagnosis and treatment of idiopathic normal pressure hydrocephalus. Nat Clin Pract Neurol. 2006;2:375-81.
37. Brazis P W. Clinical review. The surgical treatment of idiopathic pseudotumor cerebri (Intracranial idiopathic hypertension). Cephalagia. 2006;28:1361-75.
38. James HE, Tibbs PA. Diverse clinical applications of percutaneous lumboperitoneal *shunts*. Neurosurgery. 1981;8(1):39-42.
39. Maher CO, Gravity JA, Meyer FB. Refractory idiopathic intracranial hypertension, treated stereotactically planned ventriculoperitoneal *shunt* placement. Neurosurg Focus. 2001;10(2):E1.
40. Murphy S, Friesner DL, Rosenamon R, Waslo ES, Au J, Tanne E. Emergency department utilization among individuals in the idiopathic intracranial hypertension. Int J Health Care Qual Assur. 2019;32(1):152-63.
41. Moreau A, Lao KC, Farris BK. Optic nerve sheath decompression: a surgical technique with minimal operative complications. J Neuro-ophthalmol. 2014;34(1):34-8.
42. Tarrats L, Hernández G, Busquets JM, et al. Outcome of endoscopic optic nerve decompression in patients with idiopathic intracranial hypertension. Int Forum Allergy Rhinol. 2017;7(6):651.
43. Sencer A, Akcakava MO, Basaran B, et al. Unilateral endoscopic optic nerve decompression for idiopathic intracranial hypertension: a series of 10 patients. World Neurosurgery. 2014;82:745-50.
44. Yldrim AE, Karaoglu D, Livanlioglu D, et al. Endoscopic endonasal optic nerve decompression in a patient with pseudotumor cerebri. J Craniofac Surg. 2015;26:240-2.
45. Spoor TC, Ramocki JM, Madion MP, Wilkinson MJ. Treatment of pseudotumor cerebri by primary and secondary optic nerve sheath decompression. Am J Ophthalmol. 1991;112:177-85.
46. Dinkin MJ, Patsalides A. venous sinus stenting for idiopathic intracranial hypertension: Where are we now? Neurologic Clin. 2017;35(1):59-81.
47. Koovor JME, Lopez GV, Riley K, Tejada J. Transverse venous sinus stenting for idiopathic intracranial hypertension: safety and feasibility. Neuroradiol J. 2018;31(5):513-17.
48. Spitze A, Malik A, Lee A G. Surgical and endovascular intervention in idiopathic intracranial hypertension. Curr Opin Neurol. 2014;27(1):69-74.
49. Raypal S, Niemann DB, Truk RS. Transverse venous sinus stent placement as treatment for benign intracranial hypertension in a young male: case report and review of the literature. J Neurosurg. 2005;102(3):342-6.
50. Levin RA, Hess O, Hohler AO. Treatment of idiopathic intracranial hypertension with gastric *bypass* surgery. Int J Neurosci. 2015;125(1):78-80.
51. Portelli M, Papageorgiu PN. An update on intracranial hypertension. Acta Neurochir (Wien). 2017;159(3):491-9.
52. Mikherjee N, Bhatti MT. Update on the surgical management of idiopathic intracranial hypertension. Curr Neurol Neusosci Rep. 2014;14(3):438.
53. Kesler A, Hadayer A, Goldhammer Y, et al. Intracranial idiopathic hypertension; risk or recurrences. Neurology. 2004;63(9):1737-9.

CAPÍTULO 58
SÍNDROME DA HIPOTENSÃO LIQUÓRICA
Marco Antonio Herculano

INTRODUÇÃO
O líquido cefalorraquiano (LCR) é um fluido aquoso e incolor que banha os neurônios e as células gliais do sistema nervoso central. A maior parte do LCR se encontra dentro do sistema ventricular. Ele é secretado, principalmente, pelos plexos coroides dos ventrículos laterais.

O LCR tem inúmeras funções como a manutenção da constância do meio externo dos neurônios e da glia. Seu fluxo unidirecional, do sistema ventricular para o canal vertebral, espaço subarcnóideo e para o sistema venoso garante que os metabólitos produzidos pelo cérebro sejam removidos. Ele também fornece uma proteção mecânica para o cérebro relacionada com os impactos contra os ossos do calvário, quando a cabeça é movimentada. O líquido cefalorraquidiano também permite que o cérebro flutue, reduzindo seu peso efetivo, *in situ*, pelo menos em 50 g. O LCR também serve como um sistema linfático para o cérebro e como um canal para os hormônios peptídicos secretados por neurônios hipotalâmicos, com ação em local remoto no cérebro. Seu pH afeta tanto a ventilação pulmonar quanto o fluxo sanguíneo cerebral, outro exemplo do papel homeostático do mesmo.

O volume total do líquido cefalorraquidiano é de 125 a 150 mL; metade desse volume fica no espaço subaracnóideo espinhal, 20 mL nos ventrículos e o restante no espaço subaracnóideo craniano, sendo completamente renovado a cada 8 horas. Portanto, aproximadamente 450 mL de LCR são produzidos diariamente.

O crânio é uma estrutura rígida, com volume constante. Ele contém três componentes: o tecido cerebral, em torno de 1.400 cm^3, o volume vascular intracraniano, em torno de 75 cm^3, e o LCR intracraniano, em torno de 75 cm^3. Estes dois últimos podem variar sem causar grandes problemas, sendo que o volume de um varia em sentido inverso ao do outro para manter uma pressão intracraniana controlada, segundo a teoria de Monro-Kellie.

Certo número de fatores intervém no equilíbrio da pressão do líquido cefalorraquidiano:

1. Secreção e reabsorção;
2. Pressão hidrostática;
3. Pressão venosa intracraniana e intrarraquiana;
4. Volume do leito arteriolar e capilar;
5. Variações do ritmo cardiorrespiratório.

A secreção independe da pressão do LCR, mas a reabsorção é diretamente proporcional a ela, parando quando a pressão atinge 68 mm, correspondente àquela do seio venoso intracraniano.

Na posição sentada, a pressão cisternal é diferente da pressão lombar em razão da coluna líquida existente entro os dois pontos.

A síndrome de hipotensão intracraniana primária espontânea (SHI), também denominada como aliquorreia espontânea, foi, inicialmente, descrita por Schaltenbrand, em 1938, como sendo um quadro com sintomas autolimitados, que se resolvem em algumas semanas ou meses. A diminuição da secreção pelo plexo coroide e o aumento da reabsorção do líquido cefalorraquidiano são sugeridos como possível mecanismo causal, mas faltam maiores evidências.

A fístula liquórica dural espontânea adjacente à raiz espinhal também tem sido identificada como fator causal. Essa falha parece surgir da ruptura de cistos aracnóideos, cistos de Tarlov, traumáticos ou espontâneos (Figs. 58-1 a 58-3).

Posteriormente, Bell classificou essas síndromes em 5 categorias, segundo a causa inicial: primária espontânea; pós-punção lombar; pós-traumatismo craniencefálico; pós-craniotomias; pós-hipovolemia.

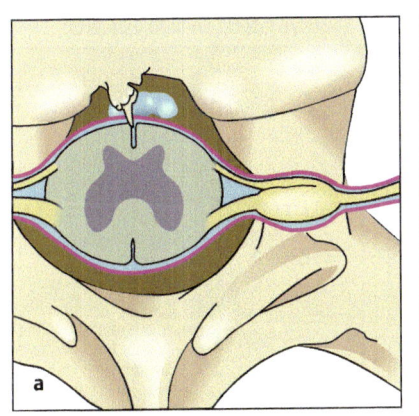

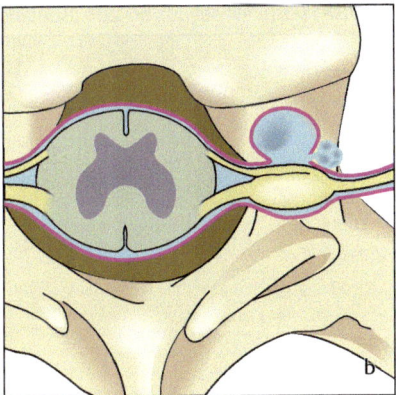

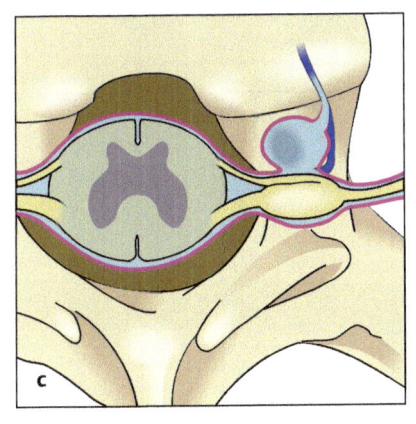

Fig. 58-1. Etiologias de vazamentos do líquido cefalorraquidiano (LCR): (a) Tipo 1, osteófito anterior calcificado causando ruptura dural anterior.
(b) Tipos 2, vazamento do divertículo da raiz do nervo.
(c) Tipo 3, fístula venosa CSF.

Visão posterior oblíqua do lado esquerdo

Vazamento do ventrículo meníngeo
CSF

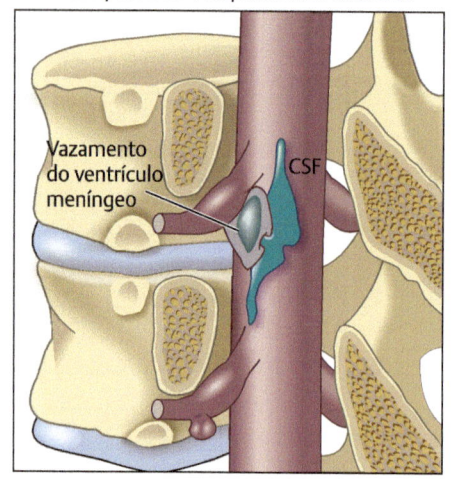

Divertículo meníngeo

Visão lateral do lado esquerdo

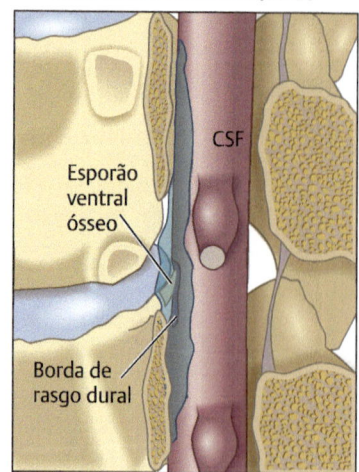

CSF
Esporão ventral ósseo
Borda de rasgo dural

Ruptura ventral dural

Visão posterior oblíqua do lado esquerdo

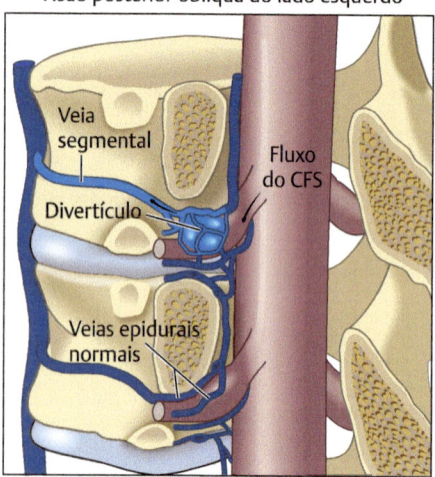

Veia segmental
Fluxo do CFS
Divertículo
Veias epidurais normais

Fístula venosa do CFS

Fig. 58-2. Tipos de fístulas espinhais espontâneas: divertículo meníngeo; rotura dural ventral e fístula venosa.

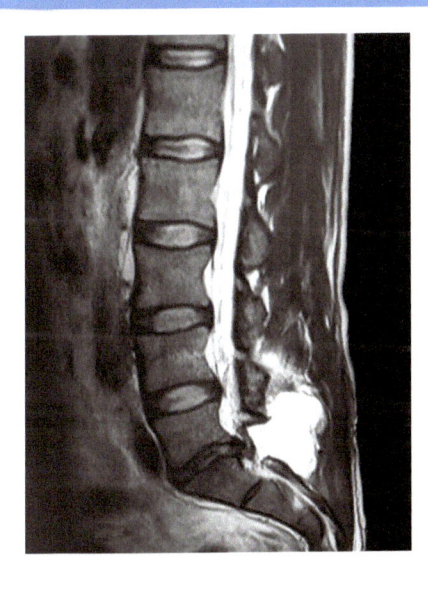

Fig. 58-3. Corte sagital de ressonância magnética de coluna vertebral lombar evidenciando uma protrusão discal mediana L4-L5, associada à lesão hiperintensa sugestiva de coleção líquida (LCR).

QUADRO CLÍNICO

O diagnóstico clássico está baseado na sintomatologia e na baixa pressão do LCR. Atualmente, o diagnóstico seguro se baseia na história clínica, no exame objetivo e na ressonância magnética (RM), sendo que a punção lombar é um método invasivo e desnecessário e, muitas vezes, inconclusivo.

Investigadores do Cedars-Sinai Medical Center, Los Angeles, California, avaliaram 24 crianças com síndrome de hipotensão intracraniana espontânea entre 2001 e 2012, sendo que a maioria desses pacientes apresentava cefaleia postural ortostática, principalmente occipital. Outros sintomas presentes incluíam náuseas, dor na nuca, zumbidos e disacusias. Apresentavam como fatores desencadeantes atividades físicas como dança, futebol e outras.

A SHI foi descrita por vários autores em pacientes portadores de síndrome de Marfan, síndrome Ehlers-Danlos, neurofibromatoses, disfunção tiroidiana e deslocamento da retina em idades jovens, em que é elevada a incidência de divertículos aracnóideos na coluna. Estas doenças, por interferirem com o metabolismo do tecido conjuntivo, predispõem à formação ou à ruptura de divertículos meníngeos com pequenos traumas (tossir ou segurar peso por tempo prolongado).

A Síndrome de Marfan é uma das doenças do tecido conjuntivo mais prevalente e seu diagnóstico baseia-se nos critérios nosológicos de Ghent, composto por critérios *major* e *minor*. Os critérios *major* incluem alterações musculoesqueléticas específicas, luxação do cristalino, dilatação do arco aórtico, ectasias durais lombossacrais (presentes em mais de 90% dos casos) e, ainda, história genética (mutação no gene *FBN1* ou, mais raramente, no *TGFBR*) ou familiar sugestiva.

A maior parte dos casos de SHI tem curso benigno e a resolução do quadro clínico, bem como dos aspectos imaginológicos, é espontânea com repouso e hidratação, num período que varia de 15 dias a 6 meses (média de 3 meses).

A cefaleia clássica associada ao SHI é uma dor de cabeça ortostática que surge 15 minutos após o doente sentar-se ou ficar em posição ortostática, podendo apresentar início agudo ou insidioso.

Usualmente a cefaleia aumenta quando o paciente não fica deitado e a dor é descrita como sendo difusa ou, frequentemente, occipital bilateral.

Normalmente o líquido cefalorraquidiano suporta o encéfalo e sua depleção promove um deslocamento para baixo que causa tração nas estruturas relacionadas com sensibilidade dolorosa. Segundo a teoria de Monroe-Kelly, ocorre uma distensão das estruturas vasculares causando dor de cabeça que pode se intensificar às manobras de Valsalva.

Os sintomas associados mais comuns são dor cervical ou rigidez de nuca, náusea e vômito. As queixas auditivas também são frequentes e acredita-se que sejam causadas por mudanças de pressão transmitidas para a cóclea. O cérebro mais móvel também pode distender o oitavo e outros nervos cranianos, o que é considerado o mecanismo para alterações visuais, como visão turva, diplopia e fotofobia. Outros sintomas presentes são tontura, instabilidade e soluços.

A incidência anual estimada é de 5 por 100.000. As mulheres são uma vez e meia mais atingidas que os homens e o início dos sintomas geralmente ocorrem entre a quarta e quinta décadas de vida, com a média de 40 anos de idade.

A síndrome da hipotensão liquórica é causada por uma fístula espontânea frequentemente não conhecida. Alguns portadores de fístulas liquóricas apresentam doenças do tecido conjuntivo.

A maioria das fístulas liquóricas espinhais, usualmente, está localizada na junção cervicotorácica. Um terço tem história de algum trauma leve e sabe-se que nestes pode ocorrer ruptura de cistos epidurais, ou cistos perineurais.

EXAME FÍSICO E IMAGINOLOGIA

O exame físico geralmente é normal, mas os pacientes podem ter alterações de nervos cranianos, como a paralisia do abducente ou alterações de campo visual.

A pressão inicial da punção lombar geralmente é baixa, variando de 0 a 70 mmH_2O.

Esses pacientes podem apresentar aspectos típicos na ressonância magnética cerebral e na coluna vertebral com contraste. Podem apresentar impregnação pelo meio de contraste com espessamento difuso com realce linear das paquimeninges ao longo das convexidades, da foice, do tentório e clivo, coleções líquidas subdurais ou hematomas, flacidez do cérebro com deslocamento caudal do diencefálico, descida e ampliação da ponte, achatamento das cisternas pré-pontinas e, em alguns casos, deslocamento para baixo das tonsilas. Achados adicionais podem incluir aumento hipofisário e ingurgitamento dos seios venosos durais.

Os achados de ressonância magnética da coluna incluem: coleções de líquido epidural dentro do canal espinhal e ingurgitamento dos plexos venosos no espaço epidural anterior da coluna cervical. A pesquisa de fístula liquórica pode ser realizada por meio de mielorressonância, ou mielografia isotópica.

Esses fenômenos podem ser explicados pela hipótese de Monro-Kellie e são considerados compensatórias mudanças para a perda de CSF.

Apesar de o mecanismo de alteração na intensidade do sinal da substância branca subcortical em imagens FLAIR e ponderadas em T2 na SHI ainda não estar claro, temos a hipótese de que a alteração na intensidade do sinal pode representar o efeito de suscetibilidade do aumento da quantidade de desoxiemoglobina, relacionada com a estase venosa, provavelmente, associada à distensão venosa compensatória na SHI, o que envolveria não só os seios venosos, mas também as veias medulares, particularmente na substância branca subcortical. O efeito da susceptibilidade magnética deve influenciar o tempo de relaxamento e causar diminuição da intensidade do sinal na imagem ponderada em T2.

A disfunção transitória de nervos cranianos, em particular dos III, IV, VI e VIII, pode ser evidenciada na RM.

DIAGNÓSTICO DIFERENCIAL

A classificação internacional de transtornos de cefaleia requer o seguinte para diagnosticar uma dor de cabeça em decorrência de vazamento espinhal: a cefaleia ortostática como descrita acima, juntamente com pelo menos um sintoma adicional (rigidez de nuca, zumbido, hipoacusia, fotofobia ou náusea) e evidência confirmatória de baixa pressão do LCR, como na ressonância magnética (RM) com gadolínio, mielografia convencional, mielografia por tomografia computadorizada (TC), cisternografia ou pressão de inicial do LCR.

A enxaqueca, a cefaleia tensional e a meningite viral podem ser inadvertidamente diagnosticadas como síndrome da hipotensão liquórica.

TRATAMENTO

O tratamento médico inclui medidas como hidratação endovenosa e cafeína. A corticoterapia é empírica, mas alivia os sintomas temporariamente.

A injeção de sangue autólogo no espaço epidural lombar, *epidural blood patch* (EBP), proporciona um alívio temporário da sintomatologia, com melhores resultados se o defeito dural for lombar. Inicialmente, 10 a 20 mL de sangue são utilizados para o tratamento. O mecanismo EBP não é bem conhecido. Se o resultado de uma primeira punção não é obtido, uma segunda punção com volume superior a 20 mL pode ser considerada.

O tratamento cirúrgico deve ser considerado em doentes jovens, com persistência dos sintomas, em que a laceração dural foi demonstrada e se encontra em local cirurgicamente acessível, com baixo risco (Figs. 58-4 e 58-5). Os resultados cirúrgicos são satisfatórios quando o defeito dural se associa a um divertículo tipo I (não envolve a raiz nervosa) e não apresenta grandes dimensões. Nos divertículos do tipo II (com envolvimento da raiz), a técnica cirúrgica é mais complexa e com riscos aumentados pela necessidade de excluir o cisto com preservação da raiz.

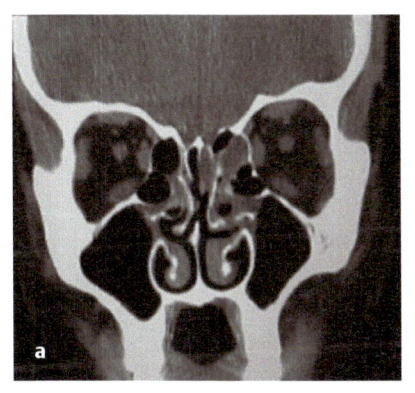

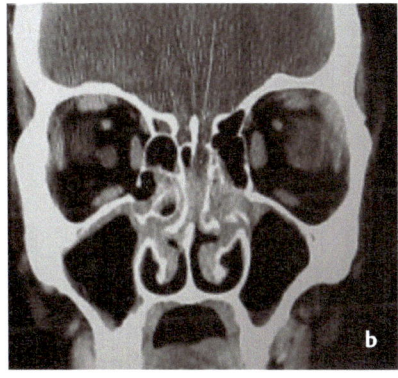

Fig. 58-4. Imagens coronais tomográficas. (a) Tecido cerebral herniado através da lesão da lâmina crivosa do etmoide. (b) Solução de continuidade da lâmina crivosa do etmoide.

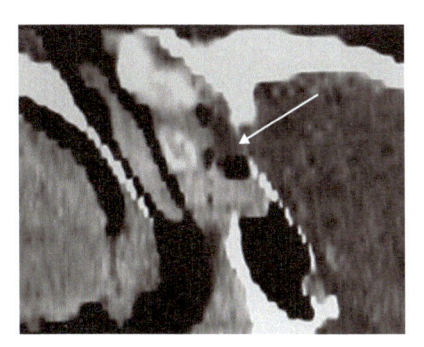

Fig. 58-5. Imagem sagital tomográfica evidenciando a lesão da lâmina crivosa.

BIBLIOGRAFIA

Adachi M, Mugikura S, Shibata A, et al. Realtive decrease insignal intensity of subcortical white matter inspontaneous intracranial hypotension on fluid-attenuated inversion recovery images. Am J Neurorradiol. 2009;30:906-10.
Amoozegar F, Guglielmin D, Hu W, et al. Spontaneous Intracranial Hypotension: Recomendations for Management. Can J Neurol Sci. 2013:144-57.
Arora R, Itolikar M, Patil M, et al. Spontaneuus intracranial hypotension. JAPI. 2014:281-3.
Bell WE, Joynt RJ, Sahs AL. Low spinal fluid pressure syndromes. Neurology. 1960:512-21.
Cagy M, Bardy FB, Pompeu Filho F, et al. Hipotensão intracraniana espontânea. Arq Neuropsiqulatr. 1998:838-40.
Christofordis GA, et. al. Spontaaneous intracranial hypotension: report of four cases and reviewof the literature. Neuroradiology. 1998:636-43.
Davenport RJ, Chataway SJS, Warlow CP. Spontaneous Intracranial Hypotension from a CSF Leak in Patient With Marfan's Syndrome. J Neurol Neurosurg Psychiatry. 1995:516-9.
Fishman RA, Dillon WP. Dural Enhancement and cerebral displacement secundary to intracranial hypotension. Neurology. 1993:609-11.
Fishman RA, Dillon WP. Intracranial hypotension. J Neurosurg. 1997;86(1):165.
Franzini A, Messina G, Mea E, et al. Spontaneous intracranial hypotension: diagnostic and therapeutic implications in neurologcal practice. Neurological Sciences Official Journal of the Italian Neurological Society. 2011.
Gordon N. Spontaneous intracranial hypotension. Developmental Medicine & Child Neurology. 2009:932-5.
Merritt HH. Merritt's textbook of neurology, 9th ed. In: Rowland LP (Ed.). Baltimore, Philadelphia: Williams & Wilkins, 1995.
Marques R, Martins C, Monteiro JP, Braz MC. Hipotensão intracraniana espontânea em adolescente com síndrome de Marfan. Acta Pediátrica Portuguesa. 2011;42(6):280-2.
Mokri B, et al. Orthostatic headaches caused by CFS leak but with normal CFS pressure. Neurology. 1998:786-90.
Mokri BM, et al. Meningeal biopsy in intracranial hypotension: meningeal enhancement on MRI. Neurology. 1995:1801-7.
Rowland LP, Fink ME, Rubin L. Cerebrospinal fluid: blood-brain barrier, brain Edema, and hydrocephalus. In: Kandel ER, Schwartz JH, Jessell TM. Principles of Neural Science, 3rd ed. Rio de Janeiro: Prentice-Hall International Inc.; 1991. p. 1050-60.

Sable SG, Ramadan MN. Meningeal enhancement and low CFS pressure CFS pressure headache. An MRI study. Cephalagia. 1991:275-6.
Schievink WI, et al. Spontaneous spinal cerbral fluid leaks and intracrainal hypotension. J. Neurosurg. 1998:598-605.
Schuller E. Liquide céphalorachidien. In: Louis M (Ed.). Encyclopédie Médico-Chirurgicale. Paris-France: Editions Techniques, 1993. 17-028-B-10. p. 28.
Sousa R, Gouveia R, Lopes L, et al. Sídrome de hipotensão espontânea do liquor. Acta Médica Portuguesa. 2003:197-202.

CAPÍTULO 59

BASES DA ENDOSCOPIA VENTRICULAR E TERCEIROVENTRICULOSTOMIA

Rômulo Almino de Alencar Arrais Mota

HISTÓRICO

Hidrocefalia, do grego ὕδωρ *(hydōr)*, significa água, e κεφαλή *(kephalē)* significa cabeça.[1] Pela sua prevalência, é uma doença muito conhecida por todo neurocirurgião. Desde a Antiguidade, há várias descrições e diversos tratamentos propostos. Muitos destes, sem sucesso inicialmente, mas que, após aperfeiçoamento, provaram ser eficazes, como a endoscopia (do grego *endon*, significa dentro, *skopein*, significa examinar).[1]

Achados arqueológicos do período de 2.500 a.C. a 500 d.C. mencionam crânios hidrocefálicos, sendo o mais conhecido do faraó Aquenáton.[2] Casos desta patologia foram descritos por Hipócrates, incluindo descrição de sintomas e primeira utilização do termo "hidrocefalia".[3]

Abulkassim Al Zahrawi, mais conhecido como Abulcassis, dedicou um dos seus 30 tratados sobre patologias neurocirúrgicas à hidrocefalia. Foi o primeiro a descrever uma forma de tratamento: "neste caso, devemos abrir a porção média do crânio em três lugares, deixar o líquido sair e, então, fechar a ferida e apertar o crânio com curativo."[4]

Ao longo dos séculos, conforme se identificou a mecânica da circulação liquórica e sua base anatômica, o tratamento da hidrocefalia deveria, teoricamente, atuar: na redução da produção, desobstrução da via de drenagem ou aumento na capacidade de reabsorção liquórica.[3]

Publicações dos séculos XVII e XIX descreviam dietas e medicações para tratamento de hidrocefalia. A primeira punção ventricular documentada foi realizada em outubro de 1744, por Le Cat. Após a punção, deixou um pavio por certo tempo para drenagem, o que pode ser considerado derivação ventricular externa.

Em 1806, foi publicada a primeira descrição de endoscopia pelo médico alemão Phillip Bozzini.[5,6]

Em 1910, L'Espinasse utilizou um cistoscópio rígido em duas crianças com hidrocefalia para realização de ablação de plexo coroide.[7]

Em Baltimore, no ano de 1922, Walter Dandy, pela primeira vez, fenestrou o assoalho do terceiro ventrículo por via cirúrgica aberta. Dandy descreveu a ventriculostomia aberta por meio de uma craniotomia frontal, elevação do lobo frontal, secção do nervo óptico e perfuração da *lamina terminalis* e assoalho do III ventrículo. Havia uma taxa sucesso de 39%. Em 1938, descreveu o uso de endoscópio para realização de plexectomia coroide.[8]

Em Boston, Mixter inspecionou os ventrículos com endoscópio em 1923, tendo fenestrado o assoalho do III ventrículo durante este procedimento. Ele realizou em apenas 1 paciente de 9 meses com sucesso, apesar das dificuldades em relação à qualidade de luz e tamanho dos instrumentais.[9]

Nesta época, a limitação técnica de iluminação e magnificação tornavam a neuroendoscopia procedimento difícil, com alto índice de complicação.

Durante décadas foram realizadas III ventriculostomias (III VT) através de diferentes acessos, por via aberta e endoscópica. Em 1934, Tracy J. Putnam descreveu a coagulação do plexo coroide em crianças com hidrocefalia com um uretroscópio modificado. Em 1936, Scarff realizou terceiroventriculostomia endoscópica (III VTE) com neuroendoscópio equipado com eletrodo de cauterização e sistema de irrigação para evitar colapso dos ventrículos com entrada de ar. Continuou realizando procedimento endoscópico publicando resultados na década de 1960, com resultados superiores a Dandy. Em 1970, publicaria série de 39 crianças com hidrocefalia comunicante tratada por coagulação endoscópica de plexo coroide com mortalidade menor que em cirurgia aberta.[10] Em 1947, McNickle fez a primeira III VT percutânea com taxa de sucesso de 71%. Em 1957, M. Feld conseguiu tratar hidrocefalia em 9 de 14 crianças por cauterização neuroendoscópica de plexo coroide. Em 1968, Guiot reportou que III VT com controle ventriculográfico seria fácil e seguro.

Paralelamente aos estudos com neuroendoscopia, várias formas de derivações (*shunts*) foram desenvolvidas, tanto as derivações externas como *shunts* para sistemas venosos e cavidades (pleural, peritoneal, entre outros). Antes do advento dos *shunts* para tratamento de hidrocefalia, a terceiroventriculostomia aberta era o procedimento mais usado. Em 1905, Kausch colocou um tubo dos ventrículos laterais até a cavidade peritoneal, originando a derivação ventriculoperitoneal. O paciente sobreviveu por apenas algumas horas.[11] Tais implantes permaneceram pouco utilizados até a década de 1950, quando surgiram materiais de implante de melhor qualidade. Desde 1949, aproximadamente 200 tipos diferentes de válvulas foram desenvolvidos. Com a introdução de *shunts* de silicone e das válvulas, seu uso aumentou desde 1960, tendo sido os procedimentos de III VT aberta ou endoscópica cada vez menos utilizados.

Na década de 1960, o nascimento da microcirurgia fez com que a endoscopia fosse utilizada cada vez menos. A iluminação e a magnificação do microscópio, principalmente na profundidade, eram melhores que a tecnologia endoscópica disponível na época.

Em 1966, Hopkins e Storz desenvolveram um endoscópio rígido que utilizava um novo tipo de lente que preservava a transmissão da luz.[12] Associado a isso, a invenção de monitores CCD e da fibra óptica ajudou a corrigir as falhas da endoscopia em relação a iluminação, resolução e magnificação. Em 1978, J. Vires reportou cinco doentes com hidrocefalia em que foi utilizado o neuroendoscópio para realização de terceiroventriculostomia.[13] Na década de 1980 houve melhora na qualidade de imagem das óticas. Alguns cirurgiões continuavam a buscar maneiras de utilizar a endoscopia para tratamento da hidrocefalia a fim de evitar as complicações relacionadas com os *shunts* (obstrução, mal posicionamento, desconexão, fratura de cateter, migração de sistema, *slit ventricle*, infecção, perfuração de alça intestinal, hiperdrenagem, hematoma subdural, pseudocisto peritoneal, ascite, derrame pleural, trombose jugular, entre outros). Em 1981, L. Albright realizou cauterização de plexo coroide em 3 pacientes com hidranencefalia. Em 1986, Griffith teve taxa de sucesso de 49% com endoscópio rígido para plexectomia coroide. Em 1990, R.F. Jones *et al.* conseguiram atingir uma taxa de sucesso de 50% livre de *shunt* após III VT. Em 1995, I. K. Pople e D. Ettles descreveram 156 procedimentos de coagulação de plexo coroide em 116 pacientes, sendo a maior casuística na época. Em 1996, A. Rieger descreveu 12 casos de fenestração endoscópica do III VT guiado por ultrassom. Em 1998, V. Rohde relatou experiência inicial com uso combinado de navegação *frameless* e neuroendoscopia para III VT. Em 2000, J. Burtscher *et al.* descreveram o uso de endoscopia virtual para planejar 10 procedimentos de III VTE em 9 pacientes com estenose de aqueduto idiopática.[14] Em 2004, M. Zimmerman *et al.* implementaram o robô de precisão Evolution I, uma nova ferramenta neurocirúrgica para III VTE navegada por robô em 6 pacientes com hidrocefalia por estenose aquedutal.[13]

ANATOMIA

O acesso endoscópico para tratamento das hidrocefalias requer o conhecimento da anatomia endoscópica ventricular. Em muitas situações, esta pode estar distorcida em decorrência de histórico de múltiplas infecções, de malformações congênitas, de lesões expansivas que possam causar hidrocefalia, entre outros. Portanto, o conhecimento das estruturas normais pode guiar em situações endoscópicas não habituais.

O acesso mais usual para tratamento endoscópico das hidrocefalias, que será descrito adiante, é através do ponto de Kocher. O acesso coronal permite endoscopia do ventrículo lateral, incluindo átrio, corno frontal, forame de Monro, terceiro ventrículo.[15]

É importante destacar a relação dos ventrículos com as estruturas adjacentes: tálamo, núcleo caudado, fórnice e corpo caloso. São estruturas circundadas pelos ventrículos laterais, devendo haver o cuidado na manipulação do endoscópio, a fim de evitar lesões nestas áreas. O assoalho do corpo do ventrículo lateral é formado pela superfície anterior do tálamo. A parede anterior do átrio é formada pela superfície posterior do pulvinar e a superfície inferior do tálamo está situada na borda medial do teto do corno temporal. O núcleo caudado é parte importante da parede do ventrículo lateral. A cabeça está na parede lateral do corno anterior e corpo do ventrículo lateral. O corpo caudado forma parte da parede lateral do átrio, e a cauda estende-se do átrio ao teto do corno temporal. Na junção do corpo com o átrio do ventrículo lateral, encontramos o corpo do fórnice. Este separa o teto do III ventrículo do assoalho dos corpos dos ventrículos laterais. Portanto, o corpo do fórnice estará na parte inferior da parede medial do ventrículo lateral. Na margem anterior do tálamo, o corpo do fórnice separa-se em duas colunas que estão na margem superior e anterior do forame de Monro, indo em direção aos corpos mamilares. O corpo caloso forma a maior parte da parede dos ventrículos laterais. O joelho forma a parede anterior do corno frontal. O joelho e o corpo do corpo caloso formam o teto do corno frontal e do corpo do ventrículo lateral.

O joelho da cápsula interna toca a parede do ventrículo lateral imediatamente lateral ao forame de Monro, no intervalo entre o núcleo caudado e o tálamo.[16] Ao adentrar o forame de Monro com o endoscópio, lembrar deste arco anatômico (Fig. 59-1).

A parede lateral do ventrículo lateral é formada pela cabeça do núcleo caudado com as veias subependimárias. Medialmente encontramos o septo pelúcido e a veia septal. O plexo coroide e o forame de Monro são referências importantes para localização no interior do ventrículo e determina a parte central do ventrículo lateral. O plexo coroide está situado no assoalho do ventrículo lateral, sendo que sua extremidade mais anterior aponta para o forame de Monro. A veia talamoestriada está lateral e medial à confluência das veias septais.[15] Portanto, se a veia talamoestriada está à direita do plexo coroide, o cirurgião está acessando o ventrículo lateral direito. O forame de Monro é formado anterior e lateralmente pelo fórnice e, posteriormente, pelo tubérculo anterior do tálamo.[17]

A parede medial do ventrículo lateral é formada pelo septo pelúcido e fórnice, onde podemos encontrar também veias septais (Fig. 59-2).[16]

Acessando pelo forame de Monro, encontramos a parte anterior do III ventrículo. É possível identificar os corpos mamilares, membrana da parte posterior do *tuber cinereum*, recesso infundibular, quiasma óptico. Lateralmente, temos hipotálamo e fórnice. Na porção posterior, temos a aderência intertalâmica, comissura posterior, aqueduto cerebral. Manipulação das paredes do III ventrículo podem ocasionar disfunção hipotalâmica, perda visual por lesão de quiasma óptico e tratos e perda de memória em decorrência de lesão das colunas do fórnice. O teto do III ventrículo estende-se do forame de Monro anteriormente até o recesso suprapineal, posteriormente. Tem quatro camadas: fórnice, duas membranas de tela coroideia e uma camada de vasos sanguíneos entre elas. O assoalho do III

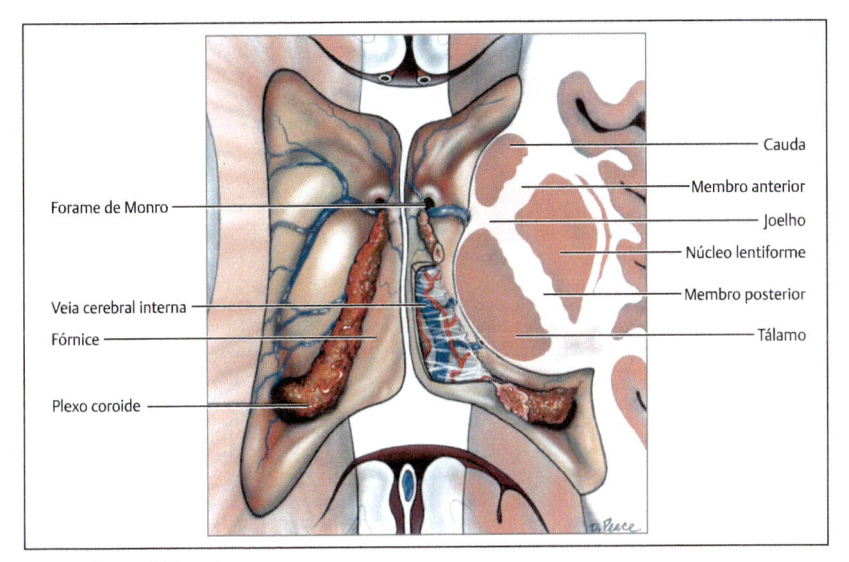

Fig. 59-1. Forame de Monro.[16]

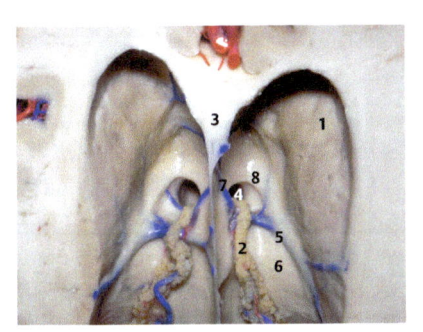

Fig. 59-2. Parede medial do ventrículo lateral: *1.* núcleo caudado; *2.* plexo coroide; *3.* joelho do corpo caloso; *4.* forame de Monro; *5.* veia talamo-estriada; *6.* Tálamo; *7.* veia septal; *8.* coluna do fórnice.[16]

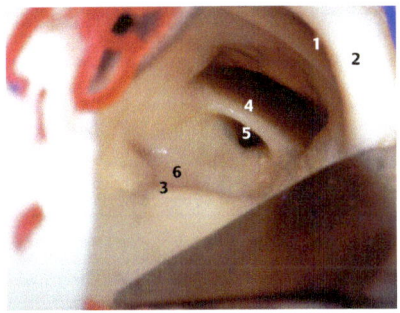

Fig. 59-3. Parte anterior do III ventrículo: *1.* comissura anterior; *2.* coluna do fórnice; *3.* corpo mamilar; *4.* quiasma óptico; *5.* recesso infundibular; *6.* assoalho do III ventrículo.[16]

ventrículo estende-se desde o quiasma óptico, anteriormente, até o orifício do aqueduto de Sylvius, posteriormente. De anterior para posterior, temos: quiasma óptico, infundíbulo do hipotálamo, *tuber cinereum*, corpos mamilares, substância perfurada anterior e tegmento do mesencéfalo (Fig. 59-3).[16]

INDICAÇÕES E CONTRAINDICAÇÕES

De maneira geral, o tratamento da hidrocefalia pode ser realizado por via endoscópica, desde que a causa seja por alguma obstrução na circulação liquórica e não por deficiência em sua reabsorção. De preferência, o terceiro ventrículo deve ser maior que 1 cm no diâmetro bicoronal ou extremamente dilatado, a fim de evitar lesões subependimárias.[18]

Uma indicação clássica é a hidrocefalia obstrutiva por estenose de aqueduto em pacientes sem válvula ou com válvula, dependentes desta, apresentando obstrução ou infecção.[19]

Além disso, em casos de disfunção de DVP em hidrocefalia obstrutivas, pode ser realizada a III VTE em substituição à revisão do sistema, podendo o paciente ficar livre de *shunt*.

Outras indicações por obstrução poderiam ser: hidrocefalia por ventrículo lateral isolado,[20] hidrocefalia com septos intraventriculares,[21] estenose idiopática dos forames de Luschka e Magendie,[22] aquedutoplastia para IV ventrículo isolado.[23]

No caso de processos expansivos tumorais intra ou paraventriculares, associados à hidrocefalia, a depender de anatomia favorável, pode-se realizar III VTE e biópsia. Em alguns casos de tumores intraventriculares pode-se proceder à exérese da lesão. Em caso de lesões de fossa posterior associadas à hidrocefalia, pode ser realizada a III VTE, evitando dependência de *shunt* após exérese tumoral.[24,25]

Cistos intraventriculares (neurocisticercose, cistos coloides) podem ser removidos por via endoscópica, tratando a hidrocefalia no mesmo tempo cirúrgico.

Há relatos de tratamento endoscópico para hidrocefalia em situações pouco comuns, como a hidrocefalia associada à malformação aneurismática da ampola de Galeno.[26-28]

A contraindicação absoluta para III VTE são ventrículos de tamanho muito pequenos em relação ao diâmetro ou canal de trabalho do endoscópio. Em casos de lesões que obstruem o acesso ao assoalho do III ventrículo (cistos, neoplasias, cisticercos), pode-se proceder à exérese da lesão, seguida da fenestração. O espessamento do assoalho do III VT é uma contraindicação relativa. Durante cirurgias em que é verificada esta condição, maior cautela deve ser tomada no momento da fenestração, assim como escolha do material cirúrgico para tal. Como contraindicações relativas, podemos citar idade inferior a 1 ano e anatomia muito distorcida e desfavorável do III ventrículo.[29]

EXAMES DE IMAGEM

Ressonância magnética pré-operatória é essencial para avaliar indicação do procedimento, verificando possíveis causas para hidrocefalia, para o planejamento cirúrgico, como verificar alterações anatômicas, melhor trajeto para inserção do endoscópio, fenestrações a serem realizadas. A sequência sagital em diferentes ponderações auxilia a verificar o espaço para fenestração em uma III VTE.

Sequência CISS (*constructive interference in steady-state*) ou FIESTA ajudam no planejamento pela excelente definição de membranas aracnoides, septações intraventriculares.[30]

Alguns autores descreveram o uso de neuroendoscopia virtual através de reconstrução 3D de ressonância magnética para auxiliar no planejamento pré-operatório.[14]

Materiais

Diversos modelos de endoscópios, canais de trabalho, instrumentais como pinças, tesouras, mono e bipolares estão disponíveis no mercado. Uma caixa básica para III VTE consiste em uma ótica, canal de trabalho e cateter de embolectomia tamanho 4-F (Fogarty). Para biópsia ou exérese de tumores, cistos, fenestrações, tornam-se necessários demais instrumentos. Abaixo, exemplos de materiais disponíveis no mercado (Fig. 59-4).

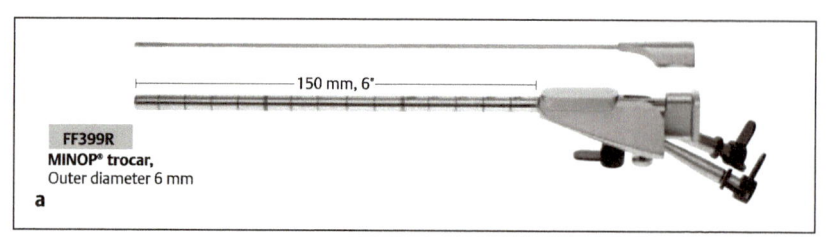

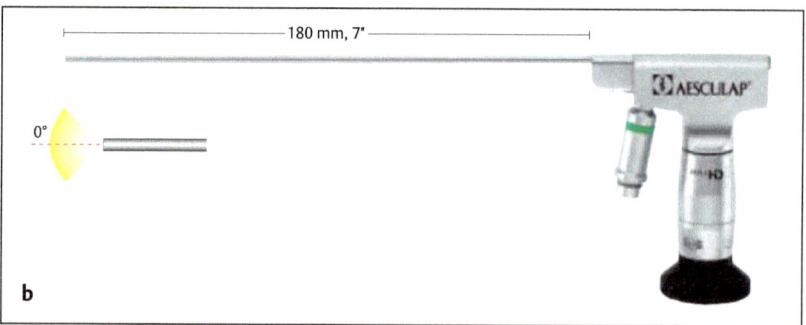

Fig. 59-4. (a) MINOP® Intraventricular Neuroendoscopic System – MINOP® Trocars. (b) MINOP® Intraventricular Neuroendoscopic System – MINOP® Endoscopes. *(Continua.)*

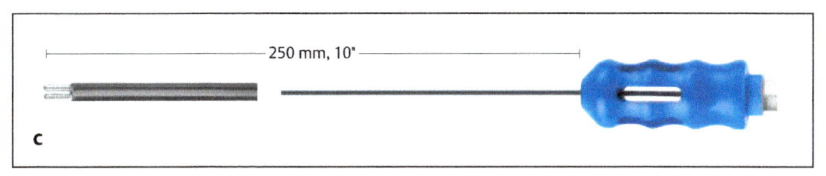

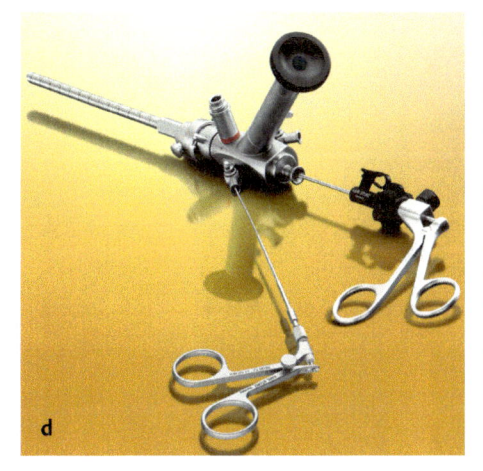

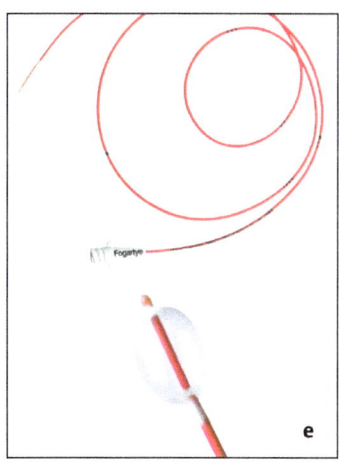

Fig. 59-4. *(Cont.)* (c) MINOP® Intraventricular Neuroendoscopic System – MINOP® – Electrodes – bipolar. (d) Intraventricular Neuroendoscopic System – Lotta® Family. (e) Cateter de embolectomia – Fogarty.

Técnica – III VTE

O paciente é posicionado em decúbito dorsal com leve flexão da cabeça (15°), apoiada em rodilha ou com fixador de crânio, caso seja necessária neuronavegação. A tricotomia pode ser pequena, realizada o suficiente para realizar a incisão. Esta é feita no ponto de Kocher ou em ponto definido de acordo com exames pré-operatórios para melhor trajeto de inserção do endoscópio. O tamanho da incisão deve ser suficiente para um orifício de trepanação compatível com o tamanho do canal de trabalho a ser utilizado. O local de trepanação deve ser planejado no pré-operatório, de acordo com os exames de imagem, procurando-se evitar lesão da área motora no ponto de inserção do endoscópio (por um orifício muito posterior). Ainda na fase pré-operatória, deve-se planejar o trajeto intraventricular do endoscópio, sem lesão de estruturas intraventriculares e adjacentes, principalmente ao adentrar o forame de Monro (no caso de um orifício muito anterior) na realização de III VTE.

Procede-se à abertura da dura-máter. Deve-se coagular a aracnoide e a pia do córtex cerebral a fim de proporcionar uma inserção sem resistência do canal de trabalho do endoscópio. Alguns modelos contêm um obturador que facilita a punção ventricular atraumática com o canal de trabalho. Alguns cirurgiões puncionam o ventrículo com uma agulha de Cushing ou com um *kit* introdutor do tipo *peel-away* antes de inserir o canal de trabalho, a fim de localizar o ventrículo e confeccionar um trajeto com instrumental de diâmetro menor. Neste ponto, o sistema do endoscópio deve estar montado com o canal de trabalho, ótica e sistema de irrigação com salina a 0,9%. Ao utilizar sistema de irrigação, atentar para deixar aberto uma via do canal de trabalho para escoamento. A luz da sala operatória deve ser deixada no menor nível possível. Se disponível, realizar gravação do procedimento para documentação.

Ao inserir o endoscópio, buscam-se marcos anatômicos, como plexo coroide, septo pelúcido, veias septais, veia talamoestriada, forame de Monro. Em ventrículos bastante malformados, procuram-se referências anatômicas para melhor localização. Em situações de hemorragia ou histórico de infecção com turvação do liquor, procura-se, inicialmente, irrigar até se tornar um líquido mais transparente, permitindo boa visibilização de estruturas. Este procedimento pode durar alguns segundos ou até vários minutos (Fig. 59-5).

Deve-se adentrar no forame de Monro cautelosamente, mantendo o centro geométrico do forame no centro da imagem de vídeo. Assim, as bordas da ponta do endoscópio ficarão sempre equidistantes das estruturas anatômicas que delimitam o forame, principalmente a coluna do fórnice (Fig. 59-6).[31]

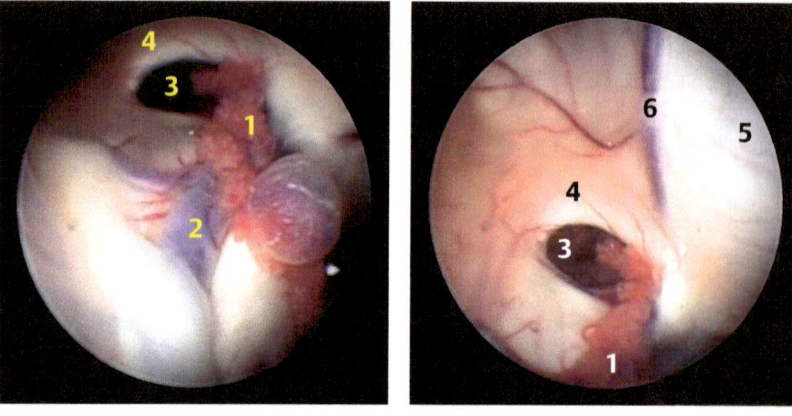

Fig. 59-5. Ventrículos com referências anatômicas: *1.* plexo coroide; *2.* veia talamoestriada; *3.* Forame de Monro; *4.* coluna do fórnice; *5.* septo pelúcido; *6.* veia septal.

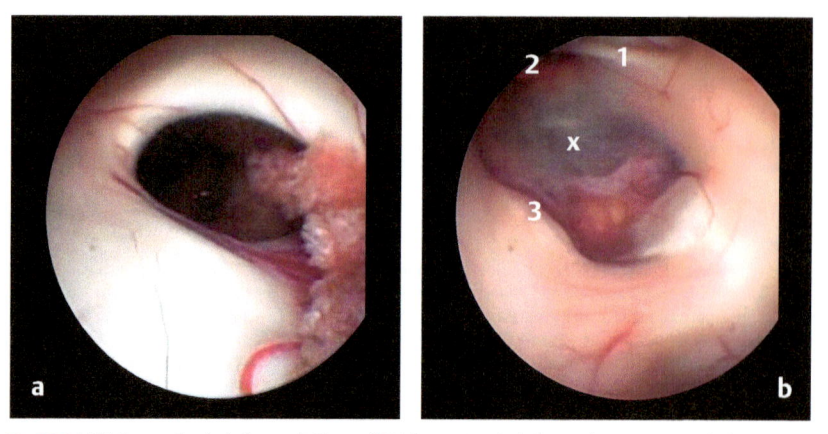

Fig. 59-6. (a) Visão aproximada do forame de Monro. (b) Visão aproximada do forame de Monro, com referência anatômica: *1.* quiasma óptico; *2.* recesso infundibular; *3.* corpo mamilar; x. ponto para fenestração.

Após identificação das estruturas do III ventrículo, procede-se à fenestração do seu assoalho. É descrita na literatura a utilização de diversos materiais: próprio endoscópio, estilete, derivação ventricular externa, mono/bipolar, *laser*.[32] Preferimos a utilização de cateter de embolectomia Fogarty tamanho 4-F. É importante verificar se a membrana de *Liliequist* foi perfurada no procedimento, com cautela para as estruturas vasculares adjacentes, principalmente a artéria basilar (Fig. 59-7).

Após perfurado o assoalho, procede-se à ampliação da fenestração com o balão do cateter. Atentar para o volume do balão, que está escrito no próprio dispositivo. É descrita também a utilização de cateteres específicos para terceiroventriculostomia para este propósito, além de também poderem ser utilizadas pinças (Fig. 59-8).

Após uma perfuração satisfatória e dilatação da fenestra, procede-se à verificação do tamanho do orifício. Observam-se, frequentemente, as estruturas da cisterna interpeduncular ou pré-pontina, por exemplo, a artéria basilar com seus ramos. Procura-se verificar nesta etapa se há uma boa pulsatilidade da membrana do assoalho do III ventrículo, observando-se boa comunicação com o espaço subaracnoide (Fig. 59-9).

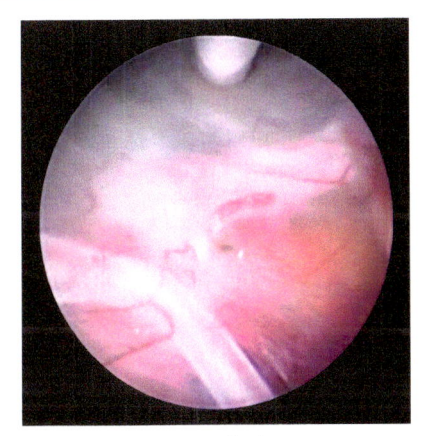

Fig. 59-7. Fenestração com auxílio de Fogarty.

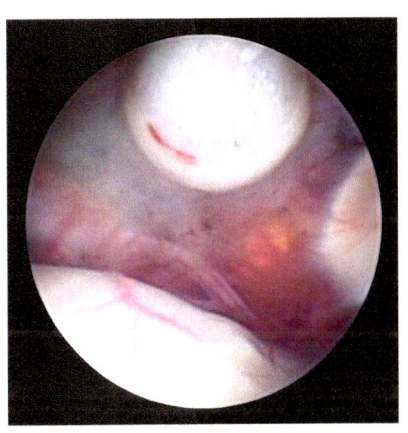

Fig. 59-8. Dilatação da fenestração com balão do cateter de Fogarty.

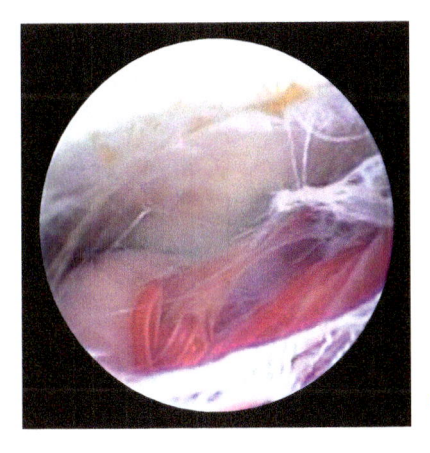

Fig. 59-9. Assoalho do III ventrículo e membrana de Liliequist fenestrados.

Procede-se, então, lentamente, à retirada do endoscópio, procurando não lesar estruturas adjacentes ao forame de Monro e verificando-se, ao mesmo tempo, se há sinais de hemorragia em algum ponto. Ao ser completamente retirado, evitar a saída de grande quantidade de liquor, com entrada de ar. Utilizamos um pequeno pedaço em forma de rolo de hemostático à base de celulose (como Surgicel) a ser inserido na substância branca por onde passou o endoscópio. Procede-se à síntese dural, se possível, cobrindo o orifício de trepanação com pó de osso da trepanação. Atenção deve ser dada para a síntese da pele de forma a evitar fístula liquórica e ao enfaixamento compressivo no pós-operatório.

TÉCNICA
Outros Procedimentos

No caso de septostomia, procede-se à fenestração com auxílio de cateter de embolectomia Fogarty, conforme descrito para III VTE. É importante verificar os exames pré-operatórios e anatomia antes do procedimento.

Da mesma forma, fenestrações de septações intraventriculares, sejam congênitas, pós-infecção ou por outras causas, também podem ser feitas de forma semelhante, utilizando-se um cateter de Fogarty. Muitas vezes, após múltiplas infecções, as septações não conseguem ser perfuradas pelo cateter de Fogarty, seja por sua resistência ou por vascularização. Nestes casos, pode-se utilizar mono ou bipolar para coagulação, com posterior abertura com o mesmo instrumento ou com pinças próprias para neuroendoscopia.

Pós-Operatório

O pós-operatório deve, preferencialmente, ser feito em ambiente de terapia intensiva. Controle com imagem deve ser realizado para avaliar possíveis complicações do procedimento, muito embora não seja esperada uma redução do tamanho ventricular imediato após a cirurgia, em comparação a operações com *shunt*.[33]

COMPLICAÇÕES

Complicações possíveis da III VTE são transitórias, como infecções superficiais, fístula liquórica, pneumoventrículo, pneumoencéfalo. Bradicardia durante a fenestração pode ocorrer. *Diabetes insipidus* pode ser transitória ou permanente.[18]

As complicações mais graves estão relacionadas com fenestrações em áreas inadequadas, com lesão de áreas com caudado, cápsula interna, fórnice ou com utilização de material inadequado, como por exemplo, utilização de instrumentos pontiagudos com lesão de artéria basilar. Complicações permanentes têm uma taxa de 1,6%[34] e podem estar relacionadas com lesões vasculares como de artéria basilar,[35] pseudoaneurismas, hemorragia intraventricular, hemorragia intracerebral, hemorragia subaracnoide,[36] acidente vascular cerebral isquêmico.[37]

Déficit de memória de curto prazo pode ocorrer em decorrência de lesão do fórnice durante o procedimento.[38,39] Existe risco de higroma ou hemorragia subdural após o procedimento por hiperdrenagem.[34]

Há risco de fechamento da fenestração do assoalho do III ventrículo. Relatos na literatura de fechamento em 8 dias, podendo chegar até 6 anos, com média de 12,8 meses.[40] Nestes casos, recomenda-se uma reoperação por via endoscópica antes de indicar tratamento por *shunt*.[41] As principais causas de falhas na III VTE nos primeiros 6 meses são fenestração pequena do assoalho do III ventrículo, membrana de Liliequist intacta, hemorragia e infecção.[42]

Em situações de tratamento de hidrocefalia por endoscopia e concomitante exérese de cistos intraventriculares ou biópsia ou exérese de neoplasias, o índice de hemorragia é maior em comparação à III VTE realizada isoladamente.

A III VTE é satisfatória quando ocorre melhora clínica do paciente. A redução no tamanho dos ventrículos não é esperada em todos os casos de III VTE com sucesso.[43]

DICAS

- O estudo detalhado com ressonância magnética e planejamento da estratégia pré-operatória ajudam na indicação e sucesso da cirurgia endoscópica;
- O conhecimento da anatomia intraventricular é fundamental para o sucesso do cirurgião nos procedimentos endoscópicos;
- É importante o cirurgião conhecer e checar todo o material de endoscopia antes do início do procedimento, já deixando pronto todo o sistema montado antes de iniciar a incisão;
- Durante a **navegação** do canal de trabalho no ambiente intraventricular, é importante localizar determinados *landmarks* que auxiliem na identificação da anatomia (p. ex., plexo coroide), principalmente em casos complexos de hidrocefalia;
- A hemostasia intraventricular requer bastante paciência na utilização de irrigação e, quando possível, o uso cauteloso de mono e bipolar próprios para uso com o canal de trabalho;
- A resposta clínica à endoscopia tem maior valor no tratamento do que a alteração radiológica do tamanho dos ventrículos no pós-operatório.

REFERÊNCIAS BIBLIOGRÁFICAS

1. Dorland. Dorland's ilustrated medical dictionary. (CIDADE?): Elsevier Saunders; 2002. p. 32.
2. Gjerris F, Snorrason E. The history of hydrocephalus. J Hist Neurosci. 1992;1(4):285-312.
3. Aschoff A, Kremer P, Hashemi B, Kunze S. The scientific history of hydrocephalus and its treatment. Neurosurg Rev. 1999;22(2-3):67-93.
4. Khamlichi AE. African neurosurgery. Surg Neurol. 1998;49(3):342-7.
5. Bozzini P. Lichtleiter, eine erfindung zur anschauung innerer teile und krankheiten, nebst der abbildung (Light conductor, an invention for examining internal parts and diseases, together with illustrations). J der Pract Arzneykd und Wundarzneykunst (Journal Pract Med Surgery). 1806;24:107-24.
6. Bush RB, Leonhardt H, Bush IM, Landes RR. Dr. Bozzini's Lichtleiter. A translation of his original article (1806). Urology. 1974;3(1):119-23.
7. Walker ML. History of ventriculostomy. Neurosurg Clin N Am. 2001;12(1):101-10.
8. Dandy WE. The operative treatment of communicating hydrocephalus. Ann Surg [Internet]. 1938;108(2):194-202.
9. Mixter WJ. Ventriculoscopy and puncture of the floor of the third ventricle. Bost Med Surg J. 1923;188(9):277-8.
10. Scarff JE. The treatment of nonobstructive (communicating) hydrocephalus by endoscopic cauterization of the choroid plexuses. J Neurosurg. 1970;33(1):1-18.
11. Kausch W. Die behandlung des hydrocephalus der kleinen Kinder. Arch Klin Chir. 1908;87:709-96.

12. Apuzzo MLJ, Heifetz MD, Weiss MH, Kurze T. Neurosurgical endoscopy using the side-viewing telescope. J Neurosurg [Internet]. 1977 Mar;46(3):398-400.
13. Enchev Y, Oi S. Historical trends of neuroendoscopic surgical techniques in the treatment of hydrocephalus. Neurosurg Rev. 2008;31(3):249-62.
14. Auer LM, Auer LM, Auer DP. Virtual endoscopy for planning and simulation of minimally invasive neurosurgery. Neurosurgery [Internet]. 1998 Sep;43(3):529-37.
15. Riegel T, Hellwig D, Bauer BL, Mennel HD. Endoscopic anatomy of the third ventricle. Acta Neurochir Suppl. 1994;61:54-6.
16. Rhoton AL. The lateral and third ventricles. Neurosurgery [Internet]. 2002;51(4):S1-207-S1-271.
17. Netter FH. Nervous system: anatomy and physiology. The Ciba Collection of Medical Illustrations. 1983;1:1-239.
18. Schroeder HWS, Niendorf W-R, Gaab MR. Complications of endoscopic third ventriculostomy. J Neurosurg [Internet]. 2002;96(6):1032-40.
19. Farin A, Aryan HE, Ozgur BM, et al. Endoscopic third ventriculostomy. J Clin Neurosci. 2006;13(7):763-70.
20. Aldana PR, Kestle JRW, Brockmeyer DL, Walker ML. Results of endoscopic septal fenestration in the treatment of isolated ventricular hydrocephalus. Pediatr Neurosurg. 2003;38(6):286-94.
21. Lewis AI, Keiper GL, Crone KR. Endoscopic treatment of loculated hydrocephalus. J Neurosurg. 1995;82(5):780-5.
22. Karachi C, Le Guérinel C, Brugières P, et al. Hydrocephalus due to idiopathic stenosis of the foramina of Magendie and Luschka. J Neurosurg [Internet]. 2003;98(4):897-902.
23. Fritsch MJ, Kienke S, Manwaring KH, Mehdorn HM. Endoscopic aqueductoplasty and interventriculostomy for the treatment of isolated fourth ventricle in children. Neurosurgery [Internet]. 2004;55(2):372-9.
24. Sainte-Rose C, Cinalli G, Roux FE, et al. Management of hydrocephalus in pediatric patients with posterior fossa tumors: the role of endoscopic third ventriculostomy. J Neurosurg [Internet]. 2001;95(5):791-7.
25. Frisoli F, Kakareka M, Cole KA, et al. Endoscopic third ventriculostomy prior to resection of posterior fossa tumors in children. Child's Nerv Syst. 2019:6-11.
26. Bouali S, Boubaker A, Maatar N, et al. The role of endoscopy in the treatment of hydrocephalus associated with aneurysmal malformation of the vein of Galen. Child's Nerv Syst. 2018;34(4):593-5.
27. Baskin JJ, Manwaring KH, Rekate HL. Ventricular shunt removal: the ultimate treatment of the slit ventricle syndrome. J Neurosurg [Internet]. 1998 Mar;88(3):478-84.
28. Reddy K, Fewer HD, West M, Hill NC. Slit Ventricle Syndrome with Aqueduct Stenosis: Third Ventriculostomy as Definitive Treatment. Neurosurgery [Internet]. 1988;23(6):756-9.
29. Rekate HL. Selecting patients for endoscopic third ventriculostomy. Neurosurg Clin N Am [Internet]. 2004;15(1):39-49.
30. Aleman J, Jokura H, Higano S, et al. Value of constructive interference in steady-state, three-dimensional, fourier transformation magnetic resonance imaging for the neuroendoscopic treatment of hydrocephalus and intracranial cysts. Neurosurgery [Internet]. 2001;48(6):1291-6.
31. Cinalli G. Endoscopic third ventriculostomy. In: Cinalli G, Maixner WJ S-RC (Ed.). Pediatric hydrocephalus [Internet]. Milano: Springer Milan. 2005:361-88.
32. Vandertop WP, Verdaasdonk RM, van Swol CFP. Laser-assisted neuroendoscopy using a neodymium – yttrium aluminum garnet or diode contact laser with pretreated fiber tips. J Neurosurg [Internet]. 1998;88(1):82-92.
33. Kulkarni AV, Drake JM, Armstrong DC, Dirks PB. Imaging correlates of successful endoscopic third ventriculostomy. J Neurosurg [Internet]. 2000;92(6):915-9.
34. Beems T, Grotenhuis JA. Long-term complications and definition of failure of neuroendoscopic procedures. Child's Nerv Syst [Internet]. 2004;20(11 12):868-77.
35. Abtin K, Thompson BG, Walker ML. Basilar artery perforation as a complication of endoscopic third ventriculostomy. Pediatr Neurosurg. 1998;28(1):35-41.
36. Schroeder HWS, Warzok RW, Assaf JA, Gaab MR. Fatal subarachnoid hemorrhage after endoscopic third ventriculostomy: Case report. J Neurosurg. 1999;90(1):153-5.
37. Buxton N, Punt J. Cerebral infarction after neuroendoscopic third ventriculostomy: Case report. Neurosurgery. 2000;46(4):999-1002.
38. Benabarre A. Neuropsychological and psychiatric complications in endoscopic third ventriculostomy: a clinical case report. J Neurol Neurosurg Psychiatry [Internet]. 2001;71(2):268-71.
39. Soleman J, Guzman R. Neurocognitive complications after ventricular neuroendoscopy: a systematic review. Behav Neurol. 2020;2020:8-16.
40. Siomin V, Weiner H, Wisoff J, et al. Repeat endoscopic third ventriculostomy: is it worth trying? Child's Nerv Syst [Internet]. 2001;17(9):551-5.
41. Hellwig D, Giordano M, Kappus C. Redo third ventriculostomy. World Neurosurg [Internet]. 2013;79(2):S22.e13-S22.e20.
42. Fukuhara T, Vorster S J, Luciano M G. Risk factors for failure of endoscopic third ventriculostomy for obstructive hydrocephalus. Neurosurgery [Internet]. 2000;46(5):1100-11.
43. Buxton N. Changes in third ventricular size with neuroendoscopic third ventriculostomy: a blinded study. J Neurol Neurosurg Psychiatry [Internet]. 2002;72(3):385-7.

CAPÍTULO 60

TRATAMENTO ENDOSCÓPICO DAS HIDROCEFALIAS – APLICAÇÕES PRÁTICAS

Roberto Alexandre Dezena ▪ Paulo Henrique Pires de Aguiar
João Pedro de Oliveira Jr. ▪ Fernando Henrique dos Reis Sousa
Ana Maria Mendes Ferreira ▪ Pedro Henrique Simm Pires de Aguiar
Breno Alexander Bispo

ASPECTOS HISTÓRICOS

O primeiro procedimento neuroendoscópico relatado na literatura foi conduzido por Victor Darwin Lespinasse (1878-1946) (Fig. 60-1), em 1910.[1] Lespinasse, um urologista de Chicago, também era famoso por ser pioneiro e defensor do transplante testicular. Este relato endoscópico consistia na coagulação bilateral do plexo coroide, fazendo uso de um pequeno cistoscópio. Nesta primeira experiência foram tratadas duas crianças, uma das quais morreu no período pós-operatório imediato e a outra viveu por mais 5 anos. Lespinasse não registou oficialmente esta aventura na literatura científica, limitou-se a introduzir o método na sociedade médica local e mencionou-o na sua candidatura, em 1913, ao American College of Surgeons, em que citou a "destruição do plexo coroide para hidrocefalia interna" entre as suas áreas de interesse cirúrgico. Mais tarde diria à sua filha, Victoire, uma obstetra também de Chicago, que este procedimento pioneiro era "uma proeza de um estagiário".[2] O grande pioneiro da neuroendoscopia foi Walter Edward Dandy (1886-1946) (Fig. 60-2), da Johns Hopkins School of Medicine, em Baltimore, considerado o pai da neurocirurgia pediátrica e também da neuroendoscopia. Este fato vem do seu grande conhecimento da anatomia ventricular adquirido a partir dos seus estudos de ventriculografia, uma técnica que permitiu a visualização do sistema ventricular pela primeira vez (Fig. 60-3). Dandy disse: em relação à ventriculografia:

"Todas as injeções foram feitas em crianças, variando entre os 6 meses e os 12 anos de idade. Invariavelmente, o ventrículo lateral tem sido delineado de forma acentuada no radiograma. Em dois casos, o terceiro ventrículo e o forame de Monro foram visíveis. Em nenhuma, contudo, observámos

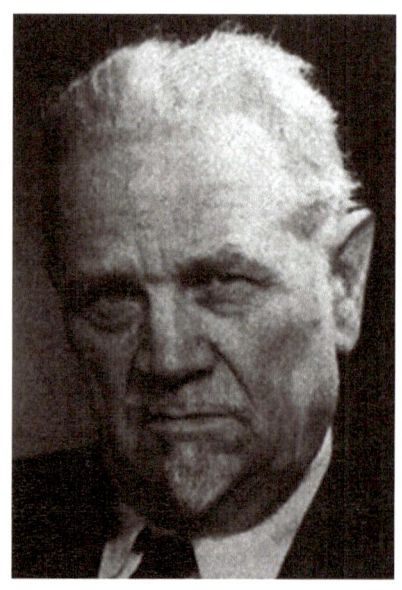

Fig. 60-1. Victor Darwin Lespinasse (1878-1946).

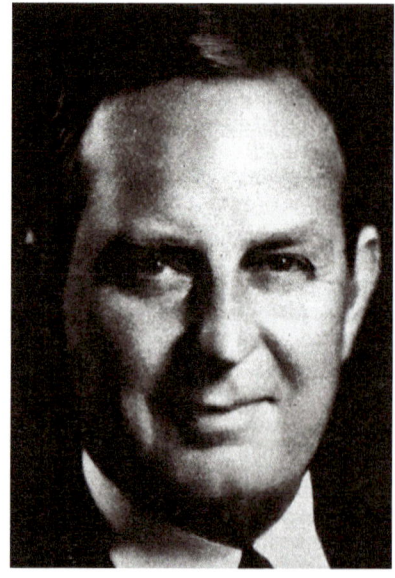

Fig. 60-2. Walter Edward Dandy (1886-1946).

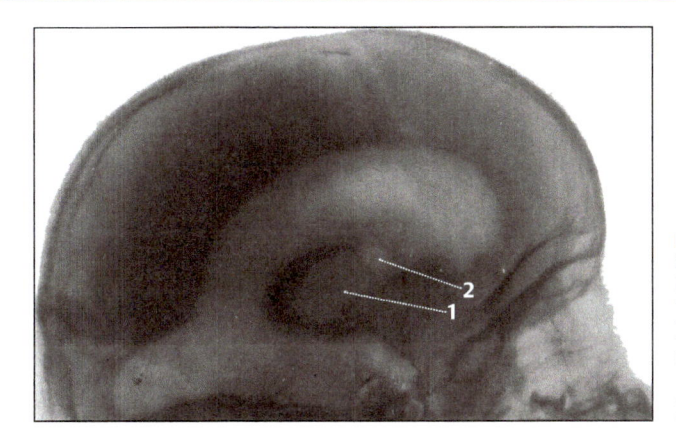

Fig. 60-3. Estudos iniciais de Dandy sobre pneumoventriculografia, em uma criança de 3 anos com meningite tuberculosa. Na imagem pode-se ver *1.* o terceiro ventrículo e *2.* o forame de Monro. (Fonte: Dandy WE.)[3]

o quarto ventrículo ou o aqueduto de Sylvius. O valor prático da pneumoventriculografia é esperado, principalmente, das sombras dos ventrículos laterais."[3]

Em 1922, Dandy publicou as primeiras observações endoscópicas dos ventrículos por meio da utilização de um endoscópio iluminado por um reflexo de luz externa em um espelho, cunhando o termo ventriculoscopia (Fig. 60-4), em que ele disse:[4]

"Foi possível ver praticamente toda a extensão do ventrículo lateral, o forame de Monro, o *septum pellucidum* com numerosas perfurações no mesmo, e toda a extensão do plexo coroide..."[5]

No entanto, apesar da boa visualização com ventriculoscopia, a ressecção do plexo coroide não foi possível, uma técnica comum na época. Dandy também afirmou:

"A notável visualização do sistema ventricular fornecida pelo ventriculoscópio não superou as imagens produzidas pela pneumoventriculografia mais rotineira."[6]

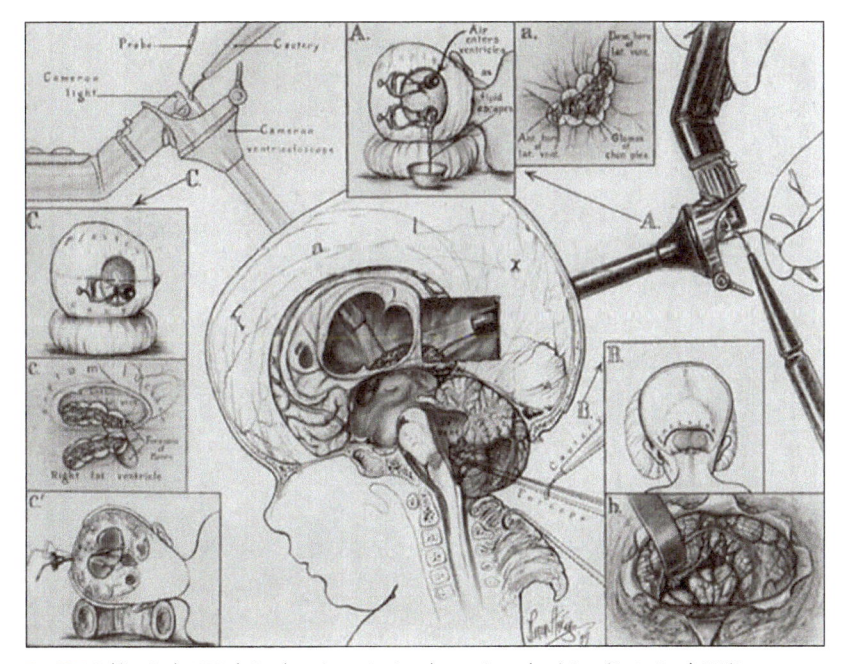

Fig. 60-4. Publicação de 1922, de Dandy, após as primeiras observações endoscópicas. (Fonte: Dandy WE.)[5]

Continuou com as suas experiências endoscópicas, e em 1923, utilizando um pequeno cistoscópio para realizar a ressecção do plexo coroide em 2 casos,[7] que foram seguidos por outros nos anos seguintes, obteve resultados semelhantes a uma craniotomia (Fig. 60-5).[8] Após anos de entusiasmo, disse Dandy no final da sua brilhante carreira:

A sua utilidade é, provavelmente, limitada a bebês e crianças pequenas, e aos tumores que são acidentalmente revelados durante as plexectomias coroides, em vez de tumores, por menor que sejam, que estejam causando obstrução dos canais ventriculares.[9]

Na Alemanha, o pioneiro da neuroendoscopia foi Erwin Payr (1871-1946), professor de neurocirurgia na Universidade de Leipzig. Era conhecido pelo uso de enxertos venosos para drenagem do líquido cefalorraquidiano (LCR) dos ventrículos para o seio sagital superior e veia jugular.[10] Payr apresentou as ferramentas, testes preliminares e a viabilidade técnica da *Enzephaloskopie* à Leipzig Medical Society em 1919.[2] William Jason Mixter (1888-1958) (Fig. 60-6), chefe do Serviço de Neurocirurgia do Massachusetts General Hospital, em Boston, de 1933 a 1946, realizou a primeira terceiroventriculostomia endoscópica (TVE), em 1923. Foi também famoso por ter sido o pioneiro no reconhecimento da relação entre a hérnia de disco intervertebral e síndromes radiculares, e publicou a primeira discectomia bem-sucedida em 1934.[11] Este é ainda um tema de debate porque, curiosamente, outro pioneiro da neuroendoscopia, Dandy, publicou um relatório cirúrgico de cartilagem solta do disco intervertebral, simulando um tumor da medula espinhal, em 1929.[12] Fay e Grant, da Filadélfia, relataram as primeiras imagens de ventrículos infantis dilatados por meio de um cistoscópio acoplado a uma câmara, em 1923 (Fig. 60-7). O tempo de exposição para a aquisição destas imagens foi de até 75 segundos.[13] Também em 1923, Johannes Allwill Max Volkmann (1889-1982), professor na Clínica de Cirurgia da Universidade em Halle, Alemanha, publicou suas primeiras experiências com a *Enzephaloskopie*. Após alguns testes em cadáveres, a primeira inspeção ventricular foi realizada em uma criança de 3 anos com hidrocefalia. No início foi utilizado um cistoscópio infantil, mas depois foi concebido um *Enzephaloskop* que era mais leve e mais fácil de manusear. Tinha uma bainha de 22 cm com diâmetro exterior (OD) de 6 mm, juntamente com dois orifícios de irrigação. A óptica foi introduzida no interior da bainha, permitindo a rotação uma vez dentro do ventrículo.[14,15] Em 1934, Tracy Jackson Putnam (1894-1975) (Fig. 60-8), um grande neurologista e neurocirurgião do Instituto Neurológico de Nova Iorque da Universidade de Columbia, visava realizar novamente uma plexectomia, introduzida por Dandy anos antes. Como tal, Putnam descreveu um novo instrumento chamado ventriculoscópio com o objetivo de cauterizar o plexo coroide das crianças com hidrocefalia comunicante.[16,17] Seu instrumento tinha um comprimento de 10 cm com uma OD de 6 mm (modelo pequeno) ou 11 cm com uma OD de 7 mm (modelo grande).

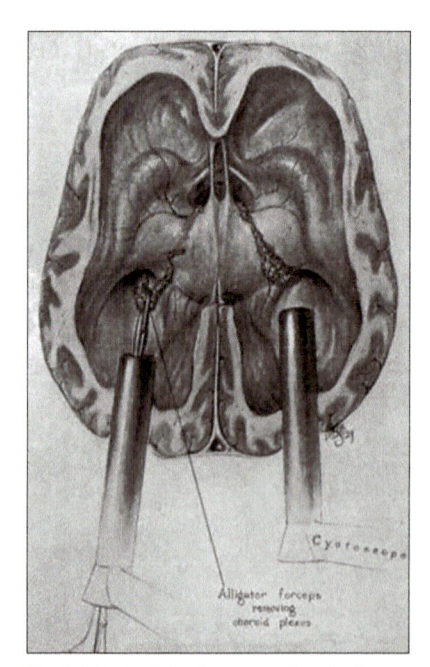

Fig. 60-5. Técnica de Dandy para remoção endoscópica do plexo coroide, com o cistoscópio de Kelly.[9]

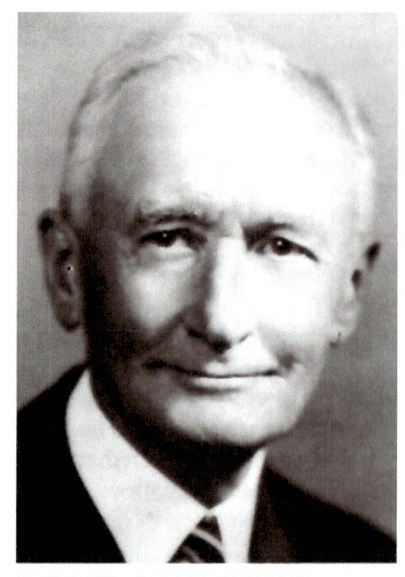

Fig. 60-6. William Jason Mixter (1888-1958).

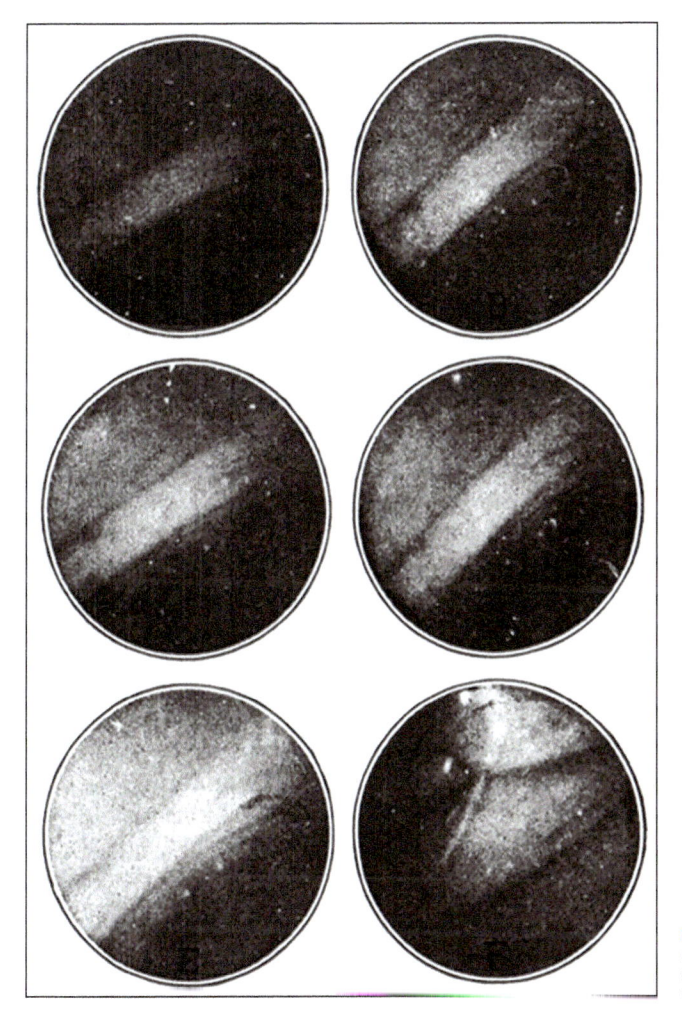

Fig. 60-7. Primeiro registro de imagens endoscópicas do sistema ventricular.[13]

Com este equipamento, a coagulação bilateral do plexo coroide foi realizada em 7 crianças com hidrocefalia, com resultados encorajadores.[18] John Edwin Scarff (1898-1978) (Fig. 60-9) foi o chefe do Departamento de Cirurgia Neurológica da Universidade de Columbia, Nova Iorque, em 1935.[19] Em 1936, ele publicou sua primeira experiência com plexectomia endoscópica utilizando um novo aparelho.[20] Seu ventriculoscópio, muito semelhante a um cistoscópio, tinha 10 cm de comprimento com uma OD de 6 mm (modelo pequeno) ou 18 cm de comprimento com uma OD de 7 mm (modelo grande). O equipamento permitia a irrigação contínua a fim de manter uma pressão intraventricular constante e evitar seu colapso. Aqui, os parênteses são abertos, este colapso foi supostamente a causa dos maus resultados iniciais por Dandy, que declarou em 1918:

"Após a saída do fluido, as paredes finas do cérebro colapsam... A curvatura mecânica dos troncos vasculares maiores por angulações do cérebro circundante deve ter um efeito pronunciado sobre a circulação."[21]

No sistema de Scarff também foi incluída uma sonda de coagulação móvel, permitindo grande variedade de movimentos, tornando possível a coagulação de uma grande área do plexo coroide.

Através do mesmo meio, também foi criada outra sonda móvel com a finalidade de perfurar o chão do terceiro ventrículo. Scarff publicou uma série de 19 pacientes, em 1951, 15 dos quais tiveram bom resultado com uma redução permanente da pressão intracraniana, três não beneficiaram da intervenção e um paciente morreu.[4,22,23] As décadas de 1950 e 1960 representaram um período de ostracismo da neuroendoscopia.

Fig. 60-8. Tracy Jackson Putnam (1894-1975).

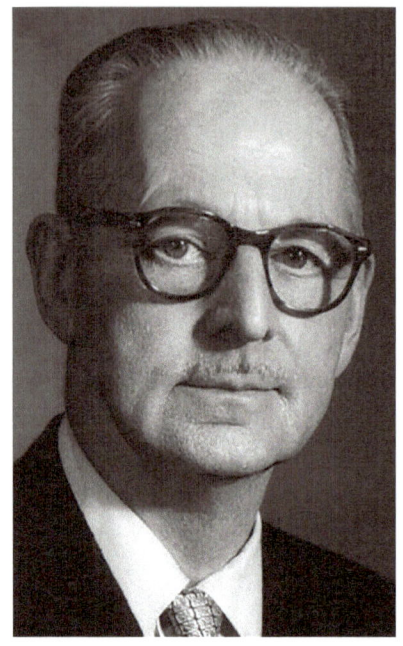

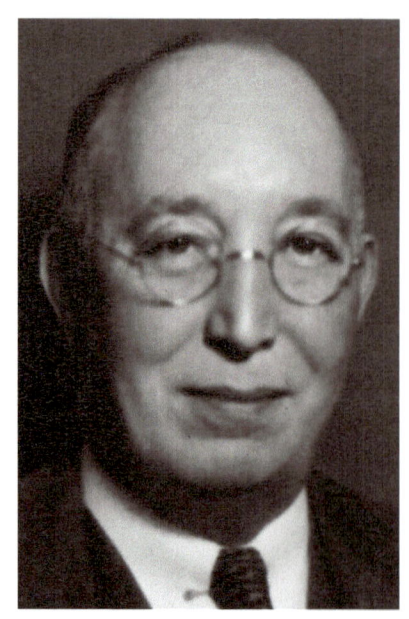

Fig. 60-9. John Edwin Scarff (1898-1978).

Isto se deve ao advento das derivações ventriculares, ao desenvolvimento da microneurocirurgia e, sobretudo, às limitações tecnológicas da época.[24] Em 1949, Frank Nulsen e Eugene Spitz realizaram a primeira cirurgia para instalar um *shunt* para hidrocefalia,[25] e também, na década seguinte, as técnicas microcirúrgicas, tiveram avanços extraordinários, contribuindo para a supervisão temporária da neuroendoscopia. O microscópio forneceu ao neurocirurgião precisamente aquilo que a neuroendoscopia não forneceu: iluminação adequada, ampliação e a capacidade de acessar estruturas profundas sem danos cerebrais adjacentes. Na década de 1960, apesar da estagnação, houve grandes avanços tecnológicos que permitiram o ressurgimento das técnicas endoscópicas.[26] Estes avanços correspondem à invenção de um sistema de lentes, com um índice de refração variável, por Harold Horace Hopkins (1918-1994) (Fig. 60-10), a invenção de dispositivos de acoplamento de carga (CCDs) e o melhoramento da tecnologia da fibra óptica.[27] Destes, sem dúvida, a tecnologia de Hopkins merece ser destacada, consistindo num sistema composto por um tubo de vidro com lentes finas feitas de ar, o sistema de lentes de barra (Fig. 60-11).[28] Este sistema é a base da neuroendoscopia rígida atual, e é a tecnologia adquirida por Karl Storz.[29] O sistema de Hopkins aumentou incrivelmente o campo de visão, cor e resolução em aproximadamente 10 vezes em comparação com endoscópios anteriores, e é talvez, por esta razão, que Hopkins foi indicado duas vezes para o Prêmio Nobel da Física.[30] Os dispositivos de acoplamento de carga (CCD) são pequenos sensores semicondutores para captar imagens formadas por um circuito integrado contendo um conjunto de condensadores acoplados. Sua capacidade única de converter sinais ópticos em impulsos elétricos, aproximadamente 10 vezes mais sensíveis à luz do que o filme fotográfico, tornou-os vitais para a miniaturização do equipamento, tornando-o mais leve para manusear.[27,31] Além disso, os avanços na tecnologia da fibra óptica permitiram a utilização de poderosas fontes de luz que podiam ser colocadas distalmente e transmitidas com crescente eficiência às estruturas de interesse. Estes extraordinários avanços na óptica que minimizaram a perda de luz refletida e melhoraram os métodos de captura de vídeo levaram a um renascimento da neuroendoscopia e a um grande interesse no método nos últimos 20 anos.[24] O renascimento ocorreu apenas graças ao desenvolvimento tecnológico. Nesta fase, Gerard Guiot (1912-1998), de Paris, é o principal destaque.[32,33] Isto se deve à inovação introduzida por Fourestier e Vulmière, do Instituto de Óptica de Paris. A inovação consistiu na instalação da fonte de luz não na extremidade distal do endoscópio, mas na extremidade proximal, no exterior, num aparelho óptico separado. Assim, era possível regular a intensidade luminosa a partir do exterior. Com esta inovação, a intensidade da luz melhorou, permitindo fotos e gravações de vídeo e, sobretudo, manuseamento mais seguro dos instrumentos no ambiente ventricular.[2] Esta inovação foi utilizada pela primeira vez por Guiot, em 1962, no Hospital Foch em Paris, num paciente com um

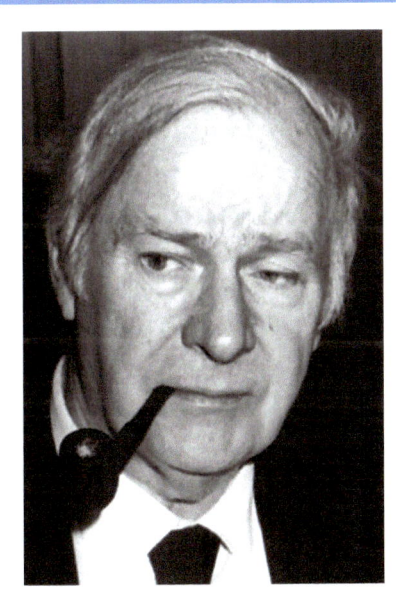

Fig. 60-10. Harold Horace Hopkins (1918-1994).

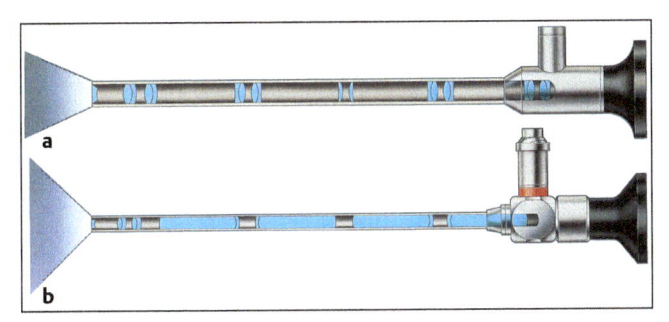

Fig. 60-11. Endoscópio de primeira geração (a) e sistema de Hopkins (b). Este sistema aumenta a definição de imagens em torno de 10 vezes, comparado com sistemas mais antigos. (Cortesia de Karl Storz GmbH & Co. KG, Tuttlingen, Germany.)

tumor cístico bilateralmente ocluindo o forame de Monro. O procedimento endoscópico foi realizado com uma punção tumoral e uma terceiroventriculostomia. Após 2 meses, sob uma abordagem microcirúrgica, o tumor foi completamente removido e foi possível mostrar o terceiro andar do ventrículo com a ventriculostomia patente. O caso teve uma progressão favorável e o paciente voltou ao trabalho 2 meses mais tarde. O segundo procedimento neuroendoscópico também ocorreu em 1962, numa criança de 3 meses de idade com hidrocefalia obstrutiva, que foi realizada uma terceiroventriculostomia com boa progressão do paciente.[2] Outro grande feito deste período de reavivamento ocorreu em 1973. Takanori Fukushima, de Tóquio, foi o primeiro a utilizar um endoscópio flexível. Este ventriculofibrascópio tinha diâmetro de 4 mm, extremidade flexível e um canal de trabalho. Com este equipamento foram realizados 37 procedimentos que incluíram biópsias, septostomias e ventriculostomias.[34,35] Outras realizações também nesta fase incluíram o desenvolvimento do primeiro sistema de endoscopia com base no sistema óptico Hopkins, de Griffith, de Bristol. Este aparelho tinha uma bainha de OD de 4,5 mm e com ele foram realizadas plexectomias, aqueductoplastias e biópsias.[36,37] Também em 1977, Apuzzo, de Los Angeles, publicou um trabalho pioneiro sobre a aplicação do sistema Hopkins a vários procedimentos neurocirúrgicos. Como inovação, introduziu a óptica com ângulos de 70 a 120 graus em cirurgias cranianas, espinhais e transfenoidais.[38]

TÉCNICA CIRÚRGICA

A neuroendoscopia despertou grande atenção nas últimas duas décadas em decorrência do desenvolvimento tecnológico dos sistemas ópticos, câmeras e monitores, dando grande segurança e elegância aos procedimentos. Com tais avanços, o endoscópio foi definitivamente acrescentado ao moderno arsenal de equipamento do neurocirurgião. O neuroendoscópio, quando comparado com o microscópio cirúrgico, proporciona uma visão completamente diferente, com vantagens e desvantagens (Fig. 60-12). Os sistemas atuais de endoscopia rígida com o sistema de lentes de barra Hopkins (Karl Storz GmbH & Co. KG, Tuttlingen, Alemanha), os mais utilizados em todo o mundo, proporcionam um campo de visão que resulta em excelente visão panorâmica (ângulo amplo), e mesmo as lesões não localizadas diretamente em frente ao endoscópio podem ser facilmente reconhecidas. Existem, também, sistemas de endoscopia flexíveis com base em um feixe de fibras ópticas que, apesar de permitirem ampla angulação para visualização no interior do ventrículo, não têm a mesma resolução de imagem, que é inferior à da endoscopia rígida[39,40]. Como resultado do aspecto de uma visão panorâmica e maior facilidade na identificação de estruturas intraventriculares, a orientação durante a navegação endoscópica é extremamente segura. Esta característica é importante porque, na neuroendoscopia, funciona num corredor estreito e profundo. Endoscópios com óptica angulada permitem "olhar ao virar da esquina" ou atrás de estruturas vasculares, o que é muito positivo em microcirurgias controladas e assistidas por neuroendoscopia.[39,40] A grande maioria dos procedimentos endoscópicos ventriculares pode ser realizada com sistemas não angulares. A utilização de endoscópios permite a visualização do alvo neurocirúrgico com uma iluminação impecável, mesmo num campo muito profundo. Outra vantagem importante do endoscópio no microscópio é a excelente profundidade de campo, não necessitando ajustar o foco durante o procedimento, o que é necessário para a utilização do microscópio, particularmente em altas ampliações. Obviamente, o endoscópio também tem as suas limitações. A mais marcante é a falta de visão estereoscópica.

A visão proporcionada pelo endoscópio é uma visão "olho de peixe", que é uma espécie de visão pseudo-3D. Este aspecto é parcialmente influenciado por um fenômeno chamado paralaxe, um termo derivado da astronomia, que é a impressão de que objetos expostos mais perto do endoscópio se movem mais do que objetos mais distantes, o que contribui para este pseudoefeito 3D.[39,40] A visão intraventricular, na ausência de uma visão estereoscópica, é compensada por formação. Deve ser iniciada, principalmente, nos casos mais simples, utilizando uma óptica não angulada. A falta de resolução da imagem é outra desvantagem em relação ao microscópio, que tem lentes objetivas com um diâmetro maior. Outra razão para a boa resolução do microscópio é que o cirurgião está a olhar diretamente através do sistema de lentes e a retina humana é o sensor que capta as imagens. No endoscópio, por outro lado, este sensor é o CCD localizado na cabeça da câmara acoplada à óptica. Mesmo com a recente introdução de câmaras de alta definição, que geram imagens de 1.080 linhas e 2 milhões de pixels, esta imagem ainda é incomparável ao poder de resolução da retina humana.[40]

Atualmente, a neurocirurgia cerebral pode ser classificada em neurocirurgia endoscópica, microneurocirurgia controlada por endoscópio e microneurocirurgia assistida por endoscópio.[39,40] Neurocirurgia endoscópica ou neuroendoscopia ventricular (**endoscopia de canal**) consiste, basicamente, na utilização do neuroendoscópio na cavidade ventricular, sendo os instrumentos utilizados por meio de um canal de trabalho no próprio endoscópio. Sua utilização consiste na navegação no meio líquido ventricular, uma vez que o sangue é o pior inimigo, dada a dificuldade em visualizar as estruturas. Porque isso, a irrigação ventricular contínua através de um canal do endoscópio com soro aquecido, é obrigatória. A microneurocirurgia controlada por endoscópio consiste, basicamente, na ressecção de tumores hipofisários, tumores da base do crânio e tumores de outras localizações cranianas exclusivamente por endoscópio. A microneurocirurgia assistida por endoscópio consiste na utilização do neuroendoscópio juntamente com o microscópio cirúrgico, na mesma operação, quer para a remoção de tumores quer em cirurgias vasculares.[39-41]

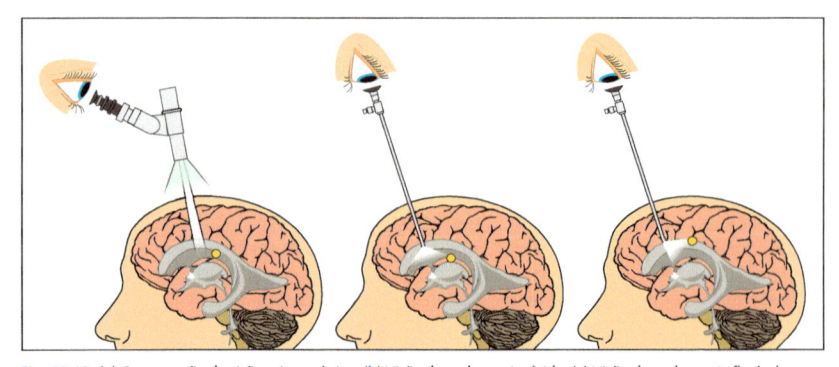

Fig. 60-12. (a) Comparação da visão microscópica. (b) Visão de endoscopia rígida. (c) Visão de endoscopia flexível.

As indicações gerais para neurocirurgia endoscópica são obstruções nas vias de circulação do LCR, cistos aracnoides e intraparenquimatosos e lesões intraventriculares.[42-45] As técnicas mais comuns para restaurar o movimento do LCR incluem: terceiroventriculostomia endoscópica, septostomia, foraminoplastia, aquedutoplastia com ou sem *stent*, fenestrações de cistos em geral e remoção de tumores.[46-52] O ponto craniano mais comum para neuroendoscopia ventricular é o ponto de Kocher, localizado na região frontal, cerca de 2 cm anterior à sutura coronal e 2 cm lateral à linha média. Todas as imagens para este atlas foram obtidas a partir deste ponto, com pequenas variações em centímetros, de acordo com a presença ou ausência de fontanela patente no caso de crianças, anatomia ventricular e tipo de doença em tratamento. Outros pontos de acesso ventricular são descritos tanto para procedimentos endoscópicos propriamente ditos como para punções ventriculares em geral (Figs. 60-13 a 60-15).[53] Em adultos e crianças mais velhas, a abertura do crânio é feita por meio de um orifício de rebarba e, em recém-nascidos, a fontanela pode ser utilizada como um portal natural para a introdução do endoscópio (Figs. 60-16 a 60-20). Ainda em recém-nascidos a abordagem também pode ser realizada por minicraniotomia (Fig. 60-21).[54] Antes do início da própria cirurgia é muito importante verificar a posição do monitor para boa visualização e para o conforto do cirurgião, principalmente em procedimentos mais demorados (Figs. 60-22 e 60-23). Em adultos e crianças mais velhas, a abertura do crânio pode ser realizada por uma broca de alta rotação seguida de abertura dural de modo cruzado (Figs. 60-24 e 60-25). Nos recém-nascidos, a fontanela é uma forma fisiológica e a dura-máter é aberta de forma

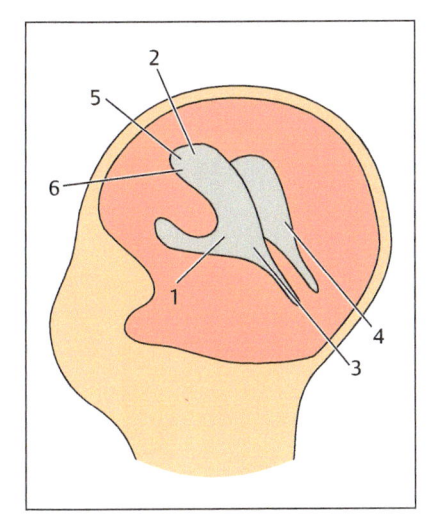

Fig. 60-13. Pontos de acesso ventricular. *1.* Keen; *2.* Kocher; *3.* Dandy; *4.* Frazier; *5.* Kaufman; *6.* Tubbs.

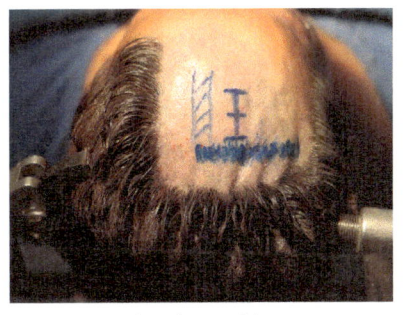

Fig. 60-14. Ponto de Kocher em adulto.

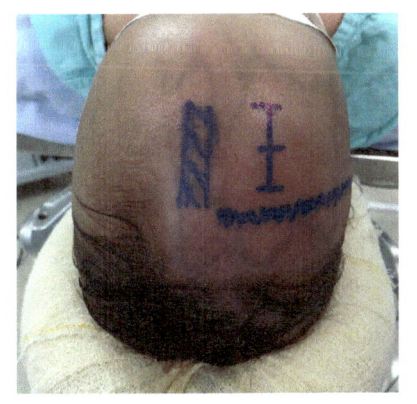

Fig. 60-15. Ponto de Kocher em criança de 2 anos.

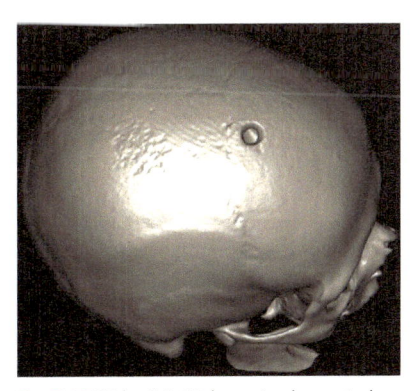

Fig. 60-16. TC de crânio 3D demonstrando o ponto de Kocher em adulto.

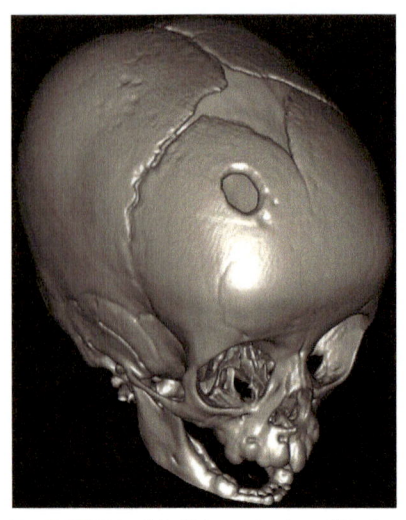

Fig. 60-17. TC de crânio 3D demonstrando o orifício de trépano em localização mais anterior que o ponto de Kocher tradicional, em criança de 2 anos com a fontanela já reduzida.

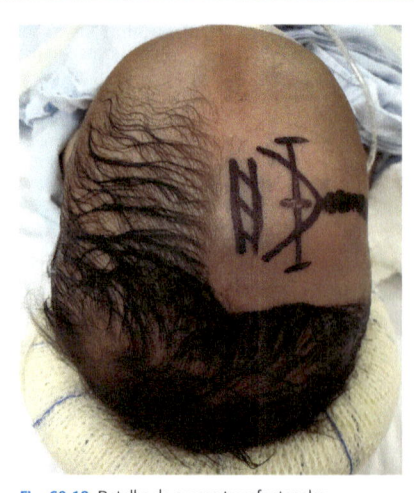

Fig. 60-18. Detalhe do acesso transfontanelar.

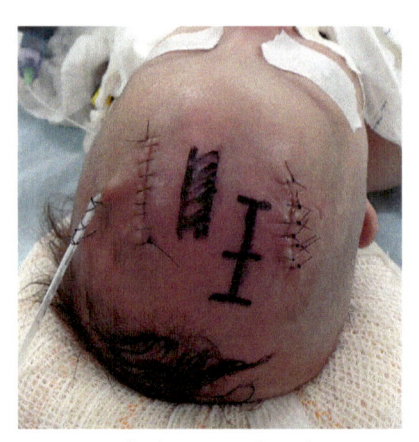

Fig. 60-19. Detalhe do acesso transfontanelar num caso de hidrocefalia complexa, após várias derivações ventriculares extrenas.

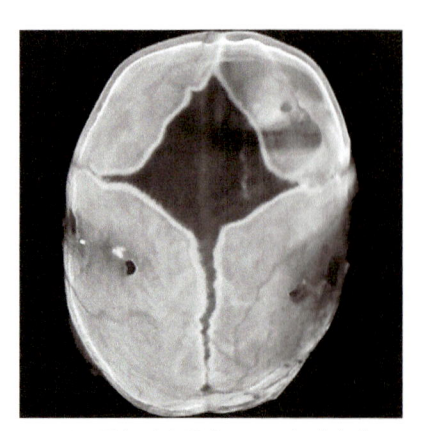

Fig. 60-20. TC de crânio 3D demonstrando a linha de incisão padrão dural no acesso transfontanelar.

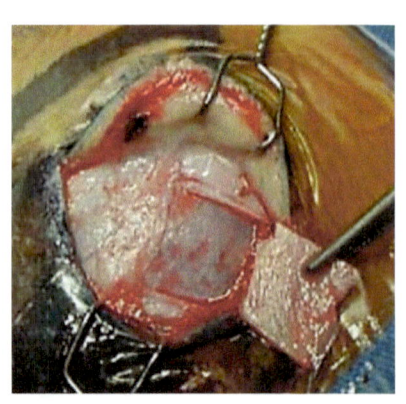

Fig. 60-21. Minicraniotomia.[54]

Fig. 60-22. Posição padrão da torre de vídeo.

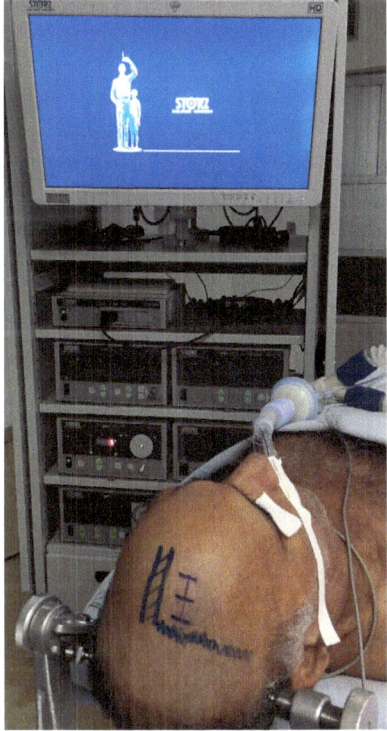

Fig. 60-23. Posição padrão da torre de vídeo e campo operatório preparado.

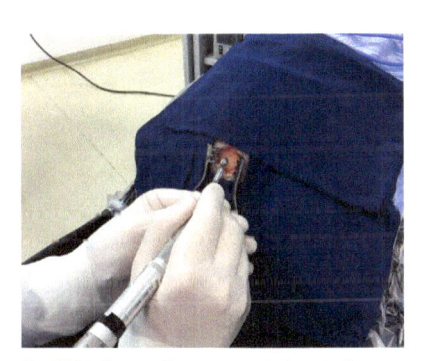

Fig. 60-24. Trepanação com motor de alta rotação.

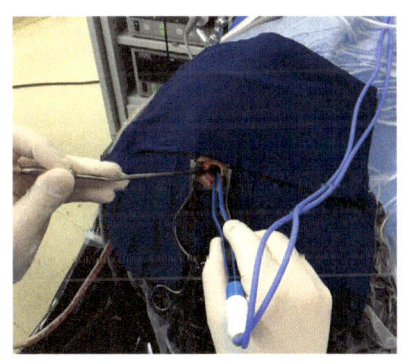

Fig. 60-25. Coagulação bipolar dural antes da incisão cruciforme em adulto.

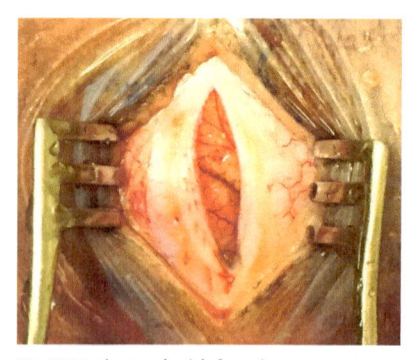

Fig. 60-26. Abertura dural de forma linear em recém-nascido.

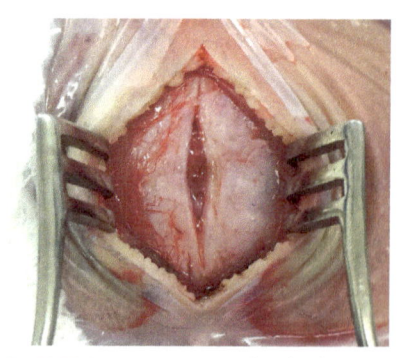

Fig. 60-27. Corticotomia com coagulação bipolar evitando a borda dural para permitir a sutura após o procedimento.

linear permitindo o fecho estanque no final (Figs. 60-26 e 60-27). Na neurocirurgia endoscópica, o endoscópio em si é a única ferramenta de visualização ventricular, e as ferramentas são introduzidas no campo cirúrgico por meio de canais de trabalho que fazem parte de cada sistema. Atualmente, há vários tipos de neuroendoscópio disponíveis. Sistemas compactos e de pequenas dimensões, como os sistemas Oi HandyPro e Gaab (Karl Storz GmbH & Co. KG, Tuttlingen, Alemanha) permitem mais movimentos livres dentro do ventrículo, além de uma excelente qualidade de imagem (Figs. 60-28 e 60-29). O endoscópio pode ser inserido no sistema ventricular por um trocarte dentro de uma bainha (Fig. 60-30), mas alguns cirurgiões preferem uma bainha que se descole. Após a punção ventricular, o trocanter é removido, e no seu lugar é inserida a óptica, que nada mais é do que o próprio endoscópio. Neste ponto é possível navegar no ventrículo manobrando a óptica com a mão dominante e segurando a bainha à sua entrada no crânio com a mão não dominante a fim de evitar a introdução inadvertida do sistema no ventrículo (Fig. 60-31).

Alguns neuroendoscopistas preferem fazer uso de um braço articulado a fim de manter o endoscópio no lugar e ter ambas as mãos livres para manipular instrumentos através dos canais de trabalho. Uma alternativa é que um neuroendoscopista pode realizar a navegação com ambas as mãos,

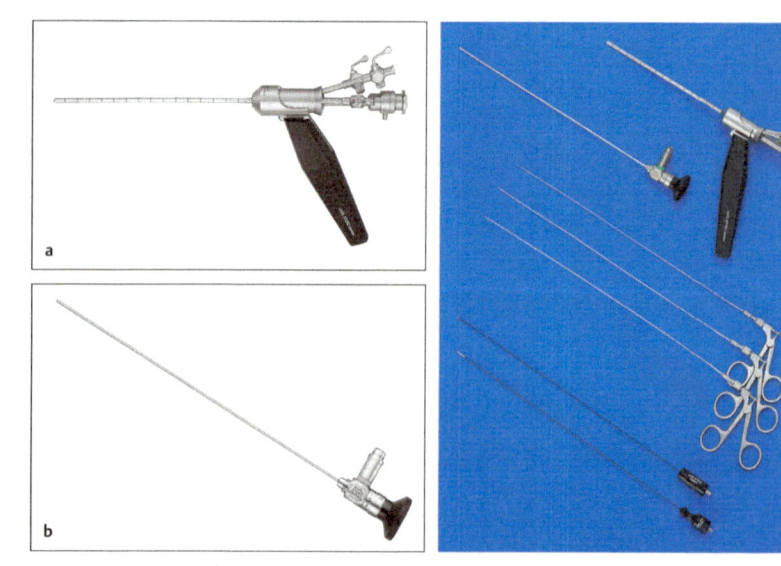

Fig. 60-28. Sistema Oi HandyPro completo, com seus acessórios. (Cortesia de Karl Storz GmbH & Co. KG, Tuttlingen, Germany.)

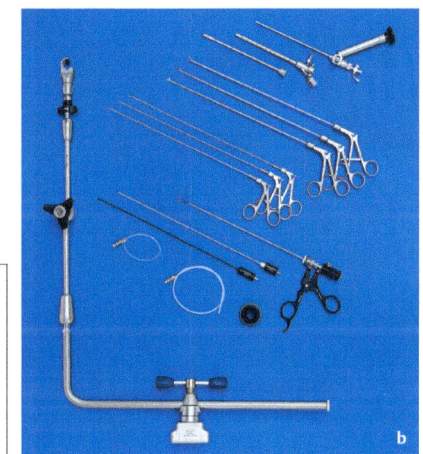

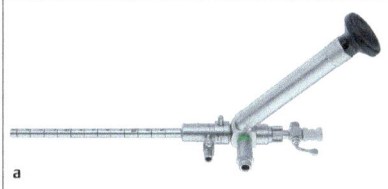

Fig. 60-29. Sistema de Gaab completo, com seus acessórios. (Cortesia de Karl Storz GmbH & Co. KG, Tuttlingen, Germany.)

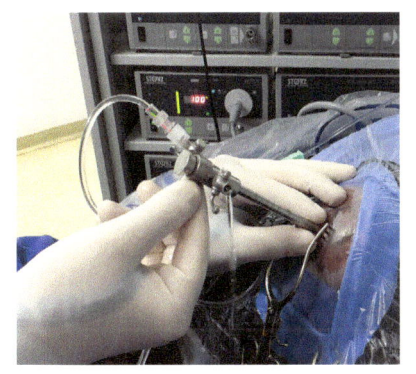

Fig. 60-30. Punção ventricular sob irrigação contínua com o sistema de Gaab.

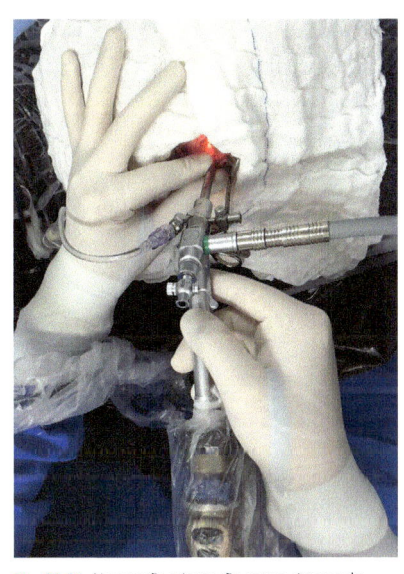

Fig. 60-31. Navegação e inspeção com o sistema de Gaab.

como descrito acima, e um segundo neuroendoscopista pode manipular os instrumentos através do canal de trabalho sem se preocupar com a navegação.[55] Neste caso, alguns sistemas permitem a utilização de instrumentos em dois canais de trabalho simultaneamente resultando numa dissecção bimanual, embora com movimento coaxial e, obviamente, não tão elegante quanto uma dissecção microcirúrgica.[56] Uma terceira alternativa, que é a preferência deste autor, é uma técnica de mão livre sem moldura,[57] em que a navegação ventricular por endoscópio é realizada com a mão não dominante e os instrumentos são utilizados pelo canal de trabalho com a mão dominante. Entre os vários tipos de sistemas de endoscopia rígida aplicáveis aos procedimentos ventriculares, o primeiro em que esta técnica foi descrita é o Oi HandyPro (Fig. 60-32).[57,58] O sistema Gaab, embora não tenha sido concebido especificamente para esta técnica, permite a técnica de mão livre em razão de seu

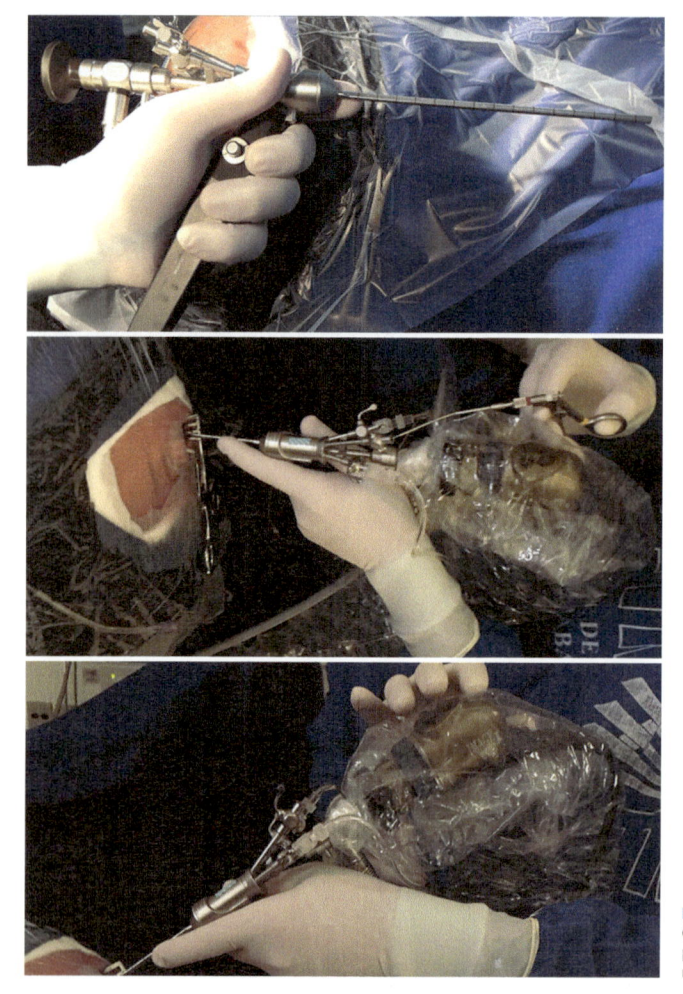

Fig. 60-32. Sistema Oi HandyPro, que permite cirurgia à mão livre.

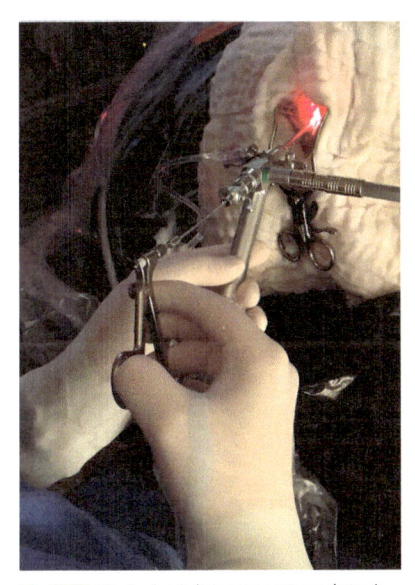

Fig. 60-33. Técnica à mão livre com o sistema de Gaab, manuseando o endoscópio com a mão não dominante, e os instrumentos com a mão dominante.

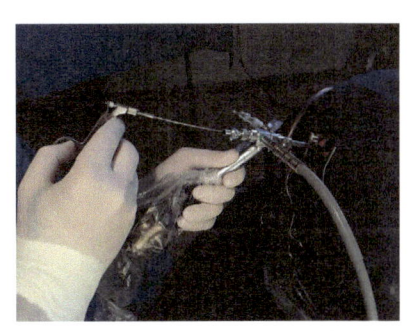

Fig. 60-34. Técnica à mão livre com o sistema de Gaab, manuseando o endoscópio com a mão não dominante, e os instrumentos com a mão dominante.

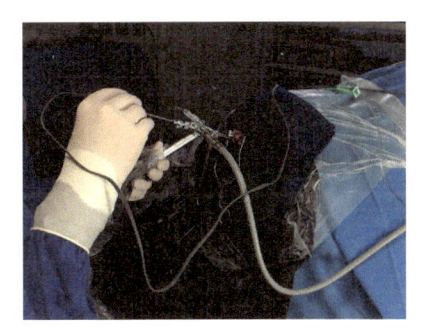

Fig. 60-35. Técnica à mão livre com o sistema de Gaab, manuseando o endoscópio com a mão não dominante, e os instrumentos com a mão dominante.

tamanho compacto (Figs. 60-33 a 60-35). Todas as imagens deste livro são de ambos os sistemas. É possível ao neuroendoscopista realizar os procedimentos em posição sentada ou em pé, dependendo da duração da cirurgia (Figs. 60-36 e 60-37). No final do procedimento, em adultos e crianças mais velhas, basta a cola biológica para selar a corticotomia e o fecho do couro cabeludo por planos. Por outro lado, em recém-nascidos, um fechamento dural impermeável é obrigatório (polipropileno ou seda) e cola biológica (Figs. 60-38 a 60-41). Ao efetuar a minicraniotomia[54] também é necessário o fecho dural, além da fixação óssea (Fig. 60-42). O couro cabeludo é fechado camada a camada, de forma hermética.

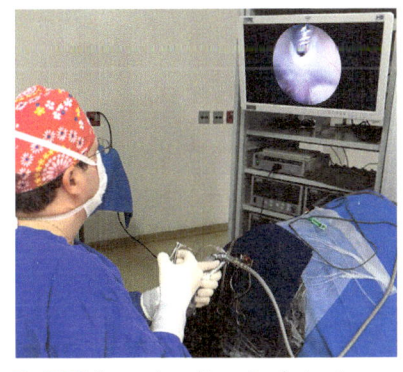

Fig. 60-36. Neuroendoscopista realizando cirurgia em posição sentada.

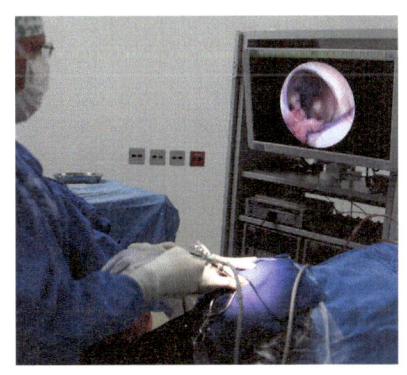

Fig. 60-37. Neuroendoscopista realizando cirurgia em pé.

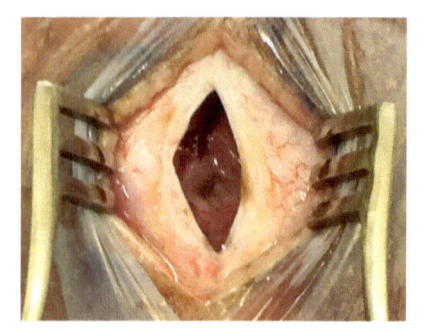

Fig. 60-38. Aspecto da abertura dural ao final do procedimento.

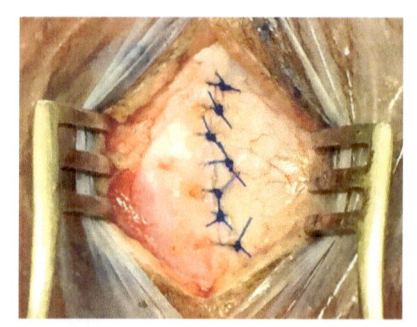

Fig. 60-39. Sutura dural hermética com fio de polipropileno.

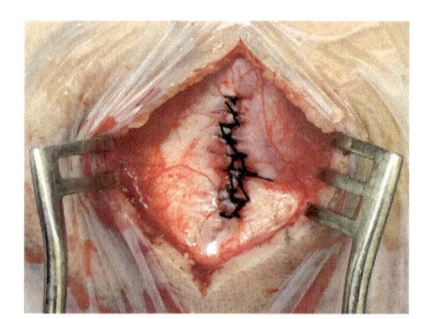

Fig. 60-40. Sutura dural hermética com fio de seda.

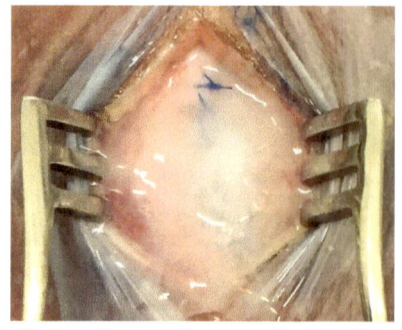

Fig. 60-41. Cola biológica sobre a sutura.

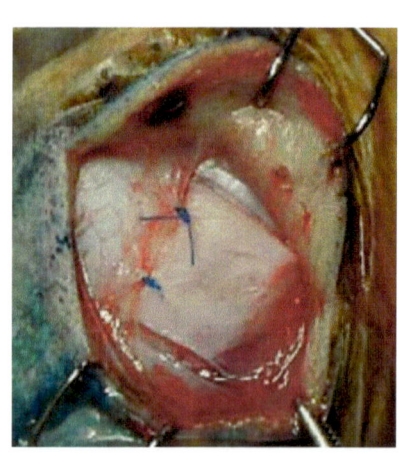

Fig. 60-42. Após a minicraniotomia, o retalho osteoplástico retorna ao seu lugar, após sutura dural hermética.[54]

Em adultos a pele é fechada com pontos separados de *mononylon* (Fig. 60-43), o mesmo para crianças, apesar de em bebês a sutura absorvível poder ser uma boa opção para a pele. A capacidade de capturar e arquivar vídeos neuroendoscópicos, imagens e dados de pacientes de forma fácil e segura durante os procedimentos garante registros detalhados e precisos do diagnóstico e tratamento realizado. Também fornece valiosa base de conhecimentos para formação, educação, publicação e compartilhamento de informações científicas. O sistema AIDA (Karl Storz GmbH & Co. KG, Tuttlingen, Alemanha) oferece uma solução para a gravação de dados de pacientes e vídeos e imagens estáticas em HD total. Uma interface intuitiva e um painel frontal de fácil utilização suportam manuseio rápido e descomplicado (Fig. 60-44).

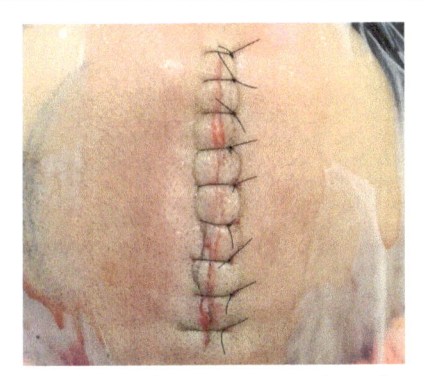

Fig. 60-43. Sutura da pele em pontos separados com fio de *mononylon*.

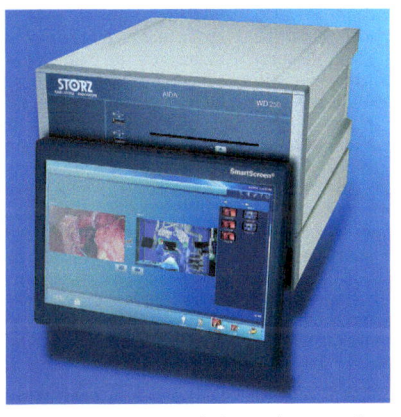

Fig. 60-44. Sistema AIDA. Solução para documentação das cirurgias. (Cortesia de Karl Storz GmbH & Co. KG, Tuttlingen, Germany.)

PRINCIPAIS PROCEDIMENTOS E SUAS INDICAÇÕES
Terceiroventriculostomia Endoscópica (TVE)

A TVE é o procedimento endoscópico mais frequentemente realizado e, por isso, é mais estudada na literatura neuroendoscópica em todo o mundo. A técnica baseia-se na criação de uma via de saída alternativa para drenar o LCR do sistema ventricular para o espaço subaracnóideo. Nesta técnica é realizada uma fenestração no terceiro piso do ventrículo e na membrana de Liliequist, logo abaixo, permitindo que o LCR flua para as cisternas interpeduncular e pré-pontina. Sua principal indicação é para hidrocefalia obstrutiva, e tal obstrução pode estar localizada em qualquer parte desde a porção média e posterior do terceiro ventrículo até as aberturas medianas e laterais do quarto ventrículo. Além disso, a patência do espaço subaracnóideo e a preservação da absorção do LCR na região das granulações aracnóideas são condições necessárias. A RM é o padrão ouro para a indicação deste procedimento porque permite a identificação topográfica da obstrução. A sequência sagital ponderada em T2 é a mais adequada para tal análise. Por outro lado, não há exame adicional capaz de avaliar com precisão a circulação cisternal e a absorção do LCR. Portanto, se em associação ao mecanismo de obstrução intraventricular houver alguma condição patológica interferindo na circulação do LCR no espaço subaracnóideo ou a absorção do LCR, o resultado bem-sucedido da TVE pode ser questionado.[49] Outra informação relevante fornecida pela RM é o espaço abaixo do terceiro andar do ventrículo, particularmente o espaço entre o clivo e a artéria basilar na cisterna interpeduncular (Figs. 60-45 e 60-46). Estes dados permitem que o terceiro

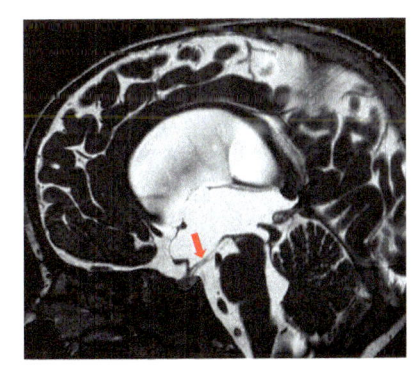

Fig. 60-45. RM sagital ponderada em T2 demonstrando hidrocefalia obstrutiva decorrente de estenose de aqueduto. É possível visualizar um espaço adequado entre o topo da artéria basilar e o clivo (seta).

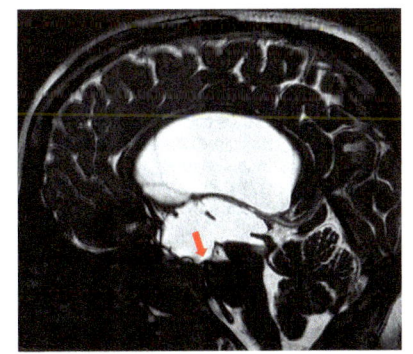

Fig. 60-46. RM sagital ponderada em T2 demonstrando hidrocefalia obstrutiva decorrente de tumor de pineal. Não há como visualizar um espaço adequado entre o topo da artéria basilar e o clivo.

andar do ventrículo seja aberto com segurança.[59] A falta de espaço não é uma contraindicação absoluta à realização de fenestração, mas fazê-lo requer uma curva de aprendizagem mais longa.

A TVE consiste na inserção do endoscópio através da abordagem frontal no ponto de Kocher, normalmente situado 2 cm em frente à sutura coronal e 2 cm lateral à linha média. Este não é um ponto absoluto, porque podem ser feitas pequenas variações, especialmente na faixa etária pediátrica, tendo em conta a posição da fontanela, que é um portal fisiológico, e o tamanho ventricular, evitando sempre a penetração em áreas eloquentes.[60] O lado direito geralmente é escolhido, mas o lado cuja corno frontal é maior pode ser utilizado. Penetrando o ventrículo lateral, o terceiro ventrículo é alcançado através do forame de Monro. Pouco depois, as estruturas do chão do terceiro ventrículo podem ser identificadas, dispostas na direção anteroposterior: quiasma óptico, túber cinéreo com o recesso infundibular e os corpos mamilares. A fenestração no túber cinéreo é feita no ponto médio entre o infundíbulo e os corpos mamilares e pode variar em alguns casos, dependendo da posição da bifurcação da artéria basilar, por vezes vista pela transparência através do túber cinéreo. Esta fenestração normalmente é realizada com coagulação bipolar ou, por vezes, utilizando a ponta do eletrodo bipolar não ativado, servindo como um instrumento rombo. Para tal fenestração a um nível experimental foi idealizado um tipo de jato de água,[61] e também o *laser* pode ser uma opção.[62] Depois, o estoma geralmente é expandido utilizando um cateter-balão de Fogarty 3 F ou 4 F, ou qualquer outro instrumento adequado.

A abertura da membrana de Liliequist, localizada logo abaixo do túber cinéreo, é de grande importância. Em casos de fechamento tardio da TVE, recomenda-se a repetição do procedimento antes de se considerar o implante de derivação liquórica.[63] Após a fenestração, o endoscópio pode ser inserido dentro da cisterna interpeduncular para expandir o estoma e ver se o espaço subaracnóideo é pérvio. Os detalhes técnicos podem variar entre diferentes neuroendoscopistas, desde a utilização de um balão de cateter Fogarty a pinças de preensão, até um cateter-balão duplo sob a forma de um 8, especialmente desenvolvido para TVE.[64] A taxa de sucesso global do TVE é de cerca de 75%, mas depende da etiologia da hidrocefalia e, acima de tudo, da idade.[65] Em adultos com hidrocefalia obstrutiva, a probabilidade de sucesso é muito elevada. Além disso, na hidrocefalia de pressão normal, quando há um componente obstrutivo presente, os resultados são favoráveis.[66] Nas crianças, tendo em consideração a etiologia, os melhores resultados são vistos na hidrocefalia secundária à estenose aquedutal, e tumores na porção posterior do terceiro ventrículo ou na fossa posterior. Spennato et al. fizeram uma revisão da literatura e encontraram uma taxa média de sucesso de 68% em doentes com estenose de aqueduto.[67] Sainte-Rose fez um estudo comparativo da realização de VET em crianças com tumores de fossa posterior. Quando o procedimento endoscópico foi realizado antes da abordagem do tumor, a hipótese de desenvolvimento em longo prazo da hidrocefalia era de apenas 6,6%.[68] Por outro lado, nos casos em que a drenagem ventricular externa ou a simples ressecção do tumor foi feita tentando restaurar a circulação do LCR, a taxa de hidrocefalia que requereu tratamento adicional foi de 26,8%. Embora não fosse um estudo prospectivo e randomizado, o autor concluiu que a TVE era superior a qualquer outra abordagem na gestão de hidrocefalia secundária a tumores de fossa posterior.[68] O'Brien et al. analisaram 170 casos de TVE pediátrica primária, ou seja, como o primeiro tratamento para hidrocefalia de diferentes etiologias. Os autores obtiveram uma taxa de sucesso de cerca de 70%. Contudo, quando analisaram pacientes com hidrocefalia secundária à hemorragia intraventricular ou meningite, a taxa foi de apenas 27% e 0%, respectivamente, confirmando mais uma vez o significado da etiologia obstrutiva. Estes autores analisaram também 63 casos em que a TVE foi realizada na presença de disfunção (mecânica ou infecciosa) da derivação ventriculoperitoneal. A taxa de sucesso foi de 78%, mostrando que embora o *shunt* e a possível menor circulação do LCR no espaço subaracnóideo, anteriormente, não seria um impedimento para a operação da TVE.[69]

Relativamente à etiologia, as TVE pediátricas têm elevada taxa de fracasso em crianças com *shunts* anteriores e em hidrocefalia pós-infecciosa.[70] Se por um lado a etiologia nas crianças é bem definida como um fator prognóstico para o sucesso da TVE, o isolamento etário também é um fator importante a ser considerado. Hoje em dia, sabe-se que quanto mais cedo o procedimento for realizado, melhor será a probabilidade de fracasso em razão da imaturidade do sistema ventricular e também da existência de vias alternativas para diferentes drenagens do LCR em comparação com os adultos. Defendeu-se a ideia de que com menos de 2 anos de idade seria um fator de prognóstico ruim. Mais tarde, surgiram estudos que advogavam evitar a TVE isolada em crianças com menos de 1 ano de idade, o que parece ser o mais razoável na literatura atual.[71] Numa série de 28 crianças submetidas à TVE antes de 1 ano de vida, ao comparar a idade média das que tiveram sucesso com aquelas cujo procedimento falhou, não houve diferença estatística. No entanto, ao considerar a hipótese de insucesso mês a mês, notaram uma tendência crescente na taxa de sucesso após 2 a 4 meses. Esta observação também foi observada quando os pacientes com estenose de aqueduto foram separados ao reunir os casos encontrados na literatura da época.[72] Outras pequenas séries são a favor da TVE em qualquer idade.[73,74] Dada esta controvérsia, existe agora a possibilidade de prever o sucesso da TVE em pacientes pediátricos usando uma escala, o ETV Success Escore (ETVSS). A escala tem em conta a idade, a etiologia e a presença ou ausência de um *shunt* anterior, e os pontos atribuídos a cada parâmetro são somados. Quanto maior for a soma, maior é a probabilidade de sucesso.[75,76]

Outra forma de prever o sucesso em pacientes pediátricos é por meio de redes neurais artificiais.[77] A associação entre TVE e coagulação do plexo coroide parece ser uma técnica promissora para pacientes com menos de 1 ano de vida, como discutido na Seção 2.3.2. Como qualquer procedimento cirúrgico, a TVE não está isenta de complicações. Uma revisão bibliográfica mostra que a taxa global de complicações se situa entre 5% e 15%, a mobilidade permanente inferior a 3% e a mortalidade inferior a 1%.[78] Claro que, ao analisar o número de complicações na literatura, deve-se ter em conta as limitações e a curva de aprendizagem de cada neurocirurgião individual. Para avaliar os resultados dos pacientes, para além da evolução clínica, a imagem pós-operatória como TC ou RM é importante para avaliar o sucesso do TVE (Figs. 60-47 a 60-51).[79-81]

Coagulação do Plexo Coroide (CPC)[79-81]

Faivre, em 1854, e Luschka, em 1855, foram os primeiros investigadores a sugerir que o plexo coroide é a fonte do LCR.[82,83] Cushing apoiou esta hipótese por meio de observações intraoperatórias.[84] A produção de fluido extracoroidal foi sugerida por Weed, em 1914, por estudos com animais.[83] Dandy, em 1918, demonstrou em um estudo animal que a hidrocefalia unilateral foi produzida quando o quarto ventrículo foi bloqueado juntamente com o acesso através do forame de Monro ao ventrículo lateral plexectomizado contralateral[85,86]. Além disso, no mesmo ano, demonstrou também que o LCR é produzido pelo plexo coroide num estudo com animais. Com base neste resultado, realizou a extirpação do plexo coroide em quatro bebês com hidrocefalia comunicante por cirurgia aberta. Nesta série, um bebê com hidrocefalia moderada e mielomeningocele estava bem no acompanhamento de 10 meses, e os outros 3 bebês com hidrocefalia grave morreram até 4 semanas após a operação.[85,86]

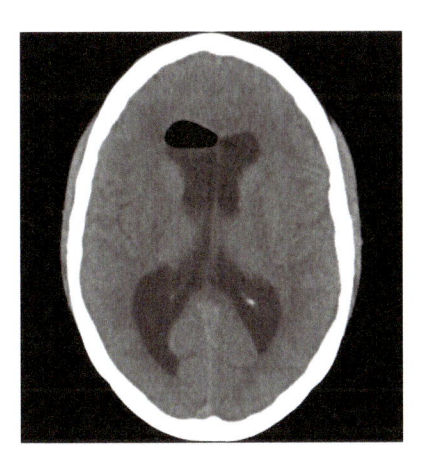

Fig. 60-47. TC axial demonstrando a presença usual de ar no ventrículo após o procedimento endoscópico.

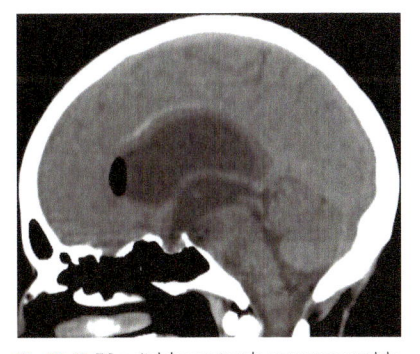

Fig. 60-48. TC sagital demonstrando a presença usual de ar no ventrículo após o procedimento endoscópico.

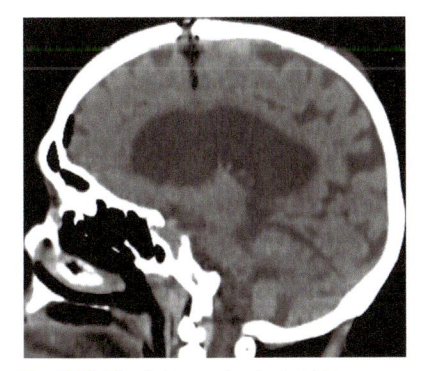

Fig. 60-49. TC sagital demonstrando a trajetória endoscópica habitual.

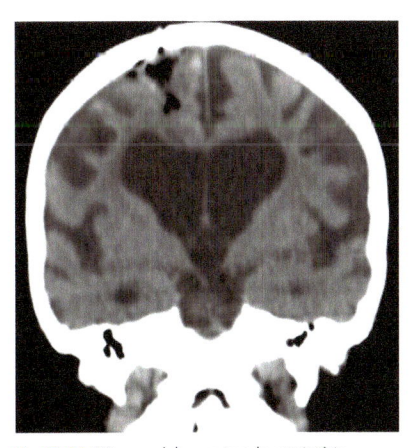

Fig. 60-50. TC coronal demonstrando a trajetória endoscópica habitual.

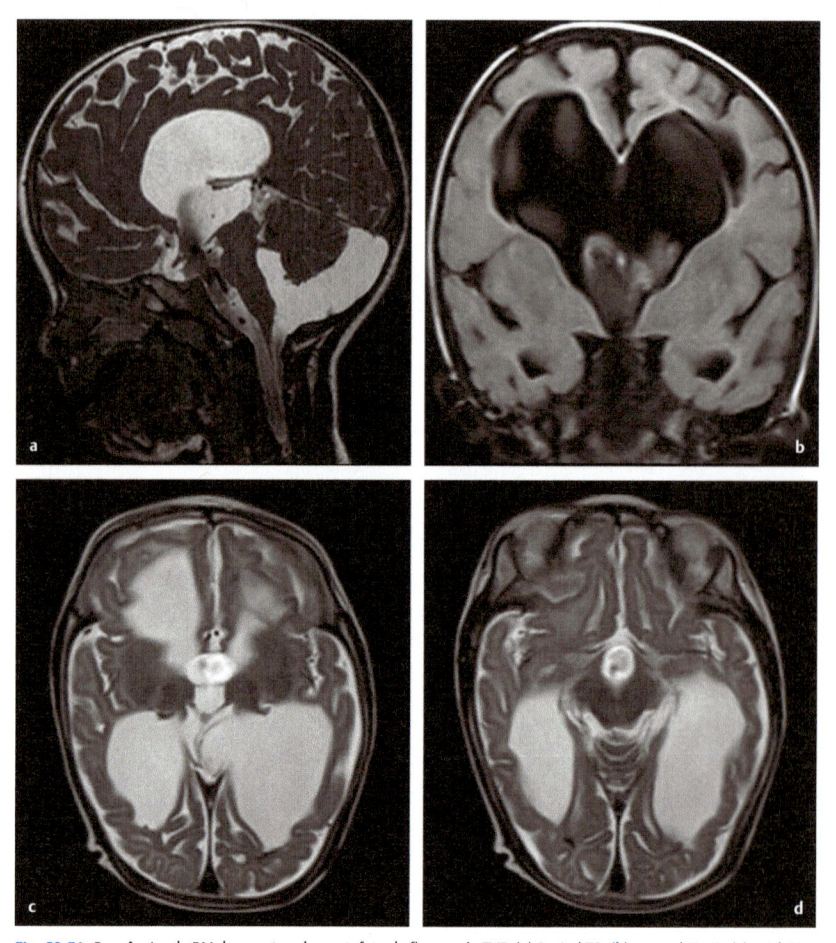

Fig. 60-51. Sequências de RM demonstrando o artefato de fluxo após TVE. (**a**) Sagital T2; (**b**) coronal FLAIR; (**c**) axial T2, com fluxo visualizado no interior do terceiro ventrículo e (**d**) no interior da cisterna interpeduncular.

Depois, em 1932, Dandy também utilizou um cistoscópio Kelly rígido para inspecionar os ventrículos laterais em 2 crianças hidrocefálicas.[86,87] O CPC foi tentado em um caso, como descrito em pormenor em 1938.[86,88] A técnica da CPC foi descrita pela primeira vez por Putnam em 1934.[18,86] Nos anos seguintes, para além da CPC, foram introduzidos outros tratamentos cirúrgicos de hidrocefalia, incluindo TVE e *shunts* extratecais para o LCR. Numa revisão, de 1934 a 1957, registaram-se 95 casos de CPC. A taxa média de mortalidade foi de 15%, enquanto a taxa média de sucesso foi de 60% com um período de acompanhamento médio de 8 anos. Por outro lado, houve 1.087 casos de vários tipos de *shunts* para o LCR, incluindo 230 *shunts* ventriculoperitoneal (SVP). A taxa média de mortalidade foi de 10%, e a taxa média de sucesso inicial foi de 60% com um tempo médio de acompanhamento de 2 anos.[86] O resultado das revisões mostrou uma mudança de CPC para *shunts* de LCR, talvez em razão de uma tecnologia pobre e limitada. Por outro lado, a taxa de complicação tardia para *shunt* de LCR foi de 57%.[86,89] Scarff, em 1970, publicou a primeira grande série de casos de CPC, a sua própria série de 39 crianças tratadas durante o período de 23 anos, com 67% de sucesso.[90]

Milhorat, em 1974, relatou sua série de 12 casos submetidos a uma plexectomia coroide. Entre os 11 sobreviventes, 8 (72%) falharam e necessitaram de mais *shunt*.[91] Após este relatório, o CPC em macacos rhesus reduziu a produção de LCR em apenas 40%, tendeu a favor dos *shunts* de LCR.[86] Na literatura neuroendoscópica dos anos 1980 a 2004, a taxa de sucesso do CPC situou-se entre 30 e 52%.[36,92,93] Em pequenas séries, 2 em cada 3 casos foram bem-sucedidos.[86,94] Griffith, em 1986, deu um relato detalhado da neurocirurgia intracraniana endoscópica, por meio de um relatório dos resultados de 71 pacientes tratados pelo CPC com ou sem *shunt* do LCR, de 1972 a 1982.[95] Os critérios de seleção foram os lactentes com hidrocefalia que tinham progressivamente alargado a circunferência da cabeça com ventrículos grosseiramente dilatados e sem espaço superficial do LCR na tomografia computorizada. Foram também consideradas alterações comportamentais. Na sua série, 30% não eram dependentes de *shunt*. A taxa de sucesso foi de 54, 58, e 22% para os grupos mielomeningocele, comunicante, e hidrocefálico obstrutivo, respectivamente. O mesmo autor, em 1990, relatou ainda os resultados de 32 casos de hidrocefalia infantil tratados pelo CPC entre 1985 e 1988 com exame de TC. Dezoito casos tinham menos de 6 meses de idade. A seleção dos pacientes foi a mesma que no seu relatório anterior. Além disso, todos os casos mostraram uma dilatação ventricular acentuada num exame pré-operatório de TC.[92] Ao contrário da sua série anterior, acrescentou perfusão pós-operatória do sistema ventricular com LCR artificial para limpar o sangue e as proteínas libertadas no LCR após a coagulação. O tempo médio de acompanhamento variou de 1 a 4 anos. Cinquenta e dois por cento dos pacientes eram independentes do *shunt*. Os que necessitavam de DVP estavam todos num intervalo de menor ou igual a 12 semanas, exceto um. Entre o grupo de sucesso, a maioria dos pacientes apresentava uma circunferência da cabeça semelhante ao tamanho pré-operatório.[86]

Pople e Ettles, em 1995, analisou os resultados do CPC em 116 crianças com hidrocefalia operadas de 1973 a 1993.[93,96] A idade média era de 2 anos e a taxa global de controle de hidrocefalia era de 49,5%. Entre as crianças hidrocefálicas comunicantes com uma taxa lenta a moderada de aumento da circunferência da cabeça, a taxa de controle em longo prazo foi de 64%. Por outro lado, apenas 35% conseguiram um controle em longo prazo sem *shunts* de LCR, em pacientes com fontanelas tensas e hidrocefalia em rápido progresso, e os autores sugeriram que a principal indicação para CPC era uma hidrocefalia comunicante ligeiramente progressiva em lactentes. Nestes pacientes, parecia que o equilíbrio entre a produção e a absorção do LCR só poderia ser restabelecido por meio de uma pequena redução da saída do plexo coroide do ventrículo lateral. Em contraste, o CPC não era recomendado para hidrocefalia rapidamente progressiva com pressão intracraniana agudamente elevada.[86,93,96] De fato, até esta altura, estas primeiras experiências foram bastante controversas, talvez em decorrência de limitações tecnológicas.[79-81]

No final dos anos 1990 até ao início dos anos 2000, em decorrência dos avanços da tecnologia neurocirúrgica, a taxa de mortalidade no CPC isolado diminuiu, mas a questão-chave para o seu declínio na prática clínica é a sua eficácia.[86] Nesta altura, a série Uganda, do Dr. Benjamin Warf, investigou pela primeira vez o efeito benéfico do TVE associado ao CPC, despertando uma vez mais o interesse por esta técnica. Concluiu-se que o procedimento TVE/CPC é superior ao TVE apenas em bebês com menos de 1 ano de idade, particularmente entre aqueles com hidrocefalia e mielomeningocele não pós-infecciosos, mas é necessário acompanhamento mais longo com avaliação neurocognitiva.[97] Warf publicou os seus primeiros resultados de TVE/CPC para crianças em África em 2005.[97] O resultado em longo prazo e o resultado neurocognitivo foram comunicados em 2008[98] e 2009,[99] respectivamente. Salientou-se que a dependência de *shunt* em crianças com hidrocefalia é mais perigosa nos países em desenvolvimento do que nos países desenvolvidos em razão dos limites de acesso a centros competentes em caso de mau funcionamento ou infecção do *shunt*.[97]

Warf e Campbell, em 2008,[98] relataram o resultado a longo prazo do TVE/CPC para crianças da África Oriental com hidrocefalia relacionada com mielomeningocele. Entre os 338 bebês cuja mielomeningocele foi reparada antes dos 6 meses de idade, 258 pacientes (66%) que tinham sido acompanhados durante mais de 6 meses necessitaram de tratamento para a hidrocefalia. Havia 93 casos (idade média de 3 meses) que tinham completado o TVE/CPC com mais de 1 mês de acompanhamento. Alcançaram uma taxa de sucesso (*shunt* independente) de 76%. Esta taxa de sucesso foi mais elevada nos casos de TVE/CPC do que naqueles com TVE apenas para bebês com 6 meses ou menos de idade com hidrocefalia em associação à mielomeningocele, como relatado na literatura.[99,100] Ainda assim, em 2009, Warf et al.[101] relataram o resultado neurocognitivo e o volume ventricular em crianças com mielomeningocele tratadas com mielomeningocele para hidrocefalia na Uganda. As escalas Bayley de Desenvolvimento Infantil (BSID-III) modificadas e a relação trompa frontal/occipital (FOR) foram utilizadas para comparar três grupos de pacientes com mielomeningocele. Para a BSID-III modificada houve diferença estatisticamente significativa entre os grupos de tratamento com derivação ventriculoperitoneal e TVE/CPC. No caso do tamanho ventricular (FOR), foi de 0,7, 0,65 e 0,62 para o DVP, TVE/CPC e o grupo de tratamento não requerido, respectivamente, sem diferença estatisticamente significativa entre eles. Os autores sugeriram que é necessária investigação futura para comparar resultados utilizando um grupo de controle maior de crianças tratadas, principalmente, com SPV.[101] Mesmo assim, Warf et al. aplicaram o TVE/CPC à encefalocele, com uma taxa de sucesso de 85%,[102] e na hidrocefalia obstrutiva em decorrência de estenose aquedutal, com taxa de sucesso de 81,9% em doentes tratados por TVE/CPC.[103]

O complexo Dandy-Walker é outra condição tratável pela TVE/CPC, de acordo com a série africana da Warf.[104] Também foi encontrada uma série maior desta doença tratada por neuroendoscopia no cenário do Uganda, e esta técnica deve ser fortemente considerada como a gestão primária no lugar do padrão tradicional de criar dependência de *shunt*. Para esta doença, a taxa de sucesso foi de 74% para a malformação Dandy-Walker, 73% para a variante Dandy-Walker, e 100% para a megacisterna magna. Oitenta e oito por cento dos casos eram menores de 12 meses e 95% tinham um aqueduto aberto na altura do TVE/CPC. Nenhum exigia manobras posteriores de fossa num acompanhamento médio de 24,2 meses.[104] Da mesma série africana da Warf, a utilização da TVE/CPC está a comunicar hidrocefalia é uma opção viável.[105] Foi significativamente mais bem-sucedido do que apenas a TVE no tratamento da hidrocefalia congênita idiopática da infância. Neste estudo com 64 bebês (idade média/mediana, 6,1/5,0 meses), 16 pacientes consecutivos foram tratados apenas por TVE, e os subsequentes 48 por TVE/CPC (média/mediana de acompanhamento 34,4/36,0 meses). TVE foi bem-sucedida em 20% e TVE/CPC em 72,4% aos 4 anos (p < 0,0002, teste de *log rank*; p = 0,0006, Gehan-Breslow-Wilcoxon; relação de perigo 6,9, 95% CI 2,5-19,3. Assumiu-se que o efeito primário da TVE, como absorvedor de pulsação, e do CPC, como redutor de pulsação, pode ser a redução da força líquida das pulsações intraventriculares que produzem expansão ventricular. Por outro lado, só a TVE pode ser menos bem-sucedida para os bebês em razão de maior conformidade cerebral. Independentemente disso, esta técnica parece ter maior taxa de sucesso em longo prazo e menor taxa de infecção do que a colocação de *shunt* primário e deve ser considerada uma opção de tratamento primário eficaz para a hidrocefalia idiopática congênita.[105] Ainda assim, um novo preditor de sucesso TVE/CPC surgiu da série Uganda: o CCHU ETV Success Escore. Este modelo permite aos clínicos identificar com precisão as crianças com boas hipóteses de sucesso com TVE, tendo em conta as características e circunstâncias únicas da população ugandesa.[106]

A experiência multicêntrica inicial norte-americana com TVE/CPC em bebês demonstra que o procedimento tem uma segurança razoável em casos selecionados. O grau de CPC alcançado pode estar associado a uma curva de aprendizagem do cirurgião e parece afetar o sucesso, sugerindo que a formação do cirurgião pode melhorar os resultados.[107] Além disso, tanto a TVE Success Escore como a CCHU ETV Success Escore previam o sucesso após TVE/CPC nesta coorte de pacientes norte-americana de centro único.[108]

Para hidrocefalia complexa ou multiloculada, a coagulação do plexo coroide ou a sua ressecção em conjunto com a fenestração de múltiplos septos e a derivação do LCR é uma boa opção para controlar a hidrocefalia. Zuccaro e Ramos reviram sua série de 93 casos com hidrocefalia multiloculada.[109] A coagulação do plexo coroide e a sua ressecção foram realizadas em 14 casos (8 por endoscopia e 6 por craniotomia). Os autores concluíram que cada paciente deve ser estudado individualmente em razão da taxa de sucesso variável.[86] A experiência inicial com TVE/CPC para hidrocefalia pós-hemorrágica de prematuridade revelou a importância do estado de cisterna pré-pontina e o valor preditivo da imagem de ressonância magnética FIESTA.[110] Em prematuros com HIV e hidrocefalia, o TVE/CPC é um procedimento inicial seguro para tornar óbvia a necessidade de uma derivação do LCR em doentes selecionados. Ainda que a taxa de sucesso seja baixa (37%), a menor taxa de complicações em comparação com o tratamento com *shunt* pode justificar este procedimento na gestão inicial da hidrocefalia. Uma vez que vários dos fatores estudados demonstraram influência no resultado, a seleção de pacientes com base nestas observações pode aumentar a taxa de sucesso.[111] Para além da técnica combinada TVE/CPC, existem, atualmente, novas indicações para CPC isolados, como em hidrocefalia extrema e hidranencefalia (ver Capítulo 7).[94,112,113] É desejável evitar uma derivação do LCR nestas condições em razão da finura e da fragilidade do couro cabeludo, para além da presença comum de úlceras de couro cabeludo infectadas nos chefes parietais. Em 2004, Morota e Fujiyama descreveram a técnica de abordagem transmural unilateral para CPC bilateral utilizando um neuroendoscópio flexível para três bebês com HIV relacionado com hidrocefalia. Dois deles eram independentes do *shunt*. Os autores sugeriram que as características dos candidatos favoráveis ao CPC fossem hidrocefalia gravemente avançada, como hidrocefalia hidranencefálica, hidrocefalia progressiva lenta e falta de/ou rarefação do pelúcido do septo para tornar possível o acesso endoscópico bilateral.[94] Malheiros *et al.*, em 2010, com uma série de 17 pacientes, realizaram CPC em 9 pacientes; o procedimento controlou com sucesso a circunferência excessiva da cabeça e os sinais de aumento da pressão intracraniana em 8 destes pacientes (88,8%). Um procedimento endoscópico numa criança hidranencefálica falhou após 7 meses, resultando na colocação de DVP. Assim, dos 10 pacientes aleatorizados para CPC, 8 foram tratados com sucesso pelo CPC (80%), e 2 passaram a ter um DVP. Não houve complicações relacionadas com este método de tratamento. Assim, os autores concluíram que o CPC é uma alternativa aceitável ao DVP para o tratamento da hidranencefalia, porque é um tratamento único, definitivo, seguro, eficaz e econômico que pode evitar as complicações da derivação.[112]

Em outro estudo recente, em hidrocefalia congênita grave e hidranencefalia, o CPC estabiliza a macrocefalia em aproximadamente 40% dos bebês e pode ser considerado como uma alternativa à colocação do DVP. Os pacientes foram acompanhados por 30 a 608 dias (mediana de 120 dias). Dos 30 pacientes avaliados, o CPC foi considerado bem-sucedido em 13 (43,3%), incluindo 8 de 20 pacientes com hidrocefalia grave e 5 de 10 com hidranencefalia. A falha do CPC foi evidente pelo aumento da circunferência da cabeça em 14 (82%) dos 17 pacientes e pela fuga do LCR em três. Das 17 falhas, 13 ocorreram no prazo de 3 meses após a cirurgia. Seis pacientes morreram: 3 cujos procedimentos CPC foram um fracasso, 2 cujos CPC foram bem-sucedidos e 1 no pós-operatório. Dos 17 em que o CPC falhou, 10 foram subsequentemente submetidos à inserção da DVP. Este estudo africano concluiu que o CPC isolado estabiliza a macrocefalia e pode ser considerado como uma alternativa à colocação de *shunt* no LCR.[113] A Figura 60-52 mostra um aspecto pós-operatório após o CPC num bebê.

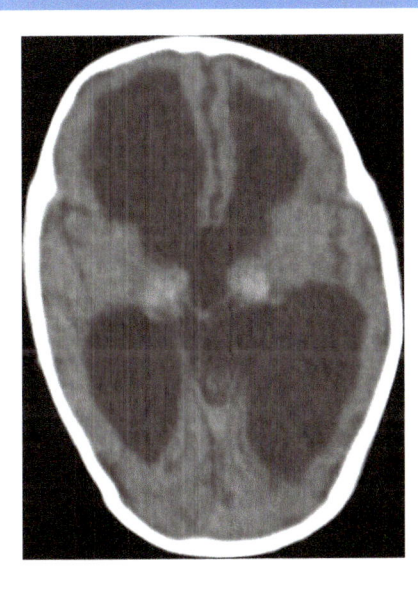

Fig. 60-52. TC axial demonstrando região do plexo coroide no ventrículo lateral após coagulação.

Septostomia

A septostomia endoscópica é a fenestração do septo pelúcido, permitindo a comunicação entre os dois ventrículos laterais. Sua principal indicação está relacionada com a dilatação assimétrica dos ventrículos laterais, classificada como hidrocefalia complexa. Esta condição pode ser observada quando há obstrução do forame de Monro, em razão de suas causas inflamatórias, congênitas ou tumorais, com dilatação do ventrículo lateral correspondente. Outra situação muito comum é, num paciente com desvio do LCR, que a obstrução do forame de Monro ocorre, no lado em que o cateter ventricular é inserido. O resultado é o isolamento deste ventrículo, e o *shunt* drena apenas esta cavidade, que se torna pequena. As restantes cavidades ventriculares voltariam a dilatar, em particular, o ventrículo contralateral. Na primeira situação, quando um ventrículo lateral comunica com o oposto por septostomia, o LCR drenará por meio do forame contralateral de Monro. Na segunda situação, após a septostomia, o cateter ventricular drenará novamente todos os ventrículos. A septostomia é mais simples e menos arriscada do que a foraminoplastia de Monro, porque, neste caso, haveria o risco de lesão do fórnice numa tentativa de dilatá-lo, ou mesmo de danificar o ângulo venoso.

A septostomia também pode ser indicada num caso em que haja obstrução dos dois forames de Monro e haja necessidade de tratamento hidrocefálico com um sistema de *shunt*. A intenção é evitar a inserção de dois sistemas. A técnica da septostomia é a abordagem do ventrículo lateral e por eletrodo de coagulação mono ou bipolar para realizar uma grande abertura no pelúcido do septo. Uma vez que o pelúcido do septo é deslocado para o lado menor do ventrículo, depois de penetrar usando uma rebarba lateral tradicional de 2 cm na linha mediana, o ângulo de visão não é adequado e a fenestração é tecnicamente mais difícil. Para superar esta dificuldade, recomenda-se colocar o orifício de rebarba mais lateralmente do que o normal, cerca de 6 cm. Isto tem a vantagem de trabalhar numa cavidade maior, mas existe o risco de lesão do núcleo caudado e do tálamo contralateral. Por outro lado, quando se aproxima de um ventrículo com um cateter de derivação do lado oposto, a drenagem do LCR não é acompanhada de deslocamento do septo. É recomendada a penetração da distância habitual da linha média, mas no lado menor do ventrículo, com menos dificuldade em fenestrar o septo, e também menor probabilidade de danificar a parede ventricular contralateral.[48]

Outra opção atrativa é a abordagem pela abertura parietoccipital no lado dilatado do ventrículo. Seguindo o corpo do ventrículo, atinge-se a porção mais anterior e mais ampla do septo, num ângulo mais perpendicular ao septo do que com a abordagem frontal parassagital.[114] Em alguns casos, a neuronavegação e o acesso biportal podem ser necessários em casos complicados de hidrocefalia pós-meningite, porque quanto maior for o estoma, maiores serão as hipóteses de sucesso, especialmente em crianças com menos de 2 anos de idade.[115]

Aquedutoplastia

A aquedutoplastia endoscópica consiste na abertura do aqueduto cerebral, que é congenitamente estenótico, após algum processo inflamatório, ou da compressão tumoral. Nesta situação, a dilatação triventricular tem lugar. Ao longo dos anos têm sido utilizadas diferentes variações técnicas, como a utilização de cateteres balão Fogarty, endoscopia flexível passando pelo aqueduto estreito e *stents*. Independentemente destas variações, é um procedimento eficaz com mobilidade relativamente baixa e, em geral, numa idade avançada no momento da cirurgia, a etiologia congênita e o uso de um *stent* são preditores de bom resultado.[116] A combinação de um endoscópio intracateter miniatura e um cateter ventricular preparado permite uma endoprótese aquedutora cuidadosa e elegante.[117]

Outra técnica consiste numa abordagem suboccipital, tão baixa quanto possível, ligeiramente paramediana (para evitar o seio occipital) transcerebelar ou mais raramente através da cisterna magna e abertura do forame de Magendie. Uma vez dentro do quarto ventrículo, deve continuar cranialmente até à visualização da obstrução aquedular. Através do eletrodo monopolar ou bipolar utilizado apenas como instrumento rígido, a estenose pode ser perfurada.[118]

Hidrocefalias Complexas

Esta condição, também chamada hidrocefalia multiloculada, está associada, na maioria dos casos, a uma condição ventricular infecciosa prévia ou hemorragia intraventricular, que é mais comum, mas não exclusivamente, no primeiro ano de vida. Nesta condição, formam-se septações dentro do sistema ventricular e/ou obstrução das vias naturais do LCR, como o forame de Monro, aqueduto cerebral e aberturas de saída do quarto ventrículo. A aracnoidite e/ou obstrução na região das granulações aracnoidais pode estar associada. Por conseguinte, em razão da deficiência na circulação e absorção do LCR subaracnóideo, a grande maioria dos pacientes necessita de um sistema de *shunt*. Uma vez compartimentados os ventrículos, na era pré-endoscópica a solução era a inserção de sistemas bilaterais com ou sem ligações em Y entre os cateteres ventriculares e a componente distal do *shunt*. Este fato aumentou a incidência de complicações mecânicas e infecciosas. A neuroendoscopia, nestes casos, visava a abrir várias septações, que podem estar associadas à aquedutoplastia e à septostomia. Uma vez que todas as cavidades estejam a comunicar, um único sistema de derivação será suficiente para a drenagem do LCR. Um paciente com esta condição pode já ter ou não um sistema de *shunt*. No primeiro caso, a cirurgia é limitada à comunicação das cavidades. No segundo, após a abertura das septações pelo neuroendoscópio estar completa, a introdução do cateter ventricular é feita paralelamente ao trocarte do endoscópio e sua ponta é colocada sob uma vista endoscópica no local considerado mais adequado. Podem ser feitos buracos supranumerários ao longo do cateter que geralmente passa por mais de uma cavidade. Tecnicamente, a abertura das septações é semelhante à da septostomia. Com o eletrodo mono ou bipolar, a parede do septo é coagulada e a perfuração é feita. Movendo-se com o endoscópio para a cavidade seguinte, através do seu movimento de escalada para explorar essa cavidade, o trocarte expande a abertura septal. Acredita-se que quanto maior e maior for o número de aberturas, menor é a probabilidade de estas fecharem.[114]

DICAS

- A neuroendoscopia despertou grande atenção nas últimas duas décadas em razão do desenvolvimento tecnológico dos sistemas ópticos, câmeras e monitores, dando grande segurança e elegância aos procedimentos;
- O neuroendoscópio, quando comparado com o microscópio cirúrgico, proporciona uma visão completamente diferente, com vantagens e desvantagens;
- Atualmente, a endoscopia cerebral pode ser classificada em neurocirurgia endoscópica, microneurocirurgia controlada por endoscópio e microneurocirurgia assistida por endoscópio;
- Neurocirurgia endoscópica ou neuroendoscopia ventricular (**endoscopia de canal**) consiste, basicamente, na utilização do neuroendoscópio na cavidade ventricular, sendo os instrumentos utilizados através de um canal de trabalho no próprio endoscópio;
- A neurocirurgia endoscópica consiste na navegação no meio líquido ventricular, pelo que o sangue é o pior inimigo, dada a dificuldade em visualizar as estruturas. Por isso a irrigação ventricular contínua através de um canal do endoscópio com soro aquecido é obrigatória;
- A microneurocirurgia controlada por endoscópio consiste, basicamente, na ressecção de tumores hipofisários, tumores da base do crânio e tumores de outras localizações cranianas exclusivamente por endoscópio;
- A microneurocirurgia assistida por endoscópio consiste na utilização do neuroendoscópio juntamente com o microscópio cirúrgico, na mesma operação, quer para a remoção de tumores quer em cirurgias vasculares;
- As indicações gerais para neurocirurgia endoscópica são obstruções nas vias de circulação do LCR, cistos aracnoides e intraparenquimatosos e lesões intraventriculares;
- As técnicas mais comuns para restaurar o movimento do LCR incluem: terceiroventriculostomia endoscópica, septostomia, foraminoplastia, aquedutoplastia com ou sem stent, fenestrações de cistos em geral e remoção de tumores.
- O ponto craniano mais comum para neuroendoscopia ventricular é o ponto de Kocher, localizado na região frontal, cerca de 2 cm anterior à sutura coronal e 2 cm lateral à linha média.

REFERÊNCIAS BIBLIOGRÁFICAS

1. Davis L. Neurological surgery. Philadelphia: Lea & Febiger, 1936.
2. Decq P, Schroeder HW, Fritsch M, Cappabianca P. A history of ventricular neuroendoscopy. World Neurosurg. 2013;79:S14.e1-S14.e6.
3. Dandy WE. Ventriculography following the injection of air into the cerebral ventricles. Ann Surg. 1918;68:5-11.
4. Hellwig D, Grotenhuis JA, Tirakotai W, et al. Endoscopic third ventriculostomy for obstructive hydrocephalus. Neurosurg Rev. 2005;28:1-34.
5. Dandy WE. Cerebral ventriculoscopy. Bull Johns Hopkins Hosp. 1922;33:189-90.
6. Hsu W, Li KW, Bookland M, Jallo GI. Keyhole to the brain: Walter Dandy and neuroendoscopy. J Neurosurg Pediatr. 2009;3:439-42.
7. Goodrich JT. Reprint of The operative treatment of communicating hydrocephalus by Walter E. Dandy, MD. 1938. Childs Nerv Syst. 2000;16:545-50.
8. Abbott R. History of neuroendoscopy. Neurosurg Clin N Am. 2004;15:1-7.
9. Dandy WE. Surgery of the Brain. Hagerstown: W. F. Prior Company, 1945.
10. Payr E. Drainage of the cerebral ventricles by means of free transplantation of blood vessels: remarks about hydrocephalus [in German]. Arch Klin Chir. 1908; 87:801-85.
11. Parisien RC, Ball PA. William Jason Mixter (1880-1958). Ushering in the dynasty of the disc. Spine (Phila Pa 1976). 1998;1:2363-6.
12. Weinstein JS, Burchiel KJ. Dandy's disc. Neurosurgery. 2009;65:201-5.
13. Fay T, Grant FC. Ventriculoscopy and intraventricular photography in internal hydrocephalus. Report of case. JAMA. 1923;80:461-3.
14. Volkmann J. The endoscope [in German]. Sonderabdruck Zentralbl Chirurg. 1924;23:1233-4.
15. Volkmann J. About attempts at direct visual inspection of the brain chambers (endoscopy) [in German]. Münchener Med Wochenschr. 1923;46:1382.
16. Putnam TJ. Results of treatment of hydrocephalus by endoscopic coagulation of choroid plexus. Arch Pediatr. 1935;52:676-85.
17. Putnam TJ. Surgical treatment of infantile hydrocephalus. Surg Gynecol Obstet. 1943;76:171-8.
18. Putnam TJ. Treatment of hydrocephalus by endoscopic coagulation of choroid plexuses: description of a new instrument and preliminary report of results. N Engl J Med. 1934;210:1373-6.
19. Scarff JE. Third ventriculostomy as the rational treatment of obstructive hydrocephalus. J Pediatr. 1935;6:870-1.
20. Scarff JE. Endoscopic treatment of hydrocephalus: description of a ventriculoscope and preliminary report of cases. Arch Neurol Psychiatr. 1936;38:853-61.
21. Dandy WE. Extirpation of the choroids plexus of the lateral ventricles in communicating hydrocephalus. Ann Surg. 1918;68:569-79.
22. Scarff JE. Nonobstructive hydrocephalus: Treatment by endoscopic cauterization of choroid plexus. Long term results. J Neurosurg. 1952;9:164-76.
23. Scarff JE. Treatment of nonobstructive (communicating) hydrocephalus by cauterization of the choroid plexuses. Long term follow-up study. Acta Psychiatr Neurol Scand. 1959;34:354-74.
24. Abd-El-Barr MM, Cohen AR. The origin and evolution of neuroendoscopy. Childs Nerv Syst. 2013;29:727-37.
25. Nulsen FE, Spitz EB. Treatment of hydrocephalus by direct shunt from ventricle to jugular vein. Surgical forum. 1951:399-403.
26. Li KW, Nelson C, Suk I, Jallo GI. Neuroendoscopy: past, present, and future. Neurosurg Focus. 2005;19:E1.
27. Zada G, Liu C, Apuzzo ML. Through the looking glass: optical physics, issues, and the evolution of neuroendoscopy. World neurosurg. 2012;77:92-102.
28. Apuzzo ML, Heifetz MD, Weiss MH, Kurze T. Neurosurgical endoscopy using the side-viewing telescope. J Neurosurg. 1977;46:398-400.
29. Liu CY, Wang MY, Apuzzo ML. The physics of image formation in the neuroendoscope. Child's Nerv Syst. 2004;20:777-82.
30. Bhatt J, Jones A, Foley S, et al. Harold Horace Hopkins: a short biography. BJU Int. 2010;106:1425-8.
31. Liu JK, Das K, Weiss MH, et al. The history and evolution of transphenoidal surgery. J Neurosurg. 2001;95:1083-96.
32. Comoy C. Cerebral ventriculoscopy [in French]. Thèse de médecine. Paris. 1963.
33. Guiot G, et al. Endoscopic intracranial explorations [in French]. Presse Med. 1903;71:23-7.
34. Fukushima T, Ishijima B, Hirakawa K, et al. Ventriculofiberscope: a new technique for endoscopic diagnosis and operation. J Neurosurg. 1973;38:251-6.
35. Fukushima T, Schramm J. Clinical trial of endoscopy of the spinal canal: a memorandum [in German]. Neurochir Stuttg. 1975;18:199-203.
36. Griffith HB. Endoneurosurgery: endoscopic intracranial surgery. Proc R Soc Lond B. 1977;195:261-8.
37. Griffith HB. Technique of fontanelle and persutural ventriculoscopy and endoscopic ventricular surgery in infants. Child Brain. 1975;1:359-3.
38. Apuzzo MLJ, Heifetz MD, Weiss MH, Kurze T. Neurosurgical endoscopy using the side-viewing telescope. Technical note. J Neurosurg. 1977;46:398-400.
39. Schroeder HWS. Current status and future developments of neuroendoscopically assisted neurosurgery. In: Sgouros S (Ed.). Neuroendoscopy. Berlin Heidelberg: Springer-Verlag, 2014. p. 65-80.
40. Schroeder HW, Nehlsen M. Value of high-definition imaging in neuroendoscopy. Neurosurg Rev. 2009;32:303-8.
41. Hopf NJ, Perneczky A. Endoscopic neurosurgery and endoscope-assisted microneurosurgery for the treatment of intracranial cysts. Neurosurgery. 1998;43:1330-6.
42. Gaab MR, Schroeder HW. Neuroendoscopic approach to intraventricular lesions. Neurosurg Focus. 1999;6:e5.
43. Schroeder HW, Gaab MR. Endoscopic resection of colloid cysts. Neurosurgery. 2002;51:1441-4.

44. Schroeder HW, Gaab MR, Niendorf WR. Indications for endoscopic neurosurgery in children. Childs Nerv Syst. 1996;12:485-6.
45. Schroeder HW, Gaab MR, Niendorf WR. Neuroendoscopic approach to arachnoid cysts. J Neurosurg. 1996;85:293-8.
46. Gaab MR, Schroeder HW. Neuroendoscopic approach to intraventricular lesions. J Neurosurg. 1998;88:496-505.
47. Oertel JM, Baldauf J, Schroeder HW, Gaab MR. Endoscopic options in children: experience with 134 procedures. J Neurosurg Pediatr. 2009;3:81-9.
48. Oertel JM, Schroeder HW, Gaab MR. Endoscopic stomy of the septum pellucidum: indications, technique, and results. Neurosurgery. 2009;64:482-91.
49. Schroeder HW, Oertel J, Gaab MR. Endoscopic treatment of cerebrospinal fluid pathway obstructions. Neurosurgery. 2008;62:1084-92.
50. Schroeder HW, Gaab MR. Endoscopic aqueductoplasty: technique and results. Neurosurgery. 1999;45:508-15.
51. Schroeder HW, Gaab MR. Intracranial endoscopy. Neurosurg Focus. 1999;6:e1.
52. Schroeder HW, Niendorf WR, Gaab MR. Complications of endoscopic third ventriculostomy. J Neurosurg. 2002;96:1032-40.
53. Mortazavi MM, Adeeb N, Griessenauer CJ, et al. The ventricular system of the brain: a comprehensive review of its history, anatomy, histology, embryology, and surgical considerations. Childs Nerv Syst. 2014;30:19-35.
54. Costa Val JA. Minicraniotomy for endoscopic third ventriculostomy in babes: technical note with a 7-year-segment analysis. Childs Nerv Syst. 2009;25:357-9.
55. Caemaert J, Abdullah J, Calliauw L. A multipurpose cerebral endoscope and reflections on technique and instrumentation in endoscopic neurosurgery. Acta Neurochir Suppl Wien. 1994;61:49-53.
56. Schroeder HW. A new multipurpose ventriculoscope. Neurosurgery. 2008;62:489-91.
57. Oi S, Samii A, Samii M. Frameless free-hand maneuvering of a small-diameter rigid-rod neuroendoscope with a working channel used during high-resolution imaging. Technical note. J Neurosurg Pediatr. 2005;102:113-8.
58. Oi S. Frameless free-hand neuroendoscopic surgery – development of the finest rigid-rod neuroendoscope model to cope with the current limitations of neuroendoscopic surgery. J Neuroendoscopy. 2010;1.
59. Chowdhry SA, Cohen AR. Intraventricular neuroendoscopy: complication avoidance and management. World Neurosurg. 2013;79:S15.e1-S15.e10.
60. Zador Z, Coope DJ, Kamaly-Asl ID. Comparative analysis of endoscopic third ventriculostomy trajectories in pediatric cases. J Neurosurg Pediatr. 2015;16:626-32.
61. Oertel J, Gen M, Krauss JK, et al. The use of waterjet dissection in endoscopic neurosurgery. Technical note.
J Neurosurg. 2006;105:928-31.
62. van Beijnum J, Hanlo PW, Fischer K, et al. Laser-assisted endoscopic third ventriculostomy: long-term results in a series of 202 patients. Neurosurgery. 2008;62:437-43.
63. Hellwig D, Giordano M, Kappus C. Redo Third Ventriculostomy. World Neurosurg. 2013;79:S22.e13-20.
64. Guzman R, Pendharkar AV, Zerah M, Sainte-Rose C. Use of the NeuroBalloon catheter for endoscopic third ventriculostomy. J Neurosurg Pediatr. 2013;11:302-6.
65. Vogel TW, Bahuleyan B, Robinson S, Cohen AR. The role of endoscopic third ventriculostomy in the treatment of hydrocephalus. J Neurosurg Pediatr. 2013;12:54-61.
66. Eshra MA. Endoscopic third ventriculostomy in idiopathic normal pressure hydrocephalus. Alexandria J Medicine. 2014;50:341-4.
67. Spennato P, Tazi S, Bekaert O, et al. Endoscopic third ventriculostomy for idiopathic stenosis. World Neurosurg. 2013;79:S21.e13-20.
68. Sainte-Rose C, Cinalli G, Roux FE, et al. Management of hydrocephalus in pediatric patients with posterior fossa tumors: the role of endoscopic third ventriculostomy. J Neurosurg. 2001;95:791-7.
69. O'Brien DF, Javadpour M, Collins DR, et al. Endoscopic third ventriculostomy: an outcome analysis of primary cases and procedures performed after ventriculoperitoneal shunt malfunction. J Neurosurg. 2005;103:393-400.
70. Elbabaa SK, Steinmetz M, Ross J, et al. Endoscopic third ventriculostomy for obstructive hydrocephalus in the pediatric population: evaluation of outcome. Eur J Pediatr Surg. 2001;11:S52-4.
71. Lam S, Harris D, Rocque BG, Ham SA. Pediatric endoscopic third ventriculostomy: a population-based study. J Neurosurg Pediatr. 2014;4:455-64.
72. Koch-Wiewrodt D, Wagner W. Success and failure of endoscopic third ventriculostomy in young infants: are there different age distributions? Childs Nerv Syst. 2006;22:1537-41.
73. Gorayeb RP, Cavalheiro S, Zymberg ST. Endoscopic third ventriculostomy in children younger than 1 year of age. J Neurosurg. 2004;100:427-9.
74. Fritsch MJ, Kienke S, Ankermann T, et al. Endoscopic third ventriculostomy in infants. J Neurosurg. 2005;103:50-3.
75. Kulkarni AV, Drake JM, Kestle JR, et al. Predicting who will benefit from endoscopic third ventriculostomy compared with shunt insertion in childhood hydrocephalus using the ETV Success Escore.
J Neurosurg Pediatr. 2010;6:310-5.
76. Kulkarni AV, Riva-Cambrin J, Browd SR. Use of the ETV Success Escore to explain the variation in reported endoscopic third ventriculostomy success rates among published case series of childhood hydrocephalus. J Neurosurg Pediatr. 2011;7:143-6.
77. Azimi P, Mohammadi HR. Predicting endoscopic third ventriculostomy success in childhood hydrocephalus: an artificial neural network analysis. J Neurosurg Pediatr. 2014;13:426-32.
78. Bouras T, Sgouros S. Complications of endoscopic third ventriculostomy. World Neurosurg. 2013;79:S22.e9-S22.e12.

79. Dezena RA, Pereira CU, Araújo LP, et al. Neuroendoscopic choroid plexus coagulation for pediatric hydrocephalus: review of historical aspects and rebirth. J Bras Neurocirurg. 2014;25:30-5.
80. Dezena RA. The rebirth of neuroendoscopic choroid plexus coagulation as treatment of pediatric hydrocephalus. J Neurol Stroke. 2014;1:00012.
81. Dezena RA. Neuroendoscopic choroid plexus coagulation in the current pediatric neurosurgery. J Neurosurg Sci. 2016;60:287-8.
82. Cserr HF. Physiology of the choroid plexus. Physiol Rev. 1971;51:273-311.
83. Weed LH. Studies on cerebro-spinal fluid. No. IV: The dual source of cerebro-spinal fluid. J Med Res. 1914;31:93-118.
84. Cushing H. Studies on the cerebrospinal fluid. I. Introduction. J Med Res. 1914;31:1-19.
85. Dandy WE. Extirpation of the choroid plexus of the lateral ventricles in communicating hydrocephalus. Ann Surg. 1918;68:569-79.
86. Zhu X, Di Rocco C. Choroid plexus coagulation for hydrocephalus not due to CSF overproduction: a review. Childs Nerv Syst. 2013;29:35-42.
87. Dandy WE. The brain. Hagerstown: W. F. Prior Company, 1932.
88. Dandy WE. The operative treatment of communicating hydrocephalus. Ann Surg. 1938;108:194-202.
89. Scarff JE. Evaluation of treatment of hydrocephalus. Results of third ventriculostomy and endoscopic cauterization of choroid plexuses compared with mechanical shunts. Arch Neurol. 1966;14:382-91.
90. Scarff JE. The treatment of nonobstructive (communicating) hydrocephalus by endoscopic cauterization of the choroid plexuses. J Neurosurg. 1970;33:1-18.
91. Milhorat TH. Failure of choroid plexectomy as treatment for hydrocephalus. Surg Gynecol Obstet. 1974;139:505-8.
92. Griffith HB, Jamjoom AB. The treatment of childhood hydrocephalus by choroid plexus coagulation and artificial cerebrospinal fluid perfusion. Br J Neurosurg. 1990;4:95-100.
93. Pople I K, Ettles D. The role of endoscopic choroid plexus coagulation in the management of hydrocephalus. Neurosurgery. 1995;36:698-701.
94. Morota N, Fujiyama Y. Endoscopic coagulation of choroid plexus as treatment for hydrocephalus: indication and surgical technique. Childs Nerv Syst. 2004;20:816-20.
95. Griffith H B. Endoneurosurgery: endoscopic intracranial surgery. Adv Tech Stand Neurosurg. 1986;14:2-24.
96. Philips MF, Shanno G, Duhaime AC. Treatment of villous hypertrophy of the choroid plexus by endoscopic contact coagulation. Pediatr Neurosurg. 1998;28:252-6.
97. Warf BC. Comparison of endoscopic third ventriculostomy alone and combined with choroid plexus cauterization in infants younger than 1 year of age: a prospective study in 550 African children. J Neurosurg. 2005;103:475-81.
98. Warf BC, Campbell JW. Combined endoscopic third ventriculostomy and choroid plexus cauterization as primary treatment of hydrocephalus for infants with myelomeningocele: long-term results of a prospective intent-to-treat study in 115 East African infants. J Neurosurg Pediatr. 2008;2:310-6.
99. Kadrian D, van Gelder J, Florida D, et al. Long-term reliability of endoscopic third ventriculostomy. Neurosurgery. 2005;56:1271-8.
100. Teo C, Jones R. Management of hydrocephalus by endoscopic third ventriculostomy in patients with myelomeningocele. Pediatr Neurosurg. 1996;25:57-63.
101. Warf B, Ondoma S, Kulkarni A, et al. Neurocognitive outcome and ventricular volume in children with myelomeningocele treated for hydrocephalus in Uganda. J Neurosurg Pediatr. 2009;4:564-70.
102. Warf BC, Stagno V, Mugamba J. Encephalocele in Uganda: ethnic distinctions in lesion location, endoscopic management of hydrocephalus, and survival in 110 consecutive children. J Neurosurg Pediatr. 2011;7:88-93.
103. Warf BC, Tracy S, Mugamba J. Long-term outcome for endoscopic third ventriculostomy alone or in combination with choroid plexus cauterization for congenital aqueductal stenosis in African infants. J Neurosurg Pediatr. 2012;10:108-11.
104. Warf BC, Dewan M, Mugamba J. Management of Dandy-Walker complex associated infant hydrocephalus by combined endoscopic third ventriculostomy and choroid plexus cauterization. J Neurosurg Pediatr. 2011;8:377-83.
105. Warf BC. Congenital idiopathic hydrocephalus of infancy: the results of treatment by endoscopic third ventriculostomy with or without choroid plexus cauterization and suggestions for how it works. Childs Nerv Syst. 2013;29:935-40.
106. Warf BC, Mugamba J, Kulkarni AV. Endoscopic third ventriculostomy in the treatment of childhood hydrocephalus in Uganda: report of a scoring system that predicts success. J Neurosurg Pediatrics. 2010;5:143-8.
107. Kulkarni AV, Riva-Cambrin J, Browd SR, et al. Endoscopic third ventriculostomy and choroid plexus cauterization in infants with hydrocephalus: a retrospective Hydrocephalus Clinical Research Network study. J Neurosurg Pediatrics. 2014;14:224-9.
108. Weil AG, Fallah A, Chamiraju P, et al. Endoscopic third ventriculostomy and choroid plexus cauterization with a rigid neuroendoscope in infants with hydrocephalus. J Neurosurg Pediatr. 2015;30:1-11.
109. Zuccaro G, Ramos JG. Multiloculated hydrocephalus. Childs Nerv Syst. 2011;27:1609-19.
110. Warf BC, Campbell JW, Riddle E. Initial experience with combined endoscopic third ventriculostomy and choroid plexus cauterization for post-hemorrhagic hydrocephalus of prematurity: the importance of prepontine cistern status and the predictive value of FIESTA MRI imaging. Childs Nerv Syst. 2011;7:1063-71.
111. Chamiraju P, Bhatia S, Sandberg DI, Ragheb J. Endoscopic third ventriculostomy and choroid plexus cauterization in posthemorrhagic hydrocephalus of prematurity. J Neurosurg Pediatrics. 2014;13:433-9.
112. Malheiros JA, Trivelato FP, Oliveira MM, et al. Endoscopic choroid plexus cauterization versus ventriculoperitoneal shunt for hydranencephaly and near hydranencephaly: a prospective study. Neurosurgery. 2010; 66:459-64.

113. Shitsama S, Wittayanakorn N, Okechi H, Albright AL. Choroid plexus coagulation in infants with extreme hydrocephalus or hydranencephaly. J Neurosurg Pediatrics. 2014;14:55-7.
114. Teo C, Kadrian D, Hayhurst C. Endoscopic management of complex hydrocephalus. World Neurosurg. 2013;79:S21.e1-7.
115. Hamada H, Hayashi N, Kurimoto M, et al. Neuroendoscopic septostomy for isolated lateral ventricle. Neurol Med Chir (Tokyo). 2003;43:582-7.
116. Fallah A, Wang AC, Weil AG, et al. Predictors of outcome following cerebral aqueductoplasty: an individual participant data meta-analysis. Neurosurgery. 2016;78:285-96.
117. Antes S, Salah M, Linsler S, et al. Aqueductal stenting with an intracatheter endoscope – a technical note. Childs Nerv Syst. 2016;32:359-63.
118. Fritsch MJ, Schroeder HW. Endoscopic aqueductoplasty and stenting. World Neurosurg. 2013;79:S20.e15-18.

Parte V EPILEPSIA E FUNCIONAL

CAPÍTULO 61

CRISES EPILÉPTICAS E EPILEPSIA – DEFINIÇÃO E PROGNÓSTICO

Paulo Thadeu Brainer ▪ Jorge Gonzalez-Martinez ▪ Alessandra Mertens Brainer

INTRODUÇÃO

A crise epiléptica (CE) é definida como manifestação de sinais e sintomas clínicos que refletem a disfunção de área específica do cérebro (cortical ou subcortical) em única ou múltiplas áreas no mesmo hemisfério ou quando envolve os dois hemisférios cerebrais.[1] A CE é consequente à atividade anormal, excessiva e sincronizada de um grupo de neurônios.

Epilepsia é a denominação para um conjunto de doenças que têm em comum CE recorrentes e expontâneas, inferindo desestruturação da função cerebral normal. A epilepsia não representa uma doença específica ou até mesmo uma síndrome única, mas condições neurológicas em que a característica comum e fundamental é a recorrência de CE.[2] Comparada metaforicamente com o câncer, condição reconhecidamente aceita como doença, a epilepsia também se manifesta sob várias formas e exige múltiplas modalidades de investigação e tratamento.

O estado de mal epiléptico ou *status epilepticus* (SE) acontece quando as CE são contínuas ou recorrentes, sem a recuperação da consciência por mais de 30 minutos. Este quadro indica falha dos mecanismos compensatórios e sofrimento cerebral agudo.[1] O alerta para SE acontece quando as CE se prolongam por mais de 10 minutos, exceto para crise convulsiva febril.

O prognóstico das epilepsias é determinado, principalmente, pela etiologia das crises. Os pacientes com anormalidade estrutural no encéfalo, retardo mental ou alteração cognitiva têm maior risco para epilepsia refratária.[3]

O risco de morte é 4 vezes maior em crianças com epilepsia, principalmente naquelas com estado de mal convulsivo e histórico de CE iniciadas antes do primeiro ano de vida. A morte súbita no paciente epiléptico SUDEP (*sudden unexpected death in epilepsy*) acontece sem relação com trauma, doença vascular, intoxicação ou outras causas reconhecidas de morte. As principais teorias apresentam arritmia cardíaca e apneia central relacionadas com mutações genéticas que alteram a relação dos canais iônicos glutamatérgicos e gabaérgicos, no coração e no encéfalo, desregulando a função autonômica. O aumento do volume na substância cinzenta no hipocampo e giro para-hipocampal associado à diminuição na substância cinzenta da região posterior do tálamo foram identificados na ressonância magnética de pacientes com epilepsia refratária e apontados como potenciais marcadores do SUDEP.[4,5]

O risco de morte súbita é 27 vezes maior no epiléptico do que na pessoa não epiléptica e o perfil de maior risco para SUDEP é paciente jovem, com CE tônico-clônica generalizada, recorrente, medicamento desordenado e estilo de vida inadequado com privação de sono e etilismo.

HISTÓRIA DA EPILEPSIA

Os primeiros registros aparecem no manuscrito Acadiano, originado da Mesopotamia 2000 a.C., onde são descritos diferentes tipos de CE, *antasub-bû* (a mão do mal) e atribuídas a espíritos ou Deuses específicos. Hippocrates, na Grécia antiga, cerca de 400 a.C., definiu a epilepsia como sintoma relacionado, principalmente, com problemas no desenvolvimento da criança. Na mesma época a palavra epilepsia surgiu do verbo grego επιλαμβανειν (*epilamvanein*), traduzido como ser apanhado ou ser possuído. Somente no ano 1000 da idade média, o Persa ibn Sīnā (Avicena) descreveu a epilepsia também como doença e não exclusivamente um sintoma. No período renascentista, o médico Suíço Simon Tissot publicou a proibição de casamento para pessoa com epilepsia e apontou a masturbação como causa direta da epilepsia. No século 19 destacam-se três importantes acontecimentos: o brometo de potássio é largamente utilizado para controlar a epilepsia, apesar de a indicação estar embasada na diminuição da libido e controle da masturbação; John Hughlings Jackson descreveu, em 1873, a epilepsia em bases anatômicas e patológicas, a representação somatotópica na substância cinzenta cerebral e a classificação das CE; Victor Horsley, em 1886, realizou no Queen Square National Hospital, em Londres, a primeira de uma sequência de cirurgias para epilepsias da Era Moderna. Ele fez a craniotomia para correção de fratura com desnivelamento para tratar epilepsia focal, tratamento indicado e monitorado por John Hughlings Jackson. No século XX (1929), Hans Berger descreve o registro das ondas cerebrais no eletroencefalograma e Wilder Penfield publica, em 1954, com Herbert Jasper, o trabalho clássico *Epilepsy and the Functional Anatomy of the Human Brain*. O século XX trouxe também os fármacos específicos, o conhecimento das bases moleculares das epilepsias e os avanços na imagem de ressonância magnética (IRM), que estão sempre atualizando as estatísticas de prevalência e classificação das epilepsias. A conexão da biologia, neurofisiologia e neuromiagem aparece cada vez mais como principal ator na estratégia do tratamento da epilepsia no século XXI.[2,6]

ASPECTOS EPIDEMIOLÓGICOS

A CE não tem barreira de gênero, etnia, classe social, idade ou geografia. Quando caracterizada como epilepsia, apresenta-se como o transtorno crônico e incapacitante mais comum entre as doenças neurológicas, considerado um problema de saúde pública. A CE pode ocorrer em qualquer momento da vida em até 10% da população, diferente da epilepsia, que acomete cerca de 2% da população mundial. A taxa de incidência varia de 11 a 131/100.000 habitantes por ano e a prevalência de 1,5-57/1.000 habitantes. As discrepâncias são explicadas pelos diferentes fatores de risco, etiologias e, principalmente, em razão das diferenças na metodologia empregada nos estudos disponíveis. Nos países desenvolvidos, a prevalência ocorre em torno de 0,5%-1% e predomina na infância, adolescência e entre os idosos. Nos países em desenvolvimento há predomínio entre os adultos jovens. Aproximadamente 2 milhões de novos casos ocorrem a cada ano, e que 1% do total das doenças no mundo está relacionada com a epilepsia.[7,8]

SEMIOLOGIA DA EPILEPSIA

A semiologia da epilepsia está fundamentada em três bases: anamnese clínica, neurofisiologia e os exames de imagem. A falta ou desmantelo de qualquer base derruba o diagnóstico.

Anamnese Clínica

A anamnese clínica forma o diagnóstico clínico-presuntivo com base na descrição fenomenológica da CE, considerada sintoma de uma função anormal e relacionada com áreas específicas do cérebro. As formas de CE são classificadas pela International League Against Epilepsy (ILAE) e vez em quando atualizadas com mudanças na classificação dos tipos de crises epilépticas.[9] As mudanças nos termos "parcial" para "focal" evitam confusão na descrição do comprometimento da consciência, agora denominada "percepção" (Fig. 61-1).

A classificação proposta pela ILAE define cinco eixos para agrupar as epilepsias:

1. No primeiro é descrito o evento da crise epiléptica, com todos os detalhes;
2. No segundo é feita a classificação da CE de acordo com a lista de classificação para CE;
3. No terceiro descreve as comorbidades relacionadas com a epilepsia.
4. No quarto eixo procura-se identificar a etiologia, principalmente os substratos patológicos para a epilepsia sintomática;
5. No quinto eixo é feito o diagnóstico sindrômico da epilepsia, considerando a terminologia mais adequada.

As características da CE são influenciadas pela idade, fatores desencadeantes, sono, além das comorbidades, disfunções intelectuais e psiquiátricas. A anamnese estará completa com informações específicas no EEG e estudos de imagem. Os cinco eixos sugeridos têm objetivo de aperfeiçoar o diagnóstico, principalmente quando não é possível diagnosticar imediatamente a síndrome da epilepsia, orientando o registro progressivo das informações para agilizar o diagnóstico completo da epilepsia (Fig. 61-2).

As crises de início focal sugerem origem em local específico do cérebro e nas crises generalizadas a origem provável é difusa, nos dois hemisférios cerebrais.

Engel[10] dividiu as epilepsias em três grandes categorias: na primeira condição, a CE pode ocorrer no cérebro normal precipitada por um fator específico, como hipoglicemia ou hipóxia. No segundo grupo, existe um cérebro de estrutura aparentemente normal, porém, com reconhecida tendência para CE (genética, bioquímica). Finalmente, na terceira condição, existe uma anormalidade estrutural, seja difusa ou localizada, responsável pelo foco epiléptico. Este último grupo abriga os pacientes com

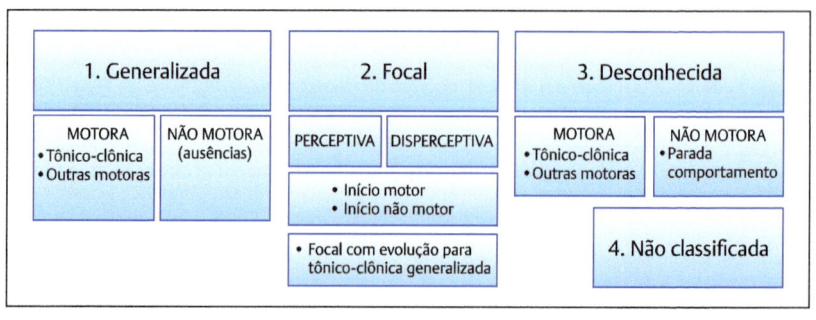

Fig. 61-1. Classificação resumida da liga internacional contra epilepsia (ILAE 2017) para os tipos de crises epilépticas. Classificação básica para as crises epilépticas de acordo com a manifestação do início. Crises de início focal podem ser bem localizadas ou mais difusamente distribuídas. Nas crises de início generalizado acontece rápido envolvimento de redes neurais distribuídas bilateralmente. Na crise de início desconhecido as evidências de crise motoras ou não motoras facilita a reclassificação futura em crises de início focal ou generalizado.

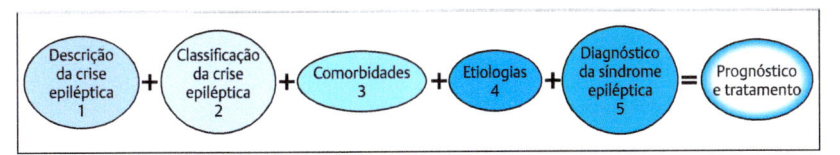

Fig. 61-2. Recomendação para diagnóstico, prognóstico e tratamento das epilepsias. *1.* Descrição completa da crise epiléptica (CE): antes do início da CE – pródromo (associação ao sono, desencadeantes); no início da CE – aura (lobo cerebral de origem) e início focal (lateralização e localização); durante a CE – consciência e orientação, afasia, duração e progressão (identifica as regiões envolvidas do cérebro); fase pós-CE – confusão, amnésia, fraqueza, disfasia. *2.* A classificação da epilepsia inclui desde a categoria desconhecida à combinada (generalizada e focal), além das estabelecidas epilepsias generalizada e focal. *3.* As comorbidades comuns são: problemas psiquiátricos, cognitivos e distúrbios do sono. *4.* A pesquisa de etiologias pode mostrar os substratos patológicos para a identificação da epilepsia sintomática. *5.* O diagnóstico da síndrome epiléptica deve considerar um conjunto de características que incorporam tipos de crises, comorbidades, etiologias, neurofisiologia e características de imagem. Considerando todas as etapas, podemos obter o melhor prognóstico e tratamento, lembrando sempre que o processo é dinâmico e deve ser atualizado com a evolução do paciente.

Quadro 61-1. Semiologia da Crise Epiléptica nos Lobos Temporal e Frontal

Manifestação	Temporal	Frontal
Frequência da CE	Menos Frequente	Diária
Início da CE	Lento	Rápido, súbito
Ativação pelo sono	Eventual	Frequente
Progressão	Lenta	Rápida
Duração da CE	Prolongada	Curta
Posturas complexas	Eventual e tardia	Frequente e precoce
Hipermotricidade	Eventual	Frequente
Automatismos	Comum e prolongado	Eventual
Generalização secundária	Eventual	Frequente
Confusão pós-CE	Relevante, prolongada	Mínima, curta

A crise epiléptica focal do lobo temporal e lobo frontal são as mais comuns, com manifestações clínicas que podem caracterizar as diferenças e otimizar a investigação com imagem e neurofisiologia.

epilepsia sintomática, muitas vezes com indicação do tratamento cirúrgico. Anormalidades no exame neurológico, antecedentes pessoais de convulsão febril, traumatismo craniano ou infecção do sistema nervoso central, são indicativos para epilepsia sintomática.[11]

A descrição das sensações subjetivas no início de uma CE e as primeiras manifestações objetivas, identificadas pelo paciente e testemunha, são determinantes para definir a zona epileptogenica no encéfalo. As manifestações dos diferentes tipos de CE podem apontar local de origem da CE focal, utilizada como principal área na investigação (Quadro 61 1). A CE focal do lobo temporal e lobo frontal são as mais comuns, com manifestações clínicas que podem caracterizar as diferenças e otimizar a investigação.[12]

Neuropsicologia

A avaliação neuropsicológica estuda as funções psíquicas e comportamentais estabelecendo correlações de base funcional e topográfica com o encéfalo. Na epilepsia propicia a avaliação do desempenho cognitivo global, lateralização e delimitação dos distúrbios específicos nas habilidades intelectuais de atenção, memória, linguagem e funções executivas.[13,14]

Nível Intelectual

Classicamente QI Verbal e QI Execução para avaliar nível intelectual dos pacientes candidatos a cirurgia. O Wechsler Adult Intelligence Scale Revised (WAIS-IV) é o mais utilizado, principalmente, no acompanhamento longitudinal dos pacientes submetidos à cirurgia em lobo temporal.

Memória

Os principais testes de memória avaliam memória declarativa, mais especificamente episódica e semântica. A memória episódica refere-se à recordação de eventos e experiências (histórias e listas) dentro do contexto temporoespacial e está relacionada com o sistema mesial-temporal. A memória semântica (denominação de palavras, vocabulário do WAIS) está relacionada com vocabulário e conceitos verbais, independente do sistema mesial temporal.

Funções Executivas
Avaliam vários aspectos do raciocínio com testes que exigem planejamento, solução de problemas, alternância de respostas, iniciativa e inibição de atitudes, relacionados, mormente, com os lobos frontais.

Linguagem
Nos protocolos pré-cirúrgicos consiste em testes de denominação de s, fluência verbal, compreensão e expressão verbal. O teste de nomeação Boston (TNB) (Boston Naming Test) é mais utilizado para avaliar a capacidade de nomeação por confrontação visual.[15] Na prática clínica, o TNB identifica afasias, porém, existe o risco de considerar déficit o que, na realidade, é desconhecimento e privação cultural em indivíduos pouco escolarizados com lesões cerebrais. A educação formal e o aprendizado da leitura e escrita modulam a habilidade de processamento cognitivo.

A avaliação cognitiva designa três fatores relevantes no tratamento cirúrgico da epilepsia.[16] O primeiro e mais importante é o estado funcional das áreas do cérebro incluídas na ressecção cirúrgica e diretamente relacionadas com o déficit; o segundo está na competência funcional das áreas do cérebro não lesadas pela epilepsia e não incluídas na cirurgia, denominadas reserva de capacidade mental, que poderia compensar déficits gerados pela cirurgia; o controle das CE é o terceiro fator determinante na cognição, pois quanto maior a frequência de crises maior o comprometimento do funcionamento intelectual.

O teste de Wada no pré-operatório investiga a lateralização da linguagem e memória com anestesia seletiva de um hemisfério cerebral.[17,18] Na hemodinâmica é feito o cateterismo de ramos específicos da artéria carótida intracraniana para injeção de barbitúrico de curta duração (amobarbital), originalmente em pacientes com epilepsias de lobo temporal. São dois momentos distintos:

1. Itens são apresentados ao paciente para memorização antes e evocados logo após a injeção do amital;
2. Outros itens, apresentados durante o efeito do amital são evocados depois, terminado o efeito do amital.

A lateralização é comprovada com a ocorrência de distúrbios da fala após a injeção, além do risco de amnesia no pós-operatório.

O teste de Wada pode ser importante em candidatos à cirurgia com representação atípica da linguagem, IRM funcional inconclusiva, EEG e NPS com importante disfunção bitemporal. O desafio atual é identificar o subgrupo dentre os candidatos à cirurgia que realmente precisam do teste de Wada.

A neuropsicologia, inicialmente utilizada somente na localização das funções cerebrais, participa, atualmente, da análise das mudanças e alterações dos comportamentos cognitivos. Aparece com destaque no desenvolvimento e investigação dos efeitos dos tratamentos, desde fármacos até intervenções cirúrgicas.

Neurofisiologia
A neurofisiologia é representada pelo eletroencefalograma (EEG) convencional que capta as diferenças de potenciais eléctricos da atividade cerebral espontânea.[19] O EEG registra a atividade elétrica tanto mais rápida e dessincronizada quanto maiores são os grupos neuronais em atividade. Na prática, durante o repouso psicossensorial haverá apenas o registro da atividade elétrica basal característica. Na epilepsia, grupos neurais envolvidos entram simultaneamente em atividade, de modo súbito, provocando efeito somático temporoespacial na geração de potencial excitatório pós-sináptico (PEPS). O elemento *ponta* no traçado do EEG representa o potencial, com amplitude correspondente à somação de todos os PEPS da área específica. Neste momento acontece o bloqueio através do potencial inibitório pós-sináptico (PIPS) correspondente ao somatório de todos os PIPS das sinapses da área envolvida: a *onda lenta* no traçado do EEG. O complexo *ponta-onda* no EEG anuncia a efetividade do sistema inibitório em bloquear o cenário elétrico anormal, sem manifestação clínica do paciente.

No EEG convencional são 21 eletrodos colocados no couro cabeludo, distribuídos segundo o protocolo do sistema internacional 10-20. O EEG de rotina tem duração mínima de 20 minutos, com registro de vigília, sonolência e sono. A sensibilidade do EEG é muito variável, com traçado normal em 40% dos pacientes epilépticos (falso-negativo). Os procedimentos de ativação com abertura e fechamento dos olhos, hiperventilação, fotoestimulação intermitente e privação de sono na noite anterior ao exame podem aumentar significativamente a sensibilidade do método, corrigindo o falso-negativo para 8%. Lembrar que além do EEG com traçado normal em pacientes com epilepsia, alterações epilépticas no EEG, principalmente em crianças, podem ocorrer sem a doença epiléptica (falso-positivo).

Prático, não invasivo e essencial na avaliação da epilepsia, a simples análise visual do EEG ambulatorial pode mostrar eventos elétricos associados ao foco epiléptico que, em acordo com a clínica, permite classificar a CE ou síndrome epiléptica (Fig. 61-3).

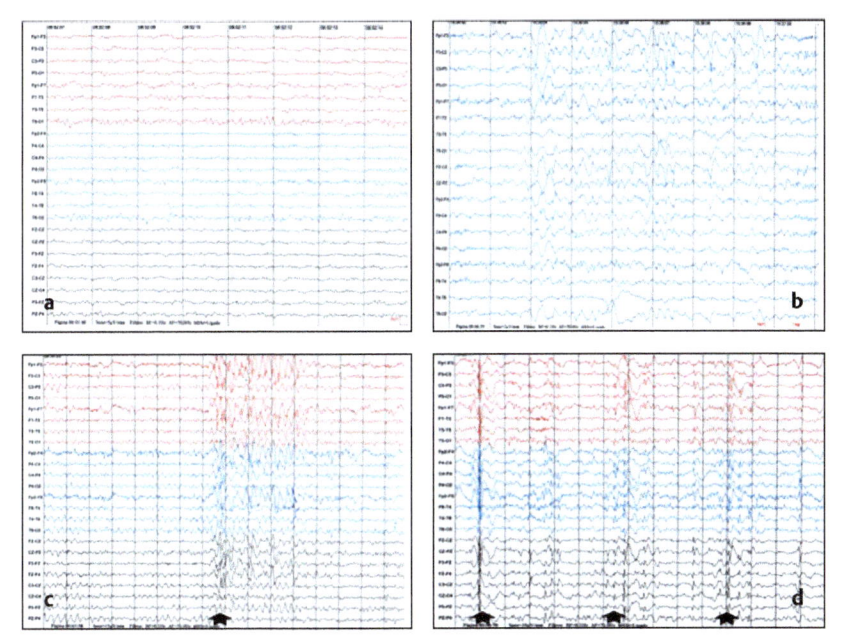

Fig. 61-3. Amostras selecionadas do exame de eletroencefalograma. (a) Normal, (b) sonolência, (c) crise eletrográfica de início súbito e generalizado (ausência), (d) surto de supressão característico da encefalopatia de Lennox Gastaut.

Anormalidades epileptogênicas no EEG são a marca registrada da epilepsia e espículas e ondas agudas são os mais frequentes e significativos traçados no diagnóstico, seja durante a CE (ictal) ou sem a manifestação clínica da CE (interictal). Os ruídos de alta frequência, movimentos oculares e atividade alfa são semelhantes às espículas e ondas agudas e prejudicam a leitura do EEG (Fig. 61-4).

As principais características presentes na descrição do eletroencefalograma podem ser resumidas em:

1. *Preparação:* privação de sono, medicamentos, condições do exame (duração do registro, consciência) e informações específicas: número de eletrodos e sistema utilizados (21 eletrodos no Sistema 10-20) e outros parâmetros fisiológicos aferidos;
2. *Descrição:* atividade de base, (atividade dominante, frequência, quantidade, localização, amplitude, simetria e ritmo);
3. *Alterações epileptogênicas:* ondas agudas, ondas lentas, distribuição, localização, simetria, sincronia, amplitude e padrão temporal;
4. *Procedimentos de ativação:* hiperventilação, sono e estimulação fótica;
5. *Interpretação:* justificar o registro como normal ou anormal;
6. *Correlação eletroclínica:* comparar os achados com registros anteriores, sugerir EEG seriados, em sono, prolongado, vídeo-EEG ou investigação complementar com eletrodo invasivo.

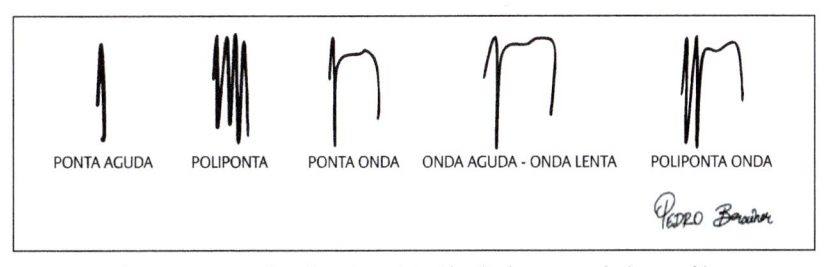

PONTA AGUDA — POLIPONTA — PONTA ONDA — ONDA AGUDA - ONDA LENTA — POLIPONTA ONDA

Fig. 61-4. Desenho com as principais alterações epileptogênicas identificadas no exame de eletroencefalograma.

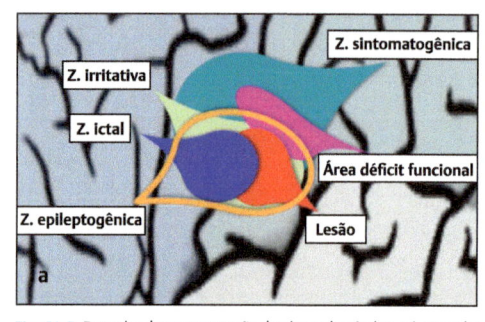

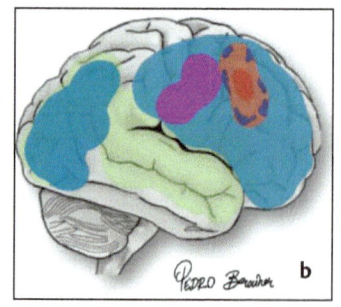

Fig. 61-5. Desenho da representação das áreas do cérebro relacionadas com o evento epiléptico. (a) Conceito teórico com localização da ZE. (b) Observações com SEEG e grades subdurais na avaliação pré-cirúrgica indicam envolvimento de áreas cerebrais instáveis (interictal vs. ictal) definindo redes neuronais epilépticas dependendo da metodologia. Quanto maior convergência houver na investigação dessas diferentes zonas corticais, maior a possibilidade de atingir o objetivo principal da cirurgia de epilepsia: ressecção cirúrgica a zona epileptogênica. Zona irritativa: área onde se concentram as descargas irritativas interictais (EEG, MEG, RENM funcional); zona ictal: área cortical onde as crises são geradas (EEG, SPECT ictal); zona sintomatogênica: quando ativada, produz sintomas relacionados com a crise; zona de déficit funcional: área do córtex cerebral funcionalmente anormal no período interictal (exame neurológico, neuropsicológico, EEG, PET, SPECT); zona epileptogênica: área cortical indispensável para a geração de crises, pode ser definida como a quantidade mínima de tecido cerebral que deve ser ressecada para garantir controle completo das crises epilépticas.

As encefalopatias toxicometabólicas com perturbações no córtex podem ser identificadas por anormalidades não epilépticas no EEG, como alentecimento no hemisfério (padrão ondas Delta) e variações na morfologia e amplitude das ondas. A lentificação generalizada com ondas padrão Theta e Delta indicam alteração na substância branca. O alentecimento focal é inespecífico e pode ser causado por tumor, encefalite, doença vascular, como também logo após uma CE ou mesmo durante a crise de enxaqueca.

No vídeo-EEG acontece o registro simultâneo e sincronizado com o vídeo, permitindo a correlação linear entre a manifestação clínica e o EEG. No diagnóstico de epilepsia o vídeo-EEG pode diferenciar a CE de eventos não epilépticos, como pseudocrises e síncopes. No paciente com epilepsia, o vídeo-EEG pode indicar a zona ictal do encéfalo, fundamental no prognóstico, tratamento e planejamento cirúrgico.[20]

Em 1991, Luders *et al.*[21] definiram a zona epileptogênica (ZE) como a área do córtex necessária e suficiente para iniciar CE. A ressecção ou desaferentação da ZE deverá ser suficiente para determinar o controle da epilepsia. A epilepsia é dinâmica e redes neurais epileptogênicas podem evoluir ao longo do tempo, tornando-se mais extensas, ou seja, envolvendo regiões mais e mais distantes da zona ictal original. A correlação positiva entre tempo de duração das epilepsias e o número de regiões epileptogênicas foi definida em séries de pacientes com epilepsia do lobo temporal e epilepsia do lobo frontal. Os resultados sugerem processo de epileptogênese secundária à epilepsia em humanos. A zona epileptogênica, portanto, assim como a zona de início ictal e a zona irritativa, podem ser compreendidas como redes neurais funcionalmente deturpadas, não necessariamente coincidentes nem contiguamente inter-relacionadas, embora façam parte de um mesmo processo patológico. O conceito de foco compreende, nesse sentido, um raciocínio mais funcional e menos anatômico (Fig. 61-5).

Áreas do cérebro como córtex opercular frontoparietal, ínsula, temporal médio-basal e fissura inter-hemisférica exigem técnicas de implante com eletrodos especiais para o registro eletrográfico.[9]

MAGNETOENCEFALOGRAFIA

A magnetoencefalografia (MEG) registra os campos magnéticos utilizando conjuntos de sistemas de bobinas e SQUID (Superconducting Quantum Interference Device) posicionados sobre a superfície da cabeça. A lei de Ampère assegura a produção de um campo magnético na vizinhança de uma corrente eléctrica. A medição dos pequeníssimos campos magnéticos induzidos pelas correntes eléctricas cerebrais fornece informação distinta (complementar) ao EEG.[21,22]

A MEG tem excelente resolução espacial, com localização das áreas ativas no córtex cerebral de 2-3 mm, diferente dos 20-30 mm do EEG. Para alvos profundos a precisão está invertida e o EEG é mais sensível à localização espacial do que a MEG.

A acuidade da MEG pode ser explicada por dois fatores principais: a atividade elétrica registrada pelo EEG envolve uma mistura de componentes radiais e tangenciais ao detector, a MEG mede fontes tangenciais, mais sensíveis à atividade proveniente de sulcos e fissuras cerebrais. A outra característica da MEG está no fato de que os campos magnéticos não são distorcidos nem atenuados pelo crânio, ao contrário do EEG que sofre a interferência na condutividade dos potenciais eléctricos pelo osso, liquor e meninges. A MEG é efetiva na localização do sulco central bem como das áreas eloquentes mesmo quando a anatomia cerebral foi distorcida por neoplasias e o sulco central está indefinido na IRM.

A aplicação da MEG para localização funcional pré-cirúrgica pode identificar a representação topográfica do corpo no córtex somatossensitivo, o córtex auditivo primário e a sua organização tonotópica, córtex visual primário e sua organização retinotópica e a localização da atividade do córtex motor que antecede a realização de um movimento voluntário. A MEG pode mostrar a existência e localização de regiões de início da CE e a relação com as áreas cerebrais eloquentes, principalmente na epilepsia do lobo frontal e na distinção entre os lobos frontal e temporal como origem da CE.

MEDICINA NUCLEAR

A medicina nuclear reúne técnicas funcionais para avaliação do metabolismo e fluxo sanguíneo, onde um marcador radioativo é identificado na região do organismo com oscilação anormal ou assimétrica na demanda nutricional.[23,24] O fundamento está na participação do marcador radioativo na fisiologia daquele órgão da mesma forma que a mesma molécula não radioativa. A emissão espontânea de raios Gama permite a identificação do marcador radioativo no aparelho de tomografia especial. As imagens captadas mostram todo o percurso e distribuição pelo organismo de acordo com as propriedades naturais e radioativas do marcador. A tomografia por emissão de fóton único, *single photon emission computed tomography* (SPECT) e a tomografia por emissão de pósitron, *positron emission tomography* (PET) são os mais utilizados na medicina nuclear. A imagem do PET é obtida após a injeção de um marcador sensível as variações mínimas do metabolismo, geralmente glicose marcada (18F-fluorodesoxiglicose). Na epilepsia a investigação é restrita ao período interictal em razão do pouco tempo de estabilidade do marcador. As áreas com diminuição do metabolismo no córtex (hipometabolismo) demonstram forte correlação com a neurofisiologia na identificação da ZE. A sensibilidade do PET chega a 90% na epilepsia temporal e 50% na extratemporal, sem variação significativa com anormalidades identificadas na IRM.

Ao SPECT identifica variações do fluxo sanguíneo em áreas específicas do cérebro, com aumento da perfusão no período ictal e diminuição no período interictal. A farmacocinética dos principais marcadores (99 mTc-hexametil-propileno-amina-oxime–HMPAO e 99 mTc-etileno-cisteína-dietiléster-ECD) permite avaliação entre 6 e 8 horas após a injeção do marcador em tempo suficiente para registrar a perfusão durante a CE. O vídeo-EEG é imperativo no SPECT ictal, pois a injeção do marcador precisa acontecer sincronizada com o início da CE. Aparentemente o SPECT não reflete a atividade epiléptica *per se*, mas o aumento da atividade neuronal secundária a evento ictal. Considerando que o distúrbio funcional precede a alteração estrutural anatômica, o SPECT desponta como ferramenta para identificar as anormalidades quando a IRM é imprecisa.

A associação do PET à IRM, bem como a associação da SPECT ictal à IRM (*subtraction ictal SPECT coregistered to MRI* – SISCOM) formam um poderoso e útil recurso na formação da hipótese de localização da ZE, indicação de implante de eletrodos e planejamento da cirurgia, principalmente quando a IRM não mostra alterações.

A imagem nos pacientes com epilepsia era limitada à radiografia convencional, angiografia convencional e pneumoencefalografia, com informações indiretas relacionadas com a lesão cerebral.[25,26] A tomografia computadorizada (TC) foi a primeira técnica não invasiva capaz de avaliar diretamente o parênquima cerebral, com informações morfológicas e anatômicas e ainda hoje é um método sensível para avaliação de sangue, calcificação e de lesões macroscópicas como insultos destrutivos, infartos e tumores. A imagem de ressonância magnética (IRM) determinou grande avanço no diagnóstico e compreensão das síndromes epilépticas pela alta capacidade de identificar o contraste entre as estruturas cerebrais, com excelente resolução anatômica e funcional (Fig. 61-6). A IRM é o exame de escolha para pesquisa de alteração estrutural, anatômica e funcional nos pacientes com epilepsia, permitindo classificações sindrômicas ou etiológicas e otimizando os procedimentos diagnósticos invasivos, como a implantação de eletrodos semi-invasivos, subdurais e intracerebrais.[27,28]

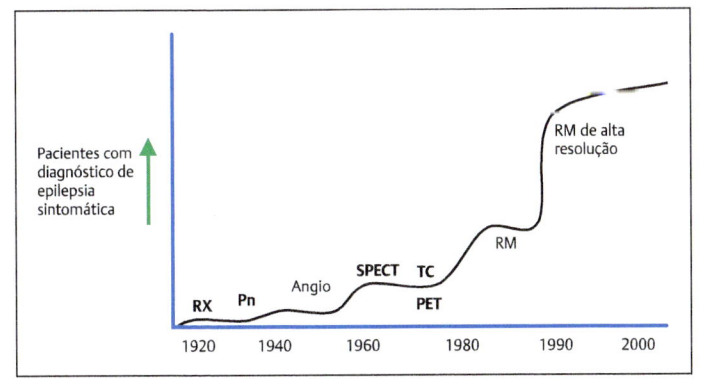

Fig. 61-6. Diagrama esquemático mostrando a relação dos métodos de imagem no diagnóstico das epilepsias sintomáticas no século XX. RX: radiografia do crânio; Pn: pneumoencefalografia; Angio: angiografia; TC: tomografia computadorizada; RM: ressonância magnética; PET: *positron emission tomography*; SPECT: *single photon emission computed tomography*.

IMAGEM POR RESSONÂNCIA MAGNÉTICA (IRM)

O princípio fundamental da ressonância magnética é aplicado em testes laboratoriais desde 1948, mas a aplicação clínica das imagens produzidas pela técnica começou a surgir nas últimas décadas do século XX. O exame de IRM permite a utilização de técnicas variadas para aquisições multiplanares sem artefatos causados pelo osso e sem radiação ionizante, com baixo riscos de reações alérgicas ao agente de contraste.[29,30]

A IRM de alta tecnologia, mesmo com campo de 3.0 Tesla, feita sem considerar as informações clínicas e *expertise* do neurorradiologista, tem diminuição de quase 30% na acuidade para detectar anormalidades em pacientes com epilepsia. A potência do campo magnético não compensa a falta de informação ou competência do operador.[31]

A IRM está baseada no comportamento magnético dos prótons de hidrogênio quando submetidos a um campo magnético estático e pulsos de radiofrequência. No relaxamento dos prótons distinguimos dois tipos: o relaxamento longitudinal (M_zM_{tot}) e o relaxamento transversal ($M_{xy}0$), descritos pelas constantes de tempo T1 e T2, respectivamente. Quanto mais longo o T1 e o T2, mais tempo demora o processo de relaxamento. T2 é sempre menor (ou igual) a T1, isto é, a magnetização transversal decresce mais rapidamente do que a magnetização longitudinal que demora para voltar ao valor inicial. As imagens ponderadas em T1 e T2 dependem das propriedades moleculares do tecido, permitindo diferenciar gordura, substância branca, substância cinzenta, edema ou líquor. As principais definições e aplicações da técnica podem ser resumidas:[29,32]

- *Ponderação T1*: anatomia. Diferenciação entre as substâncias branca e cinzenta.
- *Ponderação T2*: alterações patológicas. Conteúdo da água ou alteração na estrutura interstícial como gliose, desmielinização, edema e infiltração tumoral.
- *FLAIR*: *Fluid attenuated inversion-recovery* é ponderação T2 que suprime o sinal do liquor, promovendo melhor contraste na região periventricular e próximo a sulcos corticais.
- *Gradiente-eco*: anuncia produtos de degradação da hemoglobina e calcificações.

Sequência volumétrica tridimensional (3D) – T1 com espessura de corte de 1,5 mm ou menos, com aquisição das imagens em volume e pós-processamento e análise em diferentes planos. Contraste venoso com gadolínio (Gd) – o efeito desejado e, consequentemente, o mais importante do Gd como meio de contraste para IRM é a redução do tempo de relaxamento T1 nos tecidos em que se encontra o composto. É interessante notar que as imagens de RM não mostram o Gd propriamente dito, mas seu efeito paramagnético sobre os tecidos ao seu redor. De modo geral, a maioria dos meios de contraste à base de Gd tem distribuição pelo corpo semelhante àquela apresentada pelo contraste iodado. Contudo, a sensibilidade da IRM ao Gd é comprovadamente maior que a TC ao contraste iodado. Caracteriza disfunção da barreira hematoencefálica.

Difusão
Identifica alterações na motilidade das moléculas da água no interstício do parênquima cerebral. No acidente vascular cerebral, permite o diagnóstico de infarto agudo.

Imagem de Espectroscopia por Ressonância
Informações químicas de compostos que estão presentes nos tecidos cerebrais.

Perfusão
Alteração no estado fisiológico da microvasculatura cerebral, sobretudo na avaliação de tecido cerebral viável após agressão vascular e comportamento de tumores cerebrais e doenças neurodegenerativas.

No diagnóstico diferencial de tumor, a displasia cortical mostra espessamento cortical associado ao hipersinal homogêneo da substância branca subcortical com tênue extensão até a superfície do ventrículo lateral ou adjacente à área de hipersinal subcortical, borramento da interface substância branca e cinzenta. O realce com contraste venoso é inespecífico, embora seja mais frequente no tumor.

A qualidade da IRM nos pacientes com epilepsia é mais importante que a quantidade de exames realizados, principalmente utilizando as técnicas funcionais. A acuidade de IRM está relacionada com a indicação clínica de forma mais evidente do que a tomografia computadorizada.[33]

LESÃO ESTRUTURAL DO ENCÉFALO

Na prática clínica, a EFR associada à crise epiléptica focal levanta fortes suspeitas quanto à existência de uma lesão estrutural no cérebro. Esclerose mesial temporal, tumor cerebral de crescimento lento, trauma craniano e isquemia cerebral são as mais comuns em adultos. As malformações do desenvolvimento cortical, lesão congênita e infecção são as alterações mais encontradas em crianças.[34]

O hipocampo é o sítio de origem mais comum nas epilepsias focais do adulto e a esclerose mesial temporal (EMT) é o substrato patológico mais comum.[35,36] Histologicamente, a EMT é caracterizada por perda neuronal seletiva com proliferação astroglial afetando principalmente o *endofolium* (CA4), e os setores CA3 e CA1, enquanto as células granulares do giro denteado, setor CA2, e *subiculum* são os mais resistentes (Fig. 61-7). O papel da IRM no diagnóstico da EMT mostra sensibilidade de 93% e especificidade de 96%, com 100% de lateralização correta.[37] A alteração mais relatada na IRM é atrofia do hipocampo e aumento do sinal na sequência ponderada em T2. Alterações consideradas secundárias são a desorganização da arquitetura interna, a perda das interdigitações da cabeça do hipocampo, atrofia do corpo mamilar e do fórnice ipsilateral, atrofia da substância branca colateral, dilatação do corno temporal e a atrofia do lobo temporal correspondente (Fig. 61-8). O hipersinal associado à atrofia aparece essencialmente nas lesões epileptogênicas, enquanto a atrofia isolada do hipocampo sugere alteração secundária, não primariamente epileptogênica, principalmente quando há perda parenquimatosa cerebral difusa e os hipocampos perderem volume concomitantemente. Na investigação dos quadros demenciais associados ao alcoolismo, demências vasculares e doenças degenerativas e na doença de Alzheimer é reconhecida a perda seletiva dos hipocampos, sem alteração de sinal.[38]

O desenvolvimento do córtex cerebral é processo dinâmico e qualquer evento que perturbe alguma dessas etapas pode causar malformação do desenvolvimento cortical (MDC).[39,40] Os eventos

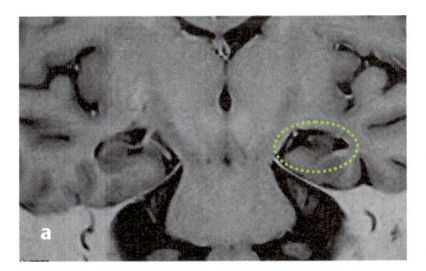

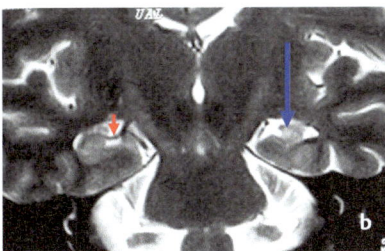

Fig. 61-7. Esclerose mesial temporal clássica em RM de paciente com epilepsia temporal. (a) Ressonância magnética coronal T2 STIR com janela invertida mostra atrofia do hipocampo esquerdo com hipossinal no centro da estrutura (círculo). (b) Coronal T2 STIR mostrando hipersinal neste hipocampo atrófico (seta azul). Nota-se, ainda, atrofia do lobo temporal esquerdo com maior acentuação dos sulcos corticais e área focal de hipersinal no hipocampo direito decorrente de remanescente do sulco hipocampal (seta vermelha).

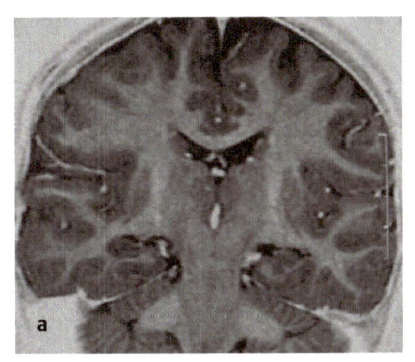

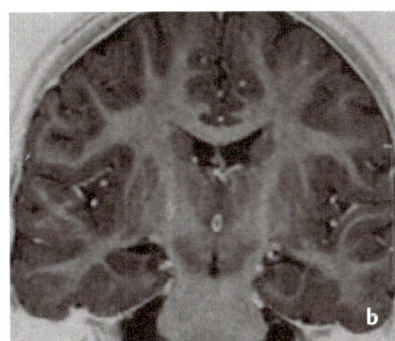

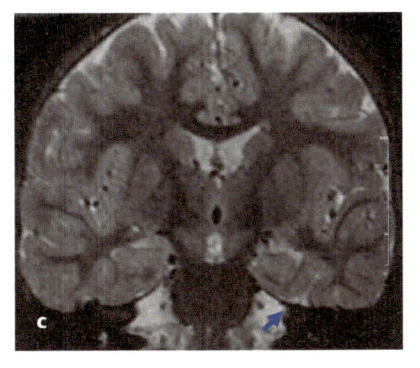

Fig. 61-8. Imagem de ressonância magnética com alteração na forma do hipocampo esquerdo em paciente com epilepsia do lobo temporal. (a,b) Coronal T2 STIR com janela invertida mostra alteração na morfologia do corpo do hipocampo esquerdo com aspecto globoso e irregularidade na região do *subiculum*. (c) Coronal T2 STIR mostra que o sinal está preservado e o sulco colateral é profundo e verticalizado (seta).

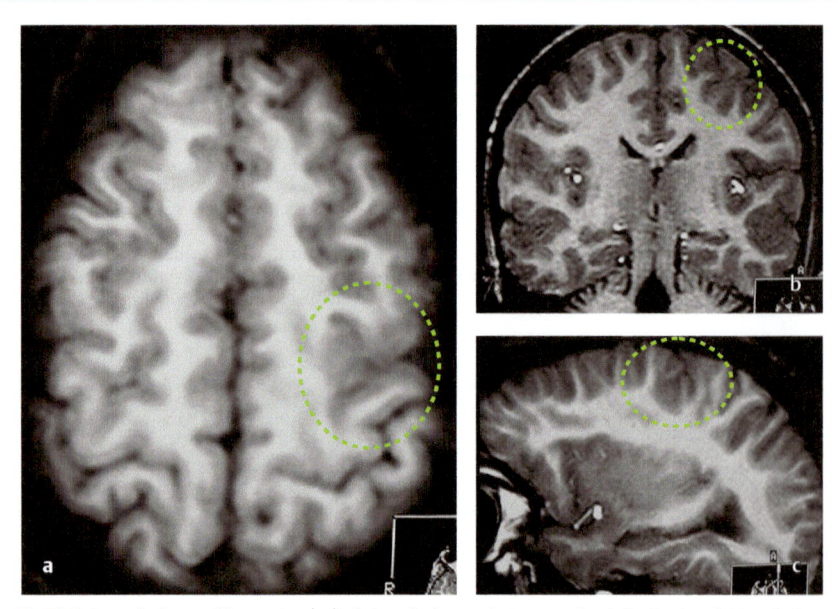

Fig. 61-9. Ressonância magnética mostrando displasia cortical em paciente com epilepsia focal motora. (a) Sequência volumétrica 3D T1 com reformatação multiplanar axial, (b) coronal e (c) sagital, demonstrando alteração no giro pré-central esquerdo com espessamento do córtex cerebral e nítido borramento da interface entre substâncias branca e cinzenta (área demarcada com pontilhado).

incluem: mutações cromossômicas, infecção, isquemia, toxinas endógenas ou exógenas.[41] Este grupo de alterações é cada vez mais reconhecido como causa importante de epilepsia, além de retardo no desenvolvimento psicomotor e déficit neurológico. Kuzniecky[41] estima as MDC como responsáveis por 25% das epilepsias intratáveis da infância. Nos pacientes que depois de um período sem CE apresentam recidiva da CE o grupo principal é formado pelos que têm MDC (Fig. 61-9). Os achados na IRM incluem espessamento cortical, anormalidades na morfologia de giros ou sulcos, perda da definição da interface substância branca e cinzenta, áreas de hipersinal no córtex ou substância branca subcortical com ou sem extensão à superfície ventricular, substância cinzenta heterotópica, acentuação focal do espaço liquórico, atrofia cortical e fenda revestida por substância cinzenta (Fig. 61-10). Programação do exame

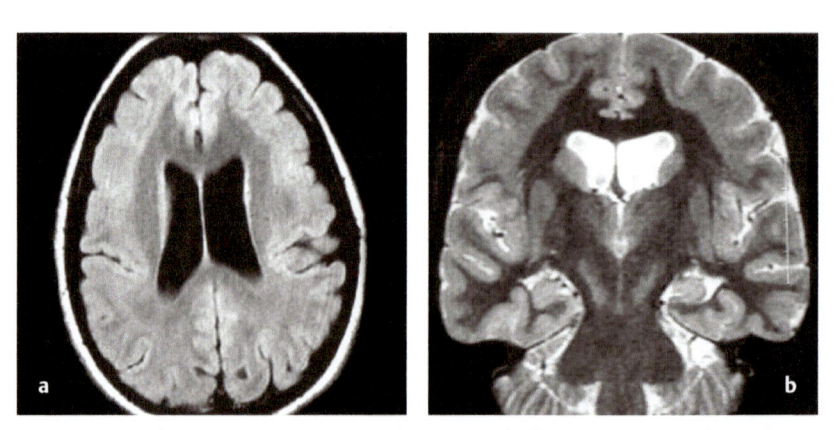

Fig. 61-10. Imagens de ressonância magnética mostram heterotopia em banda em paciente com retardo mental e crises generalizadas. (a) Axial FLAIR mostra aparente espessamento do córtex cerebral com sinal normal. (b) Coronal T2 STIR define faixa de substância cinzenta interposta entre a substância branca e o ventrículo lateral no lobo frontal bilateral. *(Continua.)*

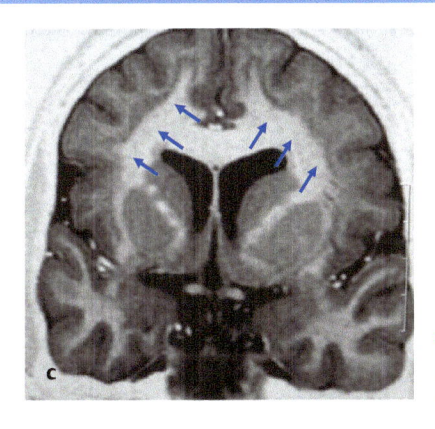

Fig. 61-10. *(Cont.)* **(c)** A faixa de substância cinzenta ficou bem evidente (setas) no coronal com a janela invertida. Notar também que o córtex tem espessura normal, porém, os sulcos corticais são mais rasos.

pelo neurorradiologista de acordo com a suspeita clínica do médico assistente é fator independente capaz de modificar significativamente os índices de identificação da MDC.[42,43]

A epilepsia aparece associada a 93% dos pacientes com tumor cerebral de crescimento lento, diferente dos 37% quando o tumor é de crescimento rápido.[44,45] Os mecanismos estão relacionados com a corrupção de receptores, interferência na barreira hematoencefálica e desorganização dos mediadores, principalmente o glutamato. A CE é o primeiro sintoma nos pacientes com ganglioglioma (83%), tumor desembrioblástico neuroepitelial (87%), xantoastrocitoma pleomórfico (71%) e oligodendroglioma (52%) (Figs. 61-11 e 61-12).[46]

O cavernoma é uma malformação vascular relativamente comum em pacientes com EFR e diagnóstico após sangramento ou mesmo como achado incidental na IRM (Fig. 61-13).[47] A neurocisticercose é a infecção por helminto mais frequente do sistema nervoso central e pode apresentar cistos pequenos relacionados com a epilepsia (Fig. 61-14).[48] A infecção do sistema nervoso pelo *Micobacterium Tuberculosis* geralmente é secundária e o foco primário, frequentemente o pulmão, osso ou trato gastrintestinal. Os sintomas do tuberculoma são inespecíficos, sendo as CE manifestações frequentes.[49]

Os insultos cerebrais destrutivos na criança correspondem à necrose do parênquima cerebral e à perda de seus mecanismos de reparo, frequentemente distribuídas em território vascular específico, zonas de fronteira de leitos vasculares (Fig. 61-15). As causas comuns são distúrbios hemodinâmicos maternos (eclâmpsia), embolias, drogas ilícitas, coagulopatias, anoxia neonatal, trauma e neuroinfecção.[50] A idade em que ocorreu o insulto tem impacto significante nos mecanismos envolvidos na lesão e desenvolvimento da epilepsia. Os cistos provavelmente têm origem congênita, são mais frequentes na

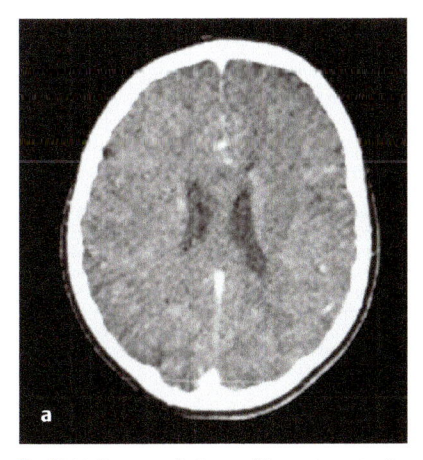

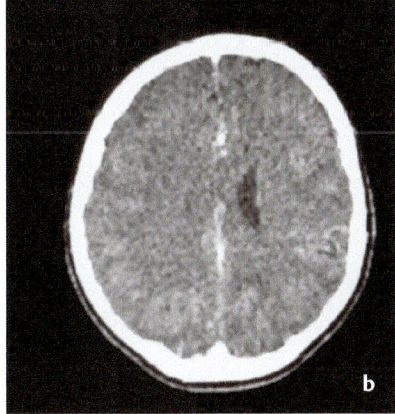

Fig. 61-11. Uma ressonância magnética mostrou astrocitoma II em paciente adulto com epilepsia focal motora iniciada a 4 anos. **(a,b)** Tomografia computadorizada axial do crânio com contraste foi considerada normal. *(Continua.)*

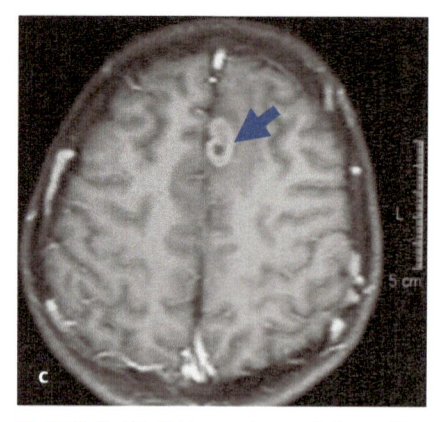

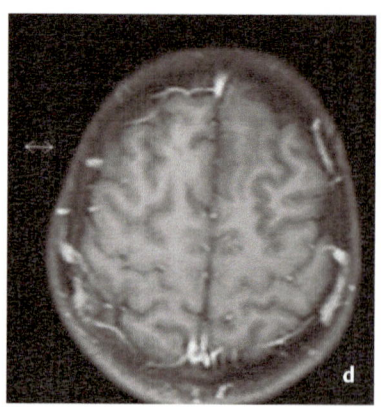

Fig. 61-11. *(Cont.)* **(c,d)** A imagem de ressonância magnética no plano axial com contraste mostra lesão nodular cortical com realce periférico pelo contraste (seta), localizada na porção medial do giro frontal superior esquerdo, com pouco edema adjacente.

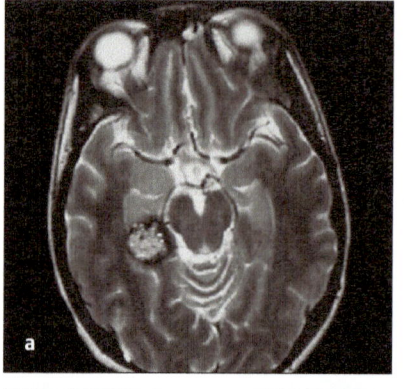

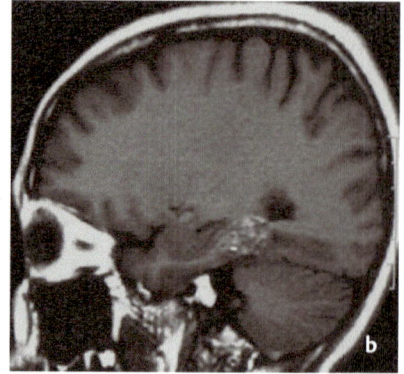

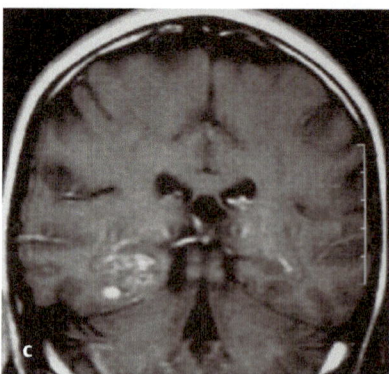

Fig. 61-12. Imagens de ressonância magnética mostrando cavernoma em paciente com crise focal complexa.
(**a**) Imagem axial T2 mostra lesão bem definida com padrão micronodular típico em bolha de sabão de cavernoma no giro para-hipocampal e fusiforme circundado por halo de hipossinal relacionado com deposição de hemossiderina.
(**b**) Imagem sagital T1 mostra áreas de hipersinal decorrente de meta-hemoglobina extracelular.
(**c**) Imagem coronal T1 com contraste mostra que não houve impregnação significativa. Importante observar a relação com o hipocampo.

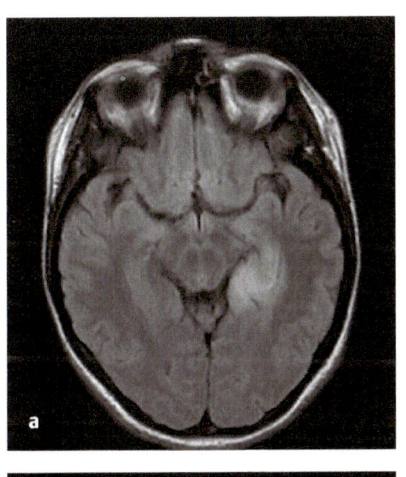

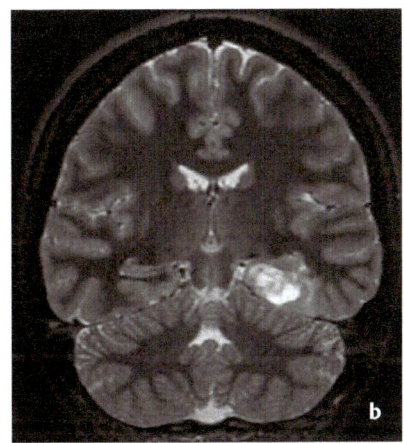

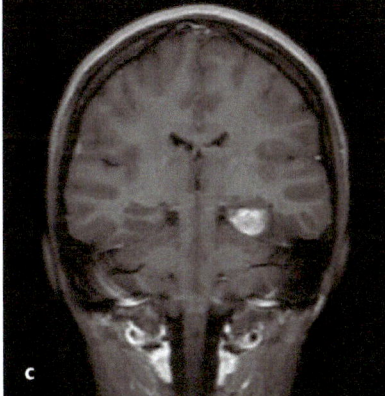

Fig. 61-13. Imagens de ressonância magnética mostra ganglioglioma em paciente com epilepsia temporal. (a) Em axial FLAIR observa-se hipersinal com aumento de volume na porção medial do lobo temporal esquerdo. (b) Em axial T2 o sinal é heterogêneo e compromete, principalmente, a substância branca subcortical do giro para-hipocampal e fusiforme. (c) Em coronal T1 com contraste a impregnação é discretamente heterogênea, com discreto edema.

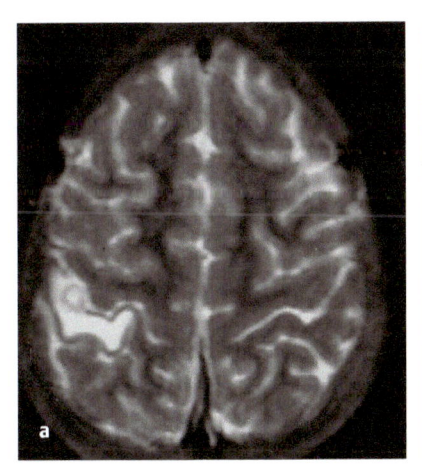

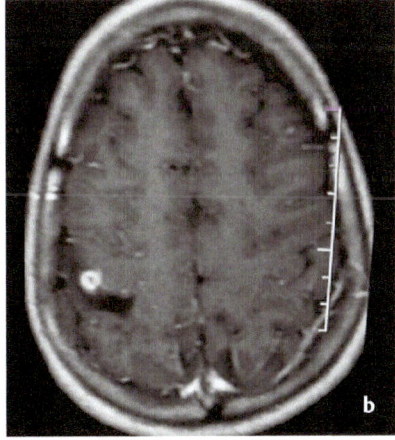

Fig. 61-14. Imagens de ressonância magnética com neurocisticercose em paciente com epilepsia focal refratária. (a) Em axial T2, observa-se lesão nodular hiperintensa com halo hipointenso no giro pós-central direito acompanhado de edema vasogênico. (b) Em axial T1 com contraste, realça de forma anelar. *(Continua.)*

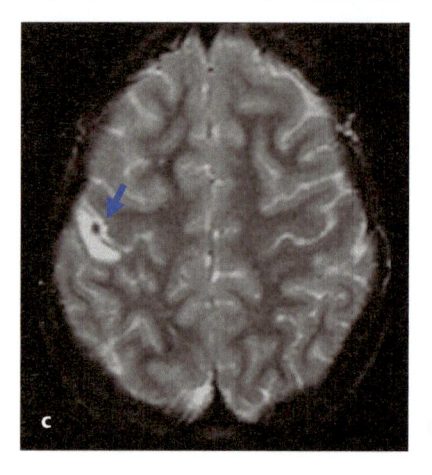

Fig. 61-14. *(Cont.)* (c) No axial GRE observa-se foco de calcificação.

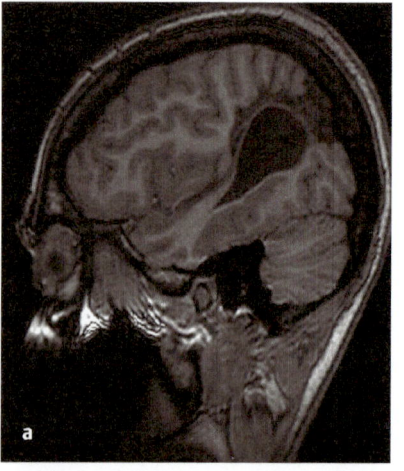

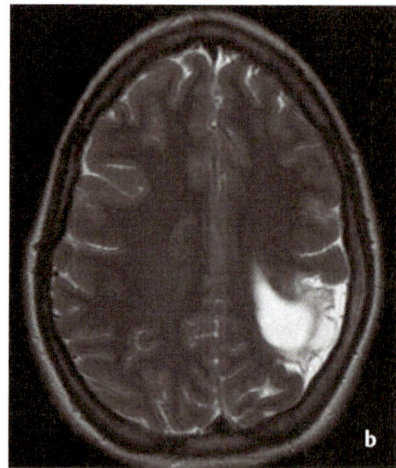

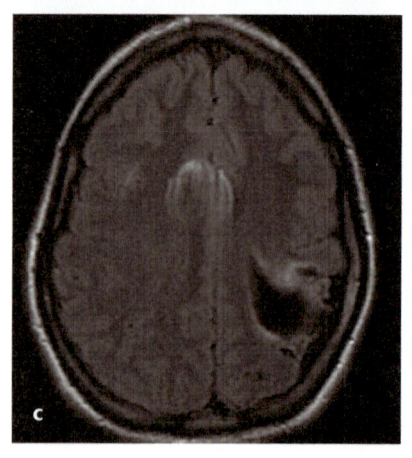

Fig. 61-15. Ressonância magnética mostra isquemia em região dos lobos parietal e occipital, conhecida área de fronteira vascular, em paciente com epilepsia focal com generalização secundária. (a) Sagital T1 mostra atrofia focal parietal esquerda com dilatação compensatória do corno posterior do ventrículo correspondente. (b) Axial T2 com hipersinal no parênquima remanescente e acentuação focal do espaço liquórico decorrente da perda volumétrica. (c) Áreas de encefalomalacia no axial FLAIR.

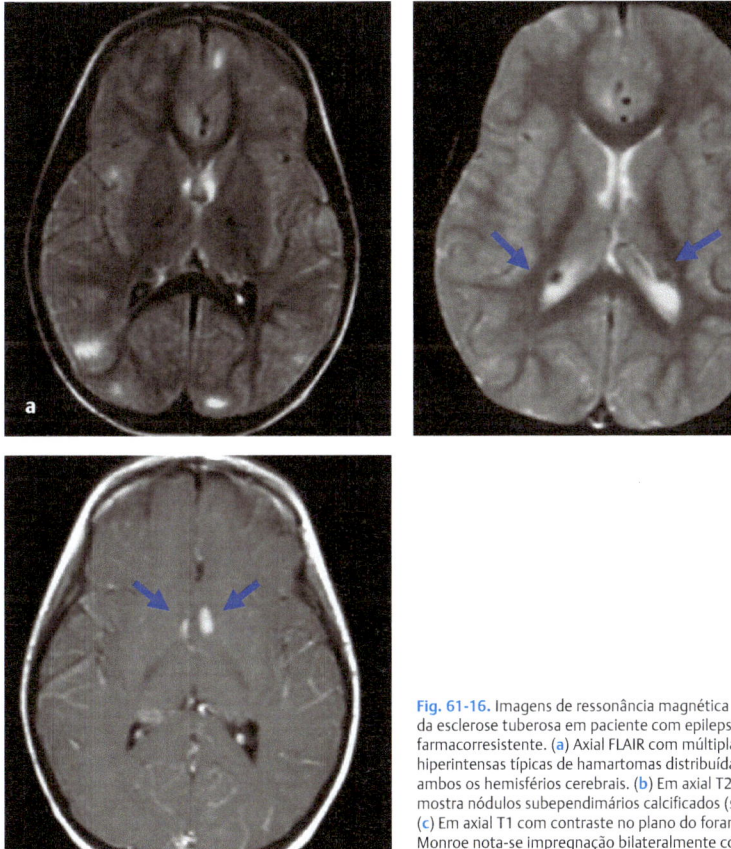

Fig. 61-16. Imagens de ressonância magnética da esclerose tuberosa em paciente com epilepsia farmacorresistente. (a) Axial FLAIR com múltiplas lesões hiperintensas típicas de hamartomas distribuídas em ambos os hemisférios cerebrais. (b) Em axial T2 GRE mostra nódulos subependimários calcificados (setas). (c) Em axial T1 com contraste no plano do forame de Monroe nota-se impregnação bilateralmente compatível com astrocitoma subependimário de células gigantes (setas).

fossa temporal, fissura de Sylvius e fissura coroide, considerados como incidentais, sem relação direta com a epilepsia. As facomatoses são malformações congênitas que afetam, principalmente, as estruturas de origem ectodérmica, como o sistema nervoso central, pele, retina, globo ocular, e em menor extensão órgãos viscerais.[51] A esclerose tuberosa é caracterizada por uma tríade clínica: retardo mental, lesões cutâneas conhecidas como adenomas sebáceos e epilepsia, com crises mioclônicas e espasmos infantis, em 80% dos pacientes (Fig. 61-16).[52] Na síndrome de Sturge-Weber a epilepsia está descrita em até 90% dos pacientes, associada a alteração no desenvolvimento neuropsicomotor, hemiparesia e *nevus* cutâneo. No encéfalo é encontrada angiomatose venosa leptomeníngea, geralmente no lobo occiptal, com extensão para as regiões temporal posterior e parietal, com atrofia cerebral e calcificações.[53]

Além do diagnóstico, as técnicas de neuronavegação com IRM podem auxiliar no planejamento cirúrgico traduzindo a relação anatômica e funcional da lesão com as principais áreas eloquentes e do cérebro, acrescentando segurança e efetividade à cirurgia

TRATAMENTO
Clínico
O tratamento da epilepsia é primariamente feito com o fármaco antiepiléptico (FAE). O controle satisfatório da CE acontece em até 70% dos pacientes com epilepsia, considerando sempre a premissa da prescrição de único fármaco. O tratamento prolongado com FAE está indicado em duas situações:

1. *Duas ou mais crises não provocadas*: diagnóstico de epilepsia;
2. *Crise única em paciente com exame neurológico anormal*: CE tardia após insulto cerebral grave, alterações significativas no EEG ou no exame de neuroimagem.[54]

As diretrizes atualizadas auxiliam o médico na escolha do FAE para cada tipo de epilepsia concatenado com dois critérios fundamentais: a sinergia das associações entre os fármacos (FAE, anticoncepcionais, antidiabéticos) e o perfil de comorbidades e efeitos adversos, como sonolência e alteração do apetite.[55]

A biodisponibilidade dos fármacos pode ser significativamente diferente entre os fabricantes, apesar de a molécula e a quantidade do princípio ativo descritas serem as mesmas, elas podem não ser intercambiáveis. A troca frequente do fabricante do fármaco (custo ou acesso) modifica a biodisponibilidade, que altera concentração sanguínea do princípio ativo para baixo, levando à recorrência das CE ou surgimento de efeitos indesejados por excesso de potência.[56]

O FAE não é efetivo na profilaxia de crises epilépticas. O medicamento não previne o desenvolvimento de CE após lesão cerebral vascular ou traumática em pacientes sem história prévia de CE. Enquanto o paciente aguarda consulta com serviço especializado é possível escolher o FAE de acordo com o tipo de CE:

- *Início generalizado*: ácido valproico;
- *Início focal*: carbamazepina.

Farmacorresistência

A epilepsia farmacorresistente (EFR) é conceito dinâmico, definida pela CE recorrente, apesar do tratamento farmacológico, durante um tempo de acompanhamento entre 6 meses e até 2 anos, sempre associada a problemas cognitivos, isolamento social e redução da qualidade de vida.[9,34,57,58] A elevada frequência de EFR (30% a 40% do pacientes com epilepsia) define a relevância deste grupo de pacientes.

A EFR tem duas questões importantes não completamente resolvidas:

1. A identificação precoce e categórica, principalmente nas crianças;
2. Qual fator é o mais importante para cada paciente (genético, ambiental, metabólico ou farmacológico).

Quantificar o prejuízo causado pela epilepsia em cada grupo etário e social, definindo biomarcadores para farmacorresistência é uma necessidade premente.[59-61]

O tempo sem identificar o paciente como portador de EFR acarreta aumento progressivo da morbidade e da mortalidade, principalmente nos mais jovens. A força tarefa da ILAE considera EFR quando ocorre falha no controle utilizando dois fármacos, juntos ou separados, adequados ao tipo de epilepsia e sem limitação imposta por paraefeitos. É muito importante definir o significado de epilepsia controlada como referência para o sucesso ou a falha da terapia com FAE. O intervalo de tempo equivalente a três vezes o período mais longo sem CE experimentado pelo paciente, ou um ano seguido, o que for maior, é utilizado em muitos centros especializados.[60,61] Na EFR é frequente a tríade clínica: maior frequência de CE, anormalidades no histórico pessoal e no exame neurológico.

O percentual de controle da epilepsia não é proporcional ao acréscimo de fármacos na prescrição:

- *Um FAE*: 50%;
- *Dois FAE*: 63% (+13%);
- *Três FAE*: 67% (+4%);
- *Quatro FAE*: 68% (+1%);
- *Cinco FAE*: 68,5% (+0,5%);
- *Seis FAE*: 68,7% (+0,2%).

O primeiro passo é confirmar o diagnóstico verdadeiro de epilepsia, descartando as outras formas clínicas de apresentação semelhante, como síncopes e crises não epilépticas. No diagnóstico de EFR devem-se considerar todas as consequências da epilepsia e do tratamento na vida daquele paciente e não somente o número de CE.[59]

No julgamento da epilepsia é possível identificar três estágios de investigação, cada um deles pode ser suficiente para níveis diferentes de complexidade da epilepsia e a necessidade de tratamento:

1. A marca primordial na caracterização da epilepsia é resultado da semiologia das CE correlacionada com a neurofisiologia, principalmente o vídeo-EEG;
2. Testes neuropsicológicos, IRM e MEG são exames frequentemente necessários para singularizar a epilepsia;
3. As técnicas de neuroimagem funcional com IRM, SPECT ictal e PET têm indicação individualizada para cada paciente, acrescentando informação específica, compulsória, depois dos exames do primeiro e segundo estágios de investigação.

Cirúrgico

A evolução do conhecimento semiológico e científico disponível acrescentou importantes considerações na avaliação do candidato para tratamento cirúrgico de epilepsia.[62,63] Os centros especializados são estratificados de acordo com a complexidade da epilepsia e as exigências tecnológicas necessárias para identificar ZE e área cerebral eloquente.[64,65]

A análise conjunta de todas as informações permite a primeira hipótese da localização para a zona de interesse para cirurgia. A maioria dos pacientes com EFR não necessita da investigação invasiva para localizara a ZE. A localização e extensão da ZE pode ser definida na rigorosa avaliação da semiologia neurológica, vídeo-EEG e IRM. A dificuldade pode aparecer quando é necessário estabelecer com nitidez as fronteiras entre a ZE e a ZI.[66,67]

Os princípios fundamentais para indicar a cirurgia são três:

1. Identificar de forma conclusiva o foco epiléptico (ZE) no paciente com EFR;
2. Remover ou desconectar a ZE para controlar completamente as CE;
3. Não produzir déficits novos ou limitações após a cirurgia.

Quando a indicação cirúrgica é restringida por qualquer um dos fundamentos, as técnicas de cirurgia paliativa com estimulação cerebral profunda ou estimulação do nervo vago podem ser indicadas.

A cirurgia de epilepsia tem como principal objetivo a ressecção completa ou desconexão da ZE, sem acrescentar nenhum déficit ao paciente. A monitorização invasiva ampara o paciente quando persiste alguma dúvida, localizando a ZE e os limites da área funcional relacionada, essenciais na estratégia cirúrgica e refletindo diretamente no resultado.[68,69]

MONITORIZAÇÃO INVASIVA NA CIRURGIA PARA EPILEPSIA

Os principais objetivos da monitorização do paciente com EFR são dois:[68,70]

1. Estabelecer limites anatômicos da ZE segundo hipótese clínica, fisiologia e imagem;
2. Definir a localização das áreas funcionais eloquentes relacionadas com a ZE.

A investigação invasiva está indicada em três situações:

1. Todas as ferramentas de investigação não invasivas foram insuficientes para definir a localização hipotética da ZE;
2. Existe suspeita importante do envolvimento de área eloquente;
3. Epilepsia com múltiplos focos.

O EEG quase sempre mostra atividade epileptogênica mais difusa do que a anormalidade estrutural identificada na IRM ou no mapeamento durante a cirurgia.[67,71] Por outro lado, o EEG é limitado a detectar atividade epileptiforme originada de áreas do córtex com tamanho menor que 6 e 10 cm^2. A MEG não tem estas modicidades, identificando atividade epiléptica com precisão, porém, apresenta limitações na identificação da atividade epiléptica interictal. A associação entre EEG e MEG parece ser complementar na investigação neurofisiológica da CE.[22]

Excelente exemplo para indicação da monitorização invasiva acontece na suspeita de MDC em apresentação leve, extratemporal e não identificada na IRM. Nos pacientes pediátricos a MDC frequentemente está no lobo frontal, potencialmente em área eloquente, tornando estes pacientes os mais beneficiados pelo estudo funcional rigoroso e monitorização invasiva.[72,73]

O eletrodo subdural para registro extraoperatório (ESRE) é o método de investigação funcional mais preciso e detalhado na investigação do córtex superficial (Fig. 61-17).

As indicações mais frequentes do ESRE são reconhecer a localização e distinguir o lado da ZE, identificando a área funcional eloquente no córtex cerebral, quando a investigação não invasiva foi incompetente.[74]

A investigação da epilepsia com ESRE foi descrita por Penfield com eletrodo único evoluindo para grades e tiras de eletrodos múltiplos, atualmente com eficácia e segurança do método estabelecidas.[75]

O ESRE pode registrar CE e atividade epileptogênica em vários momentos e durante longo tempo, além de identificar a função cerebral almejada com precisão e tranquilidade, fora do centro cirúrgico.

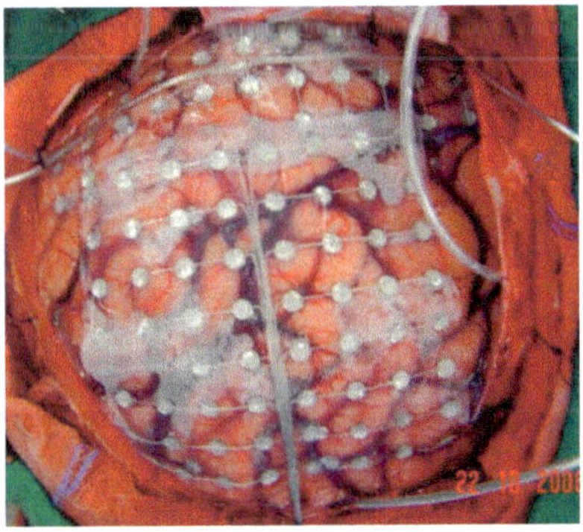

Fig. 61-17. Aspecto intraoperatório do implante de grade subdural em paciente com epilepsia extratemporal e sem lesão na ressonância magnética. Grande craniotomia occipital temporoparietal direita com colocação de grade subdural 8 × 8 na convexidade dorsal-lateral da região do quadrante posterior e múltiplas tiras nas áreas occipitais subtemporais, frontal e mesial. Eletrodos de profundidade foram implantados nos lobos temporal e frontal.

Infecção, hemorragia, edema cerebral e aumento da pressão intracraniana pelo volume dos implantes são os maiores problemas. As limitações técnicas mais comuns são anatômicas (córtex orbitofrontal mesial, região anterior no giro do cíngulo) e aderência subdural em reoperações. O implante combinado de eletrodos profundos pode compensar as limitações do ESRE.[76]

No ESRE os eletrodos precisam abranger área suficiente para incluir a ZI na cobertura, ao mesmo tempo em que estes eletrodos carecem de um número suficiente de canais de registro no EEG ESRE com 128 eletrodos. Quando o EEG dispõe de 32 canais, pode trazer mais confusão do que informação.[74,76]

A eletrocorticografia, é restrita ao tempo cirúrgico e mostra apenas o registro interictal, muitas vezes com interferência dos fármacos da anestesia alterando o limiar das descargas epileptogênicas bem como a resposta motora.[?]

A técnica de implante dos ESRE utiliza eletrodos de aço inox ou platina compatível com IRM unidos e organizados em grades ou tiras de material sintético, geralmente poliuretano, dispostos com forma e tamanhos para facilitar a utilização. No ESRE os eletrodos são implantados após craniotomia ou buraco de trépano guiados por neuronavegação, estereotáxica e mapeamento do córtex não invasivo, deslizando para além da área exposta do córtex, sempre com muita irrigação de soluto fisiológico e cuidado com as veias. Registrar o potencial evocado somatossensorial pela estimulação dos nervos mediano e trigêmeo auxilia na identificação do sulco central, azeitando a localização do implante.[70,76] O aumento da impedância durante o implante pode indicar a presença de veias corticais, exigindo a reposicionamento do eletrodo.

A posição do paciente e o tamanho da incisão devem ser suficientes para evitar constrangimento na colocação do ESRE e permitir o implante de eletrodo profundo, que geralmente antecede ao ESRE no mesmo tempo cirúrgico, bem como não atrapalhar o planejamento da futura cirurgia de ressecção. No implante estereotáxico destes eletrodos profundos atenção na trajetória perpendicular, com entrada após pequena abertura da aracnoide no meio do giro cerebral escolhido, sempre evitando os sulcos.[78,79]

A estereoeletroencefalografia (SEEG) foi desenvolvida e popularizada na França por Jean Tailarach e Jean Bancaud, nos anos 50 do século XX, como método de escolha para investigação de epilepsia focal.[80] A complexidade técnica do implante dos eletrodos na SEEG pode ter contribuído para limitar o uso em alguns poucos centros da Europa. As inovações da tecnologia e da computação tornaram o implante estereotáxico mais simples e disponível (Fig. 61-18).

A SEEG está fundamentada na organização temporoespacial e tridimensional da descarga epiléptica sugerida pela semiologia neurológica. A estratégia de implante dos eletrodos é individualizada, onde a colocação do eletrodo segue a hipótese consequente à semiologia, neurofisiologia e imagem. Na formação da hipótese considera-se a organização primária da atividade epileptiforme para determinar a ZI, além das prováveis estações envolvidas na propagação da CE.

INVESTIGAÇÃO COM SEEG

A escolha da SEEG tem indicações específicas e vantajosas sobre os outros métodos de investigação:

A) ZE localizada abaixo da superfície cortical em lobos múltiplos e não contíguos, local que não pode ser alcançado pelo ESRE, como na face medial do lobo temporal, giro do cíngulo e ínsula;
B) Falha da avaliação com ESRE em demonstrar o local de início das CE;
C) Necessidade de extensa avaliação nos dois hemisférios cerebrais, evitando craniotomias grandes e bilaterais;
D) Avaliação de paciente com imagem normal com investigação clínica e fisiológica sugerindo hipótese de ZE com comprometimento de circuito funcional (límbico, por exemplo) associado.

Nos pacientes submetidos ao ESRE, onde a ZE não foi encontrada, indicar ESRE novamente é um dilema por conta dos riscos da reoperação, principalmente em decorrência da cicatriz dos eletrodos profundos, geralmente implantados na mesma cirurgia. São poucas as opções disponíveis e a SEEG aparece com destaque para superar estas dificuldades e oferecer outra oportunidade de localizar a ZE e possível tratamento cirúrgico da epilepsia.[81]

A principal desvantagem da SEEG está na capacidade limitada para realizar o mapeamento de áreas funcionais eloquentes. O número limitado de contatos na superfície cortical não permite o mapeamento contíguo da superfície como o ESRE. Técnicas complementares à SEEG com IRM funcional e mapeamento com paciente acordado podem superar esta desvantagem.[71]

O objetivo principal da SEEG é testar uma hipótese, que, confirmada, indica a ressecção anatômica relacionada com a ZI, além de outras áreas conectadas e responsáveis pela propagação da CE. Os eletrodos para implante estão disponíveis em várias dimensões e número de contatos e são escolhidos de acordo com o local do cérebro a ser explorado. O implante com a técnica estereotáxica convencional utiliza buracos de 2,5 milímetros e eletrodos com orientação ortogonal ou oblíqua, seguindo a disposição tridimensional do alvo.[71] A trajetória de cada eletrodo da SEEG deve permitir o registro de estruturas laterais, subcorticais e profundas, seguindo a dinâmica temporoespacial e multidirecional da conectividade neuronal existente no caminho da descarga epileptogênica, sempre a partir da hipótese formulada.

Na Cleveland Clinic a técnica da SEEG inicia no planejamento das trajetórias com programa de neuronavegação (iPlan Cranial 2.6, Brainlab AG, Feldkirchen, Germany), em paciente sob anestesia geral

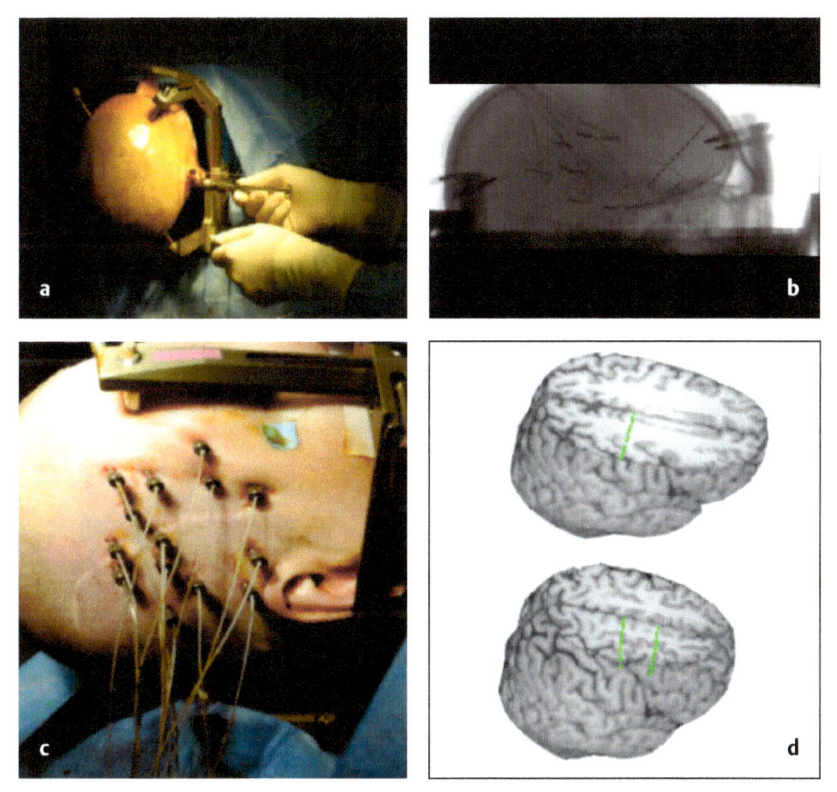

Fig. 61-18. Técnica de implante do SEEG. **(a)** Colocação estereotáxica dos eletrodos de profundidade. **(b)** Radiografia pós-operatória com eletrodos colocados de forma ortogonal e oblíqua nas regiões temporal direita, parietal e ínsula. **(c)** Aspecto final do implante SEEG do lado direito. **(d)** Processamento de imagem pós-operatória com representação tridimensional da anatomia do cérebro e dos eletrodos SEEG implantados.

com estereotáxico Leksell (Elekta, Stockholm, Sweden). As imagens da tomografia realizada na sala de cirurgia são processadas com um programa de fusão dedicado (syngo XWP, Siemens Healthcare, Forchheim, Germany). O resultado define os alvos e trajetórias do implante, confirmando acurácia do posicionamento de cada eletrodo e garantindo a trajetória livre de estruturas vasculares. O itinerário de cada eletrodo é planejado na orientação ortogonal em relação plano sagital do crânio, facilitando o implante e interpretação do registro de cada um deles. Confirmados alinhamento e trajetoria, o parafuso-guia (AdTech, Racine, WI, USA; Integra, Plainsboro, NJ, USA) é colocado após abertura do osso e dura-máter e, finalmente, o eletrodo é implantado, com vigilância da radioscopia para manter a direção linear da trajetória. As imagens de uma segunda tomografia são analisadas após a fusão com a IRM, permitindo a revisão da posição dos eletrodos nos planos axial, sagital e coronal.[71] O paciente é transferido para unidade de epilepsia onde é monitorizado, em média, por 7 dias, variando de 3 a 28 dias, dependendo da quantidade e qualidade do registro neurofisiológico interictal e ictal. A alta acontece no dia seguinte após a retirada dos eletrodos no bloco cirúrgico e o retorno para cirurgia de ressecção acontece entre 2 e 3 meses depois da alta (Fig. 61-2).

As taxas de complicação do SEEG estão entre 3% e 5%, destacando a hemorragia como o principal problema. No ESRE sozinho a taxa é 3%, porém, no ESRE com eletrodo profundo, o relato de complicações chega a 26% dos pacientes, por conta das muitas variáveis técnicas e de indicação.[71,78,79]

As várias técnicas utilizadas para ressecção da ZE são um sucesso terapêutico, com controle completo das crises em até 80% dos pacientes com epilepsia adequadamente selecionados para cirurgia. Todas estas técnicas exigem a definição da zona epileptogênica, uma hipótese que resume a possibilidade de atingir o objetivo principal da cirurgia de epilepsia: ressecção cirúrgica da quantidade mínima de tecido cerebral para garantir controle completo das crises epilépticas. No futuro próximo, novas técnicas de neuroimagem funcional poderão definir diretamente a ZE e toda a rede neuronal envolvida na fisiopatologia da CE.[82,83]

DICAS

- O risco de morte é 4 vezes maior em crianças com epilepsia, principalmente naquelas com estado de mal convulsivo e histórico de CE iniciadas antes do primeiro ano de vida;
- O risco de morte súbita é 27 vezes maior no epiléptico do que na pessoa não epiléptica e o perfil de maior risco para SUDEP é paciente jovem, com CE tônico-clônica generalizada, recorrente, medicamento desordenado e estilo de vida inadequado com privação de sono e etilismo;
- Semiologia da epilepsia está fundamentada em três bases: a anamnese clínica, a neurofisiologia e os exames de imagem. A falta ou desmantelo de qualquer base derruba o diagnóstico;
- Distinguir as características da CE verdadeira daquelas manifestações semelhantes (síncope, crises distônica, acidente vascular, enxaqueca);
- A história clínica e a discrição do acontecimento é fundamental, complementada por testemunha e arrematada com o histórico dos antecedentes do paciente;
- O teste de Wada pode ser importante em candidatos à cirurgia com representação atípica da linguagem, IRM funcional inconclusiva, EEG e NPS com importante disfunção bitemporal. O desafio atual é identificar o subgrupo dentre os candidatos à cirurgia que realmente precisam do teste de Wada;
- Considerar a semiologia da epilepsia antes da prescrição do FAE e nunca somente o EEG;
- Prático, não invasivo e essencial na avaliação da epilepsia, a simples análise visual do EEG ambulatorial pode mostrar eventos elétricos relacionados com o foco epiléptico que, em acordo com a clínica, permite classificar a CE ou síndrome epiléptica;
- Padrão específico de espículas focais na região temporal anterior no EEG durante CE pode indicar com grande precisão o início focal na região mesial do lobo temporal;
- A MEG tem excelente resolução espacial, com localização das áreas ativas no córtex cerebral de 2-3 mm, diferente dos 20-30 mm do EEG. Para alvos profundos, a precisão está invertida e o EEG é mais sensível a localização espacial do que a MEG;
- A aplicação da MEG para localização funcional pré-cirúrgica pode identificar a representação topográfica do corpo no córtex somatossensitivo, o córtex auditivo primário e a sua organização tonotópica, córtex visual primário e sua organização retinotópica e a localização da atividade do córtex motor que antecede a realização de um movimento voluntário;
- A MEG pode mostrar a existência e localização de regiões de início da CE e a relação com as áreas cerebrais eloquentes, principalmente na epilepsia do lobo frontal e na distinção entre os lobos frontal e temporal como origem da CE;
- Na epilepsia do lobo temporal com IRM sem alterações, o PET com hipometabolismo lateralizado de acordo com a anamnese é capaz de localizar a ZE;
- Na epilepsia focal o SPECT ictal define a ZE em até 93% dos pacientes com EFR. Nos pacientes com epilepsia extratemporal e IRM sem anormalidades ou discordante da neurofisiologia, o resultado do SPECT pode definir o local da investigação para implante de eletrodos;
- A neuroimagem estrutural deve ser complementada pela semiologia e eletroneurofisiologia, pois somente a presença de uma lesão estrutural não implica epileptogenicidade;
- A informação clínica é indispensável e cada vez mais importante para orientar o protocolo da IRM, multiplicando, de modo significativo, a acuidade da IRM, principalmente na epilepsia do lobo frontal;
- Quando existe discreta atrofia do hipocampo, com sinal considerado normal nas sequências T2, a realização da sequência ponderada em T1 Inversion-Recovery aumenta a sensibilidade do exame para demonstrar anormalidade no sinal do hipocampo;
- O histórico de sofrimento na gestação e parto ou distúrbio cognitivo indica a IRM em crianças logo após a primeira crise;
- As técnicas volumétricas com pós-processamento das imagens melhoram a identificação e a localização de lesões sutis, pouco encontradas na avaliação padrão de IRM;
- O diagnóstico precoce do tumor cerebral de crescimento lento no lobo temporal em crianças com EFR permite o tratamento cirúrgico efetivo da epilepsia e do tumor, evitando consequências desastrosas na cognição e desenvolvimento motor da criança;
- Inversion-Recovery e a sequência volumétrica 3D T1 da IRM auxiliam na diferenciação entre substância branca e cinzenta, além do espessamento cortical. A localização frontal favorece a presença da displasia, enquanto no lobo temporal, sobretudo a porção medial, é mais sugestiva de tumor;
- Além do diagnóstico, as técnicas de neuronavegação com IRM podem auxiliar no planejamento cirúrgico, traduzindo a relação anatômica e funcional da lesão com as principais áreas eloquentes e do cérebro, acrescentando segurança e efetividade à cirurgia;
- O FAE não é efetivo na profilaxia de crises epilépticas. O medicamento não previne o desenvolvimento de CE após lesão cerebral vascular ou traumática em pacientes sem história prévia de CE;
- Enquanto o paciente aguarda consulta com serviço especializado é possível escolher o FAE de acordo com o tipo de CE: início generalizado – ácido valproico; início focal – carbamazepina;
- Na EFR é frequente a tríade clínica: maior frequência de CE, anormalidades no histórico pessoal e no exame neurológico;
- O eletrodo subdural para registro extraoperatório (ESRE) é o método de investigação funcional mais preciso e detalhado na investigação do córtex superficial;
- O aumento da impedância durante o implante pode indicar a presença de veias corticais, exigindo a reposicionamento do eletrodo;
- A indicação do ESRE precisa ser multidisciplinar, com participação da neurologia, neurocirurgia, neurorradiologia e neuropsicologia. O implante eficaz e eficiente do ESRE obedece ao planejamento com os estudos não invasivos de fisiologia e imagem;
- A estratégia é primordial na definição do implante dos eletrodos, pois quando errada, além de eletrodos implantados no local inadequado, os registros enganosos vão provocar premissas desastrosas;
- A trajetória de cada eletrodo da SEEG deve permitir o registro de estruturas laterais, subcorticais e profundas, seguindo a dinâmica temporoespacial e multidirecional da conectividade neuronal existente no caminho da descarga epileptogênica, sempre a partir da hipótese formulada.

AGRADECIMENTOS

Ao Dr. Alberto Campos, médico neurofisiologistas, pela colaboração e também dos alunos de medicina João Paulo Brainer, Patrícia Coutinho e Pedro Thadeu Brainer nas sugestões do texto, formatação da imagens, desenhos e gráficos.

REFERÊNCIAS BIBLIOGRÁFICAS

1. Fisher RS, Boas WV, Blume W, et al. Epileptic seizures and epilepsy: definitions proposed by the International League against Epilepsy (ILAE) and the International Bureau for Epilepsy (IBE). Epilepsia. 2005;46:470-72.
2. Detoledo JC, Ramsay RE, Lowe MR. Epilepsy: disease, illness, or disorder? Epilepsy Behav. PubMed PMID: 14527484. 2003;4(5):455-6.
3. Berg AT, Kelly MM. Defining intractability: comparisons among publishe definitions. Epilepsia. PubMed PMID: 16499772. 2006;47(2):431-6.
4. Devinsky O, Hesdorffer DC, Thurman DJ, et al. Sudden unexpected death in epilepsy: epidemiology, mechanisms, and prevention. Lancet Neurol. 2016;15(10):1075-88.
5. Wandschneider B, Koepp M, Scott C, et al. Structural imaging biomarkers of sudden unexpected death in epilepsy. PubMed PMID: 26264515. Brain. 2015;138(10):2907-19.
6. Magiorkinis E, Sidiropoulou K, Diamantis A. Hallmarks in the History of Epilepsy: From Antiquity Till the Twentieth Century By Part of the book: Novel Aspects on Epilepsy- Hallmarks in the History of Epilepsy: From Antiquity Till the Twentieth Century, Novel Aspects on Epilepsy, Prof. Humberto Foyaca-Sibat (Ed.). 2011.
7. Neligan A, Hauser WA, Sander JW. Handbook of clinical neurology, Epilepsy, Part I. H. In: Stefan and W.H. Theodore (Eds.). The epidemiology of the epilepsies. # 2012 Elsevier B.V. All Rights Reserved Handb Clin Neurol. 2012;107(3):113-33.
8. Sander JWAS, Shorvon SD. Epidemiology of the epilepsies. J. Neurol. Neurosurg. Psychiatry. 1996;61(5):433-43.
9. Fisher RS, Cross JH, French JA, et al. Operational classification of seizure types by the International League Against Epilepsy: Position Paper of the ILAE Commission for Classification and Terminology. Epilepsia. PubMed PMID: 28276060. 2017;58(4):522-30.
10. Engel Jr. J, Shewmon DA. Who shold be considered a surgical candidate? In: Engel Jr. J. (Ed.). Surgical Treatment of epilepsies. New York: Raven Press, 1993 p. 609-21.
11. Vecchi M, Barba C, De Carlo D, et al. Symptomatic and presumed symptomatic focal epilepsies in childhood: An observational, prospective multicentre study. Epilepsia. PubMed PMID: 27762437. 2016;57(11):1808-16.
12. Jan MM, Girvin JP. Seizure semiology: value in identifying seizure origin. Can J Neurol Sci. Review. PubMed PMID: 18380274. 2008;35(1):22-30.
13. Mader MJ. Avaliação neuropsicológica nas epilepsias: importância para o conhecimento do cérebro. Psicol. cienc. prof. [online]. 2001;21(1):54-67.
14. Valton L, Mascott CR. [What is the role of neuropsychological testing in the investigation and management of pharmacologically intractable partial epilepsy?]. Rev Neurol (Paris). Review. French. PubMed PMID: 15331961. 2004;160(1):5S154-63.
15. Busch RM, Frazier TW, Haggerty KA, Kubu CS. Utility of the Boston naming test in predicting ultimate side of surgery in patients with medically intractable temporal lobe epilepsy. Epilepsia. PubMed PMID: 16302857. 2005;46(11):1773-9.
16. Helmstaedter C, Elger CE. Chronic temporal lobe epilepsy: a neurodevelopmental or progressively dementing disease? Brain. Epub 2009 Jul 27. PubMed PMID: 19635728. 2009;132(10):2822-30.
17. Bauer PR, Reitsma JB, Houweling BM, et al. Can fMRI safely replace the Wada test for preoperative assessment of language lateralisation? A meta-analysis and systematic review. J Neurol Neurosurg Psychiatry. Epub 2013 Aug 28. Review. PubMed PMID: 23986313. 2014;85(5):581-8.
18. Mani J, Busch R, Kubu C, et al. Wada memory asymmetry scores and postoperative memory outcome in left temporal epilepsy. Seizure. Epub 2008 Jun 3. PubMed PMID: 18524633. 2008;17(8):691-8.
19. Erik KSTL, Lauren CF, Jeffrey WB, et al. Electroencephalography (EEG): an introductory text and atlas of normal and abnormal findings in adults, children, and infants. Chicago, IL: American Epilepsy Society, 2016.
20. Shih JJ, Fountain NB, Herman ST, et al. Indications and methodology for video-electroencephalographic studies in the epilepsy monitoring unit. Epilepsia. Review. PubMed PMID: 29124760. 2018;59(1):27-36.
21. Awad IA, Rosenfeld J, Ahl J, et al. Intractable epilepsy and structural lesions of the brain: mapping, resection strategies, and seizure outcome. Epilepsia. PubMed PMID: 1900789. 1991;32(2):179-86.
22. Niranjan A, Laing EJ, Laghari FJ, et al. Preoperative magnetoencephalographic sensory cortex mapping. Stereotact Funct Neurosurg. PubMed PMID: 23797479. 2013;91(5):314-22.
23. Tovar-Spinoza ZS, Ochi A, Rutka JT, et al. The role of magnetoencephalography in epilepsy surgery. Neurosurg Focus. Review. PubMed PMID: 18759617. 2008;25(3):E16.
24. Fernández S, Donaire A, Serès E, et al. PET/MRI and PET/MRI/SISCOM coregistration in the presurgical evaluation of refractory focal epilepsy. Epilepsy Res. Epub 2015 Jan 3. PubMed PMID: 25769367. 2015;111:1-9.
25. Herlopian A, Struck AF, Rosenthal E, Westover B . Neuroimaging correlates of periodic discharges. J Clin Neurophysiol. PubMed PMID: 29979286. 2018;35(4):279-94.
26. Kuzniecky RI, Knowlton RC. Neuroimaging of epilepsy. Semin Neurol. Review. PubMed PMID: 12528053. 2002;22(3):279-88.
27. Velez-Ruiz NJ, Klein JP. Neuroimaging in the evaluation of epilepsy. Semin Neurol. Epub 2013 Jan 29. Review. PubMed PMID: 23361482. 2012;32(4):361-73.
28. Wieshmann UC. Clinical application of neuroimaging in epilepsy. J. Neurol. Neurosurg. Psychiatry, London. 2003;74(7):466-70.
29. Urbach H, Mast H, Egger K, Mader I. Presurgical MR Imaging in Epilepsy. Clin Neuroradiol. Epub 2015 Apr 8. Review. PubMed PMID: 25850640. 2015;25(2):151-5.

30. Brown RW, Cheng Yu-Chung N, Haacke EM, et al. Magnetic resonance imaging: physical principles and sequence design Publisher: Wiley-Blackwell, Year, 2014.
31. Lapalme-Remis S, Cascino GD. Imaging for Adults With Seizures and Epilepsy. Continuum (Minneap Minn). Review. PubMed PMID: 27740984. 2016;22(5):1451-79.
32. Schwartz TH. MR Imaging and Epilepsy — 3T or not 3T? That Is the Question. Epilepsy Currents. 2006;6(3):70-2.
33. Kassner A, Thornhill RE. Texture analysis: a review of neurologic MR imaging applications. AJNR Am J Neuroradiol. Review. PubMed PMID: 20395383. 2010;31(5):809-16.
34. Osipowicz K, Sperling MR, Sharan AD, Tracy JI. Functional MRI, resting state fMRI, and DTI for predicting verbal fluency outcome following resective surgery for temporal lobe epilepsy. J Neurosurg. Epub 2015 Sep 25. PubMed PMID: 26406797. 2016;124(4):929-37.
35. Vaughan KA, Lopez Ramos C, Buch VP, et al. An estimation of global volume of surgically treatable epilepsy based on a systematic review and meta-analysis of epilepsy. J Neurosurg. PubMed PMID: 30215556. 2018;14:1-15.
36. Cascino GD. Clinical correlations with hippocampal atrophy. Magn Reson Imaging. Review. PubMed PMID: 8750327. 1995;13(8):1133-6.
37. Cascino GD, Bernhardt B, Thom M, et al. Review: Neurodegenerative processes in temporal lobe epilepsy with hippocampal sclerosis: Clinical, pathological and neuroimaging evidence. Neuropathol Appl Neurobiol. Review. PubMed PMID: 29288503. 2018;44(1):70-90.
38. Sarnat DIF, Elisevich K, Bagher-Ebadian H, et al. Data mining MR image features of select structures for lateralization of mesial temporal lobe epilepsy. PLoS One. PubMed PMID: 30067753. 2018;13(8):e0199197.
39. Mahmoudi F, Elisevich K, Bagher-Ebadian H, et al. Data mining MR image features of select structures for lateralization of mesial temporal lobe epilepsy. PLoS One. PubMed PMID: 30067753. 2018;13(8):e0199197.
40. Najm IM, Sarnat H B, Blümcke I. Review: The international consensus classification of Focal Cortical Dysplasia – a critical update 2018. Neuropathol Appl Neurobiol. Review. PubMed PMID: 29359399. 2018;44(1):18-31.
41. Wong-Kisiel LC, Blauwblomme T, Ho ML, et al. Challenges in managing epilepsy associated with focal cortical dysplasia in children. Epilepsy Res. Review. PubMed PMID: 29803953. 2018;145:1-17.
42. Palmine A, et al. Neuronal migration disorders: a contribution of modern neuroimaging to the etiologic diagnosis of epilepsy. Can J Neurol Sci, Winnipeg. 1991;18(4):580-7.
43. Raymond AA, et al. Abnormalities of gyration, heterotopias, tuberous sclerosis, focal cortical dysplasia, microdysgenesis, dysembryo-plastic neuroepithelial tumour and dysgenesis of the archicortex in epilepsy. Clinical, EEG and neuroimaging features in 100 adult patients. Brain, London. 1995;118:629-60.
44. Barkovich AJ, et al. Classification system for malformations of cortical development: update 2001. Neurology (New York). 2001;57(12):2168-78.
45. Chen DY, Chen CC, Crawford JR, Wang SG. Tumor-related epilepsy: epidemiology, pathogenesis and management. J Neuro-oncol. Review. PubMed PMID: 29797181. 2018;139(1):13-21.
46. Stone TJ, Rowell R, Jayasekera BAP, et al. Review: Molecular characteristics of long-term epilepsy-associated tumours (LEATs) and mechanisms for tumour-related epilepsy (TRE). Neuropathol Appl Neurobiol. Review. PubMed PMID: 29315734. 2018;44(1):56-69.
47. Brainer-Lima PT, Brainer-Lima AM, Azevedo-Filho HR. Ganglioglioma: comparison with other low-grade brain tumors. Arq Neuropsiquiatr, São Paulo. 2006;64(3A):613-8.
48. Rosenow F, Alonso-Vanegas MA, Baumgartner C, et al. Surgical Task Force, Commission on Therapeutic Strategies of the ILAE. Cavernoma-related epilepsy: review and recommendations for management--report of the Surgical Task Force of the ILAE Commission on Therapeutic Strategies. Epilepsia. Review. PubMed PMID: 24134485. 2013;54(12):2025-35.
49. Del Brutto OH, Engel Jr. J, Eliashiv DS, García HH. Update on cysticercosis epileptogenesis: the role of the hippocampus. Curr Neurol Neurosci Rep. Review. PubMed PMID: 26659841. 2016;16(1):1.
50. Alsemari A, Baz S, Alrabiah F, et al. Natural course of epilepsy concomitant with CNS tuberculomas. Epilepsy Res. 2012;99(1-2):107-11.
51. Teixeira RA, Zanardi VA, Li LM, et al. Epilepsy and destructive brain insults in early life: a topographical classification on the basis of MRI findings. Seizure. 2004;13(6):383-91.
52. Nandigam K, Mechtler LL, Smirniotopoulos JG. Neuroimaging of neurocutaneous diseases. Neurol Clin. Review. PubMed PMID: 24287389. 2014;32(1):159-92.
53. Arya R, Tenney JR, Horn PS, et al. Long-term outcomes of resective epilepsy surgery after invasive presurgical evaluation in children with tuberous sclerosis complex and bilateral multiple lesions. J Neurosurg Pediatr. 2015;15(1):26-33.
54. Sudarsanam A, Ardern-Holmes SL. Sturge-Weber syndrome: from the past to the present. Eur J Paediatr Neurol. Review. PubMed PMID: 24275166. 2014;18(3):257-66.
55. Afshari FT, Michael S, Ughratdar I, Samarasekera S. A practical guide to the use of anti-epileptic drugs by neurosurgeons. Br J Neurosurg. Review. PubMed PMID: 28480741. 2017;31(5):551-6.
56. Kanner AM, Ashman E, Gloss D, et al. Practice guideline update summary: Efficacy and tolerability of the new antiepileptic drugs II: Treatment-resistant epilepsy: Report of the Guideline Development, Dissemination, and Implementation Subcommittee of the American Academy of Neurology and the American Epilepsy Society. Neurology. 2018;91(2):82-90.
57. Thakkar KB, Billa G. The concept of: Generic drugs and patented drugs vs. brand name drugs and non-proprietary (generic) name drugs. Frontiers in Pharmacology. 2013;4:113.
58. Tang F, Hartz AMS, Bauer B. Drug-Resistant Epilepsy: Multiple Hypotheses, Few Answers. Front Neurol. 2017;8:301.
59. Kwan P, Arzimanoglou A, Berg AT, et al. Definition of drug resistant epilepsy: Consensus proposal by the ad hoc Task Force of the ILAE Commission on Therapeutic Strategies. Epilepsia. 2010;51:1069-77.
60. Hauser WA, Dale C. Hesdorffer: Epilepsy: frequency, causes and consequences. NEWYorK Demos Medical Pub. 1990.
61. Schmidt D, Löscher W. Drug resistance in epilepsy: putative neurobiologic and clinical mechanisms. Epilepsia. Review. PubMed PMID: 15946327. 2005;46(6):858-77.
62. Kobow K, Blümcke I. Epigenetics in epilepsy. Neurosci Lett. Review. PubMed PMID: 28111355. 2018;667:40-6.

63. Rosenow F, Van Alphen N, Becker A, et al. Personalized translational epilepsy research – Novel approaches and future perspectives: Part I: Clinical and network analysis approaches. Epilepsy Behav. Review. PubMed PMID: 28917501. 2017;76:13-8.
64. Vakharia VN, Duncan JS, Witt JA, et al. Getting the best outcomes from epilepsy surgery. Ann Neurol. 2018;83(4):676-90.
65. Rosenow F, Lüders H. Presurgical evaluation of epilepsy. Brain. 2001;124(9):1683-700.
66. Guerrini Anyanwu C, Motamedi GK. Diagnosis and surgical treatment of drug-resistant epilepsy. Brain Sci. 2018;8(4).
67. Baltuch GH, Villemure JG. Operative techniques in epilepsy surgery. Thieme Medical Publishers, Inc. 333 Seventh Ave. New York, NY 10001. 2009.
68. Cossu M, Chabardès S, Hoffmann D, Lo Russo G. [Presurgical evaluation of intractable epilepsy using stereo-electro-encephalography methodology: principles, technique and morbidity]. Neurochirurgie. 2008;54(3):367-73.
69. Siegel AM. Presurgical evaluation and surgical treatment of medically refractory epilepsy. Neurosurg Rev. Review. PubMed PMID: 14586764. 2004;27(1):1-21.
70. Engel Jr. J, Henry TR, Risinger MW, et al. Presurgical evaluation for partial epilepsy: relative contributions of chronic depth-electrode recordings versus FDG-PET and scalp-sphenoidal ictal EEG. Neurology. 1990;40(11):1670-7.
71. Lüders HO, Comair YG. Epilepsy Surgery (Second edition). Philadelphia, PA: Lippincott Williams & Wilkins; 2001. p. 1072.
72. Gonzalez-Martinez J, Bulacio J, Alexopoulos A, et al. Stereoelectroencephalography in the difficult to localize refractory focal epilepsy: early experience from a North American epilepsy center. Epilepsia. 2013;54(2):323-30.
73. Russo GL, Tassi L, Cossu M, et al. Focal cortical resection in malformations of cortical development. Epileptic Disord. PubMed PMID: 14617430. 2003;5(2):S115-23.
74. Jeha LE, Najm I, Bingaman W, et al. Surgical outcome and prognostic factors of frontal lobe epilepsy surgery. Brain. 2007;130(2):574-84.
75. Najm IM, Bingaman WE, Lüders HO. The use of subdural grids in the management of focal malformations due to abnormal cortical development. Neurosurgery clinics of North America. 2002;13(1):87-92-viii-ix.
76. Wyllie E, et al. Wyllie's Treatment of Epilepsy: Principles and Practice (Wyllie, Treatment of Epilepsy) Fifth. Lippincott Williams & Wilkins, 2010.
77. Nair DR, Burgess R, Mcintyre CC, Lüders H. Chronic subdural electrodes in the management of epilepsy. Clin Neurophysiol. Review. PubMed PMID: 18035590. 2008;119(1):11-28.
78. Dinner DS, Lüders HO, Klem G. Chronic electrocorticography: Cleveland clinic experience. Electroencephalography and clinical neurophysiology. Supplement. 1998;48:58-69.
79. Wyler AR, Walker G, Somes G. The morbidity of long-term seizure monitoring using subdural strip electrodes. J Neurosurg. 1991;74(5):734-7.
80. Onal C, Otsubo H, Araki T, et al. Complications of invasive subdural grid monitoring in children with epilepsy. J Neurosurg. 2003;98(5):1017-26.
81. Devaux B, Chassoux F, Guenot M, et al. Epilepsy surgery in France. Neurochirurgie. 2008;54(3):453-65.
82. Vadera S, Mullin J, Bulacio J, et al. Stereoelectroencephalography following subdural grid placement for difficult to localize epilepsy. Neurosurgery. 2013;72(5):723-9.
83. Rosenow F, Lüders H. Presurgical evaluation of epilepsy. Brain. Review. PubMed PMID: 11522572. 2001;124(9):1683-700.
84. Jehi L. The epileptogenic zone: concept and definition. Epilepsy Curr. 2018;18(1):12-6.

CAPÍTULO 62

EPILEPSIA DO LOBO TEMPORAL

Ricardo Silva Centeno ▪ Murilo Marinho Martinez ▪ Thiago Pereira Rodrigues
Benjamin Silwamba Kahozi ▪ Bruno Loz da Rosa ▪ Gabriel Pereira Escudeiro

INTRODUÇÃO

A epilepsia é uma das doenças mais antigas, com registro entre 2.000 a 4.000 anos a.C. Existem relatos de muitas personalidades ilustres que sofreram de distúrbios epilépticos; como Dostoievsky, Vincent van Gogh, Minakata Kumagusu, Joana D'Arc e até Sócrates.[1-4]

Estudos recentes da International League Against Epilepsy (ILAE) definiram a epilepsia como uma doença cerebral caracterizada por qualquer uma das seguintes condições:

A) Pelo menos duas crises epilépticas não provocadas (ou reflexas), ocorrendo em um intervalo de mais de 24 horas;
B) Uma crise epiléptica não provocada (ou reflexa) e a probabilidade de ocorrência de outras crises similar ao risco geral de recorrência (de pelo menos 60%) após duas crises epilépticas não provocadas, ocorrendo nos próximos 10 anos;
C) Diagnóstico de uma síndrome epiléptica.[5]

Os primeiros relatos de epilepsia do lobo temporal (ELT) surgiram no século 19 com o neurologista inglês John Hughlings Jackson (1888) e sua associação da forma *dreamy state* às crises psicomotoras originadas do lobo temporal,[1,6,7] e o cirurgião Victor Horsely, com a ressecção de um tumor do lobo temporal em um paciente, curando-o de uma epilepsia de difícil controle; em um período desprovido de neuroimagem, eletroencefalografia (EEG) e classificação ou conceitos claros sobre a epilepsia.[6-8] Foi descrito, em 1895, durante uma palestra proferida por *Sir* James Crichton-Browne, o primeiro caso na literatura de epilepsia familiar do lobo temporal ocorrendo em quatro gerações de uma mesma família.[9]

Com a invenção do EEG, houve um avanço no diagnóstico e tratamento das epilepsias. Posteriormente, o trabalho colaborativo de Foerster e Altenburger, na Alemanha; Penfield, Jasper e Cone em Montreal e outros estudiosos expandiram nossa compreensão da eletrofisiologia cerebral e desenvolveram técnicas diagnósticas e cirúrgicas para a cirurgia moderna de epilepsia. Com isso, a patologia do ELT começou a ser escrita mundialmente: na Alemanha por Stauder; na França por Gastaut e Maspes; na Inglaterra por Meyer, Falconer, Beck e Cavanagh; na Bélgica por Morel e Wildi. A primeira ressecção em bloco do lobo temporal foi realizada por Falconer em 1955.[6,8]

O termo ELT só apareceu pela primeira vez na classificação da ILAE em 1989 no grupo de **epilepsias localizadas, sintomáticas e caracterizadas por convulsões com modos específicos de precipitação**.[10,11] É a forma mais comum de epilepsia focal resistente a medicamentos em adultos e tem sido vista como uma epilepsia principalmente associada tanto à esclerose mesial temporal (EMT) quanto à história de convulsões febris prolongadas, que muitas vezes responde melhor ao tratamento cirúrgico.[11-16] Consequentemente, a epilepsia do lobo temporal mesial (ELTm) é, talvez, a síndrome eletroclínica mais bem caracterizada de todas as epilepsias. Estima-se que ela representa cerca de 40% de todas as epilepsias em adultos.[17,18]

EPIDEMIOLOGIA

É uma doença que aflige em torno de 2,5% da população mundial, independentemente do sexo e da idade, ou seja, mais de 50 milhões de pessoas no mundo têm epilepsia; o que a torna uma das doenças neurológicas mais comuns.[19,20] Nos países desenvolvidos, sua prevalência varia de 4 a 10 casos por 1.000 habitantes com uma incidência anual de 25 a 50 casos por 100.000 habitantes contra uma prevalência e incidência nos países em desenvolvimento de 14 a 57 casos por 1.000 habitantes e 30 a 115 casos por 100.000 habitantes/ano respectivamente.[11] Embora não haja preferência por sexo ou idade, há maior envolvimento de crianças e idosos nos países desenvolvidos, enquanto ocorre um pico na idade adulta nos países pobres. Infelizmente, ainda existe estigma, preconceito e discriminação contra epilépticos, cuja maioria se concentra em países em desenvolvimento.[1,3,20]

Embora as crises temporais geralmente comecem quando criança, a ELT é mais difícil de reconhecer na infância, e ainda menos na primeira infância, do que em adultos em decorrência, em parte, à sua maior heterogeneidade.[21-23] Evidências convincentes defendem o tratamento precoce e eficaz por se tratar de um distúrbio neurológico progressivo com funções corticais prejudicadas, como memória e aprendizagem.[24] Embora seja um dos tipos de epilepsia mais bem descritos, a ELT ainda carece de estudos epidemiológicos, a maioria dos quais são gerados em centros de referência com estimativas enviesadas.[11]

Pequenos estudos e revisões de literatura mostraram que cerca de 60% de todos os epilépticos adultos sofrem de epilepsia focal, dos quais 1/3 com refratariedade ao medicamento está localizado no lobo temporal.[15,24]

Os dados epidemiológicos mais confiáveis foram fornecidos por Hauser e Kurland que exploraram diferentes marcadores epidemiológicos de epilepsia na comunidade de Rochester, Minnesota entre 1935 e 1967 e deduziram que a incidência de ELT foi de 10,4 casos por 100.000 entre 1945 e 1964 e de 6,5 casos entre 1935 e 1944 enquanto a prevalência calculada de ELT em 1960 foi de 1,7 por 1.000 pessoas.[25] Alguns estudos populacionais mostraram que as crises focais são responsáveis por até 50% e 60% da incidência e prevalência dos casos de epilepsias, respectivamente, e que as crises focais disperceptivas são a classe de crise mais frequente.[26]

Outro estudo em 1992 com base em registros médicos comunitários relatou que a frequência de ELT é de apenas 21% nos casos de epilepsia focal.[27] Dados diferentes obtidos em centros de referência terciários e publicados em 2003 mostraram que cerca de 60% a 80% dos pacientes com epilepsia focal têm ELT.[28] No aspecto cirúrgico, um censo mundial de 107 centros especializados em cirurgia de epilepsia apontou que 66% das 8.234 cirurgias realizadas entre 1985 e 1990 envolveram o lobo temporal. Com isso, a ELT se apresentou como o tipo mais comum de epilepsia localizada e, de longe, o tipo mais comum de epilepsia tratada cirurgicamente com resultados superiores ao tratamento medicamentoso, conforme mostrado no estudo randomizado de Wiebe.[20,26]

Stephens e Brodie relataram que nos EUA cerca de 2,5 milhões de pessoas tinham epilepsia. Dentre eles, 30% (750.000) eram refratários aos medicamentos e 50% (325.000) tiveram a seguinte associação: ELT mais EMT, com 54% deles sendo portadores de epilepsia de difícil controle.[29] Em estudos recentes, Semah *et al.* avaliaram 264 pacientes com crises parciais que eram intratáveis ao primeiro medicamento antiepiléptico prescrito e estimaram que mais de 25% tinham ELT.[30]

ETIOLOGIA

Na população adulta, a EMT ou esclerose hipocampal (EH) é o substrato mais comum responsável pela epileptogênese entre pacientes com ELT caracterizada por perda neuronal proeminentemente na amígdala e hipocampo, estruturas do lobo temporal medial.[24,30,31] Sua incidência é variável em diferentes estudos, variando de 48% a 73% (média de 60%).[21,32,33] Em 5% a 20% dos casos, a EMT está associado a outras lesões estruturais, conhecidas como *dual pathology*, e na maioria dos pacientes a segunda lesão geralmente está associada a alterações congênitas, como disgenesia ou heterotopia cortical.[15,32] O Quadro 62-1 mostra as principais etiologias responsáveis pelo surgimento da ELT.[34]

Em contraste com os adultos, a etiologia da ELT na infância é variavel, liderada pela displasia cortical e dano perinatal.[35] Entre as malformações do desenvolvimento cortical (MDC), o subtipo de displasia cortical focal (DCF) é citado como uma causa comum de epilepsia crônica intratável em crianças e adultos jovens. Sua prevalência em vários estudos varia de 9 a 45%.[32,36,37] A displasia cortical também pode estar presente em associação a outras entidades patológicas, como tumores glioneuronais. Outros exemplos de MDC incluem paquigiria, porencefalia, heterotopia da massa cinzenta e polimicrogiria, que pode ser multifocal ou mais difusa.[32]

Os tumores cerebrais representam a segunda causa mais comum de convulsões identificada em séries cirúrgicas de epilepsia, após DCF em crianças e EH em adultos. Embora qualquer tumor envolvendo o cérebro tenha o potencial de causar convulsões, subtipos específicos são mais frequentemente associados à epilepsia.[38,39] Os tumores cerebrais mais comuns em séries cirúrgicas de epilepsia são geralmente tumores glioneuronais, frequentemente tumores neuroepiteliais disembrioplásicos (DNET) ou gangliogliomas.[38,40]

Essas lesões se enquadram em um grupo frequentemente chamado de tumores associados à epilepsia em longo prazo (LEATs), uma categoria de tumores caracterizados por longas histórias de epilepsia refratária e com impacto drástico nos pacientes e que tradicionalmente não recebem tanta atenção quanto às doenças malignas.[38,40,41] Outras etiologias possíveis são malformações vasculares e gliose decorrentes de lesões traumáticas, isquêmicas e infecciosas.[15,32,33,42]

Em série cirúrgica de epilepsia focal, as malformações vasculares, que consistem, principalmente, em malformações arteriovenosas e hemangioma cavernoso, são menos comuns do que o esperado. No entanto, estudos sobre malformação vascular relatam que aproximadamente 25% dos pacientes têm epilepsia.[32,43-45] Aproximadamente 20% das epilepsias sintomáticas são atribuídas a algum tipo de trauma e a prevalência de epilepsia como sequela tardia de AVC em adultos foi estimada em 3% a 10%, dependendo da definição de epilepsia.[32,46,47]

No caso de exames radiológicos normais, as formas familiares de ELTm se destacam pelo fato das anormalidades estruturais poder não ser evidentes em estudos de imagem.[16,18,48-50] Esta sugestão foi apoiada pelos resultados de um estudo recente que forneceu evidências consistentes em que cerca de 20% das epilepsias não lesionais do lobo temporal tinham base genética.[9,50,51] Essa síndrome ELT familiar apresenta caráter menos sintomático e tem boa resposta ao tratamento, além de ter início tardio.[33,52] As anomalias genéticas são subestimadas e as formas de herança poligênica multifatorial presumidas.[53]

Quadro 62-1. Etiologia das Epilepsias do Lobo Temporal[1]

A) Esclerose mesial temporal

B) Epilepsia neocortical

1. Defeito de migração neuronal

- Alterações de laminação
- Neurônios heterotópicos
- Displasia cortical focal

2. Infecções

- Meningites bacterianas
- Encefalites
- Abcessos cerebrais
- Infecções parasitarias

3. Traumatismos craniencefálicos

4. Tumores

- Oligodendroglioma
- Astrocitoma
- Meningioma
- Glioblastoma
- Gangliocitoma
- Tumores neuroepiteliais disembrioblásicos (DNT)

5. Malformações vasculares

- Angioma cavernoso
- Malformação arteriovenosa

6. Acidentes vasculares cerebrais

7. Malformações congênitas

- Cisto porencefálico
- Cisto aracnóideo
- Encefalocele temporal

C) Epilepsias de lobo temporal familiar

- Epilepsia de lobo temporal lateral com auras auditivas
- Epilepsia de lobo temporal mesial familiar

SEMIOLOGIA

ELT se origina em uma ou mais localizações anatômicas do lobo temporal e pode se espalhar através de uma rede de interconexões neuronais com tecidos cerebrais adjacentes. Esses dados técnicos nos levam não apenas a dividir a ELT em dois tipos principais seguindo os padrões da Classificação Operacional Básica da ILAE 2017 (epilepsia do lobo temporal mesial – ELTm e epilepsia do lobo temporal lateral ou neocortical – ELTn), mas também abrange o conceito de epilepsia temporal plus.[9,54]

ELTm é o tipo mais comum e mais bem descrito em razão de sua estreita relação com EH. A crise origina-se, principalmente, nas estruturas temporais mediais (mesiobasal ou límbica rinencefálica), como hipocampo, amígdala e giro para-hipocampal. No ELTn, a crise afeta o neocórtex temporal, que inclui as circunvoluções temporais superior, medial e inferior, as junções temporal-occipital e temporal-parietal e as áreas sensoriais associativas para funções auditivas, visuais e de linguagem.[9,11]

A ELT está associada ao comprometimento progressivo da memória e é caracterizada por parada comportamental e comprometimento da consciência. Os automatismos são comuns durante a convulsão e incluem automatismos orais e/ou manuais. Pode haver características sensoriais (auditivas), emocionais (medo), cognitivas (*déjà vu*) ou autonômicas (sensação epigástrica, taquicardia, mudança de cor) antes do início do comprometimento da consciência. A confusão pós-ictal geralmente ocorre. A memória é mais frequentemente prejudicada em crianças com ELTm do que nELT.[23,55]

As convulsões focais temporais com comprometimento da consciência ou disperceptivas podem ter características semelhantes às disperceptivas focais frontais; no entanto, as crises disperceptivas de origem temporal tendem a ter início e progressão mais lentos, e a confusão pós-ictal é mais pronunciada. As crises disperceptivas focais de origem temporal precisam ser diferenciadas das crises de ausência. Embora ambos possam ter automatismos, as crises do lobo temporal são geralmente mais longas (> 30 segundos), tem associação à palidez e são seguidas por confusão pós-ictal.[56,57]

Em bebês, as crises temporais podem ser sutis e se manifestar com palidez, apneia e parada comportamental. Pode haver manifestações motoras mais precoces e marcantes, incluindo convulsões tônicas e espasmos epilépticos, o que pode refletir diferentes padrões de disseminação no cérebro em desenvolvimento.[55] Além disso, a semiologia clínica tem expressão mais motora e bilateral quando o paciente é mais jovem. Portanto, particularidades de expressão clínica e fatores de comorbidade, de acordo com a etiologia em crianças com epilepsia do lobo temporal, devem ser consideradas.[35]

Certas características específicas sugerem o início da crise no lobo temporal dominante ou não dominante. Fala ictal, cuspir, vômito, vontade de beber ou urinar e automatismos com consciência preservada sugerem o início de uma convulsão no lobo temporal não dominante. Em contrapartida, o distúrbio pós-ictal da fala sugere uma convulsão no lobo temporal dominante. A distonia do membro superior é um recurso útil de lateralização, lateralizando a crise para o hemisfério contralateral. Por outro lado, automatismos manuais geralmente ocorrem no lado ipsilateral.[18,55]

As características dos tipos de ELT são discutidas abaixo e um resumo das principais diferenças entre as epilepsias mesial e neocortical do lobo temporal é mostrado no Quadro 62-2.[58]

Lobo Temporal Mesial Incluindo Hipocampo

As convulsões que surgem no lobo temporal mesial podem ser caracterizadas por características distintas de início da convulsão, como uma convulsão autonômica com sensação epigástrica crescente ou desconforto abdominal, ou convulsão cognitiva com *déjà vu/jamais vu*, ou convulsão emocional com medo. Também podem ocorrer convulsões sensoriais olfativas e gustativas desagradáveis. Esses tipos de crises focais podem ocorrer isoladamente ou podem ser seguidos pelo início de uma parada

Quadro 62-2. Características Clínicas das Epilepsias Temporal Mesial e Neocortical.[57]

Características clínicas	Mesial	Neocortical
Frequência	90%	10%
Fatores de risco	CF, infecção do SNC, TCE, trauma perinatal	Menos frequente
Idade de início	Adolescência ou adulto jovem	Geralmente 5 a 10 anos depois em relação a EMT
Tipo de aura	Abdominal, olfatória, gustativa, medo etc.	Psíquica, alucinação auditiva, vertigem, sintomas visuais, auras inespecíficas
Parada comportamental	Tarde	Precoce
Início ambíguo	Não	Sim
Automatismos	Precoce, nos primeiros 20 segundos, automatismos oral e manual	Tarde ou ausente
Generalização secundária	Rara	Mais comum
Suspiro ou tosse pós ictal	Mais provável	Menos provável
Duração ictal	Menos de 1 minuto	Superior a 1 minuto
EEG ictal	Mudança ictal lateralizada de atividade acentuada rítmica de 5-10 Hz, no máximo em F7/F8 ou eletrodo esfenoidal	Mudança ictal lateralizada de ritmo temporal polimórfico irregular de 2-5 Hz
IRM	Epilepsia principalmente lesional. Esclerose hipocampal	Epilepsia principalmente não lesional*. Tumores, MAV ou MDC

CF: convulsões febris; EEG: eletroencefalograma; EMT: esclerose mesial temporal; Hz: Hertz; IRM: imagem por ressonância magnética; MAV: malformação arteriovenosa; MCD: Malformação do desenvolvimento cortical; SNC: sistema nervoso central; TCE: trauma craniencefálico. * Casos de epilepsias temporais neocorticais lesionais frequentemente não são relatados na literatura em comparação com os casos não lesionais porque podem ser menos propensos a serem admitidos em uma unidade de monitoramento de epilepsia para telemetria de videoeletroencefalografia, a menos que a lesão esteja intimamente associada ao córtex eloquente.

comportamental com comprometimento lentamente progressivo da consciência e automatismos orais (mastigação, estalar os lábios, engolir, movimentos da língua) e manuais. Fenômenos autonômicos (palidez, rubor, taquicardia) são comuns. Os automatismos dos membros superiores podem ser unilaterais e lateralizar a crise para o hemisfério ipsilateral. Pode ocorrer dilatação pupilar unilateral e também lateralizar a convulsão para o hemisfério ipsilateral. Pode ocorrer distonia contralateral do membro superior e pode ocorrer versão da cabeça e dos olhos para o lado contralateral. Embora as convulsões tendam a ter uma duração mais longa do que as convulsões do lobo temporal lateral, a evolução para uma convulsão tônico-clônica focal a bilateral é incomum.[18,33,55]

Lobo Temporal Lateral ou Neocortical

As crises do lobo temporal lateral podem ter uma crise focal inicial com características auditivas ou vertiginosas. A crise auditiva sensorial focal geralmente é um som básico, como zumbido ou toque (em vez de fala formada). Se o som for ouvido em apenas um ouvido, isso sugere que a convulsão está no hemisfério contralateral. Em comparação com as crises do lobo temporal mesial, as crises temporais laterais são de duração mais curta e o início da percepção prejudicada é uma característica precoce (a fase inicial de percepção não é tão prolongada). Convulsões do lobo temporal lateral podem se espalhar e características motoras, como distonia do membro superior contralateral, espasmos ou caretas faciais e versão de cabeça e olhos podem ocorrer. A evolução para uma convulsão tônico-clônica focal, a bilateral é mais comum do que em convulsões do lobo temporal mesial.[55,58,59]

Lobo da Ínsula

As falhas cirúrgicas, obviamente, indicam que algum tecido epileptogênico foi deixado no local; entretanto, permanece incerto se esse tecido está localizado dentro do lobo temporal operado ou fora dele, como em áreas extratemporais. A epilepsia temporoperisylviana é o tipo mais comum de epilepsia temporal plus (ETP) e, neste contexto, um possível papel da ínsula tem sido frequentemente hipotetizado. A ínsula é uma região do cérebro multiconectada que recebe e envia informações às estruturas corticais frontais, temporais e posteriores, o que explica seu forte envolvimento no processamento cognitivo, comportamental e sensorial.[60]

Consequentemente, a semiologia das crises do lobo insular está longe de ser homogênea, e uma série de sinais clínicos ictais subjetivos e objetivos foram relatados. Embora se possa considerar a ínsula como uma armadilha, um grande imitador ou mascarador, a análise cuidadosa da semiologia ictal individual do paciente e os testes paraclínicos geralmente permitem reconhecer ou suspeitar de envolvimento insular.[61]

As convulsões insulares podem se manifestar no início como sintomas viscerais precoces ou disfasia com alteração da consciência, sugerindo convulsões do lobo temporal. Em particular, os pacientes com suspeita de ELT que exibem características clínicas atípicas, como constrição da garganta, parestesia facial ou bucal, alucinações gustativas, dor ou manifestações hipermotoras, especialmente se no início da convulsão, devem ser submetidos a investigações invasivas, incluindo a ínsula. A piloereção, uma manifestação epiléptica rara que ocorre predominantemente em pacientes com ELT, pode estar associada, também, ao envolvimento dos córtex frontal, frontoparietal, frontotemporal, parietoccipital e insular.[62]

Epilepsia Temporal *Plus*

O conceito de epilepsia temporal *plus* (ETP) não é novo e, por várias décadas, observações feitas por meio de registros intracerebrais mostraram que uma zona epileptogênica pode ser distribuída entre regiões distintas, mas interconectadas, de diferentes lobos em um hemisfério. Assim, o termo ETP foi utilizado para melhor unificar e individualizar essas formas específicas de epilepsia multilobar, que se caracterizam por aspectos eletroclínicos sugestivos, principalmente, de epilepsia do lobo temporal. Consequentemente, surgiu o conceito de epilepsia frontotemporal, temporoperisylviana e temporoparietoccipital. A ETP não é tão rara e corresponde a 27,5% dos pacientes com ELT submetidos a registros de vídeo-EEG e cerca de 10% dos pacientes submetidos à cirurgia de ELT padrão. No entanto, são poucos os dados publicados sobre o assunto, o que torna seu diagnóstico uma tarefa árdua, na medida em que as diferenças com ELT são mínimas nos aspectos clínico e radiológico.[63]

DIAGNÓSTICO
Ressonância Magnética

O objetivo da investigação pré-cirúrgica da ELT e da epilepsia focal em geral é pesquisar uma lesão patológica subjacente. As anormalidades mais frequentes associadas à ELT são EH, DCF, tumores como ganglioglioma ou tumor neuroepitelial disembrioplásico, hemangioma cavernoso, infarto cerebral e encefalomalacia.[64]

A ressonância magnética (RM) é a neuroimagem estrutural de escolha para esta avaliação com uma precisão de 80-97%.[64-66] No entanto, radiologistas não familiarizados com investigações de epilepsia podem falhar em detectar até 50% das lesões epileptogênicas focais,[67] e uma RM de

3 T aumenta em 20%-48% as informações novas ou adicionais em comparação com a RM 1-1,5T.[66] Portanto, a qualidade das imagens é muito importante, em nossa instituição usamos um protocolo de ressonância magnética padrão, incluindo: spin-eco T1 sagital, cortes de 6 mm; spin-eco axial T2, cortes de 6 mm; spin-eco rápido ponderado em T2 coronal e FLAIR (perpendicular ao eixo mais longo do hipocampo, incluindo a totalidade do lobo temporal), cortes de 3 mm; inversão-recuperação coronal (perpendicular ao eixo mais longo do hipocampo, incluindo a totalidade do lobo temporal), cortes de 3 mm; aquisição volumétrica do gradiente-eco T1 coronal ou sagital de todos os hemisférios, cortes de 1,5 ou 1 mm.[68]

O achado histopatológico mais frequente em pacientes com ELT é a EH e as anormalidades na RM incluem: atrofia hipocampal ponderada em T1/perda de volume; borramento da arquitetura interna do hipocampo na ponderação T1; hiperintensidade hipocampal em ponderação T2 ou T2 e atenuada por fluido (FLAIR); atrofia ipsilateral do fórnice e do corpo mamilar; atrofia temporal ipsilateral; aumento volumétrico do corno temporal ipsilateral e fissura coroidal; e borramento temporopolar ipsilateral da interface da substância cinzenta-branca, **especialmente na epilepsia de início precoce** (Fig. 62-1).[64,65,68]

No entanto, uma revisão sistemática recente encontrou sete artigos indicando que a anormalidade na ressonância magnética mais associada a melhores resultados cirúrgicos na ELT são atrofia hipocampal e hiperintensidade de sinal temporal mesial ponderada em T2.[64] Eles encontraram uma tendência de atrofia hipocampal avançada associada a piores resultados cirúrgicos e nenhuma diferença significativa de prognóstico associada a anormalidades na substância branca e cinzenta.[64] Além disso, mudanças estruturais localizadas fora do hipocampo e até mesmo fora do lobo temporal sugerem um pior resultado cirúrgico, esta situação é chamada de *dual pathology*.[65,69] Nessa situação, a ressecção de ambas as lesões estruturais parece ter melhor prognóstico cirúrgico do que a ressecção isolada do hipocampo.

Embora a atrofia hipocampal seja evidente em alguns casos, a quantificação volumétrica é recomendada, e a volumetria manual por um especialista é mais sensível do que programas automatizados.[65,69] A espectroscopia de ressonância magnética revela diminuição do NAA no hipocampo e é útil, principalmente, nas anormalidades bilaterais.[64]

Tomografia por Emissão de Pósitrons

O achado característico na Tomografia por Emissão de Pósitrons com 18F-fluorodesoxiglicose (FDG-PET) em ELTm é o hipometabolismo de glicose interictal ipsilateral no lobo temporal, tanto mesial quanto lateral. FDG-PET não é necessário em pacientes com ressonância magnética e EEG concordantes e sugestivos de EH, mas em pacientes com resultados típicos de EEG, ressonância magnética normal e hipometabolismo de FDG-PET, o resultado cirúrgico é semelhante ao de pacientes com EH (Fig. 62-2).[64,65]

O FDG-PET é a modalidade mais usada e disponível, o 11C-Flumazenil PET (FMZ-PET) usa receptores centrais de benzodiazepina e é mais caro e menos disponível do que o FDG-PET. Em pacientes positivos para FMZ-PET, o histopatológico verificou EH, mas não é consistente para localizar o foco epiléptico e pode fornecer dados úteis na epilepsia bitemporal, para complementar o FDG-PET.[65]

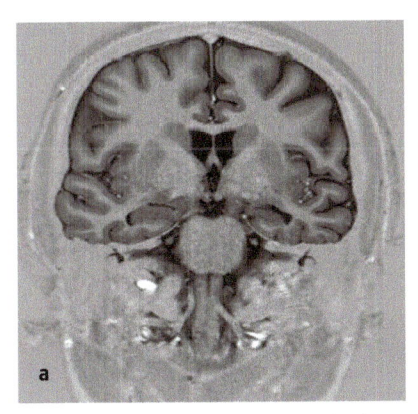

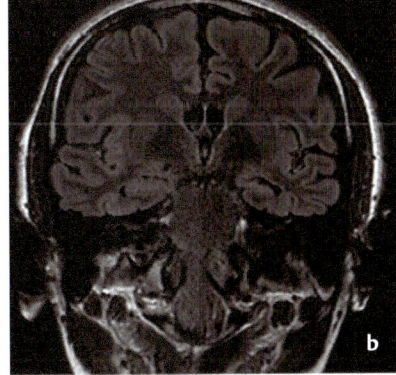

Fig. 62-1. Paciente com esclerose hipocampal do lado esquerdo, plano coronal: (a) RM ponderada em T1 (recuperação de inversão) mostra atrofia hipocampal, corno temporal ipsilateral aumentado e atrofia hemisférica ipsilateral. (b) Hiperintensidade hipocampal em FLAIR.

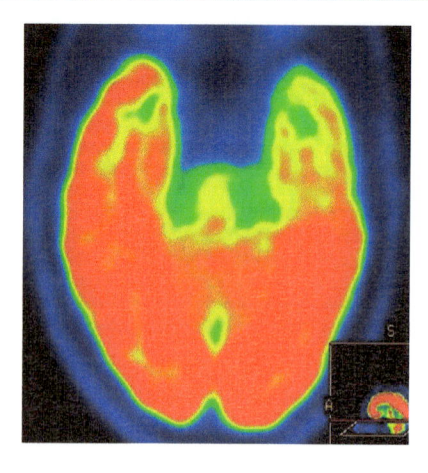

Fig. 62-2. FDG-PET interictal com hipometabolismo difuso de glicose no lobo temporal esquerdo.

Eletroencefalografia e Videoeletroencefalografia

A EEG do escalpo faz parte da avaliação pré-cirúrgica básica da ELT, o exame é utilizado tanto para localizar a atividade no lobo temporal quanto lateralizá-la no lado direito ou esquerdo.[70] As descargas epileptiformes interictais mais comumente observadas na ELT são ondas agudas ou picos temporais; se localizado nas regiões frontotemporais, possivelmente originam-se de estruturas mesiais, se localizado de modo médio-temporal ou temporal posterior, possivelmente se originam de estruturas neocorticais.[70,71]

O padrão inicial mais comum de EEG ictal em EH é a atividade rápida de baixa voltagem, seguida por delta rítmica ou atividade teta. Enquanto o padrão neocortical consiste em delta rítmico com início lento e uma distribuição hemisférica mais ampla, rápida propagação e curta duração. A lentidão pós-ictal pode ser encontrada em ELT com boa correlação com o lado e local de início (porém, menos do que o próprio início).[70]

Em pacientes com diagnóstico histopatológico de DCF, os padrões de EEG escalpo mais frequentes são:

A) Descargas epileptiformes contínuas;
B) Sequências rítmicas de ondas agudas repetitivas ou picos que duram mais de um segundo;
C) Atividade epileptiforme em sequência rítmica frequente;
D) Poliespículas;
E) Descargas repetitivas.[72,73]

Algumas lesões diminuem a amplitude de um tipo de atividade ou toda a atividade, a chamada atenuação focal, observada em infarto, isquemia, efeito pós-ictal, edema de couro cabeludo, hematoma subdural e meningioma.[74] Por outro lado, alguns tumores apresentam epileptogenicidade intrínseca, caracterizada por atividade de fundo deprimida e ocorrência de picos ou poliespículas rápida, o exemplo clássico são os tumores neuroepitelias disembrioplásicos.[75]

É importante ressaltar que o EEG deve ser realizado apenas para dar suporte ao diagnóstico em pacientes com suspeita clínica, e não deve ser usado para dispensar o diagnóstico de epilepsia em casos com menor suspeita.[76] O EEG padrão frequentemente falha em revelar os achados necessários para apoiar o diagnóstico de epilepsia e o tratamento cirúrgico.[70]

Portanto, o vídeo-EEG (VEEG) é muito importante na avaliação pré-cirúrgica. Consiste em um monitoramento de EEG, integrado com eletrocardiograma e gravação de vídeo, geralmente realizado ao longo de dias. As indicações para VEEG incluem: diferenciar crises epilépticas de eventos não epilépticos (forte recomendação), classificação e quantificação dos tipos de crises (recomendação fraca) e avaliação pré-cirúrgica em pacientes com ELT resistentes a medicamentos (recomendação forte).[70]

Avaliação Neuropsicológica

O lobo temporal desempenha papel importante na memória (especialmente as estruturas mesiais) e na linguagem. Em geral, o lobo temporal dominante está relacionado com a memória verbal, e o não dominante está associado à memória espacial. Mas em pacientes com ELT, especialmente EH, é observado o recrutamento adaptativo, com deslocamento contralateral, que preserva alguma função, embora geralmente algum déficit esteja presente.[77,78]

Amnésia global ou comprometimento grave da memória são raros após cirurgia unilateral do lobo temporal, mas representam risco em cirurgia bilateral ou cirurgia unilateral em pacientes com disfunção contralateral antes da operação.[79] A função da memória deve ser avaliada em pacientes antes da cirurgia para pesar os riscos de declínio da memória e os benefícios do controle das crises. O domínio da linguagem deve ser investigado para planejar a cirurgia e evitar danos.[80]

Para avaliar a função de memória e o domínio da linguagem é possível usar a avaliação neuropsicológica clínica (NPS), o Teste Wada (WT) e a ressonância magnética funcional (fMRI).[78,80] A NPS é realizada por profissional especializado e é parte fundamental da avaliação pré-operatória. O WT induz uma disfunção hemisférica transitória por meio da injeção arterial de sedativo. A fMRI, ao contrário, é um método não invasivo que avalia a atividade cerebral por meio do sinal dependente do nível de oxigênio no sangue.[80]

O WT tem altas taxas de falsos positivos na predição de resultados de memória após ressecção de lobo temporal e são mais invasivos.[81] Por outro lado, uma revisão recente não encontrou evidências em fMRI para predizer o resultado neuropsicológico.[80] Eles sugerem reservar o uso de WT para pacientes com maior risco de amnésia global: avaliação neuropsicológica mostrando prejuízo de memória bilateral ou pacientes com déficit de memória contralateral importante. Em ambos os casos, o WT pode avaliar o papel de cada hipocampo na função da memória.[82]

Vale ressaltar que a história natural da EH pode levar a importante comprometimento da memória, e que a ressecção de um hipocampo atrófico tem baixa probabilidade de piorar o quadro.[80] Além disso, o declínio da memória verbal é mais incapacitante do que o declínio da memória visual, e pacientes com alto desempenho têm maior risco de declínio no aprendizado verbal e de linguagem.[78]

INDICAÇÃO CLÍNICA PARA MONITORAMENTO INVASIVO COM ELETRODOS SUBDURAIS OU DE PROFUNDIDADE

EEG por Estereotaxia (SEEG)

O objetivo do SEEG é avaliar diversas regiões cerebrais a fim de confirmar ou excluir a presença de um foco epiléptico suspeito. Geralmente é reservado àqueles pacientes nos quais a investigação padrão, ou seja, a análise do padrão clínico, o eletroencefalograma e a ressonância magnética não conseguiram confirmar um foco epileptogênico suspeito.[83] Existem três grandes categorias de indicações para registro intracraniano. Ambiguidade de lateralização (falha em determinar em qual hemisfério surgem as crises); dificuldade na determinação da localização no mesmo hemisfério; e lateralização e localização intra-hemisférica.[84]

A indicação mais comum para eletrodos de profundidade tem sido em pacientes que apresentam características de epilepsia bitemporal.[83] Esta síndrome é caracterizada por uma ou várias das seguintes condições:

- Descargas interictais bilaterais surgindo em ambas as áreas temporais simultaneamente ou alternadamente durante um período de tempo;
- Descargas ictais contralaterais às anomalias interictais máximas ou convulsões registradas com um lado de início não esclarecido;
- Presença de lesão estrutural ou atrófica contralateral à atividade epiléptica máxima.[85]

A síndrome bitemporal pode ser, ainda, agravada por dados discordantes ou incongruentes fornecidos por técnicas de investigação mais recentes, como PET, SPECT e espectroscopia. Em pacientes que apresentam tal síndrome, eletrodos intracranianos têm mostrado que na maioria dos casos um lobo temporal é claramente predominante ou é o único foco epileptogênico e a rápida propagação precoce das convulsões explica a falsa aparência de focos epileptogênicos temporais bilaterais no EEG de escalpo.[86]

Nestes casos, cada paciente frequentemente é implantado com 5-15 eletrodos de profundidade, uni ou bilateralmente (cada um consistindo em 10-14 contatos de registro). Esses eletrodos costumam ter como alvo as estruturas límbicas (lobos temporais mesiais, giro do cíngulo, região orbitofrontal e região insular). Todavia, como penetram no cérebro a partir de sua superfície lateral, eles também oferecem registros laterais, fornecendo assim uma análise 3D da atividade elétrica cerebral.[87]

Uma vez que os eletrodos intracranianos são implantados na sala de cirurgia e sob anestesia geral, o paciente é transferido para um leito hospitalar para ser conectado por fios a um equipamento para registro contínuo de dados eletrofisiológicos dos eletrodos implantados. Os medicamentos antiepilépticos do paciente são gradualmente descontinuados. Para determinar a origem das convulsões, muitas vezes é necessário registrar por vários dias para capturar várias convulsões.[87]

Após uma ressecção cortical temporal anterior, incluindo a amígdala e várias extensões do hipocampo ou amígdalo-hipocampectomia seletiva (AHS), muitos desses pacientes anteriormente rejeitados para cirurgia mostraram uma diminuição considerável em sua atividade epileptogênica, muitos se tornando completamente livres de crises.[86]

Em uma revisão sistemática, Aghakhani demonstrou que em pacientes com início ambíguo ou independente de crise bitemporal no EEG de escalpo, a investigação invasiva pode identificar o início unilateral em mais de 70% dos pacientes. Bons resultados cirúrgicos (Engel I e II) ainda podem ser alcançados em pacientes com ELT ambígua ou bilateral com início no EEG de escalpo. Em pacientes com ELT bilateral demonstrada na investigação invasiva, a probabilidade de bom resultado pós-operatório foi de 45% (38% a 68%). No geral, uma proporção significativamente maior de pacientes alcançou bons resultados quando a investigação invasiva mostrou epilepsia unilateral (67%) do que verdadeira ELT (45%).[88]

Eletrocorticografia (ECoG)
Se a evidência pré-operatória for forte o suficiente para sugerir lateralidade e origem lobar das crises, mas a extensão do tecido epiléptico for desconhecida, o método de ECoG com eletrodos subdurais é preferível. Nesses casos *grids*, *strips* ou o dispositivo de 16 canais de eletrodos são colocados sobre o lobo suspeito para confirmar a extensão precisa do tecido cerebral alterado e para delinear os limites seguros da ressecção cortical.[87]

Ressecção baseada na ECoG
A delimitação intraoperatória da ressecção com a ajuda de ECoG e dados de mapeamento funcional obtidos no momento da cirurgia é amplamente realizada hoje. Os registros intraoperatórios dependem necessariamente de descargas epileptiformes interictais, em vez do início ictal, que pode ser diagnosticado apenas com estudos extraoperatórios.

Sugano *et al.* relataram uma análise de 35 pacientes com ELT submetidos à lesionectomia ou ressecção de uma lesão mais tecido com atividade de pico residual e observaram taxas livres de crises em 3 anos de 76,9% e 90,9%, respectivamente. Essa relação mais a capacidade aprimorada de registro de ECoG para definir com precisão uma zona epileptogênica, cuja ressecção levará à cessação das convulsões, é uma das duas principais razões para ressecções personalizadas.[89]

Ressecção baseada na ECoG e Epilepsia do Lobo Temporal
Sobre o uso de ECoG na ELT, Schwartz *et al.* realizaram ECoG intraoperatório pré e pós-ressecção em 29 pacientes com EH que foram submetidos a ressecções não padronizadas por um cirurgião. Todos esses pacientes apresentavam apenas descargas interictais temporais e EH na ressonância magnética pré-operatória e o exame patológico do tecido ressecado confirmou EH em todos os pacientes. Após um acompanhamento médio de 25 meses, 72% estavam livres de crises e 28% tiveram alguma convulsão após o primeiro mês pós-operatório. Entre o número total de pacientes, 14 (48%) tiveram descargas interictais ativas fora da área de ressecção planejada revelada pelo ECoG pré-ressecção. Os autores concluíram que nem a presença desses picos nem sua frequência média se correlacionaram com o desfecho das crises. Jennum *et al.* e Paolicchi *et al.* encontraram os mesmos resultados em seus artigos.[90-92]

Ressecção baseada na ECoG e Displasia Cortical Focal
O papel da *dual-patology* (EH e DCF adicional) na ELT tem sido o assunto de discussões controversas. Foi sugerido que o aumento da densidade neuronal na substância branca pode ser meramente um epifenômeno como consequência da atrofia da substância branca por conta de danos induzidos por epilepsia. Foi proposto que a EH e a DCF do lobo temporal têm um mecanismo patogenético comum durante a embriogênese. Registros eletrocorticográficos do neocórtex temporal podem fornecer informações adicionais sobre este tópico e, assim, contribuir para uma melhor compreensão do significado clínico do tecido displásico leve no lobo temporal neocortical. Morales Chacón *et al.* mostraram que as áreas neocorticais com DCF de Palmini Tipo I moderada mostraram uma frequência de descargas significativamente maior registrada no giro temporal inferior do que as áreas neocorticais em pacientes com EH. Houve tendência de maior frequência de descargas e menor amplitude em áreas neocorticais com DCF tipo IB em relação ao IA durante o ECoG intraoperatório. A amplitude das descargas foi significativamente menor durante o ECoG pós-excisão neocortical intraoperatório do que durante o registro pré-excisão neocortical, concluindo que a epileptogenicidade da DCF neocortical em ELT e avaliações dos padrões de ECoG são relevantes para determinar a extensão da ressecção e que esses pacientes que podem se beneficiar do uso da técnica no desfecho pós-operatório (Fig. 62-3).[93]

EPILEPSIA DO LOBO TEMPORAL – TÉCNICAS CIRÚRGICAS
O surgimento de descargas epileptiformes no lobo temporal pode ser dividido em dois locais distintos, neocortical ou lateral e mesial temporal. Na epilepsia neocortical (seis camadas celulares), o foco é lateral ao sulco colateral. A ELTm geralmente está relacionada com a esclerose de estruturas mesiais (amígdala, hipocampo, giro para-hipocampal).[94]

Nos casos relacionados com a EH, a epilepsia se manifesta, na maioria das vezes, como uma crise focal disperceptiva, com automatismos manuais e oromastigatórios. A epilepsia lateral neocortical, por outro lado, frequentemente apresenta características relacionadas com as estruturas perissylvianas (alucinações auditivas, afasia pós-ictal no hemisfério dominante).[95]

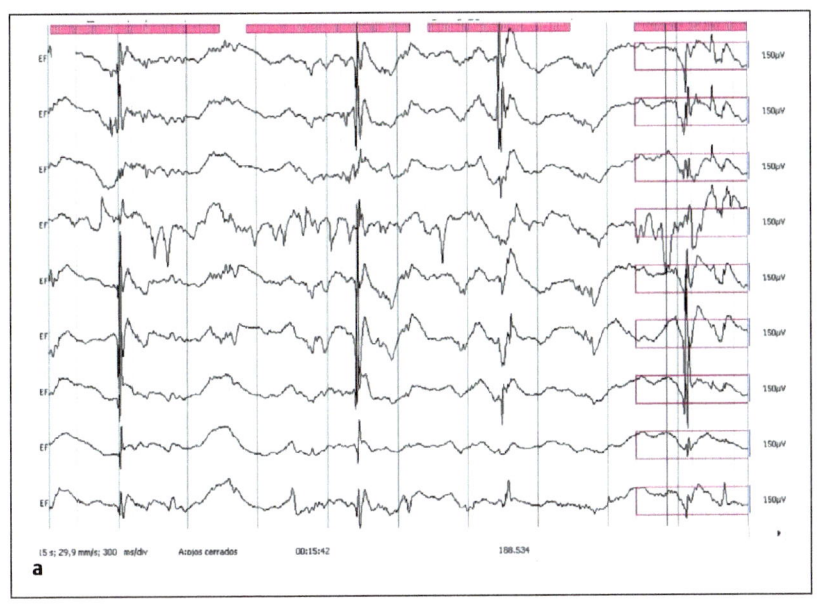

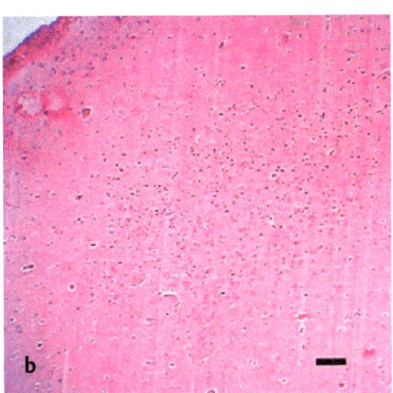

Fig. 62-3. (a) Exemplo de padrões de ECoG interictais: 1. pico isolado (marcado em vermelho) e 2. padrão de pico repetitivo (dentro do quadrado). Essa atividade foi registrada no giro temporal inferior, em um paciente com diagnóstico histopatológico de EH associada a FCD neocortical temporal leve de Palmini Tipo-IB.
(b) Características histopatológicas da displasia cortical focal tipo 1B (dislaminação associada a neurônios gigantes e imaturos). Hematoxilina-eosina; barra: 100 mm.

As duas principais estratégias cirúrgicas na ELT são a corticoamígdalo-hipocampectomia (CAH) e a amígdalo-hipocampectomia seletiva (AHS). Ambas serão discutidas neste capítulo.

Corticoamígdalo-Hipocampectomia

Posicionamento

O paciente é mantido em posição supina. A cabeça é girada em direção ao ombro contralateral, em um ângulo de 45° e fixada em Mayfield na tentativa de posicionar o hipocampo paralelo ao solo no plano sagital.

Incisão do Escalpo

A incisão mais comumente usada é a incisão em forma de ponto de interrogação, ascendendo da borda superior do zigoma, 1 cm à frente do trágus, curvando-se acima da orelha até seu ponto mais alto, subindo acima da linha temporal superior, onde ele se curva anteriormente à raiz do cabelo. O músculo temporal é incisado da mesma maneira e o retalho musculocutâneo é rotado em direção anterior.

Craniotomia
A craniotomia frontotemporal é realizada centrada na porção superior da sutura escamosa, correspondente ao ponto rolândico inferior, a fim de visualizar o giro frontal inferior e os giros temporal superior e médio. A durotomia é realizada em formato de envelope (duplo Y), proporcionando ampla exposição do córtex para realização de eletrocorticografia, nos casos necessários.

Marcos Anatômicos
Antes de prosseguir para a corticectomia, alguns detalhes anatômicos precisam ser estudados com cuidado: a localização da fissura sylviana, os giros operculares e o padrão de drenagem venosa. A direção do fluxo venoso deve ser avaliada (em direção ao seio sigmoide, seio esfenoparietal, seio sagital superior pelas veias trollard), principalmente quando se trata do hemisfério dominante. Outro marco anatômico importante é a identificação do lobo central em sua porção mais próxima à fissura sylviana e a visualização da artéria do sulco central, que delimita a porção posterior da ressecção no giro temporal superior.

Geralmente a extensão da ressecção neocortical temporal é de 4,5 cm do polo temporal, na região da artéria do sulco central, no giro temporal medial. Essa linha posterior de ressecção apresenta-se com uma inclinação, ressecando-se mais no giro temporal inferior (5 cm) e menos no giro temporal superior (4 cm).

Ressecção Neocortical em Bloco
A ressecção começa com a coagulação dos ramos M4 (corticais) da artéria cerebral média no giro temporal superior, que emergem da fissura sylviana em direção aos giros temporais, seguida por sua seção com tesoura microcirúrgica, sempre distante da veia sylviana superficial para evitar danos inadvertidos ao sistema de drenagem.

A ressecção superior é direcionada ao polo temporal. A ressecção posterior se estende em uma direção inferior, passando pelo giro temporal médio e inferior e pelo giro fusiforme em direção ao sulco colateral. Após delimitar o plano cortical é realizada a ressecção pela substância branca, do giro temporal superior superiormente ao sulco colateral, sendo a corticectomia realizada imediatamente lateral ao corno temporal do ventrículo lateral. O restante do giro temporal superior é ressecado com a técnica subpial, possibilitando a visualização por transparência dos ramos M2 da artéria cerebral média e do córtex insular.

Ao acessar o corno temporal, o primeiro marco anatômico a ser encontrado é o plexo coroide, e então todas as estruturas ao redor podem ser devidamente identificadas, como: cabeça e corpo do hipocampo, fímbria, eminência colateral, fissura coróideia e amígdala. O hipocampo é separado do giro para-hipocampal no sulco hipocampal. A amígdala e o giro para-hipocampal são aspirados até o nível da lâmina quadrigeminal em sua face posterior, e o hipocampo é ressecado em bloco com o auxílio de microdissectores, sempre com o cuidado de manter o plano subpial e preservar as estruturas cisternas adjacentes, artéria carótida interna, artéria comunicante posterior, segmento P2 da artéria cerebral posterior, nervo oculomotor e trato óptico.

O hipocampo é ressecado em bloco após a seguinte desconexão: porção anterior (aspiração da amígdala na frente do recesso uncal), porção lateral (aspirando à eminência colateral), porção posterior (transição entre corpo e cauda do hipocampo) e porção mesial do hipocampo (por meio da desconexão do fórnice da fímbria e aspiração do giro para-hipocampal, apontando para a borda livre do tentório).

Corticoamigdalectomia
Consiste em uma lobectomia temporal anterior neocortical e ressecção da amígdala, preservando as demais estruturas mesiais temporais. É reservado a pacientes que têm memória preservada relacionada com o hipocampo ipsilateral. Esse procedimento tem bons resultados nesse grupo restrito de pacientes.[96]

Amígdalo-Hipocampectomia Seletiva
Em meados da década de 1950, Niemeyer introduziu um conceito diferente do vigente na época, que consistia em acessar o corno temporal do ventrículo lateral por meio de uma corticectomia no giro temporal médio, denominado amígdalo-hipocampectomia transventricular transcortical seletiva.[97]

Com o passar dos anos, outras abordagens foram propostas para acessar o corno temporal. Yasargill, em 1949, popularizou o acesso transylviano.[98] Com a dissecção da fissura sylviana, o acesso ao corno temporal é realizado por meio de uma pequena incisão no sulco limitante inferior da ínsula, alcançando a porção anterior do corno temporal pela haste temporal, após aspiração da amígdala.

Posteriormente, um acesso subtemporal às estruturas temporais mesiais com base na ressecção do giro para-hipocampal foi proposto por Hori e Park.[99,100] Este acesso tem como objetivo reduzir a ressecção de substância branca e neocórtex ressecados no acesso, evitando fibras do trato óptico. Porém, apresenta como risco adicional a retração excessiva do lobo temporal, assim como veias-ponte na base do temporal, o que pode, eventualmente, resultar em sangramento como complicação transoperatória.

Alguns anos depois, em 2012, Oliveira e True, no Brasil e na Turquia, respectivamente, descreveram a abordagem transtentorial supracerebelar da região temporal mediobasal, que fornece excelente rota alternativa para a parte posterior do aspecto mediobasal do lobo temporal.[101,102]

Em nosso serviço, para amígdalo-hipocampectomia seletiva, temos preferência e experiência com o acesso proposto por Niemeyer.

Posicionamento, Incisão do Couro Cabeludo, Craniotomia e Ressecção das Estruturas Temporais Mesiais

O mesmo descrito anteriormente em corticoamigdalo-hipocampectomia.

Abordagem de Niemeyer do Corno Temporal

É feita uma incisão paralela no giro temporal médio, de aproximadamente 3 cm, com a borda mais posterior da corticectomia a 4,5 cm da ponta temporal, em ambos os lados. A substância branca do giro temporal médio é dissecada até atingir o corno temporal do ventrículo lateral. Esta abordagem transcortical é guiada pela orientação do sulco temporal superior ou inferior.

Armadilhas – Amígdalo-Hipocampectomia Seletiva

O principal ponto a ser considerado é a ressecção incompleta das estruturas temporais mesiais. A exposição adequada e o conhecimento anatômico resultam na ressecção de pelo menos 4/5 da amígdala, já que sua margem superior é imprecisa, sendo praticamente contínua com os globos pálidos internos. Para isso costumamos identificar o teto do corno lateral do ventrículo lateral como um marco anatômico, e a ressecção da amígdala deve ser completa abaixo desse plano, que corresponde ao plano neurovascular da artéria coróidea anterior e do trato óptico.

Procedimentos Minimamente Invasivos

A cirurgia para ELT continua sendo o padrão ouro para o tratamento de casos resistentes a medicamentos. No entanto, nos últimos anos, novas técnicas minimamente invasivas, como procedimentos ablativos e neuromodulação – que envolvem neuroestimulação responsiva (RNS), estimulação cerebral profunda (DBS) e estimulação do nervo vago (VNS) – foram propostas.[103]

Geller et al., em estudo com neuroestimulação hipocampal responsiva (RNS) em 111 pacientes, com acompanhamento médio de 6,1 anos, apresentou redução média de 70% das crises, demonstrando-se um procedimento eficaz e seguro.[104]

Chang, em uma metanálise contendo 8 estudos e um total de 58 pacientes, mostrou taxa de redução da crise de 59% após realizar estimulação cerebral profunda (DBS) no hipocampo ou no núcleo anterior do tálamo.[105]

Alsaadi, em um estudo de VNS em 10 pacientes com epilepsia refratária com foco temporal medial bilateral, mostrou uma redução de mais de 50% das crises em 60% dos pacientes.[106]

A amígdalo-hipocampectomia estereotáxica a laser (Laser interstitial thermal therapy – LITT) usa acesso estereotáxico minimamente invasivo para inserir um cateter através do qual uma fibra óptica fornece energia laser. O aquecimento a laser, controlado por mapeamento térmico guiado por ressonância magnética em tempo real, produz necrose por termocoagulação do hipocampo, subículo, amígdala e úncus, enquanto preserva outras estruturas temporais médio-basais e laterais.[107]

Gross et al., em estudo com 58 pacientes com EH submetidos à amígdalo-hipocampectomia ablativa, com acompanhamento de 12 meses, apresentaram 53,4% dos pacientes livres de crises incapacitantes,[108] com baixo índice de complicações. Esse percentual ainda é inferior ao encontrado no procedimento aberto.[108]

Outro procedimento minimamente invasivo proposto é a radiocirurgia estereotáxica. Barbaro et al., em um estudo com 31 pacientes submetidos à radiocirurgia nas estruturas temporais mesiais, apresentaram 52% dos pacientes com remissão de crises, em comparação com 78% dos pacientes controle submetidos à lobectomia temporal anterior padrão.[109]

O ultrassom focalizado de alta intensidade guiado por ressonância magnética (MRgHIFUS) é uma técnica nova e não invasiva usada para ablação térmica. Neste procedimento, os feixes ultrassonográficos de alta frequência são direcionados para uma região intracraniana usando uma série de transdutores hemisféricos fixados ao crânio. Isso permite a passagem de ondas ultrassônicas pela área máxima disponível do crânio, evitando superaquecimento e danos cerebrais. O dispositivo também é acoplado a um software que permite a correção das distorções de fase e aberrações dos feixes ultrassônicos que são produzidos pelas irregularidades do crânio.[50] A energia mecânica ultrassônica é absorvida dentro do volume do alvo focal e convertida em calor que causa destruição do tecido localmente.[110] Atualmente, um ensaio clínico de fase I está em andamento para determinar a viabilidade e segurança da ablação MRgFUS para epilepsia.[111]

RESULTADOS

O resultado da cirurgia de epilepsia é baseado em uma combinação de controle de crise, desfecho neuropsicológico, déficit neurológico, qualidade de vida e ajuste psicossocial.[78]

Um ensaio clínico randomizado, prospectivo e controlado clássico comparou o tratamento médico com o cirúrgico em pacientes com ELT refratária. Eles encontraram 58% dos pacientes livres de convulsões com comprometimento de consciência no grupo cirúrgico e 8% no grupo de tratamento clínico; 38% livre de todas as convulsões (incluindo auras) no grupo cirúrgico e 3% no grupo clínico. A qualidade de vida foi melhor nos pacientes do grupo cirúrgico e 56,4% estavam empregados ou na escola há um ano no grupo cirúrgico, vs. 38,5% no clínico.[112]

Uma metanálise incluindo 1.397 pacientes com epilepsia do lobo temporal mesial que foram submetidos à cirurgia mostrou que 68% ficaram livres das crises. Dos que foram submetidos à amígdalo-hipocampectomia, 66% não apresentaram convulsões, enquanto no grupo da lobectomia temporal esse número foi de 71%.[113]

Acredita-se que a lobectomia temporal anterior tenha uma taxa de sucesso ligeiramente maior em razão do subdiagnóstico de dupla patologia, quando além da esclerose hipocampal o paciente apresenta outra lesão no lobo temporal. As lesões adicionais mais frequentes que compõem a situação de dupla patologia são displasia cortical focal, cicatrizes, tumores e malformações vasculares.[113]

Algumas características são apontadas como preditores de melhor controle das crises no pós-operatório: ausência de crise tônico-clônica e estado de mal epiléptico, RM com atrofia hipocampal ou lesão expansiva, concordância entre MRI e EEG ictal e FDG-PET com anormalidades temporais unilaterais. No entanto, é muito difícil prever o resultado das crises porque mesmo pacientes com fatores de melhor prognóstico podem apresentar crises pós-operatórias (15%) e aquele sem preditores de bons resultados pode estar livre de crises (40%).[114]

Em relação ao diagnóstico histopatológico, o melhor desfecho está relacionado com a EH, com 75,5% livre de crises. Pacientes com tumores apresentam 65,4% livres de crises, gliose apresenta 66,7% e displasia cortical focal em torno de 33%.[115] Porém, outro estudo mostrou que pacientes com tumores associados à epilepsia em longo prazo têm taxa de 75,6% livre de crises.[116]

Em pacientes com MRI, a taxa de pacientes livres de crises é de cerca de 50%, no entanto, se FDG-PET mostrar hipometabolismo ipsilateral no lobo temporal, a taxa sobe para 75-80%.[66,117]

Alguns estudos mostram um declínio de 30% da memória em pacientes submetidos à cirurgia do lobo temporal (no lado dominante, processamento de memória verbal e recuperação de palavras; e no lado não dominante processamento de memória não verbal ou visual).[77] Entretanto, estudos longitudinais observaram estabilidade ou mesmo melhora na memória verbal, principalmente no lado não dominante e no sujeito jovem.[118]

Uma análise de vários bancos de dados de cirurgia de epilepsia adulta na América do Norte entre 2000-2013 encontrou uma taxa de mortalidade geral de 1,9% para cirurgia do lobo temporal (lobectomia temporal + amígdalo-hipocampectomia seletiva), complicação menor em 5,1% e complicação maior em 11,2% e cerca de 50% das complicações são transitórias.[119]

As complicações em uma série de 215 pacientes após ressecções temporais são dificuldade com a memória verbal (8,8%), depressão pós-operatória (5,5%), dificuldades transitórias de linguagem no pós-operatório (3,7%), paralisia transitória dos nervos cranianos (3,2%), psicose pós-operatória (2,3%), infecção de retalho ósseo (1,3%), hemiparesia leve (0,9%), hemianopia (0,4%).[120]

Finalmente, é importante analisar o resultado da qualidade de vida e o ajuste psicossocial após a cirurgia. Um ensaio randomizado mostrou que pacientes com epilepsia refratária do lobo temporal melhoraram significativamente a qualidade de vida após a cirurgia, especialmente nos primeiros 18 meses.[107] Uma avaliação de ajuste de vida após a cirurgia de epilepsia do lobo temporal revelou que embora casamento, trabalho e situação escolar não tenham sofrido modificações importantes em curto período, cerca de 94% dos pacientes consideraram a cirurgia um sucesso, 100% disseram que sua vida mudou após a cirurgia, e mudanças significativas ocorreram somente após um período de 12 meses, mostrando a necessidade de longos períodos para avaliação do ajuste psicossocial.[121]

REFERÊNCIAS BIBLIOGRÁFICAS

1. Kale R. Bringing epilepsy out of the shadows. BMJ. 1997;315(7099):2-3.
2. Muramoto O, Englert W G. Socrates and temporal lobe epilepsy: a pathographic diagnosis 2,400 years later. Epilepsia. 2006;47(3):652-4.
3. Fernandes MJ, Da S. Epilepsia do lobo temporal: mecanismos e perspectivas. Estudos Avançados. 2013;27(77):85-98.
4. Taghipour M, Derakhshan N, Saffarian A. AT Eternity's Gate: Temporal Lobe Epilepsy and the Genius OF Vincent Van Gogh. Psychiatria Danubina. 2019;3(31):374-6.
5. Fisher RS, et al. ILAE Official Report: A practical clinical definition of epilepsy. Epilepsia. 2014;55(4):475-82.
6. Asadi-Pooya AA, Rostami C. History of surgery for temporal lobe epilepsy. Epilepsy & behavior : E&B. 2017;70(A):57-60.
7. Paradiso S, Hermann BP, Robinson RG. The heterogeneity of temporal lobe epilepsy. The Journal of Nervous and Mental Disease. 1995;183(8):538-47.
8. Armstrong DD. The neuropathology of temporal lobe epilepsy. Journal of Neuropathology and Experimental Neurology. 1993;52(5):433-43.
9. Eadie M. Familial temporal lobe epilepsy in the 19th century. Seizure. 2018;54:7-10.

10. Scheffer IE, et al. ILAE-Klassifikation der Epilepsien: Positionspapier der ILAE-Kommission für Klassifikation und Terminologie. Zeitschrift für Epileptologie. 2018;31(4):296-306.
11. Téllez-Zenteno JF, Hernández-Ronquillo L. A review of the epidemiology of temporal lobe epilepsy. Epilepsy Research and Treatment. 2012:1-5.
12. Falconer MA, Serafetinides EA, Corsellis JAN. Etiology and pathogenesis of temporal lobe epilepsy. Archives of Neurology. 1964b;10(3):233-248.
13. Gambardella A. Benign temporal lobe epilepsy. Epilepsia. 2010;51(1):45-6.
14. Patterson KP, Baram TZ, Shinnar S. Origins of temporal lobe epilepsy: febrile seizures and febrile status epilepticus. Neurotherapeutics : the journal of the American Society for Experimental NeuroTherapeutics. 2014;11(2):242-50.
15. Querol Pascual MR. Temporal lobe epilepsy: clinical semiology and neurophysiological studies. seminars in ultrasound, CT and MRI. 2007;28(6):416-23.
16. Suresh S, et al. Temporal lobe epilepsy in patients with nonlesional MRI and normal memory: an SEEG study. Journal of Neurosurgery. 2015;123(6):1368-74.
17. Andrade-Valença LPA, et al. Epilepsia do lobo temporal mesial associada à esclerose hipocampal. Journal of Epilepsy and Clinical Neurophysiology. 2006;12(1):31-6.
18. Ladino LD, Moien-Afshari F, Téllez-Zenteno JF. A comprehensive review of temporal lobe epilepsy. neurological disorders: clinical methods, 2014.
19. WHO. Epilepsy: a public health imperative. Geneva: (EDITORA?), 2019.
20. Wiebe S, et al. A Randomized, Controlled Trial of Surgery for Temporal-Lobe Epilepsy. New England Journal of Medicine. 2001b;345(5):311-8.
21. Falconer MA, Serafetinides EA, Corsellis JA. Etiology and pathogenesis of temporal lobe epilepsy. Archives of Neurology. 1964a;10(3):233-48.
22. Fontana E, et al. Temporal lobe epilepsy in children: electroclinical study of 77 cases. Epilepsia. 2006,47(5-s5):26-30.
23. Gonzalez LM, et al. The localization and lateralization of memory deficits in children with temporal lobe epilepsy. Epilepsia. 2007;48(1):124-32.
24. Cascino GD. Temporal lobe epilepsy is a progressive neurologic disorder: Time means neurons! Neurology. 2009;72(20):1718-9.
25. Hauser WA, Kurland LT. The Epidemiology of Epilepsy in Rochester, Minnesota, 1935 Through 1967. Epilepsia, 1975.
26. Wiebe S. Epidemiology of temporal lobe epilepsy. The Canadian journal of neurological sciences. Le journal canadien des sciences neurologiques. 2000;27(1-01):S6-10-discussion/S20-1.
27. Manford M, et al. National General Practice Study of Epilepsy (NGPSE): partial seizure patterns in a general population. Neurology. 1992;42(10):1911-7.
28. Õun A, Haldre S, Mägi M. Prevalence of adult epilepsy in Estonia. Epilepsy Research. 2003.
29. Stephen LJ, Brodie MJ. Seizure freedom with more than one antiepileptic drug. Seizure. 2002.
30. Cohen-Gadol AA, et al. Normal magnetic resonance imaging and medial temporal lobe epilepsy: the clinical syndrome of paradoxical temporal lobe epilepsy. Journal of neurosurgery. 2005;102(5):902-9.
31. Blümcke I, et al. International consensus classification of hippocampal sclerosis in temporal lobe epilepsy: A Task Force report from the ILAE Commission on Diagnostic Methods. Epilepsia. 2013b;54(7):1315-29.
32. Al Sufiani F, Ang LC. Neuropathology of temporal lobe epilepsy. Epilepsy Research and Treatment. 2012:1-13.
33. Víquez LEG, Segura JLC. Epilepsy of the temporal lobe. Neuroeje. 2017;30(2):23-30.
34. Asconapé JJ, Gil-Nagel A. Tratado de epilepsia. (CIDADE?): McGraw-Hill, Interamericana de España. 2003.
35. Gataullina S, Dulac O, Bulteau C. Temporal lobe epilepsy in infants and children. Revue Neurologique. 2015;171(3):252-8.
36. Raymond AA, et al. Association of hippocampal sclerosis with cortical dysgenesis in patients with epilepsy. Neurology. 1994;44(10):1841.
37. Tassi L, et al. Temporal lobe epilepsy: neuropathological and clinical correlations in 243 surgically treated patients. Epileptic Disorders. 2009;11(4):281-92.
38. Blumcke I, et al. A neuropathology-based approach to epilepsy surgery in brain tumors and proposal for a new terminology use for long-term epilepsy associated brain tumors. Acta neuropathologica. 2014;128(1):39-54.
39. Blumcke I, et al. Histopathological findings in brain tissue obtained during epilepsy surgery. New England Journal of Medicine. 2017;377(17):1648-56.
40. Luyken C, et al. The Spectrum of Long-term Epilepsy-associated Tumors: Long-term Seizure and Tumor Outcome and Neurosurgical Aspects. Epilepsia. 2003;44(6):822-30.
41. Stone TJ, et al. Review: Molecular characteristics of long-term epilepsy-associated tumours (LEATs) and mechanisms for tumour-related epilepsy (TRE)Neuropathology and Applied Neurobiology. 2018.
42. Woermann FG, Vollmar C. Clinical MRI in children and adults with focal epilepsy: A critical reviewEpilepsy and Behavior, 2009.
43. Upchurch K, et al. Epileptogenic temporal cavernous malformations: Operative strategies and postoperative seizure outcomes. Seizure. 2010;19(2):120-8.
44. Hauser WA, Mohr JP. Seizures, epilepsy, and vascular malformations. Neurology2011;76(18):1540-1.
45. Englander J, et al. Analyzing risk factors for late posttraumatic seizures: a prospective, multicenter investigation. Archives of Physical Medicine and Rehabilitation. 2003;84(3):365-73.
46. Lesser RP, et al. Epileptic seizures due to thrombotic and embolic cerebrovascular disease in older patients. Epilepsia. 1985;26(6):622-30.
47. Engel J. Introduction to temporal lobe epilepsy. Epilepsy Research. 1996;26(1):141-50.
48. Kuzniecky R, et al. Magnetic resonance imaging in temporal lobe epilepsy: pathological correlations. Annals of neurology. 1987;22(3):341-7.
49. Regesta G, Tanganelli P. Temporal lobe epilepsy of adult age of possible idiopathic nature. Seizure. 2002;11(2):131-5.

50. Colen RR, Sahnoune I, Weinberg JS. Neurosurgical Applications of High-Intensity Focused Ultrasound with Magnetic Resonance ThermometryNeurosurgery Clinics of North America, 2017.
51. Crompton DE, et al. Familial mesial temporal lobe epilepsy: A benign epilepsy syndrome showing complex inheritance. Brain. 2010.
52. Berkovic SF, et al. Familial temporal lobe epilepsy: a common disorder identified in twins. Annals of neurology. 1996;40(2):227-35.
53. Fisher RS, et al. Operational classification of seizure types by the International League Against Epilepsy : Position Paper of the ILAE Commission for Classification and Terminology. Epilepsia. 2017;58(4):522-30.
54. Ilae HS. Temporal Lobe Seizure. 2013.
55. Helmstaedter C, et al. Chronic epilepsy and cognition: a longitudinal study in temporal lobe epilepsy. Annals of Neurology. 2003;54(4):425-32.
56. Walter RD. Clinical aspects of temporal lobe epilepsy--a review. California medicine. 1969.
57. Bercovici E, Kumar BS, Mirsattari SM. Neocortical Temporal Lobe Epilepsy. Epilepsy Research and Treatment. 2012:1-15.
58. Kennedy JD, Schuele SU. Neocortical temporal lobe epilepsy. Journal of Clinical Neurophysiology. 2012;29(5):366-70.
59. Barba C, et al. The Insula in Temporal Plus Epilepsy. Journal of clinical neurophysiology: official publication of the American Electroencephalographic Society. 2017;34(4):324-7.
60. Jobst BC, et al. The insula and its epilepsies. Epilepsy Currents. 2019;19(1):11-21.
61. Obaid S, Zerouali Y, Nguyen, DK. Insular epilepsy. Journal of Clinical Neurophysiology. 2017;34(4):315-23.
62. Kahane P, et al. The concept of temporal 'plus' epilepsy. Revue Neurologique. 2015;171(3):267-72.
63. Jones AL, Cascino GD. Evidence on use of neuroimaging for surgical treatment of temporal lobe epilepsy: A systematic review. JAMA Neurology. 2016.
64. Malmgren K, Thom M. Hippocampal sclerosis-Origins and imaging. Epilepsia. 2012.
65. Yildirim Capraz I, et al. Surgical outcome in patients with MRI-negative, PET-positive temporal lobe epilepsy. Seizure. 2015.
66. Von Oertzen J, et al. Standard magnetic resonance imaging is inadequate for patients with refractory focal epilepsy. Journal of Neurology Neurosurgery and Psychiatry. 2002.
67. Naves PVF, et al. Temporopolar blurring in temporal lobe epilepsy with hippocampal sclerosis and long-term prognosis after epilepsy surgery. Epilepsy Research. 2015.
68. Blümcke I, et al. International consensus classification of hippocampal sclerosis in temporal lobe epilepsy: A Task Force report from the ILAE Commission on Diagnostic Methods. Epilepsia. 2013a.
69. Tatum WO. Mesial temporal lobe epilepsyJournal of Clinical Neurophysiology. 2012.
70. Chen H, Koubeissi MZ. Electroencephalography in epilepsy evaluation continuum lifelong learning in neurology. 2019.
71. Epitashvili N, et al. Scalp electroencephalographic biomarkers in epilepsy patients with focal cortical dysplasia. Annals of Neurology. 2018.
72. Noachtar S, et al. Interictal regional polyspikes in noninvasive EEG suggest cortical dysplasia as etiology of focal epilepsies. Epilepsia. 2008.
73. Misulis KE. *Atlas of EEG, Seizure Semiology, and Management.* Publisher Description More Books by. 2014.
74. Chassoux F, et al. Dysembryoplastic neuroepithelial tumors: Epileptogenicity related to histologic subtypes. Clinical Neurophysiology. 2013.
75. *Nice* clinical guideline. Epilepsies: Diagnosis and management. 2012.
76. Doucet G, et al. Extratemporal functional connectivity impairments at rest are related to memory performance in mesial temporal epilepsy. Human Brain Mapping. 2013.
77. Rugg-Gunn F, Miserocchi A, Mcevoy A. Epilepsy surgeryPractical Neurology. 2020.
78. Kapur N, Prevett M. Unexpected amnesia: are there lessons to be learned from cases of amnesia following unilateral temporal lobe surgery? Brain. 2003.
79. Massot-Tarrús A, White K, Mirsattari SM. Comparing the Wada Test and Functional MRI for the Presurgical Evaluation of Memory in Temporal Lobe Epilepsy Current Neurology and Neuroscience Reports. 2019.
80. Novelly R. Incidence of false positive memory impairment in the intracarotid Amytal procedure. Epilepsia. 1989;30:711.
81. Szaflarski JP, et al. Practice guideline summary: Use of fMRI in the presurgical evaluation of patients with epilepsy Report of the Guideline Development, Dissemination, and. Neurology. 2017.
82. Olivier A, Boling WW, Tanriverdi T. Technique in epilepsy surgery – The MNI Approach. 2012;1(l):53.
83. Olivier A, et al. The place of stereotactic depth electrode recording in epilepsy. Applied Neurophysiology. 1985.
84. So N, et al. Depth electrode investigations in patients with bitemporal epileptiform abnormalities. Annals of Neurology. 1989.
85. Gloor P, Olivier A, Ives J. Prolonged seizure monitoring with stereotaxically implanted depth electrodes in patients with bilateral interictal temporal epileptic foci: how bilateral is bitemporal epilepsy? Adv. Epileptol. 1980;10:83-8.
86. Parvizi J, Kastner S. Promises and limitations of human intracranial electroencephalography. Nature Neuroscience. 2018.
87. Aghakhani Y, et al. Epilepsy surgery in patients with bilateral temporal lobe seizures: a systematic reviewepilepsia. 2014.
88. Sugano H, Shimizu H, Sunaga S. Efficacy of intraoperative electrocorticography for assessing seizure outcomes in intractable epilepsy patients with temporal-lobe-mass lesions. Seizure. 2007.
89. Paolicchi JM, et al. Predictors of outcome in pediatric epilepsy surgery. Neurology. 2000.
90. Jennum P et al. Outcome of resective surgery for intractable partial epilepsy guided by subdural electrode arrays. Acta Neurologica Scandinavica, 1993.
91. Schwartz TH, et al. The predictive value of intraoperative electrocorticography in resections for limbic epilepsy associated with mesial temporal sclerosis. Neurosurgery. 1997.
92. Morales Chacón L, et al. Microscopic mild focal cortical dysplasia in temporal lobe dual pathology: an electrocorticography study. Seizure. 2009.

93. Schramm J, et al. Surgical treatment for neocortical temporal lobe epilepsy: clinical and surgical aspects and seizure outcome. Journal of Neurosurgery. 2001.
94. Mathieson G. Pathology of temporal lobe foci. Advances in Neurology. 1975.
95. Kim Hl, et al. Corticoamygdalectomy in memory-impaired patients. Stereotactic and Functional Neurosurgery. 1992;58(1-4):162-7.
96. Niemeyer P. The transventricular amygdala-hippocampectomy in temporal lobe epilepsy. In: Temporal lobe epilepsy. (CIDADE?): (EDITORA?), 1958. p. 461-82.
97. Yaşargil MG, Teddy PJ, Roth P. Selective amygdalo-hippocampectomy. Operative Anatomy And Surgical Technique. Advances And Technical Standards in Neurosurgery. 1985.
98. Hori T, et al. Subtemporal amygdalohippocampectomy for treating medically intractable temporal lobe epilepsy. Neurosurgery. 1993.
99. Park TS, et al. Subtemporal transparahippocampal amygdalohippocampectomy for surgical treatment of mesial temporal lobe epilepsy: technical note. Journal Of Neurosurgery. 1996.
100. De Oliveira JG, et al. Supracerebellar transtentorial approach-resection of the tentorium instead of an opening-to provide broad exposure of the mediobasal temporal lobe: anatomical aspects and surgical applications: clinical article. Journal of Neurosurgery. 2012;116(4):764-72.
101. Türe U, et al. The paramedian supracerebellar-transtentorial approach to the entire length of the mediobasal temporal region: an anatomical and clinical study – laboratory investigation. Journal of Neurosurgery. 2012.
102. Engel J. Evolution of concepts in epilepsy surgery*. Epileptic Disorders. 2019.
103. Geller EB, et al. Brain-responsive neurostimulation in patients with medically intractable mesial temporal lobe epilepsy. Epilepsia. 2017.
104. Chang B, Xu J. Deep brain stimulation for refractory temporal lobe epilepsy: a systematic review and meta-analysis with an emphasis on alleviation of seizure frequency outcome. Child's Nervous System. 2018.
105. Alsaadi TM, et al. Vagus nerve stimulation for the treatment of bilateral independent temporal lobe epilepsy. Epilepsia. 2001.
106. Curry DJ, et al. Mr-guided stereotactic laser ablation of epileptogenic foci in children. Epilepsy And Behavior. 2012.
107. Engel J, et al. Early surgical therapy for drug-resistant temporal lobe epilepsy: a randomized trial. JAMA Journal of The American Medical Association. 2012.
108. Gross RE, et al. Stereotactic laser amygdalohippocampotomy for mesial temporal lobe epilepsy. annals of neurology. 2018.
109. Barbaro NM, et al. Radiosurgery versus open surgery for mesial temporal lobe epilepsy: the randomized, controlled rose trial. Epilepsia. 2018.
110. Ter Haar G, Coussios C. High intensity focused ultrasound: physical principles and devices. International Journal of Hyperthermia. 2007.
111. Jung NY, Chang JW. Magnetic resonance-guided focused ultrasound in neurosurgery: taking lessons from the past to inform the future. Journal of Korean Medical Science. 2018.
112. Wiebe S, et al. A randomized, controlled trial of surgery for temporal-lobe epilepsy. New England Journal Of Medicine. 2001a.
113. Hu WH, et al. Selective amygdalohippocampectomy versus anterior temporal lobectomy in the management of mesial temporal lobe epilepsy: a meta-analysis of comparative studies a systematic review. Journal of Neurosurgery. 2013.
114. Uijl SG, et al. Prognosis after temporal lobe epilepsy surgery: the value of combining predictors. Epilepsia. 2008.
115. Elsharkawy AE, et al. Long-term outcome after temporal lobe epilepsy surgery in 434 consecutive adult patients: clinical article. Journal of Neurosurgery. 2009.
116. Radhakrishnan A, et al. Surgery for long-term epilepsy associated tumors (leats): seizure outcome and its predictors. Clinical Neurology And Neurosurgery. 2016;141:98-105.
117. Mariani V, et al. Prognostic factors of postoperative seizure outcome in patients with temporal lobe epilepsy and normal magnetic resonance imaging. Journal of Neurology. 2019.
118. Bauman K, Devinsky O, Liu AA. Temporal lobe surgery and memory: lessons, risks, and opportunities. Epilepsy Behav. 2019;101:106596.
119. Rolston JD, et al. Rate and complications of adult epilepsy surgery in north america: analysis of multiple databases. Epilepsy Research. 2016.
120. Salanova V, Markand O, Worth R. Temporal lobe epilepsy surgery: outcome, complications, and late mortality rate in 215 patients. Epilepsia. 2002.
121. Salgado PCD, Cendes F. Life adjustment after surgical treatment for temporal lobe epilepsy. Journal of Epilepsy and Clinical Neurophysiolog. 2009.

CAPÍTULO 63

EPILEPSIAS EXTRATEMPORAIS

Francinaldo Lobato Gomes

INTRODUÇÃO

A epilepsia é uma doença crônica do sistema nervoso central, geralmente progressiva e que se manifesta por meio de crises epilépticas não provocadas e por suas consequências biológicas, cognitivas e psicossociais.[1]

Estima-se que cerca de 1%-2% da população mundial seja epiléptica, sendo mais comum em países em desenvolvimento. Embora tenham sido introduzidos novos fármacos antiepilépticos (FAEs) nos últimos 15 anos, cerca de 30% dos pacientes com epilepsia serão refratários ao tratamento medicamentoso e, portanto, candidatos ao tratamento cirúrgico.

Em cerca de 60%-70% dos pacientes refratários, as crises convulsivas surgem na região anteromedial do lobo temporal. No restante dos pacientes as crises surgem nas regiões extratemporais ou neocorticais, formando um grupo de heterogêneo.[2] Estas epilepsias representam um grande desafio cirúrgico, principalmente quando não é possível visualizar uma zona lesional durante a avaliação pré-operatória.

Neste capítulo serão discutidos os aspectos mais importantes relacionados com este grupo de epilepsias.

CLASSIFICAÇÃO E ETIOLOGIA

A epilepsia extratemporal é classificada em lesional ou não lesional conforme a presença de uma lesão epileptogênica na ressonância magnética pré-operatória. Os pacientes com epilepsia extratemporal não lesional costumam ter prognóstico pior quando comparados aos pacientes com epilepsia temporal lesional. Nos pacientes em que há uma lesão, esta costuma ser uma malformação do desenvolvimento cortical, malformação vascular ou uma área de encefalomalácia. Em algumas lesões, como as displasias corticais focais, os limites da lesão são difíceis de serem definidos, o que acrescenta ainda mais dificuldade em seu tratamento.

EPIDEMIOLOGIA

Considerando os estudos feitos em pacientes com epilepsia parcial, a frequência de pacientes com epilepsia extratemporal varia conforme o local onde o estudo foi realizado. Nos centros especializados em cirurgia de epilepsia, cerca de 20% dos pacientes com epilepsia parcial têm epilepsia extratemporal, e a grande maioria dos casos corresponde à epilepsia do lobo frontal ou do lobo central (região perirrolândica).[3-5] Estudos com base em registros hospitalares têm mostrado que a prevalência de epilepsia extratemporal pode ser de até 33%.[6] Há poucos estudos populacionais, um dos quais foi feito na Inglaterra, em 1992, e que mostra que a frequência de epilepsia extratemporal pode ser de até 55%.[7] Neste estudo, os percentuais correspondentes de cada tipo de epilepsia foram os seguintes: epilepsia do lobo frontal, 22,5%; epilepsia do lóbulo central (sensitivomotora), 32,5%; epilepsia do lobo temporal, 27%; epilepsia dos lobos parietal e occipital, 6%. As razões para tanta variabilidade são muitas, mas é provável que os 20% vistos em centros de epilepsia sejam por causa do menor encaminhamento de pacientes para estes centros especializados em razão das patologias localizadas em zonas eloquentes, com maior risco de déficits pós-operatórios. Outro fator pode ser o melhor reconhecimento geral de que a cirurgia é mais útil para os pacientes com epilepsia do lobo temporal.[3]

DIAGNÓSTICO E AVALIAÇÃO PRÉ-CIRÚRGICA

As epilepsias extratemporais representam um grande desafio diagnóstico para o time de epilepsia por várias razões.[8] A mais importante está em definir corretamente os limites da zona epileptogênica e a extensão da ressecção cirúrgica.

O centro da zona epileptogênica pode estar em qualquer lugar no córtex cerebral, e seus limites variam de paciente para paciente. Isto significa que a utilidade dos métodos anatômicos e funcionais utilizados para determinar os limites lesionais tem que ser avaliada em cada paciente. Também, é necessário que os avaliadores têm algum indicativo da localização da zona epileptogênica antes da investigação invasiva, uma vez que só se podem estudar as áreas sobre as quais estão os instrumentos de monitorização tem acesso. Mesmo após a localização da zona epileptogênica e a definição de seus limites, a função normal do córtex envolvido pode limitar o grau de ressecção cirúrgica. A seguir, serão mostradas algumas das ferramentas e métodos que podem ser usados para aumentar as chances de sucesso frente aos desafios das epilepsias extratemporais.

Os objetivos à avaliação pré-cirúrgica incluem a definição da lesão estrutural, a caracterização da anormalidade fisiológica e a determinação da função normal da região envolvida. Estes objetivos podem ser alcançados por vários métodos de investigação não invasivos e invasivos.

Não existe um único método capaz de localizar corretamente a zona epileptogênica em pacientes com epilepsia extratemporal. Portanto, a decisão final sempre dependerá da concordância dos resultados de vários métodos diferentes. Algumas vezes este processo envolve ignorar resultados de testes cujos resultados são muito díspares.

Aspectos Clínicos
A história clínica ajuda na diferenciação entre epilepsias frontal e temporal. Algumas características das epilepsias frontais incluem a maior frequência de crises noturnas, crises de curta duração e ausência de convulsões febris na infância. A semiologia das crises também é importante. As epilepsias do lobo frontal, mais comumente, apresentam início abrupto, progressão rápida e posturas complexas (como a posição do espadachim que está associada ao envolvimento da área motora suplementar), automatismos de membros inferiores, intensos ruídos guturais não vocais e manifestações hipermotoras bizarras.[9-11]

Investigação Não Invasiva
Eletrofisiologia
O eletroencefalograma (EEG) interictal é importante na localização da zona de início ictal. Entretanto, existem algumas áreas inacessíveis ao EEG, como as regiões mediais dos lobos frontais, as regiões orbitofrontais (cujas crises podem ser indistinguíveis das crises dos lobos temporais) e pequenos focos localizados nas regiões motora e sensitiva (por causa do pequeno volume de tecido necessário para produzir crise clínica).

As crises dos lobos parietais e occipitais são pouco comuns. As crises occipitais tipicamente produzem aura visual primária e mostram vários padrões de propagação.[12] As crises dos lobos parietais produzem sintomas somatossensitivos ou outros sintomas que podem representar propagação para outras regiões.[13,14]

Neuroimagem
A ressonância magnética (RM) é o principal exame para detectar e definir uma lesão estrutural em pacientes com epilepsia. As técnicas habituais de ressonância magnética conseguem definir adequadamente tumores, malformações vasculares, áreas de encefalomalácia ou áreas de tecido cerebral que sofreram isquemia. Entretanto, as para a adequada definição das displasias corticais focais são mais dificilmente detectadas pelas técnicas habituais de RM, havendo necessidade de protocolos avançados, bem como análise de radiologistas experientes e que estejam familiarizados com estas patologias.[15] Em algumas situações, o estudo de regiões cerebrais específicas com o uso de espirais de superfície pode ajudar na identificação de áreas de displasia cortical. Nestes casos é necessário que o time de epilepsia interaja com o time de neuroimagem antes do exame para que os radiologistas possam direcionar o estudo para a região de interesse.

Apesar de todas as tentativas de identificar uma lesão estrutural, alguns pacientes com epilepsia extratemporal terão RM normal.[16] Para estes pacientes, pode ser necessário repetir os exames não invasivos, geralmente em aparelhos mais modernos e com mais alto campo, além de equipe de neurorradiologia com maior qualificação na aquisição e interpretação das imagens.

A tomografia por emissão de pósitron (PET – *Positron emission tomography*) também é uma ferramenta útil no diagnóstico lesional das epilepsias extratemporais, particularmente nos casos de displasia cortical e nos casos de túber em pacientes com esclerose tuberosa.[17] Geralmente a PET é feita como um teste interictal que avalia a redução no metabolismo da glicose, usando a 2-[18F] fluoro-2-desoxiglicose, ou 18 FDG.

A tomografia por emissão de fóton único (SPECT – *Single-photon emission computerized tomography*) usa o Tc-99 m hexametilpropilenoamina oxima (HMPAO) para produzir uma imagem do fluxo sanguíneo cerebral. Ela é usada para identificar uma área de aumento do fluxo sanguíneo logo após o início de uma convulsão. Ela tem-se mostrado eficaz na localização do foco extratemporal.[18] A análise da SPECT também pode ser feita usando o SISCOM, um método computadorizado que subtrai a SPECT ictal da SPECT interictal e superpõe os dados em uma imagem anatômica de RM.[19,20] Este é um teste trabalhoso, pois necessita que o paciente esteja no hospital quando ocorrer a convulsão, além da necessidade de que o traçador seja injetado em questão de segundos após o início da convulsão.

A magnetoencefalografia (MEG) faz parte da segunda bateria de testes que pode ser usada em alguns centros de epilepsia. Esta técnica usa fontes magnéticas em vez de fontes elétricas para monitorizar a atividade interictal (e, algumas, a atividade ictal) no cérebro.[21] Diferente do EEG, a MEG pode fornecer informações que podem não ser detectadas por sinais elétricos.

Além disso, a análise da MEG é feita de tal forma que a fonte das alterações magnéticas pode ser mostrada em uma RM anatômica, o que pode ajudar a direcionar o posicionamento dos eletrodos em pacientes que necessitam de monitorização invasiva.

Knowlton *et al.* completaram um estudo prospectivo comparando MEG, PET e SPECT e concluíram que cada um dos exames pode contribuir para localizar o foco epiléptico em pacientes em que haja maior dificuldade.[22,23]

Monitorização Invasiva

Diferente dos pacientes com epilepsia mesial temporal, a monitorização invasiva costuma se fazer necessária mais frequentemente em pacientes com epilepsia extratemporal. Os pacientes que apresentam displasia cortical podem ser encaminhados diretamente à cirurgia com eletrocorticografia (ECoG) intraoperatória (Fig. 63-1). Os pacientes que apresentam RM normal necessitarão de monitorização invasiva por meio de eletrodos subdurais algumas vezes acrescida de eletrodos de profundidade.

Os objetivos da monitorização invasiva são localizar a zona de início ictal e guiar o mapeamento funcional do córtex cerebral normal. Isto requer uma revisão detalhada de todos os dados pré-operatórios de tal forma que se possam cobrir todas as áreas corticais suspeitas. Grande parte dos centros ao redor do mundo utiliza eletrodos subdurais em forma de grades e/ou estrias para os pacientes com epilepsia extratemporal. Estes pacientes podem necessitar de uma ampla craniotomia para que toda a área cortical suspeita possa ser coberta pelos eletrodos.

Apesar de todo este planejamento cuidadoso, pode não ser possível determinar totalmente os limites do foco epiléptico ou mesmo que os limites vão além da área de cobertura dos eletrodos.

Nestes casos, a segunda bateria de testes mostrados anteriormente é usado para direcionar o posicionamento dos eletrodos subdurais e, desta forma, minimizar as chances de erro. Uma vez que muitas das lesões vistas na RM não costumam ser visíveis durante a cirurgia, o uso de sistemas de navegação (Fig. 63-2) auxilia tanto o correto posicionamento dos eletrodos subdurais, quanto a ressecção cirúrgica. Isto também se aplica aos casos em que a RM não mostra lesões, mas que a zona epileptogência pôde ser determinada por meio de PET, SISCOM ou MEG.

O uso de grades, por si só, apresenta alta taxa de complicações, e existem várias estratégias para reduzir o efeito de massa dos eletrodos sobre o tecido cerebral e também para lidar com o lento acúmulo de sangue no espaço subdural que costuma ocorrer em pacientes com gradessubdurais. Estas estratégias incluem a colocação de enxertos durais expansíveis, afrouxamento da fixação ou mesmo a não fixação do osso durante o período de monitorização.

A taxa de complicação relatada em uma grande série foi de 26%, sendo a infecção a complicação única mais comum, representando 12%.[24] As taxas mais altas de complicação ocorreram nas cirurgias feitas no hemisfério esquerdo, nos pacientes com elevado número de eletrodos e naqueles em que foi necessária monitorização prolongada. Apesar do uso das melhores ferramentas diagnósticas disponíveis e do esforço de um time experiente de epileptologistas e neurocirurgiões, cerca de 40% dos pacientes que necessitaram de EEG invasivo e que tinham RM normais não puderam ser operados após o término da monitorização.[25]

Uma vez que os eletrodos subdurais registram a atividade elétrica apenas da superfície cortical, pode ser difícil localizar o foco epiléptico quando as crises surgem em estruturas profundas. Por esta razão, o uso de eletrodos de profundidade (eletrodos finos e tubulares que são colocados dentro do tecido cerebral) pode ser necessário em combinação com os eletrodos subdurais. Os locais mais comumente usados para a colocação de eletrodos de profundidade em pacientes com epilepsia extratemporal incluem a ínsula, o giro do cíngulo, áreas de displasia cortical localizadas no fundo de sulcos e áreas de heterotopia localizadas na substância branca. Para o correto posicionamento dos eletrodos de profundidade, costuma ser necessária a ajuda de um sistema de localização intraoperatória. Em alguns centros europeus é comum a utilização de múltiplos eletrodos de profundidade corretamente posicionados (estéreo-EEG) em vez de eletrodos subdurais para a investigação de pacientes com epilepsia extratemporal. Nas mãos de profissionais experientes, esta técnica tem-se mostrado útil e fornecido bons resultados.[26,27]

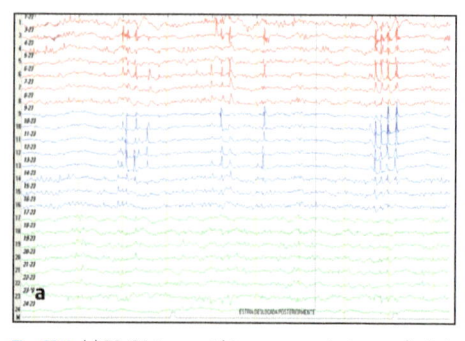

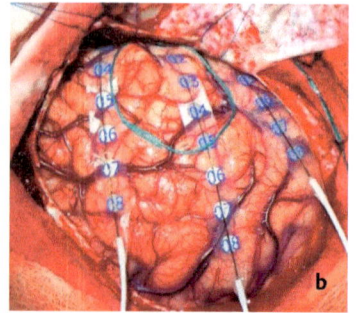

Fig. 63-1. (a) ECoG intraoperatória em uma paciente com displasia cortical frontal opercular direita. (b) Posicionamento das estrias sobre a região correspondente à lesão (conforme dados da neuronavegação) e adjacências. A região circundada em verde indica os limites estabelecidos pela ECoG traçados em azul em a.

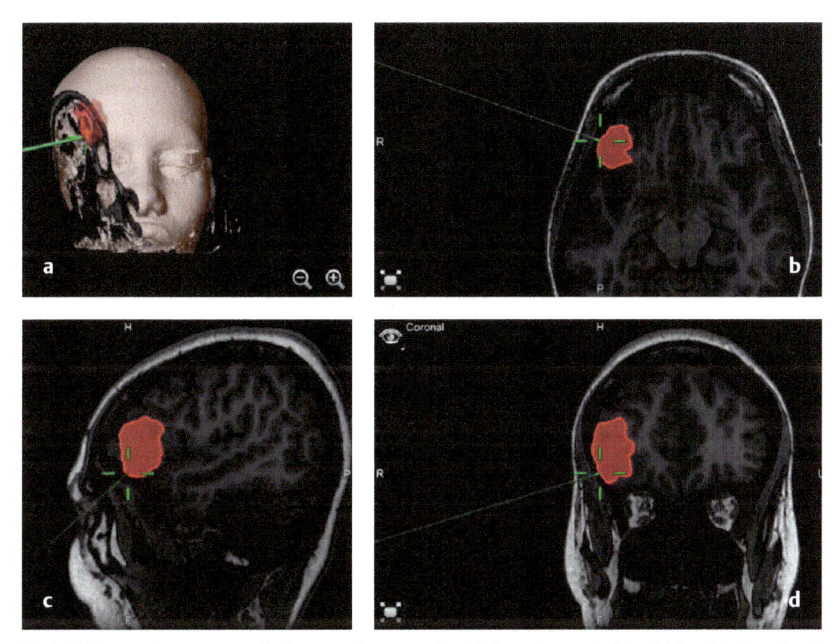

Fig. 63-2. Imagem de neuronavegação de uma paciente com displasia frontal opercular direita. Visão (a) tridimensional, nos planos (b) axial, (c) sagital e (d) coronal. A lesão está marcada em vermelho.

TRATAMENTO CIRÚRGICO

Existem várias técnicas cirúrgicas diferentes que podem ser usadas para os pacientes com epilepsia extratemporal. A escolha da melhor técnica a ser usada para um dado paciente dependerá da localização da localização e da patologia subjacente. Estas técnicas incluem a remoção do tecido cerebral epileptogênico, preservação dos vasos sanguíneos de passagem e dos tractos de substância branca. Assim, as técnicas vão desde lesionectomias focais até ressecções trilobares amplas. Entre as ressecções restritas a um único lobo, as ressecções frontais são as mais comuns,[28-30] seguidas das ressecções neocorticais temporais, parietais e occipitais.

A ressecção extratemporal mais comum é a lesionectomia. As lesões que podem provocar epilepsia são áreas de displasia cortical, tumores (gliomas de baixo grau, tumores neuroepiteliais disembrioplásticos), áreas de encefalomalácia pós-trauma ou pós-isquemia e malformações vasculares (cavernoma).[31] A grande maioria dos pacientes com epilepsia extratemporal lesional apresenta excelentes resultados após a remoção completa da lesão e do córtex adjacente.

A ECoG intraoperatória (Fig. 63-1) tem grande utilidade na determinação do tecido perilesional a ser ressecado. As técnicas variam de acordo com a localização e a natureza da lesão. As displasias corticais são exceção a esta regra. Já é bem conhecido que a taxa de sucesso da cirurgia ressectiva para displasia cortical é inferior à taxa de sucesso para ressecção de lesões de outra natureza. Tal fato deve-se, provavelmente, à dificuldade em determinar os limites da lesão a ser ressecada (Fig. 63-1), bem como ao fato de as displasias geralmente envolverem córtex eloquente que não pode ser ressecado.

Portanto, não é incomum a necessidade de monitorização invasiva com eletrodos subdurais e/ou eletrodos de profundidade para o registro extraoperatório do EEG interictal e ictal, bem como para a estimulação e mapeamento do córtex eloquente.[32]

A topectomia guiada por dados metabólicos e fisiológicos costuma ser feita em pacientes em que não se consegue definir a lesão estrutural. A técnica irá variar de acordo com a localização da zona epileptogênica. Entretanto, existem algumas regras gerais para estes procedimentos. Dentre elas a preservação das artérias e veias que passam através da zona epileptogênica e que suprem o tecido normal (vasos de passagem). A importância desta regra é demonstrada claramente nas ressecções que envolvem o córtex opercular em torno da fissura sylviana.

As ressecções nestas áreas envolvem a abertura de giros da remoção subpial da substância branca até o sulco adjacente. Deve ser feita desta forma porque grande parte dos vasos corticais caminha dentro dos sulcos. Também é importante não aprofundar a ressecção até os tratos profundos da substância branca localizada abaixo do córtex, pois isto pode resultar em déficits decorrentes de lesão do córtex eloquente subjacente. Isto pode ser desafiador em pacientes com malformações do desenvolvimento cortical, porque os sulcos podem ser anormalmente profundos, e a presença de neurônios heterotópicos na base dos sulcos pode ofuscar a margem entre as substâncias branca e cinzenta. Como mencionado anteriormente, pode ser necessário usar sistemas de navegação intraoperatórios (Fig. 63-2) para assegurar a remoção de áreas de alterações estruturais e metabólicas não visualizadas durante a investigação pré-operatória além das áreas que foram demarcadas por meio de eletrodos. Como regra geral, se as áreas que mostram alterações estruturais/metabólicos não se sobreporem às áreas de alterações elétricas, é melhor remover todo o córtex que se presume estar anormal, a menos que haja restrição pela presença de área eloquente.

A experiência da equipe é crucial para o sucesso na hora da tomada de decisão, pois permite obter o melhor de um grupo tão heterogêneo de informações. Isso também requer atenção às limitações dos métodos atuais de localização de lesões em pacientes com epilepsia extratemporal, bem como os riscos inerentes a alguns dos testes invasivos existentes. Isto pode soar intelectualmente frustrante, mas é simplesmente reconhecer estas limitações em nosso entendimento de alguns dos processos que produzem epilepsia extratemporal.

No futuro, certamente haverá um algoritmo claro e conciso para o diagnóstico e o manejo cirúrgico de todos os pacientes com epilepsia extratemporal, mas este ainda não é o caso.

CASOS ILUSTRATIVOS
Caso 1
RM mostrou lesão cortical parietal mesial esquerda em um paciente masculino de 21 anos, epiléptico desde os sete anos, refratário ao tratamento com fenobarbital e oxcarbazepina e com impacto negativo na qualidade de vida (Fig. 63-3a). A RM funcional mostrou que a área motora da perna direita estava distante da lesão. A ressecção cirúrgica foi feita, em maio 2018, guiada por neuronavegação, ECoG e estimulação cortical intraoperatórias. Foi feito uma ECoG pré-ressecção (Fig. 63-3b) e uma pós-ressecção (Fig. 63-3c). A análise histopatológica mostrou displasia cortical com células em balão. O paciente permanece sem crises desde a cirurgia e não apresenta déficit na perna direita.

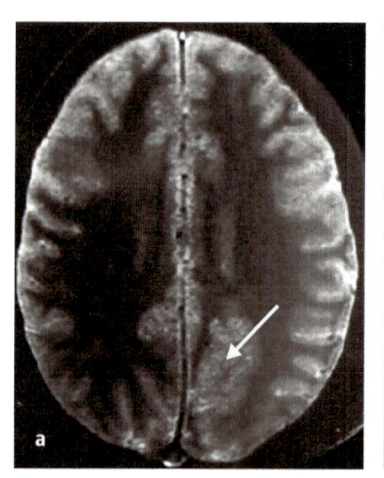

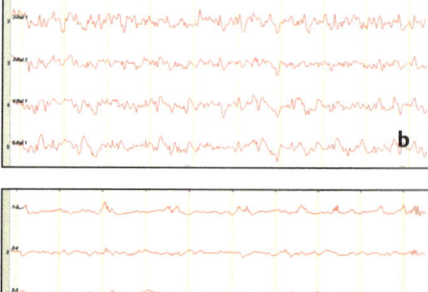

Fig. 63-3. Caso 1.

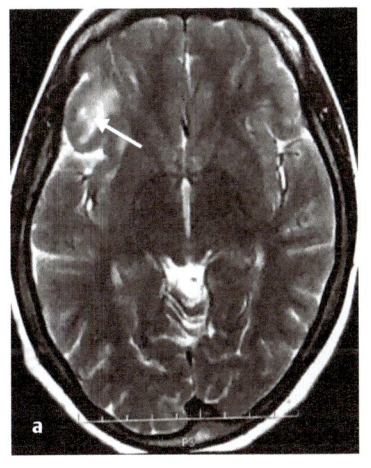

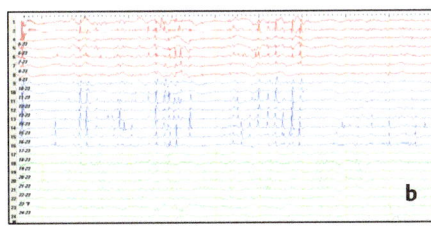

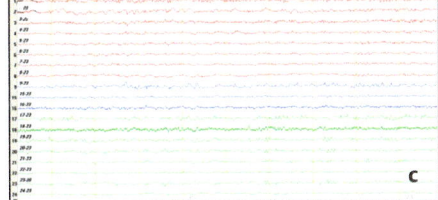

Fig. 63-4. Caso 2.

Caso 2
RM mostrou displasia cortical frontal direita em uma paciente feminina de 16 anos, epiléptica desde o primeiro ano de vida, refratária ao tratamento medicamentoso e com cerca de 20 crises por dia (Fig. 63-4a).
    A ressecção cirúrgica foi feita, em outubro de 2018, guiada por ECoG intraoperatória (Fig. 63-1b) e por neuronavegação (Fig. 63-2). Foi feito uma ECoG pré-ressecção (Fig. 63-4b) e uma pós-ressecção (Fig. 63-4c). A análise histopatológica mostrou displasia cortical com células em balão. Em sua consulta de retorno um mês após a cirurgia, a paciente havia apresentado apenas seis crises (melhora de mais de 90% na frequência das crises).

PROGNÓSTICO
O prognóstico dos pacientes submetidos a ressecções extratemporais varia amplamente na literatura. Entretanto, está bem estabelecido que o estado "livre de crises" é bem menos frequente quando comparado aos pacientes submetidos a ressecções mesiais temporais. Uma vez que o prognóstico dos pacientes com epilepsia extratemporal lesional seja bem melhor do que o dos pacientes com epilepsia não lesional,[28] os resultados de um centro dependerão da predominância de casos lesionais ou não lesionais na casuística. Duas revisões da literatura mostraram resultados semelhantes para o prognóstico pós-cirúrgico de pacientes com epilepsia extratemporal. Engel et al.[33] revisaram os dados de 298 pacientes submetidos a ressecções neocorticais e mostraram que 50% conseguiram ficar livres de crises, com uma taxa de melhora de 79%. Tellez-Zenteno et al. realizaram revisão e metanálise dos resultados cirúrgicos; os resultados mostraram que 34% dos pacientes com epilepsia extratemporal ficaram livres de crise, com esta taxa variando conforme a localização da lesão (27% nos pacientes com lesão frontal, 46% nos pacientes com lesões occipitais e parietais).[34] Entretanto, deve-se notar que os resultados para os pacientes com lesões occipitais e parietais foram com base em relatos únicos, e que a taxa de pacientes livres de crises para as ressecções frontais, com base em sete relatos variou de 9%-80%. Os resultados de estudos realizados na *Cleveland Clinic* mostram que a taxa de pacientes livres de crises submetidos a ressecções frontais caiu de 56% em um ano para 30% em cinco anos após a cirurgia.[30] Indicadores independentes de prognóstico desfavorável neste estudo foram as malformações do desenvolvimento cortical não evidenciadas no estudo de neuroimagem, alterações fora do lobo frontal e padrões ictais generalizados ou mesmo não localizatórios no EEG. O pior prognóstico pós-cirúrgico foi visto nos pacientes com neuroimagem negativa.
    Entretanto, um estudo mostrou uma taxa de pacientes livres de crises de 57% em ressecções frontais com neuroimagem normal, em que a monitorização invasiva demonstrou uma zona de início ictal focal.[16] Trabalhos feitos na Mayo Clinic mostraram resultados similares, com 50% das ressecções extratemporais feitas em pacientes com neuroimagem negativa, mas com monitorização invasiva mostrando início ictal focal, resultando em Engel I (livre de crises incapacitantes).[25] Entretanto, esta taxa caiu para 27,5% quando considerados todos os pacientes (inclusive aqueles em que os eletrodos foram implantados, mas não foram operados). Um estudo provocativo feito por Alarcon et al. tem mostrado que o prognóstico cirúrgico de pacientes com neuroimagens negativa

e positiva pode não ser diferente, embora grande parte dos pacientes que participaram do estudo tivesse epilepsia do lobo temporal.[35]

Dos pacientes com epilepsia extratemporal lesional, aqueles com displasia cortical apresentam o pior prognóstico quanto ao controle de crises. Um estudo feito em 35 pacientes submetidos à ressecção de displasia cortical na *Cleveland Clinic* mostrou que 49% ficaram livres de crises incapacitantes Engel I, não havendo diferença significativa entre ressecções temporais e extratemporais.[36] Entretanto, a série de Bonn, Alemanha, relatou 72% de pacientes que ficaram livres de crises em 53 pacientes submetidos a ressecções para displasia cortical. Novamente, não houve diferenças entre os pacientes submetidos a ressecções temporais e extratemporais, mas os pacientes submetidos a ressecções amplas e multilobares não evoluíram tão bem.[37] Quanto mais completa for a ressecção das displasias corticais, melhor o prognóstico.[38] Há evidências de que o resultado cirúrgico para as displasias corticais pode melhorar com o advento de melhores técnicas de imagem[17] e de um melhor entendimento das características clínicas dos diferentes tipos de displasias corticais.[39]

As complicações da cirurgia de epilepsia extratemporal costumam ser raras, mas podem ser sérias. O risco de complicações dos registros eletrofisiológicos invasivos foi discutido previamente e deve ser incluído na avaliação do risco global do tratamento cirúrgico. Engel *et al*., em sua ampla revisão da literatura, encontraram risco de 0,4% de morte perioperatória, risco de 6% de déficit neurológico novo, risco de 5% de infecção e risco de 6% de alterações cognitivas ou comportamentais.[33] Esta análise não diferenciou cirurgias extratemporais daquelas feitas no lobo temporal. Behrens *et al*. relataram a taxa de complicações de 429 cirurgias consecutivas feitas para o tratamento de epilepsia e encontraram uma taxa de infecção de 4,9% e uma taxa de complicação neurológica de 5,4%, sendo 3% complicações transitórias.[40]

Complicações específicas das cirurgias extratemporais estão relacionadas primariamente com a proximidade de córtex eloquente, levantando a questão: **quais áreas não podem ser removidas?** Ressecções dentro do córtex motor e sensitivo primários, das áreas de Wernicke e de Broca costumam ser proibitivas. As únicas exceções a esta regra são os pacientes com déficit preexistente e severo, pacientes em que a frequência das crises tornou um membro funcionalmente inútil (p. ex., nos casos de epilepsia parcial contínua), ou nos pacientes onde as convulsões, por si só, representam ameaça à vida. Felizmente, estas situações costumam ser raras, e a decisão cirúrgica deve ser tomada cuidadosamente e em comum acordo com o paciente e seus familiares.

Outra exceção é o acometimento do córtex motor não dominante para a face. As ressecções nesta região podem ser feitas com pouca ou nenhuma paresia facial,[41] e isto pode ser aceitável se a chance de sucesso for alta. A área motora suplementar representa uma região especial onde as ressecções podem produzir déficits iniciais que costumam melhorar em cerca de duas a três semanas. Ela está localizada na porção mesial do lobo frontal, anterior à área do pé no córtex motor primário e parece estar envolvida no planejamento da atividade motora.[42]

Ressecções na área motora suplementar podem produzir hemiplegia contralateral (embora possa ocorrer também paresia ipsilateral) com tônus normal, mutismo (mais comum em ressecções feitas no hemisfério dominante) e negligência.[43-45] Os sintomas melhoram gradualmente em duas a três semanas (em 41 dias em um paciente) na maioria dos casos.[45] Podem ser feitas ressecções na área motora suplementar de forma segura, mas os pacientes e seus familiares devem ser informados sobre a possibilidade de déficit neurológico transitório no pós-operatório.

O resultado cirúrgico dos pacientes com epilepsia lesional são bem melhores do que nos pacientes com epilepsia não lesional. Estes resultados variam conforme a patologia de base. As cirurgias costumam ser planejadas com o objetivo de não adicionar déficits aos pacientes, embora déficits neurológicos transitórios possam ser antecipados em algumas áreas, como a área motora suplementar.

Os fatores que determinam o sucesso do tratamento cirúrgico em pacientes com epilepsia extratemporal são a adequada seleção dos pacientes, adequada avaliação e discussão dos resultados esperados, bem como dos riscos envolvidos com cada procedimento.

CONCLUSÕES

A epilepsia extratemporal representa o que há de mais desafiador no campo da cirurgia de epilepsia. Tal peculiaridade está relacionada com as dificuldades em identificar determinadas patologias e seus limites, a dificuldade no entendimento da relação entre a patologia e a zona epileptogênica e com as limitações impostas pelo córtex funcional que participa da geração das crises. Nossa capacidade de lidar com estes pacientes tem melhorado substancialmente por conta das novas técnicas de neuroimagem, como RM de alta resolução, PET, SPECT ictal e MEG. Também há um entendimento crescente dos padrões do EEG ictal e de seu valor preditivo para a ressecção cirúrgica.

> **DICAS**
>
> - O futuro da cirurgia para as epilepsias extratemporais é promissor, mas há claramente muitas questões a serem resolvidas para que consigamos proporcionar a melhor assistência a este grupo desafiador de pacientes;
> - Mais do que qualquer outro grupo de pacientes, os pacientes com epilepsia extratemporal necessitam de atenção coordenada de uma equipe multidisciplinar que inclua neurologista, neurorradiologista com experiência em técnicas de neuroimagens funcional e metabólica, neurofisiologista, neurocirurgião experiente e equipamentos de localização de alta *performance*.

REFERÊNCIAS BIBLIOGRÁFICAS

1. Fisher RS, Boas WVE, Blume W, et al. Epileptic seizures and epilepsy: definitions proposed by International League Against Epilepsy (ILAE) and the International Bureau for Epilepsy (IBE). Epilepsia. 2005;46(4):470-2.
2. Williamson PD, Van Ness P, Wieser HG, Quesney LF. Surgically remediable extratemporal syndromes. In Engel J (Ed) Surgical Treatment of the Epilepsies, Raven Press, New York. 1993(2):65-76.
3. Spencer DD, Spencer SS. Surgery for epilepsy. Neurol Clin. 1985;3:313-30.
4. Spencer SS, Berg AT, Vickrey BG, et al. Initial outcomes in the Multicenter Study of Epilepsy Surgery. Neurology. 2003;61:1680-5.
5. Kutsy RL. Focal extratemporal epilepsy: clinical features, EEG patterns, and surgical approach. J Neurol Sci. 1999;166:1-15.
6. Semah F, Picot MC, Adam C, et al. Is the underlying cause of epilepsy a major prognostic factor for recurrence? Neurology .1998;51:1256-62.
7. Manford M, Hart YM, Sander JW, Shorvon SD. National General Practice Study of Epilepsy (NGPSE): partial seizure patterns in a general population. Neurology. 1992;42:1911-7.
8. Roper SN. Surgical treatment of the extratemporal epilepsies. Epilepsia. 2009;50(8):69-74.
9. Salanova V, Morris HH, Van Ness P, et al Frontal lobe seizures: electroclinical syndromes. Epilepsia. 1995b;36:16-24.
10. Jobst BC, Siegel AM, Thadani VM, et al. Intractable seizures of frontal lobe origin: clinical characteristics, localizing signs, and results of surgery. Epilepsia. 2000;41:1139-52.
11. So EL. Value and limitations of seizure semiology in localizing seizure onset. J Clin Neurophysiol. 2006;23:353-7.
12. Williamson PD, Thadani VM, Darcey TM, et al. Occipital lobe epilepsy: clinical characteristics, seizure spread patterns, and results of surgery. Ann Neurol. 1992b;31:3-13.
13. Williamson PD, Boon PA, Thadani VM, et al. Parietal lobe epilepsy: diagnostic considerations and results of surgery. Ann Neurol. 1992a;31:193-201.
14. Salanova V, Andermann F, Rasmussen T, et al. Parietal lobe epilepsy. Clinical manifestations and outcome in 82 patients treated surgically between 1929 and 1988. Brain. 1995a;118(3):607-27.
15. Widdess-Walsh P, Diehl B, Najm I. Neuroimaging of focal cortical dysplasia. J Neuroimaging. 2006;16:185-96.
16. Siegel AM, Jobst BC, Thadani VM, et al. Medically intractable, localization-related epilepsy with normal MRI: presurgical evaluation and surgical outcome in 43 patients. Epilepsia. 2001;42:883-8.
17. Salamon N, Kung J, Shaw SJ, et al. FDG-PET/MRI coregistration improves detection of cortical dysplasia in patients with epilepsy. Neurology. 2008;71:1594-601.
18. O'Brien TJ, So EL, Cascino GD, et al. Subtraction SPECT coregistered to MRI in focal malformations of cortical development: localization of the epileptogenic zone in epilepsy surgery candidates. Epilepsia. 2004;45:367-76.
19. O'Brien TJ, So EL, Mullan BP, et al. Subtraction ictal SPECT coregistered to MRI improves clinical usefulness of SPECT in localizing the surgical seizure focus. Neurology. 1998;50:445-54.
20. O'Brien TJ, So EL, Mullan BP, et al. Subtraction SPECT coregistered to MRI improves postictal SPECT localization of seizure foci. Neurology. 1999;52:137-46.
21. Knowlton RC. Can magneto encephalography aid epilepsy surgery? Epilepsy Curr. 2008,8.1-5.
22. Knowlton RC, Elgavish RA, Bartolucci A, et al. Functional imaging: II. Prediction of epilepsy surgery outcome. Ann Neurol. 2008a;64:35-41.
23. Knowlton RC, Elgavish RA, Limdi N, et al. Functional imaging: I. Relative predictive value of intracranial electroencephalography. Ann Neurol. 2008b;64:25-34.
24. Hamer HM, Morris HH, Mascha EJ, et al. Complications of invasive video-EEG monitoring with subdural grid electrodes. Neurology. 2002;58:97-103.
25. Wetjen NM, Marsh WR, Meyer FB, et al. Intracranial electroencephalography seizure onset patterns and surgical outcomes in nonlesional extratemporal epilepsy. J Neurosurg. 2009;110:1147-52.
26. Munari C, Hoffmann D, Francione S, et al. Stereoelectroencephalography methodology: advantages and limits. Acta Neurol Scand. 1994(152):56-69.
27. Cossu M, Cardinale F, Colombo N, et al. Stereoelectroencephalography in the presurgical evaluation of children with drug-resistant focal epilepsy. J Neurosurg. 2005;103:333-43.
28. Janszky J, Jokeit H, Schulz R, et al. EEG predicts surgical outcome in lesional frontal lobe epilepsy. Neurology. 2000;54:1470-6.
29. Hosking PG. Surgery for frontal lobe epilepsy. Seizure. 2003;12:160-6.
30. Jeha LE, Najm I, Bingaman W, et al. Surgical outcome and prognostic factors of frontal lobe epilepsy surgery. Brain. 2007;130:574-84.
31. Frater JL, Prayson RA, Morris IH, Bingaman WE. Surgical pathologic findings of extratemporal-based intractable epilepsy: a study of 133 consecutive resections. Arch Pathol Lab Med. 2000;124:545-9.
32. Widdess-Walsh P, Jeha L, Nair D, et al. Subdural electrode analysis in focal cortical dysplasia: predictors of surgical outcome. Neurology. 2007;69:660-7.

33. Engel Jr. J, Wiebe S, French J, et al. Practice parameter: temporal lobe and localized neocortical resections for epilepsy. Epilepsia. 2003;44:741-51.
34. Tellez-Zenteno JF, Dhar R, Wiebe S. Long-term seizure outcomes following epilepsy surgery: a systematic review and meta-analysis. Brain. 2005;128:1188-98.
35. Alarcon G, Valentin A, Watt C, et al. Is it worth pursuing surgery for epilepsy in patients with normal neuroimaging? J Neurol Neurosurg Psychiatry. 2006;77:474-80.
36. Edwards JC, Wyllie E, Ruggeri P M, et al. Seizure outcome after surgery for epilepsy due to malformation of cortical development. Neurology. 2000;55:1110-14.
37. Kral T, Clusmann H, Blumcke I, et al. Outcome of epilepsy surgery in focal cortical dysplasia. J Neurol Neurosurg Psychiatry. 2003;74:183-8.
38. Wyllie E, Luders H, Morris III HH, et al. Clinical outcome after complete or partial cortical resection for intractable epilepsy. Neurology. 1987;37:1634-41.
39. Lerner JT, Salamon N, Hauptman JS, et al. Assessment and surgical outcomes for mild type I and severe type II cortical dysplasia: A critical review and the UCLA experience. Epilepsia. 2009;50(6):1310-35.
40. Behrens E, Schramm J, Zentner J, Konig R. Surgical and neurological complications in a series of 708 epilepsy surgery procedures. Neurosurgery. 1997;41:1-9.
41. Rasmussen T. Surgery of frontal lobe epilepsy. Adv Neurol. 1975;8:197-205.
42. Fried I, Katz A, McCarthy G, et al. Functional organization of human supplementary motor cortex studied by electrical stimulation. J Neurosci. 1991;11:3656-66.
43. Laplane D, Talairach J, Meininger V, et al. Clinical consequences of corticectomies involving the supplementary motor area in man. J Neurol Sci. 1977;34:301-14.
44. Rostomily RC, Berger MS, Ojemann GA, Lettich E. Postoperative deficits and functional recovery following removal of tumors involving the dominant hemisphere supplementary motor area. J Neurosurg. 1991;75:62-68.
45. Zentner J, Hufnagel A, Pechstein U, et al. Functional results after resective procedures involving the supplementary motor area. J Neurosurg. 1996;85:542-9.

CAPÍTULO 64

ESTIMULAÇÃO DO NERVO VAGO PARA TRATAR EPILEPSIA

Manoel Jacobsen Teixeira

INTRODUÇÃO

A epilepsia acomete dezenas de milhões pessoas no mundo.[1] A qualidade de vida das pessoas com epilepsia compromete-se em decorrência das convulsões, da baixa tolerabilidade, da baixa adesão, da elevada ocorrência de adversidades das drogas antiepilépticas (DAEs), do comprometimento cognitivo, das limitações físicas, dos estigmas relacionados com a doença e da sobrecarga financeira do tratamento.[2] A ausência de melhora das convulsões com duas DAEs reduz significativamente a possibilidade de as convulsões serem controladas com outros medicamentos.[3] A epilepsia é resistente ao tratamento farmacológico em 30 a 40% dos doentes epilépticos, apesar da otimização e do uso das doses máximas toleradas dos medicamentos.[3,4] O tratamento neurocirúrgico é a alternativa mais promissora para tratar esses doentes, pois pode proporcionar redução da frequência ou das crises convulsivas de até 80% dos casos.[4] A ressecação da zona epileptogênica é um procedimento eficaz quando os focos que originam as crises são identificáveis e acessíveis. Nos doentes com lesões hemisféricas difusas unilaterais, a hemisferotomia ou a ressecação multilobar podem ser eficazes.[5] Doentes que sofrem lesões traumáticas decorrentes de crises com queda podem beneficiar-se com a calosotomia.[6] A estimulação elétrica do nervo vago (ENV) é indicada para tratar os doentes em que as zonas epileptogênicas são multifocais, difíceis de serem localizadas ou alocadas em regiões inacessíveis ou onde há risco de sequelas decorrentes da manipulação operatória ressecativa.[7]

EVOLUÇÃO DOS ACONTECIMENTOS

De acordo com Ruffoli et al.,[8] a ENV foi proposta tratar a epilepsia por James Corning. Baseando-se na concepção de Caleb Hillier Parry, datada de 1792, de que as convulsões seriam causadas pela modificação do fluxo sanguíneo encefálico, em 1882 Corning propôs a compressão das artérias carótidas concomitantemente com a estimulação elétrica transcutânea do nervo vago para reduzir a frequência e o débito cardíaco e comprimir as fibras do sistema nervoso simpático visando a contrair a vasculatura cerebral e reduzir a perfusão encefálica para abortar as crises. Graças a estudos realizados com animais, ENV passou a ser utilizada para tratar a epilepsia de seres humanos após a década de 1980 ao se demonstrar que proporcionava redução de 50% da duração e da frequência das crises convulsivas.[7,9-11] A consolidação dos dados favoráveis descritos nos estudos, muitos dos quais multicêntricos, versando sobre o tratamento de doentes com crises predominantemente parciais, crises parciais complexas ou todos os tipos de convulsões intratáveis,[12-15] possibilitou que o método fosse aprovado em 1994 nos países da Comunidade Européia para tratar doentes com convulsões com convulsões generalizadas ou parciais com ou sem generalização secundária ou de qualquer faixa etária[7] e pela Food and Drug Administration dos Estados Unidos da América, em 1997, como terapia adjuvante para reduzir a frequência das convulsões em adultos e adolescentes com mais de 12 anos de idade com crises parciais refratárias às DAEs[7] e, em 2005, para tratar a depressão.[16]

MECANISMOS

Os mecanismos exatos pelos quais a ENV exerce efeitos anticonvulsivantes ainda não foram completamente elucidados.[18] Deles parecem participar as modificações funcionais e metabólicas corticais e subcorticais que ocorrem difusamente com modulação no encéfalo da atividade do núcleo do trato solitário e dos núcleos do tronco encefálico.[19]

De acordo com o diâmetro e as funções sensitivas, neurovegetativas e motoras, o nervo vago é misto. Compõe-se de fibras mielinizadas do tipo A (Aα, Aβ e A™) com diâmetros de 1 a 22 μm e velocidades de condução de 5 a 120 m/s responsáveis pela transmissão rápida, especialmente, das informações viscerais aferentes dos estímulos mecânicos e motoras, fibras B moderadamente mielinizadas, com diâmetro de aproximadamente 3 μm e velocidades de condução de 3 a 15 m/s responsáveis pela transmissão dos estímulos parassimpáticos viscerais e, principalmente (65-80%), pelas fibras amielínicas C, com diâmetros de 0,2 a 1,5 μm e velocidade de condução de 2 m/s responsáveis pelas aferências viscerais. Cerca de 80% de suas fibras são aferentes e 20% eferentes motoras.[8] Apesar de as velocidades de condução das fibras eferentes das fibras A serem superiores às das aferentes C, a reobase e a cronaxia assemelham-se entre si. O limiar para ativar as fibras C é 10 a 100 vezes maior do que o das fibras A. Ao contrário de estudos prévios,[20] o recrutamento das fibras C não é essencial para a supressão das crises, pois a ENV geralmente é bem tolerada e não evoca sensações dolorosas,[21] o que sugere que ativa, preferencialmente, os axônios das fibras A e B.[22,23] As fibras vagais conectam-se a quatro núcleos bulbares, núcleo do nervo trigêmeo, o núcleo do trato solitário, núcleo ambíguo e núcleo motor dorsal do nervo vago.[8]

As fibras eferentes originam-se, predominantemente, do núcleo motor dorsal do vago e do núcleo ambíguo e são responsáveis pela inervação parassimpática da maioria das vísceras torácicas e abdominais (coração, pulmões e trato gastrointestinal) e inervação motora da laringe e da faringe.

As fibras aferentes gerais das vísceras torácicas e abdominais e dos baro e quimiorreceptores aórticos de cabeça, pescoço, tórax e do abdome têm os corpos celulares no gânglio nodoso e transmitem as informações para o segmento caudal do núcleo do trato solitário (NTS), centro importante para a regulação visceral, funções cardiovasculares e respiratórias. O NTS gera projeções para interneurônios vasomotores do bulbo ventrolateral caudal relacionados com o controle da pressão arterial onde modula a atividade dos motoneurônios dos músculos estriados presentes no núcleo ambíguo envolvidos na deglutição e dos neurônios pré-motores parassimpáticos que controlam a frequência cardíaca.[8] Gera, também, projeções para os núcleos viscerais do bulbo que mediam sensações viscerais e para a formação reticular bulbar e prosencéfalo, ou seja, no núcleo do *locus coeruleus*, hipotálamo, amígdala, tálamo, córtex insular, núcleo do trato espinal do trigêmeo, área postrema e formação reticular do bulbo.[8] A maioria das aferências do núcleo do trato solitário é retransmitida através do núcleo parabraquial, localizado na ponte dorsal lateralmente ao *locus coeruleus*. Este, por sua vez, origina eferentes para o hipotálamo, amígdala e córtex orbitofrontal.[24,25] O núcleo parabraquial projeta-se em vários núcleos talâmicos, incluindo o núcleo parvocelular ventroposterior, que retransmite as sensações viscerais para o córtex insular e núcleos intralaminares do tálamo. Estes últimos, por sua vez, modificam de modo generalizado a atividade cortical, do hipotálamo, amígdala e prosencéfalo basal. O hipotálamo lateral e o prosencéfalo basal, por sua vez, projetam-se difusamente no córtex cerebral e interferem na atividade cortical.[8,24] Atuando no *locus coeruleus* e nos núcleos da rafe, a ENV modula a atividade cortical via tratos noradrenérgicos que se projetam no circuito límbico e serotonérgicos que se projetam no diencéfalo e telencéfalo[24,25] inibe o núcleo subtalâmico em animais de experimentação.[24] A liberação de noradrenalina parece ser essencial para justificar sua eficácia.[23] Há quem atribua a supressão das crises à liberação de GABA e glicina no tronco encefálico e no córtex cerebral.[26] A ENV, via ativação do sistema reticular do tronco encefálico, abole a sincronização cortical e dessincroniza EEG, mecanismo que suprime a atividade epileptiforme e é menos eficaz quando a frequência de estimulação é superior a 60 Hz.[8]

Nos estudos de neuroimagem funcional evidenciou-se que a ENV modifica a atividade de várias regiões do encéfalo, altera o fluxo sanguíneo regional no tálamo, lobo temporal mesial, córtex pré-frontal e circuito límbico e normaliza a inibição neuronal alterada em doentes com epilepsia.[27] A estimulação magnética transcraniana de doentes com epilepsia tratados com ENV proporciona aumento significativo da inibição neuronal sem efeito na excitabilidade cortical.[28]

Sua eficácia é melhor quando a ENV é realizada precocemente em relação ao momento de início da crise convulsiva.[29] A ENV protege contra convulsões induzidas, experimentalmente, em animais mesmo quando interrompida antes do início das convulsões; a duração da prevenção das convulsões é quatro vezes maior do que a duração da estimulação.[30] A ENV preveniu ou reduziu as convulsões clônicas induzidas pelo pentilenotetrazol intraperitoneal e pelo ácido 3-mercaptopropiônico (inibidor da síntese e liberação de GABA) e as convulsões causadas pelo eletrochoque.[31] Postergou, significativamente, o início e preveniu o estágio VI das crises convulsivas tônico-clônicas generalizadas[32] durante o *kindling* amigdaloide de gatos e proporcionou controle completo das crises em dois macacos e redução da frequência em macacos.[33]

CRITÉRIOS PARA INDICAÇÃO DA ENV

As drogas antiepilépticas (DAEs) e as cirurgias encefálicas ablativas curativas e paliativas são as melhores alternativas para tratar as convulsões. A ressecção é indicada para tratar doentes com crises focais parciais refratárias às DAEs quando se identifica foco epileptogênico passível de ser removido sem comprometer áreas funcionalmente importantes. Quando a investigação é inconclusiva e o risco das cirurgias ablativas é elevado, procedimentos paliativos, como os de desconexão ou de neuromodulação elétrica do encéfalo, devem ser consideradas.[34] A ENV deve ser considerada para tratar doentes com epilepsia multifocal, condição em que ocorrem vários focos independentes e bilaterais, a epilepsia generalizada idiopática ou sintomática e a epilepsia do lobo temporal bilateral sem dominância quanto ao início da crise.[35-37] A ENV proporciona resultados similares aos da calosotomia em doentes com convulsões tônicas, tônico-clônicas generalizadas, parciais complexas e mioclônicas.[37]

PROCEDIMENTO CIRÚRGICO E CUIDADOS PÓS-OPERATÓRIOS IMEDIATOS

Deve-se disponibilizar uma equipe para implantar o dispositivo, ensinar o doente e sua família sobre seu uso, ajustar os parâmetros de estimulação para aperfeiçoar a resposta clínica e monitorar os efeitos adversos e a vida útil restante da bateria do gerador. Os doentes devem ser orientados sobre a provável necessidade de tratamento contínuo com DAEs, sobre a possibilidade de o início da eficácia seu tardio, sobre o uso de ímã para ativar e desligar o gerador e sobre a evitação da diatermia com ondas curtas, micro-ondas ou ultrassom terapêutico em razão da possibilidade de aquecimento do gerador ou do eletródio.[37-39]

O eletródio deve envolver o nervo vago esquerdo para que sejam evitadas arritmias cardíacas, pois os ramos do nervo vago direito predominam na inervação do nó sinoatrial.[3] O implante é realizado após incisão cervical horizontal no plano da membrana cricotireóidea estendendo-se da linha média até a borda medial do músculo esternocleidomastóideo. Após a abertura do platisma e, quando necessário, a secção do músculo omo-hióideo, expõe-se a bainha carotídea e identifica-se o nervo vago alocado entre a artéria carótida e a veia jugular. O tronco nervoso deve ser dissecado e envolvido pelo eletródio contendo três espirais, ou seja, uma aleta para fixá-lo, o ânodo e o cátodo. A forma de onda e a direção do posicionamento do eletródio ao longo do nervo (ânodo alocado proximal ou distalmente) não influenciam os limiares da estimulação. O gerador de pulsos geralmente é implantado no interior do tecido celular subcutâneo da fossa subclavicular ou no compartimento subfascial da região peitoral esquerda e conectado à extremidade distal do eletródio tunelizado no tecido celular subcutâneo.[38] Testes devem ser realizados intraoperatoriamente, ativando-se brevemente o eletródio com correntes de 1,0 mA, 500 μs e 20 Hz (Fig. 64-1).[7]

A adequação da intensidade da corrente, largura e frequência de pulso e do espaçamento dos períodos de estimulação são essenciais para a ENV ser eficaz. Estes parâmetros de estimulação são programados em um de computador e transmitidos para o gerador via cabeçote aplicado sobre o gerador de pulsos com sinais de radiofrequência. Durante a programação é possível verificar-se a impedância dos cabos e dos eletródios e os parâmetros da estimulação e estimar-se a vida útil da bateria do gerador. Apesar de a estimulação pós-operatória poder ser iniciada imediatamente, na maioria dos centros, o gerador é mantido desligado durante as primeiras 2 semanas pós-operatórias, para a seguir, ser ligado e ter a intensidade da corrente elevada gradualmente. A modificação das configurações da estimulação intermitente é individualizada e deve acordar com a tolerância do doente e a resposta clínica.[24]

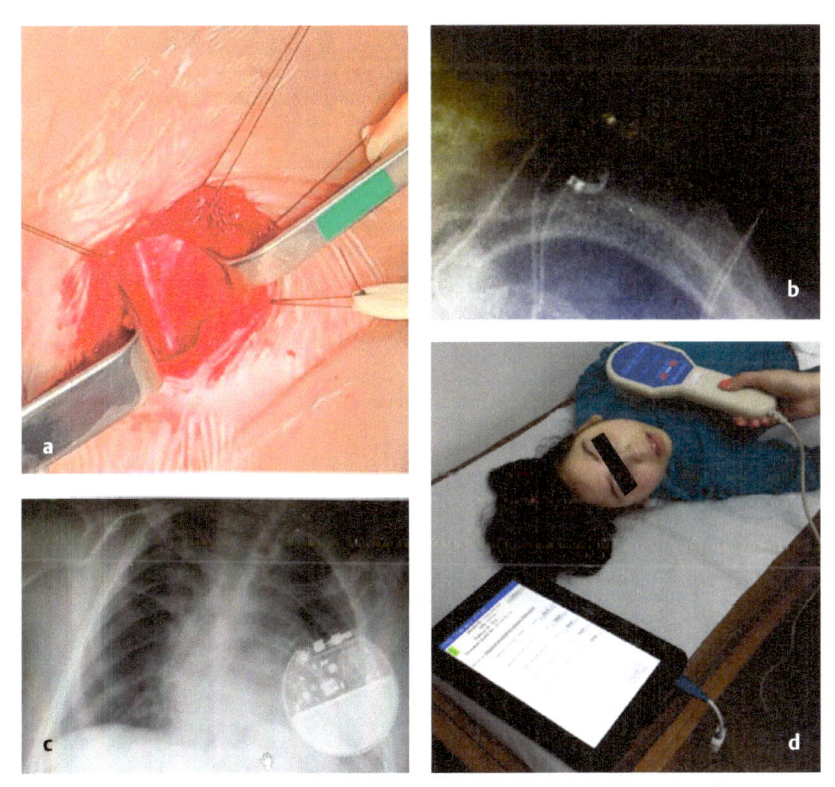

Fig. 64-1. Implante de sistema de estimulação no nervo vago esquerdo de criança com crises generalizadas de epilepsia. (**a**) Fotografia revelando incisão cervical transversal e exposição do nervo vago e da artéria carótida comum esquerdas. (**b**) Radiografia da região cervical revelando o eletródio implantado no nervo vago esquerdo. (**c**) Radiografia do tórax revelando gerador de pulsos implantado na região peitoral esquerda. (**d**) Fotografia da criança durante a programação transcutânea do gerador implantado.

Quadro 64-1. Parâmetros de Estimulação de ENV para Tratar Doentes com Epilepsia

Parâmetros	Valores
Corrente	0-3,5 mA escalonada de 0,25 mA ≤ 1 mA, ± 10% > 1 mA (1,5 mA)
Frequência dos pulsos	1, 2, 5, 10, 15, 20, 25, 30 Hz ± 6% (20-30 Hz)
Largura dos pulsos	130, 250, 500, 750, 1.000 µs ± 10% (250-500 µs)
Duração do tempo com equipamento ligado	7, 14, 21, 30, 60 s ± 15% ou ± 7 s (30 s)
Duração do tempo com equipamento desligado	0,2; 0,3; 0,5; 0,8; 1,1; 1,8; 3 min e 5-180 min (5 min) (5-60 min em etapas de 5 min; 60-180 min em etapas de 30 min) + 4,4 / −8,4 s ou ± 1%

As configurações dos parâmetros de estimulação baseiam-se em estudos realizados em animais de pesquisa e em alguns estudos envolvendo seres humanos e ainda não foram precisamente estabelecidos. A estimulação ideal deve ofertar a mínima quantidade de energia suficiente para ativar as fibras aferentes responsáveis pelo efeito terapêutico e prolongar a duração da vida útil da bateria do gerador sem comprometer a integridade das fibras nervosas ou causar outros efeitos adversos. Recomenda-se iniciar a estimulação com corrente de 0,25 a 0,5 mA e titulá-la mensal e gradualmente até o valor máximo de 3,5 mA (geralmente a ENV é mantida de modo prolongado, com 1,5 a 2,25 mA);[40] correntes inferiores a 1,0 mA não proporcionam efeitos terapêuticos.[41] A corrente deve ser aumentada gradualmente até proporcionar o controle das crises. A frequência varia de 20 a 30 Hz; valores superiores a 50 Hz podem lesionar irreversivelmente o nervo vago e não melhoram o resultado do tratamento,[42] enquanto que correntes com 1 Hz geralmente são ineficazes.[10,12,43,44] Apesar de ativar número menor de fibras, a largura de pulso geralmente varia de 250 a 500 µs e possibilita reduzir o consumo de energia.[45] Podem ser necessários parâmetros de estimulação mais elevados (corrente ou largura de pulso) em crianças.[15] Valores mais baixos da largura e da frequência de pulso podem ser úteis para reduzir os efeitos adversos da estimulação. Os cursos da estimulação devem durar 30 s e serem intervalados de 3 a 5 minutos (Quadro 64-1).[40] De acordo com um estudo, a redução do período em que o gerador permanece desligado para 1,1 min ou menos proporcionou redução de 39% das convulsões, em oposição a 21% observado no grupo tratado com estimulação com configurações de linha de base.[16] Alguns autores recomendam estimulações rápidas durante 7 s intervaladas de 30 s.[46,47] Não havendo melhora satisfatória relacionada com a frequência ou a gravidade das crises em 6 a 9 meses, deve-se reduzir a duração do período em que o equipamento permanece desligado de 5 para 3 minutos e, a seguir e de modo escalonado, para 1,8 minuto, associadamente à redução do período de tempo em que permanece ligado para 7 s ("ciclo rápido").[48]

Deve-se aguardar, pelo menos, 12 a 18 meses antes da remoção do gerador em caso de ineficácia. O gerador deve ser desligado durante várias semanas ou mais antes de ser removido, pois se as convulsões piorarem sem outras razões, é possível que a estimulação tenha sido eficaz e que a remoção do dispositivo implantado possa ser reconsiderada. Como o descolamento do eletródio do nervo vago é muito trabalhosa, muitos neurocirurgiões não o removem.[39]

A estimulação intermitente pode ser necessária quando o doente apresenta rouquidão ao falar, disfagia ao alimentar-se, dispneia durante a execução de exercícios intensos, apneia, desconforto ou sonolência exagerada. A estimulação sob demanda tem a finalidade de abortar a convulsão, pois a interrompe ou reduz sua gravidade ou duração, principalmente quando aplicada durante a fase inicial da sua ocorrência. É realizada com a aplicação transcutânea de um ímã sobre o gerador implantado durante alguns segundos. Para tal utilizam-se intensidade de correntes e larguras de pulso superiores às da estimulação intermitente. O procedimento proporciona abortamento das crises em 60% dos doentes após 3 anos de acompanhamento.[49]

A tecnologia do ENV com alça fechada já aprovada na Europa com base no fato de que ocorre taquicardia ictal em aproximadamente 82% dos doentes com crises focais ou generalizadas.[50]

RESULTADOS

A redução da frequência e duração das crises e melhora da qualidade de vida dos doentes pode aumentar após períodos prolongados de estimulação;[51] os efeitos da ENV não são necessariamente imediatos, pois pode ocorrer melhora gradativa progressiva, alteração do curso e redução da progressão da doença ao longo do tempo.[7,12] Deve-se aguardar, pelo menos, 1 ano, antes de concluir sobre a eficácia da ENV.[7]

A ENV proporciona redução de 35-45% do número médio das crises e reduz em 50% ou mais a frequência das convulsões em 50 a 60% dos doentes com vários tipos de epilepsia.[52,53] De acordo com uma revisão envolvendo doentes com epilepsia parcial e generalizada acompanhados durante até 3 anos, a taxa de resposta foi de 36,8% em 1 ano, 43,2% em 2 anos e de 42,7% em 3 anos e houve redução de

35% da frequência das crises durante o primeiro ano, 44,3% após o segundo ano e 44,1% após o terceiro ano.[53] De acordo com outras casuísticas, a frequência de doentes responsivos após 4 anos foi de 69%[54] e de 64%[55] após 5 anos e a redução média das crises foi de 76% após 10 anos,[56] 8,5 a 27% dos doentes permaneceu sem convulsões durante mais de 1 ano,[57] mas 11 a 25% dos epilépticos não se beneficia com o tratamento.[58] De acordo com um estudo retrospectivo multicêntrico, 32,5% das crianças tornaram-se responsivas após 6 meses, 37,6% após 12 meses e 43,8% após 24 meses.[15] Alguns autores observaram que o alívio é mais frequente durante o primeiro ano nos doentes com crises generalizadas.[59]

A ENV pode, adicionalmente, proporcionar redução do número e das doses e mesmo a descontinuação das DAEs e melhora da satisfação dos doentes.[60,61] As crianças parecem responder de forma semelhante aos adultos.[62] A ENV pode reduzir a frequência das crises e o uso dos DAEs pela maioria dos doentes pediátricos, independentemente do sexo, idade ou tipo de crise.[63] Além de reduzir a frequência das crises a ENV pode, adicionalmente, reduzir a sonolência diurna, melhorar o estado de alerta,[64] a atenção, a memória,[65] a cognição, o comportamento, o humor (estudos de Classe III),[66] a qualidade de vida[67] e os escores, bem-estar físico e emocional, depressão e limitações funcionais do QOLIE-10 dos doentes tratados.[68,69] Não ocorre tolerância ao efeito terapêutico da ENV em longo prazo.[7]

A redução da frequência total das crises e o percentual de redução de, pelo menos, 50% nas convulsões nos doentes tratados com alta frequência de estimulação (30 Hz, 30 s ligado, 5 min desligado, 500 ms de largura de pulso) foram superiores às dos tratados com baixa frequência de estimulação baixa (1 Hz, 30 s ligado, 90-180 min desligado, 130 ms largura de pulso).[14]

Os preditores de resposta não são completamente esclarecidos. Alguns autores observaram aumento na taxa de resposta de 54% para 77% nos doentes com menos de 5 anos de idade,[70] achado que contrasta com o observado em outros estudos em que se concluiu que a melhora foi mais favorável em doentes com menos de 12 anos de idade,[71] quando a convulsão instala-se após os 12 anos de idade[59] ou o tratamento foi iniciado antes dos 18 anos de idade.[58,72-74] Ocorreu redução de 50% ou mais de 71,4% das convulsões dos doentes com menos de 12 anos de idade e em 60,6% com 12 ou mais anos em 61,8% dos doentes com menos de 18 anos de idade e em 66,7% dos doentes com idades iguais ou superiores a 18 anos.[40] De acordo com outras publicações,[74] ocorre redução da frequência média de crises em 41,1% das crianças e em 52,7% dos adultos[75] e redução de 50% ou mais da frequência das convulsões em 43,0% das crianças e em 62,4% dos adultos.[57] Estes achados indicam que idade, sexo e tipos de epilepsia dos doentes parecem não se relacionar-se com a redução da frequência e da duração das crises, período pós-ictal, uso de medicamentos, melhora clínica geral e da qualidade de vida dos doentes.[45,58,76-80] A atividade epileptiforme unilateral identificada no EEG[81] e a epilepsia focal foram relacionadas com o alívio das crises.[82] Além da epilepsia focal, a ENV reduz 80% da frequência ou abole as crises generalizadas[83] e reduz 50 a 58% da frequência das crises convulsivas em cirurgias com síndrome de Lennox-Gastaut (estudos da Classe III).[84,85]

A estimulação transcutânea do nervo vago é alternativa terapêutica segura e bem tolerada desenvolvida para reduzir os riscos cirúrgicos e tornar-se opção de tratamento de primeira linha das epilepsias não controladas farmacologicamente ou com cirurgias ablativas[86,87] e de tratamento da depressão, cefaleia, zumbido, fibrilação atrial, anormalidades do comportamento, da memória associativa e da esquizofrenia e da dor.[88,89] A estimulação transcutânea do ramo auricular do nervo vago presente no trago esquerdo proporciona efeitos terapêuticos semelhantes aos da ENV.[90] A estimulação não invasiva do ramo cervical do nervo vago proporciona resultados similares.

EFEITOS ADVERSOS

A ENV é segura e geralmente bem tolerada. Seus efeitos adversos geralmente são reversíveis e predominantemente induzidos pela estimulação.[9] Os eventos adversos potenciais durante a intervenção cirúrgica incluem as bradiarritmias de início tardio, a assistolia em decorrência de bloqueio atrioventricular, o hematoma peritraqueal, a disfunção da atividade das cordas vocais, a dispneia, a hipopneia, as alterações dos padrões de respiração durante o sono, o aumento do número de apneias obstrutivas.[51-53] A lesão nervosa irreversível é rara. Em aproximadamente 0,1% das operações ocorre assistolia transitória com duração de até 20 s durante o teste intraoperatório do equipamento.[96-98]

Ocorrem efeitos adversos pós-operatórios relacionados com a ENV em mais de 10% dos doentes. Destacam-se dentre eles a rouquidão, a disfagia, a tosse (estimulação ou lesão do nervo laríngeo recorrente), as parestesias localizadas, a dor na orofaringe (estimulação ou lesão do nervo laríngeo superior), a dispneia, a cefaleia, a dispepsia, o vômito, as parestesias e a náusea.[53] São menos frequentes a bradicardia, a assistolia e a paresia facial. Recomendam-se cuidados especiais ao se recomendar ENV para tratar doentes com disfagia, apneia do sono e/ou anormalidades da condução cardíaca.[94,96] Há aumento do risco de aspiração durante a alimentação de algumas crianças com déficits neurológicos graves e dependentes da alimentação assistida.[94] Não foram descritas arritmias cardíacas atribuíveis à ENV em doentes tratados cronicamente, apesar de poderem ocorrer modificações da frequência cardíaca nos doentes tratados.[99] O procedimento não interfere nas funções cognitivas. Os efeitos adversos pós-operatórios induzidos pela estimulação geralmente são leves a moderados e mais frequentes durante o início da terapia ou logo após o ajustamento dos parâmetros da estimulação, tendem a reduzir-se com o passar do tempo e podem ser minimizados ou eliminados reduzindo-se a frequência e a largura dos pulsos.[100]

As taxas de mortalidade e de morte súbita assemelham-se às dos adultos jovens, com convulsões refratárias, não tratados com a ENV. Não há evidência de prejuízo da fertilidade ou teratogenicidade com o procedimento.[7]

As taxas de infecção variam de 3% a 11%. Alguns autores observaram que há maior risco de infecção no local de implantação do equipamento em crianças,[7,96] enquanto outros não observaram diferenças entre os grupos pediátrico e adulto.[101] Muitas infecções podem ser tratadas com antibióticos administrados pela via oral ou intravenosa; a remoção dos dispositivos implantados pode ser necessária nesses casos.[7] As taxas de funcionamento inadequado do gerador variam de 1% a 5% e a da quebra do eletródio é de 3%.[7,101] À medida que a bateria do gerador se esgota, a frequência das crises pode aumentar[10] ou ocorre redução ou percepção irregular dos estímulos.[102] A depressão completa da bateria pode ser prevista com o uso de programador, o que possibilita a substituição eletiva do gerador antes que a bateria se esgote totalmente.[103]

CUSTO-EFETIVIDADE

Os custos totais do dispositivo e do procedimento são muito elevados. A estimulação transcutânea do nervo vago apresenta custo menor.[104] Embora os estudos iniciais tenham demonstrado que a ENV parecia ser dispendiosa, em longo prazo, os custos das visitas às unidades de emergência, da admissão às unidades de terapia intensiva, dos medicamentos e do tratamento de suas adversidades excedem as despesas com a ENV.[105,106] O custo pode ainda reduzir-se mais com o prolongamento da vida útil da bateria ajustando as configurações dos estímulos e, desse modo, minimizando a necessidade de reintervenções para trocar o gerador ou utilizar-se geradores recarregáveis.[107] De acordo com um estudo, a ENV possibilitou reduzir em 17% as admissões nos pronto-socorro no primeiro ano e em 42% no segundo.[106]

CONCLUSÃO

A ENV é eficaz, segura e bem tolerada em doentes com crises convulsivas de início parcial outras modalidades de epilepsia refratárias de adultos, crianças e idosos. A ENV é boa opção para tratar doentes cujas crises parciais afetam adversamente sua qualidade de vida apesar do tratamento com três ou mais DAEs tituladas para as doses máximas toleradas e para doentes com convulsões parciais tratáveis cirurgicamente, mas que não desejam se submeter a procedimento intracraniano. Embora alguns tenham vinculado padrões de EEG, idade de início da epilepsia e tipos de convulsão a resultados melhores, estas associações não foram consistentes e nenhum biomarcador foi validado.

Correntes com intensidades mais elevadas e larguras de pulso mais longas aumentam a atividade dos neurônios *locus coeruleus* e, possivelmente, a concentração de noradrenalina cortical e, consequentemente, reduzem a frequência das crises. No entanto, em algumas situações, a melhora é maximizada com estimulação com intensidade moderada, talvez em decorrência da depleção dos neurotransmissores ou da inibição. Percentagem considerável de doentes melhora com baixas correntes de estimulação. A redução de frequência de 30 para 20 Hz e da largura de pulso de 500 para 250 μs não reduz o número de fibras estimuladas e, consequentemente, não interfere na eficácia do tratamento. O uso de geradores recarregáveis com possibilidade de duração de até 12 anos foi desenvolvida.

Mais estudos controlados são necessários para determinar-se a maximização da eficácia da ENV com a estimulação intermitente ou sob demanda e dos sistemas em alça fechada, a complementação do tratamento com DAEs com mecanismos de ação específicos, a identificação de fatores prognósticos dos benefícios da ENV e a eficácia e tolerabilidade do método.

REFERÊNCIAS BIBLIOGRÁFICAS

1. WHO. World Health Organization – Epilepsy: epidemiology, aetiology and prognosis. Factsheet no 999: [Available from: Geneva: World Health Organization; 2016.
2. Manjunath R, Paradis PE, Parisé H, et al. Burden of uncontrolled epilepsy in patients requiring an emergency room visit or hospitalization. Neurology. 2012;79:1908-16.
3. Kwan P, Arzimanoglou A, Berg AT, et al. Definition of drug resistant epilepsy: consensus proposal by the ad hoc Task Force of the ILAE Commission on Therapeutic Strategies. Epilepsia. 2010;51:1069-1077.
4. Schuele SU, Lüders HO. Intractable epilepsy: management and therapeutic alternatives. Lancet Neurol. 2008;7:514-24.
5. Bulteau C, Otsuki T, Delalande O. Epilepsy surgery for hemispheric syndromes in infants: hemimegalencephaly and hemispheric cortical dysplasia. Brain Dev. 2013;35:742-7.
6. Tanriverdi T, Olivier A, Poulin N, et al. Long-term seizure outcome after corpus callosotomy: a retrospective analysis of 95 patients. Clinical article. J Neurosurg. 2009;110:332-42.
7. Schachter SC. Vagal nerve stimulation. In: Shorvon S, Perucca E, Engel J (Eds.). The treatment of epilepsy, 3rd ed., chapter 81. Oxford: Blackwell. 2009:1017-24.
8. Ruffoli R, Giorgi FS, Pizzanelli C, et al. The chemical neuroanatomy of vagus nerve stimulation. J Chem Neuroanat. 2011;42:288-96.
9. Ben-Menachem E, Mañon-Espaillat R, Ristanovic R, et al. First International Vagus Nerve Stimulation Study Group. Vagus nerve stimulation for treatment of partial seizures: 1. A controlled study of effect on seizures. Epilepsia. 1994;35:616-26.
10. The Vagus Nerve Stimulation Study Group. A randomized controlled trial of chronic vagus nerve stimulation for treatment of medically intractable seizures. Neurology. 1995;45:224-30.

11. Salinsky MC, Uthman BM, Ristanovic RK, et al. Vagus nerve stimulation for the treatment of medically intractable seizures. Results of a 1-year open extension trial. Arch Neurol. 1996;53:1176-80.
12. Handforth A, DeGiorgio CM, Schachter SC, et al. Vagus nerve stimulation therapy for partial onset seizures: a randomized active-control trial. Neurology. 1998;51:48-55.
13. Labar D, Murphy J, Tecoma E. Vagus nerve stimulation for medication resistant generalized epilepsy. E04 VNS Study Group. Neurology. 1999;52:1510-2.
14. DeGiorgio CM, Schachter SC, Handforth A, et al. Prospective long-term study of vagus nerve stimulation for the treatment of refractory seizures. Epilepsia. 2000;41:1195-200.
15. Orosz I, McCormick D, Zamponi N, et al. Vagus nerve stimulation for drug-resistant epilepsy: a European long-term study up to 24 months in 347 children. Epilepsia. 2014;55:1576-84.
16. Morris GL 3rd, Gloss D, Buchhalter J, et al. Evidence-based guideline update: vagus nerve stimulation for the treatment of epilepsy: report of the Guideline Development Subcommittee of the American Academy of Neurology. Neurology. 2013;81:1453-9.
17. Robert H, Howland M. Vagus nerve stimulation. Curr Behav Neurosci Rep. 2014;1:64-73.
18. Vonck K, De Herdt V, Bosman T, et al. Thalamic and limbic involvement in the mechanism of action of vagus nerve stimulation, a SPECT study. Seizure. 2008;17:699-706.
19. Groves DA, Brown VJ. Vagal nerve stimulation: a review of its applications and potential mechanisms that mediate its clinical effects.Neurosci. Biobehav. Rev. 2005;29:493-500.
20. Woodbury DM, Woodbury JW. Effects of vagal stimulation on experimentally induced seizures in rats. Epilepsia.1990;31:S7-S19.
21. Helmers SL, Duh MS, Guérin A, et al. Clinical outcomes, quality of life, and costs associated with implantation of vagus nerve stimulation therapy in pediatric patients with drug-resistant epilepsy. Eur J Paediatr Neurol. 2012;16:449-58.
22. Krahl SE, Senanayake SS, Handforth A. Destruction of peripheral C-fibers does not alter subsequent vagus nerve stimulation induced seizure suppression in rats. Epilepsia. 2001;42:586-9.
23. Mourdoukoutas AP, Truong DQ, Adair DK, et al. High-resolution multi-scale computational model for noninvasive cervical vagus nerve stimulation. Neuromodulation. 2018;21:261-8.
24. Schachter SC, Boon P. Vagus nerve stimulation. In: Engel J, Pedley TA (Eds.). Epilepsy: a comprehensive textbook, 2nd ed. Philadelphia: Lippincott Williams & Wilkins. 2008:1395-400.
25. Henry TR. Therapeutic mechanisms of vagus nerve stimulation. Neurology. 2002;59(4):S3-14.
26. Krahl SE, Clark KB, Smith DC, Browning RA. Locus coeruleus lesions suppress the seizure-attenuating effects of vagus nerve stimulation. Epilepsia. 1998;39:709-14.
27. Walker BR, Easton A, Gale K. Regulation of limbic motor seizures by GABA and glutamate transmission in nucleus tractus solitarius. Epilepsia. 1999;40:1051-7.
28. Chae JH, Nahas Z, Lomarev M, et al. A review of functional neuroimaging studies of vagus nerve stimulation (VNS). J Psychiatr Res. 2003;37:443-55.
29. Di Lazzaro V, Oliviero A, Pilato F, et al. Effects of vagus nerve stimulation on cortical excitability in epileptic patients. Neurology. 2004;62:2310-2.
30. Zabara J. Inhibition of experimental seizures in canines by repetitive vagal stimulation. Epilepsia. 1992;33:1005-12.
31. Takaya M, Terry WJ, Naritoku DK. Vagus nerve stimulation induces a sustained anticonvulsant effect. Epilepsia. 1996;37:1111-6.
32. Woodbury JW, Woodbury DM. Vagal stimulation reduces the severity of maximal electroshock seizures in intact rats: use of a cuff electrode for stimulating and recording. Pacing Clin Electrophysiol. 1991;14:94-107.
33. Fernandez-Guardiola A, Martinez A, Valdes-Cruz A, et al. Vagus nerve prolonged stimulation in cats: effects on epileptogenesis (amygdala electrical kindling): behavioral and electrographic changes. Epilepsia. 1999;40:822-9.
34. Lockard JS, Congdon WC, DuCharme LL. Feasibility and safety of vagal stimulation in monkey model. Epilepsia. 1990;31(2):S20-S26.
35. Oliveira VTF, Francisco AN, Demartini Jr. Z, Stebel SL. The role of vagus nerve stimulation in refractory epilepsy. Arq Neuropsiquiatr. 2017;75:657-66.
36. Vale FL, Ahmadian A, Youssef AS, et al. Long-term outcome of vagus nerve stimulation therapy after failed epilepsy surgery. Seizure. 2011;20:244-8.
37. Marras CE, Chiesa V, De Benedictis A, et al. Vagus nerve stimulation in refractory epilepsy: New indications and outcome assessment. Epilepsy Behav. 2013;28:374-8.
38. Abubakr A, Wambacq I. Long-term outcome of vagus nerve stimulation therapy in patients with refractory epilepsy. J Clin Neurosci. 2008;15:127-9.
39. Reid SA. Surgical technique for implantation ofthe neurocybernetic prosthesis. Epilepsia. 1990;31(2):S38-9.
40. Espinosa J, Aiello MT, Naritoku DK. Revision and removal of stimulating electrodes following long-term therapy with the vagus nerve stimulator. Surg Neurol. 1999;51:659-64.
41. Meng FG, Fu-Min Jia, Ren XH, et al. Vagus nerve stimulation for pediatric and adult patients with pharmaco-resistant epilepsy. Chinese Med J. 2015;128:2599-603.
42. Mollet L, Raedt R, Delbeke J, et al. Electrophysiological responses from vagus nerve stimulation in rats. Int J Neural Syst. 2013;23:1350027.
43. Agnew WF, McCreery DB. Considerations for safety with chronically implanted nerve electrodes. Epilepsia. 1990;31(2):S27-32.
44. Starnes K, Miller K, Wong-Kisiel L, Lundstrom B N. a review of neurostimulation for epilepsy in pediatrics. Brain Sci. 2019;18;9:283.
45. Panebianco M, Rigby A, Weston J, Marson AG. Vagus nerve stimulation for partial seizures. Cochrane Database Syst. Rev. 2015:CD002896.
46. Arhan E, Serdaroglu A, Kurt G, et al. The efficacy of vagal nerve stimulation in children with pharmacoresistant epilepsy: practical experience at a Turkish tertiary referral center. Eur J Paediatr Neurol. 2010;14:334-9.

47. Scherrmann J, Hoppe C, Kral T, et al. Vagus nerve stimulation: clinical experience in a large patient series. J Clin Neurophysiol. 2001;18:408-14.
48. De Giorgio CM, Thompson J, Lewis P, et al. Study Group. Vagus nerve stimulation: analysis of device parameters in 154 patients during the long-term XE5 study. Epilepsia. 2001;42(8):1017-20.
49. Naritoku DK, Handforth A, Labar DR, Gilmartin RC. Effects of reducing stimulation intervals on antiepileptic efficacy of vagus nerve stimulation (VNS). Epilepsia.1998;39(6):94.
50. Morris GL. A retrospective analysis of the effects of magnet-activated stimulation in conjunction with vagus nerve stimulation therapy. Epilepsy Behav. 2003;4:740-5.
51. Boon P, Vonck K, Rijckevorsel K, et al. A prospective, multicenter study of cardiac-based seizure detection to activate vagus nerve stimulation. Seizure. 2015;32:52-61.
52. Bunch S, DeGiorgio CM, Krahl S, et al. Vagus nerve stimulation for epilepsy: is output current correlated with acute response? Acta Neurol Scand. 2007;116:217-20.
53. Zamponi N, Passamonti C, Cesaroni E, et al. Effectiveness of vagal nerve stimulation (VNS) in patients with drop-attacks and different epileptic syndromes. Seizure. 2011;20:468-74.
54. Morris G L 3rd, Mueller WM. Long-term treatment with vagus nerve stimulation in patients with refractory epilepsy. The Vagus Nerve Stimulation Study Group E01-E05. Neurology. 1999;53:1731-5.
55. Kawai K, Shimizu H, Maehara T, Murakami H. Outcome of long-term vagus nerve stimulation for intractable epilepsy. Neurol Med Chir (Tokyo). 2002;42:481-90.
56. Kuba R, Brázdil M, Kalina M, et al. Vagus nerve stimulation: longitudinal followup of patients treated for 5 years. Seizure. 2009;18:269-74.
57. Ching J, Khan S, White P, et al. Long-term effectiveness and tolerability of vagal nerve stimulation in adults with intractable epilepsy: a retrospective analysis of 100 patients. Br J Neurosurg. 2013;27:228-34.
58. Vonck K, Boon P, D'Havé M, et al. Long-term results of vagus nerve stimulation in refractory epilepsy. Seizure. 1999;8:328-34.
59. Englot DJ, Chang EF, Auguste KI. Vagus nerve stimulation for epilepsy: a meta-analysis of efficacy and predictors of response. J Neurosurg. 2011;115:1248-55.
60. Englot DJ, Rolston JD, Wright CW, et al. Rates and predictors of seizure freedom with vagus nerve stimulation for intractable epilepsy. Neurosurgery. 2016;79:345-53.
61. Tatum WO, Johnson KD, Goff S, et al. Vagus nerve stimulation and drug reduction. Neurology. 2001;56:561-63.
62. Labar DR. Antiepileptic drug use during the first 12 months of vagus nerve stimulation therapy: a registry study. Neurology. 2002;59 (4):S38-43.
63. Wheless JW, Maggio V. Vagus nerve stimulation therapy in patients younger than 18 years. Neurology. 2002;59(4):S21-5.
64. Thompson EM, Wozniak SE, Roberts CM, et al. Vagus nerve stimulation for partial and generalized epilepsy from infancy to adolescence. J Neurosurg Pediatr. 2012;10:200-5.
65. Malow BA, Edwards J, Marzec M, et al. Vagus nerve stimulation reduces daytime sleepiness in epilepsy patients. Neurology. 2001;57:879-84.
66. Clark KB, Naritoku DK, Smith DC, et al. Enhanced recognition memory following vagus nerve stimulation in human subjects. Nat Neurosci. 1999;2:94-8.
67. Harden CL, Pulver MC, Ravdin LD, et al. A pilot study of mood in epilepsy patients treated with vagus nerve stimulation. Epilepsy Behav. 2000;1:93-9.
68. Dodrill CB, Morris GL. Effects of vagal nerve stimulation on cognition and quality of life in epilepsy. Epilepsy Behav. 2001;2:46-53.
69. Hallböök T, Lundgren J, Stjernqvist K, et al. Vagus nerve stimulation in 15 children with therapy resistant epilepsy; its impact on cognition, quality of life, behaviour and mood. Seizure. 2005;14:504-13.
70. Shahwan A, Bailey C, Maxiner W, Harvey AS. Vagus nerve stimulation for refractory epilepsy in children: more to VNS than seizure frequency reduction. Epilepsia. 2009;50:1220-8.
71. Lagae L, Verstrepen A, Nada A, et al. Vagus nerve stimulation in children with drug-resistant epilepsy: age at implantation and shorter duration of epilepsy as predictors of better efficacy? Epileptic Disord. 2015;17:308-14.
72. Alexopoulos AV, Kotagal P, Loddenkemper T, et al. Long-term results with vagus nerve stimulation in children with pharmacoresistant epilepsy. Seizure. 2006;15:491-503.
73. Hoppe C, Wagner L, Hoffmann JM, et al. Comprehensive long-term outcome of best drug treatment with or without add-on vagus nerve stimulation for epilepsy: a retrospective matched pairs case-control study. Seizure. 2013;22(2):109-15.
74. Colicchio G, Montano N, Fuggetta F, et al. Vagus nerve stimulation in drug-resistant epilepsies. Analysis of potential prognostic factors in a cohort of patients with long-term follow-up. Acta Neurochir (Wien). 2012;154:2237-40.
75. Valencia I, Holder DL, Helmers SL, et al. Vagus nerve stimulation in pediatric epilepsy: a review. Pediatr Neurol. 2001;25:368-376.
76. De Herdt V, Boon P, Ceulemans B, et al. Vagus nerve stimulation for refractory epilepsy: a Belgian multicenter study. Eur J Paediatr Neurol. 2007;11:261-9.
77. Elliott RE, Rodgers SD, Bassani L, et al. Vagus nerve stimulation for children with treatment-resistant epilepsy: A consecutive series of 141 cases. J Neurosurg Pediatr. 2011;7:491-500.
78. Yamamoto. Vagus nerve stimulation therapy: indications, programing, and outcomes. Neurol Med Chir (Tokyo). 2015;55:407-15.
79. Ji T, Yang Z, Liu Q, et al. Vagus nerve stimulation for pediatric patients with intractable epilepsy between 3 and 6 years of age: Study protocol for a double-blind, randomized control trial. Trials. 2019;20:44.
80. Ardesch JJ, Buschman HP, Wagener-Schimmel LJ, et al. Vagus nerve stimulation for medically refractory epilepsy: a long-term follow-up study. Seizure. 2007;16:579-85.
81. Coykendall DS, Gauderer MW, Blouin RR, Morales A. Vagus nerve stimulation for the management of seizures in children: An 8-year experience. J Pediatr Surg. 2010;45:1479-8.
82. Ghaemi K, Elsharkawy A E, Schulz R, et al. Vagus nerve stimulation: outcome and predictors of seizure freedom in long-term follow-up. Seizure. 2010;19:264-8.

83. Elliott RE, Morsi A, Kalhorn SP, et al. Vagus nerve stimulation in 436 consecutive patients with treatment-resistant epilepsy: long-term outcomes and predictors of response. Epilepsy Behav. 2011;20:57-63.
84. Tecoma ES, Iragui VJ, Wetzel KC, Labar DR. Vagus nerve stimulation (VNS) in refractory primary generalized epilepsy (PGE): clinical and electrographic findings. Epilepsia. 1996;37:83.
85. Aldenkamp AP, Majoie HJ, Berfelo MW, et al. Long-term effects of 24-month treatment with vagus nerve stimulation on behaviour in children with Lennox-Gastaut syndrome. Epilepsy Behav. 2002;3:475-9.
86. Frost M, Gates J, Helmers SL, et al. Vagus nerve stimulation in children with refractory seizures associated with Lennox-Gastaut syndrome. Epilepsia. 2001;42:1148-52.
87. Aihua L, Lu S, Liping L, et al. A controlled trial of transcutaneous vagus nerve stimulation for the treatment of pharmacoresistant epilepsy. Epilepsy Behav. 2014;39:105-10.
88. Baier BS, Baumgartner CH, Bohlmann K, et al. Transcutaneous vagus nerve stimulation (tVNS) for treatment of drug-resistant epilepsy: a randomized, double-blind clinical trial (cMPsE02). Brain Stimul. 2016;9:356-63.
89. Barbanti P, Grazzi L, Maria EG et al. Non-invasive vagus nerve stimulation for acute treatment of highfrequency and chronic migraine: an open-label study. J Headache Pain. 2015;16:61.
90. Jacobs HI, Riphagen JM, Razat CM, et al. Transcutaneous vagus nerve stimulation boosts associative memory in older individuals. Neurobiol Aging. 2015;36:1860-7.
91. Hein E, Nowak M, Kiess O, et al. Auricular transcutaneous electrical nerve stimulation in depressed patients: a randomized controlled pilot study. J. Neural Transm. 2013;120:821-7.
92. Klinkenberg S, Aalbers MW, Vles JS, et al. Vagus nerve stimulation in children with intractable epilepsy: a randomized controlled trial. Dev Med Child Neurol. 2012;54:855-61.
93. Marzec M, Edwards J, Sagher O, et al. Effects of vagus nerve stimulation on sleep-related breathing in epilepsy patients. Epilepsia. 2003;44:930-5.
94. Schallert G, Foster J, Lindquist N, Murphy JV. Chronic stimulation of the left vagal nerve in children: effect on swallowing. Epilepsia. 1998;39:1113-4.
95. Lundgren J, Ekberg O, Olsson R. Aspiration: a potential complication to vagus nerve stimulation. Epilepsia. 1998;39:998-1000.
96. Hsieh T, Chen M, McAfee A, Kifle Y. Sleep-related breathing disorder in children with vagal nerve stimulators. Pediatr Neurol. 2008;38:99-103.
97. Asconape JJ, Moore DD, Zipes DP, Hartman LM. Early experience with vagus nerve stimulation for the treatment of epilepsy: cardiac complications. Epilepsia. 1998;39(6):193.
98. Tatum WO, Moore DB, Stecker MM, et al. Ventricular asystole during vagus nerve stimulation for epilepsy in humans. Neurology. 1999;52:1267-9.
99. Andriola MR, Rosenzweig T, Vlay S. Vagus nerve stimulation (VNS): induction of asystole during implantation with subsequent successful stimulation. Epilepsia. 2000;41(7):223.
100. Frei MG, Osorio I. Left vagus nerve stimulation with the Neurocybernetic Prosthesis has complex effects on heart rate and on its variability in humans. Epilepsia. 2001;42:1007-16.
101. Liporace J, Hucko D, Morrow R, et al. Vagal nerve stimulation: adjustments to reduce painful side effects. Neurology. 11;57:885-6.
102. Révész D, Rydenhag B, Ben-Menachem E. Complications and safety of vagus nerve stimulation: 25 years of experience at a single center, J Neurosurg Pediatr. 2016;18:97-104.
103. Tatum WO, Ferreira JA, Benbadis SR, et al. Vagus nerve stimulation for pharmacoresistant epilepsy: clinical symptoms with end of service. Epilepsy Behav. 2004;5:128-32.
104. Vonck K, Dedeurwaerdere S, De Groote L, et al. Generator replacement in epilepsy patients treated with vagus nerve stimulation. Seizure. 2005;14:89-99.
105. Liporace J, Hucko D, Morrow R, et al. Vagal nerve stimulation: adjustments to reduce painful side effects. Neurology. 2001;57:885-6.
106. Purser MF, Mladsi DM, Beckman A, et al. Expected budget impact and health outcomes of expanded use of vagus nerve stimulation therapy for drug-resistant epilepsy. Adv Ther. 2018;35:1686-96.
107. Forbes R. Cost-utility of vagus nerve stimulation (VNS) therapy for medically refractory epilepsy: an update. Seizure. 2008;17:387-8.
108. El Tahry R, Raedt R, Mollet L, et al. A novel implantable vagus nerve stimulation system (ADNS-300) for combined stimulation and recording of the vagus nerve: pilot trial at Ghent University Hospital. Epilepsy Res. 2010;92:231-9.

CAPÍTULO 65

DISTÚRBIOS DO MOVIMENTO

Leonardo A. Frizon ▪ Alexandre N. Francisco

HISTÓRICO

A cirurgia se tornou um tratamento bem estabelecido para os distúrbios do movimento com doença de Parkinson (DP), tremor essencial (TE) e distonia.[1-5] Diversos tipos de cirurgias já foram utilizados para tratar pacientes com distúrbios de movimento. A história do tratamento cirúrgico nessa área moldou a neurocirurgia funcional atual.

Victor Horsley, em 1909, realizou uma ressecção parcial do giro pré-central em um menino de 15 anos que sofria de hemiatetose. A atetose foi completamente aliviada, à custa de dispraxia e hemiparesia.[6] Essa cirurgia resultou da ideia de Horsley de que a atetose era uma consequência de uma anormalidade da função cortical. Outros procedimentos ablativos também foram realizados na tentativa de reduzir movimentos anormais aberrantes, como, por exemplo, secção dos pedúnculos cerebrais, ressecção de estruturas subcorticais, assim como cordotomias.[7-9] Vale a pena mencionar que, já naquela época, alguns precursores da neurocirurgia brasileira, como Augusto Paulino de Souza e Américo Valério, estavam interessados no envolvimento de áreas corticais no controle motor.[10] Em 1952, Cooper, após uma lesão acidental da artéria coroideia anterior durante uma pedunculotomia, relatou melhora no tremor e rigidez em um homem de 39 anos com um parkinsonismo pós-encefalite.[11] Entretanto, cirurgias subsequentes demonstraram que os resultados eram imprevisíveis, dada a variabilidade do território irrigado por esta artéria.

A introdução da estereotaxia em humanos por Spiegel e Wycis, em 1937, levou ao desenvolvimento de uma variedade de lesões menos invasivas, mais acuradas e de localização mais consistente em várias regiões subcorticais.[12] Com base na experiência prévia com as cirurgias ablativas, o tálamo motor e o globo pálido interno (GPi) foram inicialmente considerados os alvos mais efetivos para os distúrbios de movimento. No entanto, durante os anos 1960, a introdução da levodopa e seu ótimo benefício clínico relegaram a cirurgia para DP a um procedimento raramente utilizado até os anos 1980, quando as limitações do tratamento com levodopa ficaram evidentes. Diversos estudos originais sobre neuroanatomia e neurofisiologia humana levaram ao reaparecimento dos procedimentos ablativos funcionais.[13-15]

As observações neurofisiológicas intraoperatórias durante a estimulação elétrica nas cirurgias estereotáxicas levaram ao desenvolvimento da terapia crônica com estimulação cerebral profunda (ECP).[14] Os primeiros relatos de ECP para distúrbios de movimento foram publicados, em 1980, por Bruce *et al.* e Benabid *et al* com estimulação talâmica e mais tarde com a estimulação subtâlamica prepararam o caminho para a aprovação pela Food and Drug Administration (FDA) para uso nos Estados Unidos, introduzindo uma nova era de estimulação crônica.[16] Durante os últimos 30 anos, a ECP se tornou uma terapia cirúrgica convencional nos tratamentos dos distúrbios de movimento, dada a reversibilidade dos seus efeitos e pela possibilidade de ajustes nos parâmetros de estimulação.

CARACTERÍSTICAS CLÍNICAS

A indicação cirúrgica correta para distúrbios de movimento é com base no diagnóstico preciso. Entretanto, definir um diagnóstico pode ser desafiador até mesmo para um neurologista especialista em distúrbios de movimento. O nosso objetivo aqui não é fazer uma revisão exaustiva sobre as características de cada distúrbio de movimento, já que isso vai além do escopo deste capítulo. Ao invés disso, nós fizemos uma pequena revisão das características principais dos distúrbios de movimento mais comuns e focar nas síndromes que são mais frequentemente tratadas na neurocirurgia funcional.

Os distúrbios de movimento derivam de anormalidades funcionais nas vias motoras e não motoras dos núcleos da base, e as características dessas doenças frequentemente incluem sintomas motores e não motores. Os sintomas motores podem ser divididos em hipocinéticos e hipercinéticos. Sintomas hipercinéticos são caracterizados pelo excesso de movimento (p. ex. tremor), enquanto os sintomas hipocinéticos são caracterizados por uma redução de movimentos (p. ex. bradicinesia). A qualidade do movimento pode ser dividida em irregular, como mioclonias, ou rítmica, como tremor. O movimento pode variar no repouso, durante uma postura ou ação.[17] Os principais movimentos hipo e hipercinéticos, assim como as suas definições, estão listados no Quadro 65-1.

Quadro 65-1. Principais Movimentos Hiper e Hipocinéticos

Bradicinesia	Lentidão nos movimentos
Hipocinesia	"Pobreza" de movimentos, os movimentos têm uma amplitude menor do que a desejada
Mioclonia	Movimentos involuntários súbitos, breves, tipo "choque"
Tremor 1) Tremor de repouso 2) Tremor postural 3) Tremor de intenção	Movimentos involuntários, rítmicos e sinusoidais alternados de uma ou mais parte do corpo • Ocorre quando a parte do corpo afetada está totalmente apoiada contra a gravidade • Ocorre quando assume uma postura contra a gravidade • Aumenta progressivamente quando em direção a um alvo ou durante a ação
Tics	Movimentos recorrentes súbitos e estereotipados, precedidos por um desconforto crescente ou urgência que é aliviado pelo movimento. Podem ser suprimidos pelo próprio paciente por curtos períodos
Corea	Movimentos abruptos, imprevisíveis e não rítmicos, resultando num fluxo contínuo e aleatório de contrações musculares
Distonia	Co-contrações de músculos agonistas e antagonistas, que podem causar posturas anormais e movimentos repetitivos

IMAGEM

A combinação de características clínicas com imagens radiológicas pode ajudar no diagnóstico. A ressonância magnética (RM) geralmente é normal na doença de Parkinson e no tremor essencial, mas pode ser útil no diagnóstico de causas sintomáticas de parkinsonismo e tremor. A tomografia computadorizada por emissão de fóton único (SPECT) usando traçadores do transportador dopaminérgico mostra uma diminuição assimétrica da captação no putâmen e caudado em estágios clínicos iniciais da DP. Além disso, em outras síndromes parkinsonianas, como paralisia supranuclear progressiva (PSP), atrofia de múltiplos sistemas (MSA) e degeneração corticobasal, a RM pode demonstrar padrões específicos de atrofia regional, assim como mudanças de sinais ou microestruturas nos núcleos da base, ponte, pedúnculos cerebrais e substância branca subcortical. O SPECT também pode ser útil para diferenciar DP de PSP e MSA pois demonstra uma diminuição da captação dos traçadores de receptores D2 de dopamina no *striatum* dos pacientes com PSP e MSA, o que não é visto nos estágios iniciais da DP.[18]

DIAGNÓSTICO DIFERENCIAL

A presença de sintomas atípicos em um paciente parkinsoniano deve levantar a suspeita de um diagnóstico alternativo à DP. Estas características atípicas são chamadas *red flags* e, considerando que os melhores candidatos à cirurgia são os pacientes com DP idiopática, os cirurgiões devem ser capazes de reconhecer estes sintomas atípicos. As *red flags* mais importantes são, entre outras: presença de paralisia do olhar conjugado vertical; hipotensão ortostática severa não relacionada com medicações, ou outras disfunções autonômicas nos primeiros anos de doença; marcha com base ampla; demência; psicose severa; parkinsonismo que é claramente não responsivo à levodopa; dificuldades cognitivas ou déficits de memória severos ou anomia.[17,19,20] O início das quedas pode diferenciar DP de outras doenças degenerativas, como MSA e PSP. Enquanto o início das quedas, quando presente, na DP geralmente inicia tardiamente, ocorre mais cedo na MSA e PSP.[21]

A diferenciação entre tremor essencial e doença de Parkinson às vezes pode ser difícil, particularmente em estágios iniciais. Tremor essencial é caracterizado por um tremor postural e de intenção com ocasionalmente um leve tremor de repouso. Em contraste, na DP o tremor de repouso é uma característica bem descrita, enquanto o tremor postural e de intenção pode ser visto em 40%-70% dos pacientes. A diferenciação clínica entre DP e tremor essencial pode ser desafiadora, já que uma proporção significativa dos pacientes com DP pode ter um tremor misto de repouso e postural. O SPECT é uma ponderosa ferramenta com sensibilidade de 97% e especificidade de 100% para síndromes parkinsonianas. Entretanto o exame é caro e nem sempre disponível.[22,23]

OPÇÕES DE TRATAMENTO

Embora a estimulação cerebral profunda seja o estado da arte no tratamento cirúrgico dos distúrbios do movimento, lesões ablativas ainda são realizadas em diversos centros pelo mundo. Apesar de os efeitos da ECP serem análogos àqueles produzidos por uma lesão, os mecanismos fisiológicos são bem mais complexos e ainda não estão totalmente elucidados. De uma maneira geral, a estimulação com alta frequência parece agir inibindo as células próximas e estimulando tratos de passagem.[24] As técnicas de ECP têm avançado, especialmente por causa dos avanços de neuroimagem. Esses propiciaram não apenas uma melhor localização pré-operatória do alvo por localização direta, mas também uma melhora na técnica cirúrgica visto que podem ser utilizadas no período intraoperatório (RM e Tomografia intraoperatória).[25,26] Diversos centros realizando implantes sob anestesia geral, usando uma técnica guiada por imagem e verificada por imagem.[27-29] Além disso, avanços também têm sido vistos na tecnologia dos estimuladores cerebrais. Uma nova geração de estimuladores está se tornando disponível, com os eletrodos direcionais que permitem um direcionamento da corrente elétrica combinando eletrodos com contatos segmentados.[30] Novos avanços também têm sido demonstrados com novos estimuladores que podem estimular e ao mesmo tempo gravar a atividade cerebral e são capazes de propiciar terapias de estimulação personalizadas que interrompem seletivamente uma atividade cerebral responsável por sinais e sintomas específicos.[31]

A radiocirurgia é outra ferramenta para procedimentos ablativos, como talamotomias. Este é um procedimento comparativamente menos invasivo que pode ser uma ferramenta útil para os pacientes que não podem ser submetidos à ECP por causa de comorbidades ou situações especiais, como uso de anticoagulante ou alto risco de infecção. No entanto, o período entre o tratamento e os efeitos clínicos varia de vários dias a até aproximadamente 1 ano.[32] Recentemente, uma nova técnica foi introduzida para tratar distúrbios de movimento, a lesão por ultrassom guiada por ressonância magnética (*magnetic resonance-guided focused ultrasound – MRgFUS*), que envolve uma triangulação de mais de 1.000 feixes de ultrassom através do crânio até um ponto específico no cérebro para causar um ablação térmica sob o controle de termometria na ressonância magnética.[33] Esta técnica também é minimamente invasiva, e o efeito do ultrassom em uma temperatura sublesional permite ajustes durante o procedimento.

COMPLICAÇÕES

As complicações após as cirurgias para distúrbios de movimento podem ser divididas em 4 categorias:

1. Hemorragias intracranianas;
2. Infecções, relacionadas com o equipamento;
3. Infecções relacionadas com a estimulação.

A hemorragia intracraniana é a complicação mais comum, a incidência varia de 0,2% a 12,5%. Alguns fatores, como hipertensão arterial e uso de microrregistro intraoperatório, são considerados preditores de sangramento intraoperatório.[34] Além disso, a cirurgia no GPi parece ser mais propensa a complicações hemorrágicas quando comparada ao núcleo subtalâmico (STN) e VIM, dada a irrigação do GPi pelas artérias lenticuloestriadas. O planejamento da trajetória do eletrodo usando RM ponderada em T1 com contraste pode evitar tais complicações já que auxilia no planejamento de uma trajetória livre de vasos. Deve-se ter atenção especial com os pequenos vasos paraventriculares e subependimários. O critério de infecção varia bastante; portanto, a incidência de infecção também varia na literatura de 1% a 15%.[34,35] O local mais comum de infecção é no implante do gerador e ocorre tipicamente em até 3 meses após a cirurgia. Tendo em vista que os pacientes vão necessitar trocas periódicas de geradores (a cada 5-10 anos), cada operação traz um risco pequeno, mas possivelmente cumulativo.[36,37] Problemas relacionados com o equipamento incluem fratura do eletrodo de ECP, falha na extensão que conecta o eletrodo ao gerador, deslocamento (migração) do eletrodo, erosão na pele e mau funcionamento do gerador. Entre as complicações relacionadas com a estimulação encontram-se os efeitos adversos durante a programação que ocorrem com um baixo limiar e limitam os benefícios do tratamento, podendo levar a uma cirurgia de revisão para reposicionar o eletrodo.[38,39]

DOENÇA DE PARKINSON

Os sintomas clássicos de DP são bradicinesia, rigidez, tremor de repouso e instabilidade postural. Além destes, postura em flexão e *freezing* são incluídos entre os sintomas característicos de parkinsonismo, com a DP na sua forma mais comum. A degeneração de neurônios dopaminérgicos na substância *nigra pars* compacta leva à deficiência de dopamina que também resulta em diversos sintomas não motores, alguns dos quais precedem os sintomas motores por mais de uma década. Os sintomas não motores da DP incluem disfunção olfatória, distúrbios do sono, sintomas psiquiátricos, déficit cognitivo, disfunção autonômica, dor e fadiga. Geralmente, os sintomas começam na quinta década de vida, mas a DP de início precoce pode-se manifestar desde a segunda à quarta década. Quando os primeiros sintomas ocorrem antes dos 20 anos de idade é sugestivo de doença genética ou causa secundária (Parkinson de início Juvenil).[40,41]

Os sintomas motores entre os pacientes com DP são heterogêneos; apesar de não haver um consenso, atualmente há uma tendência entre os neurologistas de classificar subtipos da doença. Geralmente, 2 tipos principais de doença são encontrados na prática clínica: DP tremor-dominante e DP não tremor-dominante (inclui síndromes rígido-acinéticas e distúrbios de marcha).[42]

Geralmente a DP se apresenta assimetricamente, com um lado permanecendo pior durante o curso da doença. O tremor é tipicamente numa frequência de 3-6 Hz, mais distal do que proximal, e pode incluir diferente amplitudes e componentes que surgem apenas com o movimento. Bradicinesia é o sintoma que melhor se correlaciona com a gravidade da doença e deve ser diferenciada da rigidez. Inicialmente, a bradicinesia se apresenta como uma lentidão em tempos de reação nos movimentos durante a realização das atividades diárias. Ela pode ser testada pedindo para os pacientes realizarem

Quadro 65-2. Critérios de Seleção para os Pacientes com DP

1. Diagnóstico correto de Doença de Parkinson
2. Melhora no escore motor (Parte III) de pelo menos 30% na *Unified Parkinson Disease Rating Scale* (UPDRS), com um teste com levodopa comparando o teste *on/off*
3. Com o objetivo de atender às expectativas dos pacientes, definir qual o sintoma mais debilitante e se ele pode ou não ser resolvido com a cirurgia
4. Ausência de lesão estrutural na imagem pré-operatória que possa impossibilitar a identificação ou localização fisiológica do alvo terapêutico
5. Os pacientes devem ser submetidos a uma cuidadosa avaliação neuropsicológica pré-operatória. Especialmente nos casos em que há uma suspeita ou relato de familiares de um déficit cognitivo
6. Nos casos com história psiquiátrica prévia, o paciente deve ser submetido à avaliação por um profissional qualificado que vai determinar a situação da doença psiquiátrica e otimizar a terapia antes da cirurgia

---

movimentos repetitivos com a mão (p. ex. abrir e fechar os dedos e movimento de pronação e supinação da mão) e observando a amplitude, assim como a velocidade dos movimentos. A rigidez é caracterizada por um aumento da resistência durante toda a amplitude de um movimento passivo do membro (flexão, rotação ou extensão) e é classicamente descrita com o fenômeno da *roda-denteada*.

Instabilidade postural é uma manifestação dos estágios tardios da DP e se deve à perda dos reflexos posturais.[43] No chamado *pull test* o paciente é puxado para trás, pelos ombros, para avaliar o grau de retropulsão. Se o paciente necessita mais de dois passos para trás para se reequilibrar ou se há ausências de qualquer reflexo postural consideramos como uma resposta anormal. O *freezing* é uma hesitação para iniciar a caminhar ou dificuldade para mover os pés durante situações específicas. Esta é uma forma de acinesia e um dos sintomas mais debilitantes da DP, sendo uma causa comum de quedas.

A levodopa e os agonistas dopaminérgicos sintéticos são as principais medicações para o tratamento da DP. Entretanto, no decorrer da doença, os pacientes desenvolvem complicações relacionadas com a terapia, como flutuações motoras e discinesias. Pacientes refratários à medicação, com complicações motoras significativas, podem-se beneficiar da terapia com ECP. O fator preditivo mais importante para o resultado após a ECP para DP é a resposta dos sintomas motores à levodopa (teste *on/off*), que geralmente é realizado usando o escore motor (parte III) da escala UPDRS (*Unified Parkinson Disease Rating Scale*).[44,45] Melhora de pelo menos 30% no escore motor neste teste sugere uma boa resposta ao tratamento cirúrgico.

Um critério de seleção é essencial para o resultado cirúrgico. Ferramentas prognósticas que possibilitam ao clínico avaliar a indicação de cirurgia têm sido desenvolvidas.[44] Nós estabelecemos aqui alguns critérios para seleção que, na nossa opinião, juntamente com uma abordagem multidisciplinar, selecionam adequadamente os melhores candidatos à cirurgia (Quadro 65-2).

Basicamente, três categorias principais de pacientes que podem ser beneficiados com a cirurgia podem ser identificadas. Primeira, aqueles com boa resposta à levodopa, mas com flutuações motoras, incluindo uma perda progressiva dos efeitos da medicação e com discinesias importantes. Segunda, paciente com os sintomas da DP relativamente bem controlados, mas com tremor incapacitante e sem controle. E, finalmente, paciente com intolerância aos efeitos colaterais da levodopa.

TREMOR ESSENCIAL

Tremor essencial (TE) pode impactar significativamente a qualidade de vida dos pacientes. O TE pode-se apresentar na infância, embora ocorra mais comum em adultos mais velhos. Esta doença benigna é frequentemente familiar, com um padrão típico autossômico dominante, e pode ser manejada inicialmente com medicações. Geralmente, a frequência do tremor varia de 4-12 Hz, com amplitude variável e um tremor predominantemente postural e de intenção, raramente se apresentando em repouso. Apesar de as origens das oscilações serem desconhecidas, a fisiopatologia do TE envolve uma atividade anormal na alça córtico-cerebelo-tálamo-cortical.[46]

Os sintomas geralmente aumentam com o *stress* ou ansiedade e são mais comuns nas extremidades superiores, embora os pacientes possam apresentar tremor na cabeça, extremidades inferiores, voz, assim como face, tronco e língua. Atividades que requeiram o uso da mão dominante, como escrever, comer, se vestir e beber ou demais atividades, que necessitem movimentos finos, podem ser severamente afetadas nestes pacientes. Propranolol e primidona são as medicações de primeira linha para o tratamento do TE. Outras medicações usadas para tratar TE incluem outros betabloqueadores, topiramato, alprazolam e gabapentina. Entretanto, apenas medicações frequentemente não são suficientes para controlar sintomas severos e podem apresentar efeitos colaterais indesejáveis.[47] Pacientes com tremor de repouso e distal, seguidos por aqueles com tremor postural, são os melhores candidatos à cirurgia quando comparados aos pacientes com tremor de intenção que podem melhorar, mas em um menor grau. Pacientes com TE são normalmente avaliados com a Fahn-Tolosa-Marin Tremor Rating Scale (FTMTRS), que inclui tremor de repouso e ação da face, língua, voz, tronco, cabeça e membros superiores e inferiores.

DISTONIA

Como já mencionado, distonia é definida como uma co-contração involuntária de músculos agonistas e antagonistas, que pode causar uma postura anormal sustentada ou movimentos repetitivos. A postura anormal ou os movimentos geralmente são padronizados e repetitivos e envolvem os mesmos grupamentos musculares com uma direção dos movimentos consistentes. Distonia é uma doença heterogênea que pode ser classificada de várias maneiras; com base na sua distribuição (focal, segmentada, multifocal, generalizada e hemidistonia); na causa (primária, *distonia-plus*, degenerativa ou secundária), ou de acordo com a idade de apresentação (precoce, ≤ 26 anos; ou tardia, ≥ 26 anos).[17]

A distonia primária é caracterizada pela presença de apenas distonia, embora tremor também seja visto ocasionalmente. Distonias primárias formam um grupo de distúrbios do movimento idiopático e heterogêneo em relação à apresentação clínica e ao curso da doença. Nas distonias secundárias, outros sintomas estão presentes, e uma causa frequentemente é identificada. A ECP é uma excelente opção de tratamento para os pacientes com distonias primárias e também para alguns pacientes com distonias secundárias. Os pacientes devem ser considerados para a cirurgia após a falha em todas as medidas conservadoras, incluindo medicações (baclofeno, anticolinérgicos, benzodiazepínicos e outros relaxantes musculares) e injeções com toxina botulínica. As distonias primárias têm um prognóstico cirúrgico melhor do que as distonias secundárias, e paciente com a mutação DYT1 são particularmente bons candidatos ao tratamento cirúrgico.[48]

ALVOS CIRÚRGICOS E RESULTADOS

Os alvos mais comuns utilizados para tratar os distúrbios de movimento são o núcleo subtalâmico (NST), globo pálido interno (GPi) e núcleo ventral intermédio do tálamo (VIM). Independentemente da indicação cirúrgica, todos os pacientes podem apresentar algum distúrbio funcional relacionados com o distúrbio de movimento apesar da melhor terapia farmacológica. A decisão final pela cirurgia, incluindo a escolha do alvo, deve ser feita de uma maneira multidisciplinar pelo neurocirurgião, neurologista especializado em distúrbios do movimento e neuropsicólogo. O NST, seguido pelo GPi são os alvos mais utilizados para tratar DP. O VIM raramente é utilizado para tratar DP já que esse alvo é muito efetivo para o tratamento do tremor, mas não alivia os outros sintomas cardinais da doença. Recentemente, a região do núcleo pedunculopontino (PPN) também tem sido utilizada como um alvo para ECP na DP como uma potencial alternativa para o tratamento dos sintomas axiais.[49,50] O Vim é o alvo cirúrgico de escolha para o tratamento do TE. O GPi é o alvo mais utilizado para o tratamento de distonia.

Em 2018, o Congress of Neurologic Surgeons publicou uma revisão sistemática e um *guideline* com base em evidência em relação aos alvos utilizados para tratar paciente com DP. Eles concluíram que tanto o NST como o GPi podem ser utilizados para melhorar os sintomas motores da DP. Entretanto, quando o maior objetivo da cirurgia é a redução da dose da medicação dopaminérgica, o uso de NST bilateral deve ser a escolha, pois propicia uma maior redução na medicação. No entanto, quando uma grande redução da medicação não é prevista e há o objetivo de reduzir as severidades das discinesias em *on*, o GPi deve ser preferido. Além disso, se houver preocupações em relação à função cognitiva e depressão, o GPi deve ser usado. Em relação à melhora na qualidade de vida e efeitos colaterais, não há evidência de diferenças significativas entre os dois alvos.[51]

Tradicionalmente o alvo mais utilizado para distonia é o GPi, embora alguns grupos têm demonstrado resultados muito bons usando implantes em NST bilateral para distonia.[52] Em uma metanálise que incluiu 24 estudos, a média de melhora no escore motor da BFMDRS foi de 65,2% (DP 59,6-70,7) com uma média de *follow-up* de 32,5 meses.[53] Pacientes com distonia tratados com estimulação bilateral do GPi mostram melhora sustentada da distonia em pelo menos até 5 anos após a cirurgia.[54,55] Os maiores *scores* motor e de incapacidade na BFMDRS antes da cirurgia, juntamente com uma cirurgia mais precoce, parecem ser os principais fatores associados a melhores resultados.[53,56]

O VIM é o alvo mais utilizado para o tratamento de tremor e, portanto, é a escolha cirúrgica padrão, para o tratamento do TE. A talamotomia estereotáxica convencional vem sendo utilizada durante um longo tempo para o tratamento do tremor; entretanto, a sua aplicação é limitada à talamotomia unilateral, tendo em vista o alto risco de disartria irreversível ou ataxia após talamotomia bilateral. ECP do VIM resulta uma melhora sustentada do tremor em pacientes com DP e TE por mais de uma década após a cirurgia, embora pareça que há uma tendência à redução do efeito da estimulação no decorrer do tempo entre os pacientes com TE (média de melhora de 66% em um ano e 48% em 10 anos após a cirurgia).[57] Além disso, em 2016, a FDA aprovou o uso do MRgFUS para o tratamento de TE que é refratário à terapia medicamentosa. Talamotomias unilaterais com lesões por ultrassom guiadas por ressonância têm demonstrado uma melhora sustentada do tremor em até 2 anos de acompanhamento. O grau do tremor melhorou em 42,4% em um ano 1 ano e 43,4% em 2 anos, apesar de a percentagem de paciente que teve uma melhora significativa ter caído de 45,7% no primeiro ano para 35,3% no *follow-up* de 2 anos.[58]

> **DICAS**
>
> - A indicação correta para a cirurgia de distúrbios de movimento depende de um diagnóstico acurado;
> - A presença de *red flags* em paciente parkinsonianos deve levantar a suspeita de um diagnóstico alternativo à doença de Parkinson;
> - Os alvos mais utilizados para tratar distúrbios de movimento são núcleo subtalâmico, globo pálido interno e núcleo ventral intermédio do tálamo;
> - O melhor preditor de bom resultado da cirurgia para estimulação profunda na doença de Parkinson é a resposta à levodopa antes da cirurgia;
> - Estimulação do núcleo subtalâmico proporciona uma maior redução na medicação em comparação ao globo pálido interno;
> - Se o objetivo principal for reduzir a intensidade das discinesias causadas pela medicação ou se houver uma preocupação em relação à função cognitiva ou depressão, o globo pálido interno deve ser preferido em relação ao núcleo subtalâmico;
> - Distonias primárias têm um melhor resultado com o tratamento cirúrgico, e pacientes com a mutação DYT1 são particularmente bons candidatos;
> - Talamotomias unilaterais com lesões por ultrassom guiadas por ressonância (MRgFUS) são um tratamento promissor para os distúrbios de movimento.

REFERÊNCIAS BIBLIOGRÁFICAS

1. Odekerken VJ, van Laar T, Staal MJ, et al. Subthalamic nucleus *versus* globus pallidus bilateral deep brain stimulation for advanced Parkinson's disease (NSTAPS study): a randomised controlled trial. Lancet Neurol. 2013;12(1):37-44.
2. Thani NB, Bala A, Lind CRP, et al. Surgery: Preliminary Evaluation of Targeting Accuracy. Neurosurgery. 2016;70(4):1-6.
3. Krack P, Batir A, Van Blercom N, et al. Five-Year Follow-up of Bilateral Stimulation of the Subthalamic Nucleus in Advanced Parkinson's Disease. N Engl J Med. 2003;349(20):1925-34.
4. Kupsch A, Benecke R, Müller J, et al. Pallidal deep-brain stimulation in primary generalized or segmental dystonia. N Engl J Med. 2006;355(19):1978-90.
5. Benabid AL, Pollak P, Hoffmann D, et al. Long-term suppression of tremor by chronic stimulation of the ventral intermediate thalamic nucleus. Lancet. 1991;337(8738):403-6.
6. Horsley V. The Linacre Lecture on the Function of the So-Called Motor Area of the Brain: Delivered to The Master and Fellows of St. John's College, Cambridge, May 6th, 1909. Br Med J. 1909;2(2533):121-32.
7. Bucy PC. Cortical extirpation in the treatment of involuntary movements. Am J Surg. 1948;75(1):257-63.
8. Meyers R. Results of bilateral intermediate midbrain crusotomy in seven cases of severe athetotic and dystonic quadriparesis. Am J Phys Med. 1956;35(2):84-105.
9. Cobb S, Pool JL, Scarff J, et al. Section of U fibers of motor cortex in cases of paralysis agitans (Parkinson's disease); report of 9 cases. Arch Neurol Psychiatry. 1950;64(1):57-9.
10. Vilela Filho O. History of Stereotactic and Functional Neurosurgery in Brazil. In: Lozano AM, Gildenberg PL, Tasker RR (Eds.). Textbook of Stereotactic and Functional Neurosurgery. Berlin, Heidelberg: Springer Berlin Heidelberg; 2009. p. 197-247.
11. Cooper IS. Ligation of the anterior choroidal artery for involuntary movements; parkinsonism. Psychiatr Q. 1953;27(2):317-19.
12. Spiegel EA, Wycis HT, Marks M, Lee A J. Stereotaxic Apparatus for Operations on the Human Brain. Science. 1947;106(2754):349-50.
13. DeLong MR, Crutcher MD, Georgopoulos AP. Primate globus pallidus and subthalamic nucleus: functional organization. J Neurophysiol. 1985;53(2):530-43.
14. Hassler R, Riechert T, Mundinger F, et al. Physiological observations in stereotaxic operations in extrapyramidal motor disturbances. Brain. 1960;83:337-50.
15. Macchi G, Jones EG. Toward an agreement on terminology of nuclear and subnuclear divisions of the motor thalamus. J Neurosurg. 1997;86(4):670-85.
16. Benabid AL, Pollak P, Louveau A, et al. Combined (thalamotomy and stimulation) stereotactic surgery of the VIM thalamic nucleus for bilateral Parkinson disease. Appl Neurophysiol. 1987;50(1-6):344-6.
17. Abdo WF, Van De Warrenburg BPC, Burn DJ, et al. The clinical approach to movement disorders. Nat Rev Neurol. 2010;6(1):29-37.
18. Mascalchi M, Vella A, Ceravolo R. Movement disorders: role of imaging in diagnosis. J Magn Reson Imaging. 2012;35(2):239-56.
19. Okun MS, Fernandez HH, Pedraza O, et al. Development and initial validation of a screening tool for Parkinson disease surgical candidates. Neurology. 2004;63(1):161-3.
20. Bhidayasiri R, Sringean J, Reich SG, Colosimo C. Red flags phenotyping: A systematic review on clinical features in atypical parkinsonian disorders. Parkinsonism Relat Disord. 2018 October.
21. Williams DR, Watt HC, Lees AJ. Predictors of falls and fractures in bradykinetic rigid syndromes: a retrospective study. J Neurol Neurosurg Psychiatry. 2006;77(4):468-73.
22. Barrantes S, Sánchez Egea AJ, González Rojas HA, et al. Differential diagnosis between Parkinson's disease and essential tremor using the smartphone's accelerometer. PLoS One. 2017;12(8):e0183843.
23. Wagle Shukla A, Okun M, Vaillancourt D, Warren L. The ice test to differentiate essential tremor from Parkinson's disease tremor. Clin Neurophysiol. 2017;128(11):2181-3.
24. Grill WM, Snyder AN, Miocinovic S. Deep brain stimulation creates an informational lesion of the stimulated nucleus. Neuroreport. 2004;15(7):1137-40.

25. Matias CM, Frizon LA, Asfahan F, et al. Brain Shift and Pneumocephalus Assessment During Frame-Based Deep Brain Stimulation Implantation with Intraoperative Magnetic Resonance Imaging. Oper Neurosurg (Hagerstown, Md). 2018;14(6):668-74.
26. Frizon LA, Shao J, Maldonado-Naranjo AL, et al. The Safety and Efficacy of Using the O-Arm Intraoperative Imaging System for Deep Brain Stimulation Lead Implantation. Neuromodulation. 2017.
27. Foltynie T, Zrinzo L, Martinez-Torres I, et al. MRI-guided STN DBS in Parkinson's disease without microelectrode recording: efficacy and safety. J Neurol Neurosurg Psychiatry. 2011;82(4):358-63.
28. Starr PA, Markun LC, Larson PS, et al. Interventional MRI-guided deep brain stimulation in pediatric dystonia: first experience with the ClearPoint system. J Neurosurg Pediatr. 2014;14(4):400-8.
29. Matias CM, Frizon LA, Nagel SJ, et al. Deep brain stimulation outcomes in patients implanted under general anesthesia with frame-based stereotaxy and intraoperative MRI. J Neurosurg. 2018 January:1-7.
30. Steigerwald F, Müller L, Johannes S, et al. Directional deep brain stimulation of the subthalamic nucleus: A pilot study using a novel neurostimulation device. Mov Disord. 2016;31(8):1240-3.
31. Starr PA. Totally Implantable Bidirectional Neural Prostheses: A Flexible Platform for Innovation in Neuromodulation. Front Neurosci. 2018;12:619.
32. Higuchi Y, Matsuda S, Serizawa T. Gamma knife radiosurgery in movement disorders: Indications and limitations. Mov Disord. 2017;32(1):28-35.
33. Elias WJ, Huss D, Voss T, et al. A Pilot Study of Focused Ultrasound Thalamotomy for Essential Tremor. N Engl J Med. 2013;369(7):640-8.
34. Rezai AR, Machado AG, Deogaonkar M, et al. Surgery for Movement Disorders. Neurosurgery. 2008;62(2):SHC809-SHC839.
35. Bjerknes S, Skogseid IM, Sæhle T, et al. Surgical site infections after deep brain stimulation surgery: frequency, characteristics and management in a 10-year period. Gross RE, ed. PLoS One. 2014;9(8):e105288.
36. Frizon LA, Hogue O, Wathen C, et al. Subsequent Pulse Generator Replacement Surgery Does Not Increase the Infection Rate in Patients with Deep Brain Stimulator Systems: A Review of 1537 Unique Implants at a Single Center. Neuromodulation. 2017;20(5).
37. Pepper J, Meliak L, Akram H, et al. Changing of the guard: reducing infection when replacing neural pacemakers. J Neurosurg. 2017;126(4):1165-72.
38. Matias CM, Mehanna R, Cooper SE, et al. Correlation among anatomic landmarks, location of subthalamic deep brain stimulation electrodes, stimulation parameters, and side effects during programming monopolar review. Neurosurgery. 2015;11(1):99-109.
39. Frizon LA, Nagel SJ, May FJ, et al. Outcomes following deep brain stimulation lead revision or reimplantation for Parkinson's disease. J Neurosurg. 2018 June:1-6.
40. Kalia LV, Lang AE. Parkinson's disease. Lancet. 2015;386(9996):896-912.
41. Chaudhuri KR, Schapira AH. Non-Motor Symptoms of Parkinson's Disease: dopaminergic pathophysiology and treatment. Lancet Neurol. 2009;8(5):464-74.
42. Marras C, Lang A. Parkinson's disease subtypes: lost in translation? J Neurol Neurosurg Psychiatry. 2013;84(4):409-15.
43. Jankovic J. Parkinson's Disease: clinical features and diagnosis. 2008;(1957):368-76.
44. Frizon LA, Hogue O, Achey R, et al. Quality of Life Improvement Following Deep Brain Parkinson's Disease: Development of a Prognostic Model. Neurosurgery. 2018;0(0):1-7.
45. Welter ML, Houeto J L, Tezenas du Montcel S, et al. Clinical predictive factors of subthalamic stimulation in Parkinson's disease. Brain. 2002;125(Pt 3):575-83.
46. Cubo E, Goetz CG. Essential Tremor. Encycl Neurol Sci. 2014:214-15.
47. Zesiewicz TA, Elble RJ, Louis ED, et al. Evidence-based guideline update: treatment of essential tremor: report of the Quality Standards subcommittee of the American Academy of Neurology. Neurology. 2011;77(19):1752-5.
48. Tagliati M, Shils J, Sun C, Alterman R. Deep brain stimulation for dystonia. Expert Rev Med Devices. 2004;1(1):33-41.
49. Hamani C, Lozano AM, Mazzone PAM, et al. Pedunculopontine Nucleus Region Deep Brain Stimulation in Parkinson Disease: Surgical Techniques, Side Effects, and Postoperative Imaging. Stereotact Funct Neurosurg. 2016;94(5):307-319.
50. Stefani A, Lozano AM, Peppe A, et al. Bilateral deep brain stimulation of the pedunculopontine and subthalamic nuclei in severe Parkinson's disease. Brain. 2007;130(6):1596-607.
51. Fontaine D, Hamani C, Lozano A. Efficacy and safety of motor cortex stimulation for chronic neuropathic pain: critical review of the literature. J Neurosurg. 2009;110(2):251-6.
52. Ostrem JL, San Luciano M, Dodenhoff KA, et al. Subthalamic nucleus deep brain stimulation in isolated dystonia: A 3-year follow-up study. Neurology. 2017;88(1):25-35.
53. Moro E, LeReun C, Krauss JK, et al. Efficacy of pallidal stimulation in isolated dystonia: a systematic review and meta-analysis. Eur J Neurol. 2017;24(4):552-60.
54. Vidailhet M, Vercueil L, Houeto J-L, et al. Bilateral, pallidal, deep-brain stimulation in primary generalized dystonia: a prospective 3 year follow-up study. Lancet Neurol. 2007;6(3):223-29.
55. Volkmann J, Wolters A, Kupsch A, et al. Pallidal deep brain stimulation in patients with primary generalized or segmental dystonia: 5-year follow-up of a randomised trial. Lancet Neurol. 2012;11(12):1029-38.
56. Isaias IU, Alterman RL, Tagliati M. Outcome predictors of pallidal stimulation in patients with primary dystonia: the role of disease duration. Brain. 2008;131(7):1895-902.
57. Cury RG, Fraix V, Castrioto A, et al. Thalamic deep brain stimulation for tremor in Parkinson disease, essential tremor, and dystonia. Neurology. 2017;89(13):1416-23.
58. Meng Y, Solomon B, Boutet A, et al. Magnetic resonance–guided focused ultrasound thalamotomy for treatment of essential tremor: A 2-year outcome study. Mov Disord. 2018;33(10):1647-50.

CAPÍTULO 66

TRATAMENTO NEUROCIRÚRGICO FUNCIONAL DA DOR
Manoel Jacobsen Teixeira

INTRODUÇÃO
Os procedimentos neurocirúrgicos funcionais são indicados para tratar a dor crônica não nociplástica refratária ao tratamento, com duração de, pelo menos, 3 meses e para pacientes com expectativa de vida de, pelo menos 6 meses, salvo situações especiais de sofrimento não possível de controle com medidas conservadoras. Consistem na interrupção ou na modulação elétrica ou química da atividade dos centros ou das vias nervosas relacionadas com a condução e com o processamento dos estímulos nociceptivos, com o comportamento psíquico ou com a regulação da atividade hormonal. Os procedimentos podem ser realizados a céu aberto, percutânea ou transcutaneamente. A neuromodulação farmacológica consiste na administração prolongada nos compartimentos liquóricos espinal ou encefálico de medicamentos analgésicos ou adjuvantes.

DESCOMPRESSÃO DE ESTRUTURAS NERVOSAS
Descompressão dos Nervos Sensitivos da Face
A descompressão da "zona de entrada" (local onde a bainha de mielina produzida pela oligodendróglia entra em contato com a produzida pelas células de Schwann) é utilizada para tratar as raízes nervosas sensitivas da face. As neuralgias paroxísticas dos nervos trigêmeo, intermediário glossofaríngeo e vago decorrem das distorções anatômicas causadas por vasos, lesões expansivas ou aderências aracnóideas. Em mais de 90% dos pacientes, a distorção é causada pela artéria superior do cerebelo ou veia, e seu isolamento reveste a raiz nervosa com fragmentos de teflon, dácron ou raion, ou a remoção das lesões expansivas removidas alivia inicialmente a dor em 80% a 100% dos pacientes (Fig. 66-1).

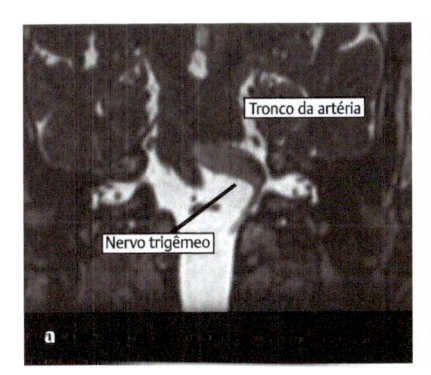

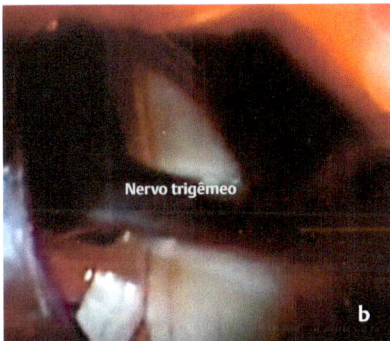

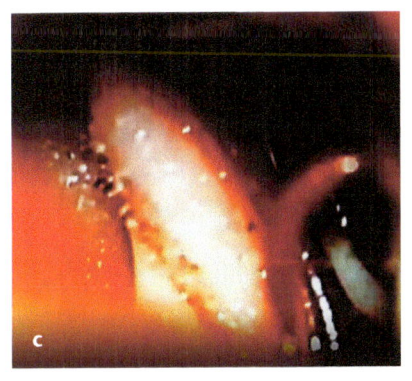

Fig. 66-1. Descompressão do nervo trigêmeo através de acesso microcirúrgico na fossa posterior. (**a**) Ressonância magnética na incidência coronal revelando contato da raiz do nervo trigêmeo com o tronco da artéria dolicobasilar. (**b**) Fotografia do campo operatório revelando a "zona de entrada" da raiz do nervo trigêmeo distorcida por duas veias e uma artéria. (**c**) Fotografia do campo operatório revelando a "zona de entrada" da raiz do nervo trigêmeo da artéria isolada com esponja de teflon das veias e da artéria que o distorcia.

Inexistindo distorção nervosa, deve-se realizar a rizotomia superseletiva. A melhora pode ocorrer tardiamente e em até 3 semanas após a operação; a rizotomia percutânea é indicada quando não há melhora ou há recidiva de dor após a descompressão. A frequência de recidiva varia de 6% a 30% dos pacientes, ocorre geralmente nos dois primeiros anos pós-operatórios e em 10 anos, 70% dos pacientes mantêm-se assintomáticos. São preditores da recorrência: sexo feminino, sintomas durando muitos anos, compressão da raiz por veias e ausência de alívio imediato da dor. São complicações possíveis do procedimento: lesão cerebelar (1%), déficit auditivo decorrente de coleções serosas nas células mastóideas ou do traumatismo do nervo coclear (1%), dormência facial (1%), disestesias faciais (0,3%), infarto ou hemorragias encefálicas (0,1%), meningite bacteriana ou asséptica, fístula de líquido cefalorraquidiano (2%), embolia pulmonar e o sangramento gastrointestinal. A taxa de mortalidade varia de 0% a 2%. O nível de evidência do método é C.

A descompressão neurovascular das artérias anterior e inferior do cerebelo é indicada para tratar a neuralgia idiopática do nervo intermédio. A descompressão neurovascular da artéria posterior e inferior do cerebelo proporciona alívio da dor em cerca de 85% dos pacientes com neuralgia idiopática dos nervos glossofaríngeo e vago. As complicações possíveis destas operações são déficit, da função dos nervos glossofaríngeo e vago (disfagia, rouquidão) observada em 5% a 10% dos pacientes. A secção das radículas rostrais do IX e do X nervo craniano deve ser realizada quando não se evidencia distorção da raiz por vasos ou outros elementos anatômicos.

PROCEDIMENTOS NEUROCIRÚRGICOS FUNCIONAIS ABLATIVOS

Os procedimentos neurocirúrgicos percutâneos realizados sob sedação são mais seguros e previsíveis do que os a céu aberto. A ablação pode ser realizada com meios mecânicos (balão, tesoura, bisturi, ultrassom), térmicos (radiofrequência convencional ou pulsada, criocoagulação, *laser*), radiação ionizante (radiocirurgia) ou agentes químicos (álcool, fenol, glicerol, solução salina hipertônica). Exceção feita às simpatectomias, os agentes neurolíticos devem ser evitados por causa das complicações relacionadas com seu uso. Enquanto a radiofrequência (RF) convencional induz lesões térmicas, a RF pulsada bloqueia temporariamente as fibras nervosas. Os principais procedimentos ablativos para tratar os pacientes com dor estão relacionados no Quadro 66-1.

Quadro 66-1. Principais Procedimentos Ablativos para Tratar os Pacientes com Dor

Procedimento	Principais indicações	Resultados satisfatórios imediatos (%)	Principais complicações
Simpatectomia	Dor visceral discinética, isquêmica ou decorrente do câncer	70-100	Diarreia, derrame pleural, hipotensão postural
Rizotomia	Neuralgias dos nervos sensitivos da face, dor decorrente do câncer localizada nas regiões craniofacial, cervical ou pelviperineal ou espasticidade	97, 5	Disestesias
Neurotomia	Síndromes dolorosas miofasciais perivertebrais lombares, dorsais ou cervicais	65-80 (lombar) 70 (cervical)	Raras
Nucleotomia discal	Dor discogênica	78-80	Infecção discal, lesão radicular ou vascular
Tratotomia de Lissauer e lesão do CDME	Avulsão das raízes plexulares. Neuropatias plexulares actínicas ou oncopáticas Dor mielopática segmentar ou decorrente de lesão da cauda equina e/ou do cone medular	Avulsão do plexo braquial: 64-100 Dor mielopática: 80	Déficit sensitivo ou motor, ataxia sensitiva, incontinência esfincteriana
Nucleotratotomia trigeminal	Neuralgia pós-herpética trigeminal Síndrome de Wallemberg Dor oncológica crânio-cérvico-facial	57-100	Ataxia cerebelar e síndrome cordonal posterior
Cordotomia	Dor decorrente do câncer que acomete unilateralmente dos segmentos corpóreos distais aos cervicais	72-95	Hemiparesia, anormalidades respiratórias, incontinência urinária

(Continua.)

Quadro 66-1. *(Cont.)* Principais Procedimentos Ablativos para Tratar os Pacientes com Dor

Procedimento	Principais indicações	Resultados satisfatórios imediatos (%)	Principais complicações
Mielotomia	Dor localizada bilateralmente nos membros inferiores Dor visceral Dor resultante do câncer pelviperineal ou abdominal	60-70	Ataxia sensitiva, déficits sensitivos ou motores
Tálamo-mesencefalotomia	Dor neuropática encefálica, mielopática ou neuropática periférica, dor decorrente de câncer generalizado	Dor mielopática: 40-78 Dor central: 0-100	Anormalidades da motricidade ocular extrínseca, sonolência
Procedimentos neurocirúrgicos psiquiátricos: • Hipotalamotomia posteromedial • Cingulotomia • Tratotomia subcaudata • Capsulotomia anterior	Dor em pacientes ansiosos, deprimidos ou com transtorno obsessivo compulsivo		Apatia, incontinência urinária
Endocrinológicos: • Hipofisectomia • Orquiectomia	Dor decorrente de metástases ósseas de neoplasias de mama, próstata ou endométrio Dor central encefálica	70-90	Anormalidades metabólicas, déficits hormonais

Simpatectomias

As simpatectomias visam a tratar a dor visceral localizada nas cavidades torácica, abdominal ou pélvica e a dor isquêmica dos membros. Podem ser realizadas pelas vias percutânea, endoscópica ou a céu aberto dos gânglios simpáticos paravertebrais torácicos rostrais (dor localizada no segmento cefálico, membros superiores ou caixa torácica), lombares (dor localizada nos membros inferiores) ou torácicos caudais, dos nervos esplâncnicos ou plexo celíaco (dor localizada no abdome) ou hipogástricos (dor localizada na cavidade pélvica). A simpatectomia lombar proporciona redução da dor e das amputações e melhora a cicatrização das úlceras de 48% a 59% dos pacientes com isquemia dos membros inferiores, e a simpatectomia endoscópica torácica proporciona melhora em 83% a 92,9% dos pacientes com doença de Raynaud. São complicações da simpatectomia lombar, as neuralgias intercostal ou genitufemoral, a lesão ureteral ou dos vasos lombares e a síndrome dolorosa pós-simpatectomia; da neurólise do plexo celíaco, o derrame pleural, a hipotensão postural, a diarreia, a irritação diafragmática e a consequente dor no ombro, parestesias, paraplegia (1%), hematúria, pneumotórax (1%), gastrite hemorrágica e duodenite. O grau de recomendação da simpatectomia para tratar a dor e a doença vascular isquêmica e o fenômeno de Raynaud é 2 C. A simpatectomia torácica e a gangliectomia do gânglio estrelado proporcionam alívio imediato em 97% dos pacientes com dor isquêmica decorrente de doença arterial obstrutiva localizada nos membros superiores e da dor decorrente da angina de peito. As complicações mais frequentes das simpatectomias torácicas são a lesão da pleura, o derrame pleural, a hiperidrose compensatória e a síndrome de Claude Bernard-Horner.

A neurólise do nervo esplâncnico consiste na administração transcutânea de álcool ou fenol pelas vias paravertebral, transaórtica ou transdiscal na face anterolateral da 11ª vértebra torácica (T) e, a do plexo celíaco, da administração de agente neurolítico pelas vias transcutânea lombar, transabdominal a céu aberto ou endoscópica transgástrica (Fig. 66-2); é eficaz no tratamento da dor de origens oncológica e inflamatória do abdome superior decorrente da afecção do pâncreas, estômago, duodeno, esôfago distal, rins, vias urinárias proximais, fígado, vias biliares e do retroperitônio. A neurólise do plexo celíaco reduz a dor de 89% dos pacientes com neoplasia do abdome rostral; o alívio é total em cerca de 60% dos pacientes. O grau de recomendação da neurólise do plexo celíaco é 2 A+ e a do nervo esplâncnico 2 B+ em pacientes com dor abdominal rostral decorrente do câncer do pâncreas ou do estômago.

A neurólise percutânea e/ou a ablação endoscópica dos nervos hipogástricos superiores é eficaz em mais de 60% dos pacientes com dor visceral pélvica de origem oncológica, inflamatória ou discinética de origens urológica, proctológica ou ginecológica. São complicações do procedimento, a lesão vascular, a formação de hematoma, a obstipação intestinal, a disfunção vesical, a lesão dos nervos somáticos do plexo lombar, a paresia do músculo psoas maior, a injeção intravascular do agente neurolítico e a disfunção sexual nos pacientes do sexo masculino. Seu grau de recomendação para tratar a dor visceral decorrente dos tumores pélvicos é 2 C+.

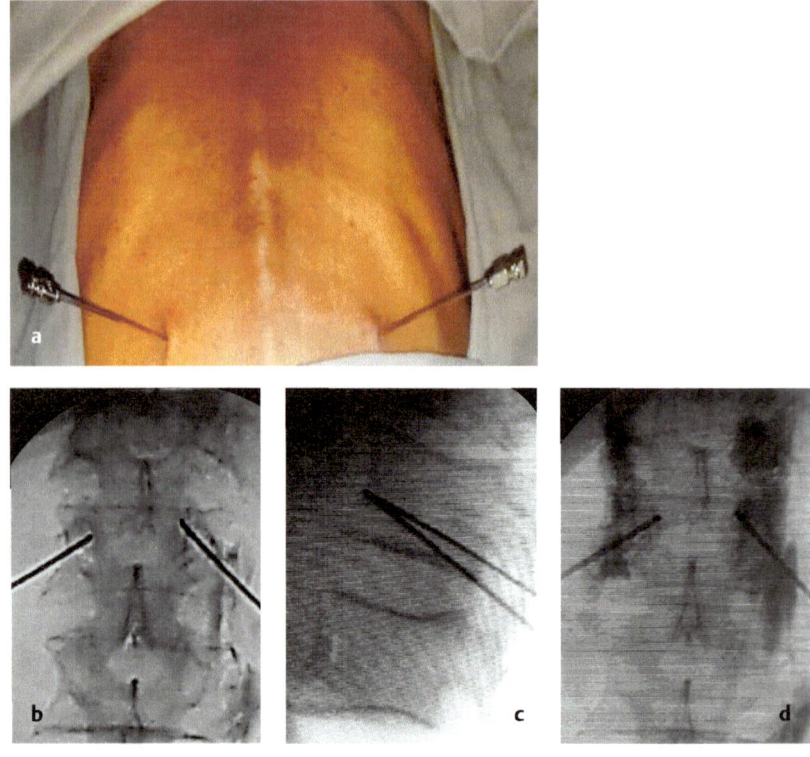

Fig. 66-2. Neurólise do plexo celíaco. (a) Fotografia de paciente em decúbito ventral horizontal em que se observa presença de agulhas introduzidas nas regiões paravertebrais lombares direita e esquerda visando realizar a neurólise química do plexo celíaco. (b) Radiografia da coluna vertebral lombar na incidência anteroposterior revelando a alocação de agulhas no quadrante anterolateral da primeira vertebral lombar. (c) Radiografia da coluna vertebral lombar na incidência lateral revelando a alocação das agulhas no quadrante anterolateral da primeira vertebral lombar. (d) Radiografia da coluna vertebral lombar revelando a contrastação do tecido areolar retroperitoneal com contraste iodado hidrossolúvel.

A gangliectomia esfenopalatina percutânea com RF convencional ou pulsátil pelas vias extraoral ou transnasal ou radiocirurgia (Fig. 66-3) é indicada para tratar a dor decorrente da neuropatia trigeminal oncológica (59% a 100%), a cefaleia em salvas crônica (60,7% a 76,3%), a neuralgia trigeminal atípica (85,7%), a cefaleia neuralgiforme unilateral de curta duração com injeção conjuntival e lacrimejamento (SUNCT) e a cefaleia neuralgiforme unilateral de curta duração (SUNA) e outras cefaleias crônicas (30%). Epistaxe, hematoma e hipoestesia faciais ou do palato (decorrente da lesão parcial do nervo maxilar) são complicações possíveis do procedimento. A gangliectomia esfenopalatina com RF convencional ou RF pulsada apresenta grau 2 C+ de evidência no tratamento da cefaleia em salvas.

Discoplastia

A coablação, a anuloplastia e a discoplastia eletrotérmica (IDET) são indicadas para tratar a lombalgia de origem discal. A IDET consiste na inserção percutânea de um eletródio flexível no interior do compartamento discal ao longo da face interna do ânulo fibroso que, aquecido a 90°C durante cerca de 15 minutos, gera desnervação dos nociceptores dos filetes dos nervos recorrentes anteriores e posteriores presentes no ânulo e núcleo pulposos degenerados de pacientes com lombalgia discogênica, assim como cicatrização e selagem das fissuras anulares e redução da pressão intradiscal. A termocoagulação intradiscal com RF, a biacuplastia intradiscal e o discTRODE proporcionam efeitos similares. A discoplastia proporciona melhora inicial da dor em 50% a 80% e da funcionabilidade em 62,5% a 72% dos pacientes; a melhora mantém-se durante mais de 6 meses quando a discografia reproduz a dor. Rotura do cateter, lesão radicular, desenvolvimento de hérnia discal, infecção discal ou localizada ou abscesso epidural ocorrem em menos de 1% dos pacientes. A discólise proporciona melhora discreta dos pacientes tratados (grau de evidência fraco).

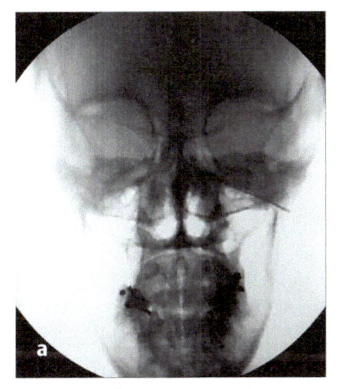

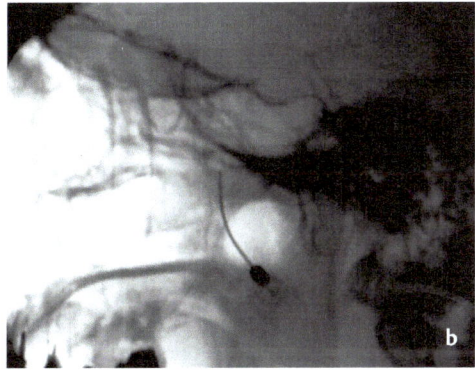

Fig. 66-3. Gangliectomia esfenopalatina percutânea do crânio de paciente sendo submetido à gangliectomia esfenopalatina percutânea com radiofrequência visando tratar cefaleia em salvas. Ressalta-se a alocação da extremidade do eletródio no interior do gânglio esfenopalatino. Radiografias nas incidências (a) frontal e (b) lateral.

A descompressão percutânea do disco intervertebral consiste na remoção percutânea do núcleo pulposo de pacientes com protrusão do disco intraventral, mas com ânulo fibroso intacto. O procedimento proporciona melhora de até 80% dos pacientes.

A adesiólise peridural espinal visa a tratar pacientes com lombalgia atribuída a cicatrizes epidurais. Pode ser realizada com a injeção via cateter inserido no espaço epidural de hialuronidase associadamente à solução salina hipertônica, ou isotônica. A epiduroscopia consiste na introdução de um endoscópio flexível através do hiato sacral seguida da infusão de solução salina para realizar a adesiólise epidural sob visão direta; proporciona melhora significativa aos 3 meses de 80% dos pacientes, em cerca de 60% aos 6 meses e, em cerca de 50%, aos 12 meses. A injeção epidural de anestésicos locais com esteroides e a remoção das adesões fibróticas proporcionam resultados similares entre si. O grau de recomendação da adesiólise é 2 B±, (considerar em centros especializados).

Neurotomia dos Nervos Somáticos

As neurotomias com RF ou a céu aberto são indicadas para tratar pacientes com neuralgia paroxística dos nervos occipitais, genitofemorais, ilioinguinais, femorocutâneos, ciáticos menores e pudendos. A neurotomia dos ramos recorrentes posteriores das raízes espinais é indicada para tratar a dor espinal facetária e a dor decorrente das síndromes dolorosas miofasciais paravertebrais lombares, dorsais ou cervicais. Consiste na lesão com RF convencional ou pulsátil dos ramos recorrentes posteriores que emergem das raízes nervosas espinais logo após sua emergência nos buracos de conjugação (Fig. 66-4). Ocorre alívio satisfatório da dor em mais de 90% dos pacientes durante 12 meses após a realização de procedimentos repetidos nos pacientes com lombalgia e dor facetária, em cerca de 40% dos pacientes com cervicalgia e em até 65% dos com cefaleia cervicogênica durante acompanhamento de 12 a 16 meses e em melhora prolongada de 50% da dor em 75% dos pacientes com lombalgia tratados com neurotomia dos ramos recorrentes mediais posteriores. A neurotomia dos nervos recorrentes torácicos apresenta limitado grau de evidência. O grau de evidência é bom em pacientes com lombalgia primária (grau de recomendação em pacientes com lombalgia de origem facetária é 1 B+), e fraco nos com cervicalgia grau 2 C+ nos pacientes com dor facetária cervical ou com cefaleia cervicogênica, (grau de recomendação 2 B±). O da RF pulsada para tratar a cefaleia cervicogênica é 0.

A neurotomia dos ramos recorrentes posteriores laterais de S1 a S3 e dos ramos dorsais de L5 com RF convencional, pulsátil ou refrigerada é indicada para tratar a dor decorrente de anormalidades articulares sacroilíacas. O grau de evidência é fraco; a recomendação é 2 C+ para os dois primeiros métodos e 2 B+ para o último.

A neurotomia com RF pulsada dos nervos occipitais proporciona melhora em mais de 50% dos pacientes com neuralgia occipital durante mais de 6 meses (grau de recomendação 2 C+).

Ocorrem complicações em menos de 1% dos procedimentos de neurotomia dos nervos recorrentes. Incluem as reações alérgicas aos anestésicos e ao material de assepsia, a queimadura da pele, a artrite séptica, o abscesso epidural, a meningite e a dormência tegumentar regional.

Rizotomias

São indicadas para tratar a dor neuropática paroxística decorrente das neuralgias idiopáticas dos nervos trigêmeo, glossofaríngeo ou intermediário e a dor decorrente de neoplasias localizadas em áreas

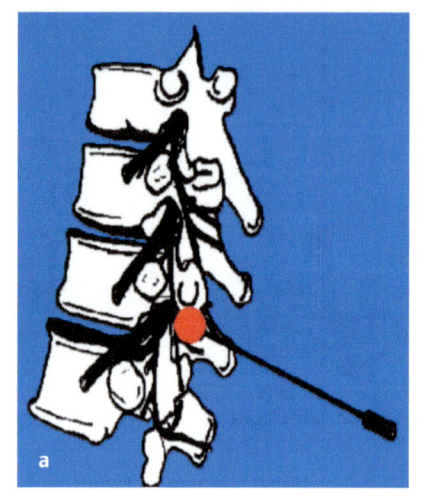

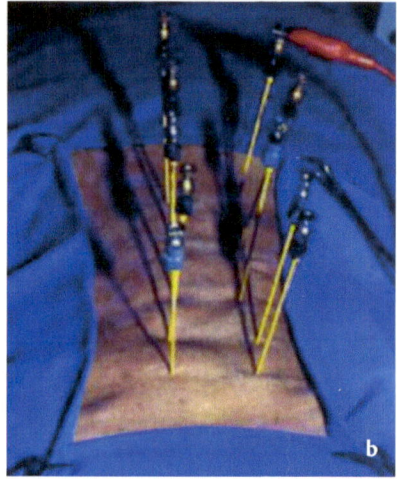

Fig. 66-4. Neurotomia dos ramos recorrentes posteriores lombares. (**a**) Ilustração representando alocação da extremidade do eletródio visando realizar a neurotomia dos ramos recorrentes posteriores lombares. (**b**) Fotografia de paciente sendo submetido à neurotomia dos ramos recorrentes posteriores das raízes lombares onde se observam agulhas-eletródios inseridos ao longo da base das articulações facetárias de L1-L2 a L5-S1.

restritas do corpo, especialmente na face, faringe, loja amigdaliana, orelha interna, base da língua, regiões cervical, torácica e perineal e, menos frequentemente, as radiculalgias decorrentes das doenças osteoartrósicas espinais. São também indicadas para tratar a dor decorrente da espasticidade.

Os procedimentos percutâneos das raízes espinais e dos nervos trigêmeo e glossofaríngeo são mais empregados do que os a céu aberto. A rizotomia microcirúrgica do nervo intermediário é realizada apenas a céu aberto.

A rizotomia do nervo trigêmeo pode ser realizada com RF ou com compressão com balão de Fogarty. Consiste na introdução através do forame oval de um eletródio no interior do gânglio trigeminal. Os pacientes devem ser despertados e informar a localização das sensações parestésicas induzidas pelo eletródio durante a execução da rizotomia com RF; e novamente sedados ou anestesiados durante a indução das lesões térmicas de 65°C a 90°C devem ser realizados durante 30 a 60 segundos, repetidas com intensidades crescentes, até que ocorra hipoalgesia ou analgesia (com preservação da sensibilidade tátil) no território acometido (Fig. 66-5a,b). A rizotomia com RF proporciona alívio em 87% dos pacientes com neuralgia idiopática do trigêmeo durante todo o primeiro ano de pós-operatório e em 50% a 70% em 3 anos; ocorre recidiva em 50% dos pacientes em 5 anos (5% a cada ano). (Causa sensação de dormência facial na maioria dos pacientes, parestesias em 8% a 11%, disestesias dolorosas em 0,5% a 5%, anestesia da córnea, ceratite e oftalmia em 2% e, raramente, meningite, geralmente asséptica, e diplopia temporárias. A rizotomia com RF pulsada é realizada sob temperatura de 42°C e não induz anormalidades sensitivas identificáveis clinicamente. A rizotomia química consiste na injeção no gânglio trigeminal de 0,4 a 0,8 mL de glicerol. Proporciona alívio inicial da dor em 84% a 98,7% dos casos; há recorrência em 17,8% dos pacientes acompanhados durante 2 a 48 meses e necessidade de novo tratamento em 6,6% dos casos. Ocorre sensação de dormência associada à hipoestesia em 60% dos pacientes, lesões herpéticas em 50%, disestesias faciais em 18,6% e ceratite em 3,3%. A compressão do gânglio trigeminal consiste no bloqueio do gânglio trigeminal com anestésico local ou da execução geral seguidos de inserção e da insuflação de um balão com 0,6 a 0,8 mL de agente de contraste iodado durante 60 segundos (Fig. 66-5c). O método é especialmente indicado para tratar pessoas com hipo ou anacusia auditiva, demência, ansiedade ou na faixa pediátrica, pois não implica na necessidade da participação do paciente. Como pouco compromete a sensibilidade da córnea é recomendada para tratar pacientes com neuralgia do ramo oftálmico do nervo trigêmeo. Proporciona alívio inicial da dor em 64% a 90% dos pacientes, sendo a taxa de recidiva de 0% a 59%; esta manifesta-se em cerca de 20% dos casos nos 2 primeiros anos de pós-operatório. Causa paresia da mastigação em praticamente todos os pacientes, parestesias fáceis em 6% e hiporreflexia corneana e diplopia em 2% a 3%; arritmias cardíacas e parede cardíaca podem ocorrer durante a insuflação do balão. A duração mediana do alívio da dor com as rizotomias percutâneas varia de 4 a 5 anos. A rizotomia radiocirúrgica consiste na irradiação com alta dose e elevada taxa de dose da zona de entrada da raiz trigeminal. É mais dispendiosa do que os demais

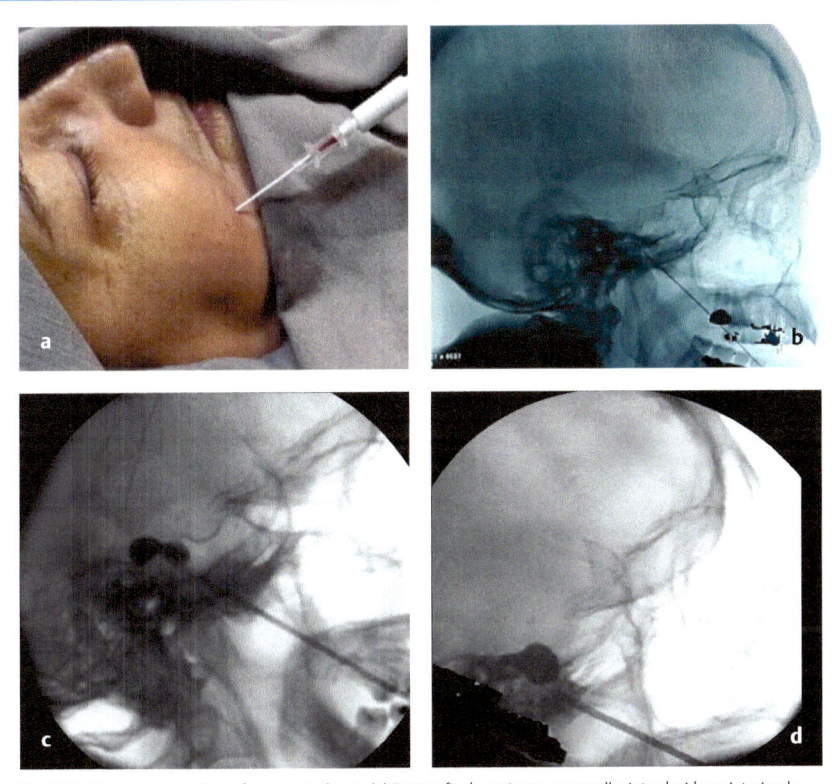

Fig. 66-5. Rizotomia percutânea do nervo trigêmeo. (**a**) Fotografia de paciente com agulha introduzida no interior do gânglio trigeminal. (**b**) Radiografia na incidência lateral do crânio em que se observa eletródio posicionado no interior gânglio trigeminal durante a realização de rizotomia percutânea com radiofrequência. (**c-d**) Radiografias na incidência lateral do crânio de um paciente com balão preenchido com agente de contraste alocado no interior do gânglio trigeminal e com as conformações em halter em **c** ou pera e **d** durante a realização de rizotomia percutânea do nervo trigêmeo com compressão.

métodos e proporciona alívio da dor apenas tardiamente em cerca de 60% a 90% dos pacientes com neuralgia idiopática do nervo trigêmeo e causa disestesias e hipoestesia facial em 10% dos casos.

A punção do forame jugular é realizada durante a execução da rizotomia do nervo glossofaríngeo com RF. Bradicardia e hipotensão arterial podem ocorrer durante a estimulação e a lesão radicular. Disfonia e déficit da deglutição geralmente temporários podem decorrer do procedimento. A rizotomia da glossofaríngeo pode também ser realizada com radiocirurgia.

A rizotomia do nervo intermediário é realizada a céu aberto; consiste na secção da raiz junto ao tronco encefálico via craniectomia retromastóidea.

A rizotomia espinal pode ser realizada a céu aberto ou com RF percutaneamente. Além do tratamento da dor também é útil para tratar a espasticidade (rizotomia sensitiva super-seletiva) e da distonia (rizotomia motora). A rizotomia intercostal torácica com RF pulsada proporciona 50% de alívio da dor em cerca de 60% dos pacientes com dor pós-mastectomia acompanhados durante 6 semanas. A lesão com RF convencional dos gânglios das raízes sensitivas lombares não proporciona melhora persistente da lombociatalgia e, a com RF pulsada, não proporciona melhora persistente da lombociatalgia de pacientes com hérnia de disco, estenose do canal raquidiano ou síndrome dolorosa pós-laminectomia. O grau de recomendação da gangliectomia lombar com RF convencional é 2 A- (negativa) e a da gangliectomia lombar com RF pulsada 2 C+ (considerada). A gangliectomia com RF pulsada das raízes sensitivas cervicais pode proporcionar melhora persistente de pacientes com cervicobraquialgia de origem radicular. O grau de recomendação para a gangliectomia cervical com RF convencional é 2 B+ (recomendada) e a da gangliectomia cervical com RF pulsada 1 B+ (recomendada). Sensação de queimor e discreto déficit motor nos membros são relatados em alguns pacientes tratados com RF pulsada para tratar a cervicobraquialgia e a lombociatalgia.

Lesão do Trato de Lissauer e do Corno Dorsal da Substância Cinzenta de Medula Espinhal (LTLCDME)

Consiste na lise com RF do trato de Lissauer e da substância cinzenta do corno dorsal da medula espinhal (CDME) visando à destruição dos neurônios hiperativos responsáveis pela dor neuropática, especialmente a paroxística. É indicada para tratar a dor no membro fantasma, a dor resultante da avulsão das raízes ou da neuropatia plexular actínica, oncopática ou traumática dos plexos branquial e lombossacral, a neuralgia pós-herpética, a dor segmentar mielopática, a anestesia dolorosa da face, a dor decorrente da síndrome de Wallemberg, ou da lesão do cone medular e da cauda equina, a dor oncológica crânio-cérvico-facial e a dor associada à espasticidade. Pode ser realizada na medula espinhal ou no núcleo do trato espinal do nervo trigêmeo.

A LTLCDME da medula espinhal é executada após a realização de laminectomia e exposição do local de penetração das raízes nervosas na medula espinhal onde se introduz um eletródio visando à lesão do CDME (Fig. 66-6). Os resultados imediatos são excelentes ou bons (mais de 75% de melhora da dor) em 64,7% a 100% dos pacientes com dor decorrente da avulsão das raízes nervosas e regulares em 8,3% a 24% e resulta em alívio da dor em mais de 65% dos pacientes com dor decorrente da avulsão das raízes do plexo lombossacral; proporciona melhora inicial e prolongada em 80% a 100% dos pacientes com dor decorrente de neuropatia actínica ou oncopática acompanhados durante 2 a 48 meses; proporciona melhora inicial em 57% a 100% dos pacientes com neuralgia pós-herpética, mas há recorrência parcial ou completa da dor em até 50% dos pacientes em 6 meses; proporciona melhora imediata em 50% a 90% dos pacientes com dor no órgão fantasma, melhora que se mantém prolongadamente em 50% a 66,6%; proporciona melhora prolongada em 45,5% a 80% dos pacientes com dor mielopática segmentar traumática, mas recidiva da dor em longo prazo em 66% dos casos. Ocorrem déficit motor, geralmente discreto e transitório em aproximadamente 10% dos pacientes, síndrome cordonal posterior discreta e transitória homolateral à lesão em 2/3 dos casos e parestesias nos dermátomos vizinhos em número variado de casos.

A nucleotratotomia do trato espinal lombar e a nucleotratotomia trigeminal pontina são indicadas para tratar a dor neuropática facial (síndrome de Wallemberg, neuralgia pós-herpética, anestesia dolorosa da face) e a dor crânio-cérvico-facial decorrente do câncer. A nucleotratotomia lombar pode ser realizada percutaneamente, utilizando-se método estereotático com ou sem endoscopia, ou a céu aberto, e a nucleotratotomia pontina segue o princípio estereotático. Consistem na lesão com RF dos neurônios desenfreados do subnúcleo caudal do núcleo do trato espinal do nervo trigêmeo (Fig. 66-7). O procedimento proporciona alívio satisfatório da dor em 80% dos pacientes com dor resultante do câncer ou neuropatia trigeminal actínica, em mais de 50% dos pacientes com anestesia dolorosa da face, em 57% a 100% dos pacientes com neuralgia pós-herpética trigeminal e em 85% dos pacientes com dor facial dos pacientes com síndrome de Wallemberg. Ocorre síndrome cordonal posterior permanente em 10% dos pacientes tratados. As complicações são mais numerosas, quando a nucleotratotomia trigeminal é realizada a céu aberto.

Os estudos sobre LTLCDME são de classe III. O alívio da dor pela LTLCDME tem evidência nível 2 ou nível 4; as evidências da eficácia são baixas, e sua recomendação no tratamento da dor decorrente da avulsão das raízes do plexo braquial e da dor mielopática é inconclusiva.

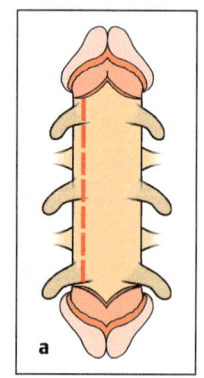

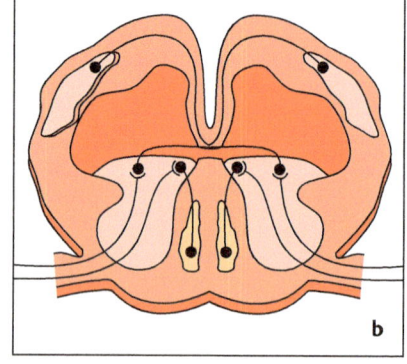

Fig. 66-6. (**a**) Ilustração representando medula espinhal em que se identifica o sulco posterolateral por onde as raízes nervosas penetram na medula espinhal local; nele se introduzem eletródios destinados a realizar lesões com radiofrequência do trato de Lissauer e do corno dorsal da substância cinzenta da medula espinhal. (**b**) Representação da secção tranversal da medula espinhal em que se observa um eletródio introduzido no trato de Lissauer e no corno dorsal da substância cinzenta da medula espinhal em que induz lesão com radiofrequência.

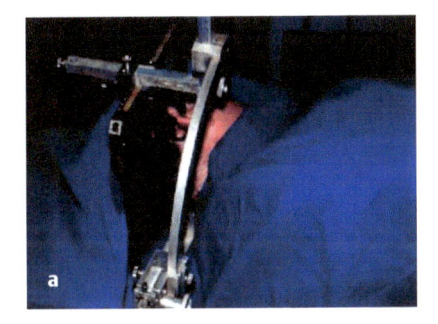

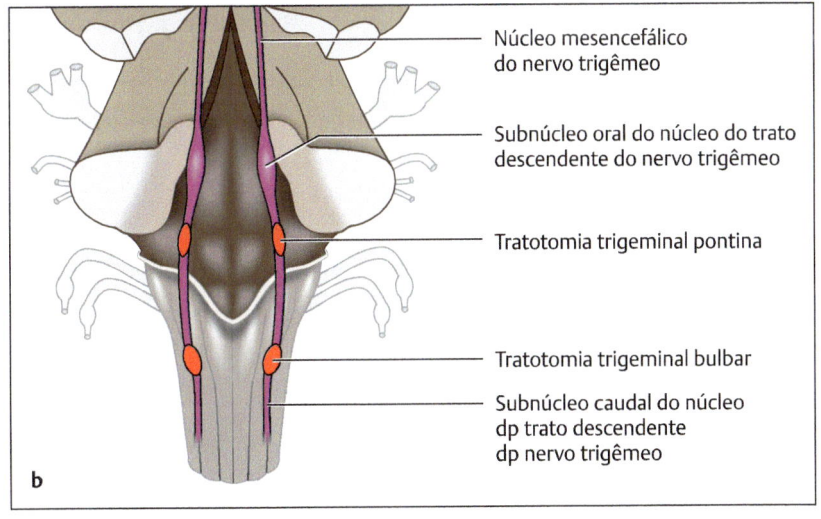

Fig. 66-7. (a) Fotografia de paciente com aparelho de estereotaxia fixado a seu segmento cefálico durante a realização da nucleotratotomia trigeminal caudal percutânea com radiofrequência. (b) Ilustração representando o complexo nuclear sensitivo trigeminal, destacando-se a localização dos seus subnúcleos oral e caudal em que se realizam as tratotomias estereotáticas bulbar e pontina.

Cordotomia

A cordotomia é indicada para tratar a dor resultante do câncer que acomete unilateralmente os membros inferiores, o hemiperíneo, o hemiabdome, o hemitórax e, eventualmente, os membros superiores contralaterais à hemimedula operada. Pode ser realizada a céu aberto ou percutaneamente na medula espinhal cervical (C) rostral (transição C1-C2) ou caudal (C5-C6 ou C6-C7) ou a céu aberto na medula espinhal torácica (T) T2-T3 ou T3-T4. O procedimento percutâneo e mais utilizado é consiste na introdução pela via lateral guiada com radioscopia ou tomografia computadorizada e de uma agulha no compartimento liquórico periespinal e da localização com endoscopia ou perimielografia do quadrante anterolateral da medula cervical contralateral ao do local onde ocorre a dor (Fig. 66-8). A medula espinhal cervical distal pode ser acessada percutaneamente pela via anterior através dos discos cervicais C5-C6 ou C6-C7. Havendo necessidade de cordomia bilateral, o segundo procedimento deve ser realizado, pelo menos, 3 semanas após o primeiro para se prevenir a paralisia respiratória do sono (síndrome de Ondine). A cordotomia cervical deve ser evitada em pacientes com insuficiência respiratória. A cordotomia torácica é indicada para tratar a dor decorrente do câncer localizado no abdome, pelve, períneo e/ou membro inferior, enquanto a cordotomia cervical pode também ser indicada para se tratar a dor que acomete o membro superior. A cordotomia resulta em melhora imediata substancial da dor em 69% a 100% dos pacientes, valores que se reduzem para 62,5% a 80% em 6 meses. Ataxia sensitiva, hemiparesia, retenção ou incontinência urinárias, síndrome de Horner e déficit do desempenho sexual ocorrem em menos de 10% dos casos e geralmente são temporários. A cordotomia tem recomendação classe 1-C (forte, evidência de baixa qualidade no tratamento da dor decorrente do câncer).

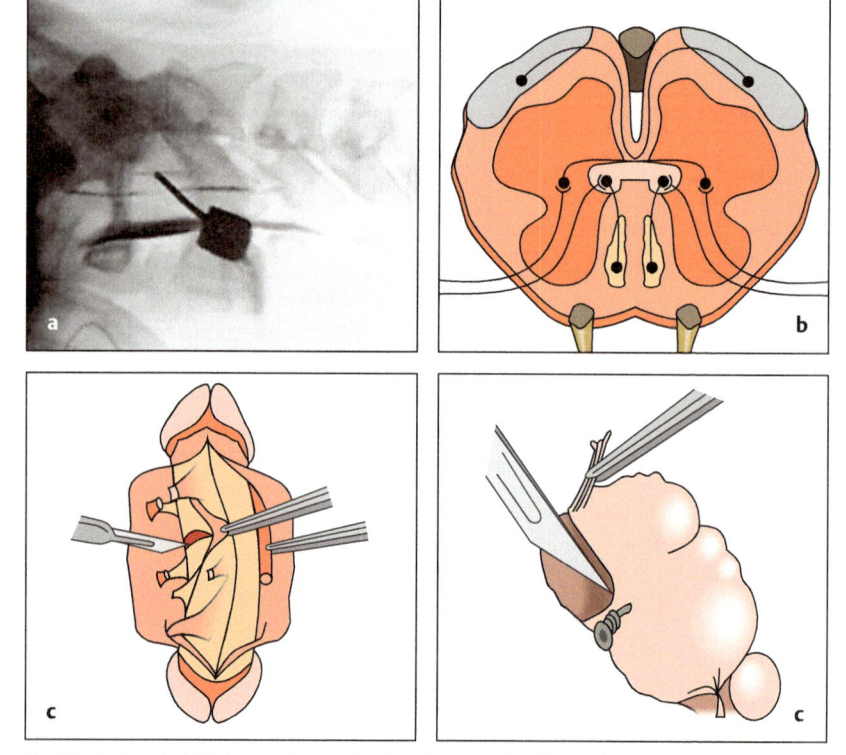

Fig. 66-8. Cordotomia. (**a**) Perimielografia cervical onde se observa um eletródio introduzido por uma agulha no quadrante anterolateral entre os segmentos C1 e C2 da medula espinhal durante a realização da cordotomia cervical percutânea com radiofrequência. (**b**) Ilustração representando secção tranversal da medula espinhal em que se observa um eletródio introduzido no trato espinotalâmico cervical durante a realização da cordotomia cervical com radiofrequência. (**d,e**) Desenhos representando secção do quadrante anterior da medula cervical ou torácica durante a realização da cordotomia a céu aberto.

Mielotomia

É indicada para tratar pacientes com dor decorrente do câncer que acomete bilateralmente a região pelviperineal, os membros inferiores ou o abdome, especialmente a de origem visceral. A mielotomia extraleminiscal cervical estereotática também é indicada para tratar a neuralgia pós-herpética, a dor mielopática e a decorrente da avulsão das raízes do plexo braquial. A mielotomia a céu aberto consiste na execução de laminectomia, seguida da divisão na linha média com bisturi ou RF da comissura anterior, visando a interromper os axônios dos tratos espinotalâmicos e espinorreticulares que cruzam a comissura branca anterior e o trato pós-sináptico dos funículos posteriores que veiculam a sensibilidade dolorosa visceral; a mielotomia limitada consiste na realização de lesão na região central da medula espinhal de apenas um segmento rostral à penetração das raízes relacionadas com a inervação das regiões onde a dor se localiza; e a mielotomia punctata consiste na realização de diminutas lesões seriadas com RF, agulha ou bisturi na profundidade da linha média da medula espinhal. A mielotomia extraleminiscal cervical estereotática percutânea consiste na interrupção com RF das fibras extralaminiscais presentes na transição bulbocervical sob anestesia local e princípio estereotático e não resulta em anormalidades sensitivas identificáveis das fibras extraleminiscais que se projetam na formação reticular do tronco encefálico (Fig. 66-9).

A mielotomia proporciona alívio satisfatório da dor em 60 a 100% dos pacientes com dor decorrente do câncer durante períodos de acompanhamento durando até 172 meses. A evidência é de Classe III para a mielotomia visando ao alívio da dor resultante do câncer (opiniões de investigadores respeitados, experiências clínicas, estudos descritivos e relatórios de comitês de especialistas).

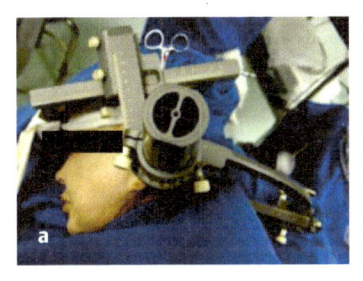

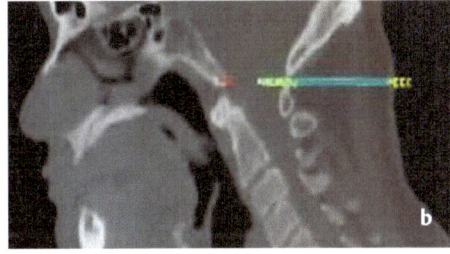

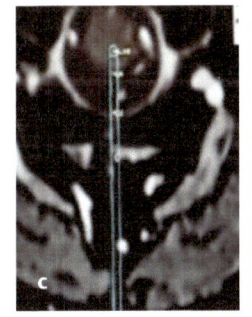

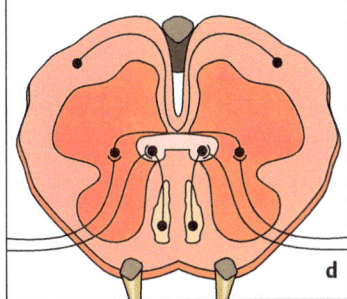

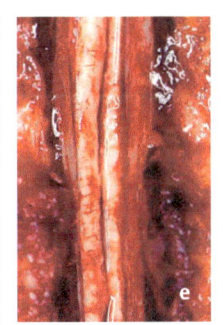

Fig. 66-9. Mielotomia. (**a**) Paciente com aparelho de estereotaxia fixado a seu segmento cefálico durante a realização da mielotomia extraleminiscal estereotática percutânea com radiofrequência. (**b**) Computação gráfica da imagem de transição do bulbo cervical durante a programação da mielotomia extralemniscal cervical. (**c**) Ilustração representando o corte tranversal da medula espinhal em que se observa a localização da secção da comissura anterior na linha média visando interromper os tratos de fibras nociceptivas que a cruzam. (**d**) Medula espinhal dividida após a execução da mielotomia central.

Mesencefalotomia

A mesencefalotomia estereotática consiste na lesão com RF das fibras extraleminiscais presentes no mesencéfalo e destinadas aos núcleos talâmicos mesiais que direta ou indiretamente se projetam nos córtices pré-frontal e do cíngulo anterior (Fig. 66-10). Proporciona controle da dor localizada nas regiões cervical ou craniofacial ou da oncológica dor bilateral sem os riscos, especialmente respiratórios, decorrentes de cordotomia realizada bilateralmente. Resulta em melhora em 77,8% dos pacientes com dor neuropática durante período de tempo que varia de 2 meses a 8 anos; alivia inicialmente a dor de 50% a 100% dos pacientes com dor central encefálica, alívio que se mantém em 20% a 66,7% dos casos (evidência de Classe IV); proporciona melhora em 70% dos pacientes com anestesia dolorosa da face, em até 70% dos pacientes com dor decorrente da avulsão das raízes do plexo braquial, em 50% dos com dor no órgão fantasma e no coto de amputação e em 50% dos com síndrome de Wallemberg, disestesias pós-cordotomia ou neuralgia pós-herpética e na maioria dos com dor craniocervicobraquial decorrente do câncer. Disestesias (4,3% a 50%), sonolência e dissinergia da motricidade ocular, geralmente temporárias, são as complicações mais comuns do procedimento.

Talamotomia

A talamotomia estereotática com RF, radiocirurgia ou sonocirurgia dos núcleos centromediano, parafascicular, *limitans*, intralaminares e pulvinar do tálamo (Fig. 66-10) proporciona alívio imediato em 40% a 70% dos pacientes com dor neuropática periférica ou mielopática e em 50% dos pacientes com dor decorrente do câncer. Proporciona também melhora em 50% dos pacientes com dor no órgão fantasma ou no coto de amputação, alívio significativo e imediato da maioria dos pacientes com lesão da cauda equina e do cone medular, melhora imediata em 80% a 100% dos pacientes com dor central encefálica, que se mantém em 50% dos casos acompanhados durante 19 a 58 meses, e melhora em 2/3 daqueles tratados com talamotomia associadamente à mesencefalotomia. Os resultados são melhores quando a talamotomia é realizada bilateralmente. O grau de evidência no tratamento da dor decorrente do câncer é de classe IV. Sonolência, dissinergia da motricidade ocular e disestesias, geralmente temporárias, são as complicações mais comuns do procedimento.

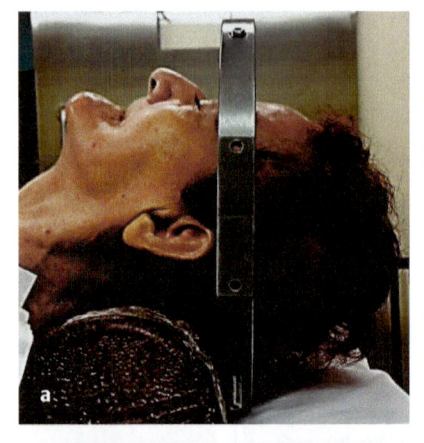

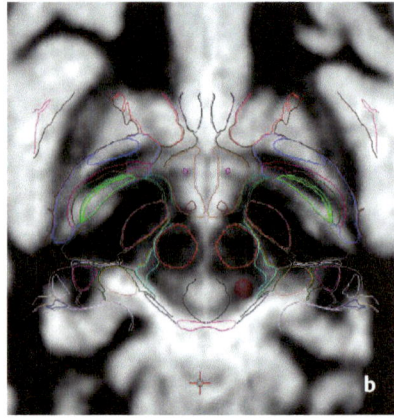

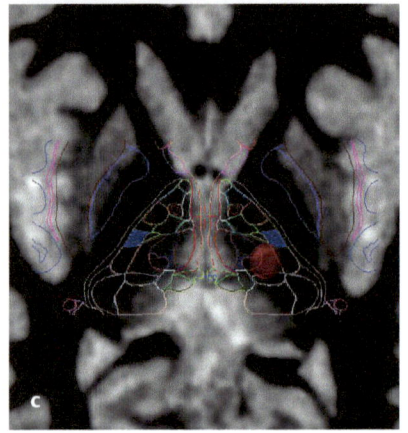

Fig. 66-10. Talamotomia e mesencefalotomia. (a) Fotografia da cabeça de um manequim com aparelho de estereotaxia a ela fixado. (b) Imagem estereotomográfica axial do mesencéfalo em que se delineia a localização do alvo da lesão durante a realização da mesencefalotomia (em vermelho) visando à interrupção das fibras extrameniscais. (c) Imagem estereotomográfica axial do tálamo revelando a localização dos alvos da talamotomia dos núcleos talâmicos inespecíficos centromediano e parafascicular (em vermelho) destinada ao tratamento da dor.

Cirurgias Psiquiátricas

A hipotalamotomia posteromedial, a cingulotomia anterior, a tratotomia subcaudata e a capsulotomia anterior estereotática com RF ou radiocirurgia são indicadas para tratar pacientes com dor central e outras dores neuropáticas e a dor nociceptiva associadas ao transtorno obsessivo-compulsivo ou depressão incapacitantes e rebeldes ao tratamento conservador (Fig. 66-11). A lesão do fascículo do cíngulo proporciona alívio da dor em 50% a 80% dos pacientes com dor decorrente do câncer, e em 25% a 80% dos pacientes com dor não oncológica, inclusive neuropática, como a resultante da lesão da cauda equina ou da avulsão de raízes nervosas. Imediatamente após a cirurgia, os pacientes podem apresentar cefaleia, instabilidade vesical, convulsões e confusão mental e, em longo prazo, déficit, da atenção, do aprendizado, da organização do pensamento e da motivação.

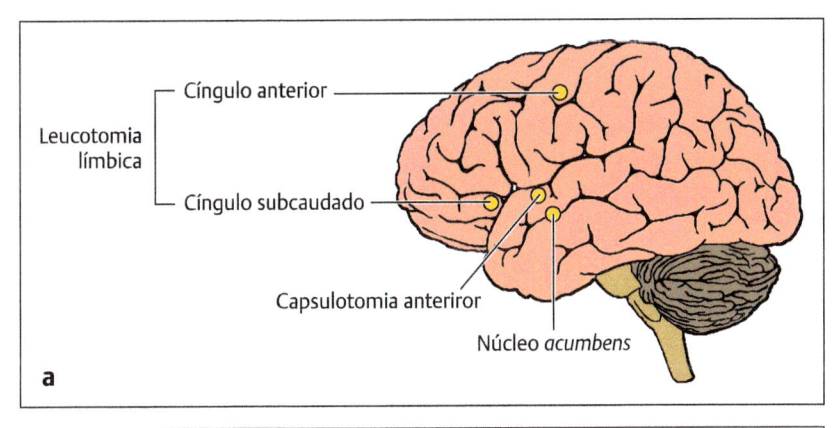

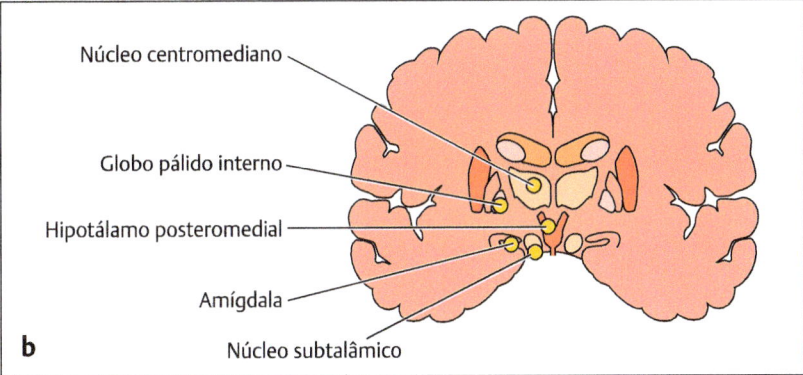

Fig. 66-11. Cirurgias psiquiátricas. Ilustração representando a localização dos alvos das cirurgias psiquiátricas visando à lesão ou estimulação do trato do cíngulo anterior, cápsula interna anterior, zona inominada, núcleo *acumbens*, globo pálido, hipotálamo, tálamo e núcleo subtalâmico, de acordo com: (**a**) corte sagital do encéfalo e (**b**) corte coronal do encéfalo.

PROCEDIMENTOS ENDOCRINOLÓGICOS

A ooforectomia reduz a sensibilidade visceral, e a orquiectomia proporciona melhora em 80% dos pacientes com dor decorrente de metástases ósseas do câncer da próstata. A sobrevida livre da progressão do câncer da próstata é melhor com o tratamento anti-hormonal precoce (nível de evidência: 1b). A orquiectomia bilateral pode ser realizada sob anestesia local e é considerada padrão ouro para a terapia de privação de andrógenos e da testosterona. A ooforectomia aumenta a sobrevida sem doença e a sobrevida global no período pré-menopausa das mulheres com dor decorrente da neoplasia de mama.

A hipofisectomia transnasoesfenoidal microcirúrgica a céu aberto ou estereotática com RF, agentes químicos ou radiocirurgia (Fig. 66-12) é indicada para tratar a dor óssea decorrente de neoplasias dependentes de hormônios e dor central. Proporciona aumento da sobrevida e melhora da qualidade de 60% a 90% dos pacientes com câncer metastático de próstata ou de mama, associadamente à regressão objetiva do volume da neoplasia em 50% dos casos. Adicionalmente, proporciona melhora da dor em mais de 70% dos pacientes com neoplasia de pulmão, rim etc., além da dor central. Ocorre melhora completa da dor em cerca de 40% e parcial em 30% dos pacientes imediatamente ou nas primeiras 72 horas pós-operatórias mesmo sem haver modificação da magnitude da doença oncológica, o que sugere que atue via mecanismos não necessariamente endócrinos, mas possivelmente hipotalâmicos. A hipofisectomia química proporciona melhora da dor central encefálica em 80% a 100% dos pacientes durante 19 a 58 meses de acompanhamento. São complicações do procedimento, o diabetes insípido (5% a 20%), a fístula de líquido cefalorraquidiano (1% a 10%), a paralisia da motricidade ocular, o déficit visual (2% a 10%) e a meningite (0,5% a 1%); a mortalidade é de 2% a 5%.

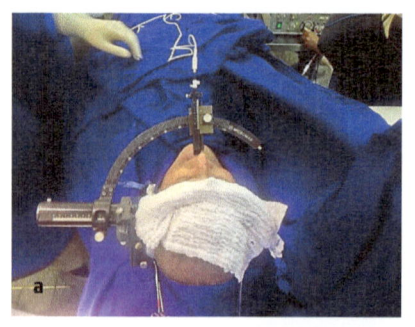

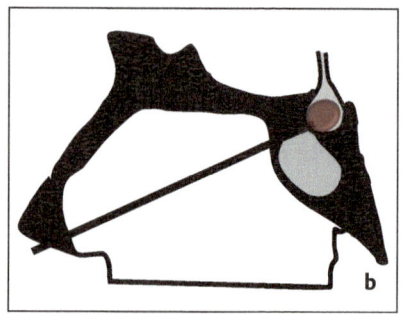

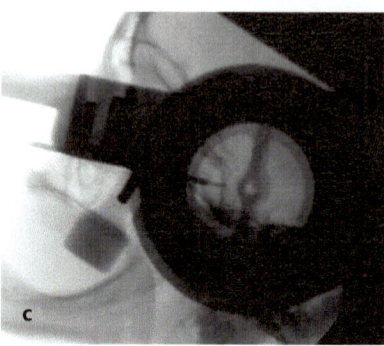

Fig. 66-12. Hipofisectomia estereotática com radiofrequência. (a) Fotografia de paciente com eletródio inserido no interior da sela turca pela narina esquerda durante a realização da hipofisectomia estereotática com radiofrequência. (b) Ilustração representando eletródio introduzido estereotaticamente no interior da sela turca. (c) Radiografia na incidência lateral do eletródio alocado no interior da sela turca.

ESTIMULAÇÃO ELÉTRICA DO SISTEMA NERVOSO

A estimulação elétrica do sistema nervoso periférico (SNP) ou central (SNC) é indicada para tratar a dor neuropática, a dor decorrente da isquemia de extremidades, a angina de peito refratária e a dor mista, como a que se manifesta em pacientes com síndrome dolorosa pós-laminectomia ou com câncer (Quadro 66-2).

Estimulação Elétrica dos Nervos Periféricos

A estimulação elétrica dos nervos periféricos é indicada para tratar a dor mononeuropática, a síndrome complexa de dor regional, as cefaleias e as dores faciais crônicas.

A estimulação dos nervos periféricos proporciona mais de 50% de alívio da dor em 63% a 83% dos pacientes com dor no neuroma de amputação e melhora de mais de 50% da dor em mais de 60% dos pacientes com síndrome complexa de dor regional acompanhados prolongadamente; o grau de recomendação é 2 C+ (considerada em centros especializados).

A estimulação dos nervos occipitais modula a nocicepção ao ativar as unidades supressoras da dor presente no tronco encefálico; reduz mais de 50% da dor em 70% a 100% dos pacientes com cefaleia crônica diária, migrânea crônica, cefaleia tipo tensão crônica, cefaleia em salvas crônica, SUNCT, SUNA ou hemicrania contínua (Fig. 66-13). Propicia melhora superior a 50% em 64% a 100% dos pacientes com cefaleia acompanhados durante até 18 meses (nível de evidência IV); reduz, em média, cerca de 3 dias das migrâneas mensais, previne e melhora a migrânea crônica de 50% dos pacientes, e a cefaleia em salvas crônica de 60% a 70% dos pacientes. O grau de evidência da estimulação dos nervos occipitais para o tratamento da cefaleia em salvas é 2 C+ (recomendada).

Quadro 66-2. Procedimentos Neurocirúrgicos Destinados à Neuromodulação Elétrica do Sistema Nervoso Visando ao Tratamento da Dor

Sistema nervoso periférico	Sistema nervoso central	Circuitos neuropsiquiátricos
▪ Troncos nervosos ▪ Plexos nervosos ▪ Gânglios das raízes nervosas	▪ Medula espinhal ▪ Estruturas profundas do encéfalo ▪ Córtex cerebral	▪ Hipotálamo posteromedial ▪ Cíngulo anterior ▪ Área 25 ▪ Cápsula interna anterior

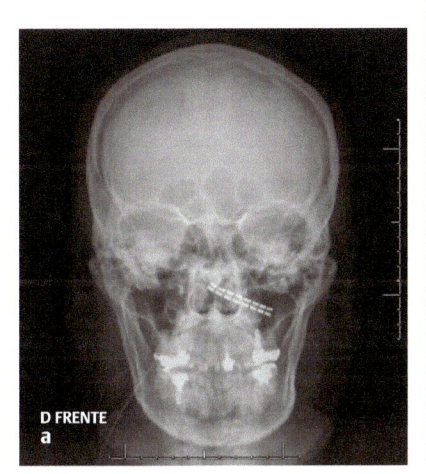

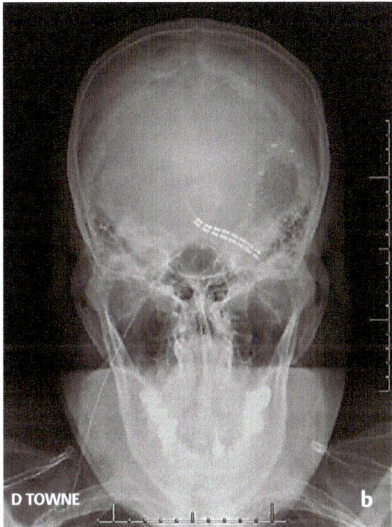

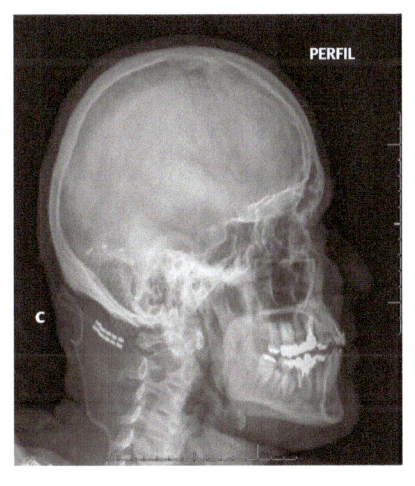

Fig. 66-13. Estimulação elétrica dos nervos occipitais. Radiografia do crânio nas incidências (a) anteroposterior, (b) Towne e (c) lateral; revelando a presença de eletródio implantado a céu aberto sobre a origem e trajetória do nervo occipital esquerdo.

A estimulação do gânglio esfenopalatino alivia a dor em cerca de 15 minutos de 70% dos pacientes com cefaleia em salvas: mantém-se a melhora em longo prazo em cerca de 50% dos pacientes crônicos, proporciona redução de cerca de 60% das medidas medicamentosas da fase aguda e suspensão e redução ou manutenção dos medicamentos preventivos de cerca de 75% dos pacientes cronicamente.

A estimulação das fibras nervosas do tecido celular subcutâneo das regiões lombar, cervical ou intercostal com eletródios implantados proporciona redução de cerca de 50% da intensidade da dor em até 90% dos pacientes com lombalgia primária, síndrome dolorosa pós-laminectomia, dor sacroilíaca, cefaleia crônica, cervicalgia, neuralgia pós-herpética e outras dores paraespinhais localizadas.

Estimulação Elétrica dos Gânglios Sensitivos

A estimulação elétrica dos gânglios sensitivos proporciona melhora inicial de 50% da dor em mais de 70% dos pacientes com dor, síndrome complexa de dor regional, síndrome dolorosa pós-laminectomia, síndromes dolorosas crônicas pós-cirúrgicas, dor radicular, dor decorrente da estenose do canal raquidiano lombar, da compressão radicular por hérnia de disco intervertebral e das lesões nervosas periféricas. As complicações são escassas e representadas principalmente pela infecção dos dispositivos implantados e pela ocorrência de fístula liquórica.

Estimulação Elétrica da Medula Espinhal

A estimulação elétrica da medula espinhal com eletródios implantados percutaneamente ou a céu aberto, visando a estimular os cordões posteriores da medula espinhal (Fig. 66-14), é indicada para tratar a dor neuropática localizada em locais onde há preservação, pelo menos parcial, da sensibilidade discriminativa, como ocorre em pacientes com síndrome complexa de dor regional, dor mononeuro ou monorradiculopática, dor no coto de amputação, dor decorrente da lesão da cauda equina, dor mielopática, lombalgia e síndrome dolorosa pós-laminectomia. Resulta em melhora imediata de cerca de 50% dos pacientes com neuralgia pós-herpética, mas a taxa de recorrência em longo prazo é elevada; beneficia imediatamente 80% dos pacientes com dor no coto de amputação e, prolongadamente, 39% a 56% (grau IV de evidência); proporciona melhora inicial em mais de 80% dos pacientes com síndrome complexa de dor regional e melhora prolongada em cerca de 50% (recomendação graus B/C de evidência em estudos classe I); proporciona melhora de cerca de 50% dos pacientes com lombalgia primária ou lombociatalgia e de mais de 50% da dor em 47 a 68% dos pacientes com síndrome dolorosa pós-laminectomia (recomendação nível B, em estudos de classe II); proporciona melhora em inicial em 80% dos pacientes com dor mielopática e, em 56%, em longo prazo; aumenta a perfusão vascular e proporciona melhora da qualidade de vida, da dor, da distrofia tecidual da distância da marcha percorrida em pacientes com doença vascular oclusiva (Fontaine III e IV) e reduz a taxa de amputação, das úlceras cutâneas e do consumo de analgésicos em 39 a 56% dos pacientes com isquemia dos membros (recomendação nível A). Proporciona melhora da dor isquêmica e da atividade cardíaca, do metabolismo e da perfusão miocárdica e reduz a morbidade cardiológica, o consumo de nitrato e a taxa de hospitalização sem mascarar o infarto miocárdico em mais de 80% dos pacientes com angina de peito (recomendação nível A).

A estimulação elétrica da medula espinhal com correntes com frequência elevada (1.000 a 10.000 Hz) ou com cursos intermitentes de frequência elevada (500 Hz) não gera parestesias e ativa os tratos de fibras destinadas aos núcleos talâmicos mesiais que se protejam na base do lobo frontal.

A proporção de pacientes que apresentam pelo menos uma complicação com a estimulação elétrica da medula espinhal varia de 9% a 50%. As complicações mais comuns são a migração do eletródio implantado (27%), a infecção (6%) e a depleção da carga da bateria (6%). Hematoma peridural e déficits neurológicos são raros. A taxa de reoperação varia de 11,1% a 50%.

Estimulação Encefálica Profunda

A estimulação elétrica dos núcleos talâmicos sensitivos específicos ou inespecíficos, da cápsula interna, da substância cinzenta periventricular (SCPV), da substância cinzenta periaquedutal mesencefálica (SCPAM), da região parabraquial pontomesencefálica, do lemnisco medial, da cápsula interna e da ínsula posterior é realizada obedecendo aos princípios dos procedimentos estereotáticos (Fig. 66-15). A estimulação da SCPV e da SCPAM aumenta a secreção dos opioides endógenos e alivia a dor de origem somática, enquanto a dos núcleos talâmicos ventrais posterolateral (VPL) e medial VPM) ativa interneurônios GABAérgicos supressores e é eficaz no tratamento da dor neuropática. A estimulação encefálica profunda é indicada para tratar a dor central encefálica, a dor decorrente da avulsão de raízes plexulares, a dor mielopática, a dor facial atípica, a neuropatia trigeminal dolorosa, a dor no membro fantasma, a dor da doença de Parkinson ou distonia, a dor radiculopática, a síndrome dolorosa pós-laminectomia, a síndrome complexa de dor regional, a dor no coto de amputação e a dor nociceptiva decorrente ou não do câncer. Proporciona resultados prolongados satisfatórios em 46% dos pacientes tratados. Os resultados são mais favoráveis quando a dor é causada pelo câncer e da síndrome dolorosa pós-laminectomia (65% a 78% em longo prazo) e menor em casos de dor central encefálica (menos de 35% em longo prazo). A estimulação dos núcleos talâmicos parece ser menos eficaz do que a da SCPAM ou SCPV (79% de eficácia) ou quando estas se combinam com a estimulação da cápsula interna (87% de eficácia). O nível de evidência é pouco positivo no tratamento da dor neuropática periférica (dor do amputado e dor facial neuropática) e insuficiente para tratar a dor central encefálica. A estimulação do hipotálamo ventral posteromedial proporciona redução inicial de cerca 90% das crises de cefaleia

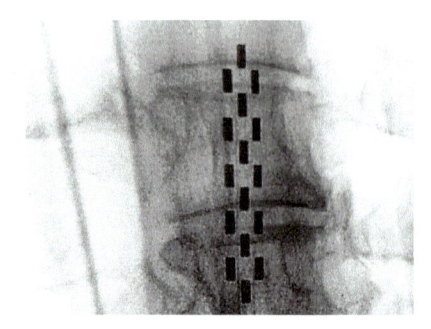

Fig. 66-14. Estimulação elétrica da medula espinhal. Radiografia na incidência anteroposterior da coluna vertebral dorsal, revelando presença de eletródio multipolar em placa implantado sobre a dura-máter que cobre a face posterior da medula espinhal dorsal de paciente em tratamento de dor no coto de amputação, acometendo o membro inferior esquerdo.

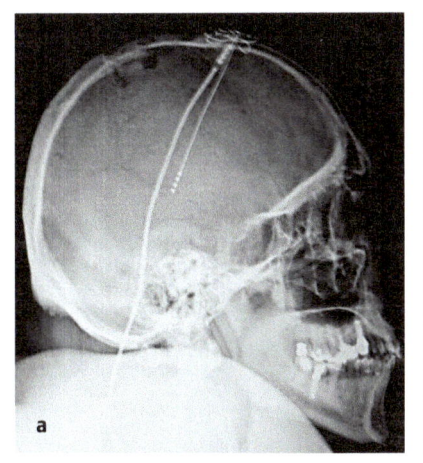

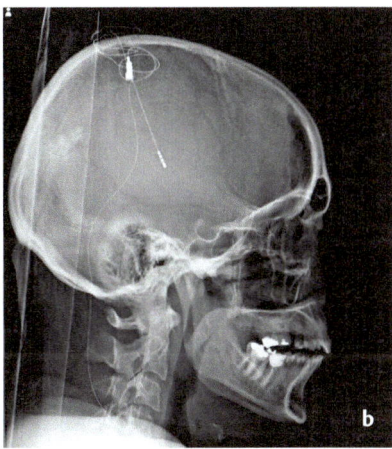

Fig. 66-15. Estimulação elétrica encefálica profunda. Radiografias do crânio na incidência lateral revelando eletródio implantado (a) na região do núcleo ventral posterolateral do tálamo, (b) na ínsula posterior.

em salvas crônica; durante período de acompanhamento durando 2 anos, 70% dos pacientes mantêm melhora igual ou superior a 50%. Os resultados dos estudos sobre a estimulação encefálica profunda estão apresentados nos Quadros 66-3 e 66-4.

Aproximadamente 20% dos pacientes tratados com estimulação encefálica profunda apresentam complicações; sendo permanentes em 4%. Ocorre hemorragia intracraniana em 2% a 3% dos pacientes, e infecção em 3% a 5%. Em menos de 1% em 2% a 26% dos pacientes há complicações relacionadas com o dispositivo implantado (desconexão, quebra ou migração do cabo de conexão ou do eletródio).

Quadro 66-3. Resultados da Estimulação Encefálica Profunda Destinada ao Tratamento da Dor Neuropática em %

Causa da dor neuropática	Resultados imediatos	Resultados em longo prazo
Avulsão plexular (VPL-VPM)	50-75	0-36
Neuralgia pós-herpética (VPL-VPM)	33	-
Tálamo	-	25-50
Lemnisco medial	-	75
Cápsula Interna	-	50
Mielopatia (VPI-VPM)	-	50
Cefaleia em salvas (hipotálamo)	60	40

Quadro 66-4. Percentuais da Melhora em Longo Prazo da Dor Neuropática de Pacientes Tratados com Estimulação Encefálica Profunda

Causas da dor neuropática	Alívio > 70%	Alívio > 40-50%	Alívio > 40-50%
Dor central	25	54	45
Neuropatia trigeminal	43	68	50
Mielopatia	36	55	50
Avulsão plexular	8	46	46
Dor no membro fantasma	40	60	60

Estimulação Elétrica do Córtex Motor

A estimulação elétrica do córtex motor e pré-motor (Fig. 66-16) proporciona alívio de mais de 40% da dor neuropática em mais de 50% dos pacientes com dor neuropática durante período de acompanhamento de 30 meses; proporciona melhora em mais de 50% dos pacientes com dor central e em 70% a mais de 80% dos pacientes com dor neuropática trigeminal. É eficaz no tratamento da dor no membro fantasma e menos eficaz no tratamento da dor decorrente da lesão da medula espinhal, neuralgia pós-herpética ou avulsão das raízes plexulares. Em uma casuística, 64% dos pacientes sentiam-se melhores após o primeiro ano de acompanhamento. Há melhora em 50% a 54% dos pacientes com dor central decorrente do acidente vascular cefálico, em 19,3% a 68% dos pacientes com dor neuropática trigeminal, em 15% a 47,5% dos pacientes com dor decorrente da avulsão das raízes do plexo braquial, em 8% a 50% dos pacientes com dor no órgão fantasma, em 60% dos pacientes com neuralgia pós-herpética, em 60% a 66% dos pacientes com dor decorrente do traumatismo da medula espinhal e em cerca de 50% dos pacientes com síndrome complexa de dor regional (Quadro 66-5).

Quadro 66-5. Percentuais de Pacientes Tratados com Estimulação do Córtex Motor que Apresentam Melhora da Dor Neuropática

Tipo de dor	Melhora (%)	Acompanhamento (em meses)
Dor central	75	2
Dor neuropática (geral)	48-77	
Dor neuropática periférica	50	
Dor facial	67-100	18
Mielopatia	33	
Síndrome de Wallenberg	66	6
Avulsão do plexo braquial	83	8
Dor no membro fantasma	20	
Síndrome complexa de dor regional	100	14

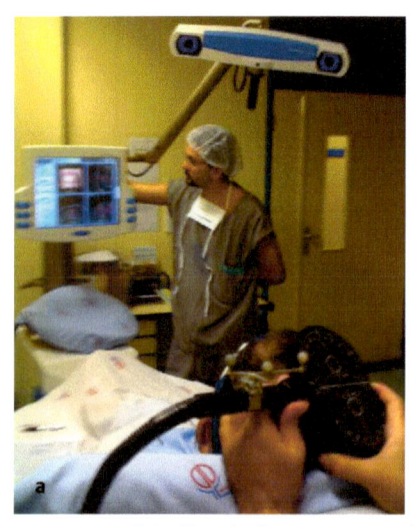

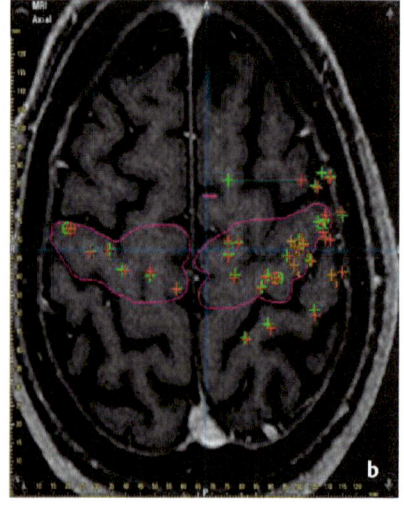

Fig. 66-16. Estimulação elétrica do córtex motor. (a) Cena de laboratório evidenciando a realização da estimulação magnética transcraniana neuronavegada, objetivando precisar a localização do alvo da neuromodulação encefálica. (b) Imagem da ressonância magnética obtida após realização da estimulação magnética transcraniana neuronavegada, revelando a localização da área motora relacionada com o membro superior. *(Continua.)*

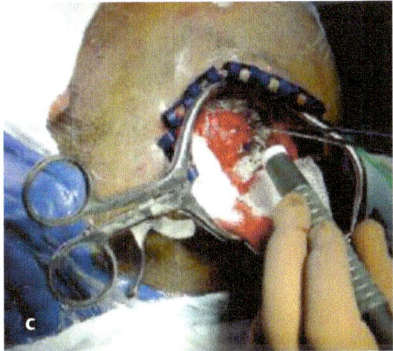

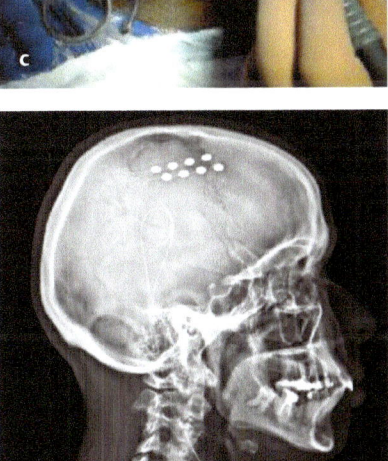

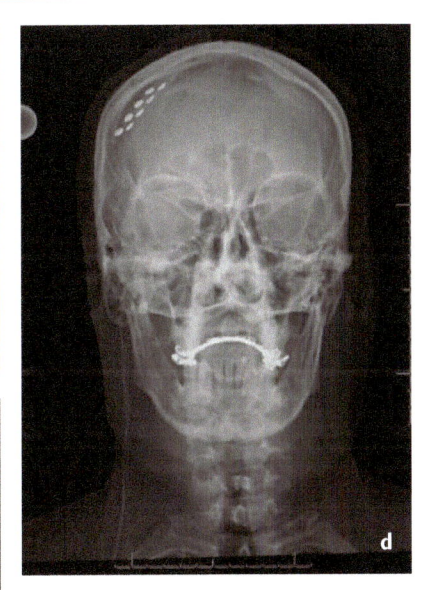

Fig. 66-16. *(Cont.)* **(c)** Fotografia do ato operatório revelando a estimulação transdural do córtex motor com o paciente desperto. **(d,e)** Radiografias do crânio nas incidências anteroposterior **(d)** e lateral **(e)**, revelando a presença de eletródio multipolar implantado sobre a dura-máter que cobre a área motora e pré-motora do córtex cerebral correspondente ao membro superior contralateral.

São complicações do procedimento: convulsões (em até 41% dos pacientes), hematoma peridural, infecção do equipamento implantado, fraturas dos cabos ou eletródios, depleção da carga da bateria do gerador etc.

DISPOSITIVOS PARA A ADMINISTRAÇÃO DE FÁRMACOS

A infusão de morfina, meperidina, metadona, tramadol, fentanil, sufentanila, alfentanila, buprenorfina, clonidina, somatostatina, calcitonina, midazolam, baclofeno, bupivacaína ou ziconotida via câmaras ou bombas carregadas conectadas a cateteres implantados no compartimento subaracnóideo espinhal ou ventricular encefálico proporciona melhora da dor uni ou bilateral, gerada por visceropatias, síndromes dolorosas oriundas de afecções traumáticas, degenerativas, oncológicas inflamatórias e/ou funcionais do sistema musculoesquelético e a dor neuropática de pacientes. Esta ocorre em pacientes que sofreram melhora temporária com a administração sistêmica ou epidural destes fármacos, mas que sofrem perda da eficácia ou desenvolvem tolerância aos medicamentos ou adversidades. Os dispositivos para infusão podem ser passivos (câmaras) ou ativos e acionados por êmbolos acionados a gás, elastômeros ou sistemas mecânicos providos de circuitos elétricos (Fig. 66-17). A infusão no compartimento espinhal é apropriada para tratar a dor localizada no tronco, pelve, períneo ou membros inferiores ou superiores, e a infusão no compartimento ventricular é indicada para tratar a dor localizada nos segmentos cefálico ou cervical. A relação dos medicamentos utilizados está apresentada no Quadro 66-6, e a sequência recomendada no Quadro 66-7.

Aproximadamente 70 a 90% dos pacientes com câncer, outras dores nociceptivas ou neuropáticas usufruem alívio da dor e redução dos analgésicos utilizados sistemicamente.

Ocorrem complicações decorrentes das ações farmacológicas ou relacionadas com o dispositivo implantado em até 25% dos pacientes tratados. Ocorrem infecções em cerca de 3% dos casos. As evidências sobre a eficácia e segurança das técnicas de infusão neuroaxiais são moderadas no tratamento de dor resultante do câncer e não são robustas no tratamento das doenças crônicas não oncológicas.

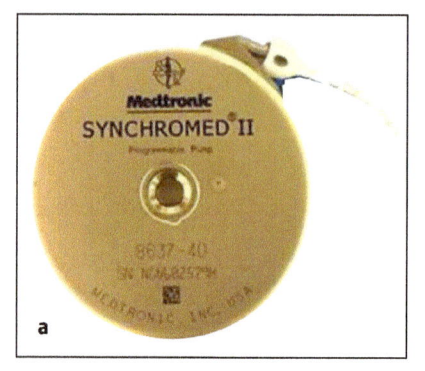

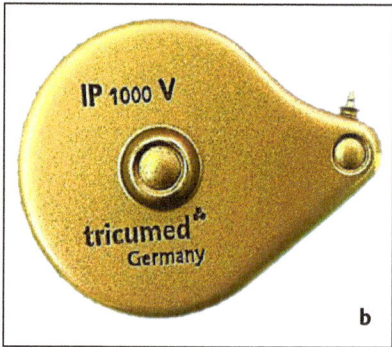

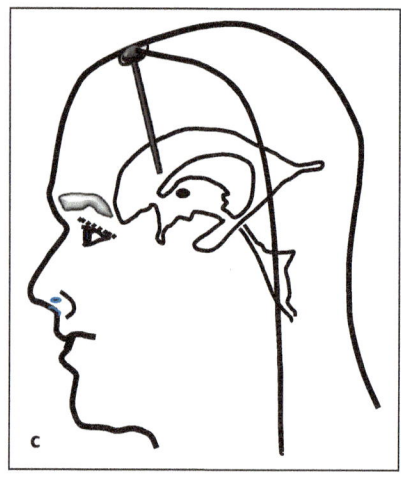

Fig. 66-17. Sistemas de infusão de fármacos analgésicos e adjuvantes no compartimento liquórico ventricular ou espinhal. (a) Bomba eletrônica implantável e programável. (b) Bomba implantável e de fluxo contínuo. (c) Ilustração expressando a presença de cateter inserido na proximidade do forame de Monro, visando à instilação intraventricular de analgésicos e adjuvantes.

Quadro 66-6. Doses e Características dos Fármacos Mais Utilizados nos Sistemas de Infusão Intratecal com Finalidade Analgésica

Grupo farmacológico	Natureza	Dose iniciais	Média das doses (mg/dia)	Características
Opioides	Morfina	0,1-0,5 mg/dia	0,1 a 6	Ação prolongada
	Tramadol		5 a 30 mg/dia	Poucos efeitos adversos
	Metadona		1 a 5 mg/dia	Ação opioide e bloqueadora NMDA
	Fentanil	25-75 mcg/dia		Ação curta
	Sufentanila	10-20 mcg/dia		Ação curta
Outros opioides	Meperidina Metadona Tramadol	40-100 mcg/dia	3 a 15 mg/dia	Pode causar hipotensão arterial
Não opioides	Midazolam		0,5 a 2 mg/dia	Ação miorrelaxante
	Baclofeno		0,5 a 1 mg/dia	Ação miorrelaxante e antineurálgica

(Continua.)

Quadro 66-6. Doses e Características dos Fármacos Mais Utilizados nos Sistemas de Infusão Intratecal com Finalidade Analgésica

Grupo farmacológico	Natureza	Dose iniciais	Média das doses (mg/dia)	Características
Não opioides	Somatostatina		Variável	
	Ziconotida	0,1- 0,5 mcg/dia		
	Bupivacaíina	1- 4 mg/dia		
	Tetracaína			
Agonistas adrenérgicos	Clonidina Dexmedetomidina			
Antagonistas NMDA	Todos deste grupo Cetamina			
Outros Droperidol, Metilprednisona, Ondansentrona				Tratamento das náuseas
Associações	Clonidina + Morfina			Clonidina aumenta a analgesia dos opioides
	Baclofeno + Opioides			Espasticidade associada à dor
	Morfina + Lidocaína			Dor mielopática, espasticidade

Quadro 66-7. Medicamentos de Primeira, Segunda, Terceira, Quarta e Quinta Linhas Utilizadas para Infusão Espinal de Acordo com o Consenso

- Primeira linha
  - Morfina ou ziconotida ou fentanil
- Segunda linha
  - Morfina + bupivacaína
  - Ziconotida + opioide
  - Fentanil + bupivacaína
- Terceira linha
  - Morfina ou fentanil + clonidina ou sufentanila
- Quarta linha
  - Morfina ou fentanil + clonidina + bupivacaína
  - Sufentanila + bupivacaína ou clonidina
- Quinta linha
  - Sufentanila + bupivacaína + clonidina

CONCLUSÃO

A indicação dos tratamentos neurocirúrgicos funcionais deve-se restringir a pacientes com perspectiva de sobrevida prolongada. As evidências científicas revelaram focos quanto à eficácia dos bloqueios, estimulação elétrica da medula espinhal, infusão intratecal de medicamentos e intervenções neurocirúrgicas ablativas em pacientes com neuralgia pós-herpética, dor mielopática diabética, dor central decorrente de acidente vascular cefálico ou radiculopatia e síndrome dolorosa pós-laminectomia, síndrome complexa de dor regional e neuralgia trigeminal. Em razão da escassez de ensaios clínicos de alta qualidade, não há recomendação forte sobre o tratamento neurocirúrgico da dor. Quatro são as recomendações (fracas) baseando-se no grau da eficácia e segurança dos tratamentos ablativos:

1. Injeções peridurais para tratar a neuralgia herpética;
2. Injeções de esteroides para tratar a dor radiculopática;
3. Estimulação elétrica da medula espinhal para tratar a síndrome complexa de dor regional tipo 1;
4. Estimulação elétrica da medula espinhal para tratar a síndrome dolorosa pós-radiculotomia.

Não se recomendam os bloqueios simpáticos para tratar a neuralgia pós-herpética e rizotomia com RF para tratar a dor radiculopática espinhal (Quadro 66-8).

Quadro 66-8. Tratamentos Neurocirúrgicos

Neuralgia do trigêmeo		
Rizotomia com radiofrequência (RF) do gânglio trigeminal	2 B+	Recomendada
Rizotomia com RF pulsada do gânglio trigeminal	2 B–	Recomendação negativa
Cefaleia em salvas		
Gangliectomia pterigopalatina com RF	2 C+	A ser considerada
Estimulação do nervo occipital	2 C+	A ser considerada
Dor facial idiopática persistente		
Gangliectomia pterigopalatina com RF pulsada	2 C+	A ser considerada
Radiculalgia cervical		
Gangliectomia cervical com RF	2 B+	Recomendada
Gangliectomia cervical com RF pulsada	1 B+	Recomendada
Estimulação elétrica da medula espinhal	0	Estudo relacionado
Síndrome facetária cervical		
Neurotomia com RF dos ramos recorrentes posteriores mediais das raízes cervicais	2 C+	A ser considerada
Cefaleia cervicogênica		
Neurotomia com RF dos ramos recorrentes posteriores mediais das raízes cervicais	2 B±	A ser considerada
Gangliectomia cervical (C2-C3) com RF pulsada	0	Estudo relacionado
Síndrome do chicote		
Neurotomia com RF dos ramos recorrentes posteriores mediais das raízes cervicais	2 B+	Recomendada
Neuralgia occipital		
Neurotomia com RF pulsada dos nervos occipitais	2 C+	Recomendada
Gangliectomia cervical com RF	0	Recomendação negativa
Estimulação subcutânea dos nervos occipitais	2 C+	Recomendação negativa
Ombro doloroso		
Neurotomia com RF pulsada dos nervos supraescapulares	2 C+	A ser considerada

(Continua.)

Quadro 66-8. *(Cont.)* Tratamentos Neurocirúrgicos

Dor torácica

Gangliectomia torácica com RF	2 C+	A ser considerada
Gangliectomia torácica com RF pulsada	2 C+	A ser considerada

Radiculalgia lombossacral

Gangliectomia lombar com RF	2 A-	Recomendação negativa
Gangliectomia lombar com RF pulsada	2 C+	A ser considerada
Estimulação elétrica da medula espinhal (síndrome dolorosa pós-laminectomia)	2 A+	Recomendada em centros especializados
Adesiólise-epiduroscopia	2 B±	Recomendada em centros especializados

Síndrome facetária lombar

Neurotomia com RF dos ramos recorrentes posteriores mediais das raízes lombares	1 B+	Recomendada

Dor articular sacroilíaca

Neurotomia com RF dos ramos recorrentes posteriores dorsais e laterais das raízes lombares	2 C+	A ser considerada
Neurotomia com RF pulsada dos ramos recorrentes posteriores dorsais e laterais das raízes lombares	2 C+	A ser considerada
Neurotomia com RF refrigerada dos ramos recorrentes posteriores laterais das raízes lombares	2 B+	Recomendada

Coccigodínia

Gangliectomia com RF do gânglio ímpar	0	Relacionada com estudo
Neuroestimulação	0	Relacionada com estudo

Lombalgia discogênica

Discólise com RF	2 B±	A ser considerada
Terapia eletrotérmica intradiscal	2 B±	A ser considerada
Biacuplastia	0	Relacionada com estudo
DiscTRODE	0	Relacionado com estudo
Neurotomia com RF dos ramos recorrentes posteriores	2 B+	Recomendada

Síndrome complexa de dor regional

Estimulação elétrica da medula espinhal	2 B+	Recomendada em centros especializados
Estimulação elétrica de nervos periféricos	2 C+	A ser considerada em centros especializados

Neuralgia pós-herpética

Estimulação elétrica da medula espinhal	2 C+	A ser considerada em centros especializados

Polineuropatia diabética dolorosa

Estimulação elétrica da medula espinhal	2 C+	A ser considerada em centros especializados

Síndrome do túnel do carpo

RF pulsada do nervo mediano	0	Relacionada com estudo

Meralgia parestésica

Neurotomia com RF pulsada do nervo cutâneo lateral da coxa	0	Relacionada com estudo
Estimulação elétrica da medula espinhal	0	Relacionada com estudo

Dor no membro fantasma

Tratamento do neuroma com RF pulsada	0	Relacionada com estudo
Gangliectomia lombar com RF pulsada	0	Relacionada com estudo
Estimulação elétrica da medula espinhal	0	Relacionada com estudo em centros especializados

(Continua.)

Quadro 66-8. *(Cont.)* Tratamentos Neurocirúrgicos

Dor decorrente de lesão plexular traumática		
Estimulação elétrica da medula espinhal	0	Relacionada com estudo em centros especializados
Dor em pacientes com câncer		
Administração intratecal de analgésicos	2 B+	A ser considerada
Dor unilateral distal ao dermatômero C5		
Cordotomia cervical	2 C+	A ser considerada em centros especializados
Dor abdominal rostral decorrente de câncer do pâncreas ou estômago		
Neurólise do plexo celíaco	2 A+	A ser considerada
Neurólise do nervo esplâncnico	2 B+	Recomendada
Dor visceral decorrente de tumor pélvico		
Neurólise do plexo hipogástrico	2 C+	Recomendada
Dor decorrente de fraturas vertebrais		
Vertebroplastia	2 B+	Recomendada
Cifoplastia	2 B+	Recomendada
Angina de peito crônica refratária		
Estimulação elétrica da medula espinhal	2 B+	Recomendada em centros especializados
Dor isquêmica nas extremidades, fenômeno de Raynaud, doença vascular isquêmica e síncope		
Estimulação elétrica da medula espinhal	2 B±	A ser considerada
Simpatectomia	2 C+	A ser considerada em centros especializados
Doença de Raynaud		
Simpatectomia	2 C+	A ser considerada
Dor decorrente de pancreatite crônica		
Neurectomia com RF do nervo esplâncnico	2 C+	A ser considerada
Estimulação elétrica da medula espinhal	2 C+	A ser considerada em centros especializados

BIBLIOGRAFIA

Appleby D, Andersson G, Totta M. Meta-analysis of the efficacy and safety of intradiscal electrothermal therapy (IDET). Pain Med. 2006;7:308-16.
Aus G, Abbou CC, Bolla M, et al. European Association of Urology. EAU guidelines on prostate cancer. Eur Urol. 2005;48(4):546-51.
Barloese M, Petersen A, Stude P, et al. Sphenopalatine ganglion stimulation for cluster headache, results from a large, open-label European registry. J Headache Pain. 2018 18;19:6.
Bittar RG, Kar-Purkayastha I, Owen SL, et al. Deep brain stimulation for pain relief: a meta-analysis. J Clin Neurosci. 2005;12:515-19.
Cetas JS, Saedi T, Burchiel KJ. Destructive procedures for the treatment of nonmalignant pain: a structured literature review. J Neurosurg. 2008;109(3):389-404.
Cleary DR, Cetas JS. Overview of Destructive Neurosurgical Procedures for Pain. In: Burchiel KJ. (Ed.). Surgical Management of Pain. 2nd Edition. New York: Thieme; 2015. p. 521-8.
Corrêa CF, Teixeira MJ. Balloon Compression of the Gasserian Ganglion for the Treatment of Trigeminal Neuralgia. Stereotact Funct Neurosurg. 1998;71:83-9.
Cruccu G, Aziz TZ, Garcia-Larrea L, et al. EFNS guidelines on neurostimulation therapy for neuropathic pain. Eur J Neurol. 2007;14:952-70.
Cruccu G, Gronseth G, Alksne J, et al. AAN-EFNS guidelines on trigeminal neuralgia management. Eur J Neurol.2008. 15:1013-28.
Devulder J, van Suijlekom H, Van Dongen R, et al. Ischemic Pain in the Extremities and Raynaud's Phenomenon. In: Van Zundert J, Patijn J, Hartrick CT, et al. Evidence-Based Interventional Pain Medicine According to Clinical Diagnoses. Oxford: Wiley-Blackwell; 2012. p.196-201.

Dragovich A, Cohen SP. Interventional therapies. In: Stannard CF, Kalso E, Ballantyne J. (Eds.). Evidence-Based Chronic Pain Management. Oxford: Blackwell; 2010. p. 369-99.
Dworkin RH, O'Connor AB, Kent J, et al. Interventional management of neuropathic pain: NeuPSIG recommendations. International Association for the Study of Pain Neuropathic Pain Special Interest Group. Pain. 2013;154:2249-61.
Erdine S, Ozyalcin NS, Cimen A, et al. Comparison of pulsed radiofrequency with conventional radiofrequency in the treatment of idiopathic trigeminal neuralgia. Eur J Pain. 2007;11:309-13.
Fontaine D, Hamani C, Lozano A. Efficacy and safety of motor cortex stimulation for chronic neuropathic pain: critical review of the literature. J Neurosurg. 2009;110(2):251-6.
Guise T A. Bone loss and fracture risk associated with cancer therapy. Oncologist. 2006;11:1121-1131.
Gybels J, Erdine S, Maeyaert J, et al. Neuromodulation of pain. A consensus statement. Eur J Pain. 1998;2:203-9.
Hitchcock ER, Teixeira MJ. A comparison of results from center-median and basal thalamotomies for pain. Surg Neurol. 1981;15:341-351.
Honey CM, Tronnier VM, Honey CR. Deep brain stimulation versus motor cortex stimulation for neuropathic pain: A minireview of the literature and proposal for future research. Comput Struct Biotechnol J. 2016;14:234-7.
Hubscher CH, Johnson RD. Chronic spinal cord injury induced changes in the responses of thalamic neurons. Exp Neurol. 2006;197:177-88.
Kallewaard JW, Terheggen MAMB, Groen GJ, et al. (Eds.). Evidence-Based Interventional Pain Medicine According to Clinical Diagnoses. Oxford: Wiley-Blackwell; 2012. p.196-201.
Kalso E. Introduction to evaluation of evidence. In: Stannard C F, Kalso E, Ballantyne J (Eds.). Evidence-Based Chronic Pain Management. Oxford: Blackwell. 2010;3:31-41.
Kloimstein H, Likar R, Kern M, et al. Peripheral nerve field stimulation (PNFS) in chronic low back pain: A prospective multicenter study. Neuromodulation. 2014;17:180-7.
Leone M, Cecchini AP. Central and Peripheral Neural Targets for Neurostimulation of Chronic Headaches. Curr Pain Headache Rep. 2017;21:16.
Leone M, Proietti Cecchini A. Deep brain stimulation in headache. Cephalalgia. 2016;36:1143-8.
Lima MC, Fregni F. Motor cortex stimulation for chronic pain: systematic review and meta-analysis of the literature. Neurology. 2008;70:2329-37.
Mehta S, Orenczuk K, McIntyre A, et al. SCIRE Research Team. Neuropathic pain post spinal cord injury part 2: systematic review of dorsal root entry zone procedure. Top Spinal Cord Inj Rehabil. 2013;19(1):78-86.
Onofrio BM, Yaksh TL. Continuous delivery of opiates for persistent pain states. In: Gildenberg P, Tasker RR (Eds.). Textbook of stereotatic and functional neurosurgery. New York: McGraw-Hill; 1998. p.1463-76.
Owen SL, Green AL, Nandi DD, et al. Deep brain stimulation for neuropathic pain. Acta Neurochir. 2007;97:111-16.
Peh WC, Munk PL, Rashid F, Gilula LA. Percutaneous vertebral augmentation: vertebroplasty, kyphoplasty and skyphoplasty. Radiol Clin North Am. 2008;46:611-635vii.
Ramirez L F, Levin A B. Pain relief after hypophysectomy. Neurosurgery. 1984;14(4):499-504.
Rasche D, Ruppolt M, Stippich C, et al. Motor cortex stimulation for long-term relief of chronic neuropathic pain: a 10 year experience. Pain. 2006;121:43-52.
Raslan A M, Cetas JS, McCartney S, Burchiel KJ. Destructive procedures for control of cancer pain: the case for cordotomy. J Neurosurg. 2011;114(1):155-70.
Saal JA, Saal JS. Intradiscal electrothermal treatment for chronic discogenic low back pain: a prospective outcome study with minimum 1 – year follow – up. Spine. 2000;25:2622-7.
Santos G R P, Duarte K, Teixeira M J. Stereotactic Transsphenoidal Hypophysectomy by Radiofrequency for Chronic Pain from Hormone-Independent Metastatic Tumors: A New Perspective. J Pain Relief. 2016;5:5.
Simopoulos TT, Kraemer J, Nagda JV, et al. Response to pulsed and continuous radiofrequency lesioning of the dorsal root ganglion and segmental nerves in patients with chronic lumbar radicular pain. Pain Physician. 2008;11:137-44.
Singh G. Oophorectomy in Breast Cancer—Controversies and Current Status. Indian J Surg. 2012;74(3):210-212.
Souza EC, Róz LM, Teixeira MJ. Radiocirurgia em distúrbios funcionais. In: Siqueira MG, organizador. Tratado de Neurocirurgia. São Paulo: Manole; 2016. p. 2062-70.
Stones W, Collett B. Pelvic and perineal pain in women, In: Stannard CF, Kalso E, Ballantyne J (Eds.). Evidence-Based Chronic Pain Management. Oxford: Blackwell, 2010;13:151-162.
Teixeira MJ, Duarte KP. Descompressão neurovascular no tratamento das algias craniofaciais. In: Siqueira MG (Org.). Tratado de Neurocirurgia. São Paulo: Manole. 2016:1482-516.
Teixeira MJ, Oliveira Jr. JO, Salles FY, et al. Neurotomia por radiofrequência dos ramos recorrentes posteriores das raízes lombares. Arq Bras Neurocirurg. 1903;2:39-50.
Teixeira MJ. A lesão do trato de Lissauer e do corno posterior da medula espinhal e a estimulação elétrica do sistema nervoso central para o tratamento da dor por desaferentação. Tese doutor. São Paulo: Faculdade de Medicina da Universidade de São Paulo; 1990. p. 250.
Teixeira MJ. A rizotomia percutânea por radiofrequência e a descompressão vascular do nervo trigêmeo no tratamento das algias faciais. Dissertação (mestrado), São Paulo: Faculdade de Medicina da Universidade de São Paulo. 1984.
Teixeira MJ. Cordotomias e mielotomias no tratamento da dor. In: Siqueira MG. (Org.). Tratado de Neurocirurgia. São Paulo: Manole; 2016. p. 1425-44.
Teixeira MJ. Neuralgia do trigêmeo. In: Teixeira MJ, Figueiró JAB. (Org.). Dor, Epidemiologia, fisiopatologia, avaliação, síndromes dolorosas e tratamento. São Paulo: Grupo Editorial Moreira Jr; 2001;29:301-350.
Teixeira MJ. Tratamento Neurocirúrgico da Dor. In: Raia AA, Zerbini EJ (Org.). Clínica Cirúrgica Alípio Correa Netto. São Paulo: Sarvier. 1988;62:541-572.
Teixeira MJ. Tratotomia de Lissauer e lesão do corno posterior da medula espinhal e dos subnúcleos do trato espinal do nervo trigêmeo. In: Siqueira MG, organizador. Tratado de Neurocirurgia. São Paulo: Manole; 2016. p. 1394-424.
Trescot A, Chopra P, Abdi S, et al. Systematic review of effectiveness and complications of adhesiolysis in the management of chronic spinal pain: an update. Pain Physician. 2007;10:129-46.

Van Boxem K, Cheng L, Patijn J, et al. (Eds.). Evidence-Based Interventional Pain Medicine According to Clinical Diagnoses. Oxford: Wiley-Blackwell; 2012. p. 71-86.

van Eerd M, Patijn J, Lataster A, et al. (Eds.).Evidence-Based Interventional Pain Medicine According to Clinical Diagnoses. Oxford: Wiley-Blackwell; 2012. p. 31-39.

van Eijs F, Stanton-Hicks M, Van Zundert J, et al. Complex Regional Pain Syndrome. In: Van Zundert J, Patijn J, Hartrick CT, et al. (Eds.). Evidence-Based Interventional Pain Medicine According to Clinical Diagnoses. Oxford: Wiley-Blackwell; 2012. p. 123-36.

Van Havenbergh T, Vancamp T, Van Looy P, et al. A multicenter, prospective trial to assess the safety and performance of the spinal modulation dorsal root ganglion neurostimulator system in the treatment of chronic pain. Neuromodulation. 2015;18:9-12.

Van Havenbergh T, Vancamp T, Van Looy P, et al. Spinal cord stimulation for the treatment of chronic back pain patients: 500-Hz vs. 1000-Hz burst stimulation. Neuromodulation. 2015;18:9-12.

van Kleef M, Lataster A, Narouze S, et al. Evidence-Based Interventional Pain Medicine According to Clinical Diagnoses. Oxford: Wiley-Blackwell; 2012. p. 8-13.

van Kleef M, Stolker RJ, Lataster A, et al. (Eds.). Evidence-Based Interventional Pain Medicine According to Clinical Diagnoses. Oxford: Wiley-Blackwell; 2012. p. 62-71.

van Kleef M, van Genderen WE, Narouze S, et al. Trigeminal Neuralgia. In: Van Zundert J, Patijn J, Hartrick CT, et al. (Eds.). Evidence-Based Interventional Pain Medicine According to Clinical Diagnoses. Oxford: Wiley-Blackwell; 2012. p. 1-7.

van Kleef M, Vanelderen P, Cohen SP, et al. Pain Originating from the Lumbar Facet Joints. In: Van Zundert J, Patijn J, Hartrick CT, et al. (Eds.). Evidence-Based Interventional Pain Medicine According to Clinical Diagnoses. Oxford: Wiley-Blackwell; 2012. p. 87-95.

van Suijlekom H, van Zundert J, Narouze S, et al. (Eds.). Evidence-Based Interventional Pain Medicine According to Clinical Diagnoses. Oxford: Wiley-Blackwell; 2012. p. 49-54.

Van Zundert J, Huntoon M, Patijn J, et al. (Eds.). Evidence-Based Interventional Pain Medicine According to Clinical Diagnoses. Oxford: Wiley-Blackwell; 2012. p. 18-31.

Van Zundert J, Patijn J, Hartrick CT, et al. In: Evidence-Based Interventional Pain Medicine According to Clinical Diagnoses. Oxford: Wiley-Blackwell. 2012.

Vanelderen P, Lataster A, Levy R, et al. (Eds.). Evidence-Based Interventional Pain Medicine According to Clinical Diagnoses. Oxford: Wiley-Blackwell; 2012. p. 49-54.

Vanelderen P, Szadek K, Cohen SP, et al. Sacroiliac Joint Pain. In: Van Zundert J, Patijn J, Hartrick CT et al. (Eds.). Evidence-Based Interventional Pain Medicine According to Clinical Diagnoses. Oxford: Wiley-Blackwell; 2012. p. 96-102.

Vissers KCP, Besse VK, Wagemans M, et al. Evidence-Based Interventional Pain Medicine According to Clinical Diagnoses. Oxford: Wiley-Blackwell; 2012. p. 173-90.

Young RF, Chambi VI. Pain relief by electrical stimulation of the periaqueductal and periventricular gray matter. Evidence for non-opioid mechanism. J Neurosurg. 1987;66:364-71.

Zakrzewska JM. Facial pain. In: Stannard CF, Kalso E, Ballantyne J (Eds.). Evidence-Based Chronic Pain Management. Oxford: Blackwell. 2010;12:1345-150.

CAPÍTULO 67

TRATAMENTO NEUROCIRÚRGICO DA ESPASTICIDADE

Marcelo Batista Chioato dos Santos • Rodrigo Moreira Faleiro
Ruy Castro Monteiro da Silva Filho

INTRODUÇÃO

O tratamento da espasticidade busca melhora funcional, prevenção ou minimização de deformidades osteoarticulares e conforto do paciente.

As modalidades de tratamentos neurocirúrgicos da espasticidade surgiram pela impossibilidade que outros métodos empregados (tratamento farmacológico, cirurgias ortopédicas, fisioterapia, toxina botulínica), isoladamente ou em combinação tem para interferir efetivamente na fisiopatologia desta condição em casos refratários. As cirurgias ortopédicas (tenotomias, transferências de tendão, osteotomias e artrodeses) atuam para minimizar o impacto osteoarticular da espasticidade, mas não na sua causa. As aplicações de toxina botulínica reduzem os efeitos da espasticidade, mas têm ação temporária, não atingem todos os músculos afetados em muitas condições (lesão medular ou paralisia cerebral por exemplo), e seu efeito decresce após repetidas aplicações.

O tratamento neurocirúrgico da espasticidade busca redução da hipertonia excessiva sem eliminar o tônus muscular funcional ou diminuir a força e sensibilidade residuais.

DIAGNÓSTICO DIFERENCIAL

Distonia

A distonia pode estar associada à espasticidade em muitas patologias e, às vezes, ser a única causa do quadro clínico. É importante se reconhecer clinicamente a distonia (contrações lentas e prolongadas), já que seu tratamento cirúrgico (baclofeno intratecal e estimulação cerebral profunda) difere do tratamento da espasticidade.

Rigidez

A rigidez também provoca aumento de tônus e deve ser diferenciada clinicamente da espasticidade ("roda denteada" presente e reflexos profundos praticamente normais na rigidez).

Contraturas Músculo-Tendinosas

Encurtamentos ou limitações articulares podem ocorrer concomitantemente com os quadros de espasticidade ou em alguns casos podem predominar e confundir o diagnóstico.

OPÇÕES DE TRATAMENTO

Neurotomia Periférica (NP)

A NP se baseia na secção seletiva de fascículos motores em condições em que a espasticidade é mediada por um ou poucos nervos. A desnervação provocada em grupos musculares específicos (por exemplo, flexores no pé na neurotomia tibial) leva a um reequilíbrio do tônus entre agonistas e antagonistas. Para se alcançar esta seletividade, o procedimento é realizado por técnica microcirúrgica e estimulação elétrica intraoperatória para mapeamento de grupos de fascículos específicos.

Os ramos motores podem ser acessados no ponto onde já se encontram separados do nervo próximo aos músculos (por exemplo, neurotomia do nervo musculocutâneo), ou por neurólise e microdissecção dos grupos fasciculares no tronco nervoso (Fig. 67-1), mais proximal, como na neurotomia do nervo tibial na região poplítea.

Embora não exista consenso,[1] em geral seccionam-se 75% das fibras motoras, com ressecção de segmento de 5 mm de cada grupo fascicular escolhido.

Alguns autores[2] recomendam bloqueio de teste pré-operatório (com bupivacaína, guiado por ultrassom), dos nervos que estão sendo considerados para neurotomia a fim de se antecipar e mimetizar o efeito do tratamento cirúrgico definitivo. Também injeções de toxina botulínica nos músculos deste território nervoso podem provocar uma simulação mais prolongada dos possíveis efeitos de uma neurotomia.

As neurotomias mais comumente realizadas são neurotomia do nervo obturador para o quadril espástico, neurotomia de ciático para flexores de joelho, neurotomia de nervo tibial para o pé espástico, neurotomia de musculocutâneo para flexores de cotovelo e neurotomias de mediano e ulnar para punho e dedos espásticos.

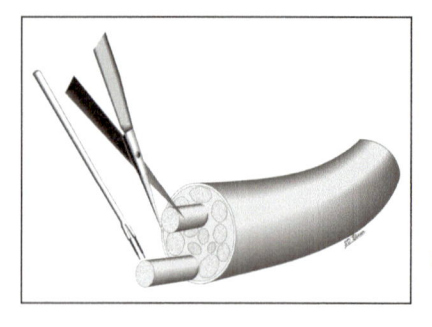

Fig. 67-1. Após dissecção intraneural, realiza-se estimulação com microeletrodo bipolar para identificação dos fascículos motores a serem seccionados (neurotomia).

Rizotomia Dorsal (RD)

Inicialmente idealizada para tratamento de espasticidade secundária à paralisia cerebral em crianças, nos últimos anos têm ocorrido propostas de expansão das indicações e idade dos pacientes para rizotomia dorsal.

A RD tradicionalmente era realizada por exposição da cauda equina por laminoplastia L1 a S1. Uma "versão menos invasiva" desta cirurgia vem ganhando aceitação nos últimos anos.[3] Esta consiste em exposição do cone medular por laminectomia de L1 (Fig. 67-2).

No cone realiza-se a individualização das raízes dorsais por microdissecção, que por sua vez são subdivididas em radículas. A seguir, cada radícula é avaliada com eletromiografia estimulada (Fig. 67-3) e recebe uma pontuação relacionada com sua atividade elétrica. Em torno de 2/3 das radículas mais ativas são seccionadas.

A monitorização intraoperatória (MIO) tem papel fundamental na preservação das raízes ventrais (motoras) e na manutenção da integridade das raízes sacrococcígeas (relacionadas com as funções vesical e anal).

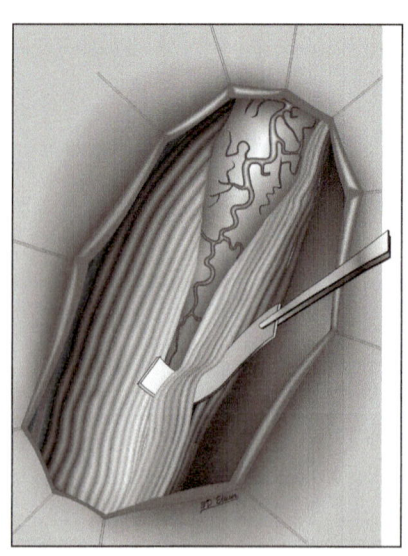

Fig. 67-2. Exposição do cone medular e separação das raízes dorsais (L1 a S1).

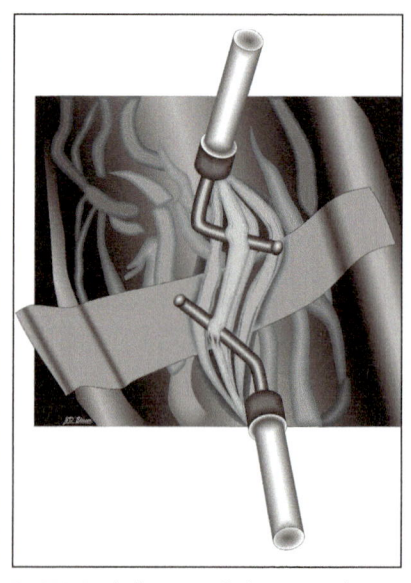

Fig. 67-3. Divisão da raiz em radículas para estimulação elétrica bipolar, com utilização de eletrodos em L.

Mielotomia

É um procedimento descrito para redução de espasticidade secundária a lesões medulares completas (paraplegia traumática e em doenças desmielinizantes).

Para execução da mielotomia usamos elementos da técnica descrita por Laitinen,[4] com exposição do cone medular através de laminectomia em um nível (geralmente L1). Através de microdissecção delimitam-se os níveis superiores e inferiores da mielotomia (L1 e S1 respectivamente). O nível superior da mielotomia pode ser definido pelas radículas dorsais mais caudais da raiz T12 (forame intervertebral T12/L1), e o nível inferior a um ponto 2,5 a 3 cm proximal ao final do cone medular. A raiz de S1 também pode ser localizada por estimulação elétrica da raiz ventral que produza contração predominantemente dos músculos gastrocnêmio e sóleo.

A seguir introduz-se microdissector em ângulo reto de 3 mm, ou instrumento específico para este fim (faca para mielotomia), no sulco mediano a uma profundidade de 4 mm e com movimento em sentido longitudinal (dos níveis L1 a S1), e lâmina apontada lateralmente realiza-se a mielotomia de um lado e depois de outro (Fig. 67-4).

Com este procedimento podemos obter redução dos espasmos dolorosos com preservação da sensibilidade e da função vesical. Também é relatado favorecimento da resolução das úlceras de decúbito e a baixa incidência de recidiva da espasticidade em longo prazo (10%).[5]

DREZ

A interrupção das fibras miotáticas na zona de entrada das raízes dorsais pode ser realizada por microcirurgia nas regiões cervical e lombossacra.[6] Pelo risco de aparecimento ou acentuação de déficits preexistentes (principalmente função motora), a lesão do DREZ deve ter indicação bastante cuidadosa em pacientes que tenham função significativa (p. ex., pacientes que deambulam). Há indicação em pacientes paraplégicos e pacientes hemiplégicos, principalmente quando nestes o membro superior afetado apresenta dor e distonia além de espasticidade.

No DREZ lombossacro identificamos a localização do cone medular usando ressonância pré-operatória e radioscopia intraoperatória. Realiza-se laminectomia de um nível, geralmente L1 ou T12, e após a abertura dural identificamos a raiz de L1 entrando no forame correspondente, que é o nível medular superior da coagulação do DREZ. O nível inferior, S1, pode ser identificado por um ponto no cone 30 mm cranial à saída da última raiz coccígea. Alternativamente podemos identificar S1 através de estimulação elétrica que produza contração predominantemente dos músculos gastrocnêmio e sóleo. Com microdissecção separamos as raízes ventrais das dorsais com identificação do sulco dorsolateral. Dissecamos a artéria que cursa ao longo do sulco e a retraímos, expondo o sulco e a zona de entrada das raízes dorsais (L1 a S1). Após incisão do sulco a 45 graus e a 3-4 mm de profundidade (apontando-se para o corno medular posterior), (Fig. 67-5), realizam-se múltiplas coagulações, milímetro a milímetro, com bipolar de ponta bem fina (0,2 mm).

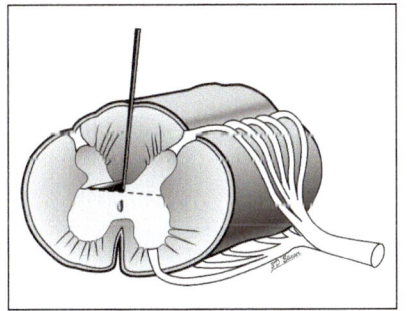

Fig. 67-4. Posicionamento da "faca de mielotomia" em um dos lados do cone medular.

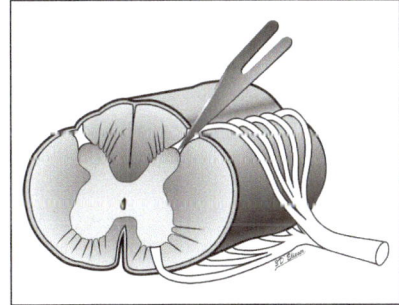

Fig. 67-5. Microincisão na zona de entrada das raízes dorsais, em direção ao corno posterior (DREZ).

Baclofeno Intratecal
Indicações
A terapia com baclofeno intratecal (BI) está indicada em pacientes com espasticidade severa e refratária secundária a lesões medulares (traumáticas, inflamatórias, paraparesia espástica familiar), lesões de tronco cerebral e cerebrais de diversas etiologias, em que o tratamento conservador (reabilitação e toxina botulínica) é insuficiente para controlar as consequências da espasticidade (dor, contraturas, dificuldade de manuseio e comprometimento funcional).

Técnica
Com o paciente em decúbito lateral e controle radioscópico é realizada punção paramediana nos interespaços L3-L4 ou L4-L5, e o cateter lombar é introduzido no espaço subaracnoide em direção cranial até o nível desejado (em geral T7). A bomba é posicionada no tecido subcutâneo da região abdominal evitando-se proximidade com as costelas e a crista ilíaca. O cateter lombar é então tunelizado e conectado à bomba que já está com o reservatório preenchido com a solução de baclofeno.

COMPLICAÇÕES
As principais complicações que podem ocorrer após os procedimentos são:

Neurotomia Periférica[2]
- Hipotonia;
- Recorrência da espasticidade;
- Distúrbios sensitivos transitórios ou permanentes (hipoestesia, parestesias, disestesias, dor por desaferentação).

Rizotomia Dorsal[7]
Disestesias transitórias podem ocorrer em até 40% dos pacientes, até desaparecerem em algumas semanas. Sintomas sensitivos permanentes (disestesias, hipoestesias), que sejam clinicamente relevantes ou que impactem negativamente na reabilitação, são bastante raros. Uma complicação bastante temida são os distúrbios esfinctéricos, principalmente a retenção e a incontinência urinária. Retenção urinária transitória pode ocorrer em até 24% dos casos. Com o emprego de monitorização intraoperatória (obtenção dos potenciais de ação dos nervos pudendos e eletromiografia do esfíncter anal), podemos reduzir os distúrbios esfinctéricos permanentes a níveis bastante baixos.

Os pacientes com paralisia cerebral têm um risco maior de desenvolver deformidades espinhais (escoliose, cifose, hiperlordose, espondilolistese), principalmente os que não deambulam e com quadriplegia espástica.

Porém com a técnica minimamente invasiva provoca-se pouca ou nenhuma influência na estabilidade vertebral destes pacientes, reduzindo-se também significativamente os riscos das outras complicações associadas a cirurgias intradurais no canal espinhal (fístula liquórica e meningite).

Mielotomia[4,5]
Em função de ser procedimento reservado a pacientes com lesões medulares completas as complicações são as comuns às cirurgias intradurais medulares: fístula liquórica, meningite e deiscência de ferida operatória.

DREZ
Além dos riscos relacionados com qualquer cirurgia no cone medular (fístula liquórica, meningite), ocorrem alterações sensitivas (na maioria leves ou moderadas, que não comprometem a reabilitação) nos territórios operados. Podem ocorrer parestesias e ataxia ipsilaterais relacionadas com a disfunção das colunas dorsais.

Baclofeno Intratecal[8]
- *Overdose* de baclofeno;
- Hematomas ou coleções na ferida operatória (abdominal);
- Infecção (ferida operatória, meningite);
- Radiculopatia (pela punção no momento do implante ou pela irritação causada pelo posicionamento do próprio cateter);
- Fístula liquórica;
- Problemas com o cateter (desconexão, obstrução ou saída do espaço subaracnoide);
- Extinção da bateria da bomba.

> **DICAS**
>
> - Em muitos pacientes a presença da espasticidade pode ser útil ao compensar a perda de força (por exemplo, permitindo transferências). Por isso ela deve ser tratada quando se caracteriza inequivocamente que o excesso de tônus muscular leva à perda funcional, impede a locomoção ou provoca deformidades;
> - Quando é proposto tratamento cirúrgico para espasticidade refratária, as expectativas dos pacientes, familiares e cuidadores têm que ser ajustadas ao real potencial de cada intervenção;
> - Ao longo do tempo os pacientes evoluem para uma combinação dos elementos dinâmicos da espasticidade (resistência velocidade-dependente ao reflexo de estiramento), e os aspectos mais fixos do encurtamento muscular/contratura. A relevância de cada um destes precisa ser avaliada em cada paciente para definição da conduta apropriada;
> - Idealmente a redução ou neutralização da espasticidade deve ocorrer antes que seus efeitos secundários (alterações osteoarticulares, contraturas, inibição do controle muscular seletivo) sejam permanentes ou muito acentuados. Assim, sempre que possível, o tratamento da espasticidade deve preceder o tratamento ortopédico (tenotomias, transferências tendíneas, osteotomias), principalmente em crianças.

REFERÊNCIAS BIBLIOGRÁFICAS

1. Jong LY, Wong CHL, Gaston M, Lam WL. Selective Peripheral Neurectomy for Upper Limb Spasticity. J Hand Surg. 2018;23(2):181-191.
2. Sindou M, Mertens P. Selective neurotomy of the tibial nerve for the treatment of the spastic foot. Neurosurgery. 1988;23(6):738-744.
3. Park TS, Johnston JM. Surgical techniques of selective dorsal rhizotomy for spastic cerebral palsy. Technical note. Neurosurg Focus. 2006;21(2):e7.
4. Laitinen L, Singounas E. Longitudinal myelotomy in the treatment of spasticity of the legs. J Neurosurg. 1971;35(5):536-40.
5. Putty TK, Shapiro AS. Efficacy of dorsal longitudinal myelotomy in treating spinal spasticity: a review of 20 cases. J Neurosurg. 1991;75(3):397-401.
6. Sindou M, Abdennebi B, Sharkey P. Microsurgical selective procedures in peripheral nerves and the posterior root-spinal cord junction for spasticity. Appl Neurophysiol. 1985;48(1-6):97-104.
7. Gump WC, Mutchnick IS, Moriaty TM. Selective dorsal rhizotomy for spasticity not associated with cerebral palsy: reconsideration of surgical inclusion criteria. Neurosurg Focus. 2013;35(5): e6.
8. Penn RD, Savoy SM, Corcos D, Latash M. Intratecal baclofen for severe spinal spasticity. N England J Med. 1989;320(23):1517-21.

CAPÍTULO 68
PROCEDIMENTOS ESTEREOTÁTICOS
Ricardo Ferrareto Iglesio

DEFINIÇÃO E HISTÓRICO

A estereotaxia significa localização precisa no espaço tridimensional, em um volume determinado, de pontos com base em um sistema de coordenadas fixo, com uma origem conhecida. O termo deriva do grego *sterios* que significa "sólido", e *taxis* que significa "ordenado" ou "organizado".

Em 1873, Carl Dittmar, na Alemanha, desenvolveu um dispositivo que utilizava coordenadas bidimensionais para introdução precisa de instrumentos no bulbo de animais de experimentação, durante seus estudos de neurofisiologia. Em 1906, o matemático, Robert Henry Clarke, e o neurocirurgião, Victor Horsley, criaram o primeiro aparelho verdadeiramente estereotático, utilizado para introduzir um eletrodo no interior do crânio de animais com o objetivo de realizar lesões para o estudo da função de estruturas encefálicas profundas. Horsley desenvolveu um atlas estereotático que contemplava as estruturas encefálicas dos animais estudados e suas relações com pontos de reparo anatômico no crânio.

A primeira cirurgia estereotática em seres humanos foi realizada, em 1947, nos Estados Unidos, pelo neurologista, Ernst Spiegel, e pelos neurocirurgiões, Henry Wycis, Vernon Marks e A. Lee (Fig. 68-1). Utilizaram como referencial anatômico intracraniano a calcificação da glândula pineal e o forame de Monro, delimitado por ventriculografia gasosa. Foi executada uma lesão no globo pálido e no tálamo medial, visando ao tratamento de um paciente com coreia de Huntington. Em 1952, Spiegel e Wycis publicaram o primeiro atlas estereotático com base em ventriculografia. Em 1948, Lars Leksell, na Suécia, desenvolveu o primeiro aparelho de estereotaxia com base em centro de arco. Em 1949, Talairach, na França, desenvolveu um aparelho que permitia a introdução de instrumentos no crânio através de uma grade fixada ao equipamento estereotático. A incorporação da ventriculografia propiciou importante avanço no emprego da técnica, nas décadas de 1950 a 1970.

Diversos outros equipamentos então foram desenvolvidos ao longo da segunda metade do século XX, sofrendo numerosas modificações, tornando-os mais versáteis e precisos. Vários aparelhos, a partir da década de 1980 e 1990, passaram a permitir o emprego dos novos métodos de imagem que haviam surgido, a tomografia computadorizada (TC) e a ressonância magnética (RM). Atualmente os aparelhos utilizados dividem-se basicamente em dois tipos de sistema de localização de alvos: coordenadas polares ou coordenadas cartesianas. Mais recentemente, foi desenvolvido o método de localização sem fixação esquelética (*frameless*).

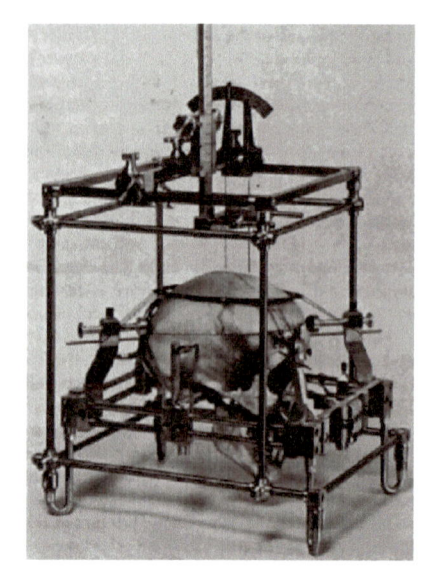

Fig. 68-1. Aparelho de estereotaxia utilizado por Spiegel e Wycis, durante o primeiro procedimento estereotático em humanos.

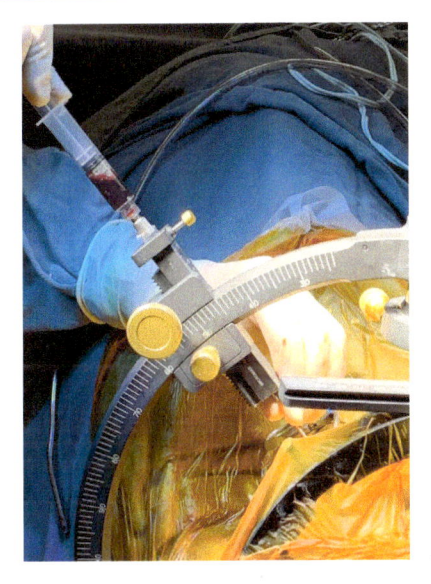

Fig. 68-2. Utilização do método estereotático para exérese de hematoma localizado na ponte.

Atualmente o método estereotático possui diversas aplicações dentro da neurocirurgia, incluindo localização de lesões, biópsia minimamente invasiva, aspiração de cistos, exérese de hematomas profundos (Fig. 68-2), posicionamento de cateteres, posicionamento de neuroendoscópio, implante de eletrodos profundos, introdução de instrumentos para procedimento ablativo por radiofrequência ou criocoagulação, aplicação de radioterapia e radiocirurgia entre outros.

PRINCÍPIOS DE APARELHOS DE ESTEREOTAXIA

A estereotaxia garante a localização de alvos com precisão milimétrica quando o aparelho é fixado ao crânio, de modo que pontos no interior do volume estereotático possam ser localizados em relação a reparos fixos do equipamento de estereotaxia (fiduciais). A fixação é feita diretamente no osso do crânio, por parafusos, utilizando-se anestésico local. O sistema de fiduciais é representado por hastes que possuam alta contrastação no método de imagem que será utilizado para programação cirúrgica. As imagens pré-operatórias são adquiridas, podendo ser tomografia computadorizada (TC), ressonância magnética (RM) ou TC com emissão de pósitrons (PET-CT). As imagens são então utilizadas para o planejamento do procedimento, incluindo o alvo e a trajetória até ele. A fixação rígida do aparelho de estereotaxia ao osso do paciente garante a precisão milimétrica do método.

Os sistemas de estereotaxia podem ser classificados de acordo com a forma que o cálculo do procedimento é realizado, com base no tipo de sistema de coordenadas que cada aparelho utiliza. Existem dois tipos principais: os sistemas que utilizam coordenadas polares, e os sistemas chamados de arco centrado em coordenadas cartesianas.

No sistema de coordenadas polares o alvo é localizado no espaço a partir de dois ângulos (azimute e elevação) e um raio a partir de uma origem conhecida. Neste sistema é necessária a utilização de um aparelho fantasma, ou seja, outro aparelho, análogo ao fixado no paciente, onde são aplicadas as coordenadas cartesianas do alvo em questão e podem ser feitas simulações da trajetória que será utilizada, determinação dos ângulos de entrada e o comprimento (que representa o raio no sistema de coordenadas polares) do instrumento que será utilizado para atingir o alvo. Tal sistema é pouco flexível, e qualquer mínima variação dos ângulos de entrada ou do comprimento do instrumento utilizado para atingir o alvo implica em alterações do alvo planejado, sendo necessário que os cálculos sejam refeitos. O sistema de Riechert-Wolff-Mundinger, ainda utilizado atualmente, baseia-se neste conceito.

Já no sistema de coordenadas cartesianas, por arco centrado, o instrumento desloca-se de no interior de uma esfera imaginária cujo centro é o alvo planejado, dentro do sistema cartesiano de coordenadas (deslocamento no eixo laterolateral, geralmente chamado de X, eixo anteroposterior, como Y, e craniocaudal, Z). Tal sistema admite inúmeras trajetórias ou pontos de entrada para o mesmo alvo, uma vez que variando-se os ângulos de entrada altera-se a trajetória do instrumento, porém o centro da esfera (alvo) permanece o mesmo. Isso confere simplicidade e flexibilidade ao sistema, que permite correções de trajetórias de maneira mais simples, mesmo após o planejamento do alvo. Os equipamentos de Leksell, Hitchcock, Micromar Teixeira-Martos (TM) (Fig. 68-3), Zamorano-Dujovny (ZD) e Cosman-Robert-Wells (CRW) utilizam esse conceito.

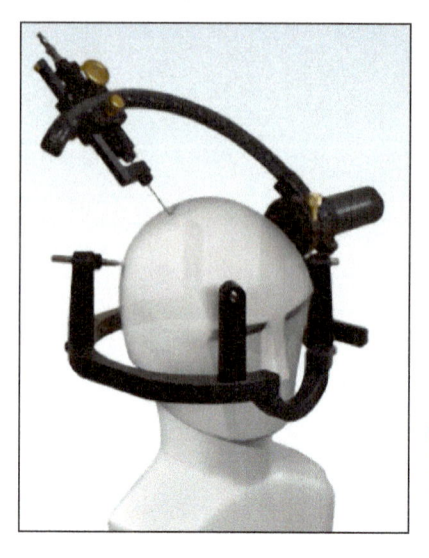

Fig. 68-3. Aparelho de estereotaxia Micromar® TM-03B (Teixeira e Martos), montado com extensores para fixação craniana. Nota-se o instrumento que será introduzido em direção ao centro do semiarco, cujas coordenadas cartesianas em relação ao halo de estereotaxia são determinadas como sendo o alvo do procedimento.

A técnica de fixação esquelética é indicada para realização de procedimentos funcionais ou em doenças em que maior precisão e acurácia são necessárias, como em situações cujo alvo são núcleos, tratos de fibras ou estruturas encefálicas de pequenas dimensões, ou em locais que pequenos desvios de trajetória podem resultar em complicações como no caso de proximidade com vasos sanguíneos, tratos longos, tronco encefálico etc.

SISTEMAS SEM FIXAÇÃO ESQUELÉTICA

Com o avanço de técnicas de computação gráfica, e do poder de processamento dos computadores, foi possível o desenvolvimento de técnicas de localização e navegação sem fixação esquelética, também conhecidas como *frameless*. Em tais sistemas o cirurgião utiliza um instrumento apontador, ou o foco do microscópio cirúrgico, para indicar determinada região do corpo e monitores de computador apontam, em tempo real, através de imagens coplanares de TC ou RM, ou reconstruções em três dimensões, a região sendo manipulada.

No início, eram utilizados sensores mecânicos de posição em braços articulados, para o cálculo da posição da ponteira no espaço. Posteriormente, foram introduzidos sistemas que utilizam fontes externas de ultrassom, radiofrequência ou luz infravermelha para localização dos instrumentos no espaço.

Existem dois tipos de sistema de navegação: ativo e passivo. No sistema ativo, o instrumento localizador possui diodos emissores de luz (LEDs) infravermelha, que é captada por uma câmera posicionada a alguma distância do campo cirúrgico. A câmera então utiliza a informação que obtém da localização dos LEDs para determinar a posição do instrumento. Nesse sistema, o dispositivo apontador precisa estar conectado a cabos de alimentação ou possuir sistema de bateria interno para os LEDs, o que torna o instrumento pesado e pouco prático. Nos sistemas passivos, uma fonte de luz infravermelha, posicionada junto à própria câmera, é utilizada para iluminar esferas reflexivas, localizadas no instrumento apontador. A luz refletida pelas esferas é então captada pela câmera que calcula a posição do instrumento em relação a um outro conjunto de esferas para referência, que são fixadas por um braço articulado, num local próximo ao campo cirúrgico. Esse referencial deve-se manter imóvel em relação ao segmento do corpo analisado, durante todo o procedimento. Por causa disso é normalmente acoplado à cabeceira de fixação esquelética utilizada no procedimento cirúrgico (tipo Mayfield ou Sugita), mas pode também ser fixado à cabeça do paciente por máscaras de radiocirurgia ou de faixas e óculos especiais, para procedimentos não invasivos navegados, fora do ambiente cirúrgico, como estimulação magnética transcraniana.

Uma vez que o sistema referencial esteja fixado à região a ser estudada, procede-se o registro do segmento corporal em relação às imagens de RM ou TC adquiridas previamente. Tal registro pode ser feito pela marcação de pontos anatômicos (*tragus*, glabela, meatos acústicos, processos espinhosos etc.) ou pela varredura da parte do corpo em questão por feixe de *lasers* que são capazes de identificar a posição do paciente em relação ao sistema de esferas referenciais fixas. Outra opção é a aquisição de imagens pré-operatórias em conjunto com um sistema referencial primário, que deve apresentar alto contraste na modalidade de imagens escolhida (TC ou RM). Tais referenciais podem ser adesivos colados na pele ou, em alguns casos, parafusos fixados a estruturas ósseas do crânio ou coluna, posicionados previamente com anestesia local. No início do procedimento o cirurgião indica tais referenciais utilizando o apontador do sistema, de maneira que o registro das imagens pré-operatórias seja mais preciso.

O método de estereotaxia sem fixação esquelética (*frameless*) ou neuronavegação é bastante utilizado atualmente para ressecção de tumores, guiar procedimentos endoscópicos, biópsias, inserção de cateteres, punção de cistos, mapeamento de áreas corticais, estimulação magnética transcraniana, eletroencefalografia de alta resolução, aplicação de radiocirurgia entre outros. No entanto, sua precisão ainda não é suficiente para realização de procedimentos de neurocirurgia funcional, ou que envolvam a localização de alvos encefálicos profundos ou manipulação de estruturas que necessitem precisão milimétrica.

PROCEDIMENTO
Fixação do Halo de Estereotaxia

O procedimento se inicia pela fixação do halo de estereotaxia ao crânio do paciente. Os métodos de fixação variam de acordo com o equipamento utilizado, mas, em geral, se dá por parafusos, de forma percutânea, que fixam o equipamento diretamente à cortical externa do crânio. Podem-se utilizar 3 ou 4 parafusos, dependendo do halo. Normalmente são utilizados extensores, como nos sistemas ZD, Leksell e CRW, que permitem que o halo fique localizado abaixo do crânio do paciente, de forma que o volume estereotático inclua todo o encéfalo. Os outros equipamentos, como o Micromar TM, permitem a fixação do halo diretamente ao crânio, em posição "alta", ou seja, na altura os ventrículos laterais, ou "baixa", imediatamente acima do rebordo orbitário. Esse método de fixação não necessita do uso de extensores, tornando-se mais prático, e permite o acesso a regiões como fossa posterior e face, para procedimentos específicos. Quando o halo é fixado diretamente ao crânio, deve-se atentar que nem todo encéfalo é compreendido no volume estereotático. O cirurgião deve, então, planejar o posicionamento do halo, de forma que seu alvo fique localizado no espaço estereotático. A fixação pode ser feita com o paciente sentado ou deitado, sob sedação leve e anestesia local, ou até mesmo apenas com anestesia local. A fixação do halo é facilitada se o cirurgião for assistido por um auxiliar, que estabiliza e garante o correto posicionamento do equipamento durante o aperto dos parafusos. O aparelho deve ficar fixo da melhor forma possível, atentando-se para o torque correto a ser aplicado nos parafusos. Qualquer movimentação em relação ao crânio, após a aquisição das imagens estereotáticas, implica em importante perda de precisão, chegando a inviabilizar o procedimento. O alinhamento correto é importante, o anel do halo deve ficar centrado na cabeça do paciente, paralelo à base do crânio. Inclinações anteroposteriores ou laterolaterais implicam em perda de precisão do cálculo, especialmente das coordenadas craniocaudais. Por fim, deve-se tomar cuidado especial com o seio frontal, fraturas, craniotomias prévias, eletrodos e válvulas de derivação, durante o posicionamento dos parafusos de fixação.

Aquisição de Imagens para Planejamento Cirúrgico

As imagens estereotáticas devem ser adquiridas antes do procedimento cirúrgico. Atualmente as duas modalidades geralmente utilizadas são a tomografia (TC) e a ressonância magnética (RM). Nesta etapa o paciente deve ser confortavelmente posicionado na mesa do exame, o halo fixado ao suporte adequado do equipamento, e os fiduciais posicionados.

Os fiduciais são indicadores que apresentam alta contrastação ao método de imagem utilizado, sendo em geral filamentos metálicos radiopacos no caso de uso em tomografia e tubos plásticos preenchidos por gadolínio ou água boricada no caso de uso com RM. Eles devem ser fixados corretamente junto ao halo, atentando-se para sua posição e orientação, que varia de acordo com o equipamento. Deve-se observar atentamente a não existência de folgas entre os fiduciais e o aparelho fixado ao paciente, algo que poderia resultar em erros que inviabilizam o procedimento. É a partir dos fiduciais que as distâncias dentro do volume estereotático são medidas, em relação a um ponto de origem padronizado, de forma a determinar as coordenadas cartesianas de qualquer ponto de interesse dentro desse espaço. A coordenada craniocaudal é calculada a partir de um fiducial inclinado, cuja secção transversal se desloca em direção anteroposterior ou laterolateral à medida que cortes seccionais axiais são adquiridos durante o exame de imagem. Portanto, inclinações do halo em relação à base do crânio podem introduzir imprecisão no cálculo dessa coordenada.

No caso da TC, o halo deve estar paralelo ao feixe de raios X do tomógrafo. Em aparelhos que permitam inclinação da ampola em relação à mesa de exame, isto pode ser feito com maior facilidade. Naqueles aparelhos fixos, a cabeça do paciente deve ser posicionada adequadamente e fixa ao suporte da mesa, de forma que tal alinhamento seja feito em relação à ampola. A aquisição de imagens dos fiduciais em um ângulo diferente implica na distorção das secções transversais dos fiduciais, gerando erros de cálculo e imprecisão. Todos os fiduciais e áreas de interesse devem estar incluídos no campo de visão (*field of view, FOV*) do exame pré-operatório (Fig. 68-4).

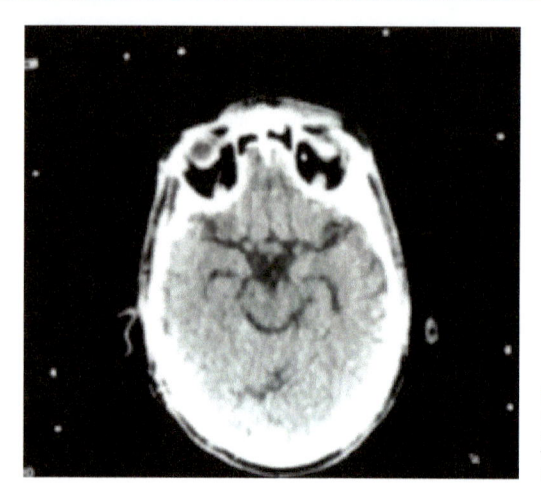

Fig. 68-4. Tomografia computadorizada pré-operatória para planejamento cirúrgico: ao redor do crânio podem ser visualizados nove pontos radiopacos que correspondem aos fiduciais.

Planejamento Cirúrgico

Embora ainda seja possível o cálculo não instrumentalizado de coordenadas intracranianas, utilizando-se de medições do alvo em relação aos fiduciais, utiliza-se habitualmente um *software* específico para isso, pois tal prática permite um planejamento mais elaborado, rápido e preciso, especialmente em procedimentos de neurocirurgia funcional.

As imagens estereotáticas pré-operatórias, contendo os fiduciais (TC ou RM) e todas as outras imagens prévias que o cirurgião deseje utilizar, como, por exemplo, outras RMs, tomografias, PET-CT, sequências de difusão, diffusion tensor imaging (DTI), perfusão, angiotomografias etc., são então carregadas no *software* de planejamento.

O *software* permite então o registro de imagens, técnica que consiste na aplicação de algoritmos capazes de modificar a translação, rotação e tamanho de uma imagem em relação a outra, de maneira que os pontos e estruturas dentro do espaço tridimensional de uma imagem correspondam exatamente aos mesmos pontos e estruturas em outra imagem. Ao término do processo as informações ficam armazenadas em uma matriz de registro. A partir daí, qualquer ponto marcado ou planejamento feito em uma imagem sem fiduciais, ou seja, sem sistema referencial estereotático, pode ser transladado para a imagem estereotática pré-operatória, e então convertidos para o sistema de coordenadas cartesianas do aparelho de estereotaxia. Embora o registro seja um processo feito, na maioria das vezes, de forma automática pelo *software*, é importante salientar que alguns fatores contribuem para o bom resultado do mesmo, dentre eles podemos citar: a aquisição das imagens de forma volumétrica, em cortes finos e matriz quadrada; a inclusão nas imagens de estruturas com alta contrastação entre si, como órbitas, cisternas basais, vasos e fossa posterior e a utilização de contraste intravenoso.

Outro recurso presente nos *softwares* de planejamento é a sobreposição de um atlas de estereotaxia sobre as imagens do paciente (Fig. 68-5). Para isso o cirurgião marca pontos de referência sendo, em geral, a comissura anterior, a comissura posterior e a linha mediana. A partir daí o *software* aplica as estruturas do atlas de estereotaxia sobre a imagem. Os mais utilizados são os de Talairach, Morel e Schaltenbrand – Wahren, que possuem representações com base em cortes histológicos de diversas estruturas encefálicas profundas, como núcleos talâmicos, núcleos da base, cápsula interna, estruturas mesencefálicas etc.

Atualmente, nesta fase pode-se também realizar a reconstrução de tratos de substância branca, com base em dados de DTI prévios, identificando estruturas de interesse durante o planejamento como trato corticoespinal, trato dentato-rubro-talâmico, fascículo lenticular entre outros.

Uma vez escolhido o alvo, o cirurgião deve planejar cuidadosamente a trajetória do eletrodo ou instrumento utilizado, evitando a passagem através de ventrículos, cisternas, sulcos ou na proximidade de vasos sanguíneos. Após a determinação das coordenadas do alvo, no sistema estereotático e dos ângulos de entrada, inicia-se a etapa cirúrgica do procedimento.

Procedimento Cirúrgico

O paciente é então submetido à anestesia, podendo tratar-se de sedação leve, anestesia geral ou, em alguns casos, o procedimento pode ser realizado apenas sob anestesia local. São feitas degermação e antissepsia cuidadosa do paciente e do aparelho estereotático, observando-se as particularidades de cada equipamento, quanto às áreas que permanecerão expostas no campo cirúrgico.

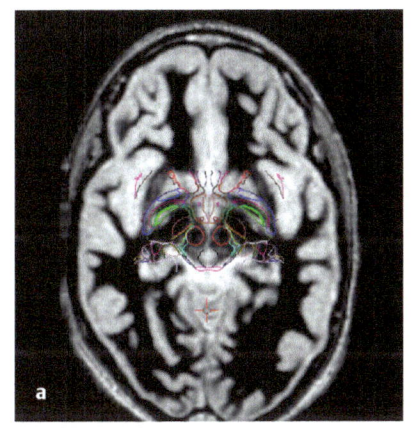

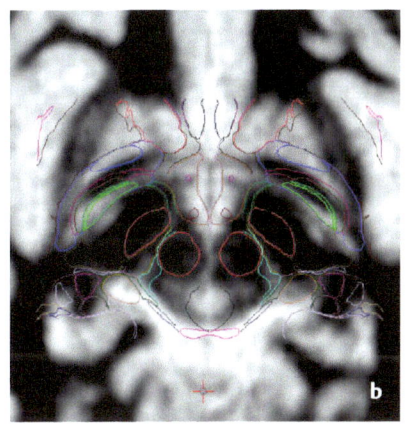

Fig. 68-5. Ressonância magnética pré-operatória: (a) com atlas de Schaltenbrand-Wahren para planejamento cirúrgico, (b) em detalhe, com a delimitação dos núcleos subtalâmicos (laranja) e rubros (vermelho).

As coordenadas estereotáticas são inseridas no aparelho de estereotaxia. Nos sistemas que necessitam a utilização de um modelo de contraprova para comparação, as coordenadas são checadas, como o caso do Riechert-Mundinger e CRW. As coordenadas devem sempre ser conferidas, preferencialmente por mais de um médico. Deve-se checar se o aparelho está bem fixo ao halo, sem folgas que introduzam erros ao método.

O instrumento que irá até o alvo deve ser previamente introduzido no aparelho para que seja conferido se de fato ele atinge o centro do arco e a distância que deve ser introduzido. Em aparelhos que utilizam o princípio de centro de arco isto pode ser verificado observando a ponta do instrumental através da mira que se direciona ao centro do arco.

Procedem-se então a abertura necessária do crânio e posicionamento do intrumento cirúrgico até o alvo desejado. Quando necessário, através de radioscopia pode-se verificar que a ponta do instrumento de fato atingiu o centro do arco, utilizando-se o sistema de miras presente em todos os sistemas por centro de arco. Em caso de procedimentos funcionais, em que o objetivo é a mínima variação da posição do encéfalo em relação ao halo de estereotaxia, o orifício de trepanação pode ser temporariamente ocluído com algodão ou cola de fibrina, evitando a saída de líquido cefalorraquidiano e eventual deslocamento das estruturas intracranianas em relação ao planejamento inicial.

Uma vez concluído o procedimento, o halo pode ser retirado. Eventualmente é necessária a sutura dos orifícios onde estavam os parafusos de fixação, com a finalidade de hemostasia ou de melhor cicatrização e resultado estético.

CONCLUSÃO

Ao longo da história, a metodologia estereotática tornou-se cada vez mais precisa, segura e necessária para a manipulação de regiões do sistema nervoso central e seus envoltórios com finalidades diagnósticas (biópsias, aspiração de cistos) e terapêuticas de afecções, como distúrbios do movimento, transtornos psiquiátricos, dor, epilepsia, tumores etc. Dado o avanço das técnicas de neuromodulação elétrica e de implante de eletrodos encefálicos profundos, notou-se nas últimas décadas um marcado aumento da demanda de emprego do metodo, sendo, ainda hoje, a forma mais precisa e acurada que temos de localização de estruturas em um espaço tridimensional, em ambiente cirúrgico.

BIBLIOGRAFIAS

Alker G, Kelly PJ. An overview o CT based stereotatic systems for the localization of intracranial lesions. Comput Radiol. 1984;8:193-6.
Backlund EO, von Holst H. Controlled subtotal evacuation of intracerebral hematomas by stereotatic technique. Surg Neurol. 1978;9:99-101.
Barcia-Salorio JL, Broseta J, Hernandez G, Bordes V. A new approach for directed CT localization in stereotaxis. Appl Neurophysiol. 1982;45:383-6.
Birg W, Mundinger F. Computer programmes for stereotatic neurosurgery. Confin Neurol. 1974;36:326-33.
Clarke RH, Horsley V. On a method of investigating the deep ganglia and tracts of the central nervous system cerebellum. Br Med J. 1906;2:1799-800.
Gerdes JS, Hitchon PW, Neerangun W, Tomer JC. Computed tomography versus magnetic resonance imaging in stereotactic localization. Stereotact Funct Neurosurg. 1995;63:124-9.
Germano IM, Villalobos H, Silvers A, Post K D. Clinical use of the optical digitizer for intracranial neuronavigation. Neurosurgery. 1999;45:261-9.

Grunert P. From the idea to its realization: the evolution of minimally invasive techniques in neurosurgery. Minim Invasive Surg. 2013;2013:171-369.
Lozano AM, Gildenberg PL, Tasker RR. Textbook of stereotatic and functional neurosurgery. Berlin: Springer; 2009.
Morel A. Stereotatic atlas of the human thalamus and basal ganglia. New York: Informa Healthcare; 2007.
Samset E, Hirschberg H. Neuronavigation in intraoperative MRI. Comput Aided Surg. 1999;4:200-7.
Schaltenbrand G, Wahren W. Atlas for stereotaxy of the human brain. Stuttgart: Thieme; 1977.
Siqueira MG. Tratado de Neurocirurgia. 1 ed. Barueri: Manole. 2016.
Spiegel EA, Wycis HT, Marks M, Lee A J. Stereotaxic apparatus for operations on the human brain. Science. 1947;106:349-50.
Talairach J, Tournoux P. Coplanar stereotaxic atlas of the human brain: 3-dimensional proportional system: an approach to cerebral imaging. Stuttgart: Thieme. 1988.
Teixeira MJ, Fonoff ET. Brief history of stereotaxy. Rev Med. 2004;83:50-3.
Teixeira MJ, Oliveira Jr. JO, Lin TY, et al. Biópsia de lesões encefálicas por trepanação. Arq Neurocirurg. 1983;2:243-253.
Wilkins RH, Wilkins NS. Stereotatic neurosurgery. In: Wilkins RH, Wilkins NS. Neurosurgical classics II. American Association of Neurological Surgery. 2000:229-33.

Parte VI NEUROCIRURGIA PEDIÁTRICA

CAPÍTULO 69

HIDROCEFALIA EM CRIANÇAS

Iracema Araújo Estevão ▪ Arthus Zanetti ▪ Nelci Zanon Collange

INTRODUÇÃO

Hidrocefalia, por definição, é uma patologia em que há aumento exagerado da quantidade de líquido cefalorraquidiano no compartimento intracraniano e, consequentemente, dilatação ventricular.[1]

Sua fisiopatologia envolve diferentes fatores que culminam na desproporção entre a produção e a absorção do líquido cefalorraquidiano, ou o bloqueio das vias liquóricas, promovendo acúmulo do mesmo nas três ou nas quatro cavidades ventriculares. Neste capítulo, será discutida a hidrocefalia na faixa etária pediátrica.

HISTÓRICO

A história da hidrocefalia e da neurocirurgia se confunde em alguns períodos. Esta patologia é um desafio para medicina ao longo de toda sua história. Historicamente, o tratamento da hidrocefalia possibilitou redução da morbimortalidade desta condição.[2]

Quando damos o título de Pai da medicina para Hipócrates, também devemos a ele a primeira definição descrita de hidrocefalia, na qual se reportava como *water on the brain* no século 5 a.C. Já Galeno, no século 2 d.C., também fez suas referências à hidrocefalia, porém, ele acreditava que essa condição era causada por um acúmulo extra-axial de líquido cefalorraquidiano (LCR) em vez de aumento dos ventrículos e que se tratava de algo relacionado com a alma e sua purificação. Na Idade Média (século X), o cirurgião árabe Abul-Qasim Al-Zahrawi, conhecido na literatura médica ocidental como Abul-Casis, escreveu um tratado de 30 volumes sobre medicina em que abordou muitos aspectos da neurocirurgia, incluindo o diagnóstico e o tratamento de hidrocefalia.

Finalmente, Vesalius (1514-1564), da Universidade de Pádua, esclareceu muitas das características anatômicas e patológicas da hidrocefalia, observando que, em um de seus pacientes, a água não havia sido coletada entre o crânio e sua membrana externa, como se acreditava. Entretanto, sustentou a visão galênica de que o LCR era uma substância vaporosa, o *spiritus* animal, produzido nos ventrículos que forneciam energia e movimento a todas as partes do corpo.

O interesse crescente sobre o acúmulo de LCR, sua produção e absorção fez com que em 1664, Thomas Willis sugerisse que os plexos coroides seriam os responsáveis pela produção liquórica. Isso contrapôs a teoria que os ventrículos continham vapor durante a vida e, após a morte, condensavam-se e preenchiam os espaços intracerebrais, em torno do cérebro e da medula espinhal. Ainda na tentativa de melhor compreensão do fluxo liquórico, em 1701, Pachioni, descreveu as granulações aracnoides, que de forma equivocada, acreditava ser a fonte da produção de LCR. Em 1774, Cougno provou que os ventrículos cerebrais estavam cheios de fluido durante a vida e que esse fluido poderia ser coletado com sucesso por aspiração percutânea.

Em meados do século XVIII, Robert Whytt descreveu a hidrocefalia como uma doença, ilustrando vários casos de hidrocefalia interna causada por meningite tuberculosa. Ele alertou para a alta morbimortalidade associada à drenagem ventricular. West (1808) e, subsequentemente, Cheyne (1848), apresentaram as formas agudas e crônicas de hidrocefalia, além de reconhecer e documentar as causas adquiridas e congênitas da doença.

Então chegamos ao século XIX, quando o entendimento da anatomia e fisiologia dos ventrículos e do LCR avançou. Em 1825, Magendie, em vários artigos importantes, ilustrou o forame cerebelar medial e eloquentemente descreveu a circulação do líquido cefalorraquidiano no cérebro. Sua descrição e brilhantismo no trabalho fizeram com que Cushing prestasse uma homenagem a esse trabalho, chamando-o de terceira circulação. Luschka, em 1859, confirmou a presença do forame de Magendie e descreveu dois forames laterais adicionais.

Um marco na compreensão da circulação do líquido cefalorraquidiano foi o atlas anatômico clássico de Key e Retzius, no qual descreveram detalhadamente as meninges, os espaços subaracnóideos e as cisternas, os ventrículos e as granulações aracnoides, demonstrando o fluxo liquórico desde a produção até a absorção.

Outra descoberta importante foi a velocidade que um quadro de hidrocefalia poderia se instalar. Milhorat *et al.* demonstraram que a insuflação de um balão no quarto ventrículo poderia produzir hidrocefalia em até 1 hora, e em 3 horas essas alterações já estariam avançadas.

Nesse momento o foco não estava mais no entendimento da doença e sua história natural, pois a preocupação passou a ser como tratar. Inúmeros procedimentos foram descritos entre eles: punção e esvaziamento ventricular; envolvimento da cabeça com bandagem; e desvio do trânsito liquórico.

Em 1949, Nulsen e Spitz idealizaram um implante de sistema de derivação liquórica para a veia cava. Entre 1955 e 1960, surgiram vários sistemas com interposição de válvula: dispositivo de válvula em fenda posicionada na extremidade distal do cateter peritoneal; sistema valvular por fenda entre o cateter ventricular e o peritoneal e sistema de diafragma.

Novos implantes e materiais foram aperfeiçoados e incorporados ao escopo terapêutico, obtendo resultados cada vez mais promissores.[3]

Com o avanço dos procedimentos endoscópicos, o tratamento da hidrocefalia por neuroendoscópio, através da terceiroventriculostomia, sem a utilização de sistemas de derivação, em situações bem selecionadas, tornou-se outra possibilidade terapêutica que tem demonstrado bons resultados em crianças.

CLASSIFICAÇÃO

O aumento da quantidade de liquor intracraniano na hidrocefalia pode ser intraventricular (hidrocefalia interna) ou no espaço subaracnóideo (hidrocefalia externa).[4] A hidrocefalia interna, funcionalmente, pode ser subdividida em:

- *Comunicante (não obstrutiva)*: em que o trânsito liquórico se faz sem interrupções, entre as quatro cavidades ventriculares. Também conhecida como hidrocefalia quadriventricular. Nesses pacientes o aqueduto cerebral está aberto e geralmente dilatado, como observado na ressonância da Figura 69-1.
- *Não comunicante (obstrutiva)*: há uma obstrução na passagem de liquor entre terceiro e o quarto ventrículo, também descrita como estenose do aqueduto cerebral ou hidrocefalia triventricular.

Essa classificação nos permite nortear o tratamento, pois a hidrocefalia não comunicante pode ser tratada por procedimento endoscópico, conhecido como terceiroventriculostomia endoscópica (TVE), ao passo que a hidrocefalia não comunicante, em geral, necessita de métodos que envolvam dispositivos de drenagem de liquor, mais comumente usada a derivação ventriculoperitoneal (DVP).

ETIOLOGIA

A hidrocefalia é um achado de uma diversidade de patologias do cérebro. As principais causas de hidrocefalia podem ser divididas em três grupos.

Congênita
- Causas presentes no nascimento, que podem ter seu diagnóstico antenatal:
  - Estenose do aqueduto cerebral (é a principal causa);
  - Malformações encefálicas (porencefalia, esquizencefalia, doenças vasculares);
  - Malformação de Dandy-Walker (cisto da fossa posterior com alterações cerebelares, atresia dos forames de Luschka e Magendie);
  - Malformação de Chiari II, associada à mielomeningocele.

Adquirida
- Causas que ocorrem em crianças aparentemente normais ao nascimento:
  - Pós-hemorragia subaracnóidea espontânea, mais comum no adulto;
  - Hemorragia intraventricular, matriz germinativa, geralmente associada à prematuridade;
  - Pós-traumática.

Congênita e/ou Adquirida
- Infecciosa;
- Neoplasia, casos raros podem ser diagnosticados como tumores antenatais;

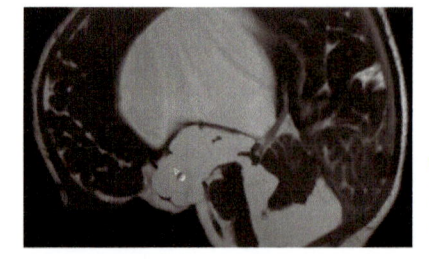

Fig. 69-1. Ressonância magnética, aquisição sagital na sequência ponderada em T2, pré-operatória mostrando hidrocefalia comunicante. Presença de um cisto na fossa posterior em criança de 5 meses com macrocrania e atraso no desenvolvimento neuropsicomotor.

Adquirida
- Causas que ocorrem em crianças aparentemente normais ao nascimento.

QUADRO CLÍNICO
O quadro clínico da hidrocefalia pode ser dividido pela idade do acometimento. Esse fato se dá principalmente pela maior probabilidade do aumento do volume craniano, quando a hidrocefalia ocorre antes do fechamento das suturas do crânio.

Nos recém-nascidos, vômitos, irritabilidade, letargia e crescimento anormalmente rápido do volume craniano são os achados mais comuns. Tendo em vista a velocidade do aumento do perímetro cefálico, mais bem avaliado quando as aferições são colocadas na curva adequada do perímetro cefálico. Para as crianças nascidas a termo, a recomendação do gráfico do perímetro cefálico é mensal, para os prematuros, nos primeiros meses, aferições semanais ou 2 vezes por semana são recomendadas (gráfico de Fenton).

No lactente e até os 2 anos, a suspeita de hidrocefalia descompensada pode vir da simples observação do paciente. Dentre os sinais mais indicativos, temos a desproporção craniofacial, abaulamento da fontanela, congestão venosa superficial no couro cabeludo e face, sinal do sol poente e estrabismo convergente. A periodicidade na avaliação da fontanela anterior, enquanto aberta, deve ser incluída nos quadros de suspeitas, registrando-se o tamanho, a forma e a tensão. Uma avaliação completa da fontanela quanto a sua tensão deve ser realizada nas posições sentada, deitada e de pé. Quando ampla, tensa e abaulada, na posição sentada ou de pé, em um paciente tranquilo, a suspeita de hipertensão intracraniana deve ser considerada.

Ainda na avaliação craniana macroscópica, podemos encontrar o afastamento das suturas cranianas, ou sinal do pote rachado, em casos extremos, não tratados ou hidranencefalia. Outros aspectos como hipertonia e diminuição da mobilidade dos membros inferiores, hipotonia cervical, atraso neuropsicomotor e atraso na marcha são sinais mais tardios e traduzem sinais indiretos de hipertensão intracraniana crônica. Quando temos a associação de lesões expansivas ou deformidades na fossa posterior podemos ter a manifestação de distúrbios respiratórios e bradicardias (comprometimento do tronco cerebral), que podem levar à parada cardiorrespiratória e morte.

A partir do 3º ano de vida, ou após o fechamento da fontanela anterior, a hidrocefalia tem os sinais e sintomas semelhantes da hipertensão intracraniana do adulto: na forma aguda temos – cefaleia, vômitos, letargia, sintomas oculomotores, deterioração do nível de consciência, convulsões e edema de papila. Já a forma crônica tem como características as cefaleias ocasionais, com aumento da frequência lenta e progressiva, vômitos noturnos ou matinais (geralmente os vômitos aliviam a cefaleia), deterioração no equilíbrio, atraso no desenvolvimento neuropsicomotor e alterações comportamentais. Dentre alguns sinais temos o edema de papila que pode evoluir para atrofia óptica, porém, sua ausência não afasta um quadro de hipertensão intracraniana, aguda ou crônica. O comprometimento progressivo da acuidade visual pode ocorrer em alguns pacientes, podendo chegar à cegueira irreversível, quando a hidrocefalia não for diagnosticada e/ou não tratada num tempo adequado, podendo levar a óbito.

EXAME FÍSICO
Os achados clínicos diferem entre crianças e adultos, como pode ser sumarizado no Quadro 69-1.[5]

Quadro 69-1. Achados Clínicos de Hidrocefalia em Crianças e Adultos

Crianças com Fontanela anterior aberta	Crianças maiores e adultos
- Aumento do perímetro craniano (mais bem evidenciada pela curva) - Irritabilidade - Fontanela abaulada e tensa - Sinal do sol poente – paralisia do olhar conjugado para cima (sinal de Parinaud) - Sonolência - Vômitos - Disjunção de suturas - Ectasia das veias do couro cabeludo - Sinal de Macewen (som de pote rachado à percussão do crânio)	- Cefaleia - Sonolência - Vômitos (principalmente matutinos) - Edema de papila - Agudo – Sinais de hipertensão intracraniana (rebaixamento do nível de consciência, bradicardia e irregularidade respiratória – tríade de Cushing) - Crônico – evolução progressiva – alterações cognitivas, distúrbios de marcha e incontinência urinária (idoso)

IMAGEM
Radiografia Simples de Crânio
Já não mais utilizada para o diagnóstico, valem os achados quando radiografia solicitada com outra indicação:

- Disjunção de sutura;
- Sinal da prata batida (impressão digitiforme das circunvoluções encefálicas na tábua interna do crânio);
- Desproporção craniofacial;
- Duplo contorno do assoalho da sela túrcica;
- Erosão das clinoides, principalmente as anteriores.

Ultrassonografia Transfontanelar (US)
- Exame rápido, indolor, de baixo custo e que não necessita de sedação, pode ser realizado à beira leito e não emite radiação ionizante;
- Exame de escolha em crianças com fontanela anterior aberta;
- Resultado relacionado com a qualidade do aparelho e com o treinamento do examinador;
- Em prematuros, recomendado exame de US antes dos 3 dias de vida, podendo fazer o diagnóstico precoce de hemorragia intraventricular antes dos sinais clínicos.

Tomografia Computadorizada de Crânio/Ressonância Nuclear Magnética
- Dilatação dos cornos frontais dos ventrículos laterais (ventrículos com aspecto de *Mickey Mouse*) e terceiro ventrículo;
- Quando o tamanho dos cornos temporais é ≥ 2 mm em largura. A fissura de Sylvius, inter-hemisféricas e os sulcos cerebrais tornam-se mal definidos. Os coeficientes são utilizados para se ter ideia do grau de hidrocefalia e na obtenção de parâmetros para o acompanhamento do paciente;
- O coeficiente CF/DI é > 0,5 (50%):
  - CF – Maior distância entre as paredes laterais dos cornos frontais;
  - DI – Diâmetro interno da tábua óssea interna frontal nesse mesmo nível;
  - Este coeficiente, isoladamente, pode ser importante se:
    - < 40% normal;
    - De 40 a 50% – limítrofe;
    - > 50% sugere hidrocefalia.
  - Coeficiente de Evans: coeficiente de CF em relação ao diâmetro biparietal máximo > 30% (Fig. 69-2).

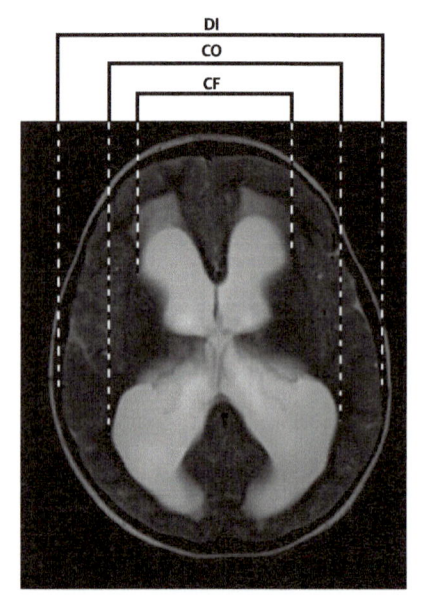

Fig. 69-2. Medidas da avaliação da hidrocefalia em ressonância magnética em corte axial, sequência T2 demonstrando dilatação do corno occipital do ventrículo lateral, além de evidente permeação transependimária.

- Em crianças com menos de 1 ano de vida, observa-se aumento desproporcional dos cornos occipitais dos ventrículos laterais. Há cálculo da proporção entre os ventrículos frontal e occipital (Fig. 69-2):[6]
  ◆ CF + CO/2 DI – para pacientes pediátricos, o normal é $0,37 \pm 0,026$;
  ◆ CF – Maior distância entre as paredes laterais dos cornos frontais;
  ◆ CO – Maior distância entre as paredes laterais dos cornos occipitais;
  ◆ DI – Diâmetro interno da tábua óssea interna frontal nesse mesmo nível.

DIAGNÓSTICO DIFERENCIAL

O diagnóstico diferencial da hidrocefalia envolve todas as causas possíveis de provocar hipertensão intracraniana e/ou macrocrania. Como não existem sintomas específicos de hidrocefalia, fazemos uma correlação entre anamnese, exame físico, exame neurológico e diagnóstico definitivo é através de exames de imagem.

Nos casos de hidrocefalia severa, a dilatação ventricular pode ocultar pequenos tumores ou cistos que serão evidenciados após o tratamento cirúrgico e a recomposição do tamanho dos ventrículos. Pode acontecer na ressonância magnética, mas é mais comum de acontecer quando nosso exame diagnóstico é realizado por ultrassom ou tomografia computadorizada de crânio.

Já nos casos de hidrocefalia externa, também descrita como coleção subdural/subaracnóidea benigna da infância, em que há macrocrania com aumento dos espaços pericerebrais, pode representar um distúrbio da circulação liquórica. Geralmente tem resolução espontânea por volta dos 2 a 3 anos de idade. Pode ser um sinal de alerta para as crianças vítimas de traumas não acidentais, mas não é patognomônico e pode acontecer espontaneamente, com traumas cranianos mínimos ou estar associados a síndromes genéticas.

OPÇÕES DE TRATAMENTO
Cirúrgico

O tratamento da hidrocefalia é cirúrgico. Quando não diagnosticada e não tratada em tempo adequado, ela pode levar a sequelas definitivas como cegueira, atraso importante no desenvolvimento neuropsicomotor e até morte.[7]

A utilização de derivação do liquor por sistemas com válvulas possui diferentes possibilidades: derivação ventriculoperitoneal, derivação ventriculoatrial, derivação ventriculopleural ou derivação ventriculovesical (urinária ou biliar). Em casos selecionados pode-se empregar a derivação lomboperitoneal, em situações de hidrocefalia comunicante, quando o ventrículo é de difícil cateterização ou na eventual impossibilidade de abordagem intracraniana.[8]

Na urgência, pode ser necessária utilização de derivação ventricular externa (DVE). Essa situação pode ser presenciada em hemorragias agudas, infecções e casos onde há risco de morte eminente e o procedimento tem que ser muito rápido. Nesses casos a punção do ventrículo lateral geralmente é frontal, no ponto de Kocker, com colocação do cateter no seu interior e exteriorização deste por contra abertura e conexão com um sistema adequado de drenagem externa.

O tratamento da hidrocefalia mais usado até hoje ainda é a DVP, em que a cirurgia em crianças é obtida por meio de duas incisões pequenas, abdominal (primeiro em nossa técnica diária) e craniana, precedidas pela tunelização do subcutâneo) (Fig. 69-3). Em 1997, John Kastle publicou um trabalho multicêntrico internacional, duplo cego, e não provou nenhuma superioridade de uma marca de válvula de DVP em relação às outras existentes no mercado naquela época.

Há vários tipos de válvula para derivação: em fenda única ou dupla, diafragma, por controle de diferença de pressão e por controle de fluxo. Entretanto, não há superioridade de uma em relação às demais.[9,10] Em 2005, Mangano fez um estudo retrospectivo em Saint Louis/USA comparando as válvulas programáveis (n = 100) com as válvulas de pressão fixa (n = 89) em pacientes abaixo de 18 anos. As revisões necessárias no período de acompanhamento de 1 a 26 meses (média 9,7) foram de 35% nas programáveis e 20% nas não programáveis. O nível de proteína no liquor não esteve associado à disfunção nesse grupo de pacientes. Neste estudo foi recomendado que novas pesquisas serão necessárias para avaliar as indicações específicas das válvulas programáveis na população pediátrica.

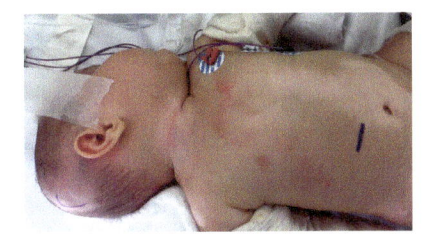

Fig. 69-3. Posição cirúrgica com as marcações para DVP. Região cervical horizontalizada, aquecimentos dos membros com algodão ortopédico. Marca abdominal na metade da distância entre o umbigo e a última costela, ficando anterior à linha mamilar ipsilateral. Marcação parietal posterior abaixo e posterior da bossa parietal.

O não funcionamento precoce das válvulas com necessidade de revisões nos primeiros 30 dias é um indicador de que o grupo de pacientes que necessita de uma revisão precoce precisará de duas vezes mais de uma revisão, ao longo do primeiro ano de vida, da DVP (Quadro 69-2).[11] Nesse mesmo trabalho, coorte internacional, em 2014, pela primeira vez, pela nossa revisão rápida na literatura, um trabalho mostra que nas revisões das DVPs, o neurocirurgião pediátrico tem resultado melhor, para os pacientes, do que o neurocirurgião geral.

Através dos poucos trabalhos de acompanhamento em longo prazo, podemos inferir que em um sistema de DVP, num acompanhamento de 20 anos, mais de 80% deles terão pelo menos uma cirurgia para revisão/troca do sistema.[12] As causas mais comuns de disfunção das DVPs são causas obstrutivas e infecciosas.[13] Entre as causas mecânicas, a obstrução proximal ocupa quase 1/3 delas (32%), obstrução distal 15%; oclusão ou desconexão do cateter 9%. Por esse mesmo autor, o índice de infecção ficou em 9%.[12] As causas mais comuns da obstrução proximal, segundo vários autores, seria a proximidade do plexo coroide.

A recomendação do Saint Rose, 1995, é de que o cateter seja colocado na maior cavidade ventricular para evitar o bloqueio precoce dos orifícios proximais do cateter ventricular.[14] Os neurocirurgiões têm preferências pessoais pelo orifício de entrada do cateter no crânio: Albright 1988,[15] melhor trepanação occipital; Bierbauer 1990,[16] melhor orifício de entrada é frontal. Numa revisão sistemática recentemente publicada, 2014, Joanna Kemp,[17] escreve que temos dados insuficientes para recomendar o ponto de entrada do cateter ventricular occipital ou frontal, com uma força de recomendação classe III.

Para diminuir o número das infecções nas DVP's a melhor estratégia ainda é a prevenção. Na cirurgia, todos os cuidados e recomendações do Prof. Maurice Choux, em 1992, continuam sendo padrão ouro:[18]

- DVP é a primeira cirurgia do dia;
- Dois cirurgiões em campo;
- A instrumentadora não entra em campo, ela circula dentro da sala e a circulante circula fora da sala;
- Ninguém entra e ninguém sai (placa carinhosa de não entre na porta);
- Pouca conversa;
- Mesa do material contígua com a mesa do paciente; em crianças pequenas, a mesa do material pode ser a própria mesa cirúrgica;
- Abrir o material no último momento.

Ele conseguiu um índice de infecção de 0,17%, valor este perseguido pela maioria dos neurocirurgiões até hoje. Só acrescentamos a essas orientações os trabalhos seguintes de Faillace, 1995, com o protocolo no *touch*.[19] Não tocar o silicone da DVP com luvas, só tocar com pinças ou gases. Ele diminuiu infecção de 9,1 para 2,9%. Em 2010, Rehman A comparou com sua série histórica com uma luva e com o uso de duas luvas para o procedimento de implantação de DVP. Com o uso de 2 luvas, ele diminuiu infecção em neonatos, de 16,55% para 3,55%, com um número de 111 neonatos.[20]

Na década de 1990, o uso da neuroendoscopia veio agregar muito valor ao tratamento da hidrocefalia. Quando a hidrocefalia é obstrutiva e a anatomia é favorável (mais bem analisada numa sequência sagital T2 ou *Flair* na ressonância), os resultados da terceiroventriculostomia endoscópica (TVE) são muito encorajadores como alternativa ao uso da derivação ventriculoperitoneal (Fig. 69-4). A TVE, assim como as DVP's e todas as cirurgias, mesmo as muito bem estudadas, planejadas e indicadas, não tem 100% de sucesso. Vários fatores podem influenciar para a necessidade de novos procedimentos cirúrgicos para o tratamento da hidrocefalia. Há fatores ligados à etiologia da mesma como a meningite, ventriculite e sangramento intraventricular prévios que dificultam a absorção liquórica. Nos prematuros, além desses, temos o fator idade que contribui para uma não maturação das estruturas envolvidas na absorção do liquor e os tumores do plexo coroide como o papiloma e o carcinoma que podem estar associados a uma hiperprodução do liquor.

A superioridade no resultado da TVE sobre as válvulas de DVP no tratamento da hidrocefalia, ainda não tinha sido documentada. Após a introdução da TVE, um dos primeiros trabalhos que comparam o sucesso da TVE com o sucesso da DVP, usando métodos estatísticos avançados, estudando 1.209 crianças abaixo de 19 anos, foi o de Kulkarni *et al.*, em 2010. Usando testes estatísticos para ajustar fatores de confusão, selecionando apenas a idade no momento da cirurgia e a etiologia da hidrocefalia, eles conseguiram evidenciar que a DVP tem mais chance de ser bem-sucedida nos primeiros 3 meses pós-operatórios. A partir dos 3 meses pós-operatórios, a TVE começa a diminuir o risco relativo para

Quadro 69-2. Porcentagem de Previsão de Revisão e Nova DVP em Pacientes aos 30 Dias e 1 Ano Após Procedimento

	Previsão revisão da DVP	Nova revisão DVP
30 dias	12,9	28,8
1 ano	20,7	40,4

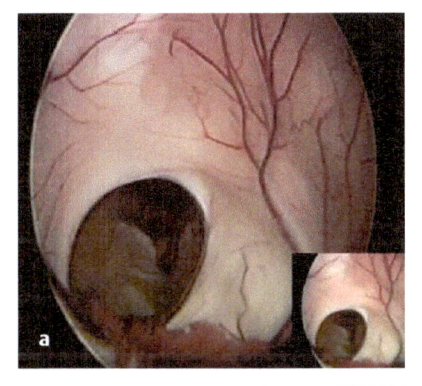

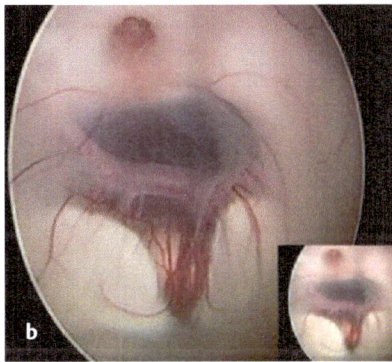

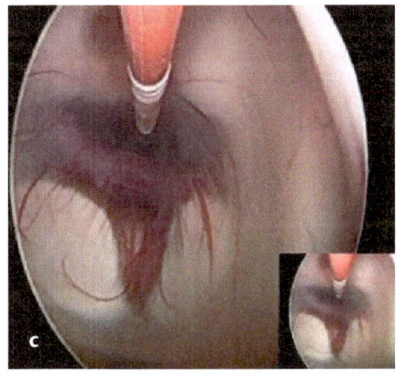

Fig. 69-4. (a) Foto da anatomia do forame de Monro, dilatado por hidrocefalia. Plexo coroide, veia septal medialmente, e tálamo estriado lateralmente. Ao fundo, corpos mamilares e a artéria basilar. (b) Foto do assoalho do terceiro ventrículo. Infundíbulo anteriormente, membrana translúcida do túber cinério. Artéria basilar e suas perfurantes posteriormente, chegando aos corpos mamilares. Espaço adequado para a ostomia da TVE anterior e artéria basilar. (c) Chegada do Fogarty número 4 para abrir o assoalho do terceiro ventrículo. Evitamos uso de instrumentos cortantes, perfurantes ou que liberem calor, como monopolar.

a necessidade de novas cirurgias, quando comparada com a DVP. Uma das possibilidades da TVE ter falhas precoces está relacionada com a indicação cirúrgica. A partir de 3 anos, a TVE mostra-se superior a DVP (quando o critério de avaliação for a necessidade de novos procedimentos cirúrgicos). Como fator limitante temos que o acompanhamento foi até 4 anos nesse trabalho e a hidrocefalia tem um acompanhamento vitalício.

A dúvida sempre existiu, depois de um paciente ter uma válvula de DVP, ele seria dependente dela para sempre? Os trabalhos têm mostrado que os índices de sucesso da primeira terceiroventriculostomia endoscópica (TVE) e a realizada após a disfunção da DVP, quando bem indicada, pode ser muito semelhante. No trabalho de O'Brien, 2005, com 233 pacientes, a taxa de sucesso na primeira intenção de tratar a hidrocefalia obstrutiva com a TVE foi de 74%. Já na TVE após as disfunções de DVP o sucesso foi obtido em 70%. Eles salientam dois grupos onde a etiologia da hidrocefalia teve índice de sucesso inferior: hemorragia intraventricular e meningites prévias.[21]

Em 2019, Kommer[22] publicou 86 pacientes com hidrocefalia, destes, 61 pacientes foram tratados inicialmente com DVP e 25 pacientes foram tratados com DVP após a falha da TVE. As DVP's necessitaram de revisão (média de 1 ano de acompanhamento) em 34,4% dos casos. As DVP's colocadas após a falha das TVE's também tiveram uma taxa muito semelhante, de 48%. Com a estratificação das idades e etiologias identificando quais fatores serão mais favoráveis para o sucesso da TVE, Kulkarni et al. desenvolveram uma escala muito útil para prever a chance de sucesso da TVE ao indicar o procedimento (Quadro 69-3). Este escore é calculado como a soma do escore de idade + escore etiologia + *shunt* prévio e o valor pode variar de 0 (baixas chances de sucesso) a 90 (altas chances de sucesso da TVE).[23]

Sinais de Disfunção das DVPS

Quando, por alguma razão, as válvulas deixam de funcionar, ou estão hipo ou hiperfuncionantes, a clínica é muito semelhante àquela do diagnóstico, síndrome de hipertensão intracraniana. Na maioria dos casos, clínica e imagem (US, TC ou RM) resolvem e a nova cirurgia é indicada, por discreto aumento no tamanho ventricular, com ou sem transudação transependimária. Um dos grandes desafios a serem vencidos ainda é a síndrome da hiperdrenagem, também conhecida como ventrículos em fenda, cuja clínica de hipertensão intracraniana é intermitente, várias idas ao pronto-socorro, cefaleia e/ou

Quadro 69-3. Cálculo do Escore de Sucesso da TVE[23]

Escore	Idade	Etiologia	*Shunt* prévio
0	< 1 mês	Pós-infeccioso	*Shunt* prévio
10	1 mês a < 6 meses	-	Sem *shunt* prévio
20		Mielomeningocele Hemorragia intraventricular Tumor cerebral não tectal	
30	6 meses a < 1 ano	Estenose de aqueduto Tumor tectal Outros	
40	1 a 10 anos		
50	≥ 10 anos		

vômitos, com ou sem sonolência, quando em posição ortostática e alívio parcial ou total quando deitado. Imagens semelhantes as prévias, sem transudação ependimária, com fundo de olho normais ou ainda imagens idênticas as prévias. Tem histórias anedóticas de perda da visão ou perda da vida em alguns casos, onde os pacientes mudam de instituição, ou as equipes de emergência mudam. Nesse caso, a pressão intracraniana não invasiva pode ser de extrema utilidade, como mais um sinal vital, alteração da complacência cerebral, que pode ser evidenciada através dos gráficos e curvas de pressão intracraniana não invasiva, utilizada como mais uma ferramenta, de baixo custo, a nos auxiliar na indicação da revisão/troca da DVP ou na conduta conservadora, quando a curva é normal e a clínica também corrobora os achados.

Como alternativa temos na literatura a TVE associada à coagulação do plexo coroide (CPC), difundida por Warsf B *et al.*, usando um neuroendoscópio flexível.[24] Zhu e Di Rocco propõem que a TVE com CPC é uma das opções terapêuticas da hidrocefalia em casos especiais, em que o acompanhamento pós-operatório, por questões geográficas ou socioeconômicas, não é favorável.[25]

Clínico
Para crianças maiores e adultos, acetazolamina pode ser usada temporariamente, até o tratamento cirúrgico da hidrocefalia. Uso de diuréticos acetazolamida e furosemida não são recomendados como método de tratamento da hidrocefalia para reduzir a necessidade do uso das DVPs em crianças prematuras com hemorragia intraventricular. Revisão sistemática da literatura publicada em 2014, por Catherine A Mazzola *et al.*,[26] com força de recomendação nível I de evidência e alta probabilidade de certeza clínica.

Punções Ventriculares e/ou Lombares Intermitentes
Não são recomendadas punções ventriculares de repetição nos prematuros, pois acima de 3 punções ventriculares existe o risco da formação de cistos porencefálicos. Quando são necessárias múltiplas retiradas de liquor, na hidrocefalia do prematuro, as opções disponíveis são: colocação de reservatório subcutâneo, acoplado a um cateter ventricular, drenagem ventricular externa, derivações ventriculares subgaleais (DVSG) e punções lombares. A decisão clínica é individual, com base na experiência do cirurgião e da equipe multiprofissional cuidadora da unidade de neonatologia em questão. A recomendação é de que a DVSG reduza a necessidade de punções diárias quando comparadas aos reservatórios subcutâneos. O reservatório subcutâneo tem menor morbidade e mortalidade quando comparado com as DVEs. Revisão sistemática da literatura publicada em 2014 por Catherine A Mazzola *et al.*,[26] com força de recomendação nível II de evidência e moderada probabilidade de certeza clínica.

A DVSG com interposição da válvula de baixa pressão, punção subcutânea do liquor e análise laboratorial semanal, até atingir um liquor adequado para DVP, é a estratégia utilizada em Calcutá, na Índia, pelos colegas Sandip Chatergee & Kaushik Sill (palestra no Congresso da Sociedade Brasileira de Neurocirurgia Pediátrica, *joint meeting* com a Sociedade Indiana de Neurocirurgia Pediátrica, Abril 2019, Fortaleza). Em fase final e preparação, artigo deles com os resultados de mais de 100 casos tratados.

COMPLICAÇÕES
As principais complicações das cirurgias de derivação são:

- Infecção do sistema (mais comum);
- Obstrução mecânica do cateter peritoneal, do cateter ventricular ou da válvula;

- Quebra do cateter peritoneal;
- Perfuração intestinal;
- Cisto abdominal;
- Migração do cateter peritoneal;
- Hiperdrenagem.[27] Esta condição pode apresentar as seguintes situações clínicas:
  - Síndrome de hipotensão liquórica: sensação de mal-estar e cefaleia quando em posição ortostática ou sentado, melhorando com o repouso;
  - Síndrome do ventrículo colabado: sintomas relacionados com hipertensão intracraniana;[28-30]
  - Cranioestenose;
  - Hematoma subdural ou extradural.[31-37]

DICAS

- A avaliação da criança hidrocefálica é um processo permanente, iniciado na suspeita diagnóstica e que continua por tempo indeterminado;
- O mais importante em relação ao perímetro cefálico é seu aumento desproporcional e não seu valor absoluto, acompanhamento pela curva adequada do perímetro cefálico, de acordo com a idade gestacional, nos prematuros;
- A diminuição do tamanho ventricular pode ocorrer de forma assimétrica e ocorre mais frequentemente nos primeiros 2 anos após a intervenção.[38] Não necessariamente significam disfunção;
- Uma das complicações mais difíceis de detectar e tratar é a síndrome dos ventrículos em fenda, e ela pode ocorrer sem alteração da imagem e o fundo de olho estar normal. Nesse quesito a curva da complacência cerebral pela medição da pressão intracraniana não invasiva pode salvar vidas, como mais um sinal vital de baixo custo e ampla utilidade;
- Acompanhamento: na rotina pós-operatória avaliamos as crianças 7-10 dias após, 1 e 3 meses e, a seguir, sob demanda, 4/4, 6/6 meses até anualmente:
  - Após 2 anos sem a ocorrência de complicações pode ser feito anualmente;[39]
  - Controle de neuroimagem:[40]
    - Ultrassonografia de crânio (USG): 2 a 4 meses após a cirurgia, com fontanela aberta.
- Tomografia computadorizada de crânio (TC): exame ainda mais utilizado em nosso meio (acessibilidade maior e menor custo do que a RM), lembrando que a radiação cumulativa é maléfica para a criança a longo prazo (pensar em ressonância sempre que possível);
- A infecção das DVPs pode estar relacionada com o tempo cirúrgico. A sistematização dos procedimentos e protocolos ajudam, como referência, ainda o Prof Choux de Marseille.

REFERÊNCIAS BIBLIOGRÁFICAS
1. Michaelis: moderno dicionário da língua portuguesa. São Paulo: Companhia Melhoramentos. 1998:1091.
2. Aschoff A, Kremer P, Hashemi SK. The scientific history of hydrocephalus an its treatment. Neurosurgery Review. 1999;22:67-93.
3. Greenblatt SH. A history of neurosurgery. The American Association of Neurological Surgeons. 1997:345-54.
4. Youmans JR. Neurological Surgery. 1996;4(2):927.
5. Menkes JH. Textbook of child neurology, 5th ed. Baltimore: Williams & Wilkins, 1990. p. 639.
6. O'Hayon BB, Drake JM, Ossip MG, et al. Frontal and occipital horn ratio: a linear estimate of ventricular size for multiple imaging modalities in pediatric hydrocephalus. Pediatric Neurosurgery. 1998;29:245-9.
7. Jorgensen J, Williams C, Sarang-Sieminski A. Hydrocephalus and Ventriculoperitoneal Shunts: Modes of Failure and Opportunities for Improvement. Crit Rev Biomed. 2010,44(1-2).91-7.
8. Toita MH, Veiga JCE. Hidrocefalia. In: Aguiar PHP, Antunes ACM, Machado HR, Veiga, JCE, Teixeira MJ, Tratado de técnica operatória em neurocirurgia. São Paulo: Editora Atheneu, 2009. 61. p. 679-83.
9. Drake JM, Kestle J. Determining the best cerebrospinal fluid shunt valve design: the pediatric valve design trial. Neurosurgery. 1996;38(3).
10. Giordan E, Palandri G, Lanzino G, et al. Outcomes and complications of different surgical treatments for idiopathic normal pressure hydrocephalus: a systematic review and meta-analysis. J Neurosurg. 2018;1:1-13.
11. Al-Tamimi Y Z, Sinha P, Chumas P D, et al. British Pediatric Neurosurgery Group Audit Committee, Hayward R, Solanki GA, Thomson S, Thorne J. Ventriculoperitoneal shunt 30-day failure rate: a retrospective international co-hort study. Neurosurgery. 2014;74(1):29-34.
12. Stone JJ, et al. Revision rate of pediatric ventriculoperitoneal shunt after 15 years. Univ of Rochester, NY. J Neurosurg Pediatr. 2013;11(1):15-9.
13. Hassanain AA, et al. Incidence of and causes for ventriculoperitoneal shunt failure in children younger than 2 years: a systematic review. J Neurol Surg A Cent Neurosurg. 2019;80(1):26-33.
14. Sainte-Rose C, Drake JM. The Shunt Book. Cambridge, MA: Wiley-Blackwell Science. 1995.
15. Albright AL, Haines SJ, Taylor FH. Function of parietal and frontal shunts in childhood hydrocephalus. J Neurosurg. 1988;69:883-6.
16. Bierbauer KS, Storrs BB, McLone DG, et al. A prospective, randomized study of shunt function and infections as a function of shunt placement. Pediatr Neurosurg. 1990;16:287-91.
17. Kemp J, Flannery AM, Tamber SM, Duhaime AC. Pediatric hydrocephalus: systematic literature review and evidence-based guidelines. Part 9: Effect of ventricular catheter entry point and position. J Neurosurg Pediatrics. 2014;14:72-6.

18. Choux M, Genitori L, Lang D, Lena G. Shunt implantation: reducing the incidence of shunt infection. J Neurosurg. 1992; 77(6):875-80.
19. Faillace WJ. A no-touch technique protocol to diminish cerebrospinal fluid shunt infection. Surg Neurol. 1995;43(4):344-50.
20. Rehman AU, Rehman TU, Bashir HH, Gupta V. A simple method to reduce infection of ventriculoperitoneal shunts. J Neurosurg Pediatr. 2010;5(6):569-72.
21. O'Brien DF, Javadpour M, Collins DR, et al. Endoscopic third ventriculostomy: an outcome analysis of primary cases and procedures performed after ventriculoperitoneal shunt malfunction. J Neurosurg. 2005;103(5):393-400.
22. Kommer M, Campbell E, Canty M. Prior endoscopic third ventriculostomy does not increase ventriculoperitoneal shunt failure rate. Childs Nerv Syst. 2019.
23. Kullkarni AV, et al. Predicting who will benefit from endoscopic third ventriculostomy compared with shunt insertion in childhood hydrocephalus using the ETV Success Escore. J Neurosurg Pediatr. 2010;6(4):310-5.
24. Warf BC, Campbell JW, Riddle E. Initial experience with combined endoscopic third ventriculostomy and choroid plexus cauterization for post-hemorrhagic hydrocephalus of prematurity: the importance of prepontine cistern status and the predictive value of FIESTA MRI imaging. Childs Nerv Syst. 2011(27):1063-71.
25. Zhu X, Di Rocco C. Choroid plexus coagulation for hydrocephalus not due to CSF overproduction: a review. Childs Nerv Syst. 2013(29):35-42.
26. Mazzola CA, Choudhri AF, Auguste KI, et al. Pediatric hydrocephalus: systematic literature review and evidence-based guidelines. Part 2: Management of posthemorrhagic hydrocephalus in premature infants. Journal of Neurosurgery Pediatrics. 2014;14(1):8-23.
27. Pudenz RH, Foltz EL. Hydrocephalus: overdrainage by ventricular shunts. Surg Neurol. 1991;35:200-12.
28. Benzel EC, Reeves JD, Kesterson L, Hadden TA. Slit Ventricle syndrome in children: clinical presentation and treatment. Acta Neurochir. 1992;117:7-14.
29. Serlo W, Saukkonen AL, Heikkinen E, Wendt LV. The incidence an management of slit ventricle syndrome. Acta Neurochir. 1989;99:113-6.
30. Major O, Fedorcsák I, Sipos L, et al. Slit-ventricle syndrome in shunt operated children. Acta Neurochi. 1994;127:69-72.
31. Kuurne T, Servo A, Porras M. Subdural effusions re-appearing after shunt in patients with non-tumoral stenosis of the aquedct. Acta Neurochirurgica. 1983;67:127-34.
32. Puca A, Fernandez E, Colosimo C, et al. Hydrocephalus and macrocrania: surgical or non-surgical treatment of postchunting subdural hematoma? Surg Neurol. 1996;45:376-82.
33. Driesen W, Elies W. Epidural and subdural haematomas as a complication of internal drainage of cerebrospinal fluid in hydrocephalus. Acta Neurochirurgica. 1974;30:85-9.
34. Barmeir EP, Stern D, Harel S, Holtzman M. Calcified subdural haematomas associated with arrested hydrocephalus – late sequelae of shunt operation in infancy. Euro-o J Radiol. 1985;5:186-9.
35. Kirkpatrick PJ, Knibb AA, Downing HA. Rapid decompression of chronic hydrocephalus resulting in bilateral extradural hematomas; a general surgical complication. Journal of Pediatric Surgery. 1993;28(5):744-5.
36. Shu EBS, Leme RJA, Aguiar PHP, et al. Traumatic acute giant epidural hematoma in hydrocephalic shunted child. Pediatric Neurosurgery. 2000;32:176-9.
37. Chang Lee H, Chong S, Yeoun Lee J, et al. Benign extracerebral fluid collection complicated by subdural hematoma and fluid collection: clinical characteristics and management. Childs Nerv Syst. 2018 (34):235-45.
38. Linder M, Diehl JT, Sklar FH. Significance of postshunt ventricular asymmetries. J Neurosurgery. 1981;55:183-6.
39. Nixon H, Albright AL, Pollack IF. Follow-up of children with shunted hydrocephalus. Pediatric Neurosurgery. 1997;27:208-10.
40. Steinbok P, Bod M, Flodmark CO, Cochrane DD. Radiographic imaging requirements following ventriculoperitoneal shunt procedures. Pediatr Neurosurg. 1995;22:141-6.

CAPÍTULO 70

CRANIOSSINOSTOSE

Anderson Rodrigo Souza ▪ Alessandra dos Santos Silva

HISTÓRICO

As craniossinostoses ou cranioestenoses representam uma complexa situação que envolve tanto o volume do crânio quanto a estrutura do mesmo. São malformações caracterizadas pela fusão parcial e precoce de uma ou mais suturas da calvária, incluindo ou não a base do crânio, que resultam em deformidades cranianas ou craniofaciais por uma combinação de falta de crescimento perpendicular à sutura fundida e crescimento compensatório das suturas normais, manifestando-se com graus variados de desproporção volumétrica entre o crânio e o encéfalo.[1]

O nome cranioestenose vem do grego: *cranio*, que significa crânio, e *sthenos*, que significa estreito, e craniossinostose de crânio, crânio; syn, junto; ostosis relativo a osso.

As craniossinostoses são conhecidas há séculos, e embora as primeiras descrições clínicas da craniossinostose remontem a Hipócrates, é geralmente aceito que a primeira referência histórica à craniossinostose foi feita por Homero, na Ilíada, onde descreve o guerreiro Tersites como o homem mais feio que veio antes de Tróia,[2] com a forma da cabeça de modo pontudo caracterizando uma possível oxicefalia. Galeno de Pérgamo reconheceu a existência das deformidades cranianas e Hipócrates sugeriu o papel das suturas cranianas em sua etiologia.[3]

O termo craniossinostose foi cunhado por Rudolph Virchow, em 1851, quando formulou a clássica teoria conhecida como lei de Virchow, em que propõe como etiologia a fusão prematura de uma sutura, causando uma deformidade craniana compensatória. Ocorre uma interrupção do crescimento na direção perpendicular à sutura afetada, enquanto o crescimento prossegue em uma direção paralela.[4]

Moss, em 1959, considerou a ossificação prematura de uma sutura craniana como sendo a resposta às tensões anormais vindas de deformidades da base do crânio, e transmitidas às suturas através dos tratos fibrosos intracranianos.[5]

Os ossos da calvária são unidos por meio de suturas cranianas, que são articulações fibrosas também chamadas de sinartroses, dentro das quais a proliferação de osteoblastos ao longo das bordas dos ossos impulsiona sua expansão, enquanto um mesênquima de sutura não ossificante mantém sua separação (Fig. 70-1).[6]

Apesar das históricas tentativas de esclarecer a etiologia da cranioestenose, ainda não a temos de forma clara. São associados desde fatores ambientais restritivos (oligodrâmnio, posições intrauterinas anômalas), teratógenos (tabagismo, uso de drogas como fenitoína e ácido valproico) até anormalidades gênicas.[7] Os estudos atuais demonstram a interação entre o crescimento cerebral, dura-máter, mesênquima sutural e placas ósseas com receptores de fatores de crescimento e enzimas reguladoras, citocinas, fatores de transcrição e moléculas de matriz extracelular, levando a um entendimento maior da doença.[8]

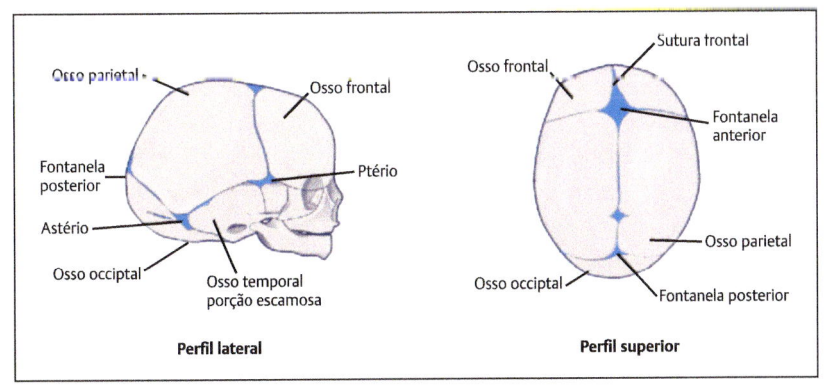

Fig. 70-1. Ilustração do crânio de uma criança recém-nascida.

A prevalência das craniossinostoses é de 1 a cada 2.100 a 2.500 nascidos vivos, sendo de 15 a 40% das craniossinostoses sindrômicas. Até o momento há mais de 200 síndromes associadas a craniossinostoses, e algumas das mais prevalentes são as síndromes de Apert, Crouzon, Pfeiffer, Muenke e Saethre-Chotzen.[9,10]

CLASSIFICAÇÃO

A classificação da craniossinostose evoluiu ao longo dos séculos em resposta à compreensão progressiva das causas. A classificação morfológica proposta por Virchow foi a base para o primeiro sistema de classificação.[4] Didaticamente ela pode ser classificada de acordo com a sutura afetada, o número de suturas e formato do crânio e associação a síndromes ou outras malformações (Fig. 70-2).

A classificação das craniossinostoses conforme a sutura acometida (classificação funcional) se refere ao defeito primário, que é a fusão sutural propriamente dita. A classificação de Virchow (Fig. 70-3) baseia-se no aspecto morfológico do crânio em consequência do crescimento compensatório das suturas não afetadas, que intensificam sua expansão na tentativa de oferecer espaço de acomodação para o cérebro em crescimento. Esta classificação se refere, portanto, ao defeito secundário da sinostose. O crânio assume diferentes formas em função das suturas fechadas precocemente e causa restrições no desenvolvimento de parte do crânio, compensadas por crescimento anormal em outras áreas. A craniossinostose restringe o crescimento do crânio perpendicularmente à sutura afetada e para acomodar o cérebro em desenvolvimento ocorre crescimento craniano compensatório, paralela ou longitudinalmente à sutura afetada.[1,11]

Fig. 70-2. Diagrama de classificações de craniossinostose.

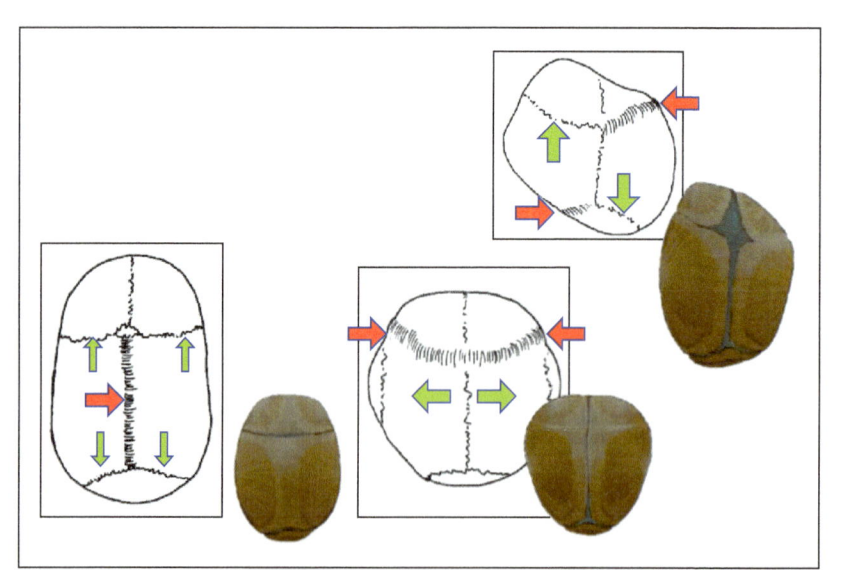

Fig. 70-3. Diferenciação entre defeito primário: fusão sutural precoce (seta vermelha); e secundário: crescimento compensatório (seta verde). (Figura gentilmente cedida pela Profa. Dra. Vera Cardim.)

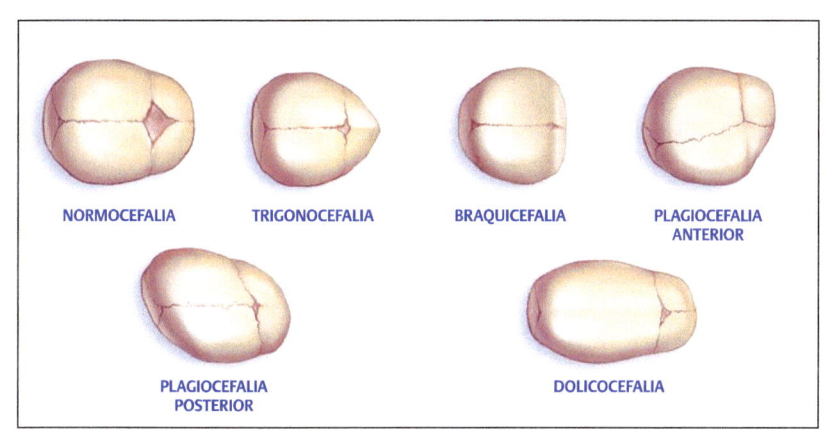

Fig. 70-4. Classificação de forma craniana de acordo com a sutura acometida – classificação de Virchow.

O crânio pode assumir diferentes conformações consequentes ao fechamento das suturas (Fig. 70-4), a saber: escafocefalia (do grego *Skhafus*, quilha, e *Kefhale*, cabeça) ou dolicocefalia decorrente do fechamento precoce da sutura sagital; trigonocefalia, quando há o fechamento precoce da sutura metópica; plagiocefalia, fechamento precoce unilateral da sutura coronal ou lambdoide; braquicefalia, fechamento de suturas coronais envolvendo ou não o fechamento de outras suturas); acrocefalia (combinação de sinostose sagital, coronal e lambdoide), turricefalia. Estenose da sutura lambdoide: unilateral, plagiocefalia bilateral, braquicefalia ou turricefalia, oxicefalia, *kleeblattschädel* (crânio em trevo), devido ao fechamento prematuro de múltiplas suturas, com crânio em aspecto trilobulado. Muito pouco citada é a estenose de sutura escamosa, que causa considerável dismorfismo craniofacial.[12]

Outra classificação utilizada para craniossinostose primária refere-se a sindrômicas e não sindrômicas.

A craniossinostose não sindrômica ou isolada ocorre quando a fusão da sutura é o defeito primário isolado no indivíduo.[1] As craniossinostoses não sindrômicas são as mais frequentes e correspondem a 60 a 85% de todos os casos.[1,13] As apresentações com envolvimento de sutura única representam a maioria dos casos não sindrômicos e são classificadas de acordo com a sutura acometida.[14]

A sinostose de múltiplas suturas ou complexa é encontrada em aproximadamente 5 a 15% dos casos não sindrômicos, sendo a sinostose sagital o tipo mais comum de craniossinostose não sindrômica, representando um percentual de aproximadamente 45 a 50% dos casos não sindrômicos. Os fatores de risco para a craniossinostose não sindrômica incluem sexo masculino, prematuridade e gemelaridade. A distinção entre craniossinostose sindrômica e não sindrômica é feita sob a presença de outras deformidades e avaliação genética. Embora atualmente não se recomende investigação diagnóstica genético-molecular em pacientes com escafocefalia e trigonocefalia relacionadas com fechamento de sutura única não sindrômica, os avanços dos estudos genéticos, casos anteriormente classificados como não sindrômicos, são cada vez mais reconhecidos como tendo etiologia genética.

Com relação às craniossinostoses sindrômicas, define-se por síndrome a associação habitual de um conjunto de sinais clínicos, condicionados por um mesmo mecanismo etiológico.

O que classifica a craniossinostose como sindrômica é a característica constante da fusão prematura de uma ou mais suturas cranianas, com deformidades variadas da calvária, associada a outras características clínicas, como a falta de crescimento do terço médio facial ou presença de alterações em membros, causadas por um único fator etiológico.[15,16]

Outros defeitos primários de morfogênese coexistem como parte de uma síndrome identificável. Na prática, é muito difícil estabelecer a distinção entre uma estenose sindrômica e uma não sindrômica e é possível que muitas estenoses consideradas não sindrômicas representem a extremidade do espectro de variabilidade clínica de uma forma sindrômica.[13]

Cohen catalogou, em 1986, pelo menos 64 destas síndromes, sendo as mais conhecidas a síndrome de Crouzon e Apert e, em 1996, afirmou que a craniossinostose ocorre como parte de mais de 150 síndromes genéticas.[17] Nos últimos 15 anos, a identificação das mutações genéticas responsáveis por estas malformações tem lançado luz no entendimento destas patologias. Hoje, 30% das síndromes já possuem sua tradução etiológica nas mutações genéticas, e 7 genes já foram inequivocamente associados a craniossinostoses sindrômicas, e outros quatro genes também estão associados à craniossinostose, mas sem serem responsáveis pelo quadro clínico principal do fenótipo ou, aparentemente, com baixa penetrância.[13]

As craniossinostoses sindrômicas estão associadas, até o momento, a 233 inserções descritas no *Online Mendelian Inheritance in Man* (OMIM). Craniossinostose é um grupo muito heterogêneo de doenças, a qual a genética desempenha um papel importante na etiologia. As alterações cromossômicas são os mecanismos causadores das formas sindrômicas da craniossinostose e mutações em sete genes estão associadas a formas mendelianas de craniossinostose sindrômica, sendo eles *FGFR1, FGFR2, FGFR3, TWIST1, EFNB1, MSX2* e *RAB23*. Mutações em quatro outros genes, *FBN1, POR, TGFBR1* e *TGFBR2*, também estão associadas à craniossinostose, mas não causando a principal característica clínica do fenótipo ou com uma penetrância aparentemente baixa. A identificação desses genes representou um grande avanço na compreensão da genética da craniossinostose nos últimos 15 anos e hoje explicam a etiologia de cerca de 30% dos casos sindrômicos. A escassez na identificação de genes associados a esse defeito deve-se, em parte, à raridade dos casos familiares. Em contraste, muito pouco se sabe sobre os fatores moleculares e celulares que levam às formas não sindrômicas de craniossinostose. Revelar a patologia molecular da craniossinostose também é de grande valor para o diagnóstico, prognóstico e aconselhamento genético.[13]

Seguem as principais síndromes associadas à craniossinostose com uma breve revisão de sinais clínicos associados.

SÍNDROME DE CROUZON

Descrita pelo neurologista francês, Louis Edouard Octave Crouzon, em 1912, caracteriza-se pela craniossinostose com exorbitismo e retrusão do terço médio da face. Tem padrão de transmissão genética autossômica dominante. Embora a craniossinostose que mais comumente se apresenta seja a coronal bilateral ou braquicefalia, não há um padrão regular da deformidade craniana, podendo estar presentes a escafocefalia, a trigonocefalia ou a oxicefalia (Fig. 70-5).

A forma clínica mais comum da Síndrome de Crouzon, que é a craniofaciestenose com braquicefalia, se apresenta com as características cranianas da cranioestenose coronal bilateral: diminuição do diâmetro anteroposterior do crânio, verticalização da base com elevação e retração das asas do esfenoide, evidenciando a bossa frontal com retardo de fechamento da fontanela bregmática. Outra característica importante da síndrome e que serve de diagnóstico diferencial é que não há deformidade associada em mãos e pés nem outras doenças sistêmicas associadas.

Com relação à face, apresenta exorbitismo evidente, retração de terço médio da face com dificuldade respiratória por colapso de orofaringe, e com pseudoprognatismo em virtude da desproporção entre as arcadas. A malformação de Chiari é um achado frequente e relacionado com a fusão multissutural prematura.[18]

O tratamento cirúrgico da craniossinostose nos portadores da síndrome de Crouzon, a grande prioridade é a descompressão cerebral. Como a base do crânio é curta, a tendência atual é priorizar a descompressão cerebral com uma aexpansão de fossa posterior.[18]

A vantagem da descompressão posterior é que mantém intacta a região anterior do crânio para cirurgias posteriores como a disjunção craniofacial, e avanço de terço médio.

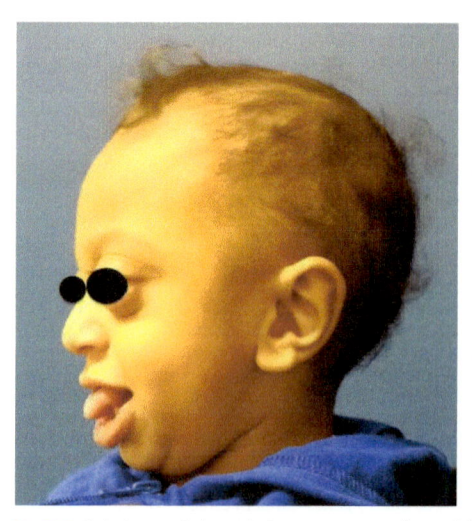

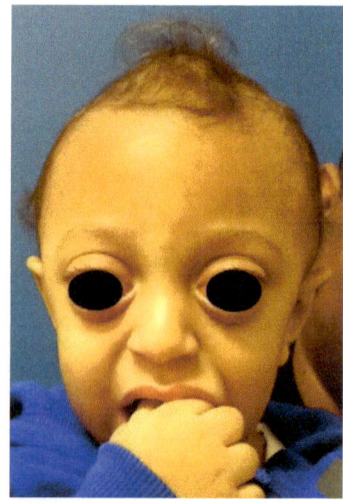

Fig. 70-5. Paciente com síndrome de Crouzon apresentando oxicefalia. Vista de frente e de perfil observando a intensa proptose ocular e retrusão de terço médio da face.

SÍNDROME DE APERT OU ACROCEFALOSSINDACTILIA

Foi descrita pelo médico francês Eugène Apert em 1906. Tem padrão genético de transmissão autossômica dominante esporádica. Caracteriza-se por apresentar craniossinostose, exorbitismo, hipoplasia da face média, sindactilia simétrica das mãos e dos pés, juntamente com outras malformações axiais, como artrogripose de ombros e cotovelos. São achados comuns a braquicefalia e a turricefalia, com o abaulamento da fontanela anterior.

Além de apresentar sindactilia, o exorbitismo não é tão intenso quanto no Crouzon. A base do crânio é ainda mais curta do que no Crouzon, sendo extremamente verticalizada e atrésica. Esta hipoplasia do clivo contribui para a maior frequência de compressões de tronco cerebral e apneias, que aumentam consideravelmente o risco cirúrgico destes pacientes.

Aqui a prioridade cirúrgica também é a expansão de fossa posterior no primeiro tempo cirúrgico descomprimindo a caixa craniana, pois geralmente, na síndrome de Apert, o exorbitismo não é tão pronunciado, obrigando a realização precoce do avanço fronto-orbitomaxilar.

SÍNDROME DE PFEIFFER

Descrita por Rudolf Arthur Pfeiffer, geneticista alemão. Ele descobriu a síndrome em 1964. Caracteriza-se por craniofaciestenose acompanhada por dedos e artelhos alargados, com clinodactilia. Tem transmissão autossômica dominante causada por mutações de *FGFR1* e *FGFR2*.

Apresenta-se, regularmente, como uma craniossinostose multissutural e o formato craniano depende de quais estão acometidas, podendo variar de uma cabeça normal a um crânio em trevo. Retrusão moderada do terço médio da face, se comparado aos portadores de Crouzon. Nos casos graves, as órbitas podem ser superficiais com risco de subluxação de globo ocular. A perda auditiva ocorre em 92% e são mais frequentes por condução, associada à estenose ou à atresia do meato acústico.[16]

QUADRO CLÍNICO

A suspeita da craniossinostose é clínica, com base, principalmente, no exame físico. As medidas do crânio devem ser realizadas de rotina na puericultura, e resultados anômalos podem auxiliar no diagnóstico. O reconhecimento precoce é fundamental e a demora em encaminhar a serviços de referência está associada a complicações clínicas e resultados cirúrgicos menos satisfatórios.[1]

O diagnóstico de craniossinostose é confirmado com exames de imagem. A imagem é essencial para um diagnóstico preciso, auxílio ao planejamento cirúrgico, avaliação pós-tratamento e identificação de anomalias coexistentes e malformações associadas.

A radiografia simples de crânio é utilizada em alguns serviços como primeiro exame complementar. Apesar de a radiografia ser considerada um exame com baixa sensibilidade, como primeiro teste diagnóstico complementar, fornece muitas informações e pode excluir a craniossinostose se todas as suturas cranianas estiverem claramente patentes, além do baixo custo e ampla disponibilidade. Tem importância histórica, pois alguns dos clássicos sinais relatados nas descrições das craniossinostoses derivam da observação das alterações encontradas na radiografia, como o sinal da prata batida ou as órbitas de Arlequim ou de aspecto mefistofélicas (Fig. 70-6).

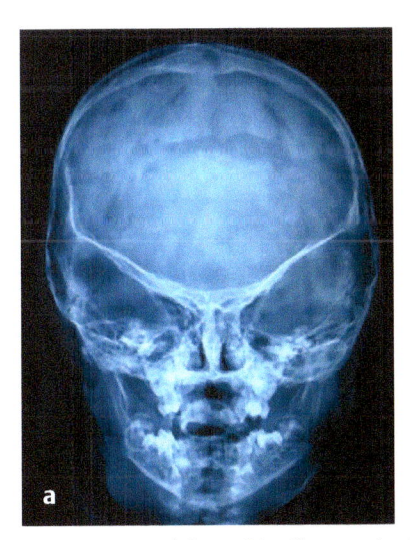

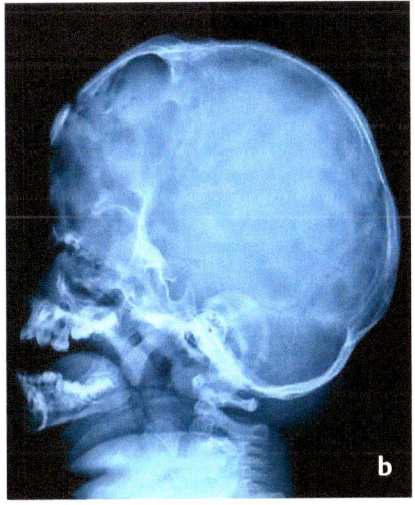

Fig. 70-6. RX (**a**) vista de frente e (**b**) perfil. Presença dos sinais de órbita de Arlequim e da prata batida.

Alguns protocolos e consensos ainda recomendam a realização da radiografia de crânio em todos os casos. É essencial, no entanto, que seja realizado e avaliado por clínicos e radiologistas experientes.

A ultrassonografia de suturas cranianas é considerada por alguns autores como uma alternativa à radiografia de crânio, sem o uso de radiação, porém não é amplamente disponível e é examinador dependente.[1] Estudos atuais tentam predizer alterações na tentativa de antecipação diagnóstica cujos benefícios são incontestáveis, no entanto, sua acurácia ainda é inicial.[19] Para todos os métodos, a experiência da equipe na avaliação de exames de imagem proporciona maior confiabilidade.[20]

A tomografia de crânio com reconstrução 3D (ou tridimensional) tem importância crescente no diagnóstico radiológico das craniossinostoses tanto pela caracterização da anormalidade estrutural quanto no auxílio no planejamento terapêutico. Em decorrência de sua capacidade de representação das partes ósseas, com graduação na escala é a principal técnica de imagem utilizada na avaliação da craniossinostose. Tal exame permite uma avaliação detalhada da abóbada e da base do crânio (Fig. 70-7), além de avaliar as alterações secundárias à craniossinostose nas fossas cranianas, órbitas e ossos da face.[1,20] Tem papel, também, no pós-operatórias imediato, na procura das alterações intracranianas agudas como sangramentos, e no acompanhamento pós-operatório da calvária em longo prazo.[1]

É considerada útil também no diagnóstico diferencial entre a plagiocefalia por estenose lambdoide e a plagiocefalia posicional.[21] Uma sutura prematuramente fundida mostra os sinais clássicos esclerose perissutural, linearidade, ponte óssea ou ausência da sutura em uma radiografia simples de crânio ou imagem tomográfica. Sinais secundários ao aumento da pressão intracraniana, como a aparência em prata batida (*copper beaten skull*) na radiografia simples do crânio e na tomografia computadorizada como grandes falhas cranianas em decorrencia da impressão cerebral no crânio (do inglês, *craniolacunia*), também são observados em casos graves.[1,22]

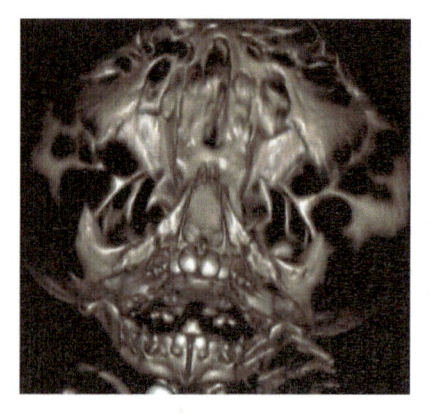

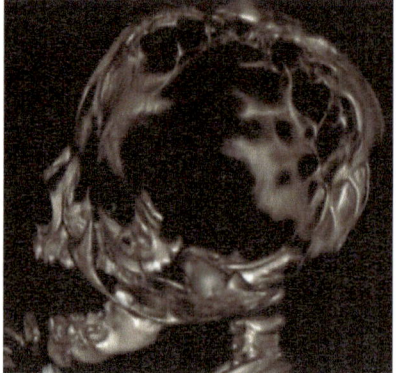

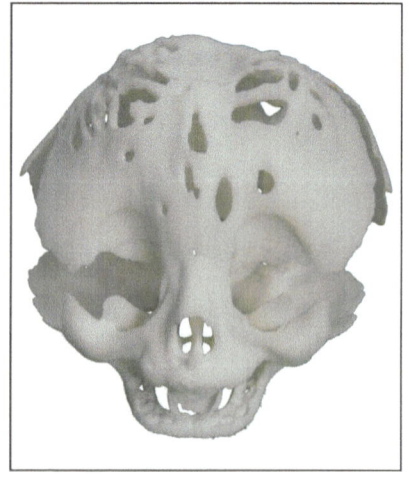

Fig. 70-7. Reconstrução tridimensional de criança com crânio em trevo.

Indubitavelmente, a TC é um excelente método diagnóstico que revolucionou a radiologia e possibilitou enorme avanço nos métodos de imagem. No entanto, devemos refletir sobre a radiação ionizante oferecida a cada paciente.

A hipótese diagnóstica pode ser levantada desde a fase intrauterina, por meio da ultrassonografia ou ressonância magnética fetal. Outras patologias que resultam em assimetria craniofacial devem ser diferenciadas de craniossinostoses na investigação inicial, dentre elas a plagiocefalia posicional, torcicolo congênito, microssomia facial e paralisia facial congênita.[21]

A ressonância magnética convencional geralmente não é confiável na identificação de suturas individualmente. Eley *et al.* descreveram, em 2014, uma nova sequência de ressonância magnética ecogradiente que minimiza o contraste dos tecidos moles e pode demonstrar suturas cranianas normais com hiperintensidade distinta do sinal dos ossos cranianos.[1,23]

Vale destacar que a ressonância magnética tem indicação formal nos casos de craniossinostose sindrômica considerando a possibilidade de hidrocefalia, malformações cerebrais (incluindo a malformação de Chiari, presente em até 70% dos casos de síndrome de Crouzon), e de hipertensão intracraniana (Fig. 70-8).[18,23]

OPÇÕES DE TRATAMENTO

O tratamento da craniossinostose é exclusivamente cirúrgico, no entanto, as questões primordiais são quando e qual a técnica a ser utilizada. A existência de diversas técnicas, suas variações e múltiplos protocolos, bem como a escassez de trabalhos comparativos entre as mesmas dificultam a avaliação dos resultados. A própria diversidade de apresentação da patologia dificulta a homogeneidade entre os grupos para comparação. Também observamos escassez de parâmetros objetivos para comparação de resultados.

Posto isso, observamos que o tratamento da craniossinostose nos diversos centros depende da experiência e preferência dos cirurgiões. Seria impossível esgotar neste capítulo a descrição das inúmeras técnicas, mas com o intuito de discuti-las e descrevê-las, tentaremos localizá-las temporalmente e atrever-nos-emos a agrupá-las.

O tratamento das craniossinostoses foi acompanhado de mudanças ao longo dos anos, tendo sempre a ideia de liberar a compressão cerebral evitando suas sequelas (alterações cognitivas, perda visual), remodelar o formato do crânio e permitir desenvolvimento natural, livre de doença. Esses objetivos deveriam ser alcançados e mantidos durante todo o período de crescimento e desenvolvimento do esqueleto craniofacial.

A evolução da técnica operatória evoluiu através de conceitos etiológicos da linha da história da craniossinostose. O entendimento da fusão da sutura como etiologia da doença estimulou as primeiras técnicas realizadas. As primeiras cirurgias foram as suturectomias lineares, realizadas por Lannelongue (1890) e Lane (1892). Os dois trataram estenoses da sutura sagital. Lannelongue fez 2 craniectomias parassagitais e Lane ressecou a sutura acometida, mas, infelizmente, o paciente faleceu em 14 horas, de complicações atribuídas à anestesia.[2] Apesar deste desfecho, foi uma técnica que sofreu rápida difusão. A revisão dos resultados insatisfatórios e as altas taxas de mortalidade fizeram com que os cirurgiões abandonassem totalmente o procedimento. Jacobi, considerado o pai da pediatria, apresentou uma revisão de 33 casos operados com 15 óbitos e seu discurso enfático na reunião da Academia Americana de Pediatria marcou a suspensão do tratamento da craniossinostose por 3 décadas.[24]

O retorno do tratamento cirúrgico ocorreu com Mehner em seu relato de suturectomia com sucesso. Em 1927, Faber e Towne retomaram as suturectomias após o aparecimento de múltiplos relatos de amaurose em pacientes jovens e braquicefálicos. Eles estabeleceram que a idade para a cirurgia de melhor

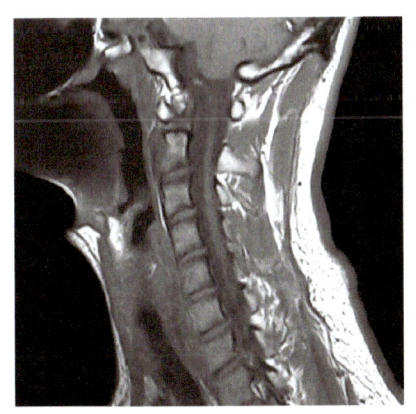

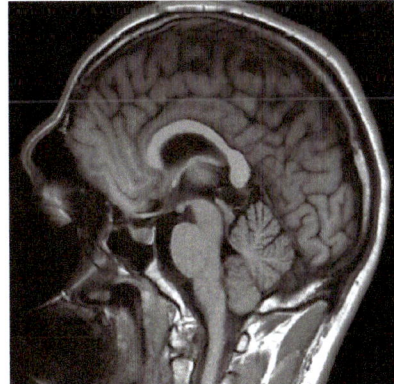

Fig. 70-8. Ressonância magnética evidenciando malformação tipo Chiari.

resultado seria de 1 a 3 meses. Os inúmeros relatos que se seguiram demonstraram o benefício do tratamento cirúrgico. A observação de que o atraso mental era mais incidente em pacientes com fusão multissutural, bem como a de melhora cognitiva após a suturectomia determinou a necessidade do tratamento.[25] Assim, temos como tratamento padrão para a época a realização das suturectomias e craniectomias em faixa liberando as suturas em idades precoces, preferencialmente até os 2 meses (Fig. 70-9). Atualmente ainda é o tratamento habitual em muitos centros, podendo ser realizada de forma aberta ou por via endoscópica, estendendo a idade de indicação de forma variável até cerca de 7 a 9 meses. Podendo ser associadas ao uso de modelagem externa (uso de capacetes)[26] ou remodelagem interna (uso de molas).[27]

O uso de artifícios de remodelagem (uso de capacetes ou molas) que estão sendo associados, atualmente nos sinaliza a insatisfação com os resultados obtidos com a simples suturectomia. Historicamente foram observados dois problemas:

O tratamento precoce, tão eficaz inicialmente, muitas vezes não era capaz de manter as condições de crescimento ainda necessário do encéfalo. E vieram múltiplas tentativas de interposição de materiais como filme de polipropileno ou óleo de tântalo entre as áreas osteotomizadas para manutenção da desobstrução,[2] hoje abandonadas.

O segundo ponto é eficácia da suturectomia e das craniectomias em tiras na redução da hipertensão intracraniana, mas não na correção cosmética da deformidade craniana quando instalada.

Assim, as craniectomias foram sendo ampliadas, como no caso da técnica do Pi (Fig. 70-10), ou associadas a outras osteotomias radiadas ou lineares e amplas ostectomias (como a ostectomia de todo o vértex).[2] Artifícios que visam evitar a reossificação precoce e remodelar os ossos deformados. Com o aumento da extensão das craniectomias vieram as preocupações com os extensos defeitos ósseos advindas da falha de ossificação dos *gaps*.

Em um movimento paralelo a esse desafio de remodelar crânios em crianças mais velhas ou recidivadas após o tratamento precoce como pontuado por Cushing, seguimos os estudos do crescimento e desenvolvimento do esqueleto craniofacial.

Entre 1920 e 1940, as pesquisas eram baseadas no estudo da estrutura do esqueleto craniofacial com pouco ou nenhum foco na função. Com o advento da radiologia, temos importante desenvolvimento. Apesar de ainda não termos caminhado no entendimento da função, a coleta dos dados cefalométricos permitiu o desenvolvimento das teorias que viriam a seguir. Moss chegou a classificar essa época entre antes e depois da radiologia.

Moss, em estudos experimentais, questionou se as suturas não seriam locais ativos, mas compensatórios, de crescimento. Essa pesquisa foi muito importante porque mostrou que os resultados diferiam do conceito preexistente, introduziu o conceito de suturas e seu papel e o conceito de anomalia

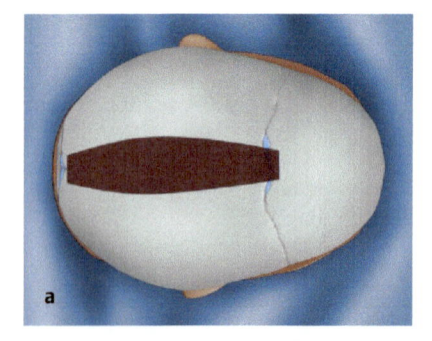

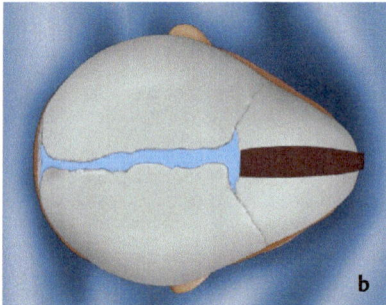

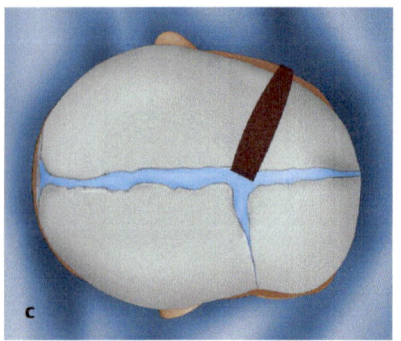

Fig. 70-9. Representação esquemática de craniectomia em faixa na: (a) escafocefalia, (b) trigonocefalia. (c) plagiocefalia.

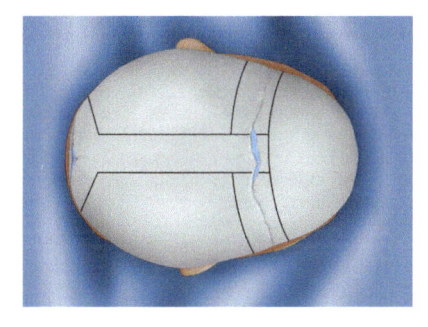

Fig. 70-10. Representação esquemática da técnica do Pi.

em sua função como uma patologia. Entre 1960 e 1980, Melvin Moss introduziu o conceito de matriz funcional. Essa hipótese tendeu a concentrar-se em duas características gerais:

1. De que as cartilagens cefálicas têm propensões intrínsecas ao crescimento, o que, no crânio, leva-nos a voltar nossos olhos para a base craniana (cartilagem esfeno-occipital);
2. Os mecanismos pelos quais as matrizes capsulares (as cavidades oral, nasal e faríngea) afirmam a primazia morfogenética. A hipótese da matriz funcional propõe que a origem, crescimento e manutenção de todos os tecidos e órgãos esqueléticos são sempre respostas secundárias, compensatórias de eventos ou processos anteriores que ocorrem especificamente em tecidos não esqueléticos, órgãos ou espaços funcionais relacionados. Conceito que transposto para a calvária, proporia que a supremacia do crescimento craniano se deve à expansão cerebral.

As teorias de Moss forneceram o entendimento de que o crescimento passivo da sutura se deve ao crescimento ativo do encéfalo e servem de justificativa para os estudos de técnicas minimamente invasivas cujas forças transmitem-se para a base craniana como o uso de molas e capacetes.[28]

Em meados do século XX, o desenvolvimento da anestesia, da transfusão sanguínea e das técnicas cirúrgicas reduziu vertiginosamente a mortalidade do procedimento, possibilitando a indicação do tratamento por razões estéticas. Autorizou que o cirurgião craniofacial francês Paul Tessier, considerado o pai da cirurgia craniofacial moderna, incluísse no arsenal de tratamento a reconstrução crânio-orbital e craniomaxilofacial e trouxe uma abordagem mais confiável e reprodutível, rapidamente popularizada, que se tornou o padrão de tratamento das craniossinostoses sindrômicas.[24] O incremento de segurança nas cirurgias comportou também o desenvolvimento das extensas remodelagens cranianas utilizadas atualmente.

A remodelagem craniana nasceu da necessidade de descompressão craniana para evitar disfunção neurológica iminente em não neonatos, bem como pela necessidade de tratar as alterações compensatórias secundárias em locais distantes da sutura doente que havia ocorrido. Iniciadas com a ampliação das craniectomias como descrito anteriormente dos quais os procedimentos mais populares são craniectomia de faixa larga com craniectomia parietal em cunha bilateral, craniectomia sagital com morcelação biparietal, craniectomia estendida do vértice, craniectomia mediana com ressecção occipital. O procedimento evoluiu para as remodelagens cranianas completas (Fig. 70-11), cujo princípio é

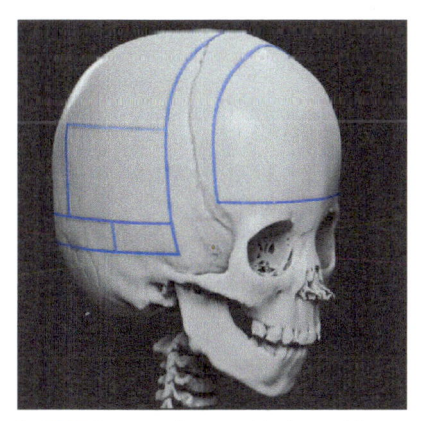

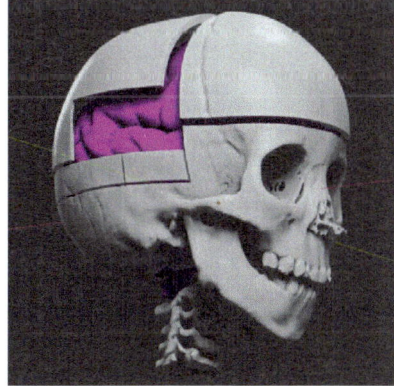

Fig. 70-11. Representação esquemática de remodelagem craniana total.

a remoção de todas as áreas anormais do esqueleto craniano e a sua reconstrução com enxertos ósseos de tamanho e curvaturas selecionadas retiradas dos fragmentos removidos.[29] O aprimoramento dos meios de fixação com o desenvolvimento das placas absorvíveis tornou o avanço orbitofrontal para sinostose metópica, uni ou bicoronal o padrão de tratamento para essas entidades.

Este procedimento promove a correção imediata e tem sua indicação na idade em que a expansão encefálica não é mais capaz de remodelar o crânio. O procedimento, embora apresente bons resultados,[30] tem como limitações a possibilidade de promover extensas áreas sem ossificação (Fig. 70-12) e permitir a ocorrências de coleções extradurais. Além disso, as técnicas de remodelagem craniana necessitam de maior tempo operatório e internação hospitalar, perda sanguínea e complicações, o que tem levado a busca de outras alternativas menos invasivas, como a endoscopia.

Em 1990 Jimenez e Barone propuseram a suturectomia vídeo assistida, mas para sua eficácia ela se baseia em alguns princípios: Primeiramente tem indicação nos primeiros meses de vida, pois, como postulado por Moss, o rápido crescimento encefálico irá expandir e remodelar o crânio em sua forma normal. Em segundo lugar, para conter a tendência de manter a forma craniana já remodelada pela doença como descrita por Oto e Virchow, acrescenta-se os conceitos de remodelagem adjunta como descrito por Persing, com o uso de capacetes.

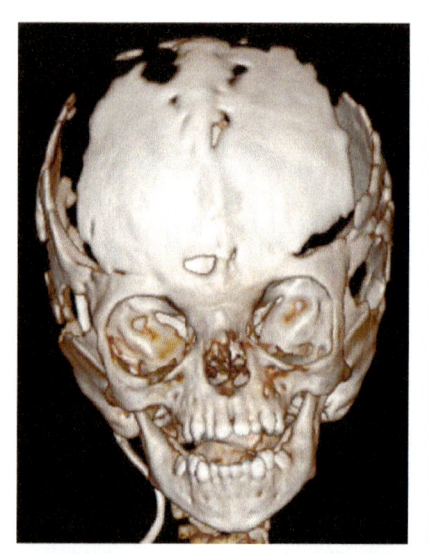

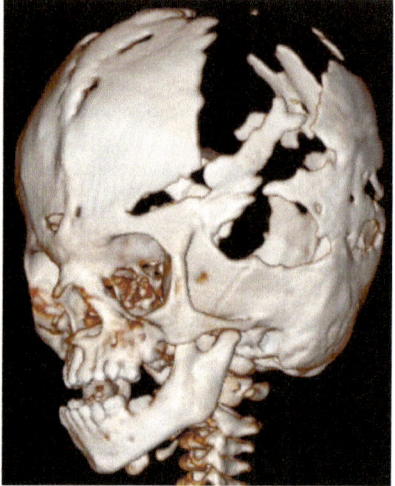

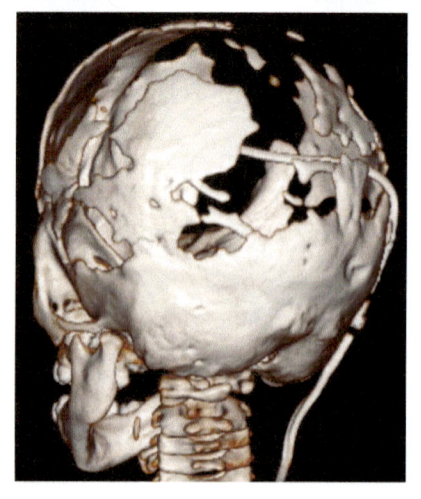

Fig. 70-12. Reconstrução tridimensional de pós-operatório de remodelagem craniana com presença de extensas áreas de falha de ossificação.

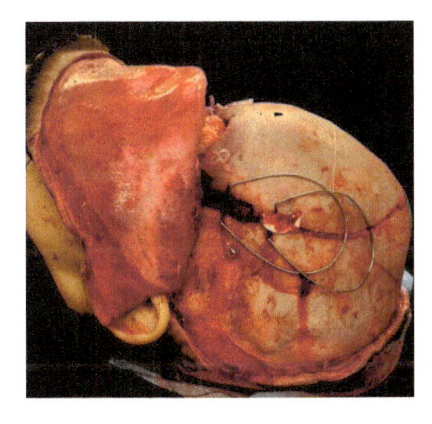

Fig. 70-13. Avanço frontal com molas: visão intraoperatória.

Ainda mantendo a tendência de redução de procedimentos, iniciou-se com Lauritzen em 1998, a utilização de molas (Fig. 70-13).[31] Atualmente utilizada em diversos centros, encontramos na literatura trabalhos com casuísticas mais numerosas[32] e tempo de observação de mais de 10 anos de sua utilização[27], as molas mostram-se como promissora alternativa, especialmente quando é necessária a remodelagem craniana quando passada a época de grande crescimento encefálico. Apresenta como vantagens, ainda, a ausência de descolamento do segmento ósseo acometido, que se comporta como um retalho e não enxerto, reduzindo o risco de coleções. Sua ação modeladora transmite-se à base craniana como confirmado por Persing[33] e, recentemente, por outros autores.[34]

Com o mesmo problema histórico anterior das técnicas propostas atualmente (endoscopia e remodelagem com capacete ou molas) não contemplarem o osso espesso e pouco modelável de pacientes com maior idade, Cardim[35] propôs uma osteotomia de forma helicoidal, mantendo o osso aderido à dura-máter, o que trouxe maleabilidade e possibilidade de remodelagem (tanto de compressão quanto de expansão) ao osso maduro. A associação de técnicas que preservam a comunicação entre a dura-máter e o osso, permitindo a transmissão de forças modeladoras aplicadas externamente (como o capacete), no próprio osso (como as molas ou distratores externos) ou internamente (a expansão craniana) ganhou o nome de osteotomias dinâmicas e tem sido utilizada pela autora sem limitação de idade (Fig. 70-14).[36]

Vale ressaltar que anteriormente tendo indicação cosmética, apesar da dificuldade de correlacionar com clareza a associação entre o aumento da pressão intracraniana e alterações cognitivas,[37] muitos trabalhos descrevem alterações neuropsicológicas em grupos de crianças com craniossinostose e sua reversão ou melhora após a cirurgia.[38-40]

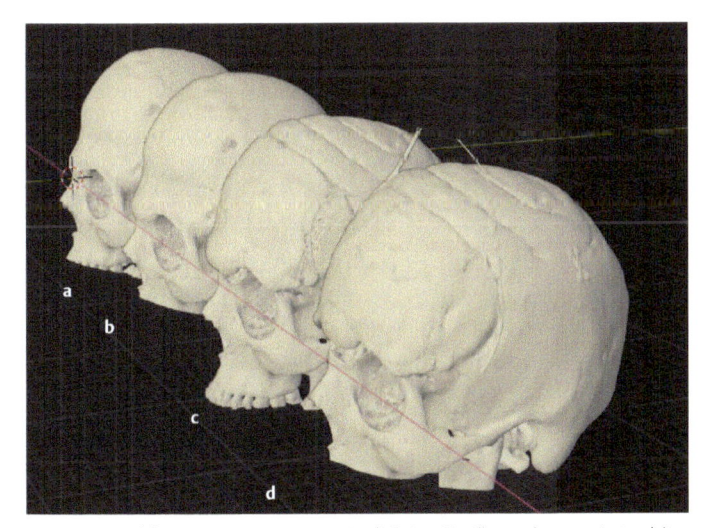

Fig. 70-14. Remodelagem craniana com osteotomias dinâmicas: *Nautillus* e molas em paciente adulto.

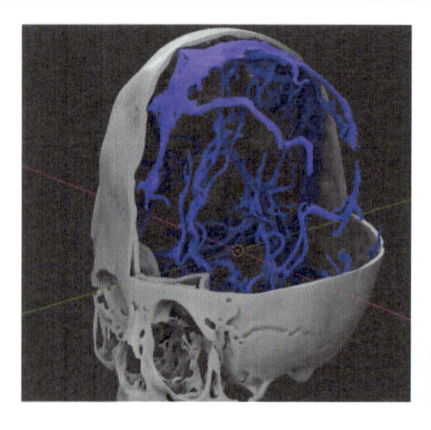

Fig. 70-15. Reconstrução craniana de tomografia evidenciando estruturas vasculares e sua correlação com o local planejado da osteotomia.

Resumindo, o neurocirurgião atual deve conhecer profundamente a fisiopatologia da craniossinostose, reconhecendo as áreas sinostóticas e as forças de crescimento que causarão a remodelagem craniana secundária. O período ideal de tratamento é precoce, sendo preventiva tanto dos danos da hipertensão craniana como da remodelagem secundária, mas não deve perder de vista o acompanhamento destas crianças durante todo o período de crescimento craniano. Tendo conhecimento de técnicas e pronto a atuar em qualquer idade. A escolha da técnica dependerá da idade do paciente, suturas acometidas e estudo do formato craniano. Para isso a utilização de ferramentas como a reconstrução em 3D e o uso de planejamento cirúrgico virtual (Fig. 70-15) ou em modelos[41] trazem acuidade ao diagnóstico e permitem a preparação das cirurgias.

Reconstrução craniana de tomografia evidenciando estruturas vasculares e sua correlação com o local planejado da osteotomia veja Vídeo 70-1.

COMPLICAÇÕES

A literatura apresenta grandes séries sobre a morbidade e a mortalidade desse tipo de cirurgia, mas a multiplicidade de protocolos e técnicas produz grupos muito heterogêneos, impedindo as comparações.

Os resultados são variados e chegam mesmo a ser antagônicos, como por exemplo, na análise de taxa de recorrência, tendo sido encontrada, por exemplo, como fator preditivo de recorrência a cirurgia em menores de 9 meses por Lee[42] e por Foster, esse mesmo risco foi atribuído em cirurgias em maiores de 1 ano.[43]

A taxa de mortalidade encontrada na literatura variou de 0 a 16,5%.[42]

Taxa de complicações variaram de 4,2[43] a 16%,[42] sendo as mais citadas infecções (de 2,5 a 8%), alterações não cranianas como hipertermia no pós-operatório e problemas respiratórios, hemorragia, lacerações de dura-máter, fístula liquórica, embolia gasosa e reoperações.

Nos últimos 30 anos, avanços na técnica operatória e na anestesia reduziram a taxa de mortalidade e morbidade, e melhoraram o resultado funcional e estético. Mas é recomendado que estas cirurgias sejam realizadas em locais de atendimento terciário ou centros de referência em cirurgia craniofacial em decorrência do risco de complicações.

DICAS

- É fundamental boa avaliação pediátrica e acompanhamento puerperal para o diagnóstico precoce nas craniossinostoses não sindrômicas;
- Nas craniossinostoses sindrômicas, os exames de imagem são fundamentais para avaliação de outras malformações;
- Cirurgia deve ser indicada, preferencialmente, antes de 1 ano de vida;
- As plagiocefalias posicionais melhoram após o quarto mês em razão de a criança permanecer mais sentada;
- O tratamento multiprofissional visa melhor adequação de forma e função;
- Estudo neuropsicológico contribui para o diagnóstico e indicação cirúrgica.

REFERÊNCIAS BIBLIOGRÁFICAS

1. Mathijssen IMJ. Guideline for Care of Patients with the Diagnoses of Craniosynostosis: Working Group on Craniosynostosis. Journal of Craniofacial Surgery. 2015;26:1735-807.
2. Mehta VA, Bettegowda C, Jallo GI, Ahn ES. The evolution of surgical management for craniosynostosis. Neurosurg Focus. 2010.

3. Frassanito P, Rocco C Di. Depicting cranial sutures : a travel into the history. 2011;1181-3.
4. Virchow R. Uber den cretinismus, nametlich in franken und uber pathologischee. 1881:230.
5. Moss ML. Cells Tissues Organs. Cells Tissues Organs. 37(4):351-70.
6. Morriss-Kay GM, Wilkie AOM. Growth of the normal skull vault and its alteration in craniosynostosis: Insights from human genetics and experimental studies. J Anat. 2005;207(5):637-53.
7. Kajdic N, Spazzapan P, Velnar T. Craniosynostosis-recognition, clinical characteristics, and treatment. Bosnian Journal of Basic Medical Sciences. 2018.
8. Opperman LA, Sweeney TM, Redmon J, et al. Tissue interactions with underlying dura mater inhibit osseous obliteration of developing cranial sutures. Dev Dyn. 1993;198(4):312-22.
9. Antonia J, Goos C. Facing the future of craniofacial genetics. 2017.
10. Johnson D, Wilkie AOM. Craniosynostosis. Eur J Hum Genet. 2011;19(4):369-76.
11. Slater BJ, Lenton KA, Kwan MD, et al. Cranial sutures: a brief review. Plast Reconstr Surg. 2008;121(4):170-8.
12. Smartt JM, Singh DJ, Reid RR, et al. Squamosal suture synostosis: a cause of atypical skull asymmetry. Plast Reconstr Surg. 2012.
13. Passos-bueno MR, Sertié AL, Jehee FS, et al. Genetics of craniosynostosis : genes, syndromes, mutations and genotype-phenotype correlations. 2008;12:107-43.
14. Lattanzi W, Bukvic N, Barba M, et al. Genetic basis of single-suture synostoses : genes, chromosomes and clinical implications. 2012;1301-10.
15. Greenwood J, Flodman P, Osann K, et al. Original Research Article Familial incidence and associated symptoms in a population of individuals with nonsyndromic craniosynostosis. 2013:1-9.
16. Wenger T, Miller D, Evans K. FGFR Craniosynostosis Syndromes Overview 1. Clinical Characteristics of FGFR Craniosynostosis Syndromes. 2020:1-28.
17. Cohen MM. Craniosynostoses: Phenotypid Molecular Correlations. 1995;339:334-9.
18. Cinalli G, Spennato P, Sainte-Rose C, et al. Chiari malformation in craniosynostosis. Child's Nerv Syst. 2005;21(10):889-901.
19. Cornelissen MJ, Apon I, van der Meulen JJNM, et al. Prenatal ultrasound parameters in single-suture craniosynostosis. J Matern Neonatal Med. 2018.
20. Khanna PC, Thapa MM, Iyer RS, Prasad SS. Pictorial essay: The many faces of craniosynostosis. 2011;21(1).
21. Badve CA, Iyer RS, Ishak GE, Khanna PC. Craniosynostosis: imaging review and primer on computed tomography. Pediatr Radiol. 2013;43:728-42.
22. Kim HJ, Roh HG, Lee IW. Craniosynostosis: Updates in Radiologic Diagnosis. 2016;59(3):219-26.
23. Eley KA, Watt-Smith SR, Sheerin F, Golding SJ. Black Bone MRI: a potential alternative to CT with three-dimensional reconstruction of the craniofacial skeleton in the diagnosis of craniosynostosis. Eur Radiol. 2014;24(10):2417-26.
24. Proctor MR, Meara JG. A review of the management of single-suture craniosynostosis, past, present, and future. 2019;24:622-31.
25. Faber HK, Towne EB. Early craniectomy as a preventive measure in oxycephaly and allied conditions. With special reference to the prevention of blindness. Am J Med Sci. 1927:701-10.
26. Jimenez DF, Barone CM. Endoscopic craniectomy for early surgical correction of sagittal craniosynostosis. J Neurosurg. 1998.
27. Runyan CM, Gabrick KS, Park JG, et al. Long-term outcomes of spring-assisted surgery for sagittal craniosynostosis. Plast Reconstr Surg [Internet]. 2020;146(4).
28. Persing JA, Morgan EP, Cronin AJ, Wolcott WP. Skull base expansion: craniofacial effects. Plast Reconstr Surg. 1991;87(6).
29. Arnaud E, Marchac D, Renier D. Le traitement des craniosténoses : indications et techniques. Neurochirurgie. 2006;52(2-3):264-91.
30. Hockley AD, Wake MJ, Goldin H. Surgical management of craniosynostosis. Br J Neurosurg [Internet]. 1 de janeiro de 1988;2(3):307-13.
31. Lauritzen C, Sugawara Y, Kocabalkan O. OR – Spring-mediated dynamic craniofacial reshaping. case report. pdf. Scand J Plast REconstr Hand Surg. 1998;32(1):331-8.
32. Lauritzen CGK, Davis C, Ivarsson A, et al. The evolving role of springs in craniofacial surgery: The first 100 clinical cases. Plast Reconstr Surg. 2008;121(2):545-54.
33. Persing JA, Babler WJ, Nagorsky MJ, et al. Skull expansion in experimental craniosynostosis. Plast Reconstr Surg [Internet]. 1986;78(5).
34. Faria VDR, Cardim VLN, Campos FPACB, Alonso N. Skull base cephalometric changes in cranial expansion by springs. J Craniofac Surg. 2011;22(4):1496-501.
35. Cardim VLN, Silva AS, Salomons RL, et al. Nautilus-shaped dynamic craniotomy: a new surgical technique and preliminary results. Rev Bras Cir Plást. 2013;28(1):29-35.
36. Cardim VLN, Perez GMC, Silva AS, Souza AR. Dynamic Osteotomies in mature skulls – Cancum – 2017 – Congresso mundial de CraniofacialE – Poster -. In: E – Poster XVII Congress Of The Internatioal Society of Craniofacial Surgery. 2017.
37. Hayward R, Britto J, Dunaway D, Jeelani O. Connecting raised intracranial pressure and cognitive delay in craniosynostosis: Many assumptions, little evidence. J Neurosurg Pediatr. 2016;18(2):242-50.
38. Starr JR, Kapp-simon KA, Cloonan YK, et al. Presurgical and postsurgical assessment of the neurodevelopment of infants with single-suture craniosynostosis: comparison with controls. 2012;107:103-10.
39. Bellew M, Chumas P, Mueller R, et al. Pre- and postoperative developmental attainment in sagittal synostosis. Arch Dis Child. 2005;90(4):346-50.
40. Bellew M, Liddington M, Chumas P, Russell J. Preoperative and postoperative developmental attainment in patients with sagittal synostosis: 5-Year follow-up. J Neurosurg Pediatr. 2011;7(2):121-6.
41. Coelho G, Rabelo NN, Vieira E, et al. Augmented reality and physical hybrid model simulation for preoperative planning of metopic craniosynostosis surgery. Neurosurg Focus. 2020;48(3):1-8.
42. Lee HQ, Hutson JM, Wray AC, et al. Analysis of morbidity and mortality in surgical management of craniosynostosis. J Craniofac Surg. 2012.
43. Foster KA, Frim DM, McKinnon M. Recurrence of synostosis following surgical repair of craniosynostosis. Plast Reconstr Surg. 2008;121(3).

CAPÍTULO 71

TUMORES NA FAIXA ETÁRIA PEDIÁTRICA

Valéria Marques Figueira Muoio

HISTÓRICO

Foram Bailey e Harvey Cushing[1,2] que descreveram, na década de 1920, alguns dos mais importantes tumores da faixa pediátrica, como o craniofaringioma (descrevendo-os como "tumores caleidoscópicos" por seu polimorfismo) e o meduloblastoma. Cushing também estabeleceu que o conceito de benignidade no sistema nervoso central deve ser sempre relativizado: benignidade histológica pode ser um fator de menor relevância em detrimento a invasividade, topografia e impossibilidade de ressecção. Com o estabelecimento da estratificação histológica na década de 90, Eberhart,[3-5] Northcoth[5-7] e James Rutka[8-10] foram fundamentais para o próximo passo: estratificação molecular e a correlação desta com gravidade e sobrevida em tumores como o Ependimoma e principalmente o Meduloblastoma. Tais autores estabeleceram a necessidade de fazer o estudo molecular dos tumores para se definir prognóstico e tratamento. Idealmente, fragmentos tumorais obtidos durante a ressecção cirúrgica devem ser armazenados em bancos de tumores para adequados estudos genéticos e moleculares, possibilitando desta forma, entendimento e terapia customizada para cada paciente.[5,10]

GENERALIDADES SOBRE OS TUMORES DO SISTEMA NERVOSO CENTRAL EM CRIANÇAS

Tumores cerebrais são as neoplasias mais comuns da infância após as leucemias e os linfomas, havendo predomínio das lesões infratentoriais sobre as supratentoriais, especialmente nas crianças com menos de 3 anos.[8,11] Deve-se considerar o impacto da doença e do tratamento em estruturas cerebrais que estão em franco desenvolvimento (o que representa possibilidade de sequelas múltiplas), mas com grande potencial de plasticidade neuronal (o que representa capacidade de recuperação de déficits).[12] Em relação à abordagem, o procedimento cirúrgico deve ser realizado de acordo com as peculiaridades da criança: técnica microcirúrgica adequada para preservação de estruturas, hemostasia rigorosa pela intolerância a sangramento, prevenção da hipotermia, equipe cirúrgica (incluindo anestesista, instrumentador e enfermagem) especializados ou ao menos familiarizados com Neurocirurgia Pediátrica.

A extubação é possível em grande parte das vezes no pós-operatório imediato, que deve ser feito em regime de Unidade de Terapia Intensiva. Segundo a legislação brasileira, a criança tem o direito de ser acompanhada por um dos pais ou responsáveis durante todo o seu tratamento, inclusive na UTI.

Os exames complementares devem ser indicados sempre de forma criteriosa, já que estes submetem a criança exposição à radiação ionizante (radiografias e tomografias), anestesia (para tomografia e/ou ressonância magnética e coleta de líquor).

Por se tratar de um organismo em desenvolvimento, a observação de possíveis associações dos tumores cerebrais com síndromes genéticas é fundamental: glioma das vias ópticas com neurofibromatose,[13-15] meduloblastoma com síndrome de Gorlin[11,16,17] e Turcot,[18,19] gliomas com Síndrome de Li Fraumeni[20-22] etc.

O tratamento dos tumores cerebrais da criança deve ser feito em contexto multidisciplinar, e a família sempre dever ser informada sobre todos os passos do tratamento, e decidir juntamente com o neurocirurgião, sobre as etapas do tratamento de sua criança. Adesão familiar é fundamental para a resposta ao tratamento

TUMORES SUPRATENTORIAIS

Os tumores supratentoriais compreendem cerca de 18% dos tumores encefálicos da faixa estaria pediátrica.[23,24] Os tipos histológicos mais frequentes são os astrocitomas, seguidos pelos craniofaringiomas e gliomas das vias ópticas, e outros tumores mais raros (topografia da pineal e intraventriculares).[25]

Gliomas Lobares ou Hemisféricos de Baixo e Alto Grau

Os gliomas são os tumores supratentoriais mais comuns na infância, e destes, 60% são de baixo grau.[26-28]

Quadro Clínico

Depende da localização da massa tumoral e da idade da criança. Lesões supratentoriais geralmente causam crises convulsivas, aumento da pressão intracraniana, déficits neurológicos, macrocrania e atraso do neurodesenvolvimento (estes últimos em crianças menores de 2 anos).[26]

Exame Físico
Síndrome piramidal, atraso do desenvolvimento neuropsicomotor, hipertensão intracraniana.

Imagem
Como a maioria das lesões parenquimatosas, a modalidade de escolha é a ressonância magnética. As lesões podem ser císticas com nódulo mural captante de contraste, típica do astrocitoma pilocítico (Fig. 71-1); ou heterogênea captante de contraste em sua periferia com edema perilesional, típica de gliomas de alto grau (Fig. 71-2).[29]

Diagnóstico Diferencial
Lesões hemisféricas não gliais, como tumores neuroectodérmicos primitivos, granulomas e abscessos.

Opções de Tratamento
A cirurgia é o método de escolha.[26,27,30] Ela atende às necessidades de descompressão de parênquima, alívio da hipertensão intracraniana e diagnóstico histológico e molecular. Dependendo do resultado histológico e do grau de ressecção, pode ser associado à radioterapia (crianças > 3 anos) e/ou quimioterapia. Para gliomas de baixo grau ressecados totalmente, não se indica terapia complementar.[27,31]

Complicações
Infecção (meningite, osteomielite ou da ferida operatória), déficits neurológicos.

DICAS

- O grau de ressecção, tipo histológico e profundidade da lesão são os mais importantes fatores prognósticos;
- A sobrevida para crianças com tumores de baixo grau completamente ressecados é excelente, chegando até 100% em 5 anos em algumas séries;
- Métodos como neuronavegação, estereotaxia, ultrassonografia e potencial evocado intraoperatório auxiliam enormemente a cirurgia dos gliomas, especialmente aqueles profundos e/ou em áreas eloquentes.

Fig. 71-1. Astrocitoma pilocítico.

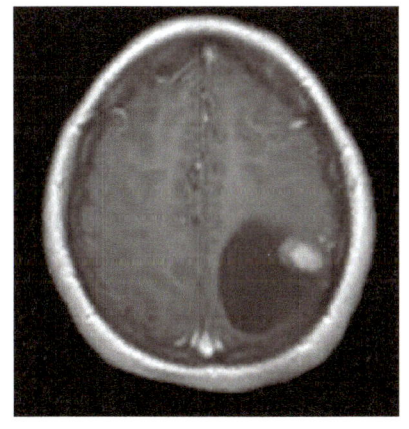

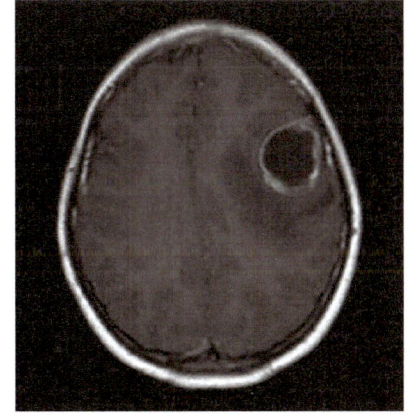

Fig. 71-2. Astrocitoma anaplásico (alto grau).

Gliomas das Vias Ópticas

São tumores raros, de baixo grau (cerca de 5% dos tumores do SNC em crianças), podendo acometer os nervos óticos, quiasma ou trato óptico.[32,33]

Quadro Clínico

Frequentemente associados à neurofibromatose, sendo patognomônicos da NF1 quando bilaterais. A progressão (e prognóstico) é muito heterogênea, mas queixas vagas de cefaleia e déficit visual são os dados mais comuns.[32]

Exame Físico

Alterações visuais das mais variadas, estigmas de neurofibromatose, hipertensão intracraniana (rara).

Imagem

Lesões das ópticas, nos mais variados pontos (nervo, quiasma, trato, radiações). Degeneração cística pode ocorrer.[32]

Diagnóstico Diferencial

Gliomas de outras localizações e craniofaringioma.

Opções de Tratamento

Visa preservar a visão e está indicado na progressão clínica ou radiológica do tumor. Nesses casos, o tratamento de escolha é a quimioterapia. A biópsia ou ressecção cirúrgica (geralmente parcial) são reservadas a lesões com efeito de massa muito marcante.[34]

Complicações

Déficit visual, insuficiência hipofisária/hipotalâmica (pela progressão tumoral ou decorrente de abordagem cirúrgica).

> **DICAS**
> - São tumores de baixo grau que, em geral, apresentam evolução lenta, portanto, a conduta expectante pode ser adotada em boa parte dos casos;
> - Crianças com NF1 têm melhor prognóstico neurológico e visual que aquelas sem a síndrome.[13,15]

Craniofaringiomas

Os craniofaringiomas são os tumores não gliais supratentoriais mais comuns na infância, representando cerca de 6 a 9% dos tumores SNC pediátricos.[35] Desenvolvem-se a partir de remanescentes embrionários epiteliais da bolsa de Rathke, no trajeto descendente entre hipotálamo-hipófise. Há predomínio em crianças de 6 a 10 anos e deve ser interpretado como doença crônica, de crescimento geralmente lento.[36]

Apresentam dois subtipos histológicos: os adamantinomatosos (mais comum em crianças) e os papilares[37,38] (mais comum em adultos).[39]

Quadro Clínico

Pela localização, o tumor, expandindo ou invadindo, provoca manifestações visuais, endócrinas, hipotalâmicas e límbicas, além de causar hidrocefalia pela obstrução ao adequado fluxo liquórico. Portanto, os sintomas mais comuns são a hipertensão intracraniana e alterações visuais de curso lento.

Exame Físico

Síndrome de hipertensão intracraniana, déficits visuais, obesidade etc.

Imagem

Geralmente lesão sólido-cística, selar e suprasselar, com expansão temporal em até 30% dos casos.[29] Os adamantinomatosos são, tipicamente, tumores bastante heterogêneos, com áreas sólidas, que frequentemente se calcificam, e áreas císticas, que contêm líquido rico em cristais de colesterol (Fig. 71-3).

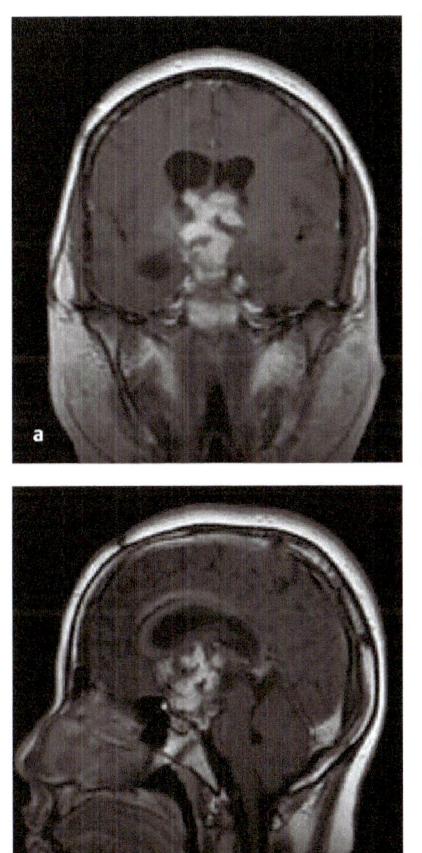

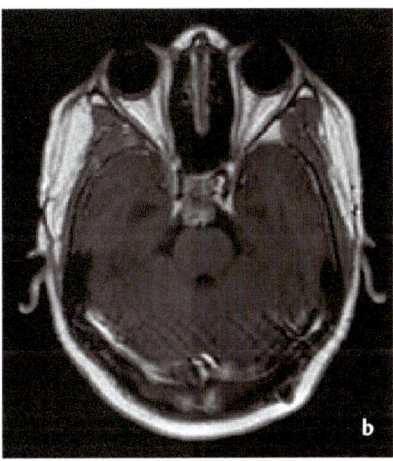

Fig. 71-3. RM ponderada em T1 mostra craniofaringioma em cortes: (a) coronal, (b) axial e (c) sagital.

Diagnóstico Diferencial
Glioma das vias óticas, adenomas hipofisários.

Opções de Tratamento
Altamente desafiador para o neurocirurgião, pela invasividade ou adesão do tumor às estruturas nobres adjacentes, e pela cronicidade e polimorfismo da doença. Por tais motivos, o planejamento cirúrgico deve ser minuciosamente calculado e customizado para cada paciente.[39,40]

A microcirurgia transcraniana é o método de eleição para a maioria das lesões com expansão extrasselar. Mesmo com ressecções radicais, a recorrência é de cerca de 15% e a morbidade é alta: ao menos 20% das crianças ficará com deficiência hormonal.[36,40,41]

Abordagem transesfenoidal oferece melhor prognóstico visual, porém, há um viés de observação: as lesões candidatas a essa modalidade são aquelas pequenas e selares.[42-44]

Radioterapia deve ser considerada para lesões sólidas remanescentes, ou recidivantes quando a cirurgia não for segura, ou indicada.[45]

Para lesões císticas, podem sem implantados sob visão direta, endoscópica ou estereotáxica, cateteres para a infusão de fármacos (Bleomicina ou Interferon), com ótimos resultados.[36,46]

Complicações
As complicações podem acontecer por efeito direto do tumor ou consequente ao tratamento. Incluem déficit visual, insuficiência hipofisária, alterações do humor, e outros déficits.

> **DICAS**
>
> - Craniofaringioma deve ser abordado como doença crônica, com envolvimento obrigatório de equipe multidisciplinar (neurocirurgião, endocrinologista, oftalmologista, pediatra, psicólogo, assistente social etc.);
> - Suporte e compreensão familiar são essenciais para o sucesso do tratamento. A realização de terapêuticas complementares e a administração de hormônios de reposição só serão possíveis se houver adesão familiar.

Outros Tumores Mais Raros
Tumores da Topografia da Glândula Pineal
São tumores raros e que compreendem ampla gama de variantes histológicas,[47,48] desde os pinealomas e pinealoblastomas, até teratomas, germinomas e coriocarcinomas.[48] A sintomatologia envolve sinais e sintomas de hipertensão intracraniana, presente na maioria dos casos. Os achados de imagem são variáveis de acordo com o tipo histológico: em geralmente teratomas são muito heterogêneos e com calcificações,[49] e germinomas podem apresentar "lesões síncronas" na topografia da glândula pineal e na região suprasselar.[50] Instrumento fundamental que deve ser mencionado é a dosagem de marcadores liquóricos como a alfafetoproteína, a fosfatase alcalina placentária e a β-HCG, que auxiliam no diagnóstico diferencial: predomínio de alfafetoproteína sugere tumores de seio endodérmico, predomínio da fosfatase alcalina placentária sugere germinoma e predomínio de βHCG sugere coriocarcinoma.[48,50,51] O tratamento é cirúrgico na maior parte das lesões da pineal, exceto nos germinomas, que podem ser curados com radioterapia em baixa dose.

Papilomas e Carcinomas do Plexo Coroide
São tumores raros, mais comuns em crianças entre a e 3 anos de idade (representam cerca de 10% dos tumores em crianças menores que 1 ano).[52-54] Os papilomas são tumores de baixo grau, cuja manifestação principal é a hidrocefalia. A ressecção cirúrgica radical leva à cura na maioria das vezes. Carcinomas do plexo coroide, por sua vez, são tumores agressivos, sangrantes, que demandam tratamento quimioterápico em adição à ressecção cirúrgica.[55]

TUMORES INFRATENTORIAIS
A localização infratentorial é a mais frequente dos tumores da faixa pediátrica, especialmente para crianças menores de 3 anos. Tal fato apresenta dificuldades técnicas, semiológicas e terapêuticas.

Os principais tumores infratentoriais da Infância são o astrocitoma pilocítico, o meduloblastoma e o ependimoma.[10]

Astrocitoma Pilocítico
Astocitomas pilocíticos são os tumores cerebelares mais comuns na infância. São classificados como tumores de baixo grau (WHO I) e têm crescimento lento.[11,56]

Quadro Clínico
Usualmente sinais cerebelares e hipertensão intracraniana (pela hidrocefalia).

Exame Físico
Síndrome cerebelar, irritabilidade e papiledema. Macrocrania é rara.

Imagem
Tipicamente imagem cística com nódulo mural captante de contraste ocupando hemisfério cerebelar. Localizações vermianas e em ângulo ponto cerebelar são mais raramente observadas, assim como variações na captação de contraste (na parede do cisto, por exemplo).[29]

Diagnóstico Diferencial
Tumores da fossa posterior, como ependimoma e meduloblastoma císticos.

Opções de Tratamento
Na maioria das vezes a ressecção total pode ser obtida e dispensa, assim, quaisquer outros tratamentos. Ressecções parciais traduzem-se em recorrências, mas não em comprometimento da sobrevida. Prognóstico de cura na maioria das vezes. Radioterapia e quimioterapia são raramente indicadas.[27]

Complicações

As complicações são raras, mas incluem sangramento, fístula liquórica, meningite e infecção da ferida operatória.

> **DICAS**
>
> - Em tumores com imagem típica (ou seja, cisto não captante), a parede do cisto não é tumoral, e não precisa ser removida.[57]

Meduloblastoma

O meduloblastoma é o tumor sólido maligno mais comum na infância, responsável por 25% de todos os tumores cerebrais nesta faixa etária.[9,58] A média de idade é de 7 anos, e há ligeira preferência pelo sexo masculino. Inicialmente classificado como PNET, sabe-se, atualmente, que o meduloblastoma é geneticamente distinto dos outros tumores assim classificados.[59] É um tumor com grande potencial de disseminação liquórica, fator que determina o prognóstico em todas as faixas etárias.[7]

Há quatro subtipos histológicos de meduloblastoma, que não se correlacionam constantemente com prognóstico: clássico (mais comum), desmoplásico (ocasionalmente de melhor prognóstico), células grandes e anaplásico (geralmente pior prognóstico).[60] Tal classificação era levada em consideração até a década de 1990, para estabelecer correlações clínicas. Com o aperfeiçoamento das técnicas de biologia molecular, a classificação em subgrupos genéticos se mostrou muito mais fidedigna e confiável para estabelecer prognóstico em breve futuro, terapia individualizada para cada paciente. Desta forma, há 4 subgrupos moleculares,[7,59,61] resumidos no Quadro 71-1.

Quadro Clínico

Quadro rapidamente progressivo de hipertensão intracraniana (secundário à hidrocefalia) e sintomas cerebelares (axiais ou apendiculares). Muitas crianças são assintomáticas, não sendo raros os achados incidentais.[9]

Exame Físico

Sinais de hipertensão intracraniana (secundário à hidrocefalia) e síndrome cerebelar (axial e/ou apendicular).

Imagem

Classicamente o meduloblastoma é um tumor de vérmis cerebelar (embora possa se localizar em hemisfério ou ângulo pontocerebelar), com captação homogênea de contraste. Em cerca de 95% dos casos, há hidrocefalia no momento do diagnóstico. É importante realizar, de preferência juntamente com o estudo encefálico, o estudo do neuroeixo, pois as metástases podem estar presentes ao momento do diagnóstico (Fig. 71-4).

Quadro 71-1 Classificação de Subgrupos Molecular dos Meduloblastomas

	WNT	SHH	Grupo 3	Grupo 4
Frequência	10%	30%	25%	35%
Perfil epidemiológico (grupos com maior frequência)	Crianças com mais de 3 anos Ambos os sexos	Crianças com menos de 3 anos Ambos os sexos	Todas as faixas etárias Meninos	Todas as faixas etárias Meninos
Perfil histológico	Clássico	Todos os tipos	Clássico, células grandes	Clássico, células grandes
Perfil genético	Mutação na via WNT	Mutação na via Sonic Hedgehog	Amplificação do gene MYC	Amplificação do gene MYC e CDK6
Frequência de metástases	Raro	Incomum	Muito frequente	Frequente
Prognóstico	Muito bom	Bom	Ruim	Intermediário

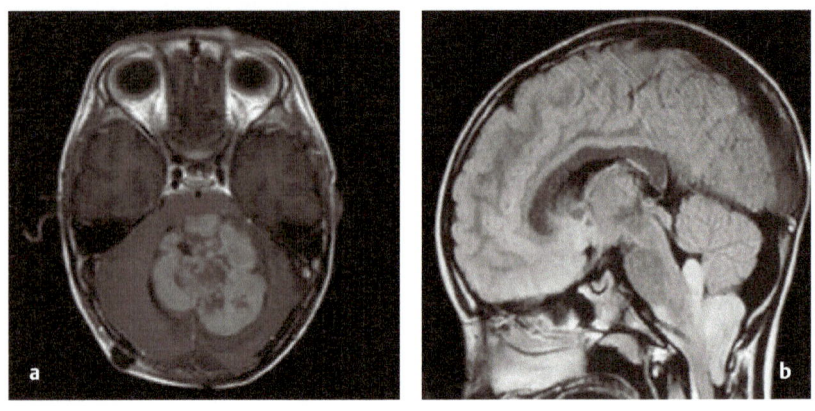

Fig. 71-4. (a) Meduloblastoma, RM T1, corte axial. (b) Ependimoma, RM T1, corte sagital.

Diagnóstico Diferencial

Tumores da fossa posterior como ependimoma e astrocitoma pilocítico. Em muitos casos é possível diferenciar o meduloblastoma do ependimoma, porque o primeiro apresenta restrição à difusão.

Opções de Tratamento

A cirurgia tem por objetivo a descompressão do tronco cerebral, e o tratamento da hidrocefalia (geralmente com derivação ventricular externa ou terceiro ventriculostomia endoscópica) e o diagnóstico histológico (e de preferência a estratificação molecular). A ressecção dos implantes de tronco menores que 1,5 cm não tem impacto na sobrevida, e representam risco desnecessário de sequela permanente.[62]

Meduloblastomas são muito radiossensíveis e moderadamente quimiossensíveis. Há indicação de quimioterapia adjuvante para todas as faixas etárias.[63] A idade (< 3 anos) limita a aplicação de radioterapia, que deve ser feita em todo o neuroeixo. Para crianças maiores de 3 anos, a dose de radioterapia é feita segundo uma estratificação de risco[7,62,64] ilustrada no fluxograma da Figura 71-5.

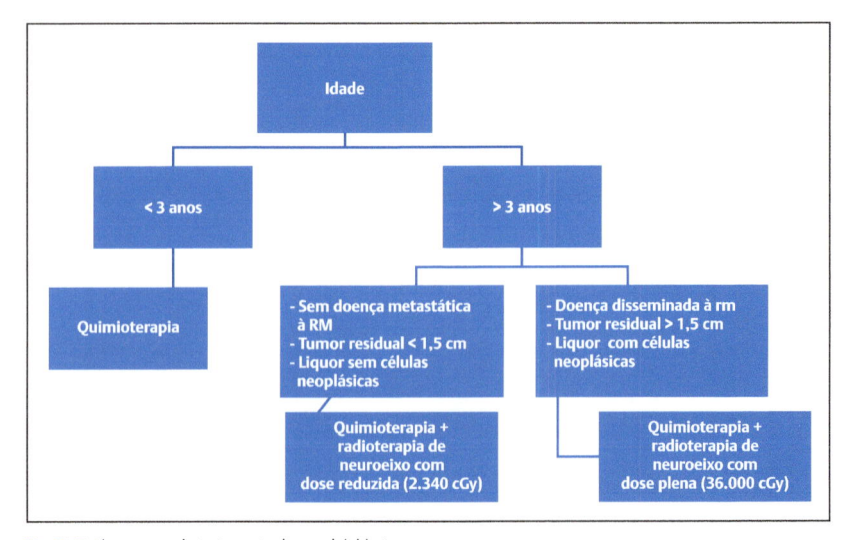

Fig. 71-5. Fluxograma de tratamento dos meduloblastomas.

Complicações

As complicações envolvem mutismo cerebelar (síndrome caracterizada por pobreza da fala, sinais e sintomas cerebelares e afetivos, como apatia e abulia), sangramento, fístula liquórica, meningite, infecção da ferida operatória, disseminação de células neoplásicas.

> **DICAS**
> - Estadiamento é fundamental: ressonância magnética pós-operatória de todo o neuroeixo e pesquisa de células neoplásicas no liquor são mandatórios;
> - O melhor momento para a coleta de líquor lombar (que oferece maior sensibilidade para pesquisa de células neoplásicas) é imediatamente após uma bem-sucedida cirurgia, onde já houve descompressão da fossa posterior e a hidrocefalia já está tratada, eliminando, desta forma, o risco de herniação;
> - Muitas crianças ficam *shunt*-independentes, o que justifica o uso temporário das derivações ventriculares externas ou terceiroventriculostomia endoscópica;
> - Mutismo requer tratamento multidisciplinar;
> - Ressecções dos implantes de tronco cerebral não ampliam a sobrevida e causam complicações por vezes permanentes;
> - As terapias complementares são dependentes do risco do paciente.

Ependimomas

Ependimoma é o terceiro tumor de fossa posterior mais comum da infância. A média de idade é de 4 a 6 anos e há ligeira preferência pelo sexo masculino, assim como no meduloblastoma.[23] Há potencial de disseminação liquórica, porém, menor em relação ao meduloblastoma.[65]

Há quatro subtipos histológicos de ependimoma que se correlacionam mais com a localização do tumor que a prognóstico:[23] clássico (mais comum), mixopapilar (melhor prognóstico), anaplásico (pior prognóstico) e positivo para RELA (este encontrado quase que exclusivamente em ependimomas supratentoriais). Em relação à classificação molecular, os ependimomas infratentoriais são classificados em dois grandes grupos: A (lesões que acometem o ângulo pontocerebelar e têm pior prognóstico) e B (lesões que não acometem o ângulo pontocerebelar e têm melhor prognóstico).[66]

Quadro Clínico

Quadro progressivo, por vezes indolente, de hipertensão intracraniana (secundário à hidrocefalia) e sintomas cerebelares (axiais ou apendiculares). Alguns são achados incidentais.

Exame Físico

Sinais de hipertensão intracraniana (secundário à hidrocefalia) e síndrome cerebelar (axial e/ou apendicular).

Imagem

Lesão de fossa posterior, determinando à ressonância magnética, imagem com hipossinal em T1 e hipersinal em T2 e Flair, comumente se insinuando pelos forames de Magendie e invadindo o ângulo pontocerebelar. Calcificações e hemorragias intratumorais são vistas em ao menos 30% dos casos.

Diagnóstico Diferencial

Meduloblastoma, astrocitoma, gliomas intrínsecos do tronco cerebral.

Opções de Tratamento

Ependimoma é uma doença cirúrgica por definição.[67-69] O grau de ressecção é o fator prognóstico mais importante para os ependimomas, o que justifica cirurgias mais agressivas. A sobrevida de crianças que tiveram ressecção total é de 67 a 80% em 5 anos, enquanto aquelas que tiveram ressecção parcial é de somente 22 a 47%.[23,68,70] Nas séries publicadas o grau de ressecção total alcançada em diferentes serviços variou de 40 a 72%.[71] Isso se explica pelas características intrínsecas tumorais: o envolvimento de nervos cranianos e vasos importantes da fossa posterior é comum, assim como a aderência do tumor a essas estruturas.

Ependimomas são radiossensíveis, portanto, a radioterapia está indicada em todos os pacientes com mais de 3 anos.[71] Se não houver evidência liquórica ou de imagem de metástase de neuroeixo, a radioterapia somente será feita no leito tumoral. A quimioterapia é pouco eficaz e é reservada a crianças com menos de 3 anos com ressecções incompletas.

Complicações

Incluem mutismo cerebelar (embora mais rara que no meduloblastoma, também pode ocorrer), sangramentos, fístula liquórica, meningite, infecção da ferida operatória, déficit de nervos cranianos (em geral com bom prognóstico em 6 meses).

> **DICAS**
> - O neurocirurgião tem um papel crucial na sobrevida destas crianças: a sobrevida é diretamente proporcional ao grau de ressecção tumoral;
> - Estadiamento é fundamental: ressonância magnética de todo neuroeixo pós-operatória e pesquisa de células neoplásicas no liquor são mandatórios;
> - O melhor momento para a coleta de liquor lombar, assim como no meduloblastoma (que oferece maior sensibilidade para pesquisa de células neoplásicas) é imediatamente após uma bem-sucedida cirurgia, onde já houve descompressão da fossa posterior e a hidrocefalia já está tratada, eliminando, desta forma, o risco de herniação;
> - Muitas crianças ficam *shunt*-independentes, o que justifica o uso temporário das derivações ventriculares externas ou a terceiroventriculostomia endoscópica;
> - Mutismo cerebelar requer tratamento multidisciplinar;
> - Reoperações para retirada de implantes tumorais remanescentes não são consideradas complicações ou falhas de técnica, e devem ser indicadas sempre que houver benefício comprovado (lesões com mais de 1,5 cm e que não infiltram assoalho do tronco cerebral).

REFERÊNCIAS BIBLIOGRÁFICAS

1. Bailey P, Cushing H. Microchemical color reactions as an aid to the identification and classification of brain tumors. Proceedings of the National Academy of Sciences of the United States of America. 1925a;11(1):82-4.
2. Cushing H, Bailey P. Hemangiomas of cerebellum and retina (Lindau's Disease): with the report of a case. Transactions of the American Ophthalmological Society. 1928;26:182-202.
3. Cavalli FMG, et al. Heterogeneity within the PF-EPN-B ependymoma subgroup. Acta Neuropathologica. 2018;136(2):227-37.
4. Fan X, Eberhart CG. Medulloblastoma stem cells. Journal of Clinical Oncology: Official Journal of the American Society of Clinical Oncology. 2008;26(17):2821-7.
5. Northcott PA, et al. Subgroup-specific structural variation across 1,000 medulloblastoma genomes. Nature. 2012;488(7409):49-56.
6. Northcott PA, et al. Medulloblastoma comprises four distinct molecular variants. Journal of Clinical Oncology: Official Journal of the American Society of Clinical Oncology. 2011;29(11):1408-14.
7. Northcott PA, et al. Medulloblastoma. Nature Reviews. Disease Primers. 2019;5(1):11-14.
8. Rutka JT, et al. Suprasellar and sellar tumors in childhood and adolescence. Neurosurgery Clinics of North America. 1992;3(4):803-20.
9. Rutka JT. Medulloblastoma. Clinical Neurosurgery. 1997;44:571-85.
10. Rutka JT. Malignant brain tumours in children: present and future perspectives. Journal of Korean Neurosurgical Society. 2018;61(3):402-6.
11. Malbari F, Lindsay H. Genetics of Common Pediatric Brain Tumors. Pediatr Neurol. 2020;104:3-12.
12. Girardi F, Allemani C, Coleman MP. Worldwide trends in survival from common childhood brain tumors: a systematic review. Journal of Global Oncology. 2019;5:1-25.
13. Costa ADA, Gutmann DH. Brain tumors in Neurofibromatosis type 1. Neuro-Oncology Advances. 2019;1(1):vdz040.
14. Landau K. The Role of Neuro-Ophthalmologists in the Care of Patients With Neurofibromatosis Type 2. J Neurooophthalmol. 2020;40(1):S51-S56.
15. Rynda AY, et al. [Complex treatment of a patient with neurofibromatosis type 2]. Zhurnal Nevrologii I Psikhiatrii Imeni S.S. Korsakova. 2020;120(8):98-104.
16. Ikemoto Y, et al. Gorlin syndrome-induced pluripotent stem cells form medulloblastoma with loss of heterozygosity in PTCH1. Aging. 2020;12(10):9935-47.
17. Ogden T, et al. The relevance of a suppressor of fused (SUFU) mutation in the diagnosis and treatment of Gorlin syndrome. JAAD case reports. 2018;4(2):196-9.
18. Khattab A, Monga DK. Turcot Syndrome. In: StatPearls. Treasure Island (FL): StatPearls Publishing. 2020a.
19. Khattab A, Monga DK. Turcot Syndrome. In: StatPearls. Treasure Island (FL): StatPearls Publishing. 2020b.
20. Potapov AA, et al. [Li-Fraumeni syndrome in a patient with multiple anaplastic oligodendrogliomas of the brain (a case report and literature review)]. Zhurnal Voprosy Neirokhirurgii Imeni N. N. Burdenko. 2018;82(4):87-96.
21. Sloan EA, et al. Gliomas arising in the setting of Li-Fraumeni syndrome stratify into two molecular subgroups with divergent clinicopathologic features. Acta Neuropathologica. 2020;139(5):953-7.
22. Hosoya T, et al. Pediatric case of Li-Fraumeni syndrome complicated with supratentorial anaplastic ependymoma. World Neurosurg. 2018;120:125-8.
23. Byer L, et al. A systematic review and meta-analysis of outcomes in pediatric, recurrent ependymoma. Journal of Neuro-Oncology. 2019;144(3):445-52.
24. Cage TA, et al. A systematic review of treatment outcomes in pediatric patients with intracranial ependymomas. J Neurosurg Pediatr. 2013 June;11(6):673-81.
25. Mainprize TG, Taylor MD, Rutka JT. Pediatric brain tumors: a contemporary prospectus. Clinical Neurosurgery. 2000;47:259-302.

26. Balogun JA, Rutka JT. Surgery of intracranial gliomas in children. Progress in Neurological Surgery. 2018;30:204-17.
27. Collins KL, Pollack IF. Pediatric low-grade gliomas. Cancers. 2020a;12(5).
28. Stark AM, et al. Management of tectal glioma in childhood. Pediatric Neurology. 2005;33(1):33-8.
29. Alrayahi J, et al. Pediatric brain tumor genetics: what radiologists need to know. Radiographics. 2018;38(7):2102-22.
30. Clarke M, et al. Infant high-grade gliomas comprise multiple subgroups characterized by novel targetable gene fusions and favorable outcomes. Cancer Discovery. 2020;10(7):942-63.
31. Tateishi K, Nakamura T, Yamamoto T. Molecular genetics and therapeutic targets of pediatric low-grade gliomas. Brain Tumor Pathology. 2019;36(2):74-83.
32. Alshail E, et al. Optic chiasmatic-hypothalamic glioma. Brain Pathology (Zurich, Switzerland). 1997;7(2):799-806.
33. Lobón-Iglesias MJ, et al. NF1-like optic pathway gliomas in children: clinical and molecular characterization of this specific presentation. Neuro-Oncology Advances. 2020;2(1):i98-i106.
34. Hoffman HJ, et al. Optic pathway/hypothalamic gliomas: a dilemma in management. Pediatric Neurosurgery. 1993;19(4):186-95.
35. Ciurea AV, et al. Craniopharyngiomas in children - experience of consecutive 152 operated cases. Acta Endocrinologica (Bucharest, Romania: 2005). 2020;16(1):103-9.
36. Amayiri N, et al. SIOP PODC-adapted treatment guidelines for craniopharyngioma in low- and middle-income settings. Pediatric Blood & Cancer. 2020:e28493.
37. Martinez-Barbera JP, Andoniadou CL. Biological Behaviour of Craniopharyngiomas. Neuroendocrinology. 2020;110(9-10):797-804.
38. Moreno-Torres B, et al. Craniopharyngiomas: A clinicopathological and molecular study of 52 cases - Experience in the Complejo Hospitalario de Toledo and Hospital Universitario 12 de Octubre (Madrid). Clinical Neuropathology. 2020.
39. Asha MJ, et al. Craniopharyngiomas: Challenges and Controversies. World Neurosurgery. 2020;142:593-600.
40. Almeida JP, et al. Surgical anatomy applied to the resection of craniopharyngiomas: anatomic compartments and surgical classifications. World Neurosurgery. 2020;142:611-25.
41. Drapeau A, et al. Pediatric craniopharyngioma. Child's Nervous System: Chns: Official Journal Of The International Society For Pediatric Neurosurgery. 2019;35(11):2133-45.
42. Massa D, et al. Craniopharyngiomas: experience and results. Neurocirugia (Asturias, Spain), 20 Maio. 2020.
43. Schelini JC, et al. Endoscopic endonasal transphenoidal approach for pediatric craniopharyngiomas: a case series. International Journal Of Pediatric Otorhinolaryngology. 2020;130:109786.
44. Takami H, et al. Creative and innovative methods and techniques for the challenges in the management of adult craniopharyngioma. World Neurosurgery. 2020;142:601-10.
45. Denunzio NJ, Yock TI. Modern radiotherapy for pediatric brain tumors. Cancers. 2020;12(6).
46. Cavalheiro S. Intracystic interferon-alpha in pediatric craniopharyngioma patients. Neuro-Oncology. 2017;19(10):1419.
47. Radovanovic I, et al. Pineal Region Tumors--Neurosurgical Review. Medicinski Arhiv. 2009;63(3):171-3.
48. Taylor MD, et al. Molecular genetics of pineal region neoplasms. Journal Of Neuro-Oncology. 2001;54(3):219-38.
49. Roth J, et al. Pineal region tumors: an entity with crucial anatomical nuances. Child's Nerv Syst. 2020 Feb.;37(2):383-90.
50. Carr C, et al. Biomarkers of pineal region tumors: a review. The Ochsner Journal. 2019;19(1):26-31.
51. Torres AR, et al. Pineal dysgerminoma: a misleading clinical course with potential life-threatening consequences. Cureus. 2020;12(7):E9365.
52. Gaddi MJS, et al. Pediatric choroid plexus papilloma arising from the cerebellopontine angle: systematic review with illustrative case. Child's Nerv Syst. 2021;37(3):799-807.
53. Joseph JJ, Das J. Choroid plexus papilloma. In: Statpearls. Treasure Island (Fl): Statpearls Publishing. 2020.
54. Ruiz-Garcia H, et al. Intraventricular choroid plexus tumors: clinical characteristics and impact of current management on survival. Journal Of Neuro-Oncology. 2020;149(2):283-92.
55. Ng JJ, et al. Widespread intra-abdominal carcinomatosis from a rhabdoid meningioma after placement of a ventriculoperitoneal shunt: a case report and review of the literature. Asian Journal Of Neurosurgery. 2018;13(2):386-93.
56. Brandão LA, Young Poussaint T. Posterior fossa tumors. Neuroimaging Clinics Of North America. 2017;27(1).1-37.
57. Collins KL, Pollack IF. Pediatric low-grade gliomas. Cancers. 2020b,12(5).
58. Millard NE, De Braganca KC. Medulloblastoma. Journal of Child Neurology. 2016;31(12):1341-53.
59. Cordeiro BM, et al. SHH, WNT, and NOTCH pathways in medulloblastoma: when cancer stem cells maintain self-renewal and differentiation properties. Childs Nerv Syst. 2014 July;30(7):1165-72.
60. Frappaz D, et al. Are molecular subgroups of medulloblastomas really prognostic? Current Opinion In Neurology. 2018;31(6):747-51.
61. Bertrand KC, et al. A functional genomics approach to identify pathways of drug resistance in medulloblastoma. Acta Neuropathologica Communications. 2018;6(1):146.
62. Bouffet E. Management of high-risk medulloblastoma. Neuro-Chirurgie. 2019.
63. Taylor MD, et al. Molecular subgroups of medulloblastoma: the current consensus. Acta Neuropathologica. 2012;123(4):465-72.
64. Bishr MK, et al. The radiotherapy utilization rate in pediatric tumors: an analysis of 13,305 patients. Radiother Oncol. 2021;154:220-6.
65. Benson R, et al. Molecular predictive and prognostic factors in ependymoma. Neurology India. 2016;64(2):279-86.
66. Magalhães TA, et al. Notch pathway in ependymoma rela-fused subgroup: upregulation and association with cancer stem cells markers expression. Cancer Gene Therapy. 2020;27(6):509-12.

67. Massimino M, et al. Final results of the second prospective aieop protocol for pediatric intracranial ependymoma. Neuro-Oncology. 2016;18(10):1451-60.
68. Pajtler KW, et al. The current consensus on the clinical management of intracranial ependymoma and its distinct molecular variants. Acta Neuropathologica. 2017;133(1):5-12.
69. Toescu SM, Aquilina K. Current and emerging methods of management of ependymoma. Current Oncology Reports. 2019;21(9):78.
70. Jung TY, et al. Treatment decisions of world health organization grade ii and iii ependymomas in molecular era. Journal of Korean Neurosurgical Society. 2018;61(3):312-8.
71. Thorp N, Gandola L. Management of Ependymoma in Children, Adolescents And Young Adults. Clinical Oncology (Royal College Of Radiologists (Great Britain). 2019;31(3):162-70.

CAPÍTULO 72

TUMORES DE TRONCO CEREBRAL

Ricardo Santos de Oliveira ▪ Matheus Fernando Manzolli Ballestero
Luciano Lopes Furlanetti

HISTÓRICO

O tronco encefálico é uma estrutura anatomicamente protegida, tendo como limites o tentório na sua porção superior, o clivo anteriormente, o forame magno inferiormente e o osso temporal lateralmente. É uma estrutura altamente complexa, atuando como uma estação onde transitam fibras provenientes do córtex cerebral, destaca-se a presença da maioria dos núcleos dos nervos cranianos (Fig. 72-1).

As dificuldades no acesso cirúrgico e suas funções vitais tornaram o tronco encefálico uma estrutura proibida aos acessos cirúrgicos por muitos anos. Os tumores localizados no tronco encefálico representam um grande desafio à habilidade do neurocirurgião.

As primeiras tentativas de procedimentos cirúrgicos ao tronco encefálico foram com a intenção de interrupção dos tratos e vias para o tratamento de dores crônicas. Obviamente, as complicações observadas tornaram estas cirurgias obsoletas.[1-3] Uma das primeiras descrições de remoção cirúrgica de um tumor do tronco encefálico foi feita por Pool, em 1968,[4] que removeu uma lesão mesencefálica.

A partir da introdução da tomografia de crânio, na década de 1970, e, posteriormente, com o advento da ressonância magnética, o diagnóstico e o planejamento cirúrgico puderam avançar.

A partir da década de 1980, vários autores publicaram séries com resultados expressivos, iniciando uma nova era na cirurgia dos tumores do tronco encefálico. Os cuidados pós-operatórios também evoluíram, principalmente na prevenção de complicações respiratórias e de distúrbios da deglutição. Uma das consequências da inicial abordagem agressiva aos tumores do tronco cerebral foi demonstrar que nem todas as lesões intrínsecas se tratavam de tumores malignos.[2,5]

Com o aprimoramento tecnológico, principalmente dos exames de neuroimagem, além de: refinamento do material cirúrgico, utilização de microscópio com iluminação mais potente, desenvolvimento do aspirador ultrassônico, monitorização anestésica e potencial evocado sensitivo motor durante o procedimento cirúrgico; o neurocirurgião pode dispor de condições ideais para abordagem cirúrgica destes tumores, com resultados promissores.[6]

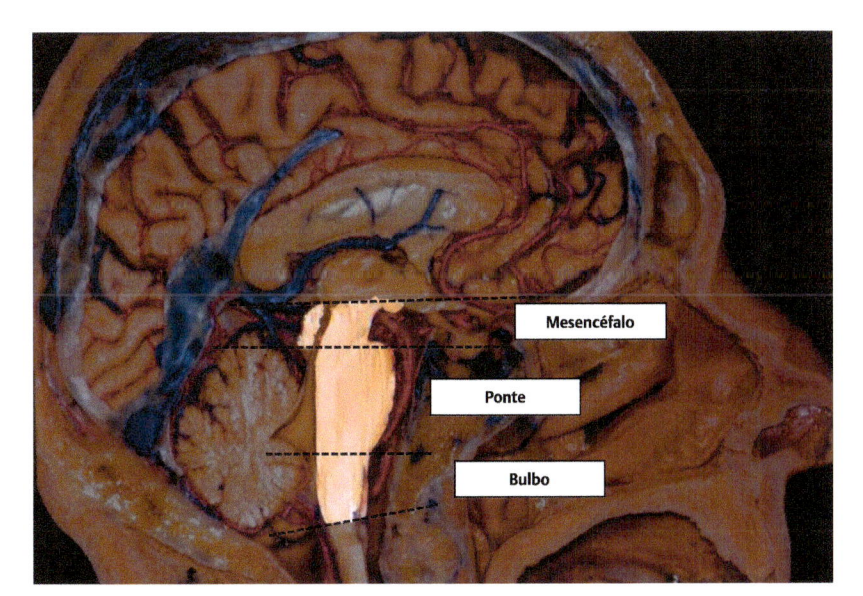

Fig. 72-1. Localização anatômica do tronco encefálico e suas subdivisões clássicas.

QUADRO CLÍNICO

O quadro clínico costuma ser exuberante com as chamadas síndromes alternas do tronco encefálico com o acometimento de um ou mais nervos cranianos associado ao comprometimento de vias longas. Os déficits piramidais estão presentes, em 31% dos pacientes; e o acometimento de múltiplos nervos cranianos, em 30% dos casos. Hidrocefalia e sintomas de hipertensão intracraniana estão presentes em 35% destes pacientes.[7]

Um sinal clínico que pode aparecer em crianças é o torcicolo, sendo que os profissionais da área médica raramente atribuem a este sintoma um tumor craniano.[8] O espasmo cervical pode ser um dos sinais de alerta para os tumores que acometem a junção craniocervical, como, por exemplo, os tumores bulbares.

Um outro aspecto interessante em relação à apresentação clínica é o tempo de aparecimento dos sinais e sintomas e a malignidade da lesão. Em geral, quando os sinais e sintomas surgem num período inferior a 3 meses, o diagnóstico mais frequente é de um tumor intrínseco e maligno da ponte. Alteração na marcha, diplopia, distúrbio da deglutição, hemiparesia são muito frequentes neste tipo de tumor.[9]

EXAME FÍSICO E IMAGEM

Os sinais e sintomas podem ocorrer por causa dos efeitos diretos da invasão tumoral, da compressão de estruturas adjacentes ou dos efeitos secundários do edema, hidrocefalia ou aumento da pressão intracraniana. Nos tumores do tronco cerebral podem ocorrer alterações motoras e também paresias ou paralisias de nervos cranianos, como, por exemplo, os nervos responsáveis pela movimentação extrínseca ocular (troclear, abducente e oculomotor), paralisia facial (nervo facial), distúrbios de deglutição e da fala (nervos glossofaríngeo e vago).

A incidência dos tumores do tronco encefálico varia de 10% a 20% dos tumores cerebrais na infância, e o período de acometimento encontra-se na primeira década de vida, sem predileção de sexo. Destes tumores, cerca de 70% serão tumores difusos da ponte. Há um segundo pico de acometimento nos adultos, dos 30 aos 40 anos. Esses tumores são de origem glial em 90% dos casos.[10]

A investigação radiológica dos tumores de tronco avançou muito com a utilização de tomografia computadorizada (TC) e principalmente da ressonância magnética (RM). A tractografia (DTI), que se encontra em ampla fase de aprimoramento, tem facilitado a escolha da melhor via de abordagem cirúrgica para estas lesões, mostrando que, frequentemente, as fibras estão desviadas e não infiltradas pelo tumor (Fig. 72-2).

As classificações dos tumores do tronco encefálico se confundem com o avanço das imagens. Epstein e McCleary, em 1986,[11] dividiram estas lesões em três grupos distintos: difuso, focal e cervicobulbar. Na época, os autores recomendaram uma ressecção cirúrgica radical somente para os tumores cervicobulbares.

Konovalov e Atich[12] subdividiram as lesões do tronco encefálico, com base nos achados radiológicos e anatomopatológicos em três tipos principais:

1. Tumores de crescimento difuso no tronco encefálico, sem limite preciso (gliomas da ponte);
2. Tumores com os limites bem delimitados em relação às estruturas neurais;
3. Tumores infiltrativos, porém com aparência macroscópica bem delimitada, mas na verdade tratava-se de lesões infiltrando as estruturas do tronco cerebral (tumores pseudofocais).

Uma das classificações mais utilizadas foi publicada, em 1999, por Choux et al.[1] Os autores subdividiram os tumores do tronco encefálico em quatro tipos com base nos achados radiológicos: tipo I, como os tumores intrínseco e difuso; tipo II, como os tumores intrínseco e focal, podendo ser sólido ou cístico e localizado em uma das três subdivisões anatômicas do tronco encefálico; tipo III, como um tumor exofítico, podendo ser lateral ou dorsal, e o tipo IV como os tumores cervicobulbares (Fig. 72-3).

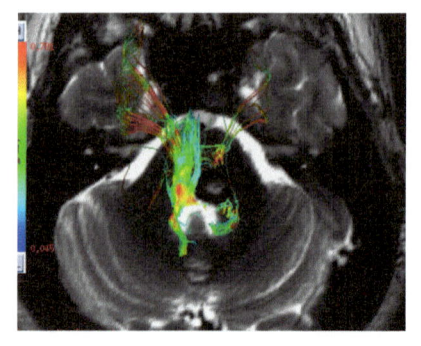

Fig. 72-2. Imagem de DTI (tractografia) mostrando lesão localizada na ponte, desviando fibras dos tratos longos.

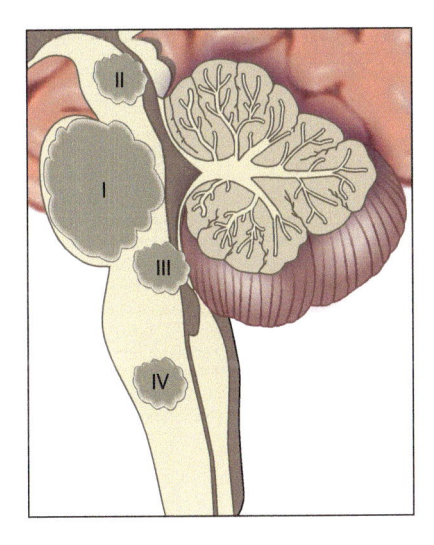

Fig. 72-3. Classificação de Choux *et al.* para os tumores do tronco cerebral.

A importância do conhecimento desta classificação será a definição da estratégia de tratamento. Ou seja, quais seriam os casos passíveis ou não de tratamento cirúrgico.

DIAGNÓSTICO DIFERENCIAL

O diagnóstico diferencial dos tumores do tronco encefálico deve ser feito com: metástases, malformações vasculares, cistos ependimários, parasitoses e doenças desmielinizantes.[13]

Tumores Difusos (Tipo I)

Os tumores difusos são os mais comuns, representando até 70%-80% dos tumores do tronco encefálico.[9] Apresentam características peculiares quando comparados a outros tipos de lesões desta região. Na maioria das vezes, ficam restritos à ponte, não infiltrando o mesencéfalo e bulbo (Fig. 72-4). Acometem simultaneamente múltiplos núcleos e vias, sendo característicos os quadros de paralisia bilateral de VI e VII nervos cranianos, evoluindo com hemiparesias e tetraparesias. Apresentam uma evolução clínica rápida, sendo que a maioria destes tumores são astrocitomas grau III ou IV. São lesões que podem ser eventualmente confundidas com abscessos cerebrais. Apresentam na RM um aspecto difuso, hipointenso em T1, podendo apresentar captação focal de contraste. Nas sequências ponderadas em T2 e *Flair* costumam mostrar um acometimento global de toda a ponte, incluindo a artéria basilar. O aspecto em *casca de cebola* também é característico destas lesões.[14]

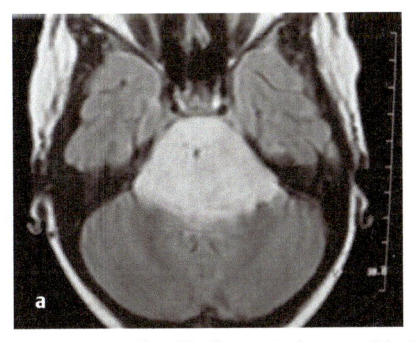

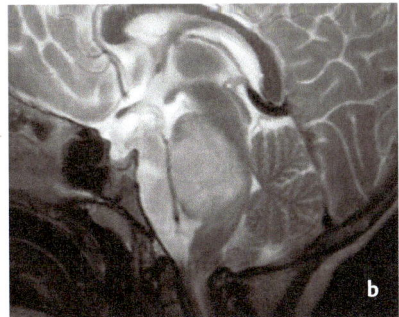

Fig. 72-4. Tumor difuso (Tipo I) acometendo a ponte: (**a**) axial *flair*, (**b**) sagital T2.

Parece haver relação entre a forma de realce na RM e padrões de metabolismo na tomografia por emissão de pósitron (PET) com a histologia destes tumores. Os glioblastomas mostram realce anelar espesso, com hipermetabolismo. Os gliomas anaplásicos apresentam realce e exibem metabolismo igual ao tecido ao seu redor.[15]

Tumores Focais (Tipo II)

Os tumores focais têm um comportamento muito diferente dos tumores difusos. São lesões de crescimento lento, com sintomatologia de instalação indolente. Podem ser sólidos ou císticos, sendo lesões bem delimitadas, ao contrário dos tumores difusos. Apresentam menos edema associado e, em sua maioria, são classificados como gliomas de baixo grau. Costumam ser hipointensos em T1, com captação tumoral difusa. A impregnação de gadolínio por estes tumores é variável, entretanto, captação homogênea é altamente sugestiva de astrocitoma pilocítico.[15] Quando superficiais, têm indicação cirúrgica, porém quando profundas, a conduta inicial deve ser conservadora, aguardando uma evolução da lesão, permitindo assim um acesso cirúrgico viável. A utilização de tractografia tem permitido uma melhor escolha na via de abordagem destes tumores.

Portanto, as características deste tipo de lesão são: crescimento muito lento, sinais localizatórios e lesões de baixo grau. Na maioria das vezes (72%), os pacientes se beneficiam com o tratamento cirúrgico.[16]

Os tumores localizados na lâmina quadrigêmea costumam ser focais. Na grande maioria, são astrocitomas pilocíticos. Nestes tumores, a apresentação clínica pode ser por meio de sinais e sintomas de hipertensão intracraniana (HIC), em decorrência da hidrocefalia por obstrução do fluxo liquórico. Esta situação pode ser grave e, em alguns casos, fatal se não houver uma intervenção rápida, controlando os sinais de HIC. Nestes tumores o tratamento preconizado tem sido a realização de terceiroventriculostomia endoscópica (TVE) e acompanhamento, por RM, da evolução tumoral (Fig. 72-5).

A indicação da abordagem direta deste tipo de lesão ocorrerá se houver crescimento acelerado e/ou a presença de captação de contraste da lesão. Quando associados à neurofibromatose, estas lesões apresentam um crescimento mais rápido, sendo indicado o tratamento cirúrgico.[17]

Tumores Exofíticos (Tipo III)

Os tumores exofíticos são responsáveis por aproximadamente 10% a 20% dos tumores do tronco encefálico. As crianças geralmente apresentam uma história clínica insidiosa de dores de cabeça, vômitos, ataxia e disfunção dos nervos cranianos (geralmente sexto e sétimo nervos cranianos). Papiledema, torcicolo e sinais de trato longo podem ser encontrados no exame neurológico. Por definição, esses tumores se projetam para o quarto ventrículo, mas ocasionalmente podem ser exofíticos dorsolateralmente, projetando-se para o ângulo pontocerebelar. Em geral são astrocitomas, predominantemente pilocíticos ou, ocasionalmente, astrocitomas graus 2 ou 3 ou gangliogliomas.

Os tumores exofíticos são os que apresentam os melhores resultados do ponto de vista cirúrgico. Costumam ser tumores grandes, apresentando um amplo componente para fora do tronco encefálico, o que facilita a abordagem cirúrgica. Podem apresentar um componente cístico, fator que facilita sua exérese. São, na grande maioria, astrocitomas de baixo grau (Fig. 72-6).

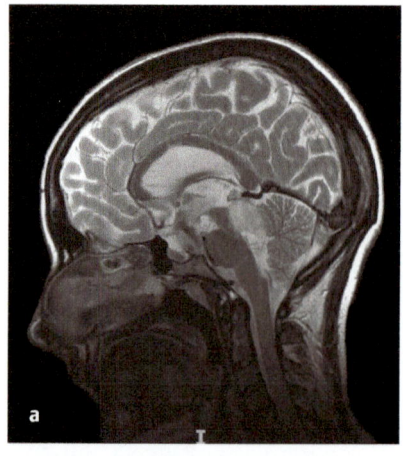

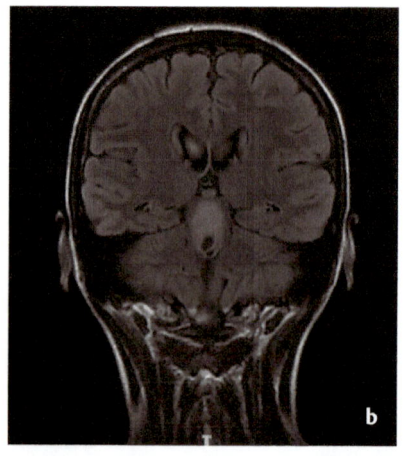

Fig. 72-5. Tumor focal (Tipo II) da lâmina quadrigêmea com hidrocefalia, submetido à ventriculostomia endoscópica: (a-b) aspecto no diagnóstico. *(Continua.)*

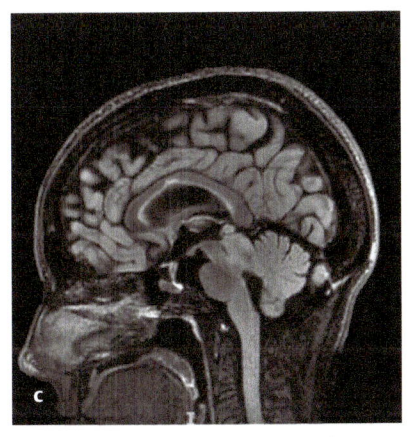

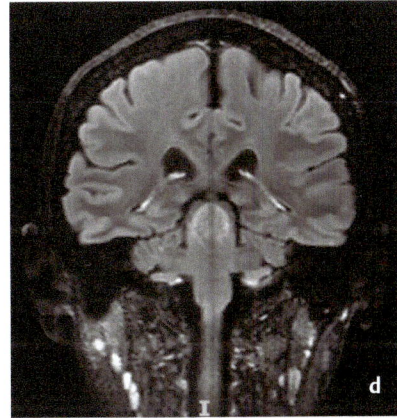

Fig. 72-5. *(Cont.)* (c-d) Após 9 anos de acompanhamento.

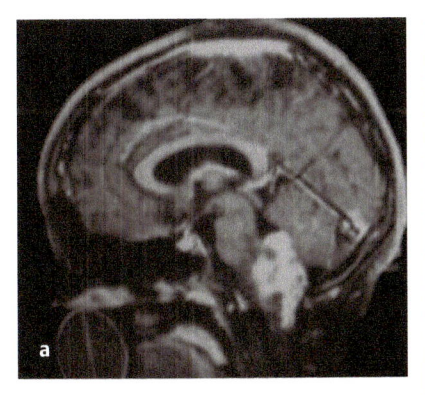

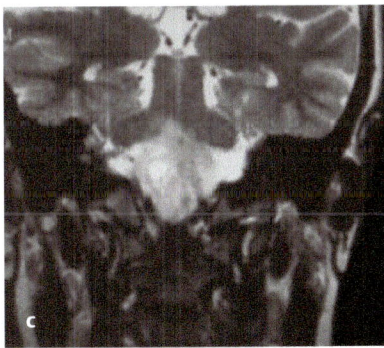

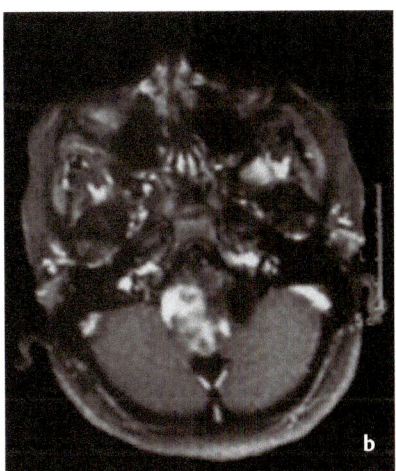

Fig. 72-6. Ganglioglioma exofítico (Tipo III) bulbar com exérese parcial e acompanhamento estável por 17 anos: (a) sagital T1 contrastado; (b) axial T1 contrastado; (c) coronal T2.

Transição Bulbo-Medular (Tipo IV)

Os tumores da transição craniocervical (tipo IV) apresentam, muitas vezes, um crescimento exofítico, permitindo ao cirurgião um acesso direto ao tumor, sem ter que incisar o tronco encefálico. Estas lesões também não infiltram a ponte e costumam crescer em direção cranial ao quarto ventrículo, podendo se prolongar para a medula, no sentido caudal. Quando crescem em direção ao quarto ventrículo, produzem hidrocefalia precocemente e quando crescem em direção à medula, por alteração da

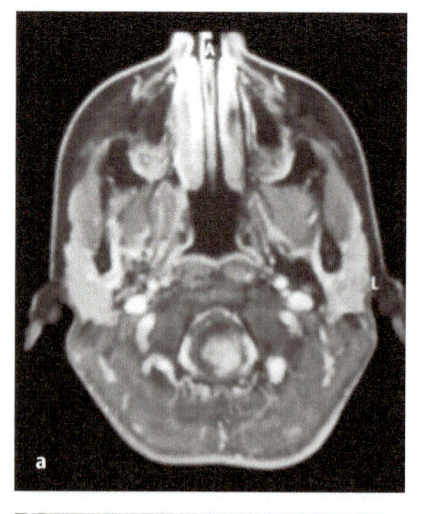

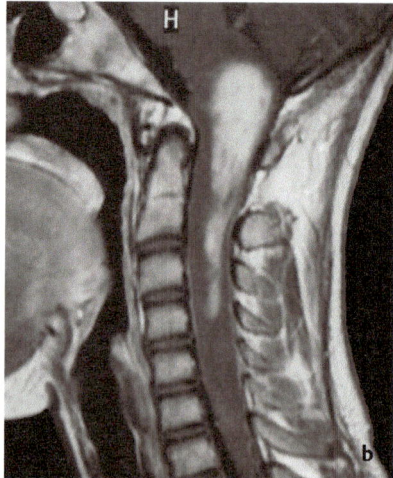

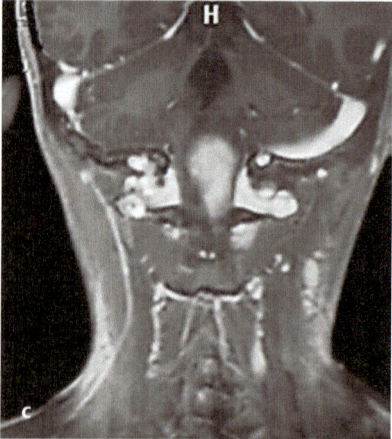

Fig. 72-7. Astrocitoma Pilocítico na transição cervicobulbar (Tipo IV) em paciente com neurofibromatose do tipo 1.

circulação do liquor, evoluem com siringomielia. Embora a abordagem cirúrgica destes pacientes seja facilitada pela sua topografia, são os casos que mais evoluem com morbidades severas. Estes pacientes podem apresentar no pós-operatório, dificuldade respiratória permanecendo durante muito tempo com ventilação assistida e dificuldade de deglutição, que, por sua vez, podem acarretar pneumonias aspirativas graves. A utilização de monitorização intraoperatória tem ajudado a prevenir esta complicação, contudo são pacientes que podem necessitar de uma internação prolongada com cuidados multidisciplinares (Fig. 72-7).

OPÇÕES DE TRATAMENTO

A decisão da escolha da melhor estratégia de tratamento nas lesões do tronco encefálico deve ser discutida com uma equipe multidisciplinar e compartilhada com os responsáveis pela criança. Há um espectro amplo nesta decisão, considerando a localização, possíveis riscos, a via de acesso e o pós-operatório.[18]

É fundamental que a equipe envolvida no tratamento de um tumor encefálico esteja habituada com a abordagem dessas lesões e existam condições para o acompanhamento do paciente.

A seguir, discutiremos as principais estratégias de tratamento.

Gliomas Difusos da Ponte (*Diffuse Intrinsec Pontine Glioma* – DIPG)

A imagem radiológica típica do DIPG determina a não obrigatoriedade do tratamento cirúrgico. Em geral, estes pacientes serão encaminhados para radioterapia (se idade acima de 3 anos) e quimioterapia.

A biópsia estereotáxica nos tumores difusos do tronco tem sido realizada em poucos centros, geralmente vinculada aos estudos de biologia molecular. O principal argumento utilizado é que futuros tratamentos podem surgir a partir das análises molecular e citogenética das amostras coletadas.

Pincus *et al.*,[19] realizando um estudo retrospectivo de 182 casos de biópsia estereotáxica, coletado em treze séries da literatura para lesões difusas da ponte em crianças, puderam constatar que o diagnóstico do tumor foi verificado entre 75% a 100% dos casos. Em 87% dos casos as lesões eram gliomas; nos 13% restantes as lesões eram: tumores neuroectodérmicos primitivos, neurocitomas, ependimomas e lesões desmielinizantes. A morbidade variou de zero a 16% e a mortalidade chegou até 5%.

Roujeau *et al.*[20] publicaram os resultados da biópsia estereotáxica em 24 pacientes pediátricos. Não houve mortalidade cirúrgica nesta série. Os argumentos dos autores para a realização da biópsia estereotáxica foram: a necessidade de amostra para definição do tratamento e a obtenção de material para estudos de biologia molecular.

Em contrapartida, a amostra obtida pode ser insuficiente e não fornecer um diagnóstico preciso ou promover diagnósticos errôneos (tumor heterogêneo), além do risco da biópsia.[21]

Assim, pode-se concluir que a biópsia estaria indicada apenas nos casos de imagens não características ou em centros de pesquisa em biologia molecular. Albright[22] argumentou que a biópsia só deva ser realizada quando existe uma grande dúvida com relação ao aspecto radiológico ou quando a lesão extravasa os limites da ponte.

Em geral, o tratamento deste tipo de tumor é frustrante, e a sobrevida destes pacientes é curta. A maioria evolui para o óbito no primeiro ano após o diagnóstico.[23,24]

Estudos de biologia molecular indicaram que as mutações na histona (H3) e ACVR1,[25] H3F3A/K27M e G34R/V[26] possam ser potenciais alvos terapêuticos.[27]

Lesões Focais e/ou Atípicas do Tronco Encefálico

A escolha da via de acesso para o tronco encefálico tem que ser muito criteriosa. As diferentes sequências radiológicas permitem avaliar com precisão a melhor trajetória.

As lesões que se dirigem ao ângulo pontocerebelar, mas com um epicentro no tronco, na infância, podem ser abordadas por um acesso clássico suboccipital/telovelar pelo quarto ventrículo ou diretamente por um acesso retrossigmóideo.

A posição cirúrgica varia de acordo com a experiência do neurocirurgião e as condições de cada instituição que não serão abordadas neste capítulo.

Os tumores localizados no mesencéfalo requerem uma via diferenciada. Os que crescem para a porção mais anterior podem ser removidos por uma via transcalosa interforniceal ou mesmo pelo forame de Monro por via endoscópica e/ou microscópica.[28] As lesões localizadas na porção posterior do mesencéfalo ou mesmo na lâmina quadrigêmea, quando se dirigem ao terceiro ventrículo, podem ser alcançadas por uma via infratentorial supracerebelar.

Em algumas situações os acessos cirúrgicos supratentoriais combinados pré e subtemporal podem ser muito úteis para a abordagem destas lesões mesencefálicas.[29]

A cirurgia dos tumores do tronco encefálico requer uma experiência da equipe neurocirúrgica, além de equipamentos e a utilização de monitorização neurofisiológica. Sempre que possível, monitorizam-se os nervos cranianos, bem como as vias longas, com potencial evocado somatossensitivo e motor a fim de se diminuir a morbidade do paciente.

Apesar de o tronco encefálico ser uma estrutura extremamente complexa do ponto de vista funcional, existem algumas regiões que podem ser incisadas sem proporcionar uma maior morbidade. Estas áreas são chamadas de zonas de segurança do tronco encefálico (Fig. 72-8).[16,30]

Deve-se dar preferência a seccionar o tronco, na linha média, entre os colículos superiores e inferiores. Pode-se abrir o tronco acima do colículo do facial, e mesmo abaixo das estrias medulares.[9] Contudo, o tumor, ao deslocar as estruturas anatômicas, dificulta a sua precisa identificação, fato que justifica a monitorização intraoperatória.

O uso de coagulação elétrica no tronco cerebral deve ser evitado, e, quando absolutamente necessário, sempre concomitante com irrigação, pois o calor liberado pelos bipolares pode causar lesões definitivas no tronco encefálico.

O aspirador ultrassônico é um recurso muito importante para a remoção dos tumores do tronco encefálico, evitando tração e, consequentemente, distúrbios autonômicos. É importante a utilização do aspirador ultrassônica em baixa potência e delicadamente para não provocar sangramento durante a dissecção.

Durante a remoção de um tumor no tronco encefálico, a monitorização contínua anestésica é fundamental e deve ser compartilhada com o neurocirurgião.

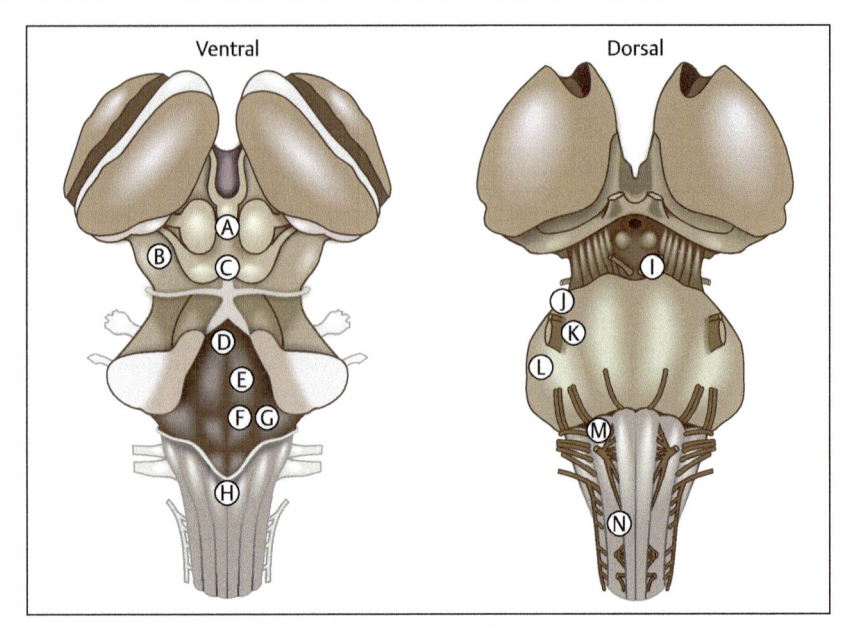

Fig. 72-8. Zonas de Segurança para acesso cirúrgico ao tronco encefálico: A: zona supracolicular; B: sulco mesencefálico lateral; C: zona infracolicular; D: sulco mediano do 4º ventrículo; E: paramediano supracolicular; F: paramediano infracolicular; G: área acústica. H: sulco dorsal do bulbo; I: zona mesencefálica anterior; J: zona supratrigeminal; K: zona peritrigeminal; L: zona pontinha lateral; M: zona olivar; N: sulco anterolateral.

Se houver qualquer alteração autonômica, como a taquicardia, hipertensão arterial e bradicardia, a cirurgia deve ser interrompida para aguardar a melhora dos sinais fisiológicos.

A irrigação com soro aquecido é importante também para manter o campo cirúrgico limpo, promover hemostasia e facilitar a monitorização neurofisiológica.

Exceto os tumores difusos e os focais localizados na lâmina quadrigêmea, os outros tumores têm indicação cirúrgica. A sobrevida para estes tumores é de 80% em cinco anos e 70% em 10 anos, portanto, são tumores que se beneficiam do tratamento cirúrgico.[9]

A abordagem cirúrgica deve ser a mais completa, sempre que possível, no entanto a funcionalidade do paciente deve ser preservada. Assim, o neurocirurgião deve estar preparado para interromper a cirurgia, e retornar num segundo momento.

COMPLICAÇÕES

Em relação aos tumores do tronco encefálico podemos subdividir as complicações em agudas, geralmente relacionadas com o intraoperatório, as complicações pós-operatórias e as permanentes.

Complicações Agudas (Intraoperatório)

Lesões vasculares (veias de drenagem profunda, artérias), edema cerebelar, distúrbios autonômicos (bradicardia, hipertensão), óbito;

Complicações Pós-Operatórias

Hidrocefalia, fístula liquórica, sonolência, coma, lesões de nervos ou núcleos cranianos (paralisia facial, diplopia, paralisia da movimentação extrínseca ocular, deglutição, disfonia entre outros), hemiparesia, tetraparesia, mutismo, alteração do equilíbrio, óbito entre outros;

Complicações Permanentes

Geralmente relacionadas com lesões de nervos/núcleos cranianos; déficit motor, alterações do equilíbrio.

> **DICAS**
> - Utilizando-se alta tecnologia de diagnóstico de imagem, instrumental óptico e cirúrgico e monitorização intraoperatória, é possível realizar complexos procedimentos no tronco encefálico, sem que se acrescentem morbidade aos pacientes portadores de tumores focais, exofíticos e da transição craniocervical, nesses casos, sobrevida livre de doença é superior a 80% em cinco anos. Por outro lado, mortalidade dos tumores difusos do tronco continua alta, independentemente dos avanços tecnológicos, não sendo justificadas indicações para procedimentos cirúrgicos neste tipo de tumor.
> - A abordagem multidisciplinar é importante, podendo ter um impacto na sobrevida do paciente. É recomendável que o tratamento destes tumores deve ser feito em centros especializados.
> - Alterações autonômicas no intraoperatório devem ser criteriosamente analisadas e, se necessário, o procedimento pode ser interrompido e retomado em um segundo tempo cirúrgico posteriormente.

REFERÊNCIAS BIBLIOGRÁFICAS

1. Choux M, Lena G. Brainstem tumors. In: Choux M, Walker M, DiRocco C (Eds.). Pediatrics Neurosurgery. Churchill Livingstone (London); 1999. p. 471-91.
2. Morcos J J, Haines S J. History of brain stem surgery. Neurosurg Clinics N Am. 1993;4(3):357-65.
3. Martirosyan NL, Carotenuto A, Patel AA, Preul MC. History of Brainstem Surgery. In: Spetzler R, Kalani M, Lawton M (Eds.). Surgery of the Brainstem. New York: Thieme Publishers; 2020.
4. Pool JL. Gliomas in the Region of the Brain Stem. 1968;29(2):164.
5. Grimm SA, Chamberlain MC. Brainstem glioma: a review. Current neurology and neuroscience reports. 2013;13(5):346.
6. Cavalheiro S, Yagmurlu K, da Costa M D S, et al. Surgical approaches for brainstem tumors in pediatric patients. Child's Nervous System. 2015;31(10):1815-40.
7. Cavalheiro S, Inácio JM, Faquini I. Tumores do Tronco Encefálico. In: Siqueira MG, editor. Tratado de Neurocirurgia. 2015:1683-92.
8. Maher CO, Raffel C. Neurosurgical treatment of brain tumors in children. Pediat Clin N Am. 2004;51(2):327-57.
9. Cavalheiro S, Loduca R. Tumores do tronco encefálico. In: de Oliveira RS, Machado HR (Eds.). Neurocirurgia Pediátrica: fundamentos e estratégias. Rio de Janeiro-RJ: Di Livros; 2009. p. 240-6.
10. Albright L, Pollack I. Brainstem gliomas. In: Winn H (Ed) Youmans Neurological Surgery. Philadelphia: Saunders. 2003.
11. Epstein F, McCleary EL. Intrinsic brain-stem tumors of childhood: surgical indications. J Neurosurg. 1986;64(1):11-5.
12. Konovalov A, Gorelyshev S, Khuhlaeva E. Surgery of diencephalic and brain stem tumors. In: Schmidek H, Sweet W (Eds.). Operative neurosurgery techniques: indications, methods, and results. WB Saunders Company Philadelphia; 1995. p. 765-82.
13. Volpon Santos M, Furlanetti LL, Jeanne Bezerra MD, Santos de Oliveira R. Epidermoid cyst mimicking an intrinsic brainstem tumor. Neurocirurgia (Asturias, Spain). 2013;24(3):135-8.
14. Osborn AG. Astrocytomas. In: Osborn AG, Hedlund GL, Salzman KL (Eds.). Osborn's brain. 2 ed. Salt Lake City, UT: Elsevier; 2018. p. 509-52.
15. Puget S, Boddaert N, Veillard AS, et al. Neuropathological and neuroradiological spectrum of pediatric malignant gliomas: correlation with outcome. Neurosurg. 2011;69(1):215-24.
16. Cavalheiro S, Yagmurlu K, da Costa MD, et al. Surgical approaches for brainstem tumors in pediatric patients. Child's nervous system: ChNS: official journal of the International Society for Pediatric Neurosurgery. 2015;31(10):1815-40.
17. Puget S, Crimmins DW, Garnett M R, et al. Thalamic tumors in children: a reappraisal. J Neurosurg. 2007;106(5):354-62.
18. Faulkner H, Arnaout O, Hoshide R, et al. The Surgical Resection of Brainstem Glioma: Outcomes and Prognostic Factors. World neurosurgery. 2020.
19. Pincus DW, Richter EO, Yachnis AT, et al. Brainstem stereotactic biopsy sampling in children. Journal of Neurosurg. 2006;104(2):108-14.
20. Roujeau T, Machado G, Garnett MR, et al. Stereotactic biopsy of diffuse pontine lesions in children. J Neurosurg. 2007;107(1):1-4.
21. Scott RM. Pontine Tumors – Letter 1. 2008;1(5):423.
22. Albright AL. Diffuse brainstem tumors: when is a biopsy necessary? Pediatric neurosurgery. 1996;24(5):252-5.
23. Recinos PF, Sciubba DM, Jallo GI. Brainstem tumors: where are we today? Pediat Neurosurg. 2007;43(3):192-201.
24. Reithmeier T, Lopez WO, Spehl TS, et al. Bevacizumab as salvage therapy for progressive brain stem gliomas. Clinical neurology and neurosurgery. 2013;115(2):165-9.
25. Green AL, Kieran MW. Pediatric brainstem gliomas: new understanding leads to potential new treatments for two very different tumors. Current oncology reports. 2015;17(3):436.
26. Oliveira VF, De Sousa GR, Dos Santos AC, et al. Evaluating H3F3A K27M and G34R/V somatic mutations in a cohort of pediatric brain tumors of different and rare histologies. Child's nervous system: ChNS: official journal of the International Society for Pediatric Neurosurgery. 2020.
27. Long W, Yi Y, Chen S, et al. Potential New Therapies for Pediatric Diffuse Intrinsic Pontine Glioma. Frontiers in pharmacology. 2017;8:495.
28. Augusto LP, Ballestero MFM, de Oliveira RS. Interhemispheric transcallosal transchoroidal approach for resection of a mesencephalic lesion. Archives of Pediatric Neurosurgery. 2019;1(1):28.
29. de Oliveira RS, Maia WS, Santos MV, Camara RL. Combined pre- and subtemporal transtentorial approach for epidermoid cysts of the cerebellopontine angle. Child's nervous system: ChNS: official journal of the International Society for Pediatric Neurosurgery. 2012;28(12):2137-42.
30. Cavalcanti DD, Preul MC, Kalani MY, Spetzler RF. Microsurgical anatomy of safe entry zones to the brainstem. Journal of neurosurgery. 2016;124(5):1359-76.

CAPÍTULO 73

CRANIOFARINGIOMA EM PACIENTES PEDIÁTRICOS

Artur Henrique Galvão Bruno da Cunha ▪ Keiller Heluey Valgueiro Zelaquett
Suzana Maria Bezerra Serra

HISTÓRICO

Os craniofaringiomas fazem parte do capítulo dos tumores da região selar. Foram descritos inicialmente por Zenker, em 1857, recebendo a denominação de craniofaringiomas por Frazer e Alpers, em 1931, e Cushing, em 1932. Esse tumor, de características histológicas benignas, continua sendo um grande desafio para a neurocirurgia moderna. São tumores de origem embrionária que se acredita ser derivado da bolsa de Rathke, porém também descrito como originado de células da hipófise anterior.[1,2]

Apesar de ser histologicamente benigno, é uma tumoração acompanhada de alta morbidade em decorrência da localização, do difícil acesso cirúrgico, dos distúrbios endocrinológicos associados e da tendência a recorrências.

Com base nas características moleculares e histológicas existem duas formas de apresentação dos craniofaringiomas. A forma adenomatosa, determinada por mutações no gene CTNNB1, responsável pela codificação da β-catenina que aumenta a sua estabilidade e ativa a via WNT. Os craniofaringiomas adenomatosos são cisticossólidos, com presença de calcificações e ocorrem mais frequentemente na infância e adolescência. A forma papilar relaciona-se com mutações no gene BRAFV600E (indutor oncogênico) relacionado com proteína quinase ativada pelo mitógeno (MAPK). Ao contrário da forma adenomatosa, a forma papilar é mais homogênea, sólida e geralmente não apresenta calcificações. A forma papilar é mais comumente observada na população adulta.[3]

Os craniofaringiomas significam 1,2%-5,6% de todos os tumores intracranianos, com uma incidência de 0,13-18 casos novos por cem mil habitantes. São os tumores intracranianos não gliais mais comuns em pacientes pediátricos, representando 6%-10% de todos os tumores intracranianos neste grupo etário e 54% dos tumores selares. Parece não haver preferência por gênero. São mais frequentes em crianças no grupo etário dos 5 aos 15 anos de idade, enquanto nos adultos ocorre acima dos 50 anos.[1,3-5]

O craniofaringioma tem uma localização suprasselar (95%), geralmente com um componente intrasselar (65%). Porém podem ocorrer algumas variações: pode ser exclusivamente suprasselar em 15% ou exclusivamente intrasselar em 5%. De acordo com a direção em que ocorre o crescimento, o tumor pode ter uma extensão predominantemente anterior (35%), uma extensão mais importante no sentido retroclival (20%), ou expandir-se para a fossa média (20%). A maioria dos craniofaringiomas é considerada volumosa, sendo muito infrequentes as lesões restritas à sela túrcica. É rara a ocorrência de craniofaringiomas em outras regiões.[1,5]

QUADRO CLÍNICO

Os craniofaringiomas podem ter uma evolução inicialmente silenciosa ou subclínica. Os sinais e sintomas, quando presentes, podem ser distribuídos em 3 grupos:

1. Acompanhados de hipertensão intracraniana
2. Distúrbios visuais;
3. Disfunções endocrinológicas.

A hipertensão intracraniana é determinada pela obstrução da circulação liquórica com o crescimento tumoral ocupando o terceiro ventrículo, ocluindo os forames de Monro ou o aqueduto de Sylvius (Fig. 73-1). Com o desenvolvimento de uma hidrocefalia obstrutiva, o paciente pode apresentar cefaleia (60%-70%), vômitos, sonolência e irritabilidade.[1,2,5] No primeiro ano de vida, a fontanela anterior pode estar tensa e abaulada, e a cabeça pode apresentar um crescimento anormal.

Os distúrbios visuais são mais frequentes em adolescentes e adultos em decorrência de compressão dos nervos ópticos ou do quiasma óptico. Porém, também crianças menores podem apresentar dificuldades na visão em 70%-80% dos casos. O exame neuro-oftalmológico pode mostrar a presença de edema de papila em quase 50% dos casos, diminuição da acuidade visual, hemianopsia bitemporal ou homônima e atrofia óptica.[5]

Os distúrbios endocrinológicos são também mais frequentes nas crianças, principalmente nos adolescentes. Entre os sinais e sintomas clínicos mais frequentes observam-se um baixo desenvolvimento estrutural, obesidade e puberdade precoce. O diabetes insipidus está presente em torno de 20% dos casos.[5] As taxas hormonais mais frequentemente deficitárias são de GH 75%, LH/FSH 40%, ACTH 25% e TSH 25%.

A presença de comprometimento cognitivo e distúrbios comportamentais tem sido observado em cerca de 50% dos pacientes. A evolução lenta dessas alterações pode retardar o diagnóstico e o início de procedimentos terapêuticos especializados.[1,2,5]

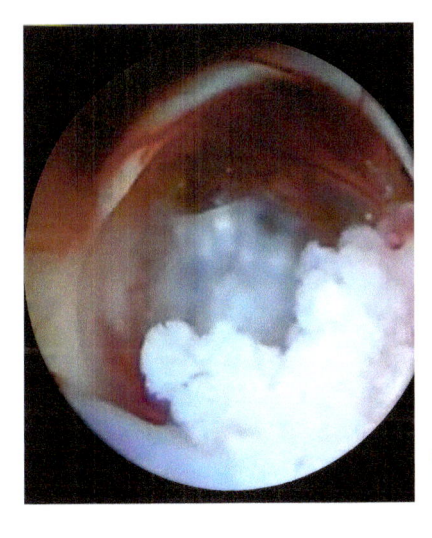

Fig. 73-1. Imagem endoscópica de um paciente com hidrocefalia com a presença de um craniofaringioma ocupando o terceiro ventrículo.

IMAGENS

A tomografia computadorizada (TC) pode ser muito importante no diagnóstico inicial. Através da TC pode ser identificada uma lesão na região selar, permitindo a avaliação do volume e da densidade tumoral, sua característica predominantemente sólida ou cística, e a presença de calcificações (50%). A forma adenomatosa tem um aspecto geralmente heterogêneo, geralmente hipodenso em relação aos tecidos vizinhos, havendo captação de contraste na parte sólida da lesão e na cápsula do cisto. O conteúdo líquido da lesão é levemente hiperdenso em relação ao LCR por causa da alta concentração proteica. A forma papilar do craniofaringioma é em geral mais homogênea e não apresenta calcificações. Uma hidrocefalia obstrutiva pode estar presente em 54% dos casos no diagnóstico inicial.[1,5]

A ressonância magnética (RM) é uma ferramenta importante na confirmação diagnóstica, no estudo da relação tumoral com as estruturas cerebrais adjacente e permite um planejamento mais seguro da abordagem cirúrgica. O aspecto dos craniofaringiomas na RM é variável, porém as partes sólidas são isointensas, e os cistos são hipointensos em T1, uniformemente hiperintensos em T2 e ausência de restrição à difusão (Fig. 73-2).[5]

Os craniofaringiomas não são tumores muito vascularizados, porém a complementação do estudo através da angiorressonância permite a observação do posicionamento dos principais vasos da base do cérebro em relação ao tumor.

O estudo através da ressonância e angiorressonância permite classificar os craniofaringiomas quanto à localização e extensão. Algumas dessas classificações orientam a abordagem cirúrgica, como veremos mais adiante. Uma das classificações mais conhecidas, proposta por Hoffman, em 1994, divide os tumores em intrasselar, pré-quiasmático e retroquiasmático. Existem ainda os raros tumores atípicos que podem se localizar em outras áreas fora da região selar.

Em resumo, com relação ao estudo por imagens, lesão expansiva na região selar, sólido-cística, com calcificações e captação de contraste praticamente define o diagnóstico de craniofaringioma.

DIAGNÓSTICO DIFERENCIAL

O diagnóstico diferencial com tumores hipofisários, cistos coloides, germinomas e gliomas hipotalâmicos é geralmente possível, considerando a ausência de calcificações nestas lesões. Entre as outras lesões que podem ocorrer na região selar, devem ser lembrados os meningiomas, gliomas quiasmáticos e malformações vasculares.[1]

OPÇÕES DE TRATAMENTO

Existem opiniões diferentes em relação ao tratamento inicial dos craniofaringiomas, porém existe consenso que a abordagem deve ser multidisciplinar, do diagnóstico ao acompanhamento pós-operatório. A avaliação neurológica, oftalmológica, endocrinológica e neuropsicológica deve fazer parte do protocolo pré-operatório desses pacientes. Cada caso deve ser avaliado individualmente, levando em consideração a idade do paciente; quadro clínico; presença de comorbidades; localização, tamanho, forma e direção da extensão da lesão; e também muito importante, a experiência do neurocirurgião com as diversas formas de abordagem desse tumor.

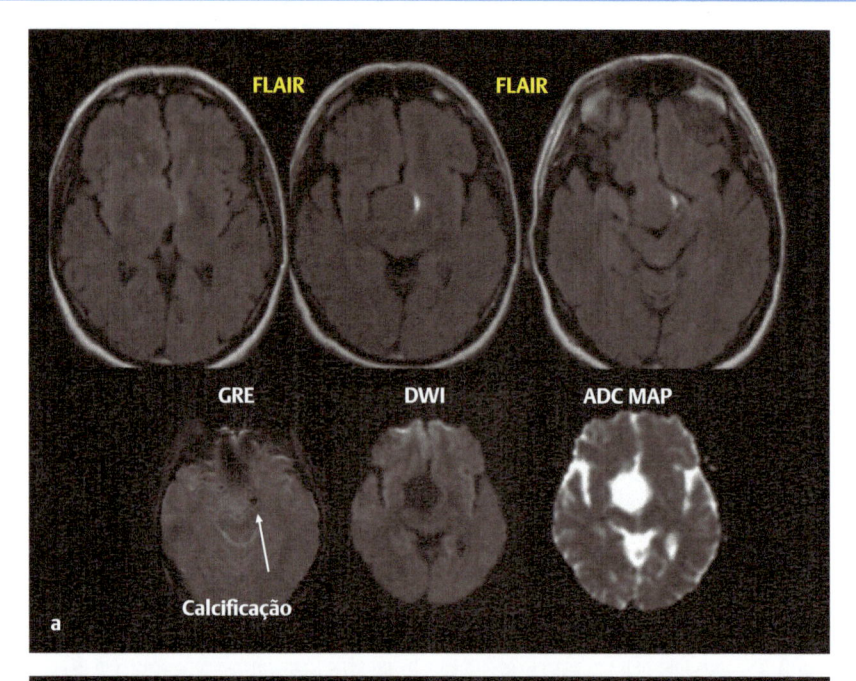

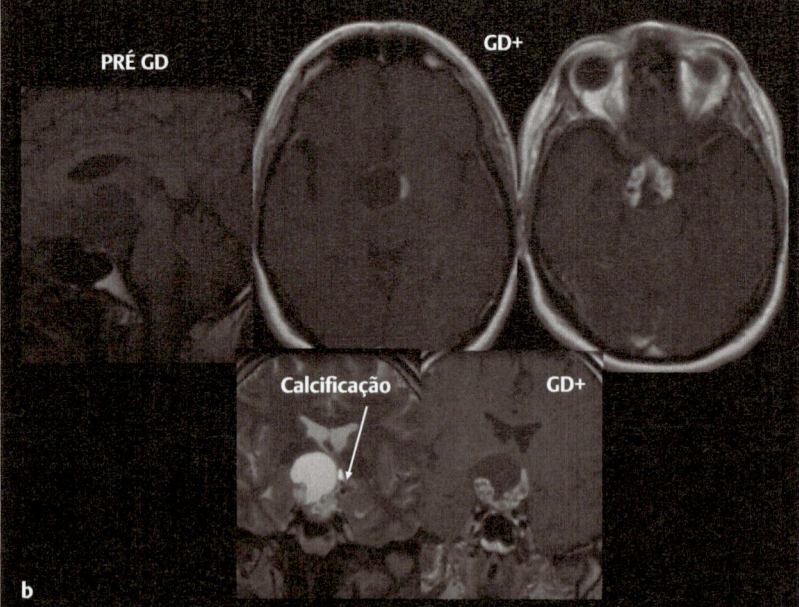

Fig. 73-2. (a-b) Ressonância magnética mostrando lesão tumoral suprasselar heterogênea, com componente predominantemente cístico, de contornos lobulados, exibindo calcificação periférica, ausência de restrição à difusão e impregnação pós-contraste do componente sólido, associado a efeitos expansivos locais.

O tratamento da hidrocefalia deve ser priorizado e realizado ante da abordagem do tumor. Seja qual for o acesso, a hipertensão intracraniana pode impor mais riscos e dificuldades. Dependendo do caso, a hidrocefalia pode ser tratada com uma drenagem ventricular externa, uma derivação ventriculoperitoneal ou através de uma abordagem neuroendoscópica. Nos casos de ventrículos isolados por tumoração ocupando o terceiro ventrículo e obstruindo o aqueduto de Sylvius, recomendamos o implante de uma derivação ventriculoperitoneal guiada por endoscopia, com a realização de uma septostomia.

ABORDAGEM CIRÚRGICA

Existem muitas controvérsias com relação à abordagem cirúrgica. Alguns autores defendem uma abordagem radical, tendo como objetivo a ressecção total da lesão. A ressecção radical, quanto mais extensa mais efetiva, tem apresentado uma taxa de recorrência inferior à retirada parcial com ou sem radioterapia. A ressecção parcial do tumor apenas adiaria as complicações atribuídas a uma abordagem radical, que seriam mais frequentes e mais graves nas reabordagens. Por outro lado, Alis *et al.*, citado por Drapeau *et al.* e Graffeo *et al.*, referem que a qualidade de vida dos pacientes submetidos à ressecção radical foi proporcionalmente inferior à extensão da ressecção.[1,5] Schoenfeld *et al.*, citado por O'steen e Indelicato, revisaram retrospectivamente 122 pacientes cujos craniofaringiomas foram tratados com ressecção total ou ressecção subtotal seguida de radioterapia. A ressecção total foi associada à alta incidência de diabetes *insipidus* (56,3 *versus* 13,3%) e pan-hipopituitarismo (54,8 *versus* 26,7%) e não contribuiu positivamente com a sobrevida livre do tumor ou sobrevida global.[6] Em se tratando de uma tumoração pouco frequente, poucos serviços de neurocirurgia possuem casuística que permita maior experiência na ressecção radical dos craniofaringiomas. A maioria dos pacientes submetidos à ressecção radical necessita reposição de GH, TSH, cortisol e vasopressina. Os que acreditam na ressecção cirúrgica conservadora ressaltam a sua importância nos casos em que existem evidências radiográficas de envolvimento hipotalâmico, onde abordagens radicais estariam associadas ao comprometimento da qualidade de vida e à redução da sobrevida.[2,3,6] Considerando a estratégia de abordagem, podemos dizer que existem dois tipos de craniofaringiomas, um que não tem envolvimento hipotalâmico, podendo evoluir com bons resultados em relação à qualidade de vida e função cognitiva; e outro com envolvimento hipotalâmico, com alto risco de baixa função cognitiva e aumento do risco cerebrovascular relacionado especialmente com obesidade.[3]

Puget *et al.*, citado por Graffeo[1] *et al.* e Erfurth,[3] descreveram um modelo em que os craniofaringiomas foram classificados como:

A) Não apresentando envolvimento hipotalâmico;
B) Comprimindo ou deslocando o hipotálamo
C) Envolvendo claramente o hipotálamo.

Os autores propuseram um protocolo de tratamento com base nesta classificação e aplicaram em 22 crianças. Os pacientes do grupo **A** foram submetidos à tentativa de ressecção total, os pacientes do grupo **B** foram submetidos à ressecção quase total (ressecção máxima sem envolvimento do hipotálamo) seguida de radioterapia (RT), e os pacientes do grupo **C** foram submetidos à ressecção subtotal seguida por RT. Usando este protocolo, eles tiveram zero caso de hiperfagia/obesidade mórbida ou disfunção comportamental, no pós-operatório.

Existem inúmeros acessos cirúrgicos descritos, como também variações técnicas. Poderíamos resumir esses acessos em:

A) Anteriores, anteromedial (bifrontal ou frontonasal), e anterolateral (pterional, fronto-lateral e orbitozigomático);
B) Laterais, subtemporal com suas variações;
C) Transcortical;
D) Intraventriculares;
E) Base de crânio (com microscopia ou endoscopia).[5]

Os acessos laterais do crânio são menos frequentemente empregados na cirurgia de craniofaringioma.[1]

Antes do surgimento das abordagens endoscópicas atuais, apenas lesões intrasselares infradiafragmáticas podiam ser ressecadas por via endonasal. Com o desenvolvimento e difusão da cirurgia endoscópica endonasal, tumores supraselares e intraventriculares, antes acessíveis apenas por craniotomia, agora podem ser ressecados por esta via. Tumores pequenos e de localização predominantemente intrasselar podem ser abordados pela via transesfenoidal, seja por microscopia ou por endoscopia. Ainda não existem estudos suficientes comparando os resultados pós-operatórios após a ressecção aberta ou transesfenoidal do craniofaringioma em uma população pediátrica. O acesso transesfenoidal na população pediátrica tem a limitação da pneumatização do seio nasal sobre o tamanho e a disponibilidade de um corredor operatório útil. A pneumatização do esfenoide inicia entre os 6 meses e 4 anos de vida, completando entre 9 e 12 anos. Talvez a vantagem mais importante da abordagem endoscópica endonasal seja a clara visão do espaço retroquiasmático e da região hipotalâmica inferior, ambos frequentemente envolvidos com tumor, em que o acesso transcraniano tem mais complicações.[1,6]

Nos tumores maiores de crescimento predominantemente suprasselar, considerando a direção de expansão da lesão, os acessos mais frequentemente utilizados são o pterional nas lesões retroquiasmáticas, ou o subfrontal uni ou bilateral nas lesões pré-quiasmáticas. O acesso transcaloso pode ser uma opção nos tumores com crescimento em direção do terceiro ventrículo e forame de Monro. Outros acessos simples ou combinados podem ser cogitados dependendo da extensão tumoral.[1,5]

Nos tumores predominantemente císticos, alguns autores recomendam a abordagem endoscópica, com esvaziamento cístico e o implante de um cateter na cavidade tumoral, com a finalidade de realizar novas aspirações ou aplicação de quimioterápicos. A aspiração simples pode fornecer alívio sintomático mínimo, confirmar diagnóstico, mas é considerada uma técnica paliativa, visto que é esperado o reenchimento do cisto. Contudo, a colocação de um reservatório de Ommaya fornece acesso para intervenções de drenagem seriadas.[1]

Jaiswal et al. publicaram uma série com trinta e dois pacientes, dos quais 74% eram menores de 16 anos de idade, que foram submetidos à descompressão endoscópica transcortical transventricular com drenagem do líquido tumoral. Todos os 32 pacientes foram tratados por fenestração endoscópica do cisto, colhido amostras da parede do cisto para análise histopatológica e drenagem completa do fluido oleoso cístico. Um reservatório de Ommaya foi implantado em todos os casos. Doze pacientes necessitaram de uma derivação ventriculoperitoneal, e seis pacientes entre eles também foram submetidos à septostomia para tratamento da hidrocefalia. Os autores relataram também que em cinco pacientes foi possível a realização de uma cistocisternostomia, isto é, uma dupla fenestração com a esperança do restabelecimento da circulação liquórica. A cefaleia melhorou em 92% (25/27) dos pacientes em que a cefaleia era o sintoma principal. Náuseas, vômitos e confusão melhoraram em todos os pacientes. Todos os pacientes foram submetidos à radioterapia. Nenhum paciente desenvolveu qualquer deterioração visual após a radioterapia. Seis pacientes (18,7% de taxa de recorrência) apresentaram recidivas clínica e radiológica e necessitaram múltiplas aspirações através do reservatório de Ommaya. Desses, dois foram submetidos à excisão cirúrgica transcraniana. Os 26 pacientes restantes (81%), até onde foi possível o acompanhamento, tiveram uma boa evolução, não tendo sido necessárias novas aspirações pelo reservatório.[7]

No pós-operatório imediato os pacientes deverão ser encaminhados à unidade de terapia intensiva, avaliados do ponto de vista metabólico e hidreletrolítico e realizada tomografia computadorizada ou ressonância magnética para avaliação imaginológica.

RADIOTERAPIA

A abordagem cirúrgica associada à radioterapia tem uma enorme importância no tratamento dos craniofaringiomas, pois apenas grupos selecionados de tumores, geralmente pequenos e não envolvendo o hipotálamo e a via óptica, podem ser ressecados apenas pela cirurgia.[6]

A indicação da radioterapia em pediatria é limitada por causa das complicações observadas como vasculopatias (doença de Moyamoya, isquemia cerebral), cegueira, radionecrose, neoplasias secundárias e déficits neurocognitivos progressivos. A evolução da radioterapia com o uso da radioterapia conformacional e estereotáxica diminui os efeitos colaterais com a menor exposição radioativa dos tecidos adjacentes à tumoração.[1,2,5,6]

A radioterapia não precisa necessariamente iniciar logo após a abordagem cirúrgica. O início da radioterapia pode ser retardado até o momento que o tumor mostre sinais de crescimento, minimizando os efeitos deletérios sobre o desenvolvimento cognitivo.[1,5]

QUIMIOTERAPIA

O uso de bleomicina ou interferon intratumoral, através de um cateter conectado a um reservatório de Ommaya, é uma opção menos agressiva em crianças, inclusive adiando o uso da radioterapia.

A bleomicina é um antibiótico com propriedades antineoplásicas. Dado o epitélio escamoso displásico característico dos cistos de craniofaringioma, a bleomicina intracavitária foi testada com a finalidade de induzir a regressão do cisto, tendo sido observada uma redução do tamanho em 64 a 86% dos pacientes.[1] O risco do uso da bleomicina está na possibilidade de extravasamento, com risco de cegueira, lesão hipotalâmica, isquemia e até morte. Contudo, se administrado com cuidado, pode resultar em cistos menores e de paredes mais espessas que podem ser mais facilmente ressecados cirurgicamente.[8]

O interferon-α, injetado na cavidade tumoral via reservatório de Ommaya, pode restringir o crescimento do cisto. Essa abordagem foi descrita por Cavalheiro et al. em um estudo com 21 crianças. Todos os pacientes apresentaram pelo menos 60% de redução no volume líquido do cisto. Nesse trabalho, 11 pacientes demonstraram redução de volume superior a 90%, 7 tiveram redução de 70%-90%, 3 tiveram redução de menos de 70% e dois progrediram apesar do tratamento. Os efeitos colaterais foram mínimos, com novas endocrinopatias observadas em apenas 15%, e outros 30% desenvolvendo complicações menores, como perda de peso, ingestão oral insuficiente, fadiga e anormalidades comportamentais. Estudos sugerem que o interferon-α pode ser um agente intracavitário mais seguro e eficaz do que a bleomicina.[1,9,10]

Quadro 73-1. Percentual de Ocorrências de Complicações no Pós-Operatório

	Ressecção total	Ressecção parcial	Ressecção + radioterapia
Disfunções endócrinas	55%	48,9%	52,4%
Diabetes *insipidus*	29%	19,5%	9,7%
Obesidade	6%	0%	4%
Pan-hipopituitarismo	22%	16,1%	26,4%
Distúrbios visuais	8,5%	18%	12,7%
Disfunções neurológicas	11%	11%	0%

COMPLICAÇÕES

As complicações cirúrgicas mais importantes são as lesões arteriais, nervos olfatórios, nervos ópticos e quiasma óptico. Lesões hipofisárias e hipotalâmicas podem ter graves consequências endocrinológicas. O diabetes *insipidus* pode estar presente em mais de 90% dos casos no pós-operatório. Mais de 75% dos pacientes submetidos à cirurgia radical necessitam de reposição hormonal. Grewal *et al.* numa revisão da literatura compararam a ressecção total com a ressecção parcial e a adição da radioterapia. Conforme Quadro 73-1, observa-se uma diferença significativa na morbidade pós-operatória relacionada com as diferentes estratégias:[4] Fístulas liquóricas são mais frequentes no acesso endonasal (15%-25%) do que nos acessos cranianos. A incidência de meningite está entre 5%-15%, e a hidrocefalia pode ocorrer em 15% dos pacientes no pós-operatório. Alguns pacientes podem evoluir com epilepsia.

Como já referido anteriormente, radionecrose, déficits hormonais, neurite óptica, distúrbios cognitivos, tumores secundários são complicações associadas à radioterapia.

A taxa de recorrência na população pediátrica é de 29,7%, em torno de 0%-50% na ressecção total, 25%-100% na ressecção subtotal, e 22%-29% na ressecção subtotal associada à radioterapia. Existem relatos de uma sobrevida de 5 a 10 anos em torno de 90% dos casos. A recorrência da lesão impacta na expectativa de sobrevida, reduzindo o tempo em 30%.[1,4,5]

A mortalidade perioperatória é em geral inferior a 1%, independentemente do tipo da abordagem.[5]

DICAS

- O achado radiológico de lesão expansiva na região selar, sólido-cística, com calcificações e captação de contraste praticamente define o diagnóstico de craniofaringioma;
- Existem controvérsias sobre o quanto devemos ser agressivos na abordagem dos craniofaringiomas e o que seriam complicações e sequelas aceitáveis na avaliação risco/benefício;
- A ressecção total reduz as taxas de recorrência, porém está associada a um risco aumentado de complicações cirúrgicas em comparação à subtotal;
- A ressecção subtotal combinada com a radioterapia pode ser efetiva na redução das taxas de recorrência;
- Identificação da haste hipofisária é muito importante para minimizar as complicações endocrinológicas;
- A fenestração cística em casos selecionados, especialmente com o uso de interferon-α, pode ser tão eficaz quanto à microcirurgia e com menos danos hipotalâmicos;
- A experiência do neurocirurgião na abordagem dos craniofaringiomas é um dos fatores mais importantes no sucesso do tratamento.

REFERÊNCIAS BIBLIOGRÁFICAS

1. Graffeo CS, Perry A, Link MJ, Daniels DJ. Pediatric Craniopharyngiomas: A Primer for the Skull Base Surgeon. J Neurol Surg B Skull Base. 2018;79(1):65-80.
2. Burgess L, Chakraborty S, Malone S. Effective salvage of recurrent craniopharyngioma with fractionated stereotactic radiotherapy. Radiol Case Rep. 2020 2;15(10):1750-1755.
3. Erfurth E-M. Diagnosis, Background, and Treatment of Hypothalamic Damage in Craniopharyngioma. Neuroendocrinology. 2020;110(9-10):767-779.
4. Grewal MR, Spielma DB, Safi C, et al. Gross Total Versus Subtotal Surgical Resection in the Management of Craniopharyngiomas. Allergy Rhinol (Providence). 2020;11:21.
5. Drapeau A, Walz PC, Eide JG, et al. Pediatric craniopharyngioma. Childs Nerv Syst. 2019;35(11):2133-2145.
6. O'steen L, Indelicato DJ. Advances in the management of craniopharyngioma. 2018;1:F1000.

7. Jaiswal S, Jaiswal M, Jaiswal P, et al. Endoscopic Transcortical Transventricular Management of Cystic Craniopharyngioma: Outcome Analysis of 32 Cases at a Tertiary Care Center. Asian J Neurosurg. 2020;15(4):846-855.
8. Cavalheiro S, Sparapani FV, Franco JO, et al. Use of bleomycin in intratumoral chemotherapy for cystic craniopharyngioma. Case report. J Neurosurg. 1996;84(01):124-126.
9. Cavalheiro S, Dastoli PA, Silva NS, Toledo S, Lederman H, da Silva M C. Use of interferon alpha in intratumoral chemotherapy for cystic craniopharyngioma Childs Nerv Syst. 2005;21(8-9):719-724.
10. Dastoli PA, Nicácio JM, Silva NS, et al. Cystic craniopharyngioma: intratumoral chemotherapy with alpha interferon. Arq Neuropsiquiatr. 2011;69(01):50-55.

CAPÍTULO 74

TUMORES DE VIAS ÓPTICAS

Márcio Christiani • Antônio Aversa do Souto

HISTÓRICO

Os gliomas de baixo grau são os tumores mais comuns da infância.[1] Os de vias ópticas afetam principalmente crianças abaixo dos 6 anos de idade e representam até 2% de todos os gliomas.[2-4] Embora raros em geral, nas crianças abaixo de 2 anos 20% dos tumores intracranianos se localizam na região do quiasma óptico e hipotálamo.[5] O principal fator de risco para gliomas de vias ópticas é a neurofibromatose tipo 1 (NF-1), doença genética em que há mutação do gene que codifica a neurofibromina, uma proteína supressora de tumor pelo controle das vias RAF-MEK-ERK e RAS. Entre 15% e 30% dos portadores de NF-1 desenvolvem-se gliomas de vias ópticas, correspondendo a 33% a 75% de todos os casos desses tumores.[2,4,6-10] Alguns estudos relatam predileção pelo sexo feminino em pacientes com NF-1, o que pode ter uma causa epigenética ainda indefinida.[6] Nos casos de gliomas de vias ópticas não relacionados com a NF-1, a alteração genética mais comum é a duplicação do BRAF.[11,12]

O tipo histológico mais comum é o astrocitoma pilocítico, Grau I, pela classificação da Organização Mundial da Saúde. Outros tipos têm incidência aumentada nos tumores localizados no quiasma e hipotálamo, como astrocitomas pilomixoides e gangliogliomas.[4,13] Nas crianças maiores, adolescentes e adultos, aumenta a incidência de gliomas difusos.[13,14] Transformação maligna desses tumores não é comum.[15] Apesar de serem tumores com comportamento benigno, existe a possibilidade de disseminação leptomeníngea.[16]

QUADRO CLÍNICO

Entre 32% e 80% dos pacientes apresentam sintomas ao diagnóstico, mais comum nos casos esporádicos. Os principais sintomas são perda da acuidade visual, proptose, estrabismo, cefaleia, convulsão, diabetes *insipidus* e puberdade precoce.[6,8,10,16] Dor ocular não é muito comum.[17] O risco de perda visual parece ser maior nos casos esporádicos.[7] Até 85% dos pacientes apresentam alterações ao exame físico, principalmente perda visual, atrofia óptica e nistagmo. O nistagmo parece ser mais comum em casos esporádicos, e característico de acometimento do quiasma ou posterior ao mesmo.[6,18] Crianças abaixo de 1 ano podem apresentar macrocrania como manifestação de hidrocefalia.[4] Lactentes com acometimento hipotalâmico têm risco de desenvolver a síndrome diencefálica (síndrome de Russel), com perda ponderal e de marcos do desenvolvimento, mesmo com alimentação adequada.[4] Pacientes com NF-1 frequentemente apresentam-se assintomáticos, mas em geral já com perda visual ao exame e fundoscopia alterada. Menos frequentemente o tumor pode ser diagnosticado apenas por um exame de rotina nos pacientes com NF-1.[6,10] Recomenda-se que pacientes com NF-1 sejam submetidos à avaliação oftalmológica periódica até o sétimo ano de vida para rastreio desses tumores (Fig. 74-1).[10]

Os gliomas de vias ópticas apresentam evolução imprevisível, podendo permanecer estável por longos períodos, progredir agressivamente, ou mesmo involuir de maneira espontânea.[2,6,8,19,20] A regressão espontânea pode ser mais comum nos portadores de NF-1.[18] Muitas vezes o crescimento da lesão não traz repercussão clínica, embora também possa ocorrer piora visual sem alteração da imagem.[6] A idade mais jovem é um fator de risco para progressão da doença e menor sobrevida.[10,21] Até 70% dos tumores em menores de 2 anos progridem durante tratamento com quimioterapia, com uma sobrevida geral baixa em torno de 70%.[22] Idade jovem, tumores bilaterais, tumores posteriores ao quiasma, déficit visual ao diagnóstico, atrofia da papila do nervo óptico e hidrocefalia também estão associados à piora progressiva da visão (Fig. 74-2).[6,15,18,23-25] Os pacientes com NF-1 apresentam melhor sobrevida que os esporádicos. Fatores de risco para mortalidade são idade menor, nistagmo, acometimento das vias ópticas posterior ao quiasma, síndrome de Russell, mutação do BRAF V600E e hidrocefalia.[4,6] Não há consenso em relação ao aumento de risco de perda visual em pacientes com tumores esporádicos, há estudos que mostram risco semelhante aos dos pacientes com NF-1, e pode haver viés de seleção, pelo fato de não se diagnosticarem tumores esporádicos assintomáticos, enquanto muitos pacientes com NF-1 são submetidos a exames de imagem para triagem, sem indícios de que haja tumor.[6-8,16,23] Talvez também por isso há uma tendência a tumores maiores ao diagnóstico nos casos esporádicos.[8] Para acompanhamento de progressão da doença e início ou mudança de tratamento, é recomendado que seja avaliada como principal medida a acuidade visual.[26]

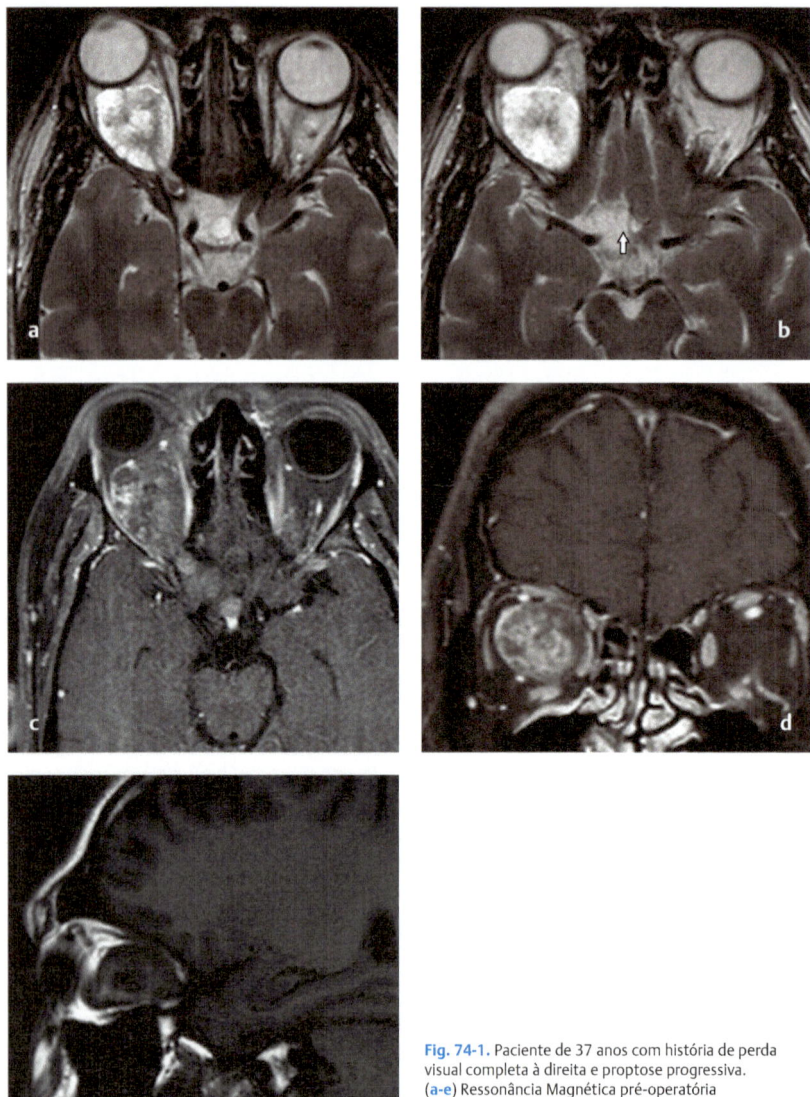

Fig. 74-1. Paciente de 37 anos com história de perda visual completa à direita e proptose progressiva. (a-e) Ressonância Magnética pré-operatória demonstrando volumoso tumor do nervo óptico direito, estendendo-se até a junção do quiasma óptico (seta). *(Continua.)*

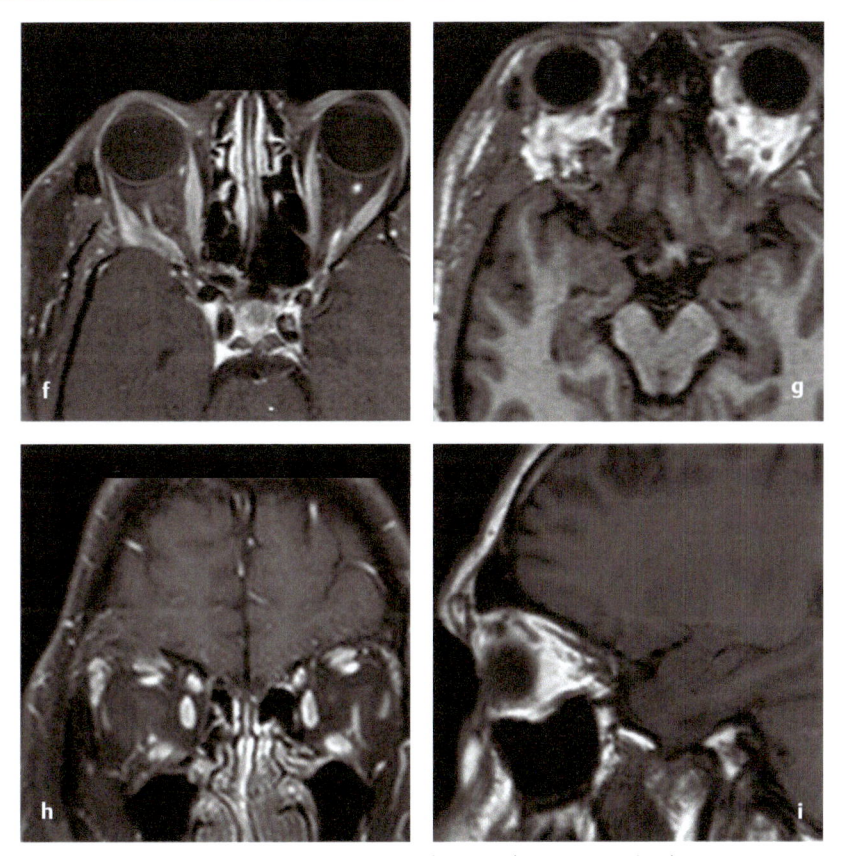

Fig. 74-1. *(Cont.)* **(f-i)** Ressonância Magnética pós-operatória demonstrando ressecção completa do tumor e regressão da proptose.

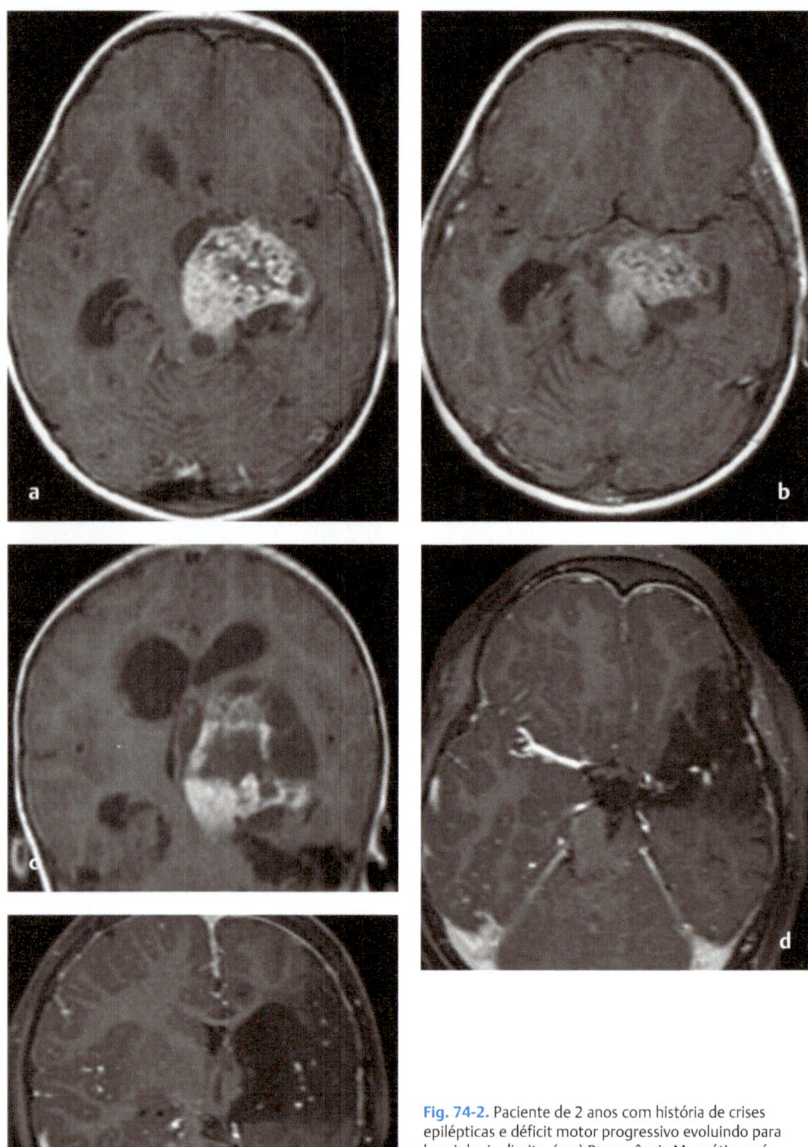

Fig. 74-2. Paciente de 2 anos com história de crises epilépticas e déficit motor progressivo evoluindo para hemiplegia direita. (a-c) Ressonância Magnética pré-operatória demonstrando volumoso tumor sólido-cístico do trato óptico esquerdo. (d,e) Ressonância Magnética pós-operatória demonstrando ressecção radical da lesão. Houve regressão completa do déficit motor, mantendo, entretanto, espasticidade.

EXAME FÍSICO E IMAGEM

Os tumores podem-se localizar em qualquer local das vias ópticas, incluindo os nervos ópticos, quiasma, hipotálamo, trato óptico, corpo geniculado lateral, radiações ópticas e estruturas adjacentes.[4] O envolvimento exclusivo dos nervos ópticos é raro e parece ser mais frequente nos pacientes com NF-1,[6,8,16] enquanto o envolvimento exclusivo do quiasma é mais comum nos casos esporádicos.[16] Os mais comuns, e difíceis de tratar, são os quiasmáticos.[8,16] O acometimento posterior ao quiasma é mais comum na ausência de NF-1. Os tumores esporádicos costumam ser maiores ao diagnóstico que os relacionados com a NF-1. Frequentemente vários segmentos das vias ópticas estão comprometidos em um mesmo paciente.[16] É comum na NF-1 termos tumores bilaterais e multicêntricos. A classificação de Dodge divide os tumores em três estágios:

1. Limitado ao nervo óptico;
2. Envolvendo o quiasma e estágio
3. Com comprometimento do hipotálamo e outras estruturas.[4]

O estágio 3 parece ser mais comum nas crianças mais jovens, com ou sem NF-1.[15] Existem modificações desta classificação que visam maior detalhe da localização anatômica desses tumores e explicitar envolvimento hipotalâmico, presença de disseminação leptomeníngea e associação à NF-1.[27,28] A presença de hidrocefalia é mais comum nos casos esporádicos.[16]

O exame de imagem recomendado para diagnóstico e acompanhamento dos gliomas de vias ópticas é a ressonância magnética. Os tumores costumam ser hipointensos em T1 e hiperintensos em T2.[10] Eles frequentemente captam contraste de forma variável e raramente podem apresentar calcificações. Quase nunca causam edema perilesional. O tumor pode ter componentes císticos, mais comumente nos casos esporádicos. Nos pacientes com NF-1 o tumor costuma preservar a forma anatômica original das estruturas, apresentando-se como um espessamento do nervo ou do quiasma ópticos. As estruturas vasculares em geral causam endentações no tumor, sem estar totalmente envolvidas por ele.[16]

A progressão tumoral na imagem pode ser avaliada pelo crescimento da lesão em 20% a 25% do seu tamanho ou aparecimento de novas áreas de tumor.[6,15,23] É importante notar que há pouca correlação entre a piora visual e progressão tumoral pelo exame de imagem, e até 30% dos pacientes podem apresentar piora visual com a imagem estável ou até melhor.[15,23,29-31]

DIAGNÓSTICO DIFERENCIAL

Os principais diagnósticos diferenciais são doenças que causam espessamento do nervo óptico ou infiltram as vias ópticas. Podem ser neoplasias, como meningiomas da bainha do nervo óptico, hemangioblastomas, linfomas, tumores embrionários suprasselares e tumores de células germinativas, ou doenças inflamatórias, como sarcoidose, toxoplasmose e tuberculose.[32-35] A histiocitose de células de Langerhans também pode acometer a região quiasmática e deve ser considerada.[36] As alterações de sinal típicas da NF-1 são achados de imagem que podem ser confundidos com gliomas nas vias ópticas.[37]

OPÇÕES DE TRATAMENTO

A indicação de iniciar tratamento, assim como a escolha da melhor terapêutica são ainda controversas. O principal objetivo no tratamento desses tumores é ganhar tempo com controle do crescimento tumoral e preservação de função.[27] Alguns autores recomendam apenas observar pacientes com pouco ou nenhum sintoma, sobretudo nos casos associados à NF-1.[6,8,10] A biópsia está indicada apenas nos casos em que o diagnóstico por imagem é duvidoso, principalmente na ausência de NF-1 e nas lesões retroquiasmáticas.[3,8,10] Podemos obter material para análise histopatológica por cirurgia aberta, neuroendoscopia, e biópsia por agulha via estereotaxia ou guiada por neuronavegação, de acordo com as características de cada tumor.[4] O local e a extensão da lesão também influenciam na escolha do tratamento.

O papel da cirurgia no tratamento desses tumores ainda é bastante controverso. Em um consenso multidisciplinar, de 2011, especialistas declaram que a ressecção primária não é a recomendação inicial padrão, porém reconhecem que em casos selecionados é viável a tentativa de ressecção cirúrgica ou esvaziamento tumoral com baixo risco.[27] Na maioria dos casos a ressecção cirúrgica não vai ser curativa e nem parece melhorar o prognóstico, além de ter um alto risco de complicações, sobretudo nos localizados na região hipotálamo-quiasmática.[3,10,27,38,39] Há séries de ressecção cirúrgica com sobrevida total e livre de eventos semelhantes às de quimioterapia.[4,31] Nas lesões unilaterias exclusivas do nervo óptico, quando associadas à perda visual severa e proptose progressiva, a ressecção do nervo é uma opção com bom controle em longo prazo e potencial de cura.[2,8,10,40] O crescimento documentado de um tumor do nervo em direção ao quiasma, embora raro, também é indicação de ressecção.[17] Alguns autores indicam cirurgia, caso o tumor cresça em vigência de quimioterapia.[3,10] A ressecção parcial pode ser indicada nos tumores retroquiasmáticos, sobretudo na ausência de NF-1.[3,10] Nos tumores do trato óptico, a ressecção cirúrgica está geralmente indicada; nesses casos podem-se obter ressecção radical com melhora dos sintomas, principalmente de hemiparesia, e bom controle oncológico em longo prazo. Em caso de hidrocefalia a mesma deve ser tratada cirurgicamente, seja com ressecção parcial da lesão, neuroendoscopia, derivações ventriculares ou uma combinação dessas técnicas, de acordo com a necessidade individual do paciente.[10,31] Outras possíveis indicações cirúrgicas em tumores quiasmáticos são tumores muito grandes, pacientes com sintomas causados por compressão tumoral e aparecimento de grandes cistos.[4,31] O principal é que cada paciente seja avaliado individualmente por uma equipe multidisciplinar especializada e de acordo com o tamanho e extensão da lesão, presença de hidrocefalia, quadro clínico e presença de NF-1, para que se escolha a melhor proposta terapêutica.[3]

Vários acessos cirúrgicos podem ser considerados, de acordo com a localização e extensão da lesão. Para lesões centradas na área do quiasma, podemos usar os acessos pterional transilviano e subfrontal. O acesso pterional permite melhor controle das estruturas vasculares, principalmente das artérias perfurantes, além de facilitar a ressecção do componente lateral do tumor com boa visualização do quiasma e nervos ópticos. Para lesões no terceiro ventrículo e com extensão superior, temos os acessos translâmina *terminalis* e inter-hemisférico transcaloso. Este último permite boa visualização do terceiro ventrículo através do forame de Monro ou via interfornicial, porém é limitado para a extensão anterior ao quiasma em direção aos nervos ópticos ou posterior para o trato e radiações ópticas.[4,31] No caso dos acessos laterais devem-se levar em consideração a extensão lateral do tumor e o grau de perda visual, optando-se em geral por acessar pelo lado com pior visão. Nas cirurgias para descompressão de tumores em áreas vitais, esvaziar o centro do tumor preservando a periferia, onde está a transição entre a lesão e o cérebro sadio, pode minimizar o risco de dano neurológico.[31] Para as lesões do nervo óptico, a craniotomia pterional também é o acesso de escolha. É necessário a abertura ampla do teto e parede lateral da órbita e do canal óptico para, após abertura da dura-máter e periórbita, expor o nervo óptico em toda a sua extensão, do globo ocular ao quiasma.

Radioterapia já foi considerada o principal tratamento dessas lesões, com bom controle do crescimento tumoral e até melhora da visão, porém carrega um risco alto de complicações em longo prazo, em razão da vulnerabilidade do cérebro jovem.[8,10,41] Também é fator de risco para mortalidade tardia em adultos sobreviventes.[41] Por esses motivos atualmente ela é evitada ao máximo, sendo apenas considerada para crianças maiores de 7 anos de idade, principalmente se não responderam a mais que 2 ou 3 linhas de quimioterapia.[4,22] Entre seus efeitos indesejáveis estão disfunção hormonal, angiopatia, deterioração progressiva das funções cognitivas, surgimento de neoplasias secundárias, cavernomas, além de necrose e gliose radioinduzidas. Quanto mais jovem ao início da radioterapia, mais severas são suas complicações.[4] Pacientes com NF-1 têm risco maior de desenvolverem neoplasias secundárias e síndrome de Moya-moya.[4] As taxas de sobrevida sem recorrência em 10 anos com radioterapia variam entre 70% e 90%, com 69% a 81% dos pacientes apresentando a visão estabilizada.[42] Em caso de indicação de tratamento com radioterapia, prefere-se o uso de técnicas com diminuição da dose exposta aos tecidos normais, como radioterapia modulada por intensidade (IMRT), terapia de arco com modulação volumétrica (VMAT) e uso de radiação de prótons para diminuir o risco de efeitos colaterais.[4] Os fatores relacionados com a progressão após radioterapia são histologia diferente de astrocitoma pilocítico, idade menor de 1 ano ao diagnóstico e presença de disseminação leptomeníngea.[4]

A quimioterapia é hoje considerada uma importante opção de tratamento para esses tumores. O objetivo do tratamento é diminuir ou manter o tamanho do tumor e evitar a piora da acuidade visual.[15,23,25] O esquema mais utilizado é o de carboplatina associada à vincristina por 18 meses, sendo o recomendado pela Sociedade Internacional de Oncologia Pediátrica (SIOPE).[43,44] Por serem em geral tumores indolentes, há uma demora até que ocorra uma redução efetiva da lesão.[4] Como essas lesões costumam apresentar fases de progressões múltiplas, várias linhas de tratamento podem ser necessárias.[21,45,46] Outras drogas utilizadas em diferentes esquemas são a vimblastina, cisplatina, ciclofosfamida, com diversas associações.[22] Novos estudos relatam resposta satisfatória com uso de bevacizumabe em terceira linha, estabilizando ou diminuindo a lesão, embora ainda com poucos casos.[22] Apesar disto, não está claro ainda se a quimioterapia melhora o prognóstico visual.[1015] Alguns autores sugerem que o início precoce da quimioterapia, antes que o tumor cause lesão irreversível, pode-se relacionar com melhora visual em longo prazo.[15,23,47]

COMPLICAÇÕES

Conforme dito anteriormente, esses tumores podem acometer qualquer parte das vias ópticas e regiões adjacentes. A principal complicação cirúrgica é a piora visual, mais comum nas cirurgias de lesões que comprometem o quiasma. Nesses casos, também a região hipotalâmica se encontra em risco, podendo cursar com complicações severas, como distúrbios hormonais, obesidade hipotalâmica, disautonomias e até coma irreversível. As estruturas vasculares do polígono de Willis também podem ser danificadas durante a cirurgia, assim como as artérias perfurantes. Dependendo da extensão tumoral e acesso escolhido, outras estruturas encefálicas podem ser comprometidas. Há ainda risco de epilepsia e hidrocefalia, principalmente quando o tumor ocupa o terceiro ventrículo ou comprime o aqueduto cerebral. A taxa de infecção cirúrgica é igual à dos procedimentos semelhantes realizados para outras patologias.

DICAS

- Forte relação com NF-1, tendo melhor prognóstico;
- Alteração genética mais comum é a duplicação do BRAF nos casos esporádicos;
- Na maioria das vezes o tipo histológico é astrocitoma pilocítico grau I da OMS, porém mesmo assim pode apresentar curso mais agressivo e disseminação leptomeníngea;
- A maioria apresenta alterações visuais ao diagnóstico;
- Idade jovem, tumores bilaterais, tumores posteriores ao quiasma, déficit visual ao diagnóstico, atrofia da papila do nervo óptico e hidrocefalia são fatores de pior prognóstico;
- O principal tratamento é a quimioterapia, tendo vários esquemas com bons resultados. Evitar radioterapia;
- A cirurgia tem um papel importante nos tumores restritos ao nervo óptico e ao trato óptico, podendo levar à cura dos tumores restritos a um dos nervos óptico já sem visão. Nos tumores quiasmáticos a cirurgia geralmente tem papel mais limitado no tratamento, sendo a ressecção parcial e descompressão indicada em casos selecionados.

REFERÊNCIAS BIBLIOGRÁFICAS

1. Qaddoumi I, Sultan I, Gajjar A. Outcome and prognostic features in pediatric gliomas: a review of 6212 cases from the Surveillance, Epidemiology, and End Results database. Cancer. 2009;115(24):5761-70.
2. Listernick R, Charrow J, Greenwald M, Mets M. Natural history of optic pathway tumors in children with neurofibromatosis type 1: a longitudinal study. J Pediatr. 1994;125(1):63-6.
3. Sawamura Y, Kamada K, Kamoshima Y, et al. Role of surgery for optic pathway/hypothalamic astrocytomas in children. Neuro Oncol. 2008;10(5):725-33.
4. Aihara Y, Chiba K, Eguchi S, et al. Pediatric Optic Pathway/Hypothalamic Glioma. Neurol Med Chir (Tokyo). 2018;58(1):1-9.
5. Garvey M, Packer R J. An integrated approach to the treatment of chiasmatic-hypothalamic gliomas. J Neurooncol. 1996;28(2-3):167-83.
6. Robert-Boire V, Rosca L, Samson Y, Ospina LH, Perreault S. Clinical Presentation and Outcome of Patients with Optic Pathway Glioma. Pediatr Neurol. 2017;75:55-60.
7. Czyzyk E, Jóźwiak S, Roszkowski M, Schwartz RA. Optic pathway gliomas in children with and without neurofibromatosis 1. J Child Neurol. 2003;18(7):471-8.
8. Astrup J. Natural history and clinical management of optic pathway glioma. Br J Neurosurg. 2003;17(4):327-35.
9. Listernick R, Ferner RE, Liu GT, Gutmann DH. Optic pathway gliomas in neurofibromatosis-1: controversies and recommendations. Ann Neurol. 2007;61(3):189-98.
10. Doganis D, Pourtsidis A, Tsakiris K, et al. Optic pathway glioma in children: 10 years of experience in a single institution. Pediatr Hematol Oncol. 2016;33(2):102-8.
11. Pfister S, Janzarik WG, Remke M, et al. BRAF gene duplication constitutes a mechanism of MAPK pathway activation in low-grade astrocytomas. J Clin Invest. 2008;118(5):1739-49.
12. Bar EE, Lin A, Tihan T, et al. Frequent gains at chromosome 7q34 involving BRAF in pilocytic astrocytoma. J Neuropathol Exp Neurol. 2008;67(9):878-87.
13. Louis DN, Ohgaki H, Wiestler OD, Cavenee WK. World Health Organization, International Agency for Research on Cancer. WHO classification of tumours of the central nervous system. Revised 4th edition. ed. Lyon: International Agency for Research On Cancer. 2016:408.
14. Traber GL, Pangalu A, Neumann M, et al. Malignant optic glioma – the spectrum of disease in a case series. Graefes Arch Clin Exp Ophthalmol. 2015;253(7):1187-94.
15. Falzon K, Drimtzias E, Picton S, Simmons I. Visual outcomes after chemotherapy for optic pathway glioma in children with and without neurofibromatosis type 1: results of the International Society of Paediatric Oncology (SIOP) Low-Grade Glioma 2004 trial UK co hort. Br J Ophthalmol. 2018.
16. Kornreich L, Blaser S, Schwarz M, et al. Optic pathway glioma: correlation of imaging findings with the presence of neurofibromatosis. AJNR Am J Neuroradiol. 2001;22(10):1963-9.
17. Shapey J, Danesh-Meyer HV, Kaye AH. Diagnosis and management of optic nerve glioma. J Clin Neurosci. 2011;18(12):1585-91.
18. Wan MJ, Ullrich NJ, Manley PE, et al. Long-term visual outcomes of optic pathway gliomas in pediatric patients without neurofibromatosis type 1. J Neuro-oncol. 2016;129(1):173-8.
19. Dutta D, Chendil V, Munshi A, et al. Spontaneous regression of optic chiasmatic glioma in pediatric patients: when to intervene? J Cancer Res Ther. 2010;6(4):591-3.
20. Parsa CF, Hoyt CS, Lesser RL, et al. Spontaneous regression of optic gliomas: thirteen cases documented by serial neuroimaging. Arch Ophthalmol. 2001;119(4):516-29.
21. Laithier V, Grill J, Le Deley MC, et al. Progression-free survival in children with optic pathway tumors: dependence on age and the quality of the response to chemotherapy--results of the first French prospective study for the French Society of Pediatric Oncology. J Clin Oncol. 2003;21(24):4572-8.
22. Azizi AA, Schouten-van Meeteren AYN. Current and emerging treatment strategies for children with progressive chiasmatic-hypothalamic glioma diagnosed as infants: a web-based survey. J Neuro-oncol. 2018;136(1):127-34.
23. Fisher MJ, Loguidice M, Gutmann DH, et al. Visual outcomes in children with neurofibromatosis type 1-associated optic pathway glioma following chemotherapy: a multicenter retrospective analysis. Neuro Oncol. 2012;14(6):790-7.
24. Balcer LJ, Liu GT, Heller G, et al. Visual loss in children with neurofibromatosis type 1 and optic pathway gliomas: relation to tumor location by magnetic resonance imaging. Am J Ophthalmol. 2001;131(4):442-5.

25. Dodgshun AJ, Elder JE, Hansford JR, Sullivan MJ. Long-term visual outcome after chemotherapy for optic pathway glioma in children: Site and age are strongly predictive. Cancer. 2015;121(23):4190-6.
26. Fisher MJ, Avery RA, Allen JC, et al. Functional outcome measures for NF1-associated optic pathway glioma clinical trials. Neurology. 2013;81(21 Suppl 1):S15-24.
27. Walker DA, Liu J, Kieran M, et al. A multi-disciplinary consensus statement concerning surgical approaches to low-grade, high-grade astrocytomas and diffuse intrinsic pontine gliomas in childhood (CPN Paris 2011) using the Delphi method. Neuro Oncol. 2013;15(4):462-8.
28. Taylor T, Jaspan T, Milano G, et al. Radiological classification of optic pathway gliomas: experience of a modified functional classification system. Br J Radiol. 2008;81(970):761-6.
29. Campagna M, Opocher E, Viscardi E, et al. Optic pathway glioma: long-term visual outcome in children without neurofibromatosis type-1. Pediatr Blood Cancer. 2010;55(6):1083-8.
30. Kelly JP, Leary S, Khanna P, Weiss AH. Longitudinal measures of visual function, tumor volume, and prediction of visual outcomes after treatment of optic pathway gliomas. Ophthalmology. 2012;119(6):1231-7.
31. Goodden J, Pizer B, Pettorini B, et al. The role of surgery in optic pathway/hypothalamic gliomas in children. J Neurosurg Pediatr. 2014;13(1):1-12.
32. Hollander MD, FitzPatrick M, O'Connor SG, Flanders AE, Tartaglino LM. Optic gliomas. Radiol Clin North Am. 1999;37(1):59-71.
33. Aversa do Souto A, Fonseca AL, Gadelha M, et al. Optic pathways tuberculoma mimicking glioma: case report. Surg Neurol. 2003;60(4):349-53.
34. Ng K L, McDermott N, Romanowski CA, Jackson A. Neurosarcoidosis masquerading as glioma of the optic chiasm in a child. Postgrad Med J. 1995;71(835):265-8.
35. Peyster RG, Hoover ED, Hershey BL, Haskin ME. High-resolution CT of lesions of the optic nerve. AJR Am J Roentgenol. 1983;140(5):869-74.
36. Hervey-Jumper SL, Ghori A, Ziewacz JE, et al. Langerhans cell histiocytosis of the optic chiasm: case report. Neurosurgery. 2011;68(2):E556-61.
37. Albright AL, Pollack IF, Adelson PD. Principles and practice of pediatric neurosurgery. 3rd edition. ed. New York: Thieme. 2014;xx:1111.
38. Ahn Y, Cho BK, Kim SK, et al. Optic pathway glioma: outcome and prognostic factors in a surgical series. Childs Nerv Syst. 2006;22(9):1136-42.
39. Hupp M, Falkenstein F, Bison B, et al. Infarction following chiasmatic low grade glioma resection. Childs Nerv Syst. 2012;28(3):391-8.
40. Wright JE, McNab AA, McDonald WI. Optic nerve glioma and the management of optic nerve tumours in the young. Br J Ophthalmol. 1989;73(12):967-74.
41. Krishnatry R, Zhukova N, Guerreiro Stucklin AS, et al. Clinical and treatment factors determining long-term outcomes for adult survivors of childhood low-grade glioma: A population-based study. Cancer. 2016;122(8):1261-9.
42. Thomas RP, Gibbs IC, Xu LW, Recht L. Treatment options for optic pathway gliomas. Curr Treat Options Neurol. 2015;17(2):333.
43. Gnekow AK, Walker DA, Kandels D, et al. A European randomised controlled trial of the addition of etoposide to standard vincristine and carboplatin induction as part of an 18-month treatment programme for childhood (≤16 years) low grade glioma – A final report. Eur J Cancer. 2017;81:206-25.
44. Packer RJ, Ater J, Allen J, et al. Carboplatin and vincristine chemotherapy for children with newly diagnosed progressive low-grade gliomas. J Neurosurg. 1997;86(5):747-54.
45. de Haas V, Grill J, Raquin MA, et al. Relapses of optic pathway tumors after first-line chemotherapy. Pediatr Blood Cancer. 2009;52(5):575-80.
46. Scheinemann K, Bartels U, Tsangaris E, et al. Feasibility and efficacy of repeated chemotherapy for progressive pediatric low-grade gliomas. Pediatr Blood Cancer. 2011;57(1):84-8.
47. Gutmann DH, Avery R, Ferner RE, Listernick R. Visual function and optic pathway glioma: a critical response. JAMA Ophthalmol. 2013;131(1):120-1.

CAPÍTULO 75

EPENDIMOMAS

Roger Thomaz Rotta Medeiros

INTRODUÇÃO

Os ependimomas são neoplasias de origem neuroectodermal, sendo a terceira causa mais comum de tumores pediátricos depois dos astrocitomas e meduloblastomas. Embora possam surgir em qualquer idade durante a infância, a maior incidência está entre 0 e 4 anos de idade.[1] Originam-se das *glial-like stem cells* da zona subventricular cerebral (SVZ) – revestimento do IV ventrículo, e no interior do canal central da medula espinhal.

Representam 8% de todos os tumores cerebrais primários pediátricos e 25% de todos os tumores na medula espinhal.[2] Essas lesões apresentam localização diferente em adultos e crianças. A maioria dos ependimomas em crianças é intracraniana em 90% dos casos, nos adultos são encontrados na medula espinhal em 46%.[1] Estão localizados infratentorialmente em 65% nos casos diagnosticados em pediatria, surgindo frequentemente do assoalho do IV ventrículo, os 35% dos outros casos estão igualmente divididos entre a medula espinhal e supratentorial.

A principal estratégia terapêutica é a ressecção cirúrgica, com aumento das chances de uma sobrevida longa. Uma ressecção radical muitas vezes é difícil, por causa, sobretudo, da origem tumoral ou infiltração do assoalho do IV ventrículo ou outras críticas estruturas neuronais adjacentes.[3]

Esses tumores tipicamente são resistentes ao tratamento adjuvante com quimioterapia e radioterapia e podem recorrer depois de 10 a 20 anos da ressecção inicial. A radioterapia pode ser usada em lesões residuais, mas não em crianças menores de 3 anos de idade.

EPIDEMIOLOGIA

Os ependimomas intracranianos são tumores raros, correspondendo a 7% de todas as neoplasias gliais. Em adultos, representam, aproximadamente, 2% de todos os tumores intracranianos, mas em crianças são muito mais comuns e compreendem de 6%-12% de todos os tumores cerebrais primários. Esses tumores são intracranianos em 90% das crianças. Aproximadamente 20%-30% de todos as lesões de fossa posterior em crianças são ependimomas, e os ependimomas intracranianos são o terceiro tipo histológico em crianças depois de astrocitomas e meduloblastomas.

A incidência diminui com o aumento da idade, de 5,6% (0-14 anos) para 4,5% (15-19 anos) para 4,0% (20-34 anos).[4] Cinquenta por cento dos ependimomas ocorrem em crianças menores de 5 anos de idade, sendo que a maioria, 60%-275% são infratentoriais, estando no IV ventrículo ou ao seu redor. Tipicamente, os ependimomas surgem entre os 3-6 anos. Apresentam uma leve predileção pelo sexo masculino (1,4:1).

A incidência dos ependimomas, combinada em adultos e crianças, é de aproximadamente 0,3/100.000 pacientes-ano.

O surgimento dos ependimomas ainda é desconhecido, não tendo nenhum fator ambiental ligado ao seu surgimento. Aproximadamente 225% dos pacientes com neurofibromatose tipo 2 têm ependimomas que surgem quase que exclusivamente na medula espinhal.

Em graus mais malignos de ependimomas há um aumento do índice de proliferação, há uma grande capacidade de migração, mais atividade de matriz de metaloproteases, bem como alta expressão de fator de crescimento derivado do endotélio (*vascular endothelial growth factor2VEGF*).

PATOLOGIA E CLASSIFICAÇÃO

Os ependimomas são tumores circunscritos, geralmente surgindo no sistema ventricular ou próximo a ele. Eles são de cor bronzeada e são macios e esponjosos, ocasionalmente com depósitos de cálcio. Surgem no quarto ventrículo e geralmente fluem através do forame de Luschka e Magendie para envolver os nervos e vasos cranianos do tronco cerebral e são denominados *ependimomas plásticos*.[5] Ocasionalmente, podem invadir o tecido cerebral, exibir elementos císticos, regiões necróticas ou hemorragia.[6]

Células isoladas de ependimomas têm um fenótipo da glia radial, sugerindo que as células da glia radial são a fonte histogenética desses tumores.[7] Pesquisas sugerem que grupos distintos de células são específicos de um local anatômico.[8,9] A importância do sítio anatômico na biologia do ependimoma é demonstrada pelos grupos moleculares da doença, conforme definido pelo perfil do metiloma, que é considerado um reflexo da histogênese.[10]

Histologicamente, são lesões circunscritas, moderadamente hipercelulares com células uniformes, exibindo morfologia clássica ou características heterogêneas. O ependimoma clássico é um glioma bem delineado com células monomórficas com densidade variável e núcleos redondos ou ovais e cromatina nuclear pontilhada. As principais características histológicas são a presença de zonas anucleadas perivasculares (pseudorrosetas) e rosetas ependimárias (verdadeiras). As pseudorrosetas são compostas por células tumorais dispostas radialmente em torno dos vasos sanguíneos, criando zonas anucleadas perivasculares de processos fibrilares finos. As rosetas ependimárias e os canais tubulares são compostos de células tumorais colunares ou cuboides dispostos em torno de um lúmen central. As pseudorrosetas podem ser encontradas em praticamente todos os ependimomas, enquanto as rosetas ependimárias estão presentes apenas em uma minoria.[3] A característica diagnóstica são as rosetas ependimárias. Combinações de pseudorrosetas perivasculares, aglomerados papilares, calcificação e inclusões intranucleares podem ser identificados em quantidades variáveis em diferentes regiões do tumor. Os sinais de malignidade podem obscurecer a aparência clássica das rosetas perivasculares. Atividade mitótica significativa, polimorfismo nuclear e variações na forma das membranas celulares geralmente caracterizam os tumores de alto grau. O número de mitoses, os índices de marcação de marcadores de proliferação e a densidade celular são considerados bons parâmetros para fins de prognóstico.

Um estudo realizado pelo Childhood Brain Tumor Consortium resultou em 26 características histológicas e cinco fatores que podem fornecer um método para quantificar a heterogeneidade histológica do tumor. Prever o comportamento com base na histologia tem sido controverso porque o padrão microscópico parece ser de valor limitado no estabelecimento de um prognóstico.[11]

A imunorreatividade para GFAP é geralmente observada em pseudorrosetas, sendo mais variável em outros elementos do tumor, como rosetas e papilas. Ependimomas normalmente expressam a proteína S100 e a vimentina.[12] A imunorreatividade de EMA pode ser encontrada na maioria dos ependimomas, com expressão ao longo da superfície luminal de algumas rosetas ependimárias ou manifestando-se como estruturas citoplasmáticas perinucleares em forma de ponto ou em anel.[13]

Os critérios histológicos atuais dividem os tumores em subependimomas grau I ou ependimomas mixopapilares, ependimomas grau II e ependimomas anaplásicos grau III. Os ependimomas de grau II são os ependimomas mais comuns e são subdivididos em celulares, papilares, células claras e tancíticos.[14] Esses subgrupos são imprecisos e, até certo ponto, subjetivos, limitando sua utilidade na tomada de decisão do tratamento.

Avanços na imuno-histoquímica, transcriptoma e perfil do metiloma redefiniram, nos últimos anos, o panorama biológico do ependimoma. Um grande estudo internacional de mais de 500 ependimomas estratificou nove subtipos epigenéticos distintos de neoplasias ependimárias.[10] Os ependimomas da fossa posterior (PF), supratentorial (ST) e espinhal (SP) foram subdivididos em três subtipos, com diferenças demográficas, clínicas, genéticas e prognósticas (Quadro 75-1).

Os ependimomas PF compreendem o subependimoma (PF-EPN-SE), uma neoplasia de grau I da OMS que surge mais frequentemente em adultos do que em crianças; PF-EPN-A são encontrados mais comumente em crianças pequenas, estão frequentemente localizados lateralmente na fossa posterior e têm uma alta taxa de recorrência. O PF-EPN-A tem um prognóstico ruim, com sobrevida livre de progressão (PFS) em 10 anos de 37,1%, embora tenha mostrado uma tendência de aumento ao longo do tempo. Em contraste com isso, uma análise retrospectiva multicêntrica demonstrou que as crianças com subgrupo PF-EPN-B tratadas com GTR têm uma excelente sobrevida global (OS) em 10 anos de 85%.[15]

Os ependimomas ST incluem subependimoma (ST-EPN-SE) e dois subtipos distintos com *drivers* genéticos reconhecidos no cromossomo 11. O subgrupo ST-EPN-RELA compreende cerca de 70% de ST-EPN e é caracterizado pela fusão do gene obscuro C11orf95 com RELA. Os tumores ST-EPN-YAP1 têm melhor prognóstico e são causados por uma fusão recorrente envolvendo o oncogene YAP1.

Os ependimomas SP são mais comuns em adultos e incluem subependimoma (SP-EPN-SE), ependimoma mixopapilar (SP-EPN-MPE) e SP-EPN, que correspondem a ependimoma histologicamente graus II/III. O subgrupo SP-EPN tem uma associação genética conhecida com mutações no gene NF2, seja esporadicamente ou como parte da síndrome da neurofibromatose tipo 2, cujo reconhecimento é anterior ao paradigma de subgrupo atual.[16]

A análise de sobrevida de 388 pacientes em um grande estudo internacional encontrou melhores correlações dentro desses nove subgrupos do que com a graduação histopatológica da OMS. A análise multivariada mostrou que apenas o grau de ressecção e o ganho do cromossomo 1q, além da subtipagem molecular, foram marcadores prognósticos independentes. Dois subgrupos de pior prognóstico, PF-EPN-A e ST-EPN-RELA, representaram 65% desse estudo e foram responsáveis pela maior parte da mortalidade.

A Classificação de tumores do SNC da OMS de 2016[3] reflete parcialmente esse grande avanço no diagnóstico de ependimoma ao incluir ST-EPN-RELA como entidade clinicopatológica, além do subependimoma, MPE, ependimomas clássico e anaplásico já mencionados. Além disso, uma recente declaração de consenso propõe que *fora dos ensaios clínicos, as decisões de tratamento não devem ser com base na graduação (II ou III),* mas sim no perfil molecular do tumor.[17]

Quadro 75-1. Ependimoma – Subdivisões

Compartimento anatômico	Medula espinhal (SP-)			Fossa posterior (PF-)			Supratentorial (ST-)	
Subgrupo molecular	SE	MPE	EPN	SE	EPN-A	EPN-B	EPN-YAP1	EPN-RELA
Histopatologia	Subependimoma (WHO I)	Ependimoma mixopapilar (WHO I)	Ependimoma anaplásico (WHO II/III)	Subependimoma (WHO I)	Ependimoma anaplásico (WHO II/III)	Ependimoma anaplásico (WHO II/III)	Ependimoma anaplásico (WHO II/III)	Ependimoma anaplásico (WHO II/III)
Genética	6q del	CIN	CIN	Equilibrado	Equilibrado	CIN	Aberração 11q	Aberração 11q
Driver oncogênico	?	?	NF2	?	?	?	YAP1-fusion	Chromothripsis RELA-fusion
Localização tumoral	Medula espinhal 1/3 sup	Medula espinhal 1/3 inf	Medula espinhal	Cerebelo	Cerebelo	Cerebelo	Hemisfério cerebral	Hemisfério cerebral
Distribuição por sexo	Masc = fem	Masc = fem	Fem > masc	Fem > masc	Fem > masc	Masc > fem	Masc > fem	Fem > masc

QUADRO CLÍNICO

Frequentemente de início assintomático, o ependimoma muitas vezes é um achado incidental em um exame de imagem solicitado por outros motivos,[18] e sua apresentação clínica, quando presente, é variada e estará associada habitualmente ao compartimento relacionado com o seu crescimento, bem como com a idade do paciente, o seu tamanho e seu grau histológico.[19,20]

Dessa forma, a consideração anatômica em vista de sua origem na linhagem ependimária é fundamental, e deve-se pensar a princípio em sintomas típicos de lesões expansivas localizadas nos ventrículos cerebrais e no canal central da medula, e menos frequente em região intraparenquimatosa por causa de sua origem nas células ependimárias fetais remanescentes da migração periventricular.[20]

Há também um potencial risco de implante secundário via liquórica para outras localizações do neuroeixo, podendo dessa forma promover sintomas de outras localidades, como, por exemplo, a metástase em gota na região sacral.[19,21] Excetuam-se a esta regra aqueles casos em que a lesão expansiva promoverá um processo de hidrocefalia obstrutiva,[18] sendo estes mais comumente localizados na fossa posterior.

Nas lesões intracranianas, destacam-se sintomas que levam em média 3 a 6 meses desde o seu início até o diagnóstico[22,23] e que podem gerar um quadro de hipertensão intracraniana seja pelo próprio efeito de massa da lesão, seja pela hidrocefalia, sendo estes: cefaleia, náusea, vômito, ataxia, vertigem, alteração do nível de consciência, diplopia, turvação visual e papiledema.[24] Naqueles localizados principalmente na região supratentorial podem ocorrer manifestação epileptogênica, alterações focais deficitárias e até mesmo manifestações lobares, como alteração de comportamento e personalidade.[19,25] Na população pediátrica com menos de 1 ano, pode ainda haver aumento do perímetro cefálico.[19]

Quando localizado no 4° ventrículo, além da hidrocefalia e dos distúrbios de marcha, pode haver comprometimento dos pares baixos dos nervos cranianos, com destaque para os nervos vago e glossofaríngeo, levando à disfagia e tosse.[19] Quando houver invasão do assoalho do 4° ventrículo poderá apresentar paralisia facial periférica por acometimento do colículo facial e/ou paralisia do abducente por compressão de seu núcleo.[18]

Já os ependimomas intramedulares podem levar em média 3 a 4 anos entre o início dos sintomas até o seu diagnóstico.[22,23] A sua apresentação clínica é característica de lesões expansivas intramedulares, sendo a dor a principal queixa descrita, podendo variar desde uma dor radicular, dor axial com rigidez e piora quando em decúbito dorsal.[18]

Além dos sintomas álgicos, podem-se sobrepor distúrbios sensório-motores, esfincterianos (naqueles localizados na cauda equina ou cone medular) acompanhados ou não de mielopatia e alterações estruturais, como, por exemplo, a escoliose.[23-28] Habitualmente estas apresentações possuem um caráter insidioso, entretanto, muitas vezes a apresentação se inicia de forma indolente e oligossintomática, com rápida progressão, sendo esta característica mais evidenciada nos pacientes do grupo pediátrico.[8]

EXAME DE IMAGEM

Tomografia Computadorizada

A tomografia computadorizada é a primeira modalidade de estudo com imagem na suspeita da presença de tumores. Os ependimomas são isodensos ou hiperdensos em relação ao córtex cerebelar (75%-80%) além de homogêneos. Hemorragia pode estar presente em 10%-13% dos tumores. A calcificação está presente em ependimomas com uma frequência relatada de 25%-50% e é mais bem definida com imagens de TC do que com RM. Cistos e regiões necróticas são observadas em 47%. Os tumores do quarto ventrículo são frequentemente (24%) circundados por um halo de edema ou LCR. Este achado de imagem não é específico para ependimoma e pode ser visto com outros tipos de tumor. Após a administração de contraste observa-se uma captação heterogênea e irregular, pelo menos parcial, em praticamente todos os ependimomas.[6]

Lesões supratentoriais são frequentemente muito grandes (> 4 cm em 80%) no momento do diagnóstico. São intraventriculares em 24%, periventriculares em 29%, parenquimatosos em 41% e extra-axiais em 6%. São lesões heterogêneas com realce irregular pelo contraste e semelhante aos tumores infratentoriais. Os ependimomas supratentoriais podem ter um centro necrótico de baixa densidade (47%), mimetizando um glioma maligno (Fig. 75-1).

Ressonância Magnética

A melhor modalidade de imagem para avaliação de tumores da fossa posterior é a ressonância magnética (RM). A RM define melhor o tumor e sua relação com a anatomia normal com alta resolução em vários planos de imagem. Os ependimomas apresentam-se caracteristicamente como uma massa não homogênea, originando-se do assoalho inferior do quarto ventrículo e preenchendo o IV ventrículo, com uma propensão particular a se projetar pelo forame de Luschka no ângulo pontocerebelar e através do forame de Magendie no canal espinhal cervical. As artérias vertebrais ou cerebelares inferiores posteriores podem ser deslocadas ou envolvidas pelo tumor.

Os ependimomas têm características de imagem semelhantes, independentemente da localização intracraniana. A aparência mais comum na RM é de uma massa não homogênea, isointensa ou hipointensa em imagens ponderadas em T1 (85%), isointensa ou hiperintensa em imagens ponderadas em

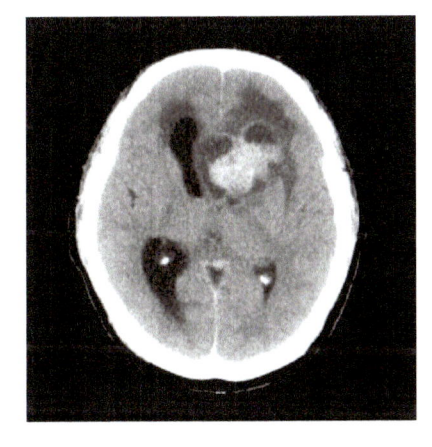

Fig. 75-1. CT scan.

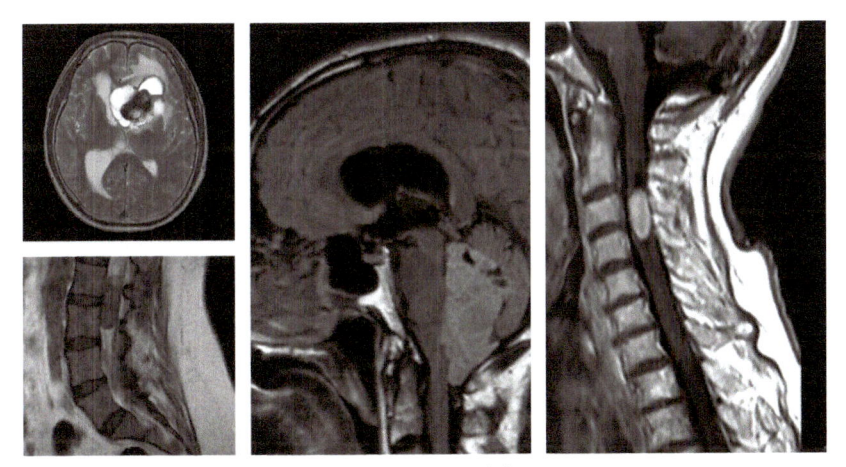

Fig. 75-2. MRI supratentorial, coluna cervical, cauda equina e IV ventrículo.

T2 ou imagens ponderadas em densidade de prótons, e demonstrando realce não homogêneo após a administração de contraste. Recentemente, características de sinal em imagem ponderada por difusão (DWI) e mapas de coeficiente de difusão aparente (ADC) são utilizadas para correlacionar os graus de tumor. A hiperintensidade no DWI e a hipointensidade nos mapas de ADC são altamente preditivas de lesões de alto grau no exame patológico. PNET e meduloblastomas demonstram propriedades de restrição à difusão (alta intensidade de sinal em DWI, baixa intensidade de sinal no mapa de ADC), enquanto os ependimomas não anaplásicos não. Um DWI pré-operatório em tumores do quarto ventrículo recém-diagnosticados serve como uma ajuda simples e rápida para diferenciar entre meduloblastomas e ependimomas (Fig. 75-2).[6]

Os ependimomas raramente têm disseminação no momento do diagnóstico. A evidência de disseminação de células de ependimoma no LCR é um fator-chave no estadiamento, prognóstico e tratamento. A disseminação subaracnóidea da doença pode ser detectada por ressonância magnética ou por estudos citológicos do LCR. No entanto, a determinação pré-operatória da não disseminação pode auxiliar no planejamento cirúrgico. A imagem de toda coluna vertebral (neuroeixo) é importante para orientar o cirurgião em relação a quão agressivo deve ser a cirurgia.[6]

TRATAMENTO

O ependimoma, assim como outras neoplasias do sistema nervoso central, deve ser tratado dentro do ambiente de uma equipe multidisciplinar com experiência no tratamento desta doença.

O manejo clínico dos ependimomas intracranianos (OMS Grau II/III) é desafiador, e a estratégia de tratamento ideal é controversa. O ependimoma intracraniano, particularmente antes da administração de qualquer terapia, demonstra padrões de crescimento predominantemente localmente invasivos e tem potencial metastático muito baixo. A cirurgia desempenha um papel primordial no controle local do tumor, e o grau de ressecção neurocirúrgica tem sido o fator prognóstico independente mais consistente relatado nas últimas décadas. Estudos seriados publicados nos últimos 20 anos confirmaram a importância da ressecção total macroscópica e da radioterapia focal no tratamento do ependimoma não metastático.

Cirurgia

A cirurgia de ressecção é o primeiro passo no tratamento dos ependimomas. Os objetivos da ressecção cirúrgica são:

A) Obter tecido tumoral para diagnóstico;
B) Abrir as vias do LCR para aliviar a hidrocefalia;
C) Remover a compressão de estruturas neurais;
D) Alcançar a máxima ressecção segura.

Esse grau de ressecção (ressecção total *versus* ressecção subtotal) é consistentemente demonstrado como o fator prognóstico mais importante.[15,29]

Há muito tempo se reconhece que o grau de ressecção está fortemente correlacionado com o prognóstico no ependimoma. Em uma série histórica de 80 crianças tratadas, entre 1975 e 1989, PFS de 5 anos e OS, respectivamente, de 51% e 75% para GTR, e 26% e 41% para ressecção subtotal (STR), foram relatados. Em outra série de 92 pacientes tratados em um período de tempo semelhante, PFS e OS de 10 anos, respectivamente, de 57,2% e 69,8% foram relatados para casos de GTR; e 11,1% e 35,2% onde a ressecção foi incompleta. Mais recentemente, no ensaio de definição de paradigma St. Jude de terapia de radiação conformacional em 153 crianças com ependimoma, PFS de 5 anos e OS, respectivamente, foram 81,5% e 93% nos 125 participantes que se submeteram a GTR.[15]

Portanto, uma ressonância magnética pós-operatória precoce é obrigatória para avaliar a extensão da ressecção cirúrgica e, se presente, o potencial benefício de uma reabordagem de qualquer resíduo. Se esta investigação for atrasada além de 72 horas após a cirurgia, é difícil distinguir entre as alterações pós-cirúrgicas (vistas como uma borda fina de realce ao longo das margens da cavidade) e o resíduo. O tumor residual pode ser definido usando o sistema de estadiamento R0-R4 de cinco pontos, conforme descrito no Quadro 75-2. Se uma lesão residual pós-operatório for confirmada, uma segunda cirurgia deve ser considerada.[29-31]

Radioterapia

O manejo pós-operatório padrão de ependimomas intracranianos completamente ressecados é com radioterapia conformacional focal, com resultados excelentes e morbidade aceitável, mesmo em crianças menores de 3 anos.

Para o planejamento, o volume tumoral bruto (GTV) é com base na ressonância magnética pós-operatória e inclui o leito do tumor no local primário modificado para incluir qualquer resíduo. O volume-alvo clínico (CTV) inclui o GTV com uma margem adicionada para tratar doenças microscópicas subclínicas. Os protocolos mais antigos recomendavam uma expansão de 1 cm do GTV para o volume--alvo clínico, mas os protocolos mais novos usam uma margem de 0,5 cm.

A dose de radioterapia prescrita é de 59,4 Gy em 33 frações diárias de 1,8 Gy por sessão, tratando 5 dias por semana, com a dose para o quiasma óptico e medula espinhal limitada a 54 Gy ou menos.[29]

Ependimoma é uma das indicações pediátricas mais comuns para terapia por feixe de prótons (PBT), que oferece o potencial de reduzir os efeitos colaterais, especialmente a toxicidade tardia, por meio da exposição reduzida de órgãos radiossensíveis em risco (Quadro 75-3).

Quadro 75-2. Definições de Grau de Ressecção

	Extensão da ressecção
R0	Sem tumor residual
R1	Sem tumor residual, com descrição de lesão residual pelo neurocirurgião
R2	Pequeno tumor residual, com diâmetro máximo < 5 mm
R3	Tumor residual que podem ser medidos em mais de 3 cortes
R4	Tumor residual não difere do tamanho pré-operatório

Quadro 75-3. Resumo de Estudos de Cirurgia vs. Radioterapia

Nome do estudo	n	Período	Grau de ressecção	Radioterapia (campo/dose)	OS/PFS	Fatores prognósticos
HIT 88/89/91	55	1988-199?	25/55 – GTR	2/5 – s/ radioterapia 40/55 – cranioespinhal 13/55 – focal	3 anos OS 75,6% GTR 3 anos PFS 83,3% STR 3 anos PFS 38,5%	Grau de ressecção Doença metastática
St Jude	153	1997-2000	81% GTR	Focal 59,4 Gy	7 anos OS 85%	Grau de ressecção Idade Raça Quimio pré-ressecção
Segundo estudo prospectivo AIEOP	160	2002-2014	75% GTR	Focal 59,4 Gy + 8 Gy/2 fração residual	5 anos OS 81,1% 5 anos PFS 65,4%	< 3 anos (OS) Sexo feminino Grau tumoral GTR
SPCE	202	2000-2014	85% GTR	Variável 62% > 54 Gy	5 aos OS 71,4%	Grau tumoral Idade GTR

Quimioterapia

Ainda não está muito claro o papel da quimioterapia no tratamento do ependimoma. Crianças menores são particularmente suscetíveis à neurotoxicidade relacionada com a radioterapia. Vários estudos tentaram implantar um regime quimioterápico na linha de frente para esses pacientes, a fim de atrasar ou evitar a radioterapia, mantendo o controle do tumor. Os resultados mais promissores da quimioterapia no ependimoma até agora são de um estudo prospectivo do Reino Unido com 89 crianças com menos de 3 anos, com OS em 5 anos de 76%. Resultados semelhantes foram demonstrados em outros estudos europeus com OS de 3 anos de 55,9% e OS de 4 anos de 59%. O estudo *Head Start* III de indução intensiva e quimioterapia de consolidação, após cirurgia de ressecção máxima, demonstrou OS em 3 anos de 100% em ependimoma supratentorial e 73% em ependimoma infratentorial, dos quais 8 em 11 sofreram recidiva, com 6 daqueles 8 morrendo de doença recidivante.[15]

No entanto, nenhum estudo com o uso de quimioterapia em ependimoma até agora foi capaz de substituir aqueles de radioterapia, com sobrevida de 7 anos em crianças menores de 3 anos de 77%.

As taxas de sobrevida global em cinco anos após a ressecção total e radioterapia focal são da ordem de 75%-85%. Essas taxas reduzem significativamente quando a ressecção é subtotal em pacientes muito jovens e com doença metastática na apresentação.

Os ependimomas continuam a apresentar desafios, tanto em termos de resultados quanto de toxicidades de tratamento. A cirurgia com ressecção total é o Gold Standard do tratamento, seguida por radioterapia focal em doses de até 59,4 Gy. Embora os resultados para os casos com ressecção total sejam muito encorajadores, ainda há uma proporção de casos em que a ressecção total não é possível, que apresentam doença metastática ou que apresentam recidiva após a terapia padrão. Os resultados para esses grupos continuam decepcionantes. O aumento da compreensão da diversidade biológica e das implicações prognósticas pode permitir uma seleção mais refinada de pacientes para tratamentos padrão, mas também pode fornecer alvos para novos agentes, o que pode levar a melhores resultados no futuro.

REFERÊNCIAS BIBLIOGRÁFICAS

1. Villano JL, Parker CK, Dolecek TA. Descriptive epidemiology of ependymal tumours in the United States. Br J Cancer. 2013;108:2367-71.
2. Shim KW, Kim DS, Choi JU. The history of ependymoma management. Childs Nerv Syst. 2009;25:1167-83.
3. Louis DN, et al. The 2016 World Health Organization Classification of Tumors of the Central Nervous System: a summary. Acta Neuropathol. 2016;131:803-20.
4. Ostrom QT, et al. CBTRUS statistical report: primary brain and central nervous system tumors diagnosed in the United States in 2007-2011. Neuro Oncol. 2014;16(4):1-63.
5. Courville CB, Broussalian SL. Plastic ependymomas of the lateral recess. Report of eight verified cases. J Neurosurg. 1961;18:792-9.
6. Wetjen N, Raffel C. Oncology of CNS tumors. Springer. 2010;35:503-12.
7. Lopes MB, Altermatt HJ, Scheithauer BW, et al. Immunohistochemical characterization of subependymal giant cell astrocytomas. Acta Neuropathol. 1996;91:368-75.

8. Parker M, et al. C11orf95-RELA fusions drive oncogenic NF-κB signalling in ependymoma. Nature. 2014;506:451-5.
9. Johnson RA, et al. Cross-species genomics matches driver mutations and cell compartments to model ependymoma. Nature. 2010;466:632-6.
10. Pajtler KW, et al. Molecular Classification of Ependymal Tumors across All CNS Compartments, Histopathological Grades, and Age Groups. Cancer Cell. 2015;27:728-43.
11. Johnson KJ, et al. Childhood brain tumor epidemiology: a brain tumor epidemiology consortium review. Cancer Epidemiol Biomarkers Prev. 2014;23:2716-36.
12. Kimura T, Budka H, Soler-Federsppiel S. An immunocytochemical comparison of the glia-associated proteins glial fibrillary acidic protein (GFAP) and S-100 protein (S100P) in human brain tumors. Clin Neuropathol. 1986;5:21-7.
13. Kawano N, et al. Light microscopic demonstration of the microlumen of ependymoma: a study of the usefulness of antigen retrieval for epithelial membrane antigen (EMA) immunostaining. Brain Tumor Pathol. 2004;21:17-21.
14. Korshunov A, et al. Molecular staging of intracranial ependymoma in children and adults. J Clin Oncol. 2010;28:3182-90.
15. Toescu SM, Aquilina K. Current and Emerging Methods of Management of Ependymoma. Curr Oncol Rep. 2019;21:78.
16. Ebert C, et al. Molecular genetic analysis of ependymal tumors. NF2 mutations and chromosome 22q loss occur preferentially in intramedullary spinal ependymomas. Am J Pathol. 1999;155:627-32.
17. Pajtler KW, et al. The current consensus on the clinical management of intracranial ependymoma and its distinct molecular variants. Acta Neuropathol. 2017;133:5-12.
18. Greenberg MS. Handbook of Neurosurgery / Mark S. Greenberg. 9th edition. New York : Thieme. 2020.
19. Siqueira MG. Tratado de neurocirurgia/Mario G. Siqueira – Barueri – SP: Manole. 2016;1.
20. Centeno RS, Lee AA, Winter J, Barba D. Supratentorial ependymomas. Neuroimaging and clinicopathological correlation. J Neurosurg. 1986;64:209-15.
21. Osborn AG, Blaser SI, Salzman KL. Diagnostic imaging: Brain. Salt Lake City: Amirsys. 2004.
22. Reni M, Gatta G, Mazza E, Vecht C. Ependymoma. Crit Ver Oncol Hematol. 2007;63:81-9.
23. Schwartz TH, McCormick PC. Intramedullary ependymomas: clinical presentation, surgical treatment strategies and prognosis. J Neurooncol. 2000;47:211-8.
24. Andrade FG, Aguiar PH, Matushita H, et al. Intracranial and spinal Ependymoma: series at Faculdade de Medicina, Universidade de São Paulo. Arq. Neuropsiquiatr. 2009;67:626-32.
25. Zacharoulis S, Moreno L. Ependymoma: An Update. J Child Neurol 2009;24(11):1431-38.
26. Hsu W, Pradilla G, Constantini S, Jallo G I. Surgical Considerations of spinal ependymomas in the pediatric population. Childs Nerv Syst. 2009;25:1253-9.
27. Kucia EJ, Bambakidis NC, Chang SW, Spetzler RF. Surgical technique and outcomes in the treatment of spinal cord ependymomas, part 1: intramedullary ependymomas. Neurosurgery. 2011;68:57-63.
28. Kucia EJ, Maughan PH, Kakarla UK, et al. Surgical technique and outcomes in treatment of spinal cord ependymomas: part II: myxopapillary ependymoma. Neurosurgery. 2011;68:90-4.
29. Thorp N, Gandola L. Management of Ependymoma in Children, Adolescents and Young Adults. Clin Oncol (R Coll Radiol). 2019;31:162-70.
30. Yuh EL, Barkovich AJ, Gupta N. Imaging of ependymomas: MRI and CT. Childs Nerv Syst. 2009;25:1203-13.
31. Merchant TE, et al. Preliminary results from a phase II trial of conformal radiation therapy and evaluation of radiation-related CNS effects for pediatric patients with localized ependymoma. J Clin Oncol. 2004;22:3156-62.

CAPÍTULO 76

MEDULOBLASTOMA

Paulo Ronaldo Jubé Ribeiro • Saad George Oliveira El Haouli
Nayara Matos Pereira • Cilmária Leite Franco

HISTÓRICO

No início da década de 1920, Percival Bailey (1892-1973) e Harvey Cushing (1869-1939) iniciaram um exaustivo trabalho de analisar e classificar mais de quatrocentos casos de tumores intracranianos. Observando as lesões cerebelares, perceberam uma grande frequência de tumores que cresciam no quarto ventrículo. Havia dois tipos: aqueles que eram totalmente retirados e resultavam em sobrevida maior (ependimomas), e aqueles que recorriam em curto prazo e resultavam em sobrevida menor.[1,2]

Em junho de 1924, Globus e Strauss apresentaram uma série de casos de 25 pacientes de tumores cerebelares que designaram como *spongioblastoma cerebelli*, conforme sugerido por Ribbert, em 1918. De forma independente, Bailey e Cushing também usaram o mesmo termo inicialmente, mas notando que a lesão que estavam descrevendo tinha uma diferenciação celular muito menor do que o tumor descrito por Globus e Strauss, eles decidiram adotar o termo *Medulloblastoma*.[2,3]

Medulloblasto é uma das cinco células-tronco do tubo neural primitivo descritas por Shaper, em 1897. Apesar de o termo **meduloblastoma** ter-se solidificado na classificação destes tumores de fossa posterior, atualmente se sabe que não há essa célula embrionária que poderia ser identificada como meduloblasto.[4]

O meduloblastoma é o tumor cerebral maligno mais comum da infância, com uma incidência de aproximadamente 0,74 por 1 milhão.[5] É responsável por 15%-20% dos tumores pediátricos do Sistema Nervoso Central (SNC). Há maior incidência no sexo masculino (cerca de 40% maior) e a faixa etária mais acometida é de 1 a 9 anos de idade (quase 8 casos por 1 milhão de habitantes). Alguns fatores de risco já foram comprovadamente associados, como o grande peso ao nascer, infecção viral durante a gestação, pouco contato social com outras crianças no primeiro ano de vida, além de algumas doenças genéticas, como a síndrome de Gorlin, síndrome de Turcot e a síndrome de Li-Fraumeni.[6]

QUADRO CLÍNICO

As queixas iniciais são pouco específicas e leves, com náuseas, vômitos, letargia e alterações visuais. Os pais e os pediatras podem assumir que a criança esteja com alguma condição transitória e benigna, como gastroenterite,[7] intolerância alimentar ou refluxo, retardando o diagnóstico.

É frequente que os pacientes tenham a apresentação clínica de hipertensão intracraniana (HIC), secundária à hidrocefalia obstrutiva, iniciada há menos de 3 meses, com papiledema, vômitos e cefaleia. A cefaleia geralmente é pior pela manhã e provoca despertar, sendo algumas vezes aliviada pelos vômitos. Pela localização no vérmis há marcha ebriosa com alargamento de base, e a ataxia axial maior do que a apendicular.[8] O tempo estimado entre o início dos sintomas até o diagnóstico de meduloblastoma é, em média, de 65 dias. O Quadro 76-1 mostra a frequência encontrada dos sintomas.[9]

A disseminação leptomeníngea pode levar a convulsões e paralisia de nervos cranianos, causando, por exemplo, alterações visuais, perda auditiva ou disfagia.[7,10]

Podemos também observar torcicolo em alguns pacientes. A fisiopatologia deste sintoma não é bem conhecida, mas postula-se que o nervo acessório pode ser comprimido contra a dura-máter, causando dor e torção involuntária da cabeça.[11]

Quadro 76-1. Sintomas Encontrados no Trabalho Publicado por Brasme *et al*.

	Menores de 3 anos	Maiores de 3 anos
Sintomas iniciais	Regressão no desenvolvimento neuropsicomotor (40%) Vômitos (28%)	Cefaleia (37%) Vômitos (28%) Sintomas psicológicos* (13%)
Sintomas no momento do diagnóstico	Vômitos (72%) Retardo neuropsicomotor (60%) Ataxia (70%)	Vômitos (91%) Cefaleia (87%) Ataxia (50%) Sintomas psicológicos (28%)

* Diminuição na *performance* escolar, mudanças de comportamento e ansiedade.[9]

EXAME FÍSICO

No exame físico, Brasme *et al.* relataram que 31% dos pacientes acima de 3 anos tinham exame neurológico normal (contra 4% das crianças mais novas), e 58% tinham alterações nos testes cerebelares. Trinta e dois por cento dos pacientes mais novos tinham pelo menos um sintoma de hipertensão intracraniana (contra 14% dos demais), que seriam rebaixamento do nível de consciência, coma, convulsão, olhar de sol poente, bradicardia ou bradipneia.

Nos pacientes menores de 3 anos, hipotonia, paralisia facial, choro gemente e olhar de sol poente eram mais frequentes. Park *et al.* encontraram nistagmo em 44%, e ataxia apendicular em 35% dos pacientes.[12] Ainda, podem-se encontrar no exame físico alteração na motricidade ocular (estrabismo convergente causando diplopia), presença de sinais de liberação piramidal, hemiparesia, monoparesia, rigidez de nuca, apatia, macrocrania e fontanela tensa.[9]

Exames Complementares
Tomografia Computadorizada (TC)

A TC mostra uma lesão no vérmis cerebelar em 85% dos casos, podendo também se apresentar em hemisfério cerebelar. A lesão é bem definida, com aumento da densidade mesmo sem contraste (o que o diferencia do astrocitoma e do ependimoma, que são geralmente hipo ou isodensos). Na maioria dos casos, apresenta intensa captação de contraste. Hidrocefalia de padrão obstrutivo é encontrada na maioria dos casos. Calcificações e cistos podem estar presentes, mas são mais comuns nos ependimomas e astrocitomas, respectivamente na Figura 76-1.[8]

Ressonância Magnética (RM)

A RM demonstra uma lesão heterogênea hipointensa em T1 e com intensidade intermediária entre substâncias branca e cinzenta em T2, com captação heterogênea ao gadolínio[6] (Figuras 76-2 a 76-5). Tumores recorrentes são hiperintensos em T2.[13] Quarenta por cento dos pacientes apresentam metástases na coluna, comumente em lombossacra e torácica, o que faz a realização de RM de todo o neuroeixo imperativa (Fig. 76-6).[6,13] Idealmente, ela deve ser feita antes da cirurgia, pois em uma doença disseminada, a ressecção poderá ser mais conservadora. Além disso, RM realizada dentro de 3 semanas pós-operatórias poderá apresentar captação de contraste pelas meninges, causando falsa impressão de disseminação da doença.[8]

Alguns trabalhos já demonstraram inclusive que é possível predizer o subtipo molecular ou histológico do meduloblastoma através das informações oferecidas pela RM. O DWI (Diffusion-Weighted Imaging) consiste na taxa de difusão microscópica de água nos tecidos, que é inversamente proporcional à celularidade do tumor. Uma alta celularidade resulta em restrição à difusão com baixos valores de ADC (Apparent Diffusion Coeffiecient). Valores maiores de ADC foram relacionados com o subtipo de grandes células/anaplásico enquanto os menores valores foram associados ao subtipo clássico, de maior densidade celular.[14,15]

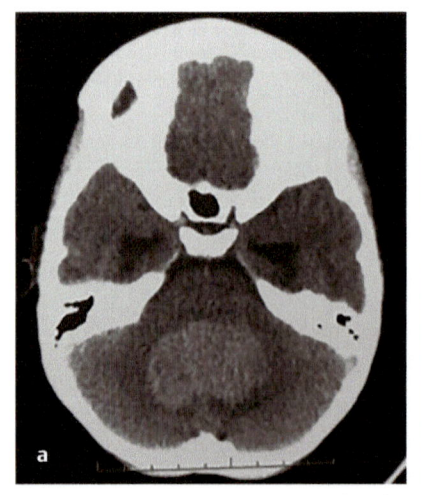

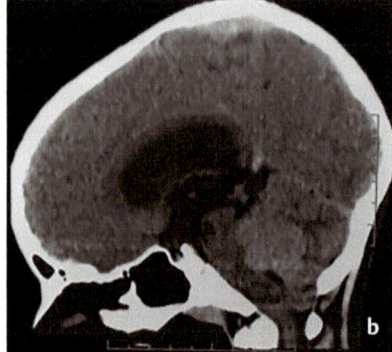

Fig. 76-1. Paciente com lesão espontaneamente hiperdensa. TC de crânio (a) axial e (b) sagital.

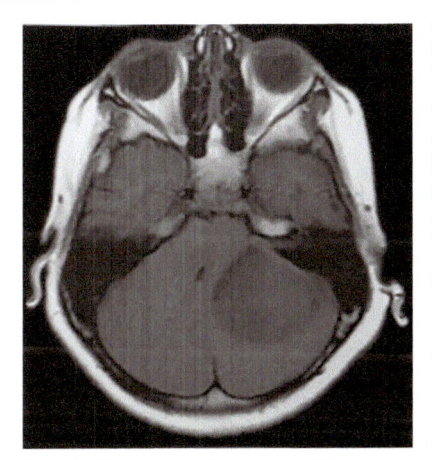

Fig. 76-2. RM de crânio axial ponderada em T1 sem contraste com lesão em hemisfério cerebelar esquerdo.

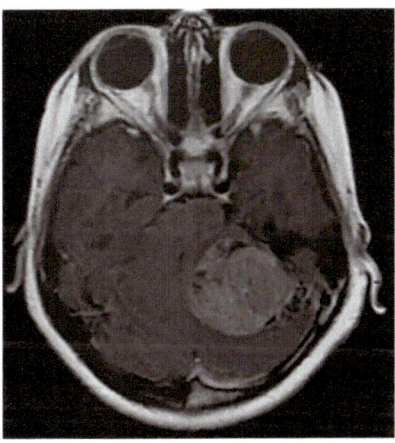

Fig. 76-3. RM de crânio axial ponderada em T1 com gadolínio. Presença de lesão em hemisfério cerebelar esquerdo mostrando captação heterogênea de contraste.

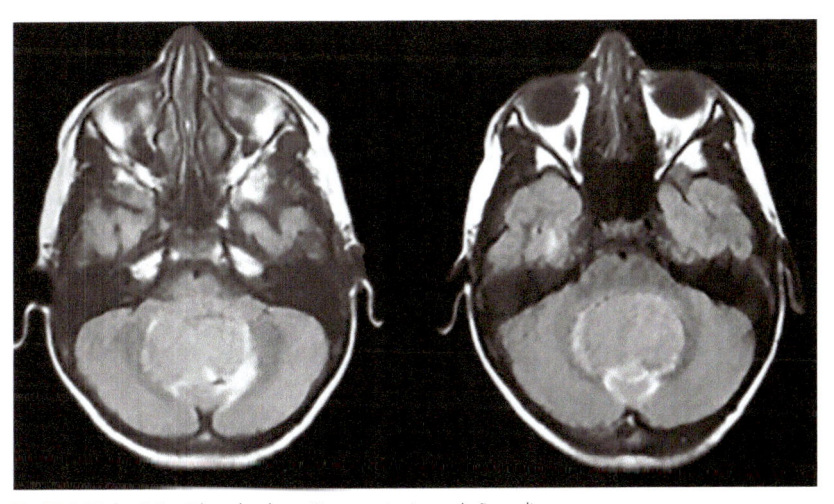

Fig. 76-4. RM de crânio axial ponderada em T1 sem contraste com lesão mediana.

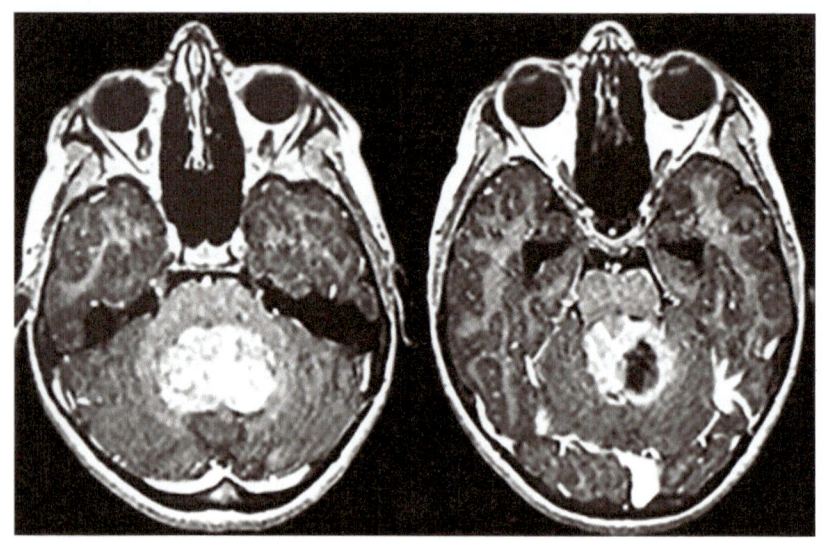

Fig. 76-5. RM de crânio axial ponderada em T1 com gadolínio. Presença de lesão em linha mediana mostrando captação heterogênea de contraste.

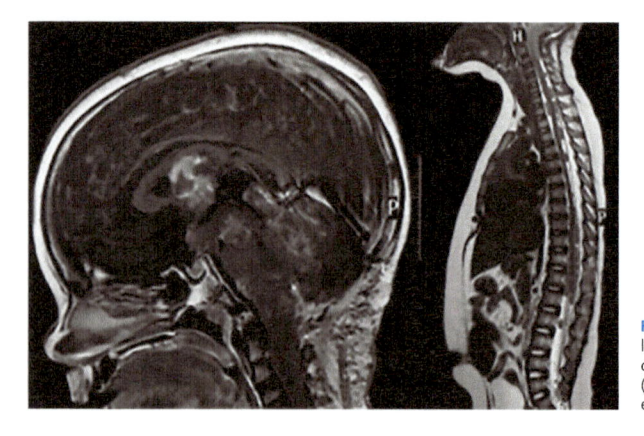

Fig. 76-6. Disseminação leptomeníngea. (a) RM de crânio em T1, corte sagital. (b) RM de coluna ponderada em T2.

Na espectroscopia, Colafati et al. descreveram meduloblastomas dos grupos 3 e 4 que tinham níveis de taurina e creatina facilmente detectáveis. O grupo Sonic Hedgehog (SHH) apresentou níveis baixos destes marcadores, tendo picos proeminentes de colina e lipídeos.[5,14]

Punção Lombar
Além da RM, a análise do liquor cefalorraquidiano auxilia no estadiamento da doença. A coleta lombar é mais sensível para detectar disseminação do que a coleta feita dos ventrículos. Entretanto, deve-se atentar para as contraindicações da punção lombar pelo risco de herniação causado pela presença do tumor. A coleta pode ser feita no pós-operatório, mas apenas 2 semanas após a cirurgia para evitar falso-positivo na citologia oncótica.[6]

DIAGNÓSTICOS DIFERENCIAIS
Os principais diagnósticos diferenciais de meduloblastoma são o ependimoma e o astrocitoma pilocítico. O ependimoma é descrito como uma massa heterogênea sólida com cistos, hemorragia e calcificações puntiformes, com extensão através dos recessos laterais do quarto ventrículo para a cisterna

cerebelopontina. Por sua vez, astrocitomas pilocíticos geralmente aparecem como massas bem definidas, com componentes císticos levemente hiperintensos ao líquido cefalorraquidiano nas sequências de recuperação inversa ponderada em T1 e FLAIR.[16]

Outros diagnósticos possíveis são: tumores embrionários com rosetas multicamadas, tumores rabdoides teratoides atípicos, glioma medial difuso, papiloma de plexo coroide e a nova entidade de tumores glioneuronais difusos de origem leptomeníngea.[16]

Dentre os meduloblastomas, há diferenciação tanto histológica quanto molecular. Em 2007, a OMS dividiu histologicamente o meduloblastoma em 4 variantes, o que se manteve na classificação de 2016:

- Desmoplásico/nodular;
- Extensa modularidade (MBEN);
- Grandes células;
- Anaplásico.

Os subtipos anaplásico e de grandes células apresentam um certo grau de sobreposição e por isso têm sido agrupados como grandes células/anaplásicos (LC/A) em diversos estudos. A forma combinada LC/A varia de 10% a 22%. A progressão histológica ao longo do tempo já é bem conhecida, e a transição pode ser observada em um único tumor.[17]

CARACTERÍSTICAS HISTOLÓGICAS

O meduloblastoma clássico é composto por células densamente agrupadas, núcleos hipercromáticos ovais e pouco citoplasma. O desmoplásico/nodular possui textura nodular, é rico em núcleos com cromatina densa com variação em sua forma e volume além de conter zonas nodulares e livres de reticulina.[6]

O MBEN contém uma população de pequenas células com núcleos redondos, sem reticulina e histologicamente se assemelha muito ao subtipo desmoplásico. O de grandes células é composto por células monomórficas com núcleos vesiculares grandes e redondos, nucléolos proeminentes e citoplasma eosinofílico abundante.[6]

O subgrupo desmoplásico/nodular possui um melhor prognóstico quando comparado aos demais, e o de pior prognóstico são os meduloblastomas de grandes células/anaplásico.[17-19]

Graças ao diagnóstico molecular os meduloblastomas foram subdivididos em pelo menos 4 grupos distintos: Wingless (WNT), Sonic Hedgehog (SHH), Grupos 3 e 4.[20,21]

Subgrupos Moleculares de Meduloblastoma
Meduloblastoma Wingless (WNT)
Este é o grupo menos comum, ocorrendo apenas em 11% dos casos. Pode ocorrer em todas as idades, porém, afeta predominantemente crianças mais velhas, com pico de incidência em torno dos 10 anos e apresenta um leve predomínio no sexo feminino ao contrário dos outros subgrupos.[20] Os tumores ocorrem tipicamente na linha média, ocupando o IV ventrículo e infiltrando o tronco encefálico.[21,22]

Histologicamente, a maioria é do subtipo clássico, e sua disseminação metastática é muito menor em comparação a outros grupos. O prognóstico neste subgrupo molecular é o melhor dos quatro grupos, com taxas de sobrevivência entre 95% e 100%.[18]

Acredita-se que as razões para melhor sobrevida nesse grupo estejam relacionadas com o aumento da sensibilidade à radioterapia.[23]

No grupo WNT, mais de 75% dos tumores apresentam uma mutação pontual no éxon 3 do gene CTNNB1 (que codifica a beta-catenina), levando à hiperativação da via WNT.[21]

Meduloblastoma Sonic Hedgehog (SHH)
O subgrupo SHH é responsável por cerca de 30% de todos os meduloblastomas e tem uma distribuição etária bimodal: menores 3 anos e maiores de 16 anos.[21,25] A proporção entre os sexos é semelhante e há leve predomínio no sexo masculino.[22]

Ocorre com frequência, porém, não exclusivamente nos hemisférios cerebelares (15). O subtipo desmoplásico/nodular é o mais frequente, e o subtipo MBEN ocorre exclusivamente neste grupo.[6]

Os meduloblastomas SHH podem ser identificados pelo fator de expressão tumoral para as proteínas GAB1, SFRP e GLI1.[26] Mutações PTCH1 são as mais prevalentes e ocorrem em 36% a 54% do meduloblastoma SHH.[27]

Em crianças mais velhas, os meduloblastomas SHH têm uma heterogeneidade molecular mais ampla, com amplificação de SHH, GLI2 e MYCN. A tetraploidia está presente em cerca de 29% dos casos e está associada a mutações do p53.[28]

Os pacientes no grupo SHH raramente apresentam disseminação tumoral no diagnóstico e em geral possuem um prognóstico intermediário, com uma sobrevida global de 75% em 5 anos quando tratados com terapia padrão.[21]

Meduloblastoma do Grupo 3
Incidem em cerca de 25% a 28% dos casos e são encontrados exclusivamente em crianças, com predomínio do sexo masculino e uma alta incidência de doença metastática no momento do diagnóstico.[6]

Este subgrupo corresponde ao de pior prognóstico entre todos, apresentando sobrevida menor que 50% em 5 anos e sem sobreviventes após 10 anos de acompanhamento.[20,29]

A histologia mais frequentemente encontrada é a de grandes células; até o momento, não foram descritas mutações germinativas que predisponham crianças ao grupo 3 e pouco se sabe sobre sua patogênese molecular.[6]

A amplificação focal de proto-oncogenes (MYC e OTX-2) é observada em 7% a 16% dos casos, e a maioria apresenta expressão aberrante do proto-oncogene MYC.[30] A tetraploidia é observada em 54% dos tumores do grupo 3, e acredita-se que ocorra como um evento precoce na tumorigênese.[28]

Meduloblastoma do Grupo 4
O subgrupo 4 é o mais comum, representando cerca de 35% dos casos, podendo afetar todas as idades, porém, é raro em lactentes e apresenta significativa predominância no sexo masculino (3:1).[30] A grande maioria dos meduloblastomas do grupo 4 é de histologia clássica.[6]

A perda do cromossomo 11 e presença de i17q em pacientes do grupo 4 conferem um excelente prognóstico independente da ocorrência de doença metastática.[29] Da mesma maneira que no subgrupo 3, a biologia molecular do subgrupo 4 também é pouco compreendida. A tetraploidia ocorre como uma alteração precoce em 40% dos casos.[28]

Os genes MYCN e CDK6 (quinase dependente de ciclina 6) são comumente amplificados nesse grupo, e o cromossomo i17q e a deleção 17p ocorrem em 80% dos casos.[31]

OPÇÕES DE TRATAMENTO
O tratamento dos pacientes portadores de meduloblastoma não impactou o aumento da sobrevida nos últimos 20 anos. Com o avanço da biologia molecular, foram detectadas alterações moleculares diferentes dentro do mesmo subgrupo histológico. Estudos estão sendo desenvolvidos com o objetivo de estabelecer novos protocolos, levando em consideração tais subgrupos, e desta forma oferecer melhor qualidade de vida com redução da toxicidade do tratamento.[32]

A estratificação de risco, ver Quadro 76-2, ainda utilizada na maior parte dos serviços brasileiros divide os pacientes em 2 grupos: médio e alto risco de acordo com sua apresentação clínica. Esta divisão baseia-se em variáveis relativas à idade, presença de metástases, extensão da ressecção, e relaciona-se diretamente com o prognóstico.[33]

O tratamento na maioria dos pacientes envolve a combinação entre cirurgia, radioterapia (RT) e quimioterapia (QT). Apesar de ter havido um aumento da sobrevida dos portadores de meduloblastoma, cada modalidade de tratamento pode causar danos acentuados na qualidade de vida. A linha de pesquisa recente tem como objetivo redução da toxicidade do tratamento, mantendo as elevadas taxas de cura.

O tratamento atual inclui inicialmente o alívio da hipertensão intracraniana, causada pelo volume tumoral ou pela hidrocefalia, e posteriormente a terapia específica de acordo com o subtipo tumoral.

Tratamento da Hidrocefalia
É comum que os pacientes com meduloblastoma apresentem hidrocefalia não comunicante por causa da obstrução do quarto ventrículo e suas vias de drenagem. Também é possível que apresentem hidrocefalia comunicante, geralmente secundária a metástases leptomeníngeas. Desta forma, pode ser necessária realização de uma derivação ventricular externa, terceiroventriculostomia ou derivação ventriculoperitoneal como tratamento de emergência antes da ressecção tumoral para alívio da hipertensão intracraniana.

Cerca de 33% dos pacientes necessitarão de alguma cirurgia para controle definitivo da hidrocefalia.[34] A escolha da técnica cirúrgica para cada caso depende da urgência, da anatomia ventricular e da capacidade do serviço para a ressecção tumoral. As cirurgias para implante de válvula devem ser evitadas em razão do risco de disseminação tumoral.

Quadro 76-2. Estratificação de Risco do Meduloblastoma

	Grupo de médio risco	Grupo de alto risco
Idade na apresentação do tumor	> 3 anos	< 3 anos
Presença de metástase no momento do diagnóstico	Sem metástase	Com metástase
Extensão da ressecção	Tumor residual < 1,5 cm³	Tumor residual > 1,5 cm³

CIRURGIA

A ressecção cirúrgica radical é parte fundamental do tratamento, pois determina a estratificação dos pacientes em diferentes grupos de risco. Pacientes com tumor residual menor ou igual a 1,5 cm² são elegíveis para protocolos de médio risco (melhor prognóstico).[33]

O medulobastoma tem relação estreita com o quarto ventrículo, tronco encefálico ou hemisférios cerebelares. O risco da cirurgia é avaliado em função de ressecção cirúrgica máxima, sem acarretar maior morbidade – síndrome do mutismo, déficits cerebelares graves, dismetria e hipotonia – que podem ou não apresentar reversibilidade.[35]

O grau de ressecção tumoral deve ser avaliado pela realização de RM pós-operatória dentro de 48 horas. Na atualidade, após avaliação do risco da doença pelo subgrupo molecular, uma ressecção quase total pode ser aceitável em vez de uma ressecção total (Fig. 76-7).[32]

A abordagem cirúrgica geralmente é feita por uma craniotomia suboccipital mediana para o acesso à fossa posterior. O posicionamento preferencial é o decúbito ventral, podendo também ser utilizada a posição sentada ou mesmo decúbito lateral. A fixação da cabeça através de suporte de 3 pinos nos pacientes abaixo de 2 anos não deve ser realizada por causa do risco de fraturas e lesões intracranianas. A ressecção do arco posterior de C1 é opcional, e favorece a abordagem cirúrgica no caso de tumores que se estendem até o forame magno, mas não a realizamos rotineiramente. A dura- -máter é aberta em formato de Y ou em cálice, e deve- se evitar a coagulação das bordas durais para facilitar o fechamento hermético.

A maioria das lesões do quarto ventrículo é acessada pela dissecção telovelotonsilar, e em alguns casos ainda é necessária secção da porção inferior do vérmis cerebelar, e isto depende da extensão superior do tumor.[36] As lesões hemisféricas são acessadas pela via transcortical cerebelar.

O uso da monitorização intraoperatória pode ser utilizado,[37] mas nos tumores que não têm evidência de infiltração do tronco encefálico, o benefício é controverso.

TRATAMENTO ADJUVANTE

Após a ressecção cirúrgica, a base do tratamento para pacientes com mais de 3-5 anos no momento do diagnóstico é a irradiação cranioespinal (dose-reduzida) com uma dose total de 23,4 Gy mais um aumento localizado na fossa posterior até uma dose total de 54-55,8 Gy. A radioterapia inclui todo o neuroeixo (Fig. 76-8).[6]

Os pacientes têm um prognóstico melhor com quimioterapia adjuvante, mas o momento e a estratégia ideais ainda não estão estabelecidos.[1]

COMPLICAÇÕES

O mutismo cerebelar é definido como ausência total de fala em um paciente acordado e consciente, e é um fator complicador das cirurgias na fossa posterior. Pode acontecer em até um terço dos pacientes operados. Compreende um conjunto complexo de sinais e sintomas neurológicos e cognitivos, manifestados principalmente por ataxia, hipotonia e irritabilidade. Também fazem parte do quadro apatia, disfunção oral, má ingestão oral, dificuldade em fechamento ocular, retenção urinária, mudanças de personalidade, afeto deprimido, demência, irritabilidade, agitação e instabilidade emocional.[35]

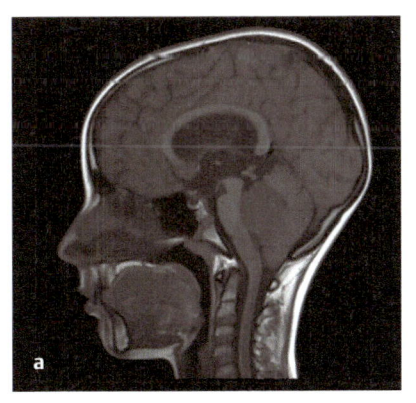

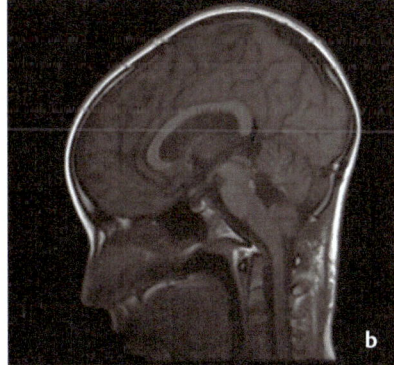

Fig. 76-7. RM de crânio sagital em T1 sem contraste: (a) pré-operatório; (b) pós-operatório.

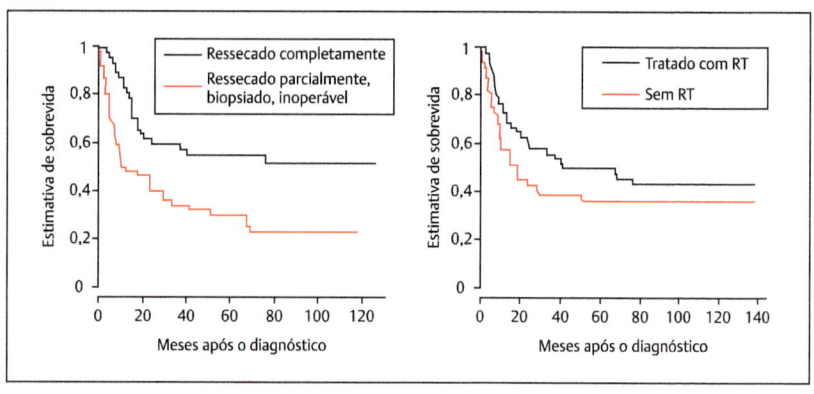

Fig. 76-8. Gráfico: estimativa de sobrevida.

Embora a anatomia exata do substrato para o mutismo permaneça desconhecida, foram implicadas porções do vérmis, incluindo a pirâmide, úvula e nódulo. A infiltração do tronco cerebral parece representar a característica mais relevante, relacionada com o desenvolvimento de mutismo, juntamente com o diagnóstico histológico de meduloblastoma. A técnica cirúrgica não parece ter um papel definido; em particular a utilização de uma abordagem telovelar em comparação à transvermiana para acesso ao quarto ventrículo.[35]

Existem outras estruturas expostas durante a cirurgia, que podem acarretar déficits, caso lesionadas, e incluem os núcleos denteados, pedúnculos cerebelares, assoalho do quarto ventrículo e artéria cerebelar posteroinferior.[36]

Sequelas em longo prazo incluem comprometimento neurocognitivo, deficiências endócrinas e tumores secundários, que podem afetar a qualidade de vida dos pacientes e sua reinserção na escola e na sociedade.

Apesar do bom progresso no manejo clínico, as doenças recorrentes e metastáticas permanecem incuráveis, e a recaída metastática é a principal causa de morte em crianças.

DICAS

- Na presunção do diagnóstico de meduloblastoma o tratamento deve ser agilizado;
- Nos pacientes com sintomas de HIC, a hidrocefalia deve ser tratada primeiro, preferencialmente com TVE inicialmente;
- Indicamos a derivação ventricular externa no ato cirúrgico, se o paciente não tiver sido operado ainda da hidrocefalia, e somente nos casos em que existe a dúvida quanto à exérese total e liberação do quarto ventrículo;
- Nos casos com restos tumorais com mais de 1,5 cm² a reoperação deve ser programada precocemente, idealmente até o 15º dia de pós-operatório.

REFERÊNCIAS BIBLIOGRÁFICAS

1. Araujo OLD, Trindade KM D, Trompieri NM, et al. Análise de sobrevida e fatores prognósticos de pacientes pediátricos com tumores cerebrais. Jornal de Pediatria. 2011;87:425-32.
2. Bailey P, Cushing H. Medulloblastoma Cerebelli a common type of midcerebellar glioma of childhood. Arch Neurol Psychiatr. 1925;14:192-223.
3. Kunschner LJ. Harvey Cushing and medulloblastoma. Arch Neurol. 2002;59(4):642-5.
4. Rutka JT, Hoffman HJ. Medulloblastoma: a historical perspective and overview. J Neuro-oncol. 1996;29(1):1-7.
5. Bluml S, Margol AS, Sposto R, et al. Molecular subgroups of medulloblastoma identification using noninvasive magnetic resonance spectroscopy. Neuro Oncol. 2016;18(1):126-31.
6. Massimino M, Biassoni V, Gandola L, et al. Childhood medulloblastoma. Crit Rev Oncol Hematol. 2016;105:35-51.
7. Quinlan A, Rizzolo D. Understanding medulloblastoma. JAAPA. 2017;30(10):30-6.
8. Lima BO. Meduloblastoma. In: Siqueira MG, (Ed.). Tratado de Neurocirurgia. 2016;1:1641-51.
9. Brasme JF, Chalumeau M, Doz F, et al. Interval between onset of symptoms and diagnosis of medulloblastoma in children: distribution and determinants in a population-based study. Eur J Pediatr. 2012;171(1):25-32.
10. Wilne S, Collier J, Kennedy C, et al. Progression from first symptom to diagnosis in childhood brain tumours. Eur J Pediatr. 2012;171(1):87-93.
11. Fafara-Les A, Kwiatkowski S, Marynczak L, et al. Torticollis as a first sign of posterior fossa and cervical spinal cord tumors in children. Childs Nerv Syst. 2014;30(3):425-30.

12. Park TS, Hoffman HJ, Hendrick EB, et al. Medulloblastoma: clinical presentation and management. Experience at the hospital for sick children, Toronto, 1950-1980. J Neurosurg. 1983;58(4):543-52.
13. Buhring U, Strayle-Batra M, Freudenstein D, et al. MRI features of primary, secondary and metastatic medulloblastoma. Eur Radiol. 2002;12(6):1342-8.
14. Colafati GS, Voicu IP, Carducci C, et al. MRI features as a helpful tool to predict the molecular subgroups of medulloblastoma: state of the art. Ther Adv Neurol Disord. 2018.
15. Yeom KW, Mobley BC, Lober RM, et al. Distinctive MRI features of pediatric medulloblastoma subtypes. AJR Am J Roentgenol. 2013;200(4):895-903.
16. D'Arco F, Khan F, Mankad K, et al. Differential diagnosis of posterior fossa tumours in children: new insights. Pediatr Radiol. 2018.
17. Eberhart CG, Kepner JL, Goldthwaite PT, et al. Histopathologic grading of medulloblastomas: a Pediatric Oncology Group study. Cancer. 2002;94(2):552-60.
18. Massimino M, Antonelli M, Gandola L, et al. Histological variants of medulloblastoma are the most powerful clinical prognostic indicators. Pediatr Blood Cancer. 2013;60(2):210-6.
19. McManamy CS, Lamont JM, Taylor RE, et al. Morphophenotypic variation predicts clinical behavior in childhood non-desmoplastic medulloblastomas. J Neuropathol Exp Neurol. 2003;62(6):627-32.
20. Kool M, Korshunov A, Remke M, et al. Molecular subgroups of medulloblastoma: an international meta-analysis of transcriptome, genetic aberrations, and clinical data of WNT, SHH, Group 3, and Group 4 medulloblastomas. Acta Neuropathol. 2012;123(4):473-84.
21. Taylor MD, Northcott PA, Korshunov A, et al. Molecular subgroups of medulloblastoma: the current consensus. Acta Neuropathol. 2012;123(4):465-72.
22. Gajjar AJ, Robinson GW. Medulloblastoma-translating discoveries from the bench to the bedside. Nat Rev Clin Oncol. 2014;11(12):714-22.
23. Salaroli R, Ronchi A, Buttarelli FR, et al. Wnt activation affects proliferation, invasiveness and radiosensitivity in medulloblastoma. J Neuro-oncol. 2015;121(1):119-27.
24. Gilbertson RJ. Medulloblastoma: signalling a change in treatment. Lancet Oncol. 2004;5(4):209-18.
25. Gibson P, Tong Y, Robinson G, et al. Subtypes of medulloblastoma have distinct developmental origins. Nature. 2010;468(7327):1095-9.
26. Ellison DW, Dalton J, Kocak M, et al. Medulloblastoma: clinicopathological correlates of SHH, WNT, and non-SHH/WNT molecular subgroups. Acta Neuropathol. 2011;121(3):381-96.
27. Kool M, Jones DT, Jager N, et al. Genome sequencing of SHH medulloblastoma predicts genotype-related response to smoothened inhibition. Cancer Cell. 2014;25(3):393-405.
28. Jones DT, Jager N, Kool M, et al. Dissecting the genomic complexity underlying medulloblastoma. Nature. 2012;488(7409):100-5.
29. Shih DJ, Northcott PA, Remke M, et al. Cytogenetic prognostication within medulloblastoma subgroups. J Clin Oncol. 2014;32(9):886-96.
30. Northcott PA, Jones DT, Kool M, et al. Medulloblastomics: the end of the beginning. Nat Rev Cancer. 2012;12(12):818-34.
31. Skowron P, Ramaswamy V, Taylor MD. Genetic and molecular alterations across medulloblastoma subgroups. J Mol Med (Berl). 2015;93(10):1075-84.
32. Nor C, Ramaswamy V. Clinical and pre-clinical utility of genomics in medulloblastoma. Expert Rev Neurother. 2018:1-15.
33. Chang CH, Housepian EM, Herbert Jr. C. An operative staging system and a megavoltage radiotherapeutic technic for cerebellar medulloblastomas. Radiology. 1969;93(6):1351-9.
34. Lin CT, Riva-Cambrin JK. Management of posterior fossa tumors and hydrocephalus in children: a review. Childs Nerv Syst. 2015;31(10):1781-9.
35. Tamburrini G, Frassanito P, Chieffo D, et al. Cerebellar mutism. Childs Nerv Syst. 2015;31(10):1841-51.
36. Mussi AC, Rhoton Jr. AL. Telovelar approach to the fourth ventricle: microsurgical anatomy. J Neurosurg. 2000;92(5):812-23.
37. Slotty PJ, Abdulazim A, Kodama K, et al. Intraoperative neurophysiological monitoring during resection of infratentorial lesions: the surgeon's view. J Neurosurg. 2017;126(1):281-8.

CAPÍTULO 77

TUMORES DO PLEXO COROIDE

Adriano Keijiro Maeda

INTRODUÇÃO

Tumores do plexo coroide (TPC) constituem um grupo raro de neoplasias do sistema nervoso central, que ocorrem, em sua grande maioria, na população pediátrica. Harvey Cushing descreveu, em 1923, prevalência de 1,5% dos TPC, publicando em 1925 um relato de caso descrevendo a doença.[1] A introdução dos corantes histológicos por Bailey permitiu uma categorização mais específica dos tumores intracranianos, aumentando o reconhecimento dos tumores provenientes do plexo coroide.[1]

Estas neoplasias são derivadas do tecido epitelial diferenciado do plexo coroide, representando menos de 1% de todos os tumores do sistema nervoso central, 2 a 4% dos tumores cerebrais da infância, sendo 12 a 20% dos tumores cerebrais que ocorrem no primeiro ano de vida.[2-6] Mais de 70% dos TPC são diagnosticados até os 2 primeiros anos de vida.[2] Em razão de sua raridade, informações a respeito dos TPC são baseadas em relatos de caso e de pequenas séries publicadas por instituições.[4-6] Estudos evidenciam correlação com a síndrome de Li-Fraumeni, que promove predisposição a neoplasias, caracterizado por mutação nas células germinativas no gene supressor de câncer TP53.[7] Custodio et al. identificaram que a mutação R337H TP53 é responsável por 63% dos casos de carcinoma do plexo coroide(CPC) em crianças, sugerindo uma maior incidência de CPC na região sudeste do Brasil, especificamente nos estados do Paraná e São Paulo.[8]

A classificação da Organização Mundial da Saúde (OMS) descreve três tipos histológicos com base no grau de malignidade, grau I para papiloma de plexo coroide (PPC), grau II para papiloma atípico de plexo coroide (PPCa) e grau III para carcinoma do plexo coroide (CPC).[9,10] Estas lesões não são diferenciadas radiologicamente, necessitando de análise histológica para o diagnóstico, sendo que PPC é 05 vezes mais frequente que o CPC[11] 5 a 10% dos PPC podem evoluir com transformação maligna em CPC.[12]

Usualmente são comumente encontrados dentro do sistema ventricular, ou invadindo o parênquima cerebral adjacente ao epêndima, porém existem relatos de casos com localização extra ventricular, proveniente de restos embrionários do plexo coroide, no ângulo pontocerebelar, região suprasselar, lobo frontal, comissura posterior, glândula pineal e cerebelo.[13-17] O PPC tem maior predileção pelo terceiro e quarto ventrículos quando comparado ao CPP, comumente encontrado no trígono ventricular.[5,12] O PPC está associado a uma evolução clínica favorável com a ressecção cirúrgica completa, não necessitando de tratamento adjuvante, com sobrevida de 90 a 100% dos casos em 5 anos, porém, pode apresentar recidiva e disseminação cranioespinhal. O PPCa apresenta risco de recorrência cinco vezes maior que o PPC.[9] O CPP apresenta uma evolução mais agressiva, mesmo com tratamento associado à radioterapia e à quimioterapia, caracterizada por alta atividade mitótica, celularidade densa e invasão do parênquima cerebral, apresentando disseminação leptomeníngea, e metástases no neuroeixo em 12 a 30% dos casos. Metástases extracranianas e disseminação abdominal devido a derivação liquórica podem ocorrer, mas são extremamente raras.[18] A taxa de sobrevida do CPC é de 26% a 73% em 5 anos (Fig. 77-1).[4,5]

QUADRO CLÍNICO

A maioria dos TPC, em especial os CPC, apresenta-se com aumento da pressão intracraniana, principalmente em decorrência de hidrocefalia, que está presente em até 80% dos casos. A causa da hidrocefalia pode estar relacionada com uma produção exacerbada de líquido cefalorraquidiano (LCR), obstrução do fluxo liquórico pelo tumor ou por alteração na absorção do LCR devido ao bloqueio das granulações aracnoides em decorrência de hemorragia intraventricular ou pela presença de disseminação leptomeníngea.[11,18-21] Aproximadamente 50% dos pacientes com CPC necessitam de uma derivação liquórica permanente no período pós-operatório.[18,19]

Nas crianças a hipertensão intracraniana se manifesta por aumento do perímetro cefálico, fontanela tensa e abaulada, alargamento das suturas cranianas, vômitos, estrabismo, alterações de comportamento e do estado mental. Outras manifestações incluem cefaleia, crises convulsivas, defeitos do campo visual, síncope e apneia, e bradicardia nos casos mais graves.[3,18,22] Déficits focais são mais comuns no CPC do que no PPC.[12]

Outras apresentações variam de acordo com a localização do tumor, lesões na fossa posterior podem apresentar sinais de disfunção cerebelar, ataxia de marcha, paralisia de nervos cranianos e compressão do tronco cerebral. CPC localizados na linha média, no terceiro ventrículo ou lesões intraventriculares bilaterais podem causar distúrbios endócrinos como *diabetes insipidus* e puberdade precoce, ou desordens diencefálicas com desregulação da temperatura ou da sede. Pacientes com metástases no canal espinhal apresentam dorsalgia e disfunção vesical ou déficit distal dos membros inferiores (pé caído), na dependência do nível medular acometido.[3,11,18,23,24]

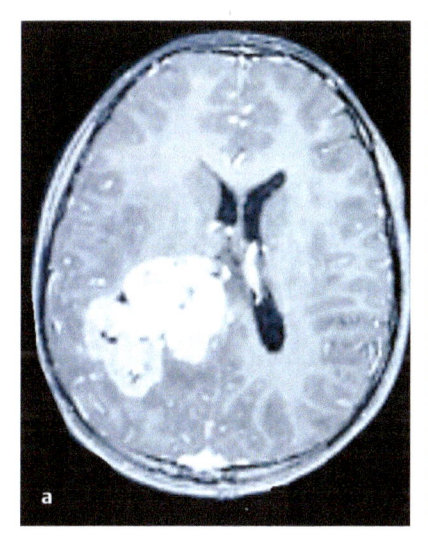

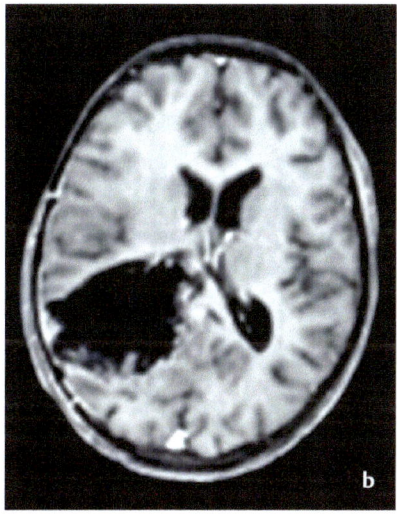

Fig. 77-1. (a) Carcinoma de plexo coroide. (b) Pós-operatório. (Cortesia: Dr. Carlos Alberto Mattozo.)

DIAGNÓSTICO

As alterações de exame físico nos TPC estão comumente relacionadas com a presença de hidrocefalia, associado a quadro de hipertensão intracraniana. Em lactentes, onde as suturas cranianas estão abertas, há presença de macrocefalia, com fontanela abaulada, diástases de suturas, proeminência de veias diploicas. As crianças maiores apresentam sintomas de hipertensão intracraniana, associados a achados de exame físico como papiledema, nistagmo, dismetria e ataxia de marcha com relatos de quedas frequentes, principalmente nas lesões de fossa posterior.[18,21,25]

A investigação por imagem evidencia presença de dilatação do sistema ventricular, associado à presença de tumores nos locais onde há plexo coroide. Os TPC da infância são lesões sólidas intraventriculares, com intenso realce pelo contraste radiológico, 50% encontram-se no átrio dos ventrículos laterais, 40% ocorrem no 4º ventrículo. Há presença de calcificações puntiformes em 25% dos casos.[17,21]

Na tomografia computadorizada de crânio, o PPC aparece como uma massa homogênea, bem definida, com intenso realce pelo contraste. O CPC apresenta-se como uma lesão mal definida, com padrão de realce frequentemente heterogêneo.[21]

Na ressonância magnética de crânio o PPC aparece isointenso a hipointenso comparada a substância cinzenta em T1, isointenso a hiperintenso em T2, sinais de ausência de fluxo que representam vasos intratumorais, com realce intenso e homogêneo do contraste magnético. Achados de imagem do PPC e do CPC são semelhantes e frequentemente são difíceis de diferenciar somente pelo exame radiológico, porém o PPC tem contornos lobulados e no CPC são irregulares. CPC podem aparecer mais heterogêneos que o PPC em razão da presença de hemorragia, necrose e cistos intratumorais, além de apresentar invasão do parênquima cerebral adjacente e edema vasogênico peritumoral na substância branca. Na espectroscopia os TPC apresentam níveis elevados de colina, tendendo a ser maiores no CPC, e baixos níveis de N-acetilaspartato, níveis elevados de mioinositol sugerem PPC. Disseminação leptomeníngea e recidiva após ressecção podem ocorrer nos dois tipos de TPC, mais comumente nos CPC, sendo recomendado investigação de todo o neuroeixo.[17,18,26]

Avaliação por angiorressonância pode detalhar o suprimento vascular do tumor, e angiografia cerebral convencional pode fornecer informações para auxiliar no planejamento cirúrgico. TPC localizados no ventrículo lateral são tipicamente irrigados pela artéria coroidal posterior, ramo da artéria cerebral posterior, ou pela artéria coroidal anterior. Lesões no 4º ventrículo são supridas pelos ramos coroidais da artéria cerebelar posteroinferior. O diagnóstico diferencial dos tumores vasculares próximos ao plexo coroide incluem PPC, CPC, meningiomas ou metástases.[17]

Na avaliação patológica macroscópica os PPC apresentam-se como massas circunscritas em formato de couve-flor, que podem estar aderidas à parede ventricular, mas usualmente são bem delimitadas do tecido cerebral, cistos e hemorragias podem ocorrer. Os CPC geralmente têm aparência papilar ou no formato de couve-flor, invadindo o parênquima cerebral, com áreas de necrose e hemorragia. São friáveis e hemorrágicos, dificultando a ressecção cirúrgica completa.[18,20] Microscopicamente, o PPC é composto por frondes de tecido conjuntivo fibrovascular, cobertos por uma camada única de células colunares ou cuboides uniformes com núcleo monomórfico arredondado ou oval, localizados na porção basal da célula, não havendo atividade mitótica, invasão cerebral e necrose. Os CPC apresentam alta celularidade, mitoses frequentes, pleomorfismo nuclear, perda do padrão de crescimento papilar, necrose e invasão do parênquima cerebral.[18,20]

Quando os PPC apresentam diferenciação acinar ou glandular, com menor componente papilar, podem ser classificados como adenoma de plexo coroide. PPCa são definidos como PPC com aumento da atividade mitótica (2 ou mais mitoses por **10 campos** microscópicos de grande aumento). CPC apresentam mitoses frequentes (6 ou mais mitoses por 10 campos microscópicos de grande aumento).[10,27] A graduação histológica é reconhecida como importante fator prognóstico nos TPC e auxilia na decisão de opção por tratamento adjuvante como radioterapia e quimioterapia.[20]

No PPC a avaliação imuno-histoquímica é positiva para o antígeno de membrana epitelial (+++) e citoqueratina (++), e negativa para proteína glial fibrilar ácida (GFAP) (-). CPC é positiva para citoqueratinas, e apresenta expressão variável da proteína glial fibrilar ácida (GFAP), vimentina, S100, antígeno carcinoembriogênico e transtirretina, sendo negativa para o antígeno da membrana epitelial e INI-1, o que o diferencia de ependimoma e tumor rabdoide/teratoide atípico.[18,25]

DIAGNÓSTICO DIFERENCIAL
As lesões intraventriculares compreendem um amplo espectro de entidades patológicas, que podem promover quadro clínico semelhante, sendo necessária a diferenciação entre elas. Avaliação radiológica, localização da lesão, idade do paciente, e exame anatomopatológico auxiliam no diagnóstico e na indicação do melhor tratamento.[17,20] Dentre os principais diagnósticos diferenciais destacamos os citados abaixo.

Hiperplasia Vilosa Difusa do Plexo Coroide
Lesão benigna, rara, que é caracterizada por proliferação bilateral do plexo coroide, envolvendo os ventrículos laterais, resultando em produção exacerbada de LCR e hidrocefalia comunicante. Histologicamente, há aumento do número de células de tamanho normal, com ressonância magnética evidenciando aumento difuso de plexo coroide com captação homogênea de contraste.[12,20,24]

Cistos de Plexo Coroide
Estruturas císticas múltiplas ou únicas, encontradas geralmente no corpo e átrio dos ventrículos laterais, principalmente no período pré-natal. São benignos, e geralmente de resolução espontânea, podendo evoluir com ventriculomegalia e sinais de hipertensão intracraniana durante o primeiro ano de vida. Podem estar correlacionados a síndromes genéticas, especialmente a trissomia 18.[12,28]

Hemorragias do Plexo Coroide
Comumente encontradas no período neonatal, tem entre suas causas a prematuridade, trauma, uso de anticoagulantes, malformações vasculares. Pode evoluir com ventriculomegalia, hidrocefalia e adesão do plexo coroide à parede ventricular. RM mostra hematoma em plexo coroide com ou sem hemorragia intraventricular e subaracnóidea.[12,24]

Síndrome Sturge-Weber
Apresenta alargamento angiomatoso do plexo coroide, associado a calcificações dos giros cerebrais, ingurgitamento de veias profundas atrofia cerebral cortical com dilatação ventricular compensatória e hemi-hipertrofia óssea.[12,24]

Ependimoma
Localizado no quarto ventrículo, é proveniente das células do epêndima dos ventrículos e do canal central da medula espinhal. Em crianças geralmente é infratentorial (54% dos casos), ocorrendo no 5º ano de vida. Pode ocasionar hidrocefalia, com sintomas de hipertensão intracraniana, associados à ataxia de marcha. Ependimoma de variante papilar e mixopapilar devem ser considerados.[17,20,24]

Meduloblastoma
Comumente encontrados na linha média, próximo ao vérmis cerebelar, raramente envolve o tronco cerebral, tem limites definidos, com realce moderado, heterogêneo. É um tumor neuroectodérmico, frequente na população pediátrica (25% dos tumores do sistema nervoso central (SNC)). Pode apresentar cistos, necrose e calcificações intratumorais. Hidrocefalia é encontrada frequentemente, podendo evoluir com disseminação leptomeníngea.[17,25]

Meningioma
No sistema ventricular encontra-se no átrio dos ventrículos laterais, lesão circunscrita, altamente vascularizada, com captação homogênea ou heterogênea de contraste. Em crianças é encontrada a variante papilar, lesão maligna (grau III OMS) e o diagnóstico de neurofibromatose tipo 2 deve ser considerado.[17,20,24]

Tumor Teratoide/Rabdoide
De natureza agressiva, de alto grau, pode ser difícil de diferenciar de CPC. Apresenta mitoses abundantes e áreas de necrose. Na análise imuno-histoquímica é negativa para INI1, ao contrário do CPC.[20]

Plexite Coroide
Sendo o plexo coroide altamente vascularizado, pode servir de porta de entrada para patógenos no SNC. Por sua localização e ausência da barreira hematoencefálica pode disseminar agentes patogênicos como *Mycobacterium tuberculosis* e *Cryptococcusneoformans, Cytomegalovirus, Nocardia asteroides* e *Toxoplasmagondii,* dentre outros. Doenças granulomatosas como histiocitose das células de Langerhans também podem envolver o plexo coroide. Apresenta-se com aumento do plexo coroide com realce importante pelo contraste. Edema da substância branca periventricular e captação do epêndima ventricular podem estar presentes.[12,24]

Miofibromatose Infantil
Raro, geralmente ocorre na dura-máter com invasão da calvária. A miofibromatose infantil multicêntrica, apesar de ser extremamente rara, pode envolver o plexo coroide. Esta apresentação com envolvimento visceral tem prognóstico sombrio.[12]

Xantogranuloma
Benigno, composto por células xantomas (macrófagos), fendas de cristal de colesterol, reação celular inflamatória crônica e hemossiderina. Comumente vistas nos ventrículos laterais bilateralmente, são assintomáticos em razão de seu tamanho, porém, quando localizado no terceiro ventrículo, pode apresentar hidrocefalia obstrutiva.[12,24]

Linfomas
Podem ser primários ou secundários à doença extracraniana, sua maioria são de linfoma não Hogdkin de células B. Tem incidência aumentada em pacientes imunocomprometidos. Frequentemente apresentam lesões múltiplas, ovaladas, bem circunscritas.[17,24]

Metástase
Tem apresentação intraventricular na população pediátrica no neuroblastoma, tumor de Wilms e retinoblastoma. Localizam-se nos ventrículos laterais, de aspecto heterogêneo, ocorrendo no plexo coroide em razão de seu suprimento vascular abundante. Lesões em plexo coroide em pacientes com neoplasia maligna podem indicar doença metastática.[17,24]

TRATAMENTO
Por conta da raridade dos TPC, seu tratamento tem sido baseado em séries com poucos casos e opiniões de especialistas. Existem muitos desafios, principalmente no manejo dos CCP, incluindo a falta de tratamento uniformizado, os riscos da ressecção cirúrgica radical e os efeitos da radiação em pacientes muito jovens. Apesar disto, algumas condutas tem sido homogêneas, com cirurgia seguida de radioterapia nos CPC (em crianças mais velhas e adultos) e quimioterapia, incluindo terapia mieloablativa e transplante autólogo de células-tronco em crianças menores para substituir tratamento com radiação.[18] Nos PPC não há necessidade de tratamento adjuvante, sendo realizado acompanhamento clínico e por imagem no pós-operatório.[29]

O tratamento cirúrgico dos TPC, especialmente do CPC, é difícil devido a alta vascularização dos tumores, de sua natureza infiltrativa, localização profunda no sistema ventricular e pela proximidade do tronco cerebral nos tumores de 3º e 4º ventrículos. Por ocorrer em crianças pequenas, e por serem extremamente vascularizados, a perda massiva de sangue durante o procedimento cirúrgico é a maior causa de morbidade e mortalidade nestes pacientes, podendo levar a óbito intraoperatório.[30] Estes tumores apresentam hidrocefalia, por muitas vezes importante, que requer tratamento de emergência, em circunstâncias que podem não ser ideais. A ressecção tumoral grosseira é o objetivo a ser alcançado, prevenindo recidiva local e aumentando a sobrevida nos CPC, porém frequentemente é de difícil obtenção e é associado a aumento da morbidade.[19,20,31] A utilização de RMN de alta qualidade e o desenvolvimento de melhor técnica microcirúrgica auxiliam na ressecção destes tumores nos dias de hoje.[32] Nos pacientes com ressecção incompleta uma segunda intervenção pode ser necessária, frequentemente após quimioterapia.[5]

O tratamento da hidrocefalia relacionada com o TPC é um aspecto importante no manejo cirúrgico. A obstrução das vias liquórica e a hipersecreção de LCR pelo tumor são causas que podem ser tratados com a remoção da lesão, entretanto alguns pacientes podem apresentar persistência da hidrocefalia, necessitando uma derivação liquórica definitiva.[23]

D'Avella et al. em 2014 descreveram a técnica cirúrgica nos pacientes com TPC. O paciente é colocado em posição supina com a cabeça fixada em suporte de Mayfield e rodada para o lado oposto. Um acesso transcortical-transventricular é realizado, com retalho em ferradura na região temporo-parietal e uma craniotomia de aproximadamente 4-5 cm. A dura-máter é aberta circunferencialmente, expondo sulcos cerebrais e os giros superficiais, que podem estar comprimidos devido a hipertensão intracraniana, podendo ser difíceis de identificar, principalmente em crianças. Neuronavegação é utilizada para identificar o acesso ao ventrículo, identificando o sulco e o pedículo vascular principal. Para lesões localizadas no trígono, é realizado um acesso ao sulco interparietal no lóbulo parietal superior, pois promove uma rota menor ao átrio, evitando áreas eloquentes e permitindo controle das artérias que nutrem o tumor em sua superfície inferomedial, que são ramos das artérias coroidais anterior e posterior. Eventualmente um acesso transcortical ao giro temporal médio posterior pode ser utilizado, pois permite uma identificação da artéria coroidal anterior. Após uma dissecção da substância branca transsulcal é realizada ao longo do eixo maior do lobo parietal posterior paralelo às vias ópticas que atravessam o lobo parietal e a área da fala no carrefour ventricular. Em PPC o ventrículo é ocupado por uma neoplasia frágil e muito vascularizada, com plano de dissecção. Em CPC há ausência de plano de clivagem, com tecido extremamente friável, dificultando uma cirurgia radical. Após a abertura ventricular é necessário identificar e coagular o pedículo vascular, para diminuir a perda sanguínea; então a drenagem venosa é abordada. Após a secção de toda a vascularização a ressecção cirúrgica é realizada em fragmentos ou em bloco. No fechamento, cola de fibrina é aplicada para fechar o acesso cortical e evitar comunicação com o espaço subdural, seguido de sutura da dura-máter e reposicionamento do retalho ósseo e fechamento do retalho cirúrgico.[29]

O tratamento adjuvante com radioterapia e quimioterapia promove melhora na sobrevida, porém, a idade dos pacientes constitui um problema em sua realização, principalmente correlacionado com a radiação. Ainda o risco e benefício da radioterapia nestes pacientes não é muito claro, principalmente nos TPC correlacionados a mutação TP53, onde o risco de malignização secundária é significante, além de aumentar a resistência a quimioterapia e radioterapia. Quimioterapia é realizada em todos os pacientes, desempenhando papel importante principalmente nas crianças com menos de 2 anos em que a radioterapia deve ser evitada. Diferentes esquemas quimioterápicos são utilizados, comumente incluem vincristina, etoposide, carboplatina, ciclofosfamida, e altas doses de metotrexato. Quimioterapia com ablação da medula óssea com transplante de células-tronco hematopoiéticas autólogas pode melhorar a sobrevida, especialmente nos pacientes que obtiveram ressecção primária radical do tumor.[31,32]

COMPLICAÇÕES

As complicações mais frequentes que ocorrem no tratamento dos pacientes com TPC são lesões das fibras da substância branca, hemorragia intraventricular, danos às estruturas vasculares, hidrocefalia, coleção subdural e fístula liquórica.[29]

A perda maciça de sangue durante a ressecção cirúrgica pode promover instabilidade hemodinâmica importante, com transfusão sanguínea volumosa e distúrbios de coagulação, levando a aumento da morbidade e mortalidade.[29,30]

Um planejamento cirúrgico com RMN e angiografia deve ser realizado, auxiliando na escolha do melhor acesso cirúrgico e minimizando lesões vasculares, reduzindo a perda sanguínea durante o procedimento cirúrgico. O controle da hidrocefalia no pós-operatório com derivações ventriculares e o fechamento do acesso cortical com cola de fibrina para evitar coleções subdurais devem ser considerados.[29,30]

DICAS

- TPC são lesões raras do SNC que ocorrem na população pediátrica, especialmente em crianças menores;
- CPC é um tipo de tumor agressivo, com prognóstico sombrio;
- Disseminação leptomeníngea para o neuroeixo pode ocorrer na evolução da doença;
- TPC correlacionam-se a síndrome de Li-Fraumeni, associado ao gene TP53;
- Hidrocefalia está presente na grande maioria dos casos e deve ser considerada no tratamento;
- Manejo do sangramento operatório deve ser realizado cuidadosamente, pois é a maior causa de morbidade e mortalidade nos pacientes com TPC.

REFERÊNCIAS BIBLIOGRÁFICAS

1. Pendleton C, Olivi A, Jallo GI, Quiñones-Hinojosa A. Unique challenges faced by pediatric neurosurgeon Harvey Cushing in 1909 at Johns Hopkins: A choroid plexus tumor of the lateral ventricle mimicking a cerebellar lesion. Child's Nerv Syst. 2011;27(7):1145-8.
2. Chow E, Reardon DA, Shah AB, et al. Pediatric choroid plexus neoplasms. Int J Radiat Oncol Biol Phys. 1999;44(2):249-54.
3. Ogiwara H, Dipatri AJ, Alden TD, et al. Choroid plexus tumors in pediatric patients. Br J Neurosurg. 2012;26(1):32-7.
4. Lam S, Lin Y, Cherian J, et al. Choroid plexus tumors in children: A population-based study. Pediatr Neurosurg. 2013;49(6):331-8.

5. Cannon DM, Mohindra P, Gondi V, et al. Choroid plexus tumor epidemiology and outcomes: implications for surgical and radiotherapeutic management. J Neuro-oncol. 2015;121(1):151-7.
6. Lafay-Cousin L, Keene D, Carret AS, et al. Choroid plexus tumors in children less than 36 months: The Canadian Pediatric Brain Tumor Consortium (CPBTC) experience. Child's Nerv Syst. 2011;27(2):259-64.
7. Gozali AE, Britt B, Shane L, et al. Choroid plexus tumors; management, outcome, and association with the Li-Fraumeni syndrome: The Children's Hospital Los Angeles (CHLA) experience, 1991-2010. Pediatr Blood Cancer [Internet]. 58(6):905-9.
8. Custodio G, Taques GR, Figueiredo BC, et al. Increased incidence of choroid plexus carcinoma due to the germline TP53 R337H mutation in southern Brazil. PLoS One. 2011;6(3).
9. Siegfried A, Morin S, Munzer C, Delisle MB, Gambart M, Puget S, et al. A French retrospective study on clinical outcome in 102 choroid plexus tumors in children. J Neuro-oncol. 2017;135(1):151-60.
10. Ikota H, Tanaka Y, Yokoo H, Nakazato Y. Clinicopathological and immunohistochemical study of 20 choroid plexus tumors: Their histological diversity and the expression of markers useful for differentiation from metastatic cancer. Brain Tumor Pathol. 2011;28(3):215-21.
11. Tenenbaum M. Extraparenchymal lesions in pediatric patients. Neuroimaging Clin N Am. 2017;27(1):123-34.
12. Naeini RM, Jeong HY, Hunter JV. Spectrum of choroid plexus lesions in children. Am J Roentgenol. 2009;192(1):32-40.
13. Keskin F, Erdi F, Kaya D, Toy H. Sellar-suprasellar extraventricular choroid plexus papilloma: A case report and review of the literature. J Korean Neurosurg Soc [Internet]. 2016;59(1):58-61.
14. Lozier AP, Arbaje YM, Scheithauer BW. Supratentorial, extraventricular choroid plexus carcinoma in an adult: Case report. Neurosurgery. 2009;65(4).
15. Qi Q, Ni S, Zhou X, Huang B, Li X. Extraventricular intraparenchymal choroid plexus tumors in cerebral hemisphere: A series of 6 cases. World Neurosurg [Internet]. 2015;84(6):1660-7.
16. Koh EJ, Wang K-C, Phi JH, et al. Clinical outcome of pediatric choroid plexus tumors: retrospective analysis from a single institute. Child's Nerv Syst [Internet]. 2014;30(2):217-25.
17. Muly S, Liu S, Lee R, Nicolaou S, Rojas R, Khosa F. MRI of intracranial intraventricular lesions. Clin Imaging [Internet]. 2018;52:226-39.
18. Zaky W, Finlay JL. Pediatric choroid plexus carcinoma: current management and future directions [Internet], 2nd ed. In: Handbook of Brain Tumor Chemotherapy, Molecular Therapeutics, and Immunotherapy. (CIDADE?): Elsevier Inc., 2018. p. 639-50.
19. Bettegowda C, Adogwa O, Mehta V, et al. Treatment of choroid plexus tumors: a 20-year single institutional experience. J Neurosurg Pediatr [Internet]. 2012;10(5):398-405.
20. Jaiswal S, Vij M, Mehrotra A, et al. Choroid plexus tumors: a clinico-pathological and neurorradiological study of 23 cases. Asian J Neurosurg [Internet]. 2013;8(1):29-35.
21. Orrù E, Calloni SF. The child with macrocephaly. AJR Am J Roentgenol. 2018;210:848-59.
22. McGirr SJ, Ebersold MJ, Scheithauer BW, et al. Choroid plexus papillomas: long-term follow-up results in a surgically treated series. J Neurosurg. 1988;69(6):843-9.
23. Boström A, Boström JP, Von Lehe M, et al. Surgical treatment of choroid plexus tumors. Acta Neurochir (Wien). 2011;153(2):371-5.
24. Melo ELA, Garcia MRT, Fernandes RY, Barros NG de, Cerri GG, Leite C da C. Lesões expansivas do plexo coroide. Radiol Bras [Internet]. 2003;36(6):379-84.
25. Zhang TJ, Yue Q, Lui S, et al. MRI findings of choroid plexus tumors in the cerebellum. Clin Imaging [Internet]. 2011;35(1):64-7.
26. Wilhelm M, Hirsch W, Merkenschlager A, et al. A rare case of congenital choroid plexus carcinoma. Pediatr Hematol Oncol. 2012;29(7):643-6.
27. Thomas C, Sill M, Ruland V, et al. Methylation profiling of choroid plexus tumors reveals 3 clinically distinct subgroups. Neuro Oncol. 2016;18(6):790-6.
28. Stupin JH, Henrich W. Choroid Plexus Anomalies [Internet]. Second Edi. Obstetric Imaging: Fetal Diagnosis and Care. Elsevier Inc. 2018;1:157-62.
29. D'Avella D, Rossetto M, Denaro L, Sturiale C L. Lateral ventricle's choroid plexus tumors surgery in children: How I do it. Acta Neurochir (Wien). 2014;156(1):211-5.
30. Piastra M, Di Rocco C, Tempera A, et al. Massive blood transfusion in choroid plexus tumor surgery: 10-years' experience. J Clin Anesth. 2007;19(3):192-7.
31. Zaky W, Finlay JL. Pediatric choroid plexus carcinoma: Biologically and clinically in need of new perspectives. Pediatr Blood Cancer. 2018;65(7):1-7.
32. Mallick S, Benson R, Melgandi W, Rath GK. Effect of Surgery, Adjuvant Therapy, and Other Prognostic Factors on Choroid Plexus Carcinoma: A Systematic Review and Individual Patient Data Analysis. Int J Radiat Oncol Biol Phys. 2017;99(5):1199-206.

CAPÍTULO 78

NEUROCIRURGIA PEDIÁTRICA: DISRAFISMO ESPINHAL ABERTO

Charles Kondageski ▪ Daniel Santos Sousa ▪ Cezar Massaru Guiotoku
Humberto Kluge Schroeder ▪ Daniel Fabrício Bruns

HISTÓRICO

Os disrafismos espinhais são malformações da coluna e medula espinhal, geralmente não letais, que incorrem em severos danos neurológicos, ortopédicos e esfincterianos nos neonatos acometidos, prejudicando muito sua qualidade de vida e das respectivas famílias.[1]

As mielomeningoceles, tipo mais frequente de disrafismo espinhal, são malformações congênitas que se caracterizam pelo fechamento incompleto de determinado segmento da medula espinhal. Embriologicamente, estas malformações ocorrem ao final da 4ª semana de gestação, tendo como fatores predisponentes a deficiência de ácido fólico (ou metabolismo anormal dos folatos), o uso de anticonvulsivantes (ácido valproico) e histórico de períodos de guerras e privações.[2] Sua incidência varia nos diversos países, ocorrendo em aproximadamente 1 em 1.000 nascidos vivos no Brasil.[3]

Os pacientes portadores da malformação apresentam sérias disfunções neurológicas relacionados com os segmentos medulares afetados, incorrendo em paralisias motoras, problemas esfincterianos e deformidades ortopédicas limitantes. A hidrocefalia ativa está presente em aproximadamente 80% dos casos, sendo frequentemente associada a pior desempenho cognitivo. O diagnóstico é obtido por ultrassonografia obstétrica morfológica, complementada, quando indicado, por ressonância magnética fetal.[4]

O tratamento convencional dos defeitos abertos do tubo neural consiste na correção cirúrgica da malformação logo após o nascimento, seguido do manejo das complicações secundárias (hidrocefalia, disfunções vesicais, anais e ortopédicas). Apesar do tratamento, o prognóstico funcional na maioria dos casos é ainda bastante reservado, com poucas crianças atingindo marcha independente, e raramente tendo controle vesical normal.[3,5]

Recentes publicações estabelecem o papel da cirurgia antenatal como evidente fator modificador da evolução destes pacientes, diminuindo a ocorrência de malformação de Chiari II e hidrocefalia, bem como possibilitando alguma melhora do desempenho motor dos membros inferiores.[1,4,6,7] A cirurgia antenatal é realizada entre a 19ª e 26ª semana de gestação, tendo como objetivo a oclusão do defeito dorsal. O fechamento do disrafismo nesta fase diminui a exposição do tecido neuronal à toxicidade do líquido amniótico e minimiza os efeitos mecânicos causados ao neuroeixo (forças de tração caudal e trauma local), o que parece ser responsável pelos melhores resultados quando em comparação à cirurgia pós-natal.[1,8]

Apesar dos progressivos ganhos de desenvolvimento socioeconômico e do emprego de estratégias para aumento de consumo de ácido fólico (fortificação de alimentos e prescrição pré-concepção como suplemento), a mielomeningocele continua sendo um grave problema de saúde pública, causando substancial impacto financeiro e social nos diversos sistemas de saúde e comunidades mundo afora.[5]

QUADRO CLÍNICO

Contemporaneamente, o diagnóstico dos disrafismos espinhais é quase sempre realizado na fase pré-natal, com o auxílio do ultrassom morfológico. Embora menos frequentemente utilizada, a ressonância magnética pode acrescentar detalhes anatômicos acerca do disrafismo espinhal, do cérebro e outras malformações associadas.

Logo após o parto e a avaliação neonatológica de rotina, o diagnóstico clínico da mielomeningocele é realizado por inspeção direta do dorso do recém-nato. Neste momento é necessário esclarecer se a malformação é aberta ou fechada, isto é, se há exposição de tecido neural, meninges e escape liquórico, cujas características confirmam o disrafismo aberto (espinha bífida aberta) (Fig. 78-1). Neste caso é imperativa a correção neurocirúrgica com a maior brevidade possível, com o intuito de diminuir as chances de infecção local e do sistema nervoso (ver tratamento a seguir).

Ademais, o exame do neonato deve determinar se há ou não macrocrania com possível hidrocefalia, além de também avaliar o estado neurológico (grau de movimentação dos principais músculos dos membros inferiores e determinação do nível medular funcional). Os neonatos são examinados ainda quanto à ocorrência de deformidades ortopédicas (pés tortos, luxação de quadril e outras deformidades da coluna vertebral) bem como a presença de distúrbios esfincterianos evidentes (hipotonia anal, micção por transbordamento e retenção urinária).

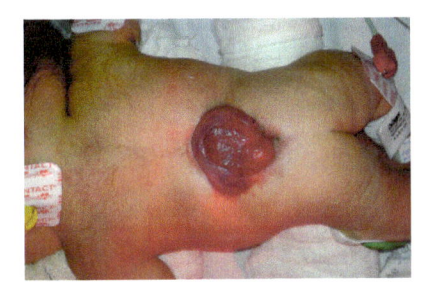

Fig. 78-1. Apresentação típica, ao nascimento, de mielomeningocele envolvendo a transição toracolombar.

INVESTIGAÇÃO COMPLEMENTAR

A investigação complementar se inicia, como mencionado acima, no período pré-natal com a obtenção do ultrassonografia morfológica de primeiro trimestre entre 11 semanas e 13 semanas e 6 dias. Nesta ocasião, além do consagrado rastreio de aneuploidias, deve ser realizada a visualização da translucência intracraniana (TI), equivalente ao 4º ventrículo. Este exame não requer qualquer incidência adicional às que já são habitualmente realizadas e não há parâmetro de normalidade para o tamanho da TI, sendo este fundamental para a elucidação diagnóstica e encaminhamento precoce para considerações sobre eventual tratamento fetal. Por se tratar de exame de rastreio, não é possível, neste momento, determinar se há ou não indicação para tratamento antenatal. Por volta da 16ª semana de gestação deve-se repetir o exame a fim de delimitar o defeito espinhal e medular, descrevendo sua extensão e nível anatômico e a presença de dilatações císticas adjacentes. O exame completo inclui, ainda, a observação de todo o neuroeixo, culminando com o polo encefálico, onde se poderá identificar a presença ou não de hidrocefalia, malformação de Chiari II, além de distorções no tronco encefálico (alongamento da ponte e bulbo, inclinação anormal do mesencéfalo) (Fig. 78-2). Embora não seja mandatória, a ressonância magnética fetal pode acrescentar informações úteis com relação ao diagnóstico em si, melhor delimitação da anatomia encefálica e outras malformações sistêmicas. Ainda, no período pré-natal, deve-se excluir a possibilidade, ainda que incomum, de associações de aneuploidias ou doenças gênicas. Para isto está indicada a investigação por obtenção do cariótipo através de amniocentese.

Após o nascimento e correção da mielomeningocele, os neonatos são acompanhados do ponto de vista clínico (exame das fontanelas, determinação do perímetro cefálico e cicatrização da ferida, além de acompanhamento ortopédico e urológico). É sempre indicada a realização de pelo menos uma ultrassonografia transfontanelar e das vias urinárias ainda quando do internamento neonatal, pois tais exames se tornam referência para o acompanhamento futuro. Não havendo indicação de tratamento da eventual ventriculomegalia (seja por derivação ou por neuroendoscopia), o neurocirurgião deve estar atento à possibilidade de progressão subaguda hidrocefalia ativa, sendo indicada a realização de ultrassonografia transfontanelar periódica (mensal nos primeiros 3 meses), depois trimestral até que se complete o primeiro ano de vida. Após este período, caso haja suspeita do desenvolvimento tardio de hidrocefalia, a ressonância de encéfalo, ou mesmo tomografia, estão indicados.

Outra razão de atenção para o neurocirurgião é a possibilidade de desenvolvimento de medula ancorada. As crianças, neste sentido, devem ser acompanhadas clinicamente, e caso apareçam sintomas e sinais clínicos sugestivos (dor lombossacral, piora motora/sensitiva ou disfunção esfincteriana

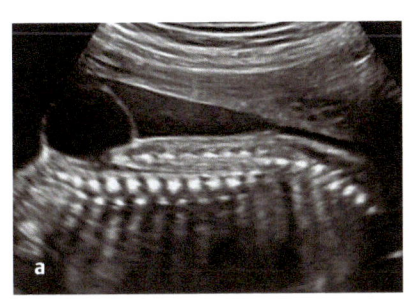

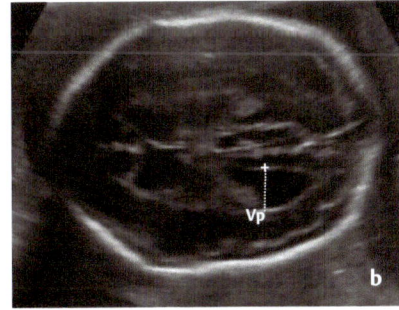

Fig. 78-2. Imagens ultrassonográficas fetais, durante a 20ª semana de gestação; acesso transvaginal. (**a**) Falha na formação dos elementos posteriores da coluna lombossacral, com lesão cística associada, compatível com mielomeningocele. (**b**) Aspecto do polo encefálico do mesmo feto demonstrando ventriculomegalia.

agravada) está indicada a realização de uma tomografia de crânio/ressonância do encéfalo para se afastar disfunção de válvula ou da terceiroventriculostomia. Descartada a disfunção do sistema valvular, e persistindo os sintomas, realiza-se uma ressonância lombossacral para confirmação diagnóstica e planejamento para possível cirurgia de liberação de medula presa.

DIAGNÓSTICO DIFERENCIAL

Os diagnósticos diferenciais dos disrafismos espinhais abertos incluem, principalmente, os disrafismos ditos ocultos. Tais malformações se manifestam por achados cutâneos mais ou menos evidentes, incluindo lesões lipomatosas recobertas por pele normal, com ou sem apêndice cutâneo (lipomielomeningoceles – Fig. 78-3), tufos de pelos em situação toracolombar mediana (diastematomielias), lesão plana ou cística dorsal na linha média recobertos por pele displásica (mielosquises dorsais limitadas) e pequenos orifícios paramedianos (seios dérmicos lombossacrais).

Excetuando os seios dérmicos, que apresentam risco latente de infecção do sistema nervoso central, os demais defeitos que fazem diagnóstico diferencial com as mielomeningoceles não apresentam risco para infecção, sendo, portanto, sempre de indicação de acompanhamento clínico com indicação cirúrgica mais tardia, caso necessário.

Digna de nota é a falsa noção de que um defeito dorsal mediano com exposição do placódio medular, "mas sem saída imediata de liquor", não seja um disrafismo aberto. Esta assertiva pode levar a equipe a concluir que o caso não se trata de uma urgência neurocirúrgica e, desta maneira, adotar uma conduta expectante inadequada. Nestes casos, a interpretação mais aceita é que haja um espessamento da aracnoide sobre o defeito, que não permite o escape momentâneo de liquor, mas sem caracterizar pele normal ou cicatriz que o proteja o espaço raquidiano de contrair infecção. Nestas situações a cirurgia precoce sempre está indicada.

OPÇÕES DE TRATAMENTO

O tratamento inicial atual da mielomeningocele se baseia nas abordagens clássicas neonatais e, mais recentemente, nas técnicas de tratamento intrauterino.[1,2,4,6] Em ambas as abordagens a terapêutica envolve, primariamente, o fechamento cirúrgico do defeito dorsal e, secundariamente, o tratamento das complicações advindas da malformação, como a hidrocefalia, as deformidades dos membros inferiores, coluna dorsal e as disfunções esfincterianas.

A abordagem clássica neonatal se baseia no diagnóstico pré-natal e na confirmação imediata ao nascimento, sendo que a correção cirúrgica na fase aguda pós-natal tem por objetivo minimizar as chances de infecção, e, por este motivo, deve ser realizada o mais precocemente possível, idealmente dentro das primeiras 24 horas de vida.[5]

O tratamento neonatal precoce é eficaz ao prevenir as temidas infecções do SNC, mas o prognóstico motor, intelectual e esfincteriano continua reservado, uma vez que a cirurgia nesta fase não consegue restaurar a função neural dos segmentos medulares acometidos. A grande maioria dos pacientes não tem controle esfincteriano vesical e anal adequados, aproximadamente 80% evoluem com hidrocefalia que necessita de derivação liquórica e somente 30% dos pacientes alcançam marcha independente.[9]

Em face da aceitação da teoria do "segundo insulto", que atribui prováveis danos secundários à medula espinhal malformada advindos da sua exposição ao líquido amniótico durante a maior parte da gestação, bem como os efeitos mecânicos por trauma local e de tração em sentido cranial em razão da perda liquórica pelo defeito,[1,8] em 1998 foram relatados os primeiros casos de reparo intrauterino do disrafismo.[10] Em 2001, o *trial* (MOMS – Estudo do manejo das mielomeningoceles, do inglês Management of Myelomeningocele Study) publicado em 2011, identificou evidentes benefícios do tratamento antenatal em comparação com a correção pós-natal.[1]

Com base em restritos critérios de indicação de possível correção intraútero (Quadro 78-1), a abordagem contemporânea dos disrafismos abertos se inicia com o aconselhamento pré-natal realizado em conjunto com o especialista em medicina fetal, onde as vantagens e desvantagens de um e outro tratamento são expostos. De posse das evidências disponíveis fornecidas pela equipe, o casal tem o poder de decisão sobre o tratamento a ser adotado.

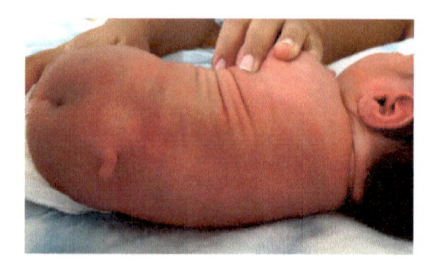

Fig. 78-3. Diagnóstico diferencial de disrafismo aberto: lipoma lombossacral com apêndice cutâneo.

Quadro 78-1. Critérios de Indicação e Contraindicação para Inclusão no Estudo MOMS

Critérios de indicação	Critérios de contraindicação
■ Gestação única ■ Limite superior de defeito em T1 ■ Evidência de Chiari II ■ Idade gestacional de 19 a 25 semanas + 6 dias ■ Cariótipo normal	■ Gestação múltipla ■ Múltiplas malformações ■ Placenta prévia ■ Índice de massa corporal > 35 ■ Histerotomia prévia ao longo do segmento uterino
Residência nos EUA	–
Idade materna superior ou igual a 18 anos	–

Adaptado de Adzick et al.[1]

Tratamento Convencional Pós-Natal

A correção pós-natal tem por objetivo o fechamento do maior número de planos cirúrgicos possível, limitando a ocorrência de fístula liquórica e infecção do sistema nervoso central.[3,11] A cirurgia se inicia com a dissecção do fragmento displásico da medula espinhal residual a partir dos elementos epidérmicos, liberação de eventuais aderências, secção do *filum terminale,* caso presente, seguido do fechamento do plano pial para reconstituição do formato do tubular do eixo neural. Em seguida a dura-máter residual é dissecada e suturada de maneira hermética, sendo fase vital para a prevenção de fístula liquórica no pós-operatório. Após a síntese dural, o plano fascial local é aproximado, seguindo-se com o fechamento do tecido celular subcutâneo e pele (Fig. 78-4).

Muitas vezes, o fechamento primário de todos estes planos não é possível, sobretudo nos defeitos mais extensos e nas mielosquises (disrafismo aberto sem formação cística), sendo necessária a rotação de retalhos miofasciocutâneos.

No pós-operatório, é mandatória a inspeção diária da ferida operatória, bem como monitoramento do perímetro cefálico e fontanelas. Os pacientes são também avaliados de maneira interdisciplinar (neonatolologia, urologia e ortopedia), bem como são realizados ultrassonografia transfontanelar (para avaliação do parênquima cerebral e evolução das cavidades ventriculares) e das vias urinárias. Caso ocorra hidrocefalia ativa (perímetro cefálico com crescimento anormal, fontanela tensa com diástase de suturas, sinal do sol poente, abaulamento na ferida dorsal ou fístula liquórica), os pacientes são submetidos à derivação ventriculoperitoneal ou terceiroventriculostomia endoscópica. Geralmente os pacientes são mantidos no hospital até, pelo menos, o 10º dia pós-natal, recebendo alta para acompanhamento ambulatorial interdisciplinar.

Tratamento Antenatal

Dada a estreita janela de oportunidades para a indicação do tratamento antenatal da mielomeningocele (de 19 a 26 semanas), é mandatória a realização precoce, e de qualidade, do ultrassom obstétrico morfológico. De posse do diagnóstico, ou da suspeita, o casal é encaminhado ao serviço especializado em medicina fetal, onde os exames serão revisados e complementados, se necessário. Os profissionais envolvidos discutirão os prós e contras de uma potencial intervenção fetal e iniciarão o processo para a realização da cirurgia em tempo hábil. Em resumo, de acordo com o resultado do estudo MOMS, além do benefício de ter o defeito corrigido ao nascimento, os neonatos submetidos à cirurgia

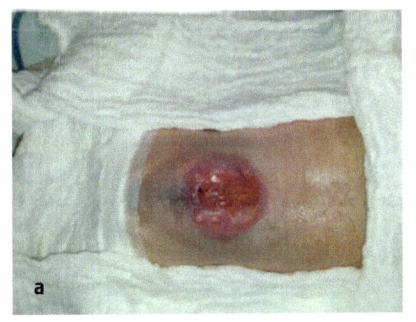

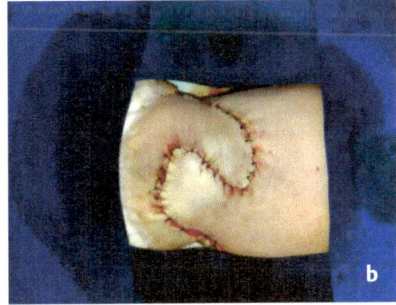

Fig. 78-4. Correção cirúrgica de mielomeningocele lombossacral no período pós-natal imediato. (a) Apresentação inicial. (b) Aspecto do dorso logo após reparo cirúrgico.

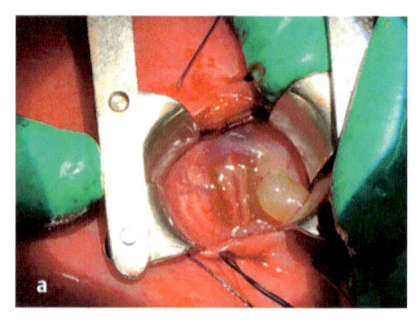

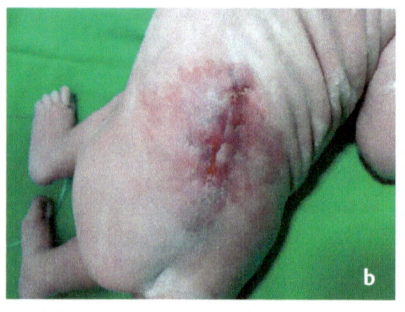

Fig. 78-5. Tratamento antenatal da mielomeningocele lombossacral. (**a**) Aspecto intraoperatório do defeito dorsal por meio de histerotomia. (**b**) Aspecto da ferida dorsal logo após o nascimento com 37 semanas de gestação.

antenatal apresentam a vantagem da menor chance de necessidade de derivação ventriculoperitoneal, diminuição considerável da persistência da malformação de Chiari II, bem como possibilidade de melhor desempenho motor quando em comparação com crianças operadas no período pós-natal.[1,6]

A técnica de correção pré-natal da mielomeningocele inicia com o laparotomia e exteriorização do útero da cavidade abdominal. O acesso transuterino à cavidade amniótica, onde a equipe obstétrica e medicina fetal incisam o útero na melhor posição possível, é realizado após terem posicionado o feto com o auxílio do ultrassom. Com a exposição da lesão, a equipe neurocirúrgica procede com o reparo da malformação.

Do ponto de vista neurocirúrgico, a correção da mielomeningocele segue os mesmos princípios da correção pós-natal, isto é, o fechamento primário do maior número de planos possível. No entanto, dada o diminuto tamanho da malformação no feto de 20 semanas, bem como a delicadeza dos tecidos fetais (em especial a pele, que apresenta uma consistência quase que gelatinosa nesta fase), o neurocirurgião geralmente utiliza 2 a 3 planos cirúrgicos para o fechamento, prioritariamente a dura-máter e a pele. As suturas são realizadas com PDS 5-0 e 6-0, sempre com o uso de microscópio, e no menor tempo possível. Nos casos de mielosquises, onde há pouca disponibilidade de tecidos para o fechamento primário da pele, podem ser utilizadas incisões dorsais laterais de relaxamento em favor do fechamento de linha média.

Após o término do tempo neurocirúrgico, o soro fisiológico aquecido é infundido na cavidade uterina, seguindo-se então com a meticulosa síntese da parede uterina e membranas, parede abdominal e pele, conforme técnica padrão. O feto é monitorado com ultrassonografia durante toda a correção. Existem variações da técnica, especialmente com a utilização de mini-incisão uterina e uso de fetoscopia.[4,6]

No período pós-operatório todas as gestantes são observadas por 24 a 48 horas em UTI, quando é necessário o uso de várias medidas de tocólise para se evitar contrações e evolução para trabalho de parto.

Geralmente, após 4 dias, as gestantes recebem alta para então aguardar o término da gestação. A modalidade de parto mais indicada é a cesárea.

Ao nascimento o neonato é inspecionado quanto à cicatrização da ferida no dorso, sendo também examinado o perímetro cefálico, o estado das fontanelas e o desempenho motor de membros inferiores e dos esfíncteres (Fig. 78-5). Tal como nos casos de correção pós-natal, o neonato é acompanhado de modo interdisciplinar.

COMPLICAÇÕES

A correção pós-natal da mielomeningocele, apesar de o procedimento ser realizado precocemente após o parto, geralmente é bem tolerado do ponto de vista anestésico, com exceção para os casos com associação de malformações de órgãos vitais associadas.

A complicação mais frequente é a deiscência da ferida operatória, geralmente acompanhada e agravada pela ocorrência de fístula liquórica. Neste caso, o neurocirurgião deve estar atento ao frequente desenvolvimento de hidrocefalia, onde a indicação de derivação precoce corrige a eventual presença de fístula liquórica e, desta maneira, favorece a cicatrização da ferida operatória. Outras complicações incluem a possibilidade de piora transitória ou definitiva dos déficits, a ocorrência de infecção local e ou liquórica. Tardiamente, geralmente a partir dos 5 anos, em aproximadamente 15% dos casos, a medula espinhal em posição anormalmente baixa pode dar sintomas de medula ancorada, sendo indicada, naqueles pacientes, a liberação microcirúrgica deste ancoramento após exclusão de disfunção valvular, como mencionado anteriormente.

A correção antenatal da mielomeningocele carrega os mesmos riscos para o feto no período pós-natal: deiscência de ferida, ocorrência de fístula liquórica, desenvolvimento de hidrocefalia. Na maioria dos casos a ferida operatória já está completamente cicatrizada ao nascimento, mas em algumas situações se faz necessário o uso de curativos para tratamento de pequenas deiscências superficiais. Se há suspeita de fístula liquórica, a correção cirúrgica é mandatória.

A cirurgia antenatal apresenta riscos específicos deste tipo de tratamento, como o oligoidrâmnio, a possibilidade de prematuridade advinda do descolamento prematuro de placenta e dos distúrbios da contratilidade uterina. Do ponto de vista materno, existe a possibilidade de ocorrência de edema pulmonar e limitações futuras para novas gestações.[1]

DICAS

- Triagem pré-natal efetiva, para que, com o diagnóstico precoce, o casal possa ser encaminhado para uma equipe especializada em medicina fetal para considerações sobre possível tratamento intrauterino. O protocolo atual prevê a correção até as 26 semanas + 6 dias de gestação;
- Nos casos onde a cirurgia pré-natal não possa ser realizada, ou esteja contraindicada, é preferível que o feto nasça o mais perto do termo possível, de parto cesáreo ou natural, a critério do obstetra assistente;
- Idealmente, de posse do diagnóstico, o parto deve ser programado para que a equipe neonatal possa ser reunida: neonatologista, anestesiologista especializado, neurocirurgião e cirurgião plástico (quando indicado);
- Ao nascimento, é imperativo o exame clínico através da inspeção, para confirmar a presença ou não do disrafismo aberto;
- A cirurgia de correção deve ser realizada de modo precoce – idealmente dentro das 24 horas subsequentes ao parto;
- O neurocirurgião deve estar preparado para a rotação de retalhos, ou mesmo contar com a ajuda de um cirurgião plástico experiente nestes casos;
- Após o fechamento, o neonato deve ser visto de maneira interdisciplinar: pediatria, neurocirurgia, ortopedia e urologia;
- O neurocirurgião deve estar atento à cicatrização do dorso, bem como à possibilidade de hidrocefalia ativa com consequente fístula liquórica;
- Nos casos de hidrocefalia, a possibilidade de terceiroventriculostomia deve ser aventada e comparada à opção de derivação ventriculoperitoneal;
- Tardiamente, a possibilidade de disfunção de *shunt* (nos casos onde foi implantado) e medula presa sintomática devem ser objetos de atenção contínua;
- A incidência de mielomeningoceles é consideravelmente diminuída com a fortificação da dieta com ácido fólico, além do uso pré-concepcional (3 meses anterior à concepção) de 400 μg de ácido fólico.

REFERÊNCIAS BIBLIOGRÁFICAS

1. Adzick N S, Thom E A, Spong C Y, et al. A randomized trial of prenatal versus posnatal repair of myelomeningocele. MOMS Investigators. N Engl J Med. 2011;364(11):993-1004.
2. Copp AJ, Adzick NS, Chitty LS, et al. Spina bifida. Nat Rev Dis Primers. 2015;1:15007.
3. Bizzi JW, Machado A. Mielomeningocele: conceitos básicos e avanços recentes. J Bras Neurocirurg. 2012;23(2):138-51.
4. Bevilacqua NS, Pedreira DAL. Fetoscopy for meningomyelocele repair: past, present and future. Einstein (São Paulo). 2015;13(2):283-9.
5. Mitchell LE, Adzick NS, Melchionne J, et al. Lancet. 2004;364(9448):1885-95.
6. Botelho RD, Imada V, Rodrigues da Costa KJ, et al. Fetal Myelomeningocele repair through a mini-hysterotomy. Fetal Diagn Ther. 2017;42(1):28-34.
7. Kohl T, Tchatcheva K, Merz W, et al. Percutaneous fetoscopic patch closure of human spina bifida aperta: advances in fetal surgical techniques may obviate the need for early postnatal neurosurgical intervention. Surg Endosc. 2009;23(7);1499-505.
8. Heffez DS, Aryanpur J, Rotellini NA, et al. Intrauterine repair of experimental surgically created dysraphism. Neurosurgery. 1993;32(6):1005-10.
9. Hunt G M, Oakeshott P. Lifestyle in adults aged 35 years who were born with open spina bifida: prospective co-hort study. Cerebrospinal fluid research. 2004;10(1):4.
10. Tulipan N, Bruner JP. Myelomeningocele repair in utero: a report of three cases. Pediatr Neurosurg. 1998;28(4):177-80.
11. Sandler AD. Children with Spina Bifida: Key Clinical Issues. Pediatr Clin North Am. 2010;57(4):879-92.

Parte VII TRAUMATISMO CRANIENCEFÁLICO

CAPÍTULO 79

ATENDIMENTO INICIAL AO PACIENTE POLITRAUMATIZADO

Thales Bhering Nepomuceno

INTRODUÇÃO

O traumatismo craniencefálico (TCE) é uma das maiores causas de mortalidade em todo o mundo. Afeta todas as faixas etárias e causa sequelas neurológicas temporárias ou permanentes, com perda de anos de vida produtivos em jovens, além de grande impacto socioeconômico. A medida mais efetiva para reduzir o impacto do TCE é a prevenção, através de medidas de saúde e segurança pública, bem como de atitudes individuais para evitar condutas perigosas.[1-5]

A lesão cerebral se inicia com a deformação tecidual por transferência de energia e se continua com a fase inflamatória através de vias intracelulares e extracelulares, que podem ser exacerbadas por lesões secundárias causadas por hipóxia, hipotensão, hipertermia e hipertensão intracraniana. A prevenção dessas lesões gera melhora do prognóstico.

O atendimento ao politraumatizado deve ser iniciado o mais precocemente possível, tanto na cena do trauma pela equipe de atendimento pré-hospitalar e quando no centro de trauma, onde receberá o atendimento avançado. Para que isso seja possível, devem existir sistemas de atendimento de emergência eficientes, com rápida transferência a centros de trauma bem equipados para o tratamento definitivo dos pacientes.

ATENDIMENTO PRÉ-HOSPITALAR (APH)

A ênfase do atendimento pré-hospitalar é a manutenção de vias aéreas pérvias, controle de hemorragias e choque e rápida imobilização do paciente para reduzir o tempo na cena e possibilitar o transporte para o centro de trauma. São adquiridas informações sobre a história do paciente, cena e mecanismo de trauma para auxiliar na triagem hospitalar.

As recomendações do *Guideline* de APH da Brain Trauma Foundation (BTF) são:[6]

- Monitorar oxigenação e pressão arterial (PA), evitando hipoxemia ($SaO_2 < 90\%$) e hipotensão (PA sistólica < 90 mmHg);
- Avaliar escala de coma de Glasgow (ECG) e pupilas depois de via aérea estabelecida e ressuscitação circulatória realizada;
- Estabelecer via aérea definitiva quando: ECG < 9, paciente incapaz de manter via aérea adequada, hipoxemia não corrigida com O_2 suplementar. Não realizar intubação de pacientes sem esses critérios somente para transporte terrestre;
- Manter $ETCO_2$ normal (35-40 mmHg) e hiperventilar somente quando sinais de herniação cerebral estiverem presentes;
- Monitorar sinais clínicos de herniação cerebral: pupilas dilatadas e não reativas; pupilas assimétricas; postura extensora ou sem resposta ao exame motor; deterioração neurológica progressiva (queda da ECG > 2 pontos desde o melhor escore prévio);
- Se após normoventilação, boa oxigenação e normotensão ainda existem sinais de herniação, usar hiperventilação breve com alvo de 30-35 mmHg $ETCO_2$ e cessar após resolução dos sinais de herniação;
- Deve ser estabelecida uma organização em sistemas de trauma regionais, com protocolos definidos para o destino de pacientes com TCE. O modo de transporte deve ser o mais rápido para minimizar o tempo de APH para o paciente com TCE;
- Pacientes com TCE grave devem ser levados diretamente para centro de trauma com tomografia computadorizada (TC), neurocirurgia e capacidade de monitorar a pressão intracraniana (PIC) e de tratar hipertensão intracraniana. Crianças devem ser levadas a centros de trauma pediátricos.

ADVANCED TRAUMA LIFE SUPPORT (ATLS) – SUPORTE DE VIDA AVANÇADO EM TRAUMA

O suporte de vida avançado em trauma é iniciado no hospital pela avaliação primária com ressuscitação simultânea e os exames e procedimentos adjuntos à avaliação primária, seguida pela avaliação secundária após estabilização do paciente, com exames e procedimentos adjuntos à avaliação secundária. É continuado com reavaliações frequentes e tratamento definitivo, que pode requerer transferência para outro centro de trauma.[7]

AVALIAÇÃO PRIMÁRIA (ABCDE)

Airway/Manutenção de Via Aérea com Restrição de Movimento de Coluna Cervical

Avaliar a patência das vias aéreas, através de inspeção da orofaringe para corpos estranhos, sangue e secreções e detecção de fraturas de face. Pacientes que estão conversando com o examinador provavelmente não apresentam obstrução da via aérea, mas devem ser reavaliados frequentemente. Os inconscientes, com ECG < 9 necessitam de proteção de via aérea, usualmente por meio de intubação orotraqueal.

Durante a avaliação e obtenção da via aérea, a movimentação da coluna cervical deve ser restrita pelo risco de lesão e piora neurológica, independentemente do estado neurológico do paciente. A restrição deve ser feita com uso de colar cervical de tamanho adequado e pode ser modificado para restrição manual durante a intubação.

Breathing/Respiração e Ventilação

A ventilação deve ser adequada para aperfeiçoamento de oxigenação e eliminação de gás carbônico (CO_2). Realizar inspeção para visualização de distensão venosa jugular, posição de traqueia, excursão da parede torácica e ausculta pulmonar. Lesões de traqueia e brônquios, pneumotórax hipertensivo ou aberto e hemotórax maciço devem ser rapidamente identificados e tratados para manutenção de ventilação adequada. Todos os pacientes devem receber O_2 suplementar e ter oximetria monitorada constantemente para evitar hipoxemia.

Circulation/Circulação e Controle de Hemorragias

O estado hemodinâmico deve ser avaliado através do nível de consciência, perfusão cutânea, pulso e pressão arterial. São obtidos dois acessos vasculares periféricos de largo calibre e, ao detectar sinais de choque, devem ser infundidos cristaloides aquecidos para reposição de volume intravascular.

A hemorragia é a principal causa de choque em politraumatizados e deve ser controlada, quando externa, por meio de compressão manual, quando interna deve ser identificada rapidamente através do exame físico e de imagem (ultrassonografia e radiografias) para definição de tratamento definitivo. Em pacientes com choque hipovolêmico não responsivo a cristaloides, deve ser realizada transfusão sanguínea através de protocolos para reposição de componentes sanguíneos, para mitigar o risco de coagulopatia. Os vasopressores são indicados na hipotensão refratária.

Lesões medulares cervicais ou torácicas acima de T6 podem resultar em perda do tônus vasomotor e da inervação simpática do coração por lesão das vias simpáticas descendentes, resultando em choque neurogênico, com hipotensão e bradicardia. Deve ser tratado com reposição moderada de volume associado a vasopressores e atropina.

Disability/Incapacidade (Avaliação Neurológica)

Avaliação neurológica rápida com determinação do nível de consciência através da escala de coma de Glasgow (ECG), tamanho, simetria e reação pupilar e avaliação motora para detectar sinais de lateralização, como posturas patológicas e redução do movimento, além de definir o nível de lesão medular, quando presente.

Exposure/Exposição e Controle de Temperatura

Lacerações no escalpe devem ser detectadas e inspecionadas para avaliação de fraturas expostas e a hemorragia controlada através de compressão e sutura, reduzindo também o risco de infecção. Durante a exposição deve ser realizada a mobilização em bloco do paciente virando-o de lado quando toda a coluna toracolombar é avaliada por palpação e inspeção seguida por retirada da prancha rígida. A manutenção da prancha rígida por mais de 2 horas causa risco elevado de úlceras de pressão. Em pacientes com suspeita de lesão de coluna toracolombar, deve-se retirar a prancha rígida e manter o paciente em decúbito dorsal em maca e qualquer mobilização deve ser realizada em bloco. Após a exposição o paciente deve ser protegido da hipotermia com cobertura do corpo, ambiente mais quente e infusão de fluidos aquecidos durante ressuscitação.

AVALIAÇÃO SECUNDÁRIA

A avaliação secundária ocorre após o término da avaliação primária e da implementação de medidas de ressuscitação e estabilização do paciente. Inclui obtenção da história prévia do paciente e do evento que levou ao traumatismo seguido de reavaliação de todos os sistemas buscando por lesões não identificadas anteriormente.

O neurocirurgião pode atuar na avaliação neurológica detalhada empreendida na avaliação secundária. Sua avaliação pode ocorrer em paralelo com a atuação da equipe de atendimento inicial durante a avaliação primária, desde que não a prejudique.

Quadro 79-1. Mnemônico de História Clínica
AMPLA – Avaliação Secundária do ATLS

A	Alergias
M	Medicações de uso contínuo
P	Passado médico/Gravidez
L	Líquidos e alimentos ingeridos
A	Ambiente e mecanismo de trauma

Deve ser colhida uma história clínica do paciente e do mecanismo de trauma, inicialmente obtida com a equipe de atendimento pré-hospitalar e familiares. O mnemônico de história clínica AMPLA auxilia a perguntar sobre alergias, medicações de uso contínuo, doenças prévias, possibilidade de gravidez, horário da última alimentação e eventos e ambiente relacionado com o trauma (Quadro 79-1).[7]

AVALIAÇÃO NEUROLÓGICA

O neurocirurgião deve iniciar sua avaliação pela determinação do nível de consciência com a ECG, seguido pela avaliação pupilar, determinando tamanho, simetria, posição e reatividade à luz. Avaliar sinais de trauma ocular direto, como lacerações, hematomas e equimoses na região periorbital e sinais de lesão do globo ocular. A presença de equimose periorbital (olhos de guaxinim) é um sinal de fratura de base de crânio anterior, com risco de fístula liquórica nasal.

Inspecionar e palpar a cabeça, buscando lacerações, afundamentos ou deformidades ósseas. Na avaliação da orelha avaliar sangramento (otorragia), lacerações da orelha externa e canal auditivo externo, saída de líquido cefalorraquidiano e equimose sobre a mastoide (sinal de Battle), indicativa de fratura da base do crânio posterior.

Em pacientes alertas e cooperativos (ECG 15), deve ser realizado um exame neurológico objetivo dos nervos cranianos, com avaliação de olfato, acuidade visual, motilidade ocular externa, sensibilidade facial, movimentação da mímica facial, acuidade auditiva, movimentação do palato e da língua. Segue-se com avaliação motora e de sensibilidade dos membros superiores e inferiores a fim de identificar possíveis lesões medulares ou de nervos periféricos.

Nos pacientes pouco cooperativos ou em coma, a avaliação é feita através de estímulos táteis ou dolorosos e visualização de reações faciais, verbalização e movimentações causadas pelos estímulos. Nestes pacientes, uma avaliação neurológica mais adequada deve ser realizada tão logo sejam capazes de cooperar com o examinador.

A partir da história e exame físico e neurológico são definidos os exames complementares necessários e os cuidados a serem tomados com esse paciente.

A tomografia computadorizada é o exame de escolha para avaliação do traumatismo craniencefálico, não podendo ser substituída por radiografias. A ressonância magnética é demorada e não é adequada para pacientes pouco cooperativos e com risco de instabilidade.

Em pacientes com fraturas de crânio que passem sobrejacentes a seios venosos, está indicada a complementação com angiotomografia venosa para afastar trombose venosa.[8]

Todos os pacientes com ECG < 15 e com ECG 15 e TCE de alto e médio risco devem ser submetidos a uma tomografia de crânio sem contraste. As diretrizes de diagnóstico e conduta no paciente com traumatismo craniencefálico leve da Sociedade Brasileira de Neurocirurgia (SBN) descrevem os critérios de baixo, médio e alto risco do TCE leve e as condutas a serem tomadas.[9]

ESCALA DE COMA DE GLASGOW

A escala de coma de Glasgow foi criada para definir o nível de consciência em vítimas de traumatismo craniencefálico. É composta pela avaliação de três respostas: ocular, verbal e motora. A partir de estímulos verbais e dolorosos, o examinador deve definir a melhor resposta do paciente através de um escore para cada resposta. Quando somadas geram um escore de 3 a 15 pontos. A forma mais apropriada para descrever a ECG é definir o somatório das respostas e em seguida informar qual foi a numeração para cada resposta, seguindo a ordem a seguir: ECG 15 (O 4, V 5, M 6). Em pacientes intubados, a resposta verbal não pode ser adequadamente aferida e deve ser considerada 1 com a colocação da letra T após o escore, como no exemplo: ECG 11T (O 4, V 1T, M 6) (Quadro 79-2).[10,11]

Quadro 79-2. Escala de Coma de Glasgow (ECG) para Adultos e Pediátrica (< 2 anos)

Escala de coma de Glasgow	Escala de coma de Glasgow pediátrica (< 2 anos)	Total
Resposta ocular	**Resposta ocular**	
Abertura ocular espontânea	Abertura ocular espontânea	4
Abertura ocular ao chamado	Abertura ocular ao chamado	3
Abertura ocular ao estímulo doloroso	Abertura ocular ao estímulo doloroso	2
Nenhuma resposta	Nenhuma resposta	1
Resposta verbal	**Resposta verbal**	
Orientado	Vocalização normal para a idade	5
Confuso, desorientado	Irritável, choro consolável	4
Fala palavras inapropriadas	Choro persistente inapropriado	3
Faz sons incompreensíveis	Gemidos	2
Nenhuma resposta	Nenhuma resposta	1
Paciente intubado	Paciente intubado	1T
Resposta motora	**Resposta motora**	
Obedece a comandos motores	Movimentos espontâneos normais	6
Movimento localizatório para dor	Retira ao toque	5
Movimento de retirada para dor	Retira à dor	4
Postura em flexão (decorticação)	Postura em flexão (decorticação)	3
Postura em extensão (decerebração)	Postura em extensão (decerebração)	2
Nenhuma resposta	Nenhuma resposta	1

CLASSIFICAÇÃO DO TRAUMATISMO CRANIENCEFÁLICO

O TCE geralmente é classificado em leve, moderado ou grave de acordo com o escore da ECG. Apesar de existir uma correlação prognóstica com a gravidade de um TCE e a ECG (após ressuscitação na avaliação primária), podem existir lesões graves com alto risco de evolução desfavorável em pacientes com ECG de 14 ou 15 e que podem piorar rapidamente a ECG após algumas horas (intervalo lúcido), não devendo ser negligenciado o seu atendimento pela aparente normalidade do quadro neurológico. O nível de consciência pode estar alterado por uso de medicações, álcool, drogas, além de alterações metabólicas como hipo ou hiperglicemia, hipotensão ou sepse (Quadro 79-3).

A *Head Injury Severity Scale* (HISS) propõe outra classificação para a gravidade do TCE que inclui dados clínicos, idade e alterações tomográficas, gerando maior estratificação da gravidade entre os pacientes com ECG 15 e reduzindo o risco de negligenciar lesões graves nesses pacientes (Quadro 79-4).[1,2]

Quadro 79-3. Classificação de Gravidade do Traumatismo Craniencefálico de Acordo com a Escala de Coma de Glasgow

Classificação do TCE	Escala de Coma de Glasgow
Grave	3-8
Moderado	9-13
Leve	14-15

Quadro 79-4. Classificação da Gravidade do Traumatismo Craniencefálico de Acordo com a Escala HISS (*Head Injury Severity Scale*)

Gravidade	ECG e dados clínicos	Maior risco de complicações
Mínimo	15; sem perda de consciência ou amnésia	Outras indicações para internação: ■ Crises epilépticas ■ Lesões não cranianas que necessitam de internação ■ Idade < 2 anos ou > 65 anos, associada à cefaleia intensa, vômitos etc. ■ Ausência de transporte para casa ou observação confiável em casa ■ Anticoagulação ou condição médica com risco aumentado de sangramento ■ Fratura com afundamento palpável ■ Suspeita de abuso de criança ou idoso
Leve	14; 15 com amnésia, ou perda de consciência < 5 min, ou alteração de alerta ou memória	Lesão intracraniana na imagem
Moderado	9-13; ou déficit neurológico focal, ou perda de consciência ≥ 5 min	Lesão intracraniana na imagem
Grave	5-8	Hemorragia no tronco encefálico; compressão de cisternas ou idade ≥ 70 anos
Crítico	3-4	Perda de reflexos pupilares ou lesão não neurológica grave ou idade ≥ 70 anos

ESCALA DE COMA DE GLASGOW PUPILAS (ECG-P)

Foi proposta uma modificação com a inclusão da resposta pupilar na ECG, a escala de coma de Glasgow – Pupilas (ECG-P). As respostas das duas pupilas à luz são avaliadas e o número de pupilas não reativas à luz (0, 1 ou 2) é subtraído da ECG. Desse modo, a ECG-P pode variar de 1 até 15 pontos, sendo o valor 1 a classificação de um paciente com ECG de 3 e as duas pupilas não reativas e o valor 2 a classificação de um paciente com ECG de 3 e uma pupila não reativa (Quadro 79-5).[13]

O estudo trouxe informações significativas sobre o prognóstico de pacientes com pupilas não reativas associado a idade, tipo de lesão cerebral e ECG, mas seu uso como substituto da informação sobre a reatividade pupilar não deve ser encorajado, pois o dado de ECG 6 com anisocoria é mais completo e transmite maior gravidade do que ECG-P 5.[14]

AVALIAÇÃO PUPILAR

Na avaliação do tamanho, a presença de pupilas midriáticas pode ser um sinal de lesão ocular direta ou uso de drogas psicoativas, álcool, cocaína, *ecstasy*, anfetaminas, maconha etc. As pupilas mióticas podem indicar intoxicação por opioides e outros sedativos, exposição a pesticidas, síndrome de Horner ou lesão da ponte. A avaliação da morfologia das pupilas pode mostrar defeitos congênitos na formação da íris (coloboma) ou lesões mecânicas após cirurgias oculares, mas a presença de pupila ovalada deve ser valorizada como um possível sinal de iminência de herniação uncal.[15]

A presença de assimetria pupilar (diferença > 1 mm) pode indicar lesão estrutural e herniação transtentorial. Na herniação transtentorial, a assimetria pupilar é precedida por redução do nível de consciência, portanto em pacientes acordados e cooperativos, a assimetria pupilar pode indicar lesão

Quadro 79-5. Escala de Coma de Glasgow – Pupilas (ECG-P)

Reposta pupilar	
Ambas as pupilas reativas à luz	0
Uma pupila não reativa à luz	1
Duas pupilas não reativas à luz	2
O Valor da Resposta Pupilar é Subtraído da Escala de Coma de Glasgow	

ocular direta, compressão do III nervo por aneurisma cerebral ou síndrome de Horner por lesão medular, de plexo braquial ou dissecção carotídea.

A presença de fotorreação normal nas duas pupilas é sinal de normalidade na função do nervo e vias ópticas, nervo oculomotor e do mesencéfalo. A presença de arreatividade de uma pupila pode ser indicativa de herniação uncal com compressão do nervo oculomotor e a arreatividade bilateral pode indicar lesão completa das vias ópticas, compressão bilateral do nervo oculomotor por herniação cerebral ou lesão direta do mesencéfalo.

A presença de uma ou duas pupilas arreativas indica pior prognóstico, apesar disso, as alterações pupilares bilaterais não devem ser consideradas como indicativas de lesão cerebral irreversível e a hipertensão intracraniana e sua causa devem ser tratadas o mais rapidamente possível. O estudo que descreve a ECG-P mostra que mesmo pacientes com ECG-P de 1, com pupilas arreativas bilateralmente, podem ter até 50% de chance de desfecho favorável em 6 meses, de acordo com o tipo de lesão e idade do paciente.[14]

POSTURAS PATOLÓGICAS
As posturas patológicas em flexão (decorticação) ou extensão (descerebração) são sinais de gravidade do trauma, podendo indicar lesão direta ou compressão do tronco encefálico por herniação cerebral. A postura de decorticação é caracterizada pela flexão do membro superior e extensão do membro inferior, sendo causada por lesões acima do núcleo rubro do mesencéfalo. Na postura em extensão (descerebração) há extensão do membro superior e inferior e associação a lesões envolvendo o núcleo rubro e a ponte. As lesões que acometem o bulbo causam flacidez de membros, sem posturas patológicas.[15]

A presença de posturas patológicas na ECG 4 ou 5 podem indicar maior gravidade que a ECG 3, que pode estar sem resposta motora por lesão axonal difusa grave, intoxicação exógena ou inchaço cerebral difuso, sem lesões do tronco cerebral.

AVALIAÇÃO DA COLUNA VERTEBRAL
Todos os pacientes com traumatismo craniencefálico ou de face devem ser considerados sob risco de lesão de coluna cervical e esta deve ser imobilizada até avaliação apropriada, independentemente da ausência de déficits neurológicos.[7]

O exame neurológico inicial deve ser voltado para identificar déficits neurológicos com avaliação da força e sensibilidade, além da avaliação da contração voluntária do esfíncter anal através de toque retal. Se não for encontrado déficit na primeira avaliação, o paciente é classificado como neurologicamente intacto. A escala da American Spinal Injury Association (ASIA) auxilia na padronização da avaliação neurológica no traumatismo raquimedular (TRM).

Em pacientes alerta e estáveis, pode ser aplicada uma ferramenta decisória como a *Canadian C-Spine Rule* (CCR) ou *National Emergency X-Radiography Utilization Study* (NEXUS), que são altamente sensíveis para definir quais pacientes necessitam de avaliação radiográfica da coluna cervical.

Pacientes com ECG 15 e estáveis, sem sinais de intoxicação exógena (álcool ou drogas), < 65 anos de idade, sem mecanismo de trauma de alto risco, sem parestesias em extremidades ou déficits neurológicos focais e sem outras lesões dolorosas que possam distraí-los (como fraturas de ossos longos, amputação traumática, queimaduras etc.) podem ser avaliados clinicamente pelo neurocirurgião, sem exames de imagem.[16,17]

Os mecanismos de alto risco são: queda de 1 metro de altura ou mais; queda de escada de 5 degraus ou mais; carga axial na cabeça; colisão de automóvel a mais de 100 km/h, capotamento ou ejeção; colisão de bicicleta ou motocicleta.[7]

Na posição supina, é retirado o colar cervical e realizada palpação da linha mediana cervical posterior e processos espinhosos até T1, se não há dor ou hipersensibilidade ao toque, é solicitado ao paciente que faça movimentos voluntários de rotação de 45° para a direita e esquerda seguido de flexão e extensão cervical. Se não apresentar dor ou dificuldade para o movimento durante o exame, o colar pode ser retirado sem exames radiográficos.

Os pacientes com critérios para realização de exame radiográfico devem idealmente realizar uma tomografia computadorizada (TC) da coluna cervical (côndilo occipital até T1) em três planos: axial, sagital e coronal. Quando a TC não está disponível, deve ser realizada radiografia em lateral, anteroposterior e transoral. Se a radiografia não mostrar a coluna completamente ou houver suspeita de lesões, a TC deve ser realizada.

O uso da tomografia computadorizada para liberação de imobilização cervical é seguro mesmo nos pacientes em coma. Existe risco de não identificação de pequenas fraturas e lesões ligamentares, mas a TC mostrou probabilidade preditiva negativa de 100% para lesões cervicais instáveis e que seriam pioradas pela retirada precoce da imobilização.[18,19]

Existe risco de lesão vascular das artérias carótidas e vertebrais no trauma fechado cervical, sendo necessária a identificação rápida para prevenção de acidentes vasculares isquêmicos cerebrais. A angiotomografia arterial cervical é indicada nos casos de fraturas de C1 a C3, fraturas com subluxação da coluna cervical e fraturas que envolvam o forame transverso.

Para a região toracolombar a realização de tomografia computadorizada é indicada nos pacientes que não estiverem alerta, ≥ 60 anos, com déficit neurológico, com dor, deformidade ou sensibilidade à palpação da coluna e mecanismo de trauma de alto risco (queda, esmagamento, acidentes de automóvel com capotamento ou ejeção do paciente, acidentes com motocicletas ou bicicletas, atropelamento). Em caso de indisponibilidade de tomografia, a radiografia em anteroposterior e lateral pode ser utilizada, mas a tomografia é o método mais indicado pela maior acurácia na detecção de lesões.[20]

Pacientes com fratura em uma das regiões da coluna tem frequência de 20% de fraturas não contíguas multirregionais, portanto, o paciente que apresentar fratura em uma das regiões da coluna deve ter o restante da coluna investigado para fraturas não contíguas.[21]

Em traumas penetrantes como por arma branca, projétil de arma de fogo ou outros com risco de lesão de coluna vertebral, deve ser sempre realizada a tomografia computadorizada para avaliação, juntamente com o estudo de vasos arteriais e venosos por angiotomografia.

CONCLUSÃO

O paciente politraumatizado deve receber atendimento rápido e efetivo, com identificação e tratamento de lesões que gerem risco de morte, mas também com prevenção de novas lesões, principalmente lesões cerebrais secundárias por hipoxemia e hipotensão, que aumentam a mortalidade e o risco de sequelas graves do traumatismo craniencefálico.

DICAS

- O traumatismo craniencefálico (TCE) é uma das maiores causas de mortalidade em todo o mundo;
- A medida mais efetiva para reduzir o impacto do TCE é a prevenção, através de medidas de saúde e segurança pública, bem como de atitudes individuais para evitar condutas perigosas;
- A lesão cerebral se inicia com a deformação tecidual por transferência de energia e se continua com a fase inflamatória através das vias intracelulares e extracelulares, que podem ser exacerbadas por lesões secundárias causadas por hipóxia, hipotensão, hipertermia e hipertensão intracraniana;
- A prevenção dessas lesões gera melhora do prognóstico;
- O atendimento ao politraumatizado deve ser iniciado o mais precocemente possível, tanto na cena do trauma pela equipe de atendimento pré-hospitalar quanto no centro de trauma, onde receberá o atendimento avançado.

REFERÊNCIAS BIBLIOGRÁFICAS

1. Theadom A, Feigin V, Reith FCM, Maas AIR. Epidemiology of traumatic brain injury. In: Winn HR (Ed.). Youmans and winn neurological surgery, 7th ed. Philadelphia, PA: Elsevier, 2017. p. 2748-54.
2. Andrade AF, Paiva WS, ueiredo EG, et al. Caracterização e conduta no traumatismo craniencefálico leve. In: Siqueira MG (Ed.). Tratado de neurocirurgia. Barueri, SP: Manole, 2016. p. 126-40.
3. Guirado VMP, Patriota GC, Andrade AF, Teixeira MJ. Traumatismo craniencefálico Leve. In: Andrade AF, Figueiredo EG, Teixeira MJ, Taricco MA, Amorim RLO, Paiva WS. Neurotraumatologia. Rio de Janeiro: Guanabara Koogan, 2015. p. 41-58.
4. Hugdins E, Grady MS. Initial resuscitation, prehospital care, and emergency room care in traumatic brain injury. In: Winn HR (Ed.). Youmans and winn neurological surgery. Philadelphia, PA: Elsevier, 2017. 7. p. 2868-75.
5. Rodrigues BL. Atendimento inicial aos pacientes politraumatizados. In: Siqueira MG (Ed.). Tratado de neurocirurgia. Barueri, SP: Manole, 2016. p. 118-25.
6. Badjatia N. Brain trauma foundation. Guidelines for prehospital management of traumatic brain injury, 2nd ed. Prehosp Emerg Care. 2007;12(1):S1-S52.
7. ACS Committee on Trauma. Advanced Trauma Life Support: Student Course Manual, 10th ed. Chicago, IL: American College of Surgeons, 2018.
8. Almandoz JED, Kelly HR, Schaefer PW, et al. Prevalence of Traumatic Dural Venous Sinus Thrombosis in High-Risk Acute Blunt Head Trauma Patients Evaluated with Multidetector CT Venography. Radiology. 2010;255(2):570-7.
9. Andrade AF, Marino Jr. R, Miura FK, et al. Diagnóstico e conduta no paciente com traumatismo craniencefálico leve. AMB. 2001.
10. Amorim RLO, Paiva WS, Andrade AF. Avaliação do paciente em coma na sala de emergência. In: Andrade AF, Figueiredo EG, Teixeira MJ, Taricco MA, Amorim RLO, Paiva WS. Neurotraumatologia. Rio de Janeiro: Guanabara Koogan, 2015. p. 73-80.
11. Mariani PP. Atendimento pré-hospitalar. In: Andrade AF, Gigueiredo EG, Teixeira MJ, Taricco MA, Amorim RLO, Paiva WS. Neurotraumatologia. Rio de Janeiro: Guanabara Koogan. 2015:60-72.
12. Stein SC, Spetell C. The Head Injury Severity Scale (HISS): a practical classification of closed-head injury. Brain Inj. 1995;9(5):437-44.
13. Brennan PM, Murray GD, Teasdale GM. Simplifying the use of prognostic information in traumatic brain injury. Part 1: The GCS-Pupils escore: an estended index of clinical severity. J Neurosurg. 2018;128(6):1612-20.
14. Murray GD, Brennan PM, Teasdale GM. Simplifying the use of prognostic information in traumatic brain injury. Part 2: Graphical presentation of probabilities. J Neurosurg. 2018;128(6):1621-34.
15. Campbell WW. DeJong: o exame neurológico. Rio de Janeiro: Guanabara Koogan. 2007.

16. Hoffman JR, Mower WR, Wolfson AB, et al. Validity of a set of clinical criteria to rule out injury to the cervical spine in patients with blunt trauma. National Emergency X-Radiography Utilization Study Group. N Engl J Med. 2000;343(2):94-9.
17. Stiell IG, Wells GA, Vandemheen KL, et al. The Canadian C-spine rule for radiography in alert and stable trauma patients. JAMA. 2001;286(15):1841-8.
18. Bush L, Brookshire R, Roche B, et al. Evaluation of cervical spine clearance by computed tomographic scan alone in intoxicated patients with blunt trauma. JAMA Surg. 2016;151(9):807-13.
19. Martin MJ, Bush LD, Inaba K, et al. Cervical spine evaluation and clearance in the intoxicated patient: A prospective Western Trauma Association Multi-Institutional Trial and Survey. J Trauma Acute Care Surg. 2017;83(6):1032-40.
20. VandenBerg J, Cullison K, Fowler SA, et al. Blunt thoracolumbar-spine trauma evaluation in the emergency department: a meta-analysis of diagnostic accuracy for history, physical examination, and imaging. J Emerg Med. 2019;56(2):153-65.
21. Nelson DW, Martin MJ, Martin ND, Beekley A. Evaluation of the risk of noncontiguous fractures of the spine in blunt trauma. J Trauma Acute Care Surg. 2013;75(1):135-9.

CAPÍTULO 80

MONITORIZAÇÃO E MANEJO DA PRESSÃO INTRACRANIANA

Ruy Castro Monteiro da Silva Filho • Paulo Eduardo de Mello Santa Maria

RESUMO

Desde a descoberta do sistema ventricular e do fluxo liquórico, foram conduzidos estudos sobre as patologias envolvendo suas alterações e o aumento da pressão intracraniana. Com o desenvolvimento e refinamento da técnica de cateterização ventricular, a monitorização da pressão intracraniana (PIC) tornou-se não apenas possível, como necessária em alguns cenários clínicos, principalmente traumatismo craniencefálico (TCE) e doenças cerebrovasculares. Este capítulo engloba os métodos invasivos de monitorização da PIC e suas indicações, possíveis complicações, interpretação de valores e morfologia da curva, bem como estratégias para o manejo da hipertensão intracraniana, com o objetivo de entender como chegamos onde estamos hoje, construir raciocínio crítico e auxiliar na tomada de decisão quando frente a um paciente neurocrítico.

MONITORIZAÇÃO DA PRESSÃO INTRACRANIANA
Revisão Histórica e Conceitos Básicos

Desde a descoberta de um pequeno forame no assoalho do quarto ventrículo e sua conexão com os espaços subaracnóideos do cérebro e da medula espinhal por François Magendie no fim do século XVIII, neurologistas e neurocirurgiões têm estudado as relações fisiopatológicas do fluxo do líquido cefalorraquidiano (LCR) com os problemas causados pelo aumento da sua pressão,[1] incluindo alta morbidade e mortalidade, apesar de, inicialmente, o conceito de canulação ventricular ser criticado, como na obra de Robert Whytt, Observations on Dropsy of the Brain, publicada em 1768: "qualquer tentativa de esvaziar a água não poderia ter outro efeito que acelerar a morte".[2]

O primeiro a padronizar a técnica de punção lombar e medida da pressão liquórica através da conexão da agulha de punção a uma pipeta de vidro aberta à pressão atmosférica foi Quinke, que em 1891 publicou seus estudos sobre as aplicações diagnósticas e terapêuticas da drenagem de fluido do espaço subaracnóideo da medula espinhal.[1]

Posteriormente, pesquisadores começaram a rumar para a cateterização direta do sistema ventricular. O primeiro relato de um método organizado de medida da pressão intracraniana se deu na França em 1951 por Guillaume e Janny, que consistia no uso da **manometria intracraniana contínua** – um transdutor eletromagnético contínuo para medir os pulsos do liquor ventricular em pacientes com vários tipos de lesões intracranianas.[3]

Ondas de Lundberg

A partir das publicações de Nils Lundberg, em 1960, que foi sedimentada a base para a monitorização moderna da pressão intracraniana: envolvendo voluntários conscientes com múltiplas patologias intracranianas, seu trabalho objetivou desenvolver um método de canulação e medida da PIC que fosse minimamente traumático, fácil de manipular e com um risco baixo de infecção e vazamento.[1,2]

Após estudos iniciais com 48 pacientes, Lundberg classificou flutuações rítmicas na PIC em 3 ondas medidas graficamente: A, B e C. É importante ressaltar que o método de Lundberg fornece uma análise quantitativa da onda da PIC, não uma qualitativa como os monitores usados hoje em dia.

Ondas A (Fig. 80-1) ou ondas platô, como foram batizadas por Lundberg – são sempre associadas a patologias intracranianas, durante as quais é comum observar sinais clínicos de herniação como bradicardia e hipertensão. Ainda sem etiologia certa, é suposto que tenham relação com a perda da autorregulação cerebral, à medida que a pressão de perfusão cerebral (PPC) se torna inadequadamente baixa para suprir a demanda metabólica do tecido cerebral, causando micro vasodilatações cerebrais e aumento do volume sanguíneo intracraniano, que causa, então, uma redução ainda maior na PPC em um ciclo vicioso (Fig. 80-2).[1,4] Estas ondas têm amplitudes de 50-100 mmHg e duram entre 5 e 20 minutos, como descritas por Lundberg:

> O traçado pode revelar uma série de variações espontâneas de pressão. Dentre estas, um tipo desperta particular interesse, porque é intimamente relacionada com sintomas cerebrais agudos em pacientes com hipertensão intracraniana. Este tipo de variação de pressão é caracterizado por uma elevação rápida, manutenção de um valor alto por algum tempo e, por fim, uma queda rápida. Devido à morfologia típica que estas variações de pressão dão à curva, eu as chamo de 'ondas platô'.[4]

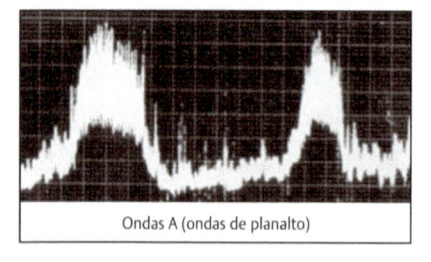

Fig. 80-1. Ondas A de Lundberg.[5]

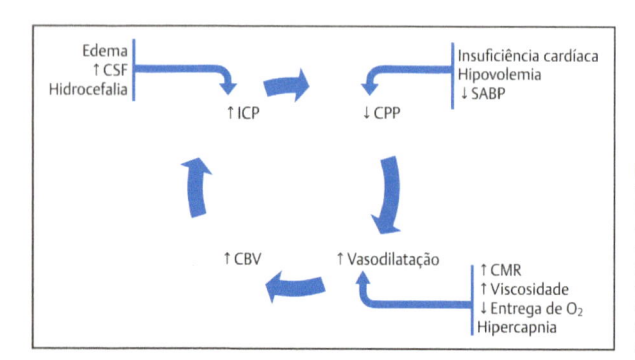

Fig. 80-2. Cascata de vasodilatação cerebral. ICP, Pressão intracraniana; CPP, pressão de perfusão cerebral; CBV, volume sanguíneo cerebral; CSF, líquido cefalorraquidiano; SABP, pressão arterial sistólica; CMR, taxa metabólica cerebral.

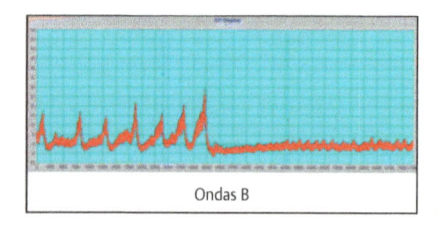

Fig. 80-3. Ondas B de Lundberg.[5]

Ondas B (Fig. 80-3) são o padrão mais frequentemente observado e, por sua vez, menos correlacionado com desfechos clínicos adversos, pois podem ser observadas em pacientes com a PIC média normal, sendo interpretadas como indicadores não específicos de complacência diminuída. Consistem em salvas de espículas sem ondas platô ocorrendo na frequência de 1-2 por minuto, variando entre 20 e 30 mmHg acima do nível de base, até 50 mmHg. O intervalo entre as salvas de ondas B varia entre 5 e 30 minutos.[5]

Ondas C foram documentadas em indivíduos saudáveis e têm pouco significado clínico ou patológico, estando provavelmente relacionadas com os ciclos respiratório e cardíaco. São oscilações rápidas, em média 4-8 por minuto e até 20 mmHg, portanto, sem relação com hipertensão intracraniana.[1]

Ondas A e B requerem atenção e intervenção médica com o objetivo de manter a PCC e reduzir a PIC, e apesar de os padrões de Lundberg, hoje em dia, terem mais valor histórico do que clínico, a monitorização intracraniana contínua é uma ferramenta útil na avaliação dos resultados e eficácia do tratamento.

Doutrina de Monro-Kellie

Os princípios e racional da dinâmica entre os elementos intracranianos e a PIC estão condensados na doutrina postulada pelo professor Alexander Monro Secundus e seu aluno George Kellie, que determina que, em um crânio intacto com as suturas fechadas, o volume cerebral somado aos volumes de LCR de sangue intracraniano é uma constante, e, portanto, um aumento de um destes elementos deve ser compensado pela redução do volume de um ou ambos os remanescentes.[6]

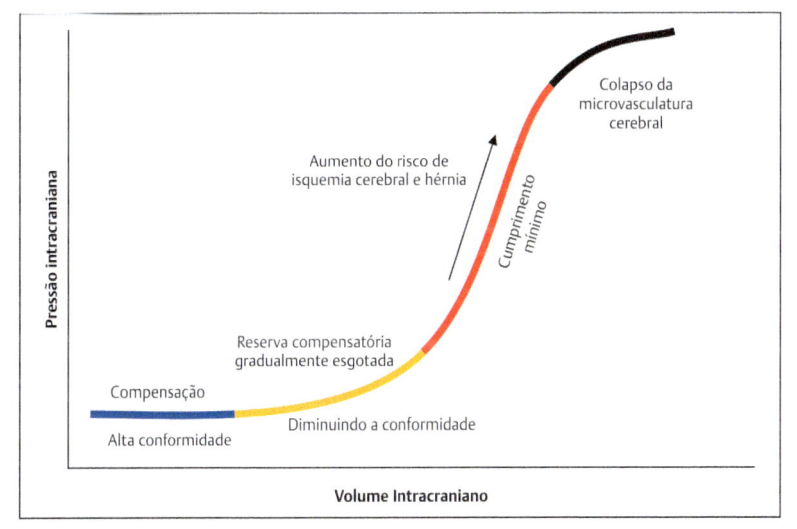

Fig. 80-4. Curva de Langfitt, fases 1 a 4.[5]

Um fenômeno similar pode ser observado quando um novo volume intracraniano é adicionado, deslocando LCR e/ou volume sanguíneo venoso, que pode ser fisiológico – como no influxo de sangue arterial durante a sístole – ou patológico – como o desenvolvimento de um tumor cerebral ou hematoma.[1,6] Portanto, a PIC é um produto da relação da alteração no volume cranioespinhal e a habilidade do neuroeixo de acomodar o volume adicionado.

Quando um novo volume se instala, inicialmente há pouca alteração na PIC. Porém, quando a complacência está reduzida devido à exaustão progressiva da reserva volumétrica compensatória – inicialmente LCR, seguida pelo volume sanguíneo venoso e posteriormente o arterial –, o influxo contínuo do componente cerebral do ciclo cardíaco leva a um aumento exponencial na PIC média (e na amplitude da onda da PIC), que resulta em uma redução da PPC, até que a PIC torna-se alta demais para ser superada pela pressão arterial média (PAM), resultando em morte cerebral.[1]

A dinâmica supracitada, quando traduzida em linguagem gráfica, toma a forma da curva de Langfitt (Fig. 80-4), que pode ser dividida em 4 fases:[7]

- *Fase 1:* quando, inicialmente, lesões expansivas causam deslocamento proporcional de liquor – do sistema ventricular para o espaço subaracnóideo espinhal –, sem aumento na PIC;
- *Fase 2:* quando quase não há mais LCR a ser deslocado no compartimento intracraniano. Há alteração na perfusão local, causando acidose lática e ativação da cascata vasodilatadora, aumentando o volume de sangue intracraniano;
- *Fase 3:* quando há aumento exponencial no volume sanguíneo cerebral, relacionado com a perda da autorregulação cerebral, com aumento da PIC até igualar-se à PAM, a PCC tendendo a zero.
- *Fase 4:* vasoplegia.

Critérios de Elegibilidade para Monitorização Invasiva

A monitorização da pressão intracraniana permite detecção precoce e, portanto, avaliação e intervenção, em caso de processo expansivo focal ou difuso e o cálculo da PPC, que são informações-chave na condução de casos de hipertensão intracraniana.

Esta informação se faz útil em várias patologias como traumatismo craniencefálico (TCE), acidente vascular cerebral, encefalopatias, e pode ser obtida através de dispositivos inseridos nos ventrículos, no parênquima e nos espaços subdural e subaracnoide, sendo a cateterização intraventricular o padrão ouro (Fig. 80-5).[8]

No contexto do tratamento do TCE, monitorização intracraniana invasiva tornou-se *standard of care*, como recomendado pela Brain Trauma Foundation (BTF): monitorização da PIC em todos os pacientes recuperáveis com TCE grave – isto é, escala de coma de Glasgow (ECG) entre 3 e 8 após ressuscitação neurológica – e uma tomografia computadorizada (TC) com achados patológicos, associada à redução da mortalidade intra-hospitalar e nas primeiras duas semanas (nível de recomendação II B). Em pacientes com TCE grave, porém TC normal, a monitorização da PIC está indicada caso o paciente preencha dois ou mais dos seguintes critérios na admissão: idade acima de 40 anos,

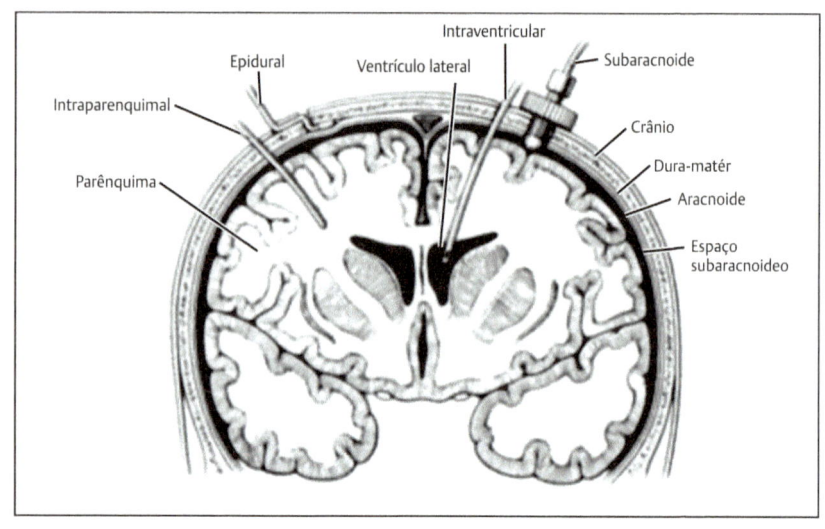

Fig. 80-5. Diferentes posicionamentos de cateteres de PIC.[5]

postura patológica uni ou bilateral ou pressão sistólica < 90 mmHg.[9] Os autores deste capítulo não recomendam a instalação de PIC invasiva em pacientes com ECG admissional de 3 associada a disfunção severa do tronco cerebral após ressuscitação neurológica, devido a possibilidades terapêuticas e prognóstico limitados.

Recentemente foi realizado um ensaio clínico multicêntrico randomizado comparando a monitorização invasiva da PIC a tomografias seriadas em pacientes com TCE grave, que não evidenciou vantagem do primeiro sobre o segundo.[10] Este estudo teve grande repercussão internacional e foi amplamente questionado, principalmente quanto à sua validade externa – uma vez que foi conduzido exclusivamente em países com baixos recursos e com menor acesso rotineiro a monitorização da PIC – e métodos.[11]

Em pacientes com acidente vascular encefálico isquêmico (AVEi), não é recomendado o uso rotineiro de monitorização da PIC, em infarto cerebral maligno ou cerebelar.[12] Em caso de infarto cerebelar com edema e compressão de mais de 50% do quarto ventrículo, em razão do alto risco de hidrocefalia e compressão direta do tronco cerebral, uma craniectomia descompressiva suboccipital imediatamente precedida por uma derivação ventricular externa (DVE) associada à monitorização da PIC intraventricular é indicada (classe I, nível de evidência C).[13]

Há dois cenários principais nos quais a monitorização da PIC é utilizada para infarto cerebral maligno:

1. Pacientes em cuidados intensivos para os quais a terapia conservadora é a linha primária de cuidado;
2. Pacientes aguardando craniectomia descompressiva (CD) secundária.

Os valores de PIC podem ser usados para guiar o tratamento conservador, objetivando redução da PIC, ou para indicar a CD, apesar de que limites sólidos para a indicação destas intervenções ainda não foram definidos, tornando a monitorização invasiva incomum na prática. Nestes pacientes, herniação transtentorial e deterioração clínica podem ser observados sem qualquer elevação na PIC.[9,12]

Os autores, com esta última informação em mente, em caso de evidência clínica e radiológica de trombose maligna da artéria cerebral média (ACM), dão preferência à craniectomia descompressiva primária em vez de monitorização da PIC, exclusivamente. No cenário de CD primária, monitorização da PIC pode ser utilizada para rastrear complicações pós-operatórias ou lesões secundárias como hematoma epidural, transformação hemorrágica, entre outros.

Pacientes apresentando lesões com efeito de massa ou isquemia do lobo temporal devem ser submetidos à neuroimagem de rotina uma vez que têm a tendência, anatomicamente, à herniação uncal sem grandes variações na pressão intracraniana.

Definições em Dinâmica Intracraniana e Métodos de Monitorização
Definições
Pressão Intracraniana (PIC)
A PIC é a pressão exercida pelos componentes intracranianos uns sobre os outros e sobre a face interna do crânio.

Pode ser mensurada por uma variedade de dispositivos e seu valor normal varia de acordo com a idade: 1,5-6 mmHg em lactentes, 3-7 mmHg em crianças pequenas e até 15 mmHg em crianças mais velhas e adultos. Em recém-natos, a PIC pode ser subatmosférica.

Almir Ferreira de Andrade, neurocirurgião e pesquisador brasileiro, em seus estudos sobre TCE e pressão intracraniana, define valores entre 15 e 20 mmHg como "PIC alterada sem hipertensão intracraniana".[14]

Valores de PIC entre 20 e 40 mmHg representam hipertensão intracraniana leve, que já requer atenção médica e intervenção. Valores sustentados de PIC acima de 40 mmHg representam hipertensão intracraniana severa e ameaçadora à vida.[13-15]

Os *guidelines* mais recentes da BTF indicam intervenção em pacientes com a PIC maior que 22 mmHg.[9] Os autores recomendam atenção estrita a pacientes evidenciando pressão intracraniana alterada (15-20 mmHg) associada a:

A) Inversão da relação P1/P2 ou;
B) Dificuldade em manter a PPC > 60 mmHg.

Alguns estudos demonstram menor mortalidade em pacientes submetidos à intervenção com PIC > 15 mmHg do que aqueles em que o limite foi PIC > 20 mmHg. Os autores sugerem veementemente, sempre que possível, monitorização multimodal da PIC (valor absoluto e morfologia da onda) e $PtiO_2$, uma vez que hipóxia cerebral severa pode ser encontrada em pacientes com PIC normal (Fig. 80-6).[16]

Pressão de Perfusão Cerebral (PPC)
A PPC é o gradiente líquido de pressão que orienta a distribuição de oxigênio e glicose ao tecido cerebral, é medida em milímetros de mercúrio (mmHg) e é calculada através da subtração da PIC da pressão arterial média (PAM), *ergo*, **PPC = PAM − PIC**.

Valores normais de PPC variam entre 60 e 80 mmHg, mas estes podem mudar a depender da patologia do paciente.[17]

Fluxo Sanguíneo Cerebral (FSC)
O cérebro recebe entre 15% e 25% do débito cardíaco, e o fluxo sanguíneo cerebral varia entre 40 e 50 mL/min para cada 100 mg de cérebro. Como não há método invasivo de medir diretamente o FCS, este é estimado pela taxa metabólica de consumo de oxigênio cerebral ($CMRO_2$), que, por sua vez, varia de acordo com a resistência vascular cerebral.[18]

Métodos de Monitorização da PIC
O método padrão ouro para monitorização invasiva da pressão intracraniana é a inserção de um cateter intraventricular, que permite não apenas a medida da PIC como também a drenagem do LCR para tratar a hipertensão intracraniana. Há a possibilidade de cateteres conectados à coluna de fluido e cateteres com transdutor na ponta.[18,19]

O cateter intraventricular é o método com melhor custo benefício. Após a trepanação do ponto de Kocher, o dispositivo é posicionado no hemisfério com mais lesões no exame de imagem, para evitar complicações em razão de possível gradiente de pressão inter-hemisférico. Em pacientes sem lesão focal, o cirurgião deve colocar, preferencialmente, o dispositivo no hemisfério direito, em razão da maior prevalência de dominância esquerda.

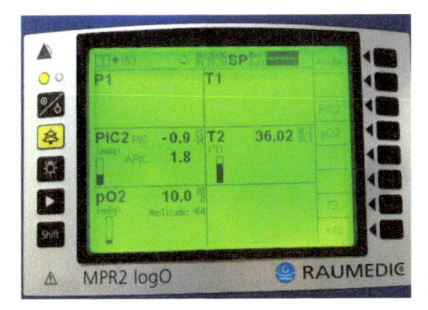

Fig. 80-6. Monitorização intracraniana multimodal – PIC, temperatura e $PtiO_2$.

Após a tricotomia, assepsia adequada e colocação de campos estéreis, uma incisão reta de 3 centímetros é feita sobre o ponto de Kocher – 11 cm posterior à glabela, 2-3 cm lateral à linha média, no intuito de evitar lesões ao seio sagital superior ou ao córtex motor primário (Fig. 80-7a e b). Após a exposição do osso frontal (Fig. 80-7c) e após a identificação da sutura coronal, uma trepanação é feita com um *twist drill* (Fig. 80-7d), que varia em diâmetro de acordo com o tipo de cateter a ser inserido. Então, cauterização e incisão da dura-máter com uma lâmina nº 11, seguidas por coagulação bipolar da pia-máter e do córtex subjacente (Fig. 80-7e). Depois disso o cateter ventricular é introduzido até, no máximo, 7 cm no corno frontal do ventrículo ipsilateral, direcionado no plano coronal ao násion e no plano sagital à linha do trágus, na direção do forame de Monro (Fig. 80-7f) – em caso de cateter parenquimal, a introdução do mesmo não deve exceder 3 cm. Após a visualização da saída de LCR pelo lúmen do cateter, este pode ser colhido para análise laboratorial se necessário (Fig. 80-7g), com posterior fixação e conexão do cateter ao sistema de monitorização da PIC, sutura da pele (Fig. 80-7h) e curativo.

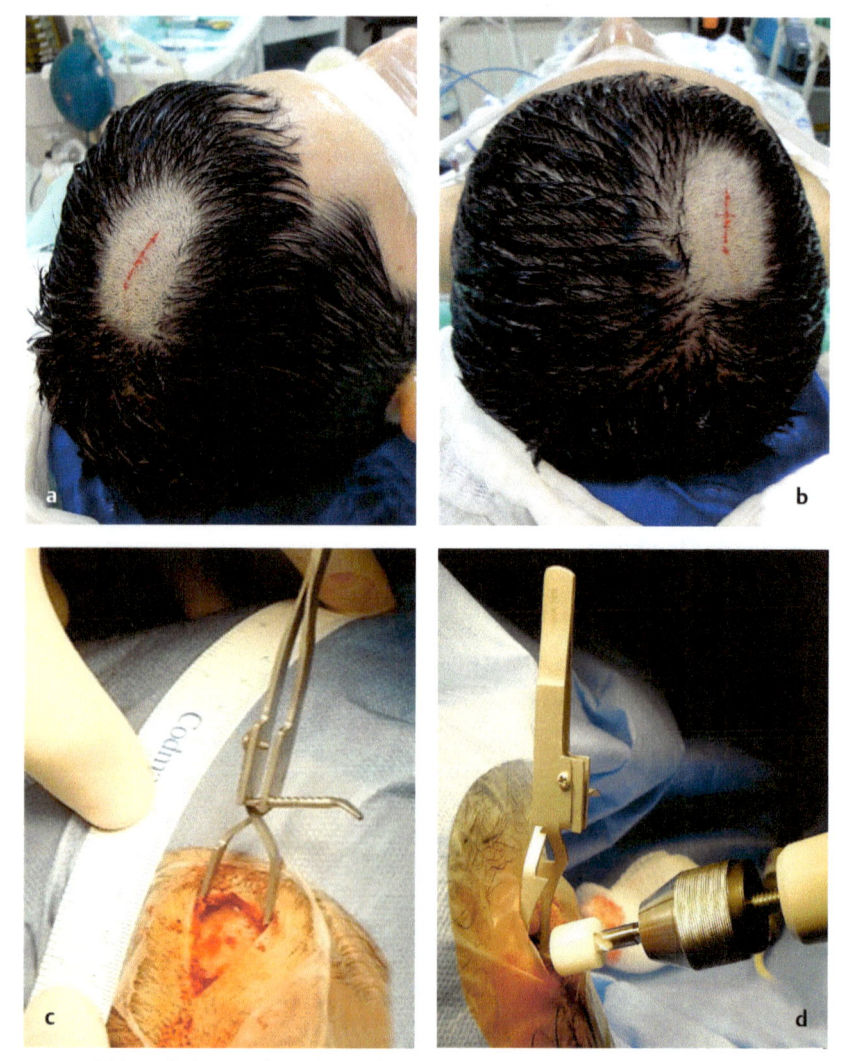

Fig. 80-7. (a-h) Inserção do cateter de PIC. *(Continua.)*

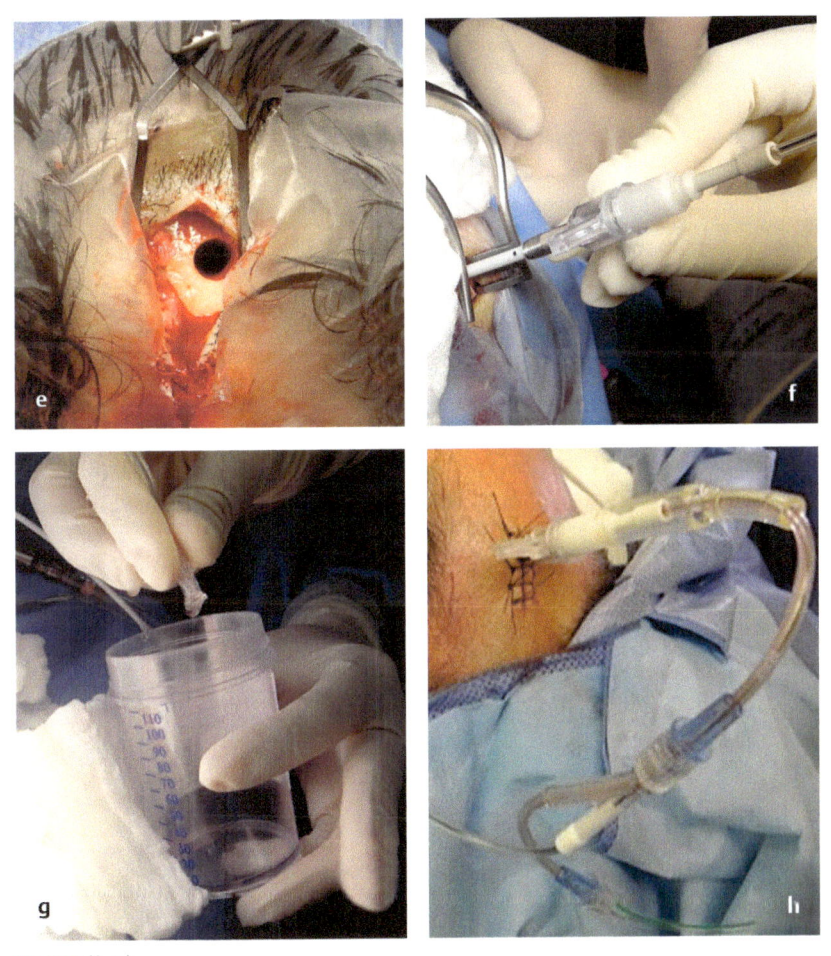

Fig. 80-7. *(Cont.)*

Complicações secundárias à cateterização intraventricular incluem infecção, especialmente se o cateter permanece por mais de 5 dias. A tunelização do cateter o mais longe possível da incisão e condições estritas de assepsia no momento da introdução do cateter – bem como no de qualquer manipulação do mesmo ou do sistema – reconhecidamente reduzem as taxas de infecção. Antibioticoprofilaxia venosa não está recomentada.[18]

Outros possíveis sítios de inserção do cateter incluem parenquimal, subdural, epidural e lombar; apesar de o único frequentemente usado na prática atual ser o primeiro.

Sistemas ligados a coluna de fluido são compostos de um cateter repleto de fluido conectado com um transdutor externo fixado ao nível do trágus – mesmo nível do forame de Monro e, idealmente, a ponta do cateter. Como há uma comunicação patente entre o espaço intraventricular e o sistema externo, estes sistemas têm a vantagem de permitir drenagem de LCR e, eventualmente, administração intratecal de agentes terapêuticos como antibióticos e fibrinolíticos.[20]

Transdutores para medir a pressão são baseados em extensômetros, originalmente projetados para medir efeitos de tensão e compressão em feixes, adaptados para transmitir a pressão para um monitor ou osciloscópio.

O dispositivo de escolha para a monitorização da PIC é o cateter com transdutor na ponta, que consiste em um diafragma flexível na ponta de um cateter de fibra ótica. O diafragma reflete a luz, e alterações na intensidade da mesma são traduzidas em variação de pressão.

Outra possibilidade é o transdutor com microchip implantado, que consiste em um diminuto envelope de titânio ou cerâmica contendo um sistema de microchip sensível a pressão conectada por fios a um tubo de nylon, completando um circuito tipo *Wheatstone bridge*. Pode ser inserido diretamente dentro do parênquima, mas também pode ser associado a um cateter intraventricula.[19,21]

Interpretação da Monitorização da PIC

Além de analisar o valor absoluto da PIC, a monitorização fornece informações relevantes acerca da complacência cerebral (morfologia da curva) e, consequentemente, defeitos de autorregulação. Isto nos permite planejar tratamentos precoces para o aumento da PIC antes que ocorram lesões irreversíveis ao parênquima cerebral.[14]

Com relação aos valores da PIC devemos considerar, na dependência de vários fatores como idade, decúbito e variantes fisiológicas de:

- 5 a 15 mmHg como variante da normalidade;
- 15 a 22 mmHg como alterada, observar a relação P2/P1 = 0,80, PPC e PtiO$_2$;
- 22 a 40 mmHg como alta;
- > 40 mmHg como alta descontrolada.

Várias curvas podem ser distinguidas na morfologia de onda da PIC, principalmente **ondas cardíacas e ondas respiratórias**,[18] além das supracitadas ondas de Lundberg.

Ondas cardíacas (Fig. 80-8) são a repercussão intracraniana dos elementos do ciclo cardíaco e seu reflexo nos vasos sanguíneos cerebrais, e são compostas por três ondas:

1. *P1 ("Onda de percussão" ou do influxo sistólico)*: a primeira onda e a de maior amplitude no paciente saudável. Reflete o influxo de sangue arterial na circulação cerebral durante a sístole e seu *eco* nos vasos do plexo coroide;[18]
2. *P2 (Tidal wave ou onda da complacência cerebral)*: a segunda onda e de menor amplitude que P1, cerca de 80% da amplitude de P1. Reflete a saída de fluido (LCR/sangue venoso) em resposta ao influxo, volume, de sangue após a sístole. Vale ressaltar que a inversão da relação P1/P2 reflete um estado de baixa complacência cerebral, uma vez que há um desbalanço entre o influxo sistólico e a capacidade adaptativa dos componentes intracranianos, segundo a lei de Monro-Kellie;[18,22]
3. *P3 (Onda dicrótica)*: a terceira e última onda é também aquela de menor amplitude. Segue imediatamente o nó dicrótico na curva da pressão arterial, refletindo o fechamento da valva aórtica. Isenta de valor clínico ou patológico.

Ondas respiratórias (Fig. 80-9) são sincrônicas às variações na pressão venosa central em razão de mudanças de pressão intratorácica ao longo do ciclo respiratório.

Complicações

Como qualquer outro procedimento invasivo, a instalação e a manutenção de um cateter intracraniano não é livre de complicações, apesar de, na maioria das vezes, o tratamento destes não ser de natureza cirúrgica. O mais comum é a infecção, com incidência de 5 a 14% – colonização do cateter é mais incidente que a infecção clinicamente manifestada. Não há associação entre redução de infecção e substituição profilática do sistema.

Alguns fatores não associados à infecção são inserção do cateter em unidade neurointensiva, cateterização prévia, drenagem de LCR e uso de corticosteroides. O uso de cateter intraventricular impregnado com antibiótico reduziu o risco de infecção de 9,4 para 1,3%.[15]

Outras complicações são hemorragia (com incidência de 1,4%), que raramente tem indicação de drenagem cirúrgica; mau funcionamento, obstrução e desposicionamento. Os autores recomendam que, em caso de suspeita de obstrução de cateter ventricular, o médico não proceda com a irrigação do sistema antes de realizar uma tomografia computadorizada do crânio para eliminar a possibilidade de colapso ventricular – caso no qual a irrigação será infrutífera e elevará o risco de infecção.

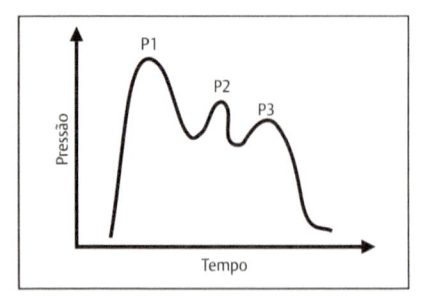

Fig. 80-8. Ondas cardíacas da PIC: percussão (P1), tidal (P2), e dicrótica (P3).[5]

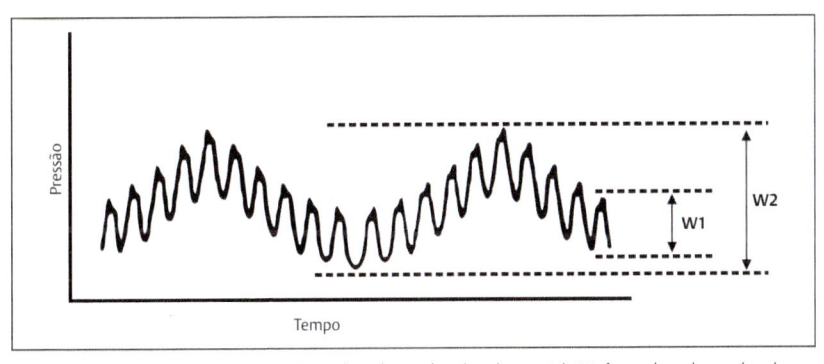

Fig. 80-9. Ondas respiratórias da PIC. W1, forma de onda gerada pelo pulso arterial; W2, forma de onda gerada pelo ciclo respiratório.[5]

HIPERTENSÃO INTRACRANIANA E SEU MANEJO
Causas de Hipertensão Intracraniana
O aumento da pressão intracraniana é causado, basicamente, por quatro fatores que podem levar ao aumento do volume intracraniano: aumento do volume do cérebro (edema cerebral: vasogênico, iônico, citotóxico ou intersticial), do sangue intracraniano (perda da autorregulação cerebral – *Brain Swelling*), líquido cefalorraquidiano (hidrocefalia) ou por lesões expansivas com efeito de massa (hematomas intra e ou extra-axiais, neoplasias, doenças infecciosas (abscessos) ou inflamatórias), podendo, estes mecanismos, estarem presentes isolada ou combinadamente.[23]

O edema cerebral é a causa mais comum de hipertensão intracraniana não traumática, sendo comum a diversas doenças como infecções do sistema nervoso central, encefalopatias metabólicas, doenças inflamatórias, neoplásicas ou isquemias (AVCis – trombose maligna da ACM).

Há quatro tipos principais de edema cerebral: vasogênico, iônico, citotóxico e intersticial. O edema vasogênico deve-se à disfunção da barreira hematoencefálica e ao aumento da permeabilidade capilar em decorrência de processos inflamatórios ou infecciosos. O edema citotóxico deve-se, principalmente, à falha da matriz energética celular secundária à isquemia, levando à disfunção das bombas iônicas e aumento indevido da osmolaridade no espaço intracelular com consequente influxo de água e "inchaço" celular. O edema intersticial geralmente é observado em pacientes com aumento da pressão hidrostática intraventricular (p. ex., hidrocefalia obstrutiva), onde há acúmulo de líquido, principalmente, na substância branca periventricular.

Já no contexto do trauma, a hipertensão intracraniana pode ser devido a múltiplos fatores, como hematomas (subdural, epidural, intracerebral e contusões cerebrais) ou afundamento craniano, edema cerebral, hiperemia por perda da autorregulação, aumento da pressão parcial de CO_2 em razão de disfunções respiratórias, hidrocefalia não comunicante, aumento da pressão intratorácica ou intra-abdominal.[23]

Objetivos no Manejo da HIC
O tratamento da hipertensão intracraniana deve objetivar três princípios:

1. Manutenção da PIC abaixo de 20-22 mmHg;
2. Manutenção da PPC em torno de 60 mmHg;
3. Profilaxia de fatores agravantes da HIC, como diminuição do retorno venoso cerebral e estados hiperdinâmicos (taquicardia, febre e convulsões).

Medidas Gerais para o Manejo da HIC
A Otimização do Retorno Venoso
Pode ser obtida através de medidas simples como a elevação da cabeceira entre 30-45° e manutenção da cabeça e pescoço em posição neutra, evitando compressão dos vasos do pescoço – especialmente as veias jugulares internas. Outro cenário que reconhecidamente eleva a pressão intracraniana é o aumento da pressão intra-abdominal, havendo relatos de redução imediata da PIC após laparotomia descompressiva.[24]

A Correção da Hipotensão Arterial
É o principal fator de correção da hipoperfusão cerebral, vasodilatação cerebral reflexa, aumento do volume sanguíneo intracraniano, HICC e lesão cerebral secundária.

A Otimização da Mecânica e do Conforto Ventilatório

Também é um fator-chave no manejo do paciente neurocrítico, uma vez que a hipercapnia é reconhecidamente um fator agravante da hipertensão intracraniana devido ao papel da acidemia/acidificação do ambiente perivascular cerebral, com consequente vasodilatação, aumento do volume sanguíneo cerebral e HIC. Correções de disfunções respiratórias comuns no paciente sob cuidados neurointensivos como hiper ou hipoventilação, hipóxia, pneumonia, queda de língua, congestão pulmonar e ajuste de parâmetros de ventilação mecânica são essenciais para a melhora do prognóstico e para efetivo controle da PIC.[24]

Os vasos da microcirculação cerebral são extremamente sensíveis e reativos as variações da $PaCO_2$, da PaO_2, do pH e do lactato sérico arterial, se a autorregulação cerebral estiver intacta. Todo ajuste nos parâmetros ventilatórios atua na microcirculação cerebral, manipulando o volume sanguíneo cerebral através da perfusão microcirculatória. Por isso a hiperventilação é extremamente efetiva na redução da HIC. Mas é importante ter em mente que isso se faz por meio da redução do volume sanguíneo intracraniano com potencial hipoperfusão e isquemia cerebral secundária. Devendo ser um recurso de resgate a ser utilizado pelo menor espaço de tempo possível, intermitente e temporariamente.

Sedação e Analgesia

São estratégias que apresentam boa sinergia com o tratamento da hipertensão intracraniana, uma vez que agitação, dor, taquicardia ou HAS reflexas têm efeitos deletérios na PIC, por aumentarem o volume sanguíneo intracraniano. Não há uma estratégia de sedoanalgesia claramente superior às demais, devendo-se individualizar a terapia e avaliar em cada droga o reflexo hemodinâmico, além do efeito na PIC e na taxa metabólica cerebral ($CMRO_2$).[24]

Hiperventilação

É uma medida clínica que resulta em alcalose respiratória (pH elevado com pCO_2 baixa), gerando vasoconstricção cerebral e consequente redução do FSC e da PIC. Esta, porém, é uma medida que deve ser utilizada apenas como forma de ganho de tempo para tomada de outras medidas mais definitivas, pois a referida vasoconstricção cerebral gera hipoperfusão suficiente para gerar isquemia do tecido cerebral. Além disso, quando mantida por muitas horas, a hipocarbia deve ser revertida lentamente (isto é, ao longo de dias) para evitar hiperemia reflexa.[24,25]

Terapia Hiperosmolar

Tem como base fisiopatológica o aumento da pressão osmótica sanguínea, intravascular, gerando uma vasoconstricção reflexa e hipoperfusão cerebral. Pode ser realizada com a administração intravenosa de manitol a 20% ou solução salina hipertônica (NaCl a 7,5 a 23%).

Manitol a 20% deve ser administrado na dose de 1-1,5 g/kg, em *bolus*. A administração do manitol tipicamente inicia a redução da PIC em 1 a 5 minutos, com pico de ação em 20 a 60 minutos, também por vasoconstricção reflexa e diminuição do volume sanguíneo intracraniano. A repetição das doses do manitol dependerá do balanço hidroeletrolítico, do lactato sérico arterial e da osmolaridade sérica, a fim de prevenir insuficiência renal, hiponatremia e HIC de rebote por vasodilatação reflexa a fatores humorais (aumento do lactato arterial sérico).

Por questões de praticidade utilizamos solução salina hipertônica a 20%, na dose de 1 mg/kg podendo ser repetida em mais uma dose adicional em 30 minutos a depender da resposta clínica do paciente.

Há uma clara superioridade do uso da solução salina hipertônica sobre o manitol em pacientes com hipovolemia sintomática – pois a salina aumenta o volume intravascular, enquanto o manitol tem ação diurética – o que a torna a mais indicada. Deve-se evitar o uso da salina hipertônica em pacientes com acidose hiperclorêmica, bem como em pacientes com hiponatremia em razão do risco de mielinólise pontina secundária à variação abrupta dos níveis de sódio sérico.

Corticoterapia

É comumente utilizada em caso de tumores cerebrais primários e metastáticos no intuito de reduzir o edema vasogênico, com resultados palpáveis clinicamente (melhora do nível de consciência e regressão de déficits neurológicos focais) dentro de horas. A dose mais comumente empregada é a de 4 mg de dexametasona a cada 6 horas. Para outras patologias, como trauma ou hematoma intraparenquimatoso espontâneo, o uso de corticoides não se mostrou benéfico.

Febre

É um potente vasodilatador e tende a aumentar a $CMRO_2$ em 10-13% por grau Celsius, aumentando o fluxo sanguíneo cerebral e, consequentemente a PIC, piorando o desfecho especialmente em casos de TCE. Deve ser tratada com antitérmicos e causas infecciosas devem ser rastreadas e tratadas.[23,24]

Profilaxia Anticonvulsivante

Deve ser adotada, especialmente, em casos de trauma parenquimal severo nos primeiros 7 dias pós-trauma sem história de convulsão. Esta medida mostrou redução de incidência de eventos convulsivos, devendo posteriormente ser mantida na ocorrência de convulsões tardias.[24]

A atividade convulsiva aumenta o CMRO2, o fluxo e o volume sanguíneo intracraniano com consequente aumento da PIC e diminuição da PPC.

O *status* da autorregulação cerebral deve ser o fator norteador para a escolha da melhor estratégica terapêutica a ser adotada no tratamento da HIC. Se a autorregulação cerebral estiver intata a terapêutica de Rosner que se baseia em medidas para garantir uma PPC nunca menor do que 60 mm Hg, por aumento básico do uso de aminas vasoativas, é a melhor estratégia. Já nos casos onde a autorregulação cerebral não está intacta a terapêutica descrita pela universidade de Lund, que se baseia no controle do volume intracraniano e na perfusão cerebral, talvez seja a melhor estratégia a ser adotada.

O *status* da autorregulação cerebral poderá ser avaliado à beira do leito naqueles pacientes que estão com a PIC monitorada, acesso venoso central, PAM arterial e sem sinais clínicos de herniação cerebral. Quando a autorregulação cerebral está intacta o aumento da PAM deverá ser seguido pela redução da PIC. Quando a relação entre o aumento da PAM e da PIC é exponencial, isso configura uma falência nos mecanismos miorregulatórios da autorregulação cerebral.

Tratamento da HIC Refratária

A definição de HIC refratária se baseia na definição da Professora Maria Antonia Poca do Hospital Vall D`Hebron, da Universidade Livre de Barcelona, onde após a instituição de medidas de segundo nível da BTF, sucessivas com intervalos de 30 minutos, entre cada intervenção, durante 2 horas, é insuficiente para manter uma PIC menor do que 22 mm Hg por mais de 15 min.

Descompressão Cirúrgica

Pode referir-se tanto à instalação de um sistema de derivação ventricular externa (DVE) – preferencialmente associado a um monitor de PIC – para a drenagem do excedente de LCR, quanto à realização de uma craniectomia descompressiva com duroplastia de alargamento para a descompressão direta do parênquima. Deve ser realizada uma tomografia computadorizada para determinação da presença de lesões com efeito de massa, hidrocefalia ou edema cerebral para tomada de decisão.[24,25]

Para pacientes com TCE grave, lesões tipo IV de Marshall, a ressuscitação neurológica seguida de craniectomia descompressiva é a medida com maior impacto na sobrevida do paciente. Em casos de AVE isquêmico hemisférico, isto é, aqueles com evidência clínica e radiológica de acometimento de ACI e ACM com edema maligno, a craniectomia descompressiva precoce reduz a PIC e melhora o desfecho.[24,25] Aumentando a sobrevida de 20 para 80% dos pacientes quando realizada precocemente antes da herniação cerebral.

O Coma Barbitúrico

Deve ser evitado ao máximo e reservado apenas para pacientes refratários às demais terapias devido às complicações importantes associadas a depressão cardiovascular e a hipotensão arterial severa.

Não há evidências de benefícios em termos de prognóstico funcional para o uso de "hipotermia", apesar de estudos indicarem que a redução da temperatura corporal leva à redução da PIC.

REFERÊNCIAS BIBLIOGRÁFICAS

1. Andrews PJS, Citerio G. Intracranial pressure – Part one: Historical overview and basic concepts. Intensive Care Med. 2004;30.1730-3.
2. Srinivasan VM, O'Neill B R, Jho D, et al. The history of external ventricular drainage. J Neurosurg. 2014;120:228-36.
3. Padayachy LC, Figaji AA, Bullock MR. Intracranial pressure monitoring for traumatic brain injury in the modern era. Childs Nerv Syst. 2010;26:441-52.
4. Lundberg N. Continuous recording and control of ventricular fluid pressure in neurosurgical practice. Acta Psychiatr Scand Suppl. 1960;36:1-193.
5. Harary M, Dolmans RGF, Gormeley WB. Intracranial Pressure Monitoring – Review and Avenues for Development. Sensors. 2018;2:465-80.
6. Mokri B. The Monro-Kellie hypothesis: applications in CSF volume depletion. Neurology. 2001;56:1746-48.
7. Hoz SS, Pinilla-Monsalve GD, Padilla-Zambrano HS, et al. Langfitt Curve: Importance in the Management of Patients with Neurotrauma. Journal of Neuroanaesthesiology and Critical Care. 2018;5:121-2.
8. Elwishi M, Dinsmore J. Monitoring the Brain. BJ A Education. 2018;19:54-9.
9. Brain Trauma Foundation. Guidelines for the management of severe traumatic brain injury. 4th edition. USA. 2016.
10. Chestnut RM, et al. A Trial of Intracranial-Pressure Monitoring in Traumatic Brain Injury. N Engl J Med. 2012;367(26):2471-81.
11. Chestnut RM, et al. A Consensus-Based Interpretation of the Benchmark Evidence from South American Trials: Treatment of Intracranial Pressure Trial. Journal of Neurotrauma. 2015;32:1722-4.

12. Simard JM, Sahuquillo J, Sheth KN, et al. Managing Malignant Cerebral Infarction. Curr Treat Options Neurol. 2011;13:217-29.
13. American Heart Association/American Stroke Association. Recommendations for the Management of Cerebral and Cerebellar Infarction with Swelling. USA. 2014.
14. Andrade AF, et al. Mecanismos de lesão cerebral no traumatismo cranioencefálico. Rev Assoc Med Bras. 2009;55(1):75-81.
15. Rangel-Castillo L, Gopinath S, Robertson CS. Management of Intracranial Hypertension. Neurol Clin. 2008;26:521-41.
16. Ghajar JB, et al. Survey of critical care management of comatose, head-injured patients in the United States. Crit Care Med. 1995;23:560-7.
17. Mount CA, Das JM. Cerebral Perfusion Pressure. [Updated 2020 Feb 21]. In: StatPearls [Internet]. Treasure Island (FL): StatPearls Publishing, 2020.
18. Rodriguez-Boto G, Rivero-Garvia M, Gutiérrez-González R, Márquez-Rivas J. Basic concepts about brain pathophysiology and intracranial pressure monitoring. Neurología. 2015;30:16-22.
19. North B. Intracranial pressure monitoring. In: Reilly P, Bullock RS: Head Injury. Chapman & Hall. 1997;209-16.
20. Kawoos U, McCarron RM, Auker CR, Chavko M. Advances in Intracranial Pressure Monitoring and Its Significance in Managing Traumatic Brain Injury. Int J Mol Sci. 2015;16:28979-97.
21. Baral B, Agrawal A, Cincu R. Intracranial pressure monitoring: concepts in evaluation and measurement. Pak J Med Sci. 2007;23:798-804.
22. Raboel PH, Bartek Jr. J, Andresen M, et al. Intracranial Pressure Monitoring: Invasive versus Non-Invasive methods – A Review. Critical Care Research and Practice. 2012:1-14.
23. Singhi S C, Lokesh T. Management of Intracranial Hypertension. Indian Journal of Pediatrics. 2009;76:519-29.
24. Rangel-Castillo L, Gopinath S, Robertson CS. Management of Intracranial Hypertension. 2008;26:521-41.
25. Ragland J, Lee K. Critical care management and monitoring of intracranial pressure. 2016;9:105-12.

CAPÍTULO 81

LESÃO AXONAL DIFUSA

Leonardo C. Welling ▪ Nícollas Nunes Rabelo
Fabricio S. Feltrin ▪ Eberval Gadelha Figueiredo

INTRODUÇÃO

O traumatismo craniencefálico (TCE) é uma doença multidimensional e heterogênea. Os principais achados, que ocorrem de maneira isolada ou combinada, são hematomas epidurais, subdurais, hemorragia subaracnoide traumática, contusões cerebrais, afundamentos cranianos e a lesão axonal difusa (LAD).[1,2]

Sua primeira descrição foi feita por Strich em 1956, que observou degeneração axonal difusa na autópsia de pacientes com TCE grave.[3] Posteriormente, Adams et al., em 1982, descreveram a patologia axonal como uma entidade distinta e elaboraram classificações que são utilizadas até a presente data.[4]

A LAD comumente resulta em ruptura dos axônios em razão das rápidas forças de aceleração linear e angular simultâneas à desaceleração transmitida ao cérebro durante o impacto inicial, no caso a lesão primária. Pode acometer os hemisférios cerebrais, corpo caloso, tronco cerebral e, às vezes, cerebelo. Concomitantemente, ocorre lesão vascular em nível capilar, que pode ser observada nos estágios iniciais como hemorragias isoladas ou múltiplas na junção da substância branca e cinzenta. A maior prevalência de LAD é em indivíduos jovens, com média de idade de 28 anos. A principal causa são os acidentes de trânsito, seguidos de acidentes domésticos, esportivos, agressões e acidentes de trabalho.[5]

Apesar de sua incidência verdadeira ser desconhecida, estima-se que cerca de 10% de todo o TCE admitido no hospital terá algum grau de lesão axonal. Cerca de 25% dos pacientes com diagnóstico de LAD irão evoluir para o óbito, entretanto essa estatística pode estar subestimada, pois os pacientes com hematomas subdurais, hematomas epidurais e outras formas de TCE não terão um diagnóstico verdadeiro de LAD. Estudos em necropsias mostraram que os pacientes com TCE grave têm incidência significativa de lesão axonal difusa.[6]

Do ponto de vista clínico, a LAD leva à disfunção das conexões funcionais cerebrais, contribuindo para deficiências cognitivas e executivas frequentemente observadas nos sobreviventes. Esse espectro de disfunção pode variar de clinicamente insignificante a um estado de coma. A maioria dos pacientes com LAD leve a moderada tem alguma recuperação de médio a longo prazo. No entanto, em pacientes com LAD grave, a morte é o desfecho mais comum. Entre o grupo com desfecho não fatal, a prevalência de incapacidade em longo prazo é de até 87% e de total dependência chega a 40%, sendo a LAD grave o principal fator de risco.[7]

FISIOPATOLOGIA

O principal mecanismo envolvido na lesão axonal no TCE é o cisalhamento mecânico e as forças de estiramento produzidas por tensões de aceleração/desaceleração inercial no crânio. Consequentemente, certas partes do cérebro movem-se em um ritmo mais lento em relação a outras, levando à deformação do tecido cerebral. Em condições normais, o tecido cerebral pode resistir a distensões e retornar facilmente à sua geometria original sem qualquer lesão resultante. Em contrapartida, quando o deslocamento ocorre de maneira súbita e rápida, o tecido cerebral perde sua plasticidade e age com mais rigidez, tornando-se mais vulnerável e quebradiço. Em modelos animais, os axônios amielínicos sofreram mais lesões em comparação com os mielinizados, sugerindo que os axônios são desigualmente vulneráveis. Em particular, os axônios na substância branca parecem mal preparados para resistir a lesões de deformação cerebral mecânica rápida. No entanto, o desenvolvimento e a gravidade da lesão axonal dependem da magnitude do impacto.[8,9]

A axotomia primária em humanos é rara, sendo a axotomia secundária (retardada) o mecanismo mais provável que leva à desconexão axonal. A disfunção mitocondrial, bem como as respostas inflamatórias induzidas pelo trauma, são os principais eventos que contribuem para a lesão axonal secundária. Além disso, o prejuízo no transporte axonal, com inchaço do mesmo ao longo do tempo, leva ao acúmulo de vários biomarcadores potenciais que serão liberados no tecido circundante.[10]

Do ponto de vista histopatológico, a LAD é dividida em três graus, de gravidade crescente, como pode ser visto no Quadro 81-1. Nas lesões de grau 1 há evidências histológicas de lesões axonais na substância branca dos hemisférios cerebrais. Com o grau 2 também há pelo menos uma lesão focal no corpo caloso. Com o grau 3 há também uma lesão focal no quadrante dorsolateral ou nos quadrantes rostrais do tronco cerebral. Existe estreita correlação entre o grau de lesão axonal difusa e a gravidade do trauma craniencefálico. Também podem ocorrer outros achados macroscópicos, como pequenas quantidades de sangue no espaço subaracnóideo, e contusões subdurais ou raramente frontais ou temporais, além de lesões focais no corpo caloso ou pedúnculo cerebelar superior nos casos mais graves.[1]

Quadro 81-1. Classificação de Lesão Axonal Difusa de Adams

Classificação de Adams	Achados patológicos
1	Lesão axonal difusa leve com alterações microscópicas da substância branca no córtex cerebral, corpo caloso e tronco cerebral
2	Lesão axonal difusa moderada com lesões focais grosseiras no corpo caloso
3	Uma lesão axonal difusa grave com descoberta de Grau 2 e lesões focais adicionais no tronco cerebral

HISTÓRIA E EXAME FÍSICO

A lesão axonal difusa é um diagnóstico clínico. Considera-se tal diagnóstico quando observamos um paciente com escala de coma de Glasgow (ECG) inferior a 8 por mais de 6 horas. A apresentação inicial dos pacientes com LAD é variável. Aqueles com lesão axonal difusa "leve" apresentam sinais e sintomas que refletem um distúrbio concussivo como cefaleia, náuseas, vômitos, tontura. Em contrapartida, pacientes com lesão axonal difusa grave também podem apresentar perda de consciência e permanecer em estado vegetativo persistente. Um número muito pequeno de pacientes com lesão axonal difusa grave recuperará a consciência no primeiro ano após a lesão.

Quando analisamos o período que o paciente fica inconsciente observamos que o espectro das lesões axonais difusas vai de concussão, com estado comatoso que dura menos que 15 minutos, e o doente se recupera sem sequelas aparentes até os casos de coma prolongado.

Ainda segundo Adams *et al.* a classificação clínica da LAD é subdividia em três grupos. No primeiro, a LAD leve o estado comatoso dura de 6-24 horas, no segundo considerado LAD moderado o coma dura mais de 24 horas, porém, sem posturas anormais. Já na LAD grave o coma dura mais de 24 horas e há sinais de comprometimento do tronco encefálico.[4] Muitos pacientes classificados como LAD grave morrerão ou nunca terão independência funcional. Observa-se que essa classificação é simples, facilmente aplicável, mas sujeita a críticas, pois nem sempre reflete a prática diária.

DIAGNÓSTICO POR IMAGEM

A avaliação por imagem de um paciente com TCE é baseada em estudos de tomografia (TC) e ressonância magnética (RM). É importante salientar que no atendimento primário a tomografia de crânio é o exame de escolha, pois é um método rápido e preciso para identificar condições potencialmente fatais que podem requerer intervenção imediata, como hematomas extra-axiais.

Muitas vezes há incompatibilidade entre os achados tomográficos e a apresentação clínica em pacientes com lesão axonal difusa. Por exemplo, micro-hemorragias pontilhadas no corpo caloso e junção de substância branca e cinza são mostradas em apenas 10% dos casos. Duas semanas após o trauma, a perda neuronal pode ser indiretamente pressuposta na TC como aumento ventricular discreto.[11]

A ressonância magnética, apesar de ser menos disponível e exigir maior tempo para a aquisição das imagens, proporciona melhor identificação das características anatômicas e maior resolução espacial das lesões. Aproximadamente 75% dos pacientes com quadro clínico sugestivo de LAD e imagens de TC normais em estágio inicial apresentam anormalidades intraparenquimatosas na RM. As micro-hemorragias são representadas por perda de sinal em gradiente eco e sequências ponderadas de suscetibilidade magnética (SWI), enquanto áreas de edema se apresentam como sinais elevados nas sequências ponderadas em T2 e FLAIR (Fig. 81-1).

Há também técnicas mais avançadas, como a sequência tensor de difusão (DTI), que é mais sensível às lesões neuronais em áreas que parecem normais nas sequências convencionais de ressonância magnética, especialmente em pacientes com lesão axonal difusa.[12]

Sequências Convencionais de RM

A sequência de RM **recuperação da inversão atenuada por fluido**, popularmente conhecida como sequência FLAIR (*fluid-attenuated inversion recovery*), facilita a detecção de lesões **não hemorrágicas** adjacentes aos liquóricos. Opta-se por sequência para visualizar lesões axonais na substância branca periventricular, corpo caloso e tronco encefálico. No entanto, o momento do trauma deve ser considerado, uma vez que a visualização das lesões demonstradas na fase aguda representa edema tecidual, mas algumas podem desaparecer logo 3 meses após a lesão.[13]

A sequência de imagem de difusão (DWI) é sensível ao movimento microscópico das moléculas de água, permitindo excelente detecção de lesões **não hemorrágicas** após cisalhamento axonal. As lesões no DWI parecem se correlacionar com o escore inicial da escala de coma de Glasgow e a duração do coma na LAD e estão associadas a resultados ruins em TCE pediátrico. Especificamente, a

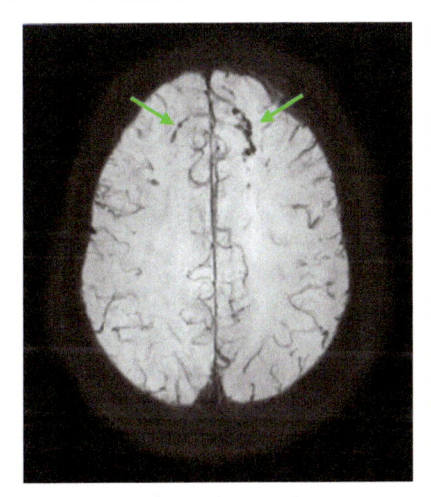

Fig. 81-1. Imagem de ressonância magnética com sequência de susceptibilidade magnética, caracterizando as típicas micro-hemorragias subcorticais, que é o mais clássico achado de imagem na LAD.

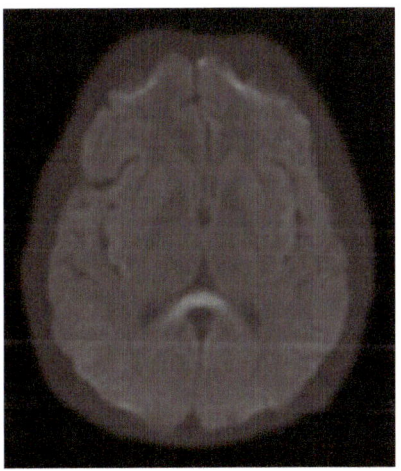

Fig. 81-2. Imagem de ressonância magnética ponderada em difusão. No estágio agudo, pode-se detectar restrição difusional em alguns tratos longos, aqui exemplificado pelo corpo caloso.

quantidade de lesões detectadas pela sequência DWI no corpo caloso pode ser de particular importância (Fig. 81-2). No entanto, semelhante à sequência FLAIR, o número de lesões reduz-se significativamente em 3 meses após o TCE.[14]

Para as lesões **hemorrágicas** as sequências de imagem de ressonância magnética sensíveis incluem gradiente eco ponderado em T2 * (T2 * GRE) e imagem ponderada em suscetibilidade magnética (SWI) (Fig. 81-1). Ambas as sequências podem detectar micro-hemorragias, aproveitando as propriedades paramagnéticas dos produtos de degradação da hemoglobina. As lesões são tipicamente vistas como pequenos focos hipointensos em locais de predileção de LAD e tem seu tamanho superestimado em virtude da distorção do campo magnético. As lesões hemorrágicas são estáveis ao longo do tempo, embora alguma redução no número de lesões possa ser observada na fase crônica.[13,15]

Para identificar lesões no tronco encefálico a sequência SWI é preferida. No entanto, essa sequência pode ser mais complicada de interpretar, uma vez que o sangue desoxigenado nas veias pode mimetizar lesões hemorrágicas. Apesar disso, as lesões vistas na sequência SWI se correlacionam fortemente com os achados clínicos, em contraste com T2 * GRE.[16]

A ressonância magnética pode ser difícil de obter, particularmente em pacientes em estado crítico, uma vez que a transferência dos pacientes para a unidade de ressonância magnética pode ser difícil por instabilidade clínica de causas intracranianas e/ou sistêmicas. Em situações em que a ressonância magnética pode ser realizada mais tardiamente (pós-fase aguda), lesões hemorrágicas ilustradas principalmente na sequência SWI, parecem ter valor prognóstico mais elevado do que outras sequências de RM.

Imagem do Tensor de Difusão (DTI)

Ao usar a aquisição de imagens em múltiplas direções, a difusão anisotrópica de moléculas de água pode ser usada para criar DTI, fornecendo imagens de reconstrução anatômica de tratos de substância branca e medidas quantitativas de lesão axonal. Ao permitir a visualização de lesões microestruturais, a sequência de DTI é mais sensível para diagnosticar LAD. As imagens adquiridas podem ser trabalhadas em *softwares* específicos, permitindo que a anatomia tridimensional dos tratos de substância branca possam ser delineados.[17] A redução da anisotropia fracionada (AF) e o aumento da difusividade são observados após LAD em vários estudos correlacionam-se diretamente com a gravidade do TCE, assim como déficits cognitivos e comportamentais em pacientes adultos e pediátricos.[18] Há estudos onde a lesão axonal (diagnosticada por meio da sequência DTI) foi validada por meio de microdiálise cerebral, onde a redução da AF se correlacionou com os níveis da proteína tau no fluido intersticial. Quanto ao monitoramento da integridade axonal, os parâmetros DTI mostraram sinais de mudanças microestruturais contínuas muito depois da fase aguda. Estudos longitudinais sugerem mudanças contínuas dos parâmetros de DTI, onde a AF diminui ao longo do tempo. Essa deterioração progressiva da integridade da substância branca pode durar por 24 meses, mas estabiliza-se posteriormente. Apesar de o DTI ser uma ferramenta robusta para visualizar anormalidades pós-traumáticas da substância branca, as variações na aquisição de dados, técnicas de análise, localização espacial das estruturas investigadas, falta de correlação com achados clínicos e custos ainda impedem conclusões generalizadas de sua aplicabilidade na LAD.[13,18]

Ressonância Magnética com Espectroscopia

A RM com espectroscopia aproveita a mudança química, um fenômeno causado por variações da ressonância de prótons. A RM com espectroscopia tem baixa resolução espacial, entretanto, fornece informações úteis sobre a neuroquímica local. O *N*-acetil aspartato (NAA), por ser um marcador de integridade neuronal e axonal e colina (Cho), geralmente elevado após danos às membranas celulares, são metabólitos bem estudados nos doentes com traumatismo craniano. Um dos achados mais consistentes são a diminuição do NAA e aumento do Cho. Nos traumas leves, a espectroscopia pode auxiliar no diagnóstico de LAD na eventualidade de a RM convencional não mostrar alterações estruturais.[19] Há ainda estudos prospectivos que sugerem recuperação de níveis diminuídos de NAA em pacientes com LAD leve, implicando em disfunção marginal de neurônios e restauração da função ao longo do tempo. No entanto, a recuperação completa dos níveis de NAA também pode ser possível após LAD grave.[20]

Apesar de a espectroscopia parecer demonstrar alterações neuroquímicas após a LAD, sua aplicabilidade clínica ainda não está definida. A falta de protocolos padronizados para mensuração e interpretação das concentrações dos metabólitos é a principal limitação imposta.

De modo prático, como a realização da RM na fase aguda do trauma muitas vezes não é factível, alguns aspectos tomográficos devem ser levados em consideração, como a presença de pequenas lesões hemorrágicas não expansivas nas áreas de conexão entre a substância branca e cinzenta, pela presença de sangue no espaço intraventricular e, eventualmente, por edema cerebral generalizado. De acordo com Vieira *et al.*, em um paciente com TCE fechado e tomografia sem hemorragia subaracnoide traumática provavelmente não há LAD grave; da mesma forma, na ausência de hemorragia intraventricular (HIV), provavelmente também não há LAD grave. Se houver HIV, é possível que o paciente seja mais grave e tenha prognóstico reservado. Além disso, quanto maior o número de ventrículos afetados, mais grave é o quadro clínico. A presença de sangue na cisterna interpeduncular acarreta possível diagnóstico de LAD grave, seja de grau II ou III.[7,21]

BIOMARCADORES NA LESÃO AXONAL DIFUSA

Os biomarcadores podem ser usados para avaliar a gravidade e monitorar a evolução da lesão, verificar processos adaptativos e de recuperação, assim como estimar o prognóstico após a LAD. Os biomarcadores podem, portanto, ser considerados um reflexo dos mecanismos que resultam em lesão axonal, em que as mudanças estruturais subjacentes estão, em grande parte, relacionadas com a ativação das enzimas calpaína e caspase. Essas enzimas pertencem à família da cisteína-protease e desempenham papel importante na necrose celular e apoptose. Eles são ativados pelo influxo de cálcio, levando à ruptura do citoesqueleto, incluindo um transporte axoplasmático prejudicado, edema axonal e, eventualmente, transecção/lise axonal.[22,23]

Assim, após o evento cerebral traumático, especialmente após transecção axonal, ocorre a liberação e o acúmulo de vários biomarcadores que podem ser detectados no plasma, no liquor e no interstício cerebral (esse último analisado por microdiálise). Desse modo, os processos bioquímicos que ocorrem podem ser monitorados. Os biomarcadores mais analisados nos doentes com LAD são os neurofilamentos, tau, produtos de degradação da espectrina (PDEs) e beta-amiloide.[23]

Neurofilamentos (NFL)

Os neurofilamentos (NFL) são componentes importantes do citoesqueleto axonal, principalmente envolvidos nas sinapses e neurotransmissão.[24] Eles representam filamentos neuronais intermediários e incluem três subunidades principais: neurofilamento leve *light* (NF-L), neurofilamento médio (NF-M) e neurofilamento pesado *high* (NF-H). Em situação de influxo de cálcio induzido pelo trauma este último torna-se fosforilado (fNF-H), de modo que ocorram alterações da integridade axonal. Em situações de lesão axonal o NF-L é o mais rapidamente degradado tornando-o um biomarcador bastante sensível e específico para a detecção de axônios lesados. Já em situações de dano secundário, quando ocorre a axotomia, neurofilamentos fosforilados (pNF-H) são liberados no LCR e no sangue e correlacionam-se com a gravidade da lesão, independente da faixa etária dos doentes.[25]

Em traumas leves, fragmentos de NF-L também podem ser identificados no sangue e no LCR. Após impactos repetitivos na cabeça, como aqueles que ocorrem em esportes de contato, como boxe, futebol americano e hóquei no gelo, níveis aumentados de NF-L podem estar associados, principalmente, a lesões em longos axônios mielinizados. Em um estudo de Bagnato *et al.*, em que 10 pacientes com comprometimento do nível de consciência pós-TCE foram comparados com controles saudáveis e foram identificadas diferenças significativas nos níveis de NF-L em amostras colhidas até 10 meses após o trauma. Isso demonstra que o processo de degeneração axonal ocorre de maneira contínua.[26]

A amostragem repetida desse biomarcador durante o curso da LAD, bem como a correlação com neuroimagem, deve discriminar a importância dos neurofilamentos na fisiopatologia e prognóstico dos doentes com lesão axonal difusa.

Tau

Tau é uma proteína estrutural com seis isoformas em humanos e é um constituinte normal dos axônios. Quatro isoformas distintas de tau são geralmente aplicadas nos estudos de biomarcadores; tau total (t-tau), tau clivada associada a microtúbulos (c-tau), tau fosforilada (p-tau) e a tau-A, recentemente descoberta. A proteína Tau foi associada a dano axonal após TCE. Especificamente, a presença de c-tau no LCR é um indicador altamente sensível de lesão axonal.[27]

Em pacientes com LAD, os níveis de t-tau e p-tau também aumentam rapidamente horas após a lesão, especialmente no LCR. Níveis aumentados de t-tau no LCR foram encontrados em boxeadores após traumatismo craniano repetitivo, embora esse aumento tenha sido modesto em comparação com o de NF-L.

A análise da proteína c-tau no liquor se correlacionou negativamente com o grau de melhora clínica. Além disso, os níveis séricos aumentados de c-tau foram associados a resultados ruins em pacientes com TCE leve. A associação de níveis elevados de tau com dano axonal está bem estabelecida.[28] Especialmente em LAD grave, níveis elevados de tau estão associados a resultados piores. Assim como nos neurofilamentos, a correlação entre os níveis da proteína tau no liquor, no soro, e a neuroimagem devem ser avaliados em estudos prospectivos para definição do seu papel nas lesões axonais difusas.

Produtos de Degradação da Espectrina (PDEs)

A espectrina é uma proteína que está diretamente relacionada com a estrutura do citoesqueleto e na manutenção da membrana plasmática. Nas LADs, a calpaína cliva proteoliticamente a proteína espectrina, resultando na destruição do citoesqueleto.[29] Os PDEs elevam-se no liquor e sangue após TCE grave e estão diretamente relacionados com a gravidade da lesão. Modelos animais detectam os PDEs minutos após a ocorrência da lesão axonal. Em humanos, os PDEs se acumulam nos axônios lesados, seus níveis séricos estão aumentados cerca de 1 hora após o trauma e têm relação direta com prejuízo cognitivo. Em pacientes com TCE grave, níveis elevados de PDEs de 150 e 145 kDa mediados por calpaína foram encontrados no liquor 24-72 horas após a lesão inicial. Essas foram associados à gravidade da lesão inicial e ao desfecho funcional em 6 meses.[30-32]

Corroborado por esse e demais estudos em TCE grave, os níveis de PDEs mediados pela calpaína no LCR se correlacionaram diretamente com a gravidade e tamanho da lesão, assim como déficits comportamentais sugerindo que os PDEs poderiam ser usados para avaliar a magnitude da lesão axonal e prever déficits funcionais.

Beta-Amiloide

A análise por imuno-histoquímica da proteína precursora beta-amiloide (PPβA), que se acumulam em locais de falha no transporte axonal é um dos principais marcadores de lesão. Poucas horas após o TCE grave, com ocorrência de LAD, já pode ser identificado a presença de bulbos axonais inchados e positivos para PPβA. No entanto, a PPβA não é um marcador diagnóstico específico de LAD, uma vez que também pode ser detectada em lesões não traumáticas, como isquemia cerebral e placas de desmielinização vistas na esclerose múltipla.[30,33]

A PPβA se coacumula com as enzimas necessárias para sua clivagem em peptídeos beta-amiloides (Aβ), como a presenelina-1 e a enzima de clivagem de PPβA no sítio beta. Ao clivar a PPβA, os peptídeos Aβ, Aβ40 e Aβ42, os substratos para agregados/placas Aβ, também observados na doença de Alzheimer, são produzidos. As espécies de Aβ são rapidamente detectáveis no plasma após o TCE. Nos traumas graves, os níveis de PPβA no LCR coletado nos ventrículos aumentaram gradativamente até 5-6 dias após a lesão, embora não no plasma.[34,35]

Um maior interesse em oligômeros/protofibrilas como a forma patogenica de proteína beta-amiloide emergiu, uma vez que eles provavelmente contribuem para o desenvolvimento da doença de Alzheimer. Os oligômeros Aβ foram detectados no LCR lombar de pacientes com TCE grave, estavam elevados em pacientes com destechos neurológicos insatisfatórios. Essas espécies potencialmente neurotóxicas podem representar uma ligação fisiopatológica entre lesão axonal e demência. Nesse contexto, a associação entre TCE e o desenvolvimento de doenças neurodegenerativas, em particular a doença de Alzheimer, foi demonstrada. O monitoramento longitudinal da dinâmica de Aβ poderá fornecer subsídios fisiopatológicos dos processos neurodegenerativos após a lesão axonal difusa.[36]

MICRODIÁLISE CEREBRAL E LESÃO AXONAL DIFUSA

A microdiálise cerebral (MdC) é uma técnica de monitoramento nos doentes neurocríticos usada, principalmente, no TCE grave e hemorragia subaracnoide. Sua principal vantagem é permitir o monitoramento neuroquímico contínuo de fatores localizados no líquido intersticial extracelular. Usando MdC em 8 pacientes com TCE grave, valores particularmente elevados de Aβ42 intersticial foram encontrados em 3 pacientes com LAD.[37] Marklund *et al.* avaliaram, através de MdC, 9 pacientes com LAD e os níveis iniciais de Aβ correlacionaram-se inversamente com os níveis de tau no interstício. Foi postulado que níveis baixos de Aβ em regiões com tau elevada podem ser causados pela redução da atividade sináptica após lesão axonal. A proteína tau também foi avaliada por MdC em 8 pacientes com TCE grave. Embora os níveis médios de t-tau estivessem claramente acima do limite de detecção nos primeiros dias após a lesão, os pacientes com lesão focal/mista apresentaram níveis mais baixos em comparação com aqueles com LAD.[38] Nesse mesmo estudo, através de MdC, valores mais elevados de tau foram observados na região pericontusional em pacientes com TCE focal, quando comparados aos níveis de tau obtidos de pacientes com LAD com o cateter MdC colocado no córtex frontal tomograficamente normal. Os níveis iniciais de tau foram inversamente correlacionados com os níveis iniciais de Aβ. Além, os níveis de NF-L também foram maiores no tecido pericontusional.[38] Magnoni et al. ao avaliar 15 pacientes vítimas de grave (nos quais 11 tiveram LAD), observaram níveis inicialmente elevados de t-tau no interstício que diminuíram ao longo do tempo. Também foi observado através de RM por DTI a redução da integridade da substância branca do cérebro 1 cm distante da colocação do eletrodo de microdiálise. Tais achados sugeriram que níveis aumentados de tau refletiram lesão axonal.[37]

Ao avaliar-se a presença de citocinas através de MdC em pacientes com LAD grave, observou-se que a produção dessas é segmentada com diferenças significativas entre as concentrações intraparenquimatosas e sistêmicas. Além disso, a produção delas ocorrem de maneira distinta durante diferentes fases da resposta inflamatória.[39,40] Ainda de acordo com Helmy et al., o tratamento com um antagonista do receptor de interleucina-1 aumentou a ativação microglial, alterando o perfil de produção de citocinas. Tais resultados fornecem indícios que tratamento anti-inflamatório sistêmico pode alterar a produção de citocinas a nível de sistema nervoso central. Nesse cenário, a MdC pode auxiliar na detecção de fatores relacionados com a progressão da doença e na compreensão da fisiopatologia da lesão axonal por meio da mensuração dos níveis de citocinas no interstício.[40] Portanto, é provável que os dados da MdC, em combinação com medidas amplamente utilizadas, como protocolos e monitoramento guiado por ICP-CPP, contribuam para a compreensão da fisiopatologia da LAD e potencialmente ajudem na avaliação de novos tratamentos farmacológicos.

No entanto, a técnica de microdiálise cerebral é demorada, analisa somente dados focais e mensura moléculas de baixo peso molecular. Combinada a isso, a alta variabilidade e falta de padronização dos resultados dificultam sua interpretação. Até o momento, não há dados suficientes para argumentar que o MdC deve ser usada como ferramenta de decisão clínica para pacientes com LAD e deve ser considerado parte integrante do monitoramento multimodal durante o atendimento neurocrítico, bem como uma ferramenta de pesquisa.

MONITORAR OU NÃO A PIC?

O monitoramento da pressão intracraniana permanece como um dos pilares no tratamento de pacientes com TCE grave, embora a incidência de hipertensão intracraniana em lesões axonais não está estabelecida. Há estudos que correlacionam a hipertensão intracraniana ao número de lesões identificáveis de substância branca na ressonância magnética, assim como a pontuação na classificação tomográfica de Marshall.[41,42] Narayan et al., em uma série de paciente monitorados, dos quais 61 tinham uma tomografia computadorizada normal, nenhuma elevação de PIC foi observada, a menos que o paciente tivesse idade superior a 40 anos, presença de postura motora unilateral ou bilateral ou episódios de pressão arterial sistólica < 90 mmHg.[43] Lee et al. em contrapartida não encontraram relação direta entre LAD e hipertensão intracraniana de modo que foi sugerido que o implante de cateter de PIC poderia ser dispensado nos pacientes com lesão axonal difusa. No entanto, nessa mesma série, 10% dos pacientes tinham PIC > 20 mmHg e dois pacientes necessitaram de tratamento para hipertensão intracraniana. Padrões semelhantes de elevações transitórias de PIC desencadeadas pela manipulação dos doentes neurocríticos com LAD também foram observados.[41] Recentemente, Abu et al. analisaram os valores da pressão intracraniana em pacientes com LAD confirmada por ressonância magnética e, embora não tenha sido observada elevação persistente da PIC durante as primeiras 96 horas de monitoramento, 20% dos pacientes necessitaram de tratamento para elevações transitórias de PIC.[9,44]

Portanto, o uso da monitoração da PIC em LAD é controverso. Embora haja estudos que demonstram doentes com LAD confirmado por RM podem não necessitar de tratamento contínuo da hipertensão intracraniana, valores elevados de PIC ainda são encontrados com frequência em tais pacientes. O uso do monitoramento da PIC em pacientes comatosos com tomografia computadorizada normal ou tomografia computadorizada com achados discretos também é questionado e recomendado apenas na presença de piora radiológica. Por outro lado, em pacientes comatosos com trauma difuso com evidência tomográfica de edema cerebral, o monitoramento da PIC é indicado. Também deve ser enfatizado que os pacientes com LAD e cisternas basais obliteradas na tomografia computadorizada apresentam um alto risco de hipertensão intracraniana e devem ser submetidos à monitorização da PIC.[9,41-45]

Em resumo, os estudos que avaliam a incidência de PIC elevada em pacientes com LAD são escassos e fornecem resultados contraditórios. Exames clínicos repetidos e neuroimagem podem ser alternativas possíveis ao monitoramento invasivo dos pacientes com LAD quando a TC inicial está normal ou mostra apenas anormalidades mínimas, uma vez que esses pacientes têm baixo risco de hipertensão intracraniana.

Está amplamente exposto na literatura que a monitorização da pressão intracraniana por si só não muda o desfecho dos pacientes, entretanto, enfatiza-se que o conhecimento ainda crescente sobre os eventos fisiopatológicos, ou seja, como tratar a hipertensão intracraniana e as outras variáveis envolvidas é que serão responsáveis pela melhora do prognóstico desses doentes.[46]

E O EEG, TEM ALGUM VALOR?

Em pacientes com TCE, o EEG contínuo (EEGc) é útil para monitorar a atividade convulsiva e a profundidade da sedação, especialmente naqueles em coma barbitúrico. O uso de EEGc também é indicado para a detecção e tratamento de crises não convulsivas (CNC), um evento comum em pacientes com TCE grave. Embora haja poucas evidências, o monitoramento de EEGc pode ser recomendado em pacientes com TCE e alterações comportamentais inexplicáveis ou mudanças repentinas no estado mental, assim como descartar a ocorrência de CNC, especialmente em lesões penetrantes, lesões extensas ou fraturas cranianas com afundamento.[47,48]

Existem poucos dados sobre o uso de EEG/cEEG no monitoramento de doentes com LAD. Synek et al., em um estudo com 90 pacientes após TCE difuso, onde o registro eletroencefalográfico foi aplicado na fase inicial pós-lesão, os padrões do EEG se correlacionaram com o prognóstico. A maioria dos pacientes LAD com padrões **benignos** no EEG sobreviveram enquanto a maioria dos pacientes com achados **malignos** de EEG como atividade delta de baixa amplitude, padrão de supressão de explosão, coma de padrão alfa morreram.[49]

Até o momento, o papel do EEG no monitoramento da LAD não foi estabelecido. Deve ser considerado, principalmente, como uma ferramenta científica, aguardando estudos adicionais que avaliem seu papel clínico no monitoramento multimodal do doente neurocrítico.

TRATAMENTO

O pilar do tratamento de pacientes com lesão axonal difusa é voltado para a prevenção de lesões secundárias e otimizar a reabilitação. Está estabelecido que as lesões secundárias são responsáveis pelo aumento da mortalidade. Isso pode incluir hipóxia, hipotensão, edema e hipertensão intracraniana coexistentes. Portanto, é aconselhável cuidado imediato para evitar hipotensão, hipóxia, edema cerebral e aumento da pressão intracraniana (PIC).

A prioridade do tratamento inicial em lesão cerebral traumática, assim como nos pacientes com suspeita de LAD é focada na ressuscitação volêmica e oxigenação adequada. Ainda não há tratamento específico para essa entidade. Assim que aumente o conhecimento fisiopatológico sobre os eventos secundários que ocorrem nos doentes com LAD pode ser que novas terapias sejam eficazes.

É importante o acompanhamento desses pacientes no tocante a reabilitação cognitivo-social. Muitos dos pacientes apresentam distúrbios como memória recente, memória operacional, elaboração de ideias e velocidade no processamento cognitivo. O acompanhamento neuropsicológico desses pacientes é fundamental.

DICAS

- Uma lesão axonal difusa é um tipo de lesão cerebral traumática grave que afeta os pacientes e suas famílias;
- Pacientes com lesão axonal difusa têm uma variedade de déficits neurológicos múltiplos que afetam o estado físico e mental do paciente;
- Os desfechos de pacientes com lesão axonal difusa estão associados ao número de lesões identificadas por imagem;
- Existem estudos emergentes que sugerem que, durante a fase aguda da lesão axonal difusa, a hipóxia e a hipotensão estão associadas ao aumento da mortalidade;
- As sequências convencionais de ressonância magnética, como FLAIR, DWI e SWI, devem ser consideradas para detectar e confirmar a presença de LAD;
- Técnicas avançadas de ressonância magnética, como DTI e RM com espectroscopia, são modalidades úteis para um melhor delineamento do dano axonal no TCE, particularmente na fase subaguda e crônica;
- Apesar de ainda não serem utilizados na prática clínica, biomarcadores específicos para lesão axonal podem ser analisados no sangue e no liquor, seja no período agudo ou crônico pós-trauma. Seu principal objetivo é auxiliar no entendimento do processo de lesão axonal, acompanhar o curso da doença, monitorar possível deterioração e avaliar a extensão do dano estrutural.

REFERÊNCIAS BIBLIOGRÁFICAS

1. Adams JH, Doyle D, Ford I, et al. Diffuse axonal injury in head injury: Definition, diagnosis and grading. Histopathology. 1989;15(1):49-59.
2. Smith DH, Meaney DF, Shull WH. Diffuse axonal injury in head trauma. J Head Trauma Rehabil. 2003;18(4):307-16.
3. Strich S J. Diffuse degeneration of the cerebral white matter in severe dementia following head injury. J Neurol Neurosurg Psychiatry. 1956;19(3):163-85.
4. Adams JH, Graham DI, Murray LS, Scott G. Diffuse axonal injury due to nonmissile head injury in humans: an analysis of 45 cases. Ann Neurol. 1982;12(6):557-63.
5. Chelly H, Chaari A, Daoud E, et al. Diffuse axonal injury in patients with head injuries: an epidemiologic and prognosis study of 124 cases. J Trauma Inj Infect Crit Care. 2011t;71(4):838-46.

6. Corrigan JD, Selassie AW, Orman JA (Langlois). The epidemiology of traumatic brain injury. J Head Trauma Rehabil. 2010;25(2):72-80.
7. Vieira R de CA, Paiva WS, de Oliveira DV, et al. Diffuse axonal injury: epidemiology, outcome and associated risk factors. Front Neurol [Internet]. 2016.
8. Andriessen TMJC, Jacobs B, Vos PE. Clinical characteristics and pathophysiological mechanisms of focal and diffuse traumatic brain injury. J Cell Mol Med. 2010;14(10):2381-92.
9. Abu Hamdeh S, Marklund N, Lannsjö M, et al. Estended anatomical grading in diffuse axonal injury using mri: hemorrhagic lesions in the substantia nigra and mesencephalic tegmentum indicate poor long-term outcome. J Neurotrauma. 2017;34(2):341-52.
10. Bogoslovsky T, Gill J, Jeromin A, et al. Fluid Biomarkers of Traumatic Brain Injury and Intended Context of Use. Diagnostics. 2016;6(4):37.
11. Ding K, de la Plata CM, Wang JY, et al. Cerebral atrophy after traumatic white matter injury: correlation with acute neuroimaging and outcome. J Neurotrauma. 2008;25(12):1433-40.
12. Parizel PM, Van Goethem JW, Özsarlak Ö, et al. New developments in the neuroradiological diagnosis of craniocerebral trauma. Eur Radiol. 2005;15(3):569-81.
13. Moen KG, Skandsen T, Folvik M, et al. A longitudinal MRI study of traumatic axonal injury in patients with moderate and severe traumatic brain injury. J Neurol Neurosurg Psychiatry. 2012;83(12):1193-200.
14. Galloway NR, Tong KA, Ashwal S, et al. Diffusion-weighted imaging improves outcome prediction in pediatric traumatic brain injury. J Neurotrauma. 2008;25(10):1153-62.
15. Haacke EM, Mittal S, Wu Z, et al. Susceptibility-weighted imaging: technical aspects and clinical applications, Part 1. Am J Neuroradiol. 2009;30(1):19-30.
16. Mittal S, Wu Z, Neelavalli J, Haacke EM. Susceptibility-weighted imaging: technical aspects and clinical applications, Part 2. Am J Neuroradiol. 2009;30(2):232-52.
17. Mukherjee P, Berman JI, Chung SW, et al. Diffusion Tensor MR Imaging and Fiber Tractography: Theoretic Underpinnings. Am J Neuroradiol. 2008;29(4):632-41.
18. Dinkel J, Drier A, Khalilzadeh O, et al. Long-term white matter changes after severe traumatic brain injury: a 5-year prospective cohort. Am J Neuroradiol. 2014;35(1):23-9.
19. Kirov II, Tal A, Babb JSL et al. Diffuse axonal injury in mild traumatic brain injury: a 3D multivoxel proton MR spectroscopy study. J Neurol. 2013;260(1):242-52.
20. Danielsen ER, Christensen PB, Arlien-Sborg P, Thomsen C. Axonal recovery after severe traumatic brain injury demonstrated in vivo by 1H MR spectroscopy. Neuroradiology. 2003;45(10):722-4.
21. Vieira GFR, Guedes Correa JF. Early computed tomography for acute post-traumatic diffuse axonal injury: a systematic review. Neuroradiology. 2020;62(6):653-60.
22. DiLeonardi AM, Huh JW, Raghupathi R. Impaired axonal transport and neurofilament compaction occur in separate populations of injured axons following diffuse brain injury in the immature rat. Brain Res. 2009;1263:174-82.
23. Tsitsopoulos PP, Marklund N. Amyloid-β peptides and tau protein as biomarkers in cerebrospinal and interstitial fluid following traumatic brain injury: a review of experimental and clinical studies. Front Neurol [Internet]. 2013.
24. Perrot R, Berges B, Bocquet A, Eyer J. Review of the multiple aspects of neurofilament functions, and their possible contribution to neurodegeneration. Mol Neurobiol. 2008;38(1):27-65.
25. Gatson JW, Barillas J, Hynan LS, et al. Detection of neurofilament-H in serum as a diagnostic tool to predict injury severity in patients who have suffered mild traumatic brain injury: Clinical article. J Neurosurg. 2014;121(5):1232-8.
26. Bagnato S, Grimaldi LME, Di Raimondo G, et al. Prolonged cerebrospinal fluid neurofilament light chain increase in patients with post-traumatic disorders of consciousness. J Neurotrauma. 2017;34(16):2475-9.
27. Zemlan FP, Jauch EC, Mulchahey JJ, et al. C-tau biomarker of neuronal damage in severe brain injured patients: association with elevated intracranial pressure and clinical outcome. Brain Res. 2002;947(1):131-9.
28. Ost M, Nylen K, Csajbok L, et al. Initial CSF total tau correlates with 1-year outcome in patients with traumatic brain injury. Neurology. 200667(9):1600-4.
29. Mondello S, Robicsek SA, Gabrielli A, et al. αII-Spectrin Breakdown Products (SBDPs): Diagnosis and Outcome in Severe Traumatic Brain Injury Patients. J Neurotrauma. 2010;27(7):1203-13.
30. Blumbergs PC, Scott G, Manavis J, et al. Stalning af amyloid precursor protein to study axonal damage in mild head Injury. The Lancet. 1994;344(8929):1055-6.
31. Johnson VE, Stewart W, Weber MT, et al. SNTF immunostaining reveals previously undetected axonal pathology in traumatic brain injury. Acta Neuropathol (Berl). 2016;131(1):115-35.
32. Siman R, Giovannone N, Hanten G, et al. Evidence That the Blood Biomarker SNTF Predicts Brain Imaging Changes and Persistent Cognitive Dysfunction in Mild TBI Patients. Front Neurol [Internet]. 2013.
33. Oppenheimer DR. Microscopic lesions in the brain following head injury. J Neurol Neurosurg Psychiatry. 1968;31(4):299-306.
34. Olsson A, Csabok L, Ost M, et al. Marked increase of β-amyloid(1-42) and amyloid precursor protein in ventricular cerebrospinal fluid after severe traumatic brain injury. J Neurol [Internet]. 2004.
35. Mondello S, Buki A, Barzo P, et al. CSF and Plasma Amyloid-β Temporal Profiles and Relationships with Neurological Status and Mortality after Severe Traumatic Brain Injury. Sci Rep. 2015;4(1):6446.
36. Plassman BL, Havlik RJ, Steffens DC, et al. Documented head injury in early adulthood and risk of Alzheimer's disease and other dementias. Neurology. 2000;55(8):1158-66.
37. Magnoni S, Mac Donald CL, Esparza TJ, et al. Quantitative assessments of traumatic axonal injury in human brain: concordance of microdialysis and advanced MRI. Brain. 2015;138(8):2263-77.
38. Marklund N, Blennow K, Zetterberg H, et al. Monitoring of brain interstitial total tau and beta amyloid proteins by microdialysis in patients with traumatic brain injury: Clinical report. J Neurosurg. 2009;110(6):1227-37.
39. Helmy A, Carpenter KL, Menon DK, et al. The cytokine response to human traumatic brain injury: temporal profiles and evidence for cerebral parenchymal production. J Cereb Blood Flow Metab. 2011;31(2):658-70.
40. Helmy A, Guilfoyle MR, Carpenter KL, et al. Recombinant human interleukin-1 receptor antagonist promotes M1 microglia biased cytokines and chemokines following human traumatic brain injury. J Cereb Blood Flow Metab. 2016;36(8):1434-48.

41. Lee TT, Galarza M, Villanueva PA. Diffuse Axonal Injury (DAI) is not Associated with Elevated Intracranial Pressure (ICP). Acta Neurochir (Wien). 1998;140(1):41-6.
42. Yuan Q, Wu X, Cheng H, et al. Is Intracranial Pressure Monitoring of Patients With Diffuse Traumatic Brain Injury Valuable? An Observational Multicenter Study: Neurosurgery. 2016;78(3):361-9.
43. Narayan RK, Kishore PRS, Becker DP, et al. Intracranial pressure: to monitor or not to monitor? A review of our experience with severe head injury. J Neurosurg. 1982;56(5):650-9.
44. Abu Hamdeh S, Marklund N, Lewén A, et al. Intracranial pressure elevations in diffuse axonal injury: association with nonhemorrhagic MR lesions in central mesencephalic structures. J Neurosurg. 2019;131(2):604-11.
45. Alperin N. MR Intracranial Pressure (ICP): A Method to Measure Intracranial Elastance and Pressure Noninvasively by Means of MR Imaging: Baboon and Human Study. Radiology. 2000.
46. Le Roux P. Intracranial pressure after the BEST TRIP trial: a call for more monitoring. Curr Opin Crit Care. 2014;20(2):141-7.
47. Yang M-T. Multimodal neurocritical monitoring. Biomed J. 2020;43(3):226-30.
48. Lara LR, Püttgen HA. Multimodality Monitoring in the Neurocritical Care Unit. Continuum. 2018;24(6):1776-88.
49. Synek VM. Prognosticallyimportant EEG coma patterns in diffuse anoxic and traumatic encephalopathies in adults. J Clin Neurophysiol. 1988;5(2):161-74.

CAPÍTULO 82

TUMEFAÇÃO CEREBRAL

Ricardo Moscardi

INTRODUÇÃO

A tumefação cerebral ou edema cerebral é a manifestação similar de diversos insultos ao sistema nervoso central, como por exemplo, o traumatismo intracraniano, acidentes vasculares cerebrais e encefalopatias por agentes exógenos e endógenos e, portanto, sua incidência e mortalidade estão associadas aos processos patológicos acima.

Estima-se que o traumatismo intracraniano apresente incidência de 69 milhões de casos globalmente, com incidência na América do Norte de 1.299 de casos a cada 100.000 e na Europa de 1.012 a cada 100.000.[1] A incidência de traumatismo craniencefálico está aumentando em relação à década de 1990, cerca de 3,6%.[2]

Acidentes vasculares cerebrais apresentam incidência global de 15 milhões ao ano, sendo que 5 milhões evoluem para óbito e 5 milhões apresentam sequelas permanentes.[3]

Diversos modelos tentaram esclarecer as bases fisiopatológicas e moleculares da tumefação cerebral, visto que não há terapia-alvo específica para o tratamento dos processos que desencadeiam a tumefação cerebral. O tratamento farmacológico e cirúrgico visa à redução da pressão intracraniana ocasionada pela tumefação cerebral e não o tratamento direcionado.

MODELOS HISTÓRICOS DE TUMEFAÇÃO CEREBRAL

Inicialmente, no século XVIII, Robert Whytt (1714-1766) e George Cheyne (1671-1743) observaram a presença de excesso de fluido intracraniano sem evidência de dilatação ventricular com um cérebro de consistência amolecida, diferenciando a hidrocefalia da tumefação cerebral. Hipotetizaram que a água era retida no tecido cerebral.[3]

Estudos subsequentes formaram a base para o entendimento deste fenômeno, como por exemplo, o Axioma de Monro-Kellie, formulado por Alexander Monro (1733-1817), George Kellie (1720-1779) e John Abercrombie (1780-1844), em que os volumes do crânio devem permanecer em equilíbrio dinâmico, com influxo e efluxo semelhantes.[4] Além da identificação da barreira hematoencefálica, por Paul Ehrlich (1854-1915), por meio do uso de Anilina em 1886.

O estudo da tumefação cerebral ficou em suspenso até que Harvey Cushing (1969-1939) retomou os conceitos de Monro-Kellie e trouxe atenção para a fisiologia diferenciada da circulação cerebral e dos diferentes mecanismos de edema cerebral em relação ao resto do corpo.[5] No final de 1910, a tumefação cerebral era dividida entre inchaço cerebral e edema cerebral, em que o primeiro tinha aparência úmida enquanto o segundo apresentava-se mais "seco".[6]

A partir do desenvolvimento de novas tecnologias, em 1965 Bakay e Lee descreveram dois tipos de tumefação cerebral, a partir do uso de microscopia eletrônica, denominados citotóxico e vasogênico.[7] Edema vasogênico definia-se extravasamento de fluidos contendo proteínas plasmáticas e atribuía-se a lesões vasculares. Edema citotóxico era decorrente de inchaço celular e perda da regulação do volume celular.

CONCEITOS CENTRAIS

Para melhor compreensão da fisiopatologia da tumefação cerebral certos conceitos precisam ser adequadamente elucidados.

A barreira hematoencefálica é uma barreira semipermeável formada pelas células do endotélio capilar, envoltas por terminações de astrócitos e periócitos. Junções oclusivas entre as células endoteliais impedem a difusão de solutos, moléculas grandes ou hidrofílicas, que devem ser transportadas com auxílio de proteínas transportadoras. Há livre difusão de partículas hidrofóbicas como oxigênio, gás carbônico e hormônios.[8]

O espaço de Virchow-Robin é uma invaginação de uma ou duas camadas de leptomeninge que envolve os vasos cerebrais a partir da entrada no cérebro e criam um espaço preenchido por fluido intersticial que auxilia na passagem de solutos, este espaço diminui progressivamente com a ramificação da trama vascular, unindo-se à lâmina basal dos capilares.[9,10] Está relacionado com a regulação e o fluxo de fluidos intracerebrais no recém-descrito sistema glinfático[11] e realiza importante papel na regulação imune.[12]

A unidade neurovascular é determinada pela comunicação entre neurônios, glia, células endoteliais, musculatura lisa vascular e células imunes que regulam a resposta hemodinâmica à atividade neuronal, o influxo de nutrientes, manutenção da homeostase do interstício cerebral e modulação do remodelamento neuronal.[13,14] Como exemplo de manutenção da homeostase podemos citar a troca de lactato neurônio-astrócito com o objetivo de reciclagem de neurotransmissores e atividade antioxidante com produção de ácido ascórbico.[15]

O crânio tem volume praticamente constante e pode ser dividido em compartimentos como o vascular (100 mL), o liquor (150 mL), o interstício cerebral (100 mL e intracelular cerebral (1.100 mL); estes compartimentos têm volumes intercambiáveis em situações não patológicas, como o aumento intracelular de astrócitos após atividade neuronal.[16]

O edema citotóxico é o aumento volumétrico da célula, precursor mórbido para o edema iônico. O edema transvascular (iônico e vasogênico) gera aumento de volume cerebral, com consequente elevação de pressão intracraniana. Quando esta pressão excede a pressão de perfusão capilar, há colabamento e isquemia, com desencadeamento de um processo de retroalimentação com maior aumento de pressão intracraniana e piora de perfusão.[17]

Há duas versões principais para explicar a origem imediata da água para a formação do edema, sendo estas o transporte osmótico de água dos capilares para o interstício cerebral[18] e, após o conceito de sistema glinfático, há a hipótese de que o liquor seria a fonte imediata de água e íons, com um desbalanço entre o influxo de liquor no tecido cerebral e o efluxo do líquido intersticial, levando ao acúmulo deste. Lesão aguda do sistema nervoso central levaria a perda da regulação do *clearance* de solutos pelo sistema glinfático.[19]

As duas hipóteses não são necessariamente mutuamente excludentes, visto que se pode ocorrer grande fluxo de água dos capilares para o interstício, e o fato de não haver espaços de Virchow-Robin na circulação capilar, poderia explicar o surgimento de edema ao longo de todo o compartimento vascular.[17]

Ao observarem que o transporte de solutos de diferentes velocidades de difusão ocorria de forma simultânea, concluiu-se que o fluxo do edema cerebral no interstício ocorre por diferenças de pressões hidrostáticas e oncóticas, ao invés de difusão simples.[20]

O efluxo do edema cerebral e do líquido intersticial ainda não foi completamente esclarecido, com hipóteses de que parte significativa é direcionada através de espaços perivasculares ao espaço subaracnoide e absorvida pelas granulações aracnoides, um porção seria reabsorvida pelos capilares cerebrais e avalia-se a contribuição do sistema linfático cervical e da mucosa subolfatória.[21,22]

PRINCÍPIO DE *STARLING*

Em 1800, Starling formulou o princípio de que para a formação do edema deve-se haver uma força que geraria o fluxo de água para o tecido, demonstrado pelo gradiente osmótico ou hidrostático, e um poro de permeabilidade.[23] O conceito foi revisto em 2007,[24] com a constante de permeabilidade (K) separada em condutividade hidráulica e condutividade osmótica.

A saber:

$$J_v = K_o(\pi_i - \pi_c) + K_H(P_C - P_i)$$

A força formadora do edema decorre da soma das pressões hidrostáticas ($P_C - P_i$) e oncóticas ($\pi_i - \pi_c$) em função da permeabilidade (K). A pressão capilar (P_C) depende da diferença de pressão pré e pós capilar e a resistência capilar. Pressão tecidual (P_i) deriva do volume intersticial e da complacência tecidual. As pressões osmóticas intersticial (π_i) e capilar (π_c) dependem da quantidade de partículas suspensas em cada compartimento.

No cérebro sadio, o componente hidrostático e o osmótico são praticamente zero, com fluxo de água mínimo. A osmolalidade intersticial é semelhante à osmolalidade capilar. No componente hidrostático, há um gradiente pressórico de cerca de 16 mmHg, mas a constante de permeabilidade é quase zero em decorrência das junções endoteliais.[23]

MECANISMOS FISIOPATOLÓGICOS
Edema Citotóxico

O edema citotóxico é uma condição pré-mórbida, com mudança da água intracerebral do interstício para o compartimento intracelular. Pode ser desencadeada por diversas etiologias, sendo estas: isquemias, traumatismo craniencefálico, hipoglicemia, *status* epiléptico e falência hepática. O edema citotóxico ocorre predominantemente nos astrócitos, visto o papel dos mesmos na manutenção da homeostase do interstício cerebral.[26]

O edema astrocitário pode decorrer da exposição a toxinas endógenas como potássio e glutamato, ou a toxinas exógenas como amônia e cianeto.[26]

Na tentativa de manter a homeostase intersticial, há ativação de transportadores secundários para redução das concentrações de determinado soluto, como a amônia, que levam à sobrecarga na captação de sódio intersticial, com acúmulo de água intracelular.

No contexto de traumatismos intracranianos ou isquemia, há aumento da concentração intersticial de glutamato de cerca de 10 μM para mais de 200 μM decorrentes de despolarização alastrante, lesão neuronal direta ou liberação sináptica,[27,28] levando à ativação de transportadores constitucionalmente expressos em astrócitos, com transporte acoplado ao sódio, que gera gradiente hidrostático e influxo de água por canais GLUT1, GLUT2 e aquaporina-4, predominantemente.[29]

O canal Sur1-Trpm4 é um canal expresso somente em situações patológicas e potencialmente desencadeado como resposta ao aumento intracelular de cálcio.[30] Hipotetiza-se que seja uma resposta adaptativa para evitar influxo de cálcio em lesões intracranianas menos severas. Entretanto, no contexto de uma lesão severa, este canal leva ao influxo de sódio e potencializa o edema citotóxico.[31]

O fluxo de sódio para o compartimento intracelular gera um gradiente entre o interstício e o compartimento vascular, que será a força motriz para a ocorrência do edema iônico, descrito a seguir.

Disfunção Endotelial

A lesão aguda do sistema nervoso central leva a alterações moleculares que culminam com a formação de poros de permeabilidade na barreira hematoencefálica e subsequente perda de integridade.

A disfunção endotelial pode ser dividida em três fases: edema iônico, edema vasogênico e transformação hemorrágica. Estas fases ocorrem, sequencialmente, com efeitos restritos localmente, o que possibilita a ocorrência das três fases, simultaneamente.[17]

Edema Iônico

O gradiente de sódio gerado pelo edema citotóxico leva à alteração de pressão osmótica {Ko(πi-πc)} com fluxo de sódio pelo compartimento vascular através de células endoteliais. Esta movimentação de sódio leva ao fluxo de cloro e água para a manutenção do equilíbrio iônico e osmótico, gerando edema.[32,33]

É importante ressaltar que, em razão da integridade da barreira hematoencefálica nesta fase, não há extravasamento de proteínas plasmáticas para o interstício.

O canal Sur1-trpm4 descrito previamente também é expresso nas células endoteliais e pode estar relacionado com a formação do edema iônico.[34]

A partir de investigações com o canal Sur1-trpm4, o estudo GAMES-RP foi realizado para avaliar o efeito da administração de glibenclamida no desenvolvimento de edema em pacientes com isquemia cerebral extensa e concluiu não haver diferença funcional entre os grupos placebo e intervenção.[35]

Edema Vasogênico

Há a formação de poros de permeabilidade na barreira hematoencefálica com transudação de proteínas plasmáticas e imunoglobulinas. Como há manutenção da integridade capilar, não há transudação de hemácias.[36]

Os poros levam a aumento das constantes de permeabilidade oncótica e hidrostática, mas como a diferença de pressão hidrostática é predominante postula-se que este seja o mecanismo preferencial para a formação do edema vasogênico.

A influência da pressão hidrostática nesta fase do edema tem correlações clínicas diretas, visto que a pressão deve ser mantida alta o suficiente para possibilitar perfusão tecidual, mas não há ponto de promover formação de edema.[37]

A diferença conceitual fundamental entre os dois estágios do edema, com a influência da pressão hidrostática no segundo poderia explicar as diferenças de resultados após uma craniectomia descompressiva, visto que há uma queda abrupta da pressão intersticial e consequente aumento do gradiente hidrostático, que na fase de edema vasogênico proporciona aumento do edema.[17]

Transformação Hemorrágica

O sangramento intracraniano pode ser primário decorrente de traumatismos craniencefálicos ou secundários após uma cascata de ativação relacionada com a lesão capilar, sendo a última fase da disfunção endotelial (Fig. 82-1).

A pressão hidrostática mantém-se como a principal força para a ocorrência da transformação hemorrágica, apresentando mecanismos moleculares similares como a influência do fator vascular de crescimento endotelial e das metaloproteinases na membrana basal do endotélio e junções endoteliais.[38,39]

QUADRO CLÍNICO

O paciente que apresenta tumefação cerebral frequentemente foi vítima de traumatismo craniencefálico grave, apresenta-se com o nível de consciência reduzido, por vezes posturas patológicas e alterações pupilares (Fig. 82-2).

Conforme a classificação da escala de coma de Glasgow,[40] os pacientes com traumatismo craniencefálico grave apresentam valores iguais ou menores a 8, recentemente foi publicada uma revisão da escala com a inclusão do exame pupilar, com melhor previsão de desfechos desfavoráveis (Quadro 82-1).[41]

Deve-se atentar para o mecanismo de trauma sofrido, com consequentes lesões associadas, em coluna vertebral, estruturas vasculares e demais vísceras.

A avaliação do atendimento pré-hospitalar pode sugerir a presença de lesões secundárias, quando o paciente apresenta hipóxia severa ou instabilidade hemodinâmica grave, levando a agravamento dos processos patológicos do edema cerebral.

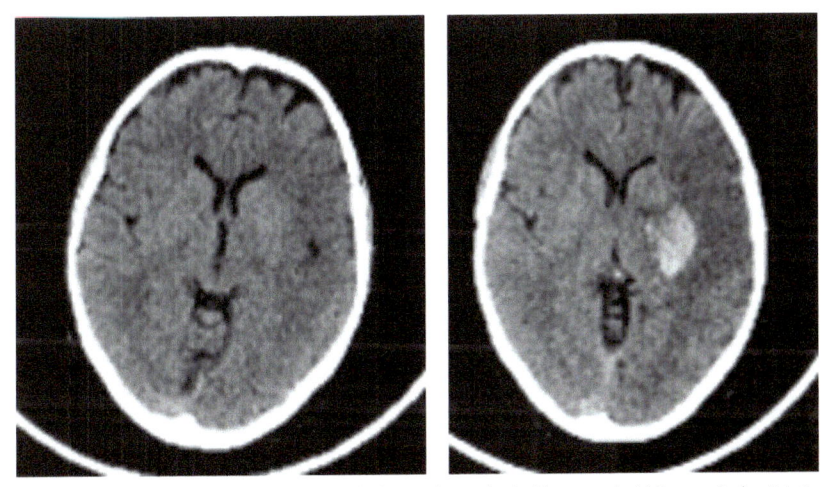

Fig. 82-1. Paciente vítima de acidente vascular cerebral em artéria cerebral média esquerda. (a) Tomografia de crânio à admissão. (b) Tomografia de crânio de controle, evidência de edema em território de artéria cerebral média à esquerda e focos de transformação hemorrágica.

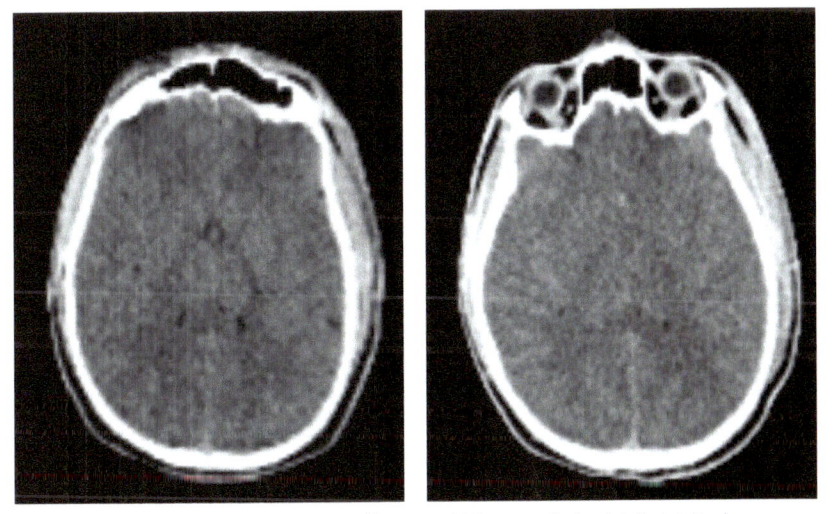

Fig. 82-2. Paciente vítima de traumatismo craniencefálico grave. (a) Na tomografia de crânio à admissão observa-se edema cerebral difuso com ventrículos laterais. (b) Na tomografia controle de crânio após 6 horas, há piora do edema cerebral e colabamento de ventrículos.

Quadro 82-1. Escala de Coma de Glasgow

Escala de coma de Glasgow – RV + RM + RO (3-15)						
Resposta verbal	Resposta verbal ausente	Sons incompreensíveis	Palavras desconexas	Confuso	Consciente e orientado	
Resposta motora	Resposta motora ausente	Postura patológica em extensão	Postura patológica em flexão	Resposta inespecífica à dor	Localiza estímulos dolorosos	Obedece a comandos simples
Resposta ocular	Abertura ocular ausente	Abertura ocular ao estímulo doloroso	Abertura ocular ao chamado	Abertura ocular espontânea		
Pontuação	1	2	3	4	5	6
Escala de Glasgow Pupilar – RV + RM + RO – RP (1-15)						
Padrão de resposta pupilar	Uma pupila arreativa	Ambas as pupilas arreativas				
Pontuação	-1	-2				

TRATAMENTO

A manifestação principal da tumefação cerebral é decorrente da elevação da pressão intracraniana em decorrência de processos patológicos descritos previamente e seu tratamento baseia-se em medidas de redução da pressão, como forma de mitigar os efeitos da tumefação e não na resolução dos processos moleculares que precipitam o aumento da pressão intracraniana.

Os pacientes com traumatismo craniencefálico grave e alteração tomográfica apresentam indicação para o monitoramento invasivo de pressão intracraniana, visto o risco de hipertensão intracraniana.

Além dos pacientes com alteração tomográfica, caso o paciente apresente dois dos seguintes critérios, o mesmo torna-se elegível para a monitoração invasiva:

- Idade superior a 40 anos;
- Instabilidade hemodinâmica, pressão arterial sistólica inferior a 90 mmHg;
- Posturas motoras patológicas (decorticação ou descerebração).[42]

Medidas Clínicas

Primariamente em pacientes com tumefação cerebral vítimas de traumatismo craniencefálico grave devem-se realizar medidas de suporte clínico, com manutenção de vias aéreas pérvias, intubação orotraqueal e estabilização hemodinâmica.

O posicionamento do doente é importante, a cabeceira elevada a 30 graus melhora o retorno venoso com a perfusão cerebral e a cabeça neutra reduz a pressão sobre as veias jugulares e possibilita melhor retorno venoso.[42]

Hipotermia Profilática

A hipotermia pós-parada cardiorrespiratória já está consolidada como medida protetora adequada e direcionou esforços para avaliar se há possibilidade do uso em pacientes vítimas de traumatismo craniencefálico grave.[43]

Diversos estudos buscaram avaliar a aplicabilidade da hipotermia na tumefação cerebral, mais recentemente dois artigos focados em traumatismos pediátricos relataram ausência de benefício da hipotermia além de efeitos colaterais sistêmicos como coagulopatia e imunossupressão.[44,45]

Enquanto há diversos trabalhos avaliando aspectos sobre o tempo de início, duração e profundidade da hipotermia, não há indicação para realização de hipotermias profiláticas rotineiramente.[42]

Terapia Hiperosmolar

A aplicação de soluções hiperosmolares endovenosas apresenta efeito de redução volumétrica cerebral e,[46] portanto, é uma terapêutica frequente no manejo da tumefação cerebral.

O manitol ou a solução salina hipertônica podem ser utilizados para a terapia hiperosmolar. Não há estudos de qualidade que indiquem o uso preferencial de um sobre o outro, sendo assim, precisa-se considerar as características de cada solução para avaliar a mais adequada ao paciente.

O manitol apresenta-se como um diurético osmótico e pode piorar a depleção de volume em pacientes hemodinamicamente instáveis, assim como a solução salina hipertônica pode ser danosa a pacientes hiponatrêmicos ou que já elevaram os níveis de sódio sérico:[47,48]

- A dose efetiva de manitol é entre 0,25 a 1 g/kg;[42]
- A dose da solução salina hipertônica a 3% é 1,4 mL/kg.[49]

Hiperventilação

A pressão arterial de CO_2 ($PaCO_2$) é o principal regulador do fluxo sanguíneo cerebral com valores normais entre 35-45, e apresenta relação linear quando a $PaCO_2$ encontra-se entre 20-80 mmHg. Reduções na pressão parcial de CO_2 levam a vasoconstrição cerebral, redução do fluxo sanguíneo cerebral e consequente redução da pressão intracraniana, com risco de eventos isquêmicos associados.[50,51]

Atualmente não há recomendação para a manutenção contínua da hipocapnia como forma de controle de hipertensão intracraniana em razão do risco de eventos isquêmicos.

A hiperventilação pode ser utilizada no contexto de hipertensão intracraniana grave e herniação como tratamento temporário até a instituição de demais medidas terapêuticas.[42]

Sedativos
Barbitúricos

Os barbitúricos são utilizados para reduzir a pressão intracraniana, além de evitar movimentações desnecessárias e desacoplamento com a ventilação. Atuam na depressão do metabolismo cerebral e redução do consumo de oxigênio.[52]

Podem causar instabilidade hemodinâmica como efeito colateral e não devem ser administrados em pacientes instáveis, visto que a queda na pressão arterial média reduziria a pressão de perfusão cerebral de maneira mais acentuada do que a redução de pressão intracraniana.[53]

São indicados como última linha de tratamento, após todas as demais medidas clínicas terem sido esgotadas e estão contraindicados em pacientes com instabilidade hemodinâmica.[42]

Propofol

Hipnótico de ação rápida, com redução de metabolismo cerebral, consumo de oxigênio, e efeito neuroprotetor. Evidência de maior redução de pressão intracraniana em comparação com morfina, mas sem efeito em mortalidade após 6 meses.[54]

Em doses acima de 5 mg/kg/h pode causar hipercalemia, lesão renal, hepatomegalia, rabdomiólise, hiperlipidemia, falência miocárdica e morte.[55]

Prevenção de Crises Epilépticas

Após o traumatismo craniencefálico, o paciente pode apresentar crises epilépticas pós-traumáticas, sendo definidas como precoces quando ocorrem até 7 dias após o trauma e tardia após 7 dias. Epilepsia pós-traumática é definida como crises epilépticas recorrentes após 7 dias do traumatismo. A ocorrência de crises clínicas após traumatismo craniencefálico grave pode chegar a 12%.

Os fatores de risco para ocorrência de crises epilépticas precoces e epilepsia pós-traumáticas podem ser visualizados no Quadro 82-2.

Os fármacos antiepilépticos são utilizados para prevenir a ocorrência de crises pós-traumáticas precoces quando o risco de aumento súbito de pressão intracraniana supera os possíveis efeitos colaterais da medicação.[56,57]

Não há indicação de medicamentos para controle de crises sintomáticas tardias ou para prevenção de epilepsia pós-traumática.[42]

O fármaco mais recomendado é a fenitoína,[56] embora seja possível utilizar valproato e, mais recentemente, levetiracetam.

Fenitoína: dose de ataque de 15-20 mg/kg com dose de manutenção 100 mg 8/8 h por 7 dias.

Quadro 82-2. Fatores de Risco para Crises Epilépticas

Precoces	Pós-traumática
- Escala de coma de Glasgow ≤ 10 - Crises epilépticas imediatas - Amnésia pós-traumática superior a 30 minutos - Fratura de crânio, linear ou desnivelada - Lesão intracraniana penetrante - Hematomas intracranianos, epidurais ou subdurais - Contusão cortical - Idade ≤ 65 anos - Antecedente de alcoolismo	- Traumatismo craniencefálico grave - Crise epiléptica pós-traumática precoce - Amnésia pós-traumática superior a 24 horas - Hematoma intracerebral ou contusão cortical - Idade > 65 anos - Antecedente de depressão

Corticoides

Corticoides foram introduzidos na década de 1960 para tratamento do edema cerebral, com efeitos de reduzir as alterações da permeabilidade capilar, reduzir a produção de fluidos, dentre outros. O estudo CRASH demonstrou que a prescrição de corticosteroides para tratamento de pacientes com traumatismo craniencefálico grave resulta em aumento na mortalidade e, por conta disso, é **contraindicado**.[58]

Medidas Cirúrgicas

Craniectomia Descompressiva

Consiste na retirada cirúrgica de uma porção do crânio para redução da pressão intracraniana. Diversos estudos avaliaram a realização da craniectomia e os resultados em pacientes vítimas de traumatismo intracraniano com pressão intracraniana refratária e em pacientes com acidente vascular cerebral com isquemias extensas.

O estudo mais recente demonstrou que a craniectomia descompressiva reduz a mortalidade comparativamente com as medidas clínicas, embora apresente maior taxa de pacientes em estado vegetativo persistente e sequelas severas.[59]

Após a análise dos estudos DECRA e RESCUEicp, as recomendações para utilização da craniectomia descompressiva foram atualizadas:

- A craniectomia descompressiva está indicada para controle de pressão intracraniana em pacientes com hipertensão intracraniana refratária tardia (após 10 dias da admissão), não sendo recomendada para controle de hipertensão refratária precoce (em até 72 horas da admissão) por não apresentar melhora em desfechos favoráveis;
- As craniectomias devem ser unilaterais e amplas com ao menos 12 × 15 cm.[60]

Drenagem liquórica

A drenagem liquórica no contexto da hipertensão intracraniana pode ser utilizada para a redução da pressão e retirada de marcadores de lesão. A drenagem contínua parece ser superior à drenagem intermitente no controle da pressão intracraniana embora não apresente diferenças em mortalidade e morbidade.[42,61,62]

PERSPECTIVAS FUTURAS

O entendimento molecular dos diversos processos desencadeantes da tumefação cerebral proporciona o desenvolvimento de terapias-alvo, ainda em fase experimental e sem comprovação para utilização in vivo.

O receptor Sur1-trmp é o alvo mais frequentemente estudado por ser expresso somente em situações patológicas. Além disso, possíveis alvos futuros incluem metaloproteinases (MMP), fator vascular de crescimento endotelial (VEGF), aquaporina-4(AQP4), receptores de vasopressina, entre outros.[63]

CONCLUSÃO

A tumefação cerebral é a manifestação final de diversos insultos ao cérebro, com destaque ao traumatismo craniencefálico e aos acidentes vasculares cerebrais. O tratamento baseia-se na redução da pressão intracraniana e não nos processos moleculares responsáveis pelo edema cerebral. O foco das pesquisas, atualmente, está direcionado ao entendimento dos processos moleculares e no desenvolvimento de terapias-alvo que atuem diretamente nos processos patológicos, possibilitando melhor controle na formação do edema.

Este é um campo de estudo ativo e nos próximos anos poderemos nos deparar com um medicamento direcionado que reduzirá a morbimortalidade de uma patologia grave e prevalente.

DICAS

- A resposta do cérebro a insultos externos resulta em tumefação cerebral, para controle adequado deve-se manter a estabilidade hemodinâmica e suprimento de oxigênio suficiente para evitar lesões isquêmicas secundárias;
- O manejo da hipertensão intracraniana é multimodal, com posicionamento, sedoanalgesia, terapia hiperosmolar e barbitúricos;
- A craniectomia descompressiva em pacientes com hipertensão intracraniana refratária precoce está indicada após o estudo RESCUEicp;
- A craniectomia descompressiva em pacientes com hipertensão refratária precoce reduz a mortalidade, mas aumenta o percentual de pacientes com sequelas graves e estado vegetativo persistente.

REFERÊNCIAS BIBLIOGRÁFICAS

1. Dewan MC, Rattani A, Gupta S, et al. Estimating the global incidence of traumatic brain injury. J Neurosurg. 2018;1-18.
2. GBD 2016 – Traumatic Brain Injury and Spinal Cord Injury Collaborators. Global, regional, and national burden of traumatic brain injury and spinal cord injury, 1990-2016: a systematic analysis for the Global Burden of Disease Study 2016. Lancet Neurol. 2019;18(1):56-87.
3. Cheyne J. An essay on hydrocephalus acutus. Philadelphia, PA: Finley, 1814.
4. Monro SA. Observations on the structure and function of the nervous system. Edinburgh: W Creech. 1783.
5. Torack RM. Historical aspects of normal and abnormal brain fluids. III. Cerebral edema. Arch Neurol. 1982;39:355-7.
6. Spatz H. Die bedutun der symptomatischen hirnschwellung fur die hirntumoren und fur andere raumbeengende prozesse in der scadelgrube. Arch Psychiatr. 1929;88:790-4.
7. Bakay L and Lee JC. Cerebral edema. Springfield, IL: Thomas, 1965.
8. Ballabh P, Braun A, Nedergaard M. The blood-brain barrier: An overview: structure, regulation, and clinical implications. Neurobiol Dis. 2004;16:1-13.
9. Jones EG. On the mode of entry of blood vessels into the cerebral cortex. J Anat. 1970;106:507-20.
10. Zhang ET, Inman CB and Weller RO. Interrelationships of the pia mater and the perivascular (Virchow-Robin) spaces in the human cerebrum. J Anat. 1990;170:111-23.
11. Jessen NA, Munk AS, Lundgaard I, Nedergaard M. The Glymphatic System: A Beginner's Guide. Neurochem Res. 2015;40(12):2583-99.
12. Bechmann I, Galea I, Perry VH. What is the blood-brain barrier (not)? Trends Immunol. 2007;28(1):5-11.
13. Harder DR, Zhang C, Gebremedhin D. Astrocytes function in matching blood flow to metabolic activity. News Physiol Sci. 2002;17:27-31.
14. Attwell D, Buchan AM, Charpak S, et al. Glial and neuronal control of brain blood flow. Nature. 2010;468:232-43.
15. Belanger M, Allaman I, Magistretti PJ. Brain energy metabolism: Focus on astrocyte-neuron metabolic cooperation. Cell Metab. 2011;14:724-38.
16. Tait MJ, Saadoun S, Bell BA, et al. Water movements in the brain: Role of aquaporins. Trends Neurosci. 2008;31:37-43.
17. Stokum JA, Gerzanich V, Simard JM. Molecular pathophysiology of cerebral edema. J Cereb Blood Flow Metab. 2016;36(3):513-38.
18. Bering EA. Water exchange of central nervous system and cerebrospinal fluid. J Neurosurg. 1952;9:275-87.
19. Iliff JJ, Chen MJ, Plog BA, et al. Impairment of glymphatic pathway function promotes tau pathology after traumatic brain injury. J Neurosci. 2014;34:16180-93.
20. Geer CP, Grossman SA. Interstitial fluid flow along white matter tracts: A potentially important mechanism for the dissemination of primary brain tumors. J Neuro-oncol. 1997;32:193-201.
21. Bradbury MW, Cserr HF, Westrop RJ. Drainage of cerebral interstitial fluid into deep cervical lymph of the rabbit. Am J Physiol. 1981;240:F329-F336.
22. Szentistvanyi I, Patlak CS, Ellis RA, et al. Drainage of interstitial fluid from different regions of rat brain. Am J Physiol. 1984;246:F835-F844.
23. Starling EH. On the absorption of fluids from the connective tissue spaces. J Physiol. 1896;19:312-26.
24. Simard JM, Kent TA, Chen M, et al. Brain oedema in focal ischaemia: Molecular pathophysiology and theoretical implications. Lancet Neurol. 2007;6:258-68.
25. Wiig H, Reed RK. Rat brain interstitial fluid pressure measured with micropipettes. Am J Physiol. 1983;244:H239-H246.
26. Norenberg MD. Astrocyte responses to CNS injury. J Neuropathol Exp Neurol. 1994;53:213-20.
27. Guyot LL, Diaz FG, O'Regan MH, et al. Real-time measurement of glutamate release from the ischemic penumbra of the rat cerebral cortex using a focal middle cerebral artery occlusion model. Neurosci Lett. 2001;299:37-40.
28. Obrenovitch TP and Urenjak J. Is high extracellular glutamate the key to excitotoxicity in traumatic brain injury? J Neurotrauma. 1997;14:677-98.
29. Schneider GH, Baethmann A, Kempski O. Mechanisms of glial swelling induced by glutamate. Can J Physiol Pharmacol. 1992;70;S334-S343.
30. Chen M, Dong Y, Simard JM. Functional coupling between sulfonylurea receptor type 1 and a nonselective cation channel in reactive astrocytes from adult rat brain. J Neurosci. 2003;23:8568-77.
31. Woo SK, Kwon MS, Ivanov A, et al. The sulfonylurea receptor 1 (Sur1) transient receptor potential melastatin 4 (Trpm4) channel. J Biol Chem. 2013;288:3655-67.
32. Lo WD, Betz AL, Schielke GP, et al. Transport of sodium from blood to brain in ischemic brain edema. Stroke. 1987;18:150-7.
33. Ito U, Ohno K, Nakamura R, et al. Brain edema during ischemia and after restoration of blood flow. Measurement of water, sodium, potassium content and plasma protein permeability. Stroke. 1979;10:542-7.
34. Mehta RI, Ivanova S, Tosun C, et al. Sulfonylurea receptor 1 expression in human cerebral infarcts. J Neuropathol Exp Neurol. 2013;72:871-83.
35. Sheth KN, Elm JJ, Molyneaux BJ, et al. Safety and efficacy of intravenous glyburide on brain swelling after large hemispheric infarction (GAMES-RP): a randomised, double-blind, placebo-controlled phase 2 trial. Lancet Neurol. 2016;15(11):1160-9.
36. Vorbrodt AW, Lossinsky AS, Wisniewski HM, et al. Ultrastructural observations on the transvascular route of protein removal in vasogenic brain edema. Acta Neuropathol. 1985;66:265-73.
37. Durward QJ, Del Maestro RF, Amacher AL, et al. The influence of systemic arterial pressure and intracranial pressure on the development of cerebral vasogenic edema. J Neurosurg. 1983;59:803-9.
38. Hamann GF, del Zoppo GJ, von K R. Hemorrhagic transformation of cerebral infarction–possible mechanisms. Thromb Haemost. 1999;82:92-4.
39. Larrue V, von KR, del ZG, et al. Hemorrhagic transformation in acute ischemic stroke. Potential contributing factors in the European Cooperative Acute Stroke Study. Stroke. 1997;28:957-60.

40. Teasdale G, Jennett B. Assessment of coma and impaired consciousness. A practical scale. Lancet. 1974;2(7872):81-4.
41. Brennan PM, Murray GD, Teasdale GM. Simplifying the use of prognostic information in traumatic brain injury. Part 1: The GCS-Pupils escore: an estended index of clinical severity. J Neurosurg. 2018;128(6):1612-20.
42. Carney N, Totten AM, O'Reilly C, et al. Guidelines for the Management of Severe Traumatic Brain Injury, Fourth Edition. Neurosurgery. 2017;80(1):6-15.
43. Arrich J, Holzer M, Havel C, et al. Hypothermia for neuroprotection in adults after cardiopulmonary resuscitation. Cochrane Database Syst Rev. 2012(9):1-40.
44. Hutchison JS, Ward RE, Lacroix J, et al. Hypothermia therapy after traumatic brain injury in children. N Engl J Med. 2008;358(23):2447-56.
45. Adelson PD, Wisniewski SR, Beca J, et al. Comparison of hypothermia and normothermia after severe traumatic brain injury in children (Cool Kids): a phase 3, randomised controlled trial. Lancet Neurol. 2013;12(6):546-53.
46. Weed L, McKibben PS. Experimental alteration of brain bulk. Am J Physiol. 1919;48:531-58.
47. Bratton SL, Chestnut RM, Ghajar J, et al. Guidelines for the management of severe traumatic brain injury. II. Hyperosmolar therapy. J Neurotrauma. 2007;24(1):S14-20.
48. The Brain Trauma Foundation. The American Association of Neurological Surgeons. The Joint Section on Neurotrauma and Critical Care. Use of mannitol. J Neurotrauma. June-July 2000;17(6-7):521-5.
49. Patil H, Gupta R. A Comparative Study of Bolus Dose of Hypertonic Saline, Mannitol, and Mannitol Plus Glycerol Combination in Patients with Severe Traumatic Brain Injury. World Neurosurg. 2019;125:e221-e228.
50. Carrera E, Schmidt JM, Fernandez L, et al. Spontaneous hyperventilation and brain tissue hypoxia in patients with severe brain injury. J Neurol Neurosurg Psychiatry. 2010;81(7):793-7.
51. Liu S, Wan X, Wang S, et al. Posttraumatic cerebral infarction in severe traumatic brain injury: characteristics, risk factors and potential mechanisms. Acta Neurochir (Wien). 2015;157(10):1697-704.
52. Roberts I, Sydenham E. Barbiturates for acute traumatic brain injury. Cochrane Database Syst Rev. 2012;12:CD000033.
53. Roberts DJ, Hall RI, Kramer AH, et al. Sedation for critically ill adults with severe traumatic brain injury: a systematic review of randomized controlled trials. Crit Care Med. 2011;39(12):2743-51.
54. Kelly DF, Goodale DB, Williams J, et al. Propofol in the treatment of moderate and severe head injury: a randomized, prospective double-blinded pilot trial. J Neurosurg. 1999;90(6):1042-52.
55. Mijzen EJ, Jacobs B, Aslan A, Rodgers MG. Propofol infusion syndrome heralded by ECG changes. Neurocrit Care. 2012;17(2):260-4.
56. Temkin NR, Dikmen SS, Wilensky AJ, et al. A randomized, double-blind study of phenytoin for the prevention of post-traumatic seizures. N Engl Med. 1990;323(8):497-502.
57. Temkin NR, Dikmen SS, Anderson GD, et al. Valproate therapy for prevention of posttraumatic seizures: a randomized trial. J Neurosurg. 1999;91(4):593-600.
58. Edwards P, Arango M, Balica L, et al. Final results of MRC CRASH, a randomised placebo-controlled trial of intravenous corticosteroid in adults with head injury-outcomes at 6 months. Lancet. 2005;365(9475):1957-59.
59. Hutchinson PJ, Kolias AG, Timofeev IS, et al. Trial of decompressive craniectomy for traumatic intracranial hypertension. N Engl J Med. 2016;375(12):1119-30.
60. Hawryluk GWJ, Rubiano AM, Totten AM, et al. Guidelines for the Management of Severe Traumatic Brain Injury: 2020 Update of the Decompressive Craniectomy Recommendations. Neurosurgery. 2020;87(3):427-34.
61. Griesdale DE, McEwen J, Kurth T, Chittock DR. External ventricular drains and mortality in patients with severe traumatic brain injury. Can J Neurol Sci. 2010;37(1):43-88.
62. Nwachuku EL, Puccio AM, Fetzick A, et al. Intermittent *versus* continuous cerebrospinal fluid drainage management in adult severe traumatic brain injury: assessment of intracranial pressure burden. Neurocrit Care. 2013;20(1):49-53.
63. Winkler EA, Minter D, Yue JK, Manley GT. Cerebral edema in traumatic brain injury: pathophysiology and prospective therapeutic targets. Neurosurg Clin N Am. 2016;27(4):473-88.

CAPÍTULO 83
HEMORRAGIA SUBARACNÓIDEA TRAUMÁTICA

Wellingson Silva Paiva ▪ Davi Fontoura Solla ▪ Almir Ferreira de Andrade

INTRODUÇÃO

Anualmente, 700 mil a 1,1 milhão de pessoas são vítimas de traumatismo craniencefálico (TCE) no Brasil.[1] Dentre estas, 20-30% são classificados como moderados ou graves, cerca de 10% morrem poucas horas após o evento e até 110 mil evoluem para perda irreversível de alguma função neurológica. No mundo, o TCE é responsável pela morte de 1,5 milhão de pessoas por ano e é considerada, globalmente, como uma "epidemia silenciosa".[2,3] No Brasil, infelizmente, já não podemos interpretar o TCE como uma epidemia por definição, pois faz parte do cotidiano dos grandes e pequenos municípios brasileiros há algumas décadas – apenas nos últimos 10 anos, houve aumento de mais de 10% no número de internações hospitalares por TCE, mais de 100 mil por ano atualmente.[4]

Dentre os vários subtipos de lesão cerebral decorrentes do TCE, a hemorragia subarcnóidea traumática (HSAt) é uma das mais comuns e, também por isso, muito associada à morbidade e perda de funcionalidade.[5] De fato, trauma é a causa mais comum de HSA. A HSAt foi primeiramente descrita por Wilks, em 1859, como uma "efusão meníngea sanguinolenta".[6] A rigor, pode ser definida como qualquer presença patológica de sangue no espaço extravascular subaracnoide de etiologia traumática. Geralmente se apresenta nos sulcos superficiais da convexidade, mas também pode estar presente, associadamente ou não, nas cisternas da base e espaço inter-hemisférico (Figs. 83-1 a 83-3). A incidência de HSAt é variável, de 8 a 59% nos casos de TCE grave.

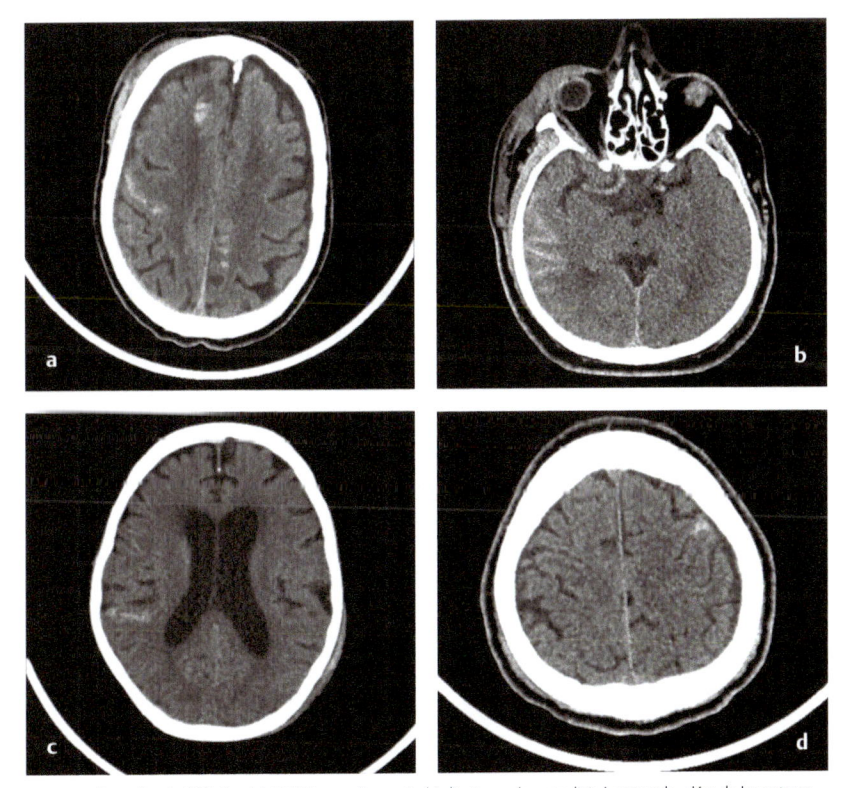

Fig. 83-1. Exemplos de HSAt focal. (**a**) HSAt em sulco central à direita e sulcos mediais à esquerda, além de hematoma contusional frontal à direita. (**b**) HSAt temporal à direita. (**c**) HSAt na transição temporoparietal à direita. (**d**) HSAt frontal à esquerda.

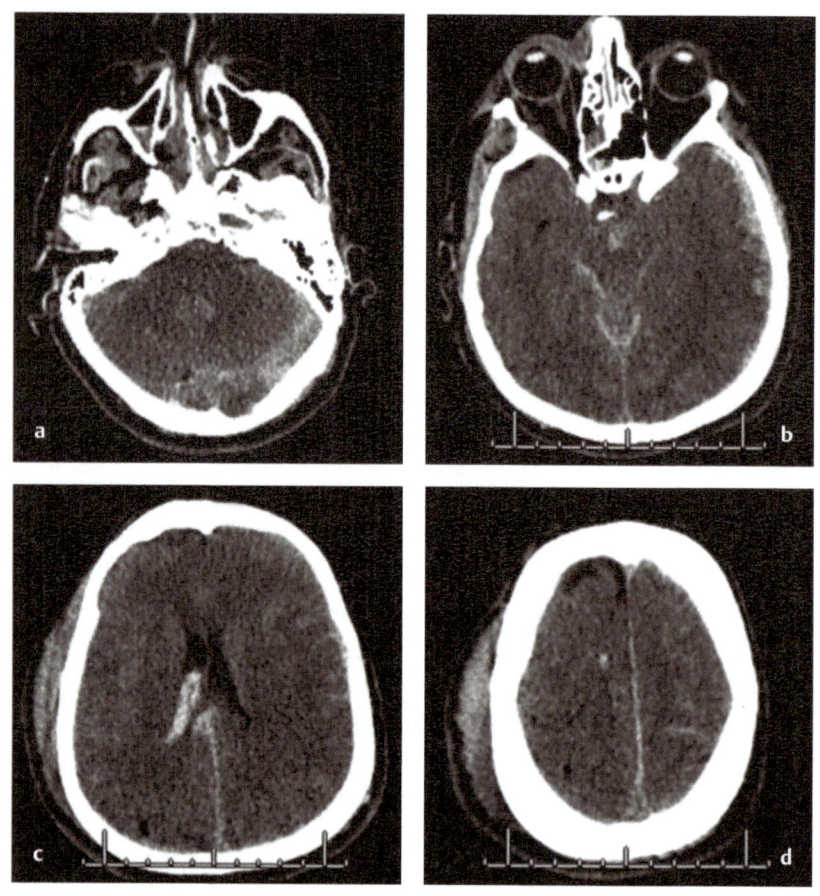

Fig. 83-2. TC de crânio de paciente vítima de TCE grave com múltiplas morfologias de hemorragia em espaço subaracnoide. (**a**) Hemorragia no IV ventrículo e junto à tenda cerebelar. (**b**) Hemorragia perimesencefálica. (**c**) Hemorragia intraventricular, inter-hemisférica e frontoparietal à esquerda. (**d**) Hemorragia em convexidade cerebral à esquerda e *gliding contusion* à direita.

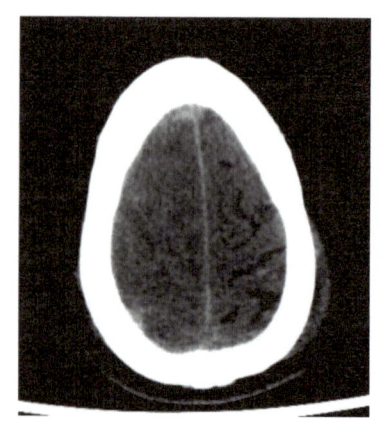

Fig. 83-3. HSAt difusa à direita associada a edema hemisférico.

FISIOPATOLOGIA

Os eventos e a fisiopatologia da HSA decorrente da ruptura de aneurismas intracranianos foram exaustivamente estudados. Contudo, nosso conhecimento é mais limitado quanto à HSAt, embora saibamos que a fisiopatologia dessas entidades nosológicas é diferente, bem como seu curso clínico.

Os possíveis mecanismos descritos para a HSAt são:

A) Aceleração rotacional, causando movimentos oscilatórios de curta duração no cérebro;
B) Alongamento de artérias da base do crânio (p. ex., artéria vertebrobasilar) em razão da hiperextensão pelo trauma;
C) Elevação súbita da pressão intra-arterial (p. ex., por trauma direto na porção cervical da artéria carótida);
D) Ruptura de veias ponte ou vasos piais;
E) Difusão de sangue proveniente de contusões cerebrais e/ou lacerações corticais para o espaço subaracnóideo.

Às vezes, nenhuma causa pode ser encontrada.[5,6]

DIAGNÓSTICO

O diagnóstico de HSAt é feito a partir da história de trauma associada à hemorragia no espaço subaracnóideo documentada por exame de imagem, usualmente tomografia computadorizada (TC) de crânio.

Na TC de crânio, a HSAt é caracterizada pela perda da hipodensidade dos sulcos, cisternas ou espaços inter-hemisféricos – hiperdensa na fase aguda (Figs. 83-1 a 83-3). A sensibilidade deste exame depende do volume e do hematócrito do sangue diluído no líquido cefalorraquidiano (LCR), de forma que, com o passar dos dias, a HSAt tende a desaparecer na TC (Fig. 83-4).

Sequências de ressonância magnética têm maior sensibilidade que a TC para detecção de HSAt e hemorragias intraventriculares de pequena monta, mas investigações complementares adicionais à TC não têm indicação clínica usual para este fim.

CLASSIFICAÇÃO

Não existe consenso quanto a uma classificação prática e específica para HSAt que considere os riscos de complicações causadas pelo volume e pela localização do sangue.

Uma das primeiras classificações foi proposta em 1977, por Morris e Marshall:

A) Sem evidência de HSAt;
B) HSAt em apenas uma localização;
C) HSAt em apenas uma localização totalmente preenchida por sangue ou em até duas localizações parcialmente preenchidas por sangue;
D) HSAt em duas localizações, incluindo o tentório;
E) HSAt em três ou mais localizações.[7]

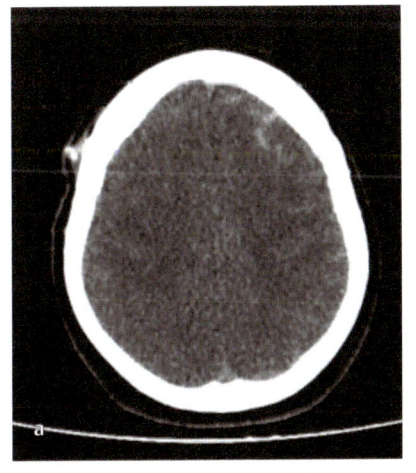

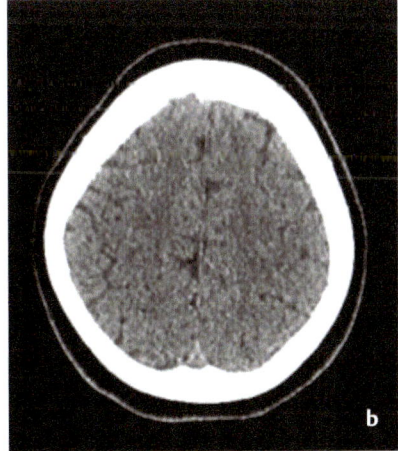

Fig. 83-4. Evolução da HSAt. (a) HSAt frontal à esquerda associada a edema cerebral difuso. (b) 12º dia após o trauma, com reabsorção da HSAt e melhora do edema cerebral.

Em 1980, Fisher estudou, em pacientes vítimas de HSA aneurismática, a associação entre o volume e a localização do sangue na TC com o risco de vasoespasmo, tendo encontrado relação direta deste último com a quantidade de sangue cisternal. Ainda que a classificação de Fisher tenha sido descrita originalmente para HSA de etiologia aneurismática, alguns autores a utilizam também para a HSAt.

Em 1995, Greene et al. propuseram a seguinte classificação para a HSAt:

A) Hemorragia laminar, < 5 mm;
B) Hemorragia espessa, > 5 mm;
C) Hemorragia laminar associada à lesão com efeito expansivo;
D) Hemorragia espessa associada à lesão com efeito expansivo.[8]

Fukud et al., em 1998, propuseram uma classificação específica para HSAt em seu estudo comparativo entre dano isquêmico tardio causado pela HSAt em relação ao causado pela ruptura de aneurismas.

Subdividiu-se a HSAt em três tipos:

1. Hemorragia focal em 1 ou 2 cisternas;
2. Hemorragia laminar ou espessa em 1 cisterna e hemorragia em outra topografia;
3. Hemorragia difusa espessa ou espessa em 2 ou mais cisternas.

Como observado, as classificações propostas apenas relacionam a quantidade de sangue vista na TC com a maior gravidade do trauma e consequente maior agressão aos neurônios, justificando assim o pior prognóstico, independentemente das alterações fisiopatológicas promovidas pela hemorragia isoladamente.

TRATAMENTO E MANEJO INTRA-HOSPITALAR

O manejo da HSAt é, na verdade, análogo ao dispendido ao TCE em geral, com foco na prevenção de lesões secundárias, manutenção da pressão de perfusão cerebral e otimização da oxigenação tecidual cerebral, podendo-se valer de monitoração multimodal para este fim.[9]

Considerando a HSAt isolada no contexto de TCE leve, metanálise realizada por Nassiri et al., com 13 estudos e mais de 15 mil pacientes neste perfil, estimou o risco de progressão radiográfica em 5,8%, piora neurológica em 0,8%, necessidade de intervenção cirúrgica em < 0,01% e mortalidade de 0,6%.[10]

Frente a uma HSAt, mesmo em casos de TCE leve ou mínimo, muitos serviços optam por TC de crânio seriada a intervalos de tempo variáveis para acompanhamento de eventual progressão hemorrágica associada ou não a piora neurológica. Entretanto, a utilidade clínica da TC de crânio seriada no cenário de HSAt isolada em TCE leve tem sido questionado nos últimos anos. Kumar et al. realizaram um estudo de coorte com pacientes vítimas de TCE leve e HSAt isolada e chegaram aos seguintes resultados: 8,6% dos pacientes apresentaram alguma progressão hemorrágica na imagem, mas nenhum destes apresentou qualquer repercussão clínica (readmissão em 30 dias ou eventos adversos). Nenhum dos três pacientes readmitidos em até 30 dias tinha apresentado progressão na TC de crânio seriada. Similarmente, nenhum dos dois pacientes que apresentaram piora neurológica (escala de coma de Glasgow < 14) tinha apresentado progressão na TC de crânio seriada.[11]

Internação em UTI é recomendada para os casos de TCE moderado e grave ou se ocorrerem outras alterações associadas além da HSAt. Na prática clínica, a internação em UTI também é frequente mesmo em pacientes com TCE leve e HSAt isolada, conduta esta que tem sido também bastante discutida. Em coorte multicêntrica internacional incluindo 215 centros de trauma e mais de 14 mil pacientes com TCE leve e HSAt isolada, foi observada alta frequência de 44,6% de internação em UTI, bastante variável entre os centros, mas baixo risco de necessidade de intervenção neurocirúrgica (0,24%). Os autores concluem que as práticas atuais para este perfil de paciente merecem reavaliação, com valiosa oportunidade para otimização dos recursos do sistema de saúde.[12]

PROGNÓSTICO

Ambos os escores CRASH e IMPACT, os mais validados na literatura para avaliação prognóstica em TCE, identificaram a HSAt como fator prognóstico independente para óbito e desfecho neurológico desfavorável, sendo tão relevante quanto quaisquer outras alterações na imagem.[13-15]

Avaliando 121 pacientes em acompanhamento prospectivo de pelo menos 6 meses em nossa unidade de neurocirurgia de urgência, pudemos identificar que o volume de sangramento na TC de crânio está associado a pior prognóstico nos casos de TCE moderado e grave. Neste estudo, o mecanismo de trauma e a idade dos pacientes também foram fatores prognósticos na HSAt.[16]

A razão para a associação entre HSAt e desfechos negativos ainda é pouco compreendida. Vasoespasmo induzido pela HSAt, distúrbios eletrolíticos, disfunção do eixo hipotálamo-hipófise e hidrocefalia podem ser fatores mediadores dessa associação.[5] O vasoespasmo pós-traumático ocorre mais comumente entre 12 horas e 5 dias após o trauma e dura de 12 horas até 30 dias, podendo envolver tanto a circulação anterior quanto a circulação posterior.[5] Seu mecanismo ainda é alvo de estudos.[9] A hidrocefalia no contexto da HSAt ocorreria em virtude do prejuízo da absorção liquórica.[5] A incidência de hidrocefalia após TCE em geral é estimada em 0,7 a 29%. Na HSAt, esta complicação é estimada em torno de 12%, segundo estudo de Tian et al.[17] Nesta coorte, a hidrocefalia foi diagnosticada na primeira semana após o TCE em 8,3%, entre a segunda e quarta semana em 69,4% e entre o primeiro e o terceiro mês em 22,2%. Foram identificados como fatores de risco para evolução com hidrocefalia a maior idade, hemorragia intraventricular, espessura > 5 mm e distribuição difusa da HSAt.

CONCLUSÃO

Como destacado neste capítulo, a HSAt é um achado frequente em pacientes com TCE. A HSAt isolada, sem outras lesões intracranianas e no contexto de TCE leve, geralmente segue um curso benigno e pode ser tratada em casos selecionados sem internação em unidade de terapia intensiva ou mesmo acompanhamento de imagem. Por outro lado, principalmente no cenário de TCE moderado ou grave, a HSAt comprovadamente contribui para pior prognóstico, associada a desfecho desfavorável em modelos prognósticos em TCE.

REFERÊNCIAS BIBLIOGRÁFICAS

1. Anghinah R, Amorim RLO, Paiva WS, et al. Traumatic brain injury pharmacological treatment: recommendations. Arq Neuropsiquiatr. 2018;76(2):100-3.
2. Langlois JA, Rutland-Brown W, Wald MM. The epidemiology and impact of traumatic brain injury: a brief overview. J Head Trauma Rehabil. 2006;21(5):375-8.
3. Langlois JA, Sattin RW. Traumatic brain injury in the United States: research and programs of the Centers for Disease Control and Prevention (CDC). J Head Trauma Rehabil. 2005;20(3):187-8.
4. Brasil. Ministério da Saúde [Internet]. Departamento de Informática do SUS – DATASUS. Sistema de Informações Hospitalares – SIH. 2019.
5. Modi N, Agrawal M, Sinha V. Post-traumatic subarachnoid hemorrhage: A review. Neurol India. 2016;64(7):8.
6. Ullman J, Morgan B, Eisenberg H. Traumatic subarachnoid hemorrhage. In: Bederson J (Ed.). Textbook of subarachnoid hemorrhage: pathophysiology and management. The American Association of Neurological Surgeons. 1997:225-37.
7. Morris G, Marshall L. A new, practical classification of traumatic subarachnoid hemorrhage. Acta Neurochir Suppl. 1977;71:382.
8. Greene KA, Marciano FF, Johnson BA, et al. Impact of traumatic subarachnoid hemorrhage on outcome in nonpenetrating head injury. Part I: A proposed computerized tomography grading scale. J Neurosurg. 1995;83(3):445-52.
9. Youmans J, Winn H. Youmans neurological surgery, 7th ed. Philadelphia, PA: Elsevier, 2016.
10. Nassiri F, Badhiwala JH, Witiw CD, et al. The clinical significance of isolated traumatic subarachnoid hemorrhage in mild traumatic brain injury. J Trauma Acute Care Surg. 2017;83(4):725-31.
11. Kumar A, Alvarado A, Shah K, Arnold PM. Necessity of repeat computed tomography imaging in isolated mild traumatic subarachnoid hemorrhage. World Neurosurg. 2018;113:399-403.
12. Witiw CD, Byrne JP, Nassiri F, et al. Isolated traumatic subarachnoid hemorrhage. Crit Care Med. 2018;46(3):430-6.
13. Dijkland SA, Foks KA, Polinder S, Dippel DWJ, Maas A, Lingsma H, et al. Prognosis in moderate and severe traumatic brain injury: a systematic review of contemporary models and validation studies. J Neurotrauma. 2019.
14. Crash MRC, Collaborators T. Predicting outcome after traumatic brain injury: practical prognostic models based on large co-hort of international patients. BMJ. 2008;23;336(7641):425-9.
15. Steyerberg EW, Mushkudiani N, Perel P, et al. Predicting outcome after traumatic brain injury: development and international validation of prognostic scores based on admission characteristics. PLoS Med. 2008;5(8):e165.
16. Paiva WS, de Andrade AF, de Amorim RLO, et al. The prognosis of the traumatic subarachnoid hemorrhage: a prospective report of 121 patients. Int Surg. 2010;95(2):172-6.
17. Tian H-L, Xu T, Hu J, Cui Y, et al. Risk factors related to hydrocephalus after traumatic subarachnoid hemorrhage. Surg Neurol. 2008;69(3):241-6.

CAPÍTULO 84

HEMATOMA EPIDURAL INTRACRANIANO
Carlos Umberto Pereira

INTRODUÇÃO
Define-se hematoma epidural (HE) como uma coleção de sangue localizado entre a dura-máter e os ossos do crânio. O HE corresponde a 0,2% a 6% de todos os traumatismos craniencefálicos (TCEs) e de 9% a 12% dos TCEs grave.[1-5] Em estudos de autópsia, foram relatadas incidências de 5,4% a 21%.[6] O HE é considerado uma emergência neurocirúrgica.[7] Acomete mais a segunda e terceira décadas da vida.[1,8-10] Ocorre em cerca de 3% de pacientes com idades abaixo de dois anos e menos de 6% em pacientes acima de 60 anos de idade.[8,11] O HE é pouco frequente na infância em razão das peculiaridades anatômicas e fisiológicas nessa faixa etária, como a maior maleabilidade e elasticidade craniana; o sulco que aloja a artéria meníngea média é raso, assim, durante o traumatismo, essa artéria se desloca sem sofrer lesão; e a díploe craniana pouco proeminente diminui a possibilidade do desenvolvimento do HE.[12-14]

Acomete mais o sexo masculino, na proporção de 3:1 a 5:1.[5] Em 70% a 90% dos casos são causados por acidentes de trânsito e queda acidental.[8,10,11] Sua localização é supratentorial em 90% e infratentorial 10% dos casos. Cerca de 95% é unilateral e 5% bilateral.[10,15] Quanto à evolução pode ser agudo (58%), subagudo (31%) ou crônico (11%).[16] O HE normalmente é limitado à porção óssea em que ele se localiza, não ultrapassando as linhas das suturas ósseas, local onde a dura-máter possui maior aderência com o crânio.[12] O HE localiza-se quase sempre sobre a convexidade do hemisfério cerebral na fossa média, portanto, sendo mais comum a localização temporoparietal.[17]

QUADRO CLÍNICO
O quadro clínico clássico de evolução com diminuição do nível de consciência inicial em razão do impacto, seguido por um intervalo lúcido e, por fim, a baixa definitiva do estado mental, só é observada entre 10% a 33% dos casos. Classicamente o paciente com HE intracraniano apresenta-se com diminuição do nível de consciência, hemiparesia contralateral e midríase ipsilateral. Outros sinais que acompanham o HE são cefaleia, náuseas e vômitos, crises convulsivas e déficit neurológico focal.

O quadro clínico do HE geralmente é atípico em crianças.[18,19] Cook *et al.*[13] relataram que em 100 pacientes com HE e escore na admissão de 14 e 15 na ECG, 40% tinha náuseas ou vômitos, mas nenhum déficit neurológico focal. O quadro clínico clássico de perda da consciência após o TCE acompanhado por um intervalo lúcido, seguido de midríase homolateral ao hematoma e hemiparesia contralateral, com diminuição do nível de consciência, ocorre em apenas 20% dos casos. A midríase unilateral é identificada em aproximadamente 40% dos casos. TCE que cursam com hipotensão arterial sistêmica ou hipertensão intracraniana alteram de maneira significativa, a evolução clínica do HE.

Em crianças menores, o HE pode ser volumoso, podendo ocasionar um quadro de anemia aguda e com pouca sintomatologia neurológica, em razão de boa tolerância cerebral permitida pela elasticidade craniana e as fontanelas abertas. Nos lactentes, predominam irritabilidade, choro fácil ou recusa alimentar, sendo o vômito, em todas as faixas etárias, um sintoma frequente.[20,21] A presença de sinais de comprometimento cerebelar, com rigidez de nuca, nistagmo, paresia de nervos oculomotores e sonolência, juntamente com um traço de fratura do osso occipital, ou mesmo a presença do sinal de Battle, deve suspeitar de um HE na fossa posterior.[22]

EXAMES DE IMAGEM
Relata-se incidência de traço de fratura craniana que varia de 60% a 80% dos casos.[8,9,23-25] Traço de fratura cruzando o trajeto da artéria meníngea média ou de seios venosos durais apresenta grandes chances de aumento do tamanho do hematoma mesmo após o tratamento conservador.[25,26] Vários autores descrevem que a presença de traço de fratura está associada a péssimo prognóstico.[12,27] Portanto, um exame de radiografia simples de crânio normal não exclui a presença de um HE.

O aspecto tomográfico do HE depende fundamentalmente da fonte de sangramento, do intervalo de tempo entre o estabelecimento da lesão e o exame, da severidade da hemorragia e do grau de organização ou lise do coágulo. A tomografia computadorizada (TC) é o método de escolha para o diagnóstico: demonstra uma lesão extra-axial de forma biconvexa ou lentiforme e hiperdensa, localizada geralmente na região temporal (Fig. 84-1),[28,29] em algumas situações, apresenta desvio das estruturas da linha média e lesões intradurais associadas (Figs. 84-2 a 84-4). Na forma hiperaguda do HE observamos na TC o sinal do redemoinho (*swirl sign*) que significa hemorragia arterial ativa e a necessidade de cirurgia imediata para descompressão cerebral (Fig. 84-5). Consideração importante deve ser feita em relação ao tempo de repetir a TC, segundo Sullivan et al.[30] o aumento do volume do HE ocorre em 23% dos casos e o tempo médio para que ocorra este aumento é de 8 horas após o trauma.

O exame de ressonância magnética (RM) não é indicado na fase aguda, pois muitos serviços não dispõem do aparelho na emergência, além da demora na realização do exame e do uso limitado em pacientes intubados, agitados e com condições clínicas instáveis. Tem indicação em casos subagudo e crônico quando existe dificuldade diagnóstica.

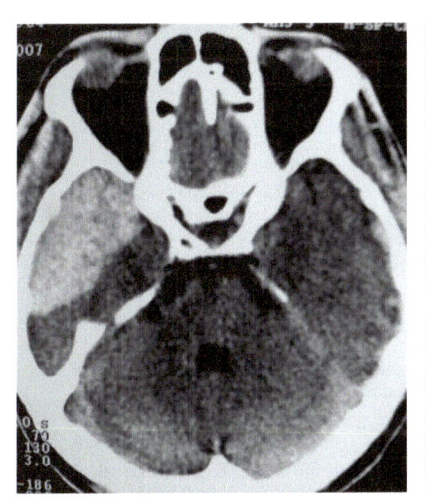

Fig. 84-1. TC de crânio sem contraste demonstrando lesão hiperdensa localizada na fossa temporal direita.

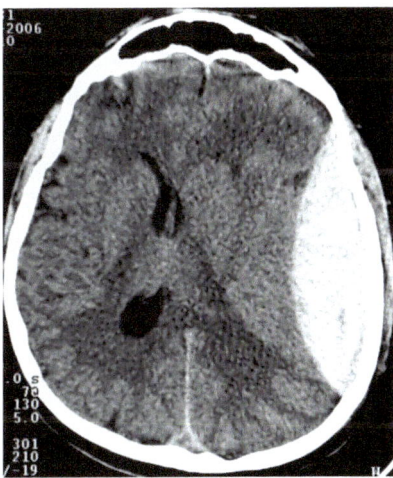

Fig. 84-2. TC de crânio sem contraste apresentando lesão hiperdensa na região parietal esquerda, contusão frontal direita, com efeito de massa e desvio das estruturas da linha média.

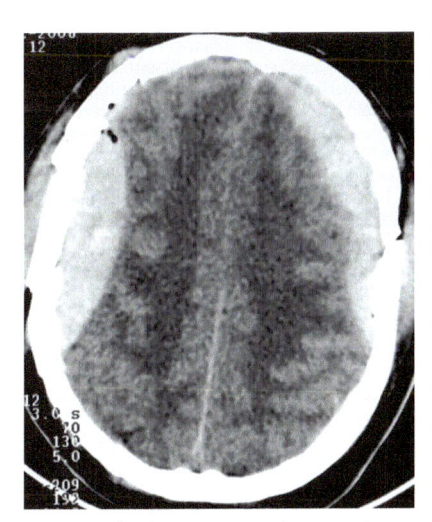

Fig. 84-3. TC de crânio sem contraste demonstrando hematoma epidural agudo parietal direito, hematoma subdural agudo frontoparietal esquerdo e traços de fratura biparietal.

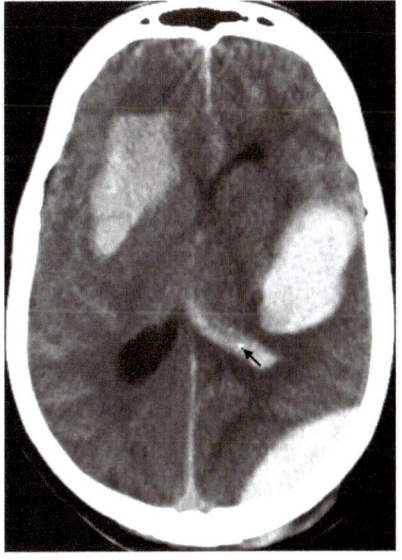

Fig. 84-4. TC de crânio sem contraste apresentando hematoma epidural parietal posterior esquerdo, hemorragia intraventricular, hemorragia subaracnóidea e hematomas intraparenquimatosos.

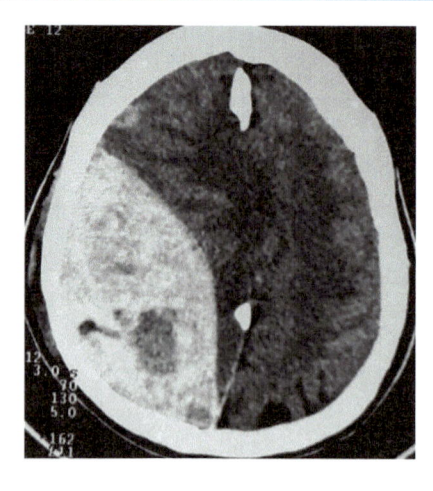

Fig. 84-5. TC de crânio sem contraste apresentando extenso hematoma epidural hiperagudo parietal direito, desvio das estruturas da linha média e presença do sinal do redemoinho.

TRATAMENTO

As opções de tratamento do HE são: conservador, cirurgia imediata, cirurgia convencional, embolização arterial, aspiração guiado por ultrassom, drenagem endoscópica e trepanação exploratória.

Tratamento Conservador

Vários fatores são relatados na influência estratégica do tratamento do HE. Os critérios de seleção para tratamento conservador *versus* cirúrgico permanecem controversos.[10,31] A decisão para tratamento conservador e o tempo para uma intervenção retardada pode ser realizada individualmente e depende de parâmetros como idade do paciente, tamanho e localização do hematoma, estado neurológico na admissão e evolução do caso.[32] Shahid *et al.*[33] observaram que pacientes jovens que eram submetidos à cirurgia e realizada precocemente e com nenhuma ou mínima lesão cerebral associada recuperavam melhor que aqueles pacientes em que a cirurgia era realizada tardiamente.

O tratamento conservador é indicado nos pacientes com nível de consciência preservado, sem déficit neurológico focal, ausência de lesão intracraniana associada e TC com 6 horas ou mais após o trauma demonstrando HE de pequeno volume, ou seja, abaixo de < 30 mL, espessura abaixo de 15 mm e desvio da linha média abaixo de 5 mm,[17,24] mas com observação clínica constante e controle de TC, em caso de descompensação neurológica há indicação imediata de cirurgia. Bullock *et al.*,[9] demonstraram que o volume entre 12-38 mL era conveniente. Chen *et al.*[10] sugerem que o hematoma maior que 30 mL, com espessura superior a 15 mm e desvio da linha média maior que 5 mm constitui forte indicação para drenagem cirúrgica. Para Zwayed e Lucke-Wold,[34] pacientes com escore na ECG entre 13-15, volume < 40 mm, desvio da linha média < 6 mm, devem serem considerados para tratamento conservador e com bom prognóstico. Recentemente, Samadi-Mothag *et al.*[35] utilizam o ácido tranexâmico no controle do sangramento de pacientes vítimas de HE agudo e observaram melhora no prognóstico.

Existe, ainda, discordância de conduta frente aos HE da fossa posterior, vários autores indicam tratamento cirúrgico em todos os casos, pela possibilidade de efeito de massa considerável em um pequeno espaço.[36] Wong[37] relatou que HE localizado na fossa posterior, com volume menor que 10 mL pode ser submetido a tratamento conservador. Em casos com lesões intracranianas associadas indica maior gravidade do trauma, sendo contraindicada tratamento conservador.[38,39]

Segundo El-Fiki e Halam,[40] os principais fatores de risco para transformar o tratamento conservador em cirúrgico são: paciente portador de coagulopatia, tamanho inicial do hematoma no primeiro exame e o hematoma localizado acima de um seio venoso dural. A resolução espontânea do hematoma tem sido relatada em toda faixas etárias, geralmente ocorre após semanas do trauma e mais raramente dias,[4-44] porém, há relatos de sua resolução poucas horas após o trauma.[41,44,45] Decorre da presença da conexão entre o espaço epidural e epicrâneo, através da fratura ou da sutura craniana.[44]

Tratamento Cirúrgico
Cirurgia Convencional

O tratamento cirúrgico tem indicação com base no estado neurológico e achados de TC de crânio:

- Coma com anisocoria e TC demonstrando HE necessita de cirurgia urgente;
- Coma e piora do estado neurológico em cão de HE com volume > 25 mL;

- Volume do HE > 30 mL, mesmo na ausência de sintomatologia;
- Volume do HE > 25 mL, localizados na fossa posterior ou região temporal;
- Desvio da linha média > 4 mm, com piora do estado neurológico;
- Aumento de volume do HE.

Segundo Jeong et al.,[46] o volume do hematoma e o escore inicial na Escala de Coma de Glasgow (ECG) são fortemente indicadores de cirurgia. O tratamento cirúrgico é realizado através de craniotomia osteoplástica acima do local do hematoma. Coagulação do vaso lacerado sempre é necessário. Sutura da dura-máter nas bordas da craniotomia e no centro do retalho ósseo para prevenir sua recidiva. Em casos de sangramento de seios venosos é realizado seu controle com tamponamento através de gelfoam ou surgicel e elevação da cabeça no leito para evitar embolia aérea.[9,36,47] É Importante frisar que não deve colocar drenos em casos de pós-operatório de HE. O mesmo, além de poder desenvolver uma infecção local, não tem sido efetivo para casos de recidiva do hematoma.

Cirurgia Imediata e Trepanação Exploratória

Em casos de paciente que na emergência apresenta-se com dilatação pupilar unilateral e postura de descerebração e sinais de pressão intracraniana elevada, pode ser feita, de emergência, uma pequena incisão na área suspeita acima do hematoma. Um rápido orifício de trépano é feito e drenagem parcial do hematoma para aliviar a hipertensão intracraniana, seguida de craniotomia, drenagem definitiva do hematoma e coagulação do vaso lesado. Na presença de lesões intracranianas associadas (hematoma subdural, contusão cerebral, hematoma intracerebral) visto em exame de TC, se necessário são drenados cirurgicamente.[48] A ultrassonografia intraoperatória às vezes pode ser útil para identificar lesões profundas. Em casos de craniectomia descompressiva em que o retalho ósseo não pode ser reposicionado de imediato, deve ser guardado em banco de ossos ou na camada gordurosa da parede abdominal para posterior reposicionamento. Dependendo das condições neurológicas do paciente ou de achados de imagem, alguns pacientes necessitam de monitorização da pressão intracraniana. Novo exame de TC está indicado para determinar a extensão da drenagem do hematoma.

Embolização Arterial

Recentes avanços tecnológicos têm permitido o tratamento endovascular em uma série de lesões e dentre elas o HE.[49] Suzuki et al.[50] usaram em 9 pacientes na fase aguda do HE e tiveram resultados excelentes. Peres et al.,[9] em sua casuística de 80 casos, referem ser um procedimento altamente efetivo para estabilizar o tamanho do HE agudo submetido a tratamento conservador.

Aspiração Guiada por Ultrassonografia ou Tomografia Computadorizada

Em casos de neonato pode ser feito aspiração com agulha, guiado por ultrassom transcraniano e com resultado excelente,[51,52] como também pode ocorrer resolução espontânea sem necessidade de intervenção neurocirúrgica, mas em casos de HE volumoso, com efeito de massa o tratamento cirúrgico está indicado para prevenir deterioração neurológica e ossificação do HE.[53] Zhao et al.[54] realizaram 33 procedimentos e mostraram as seguintes vantagens:

- Pode ser realizado com anestesia local;
- Trauma minimamente invasivo;
- Pequeno tempo do procedimento cirúrgico;
- Baixo custo e menor tempo de internação hospitalar.

Drenagem Endoscópica

Tratamento endoscópico para drenagem de HE tem sido raro.[55] Este procedimento tem sido realizado em casos de HE espinhal e hematomas subdurais e intraparenquimatosos.[56] Porém, com a evolução de novos aparelhos e das técnicas, será, no futuro, um procedimento a ser realizado com sucesso em mãos experientes.

PROGNÓSTICO

O HE é uma importante causa de morbidade e mortalidade em pacientes com TCE.[3] Fatores que apresentam grande influência no prognóstico são: idade, escore baixo na ECG na admissão, presença de lesão intradural associada, tempo decorrido entre o trauma e o início dos sintomas, mecanismo do trauma, tamanho e localização do hematoma.[1,7,24,43,57] Singh et al.[58] referem que o estado da pupila é um importante indicador de prognóstico. Cook et al.[13] analisaram 100 pacientes com HE e identificaram dois fatores importantes de prognóstico:

1. Escore na ECG na admissão;
2. Reação pupilar.

Lee *et al.*[39] identificaram quatro fatores de prognóstico independentes:

1. Presença de lesão intracraniana associada;
2. Melhor resposta motora;
3. Volume do hematoma;
4. Tempo de hospitalização.

Segundo Ndoumbe *et al.*,[7] o escore na ECG na admissão é um fator preditivo para bom ou péssimo prognóstico.

A mortalidade do HE varia de 0 a 17%.[2,10,14,17,23,25,59] Stephanov[60] demonstrou que na era pré-TC a mortalidade variou entre 16% a 52% e na era pós-TC foi entre 8 a 14%, concluiu que o transporte rápido do paciente para um centro de referência neurocirúrgica foi o fator mais importante na redução da mortalidade. Jones *et al.*[61] relataram uma queda da mortalidade de 29 para 8% nos últimos 35 anos. Outros autores demonstraram que a ausência de diagnóstico precoce e a presença de lesões intradurais associadas são fatores que contribuem para elevada morbidade e mortalidade.[4,62,63]

DICAS

- O HE é uma complicação séria do TCE e necessita de diagnóstico imediato e intervenção cirúrgica;
- O vaso mais comprometido é a artéria meníngea média;
- A imagem clássica na TC de crânio é em forma de lente biconvexa de alta densidade;
- O volume do hematoma e o escore de ECG na admissão são fortes indicadores de indicação cirúrgica;
- O tratamento recomendado é cirúrgico imediatamente após seu diagnóstico;
- Os custos do tratamento conservador são significantes;
- O tratamento adequado em tempo hábil está associado a bom prognóstico.

REFERÊNCIAS BIBLIOGRÁFICAS

1. Bricolo AP, Pasut LM. Extradural haematoma: toward zero mortality. Neurosurgery. 1984;14:8-12.
2. Galbraith SL. Age-distribuition of the extradural hemorrhage without skull fracture. Lancet. 1973;1:1217-8.
3. Kalkan E, Cander B, Gul M, et al. Prediction of prognosis in patients with epidural hematoma by a new stereological method. Tohoku J Exp Med. 2007;211:235-42.
4. Kvarnes TL,Trumphy JH. Extradural hematoma. Report of 132 cases. Acta Neurochir (Wien). 1978;41: 223-31.
5. Phonpraset C, Suwanwella C, Hongsaprabhas C, et al. Extradural hematoma:Analysis of 138 cases. J Trauma. 1980;20:679-83.
6. Zander E, Campiche R. Extradural hematoma. In: Krayenbuhl H (ed). Advances and Technical Standards in Neurosurgery. Wien: Springer. 1984:121-39.
7. Ndoumbe A, Ekene MVP, Simeu C, Takongmos S. Outcome of surgically treated acute traumatic epidural hematomas based on Glasgow Coma Scale. Open J Modern Neurosurg 2018;8(1):109-18.
8. Baykaner K, Alp H, Çeviker N, et al. Observation of 95 patients with extradural hematoma and review of the literature. Surg Neurol. 1988;30:339-41.
9. Bullock MR, Chesnut R, Ghajar J, et al. Surgical management of acute epidural hematoma. Neurosurgery. 2006;58:S2-S15.
10. Chen TY, Wong CW, Chang CN, et al. The expectant treatment of *asymptomatic* supratentorial epidural hematomas. Neurosurgery. 1993;32:176-9.
11. Pereira CU, Silva EASS, Dias LAA. Hematoma extradural intracraniano: correlação entre o volume do hematoma com a localização e idade do paciente. J Bras Neurocirurg. 2004;15:59-66.
12. Bejjani GK, Donahue DJ, Rusin J, Broemeling LD. Radiological and clinical criteria for the management of epidural hematomas in children. Pediatr Neurosurg. 1996;25:302-8.
13. Cook RJ, Dorsch NWC, Fearnside MR, Chaseling R. Outcome prediction in extradural hematomas. Acta Neurochir (Wien). 1988;95:90-4.
14. Jamjoom A. The influence of concomitant intradural pathology on the presentation and outcome of patients with acute traumatic extradural haematoma. Acta Neurochir (Wien). 1992;115:86-9.
15. Dharkar SR, Bhargava N. Bilateral epidural hematoma. Acta Neurochir (Wien). 1991;110(1):29-31.
16. Zimmerman RA, Bilaniuk LT. Computed tomographic staging of traumatic epidural bleeding. Radiology. 1982;144:809-12.
17. Bezircioglu H, Ersahim Y, Demircivi F, et al. Nonoperative treatment of acute extradural hematomas: Analysis of 80 cases. J Trauma. 1996;41:696-8.
18. Leggate JRS, Lopez-ramos N, genitori L, et al. Extradural haematoma in infant. Br J Neurosurg. 1989;3:533-40.
19. Mohanty A, Kalluri VRS, Subbakrishna DK, et al. Prognosis of extradural haematomas in children. Pediatr Neurosurg. 1995;23(1):57-63.
20. Hawkes CD, Ogle WS. Atypical features of epidural hematoma in infants, children and adolescents. J Neurosurg. 1962;19:971-80.
21. Nascimento IP, Kalkmann GF, santos LA, et al. Epidural hematoma in newborn. Literature review. Arch Pediatr Neurosurg (Internet). 2020:e402020.

22. Mazza C, Pasqualin A, Ferriotti G, Apian R. Traumatic extradural hematomas in children: experience with 62 cases. Acta Neurochir (Wien). 1982;65:67-80.
23. Dhellemes ESP, Jejuanine JP, Christaens JL, Combelles G. Traumatic extradural hematomas in infancy and childhood. Experience with144 cases. J Neurosurg. 1985;62:681-4.
24. Dubey A, Pillai SV, Sastry KVR. Does volume of extradural hematoma influence management strategy outcome? Neurol India. 2004;52:443-5.
25. Jamjoom A, Cummins B, Jamjoom ZA. Clinical characteristic of traumatic extradural hematoma: a comparison between children and adults. Neurosurgery. 1994;17:277-81.
26. Pozzati E, Staffa G, Unzo G, Frank F. Late recurrence of bleeding in a chronic extradural hematoma. J Trauma. 1987;27:579-80.
27. Heiskanen O. Epidural hematoma. Surg Neurol. 1975;4(1):23-6.
28. Ericson K, Hakasson S. Computed tomography of epidural hematomas. Association with intracranial lesions and clinical correlation. Acta Radiol Diagn (Stockh). 1981;22:513-9.
29. Molloy CJ, McCaul KA, McLean AJ, et al. Extradural haemorrahge in infancy and childhood. A review of 35 years experiences in South Australia. Childs Nerv Syst. 1990;6:383-7.
30. Sullivan PT, Jarvik JG, Cohen WA. Follow-up of conservatively managed epidural hematomas: Implication for timing of repeat CT. Am J Neuroradiol. 1999;20:107-13.
31. Pang D, Horton JA, Herron JM, et al. Nonsurgical management of extradural hematomas in children. J Neurosurg. 1983;59:958-71.
32. Korinth M, Weinziert M, Gilsbach JM. Treatment options in traumatic epidural hematomas. Unfallchirurg. 2002;105:224-30.
33. Shahid A, Muntaz A, Mohd I. Acute extradural haematoma: Factors affecting the outcome. J Postgraduate Med Inst, 2005;19:208-11.
34. Zwayed ARH, Lucke-Wald B. Conservative management of extradural hematoma: a report of sixty-two cases. J Neurol Clin Neurosci. 2018;2(2):5-9.
35. Samadi-Mothag P, Shimia M, Shakeri M, et al. Role of tranexamic acid in conservative treatment of patients with epidural hematoms. IrJNS. 2016;2(3):8-10.
36. Grevsten S, Pelletieri L. Surgical decision in the treatment of extradural haematoma. Acta Chir Scand. 1982;148:97-102.
37. Wong CW. The CT criteria for conservative treatment – but under close clinical observation of posterior fossa epidural hematomas. Acta Neurochir (Wien). 1994;126:124-7.
38. Cuccinello C, Martellotta N, Nigro D, Citro E. Conservative management of extradural haematomas. Acta Neurochi (Wien). 1993;120(1):47-52.
39. Mohanty A, Kalluri VRS, Subbakrishna DK, et al. Prognosis of extradural haematomas in children. Pediatr Neurosurg. 1995;23:57-63.
40. Lee EJ, Hung YC, Wang LC, et al. Factors influencing the functional outcome of patients with acute epidural haematomas: analysis of 200 patients undergoing surgery. J Trauma. 1998;45:946-52.
41. El-Fiki A, Halen E A. Conservative plan for post traumatic extradural hematoma: Risk factors favouring conversion to surgery. Open J Modern Neurosurg. 2018;8:323-30.
42. Agrawal A. Spontaneous decompressive of extradural hematoma through skull fracture. Pan J trauma Crit Care Emerg Surg. 2014;3(2):79-81.
43. Kang SH, Chung YG, Lee HK. Rapid disappearance of acute posterior fossa epidural hematoma. Neurol Med Chir (Tokyo). 2005;45(9):462-63.
44. Servadei F, Staffa G, Pozzati E, Piazza G. Rapid spontaneous disappearance of an acute extradural hematoma. Case report. J Trauma. 1989;29(6):880-2.
45. Aydemir F, Çekinmez M, Icardes O, Sariça FB. Rapid spontaneous resolution of acute epidural hematoma. A case report and review of the literature. Balkan Med J. 2016;33;373-6.
46. Kuroiwa T, tanabe H, Takatsuka H, et al. Rapid spontaneous resolution of acute extradural and subdural hematomas. Case report. J Neurosurg. 1993;78(1):126-8.
47. Jeong YH, Oh W J, Cho S. Clinical outcome of acute epidural hematoma in Korea: Preliminar report of 285 cases registred in the Korean Trauma Data Bank System. Korean J Trauma. 2016;12(2):47-54.
48. Costa-Clara JM, Claramunt E, Ley L, Lafuent J. Traumatic extradural hematomas of posterior fossa in children. Childs Nerv Syst. 1996;12:145-8.
49. Colli BO, Carlotti Jr. CG, Oliveira RS. Craniotomia sem tomografia de crânio: da sala de emergencia para sala de cirurgia? J Bras Neurocirurg. 1996;7(2):5-10.
50. Peres CMA, Caldas JGMP, Puglia Jr. P, et al. Endovasclar management of acute epidural hematomas: Clinical experience with 80 cases. J Neurosurg. 2018,120.1044 50.
51. Suzuki S, Endo M, Kurata A, et al. Efficacy of endovascular surgery for the treatment of acute epidural hematomas. AJNR Am J Neuroradiol. 2004;25:1177-80.
52. Noguchi M, Inamasu J, Kawai F, et al. Ultrasound-guided needle aspiration of epidural hematoma in a neonate after vacuum-assisted delivery. Childs Nerv Syst. 2010;26:713-6.
53. Vaccarajani A, Mathur A. Ultrasound-guided needle aspiration of cranial epidural hematoma in a neonate: treating a rare complication of vacuum extraction. Amer J perinatal. 2002;19:01-404.
54. Yu DK, Heo DH, Cho SM, Cho YJ. Rapidly calcified epidural hematoma in a neonate. J Korean Neurosurg Soc. 2008;44:88-100.
55. Zhao X, Jiang H, Liu G, Wang T. Efficacy analysis of 33 cases with epidural hematoma treated by brain puncture under CT surveillance. Turk Neurosurg. 2014;24:323-6.
56. Ohshima T, Tajima H, Fujii K, et al. Combined endosvascular and endoscopic surgery for acute epidural hematoma in patient with poor health. Neurol Med Chir (Tokyo). 2012;52:829-31.
57. Locatelli D, Pozzi F, Turri-Zanoni M, et al. Transorbital endoscopic approaches to the skull base: concepts and future perspective. J Neurosurg Sciences. 2016;60(4):514-25.
58. Andrioli GC, Zuccarello M, Trinica G, Fiore D. Extradural hematomas in elderly. A statistical analysis of 58 cases. Adv Neurosurg. 1984;12:218-23.
59. Singh A, Kour A, Bindra GS, et al. Surgical outcome of 60 operated patients with acute extradural hematomas based on the preooperative Glasgow Coma Scale. Apollo Med. 2019;16(1):26-32.

60. Beni-Adanil L, Flores I, Spektor S, et al. Epidural hematoma in infants: A different entity? J Trauma. 1999;46:306-11.
61. Stephanov S. Posoperative mortality in acute extradural hematoma. Br J Neurosurg. 1993;7:461-3.
62. Jones NR, Molly CJ, Kloeden CN, et al. Extradural hematoma: Trends in outcome over 35 years. Br J Neurosurg. 1993;7:465-71.
63. Husain M, Ojha BK, Chandra A, et al. Contralateral motor deficit in extradural hematoma. Analysis of 35 patients. India J Neurotrauma. 2007;4:411-4.

CAPÍTULO 85

HEMATOMA SUBDURAL AGUDO

Igor Faquini ▪ Auricelio Batista ▪ Eduardo Vieira
Nivaldo Sena de Almeida ▪ Hildo Rocha Cirne de Azevedo Filho

HISTÓRICO

O traumatismo craniencefálico (TCE) constitui uma das patologias de maior importância dentro da prática neurocirúrgica e um grave problema de saúde pública. A incidência mundial de TCE ultrapassa 50 milhões de pessoas/ano e estima-se que cerca de metade da população mundial será vítima de um ou mais episódios de traumatismo craniano ao longo da sua vida. Constitui a principal causa de morbidade e mortalidade entre os adultos jovens com menos de 45 anos na maior parte do mundo, e representa um custo anual superior a 400 bilhões de dólares para a economia global.[1]

Os hematomas intracranianos consistem em uma das complicações mais importantes relacionadas com os traumatismos cranianos e ocorrem em 25%-45% dos pacientes com TCE grave. Hematoma subdural agudo (HSDA), por sua vez, é encontrado em 11% a 20% dos pacientes vítimas de TCE leve a grave na admissão hospitalar, e é responsável por 50%-60% dos hematomas intracranianos traumáticos agudos.[2-4] Dentre os pacientes admitidos com TCE grave, a incidência de HSDA varia de 12% a 29%.[5-7]

Em geral, os hematomas subdurais são mais comuns em homens do que em mulheres.[8,9] A sua etiologia difere entre os grupos etários. Em sua maioria, são causadas por acidentes automobilísticos/motociclísticos, quedas e assaltos. Howard et al.[10] mostraram que 56% dos HSDA na faixa etária mais jovem (18-40 anos) foram provocados por quedas e acidentes com veículos motorizados, enquanto apenas 12% estavam associados a quedas. Ao contrário, entre os pacientes idosos (> 65 anos), essas causas foram responsáveis por 22% e 56% dos HDSA, respectivamente. Entre causas muito menos comuns de hematoma subdural podemos citar coagulopatias,[11] ruptura de aneurismas intracranianos,[12] hemorragias secundárias a tumores intracranianos[13] e hipotensão intracraniana.[14]

O hematoma subdural agudo representa uma coleção sanguínea no espaço subaracnoide. A sua fisiopatologia envolve, comumente, um traumatismo craniano de alta velocidade. Isso faz com que o tecido cerebral acelere ou desacelere em relação às estruturas durais fixas, dilacerando os vasos sanguíneos. Muitas vezes o vaso rompido é uma veia que liga a superfície cortical do cérebro a um seio dural (denominado veia em ponte).[15] Caracteristicamente, o sangramento venoso de baixa pressão resultante da lesão dessas veias disseca a aracnoide da dura-máter, e o sangue se dispersa ao longo da convexidade cerebral.[16,17] Em pessoas idosas, essas veias em ponte já podem ser alongadas em decorrência de atrofia cerebral. Por outro lado, veias ou pequenas artérias corticais podem ser danificadas por lesão direta ou laceração,[18] resultando em HDSA primariamente associados a outros eventos traumáticos, como contusões cerebrais, lesão axonal difusa (LAD) e hemorragias subaracnóideas (HSA); ou secundariamente relacionados com infartos, herniações cerebrais e hipertensão intracraniana.[19]

Os HSDA representam as lesões com um dos maiores potenciais de morbidade e mortalidade. Apesar do seu fácil diagnóstico tomográfico, sua repercussão na fisiologia cerebral, a decisão da melhor conduta conservadora ou cirúrgica a ser adotada em cada caso, e a melhor técnica cirúrgica a ser empregada constituem verdadeiros desafios para o neurocirurgião.

QUADRO CLÍNICO

A apresentação clínica de um paciente com HSDA depende de dois fatores:

1. Volume do hematoma e consequente efeito hipertensivo intracraniano;
2. Presença de outras lesões cerebrais associadas (contusões cerebrais, hemorragia subaracnóidea etc.).

Dentre os sinais e sintomas associados ao hematoma subdural agudo, incluímos:

- Cefaleia;
- Alteração do estado mental;
- Diminuição do nível de consciência;
- Distúrbio de linguagem;
- Alteração da acuidade visual e diplopia;
- Hemiparesia contralateral ao hematoma;
- Hemiparesia homolateral ao hematoma (falso sinal localizatório de Kernohan);
- Anisocoria com midríase fixa unilateral ou bilateral;
- Papiledema;
- Paresia do nervo abducente uni ou bilateral.

Algumas das situações acima ocorrem mais tardiamente no curso clínico. Pacientes podem desenvolver pupila midriática fixa ipsilateral ao HSDA, o que é indicativo de hérnia transtentorial unilateral. Menos comumente, a hemiparesia pode ser ipsilateral ao hematoma, devido a outras lesões intracranianas associadas ou a compressão do pedúnculo cerebral contra a borda da tenda do cerebelo contralateral (falso sinal localizatório de Kernohan).[20] Diante de achados conflitantes, portanto, o indicador semiológico mais confiável do lado do hematoma é a midríase fixa pupilar, que aparecerá do mesmo lado do hematoma. Anormalidades pupilares são observadas em 30% a 50% dos pacientes no atendimento inicial.

A evolução do quadro clínico desses pacientes constitui um fenômeno dinâmico, em que pode haver um intervalo lúcido após o desenvolvimento inicial dessas lesões (quadro semelhante ao que ocorre com os hematomas extradurais). Em alguns estudos,[21-23] um intervalo lúcido foi descrito em 12%-38% dos pacientes antes da admissão, mas não há evidências conclusivas de que isso se correlaciona com o prognóstico. Entre 37%-80% dos pacientes com SDH aguda apresentam escores iniciais de ECG de 8 ou menos.[5,7,8,24]

EXAME FÍSICO

O exame do paciente portador de traumatismo craniano deve ser direcionado à avaliação geral do estado neurológico, pelo uso da escala de coma de Glasgow (ECG). O exame neurológico inicial fornece informações importantes acerca do prognóstico e pode ser usada como base comparativa para o acompanhamento do quadro neurológico do paciente. Qualquer anormalidade do estado mental que não possa ser explicada completamente pela intoxicação alcoólica ou pela presença de outra substância que altere o estado mental deve levantar a suspeita de lesões intracranianas traumáticas, dentre elas, o HSDA.

IMAGEM

A tomografia computadorizada (TC) sem contraste é a modalidade de escolha para a avaliação radiológica inicial dos pacientes portadores de traumatismo craniencefálico e deve ser obtida imediatamente após a estabilização do paciente, segundo as diretrizes do Suporte Avançado de Vida no Trauma (ATLS). Os modernos aparelhos de TC permitem a rápida obtenção de imagens, com alta sensibilidade a presença de sangramento agudo intracraniano. Essas informações são fundamentais para que a equipe de neurocirurgia defina quais lesões necessitam de abordagem cirúrgica imediata.

Na TC, os HSDA geralmente são unilaterais e ocorrem mais frequentemente na convexidade cerebral na região parietal, seguido pela localização acima do tendão do cerebelo. São representados por uma lesão hiperdensa (branca) em forma de crescente, entre a tábua interna do crânio e a superfície do hemisfério cerebral (Fig. 85-1). Dessa forma são côncavos em direção ao cérebro e não são limitados por linhas de sutura, ao contrário dos hematomas extradurais agudos (HEDA), que são convexos

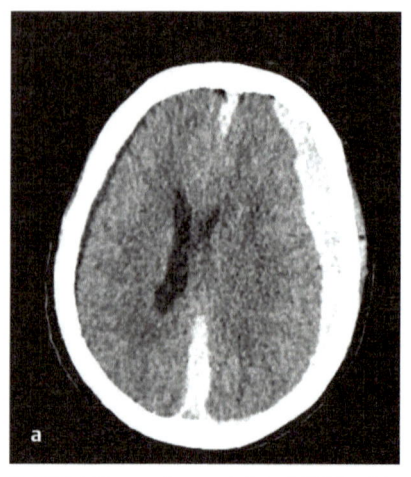

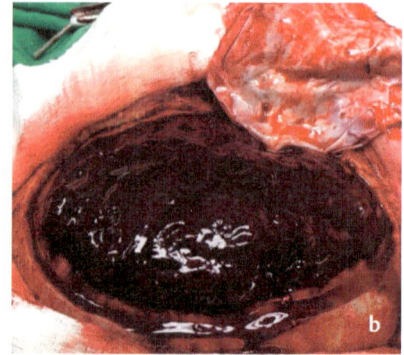

Fig. 85-1. (a) Tomografia computadorizada (TC) de crânio em corte axial, mostrando um HSDA direito da convexidade. (b) Em razão de seu efeito de massa (DLM > 5 mm) e a deterioração neurológica após o internamento, o paciente foi submetido à craniectomia descompressiva ampla e drenagem do HSDA.

Quadro 85-1. Tempo de Evolução do Hematoma Subdural, de Acordo com suas Características Radiológicas na TC e na RM de Crânio, nas Sequências Ponderadas em T1 e T2

Classificação	Tempo de evolução	Densidade na TC	T1	T2
Agudo	1-3 dias	Hiperdenso	Isointenso	Hipointenso
Subagudo	3-20 dias	Isodenso	Hiperintenso	Hipo/Hiper
Crônico	> 20 dias	Hipodenso	Iso/Hipo	Hipointenso

em direção ao cérebro e restritos as linhas de sutura. Raramente um HSDA aparece em formato biconvexo (semelhante a um HEDA).

A ressonância magnética é mais sensível para detectar lesões cerebrais não hemorrágicas, contusões e lesões axonais difusas. Embora ela seja útil para demonstrar alguns aspectos do HSDA, como seu efeito de massa em relação ao parênquima e maior precisão quanto ao tempo em que ocorreu o sangramento, a TC é suficiente aos propósitos imediatos de manejo terapêutico. Os hematomas subdurais podem ser classificados, em relação ao tempo de evolução do quadro hemorrágico, em agudos, subagudos e crônicos. É possível estimar, por meio das características radiológicas, o tempo médio do sangramento inicial (Quadro 85-1).

DIAGNÓSTICO DIFERENCIAL
O diagnóstico diferencial de um hematoma subdural traumático inclui outras lesões relacionadas com o TCE, como hematoma extradural agudo (HEDA), contusões cerebrais, lesão axonal difusa (LAD), hematomas intracranianos, abuso de substâncias depressoras do sistema nervoso central e convulsões.

OPÇÕES DE TRATAMENTO
Tratamento Cirúrgico Versus Não Cirúrgico no HSDA
A decisão da intervenção cirúrgica para o tratamento do HSDA é influenciada por várias características clinicorradiológicas, dentre elas a cronologia da lesão, sua localização, condição clínica do paciente, espessura e volume do hematoma, patência das cisternas basais e efeito de massa provocando o desvio de linha média na TC.[25] Com base nas Diretrizes para o Tratamento Cirúrgico dos Hematomas Subdurais Agudos, propostas pela Brain Trauma Foundation (BTF) e o Congress of Neurological Surgeons (CNS-EUA),[26] publicado em 2007, recomenda-se a evacuação cirúrgica de urgência nos HSDA com espessura superior a 5 mm na presença de sinais e sintomas neurológicos, ou com espessura maior que 10 mm, independentemente do quadro neurológico de base, avaliado pela Escala de Coma de Glasgow (Quadro 85-2).[27] Pacientes que apresentem DLM maior que 5 mm na TC de crânio inicial, independente da pontuação do ECG, são orientados à conduta cirúrgica (Fig. 85-1).

Segundo as mesmas diretrizes, há recomendação de abordagem cirúrgica em um paciente comatoso com hematoma subdural agudo < 10 mm de espessura, causando um Desvio de Linha Média (DLM) < 5 mm, associado a pelo menos 1 dos seguintes critérios:

A) Redução de 2 pontos na ECG, no intervalo entre a lesão traumática inicial e a avaliação hospitalar;
B) Presença anisocoria ou midríase fixa unilateral ou bilateral;
C) A pressão intracraniana (PIC) ultrapassando 20 mmHg.

Quadro 85-2. Tratamento Cirúrgico vs. Conservador para os HSDA

Indicação cirúrgica para os HSDA[25]

- HSDA com espessura > 10 mm, volume > 30 mL, ou desvio da linha média (DLM) > 5 mm deve ser drenado independente da Escala de Coma de Glasgow (ECG)
- HSDA com espessura < 10 mm e DLM < 5 mm devem ser submetidos à evacuação cirúrgica, na presença de um dos seguintes critérios:
  - Houver queda ≥ 2 na ECG em relação à avaliação prévia
  - Presença de anisocoria ou midríase fixa ipsilateral ao hematoma
  - PIC > 20 mmHg
- HSDA com espessura < 10 mm e/ou DLM < 5 mm em pacientes comatosos (ECG < 9) devem ser submetidos à monitorização da PIC

Tratamento conservador para os HSDA[27,28]

- HSDA com espessura < 5 mm (laminares), cisternas basais patentes, com DLM < 5 mm e com volume < 30 mL se supratentoriais, ou < 16 mL, se infratentoriais, podem ser tratados conservadoramente

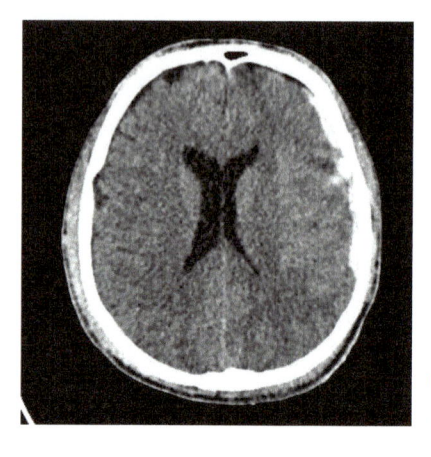

Fig. 85-2. Tomografia computadorizada (TC) de crânio, em corte axial, com HSDA esquerdo em convexidade, tratado conservadoramente.

Pacientes comatosos (ECG < 9) e HSDA com espessura < 10 mm e/ou DLM < 5 mm devem ser submetidos à monitorização da pressão intracraniana (PIC). Segundo as diretrizes da Associação Médica Brasileira,[28] os HSDA com espessura < 5 mm (laminares), cisternas basais patentes, com DLM < 5 mm e com volume < 30 mL, se supratentoriais, ou < 16 mL, se infratentoriais, podem ser tratados de modo conservador (Fig. 85-2).

Manejo Pré-Operatório

Apesar da necessidade de intervenção cirúrgica urgente após indicada evacuação do HSDA, algumas medidas clínicas devem ser tomadas no pré-operatório, para que possamos obter melhores resultados, através da redução da pressão intracraniana.

Dessa forma, deve-se garantir uma adequada ventilação e oxigenação do paciente para evitar hipóxia. É necessário o adequado controle hemodinâmico do paciente, inicialmente por meio da expansão volêmica com soluções cristaloides isotônicas ou por meio de drogas vasoativas (em casos refratários), mantendo-se a pressão sanguínea em níveis normais ou altos. Hipoxemia e hipotensão são preditores de mal prognóstico em pacientes com TCE grave. Se o paciente apresentar sinais clínicos ou radiológicos de se herniações intracranianas, pode-se proceder a administração endovenosa de manitol (1 g/kg em *bolus*) para buscar a redução transitória da PIC.[29]

Bloqueadores neuromusculares devem ser usados com parcimônia quando se busca obter uma ventilação adequada ou quando há suspeita de hipertensão intracraniana. A hiperventilação leve, associada à hipocapnia permissiva (PCO_2 30-35 mmHg), pode trazer benefícios transitórios no controle da PIC.[29] Entretanto, pode levar à redução do fluxo sanguíneo cerebral e progressão para um insulto isquêmico. Alguns outros fatores devem ser considerados para a avaliação de abordagem cirúrgica dos HSDA. Pacientes que estão em uso de anticoagulantes ou inibidores plaquetários, com bom estado clínico e neurológico, podem ser submetidos à reversão desses agentes antes do procedimento cirúrgico, de forma a torná-lo mais seguro. A correção da coagulopatia pode incluir a vitamina K (em pacientes com INR alargado em uso de varfarina), plasma fresco congelado, transfusão plaquetária (objetivo para a contagem plaquetária > 100 × 10^9/L; > 100,000/microlitro), crioprecipitado (em pacientes com baixos níveis de fibrinogênio), protamina (pacientes em uso de heparina) e fator VIIa ativado.[30] Além disso, o grau de independência funcional e a presença de outras comorbidades clínicas devem ser avaliadas em conjunto.

Técnica Cirúrgica

Diferentes técnicas têm sido empregadas para o tratamento dos hematomas subdurais cirúrgicos,[31,32] a depender da cronologia desses hematomas e de presença de outras lesões intracranianas associadas:

- Craniostomia/trepanação com 1 ou 2 furos (frontal e parietal);
- Craniotomia para evacuação do hematoma, com ou sem enxerto dural;
- Craniectomia descompressiva com ou sem enxerto dural.

A opção da abordagem cirúrgica através da craniostomia, com trepanação de 1 ou 2 furos (frontal e parietal), pela experiência do serviço de neurocirurgia do Hospital da Restauração (HR)-PE, em consenso com a literatura vigente,[33] fica reservada para hematomas subdurais na fase subaguda ou crônica, quando não complicados e sem septações. Na fase subaguda, o sangue coagulado evolui para

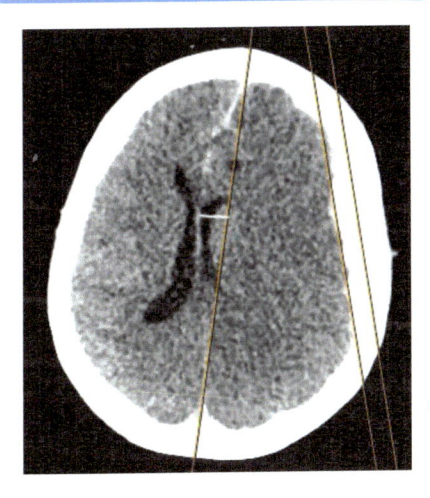

Fig. 85-3. Paciente com DLM > espessura da lâmina do hematoma subdural (índice de Zumkeller). Foi submetido à craniectomia descompressiva com drenagem do HSDA.

liquefação, sem a presença do sangramento ativo residual do período agudo. Na fase crônica, os elementos celulares se desintegraram e uma coleção de fluido serosa permanece no espaço subdural.

Na fase aguda dos hematomas subdurais, o neurocirurgião pode se deparar com uma dúvida em relação ao tipo de abordagem cirúrgica mais apropriada. Nessa fase, os HSDA podem ser abordados por meio de uma craniotomia com drenagem do hematoma, controle do sítio de sangramento primário, e reconstrução dural (com ou sem enxerto); ou craniectomia descompressiva ampla. No serviço de neurocirurgia do Hospital da Restauração (HR)-PE, essa decisão é orientada pela avaliação do Índice de Zumkeller,[34] em que se mede a diferença entre a espessura da lâmina do HSDA e o desvio de linha média (Fig. 85-3), conforme descrito abaixo:

- A craniectomia descompressiva é indicada caso o paciente apresente um desvio de linha média que ultrapassa a espessura do HSDA em > 3 mm (Índice de Zumkeller > 3 mm). Nesses pacientes o hematoma subdural está associado a um edema cerebral hemisférico, que está deteriorando sua condição neurológica. A descompressão hemisférica ampla, com ou sem duroplastia, determina a redução significativa do DLM e o aumento das dimensões das cisternas da base;
- A craniotomia para drenagem do HSDA seguida da reconstrução craniana pode ser indicada para os casos inversos, em que o DLM equipara-se à espessura da lâmina do hematoma subdural.

Time *Ideal para Cirurgia*

Não há uma definição precisa quanto ao intervalo de tempo ideal para abordagem do HSDA na urgência. Seelig *et al.* investigaram em um único centro quais eram os fatores que mais contribuíam para o prognóstico neurológico após a craniectomia descompressiva em 82 pacientes comatosos com HSDA traumático. O atraso na abordagem cirúrgica foi o fator de maior importância no desfecho final desses pacientes. Nesse estudo, os pacientes que foram operados nas primeiras quatro horas tiveram uma taxa de mortalidade de 30%. Por outro lado, pacientes que foram operados após 4 horas apresentaram taxa de mortalidade de 90%. Uma taxa de sobrevida funcional (Glasgow Outcome Scale ≥ 4) de 65% foi obtida com a abordagem dentro dessa "regra das 4 horas". Outras variáveis como a ECG inicial, potenciais evocados multimodais e pressão intracraniana (PIC) pós-operatória também foram relacionados com o desfecho desses pacientes.

COMPLICAÇÕES

Apesar da melhoria na assistência terapêutica dos pacientes portadores de HSDA traumático, mediante adequada intervenção cirúrgica e cuidados otimizados de terapia intensiva, a taxa de complicações desses pacientes ainda permanece alta na maioria das séries. Dentre elas, podemos citar:

- Déficits neurológicos transitórios ou permanentes;
- Coma, podendo resultar do HSDA ou de lesões intracranianas associadas (lesão axonal difusa, contusões cerebrais etc.);
- Isquemia cerebral;
- Epilepsia pós-traumática;[35]
- Recorrência do HSDA no pós-operatório;
- Óbito.

Na maioria dos casos o HSDA traumático está associado a outras lesões, dentre elas contusões, fraturas e hematomas intracranianos são as mais frequentes.[7,8,36] Apenas 30%-40% dos hematomas subdurais cirúrgicos apresentam-se como lesões isoladas.[8,37]

Estudos que analisaram pacientes com HSDA em todas as faixas etárias, e com ECG entre 3-15, evidenciaram uma taxa de mortalidade que varia de 20% (dentre os pacientes com idade < 40 anos e condições clinicorradiológicas mais favoráveis) até 88% (idade > 80 anos e critérios de gravidade clinicorradiológicas).[5,22,38]

Estudos[6,9,24,33,39-41] mostram que alguns fatores estão relacionados com pior prognóstico funcional e desfecho clínico insatisfatório, dentre eles podemos citar:

- Escala de coma de Glasgow (ECG) inicial baixa (< 9);
- Escore motor < 5 na ECG admissional;
- Idade avançada;
- Presença de outras lesões intracranianas associadas (inchaço cerebral hemisférico com DLM, contusões cerebrais, fechamento das cisternas da base, outros hematomas etc.);
- PIC elevada (> 20 mmHg);
- Necessidade de abordagem cirúrgica precoce;
- Anormalidades pupilares;
- Maior gravidade da lesão inicial (espessura ou volume do hematoma e o DLM na TC pré-operatória);
- Uso de anticoagulantes ou antiagregantes plaquetários.

> **DICAS**
>
> - Pacientes vítima de TCE com ECG < 15 ou sintomas neurológicos associados, estão sob a suspeita de apresentarem HSDA e devem ser submetidos à TC de crânio na admissão hospitalar;
> - HSDA com espessura > 10 mm ou desvio na linha média > 5 mm na TC deve ser abordado cirurgicamente, independentemente do escore da ECG;
> - Todos os pacientes com HSDA em coma (ECG < 9) devem ser submetidos à monitorização da PIC;
> - Pacientes com ECG < 9, com hematoma subdural < 10 mm de espessura e DLM < 5 mm, apresentam indicação cirúrgica mediante queda de 2 ou mais pontos na escala de coma de Glasgow e/ou pupilas anisocóricas e/ou a PIC > 20 mmHg;
> - Um paciente portador de HSDA com indicação cirúrgica deve ser abordado o mais precocemente possível, visando à redução da morbimortalidade e à redução dos consequentes efeitos deletérios da hipertensão craniana prolongada.

REFERÊNCIAS BIBLIOGRÁFICAS

1. Maas AIR, Menon DK, Adelson PD, et al. Traumatic brain injury: integrated approaches to improve prevention, clinical care, and research. The Lancet Neurology. 2017.
2. Servadei F, Nasi MT, Giuliani G, et al. CT prognostic factors in acute subdural haematomas: the value of the *worst* CT scan. Br J Neurosurg. 2000.
3. Marshall LF, Gautille T, Klauber MR, et al. The outcome of severe closed head injury. Journal of Neurosurgery. 1991.
4. Marmarou A, Marshall LF, Gautille T, et al. The outcome of severe closed head injury. Journal of Neurosurgery. 2018.
5. Seelig JM, Becker DP, Miller JD, et al. Traumatic Acute Subdural Hematoma. New England Journal of Medicine. 1981.
6. Servadei F, Nasi MT, Cremonini AM, et al. Importance of a reliable admission Glasgow Coma Scale escore for determining the need for evacuation of posttraumatic subdural hematomas: A prospective study of 65 patients. Journal of Trauma – Injury, Infection and Critical Care. 1998.
7. Wilberger JE, Harris M, Diamond DL. Acute subdural hematoma: morbidity, mortality, and operative timing. Journal of Neurosurgery. 2009.
8. Massaro F, Lanotte M, Faccani G, Triolo C. One Hundred and Twenty-Seven Cases of Acute Subdural Haematoma Operated on: Correlation between CT Scan Findings and Outcome. Acta Neurochirurgica. 1996.
9. Koç RK, Akdemir H, Öktem IS, et al. Acute subdural hematoma: Outcome and outcome prediction. Neurosurgical Review. 1997.
10. Howard MA, Gross AS, Dacey RG, Winn HR. Acute subdural hematomas: an age-dependent clinical entity. Journal of Neurosurgery. 2009.
11. Connolly BJ, Pearce LA, Hart RG. Vitamin K antagonists and risk of subdural hematoma: Meta-analysis of randomized clinical trials. Stroke. 2014.
12. Awaji K, Inokuchi R, Ikeda R, Haisa T. Nontraumatic Pure Acute Subdural Hematoma Caused by a Ruptured Cortical Middle Cerebral Artery Aneurysm: Case Report and Literature Review. NMC Case Report Journal. 2016.
13. Maruki C, Sugiyama N, Kawamura K, et al. Malignant Subdural Hematoma Associated with High-Grade Meningioma. The Surgery Journal. 2018.
14. Beck J, Gralla J, Fung C, et al. Spinal cerebrospinal fluid leak as the cause of chronic subdural hematomas in nongeriatric patients. Journal of neurosurgery. 2014.

15. Shen J, Pan JW, Fan ZX, et al. Surgery for contralateral acute epidural hematoma following acute subdural hematoma evacuation: Five new cases and a short literature review. Acta Neurochirurgica. 2013.
16. Gennarelli TA, Thibault LE. Biomechanics of acute subdural hematoma. Journal of Trauma – Injury, Infection and Critical Care. 1982.
17. Jamieson KG, Yelland JDN. Surgically treated traumatic subdural hematomas. Journal of Neurosurgery. 2009.
18. Maxeiner H, Wolff M, Kelly DF, et al. Pure subdural hematomas: A postmortem analysis of their form and bleeding points. Neurosurgery. 2002.
19. Seelig JM, Greenberg RP, Becker DP, et al. Reversible brain-stem dysfunction following acute traumatic subdural hematoma: a clinical and electrophysiological study. J Neurosurg. 1981.
20. Kernohan JW, Woltman HW. Incisura of the crus due to contralateral brain tumor. Archives of Neurology And Psychiatry. 1929.
21. Bowers SA, Marshall LF. Outcome in 200 consecutive cases of severe head injury treated in San Diego County: A prospective analysis. Neurosurgery. 1980.
22. Wilberger JE, Harris M, Diamond DL. Acute subdural hematoma: Morbidity and mortality related to timing of operative intervention. Journal of Trauma – Injury, Infection and Critical Care. 1990.
23. Espersen JO, Petersen OF. Computerized tomography (CT) in patients with head injuries. Relation between CT scans and clinical findings in 96 patients. Acta neurochirurgica. 1981;56(3-4):201-17.
24. Dent DL, Croce MA, Menke PG, et al. Prognostic factors after acute subdural hematoma. In: Journal of Trauma – Injury, Infection and Critical Care. 1995.
25. Bullock MR, Chesnut R, Ghajar J, Gordon D, Hartl R, Newell DW et al. Surgical management of acute subdural hematomas. Surgical management of acute subdural hematomas [Internet]. 2006;58(3).
26. Brain Trauma Foundation, American Association of Neurological Surgeons, Congress of Neurological Surgeons, Joint Section on Neurotrauma and Critical Care, AANS/CNS, Carney NA, Ghajar J. Guidelines for the management of severe traumatic brain injury. Introduction. Journal of neurotrauma. 2007.
27. Smith JS, Chang EF, Rosenthal G, et al. The role of early follow-up computed tomography imaging in the management of traumatic brain injury patients with intracranial hemorrhage. Journal of Trauma – Injury, Infection and Critical Care. 2007.
28. Stocchetti N, Maas AIR. Traumatic Intracranial Hypertension. New England Journal of Medicine [Internet]. 2014;370(22):2121-30.
29. Andrade a F, Marino Jr. R, Miura FK, et al. Diagnóstico e Conduta no Paciente com Traumatismo Craniencefálico Leve. Projeto Diretrizes. 2001.
30. Smith WS. Neurotrauma. Edited by Raj K. Narayan, Jack E. Wilberger, Jr and John T. Povlishock New York, McGraw-Hill, 1996 1,558 pp, illustrated, $225.00. Annals of Neurology [Internet]. 1997;41(2):286.
31. Huang Q, Dai WM, Wu TH, et al. Comparison of standard large trauma craniotomy with routine craniotormy in treatment of acute subdural hematoma. Chin J Traumatol. 2003.
32. Chen SH, Chen Y, Fang WK, et al. Comparison of craniotomy and decompressive craniectomy in severely head-injured patients with acute subdural hematoma. Journal of Trauma – Injury, Infection and Critical Care. 2011.
33. Fomchenko EI, Gilmore EJ, Matouk CC, et al. Management of Subdural Hematomas: Part II. Surgical Management of Subdural Hematomas. Current treatment options in neurology. 2018;20(8):34.
34. Zumkeller M, Behrmann R, Heissler HE, Dietz H. Computed tomographic criteria and survival rate for patients with acute subdural hematoma. Neurosurgery. 1996.
35. Newell DW, Haltiner AM, Temkin NR, et al. Side effects and mortality associated with use of phenytoin for early posttraumatic seizure prophylaxis. Journal of Neurosurgery. 2009.
36. Jamjoom A. Justification for evacuating acute subdural haematomas in patients above the age of 75 years. Injury. 1992.
37. Servadei MT, Nasi G, Giuliani F. CT prognostic factors in acute subdural haematomas: the value of the *worst* CT scan. British Journal of Neurosurgery. 2002.
38. Servadei F. Prognostic factors in severely head injured adult patients with acute subdural haematoma's. Acta Neurochirurgica. 1997.
39. Ono J ichi, Yamaura A, Kubota M, et al. Outcome prediction in severe head injury: Analyses of clinical prognostic factors. Journal of Clinical Neuroscience. 2001.
40. Yanaka K, Kamezaki T. Acute subdural hematoma--prediction of outcome with a linear discriminant function. Neurologia medico. 1993.
41. Kuhn EN, Erwood MS, Oster RA, et al. Outcomes of Subdural Hematoma in the Elderly with a History of Minor or No Previous Trauma. World Neurosurgery. 2018.

CAPÍTULO 86

HEMATOMA SUBDURAL CRÔNICO

Carlos Umberto Pereira • Nícollas Nunes Rabelo

HISTÓRICO

O hematoma subdural crônico (HSDC) é uma coleção sanguínea localizada no espaço subdural com um período de evolução acima de 21 dias.[1] Foi reconhecida pela primeira vez em 1857 por Virchow, que a denominou de paquimeningite hemorrágica interna. Em 1914 Trotter lançou uma teoria de sua causa ser em decorrência de lesão cerebral traumática em consequência de lesão das veias pontes e denominou de cisto subdural hemorrágico.

A maioria dos HSDC ocorre em idosos.[2,3] Sua incidência é de 1 a 3 casos/100.000/ano e aumenta para 7/100.000 habitantes em indivíduos acima da sétima décadas de vida.[4-6] Sua incidência tem crescido cada vez mais em razão de fatores como aumento da população idosa, o uso de medicação anticoagulante e antiplaquetária, facilidade do diagnóstico pelo aumento de exames de imagens e do aumento de acidentes de trânsito e no lar. Predomínio pelo sexo masculino.[4,6,7-12]

ETIOLOGIA
Pós-Traumática
A causa mais frequente de HSDC no idoso é traumatismo craniencefálico (TCE) leve ou moderado, com consequente ruptura das veias pontes que estão localizadas no espaço subdural.[5,7,9,11,13-23] A história do TCE direto encontra-se ausente em torno de 30 a 50% dos casos, principalmente nos idosos.[24-26] Em adultos jovens o diagnóstico de HSDC é realizado facilmente quando existe uma relação clara entre o tempo do evento traumático e o surgimento de sintomas clínicos.[3]

Atrofia Cerebral
A atrofia cerebral associada a aumento da fragilidade venosa, aumento da exposição à TCE leve repetidos são fatores predisponentes no desenvolvimento do HSDC em idosos.[1,4,27,28] Com o decorrer da idade a massa encefálica diminui levando a um aumento do espaço entre o cérebro e o crânio na ordem de 6 a 11% do volume total do espaço intracraniano. Isso ocasiona um estiramento das veias pontes e o movimento do cérebro dentro da cavidade craniana torna estas veias vulneráveis no trauma.[5,29]

Hipotensão Intracraniana
A hipotensão intracraniana induzida por fístula do líquido cefalorraquidiano, punção lombar, anestesia espinhal, cirurgia da coluna vertebral ou por descompressão intracraniana súbita,[15] e quando associado a atrofia cerebral e alterações hematológicas são considerados fatores facilitadores na formação do HSDC.[1,30]

Coagulopatias, Drogas Antiagregantes Plaquetários e Anticoagulantes
Coagulopatias, drogas anticoagulantes e antiplaquetárias estão associados a um elevado aumento do risco no desenvolvimento de HSDC.[1,15] Segundo Jones e Kafetz[25] 24% dos idosos com HSDC são decorrentes do uso de Warfarin ou alguma droga antiplaquetária e em 5% história de alcoolismo crônico e epilepsia.

Outras Causas
Outros fatores predisponentes são: hipertensão arterial, diabetes melito, alcoolismo crônico, epilepsia, derivação ventriculoperitoneal, discrasias sanguíneas, hemodiálise, anestesia espinhal e infiltrações neoplásicas da dura-máter.[4,14,15,23,27-29,31-34] Aspirina tem sido relatada como provável fator de risco para desenvolvimento de HSDC.[35,36] Em 10% dos casos nenhum fator de risco é identificado.[35]

FISIOPATOLOGIA
O TCE leve ou moderado provoca ruptura de veias pontes, ocasionando sangramento e quando associado à atrofia cerebral representam importantes fatores na formação do HSDC. O sangramento provoca uma reação inflamatória local, seguida da formação de uma membrana neovascularizada na face interna da dura-máter. Esta membrana é frágil e apresenta canais sinusoidais (macrocapilares) que permite a passagem de glóbulos vermelhos e plasma, favorecendo o aumento do hematoma.[16] O conteúdo líquido dessa cavidade possui fatores angiogênicos que vão estimular cada vez mais a

neoformação vascular e a presença de enzimas fibrinolíticas, substâncias mediadoras da inflamação aumentarão a permeabilidade vascular provocando hemorragias de repetição lenta, que contribuem para o aumento do hematoma.[20,37]

QUADRO CLÍNICO

O HSDC pode-se manifestar clinicamente de várias formas e por conta destas características o mesmo tem sido denominado como "hematoma subdural crônico: o grande imitador" e *el gran simulador*, tornando difícil a suspeita clínica de HSDC.[2,7,31,38-40] Idosos portadores de HSDC frequentemente apresentam sintomas de cefaleia progressiva, alterações de comportamento, sinais e sintomas de elevação da pressão intracraniana e crises convulsivas.[8,9,11,28,41,42] Kotwica e Brzezinski[43] identificaram que 50% dos seus pacientes apresentaram sintomas generalizados de elevação da pressão intracraniana (cefaleia, náuseas e vômitos e distúrbios da marcha), 11% com sintomas sugestivos de acidente vascular cerebral (AVC) e outros com demência progressiva. Segundo Potter e Fruin,[39] mais de 40% dos pacientes que ingressam em uma emergência com HSDC, apresentam diagnóstico errôneo.

A depender do tamanho, localização e efeito de massa do hematoma, ele pode ser assintomático ou apresentar sinais e sintomas neurológico focal. Segundo Arseni e Stanciu[44] existem oito padrões de apresentação clínica do HSDC:

1. Sinais neurológicos focais de lenta progressão;
2. Sinais e sintomas de hipertensão intracraniana (HIC);
3. Alterações cognitivo-comportamentais;
4. Síndrome de irritação meníngea;
5. Síndrome ictal simulando acidente vascular cerebral;
6. Sinais e sintomas que sugerem um quadro de acidente vascular cerebral isquêmico transitório;
7. Epilepsia focal ou generalizada
8. Alterações da marcha.

Em casos de HSDC bilateral, sua maioria manifesta-se com quadro de HIC, o que difere do unilateral que mostra sinais de lateralidade, principalmente em caso localizado no hemisfério esquerdo que predomina o sintoma afasia. Segundo Pereira e cols[45] a cefaleia do HSDC em idosos tem como característica ser noturna, involutiva e lateralizada. Sua ocorrência é baixa no idoso quando comparado aos pacientes adultos jovens.[3,38] Outra razão para baixa incidência de cefaleia em idosos, é que estes desenvolvem confusão mental antes de apresentar cefaleia, sendo assim encaminhados para diagnóstico e conduta.

EXAMES DE IMAGEM

A tomografia computadorizada (TC) é o método de imagem ideal no diagnóstico inicial de HSDC, além de fácil realização pode trazer informações concernentes ao diagnóstico diferencial.[1,8,28,46] A TC mostra uma coleção líquida extracerebral ao longo da convexidade cerebral, a borda externa convexa e a interna de forma côncava irregular.[46] A densidade da coleção depende da idade do hematoma. Em 70% dos casos a TC mostra uma lesão hipodensa. Em caso de HSDC isodenso e havendo dificuldade diagnóstica através do exame de TC, está indicado exame de ressonância magnética (RM) para esclarecimento diagnóstico.[30] A RM tem vantagens sobre a TC em imagens de coleção líquidas extra-axial, em termos de evoluir seu tamanho, possível ressangramento, diagnosticar pequenas coleções e lesões intracranianas associadas.[22,30,47,48]

DIAGNÓSTICO DIFERENCIAL

Tem sido associado a metástases ou lesão dural primária,[37,49] acidente vascular cerebral isquêmico ou hemorrágico[46] e demência.[50] Algumas lesões podem ter falha de interpretação primária e ser a causa de recidiva do HSDC. Na suspeita de metástase dural, a TC com contraste e/ou exame de RM está indicada para elucidar a causa.

A doença de Rosai-Dorfman pode ser interpretada como HSDC nos exames de imagem. É rara, sendo uma doença histioproliferativa sistêmica de caráter benigno, caracterizada por linfadenopatia sistêmica, localizada em particular na região do pescoço e cabeça e frequentemente associa-se a envolvimento extranodal.[23]

OPÇÕES DE TRATAMENTO

Tratamento clínico tem sido realizado em casos específicos como HSDC laminar, assintomáticos e aqueles pacientes em cuidados paliativos onde as comorbidades impedem de serem submetidos à intervenção cirúrgica. Medicamentos como corticosteroides, ácido tranexâmico, diuréticos osmóticos e atorvastatina têm sido usados e contribuído para resolução do HSDC.[51-53] Segundo Rudiger *et al.*,[52] há relatos de que dexametasona contribui para reabsorção do HSDC. O ácido tranexâmico pela sua capacidade antifibrinolítica e anti-inflamatória pode ocasionar uma redução completa do hematoma.[54] O tratamento cirúrgico ideal é ainda hoje controverso, porém, tem sido o tratamento de escolha.[19,23,27,55-57] Diferentes procedimentos cirúrgicos foram realizados para drenagem do HSDC, levando em conta a idade do paciente, tamanho, causa e achados de imagem.[58] Dentre os procedimentos cirúrgicos estão: craniostomia simples *twist drill*, craniostomia com um ou dois orifícios de trépano com ou sem sistema de drenagem fechado, craniotomia e membranectomia e embolização da artéria meníngea média (AMM).[6,19,59-63] As indicações variam de paciente para paciente, podendo ser individualizada segundo os diversos fatores de variáveis em cada paciente e da experiência da equipe médica envolvida.

Trepanação única ou dupla, seguida da remoção do hematoma e irrigação da cavidade com solução fisiológica ou lactato de Ringer tem sido largamente usada no tratamento.[1,18,24,60,61,64-66] O uso de dreno vem sendo relacionado com a redução do volume residual de sangue, diminuindo a taxa de recidiva do hematoma.[22,64,66] Ishfag,[55] comparando o uso de dreno no espaço subdural *versus* subgaleal chama atenção para complicação como pneumoencéfalo, crise convulsiva e hemorragia intracerebral ser mais comum com o dreno no espaço subdural. Para Hering *et al.*,[67] o número de orifícios de trepano e o uso de dreno não alteram as taxas de recidiva e complicações do tratamento cirúrgico do HSDC. O número de orifícios de trepano depende da preferência individual de cada neurocirurgião. Segundo Krymaz *et al.*,[64] a drenagem do hematoma seguida de drenagem contínua tem demonstrado ser eficaz e reduz o tempo de hospitalização, bem como reduz a taxa de recidiva.

Craniotomia com membranectomia é indicada em pacientes com membrana espessa do hematoma, recidivas diversas do hematoma, hematoma septado ou loculado ou com a membrana parcialmente calcificada.[58,68,69] Embolização da AMM vem sendo utilizada em casos esporádicos de recidiva do hematoma.[62,70] A embolização da AMM pode inibir o influxo sanguíneo através dos microcapilares dentro da cavidade do hematoma prevenindo o crescimento do hematoma.[62] A mortalidade geral com tratamento cirúrgico varia 0,5 a 8%.[10,32,71] Rabelo *et al.*[72] realizaram uma revisão sobre a resolução espontânea do HSDC, mostrando a eficácia em casos selecionados.

COMPLICAÇÕES

As complicações da cirurgia são: recidiva do hematoma, edema cerebral, empiema subdural, hemorragia intracraniana, pneumoencéfalo, infecção ferida operatória e crises convulsivas.[11,21,41,66,73-75]

A recidiva do HSDC permanece um problema de difícil solução. A taxa de recidiva do hematoma após sua drenagem varia entre 2% e 37%.[1,14,22,31,32,57,58,68,76-82] Os fatores de risco para recidiva do hematoma incluem: idade avançada, agentes anticoagulantes e antiplaquetários, pneumoencéfalo pós-operatório, diástases hemorrágica, atrofia cerebral, abuso de álcool e a densidade do hematoma.[1,14,16,22,27,34,76,81,83] Outros autores,[14,78,79] referem como fatores de recidiva do hematoma: desvio de linha média >/- 5 mm, *diabetes mellitus*, convulsões no pré-operatório, hematoma >/- 20 mm no pré-operatório, terapia anticoagulante, idade avançada, espessura do hematoma e hematoma bilateral. Kim *et al.*[57] demonstraram que diabetes melito, anticoagulantes, cefaleia como sintoma predominante e desvio das estruturas da linha média no exame de imagem eram preditores independentes de recidiva do HSDC. Nakaguchi *et al.*[80] relataram que as coleções homogêneas apresentam maior índice de recidiva pós-operatória em relação às coleções heterogêneas trabeculadas. Há relato de que a manutenção da postura supina por 3 dias pós-operatório reduz o risco de recidiva do hematoma.[83]

O pneumoencéfalo tem-se mostrado uma complicação comum no pós-operatório imediato,[84] ocorre em torno de 8% a 11% dos casos.[11,85] O ar na cavidade subdural impede a adesão entre a membrana interna e as demais, prolongado o aumento do espaço subdural, promovendo assim a recidiva do hematoma.[11,23] Em caso de pneumoencéfalo de tensão, ocorre piora do quadro neurológico e há necessidade de intervenção cirúrgica.[73]

Existem relatos que o uso de dreno subgaleal ou subdural tende a diminuir a recidiva do hematoma por prevenir o acúmulo de ar no espaço subdural. Algumas medidas podem ser usadas para reduzir o risco de pneumoencéfalo: preenchimento do espaço com solução salina logo após a drenagem do hematoma, orifício de trepano realizado na parte mais alta do crânio, evitar anestesia com óxido nitroso, fechamento imediato da ferida operatória logo após cessar o fluxo sanguíneo espontâneo do hematoma, manobra de Vasalva e postura no leito posição de Trendelemburg a 30° no pós-operatório.[59,86,87]

Hemorragia intracraniana ocorre entre 0,4 a 5% dos pacientes submetidos à drenagem do HSDC, sendo principalmente em pacientes submetidos à descompressão súbita e naqueles acima de 75 anos de idade.[11,13,74,88] Segundo Rusconi *et al.*,[88] mecanismos multifatoriais estão envolvidos nesta complicação. Outras complicações podem ocorrer como crises convulsivas, empiema subdural e edema cerebral e quando diagnosticadas devem ser tratadas imediatamente para evitar complicações mais sérias.

PROGNÓSTICO

Vários fatores estão relacionados com o prognóstico em pacientes com HSDC: coagulopatias, condições neurológicas pré-operatória, idade do paciente, pneumoencéfalo pós-operatório e a taxa de reexpansão cerebral.[1,13,38,71,77] Pencalet *et al.*[41] referem como fatores de péssimo prognóstico o alcoolismo crônico e pneumoencéfalo no pós-operatório.

Segundo Sabo *et al.*,[89] pacientes que apresentam crises convulsivas em determinado momento do HSDC tem prognóstico péssimo em relação aos que nunca apresentaram. Outros autores relataram que pacientes com crises convulsivas pré-operatória cursam com mais frequência na recidiva do hematoma após sua drenagem cirúrgica.[78,79] Segundo Ishiwava *et al.*[90] os fatores identificáveis em que se pode prever bom prognóstico após drenagem do HSDC são: idade abaixo de 74 anos, pontuação abaixo de 5 em escore de atividade da vida diária e pontuação maior que 10 no exame minimental. A taxa de mortalidade geral varia entre 0,4% a 4%.[11,13,88]

> **DICAS**
>
> - Ocorre mais em idosos;
> - Predomínio no sexo masculino;
> - TCE leve ou moderado é a causa mais frequente de HSDC;
> - Quadro clínico é variável;
> - TC é o método de imagem ideal no diagnóstico inicial;
> - Apresenta diagnóstico diferencial com metástase dural;
> - Tratamento conservador é reservado aos casos laminar e assintomáticos;
> - Cirurgia é o tratamento de escolha;
> - As principais complicações cirúrgicas são: recidiva do hematoma e pneumoencéfalo;
> - A taxa de mortalidade geral é de 0,4% a 4%.

REFERÊNCIAS BIBLIOGRÁFICAS

1. Markwalder TM. Chronic subdural hematomas: a review. J Neurosurg. 1981;54(5):637-45.
2. Chen JCT, Levy ML. Causes, epidemiology, and risk factors of chronic subdural hematoma. Neurosurg Clin N Am. 2000;11(3):399-406.
3. Pereira CU, Santos Jr. JA, Santos ACLO, Passos RO. Hematoma subdural crônico em adulto jovem. Arq Bras Neurocir. 201534;(1):25-9.
4. Fogelholm R, Waltimo O. Epidemiology of chronic subdural hematoma. Acta Neurochir (Wien). 1975;32(3-4):247-50.
5. Fogelholm R, Heiskanen O, Waltimo O. Chronic subdural hematoma in adults. Influence of patient's age on symptoms, signs and thickness of hematoma. J Neurosurg. 1975;42(1):43-6.
6. Lee JK, Choi JK, Kim CH, et al. Chronic subdural hematomas: a comparative study of three types of operative procedures. J Korean Neurosurg Soc. 2009;46:210-4.
7. Adhiyaman V, Asghar M, Ganeshram KN, Bhowmick BK. Chronic subdural haematoma in the elderly. Postgrad Med J. 2002;78(916):71-5.
8. Gelabert-Gonzalez M, Fernandez-Villa JM, Lopez-Garcia E, Garcia-Allut A. Hematoma subdural crónico en el paciente mayor de 80 anos. Neurocirugia (Asturias). 2001;12(4):325-30.
9. Goyal RK, Nayak B, Maharshi R, et al. Management of chronic subdural hematoma: Burr Hole versus Twist Drill. A prospective study. Asian J Neurosurg. 2018;13(2):319-23.
10. Markwalder TM, Seiler RW. Chronic subdural hematomas: to drain or not drain: Neurosurgery. 1985;16(2):185-8.
11. Mori K, Maeda M. Surgical treatment of chronic subdural hematoma in 500 consecutive cases: clinical characteristic, surgical outcome, complications, and recurrence rate. Neurol Med Chir (Tokyo). 2001;41(8):371-81.
12. Yasuda CL, Morita ME, Nishimori FI, et al. Hematoma subdural crônico: estudo de 161 pacientes operados e a relação com alterações no coagulograma. Arq NeuroPsiquiatr. 2008;61(4):1011-4.
13. Gelabert-Gonzalez M, Iglesias-Pais M, Garcia-Allut A, Martinez-Rumbo R. Chronic subdural hematomas: surgical treatment and outcome in 1000 cases. Clin Neurol Neurosurg. 2005;107(3):223-9.
14. Ko BS, Lee JK, Seo BR, et al. Clinical analysis of risk factors related to recurrent chronic subdural hematoma. J Korean Neurosurg Soc. 2008;43(1):11-5.
15. Kostic A, Kehayov I, Stojanovic N, et al. Spontaneous chronic subdural hematoma in elderly people. Arterial hypertension and other risk factors. J Chinese Med Assoc. 2018.
16. Lee KS. Natural history of chronic subdural haematoma. Brain Inj. 2004;18(4):351-8.
17. Liliescu IA, Constantinescu AI. Clinical evolutional aspects of chronic subdural hematoma. Literature review. J Med Life. 2015;8(1):26-33.
18. Ramachandran R, Hedge T. Chronic subdural hematomas. Causes of morbidity and mortality. Surg Neurol. 2007;67:367-72.
19. Shapey J, Glanez LJ, Brennan PM. Chronic subdural haematoma in the elderly: Is it time for a new paradigm in management? Curr Geri Rep. 2016;5(1):71-7.
20. Tanaka Y, Ohno K. Chronic subdural hematomas. An Up-to-Date Concept. J Med Dent Sci. 2013;60(1):55-61.
21. Tseng JH, Tseng MY, Liu AJ, et al. Risk factors for chronic subdural hematoma after a minor head injury in the elderly: a population based study. Biomed Res Int. 2014;2014:218646.
22. Tsutsumi K, Maeda K, Iijima A, et al. The relationship and closed-system drainage in the recurrence of chronic subdural hematoma. J Neurosurg. 1997;87:870-5.
23. Yadav YR, Parihar V, Namdev H, Bajaj J. Chronic subdural hematoma. Asian J Neurosurg. 2016;11(4):JP 189.81.141.229.
24. Cameron MM. Chronic subdural haematoma: a review of 114 cases. J Neurol Neurosurg Psychiatr. 1978;41(9):834-9.
25. Jones S, Kafetz K. A prospective study of chronic subdural haematomas in elderly patients. Age Ageing. 1999;28(6):519-21.
26. Ogba S, Shiomi N, Shigemori M. Clinical features and surgical results of chronic subdural hematoma in the extremely aged patients. No Shinkei Geka. 2006;34(3):273-8.
27. Plaha P, Whitfield P. Management of chronic subdural hematoma. ACNR. 2008;8(5):13-14.

28. Vladila AM, Mitrea DA, Nica S, et al. Chronic subdural hematoma: a case report and review of the literature. Rom J Neurology. 2014;XIII(1):35-38.
29. Traynelis VC. Chronic subdural haematoma in the elderly. Clin Geriatr Med. 1991;7(3):583-8.
30. Hosoda K, Tamaki N, Masumura M, et al. Magnetic resonance images of chronic subdural hematomas. J Neurosurg. 1987;67(5):677-683.
31. Kolias AG, Chari A, Santarius T, Hutchinson PJ. Chronic subdural hematoma: modern management and emerging therapies. Nat Rev Neurol. 2014;10(10):570-8.
32. Maiga AH, Sakho Y, Ba MC, et al. Diallo M, Badiane SB. Les hematomes sous-duraux chroniques a Dakar: particularités cliniques, diagnostiques, thérapeutiques et évolutives à l'ère du scanner. A propôs de 88 cases. Mali Med. 2008;XXIII(4):11-6.
33. Misra M, Salazar JL, Bloom DM. Subdural-peritoneal shunt: treatment for bilateral chronic subdural hematoma. Surg Neurol. 1996;46(4):378-83.
34. Yamamoto H, Hirashima Y, Hamada H, et al. Independent predictors of recurrence of chronic subdural hematoma: results of multivariate analysis performed using a logistic regression model. J Neurosurg. 2003;98(6):1217-21.
35. Asghar M, Adhiyaman V, Greenway MW, et al. Chronic subdural haematoma in the elderly – a North Wales experience. J R Soc Med. 2002;95(6):290-2.
36. Reymond MA, Marbet G, Radu EW, Gratzl O. Aspirin as a risk factor for hemorrhage in patients with head injuries. Neurosurg Ver. 1992;15(1):21-5.
37. Kim Y I, Lee JH, Park SW, et al. Analysis of prognostic factors for chronic subdural hematoma. J Korean Neurotraumatol Soc. 2008;4(1):14-8.
38. Martinez F. Presentación clínica del hematoma subdural crónico en adultos adultos. El gran simulador. Clinica del hematoma subdural crónico. Rev Med Urug. 2007;23(2):92-8.
39. Potter JF, Fruin A. Chronic subdural hematoma – the greater imitator. Geriatrics. 1977;32(1):61-6.
40. Soto-Granados M. Tratamiento del hematoma subdural crónico mediante um trépano. Cir Cir. 2010;78(2):203-8.
41. Pencalet P. Formes cliniques et facteurs pronostiques de l'hematome sous-dural chronique de l'adulte. Neurochirurgie. 2001;47(5):469-72.
42. Sousa EB, Brandão LFS, Tavares CB, et al. Epidemiological characteristics of 778 patients who underwent surgical drainage of chronic subdural hematomas in Brasilia, Brazil. BMC Surgery. 2013;13(5):1-8.
43. Kotwica Z, Brzezinski J. Clinical pattern of chronic subdural haematoma. Neurochirurgia (Stuttg). 1991;34(5):148-50.
44. 5Arseni C, Stanciu M. Particular clinical aspects of chronic subdural hematoma in adults. Europ Neurol. 1969;2(1):109-22.
45. Pereira CU, Dantas MC, Santos EAS, et al. Hematoma subdural crônico no idoso. Rev Bras Med. 2006;63(7):331-7.
46. Munteanu V, Luca-Husti I, Coman TC, Ciurea AV. Differential diagnostic problems in elderly chronic subdural hematoma patients. Romanian Neurosurg. 2016;XXX2:195-9.
47. Senturk S, Guzel A, Bilici A, et al. CT and MR imaging of chronic subdural haematomas: a comparative study. Swiss Med Weekly. 2010;140(23-24):335-30.
48. Snow RB, Zimmerman RD, Gandy SE, Deck MD. Comparison of magnetic resonance imaging and computed tomography in the evaluation of head injury. Neurosurgery. 1986;18(1):45-52.
49. Oktay K, Özsoy KM, Çetinalp NE, et al. Dural metastasis from breast carcinoma mimicking subdural hematoma: Case report. J Neurol Sci. 2014;31(4):818-21.
50. Velasco J, Head M, Fralin E, Lippmans S. Unsuspected subdural hematoma as a differential diagnosis in elderly patients. South Med J. 1995;88(9):977-9.
51. Baldawa SS, Nayak N. Spontaneous resolution of bilateral chronic subdural hematoma. Turk Neurosurg. 2015;25(5):835-6.
52. Rudiger A, Ronsdorf A, Merlo A, Zimmerli W. Dexametasona treatment of a patient with large bilateral chronic subdural hematoma. Swiss Med Wkly. 2001;131:387.
53. Soleman J, Nocera F, Mariani L. The conservative and pharmacological management of chronic subdural hematoma. Swiss Med Wkly. 2017.
54. Lliescu IA. Current diagnosis and treatment of chronic subdural haematomas. J Med Life. 2015;8(3):278-84.
55. Ishfag A. Outcome in chronic subdural hematoma after subdural vs. subgaleal drain. J College Phys Surg Pakistan. 2017;27(7):419-22.
56. Javadi SAH, Naderi F, Javadi AM. The optimal surgical approach for treatment of chronic subdural hematoma: Questionnaire assessment of practice in Iran and review of literature. Acta Med Iran. 2015;53(10):617-21.
57. Kim SU, Lee DH, Kim YI, et al. Predictive factors for recurrence after Burr-hole craniostomy of chronic subdural hematoma. J Korean Neurosurg Soc. 2017;60(6):701-9.
58. Ali M, Khan Z, Sharafat S, Khan KM. Craniotomy for encapsulated chronic subdural hematoma. Pan Arab J Neurosurg. 2011;15(2):12-4.
59. Reinges MH, Hasselberg I, Rohde V, et al. Prospective analysis of bedside percutaneous subdural tapping for the treatment of chronic subdural haematoma in adults. J Neurol Neurosurg Psychiat. 2000;69(1):40-7.
60. Santarius T, Lawton R, Kirkpatrick PJ, Hutchinson PJ. The management of primary chronic subdural hematoma: a questionnaire survey of practice in the United Kingdon and the Republic of Ireland. Br J Neurosurg. 2008;22(4):529-34.
61. Tabaddor K, Shulman K. Definitive treatment of chronic subdural haematoma by twist-drill craniotomy and closed-system drainage. J Neurosurg. 1977;46(5):220-6.
62. Tempaku A, Yamauchi S, Ikeda H, et al. Usefulness of interventional embolization of the middle meningeal artery for recurrent chronic subdural hematoma: Five cases and a review of the literature. Interv Neuroradiol. 2015;21(3):366-71.
63. Ducruet AF, Grobelny BT, Zacharia BE, et al. The surgical management of chronic subdural hematoma. Neurosurg Ver. 2010;35(2):155-69.
64. Krymaz N, Yilmaz N, Muncu Ç. Controversies in chronic subdural hematoma: Continuos drainage versus one-time drainage. Med Sci Monit. 2007;13(5):CR240-243.

65. Jang KM, Kwon JT, Hwang SN, et al. Comparison of the outcomes and recurrence with three surgical techniques for chronic subdural hematoma: single, double Burr Hole, and double Burr Hole drainage with irrigation. Korean J Neurotrauma. 2015;11(1):75-80.
66. Lind CR, Lind CJ, Mee EW. Reduction in the number of repeated operations for the treatment of subacute and chronic subdural hematomas by placement of subdural drains. J Neurosurg. 2003;99(1):44-6.
67. Heringer LC, Sousa UO, Oliveira MF, et al. The number of burr holes and use of a drain do not interfere with surgical results of chronic subdural hematomas. Arq Neuropsiquiatr. 2017;75(11):809-12.
68. Mohamed EE. Chronic subdural hematoma treated by craniotomy, durectomy, outher membranectomy and subgaleal suction drainage. Personal experience in 39 patients. Br J Neurosurg. 2003;17(3):244-7.
69. Svien HJ, Gelety JE. On the surgical management of encapsulated subdural hematoma: a comparison of the results of membranectomy and simple evacuation. J Neurosurg. 1964;21(3):172-7.
70. Mino M, Nishimura S, Hori E, et al. Efficacy of middle meningeal artery embolization in the treatment of refractory chronic subdural hematomas. Surg Neurol Int. 2013;4:104.
71. Tagle PM, Mery FM, Torrealba GM, et al. Hematoma subdural crónico: una enfermedad del adulto mayor. Rev Med Chile. 2003;131(2):177-82.
72. Rabelo NN, Pereira VHH, Passos GS, et al. Chronic subdural hematoma spontaneous resolution. Arq Bras Neurocir. 2017;36(2):96-100.
73. Kumar AA, Varghese G, Thomas L. Series study of subacute and chronic subdural haematoma. J Neurol Stroke. 2016;5(2):00168.
74. Pereira CU, Andrade GC. Hemorragia intracraniana pós-drenagem de hematoma subdural crônico. Série de casos e revisão da literatura. J Bras Neurocirur. 2015;26(1):32-3.
75. Prinzo H, Aboal C, Wilson E. Complicaciones intracraneanas en la cirugia del hematoma subdural crónico. Arch Inst Neurol. 2006;9(1):91-7.
76. Amirjamshidi A, Abouzari M, Eftekhar B, et al. Outcomes and recurrence rates in chronic subdural hematoma. Br J Neurosurg. 2007;21(3):272-5.
77. Chen CL, Cheng JY, Chen LK. Acute bleeding into the dura-outer membrane space after burr-hole drainage for chronic subdural haemorrhage. Br J Neurosurg. 2005;19(4):366-7.
78. Chon KH, Lee JM, Koh EJ, Choi HY. Independent predictors for recurrence of chronic subdural hematoma. Acta Neurochir (Wien). 2012;154(9):1541-8.
79. Hyuck-Jin OH, Kyeong-Seok L, Jae-Jun S, et al. Postoperative course and recurrence of chronic subdural hematoma. J Korean Neurosurg Soc. 2010;48(6):518-23.
80. Naguchi H, Tanishima T, Yoshimasu N. Factors in the natural history of chronic subdural hematomas that influence their posoperative recurrence. J Neurosurg. 2001;95:256-62.
81. Oishi M, Toyaama M, Tamatani S, et al. Clinical factors of recurrent chronic subdural hematoma. Neurol Med Chir (Tokyo). 2001;41(6):382-6.
82. Yu GJ, Han CZ, Zhang M, et al. Prolonged drainage reduces the recurrence of chronic subdural hematoma. Br J Neurosurg. 2009;23(6):606-11.
83. Abouzari M, Rashidi A, Rezaii J, et al. The role of posoperative patient posture in the recurrence of traumatic chronic subdural haematoma after burr-hole surgery. Neurosurgery. 2007;61(4):794-7.
84. Ihab Z. Pneumocephalus after surgical evacuation of chronic subdural hematoma. Is it a serious complication? Asian J Neurosurg. 2012;7(2):66-74.
85. Sikahall-Menezes E, Salazar-Pérez N, Sandoval-Bonilla B. Chronic subdural hematoma. Surgical management in 100 patients. Cir Cir. 2008;76(3):199-203.
86. Aung TH, Wong WK, Mo HP, Tsang CS. Management of chronic subdural hematoma: Burr hoe drainage, replacement with Hartmann's solution, and closed-system drainage. Hong Kong Med J. 1999;5(4):383-6.
87. Saikh N, Masood I, Hanssens Y, et al. Tension subdural hematoma: A case report. Surg Neurol Int. 2010;1:p. ii,27.
88. Rusconi A, Angiorgi S, Bifone I, Balbi S. Infrequent hemorrhagic complications following surgical drainage of chronic subdural hematoma. J Korean Neurosurg Soc. 2015;57(5):379-85.
89. Sabo RA, Hanigan WC, Aldag JP. Chronic subdural hematomas and seizures. The role of prophylactic anticonvulsive medication. Surg Neurol. 1995;43(6):579-82.
90. Ishikawa E, Yanaka K, Sugimoto K, et al. Reversible dementia in patients with chronic subdural hematomas. J Neurosurg. 2002;96(4):680-3.

CAPÍTULO 87

CONTUSÃO CEREBRAL

Daniel Figueirêdo • Djacir Figueirêdo • Daniel Figueirêdo Filho

HISTÓRICO

Contusão cerebral (CC) é a denominação empregada para um dos tipos de lesão cerebral decorrente de traumatismo craniencefálico (TCE).

O termo traumatismo craniencefálico é aplicado para todos os casos de agressão ao crânio e ao encéfalo por fatores externos (quedas, acidentes de trânsito, agressão por arma de fogo, objetos perfurantes etc.).

Os comprometimentos cerebrais por TCE são classificados em:

- Concussão;
- Contusão;
- Laceração.

A concussão cerebral, também chamada de comoção cerebral, é o tipo de acometimento no TCE em que não há lesão anatômica no encéfalo. As alterações nesse tipo de acometimento são mais do tipo físico-químico e não levam a manifestações neurológicas definitivas. A recuperação se processa em curto prazo sem sequelas.

A CC é a etapa seguinte dos acometimentos cerebrais por TCE. Aqui, há evidência de alterações bioquímicas, histológicas e anatômicas do tecido cerebral. Nesse tipo de lesão o envolvimento situa-se abaixo da aracnoide, isto é, na superfície cortical subpial, atingindo o córtex, produzindo ruptura dos tecidos e vasos cerebrais.

Na laceração cerebral ocorre lesão na aracnoide e pia-máter, invadindo o tecido encefálico.

As estatísticas demonstram que os acidentes de trânsito são a maior causa de mortalidade no Brasil, atingindo uma taxa de até 5,1 por 100 mil habitantes. A população alvo é em torno de 80% de adultos jovens do sexo masculino, o que representa uma considerável perda de força de trabalho no país.

Acrescente-se que grande parte desses pacientes permanece com sequelas neurológicas graves e até irreversíveis, onerando em muito o gasto com a saúde no país.

No capítulo das contusões cerebrais, as lesões obedecem a uma sequência. Inicialmente fala-se de lesões por golpe e contragolpe. No golpe, a lesão está centrada diretamente no local do impacto, podendo ocorrer ou não fraturas e ainda casos com afundamento craniano. São comuns em golpes direto no crânio como em espancamentos, boxeadores etc. Nos casos de contragolpe, pode não acontecer fratura ou afundamento craniano, gradientes de pressão são aplicados intracranialmente para o lado oposto, provocando lesões únicas ou múltiplas (Fig. 87-1), às vezes maiores que aquelas no local do impacto. São mais frequentemente observadas quando um movimento de alta velocidade do crânio é repentinamente interrompido, como em um acidente de automóvel, motocicleta, esqui etc.

Também, fenômenos de aceleração e desaceleração atuam no trauma craniano. Já está comprovado que nesses casos de TCE, mesmo não havendo lesão craniana externa, o encéfalo desloca-se intracranialmente, chocando-se com estruturas da base do crânio, tais como pequena asa do esfenoide, apófise, crista galli, complexo mastóideo, calota craniana e outras estruturas da base, provocando lesões adicionais que não aquelas ligadas diretamente ao local do trauma.

Nesses casos, as zonas encefálicas mais atingidas são o lobo frontal e o lobo temporal, locais de choque com as estruturas irregulares da base craniana que estão na sua proximidade (Fig. 87-2).

Na fisiopatogênese da CC é importante lembrar as alterações biofisicoquímicas e metabólicas que se desenvolvem e desempenham papéis importantes na evolução e no agravamento da CC.

Já foi bem demonstrado a frequência com que se desenvolve a tumefação cerebral (*brainswelling*) que é causada por edema cerebral e distúrbios microvasculares (microtromboses) com o consequente aumento da pressão intracraniana, que é a grande causa de morte no TCE.

Além dos distúrbios vasculares, acrescenta-se outro da área bioquímica. Contusões focais e isquemias secundárias levam a aumento do glutamato que é um neurotransmissor excitatório normal no encéfalo, mas, em quantidade maior, leva o potássio ao espaço extracelular. Com o objetivo de preservar a homeostase iônica os astrócitos absorvem o potássio e se tumefazem. Como consequência instala-se edema citotóxico que é a maior causado aumento da pressão intracraniana (PIC). Dentro dessa sequência de fatores provavelmente está a origem da lesão axonal difusa. A essa altura, podem ocorrer cisalhamento e ruptura de vasos cerebrais com formação de hematomas de tamanho variável.

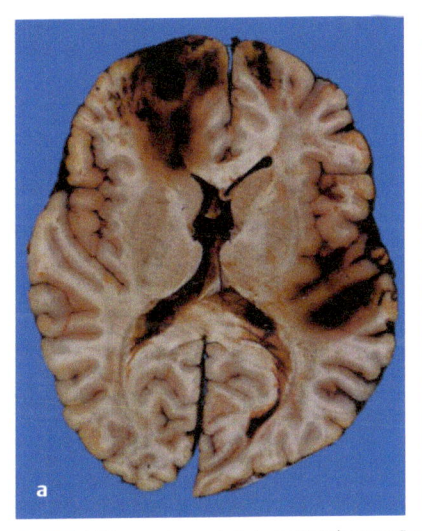

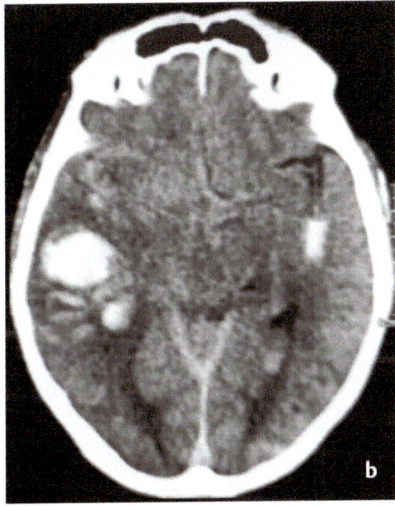

Fig. 87-1. (a) Peça anatomopatológica mostrando contusões. (b) Contusões hemorrágicas bitemporais cerebrais nos lobos frontais e temporal, locais mais frequentes dessas lesões.

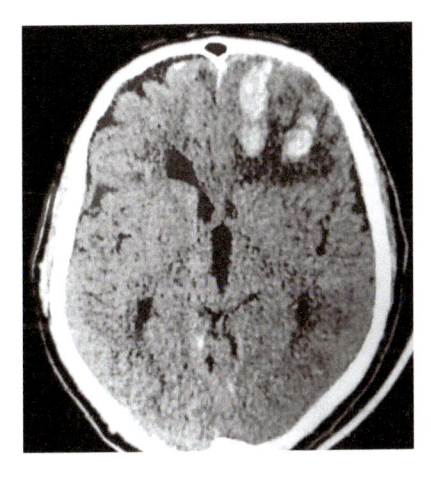

Fig. 87-2. Contusão cerebral no lobo frontal esquerdo.

QUADRO CLÍNICO

O quadro clínico das lesões contusas será definido pela área acometida durante o trauma e pelo tamanho, podendo apresentar diversas formas. Os sintomas podem-se instalar de forma progressiva ou rápida, sendo as lesões de deterioração rápida encontradas nas contusões cerebrais graves bifrontais e temporais. Traumas leves ou moderados podem apresentar-se sem nenhum sintoma, evidenciando-se, na tomografia computadorizada do crânio (TC), discretas áreas de hemorragias puntiformes ou ser normal. Já nos traumas mais intensos pode ocorrer cefaleia, sinais de hipertensão intracraniana, rebaixamento do nível de consciência e evolução para morte. Na CC, os sinais e sintomas podem demorar até seis horas para se iniciar; esse período de tempo o paciente pode permanecer orientado. É importante avisar aos familiares os sinais de alerta que devem ser observados e manter o paciente em observação domiciliar ou hospitalar, dependendo da gravidade do trauma. A escala de coma de Glasgow (ECG) é muito utilizada para ajudar a definir as condutas que serão realizadas durante o atendimento.

Nos quadros mais graves é necessária a realização de exames de imagem para melhor definir a gravidade do acometimento. Podem ser evidenciados na TC sinais de desvio da linha média por hematomas e edema decorrentes do trauma.

EXAME FÍSICO/IMAGEM

No exame físico deverá constar aferição dos sinais vitais, exame neurológico completo, aplicação da ECG e exames complementares que possam demonstrar dano na coluna vertebral (traumatismo raquimedular ocorre em 5% dos traumatismos craniencefálicos). Deve-se investigar se ocorreram fraturas na calota craniana, com sinais de afundamento, e sinais de lacerações ou hematomas.

Os sinais vitais sempre devem ser conferidos para o reconhecimento precoce de choque hipovolêmico, sendo taquicardia e hipotensão seus principais sinais. O choque hipovolêmico ocorre por perda de grande volume de sangue, podendo ser decorrente de fratura de ossos da pelve ou hemorragia intra-abdominal, comumente associado a traumas.

Apesar de a hipotensão ser um sinal de choque hipovolêmico bastante frequente, não é comum quando ocorre apenas CC, pois o volume de perda sanguínea por lesão craniana não é suficiente para causá-lo. O acúmulo de sangue no espaço intracraniano poderá levar a um aumento da pressão intracraniana, causando assim bradicardia, alteração no ritmo respiratório e hipertensão arterial, conhecido como **Tríade de Cushing**. O quadro deve ser abordado com urgência, pois se a pressão intracraniana se mantiver elevada por muito tempo, poderá levar à morte.

Os exames de imagem são bastante úteis para definir qual tratamento será utilizado, sendo a TC sem contraste o exame mais indicado. A radiografia de crânio é útil apenas para identificar se houve fratura da calota craniana, não sendo possível definir acometimento no parênquima cerebral. A angiografia cerebral costumava ser muito utilizada antes do aparecimento da TC, mas também não é muito eficiente na identificação de lesões contusionais parenquimatosas. As áreas de lesão costumam ser simétricas, nos lobos frontais e temporais, pois estão em contato direto com irregularidades ósseas. O pico máximo do edema cerebral perilesional ocorre em torno do 5º dia. O edema pode se estender até o 10º dia. As áreas isquêmicas podem aumentar o halo de edema na periferia da lesão. Radioisótopos e contrastes têm sido utilizados para demonstrar a quebra da barreira hematoencefálica, porém, devem ser evitados em razão de sua alta toxicidade encefálica.

As imagens são variáveis tanto na TC quanto na ressonância magnética (RM) do cérebro. Na TC, a área da lesão é demonstrada por hipodensidade (necrose ou edema) podendo apresentar áreas hiperdensas (sangue) de permeio (Fig. 87-2). O aspecto "sal com pimenta" visto na TC (Fig. 87-3) refere-se ao predomínio do componente necrótico sobre o hemorrágico. A lesão hiperdensa costuma desaparecer no final da primeira semana, evoluindo para lesão hipodensa com atrofia tardiamente. O efeito de massa pode ocorrer, causando desvio da linha média e herniações cerebrais. As lesões que aparecem hipodensas na TC podem indicar isquemia neuronal.

A TC de crânio é útil para realizar o acompanhamento e evolução das lesões. A RM não é muito utilizada por ser um método demorado e de alto custo, mas é um exame mais sensível que a TC. O sangue agudo está hipointenso em T2 e isointenso em T1 na RM.

Existem dois tipos de edema cerebral envolvido nas CC. O primeiro é o citotóxico que ocorre nas primeiras horas após trauma, podendo ocasionar grande efeito de massa com aumento da pressão intracraniana (PIC). O segundo, e mais tardio, é o edema vasogênico, observado na substância branca, demonstrado na RM em T2, sendo decorrente de quebra da barreira hematoencefálica.

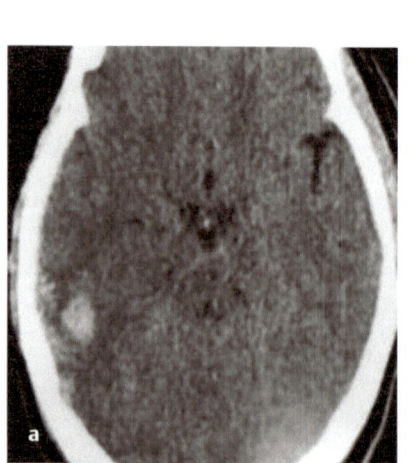

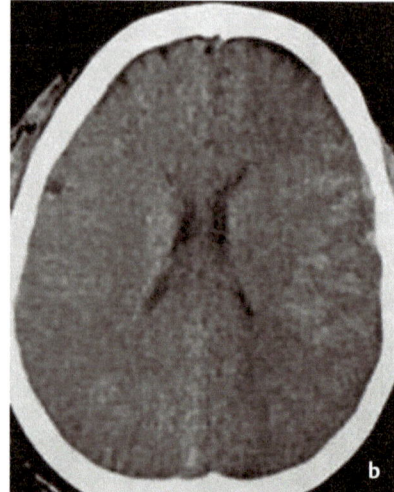

Fig. 87-3. (a,b) Contusão em aspecto sal com pimenta.

DIAGNÓSTICO DIFERENCIAL

No capítulo do TCE o diagnóstico diferencial refere-se mais na diferenciação entre concussão cerebral, contusão cerebral e laceração cerebral.

A concussão cerebral é o tipo do acometimento em que, comumente, não há lesão anatômica detectável com os exames de imagem; apresenta-se como perda passageira da consciência que pode perdurar de segundos a poucos minutos. Como norma, há um período de amnésia para o evento, mas a recuperação é rápida, os distúrbios neurológicos quando presentes são completamente reversíveis. Admite-se que possam existir alterações eletrofisiológicas do cérebro, mas não definitivas. Após a recuperação da consciência, o exame neurológico é normal sem sequelas aparentes.

O diagnóstico diferencial da contusão cerebral com a laceração cerebral também se torna muito evidente, uma vez que a laceração desde o início se apresenta com maior gravidade clínica. O nível de consciência pode estar pior e também o quadro neurológico deficitário se apresenta agravado desde o início.

A certeza do diagnóstico, entretanto, só virá com as imagens da TC. A laceração cerebral, como seu nome indica, consiste em acentuada perda da continuidade do tecido cerebral em áreas mais ou menos extensas.

OPÇÕES DE TRATAMENTO

Para o tratamento adequado da CC, torna-se imprescindível uma série de medidas:

- Acompanhamento rigoroso do quadro cliniconeurológico, verificando em intervalos aproximados os sinais vitais e utilizando a evolução pela ECG.
- Providenciar, sempre que forem necessários, exames de imagem. A TC é o exame mais realizado pela facilidade de acesso na maioria das unidades de atendimento.
- Nos casos que exigem maior controle, deve ser instalado um sistema de medida da pressão intracraniana (PIC) que pode ser um dos indicativos de agravamento do quadro clínico, sugerindo medidas mais radicais de tratamento, além do suporte clínico. Mais recentemente, a avaliação da gravidade no TCE inclui técnicas de microdiálise, medida da pressão parcial de oxigênio tecidual cerebral (PtiO$_2$) e monitoração da temperatura cerebral, esta última considerada de grande importância e valor prognóstico.

A osmoterapia com manitol (solução a 20%, na dose inicial de 0,25 a 0,5 g/kg, em infusão venosa de 7 mL/minuto e a dose diária variando de 0,5 a 2,0 g/kg) tem-se mantido como padrão no tratamento clínico da hipertensão intracraniana, particularmente na presença de edema cerebral.

Convém lembrar que há tendência a incluir novamente a dexametasona no tratamento clínico da CC, como foi demonstrado por Holmin, Mathiesen.

Finalmente, a posição do paciente no leito é importante. Realizar mudanças de decúbitos, alternando entre lateral e dorsal, para evitar úlceras de pressão. O leito com elevação de 30° é considerado como norma no tratamento para facilitar a drenagem venosa do segmento cefálico.

A CC é uma lesão de indicação cirúrgica bastante discutível. Se constatado na evolução, instalação de hematomas intraparenquimatosos ou subdurais (os mais comuns na CC), o paciente, na maioria das vezes, é submetido a tratamento cirúrgico. Outra indicação de tratamento cirúrgico é a constatação de tumefação cerebral com aumento acentuado da PIC.

Medida adicional, nos casos mais graves, é o coma induzido realizado com intubação orotraqueal, sedação e analgesia quando ocorrer nove pontos ou menos na ECG, objetivando manter o respirador regulado para pCO$_2$ em torno de 35 mmHg. A hipotermia é outra medida utilizada.

O tratamento cirúrgico além da remoção dos hematomas pode ser um dos seguintes:

- Craniotomia localizada, frontal e/ou temporal.
- Craniectomia descompressiva hemicraniana ou bifrontal, nos casos de tumefação generalizada.

Em alguns casos, quando se constata extensa contusão com amolecimento ou necrose de um dos lobos cerebrais, está indicada a lobectomia.

Admite-se que contusões cerebrais que provoquem desvio da linha média inferior a 5 mm, volume inferior a 30 cm³ (supratentorial) ou 15 cm³ (infratentorial) com cisternas basais presentes e abertas, são suscetíveis de conduta conservadora.

COMPLICAÇÕES

Os TCE são entre todos os eventos que acometem o sistema nervoso central (SNC), um dos que mais determinam complicações e sequelas.

As complicações podem ser de dois tipos: imediatas ou tardias. As complicações imediatas referem-se àquelas de ordem clínica e ligada à gravidade das lesões e ao rebaixamento do nível de consciência. São, principalmente, complicações no sistema urinário (infecções), no aparelho digestório (sangramento), no aparelho respiratório (infecções). Não devem ser esquecidas as possibilidades de lesões dos nervos periféricos, inclusive do plexo braquial, principalmente nos acidentes de moto.

Um tipo de complicação que às vezes é mal percebida de início é a meningite. Essa é uma complicação que, na maioria das vezes, está ligada a fraturas das estruturas ósseas cranianas com cavidades que possam comunicar o espaço exterior com o espaço intracraniano; é o caso das fraturas nos seios da face (frontal, etmoidal e/ou esfenoidal) e cavidades aéreas das mastoides e rochedo. Abscesso cerebral pode ocorrer raramente.

Epilepsia pós-traumática é a complicação tardia mais frequente em todos os casos de TCE, podendo ocorrer em torno de 50% dos pacientes com CC. Demência e distúrbio cognitivo podem ocorrer como complicações tardias nas CC.

> **DICAS**
>
> - A CC está intimamente associada a quadros de TCE;
> - O TCE é uma das principais causas de incapacidade e morte;
> - A ECG é utilizada no mundo inteiro para definir a gravidade do TCE e é de fácil aplicação, podendo ser empregada por médicos em qualquer momento do atendimento;
> - A TC é o exame primordial no atendimento ao paciente que sofreu um TCE. Os achados como hematoma intracraniano e fratura com desnivelamento da calota craniana, na maioria das vezes, são indicativos de abordagem cirúrgica;
> - A PIC deve ser monitorada em pacientes com TCE grave, que apresentam uma pontuação na ECG de 3 a 8;
> - O acometimento da coluna vertebral deve ser investigado em todos os pacientes que sofreram TCE. Traumatismo raquimedular está presente em 5% dos pacientes com TCE, principalmente naqueles que estejam sob intoxicação de álcool ou outras drogas;
> - O paciente deve, preferencialmente, ser observado em centro de tratamento intensivo (CTI) ou semi-intensivo.

BIBLIOGRAFIA

Andrade AF, et al. Diretrizes do atendimento ao paciente com traumatismo cranioencefálico. Arquivos Brasileiros de Neurocirurgia: Brazilian Neurosurgery. 1999;18(3):131-76.

Andrade AF et al. Mecanismos de lesão cerebral no traumatismo cranioencefálico. Revista da Associação Médica Brasileira. 2009;55(1):75-81.

Andrade AF et al. Neurotraumatologia. Rio de Janeiro: Guanabara Koogan, 2015.

Foxx-Orenstein A, et al. Incidence, risk factors, and outcomes of fecal incontinence after acute brain injury: findings from the Traumatic Brain Injury Model Systems national database. Archives of physical medicine and rehabilitation. 2003;84(2):231-7.

Furuya Y, Hlatky R, Valadka AB, et al. Comparison of cerebral blood flow in computed tomographic hypodense areas of the brain en head-injured patients. Neurosurgery. 2003;52:340-6.

Gurdjian ES, Gurdjian ES. Cerebral contusions: re-evaluation of the mechanism of their development. J Trauma. 1976;16:35-51.

Haardman JM, Manoukian A. Pathology of head trauma. Neuroimaging Clin N Am. 2002;12:175-87.

Hilmer LV, et al. Cerebral contusion: An investigation of etiology, risk factors, related diagnoses, and the surgical management at a major government hospital in Cambodia. Asian Journal of Neurosurgery. 2018;13(1):23.

Holmin S, Mathiesen T. Dexametasona and colchicine reduce inflammation and edema following experimental brain contusion. Acta Neurochir. 1996;138:418-24.

Katayama Y, Tsubokawa T, Miyazaki S, et al. Oedema fluid formation within contused brain tissue as a cause of medically uncontrollable elevation of intracranial pressure: the role of surgical therapy. Acta Neurochir Suppl (Wien). 1990;51:308-10.

Leijdesdorff HA, et al. Injury pattern, hospital triage, and mortality of 1250 patients with severe traumatic brain injury caused by road traffic accidents. Journal of neurotrauma. 2014;31(5):459-65.

Magalhães ALG, et al. Epidemiologia do traumatismo cranioencefálico no Brasil. Rev. Bras. Neurol. 2017;53(2):15-22.

Pitella JEH, et al. Contusão cerebral em vítimas fatais de acidente de trânsito. Arq Neuropsiquiatr. 1999;57(3-B):8-852.

Ragaišis V. Brain contusion: morphology, pathogenesis, and treatment. Medicina. 2002;38(3).

Ratnaike TE, et al. The geometry of brain contusion: relationship between site of contusion and direction of injury. British journal of neurosurgery. 2011;25(3):410-3.

Rodrigues TP, et al. Bases fisiopatológicas do traumatismo crânio-encefálico e insuficiência hipofisária pós-traumática. Biosaúde. 2008;10(2):129-46.

Sousa R, et al. Traumatismo crânio-encefálico: diferenças das vítimas pedestres e ocupantes de veículos a motor. Revista de Saúde Pública. 1999;33:85-94.

Tarico MA, Lázaro RS, Rodrigues JJC. Diagnóstico e Conduta no Paciente com Traumatismo Craniencefálico Leve. 2001.

Zimmerman RA, Bilaniuk LT, Dolinskas C, et al. Computed Tomography of acute intracerebral hemorrhagic contusions. Comp Axial Tomogr. 1977;1:271-80.

CAPÍTULO 88

FERIMENTO POR PROJÉTEIS DE ARMA DE FOGO

Thiago Oliveira Lemos de Lima ▪ João Tiago Alves Belo
Rodrigo Moreira Faleiro

INTRODUÇÃO

Dados epidemiológicos indicam que 910 mil pessoas foram mortas por armas de fogo entre 1980 e 2016 no Brasil. Ferimentos por arma de fogo foram responsáveis por 71,1% de todas as mortes violentas registradas em nosso país no ano de 2016.[1] O traumatismo craniano (TCE) por projétil de arma de fogo (PAF) é o mais letal de todos os traumatismos causados por PAF. De fato, 90% das vítimas de TCE por PAF acabam por falecer antes mesmo da chegada ao hospital. Dos 10% restantes, a metade morrerá ainda na sala de emergência.[2] De forma geral, estima-se uma sobrevida de 7%-15% dos pacientes vítimas de TCE por PAF.[2] Ademais, este tipo de lesão é responsável por elevados índices de morbidade.
Em razão da incidência crescente e a elevada morbimortalidade do TCE por PAF, o conhecimento adequado e o manejo imediato dessa modalidade de trauma fazem-se necessários a fim de melhorar a sobrevida e desfecho funcional desses pacientes.

NOÇÕES DE BALÍSTICA

Os PAFs podem ser classificados segundo sua velocidade em baixa (300 m/s), média (300-600 m/s) e alta (> 600 m/s) velocidade.[3] A velocidade do projétil é fator determinante no grau de lesão causado uma vez que a energia cinética (EC) carreada por este é transferida para o crânio e encéfalo resultando em lesões. Esta energia pode ser calculada pela seguinte formula:

$$EC = \frac{m.V^2}{2}$$

Onde *m* é a massa do projétil e *V* é a velocidade do mesmo imediatamente antes de este atingir o crânio. Vale ressaltar que a distância do disparo ao alvo é inversamente proporcional a quantidade de EC carreada pelo projétil, uma vez que o atrito com o ar reduz paulatinamente a velocidade do projétil, diminuindo assim a sua capacidade lesiva. Por outro lado, este mesmo atrito resulta em aumento da temperatura da bala, o que pode causar lesões térmicas no tecido atingido.
Ao emergir pelo cano de uma arma a bala percorre o ar até atingir o alvo. Durante este percurso o projétil está sujeito a quatro movimentos.

1. *Rotação*: movimento que o projétil faz sobre o seu centro de massa;
2. *Translação*: corresponde ao deslocamento horizontal do projétil, em forma parabólica;
3. *Precessão*: movimentação cônica da ogiva cujo ápice é sua extremidade;
4. *Nutação*: movimentação vibratória da base do projétil durante movimento de precessão.[4]

Após atingir o alvo, o projétil se desestabiliza e assume um movimento oscilatório rotatório, o que aumenta a área seccional de impacto (Fig. 88-1).[5] Logo após o impacto inicial com o crânio o projétil pode-se fragmentar gerando projéteis secundários. Durante o trajeto intracraniano o projétil de-

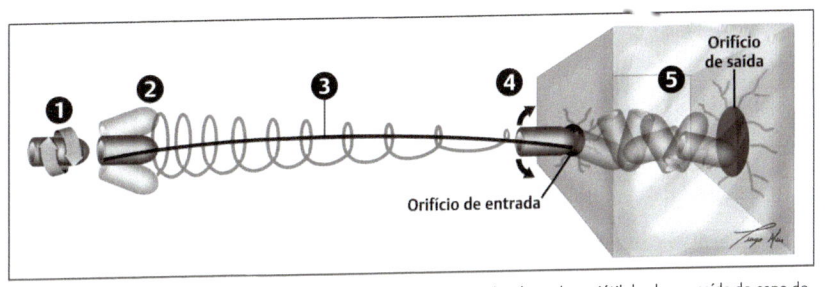

Fig. 88-1. Ilustração demonstrando principais movimentos balísticos realizados pelo projétil desde sua saída do cano de uma arma. *1.* Rotação; *2.* precessão; *3.* translação; *4.* nutação; *5.* movimento oscilatório-rotatório com aumento da área seccional de lesão tecidual.

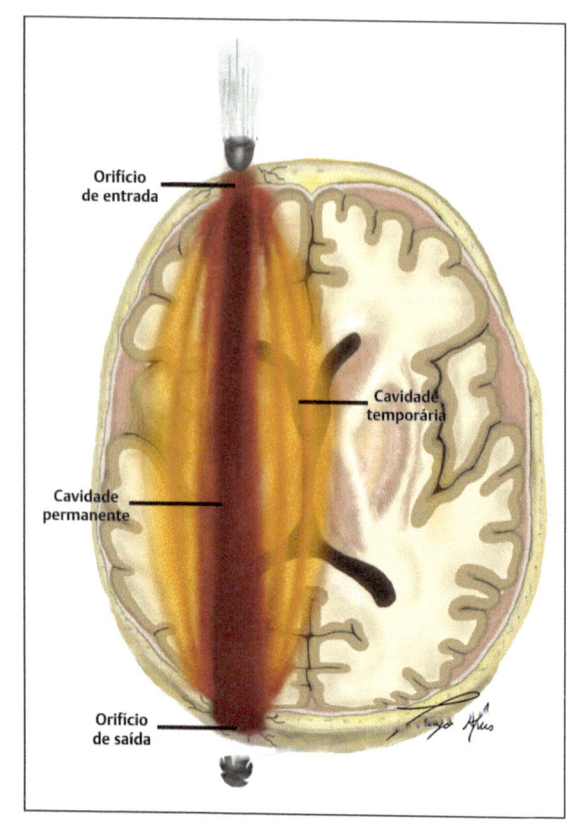

Fig. 88-2. Ilustração de corte axial do cérebro demonstrando um projétil com trajetória fronto-occipital com formação das cavidades temporária (em laranja), e permanente (em vermelho).

forma-se sucessivamente, o que transfere mais energia para os tecidos adjacentes. Pode haver, ainda, ricochete do projétil após este atingir uma superfície óssea, e isso causará um trajeto secundário (Fig. 88-2). Todos esses eventos amplificam o dano neuronal causado pelo PAF.[5]

FISIOPATOLOGIA

Dois mecanismos principais são os responsáveis pelo dano tecidual causado pelo PAF ao parênquima cerebral: cavitação temporária e destruição tecidual direta. Ao trafegar pelo parênquima cerebral o projétil transmite sua energia cinética acumulada ao tecido adjacente resultando em uma compressão deste de forma tangencial e rápida, o que gera uma cavitação temporária deste tecido.[5] A expansão desta cavitação gera uma pressão negativa no interior do crânio. Esta cavidade temporária, em seguida, colapsa sobre si mesma e se reexpande em padrões ondulantes progressivamente menores. Cada ciclo de expansão temporária e colapso cria lesão significativa dos tecidos ao redor do cérebro. Isso pode resultar em lesão do neurônio semelhante a cisalhamento ou pode resultar em hematomas epidurais, hematomas subdurais ou contusões parenquimatosas.[5,6] A migração do projétil causará uma laceração tecidual por trauma mecânico direto. Após a passagem do projétil, o tecido cerebral lacerado diretamente e a área imediatamente adjacente a este trajeto definirão uma área de dano tecidual irreversível conhecida por cavidade permanente. O tamanho desta cavidade será definido pelo calibre do projétil e velocidade do mesmo (Fig. 88-3).[5]

O trauma inicial gera uma lesão tecidual imediata ou primária. Contudo, após este evento traumático inicial se seguem isquemia, neuroinflamação, excitotoxicidade e estresse oxidativo, estes eventos combinam-se para criar um ciclo autoperpetuante de ruptura da barreira hematoencefálica, edema cerebral, aumento da pressão intracraniana (PIC) e, finalmente, diminuição da pressão de perfusão cerebral. Isto é definido como lesão secundária, e embora a maioria destes eventos seja considerada dentro das primeiras 12 a 24 horas após o trauma, tem sido observado que a lesão secundária persiste durante dias, possivelmente semanas.[7]

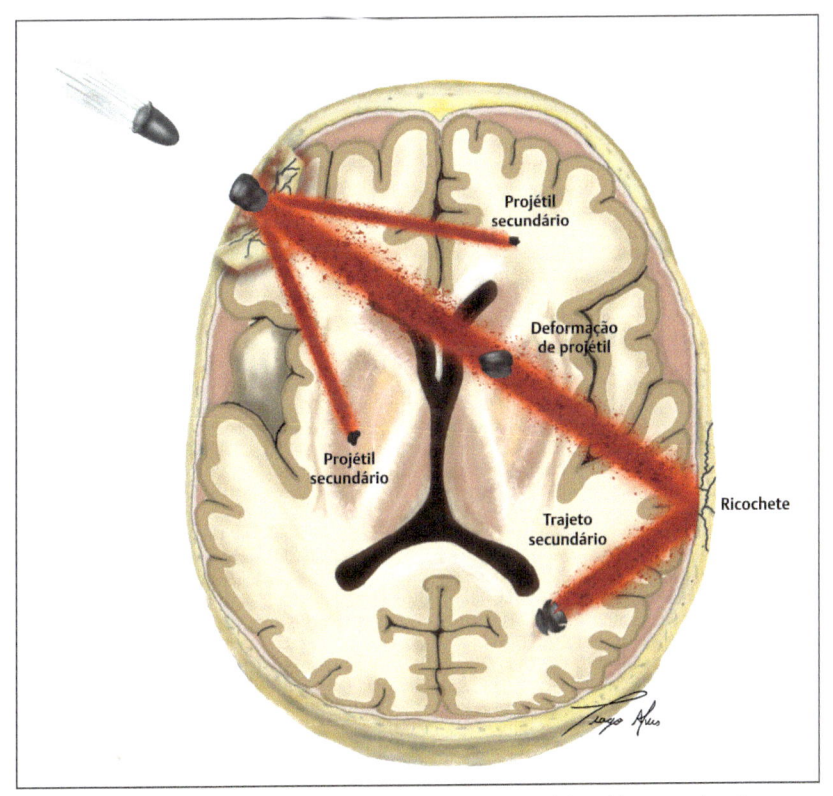

Fig. 88-3. Ilustração de corte axial do cérebro evidenciando um orifício de entrada frontal direito e mudança brusca de sua trajetória após ricochetear na tábua interna do osso parietal contralateral. Ocorre, ainda, formação de projéteis secundários por fragmentação do projétil primário.

PROFILAXIA DE INFECÇÕES

Infecções intracranianas são complicações comuns do TCE por PAF. Podem ser classificadas como precoces, até uma semana, ou tardias, após a primeira semana.[8] As infecções precoces são decorrentes dos debris, ar, pele, fragmentos ósseos e cabelos aspirados para o interior do crânio pela pressão negativa gerada pela cavitação temporária. Já as infecções secundárias, geralmente, decorrem de fístula liquórica.[8] O desbridamento cirúrgico precoce da ferida e a correção de lesões durais são potencialmente capazes de reduzir a taxa de infecção por esses fatores.

A incidência de infecções relacionadas com o TCE por PAF é de 5 a 23%[3] e incluem a infecção superficial da ferida, osteomielite, empiema epidural ou subdural, meningite, ventriculite e abscesso cerebral. O abscesso cerebral ocorre em 2 a 3% dos casos e se desenvolve em um período de 2 a 4 semanas após o trauma, sendo que sua mortalidade pode atingir 50%.[3] Os fatores de risco mais importantes para infecções são o acometimento de seios da face (29%), presença de fístula liquórica (47%)[9] e trajetória que envolva os ventrículos cerebrais.[10]

A antibioticoprofilaxia está recomendada no TCE por PAF com lesão dural associada. Os patógenos mais comumente isolados nas infecções são *Staphylococcus epidermidis*, *Staphylococcus aureus* e bactérias Gram-negativas.[11] Embora exista a tendência de alguns autores indicarem o emprego de antibióticos de largo espectro na profilaxia de infecções,[12] a exemplo do esquema de cefalosporina de terceira geração, oxacilina e metronidazol, no serviço dos autores, preconiza-se o uso de cefalosporina de segunda geração, como a cefazolina, por 5 a 7 dias. Esta conduta está de acordo com o *Guideline* do exército americano,[13] reservando o uso de antibióticos de largo espectro para casos em que haja infecção confirmada.

PROFILAXIA DE CRISE CONVULSIVA

A ocorrência de crise convulsiva se faz presente em 30% a 50% dos pacientes vítimas de TCE por PAF. Destas, 80% irão se manifestar nos dois primeiros anos, sendo que 4% a 10% ocorrem ainda na primeira semana, sendo denominadas crises convulsivas precoces.[8] O uso de medicação anticonvulsivante profilática está indicado nos primeiros 7 dias após o trauma, pois há redução comprovada na ocorrência das crises precoces.[7] Não há, contudo, evidências suficientes que suportem o emprego de anticonvulsivantes após a primeira semana, pois não há redução comprovada na incidência de crises tardias.[7]

PROPEDÊUTICA

A tomografia do crânio (TC) não contrastada é a modalidade de exame de imagem de escolha, por ser de fácil acesso e de rápida realização.[14] Possui boa sensibilidade para detectar hemorragias, fragmentos metálicos e efeito de massa; o trajeto do projétil também pode ser determinado através de exame de TC.[15] Alguns achados tomográficos são preditores de mau prognóstico. Dentre estes destacam-se lesões envolvendo a fossa posterior e o acometimento bi-hemisférico, nos quais a mortalidade é de até 89%.[16,17] Em um trajeto transventricular do projétil, a mortalidade pode alcançar os 100%.[17] A zona *fatalis*, descrita por *Kim*,[18] está localizada a 4 cm acima do dorso da sela, e abrange as regiões centrais do corpo do ventrículo lateral, do corpo caloso e do giro do cíngulo. Lesões desta zona estão relacionadas com um desfecho desfavorável.

A ressonância magnética do encéfalo (RM) geralmente não está recomendada, pois se trata de um exame demorado e com potencial de deslocamento dos fragmentos ferromagnéticos, o que pode acarretar aumento do dano tecidual.[14] A angiotomografia (ATC) é indicada para o *screening* de lesão vascular em grandes vasos. Aproximadamente 0,4% a 0,7% dos aneurismas intracranianos são decorrentes de trauma, destes, 20% são causados por trauma penetrante (Fig. 88-4).[8] A sensibilidade da ATC para detectar pseudoaneurisma traumático é de 73%.[19] Essas lesões da parede vascular quando rompem têm mortalidade próxima a 50%.[20] Os pseudoaneurismas traumáticos se manifestam por hemorragia subaracnóidea em 80% dos casos. Em decorrência dessa alta incidência de sangramento e ao seu desfecho desfavorável, essas lesões devem ser sempre tratadas. Lesões por PAF podem causar também lesões de seios durais e gerar trombose venosa, a ATC com fase venosa apresenta boa sensibilidade para este tipo de complicação (Fig. 88-4).

A angiografia cerebral (AGC) é um exame invasivo reservado àqueles pacientes com alto risco de lesão vascular e sem alterações à ATC (Fig. 88-5).[8] Os critérios para o seu emprego incluem trajeto do projétil pela região do ptério/orbitofrontal; lesão vascular conhecida sem evidência de aneurisma traumático em um exame de imagem inicial; lesão por explosão em paciente com Escala de Coma de Glasgow (ECG) inferior a 8; presença de isquemia cerebral tardia; evidência de vasospasmo no Doppler transcraniano; e redução súbita da pressão parcial de oxigênio cerebral (PbrO$_2$).[7]

TRATAMENTO CIRÚRGICO

A abordagem inicial do paciente vítima de TCE por PAF deve seguir os protocolos do ATLS (*Advanced Trauma Life Suport*). Harvey Cushing, durante a Primeira Guerra Mundial, foi o primeiro neurocirurgião a descrever um tratamento cirúrgico sistematizado ao TCE por PAF. Sua abordagem tinha como princípios a remoção completa dos fragmentos ósseos e metálicos e craniectomia descompressiva para casos com sinais de hipertensão intracraniana. Tais princípios permaneceram vigentes até os conflitos recentes do Afeganistão e Guerra do Iraque, nos quais, aliado ao refinamento da técnica neurocirúrgica, foram preconizados descompressão craniana precoce, desbridamento mais conservador de fragmentos ósseos e metálicos e duroplastia hermética.[10]

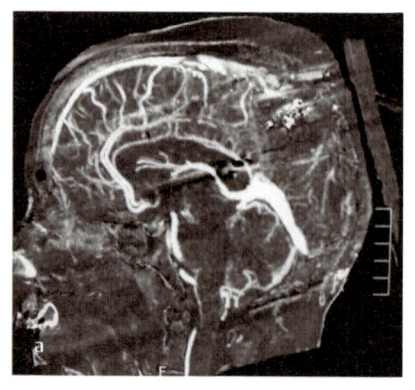

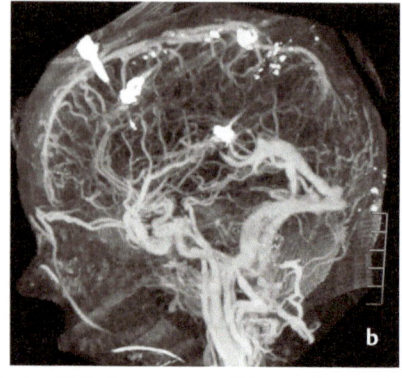

Fig. 88-4. (a) Angiografia por subtração digital em perfil evidencia múltiplos fragmentos de projétil em regiões cervical e craniana. (b) Angiografia por subtração digital em perfil evidencia dilatação aneurismática em artéria carótida externa esquerda.

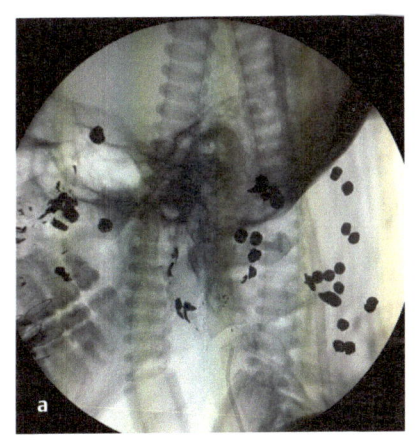

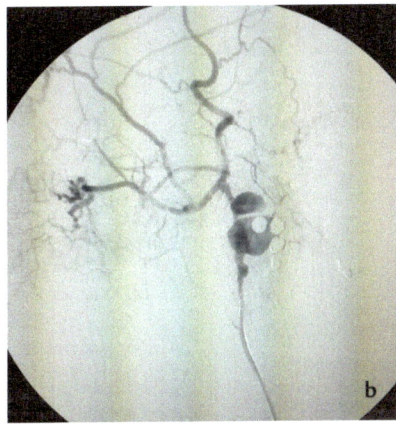

Fig. 88-5. (a) Angiotomografia computadorizada em fase venosa com reconstrução 3D. Presença de projétil adjacente ao seio sagital superior com ausência de fluxo no acompanhamento distal à bala, caracterizando trombose do seio. (b) Angiotomografia na fase venosa em corte sagital evidenciando ausência de contraste no seio sagital superior distal ao projétil.

Os objetivos do tratamento cirúrgico são o controle da hipertensão intracraniana; desbridamento dos tecidos desvitalizados; remoção de fragmentos e corpos estranhos acessíveis, preservando tecido encefálico viável; hemostasia e duroplastia hermética. Pacientes em ECG 3 e pupilas arreativas após manobras de ressuscitação não são candidatos à intervenção cirúrgica em decorrência de prognóstico desfavorável.[16] Stone et al. recomendam cirurgia para qualquer paciente com pupilas reativas e estabilidade hemodinâmica, embora apenas 8% dos pacientes com ECG entre 3 e 5 sobrevivam.[7]

Para o tratamento de TCE com pequenos orifícios de entrada e mínima lesão intraparenquimatosa, recomenda-se duroplastia hermética, desbridamento da ferida e dos tecidos desvitalizados. Já em situações com lesões de calvária mais extensas recomenda-se amplo desbridamento com retirada de fragmentos ósseos por craniectomia e duroplastia hermética. Na ausência de lesões intracranianas com efeito de massa o desbridamento cirúrgico do trajeto do projétil não é recomendado, apenas o tratamento dos orifícios de entrada e saída do projétil.[8] Para pacientes com sinais tomográficos de hipertensão intracraniana ou aqueles submetidos à monitorização de pressão intracraniana (ECG < 9) refratários a medidas clínicas, a craniectomia descompressiva precoce ou evacuação da lesão com efeito de massa, caso exista, está indicada. Por fim, lesões que envolvam seios da face ou fístulas liquóricas devem ser corrigidas precocemente a fim de evitar complicações infecciosas.

PROGNÓSTICO

Murano et al.[17] identificaram as seguintes variáveis como preditores de mortalidade: parada respiratória à admissão, hipotensão arterial e trajetória transventricular do projétil. O fator de melhor correspondência com o prognóstico é a ECG após as medidas de ressuscitação e estabilização na admissão inicial.[21] Sabe-se também que pupilas arreativas, tentativa de suicídio, idade avançada e hipóxia também estão relacionados com desfecho desfavorável.

A taxa de sobrevivência em TCE por projétil de arma de fogo na população civil guarda íntima relação com a ECG. Essa taxa é de 90,5% em pacientes com ECG 9-15, de 35,6% em pacientes com ECG 6-8 e de 0 a 8,1% em pacientes com ECG 3-5.[22] Trata-se, portanto, de um trauma craniano com elevada morbimortalidade associada, em que a intervenção neurocirúrgica precoce é de fundamental importância.

REFERÊNCIAS BIBLIOGRÁFICAS

1. Anuário Brasileiro de Segurança Pública – Fórum Brasileiro de Segurança Pública [Internet]. 2018.
2. Joseph B, Aziz H, Pandit V, et al. Improving Survival Rates after Civilian Gunshot Wounds to the Brain. Journal of the American College of Surgeons. 2014;218(1):58-65.
3. Vakil MT, Singh AK. A review of penetrating brain trauma: epidemiology, pathophysiology, imaging assessment, complications, and treatment. Emerg Radiol. 2017;24(3):301-9.
4. de Miranda LI. Balística terminal ou de efeitos, ou médico-legal. In: Balística Forense. 1 ed Rio de janeiro: Rubio. 2014:30-1.
5. Gean AD. Brain injury: applications from war and terrorism. Philadelphia: Wolters Kluwer Health. 2014:338.
6. Kazim SF, Shamim MS, Tahir MZ, Enam SA, Waheed S. Management of penetrating brain injury. J Emerg Trauma Shock. 2011;4(3):395-402.

7. Werner Jr. JK, Armonda R, Manley GT, Rosenthal G. Management of Penetrating Brain Injury. In: Schmidek and Sweet Operative Neurosurgical Techniques [Internet]. Elsevier. 2012:1619-28.
8. Alvis-Miranda HR, M Rubiano A, Agrawal A, et al. Craniocerebral Gunshot Injuries; A Review of the Current Literature. Bull Emerg Trauma. 2016;4(2):65-74.
9. Meirowsky AM, Caveness WF, Dillon JD, et al. Cerebrospinal fluid fistulas complicating missile wounds of the brain. J Neurosurg. 1981;54(1):44-8.
10. Jallo J, Loftus CM. Neurotrauma and Critical Care of the Brain. 2 ed. New York: Thieme; 2018.
11. Hagan RE. Early complications following penetrating wounds of the brain. J Neurosurg. 1971;34(2-1):132-41.
12. Bayston R, Louvois J de, Brown EM, et al. Use of antibiotics in penetrating craniocerebral injuries. The Lancet. 2000;355(9217):1813-7.
13. McCafferty R, Rush S, Keenan S, et al. PA-C.:21. – TCCC for All Combatants course training materials.
14. Esposito DP, Walker JB. Contemporary Management of Penetrating Brain Injury: Neurosurgery Quarterly. 2009;19(4):249-54.
15. Garrido JC, Amâncio FF, Faleiro RM, et al. Cervical gunshot wound: bullet trajectory on three-dimensional computed tomography scan. Arquivos de NeuroPsiquiatria. 2012;70(11):907.
16. Tsuei Y-S, Sun M-H, Lee H-D, et al. Civilian gunshot wounds to the brain. J Chin Med Assoc. 2005;68(3):126-30.
17. Murano T, Mohr AM, Lavery RF, et al. Civilian craniocerebral gunshot wounds: an update in predicting outcomes. Am Surg. 2005;71(12):1009-14.
18. Kim KA, Wang MY, McNatt SA, et al. Vector analysis correlating bullet trajectory to outcome after civilian through-and-through gunshot wound to the head: using imaging cues to predict fatal outcome. Neurosurgery. 2005;57(4):737-47.
19. Bodanapally UK, Shanmuganathan K, Boscak AR, et al. Vascular complications of penetrating brain injury: comparison of helical CT angiography and conventional angiography. J Neurosurg. 2014;121(5):1275-83.
20. Bhaisora KS, Behari S, Godbole C, Phadke RV. Traumatic aneurysms of the intracranial and cervical vessels: A review. Neurol India. 2016;64 Suppl:S14-23.
21. Levy ML, Masri LS, Lavine S, Apuzzo ML. Outcome prediction after penetrating craniocerebral injury in a civilian population: aggressive surgical management in patients with admission Glasgow Coma Scale scores of 3, 4, or 5. Neurosurgery. 1994;35(1):77-85.
22. Rosenfeld JV. Gunshot injury to the head and spine. J Clin Neurosci. 2002;9(1):9-16.

CAPÍTULO 89

FRATURAS E AFUNDAMENTOS CRANIANOS

Antônio Vinicius Ramalho Leite ▪ Ezir Araújo Lima Junior ▪ José Carlos de Moura
Mateus de Sousa Rodrigues ▪ Renato Bispo de Cerqueira Filho
Samuel Miranda de Moura ▪ Tiago Gomes Pires

HISTÓRICO

"Dos ilustres antigos que deixaram tal nome, que igualou fama à memória, ficou por luz do tempo a larga história dos feitos em que mais se assinalaram." Camões em rimas, XXV.

Um dos registros mais antigos da trepanação é datada de 8 mil anos, desde a civilização pré-colombiana, até as primeiras civilizações europeias.

Utilizavam-se pedras pontudas e lâminas de obsidiana (nos primeiros registros). Posteriormente foram utilizados metais, na era do bronze, bisturis, serras primitivas e vidros (Fig. 89-1).

Entretanto, foi apenas em 400 a.C. que Hipócrates escreveu um tratado sobre o cérebro e detalhou sobre a trepanação. Graham Martin afirma que Hipócrates, em viagem para Marselha, compreendeu a técnica que já era utilizada a mais de 1500 anos.

Especulava-se que na civilização pré-colombiana dos zapotecas utilizava-se a trepanação múltipla para um tratamento popular para dores de cabeça.

No século XV, pintores renascentistas documentaram a trepanação para cura dos problemas mentais. Um deles "A extração da pedra da loucura" (Fig. 89-2).

EPIDEMIOLOGIA

O traumatismo craniencefálico (TCE) é uma das maiores causas de sequelas nos Estados Unidos. Aproximadamente 13,5 milhões de indivíduos[1] ficam sequelados, ocasionando um impacto econômico estimado de 76,5 bilhões de dólares.[2,3] No ano de 2013 foram 2,5 milhões de atendimentos de emergência,

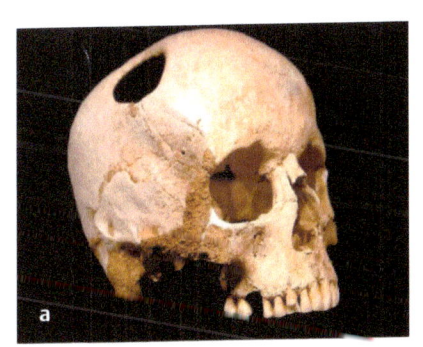

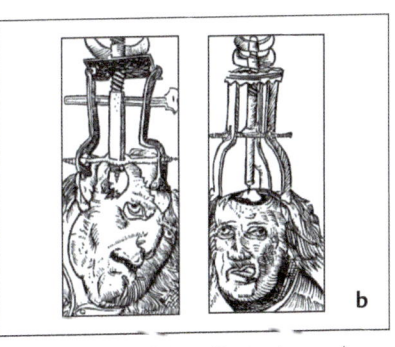

Fig. 89-1. (a) Um crânio do neolítico que passou por uma trepanação. (Fonte: Natural History Museum, Lausanne/Rama.) **(b)** Uma gravura de 1525 mostrando a trepanação. (Fonte: Peter Treveris/Hieronymus Von Braunschweig.)

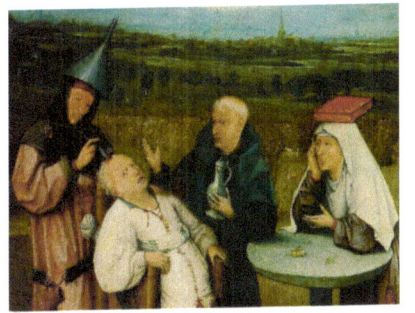

Fig. 89-2. A Extração da Pedra Louca – Hieronymus Bosch. (Fonte: Wikimedia Commons.)

282 mil hospitalizações, 56 mil mortos, relacionados com o TCE nos Estados Unidos.[4] Acredita-se também que estes dados estejam subestimados. Entre 2000 e 2017, 375.230 militares americanos sofreram TCE.[5] Sua incidência é bastante variável de acordo com os países (811 por 100.000/ano na Nova Zelândia a 7,3 por 100.000/ano no oeste Europeu. Países como Suécia, Itália, França e Noruega têm menor incidência, já países como Espanha e Taiwan essa tem aumentado.[6] Os mais altos índices de TCE foram observados em idosos (≥ 75 anos; 2.232 por 100.000), crianças (0 a 4 anos; 1.591 por 100.000) e adultos jovens (15 a 24 anos; 1081 por 100.000). Homens têm índices mais altos (959 por 100.000) do que mulheres (811 por 100.000). Causas mais comuns, quedas (413 por 100.000), traumas por objetos (142 por 100.000), acidentes por veículos motorizados (122 por 100.000). Aumento comparativo de 534 por 100.000, em 2007, para 787 por 100.000, atribuídos a quedas em adultos.[4] Maior causa primaria de mortes sofreu modificações de 2007 (acidentes automobilísticos) para automutilação em 2013. A maioria dos casos de internamentos também modificou, de acidente automobilístico, em 2007, para quedas em idosos, em 2013.

Os maiores fatores de risco são baixas condições socioeconômicas, álcool, drogas, distúrbios psiquiátricos e cognitivos.[7,8] Em adolescentes, as maiores causas são traumatismos relacionados com as atividades esportivas.[8] A violência tem ressurgido na última década e representa, atualmente, de 7% a 10% dos casos.[9] A prevalência das sequelas permanentes nos Estados Unidos é estimada entre 3,2 a 5,3 milhões, ou 1% a 2% da população.[10,11]

QUADRO CLÍNICO

O exame clínico ainda é o melhor método para a rápida identificação de deterioração neurológica. A escala de coma de Glasgow, que se baseia na abertura dos olhos e nas respostas verbais e motoras, é amplamente utilizada para avaliar pacientes com traumatismo craniano. Outros componentes importantes de um exame neurológico inicial para avaliação da função do tronco encefálico incluem o nível de consciência, padrão respiratório, tamanho e reflexos pupilares, bem como reflexos oculocefálico, oculovestibular e nauseoso. Os movimentos dos olhos, a função motora e sensitiva dos membros e a fala também devem ser avaliados. Após esse breve exame inicial, pode-se proceder a uma avaliação neurológica minuciosa.[12]

As lesões encefálicas definitivas do TCE podem ser primárias e secundárias. As primárias ocorrem no momento do acidente, por trauma direto ou aceleração e desaceleração do encéfalo decorrentes da energia cinética envolvida. A movimentação do parênquima encefálico pode provocar o estiramento de axônios e de vasos sanguíneos, resultando em disfunção temporária e até ruptura destas estruturas. As lesões secundárias se iniciam após o acidente e e isso se deve às condições como hipotensão arterial, hipoglicemia, hipercapnia, hipóxia e distúrbios hidroeletrolíticos. Posteriormente, podem ocorrer outros distúrbios metabólicos e processos infecciosos, agravando ainda mais as lesões.[13]

As fraturas cranianas com afundamento apresentam um quadro clínico mais exuberante quando comparadas às fraturas sem afundamento. Quando há acometimento da dura-máter, o quadro de cefaleia, rebaixamento do nível de consciência e vômitos pode ser encontrado em até 85%, 75% e 45% dos casos, respectivamente. Nesses casos, as convulsões são menos frequentes, ocorrendo em 10% dos casos. A incidência de eventos convulsivos aumenta quando há lesão intraparenquimatosa associada, sobretudo quando se dá na região do lobo temporal. A rinorragia e a otorragia estão presentes em até um quarto das fraturas com afundamento com lesões de dura-máter secundárias. Quando comparadas às fraturas com acometimento parenquimatoso, os distúrbios motores e da linguagem são menos frequentes nas fraturas com afundamento com lesões restritas às meninges, ocorrendo em menos de 20% dos casos.[14] Existem relatos de paraparesia secundária a fraturas cranianas com afundamento em região parietal.[15]

As fraturas cranianas moderadas a graves, invariavelmente, afetam o nível de consciência. Pacientes com esta gravidade apresentam lesões de durá-máter e do parênquima cerebral em 50% e 40% dos casos, respectivamente. Isso aumenta os riscos de instalação de entidades clínicas de alta morbimortalidade como o hematoma extradural e subdural. Até 10% dos pacientes com fraturas cranianas moderadas a graves evoluem com hematoma extradural, e 5% dos casos cursam com hematoma subdural, mais associado às lesões dos seios venosos.[16] Portanto, fraturas cranianas que cursam com rebaixamento do nível de consciência devem ser investigadas clinicamente no sentido de detectar precocemente a formação intraparenquimatosa de possíveis coleções sanguíneas.

EXAME FÍSICO/IMAGEM

As fraturas cranianas, como já descrito, são agrupadas de forma didática em fraturas cranianas fechadas que podem ser simples ou complexas e fraturas abertas. Estas, em sua maioria, compostas.

Os sinais do exame físico dependerão do local da fratura e graduação de complexidade do traumatismo. A correlação entre exame físico e imagem é o dueto adequado para programação da abordagem neurocirúrgica. Sintomas como cefaleia, dor craniana, náuseas e sinais com discrepância palpável no contorno do crânio e alterações do estado mental contribuem para o diagnóstico e exame físico com acurácia.

As fraturas lineares geralmente não podem sem detectadas ao exame clínico e neurológico, faz-se necessária a aquisição de imagens tomográficas para visualização. Porém, permite-se inferir a presença de fratura por observação de hematomas, abaulamentos e suturas "cranianas novas" em crianças.

Nas fraturas cranianas afundadas fechadas em adultos o próprio hematoma dependendo da região acometida impede a detecção somente pela inspeção, sendo a palpação local importante ferramenta diagnóstica. Entretanto, nas fraturas complexas com laceração do couro cabeludo os diagnósticos clínico e neurológico já podem ser inferidos.

Em crianças, principalmente neonatos, as fraturas lineares podem se confundir com suturas cranianas ao exame físico pouco apurado. Portanto, a tomografia de crânio e também o radiograma de crânio possuem importante destaque na avaliação neurológica. Por outro lado, as fraturas afundamentos em crianças são mais comuns no osso frontal e parietal. As fraturas do tipo "pingue-pongue" são bem visíveis e com localização bem definida na região parietal dos pequenos.

As fraturas da base de crânio (fraturas Basilares) são, em sua maioria, extensão das fraturas que ocorrem na abóbada craniana. Sinais clínicos deste tipo particular de lesão podem ocorrer de forma imperceptível nos minutos próximos ao trauma, a exemplo da otoliquoorreia e rinoliquorreia. Pode-se observar, ainda, hemotímpano, lacerações em canal auditivo, bem como os sinais clássicos da equimose periauricular (sinal de Battle) e a equimose periorbital (*guaxinin eyes*) na ausência de trauma orbital direto.

São comuns, também, nas fraturas de base, lesões dos nervos cranianos: VII e VIII, associadas à fratura no osso temporal. Lesões do nervo olfatório com presença de anosmia por fratura da lâmina crivosa são frequentes. Lesões do nervo troclear podem ocorrer por fraturas no clivo.

CASO 1 – (FIG. 89-3)

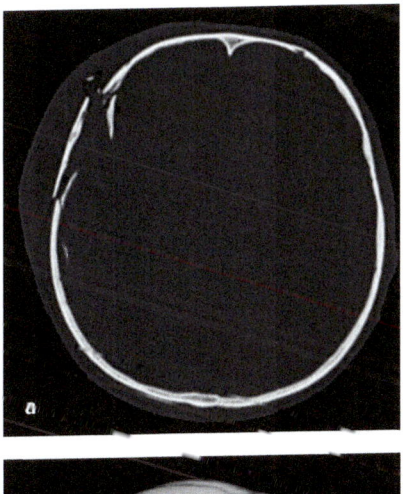

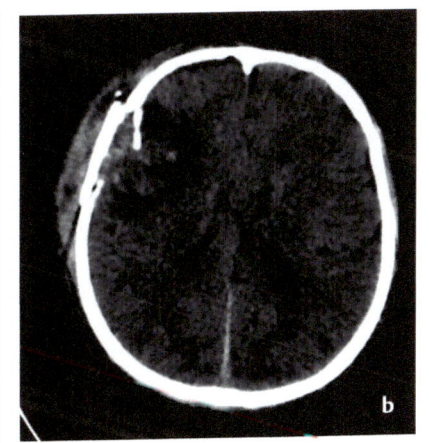

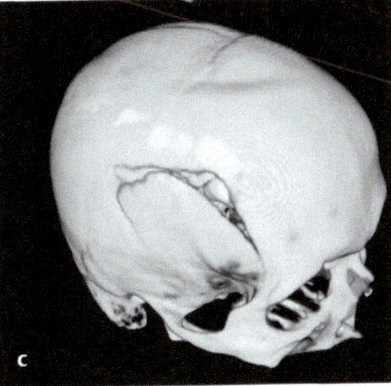

Fig. 89-3. Paciente de 64 anos vítima de trauma craniano de alto impacto e uma fratura secundária com afundamento, associado à contusão encefálica hemorrágica e focos de pneumoencéfalo. (a) TC demonstra corte axial, janela óssea. (b) TC de parênquima. (c) Reconstrução 3D.

CASO 2 – (FIG. 89-4)

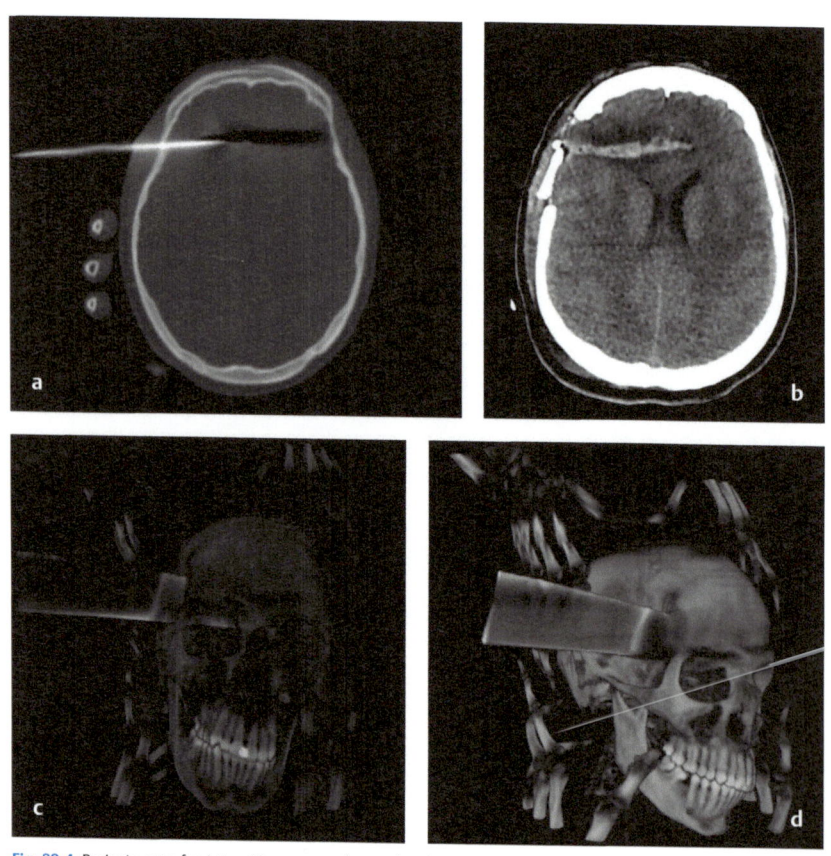

Fig. 89-4. Paciente, sexo feminino, 30 anos, com fratura da calota craniana por material perfurocortante, associada à lesão cerebral contusional hemorrágica estável após abordagem neurocirúrgica. (a) TC de crânio pré-cirúrgica evidencia cortes axiais, janela óssea. (b) TC de parênquima. (c,d) Reconstruções 3D pós-cirúrgica.

CASO 3 – (FIG. 89-5)

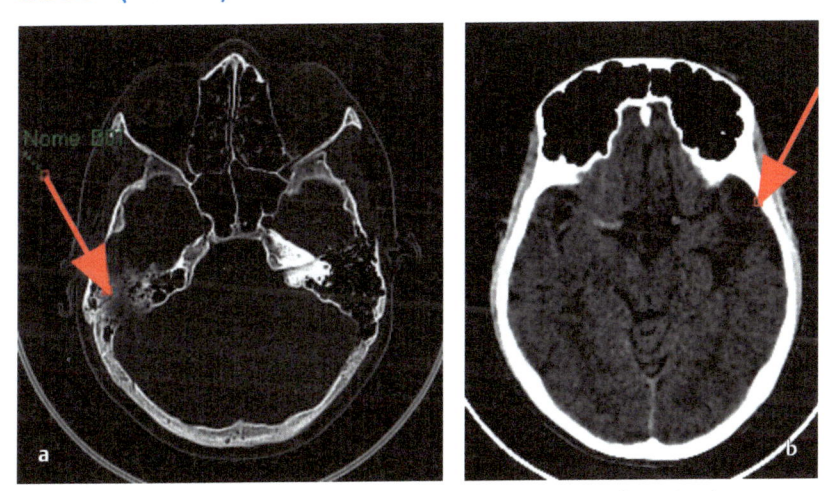

Fig. 89-5. Paciente com lesões relacionadas com golpe e contragolpe pós-traumáticas, evidenciando-se fratura longitudinal da mastoide à direita (a), e contusão encefálica temporal esquerda (b).

CASO 4 – (FIG. 89-6)

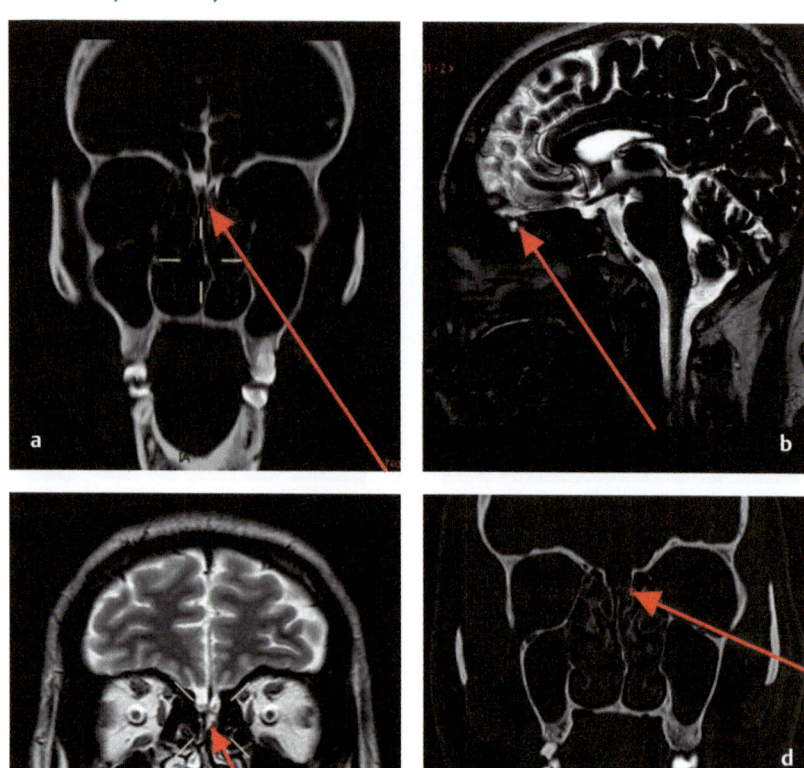

Fig. 89-6. Paciente com rinorreia persistente pós-traumática. Tomocisternografia em corte coronal (a). RM ponderada em T2, corte sagital (b) e corte coronal (c); e TC corte coronal, janela óssea (d) evidenciam falha óssea na lâmina crivosa esquerda com extravasamento de contraste em a e líquido cefalorraquidiano em b,c para células etmoidais, caracterizando fístula liquórica.

DIAGNÓSTICO DIFERENCIAL

Hoje, com o advento da tomografia computadorizada (TC) *Multislice*, a maioria das fraturas cranianas não deixa dúvida quanto ao seu diagnóstico. Nesse sentido, no manejo das fraturas cranianas, é fundamental estabelecer os diagnósticos: topográfico, etiológico e sindrômico. As fraturas com afundamento acometem principalmente os lobos: frontal (36,7%) e parietal (26,6%). Os lobos temporal e occipital são menos acometidos.[14] Entretanto, fraturas longitudinais do osso temporal necessitam de uma atenção especial em decorrência da alta relação com lesões no lobo temporal. As fraturas de base de crânio são lesões que também requerem cuidado especial, já que é uma região craniana predisposta ao desenvolvimento de pneumoencéfalo em razão da proximidade anatômica com os seios ósseos, além dos riscos de fístula liquórica e lesões de pares cranianos, sobretudo do nervo facial (VII par). Quanto ao diagnóstico etiológico, as fraturas cranianas com afundamento geralmente estão relacionadas com traumas pontuais, enquanto as fraturas sem afundamento são mais prevalentes em traumas deformantes da abóbada craniana.[17] Durante a realização do diagnóstico sindrômico, a diferenciação clínica das fraturas cranianas com afundamento é primordial, já que estão mais associadas a entidades sindrômicas como contusão cerebral, meningite, hematomas cerebrais, fístulas liquóricas, abcessos cerebrais e a síndrome da hipertensão intracraniana (HIC). O diagnóstico sindrômico precoce é essencial no sentido de reduzir a morbimortalidade do paciente, considerando que essas síndromes são potencialmente letais quando o diagnóstico e as intervenções são tardios.

O diagnóstico diferencial entre a fratura craniana com ou sem afundamento é realizado por meio da palpação cuidadosa da topografia acometida e/ou exames radiológicos complementares. A ausência de sinais sugestivos de afundamento craniano (fraturas lineares) no exame físico não exclui a presença de fraturas. As fraturas lineares são diagnosticadas, na maioria das vezes, após estudo radiológico e, frequentemente, apresentam pouco significado clínico. Entretanto, a presença de fraturas lineares é fator de risco para hematoma extradural.[18] As suturas cranianas são possíveis fatores de confusão durante a palpação do crânio dos pacientes com suspeita de fraturas cranianas. Entretanto, os exames de imagem elucidam satisfatoriamente essa possível limitação do exame físico.

As fraturas de crânio com afundamento podem lacerar o couro cabeludo (aberta) ou não (fechada). A maioria das fraturas é aberta.[13] A diferenciação diagnóstica entre as fraturas abertas e fechadas geralmente é possível ainda na inspeção. Porém, o exame físico apresenta baixa acurácia na determinação de lesões de estruturas profundas como as meninges e o parênquima cerebral. As fraturas cranianas que cursam com formação de fragmentos ósseos ou o cavalgamento das estruturas predispõem lesões na dura-máter e podem atingir o parênquima cerebral subjacente.[19] O diagnóstico das meníngeas e intraparenquimatosas secundárias é feito por meio da tomografia computadorizada (TC) ou ressonância magnética (RM). A radiografia de crânio apresenta boa sensibilidade para as fraturas da calota craniana, mas geralmente não detecta, de modo satisfatório, lesões meníngeas e intraparenquimatosas. A punção liquórica pode ser útil, sobretudo, nos pacientes com história de cefaleia e perda da consciência. Um estudo multicêntrico observou que os principais sintomas apresentados por pacientes com acometimento da dura-máter secundário a afundamento craniano foram: cefaleia (84,4%), perda da consciência (76,6%) e vômitos (46,9%).[14] As fraturas cranianas com afundamento que cursam com lesões meníngeas são predispostas à fístula liquórica, infecções por contiguidade (meningite) e abcessos.[17]

Nos casos mais graves associados a lesões intraparenquimatosas existe o risco adicional de formação de hematomas, necessitando de drenagem dependendo do volume da coleção sanguínea. A avaliação do volume do hematoma é necessária no sentido de indicar ou não uma intervenção neurocirúrgica. Para esta elucidação diagnóstica, os exames mais utilizados são a TC sem contraste e a RM de crânio.[20]

Nas crianças, a fratura em "pingue-pongue" é um tipo de fratura craniana com afundamento sem formação de espículas ósseas na maioria dos casos. Por isso, geralmente não há lesão da dura-máter ou do parênquima cerebral. Nesses casos, o tratamento neurocirúrgico, na maioria das vezes, tem finalidade estética. O diagnóstico é feito a partir da história clínica e dos achados nos exames de imagem. A ultrassonografia apresenta sensibilidade de 88%-100% na detecção das fraturas em "pingue-pongue".[21] Entretanto, a TC de crânio sem contraste ainda pode ser necessária no sentido de determinar lesões meníngeas e intraparenquimatosas subjacentes.[22]

OPÇÕES DE TRATAMENTO

O tratamento das fraturas de crânio e afundamento de crânio pode ser conservador ou cirúrgico. A decisão vai depender das características de sua lesão assim como mecanismo de ação e lesões associadas presentes.[23] Entre essas características incluímos: lesão aberta ou fechada; ferida limpa ou suja; presença de contusões ou hematomas adjacentes; presença de pneumoencéfalo; presença de lesão dural; e presença de tecido cerebral.[23] O tempo decorrido até o tratamento é um fator importante, principalmente, na prevenção de infecções. Quanto maior o tempo de espera, maior o risco de infecção.[24]

O tratamento conservador geralmente se dá em lesões fechadas lineares ou com depressão inferior a 1 cm e sem sinais clínicos ou tomográficos de lesão dural, envolvimento de seio frontal, pneumoencéfalo, infecções de ferida ou defeitos cosméticos. Deve-se ter muito cuidado com as fraturas lineares visualizadas apenas na radiografia em razão do risco de hematoma extradural que pode chegar a 30% dos casos.[25] O tratamento cirúrgico é indicado nos casos com presença de umas das características descritas anteriormente ou afundamentos com mais de 1 cm e lesões abertas potencialmente

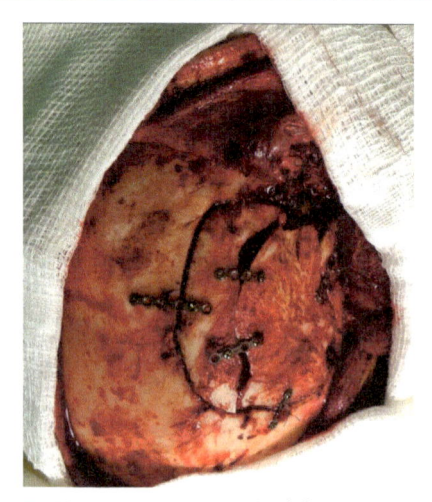

Fig. 89-7. Reposicionamento primário do fragmento ósseo.

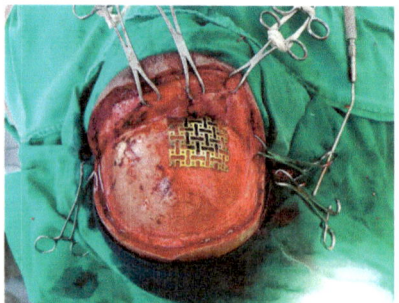

Fig. 89-8. O uso de placas de titânio ou cimento ósseo pode ser utilizado nas cranioplastias.

contaminadas. A presença de sinais clínicos ou tomográfico de lesão dural é o mais importante na indicação de tratamento cirúrgico.[14,26]

A abordagem cirúrgica consiste na técnica de elevação e desbridamento da ferida/óssea. O reposicionamento primário do fragmento ósseo (Fig. 89-7) é uma opção terapêutica cirúrgica quando não há sinais de contaminação da ferida.[24] Quando há sinais de contaminação é realizada a craniectomia e, após tratamento da infecção, pode ser realizada a cranioplastia. O uso de placas de titânio ou cimento ósseo pode ser utilizado nas cranioplastias (Fig. 89-8).

Em relação ao uso dos antibióticos, estudos mostram que não há evidência de melhora ou prevenção da infecção com o uso precoce. Porém, é comprovado que o desbridamento precoce seguido do início de antibióticos em feridas contaminadas diminui o risco de infecções.[24]

REFERÊNCIAS BIBLIOGRÁFICAS

1. Schiller JS, Lucas JW, Ward BW, Peregoy JA. Summary health statistics for U.S. adults: National Health Interview Survey, 2010. Vital Health Stat. 2012:1.
2. Coronado V, McGuire L, Faul M, et al. Epidemiology and public health issues. In: Zasler ND, Katz DI, Zafonte RD, et al. (Eds.), Brain injury medicine: principles and practice, 2nd ed. New York: Demos Medical Publishing, 2012.
3. Finkelstein E, Corso P, Miller T. The incidence and economic burden of injuries in the United States, New York: Oxford University Press, 2006.
4. Taylor CA, Bell JM, Breiding MJ, Xu L. Traumatic brain injury-related emergency department visits, hospitalizations, and deaths – United States, 2007 and 2013. MMWR Surveill Summ. 2017;66:1.
5. Defense and Veterans Brain Injury Center. DoD Numbers for Traumatic Brain Injury. Department of Defense. 2017.
6. Li M, Zhao Z, Yu G, Zhang J. Epidemiology of traumatic brain injury over the world: a systematic review. Austin Neurol & Neurosci. 2016;1:1007.
7. Liao CC, Chiu WT, Yeh CC, et al. Risk and outcomes for traumatic brain injury in patients with mental disorders. J Neurol Neurosurg Psychiatry. 2012;83:1186.
8. Ilie G, Boak A, Adlaf EM, et al. Prevalence and correlates of traumatic brain injuries among adolescents. JAMA. 2013;309:2550.
9. Butcher I, McHugh GS, Lu J, et al. Prognostic value of cause of injury in traumatic brain injury: results from the IMPACT study. J Neurotrauma. 2007;24:281.
10. Thurman DJ, Alverson C, Dunn KA, et al. Traumatic brain injury in the United States: A public health perspective. J Head Trauma Rehabil. 1999;14:602.
11. Zaloshnja E, Miller T, Langlois JA, Selassie AW. Prevalence of long-term disability from traumatic brain injury in the civilian population of the United States, 2005. J Head Trauma Rehabil. 2008;23:394.
12. Bongard FS, Sue DY, et al. Terapia Intensiva: Diagnóstico e Tratamento. 2005;2.
13. Guimarães ACR, Monteiro BS, Silveira FMS, et al. A abordagem da fratura do crânio com afundamento. Revista Médica de Minas Gerais. 2013;23(5):S2-S6.
14. Salia SM, Mersha HB, Aklilu AT, et al. Predicting dural tear in compound depressed skull fractures: a prospective multicenter correlational study. World Neurosurg. 2018;114:e833-e839.
15. Syed AA, Arshad A, Abida K, Minakshi S. Paraperesis: a rare complication after depressed skull fracture. The Pan African Medical Journal. 2012;12:106.

16. Ahmad S, Afzal A, Rehman L, Javed F. Impact of depressed skull fracture surgery on outcome of head injury patients. Pakistan Journal of Medical Sciences. 2018;34(1):130-4.
17. Andrade AF, Paiva WS, Amorim RLO, et al. Mecanismos de lesão cerebral no traumatismo cranioencefálico. Rev Assoc Med Bras. 2009;55(1):75-81.
18. National Association of Emergency Medical Technicians. Prehospital Trauma Life Support (PHTLS) atendimento pré-hospitalar ao traumatizado, 7.ed. NAEMT & ACS: Editora Elsevier, 2012.
19. Rodrigues MS, Santana LF, Silva EPG, Gomes OV. Epidemiologia de traumatismo craniencefálico em um hospital. Rev Soc Bras Clin Med. 2018;16(1):21-4.
20. Mutch CA, Talbott JF, Gean A. Imaging evaluation of acute traumatic brain injury. Neurosurgery clinics of North America. 2016;27(4):409-39.
21. Bloom AS, Auten J, Schofer JM. Point-of-care ultrasound for the diagnosis of a ping pong skull fracture. Clinical Practice and Cases in Emergency Medicine. 2018;2(1):99-100.
22. Ramirez-Schrempp D, Vinci RJ, Liteplo A. Bedside ultrasound in the diagnosis of skull fractures in the pediatric emergency department. Pediatr Emerg Care. 2011;27(4):312-4.
23. Prakash A, Harsh V, Gupta U, et al. Depressed Fractures of Skull: An Institutional Series of 453 Patients and Brief Review of Literature. Asian J Neurosurg. 2018;13(2):222-6.
24. Bullock MR, Chesnut R, Ghajar J, et al. Surgical management of depressed cranial fractures. Neurosurgery. 2006;58(3):S56-60.
25. Aurangzeb A, Ahmed E, Afridi EA, et al. Frequency of extradural haematoma in patients with linear skull fracture. J Ayub Med Coll Abbottabad. 2015;27(2):314-7.
26. Muhammad G, Aurangzeb A, Khan S A, et al. Dural tears in patients with depressed skull fractures. J Ayub Med Coll Abbottabad. 2017;29(2):311-5.

CAPÍTULO 90
FÍSTULAS LIQUÓRICAS TRAUMÁTICAS
Nelson Saade

INTRODUÇÃO

O líquido cefalorraquidiano (LCR) é um fluido fisiológico produzido no plexo coroide com volume total de 140 mL circulando ativamente e sendo reabsorvido diariamente. Produzido pelo plexo coroide nos ventrículos laterais, terceiro e quarto ventrículos circula dos ventrículos laterais através do forame de Monro para o terceiro ventrículo e, em seguida, para o quarto ventrículo através do aqueduto de Sylvius, depois comunica-se com o espaço subaracnóideo pelo forame de Magendie e de Luschka. O LCR circula pelas meninges entre a aracnoide e é reabsorvido no sistema venoso por vilosidades aracnóideas, que se projetam para dentro dos seios venosos.

Localizado nos ventrículos cerebrais e espaços subaracnóideos craniano e espinhal auxilia no suporte físico e homeostase dos tecidos neurais. Após a ocorrência de um trauma craniencefálico e craniomaxilofacial grave, a destruição da estrutura meníngea pode levar à perda de LCR do espaço subaracnóideo através de uma fístula liquórica. As fístulas liquóricas têm incidência de 1% a 3% de todas as lesões cerebrais traumáticas fechadas (TCE) em adultos, e 80% a 90% de todas as causas de fístulas liquóricas nestes pacientes são decorrentes de lesões cranianas.[1,2] Cerca de 10% a 30% das fraturas da base do crânio em adultos. O risco de meningite pode representar alta morbidade e mortalidade, dependendo da causa e do local da fístula. O tratamento conservador envolve o tratamento com antibióticos intravenosos e o reparo primário do defeito dural, se houver suspeita de lesão definida. Assim, a detecção precoce de fístulas é importante, pois determina o resultado do paciente. A decisão de observar ou intervir cirurgicamente provavelmente depende da causa, do local e momento da lesão.[3]

As causas traumáticas podem ser ainda subclassificadas em cirúrgicas e não cirúrgicas, divididas em planejadas (como na falha de reconstrução de uma ressecção dural) ou não planejada (como complicação após etmoidectomia).

FISIOPATOLOGIA E QUADRO CLÍNICO
Fisiopatologia Clínica do LCR Traumático

Cerca de metade das fístulas liquóricas (FL) ocorrem dentro de 48 horas após o trauma, 70% na primeira semana, enquanto quase que a totalidade ocorre em 3 meses de forma tardia.[4,5] Aproximadamente 80% das FL resultam de trauma não cirúrgico, 16% de trauma cirúrgico. Os locais de fratura frequentemente relacionados com FL após TCE são: seio frontal (30,8%), seio esfenoidal (11,4%-30,8%), etmoidal (15,4%-19,1%), placa cribriforme (7,7%), fronto-etmoide (7,7%) e esfeno-etmoidal (7,7%).[6,7]

As fraturas da fossa craniana anterior foram mais frequentes que no osso temporal, e as fraturas do osso etmoidal e a junção entre cribriforme e etmoide foram a causa mais comum de rinoliquorreia.[4] Especialmente porque a artéria etmoidal penetra na parte lateral do cribriforme, é a parte mais vulnerável ao trauma. O tamanho do defeito ósseo e o grau de ruptura dural, aracnóidea e a PIC influenciam o desenvolvimento de FL.

As fraturas que se estendem do osso petroso à orelha média podem causar otoliquorreia, se a membrana timpânica estiver lesionada. As fraturas dos ossos temporais são do tipo transversal em 10% a 30% e do tipo longitudinal em 70% a 90%.

Lesão penetrante: Embora sejam raras, a FL é complicação comum das lesões penetrantes. Aarabi[8] e Meirowsky et al.[9] relataram frequência de 8,7% e 8,9%, respectivamente. E na situação de lesão penetrante, a taxa de infecção foi aumentada. Aarabi,[8] em um estudo de 379 pacientes com ferimentos por mísseis na guerra iraquiana, relatou FL em 33 pacientes, dos quais 12 (36%) tinham infecção.

Fain et al. apresentaram uma análise de 80 casos de trauma, destes casos determinaram que existem 5 tipos de trauma frontobasal. O tipo I envolve apenas a parede anterior do seio frontal. O tipo II envolve face (disjunção craniofacial do tipo Lefort II). O tipo III envolve a parte frontal do crânio e se estende até a base. O tipo IV é uma combinação dos tipos II e III, enquanto o tipo V envolve apenas o etmoide ou ossos esfenoides. Neste estudo as FL não foram frequentes nos tipos I e II, mas sim nos tipos III, IV e V, que incluíram uma ruptura dural.

Apresentação Clínica: Sintomas e Sinais

O sintoma clínico mais comum é o vazamento de drenagem clara e aquosa do nariz ou da orelha com dependência posicional,[11] relacionada com traumatismo craniencefálico prévio. Caso o paciente esteja alerta, uma queixa do gotejamento salgado pós-nasal é apresentada. A drenagem do líquido claro e não mucoide do nariz e da orelha pode ser apresentada com natureza mista de sangramento, no entanto, isso pode ser testado para um sinal de "anel duplo" ou "halo" em um papel de filtro. Além disso, outras doenças otorrinolaríngeas devem ser diferenciadas, como a rinite alérgica ou a rinite vasomotora, antes do diagnóstico de fístula liquórica. Os pacientes podem sentir um gosto salgado ou ter plenitude auricular ou perda auditiva. Também pode haver um *sinal de reservatório* em que o líquido cefalorraquidiano drena quando o paciente se levanta a partir da posição deitada. A maioria dos pacientes com FL queixa-se de cefaleia. A dor de cabeça pode ser classificada como tipo de alta pressão e tipo de baixa pressão. O tipo de alta pressão é um sintoma em que a dor de cabeça continua a aumentar, quando o líquido cefalorraquidiano é drenado. A detecção precoce da FL será crítica para o paciente, a fim de prevenir possível meningite bacteriana e a possível complicação com formação de abscesso intracraniano.

A identificação da presença de fístula liquórica pode ser realizada das seguintes formas:

- Sinal do alvo: quando o líquido cefalorraquidiano é misturado com sangue ou com secreção nasal, o líquido cefalorraquidiano apresenta-se nas bordas do papel de filtro, e o sangue se aproxima do centro, fazendo com que dois anéis fiquem visíveis. Isso é chamado de sinal de alvo ou sinal do Halo;
- Teste do lenço: quando a secreção do nariz é colocada em um lenço ou gaze seca, o LCR normalmente ser claro e não pegajoso. Ao contrário da descarga nasal por causa da secreção de mucina do nariz;
- Teste oxidativo da glicose: a avaliação da glicose no líquido cefalorraquidiano (LCR) nas secreções nasais ou auriculares tem sido um método clássico no teste de pesquisa de FL. Em geral, as tiras de glicose oxidase apresentam resultado positivo quando a amostra possui concentração acima de 20 mg/dL. A descarga nasal tem uma concentração normal de 10 mg de glicose, portanto, se o teste de glicose for negativo, então ele pode ser descartado. No entanto, é apenas para ser usado como referência, pois tem altas taxas de falsos positivos e negativos, dependendo das outras condições médicas dos pacientes.[12] Além disso, a secreção lacrimal também pode ser testada mesmo se a concentração for menor que 5 mg/dL. Enquanto isso, um resultado falso-positivo pode ser observado na secreção nasal com sangue, ao passo que resultados falso-negativos são vistos, se a meningite já estiver em evolução nos pacientes. Todas estas condições clínicas devem ser consideradas antes da interpretação e confirmação das fístulas liquóricas;
- β2 Transferrina: β-1 transferrina é encontrada nas lágrimas do soro, secreção nasal e saliva ubiquamente, enquanto a β-2-transferrina é observada apenas no LCR, perilinfa e humor vítreo. Como a transferência de β-2 é específica no LCR, é um marcador bem conhecido com sensibilidade e especificidade extremamente altas. No entanto, também está presente no humor vítreo, portanto, quando há uma ruptura do globo ocular, os vazamentos no líquido cefalorraquidiano podem ser falso-positivos no teste. E também é muito caro e leva mais tempo para os resultados serem relatados, tendo pouca utilidade na prática clínica;
- Concentração de Glicose e Cloro: se o nível de glicose sérica for de 0,5 a 0,67, há uma possibilidade maior de ocorrência de FL. O nível de glicose no líquido cefalorraquidiano é indubitavelmente afetado pelos níveis de glicose no soro; portanto, é importante considerar os dois parâmetros juntos ao confirmar FL. Além disso, se o nível de concentração de cloro for de 100 mEq/L, devem-se considerar também as situações de FL;
- A proteína beta-traço (bTP): é outro marcador que tem sido usado para a detecção de FL. Esta proteína é produzida pelas meninges e pelo plexo coroide e é liberada no LCR.

Está presente em outros fluidos corporais, incluindo soro, mas em concentrações muito mais baixas. A detecção de bTP tem 100% de sensibilidade e especificidade em casos de FL, mas não pode ser usada com segurança em pacientes com insuficiência renal e meningite bacteriana, porque os níveis séricos e no LCR de bTP aumentam com taxa reduzida de filtração glomerular e diminuem em casos de meningite.[13,14]

DIAGNÓSTICO POR IMAGEM
Identificação do Local da Fístula Liquórica

Como os exames físicos nem sempre são confiáveis, exames laboratoriais são necessários para complementar o diagnóstico. No entanto, os achados radiológicos também são importantes na identificação do local da fístula e na tomada de decisão para o tratamento. A avaliação radiológica incluirá radiografia simples do crânio e da face, tomografia computadorizada de alta resolução (TC), cisternografia por TC e ressonância magnética (RM) com contraste intratecal ou cisternografia.[15-17]

TC de alta resolução: Este método fornece informações detalhadas sobre a anatomia óssea. É talvez o melhor e mais rápido método de visualização das estruturas da base do crânio. As estruturas tridimensionais da fossa craniana anterior e média, em cortes finos (geralmente 1 a 2 mm), são adquiridas e fornecem detalhes sobre as fraturas nestas localizações. A sensibilidade é de 89% em razão da alta falsa positividade com artefatos, no entanto, é conhecido por ser um bom método para decidir rapidamente o plano de tratamento. A cisternografia por TC é um método bastante invasivo, uma vez que a punção lombar seja necessária para o estudo. A sensibilidade de encontrar fístula de LCR com esse método é de aproximadamente 60% a 80%.[18]

A ressonância magnética pode ser usada para detecção da FL em múltiplos planos de imagem. Sua acurácia com rinorreia ativa do LCR é de cerca de 90%.[17] Embora a TC seja útil para mostrar os detalhes ósseos das fraturas, a ressonância magnética pode fornecer detalhes do conteúdo da fístula liquórica ou cistos de conteúdo do LCR, se necessário, com utilização de contraste. A ressonância magnética é uma ferramenta útil para diferenciar as FL e para diagnosticar meningocele por defeito ósseo. O LCR é observado como um sinal de alta intensidade nas imagens ponderadas em T2, enquanto a descarga perimucosa é observada em baixa intensidade de sinal, onde as doenças da mucosa também acompanham o realce do contraste.

Testes de rastreamento: por causa dos altos riscos de anafilaxia, não é comum o uso de traçadores de radionuclídeos, como o tecnécio, outro fator é de que essa modalidade na prática clínica resulta em um alto grau de resultados falso-positivos com sensibilidades de 62% a 76%, limitando sua utilidade.[4] No entanto, pode ser utilizada a fluoresceína intratecal com auxílio do endoscópio. Em 2009, Banks et al.[6] relataram pesquisa com uso de fluoresceína intratecal para avaliação de FL. Foi utilizado 0,1 mL de fluoresceína a 10% misturado com 10 mL do LCR do paciente, e realizada a injeção por via intratecal durante 30 minutos, em seguida, procedeu-se de estudo endoscópico após 1 e 2 horas de injeção. A fluoresceína intratecal tem sido associada a múltiplas complicações, incluindo convulsões do tipo grande mal e até a morte.

DIAGNÓSTICO DIFERENCIAL

Embora o diagnóstico pareça simples, este pode apresentar grandes desafios. Principalmente quando envolve outras patologias rinológicas, incluindo alergia sazonal, rinite, rinite não alérgica perene e rinite vasomotora, que são relativamente comuns e podem imitar alguns dos sinais e sintomas da rinorreia do LCR ou podem ocorrer simultaneamente com a fístula liquórica. Além disso, a rinorreia do LCR é frequentemente intermitente, mesmo após trauma, o que pode levar a resultados falso-negativos em testes de diagnóstico, se o teste for realizado durante a fase quiescente. Por último, a cisterna subaracnóidea é um sistema de relativa baixa pressão, assim, o débito da fístula pode ser de baixo volume, o que pode levar a falso negativo nos testes ou falha em reconhecer que um vazamento existe mesmo. Nos casos de alta suspeição e testes diagnósticos inicialmente negativos, um acompanhamento adicional com repetição dos testes é recomendado.[19]

OPÇÕES DE TRATAMENTO

Existem duas maneiras principais de tratar as fístulas liquóricas: manejo conservador ou reparo cirúrgico. O tratamento cirúrgico será subdividido em três métodos: métodos endoscópicos intracraniano, extracraniano e endonasal.

Manejo Conservador

As indicações do manejo conservador são: pacientes com fraturas lineares ou nos ossos da face. A orientação do paciente é a elevação da cabeça em 30 graus, sem assoar o nariz, tosse ou bocejos deliberados, utilizando dietas laxativas, antieméticos e antitussígenos. O repouso absoluto no leito por pelo menos 3 dias de observação clínica decidirá se o tratamento adicional é necessário, como drenagem lombar ou reparo cirúrgico imediato, aguardando a remissão espontânea que ocorre em até 90% dos casos em uma semana, principalmente nas otoliquorreias. É preciso ter cautela para que a drenagem excessiva do LCR não resulte em pneumoencéfalo e deslocamento cerebral com herniação seguida de rebaixamento do nível de consciência. Geralmente opta-se por drenar o LCR na taxa de 10 a 15 mL por hora, por meio de uma drenagem lombar externa, com um volume total de drenagem variando de 150 a 250 mL,[20] aumentando a taxa de sucesso para 70% a 90% dos casos.

Manejo Cirúrgico

As indicações para cirurgia precoce são as seguintes:

A) Lesão penetrante;
B) Hematoma intracraniano;
C) Meningite;
D) Pneumoencéfalo importante;
E) Herniação do tecido cerebral pelo nariz ou ouvido;
F) Baixa probabilidade de reparo dural espontâneo, principalmente em falhas maiores.

As indicações de cirurgia tardia são as seguintes:

A) Persistência da fístula após 10 dias de tratamento conservador;
B) Recorrência tardia da fístula liquórica após 10 dias de manejo conservador;
C) Pneumoencéfalos recorrentes após 10 dias de manejo conservador;
D) Presença de meningite e formação de abscessos.

Os métodos cirúrgicos são classificados em dois grupos. O primeiro é a abordagem intracraniana clássica, e o segundo é a abordagem extracraniana. No passado, a abordagem extracraniana transfacial era o principal método na abordagem extracraniana. No entanto, atualmente, é usual o reparo endonasal por via endoscópica.

Reparo Intracraniano de Fístula Liquórica
As indicações do reparo intracraniano de vazamento do LCR são as seguintes:

A) Lesões craniofaciais concomitantes;
B) Grande defeito ósseo que não pode ser resolvido apenas pelo método de reparo endoscópico;
C) Situação em que o local da fístula não é óbvio via exame endoscópico.

Em geral, se o local da fístula estiver envolvido na fossa anterior, então a craniotomia da fossa anterior é realizada por meio de uma incisão bicoronal, enquanto a craniotomia subtemporal é considerada nas fístulas da fossa média. A vantagem da abordagem intracraniana é que o campo de operação é amplamente exposto, portanto, é conveniente reparar vários defeitos concomitantes. Outra vantagem é que é possível reparar o local do vazamento, mesmo se a pressão intracraniana estiver elevada por causa da lesão cerebral grave. Por outro lado, as desvantagens incluem anosmia, lesão cerebral relacionada com a retração e maior tempo de internação hospitalar. Os procedimentos de craniotomia aberta devem considerar os seguintes pontos-chave durante o reparo:

A) Preservação da veia de drenagem e do nervo olfatório;
B) Conhecer o primeiro sinal intradural que seria uma área de aderência do cérebro e aracnoide ao local da fístula;
C) Se nenhum local da fístula for encontrado após exploração cuidadosa, então uma revisão completa dos estudos radiológicos é obrigatória para procurar outros possíveis locais de fístula (p. ex., orelha média, fossa posterior etc.);
D) Um enxerto ósseo é necessário, se houver um grande defeito ósseo;
E) A fáscia temporal ou fáscia lata é colocada intradural na presença de ruptura;
F) A cobertura de todo o assoalho da fossa anterior com fáscia não é recomendada na avulsão do nervo olfatório;
G) A derivação da drenagem lombar é necessária, se não houver outros locais de vazamento do LCR, ou se houver apenas um vazamento de pequeno tamanho.

Reparo Extracraniano de Fístula Liquórica
A primeira abordagem extracraniana foi descrita por Dohlman,[21] em 1948, quando usou uma incisão naso-orbital para reparar uma FL. A dissecção passa então para a cavidade do seio através da incisão externa para acesso trans-seio ao defeito da base do crânio. O defeito é identificado e reparado diretamente, usando enxertos de tecido. Taxas de sucesso com essa abordagem varia de 86% a 97%.[22,23] Os benefícios dessa abordagem incluem melhora das taxas de sucesso com diminuição da morbidade, incluindo evitar a anosmia e retração do cérebro com melhor exposição da parede posterior do seio frontal, fóvea etmoidal, placas cribriformes, etmoidais posteriores, esfenoidais e paraselares. Desvantagens incluem a necessidade de uma cicatriz facial, dormência facial, lesão orbital e dificuldade relativa de dissecção.

Abordagem Endonasal Endoscópica
Em 1989, o primeiro relato do uso de endoscopia transnasal rígida para o reparo endonasal da FL foi descrito, seguido de uma série de casos apresentados por Mattox e Kennedy.[24,25] Após identificação e localização do defeito da base do crânio, técnicas endoscópicas padrão são usadas para expor o local do defeito. Esta abordagem proporciona uma excelente exposição do etmoide, placa cribriforme e o seio esfenoidal. Por causa do avanço nas técnicas endoscópicas, este método é escolhido como a primeira opção para reparo das fístulas liquóricas. No entanto, é importante ter bom conhecimento do local da fístula antes de proceder ao reparo durante a abordagem endoscópica endonasal. Para grandes defeitos da base do crânio, o uso de retalhos pediculados vascularizados é preferido. Em geral, a técnica dos autores[19] envolve a colocação de um substituto dural seguido de enxerto de mucosa no caso de pequenos defeitos ou retalho de pedículo vascularizado para defeitos maiores. Após enxerto um selante (como cola de fibrina) pode ser usado para segurar o enxerto no local. O *gelfoam* é geralmente colocado diretamente contra a mucosa superfície do enxerto para suporte adicional, seguido de colocação de material não absorvível para suporte adicional e hemostasia. Os tampões nasais são geralmente removidos em 5 a 7 dias, e cobertura antibiótica deve ser usada.

As principais vantagens do reparo endoscópico endonasal são: baixo risco de lesão de retração do córtex cerebral e anosmia e uma exposição relativamente conveniente para a região parasselar e posterior etmoidal esfenoidal. Banks et al.[6] relataram taxa global de sucesso de 98% no tratamento de 193 pacientes com rinorreia liquórica, e as complicações da cirurgia endoscópica são relatadas como muito baixas. De acordo com o relatório de Senior et al.,[26] em 2001, com a compilação de 522 casos com questionários retrospectivos, a taxa de complicações foi de 2,5%, enquanto a taxa de sucesso global foi de 90% na primeira tentativa de abordagem endoscópica em uma única análise institucional.

COMPLICAÇÕES

Tratamento de Meningite

A meningite é observada em 19% dos vazamentos persistentes de LCR com 10% de mortalidade.[27] O retardo na correção com maior duração da FL leva a maior risco de meningite. Os patógenos mais comuns de meningite decorrentes da FL são *Streptococcus pneumoniae* e *Haemophilus influenza*. Ainda há uma controvérsia no uso de antibióticos profiláticos para estas infecções. Brodie[28] relatou que existe um risco de meningite de cerca de 2,5% e 10% com e sem antibióticos profiláticos, respectivamente. No entanto, se for clinicamente significativo ou não, ainda é uma questão controversa.[29] Os antibióticos mais utilizados são ceftriaxona e ampicilina/sulfadiazina, mas não há diferença significativa na taxa de incidência global de meningite, de acordo com o tipo de antibióticos.[2]

DICAS

- Oitenta por cento dos vazamentos de líquido cefalorraquidiano (LCR) ocorrem após trauma não cirúrgico e complicam 2% de todos os traumas cranianos e 12% a 30% de todas as fraturas basilares do crânio;
- A apresentação mais comum é a rinorreia aquosa unilateral, e a b2-transferrina é o método preferido de confirmação de uma fístula liquórica;
- A tomografia computadorizada (TC) de alta resolução é o método preferido para localizar o local de defeito na base do crânio após trauma craniomaxilofacial, mas pode ser associado à ressonância magnética (RM) ou cisternografia;
- O manejo conservador das FL inclui repouso absoluto, elevação da cabeça e evitar o esforço, ânsia de vômito ou assoar o nariz, e resulta na resolução da maioria das FL em um período de 7 dias;
- A drenagem do LCR melhora as taxas de resolução quando adicionado à terapia conservadora;
- As abordagens endoscópicas devem ser o método preferencial de reparo com mais de 90% de taxas de sucesso, no entanto, os reparos transcranianos e extracranianos abertos ainda têm lugar no manejo cirúrgico;
- Os antibióticos profiláticos não demonstraram reduzir o risco de meningite e podem selecionar organismos mais virulentos;
- Dados sugerem que o reparo cirúrgico precoce (< 7 dias) pode reduzir o risco de meningite.

REFERÊNCIAS BIBLIOGRÁFICAS

1. Han CY, Backous DD. Basic principles of cerebrospinal fluid metabolism and Intracranial pressure homeostasis. Otolaryngol Clin North Am. 2005;38:569-76.
2. Villalobos T, Arango C, Kubilis P, Rathore M. Antibiotic prophylaxis after basilar skull fractures: a meta-analysis. Clin Infect Dis. 1998;27:364-9.
3. Oh JW, Kim SH, Whang K. Traumatic Cerebrospinal Fluid Leak: Diagnosis and Management. Korean J Neurotrauma. 2017;13(2):63-7.
4. Kerman M, Cirak B, Dagtekin A. Management of skull base fractures. Neurosurg Q. 2002;12:23-41.
5. Loew F, Pertuiset B, Chaumier EE, et al. Traumatic, spontaneous and postoperative CSF rhinorrhea. Adv Tech Stand Neurosurg. 1984;11:169-207.
6. Banks CA, Palmer JN, Chiu AG, et al. Endoscopic closure of CSF rhinorrhea: 193 cases over 21 years. Otolaryngol Head Neck Surg. 2009;140:826-33.
7. Reilly PL, Wormald PJ, Marshall LF. Traumatic cerebrospinal fluid fistulas. In: Winn HR (Ed.). Youmans and Winn neurological surgery. ed 7th. Philadelphia, PA: Saunders; 2016. p. 2980-7.
8. Aarabi B. Causes of infections in penetrating head wounds in the Iran-Iraq War. Neurosurgery. 1989;25:923-6.
9. Meirowsky AM, Caveness WF, Dillon JD, et al. Cerebrospinal fluid fistulas complicating missile wounds of the brain. J Neurosurg. 1981;54:44-8.
10. Fain J, Chabannes J, Peri G, et al. [Frontobasal injuries and CSF fistulas. Attempt at an anatomoclinical classification. Therapeutic incidence]. Neurochirurgie. 1975;21(6):493-506.
11. Mantur M, Łukaszewicz-Zając M, Mroczko B, et al. Cerebrospinal fluid leakage--reliable diagnostic methods. Clin Chim Acta. 2011;412:837-40.
12. Chan DT, Poon WS, Ip CP, et al. How useful is glucose detection in diagnosing cerebrospinal fluid leak? The rational use of CT and Beta-2 transferrin assay in detection of cerebrospinal fluid fistula. Asian J Surg. 2004;27:39-42.
13. Arrer E, Meco C, Oberascher G, et al. Beta-trace protein as a marker for cerebrospinal fluid rhinorrhea. Clin Chem. 2002;48:939-41.
14. Meco C, Oberascher G, Arrer E, et al. Beta-trace protein test: new guidelines for the reliable diagnosis of cerebrospinal fluid fistula. Otolaryngol Head Neck Surg. 2003;129:508-17.
15. Oakley GM, Alt JA, Schlosser RJ, et al. Diagnosis of cerebrospinal fluid rhinorrhea: an evidence-based review with recommendations. Int Forum Allergy Rhinol. 2016;6:8-16.
16. Stone JA, Castillo M, Neelon B, Mukherji SK. Evaluation of CSF leaks: high-resolution CT compared with contrast-enhanced CT and radionuclide cisternography. AJNR Am J Neuroradiol. 1999;20:706-712.
17. Tuntiyatorn L, Laothammatas J. Evaluation of MR cisternography in diagnosis of cerebrospinal fluid fistula. J Med Assoc Thai. 2004;87:1471-6.

18. La Fata V, McLean N, Wise SK, et al. CSF leaks: correlation of high-resolution CT and multiplanar reformations with intraoperative endoscopic findings. AJNR Am J Neuroradiol. 2008;29:536-41.
19. Prosser JD, Vender JR, Solares CA. Traumatic Cerebrospinal Fluid Leaks. Otolaryngol Clin N Am. 2011;44:857-73.
20. Dalgic A, Okay HO, Gezici AR, et al. An effective and less invasive treatment of posttraumatic cerebrospinal fluid fistula: closed lumbar drainage system. Minim Invasive Neurosurg. 2008;51:154-7.
21. Dohlman G. Spontaneous cerebrospinal fluid rhinorrhea. Acta Otolaryngol Suppl (Stockh). 1948;67:20-3.
22. McCormack B, Cooper PR, Persky M, et al. Extracranial repair of cerebrospinal fluid fistulas: technique and results in 37 patients. Neurosurgery. 1990;27:412-7.
23. Persky MS, Rothstein SG, Breda SD, et al. Extracranial repair of cerebrospinal fluid otorhinorrhea. Laryngoscope. 1991;101:134-6.
24. Mattox DE, Kennedy DW. Endoscopic management of cerebrospinal fluid leaks and encephaloceles. Laryngoscope. 1990;100:857-62.
25. Papay FA, Maggiano H, Dominquez S, et al. Rigid endoscopic repair of paranasal sinus cerebrospinal fluid fistulas. Laryngoscope. 1989;99:1195-201.
26. Senior BA, Jafri K, Benninger M. Safety and efficacy of endoscopic repair of CSF leaks and encephaloceles: a survey of the members of the American Rhinologic Society. Am J Rhinol. 2001;15:21-5.
27. Choi D, Spann R. Traumatic cerebrospinal fluid leakage: risk factors and the use of prophylactic antibiotics. Br J Neurosurg. 1996;10:571-5.
28. Brodie HA. Prophylactic antibiotics for posttraumatic cerebrospinal fluid fistulae. A meta-analysis. Arch Otolaryngol Head Neck Surg. 1997;123:749-52.
29. Demetriades D, Charalambides D, Lakhoo M, Pantanowitz D. Role of prophylactic antibiotics in open and basilar fractures of the skull: a randomized study. Injury. 1992;23:377-80.

CAPÍTULO 91
ABSCESSOS CEREBRAIS

Silvio Porto de Oliveira • Iogo Henrique Araújo
Joviniano Francisco da Silva Neto • João Vítor Miranda Porto de Oliveira

HISTÓRICO

O abscesso cerebral é uma das doenças mais graves do SNC. É uma condição mais comum entre homens, 3:1, e com morbidade maior na quarta década de vida. O abscesso cerebral está relacionado com convulsões, alterações persistentes do estado mental e com déficits motores focais. Em virtude das condições socioeconômicas precárias em alguns locais do mundo, o abscesso cerebral continua sendo um problema significativo.[1]

Abscessos cerebrais são definidos como uma infecção intracraniana local que se inicia como uma área de cerebrite e evolui para uma coleção de pus circundada por uma cápsula vascularizada.[2,3] É um processo supurativo do parênquima cerebral, atingindo preferencialmente jovens do sexo masculino. Caracterizada como uma patologia relativamente rara – 0,4 a 0,9 casos por 100.000 habitantes,[4] considerando a frequência das meningites purulentas.

Qualquer germe piogênico pode ser responsável por um abscesso cerebral, mas o estreptococo, estafilococo, os germes Gram-negativos e os anaeróbios são os mais encontrados na prática médica. Aproximadamente 25% dos abscessos ocorrem em crianças, a maioria secundária às infecções nos seios da face ou cardiopatias cianóticas congênitas. Após procedimentos cirúrgicos no crânio a incidência relatada é de 0,2%.[2,5,6] Com aumento da sobrevida dos pacientes imunocomprometidos; incluindo os infectados por HIV, em tratamentos quimioterápicos, transplantados de órgãos, uso crônico de corticosteroides, idosos com doenças crônicas e imunodeficiências congênitas, a importância epidemiológica dessa patologia ganha destaque.[7,8]

QUADRO CLÍNICO
Etiopatogenia

O abscesso cerebral pode ocorrer nas seguintes situações etiopatogênicas:

- Traumáticas resultantes de fraturas, corpos estranhos intracerebrais, comprometimento dos seios, pós-procedimentos cirúrgicos ou fístulas liquóricas.
- Infeções contíguas, sendo sinusite dos seios paranasais se estendendo para o lobo frontal, otites para o lobo temporal, mastoidites para o cerebelo e, nestas situações, geralmente a coleção é única.
- Metastáticos, por disseminação hematogênica, podendo ser proveniente de supuração pulmonar (abscessos ou bronquiectasias), endocardite bacteriana, cardiopatias congênitas cianóticas em crianças. Podem estar associados à trombose venosa encefálica.
- Complicação de cirurgias para hidrocefalia (derivação ventriculoperitoneal).

Disseminação

Os patógenos alcançam o SNC basicamente por 3 mecanismos descritos no Quadro 91-1.

A localização dos abscessos está relacionada com o sítio de propagação da infecção inicial relacionados no Quadro 91-2.

Quadro 91-1. Mecanismos de Disseminação dos Patógenos para o SNC

Mecanismos	% dos casos
Continuidade de processo infeccioso no crânio	25% a 50%
Disseminação hematogênica	20% a 30%
Trauma	15% a 20%

Quadro 91-2. Relação da Localização do Abscesso com o Sítio de Propagação Inicial

Região	Sítio inicial
Lobo frontal	Seios paranasais
Lobo temporal/cerebelo	Otite média
Zonas limítrofes do território vascular	Disseminação hematogênica

Abscessos nas zonas limítrofes do território vascular, com disseminação hematogênica, geralmente, se instalam como abscessos múltiplos.[6,9,10] Após a contaminação, o agente infeccioso, encontrando condições adequadas, determina processo inflamatório, com hiperemia, disfunção da barreira hematoencefálica e edema cerebral.

Classicamente são identificados quatro estágios da infecção:

- *Cerebrite precoce*: grande edema cerebral decorrente da rápida infiltração perivascular. Entre 1 e 3 dias;
- *Cerebrite tardia*: crescimento de centro necrótico e intensa neovascularização. Persistência de edema. Entre 4 e 9 dias;
- *Cápsula precoce*: diminuição de centro necrótico, início de cápsula de colágeno e regressão de edema. Entre 10 e 13 dias;
- *Cápsula tardia*: crescente diminuição do centro necrótico, cápsula bem formada e regressão do edema. A partir de 14 dias.

Manifestações Clínicas

As manifestações clínicas dos abcessos cerebrais apresentam um espectro variado, de uma infecção indolente a um quadro fulminante; relacionado com o tamanho da lesão, localização e virulência do patógeno. Cefaleia é o sintoma mais comum, estando presente em 60% a 70% dos casos. Embora pacientes mais velhos localizem razoavelmente o local da dor (direita ou esquerda; anterior ou posterior), crianças normalmente não conseguem. Febre está presente em 50% dos casos e, aproximadamente, metade dos pacientes apresenta achados neurológicos focais. Cerca de 25% dos pacientes podem apresentar convulsões.[11] Febre, cefaleia e achados neurológicos focais, embora considerados como a tríade clássica, ocorrem em menos de 50% dos casos, sendo critérios mais específicos do que sensíveis.[11,12] Em caso de pacientes imunocomprometidos, os achados clínicos são mínimos em razão da diminuição da resposta inflamatória.

Cefaleia é o sintoma mais frequente e, quando há uma piora súbita seguida de meningismo, pode significar ruptura para os ventrículos. Normalmente ocorre em abscessos profundos, próximo aos ventrículos e multiloculado.[7,12-14]

EXAME FÍSICO/IMAGEM

Os achados neurológicos estão relacionados com a localização da lesão:

- *Frontal*: cefaleia, alterações do comportamento, hemiparesia, afasia motora, desorientação;
- *Parietal*: cefaleia, déficit sensitivo, afasia sensitiva;
- *Temporal*: cefaleia, afasia ou disfasia, déficit visual;
- *Occipital*: cefaleia, déficit visual;
- *Cerebelo*: cefaleia, nistagmo, ataxia, vômitos, dismetria;
- *Tronco encefálico*: déficit dos nervos cranianos, comprometimento de tratos ascendentes e descendentes.

A ressonância magnética de crânio é o exame de escolha para pacientes com abscesso cerebral; mais sensível que tomografia, oferece informações adicionais, como inflamação do espaço subaracnóideo ou ventriculite e detecção precoce de lesões satélites. Nas imagens ponderadas em T1, a cápsula aparece como uma discreta borda isointensa ou moderadamente hiperintensa; a administração de gadolínio deixa evidente a região central necrótica do abscesso, a cápsula e edema cerebral adjacente. Nas imagens ponderadas em T2, a zona de edema apresenta marcada hiperintensidade, enquanto a cápsula apresenta aspecto hipointenso com limites mal definidos. Na difusão, restrição à difusão (hiperintensidade) é usada para diferenciar abscesso de centro necrótico de neoplasias.[15,16]

Nos pacientes que não podem realizar RM, tomografia com e sem contraste é recomendada. Caracteristicamente um centro hipodenso, com captação uniforme de contraste nas bordas da lesão, é encontrado.[15,17]

Um dos maiores avanços da neuroimagem foi permitir a realização de aspiração estereotáxica e consequente diagnóstico microbiológico, guiada por RM ou TC de crânio; dessa forma qualquer ponto intracraniano pode ser atingido com segurança e acurácia, incluindo áreas profundas críticas, como tronco encefálico, diencéfalo e estruturas paraventriculares (Figs. 91-1 a 91-4).

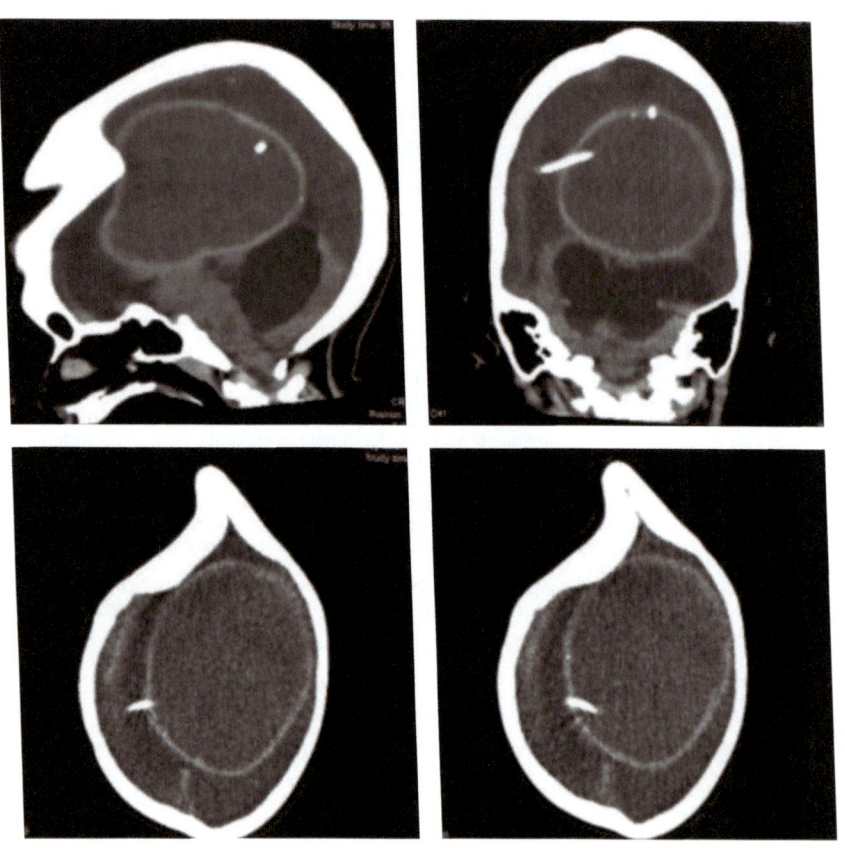

Fig. 91-1. Complicação de *shunt*. (Cortesia Unirad–SCMI.)

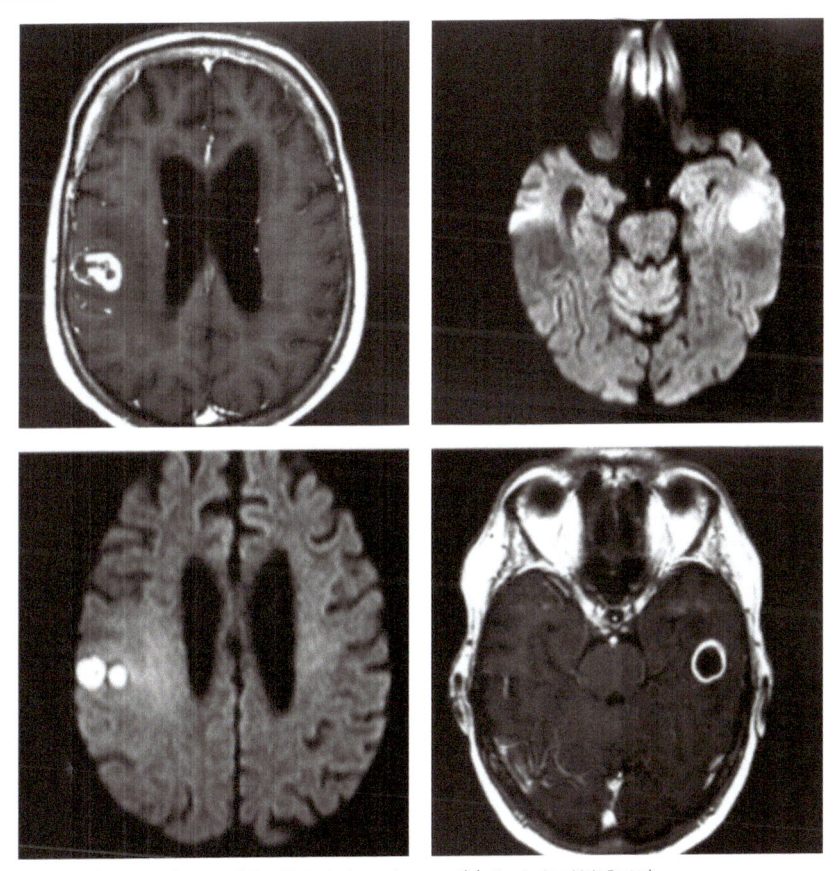

Fig. 91-2. Abscesso via hematogênica. (Cortesia do arquivo pessoal de Dra. Larissa Maia Porto.)

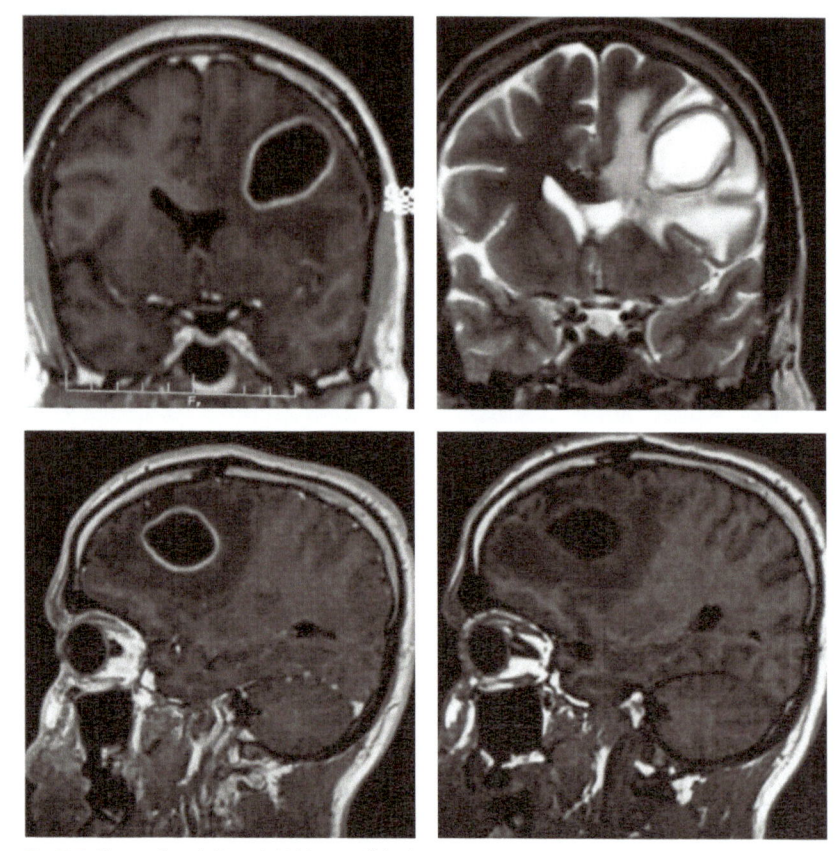

Fig. 91-3. Abscesso frontal. (Cortesia Multimagem Ilhéus.)

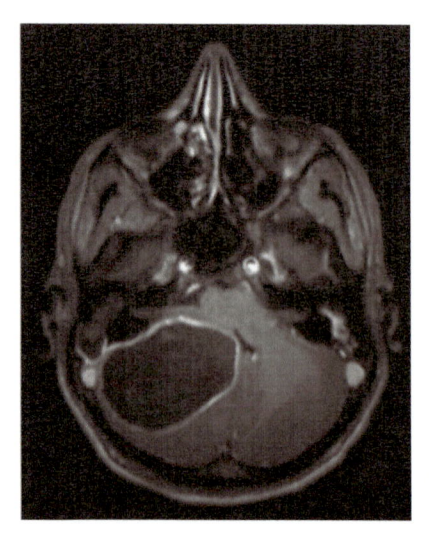

Fig. 91-4. Abscesso cerebelo direito. (Cortesia do arquivo pessoal de Dra. Larissa Maia Porto.)

OPÇÕES DE TRATAMENTO
O sucesso do tratamento do abscesso cerebral, normalmente, está associado à administração de antibióticos e drenagem cirúrgica.[18]

Antibióticos
Os principais utilizados são:[18]

- *Penicilina G*: utilizada em situações em que se encontram estreptococos aeróbicos e anaeróbicos;
- *Metronidazol*: penetra o abscesso, tendo que ser encontrada em concentrações de 40 mg/mL dentro das lesões. É uma ótima droga para bactérias anaeróbicas, mas não é tão eficaz contra organismos aeróbicos, incluindo estreptococos microaerófilos;
- *Ceftriaxona*: protege contra organismos aeróbicos e estreptococos microaerófilos (pode ser utilizado no lugar da penicilina G) e também contra muitas enterobactérias que podem causar abscessos cerebrais;
- *Vancomicina*: deve ser utilizada em abscessos cerebrais por causa de traumas penetrantes, e quando estafilococos aureus é identificado. Deve ser utilizada em situações de infecções hospitalares em que o resultado da cultura está sendo aguardado.

Esquema Terapêutico
Para pacientes com:[18]

- *Abscesso cerebral decorrente de infecção oral, otogênica ou sinusal (mastoidites crônicas, sinusite etmoidal):* Metronidazol (15 mg/kg IV como uma dose de ataque, seguindo com uma dose de 7,5 mg/kg de 8 em 8 horas);
- *Disseminação hematogênica (bacteriemia ou endocardite com múltiplos abscessos)*: Vancomicina (15 a 20 mg/kg, não excedendo 2 g por dose, IV a cada 8-12 horas);
- *Pós-operatórios neurocirúrgicos*: Vancomicina (15 a 20 mg/kg, não excedendo 2 g por dose, IV a cada 8-12 horas);
- *Trauma penetrante*: Vancomicina (15 a 20 mg/kg, não excedendo 2 g por dose, IV a cada 8-12 horas);
- *Sem causa conhecida*: Vancomicina (15 a 20 mg/kg, não excedendo 2 g por dose, IV a cada 8-12 horas) + Ceftriaxona (2 g, IV, a cada 12 horas) + Metronidazol (15 mg/kg IV como uma dose de ataque, seguindo com uma dose de 7,5 mg/kg de 8 em 8 horas).

Após 6 a 8 semanas de terapia venosa, recomendam-se 2 a 3 meses de antibioticoterapia oral guiados pela sensibilidade do patógeno identificado.

Tratamento Cirúrgico
As lesões maiores que 2,5 cm são consideradas para tratamento cirúrgico, seja por aspiração estereotáxica ou por microcirurgia para retirada da lesão. Na presença de corpo estranho ou fragmentos ósseos pós-traumáticos a craniotomia é necessária para retirada e prevenção de recorrência. Abscessos cerebelares em crianças ou em continuidade com foco primário a excisão cirúrgica também é recomendada. Em casos de evacuação cirúrgica completa, 3 a 4 semanas de antibioticoterapia podem ser suficientes.[19,21] Estudos com imagens seriadas a cada 3 meses após resolução são necessários para acompanhar possível falha na resolução ou reexpansão.

Aspiração
É preferível em casos de déficits neurológicos brandos e quando a lesão se encontra em regiões da fala, córtex motor, córtex somatossensorial e em pacientes comatosos. Entretanto, a aspiração requer um prolongamento do tratamento com antibióticos e do tempo de recuperação pós-cirúrgico.[18]

Excisão Cirúrgica
Normalmente utilizada em pacientes graves, com grandes déficits neurológicos, cápsula do abscesso madura e hipertensão intracraniana. Todavia, a excisão cirúrgica deve ser utilizada como tratamento inicial em abscessos cerebrais traumáticos (para remoção de fragmentos ósseos e corpos estranhos), abscessos cerebrais fúngicos encapsulados e abscessos multiloculados.

A excisão cirúrgica deve ser indicada após a aspiração/drenagem do abscesso em casos de não melhora do quadro clínico em uma semana pós-procedimento, diminuição do nível de sensório, sinais de HIC e aumento progressivo do abscesso.[18]

COMPLICAÇÕES

Em caso de ruptura ventricular, craniotomia emergencial para evacuação e desbridamento da cavidade do abscesso deve ser realizada, drenagem ventricular externa associada à antibioticoterapia intratecal deve ser mantida. Nesses casos a mortalidade chega a 85%.[2,7,20]

Nos pacientes que sobrevivem a abscesso cerebral, a presença de sequelas; incluindo hemiparesia, déficit visual, epilepsia, hidrocefalia e disfunção cognitiva, é de, aproximadamente, 70%. Como fator associado a pior prognostico, baixa pontuação na escala de coma de Glasgow, doença infecciosa subjacente ou grave comorbidade têm relevância estatística.[22,23]

DICAS

- Antibioticoterapia empírica: Ceftriaxona + Vancomicina + Metronidazol;
- Tratamento cirúrgico, lesões maiores que 2,5 cm;
- Microcirurgia, lesões acessíveis com cápsula madura, preferência de retirar em bloco, evitando disseminação infecciosa;
- Lesão adjacente a ventrículo, intervenção precoce, por causa do risco de ruptura para ventrículo;
- Não descartar a possibilidade de abscesso pela ausência de febre;
- Complicação de *shunt*, sempre pensar na possibilidade de abscesso intracraniano e intra-abdominal;
- Sempre pensar em abscesso nas cardiopatias congênitas cianóticas e endocardites.

REFERÊNCIAS BIBLIOGRÁFICAS

1. Moscote-Salazar L, Alvis-Miranda H, Castellar-Leones S, Elzain M. Brain abscess: Current management. J Neurosci Rural Pract. 2013;4(5):67.
2. Atiq M, Ahmed US, Allana SS, Chishti KN. Brain abscess in children. Indian J Pediatr. 2006;73(5):401-4.
3. Balaji NK, Sukumar IP, Raj MD, et al. Brain abscess in congenital cyanotic heart disease. J Assoc Physicians India. 1977;25(8):517-21.
4. Brouwer MC, Tunkel AR, McKhann GM, van de Beek D. Brain Abscess. N Engl J Med. 2014;371(5):447-56.
5. Basit AS, Ravi B, Banerji AK, Tandon PN. Multiple pyogenic brain abscesses: an analysis of 21 patients. J Neurol Neurosurg Psychiatry. 1989;52(5):591-4.
6. Chakraborty RN, Bidwai PS, Kak VK, et al. Brain abscess in cyanotic congenital heart disease. Indian Heart J. 1989;41(3):190-3.
7. Bernardini GL. Diagnosis and management of brain abscess and subdural empyema. Curr Neurol Neurosci Rep. 2004;4(2):448-56.
8. Cone LA, Leung MM, Byrd RG, et al. Multiple cerebral abscesses because of Listeria monocytogenes: three case reports and a literature review of supratentorial listerial brain abscess(es). Surg Neurol. 2003;59(4):320-8.
9. Aebi C, Kaufmann F, Schaad UB. Brain abscess in childhood – long-term experiences. Eur J Pediatr. 1991;150:282-6.
10. de Louvois J. Bacteriological examination of pus from abscesses of the central nervous system. J Clin Pathol. 1980;33(1):66-71.
11. Weinberg GA. Brain Abscess. Pediatr Rev. 2018;39(5):270-2.
12. de Louvois J, Gortavai P, Hurley R. Bacteriology of abscesses of the central nervous system: a multicentre prospective study. Br Med J. 1977;2(6093):981-4.
13. de Louvois J, Brown EM, Bayston R, Al E. The rational use of antibiotics in the treatment of brain abscess. Br J Neurosurg. 2000;14(6):525-30.
14. Tseng J-H, Tseng M-Y. Brain abscess in 142 patients: factors influencing outcome and mortality. Surg Neurol. 2006;65(6):557-62.
15. Hsieh PC, Pan HC, Chung WY, Lee LS. Computerized tomography-guided stereotactic aspiration of brain abscesses: experience with 28 cases. Zhonghua Yi Xue Za Zhi (Taipei). 1999;62(6):341-9.
16. Winn HR, Mendes M, Moore P, et al. Production of experimental brain abscess in the rat. J Neurosurg. 1979;51(5):685-90.
17. Takeshita M, Kagawa M, Yato S, et al. Current treatment of brain abscess in patients with congenital cyanotic heart disease. Neurosurgery. 1997;41(6):1270-9.
18. Frederick S, Southwick M. Treatment and prognosis of bacterial brain abscess – UpToDate. 2018.
19. Kondziolka D, Duma CM, Lunsford LD. Factors that enhance the likelihood of successful stereotactic treatment of brain abscesses. Acta Neurochir (Wien). 1994;127(1-2):85-90.
20. Moorthy RK, Rajshekhar V. Isolated ring-enhancing lesion of the brainstem in a patient with cyanotic heart disease: role of stereotactic intervention. Neurol India. 2003;51(3):404-6.
21. Sharma BS, Gupta SK, Khosla VK. Current concepts in the management of pyogenic brain abscess. Neurol India. 2000;48(2):105-11.
22. Moss SD, McLone DG, Arditi M, Yogev R. Pediatric cerebral abscess. Pediatr Neurosci. 1988;14(6):291-6.
23. Shahzadi S, Lozano AM, Bernstein M, et al. Stereotactic management of bacterial brain abscesses. Can J Neurol Sci. 1996;23(1):34-9.

CAPÍTULO 92

CRANIOTOMIAS DESCOMPRESSIVAS

Marcelo Batista Chioato dos Santos • Rodrigo Moreira Faleiro
Ruy Castro Monteiro da Silva Filho

INTRODUÇÃO

Traumatismo craniencefálico (TCE) é uma epidemia mundial que contribui para substancial número de óbitos e sequela neurológica definitiva. Nos EUA, por ano, ocorrem cerca de 2 milhões de TCE, representando 175 a 200 casos por 100.000 habitantes. As estatísticas relacionadas com o TCE grave são alarmantes, mostrando 50% de óbito ou evolução funcional desfavorável. O custo anual gira em torno de 80 bilhões de dólares.

O edema cerebral associado à elevação da pressão intracraniana (PIC) é a principal causa de morbidade e mortalidade em vítimas de TCE. Portanto, além da preocupação com as lesões focais, atenção especial deve ser dada ao tratamento do edema cerebral. Casos extremos de edema cerebral, resultantes de mecanismos patológicos associados, podem levar ao aumento da PIC, perda da autorregulação cerebral, refratariedade a medidas clínicas de tratamento da hipertensão intracraniana (HIC) e, por fim, herniação de tecido cerebral. Nesse estágio de evolução da doença, o tratamento preconizado consiste na realização da craniectomia descompressiva (CD).

A CD, então, é um método cirúrgico utilizado para redução imediata da PIC. Tradicionalmente é indicada em casos de edema cerebral difuso, hematoma subdural agudo e, até mesmo, em condições não traumáticas como doença cerebrovascular.[1] Ainda que a craniectomia descompressiva tenha mostrado resultados favoráveis na redução da mortalidade, não há dados suficientes para recomendação nível I de evidência. Em 2016, a Brain Trauma Foundation, pelo seu *guideline* para manejo do TCE grave, traz recomendação nível IIA de evidência para o procedimento.[2]

Este capítulo contempla as indicações e técnica cirúrgica da craniectomia descompressiva no paciente vítima de TCE grave.

FISIOPATOLOGIA DA HIPERTENSÃO INTRACRANIANA

A PIC normal é determinada pela relação de equilíbrio do conteúdo do compartimento craniano e nos adultos corresponde a valores abaixo de 15 a 20 mmHg.

Tal conteúdo corresponde ao encéfalo, líquido cefalorraquiano e sangue intravascular. Em condições normais, a alteração de um dos fatores é acompanhada da mudança recíproca dos demais, a fim de manter a pressão em níveis fisiológicos. Essa capacidade de adaptação, em o fluxo sanguíneo cerebral sendo mantido constante, é conhecida como autorregulação cerebral. Dado que o fluxo sanguíneo cerebral é determinado pela razão entre pressão de perfusão cerebral (PPC) e resistência vascular cerebral (RVC), qualquer lesão que torne ineficiente mecanismos compensatórios da PPC e RVC resultarão em HIC.

Uma vez que a maior parte das medidas clínicas para controle da HIC atua no compartimento vascular intracraniano, podemos dizer que a autorregulação é perdida quando a pressão arterial ultrapassa o limite de capacidade de adaptação. A refratariedade da HIC é um indício de que houve perda da autorregulação, que terá como resultado a tumefação do tecido cerebral ou *Brain Swelling* (BS). Sendo a calota craniana um compartimento rígido, o caminho que o tecido cerebral edemaciado encontra causa compressão do tronco cerebral e, invariavelmente, a evolução com sequela neurológica grave ou morte do paciente. Neste contexto, a craniectomia descompressiva atua na redução imediata da PIC e diminui ou impede o deslocamento do tecido cerebral para a base do crânio.[3-6]

HISTÓRICO

A técnica foi bastante empregada nas décadas de 1970 e 1980, porém, com resultados desanimadores, sendo aplicada apenas quando não houvesse resposta frente a todas as medidas clínicas para controle da PIC. Com isso, apenas métodos clínicos passaram a ser empregados no manejo da HIC.[7]

Recentemente, novos estudos[8-10] validaram a eficácia da CD quando aplicada precocemente no paciente vítima de TCE grave e com HIC, mostrando resultados superiores em relação ao tratamento clínico ou DC tardia.

INDICAÇÕES DA CRANIECTOMIA DESCOMPRESSIVA

A craniectomia descompressiva tem sua indicação quando estamos diante de um paciente vítima de TCE grave, com sinais clínicos de HIC e perda da autorregulação cerebral, em que a tomografia de crânio (TC) evidencia o BS.

No atendimento inicial ao paciente vítima de TCE, avalia-se a TC de acordo com a classificação tomográfica de Marshall (Quadro 92-1).[11] Essa classificação inclui a análise das cisternas perimesencefálicas, desvio de estruturas da linha mediana e presença ou ausência de lesões cirúrgicas.

Logo, indicamos a CD no caso de *brain swelling*, unilateral (Marshall IV) ou bilateral (Marshall III). Esse conceito fisiopatológico nos ajuda a compreender o tempo adequado de realizar o procedimento.

No caso do Marshall IV, pode-se dizer que a perda da autorregulação é unilateral, e qualquer medida clínica que modifique a regulação do compartimento vascular pode induzir mudanças no hemisfério saudável, piorando o desvio da linha mediana. Nesse caso, nosso protocolo consiste em CD precoce e implante de cateter de PIC, seguido de cuidados neurointensivos. Como exemplo, pode-se citar o caso de um paciente jovem vítima de TCE grave cuja TC evidencia um hematoma subdural laminar e desvio da linha mediana desproporcional (índice de Zumkeller positivo), havendo indicação de CD imediata (Fig. 92-1).

Os pacientes com classificação tomográfica Marshall III devem receber um monitor de PIC e tratamento agressivo da HIC em unidade de terapia intensiva. Quando há refratariedade ao tratamento clínico, CD é realizada unilateralmente se houver desvio da linha mediana. Na ausência de desvio, CD bilateral é preferível quando comparada à craniectomia bifrontal, em decorrência de complicações dessa última abordagem, a saber, frontalização ou mutismo acinético, principalmente quando a foice do cérebro não é seccionada (Fig. 92-2).

Quadro 92-1. Classificação Tomográfica de Marshall

Categoria	Definição
Marshall I	Sem alteração visível à TC
Marshall II	Cisternas da base presentes, desvio de estruturas da linha mediana entre 0-5 mm e/ou lesões hiperdensas < 25 cc^3
Marshall III	Cisternas da base comprimidas ou ausentes, desvio de estruturas da linha mediana entre 0-5 mm e/ou lesões hiperdensas < 25 cc^3
Marshall IV	Desvio de estruturas da linha mediana > 5 mm e/ou lesões hiperdensas < 25 cc^3

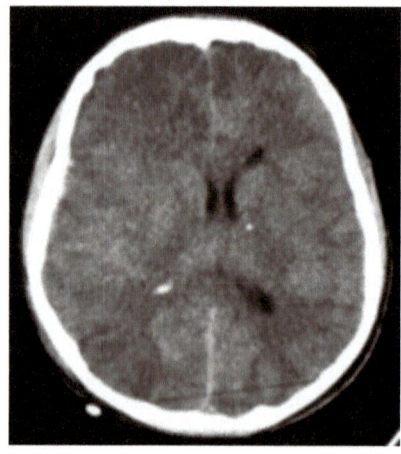

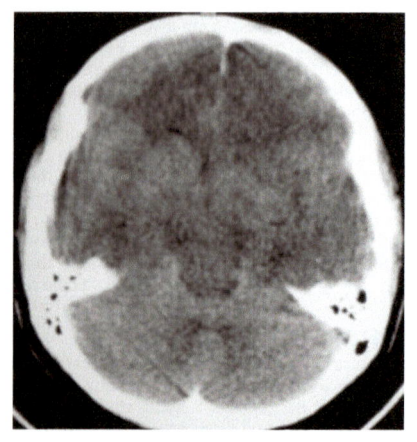

Fig. 92-1. Marshall IV (DLM = 6 mm).

Fig. 92-2. Marshall III (DLM < 5 mm).

TÉCNICA CIRÚRGICA

Há dois tipos de incisões descritas na literatura. A primeira é a de Becker, utilizada para tratamento de hematomas e contusões. Na CD, uma remoção óssea generosa se faz necessária, então uma tentativa de ampliar a incisão posteriormente pode levar a necrose do *flap* cutâneo (Fig. 92-3). A incisão recomendada por este autor trata-se da incisão em T, descrita por Kempe, uma vez que permite grande exposição óssea e, principalmente, melhor preservação da vascularização da pele (Fig. 92-4).[12]

Durante a incisão da gálea, sempre que possível, deve-se ter o cuidado de dissecar integralmente o pericrânio correspondente a toda área óssea exposta e, então, reservá-lo para posterior ampliação da superfície dural. Após confecção do retalho de pericrânio, o músculo temporal deve ser dissecado, rebatido e mantido pediculado na região temporobasal. Diante de uma ampla exposição da calota craniana, a craniectomia é realizada e tem como objetivo a descompressão das regiões frontal, temporal e parietal. Não por regra, mas, idealmente, a ser realizada em um único *flap* ósseo, recomenda-se que a craniectomia alcance entre 12 a 14 cm em seu maior eixo. A seguir deve-se aumentar a retirada óssea temporal com o objetivo de expor o assoalho da fossa média, o que permitirá a abertura das cisternas da base.

Após a retirada óssea procede-se à durotomia em C com base pediculada voltada para região temporal e posterior duroplastia com retalho de pericrânio, a fim de ampliar a área que vai acomodar o tecido cerebral edemaciado. Recomenda-se fechamento hermético dos pontos de sutura da duroplastia, evitando possível fístula liquórica e suas complicações (Fig. 92-5). Finalizada a duroplastia, o músculo temporal é colocado de volta em sua posição anatômica, e apenas apoiado, sem pontos de sutura. Por fim, a síntese cutânea é feita por planos.

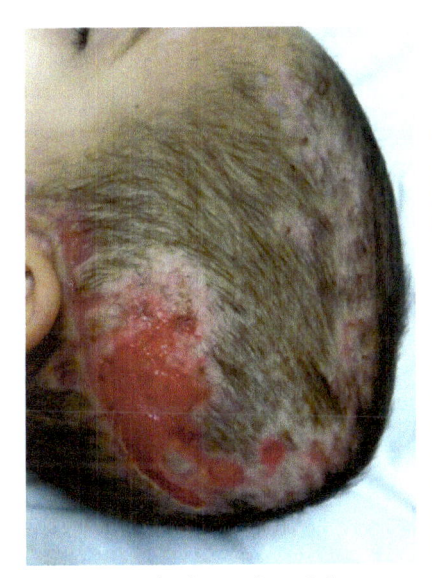

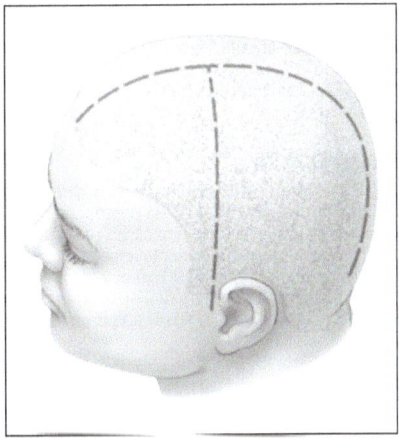

Fig. 92-3. Necrose de pele na incisão tipo Becker.

Fig. 92-4. Incisão de Kempe.

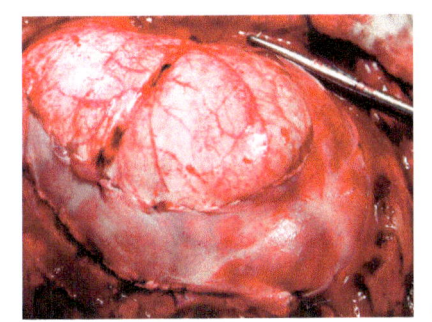

Fig. 92-5. Duroplastia hermética.

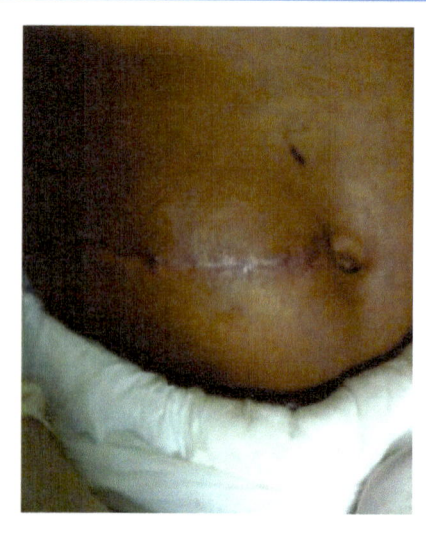

Fig. 92-6. Cicatriz de *flap* ósseo alojado em abdome.

O armazenamento do *flap* ósseo pode ser feito no tecido subcutâneo abdominal do próprio paciente ou quando disponível, em banco de tecidos humano. Prefere-se incisão paraumbilical à Pfannestiel, uma vez que o contato direto da incisão com as fraldas pode predispor a infecções da ferida operatória (Fig. 92-6).

Logo que possível, estando o paciente clinicamente bem e neurologicamente estável com resolução do edema cerebral, a cranioplastia está autorizada. Quanto mais breve for realizada, menor a incidência de complicações decorrentes da CD, além de ajudar a melhorar as funções do córtex subjacente.

COMPLICAÇÕES

Podem-se agrupar as complicações em dois tipos. O primeiro tipo seria aquele diretamente relacionado com o ato cirúrgico ou da descompressão imediata. O segundo, mais comum, seriam aqueles secundários à ausência do *flap* ósseo e ao distúrbio da circulação liquórica.

A mortalidade diretamente relacionada com o procedimento é pouco frequente. Pode haver piora ou surgimento de hematoma ipsi ou contralateral (Fig. 92-7) ou progressão de contusões.

Pode haver necrose do *flap* ou deiscência de sutura e infecções superficiais e profundas tanto da ferida craniana quanto da ferida abdominal, com necessidade de retirada do *flap* ósseo armazenado.

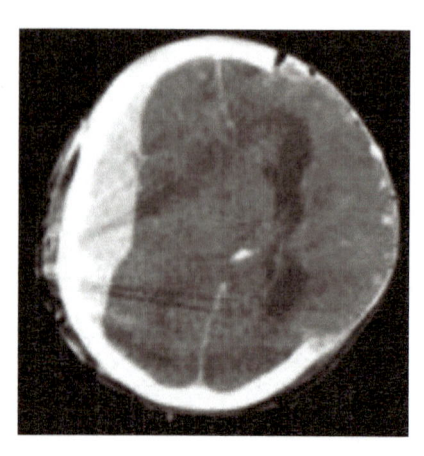

Fig. 92-7. Progressão de hematoma extradural contralateral após CD.

Em razão da ausência do *flap* ósseo, levando a um desbalanço entre pressão intracraniana e pressão atmosférica, ocorre um distúrbio de circulação liquórica, culminando nas complicações bastante comuns como coleções subdurais, higromas, hidrocefalia e até mesmo síndrome do trefinado (Fig. 92-7) e herniação paradoxal.

Faleiro *et al.*,[13] em estudo avaliando fatores prognósticos relacionados com a CD, encontrou taxa de coleção subdural em 11,2% e hidrocefalia em 7,9%.

CONCLUSÃO

A CD é um tema controverso e, infelizmente, os estudos são conflitantes em definir um grau de recomendação nível I de evidência. O tão esperado trabalho Rescue ICP[14] demonstrou redução na mortalidade em relação ao grupo controle, porém, às custas de maior número de pacientes em estado vegetativo ou sequelas graves.

O tratamento do TCE grave é complexo e envolve muito mais que a simples resolução da HIC. Existem disfunções a nível mitocondrial que não permitem adequado funcionamento celular a despeito de pressão de perfusão cerebral adequada.

Além disso, o mesmo mecanismo de aceleração/desaceleração que causa o BS também leva à lesão axonal difusa grave que possui taxa de mortalidade e sequelas graves altas.

No futuro, espera-se que detectemos melhor tais pacientes vítimas de LAD grave por meio de métodos bastante sensíveis e específicos, como ressonância nuclear magnética, espectroscopia de esplênio de corpo caloso ou mesmo marcadores bioquímicos. E, dessa forma, podem-se selecionar adequadamente aqueles pacientes que se favoreceriam de uma CD sem aumento importante na taxa de sequela grave ou estado vegetativo.

REFERÊNCIAS BIBLIOGRÁFICAS

1. Carter BS, Ogilvy CS, Candia GJ, et al. One year outcome after decompressive surgery for massive nondominant hemisferic infarction. Neurosurgery. 1997;40:1168-76.
2. Carney N, Totten A, O'Reilly C, et al. Guidelines for the management of Severe Traumatic Brain Injury. 2016;4.
3. Eisenberg H, Frankowski R, Contant C. Comprehensive central nervous system trauma centers: High-dose barbiturate control of elevated intracranial pressure in patients with severe head injury. J Neurosurg. 1988;69:15-23.
4. Ransohoff J, Benjamin MV, Epstein F. Hemicraniectomy for acute subdural hematoma. J Neurosurgery. 1971;34:70-1.
5. Da Silva JA, Da Silva CE, Sousa MB. Decompression craniotomy in acute brain edema: Apropos of 30 operated cases. Arq Neuropsiquiatr. 1976 34:232-40.
6. Whitfield P, Guazzo E. ICP reduction following decompressive craniotomy.Stroke. 1995;26:1125-6.
7. Guerra WKW, Gaab MR, Dietz H, et al. Surgical decompression for traumatic brain sweelling: indications and results. J Neurosurg. 1999;90:187-96.
8. Sahuquillo J. Decompressive craniectomy for the treatment of refractory high intracranial pressure in traumatic brain injury. Cochrane database of systematic reviews (Online: Update Software). 2006; (1).
9. Honeybul S, Ho KM, Lind CRP. What Can Be Learned from the DECRA Study. World Neurosurgery. 2013;79(1):159-61.
10. Cooper DJ, Rosenfeld JV, Murray L, et al. The DECRA trial investigators and the Australian and New Zealand intensive care society clinical trials group. Decompressive craniectomy in diffuse traumatic brain injury. N Engl J Med. 2011;364:1493-502.
11. Marshall LF, Marshall SB, Klauber MR. A new classification of head injury based on computerized tomography. J Neurosurg. 1991;75:14-20.
12. Kempe LG. Hemispherectomy, in Operative Neurosurgery. New York: Springer-Verlag. 1968;1:179-89.
13. Faleiro RM, Faleiro LCM, Caetano E, et al. Decompressive craniotomy. Prognostic factors and complications in 89 patients. Arq Neuropsiquiatr. 2008;66(2 B):369-73.
14. Hutchinson PJ, Corteen E, Czosnyka M, et al. Decompressive craniectomy in traumatic brain injury: the randomized multicenter RESCUEicp study (www.RESCUEicp.com)., Acta Neurochir. 2006;96:17-20.

Parte VIII   ACESSOS CIRÚRGICOS

CAPÍTULO 93

CRANIOTOMIA PTERIONAL

Renan Salomão Rodrigues ▪ Nícollas Nunes Rabelo ▪ Leonardo C. Welling
Eberval Gadelha Figueiredo

INTRODUÇÃO

A craniotomia pterional (CP) ou frontotemporoesfenoidal consiste na retirada de parte do osso frontal, da escama temporal e asa maior do esfenoide, associada à drilagem da asa menor do esfenoide.

Este acesso frontolateral é centrado na fissura silviana[1,2] e tem como objetivo a exposição do opérculo frontoparietal,[3,4] a abertura da fissura silviana[1,2] e das cisternas anteriores da base do encéfalo.[3,4]

A CP é o acesso craniano mais utilizado na prática neurocirúrgica, por causa de sua praticidade, familiaridade e reprodutibilidade, ou seja, pode ter suas dimensões aumentadas ou diminuídas de acordo com a área a ser exposta, além de poder ser utilizado para diversos tipos de patologias diferentes.

O termo pterional provém do Ptério, pequena região em formato de H que representa a junção da sutura coronal, escamosa, frontoesfenoidal e esfenoparietal, em que os ossos frontal, parietal, asa maior do esfenoide e parte escamosa do temporal se encontram.[5] É o local onde se inicia a craniotomia para confecção do acesso (Fig. 93-1).[6]

Apresenta como uma das principais vantagens penetrar pelos corredores naturais do cérebro através dos planos subaracnóideos em direção às cisternas da base pelas vias transilviana e subfrontal, sem causar grandes retrações nem lesão do parênquima cerebral.[7]

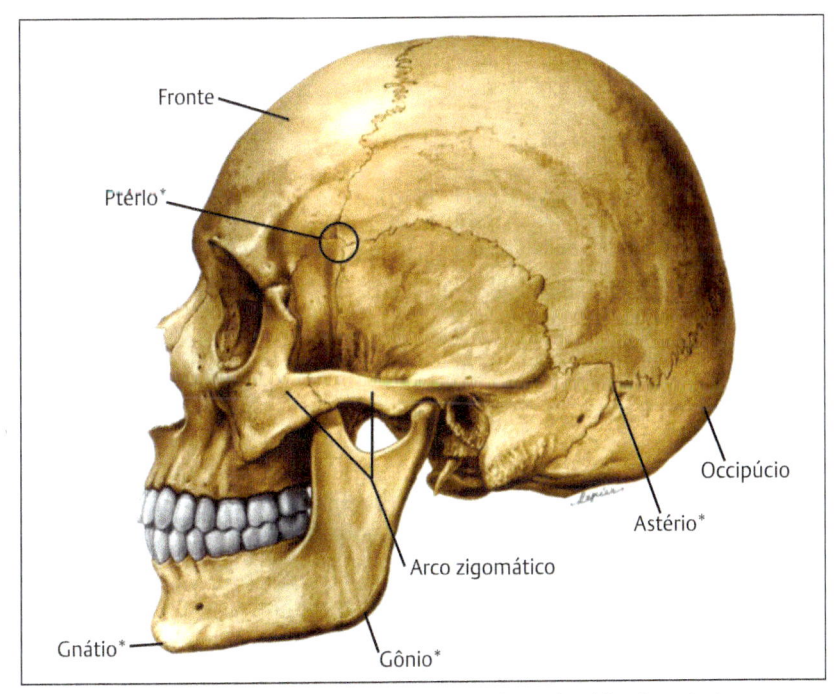

Fig. 93-1. Localização do ptério. Junção das suturas coronal, escamosa, frontoesfenoidal e esfenoparietal. (Fonte: adaptada de Sobotta.)[6]

HISTÓRICO

Popularizada e aperfeiçoada por Yasargil, na década de 1970,[8,9] a CP foi inicialmente proposta para o tratamento microcirúrgico dos aneurismas cerebrais do polígono de Willis. Posteriormente, com a evolução da técnica e a popularização do acesso, foi sendo utilizada na ressecção de diversas outras lesões vasculares e tumorais localizadas na região selar, parasselar, temporal e subfrontal, inclusive em patologias do tronco encefálico.[10-12]

O surgimento da CP pode ser contada a partir do aperfeiçoamento dos primeiros acessos cranianos realizados no final do século XIX e início do século XX por Cushing e Horsley para ressecção de tumores hipofisários pelos acessos frontal e subtemporal.[13-15] Krause observou a importância de utilizar a asa menor do esfenoide para os acessos extradurais subfrontais, ainda em 1900.[16]

Em 1914, Heuer realizou a primeira craniotomia frontotemporal pela via intradural para ressecção de lesões quiasmáticas,[17] dando início aos acessos frontolaterais que posteriormente se desenvolveriam na CP. Dandy aperfeiçoou este acesso diminuindo o tamanho da craniotomia utilizada por Heuer e realizando com sucesso a primeira cirurgia de clipagem de aneurisma da circulação anterior pelo acesso pterional, em 1937.[18] Entretanto, foi Yasargil, em 1969, quem aperfeiçoou e popularizou a técnica microneurocirúrgica e padronizou a craniotomia pterional.[10,11,19]

O uso do microscópio e o desenvolvimento de novos instrumentos de microcirurgia utilizados por Yasargil refinaram a prática neurocirúrgica e permitiram que a CP fosse indicada para a maioria das patologias cranianas até os dias atuais.

INDICAÇÕES

Existem diversas indicações para a craniotomia pterional como lesões vasculares e tumores localizados na região do polígono de Willis, órbita, fissura orbital superior, seio cavernoso, região selar, parasselar e subfrontal, ínsula e *uncus*.[21-22]

Estruturas ipsilaterais e também contralaterais podem ser acessadas (Fig. 93-2).[23]

TÉCNICA CIRÚRGICA
Posicionamento

O paciente deve ser posicionado em decúbito dorsal com os ombros apoiados na superfície superior da mesa cirúrgica. A cabeça deve ser pinada com um fixador de crânio (Mayfield ou Sugita), dando preferência à inserção de um pino na mastoide ipsilateral do lado a ser abordado e outros dois pinos pareados contralaterais, acima da linha temporal superior para maior suporte do peso da cabeça. Desta forma, evita-se a perfuração do músculo e do osso escamoso temporal, minimizando problemas cosméticos, dano tecidual cerebral e formação de hematoma extradural por fratura do fino osso temporal.[23]

Nervos cranianos e quiasma óptico

III ventrículo (parede anterior) e ventrículos laterais

Cisternas da base anterolaterais:
- Pré-quiasmática e quiasmática
- Ópticocarotídea
- Carótido-oculomota
- Inter-hemisférica
- Interpeduncular
- *Lamina Terminalis*

Artérias:
- Comunicante anterior e posterior
- Cerebral Média
- Bifurcação carotídea e seus segmentos (Oftálmico, comunicante e coróideo)
- Bifurcação da Basilar
- Cerebral Posterior (P1)

Opérculo frontal, parietal e temporal
- Ínsula
- Gânglios da base
- Uncus

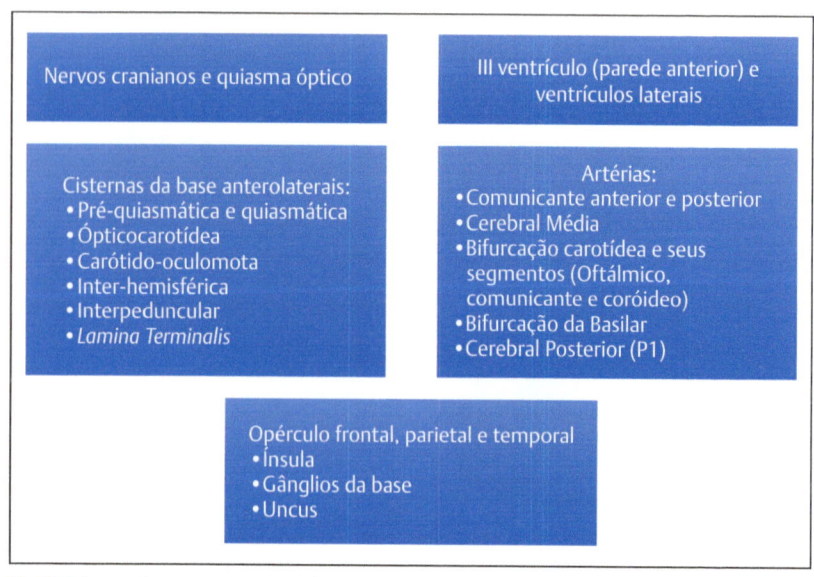

Fig. 93-2. Acessos das estruturas ipsi e contralaterais.

É importante direcionar obliquamente o fixador de crânio durante sua fixação para que o lado do suporte fixado ipsilateralmente não encoste nas mãos do cirurgião durante a cirurgia.

A cabeça deve ser posicionada seguindo cinco movimentos: tração, elevação, deflexão, rotação (20 a 45 graus) e inclinação lateral. Na tração, a cabeça é deslocada cranialmente em direção ao cirurgião após estar fixada no suporte de crânio, aumentando a distância entre a cabeça e o ombro, sendo indicado principalmente em pacientes obesos e com pescoço curto. A seguir é realizada a elevação, tornando a região cefálica acima da altura do átrio direito para facilitar o retorno venoso.

Deflexão e rotação são variáveis, a depender da patologia a ser operada. Uma menor extensão (aproximadamente 15 graus) com a órbita no ponto mais alto do campo cirúrgico e maior rotação contralateral à patologia são indicadas para lesões proximais à base anterior do crânio (goteira olfatória, *tuberculum* da sela, *planum* esfenoidal, clinoide anterior, nervo óptico, aneurismas do segmento oftálmico, paraclinóideo, comunicante posterior e região interpeduncular baixa), evitando que o teto da órbita obstrua a visão em direção à base anterior do crânio. Já uma maior extensão (aproximadamente 30 graus) com a região malar no ponto mais alto e menor rotação contralateral da cabeça em relação a patologia são indicadas para lesões localizadas distantes da base anterior do crânio (lâmina *terminalis*, região interpeduncular alta, aneurisma de comunicante anterior, coróideo anterior, bifurcação da carótida e artéria cerebral média), evitando que o lobo temporal caia sobre o lobo frontal e permitindo maior retração do lobo frontal (Fig. 93-3).[23,24]

Obviamente alterações poderão ser feitas durante a cirurgia pela manipulação da mesa cirúrgica.

Incisão

Imediatamente antes de realizar a incisão, é feita uma tricotomia limitada, respeitando 2 cm distalmente à linha de incisão cirúrgica. Devem-se evitar grandes áreas de tricotomia, principalmente em mulheres, reduzindo também o risco de infecção. Posteriormente, é realizado assepsia com desgermante tópico e antissepsia com clorexidina alcoólica.

A incisão inicia-se posterior à linha de implantação do cabelo, na borda superior do arco zigomático até 1 cm anterior ao *tragus*. Estende-se superiormente em direção à linha temporal superior, e a partir daí, curva-se anteriormente em direção à linha média, em formato arciforme, mantendo-se sempre atrás da linha de implantação do couro cabeludo (Fig. 93-4a).

Deve-se evitar iniciar a incisão superior a 1 cm anterior ao *tragus* e inferior ao zigoma, para evitar lesão da artéria temporal superficial e dos ramos no nervo frontal que passam pela glândula parótida, respectivamente.

Uma linha imaginária retilínea do ponto mais anterior da linha média ao ponto inferior inicial da incisão representa o limite anterior que poderá ser rebatido o *flap* cutâneo sem lesão dos ramos frontais do nervo facial.

A incisão é iniciada com bisturi frio, anterior ao *tragus*, evitando seccionar o tronco da artéria temporal superficial. A partir da linha temporal superior pode-se aprofundar o bisturi até o periósteo em direção ao final da incisão, realizando hemostasia sempre que necessário com pinça bipolar ou clipes de Raney.

O auxílio de dissecção romba com tesoura *Metzembaum* permite a preservação do tronco da artéria temporal superficial e de seus ramos, que podem ser utilizados para a realização de *bypass*, se necessário (Fig. 93-4).

Após coagulação de um dos ramos frontal ou parietal da artéria temporal superficial, o *flap* cutâneo é rebatido anteriormente com o auxílio de uma rugina em direção ao processo frontal do osso zigomático para preservar o pericrânio e sem lesionar a fáscia do músculo temporal.

Ganchos permitem manter o *flap* rebatido anteriormente, e o uso de um coxim abaixo do *flap* evita isquemia e compressão do globo ocular, principalmente em pacientes com órbita rasa.

A seguir, prossegue-se com a dissecção interfascial/subfascial do músculo temporal para evitar a lesão do ramo frontal do nervo facial e paralisia facial.[25]

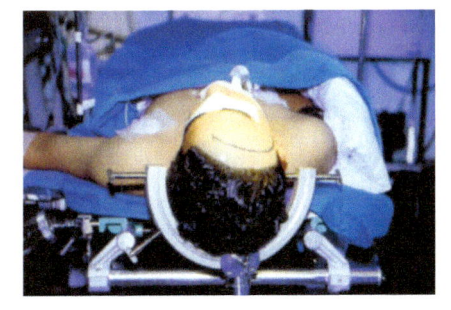

Fig. 93-3. Posicionamento da craniotomia pterional clássica: tração, elevação, deflexão, rotação e inclinação lateral. (Fonte: adaptada de Wen *et al.*)[23]

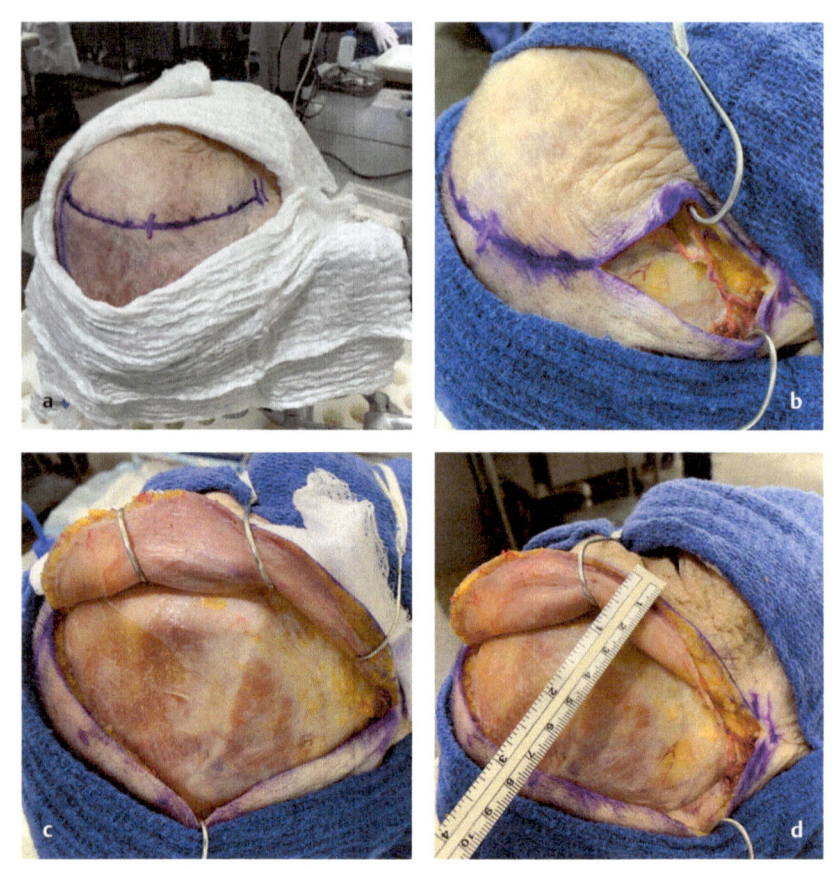

Fig. 93-4. (a) Marcação da incisão para realização da craniotomia pterional. Inicia-se superiormente ao arco zigomático até 1 cm anterior ao *tragus* curvando-se anteriormente em direção à linha média. **(b)** Tronco da artéria temporal superficial e seus ramos frontal e parietal no tecido subcutâneo. **(c)** *Flap* cutâneo rebatido anteriormente antes de iniciar a dissecção do músculo temporal. Atentar para a colocação de um coxim abaixo do *flap* para evitar a isquemia do mesmo e compressão do globo ocular. **(d)** Limite de 2 cm posterior à borda superior da órbita que marca até onde o *flap* cutâneo pode ser rebatido anteriormente para evitar lesão do ramo frontal do nervo facial.

Dissecção Interfascial/Subfascial e Submuscular

Descrita originalmente por Yasargil, em 1984,[26] a dissecção interfascial permite maior retração do músculo temporal durante a abordagem pterional com exposição mais basal do osso temporal. Protege o nervo facial e evita paralisia da musculatura frontal, orbicular do olho e corrugador do supercílio.[27,28]

Para entender a dissecção interfascial/subfascial é necessário conhecer a anatomia da região. As camadas do SCALP de superficial para profunda do *flap* frontotemporal lateral à linha temporal superior consistem em pele, subcutâneo, gálea, tecido areolar frouxo e pericrânio.[29,30] O ramo frontal do nervo facial percorre 2 cm acima da rima orbital lateral pelo tecido areolar frouxo, lateralmente à linha temporal superior, entre a fáscia temporal e a gálea e medialmente à linha temporal superior, entre a gálea e o pericrânio.[31]

A fáscia do músculo temporal é dividido em fáscia superficial, contínua com o pericrânio e por onde o ramo frontal do nervo facial percorre sob ela, e em fáscia profunda do músculo temporal, localizada abaixo da fáscia superficial e que é subdividida em camada superficial da fáscia profunda e camada profunda da fáscia profunda, separados por um coxim de gordura interfascial (Fig. 93-5).[32]

A dissecção interfascial é iniciada com uma incisão vertical com uso de bisturi frio e tesoura Metzebaum 2 cm posterior à borda superior da órbita até a raiz posterior do arco zigomático através da camada superficial da fáscia profunda e do coxim gorduroso interfascial (dissecção interfascial). Medialmente à linha temporal superficial a dissecção segue a linha vertical interfascial e é refletida anteriormente sob o pericrânio (interfascial-subpericranial) (Figs. 93-4d e 93-6).

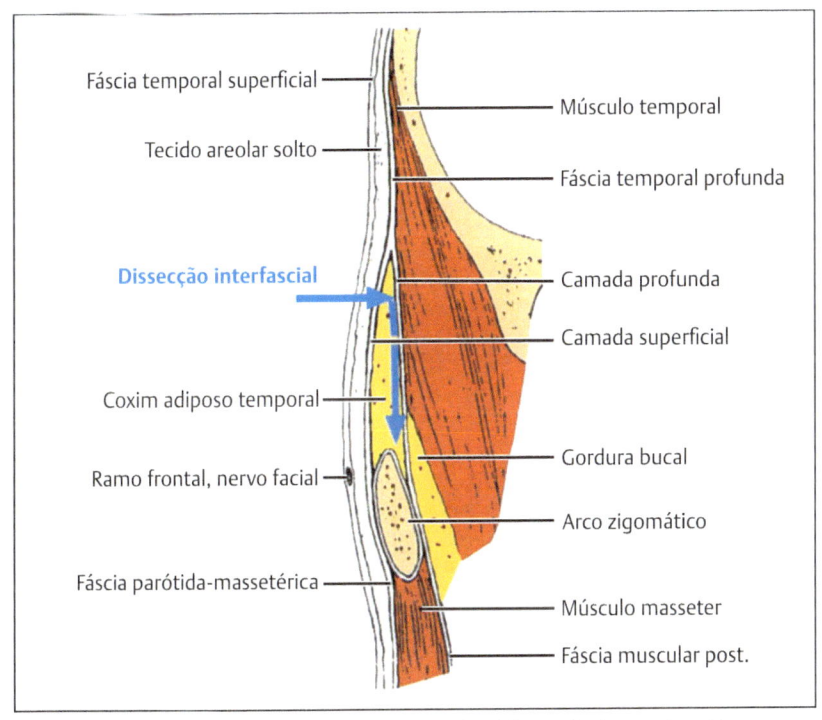

Fig. 93-5. Camadas da dissecção interfascial e localização do ramo frontal do nervo facial. O ramo frontal do nervo facial percorre sobre a fáscia temporal superficial do músculo temporal, acima da camada superficial da fáscia profunda do músculo temporal, que é separada da camada profunda da fáscia profunda do músculo temporal por um coxim gorduroso. (Fonte: adaptada de Wen et al.)[23]

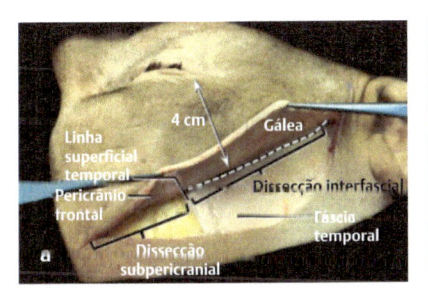

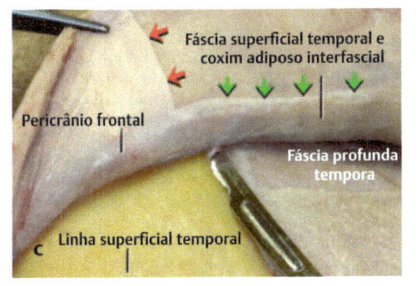

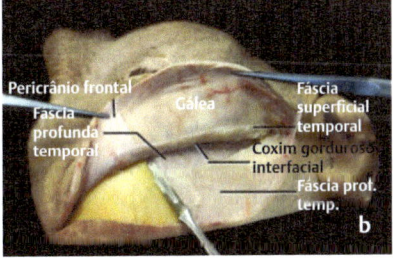

Fig. 93-6. Fotos de peças anatômicas dissecadas mostrando a dissecção interfascial-subpericranial e suas estruturas. (**a**) Incisão percorre perpendicular ao arco zigomático e curva-se anteriormente em direção à linha média posteriormente à linha de implantação do cabelo. A incisão é aprofundada até a camada superficial da fáscia profunda do músculo temporal, rebatendo a fáscia superficial e o coxim gorduroso interfascial preservando o nervo facial que percorre sobre a fáscia superficial temporal e acima do pericrânio. (**b**) A junção da fáscia superficial do temporal com o pericrânio frontal é preservada para manter a continuidade do ramo frontal do facial. (**c**) Setas verdes mostram o corte na fáscia superficial do músculo temporal na borda superior do coxim adiposo interfascial, e as setas vermelhas mostram o corte ao longo do pericrânio frontal. *(Continua.)*

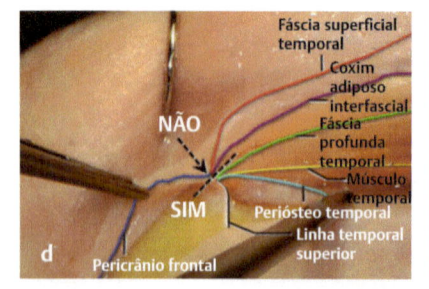

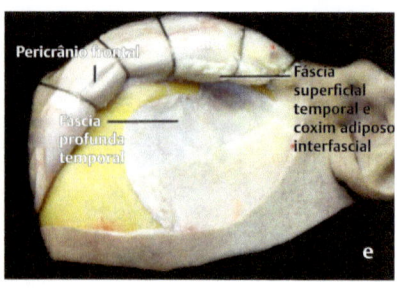

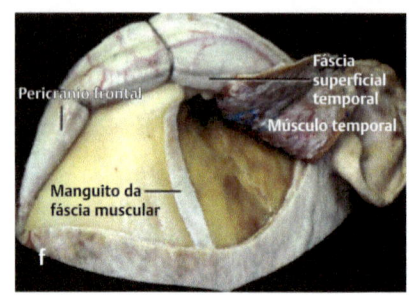

Fig. 93-6. *(Cont.)* **(d)** Incisão vertical na junção interfascial-subpericranial deve ser evitada pois há risco de lesão do ramo frontal. O corte deve ser paralelo para manter a continuidade do nervo. **(e)** O *flap* interfascial-subpericranial é rebatido anteriormente. **(f)** O músculo temporal é incisado e rebatido posteroinferiormente mantendo uma pequena faixa de músculo temporal aderida na linha temporal superior para auxiliar no fechamento. (Fonte: adaptada de Poblete T *et al*.)[30]

Separam-se a camada superficial e o coxim gorduroso temporal da camada profunda e rebate-se anteriormente o *flap* sobre o arco zigomático.

Durante esta dissecção, deve-se atentar para hemostasia, pois pode ocorrer sangramento por causa da presença de ramos da veia temporal média presentes no interior do coxim gorduroso.[23]

Outra técnica descrita por Coscarella *et al*.[33] é a subfascial, em que a camada superficial, o coxim adiposo e a camada profunda da fáscia profunda do músculo temporal são elevados em continuidade com o pericrânio frontal, expondo diretamente as fibras do músculo temporal (Fig. 93-7).

A seguir, para ambas as técnicas de dissecção do músculo temporal realiza-se uma segunda incisão transversal superiormente no músculo temporal ao longo da linha temporal superior, deixando uma tira de músculo temporal aderida à superfície óssea para ser suturada ao final da cirurgia com o músculo temporal rebatido previamente (Fig. 93-8).

O músculo temporal é rebatido posteroinferiormente com o auxílio de uma rugina, evitando maior atrofia do músculo temporal com o uso de monopolar decorrente da lesão térmica dos vasos nutridores da fáscia profunda.

O descolamento com rugina deve-se iniciar anterossuperiormente e com movimentos no sentido anterior para posterior para realizar o descolamento do músculo temporal, seguindo o sentido de suas fibras.

Quando não é necessário realizar uma CP ampla e estender a dissecção do músculo temporal o mais basal possível, pode ser realizado o rebatimento do *flap* em plano único (miocutâneo), ou seja, todas as camadas do *SCALP* são rebatidas anteriormente sobre o arco zigomático junto com o músculo temporal. Esta técnica apresenta um tempo de realização mais rápido e menor chance de causar atrofia da musculatura, porém o *flap* pode obstruir parcialmente a visualização da asa menor do esfenoide e da margem inferior da exposição.[25]

Craniotomia

O principal objetivo da craniotomia pterional é expor a fissura sylviana.[34,35] Devem ser expostos a metade inferior do giro frontal médio, giro frontal inferior, parte anterior da fissura sylviana com seus ramos posterior, anterior ascendente e anterior horizontal, giro temporal superior e metade superior do giro temporal médio.

A técnica clássica, descrita originalmente por Yasargil,[8,9,34,36] é realizada com 4 trepanações (*burr holes*): a 1ª trepanação é realizada posteriormente à sutura frontozigomática e abaixo da região mais anterior da linha temporal superior (*keyhole*). A 2ª trepanação é feita no osso frontal, 3 a 4 cm acima do *keyhole*. A 3ª e 4ª trepanações são realizadas na margem posterior da incisão, na altura da linha temporal superior e na porção mais inferior do osso escamoso temporal, respectivamente.

A quantidade de trepanações, realizadas na CP, pode variar, sendo que em pacientes jovens podem ser feitas com apenas uma ou duas trepanações, por causa da menor aderência da dura-máter sob o osso, sendo mais fácil a realização da craniotomia e evitando a trepanação frontal para evitar defeito estético visível na região.

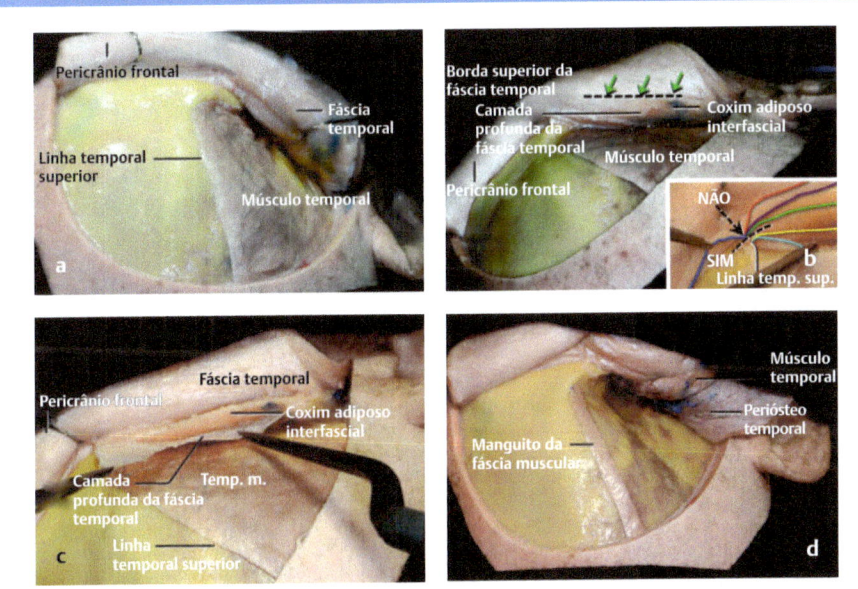

Fig. 93-7. Fotografias da dissecção subfascial-subpericranial e suas estruturas. (**a**) Realização do *flap* subfascial-subpericranial. A incisão lateral à linha temporal superior é realizada até as fibras do músculo temporal, cortando também a camada profunda da fáscia profunda do músculo temporal e continua-se medialmente abaixo do pericrânio frontal. (**b**) A linha tracejada mostra a borda superior do coxim adiposo interfascial. O quadrado menor mostra a incisão paralela na superfície do crânio. A incisão separa a junção da fáscia temporal (fáscia superficial em vermelho, camada superficial da fáscia profunda em verde, e o coxim adiposo interfascial em roxo) do pericrânio frontal (azul escuro) medial à linha temporal superior. (**c**) A camada profunda da fáscia profunda é aberta. (**d**) O músculo temporal é rebatido posteriormente mantendo uma pequena faixa de músculo temporal aderida na linha temporal superior para auxiliar no fechamento. (Fonte: adaptada de Poblete T *et al.*)[30]

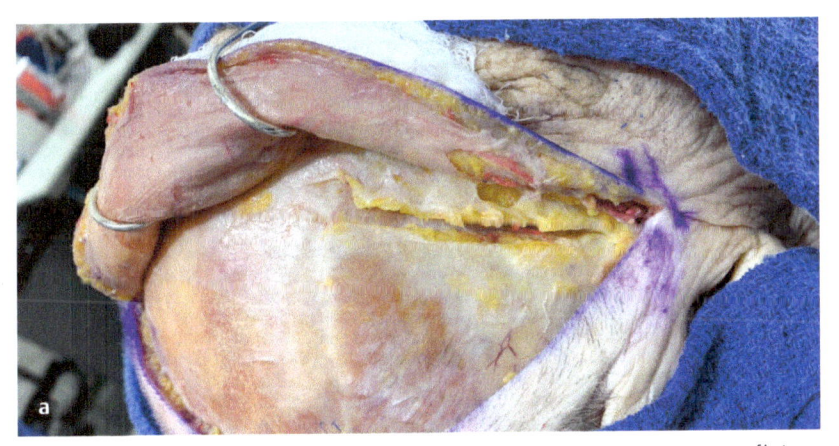

Fig. 93-8. (**a**) Dissecção interfascial-subpericranial realizada antes de rebater o *flap* anteriormente. Notam-se a fáscia superficial e o coxim adiposo interfascial separados da camada superficial da fáscia profunda do temporal. *(Continua.)*

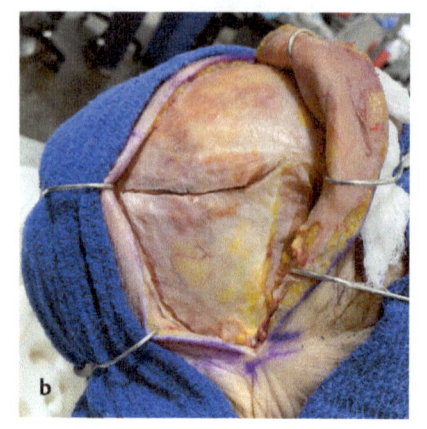

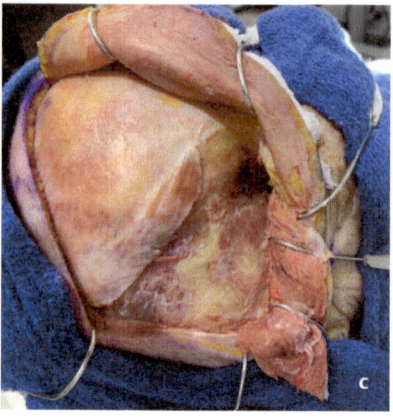

Fig. 93-8. *(Cont.)* **(b)** Incisão transversal superior no músculo temporal que deve ser deixada aderida na linha temporal superficial. **(c)** Músculo temporal rebatido posteroinferiormente com o auxílio de ganchos.

A seguir, a dura-máter deve ser descolada com um descolador do tipo Penfield e iniciar a craniotomia.

Durante a craniotomia devem-se ligar os pontos de trepanação com o corte passando sempre na borda mais externa de cada furo para aproveitar ao máximo a área da craniotomia (Fig. 93-9A).

Ao ligar os pontos de trepanação do *keyhole* e da porção mais basal do osso temporal, a fresa pode não progredir, dificultando a osteotomia completa entre esses dois pontos. Isso acontece pois é o local onde está localizada a asa menor do esfenoide, necessitando a drilagem com broca de alta rotação na sua superfície externa para se conseguir retirar o *flap* ósseo.

Retirado o osso, a dura-máter é ancorada ao longo do rebordo ósseo para evitar sangramento epidural e presença de sangue no campo cirúrgico após durotomia.

A seguir é realizada a drilagem da asa menor do esfenoide e teto da órbita e, se necessário, do restante da escama do osso temporal na superfície basal.

Drilagem da Asa Menor do Esfenoide e Teto da Órbita

Para que se possa realizar a dissecção da fissura sylviana adequadamente e acessar as cisternas da base do crânio sem obstáculos ao campo de visão microscópico com mínima retração cerebral, é realizada a drilagem da asa menor do esfenoide para expor a fissura sylviana e do teto da orbita para facilitar a via subfrontal.

O osso apresenta três camadas: camada cortical externa, camada esponjosa porosa e sangrante entre as camadas corticais externa e interna, e camada cortical interna.

A drilagem da asa menor do esfenoide e teto da órbita deve ser realizada pelas camadas corticais externa e esponjosa, evitando ultrapassar a camada cortical interna, ponto de referência para interromper a drilagem, pois a partir daí há grande chance de lesionar a periórbita.

Inicialmente, descola-se a dura-máter dessa região da superfície óssea para evitar lesão dural durante a drilagem.

A seguir, são driladas com broca de alta rotação cilíndrica ou redonda as proeminências ósseas do teto da órbita e asa menor do esfenoide até a identificação de uma dobra dural que contém a artéria meningo-orbitária que entra na região superolateral da fissura orbitária superior e representa o limite medial da drilagem da asa menor do esfenoide (Fig. 93-9b).

Caso queira avançar medialmente para acessar o terço medial da asa menor do esfenoide e realizar clinoidectomia extradural, a artéria meningo-orbitária pode ser coagulada e cortada com um bisturi lâmina de número 11 ou microtesoura.

A durotomia é iniciada com um bisturi de número 11. Pode-se também utilizar um prolene 4.0 para ajudar a levantar a dura-máter e evitar lesão da lâmina do bisturi no parênquima cerebral. A partir daí, utiliza-se tesoura *Metzebaum* para ampliar a durotomia que deve ser realizada em formato de "C" pediculado em direção ao teto orbitário e base do esfenoide.

A durotomia inicia-se nos limites superior e anterior da craniotomia e se estende em formato arciforme inferoanteriormente para a região temporal, aproveitando os limites da craniotomia, deixando uma margem de dura adequada para a durorrafia no final da cirurgia.

Para ampliar a abertura dural e melhorar a exposição da fissura sylviana, realiza-se um corte transversal na altura da fissura sylviana dividindo o retalho em C em duas partes.

Após rebater a dura-máter, deve-se ancorar com fio prolene 4.0 tomando cuidado para não deixar dobras durais que obstruam o campo microneurocirúrgico, e envolver a mesma com gaze úmida para evitar o ressecamento e facilitar a durorrafia ao final da cirurgia (Fig. 93-9c).

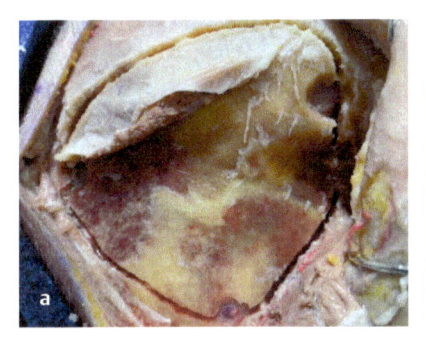

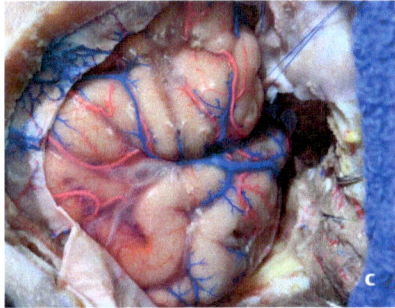

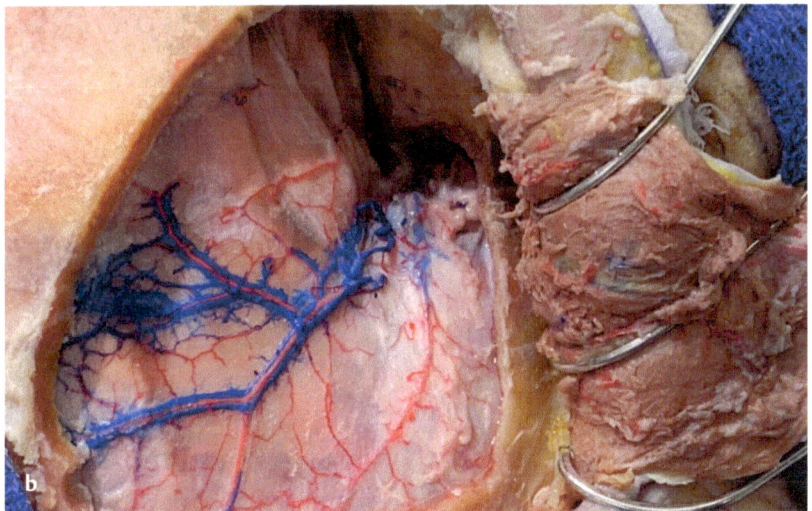

Fig. 93-9. (a) Craniotomia realizada com 3 trepanações: 1ª trepanação no *keyhole*, 2ª trepanação posterior, abaixo da linha temporal superior, e 3ª trepanação temporal basal. A craniotomia deve ser realizada na borda externa de cada trepanação para aproveitar ao máximo a área a ser exposta. (b) Asa menor do esfenoide e teto da órbita drilados para facilitar a exposição da fissura sylviana e o rebatimento da dura-máter. Observa-se uma pequena dobra dural ao fundo que contém a artéria meningo-orbitária. (c) Após durotomia e ancoramento com fios prolene 4.0, o objetivo da craniotomia pterional é expor a metade inferior do giro frontal médio, giro frontal inferior, fissura sylviana, giro temporal superior e metade superior do giro temporal médio, conforme visualizado na imagem.

Dissecção da Fissura Sylviana

A fissura sylviana é dividida em partes superficial e profunda. A parte superficial da fissura sylviana apresenta um tronco e três ramos. O tronco se localiza entre a superfície basal do lobo frontal e o polo temporal. Estende-se medialmente do giro semilunar do *uncus* até a região mais lateral da asa menor do esfenoide, onde se divide em três ramos: horizontal anterior, ascendentes anterior e posterior (Fig. 93-10). A parte profunda ou cisternal é dividida em compartimento anterior ou esfenoidal, posterior à asa menor do esfenoide, entre os lobos frontal e temporal e que se comunica medialmente com a cisterna carotídea. E em compartimento posterior ou operculoinsular, composta da fenda opercular entre os opérculos frontotemporoparietal e da fenda insular mais medialmente, limitada superiormente por uma borda entre a ínsula e o opérculo frontoparietal e inferiormente por uma borda entre a ínsula e o opérculo temporal.[37,38]

Os giros expostos na CP são: metade inferior do giro frontal médio, giro frontal inferior e suas subdivisões: *pars opercularis, pars triangularis* e *pars orbitalis*, giro temporal superior e metade superior do giro temporal médio.

Os giros do opérculo frontoparietal estão em íntima relação com os giros do opérculo temporal, sendo separados pela fissura sylviana. A ínsula forma a parede medial da fissura sylviana e conecta o lobo temporal com o giro orbital posterior através do límen da ínsula, região exposta durante a dissecção microcirúrgica da fissura.[39]

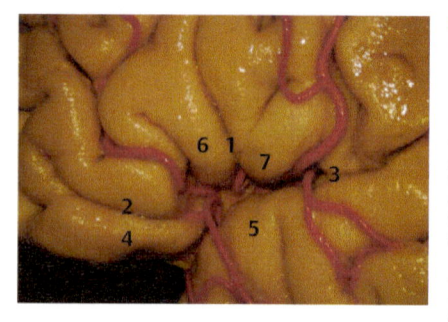

Fig. 93-10. Peça anatômica mostrando uma visão lateral da região frontolateral esquerda. A parte superficial da fissura Sylviana é dividida em um tronco principal e três ramos. No nível do ptério, o tronco se divide em ramo horizontal anterior, ramo ascendente anterior e ramo posterior. Estes ramos dividem-se em três porções no giro frontal inferior: *pars orbitalis*, *pars triangularis* e *pars opercularis*. A *pars opercularis* é a primeira porção do opérculo frontal e é limitada anteriormente pelo ramo ascendente anterior. A *pars triangularis*, local onde se inicia a dissecção da fissura sylviana, localiza-se entre as *pars orbitalis e opercularis*. *1*, Ramo ascendente anterior; *2*, ramo horizontal anterior; *3*, ramo posterior; *4*, giro frontal inferior; *5*, giro temporal superior; *6*, *pars triangularis*; *7*, *pars opercularis*. (Fonte: adaptada de Figueiredo EG et al.)[48]

Com o auxílio do microscópio cirúrgico, é realizada a microdissecção da fissura sylviana e abertura das cisternas basais. Inicialmente, para facilitar a dissecção da fissura sylviana, faz-se a abertura das cisternas de base pela via subfrontal para drenar líquido cefalorraquidiano e permitir relaxamento cerebral para diminuir a aderência do córtex com a aracnoide na região da fissura.

A dissecção da fissura sylviana começa ao nível da *pars triangularis*, em que o espaço entre os lobos frontal e temporal é maior com menor adesão aracnóidea, e segue-se em direção à asa menor do esfenoide. Não é necessário abrir toda fissura, apenas a parte mais anterior.

Inicia-se com o uso de bisturi lâmina de número 11 e segue-se com o uso de aspiração para retrair o lobo frontal e microtesouras para cortar as bandas aracnóideas no interior da fissura e eventualmente algumas veias que atravessam a superfície dos lobos frontal e temporal que necessitam ser sacrificadas após coaguladas. O uso da pinça bipolar com seus movimentos de abertura ajuda a afastar as estruturas aderidas da fissura sylviana.

Importante lembrar as variadas funções que um material microneurocirúrgico pode proporcionar, como, por exemplo, a microtesoura que realiza a função de corte, mas pode também divulsionar através da abertura e fechamento de suas pontas e dissecar com sua ponta fechada.

A dissecção é realizada no lado frontal da veia sylviana superficial, mantendo esta no lado temporal, pois ela drena em direção ao polo temporal para o seio esfenoparietal.[40]

Raramente, alguns pacientes apresentam a veia superficial sylviana drenando para a veia sylviana frontal em direção ao seio sagital superior, neste caso, a dissecção da fissura deve ser feita no lado temporal da veia sylviana superficial. Para facilitar a dissecção e orientar a direção da fissura sylviana, seguir o trajeto dos ramos (M3) da artéria cerebral média em direção ao compartimento operculoinsular auxilia para abrir a parte profunda da fissura sylviana.

Seguindo os segmentos M3 e M2 da artéria cerebral média segue-se em direção ao límen da ínsula e ao segmento M1 para identificar a bifurcação da artéria cerebral média, seus troncos superior e inferior e artéria carótida interna.

VARIAÇÕES DA CRANIOTOMIA PTERIONAL
Craniotomia Minipterional

Atualmente, vem crescendo cada vez mais o interesse nas técnicas minimamente invasivas, principalmente nos acessos cranianos.

A craniotomia pterional clássica é a abordagem mais utilizada nas patologias anterolaterais do cérebro, porém, apresenta algumas desvantagens por causa da maior exposição cerebral, alterações estéticas e funcionais pós-operatórias, como, por exemplo: maior atrofia do músculo temporal e tecido adiposo subcutâneo causando depressão da fossa temporal, assimetria do contorno facial e maior edema; disfunção da articulação temporomandibular; paralisia facial periférica por lesão do ramo frontal do nervo facial[33,41-44] e tricotomia extensa para expor a região a ser incisada pouco aceita principalmente em mulheres.[45]

Por estas razões, uma alternativa é a craniotomia minipterional que visa reduzir o traumatismo tecidual extracraniano e a área da craniotomia, com a mesma exposição dos alvos cirúrgicos da CP e melhores resultados estéticos e funcionais.[43,45,46] Além de diminuir o tempo cirúrgico, menor tempo de internação e menos complicações, como infecções, fístulas liquóricas e lesão cortical.

Inicia-se com uma incisão arqueada 1 cm rostral a base do arco zigomático, posterior à linha de implantação do cabelo, e se estende em direção à linha hemipupilar ipsilateral (aproximadamente 5 cm) (Fig. 93-11a).

O retalho cutâneo é rebatido anteriormente, e realiza-se a dissecção interfascial do músculo temporal rebatendo-o posteroinferiormente até visualização do ptério.[47] Pode-se optar por realizar o rebatimento do músculo temporal em *flap* único miocutâneo.

Única trepanação é realizada no ponto superior à sutura frontozigomática, abaixo da linha temporal superior. A craniotomia é realizada no sentido anteroposterior ao longo da linha temporal até a sutura coronal, seguindo para baixo para incluir o ptério na borda posterior da craniotomia, e a partir daí posteroanteriormente ao longo do osso esfenoide em direção à trepanação inicial.

A craniotomia minipterional inclui o segmento lateral do osso esfenoide, parte do osso frontal inferior à linha temporal e pequena parte do osso temporal (Fig. 93-11b).[47]

A drilagem da asa menor do esfenoide e a abertura da dura-máter são semelhantes à (CP). Ao final da craniotomia, visualizamos a face inferolateral do lobo frontal, a fissura sylviana e o giro temporal superior. A visão microcirúrgica durante a dissecção da fissura sylviana é semelhante à CP, pois a craniotomia minipterional apesar de ter a área de craniotomia menor, expõe o ptério que corresponde à área anterior ao ramo anterior ascendente da fissura sylviana, limite anterior da dissecção da fissura sylviana que permite maior retração cerebral e maior facilidade na dissecção subaracnoide (Fig. 93-11c).[48-51]

A drilagem extensiva da asa menor do esfenoide permite um corredor cirúrgico adequado para acessar as estruturas das cisternas da base, com excelente ângulo de visão e pouca retração cerebral.

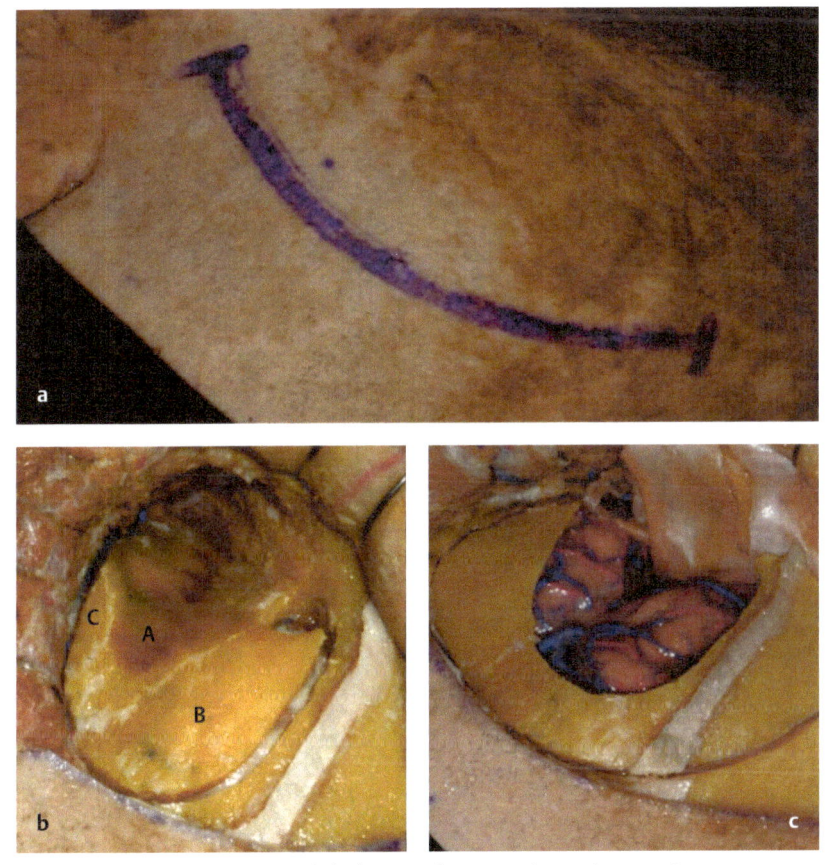

Fig. 93-11. (a) A incisão inicia-se 1 cm rostral à borda superior do arco zigomático e até 1 cm anterior ao *tragus*, curva-se em formato arciforme em direção à linha hemipupilar ipsilateral. Incisão menor que a incisão pterional clássica. Lado esquerdo. (b) Craniotomia minipterional. Observa-se a realização de única trepanação no *keyhole*. A, osso esfenoide; B, parte do osso frontal sob o músculo temporal; C, parte do osso temporal. (c) Exposição final da craniotomia minipterional demonstrando que a área de trabalho microcirúrgico da craniotomia minipterional é semelhante à da craniotomia pterional com menor área de craniotomia. (Fonte: adaptada de Figueiredo EG *et al*.)[48]

REREFÊNCIAS BIBLIOGRÁFICAS

1. Yasargil MG, Krisht AF, Türe U, et al. Microsurgery of insular gliomas: Part I. Surgical anatomy of the Sylvian cistern. Contemporary Neurosurgery. 2002;24:1-8.
2. Yasargil MG, Krisht AF, Türe U, et al. Microsurgery of insular gliomas: Part II. Opening of the sylvian fissure. Contemporary Neurosurgery. 2002;24:1-5.
3. Yasargil MG. Microneurosurgery. Stuttgart: Georg Thieme; 1984.
4. Yasargil MG, Kasdaglis K, Jain KK, Weber HP. Anatomical observations of the subarachnoid cisterns of the brain during surgery. J Neurosurg. 1976;44:298-302.
5. Willians PL. Grays Anatomy, ed 38. London, Churchill livingstone; 1995.
6. Sobotta J, et al.. Sobotta atlas de anatomia humana. 23. ed. Rio de Janeiro: Guanabara Koogan;2012. p. 3.
7. Yasargil MG. Interfascial pterional (frontotemporosphenoidal craniotomy. In Yas Argil MG (Ed.). Microneurosurgery. Stuttgart, George Thieme Verlag; 1984.1. p. 215-20.
8. Yasargil MG, Fox JL. The microsurgical approach to intracranial aneurysms. Surg Neurol. 1975;3:7-14.
9. Yasargil MG, Antic J, Laciga R, et al. Microsurgical pterional approach to aneurysms of the basilar bifurcartion. Surg Neurol. 1976;6:83-91.
10. Yasargil MG. Microsurgery Applied to Neurosurgery. Stuttgart, Germany: Georg Thieme Verlag; 1969.
11. Yasargil MG. Intracranial microsurgery. Clin Neurosurg. 1970;17:250-256.
12. Altay T, Couldwell WT. The Frontotemporal (Pterional) Approach: An Historical Perspective. Neurosurg. 2012;71:481-492.
13. Horsley V. On the technique of operations on the central nervous system. Br Med J. 1906;2:411-423.
14. Horsley V. Diseases of the pituitary gland. Br Med J. 1906;1:323.
15. Cushing H. The Pituitary Body and its Disorders, Clinical States Produced by Disorders of the Hypophysis Cerebri. Philadelphia, PA: JB Lippincott; 1912.
16. Krause F. Surgery of the Brain and the Spinal Cord Based on Personal Experiences. New York, NY: Rebman; 1909-1912.
17. Heuer GJ. Surgical experiences with an intracranial approach to chiasmal lesions. Arch Surg. 1920;1(1):368-381.
18. Dandy W. Surgery of the Brain. Lewis's Practice of Surgery. In: Hagerstown, MD. Vol. 12. W.F. Prior Co; 1932. 1. p. 682.
19. Krayenbuhl H, Yasargil MG. Diagnosis and therapy of intracranial aneurysms. Surg Annu. 1970;2(0):327-343.
20. Aydin IH, Takci E, Kadioglu HH, et al. Pitfalls in the pterional approach to the parasellar area. Minim Invasive Neurosurg. 1995;38:146-152.
21. Figueiredo EG, Gomes M, Vellutini E, et al. Angioleiomyoma of the cavernous sinus: Case report. Neurosurgery. 2005;56:E411.
22. Vishteh AG, Marciano FF, David CA, et al. The pterional approach. Oper Tech Neurosurg. 1998;1:39-49.
23. Wen H T, Oliveira E, Tedeschi H, et al. The Pterional Approach: Surgical Anatomy, Operative technique, and Rationale. Operative techniques in Neurosurgery. 2001;4(2):60-72.
24. Chaddad-Neto F, Ribas GC, de Oliveira E. A Craniotomia Pterional, descrição passo a passo. Arq Neuropsiquiatr. 2007;65:101-6.
25. Yasargil MG, Reichman MV, Kubic S. Preservation of the frontotemporal branch of the facial nerve using the interfascial temporalis flap for pterional craniotomy. J Neurosurg. 1987;67:463-8.
26. Yasargil MG, Fox JL, Ray MW. The operative approach to aneurysms of the anterior communicating artery. In: Krayenbül H (Ed.). Advances and technical standards in neurosurgery. Wien: Springer-Verlag; 1975. 2. p. 114-70.
27. Ammirati M, Spallone A, Ma J, et al. An anatomic surgical study of the temporal branch of the facial nerve. Neurosurgery. 1993;33:1038-44.
28. Youssef AS, Ahmadian A, Ramos E, et al. Combined subgaleal/myocutaneous technique for temporalis muscle dissection. J Neurol Surg B Skull Base. 2012;73:387-93.
29. Davidge KM, van Furth WR, Agur A, Cusimano M. Naming the soft tissue layers of the temporoparietal region: unifying anatomic terminology across surgical disciplines. Neurosurgery. 2010;67(3):120-30.
30. Krayenbühl N, Isolan GR, Hafez A, Yasargil MG. The relationship of the frontotemporal branches of the facial nerve to the fascias of the temporal region: a literature review applied to practical anatomical dissection. Neurosurg Ver. 2007;30:8-15.
31. Poblete T, Jiang X, Komune N, et al. Preservation of the nerves to The Frontalis Muscle During Pterional Craniotomy. J Neurosurg. 2015.
32. Stuzin JM, Wagstron L, Kawamoto HK. Anatomy of the Frontal branch of the facial nerve: The significance of the temporal fat pad. Plas Reconstruc. 1989;83:265-71.
33. Coscarella E, Vishteh AG, Spetzler RF, et al. Subfascial and submuscular methods of temporal muscle dissection and their relationship to the frontal branch of the facial nerve. Technical note. J Neurosurg. 2000;92:877-80.
34. De Oliveira E, Tedeschi H. Pterional and pretemporal approaches. In: Sekhar LN, De Oliveira E (Eds.). Cranial microsurgery approaches and techniques. New York: Thieme; 1999. p. 124-9.
35. De Oliveira E, Siqueira M, Tedeschi H, Peace DA. Technical aspects of the frontotemporosphenoidal approach craniotomy. In: Matsushima T (Ed.). Surgical anatomy for microneurosurgery VI: cerebral aneurysm and skull base lesions. Fukuoka City: Sci Med Publications; 1993. p. 3-8.
36. De oliveira E, Siqueira M, Tedeschi H, et al. Technical aspects of the frontotemporosphenoidal approach craniotomy. In: Matsushima T (Ed.). Surgical Anatomy for Microneurosurgery VI: Cerebral Aneurysm and Skull Base lesions. Fukuoka City, Sci Med Publications; 1993. p. 3-8.
37. Wolf BS, Huang YP. The Insula and Deep Middle Cerebrak Venous Drainage System: Normal Anatomy and Angiography. AJR Am J Roentgenol. 1963;90:472-489.
38. Gibo H, Carver CC, Rhoton Jr. AL. Microsurgical Anatomy of the Middle Cerebral Artery. J Neurosurg. 1981;54:151-69.
39. Szikla G, Bouvier T, Hori T, et al. Angiography of the Human Brain Cortex. Berlin, Springer; 1977.
40. Oka K, Rhoton Jr. AL, Barry M, et al. Microsurgical Anatomy of the Superficial Veins of the Cerebrum. Neurosurgery. 1985;17:711-48.

41. Aydin IH, Takci E, Kadioglu HH, et al. Pitfalls in the pterional approach to the parasellar area. Minim Invasive Neurosurg. 1995;38:146-52.
42. Badie B. Cosmetic reconstruction of temporal defect following pterional. craniotomy. Surg Neurol. 1996;45:383-4.
43. Kang SD. Pterional craniotomy without keyhole to supratentorial cerebral aneurysms: technical note. Surg Neurol. 2003;60:457-61.
44. Brazolotto TM. Prevalência de doenças orais e de disfunção mandibular em pacientes submetidos à craniotomia pterional [monografia]. São Paulo: Curso de aprimoramento em odontologia hospitalar, Hospital das Clínicas, Faculdade de Medicina, Universidade de São Paulo. 2008.
45. Nathal E, Gomez-Amador JL. Anatomic and surgical basis of the sphenoid ridge keyhole approach for cerebral aneurysms. Neurosurgery. 2005;56:178-85.
46. Miyazawa T. Less invasive reconstruction of the temporalis muscle for pterional craniotomy: modified procedures. Surg Neurol. 1998;50:347-51.
47. Figueiredo EG, et al. The Minipterional craniotomy: Technical description and anatomic assessment. Neurosurgery. 2007.
48. Figueiredo EG. Descrição técnica e Avaliação anatômica da Craniotomia Minipterional. Tese de doutorado. 2008.
49. Rabelo NN, Sisnando da Costa BB, Teixeira MJ, Figueiredo EG. Expanding Indications For Minipterional craniotomy-Paraselar Meningiomas. World Neurosurg. 2018;120:594.
50. Rabelo NN, Sisnando da Costa BB, Teixeira MJ, Figueiredo EG. Letter to the Editor. Minimally Invasive Techniques: The New Frontier in Neurosurgery. J Neurosurg. 2018;130(1):330-31.
51. Da Silva SA, Yamaki VN, Solla DJF, et al. Pterional, pretemporal and Orbitozigomatic Approaches: Anatomic and Comparative Study. World Neurosurg. 2019:121:398-403.

CAPÍTULO 94

CRANIOTOMIA MINIPTERIONAL

Renan Salomão Rodrigues ▪ Nícollas Nunes Rabelo
Leonardo C. Welling ▪ Eberval Gadelha Figueiredo

INTRODUÇÃO

O acesso craniano mais utilizado na Neurocirurgia é a craniotomia frontotemporesfenoidal, mais conhecida como craniotomia pterional (CP).[1-3] Esta clássica abordagem neurocirúrgica é indicada para as patologias anterolaterais do cérebro localizadas nas regiões anterior e posterior do polígono arterial de Willis, das regiões supra e parasselar, fissura orbital superior, osso esfenoide, seio cavernoso, órbita, lobo temporal anterior e mesial, mesencéfalo e lobo frontal.[1,2,4,5]

A (CP), entretanto, não é ausente de riscos, podendo, frequentemente, ocasionar alterações pós-operatórias estéticas e funcionais (Fig. 94-1). Requer dissecção ampla do músculo temporal, podendo ocasionar atrofia do músculo temporal e do tecido adiposo subcutâneo, gerando depressão da fossa temporal, assimetria do contorno facial e maior edema; disfunção da articulação temporomandibular; paralisia facial periférica por lesão do ramo frontal do nervo facial que passa pelo coxim de gordura entre a camada superficial e profunda da fáscia temporal superficial; além de ser necessária grande área de tricotomia para expor a região a ser incisada, que em mulheres é pouco aceita.[4,6-9]

Diversas modificações das técnicas cirúrgicas foram descritas para diminuir o tamanho da (CP) no esforço de minimizar o traumatismo tecidual e melhorar os resultados cosméticos.[10] Atualmente vem crescendo progressivamente o interesse nas técnicas minimamente invasivas dos acessos cranianos. Um tipo de acesso que vem ganhando popularidade é a craniotomia minipterional (CMP). Este acesso craniano modificado visa reduzir o traumatismo tecidual extracraniano e a área da craniotomia, com a mesma exposição dos alvos cirúrgicos da (CP).[11-13]

HISTÓRICO

Krause foi o primeiro a descrever a técnica padrão da (CP) no final do século 19.[11] Em 1918, Heuer e Dandy foram os pioneiros em realizar a (CP) ou frontolateral para abordar lesões na região do quiasma óptico e da hipófise.[10,14] Em 1944, Dandy descreveu seu uso para o tratamento dos aneurismas da circulação anterior, constituindo a base para a confecção da (CP) padrão, desenvolvida posteriormente por Kempe, Shepard e Swain.[12,14]

Yasargil, o pai da neurocirurgia moderna refinou e popularizou o uso da (CP) clássica, propondo uma craniotomia frontotemporal centrada na fissura sylviana com menor exposição dos lobos temporal e frontal, drilagem dos dois terços laterais da asa menor do esfenoide e a introdução do microscópio cirúrgico para auxiliar na dissecção da fissura sylviana.[15] A adaptabilidade desta craniotomia para acessar lesões na circulação anterior e posterior, além de patologias localizadas na região parasselar, ajudou a difundir seu uso. Entretanto, algumas desvantagens principalmente estéticas e funcionais, fizeram com que houvesse o refinamento da (CP) através de menor área de osteotomia e de dissecção dos tecidos extracranianos.

Modificações foram propostas na tentativa de reduzir o trauma tecidual extracraniano e a área de craniotomia sem prejudicar a exposição dos alvos cirúrgicos, e melhorando os resultados estéticos e funcionais.[11,12,16] Harland *et al.* e Nathal *et al.*, respectivamente em 1996 e 2004, propuseram incisão menor para a realização da (CP) de aproximadamente 5 a 6 cm e drilagem da asa menor do esfenoide até o processo clinóideo anterior, entretanto, mesmo com estas modificações, ocorreram limitações na exposição do alvo cirúrgico.[8,16]

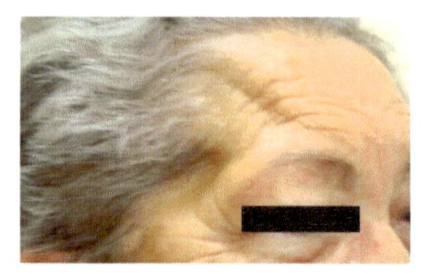

Fig. 94-1. Fotografia pós-operatória demonstrando resultado estético da craniotomia pterional. É possível perceber a atrofia do músculo temporal determinando depressão na região frontotemporal, acarretando alterações estéticas e funcionais. (Fonte: Figueiredo EG.)[18]

Em 2006, Figueiredo *et al.* demonstraram que a exposição anatômica é otimizada quando a dissecção microcirúrgica da fissura sylviana apresenta como limite o ramo ascendente anterior, e publicaram um estudo que demonstra a modificação da técnica clássica da (CP), com o objetivo de minimizar o tamanho da osteotomia e suas desvantagens, por meio de uma nova técnica que permite a mesma área de exposição do alvo cirúrgico, também chamado de craniotomia minipterional.[17]

TÉCNICA CIRÚRGICA

O acesso se inicia com a realização de uma incisão arciforme realizada 1 cm acima da base do arco zigomático, posterior à linha de implantação do cabelo. A incisão é estendida superiormente, curvando-se gradualmente em direção à linha hemipupilar ipsilateral, com extensão de no máximo 5 cm (Fig. 94-2a). O *flap* cutâneo é rebatido anteriormente. Assim como no acesso pterional, a técnica de dissecção interfascial do músculo temporal é usada para evitar lesão do ramo frontal do nervo facial.[13] A fáscia temporal é incisada entre a linha temporal superior e inferior, deixando um coxim miofascial para ancoragem do músculo temporal rebatido ao final da cirurgia. É realizado a dissecção subperiosteal do músculo temporal, retraindo-o caudal e posteriormente até o limite posterior da exposição que é o ptérion.[18]

Trepanação única é realizada superiormente à sutura frontozigomática, abaixo da linha temporal superior. A partir de então a craniotomia é iniciada em direção superior e posterior ao longo da linha temporal superior. Ao alcançar o Stefânio, a craniotomia é direcionada inferiormente para incluir o ptérion em sua margem posterior, e segue inferiormente em direção anterior para se conectar à trepanação inicial. A (CMP) inclui o aspecto lateral do esfenoide, parte do osso frontal inferior abaixo da linha temporal superior e mínima porção do osso temporal (Fig. 94-2b, c).[17]

A asa menor do esfenoide é drilada assim como realizada na (CP). O limite medial da drilagem da asa menor do esfenoide é a banda de dura-máter que contém a artéria meningo-orbitária no aspecto lateral e superior da fissura orbitária superior. É realizada a abertura da dura-máter em formato semilunar com sua base direcionada e rebatida anteriormente em direção ao osso esfenoide.

Após a durotomia, visualizamos a face inferolateral do lobo frontal, a fissura sylviana e o giro temporal superior (Fig. 94-2d). A fissura sylviana é visualizada além do ramo ascendente anterior, que representa profundamente o local do ptérion.[17,19] A partir de então é iniciada a dissecção microcirúrgica da fissura sylviana, permitindo ser exposta a cisterna óptico-carotídea bilateral, quiasmática, cisterna crural ipsilateral e a porção proximal da fissura sylviana contralateral, dependendo das características da patologia a ser operada.

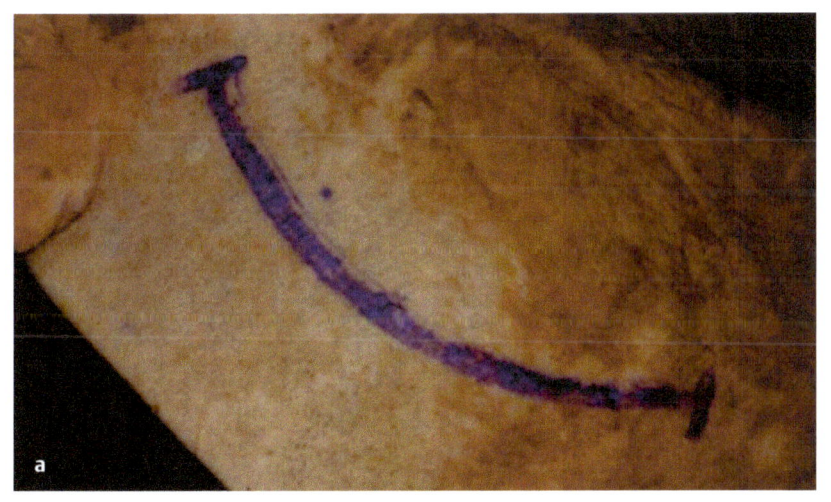

Fig. 94-2. (a) A incisão inicia-se 1 cm rostral à borda superior do arco zigomático e até 1 cm anterior ao trágus, curva-se em formato arciforme em direção à linha hemipupilar ipsilateral. Incisão menor que a incisão pterional clássica. Lado esquerdo. *(Continua)*

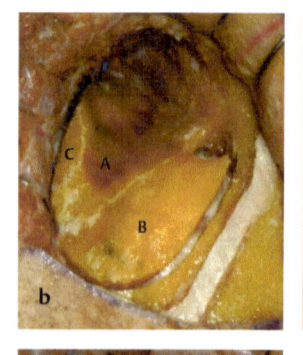

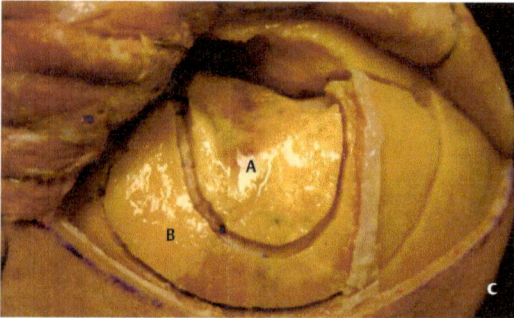

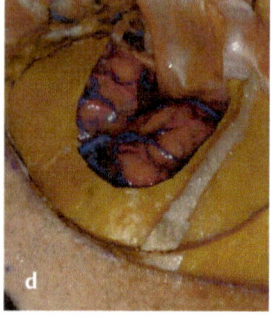

Fig. 94-2. *(Cont.)* **(b)** Craniotomia minipterional. Observa-se a realização de única trepanação no *keyhole*. A. Osso esfenoide; B. parte do osso frontal sob o músculo temporal; C. parte do osso temporal. **(c)** A comparação entre os tamanhos da osteotomia da craniotomia. A. Minipterional; B. pterional. **(d)** Exposição final da craniotomia minipterional demonstrando que a área de trabalho microcirúrgica da craniotomia minipterional é semelhante à craniotomia pterional, porém, com menor área de craniotomia. (Fonte: Figueiredo EG.)[18]

INDICAÇÕES CIRÚRGICAS

A (CMP) é indicada para casos selecionados de aneurismas da circulação anterior não rotos. Quando é necessária a drilagem do processo clinóideo anterior ou posterior, ou presença de grande edema cerebral por hemorragia subaracnóidea, hematomas, aneurismas complexos, necessidade de realização da via subfrontal ou temporopolar, a (CMP) não é o melhor acesso de escolha, sendo, nestes casos, preferida a (CP).[17] Aneurismas rotos da circulação anterior na fase aguda ou da artéria oftálmica são uma contraindicação relativa, pois dependem da experiência do cirurgião.[17-19]

DISCUSSÃO

Ao contrário da maior área cirúrgica exposta pela (CP) em razão de seu grande retalho ósseo e extensa dissecção do músculo temporal com exposição muitas vezes desnecessárias do córtex cerebral, a (CMP) apresenta diversas vantagens, pois pode ser considerado um acesso minimamente invasivo, como por exemplo: Tempo cirúrgico menor, permanência hospitalar do paciente reduzida, menor trauma tecidual operatório, custos reduzidos, menor dor no pós-operatório e melhores resultados cosméticos quando comparados com a (CP).[6,7,14,15,17,20,21]

A clássica (CP) é centrada no ptérion, que representa superficialmente, no crânio, o ramo ascendente anterior da fissura sylviana.[22] Isto nos permite concluir que a abertura adicional da fissura sylviana posterior ou distal a este ponto não oferece ganho adicional quando o objetivo é o acesso a lesões das cisternas anterolaterais do encéfalo. Portanto, na (CMP), o ptérion é o ponto de referência para determinar a extensão posterior e o limite distal da craniotomia, diferentemente do acesso pterional, pois a via de acesso às patologias será realizada a partir da dissecção anterior ao ramo anterior ascendente na fissura sylviana.[17] A drilagem extensa da asa menor do esfenoide e a abertura ampla da fissura sylviana também são possíveis.

Não existe diferença entre as regiões expostas pela craniotomia minipterional e pterional. Apesar da menor área de osteotomia, a extensão da visualização e dissecção do espaço subaracnoide são similares, com a mesma exposição dos alvos cirúrgicos, bem como para os alvos contralaterais ao acesso (Fig. 94-3). Os ângulos de ataque providos pelas duas craniotomias são similares, pois mesmo que a área de craniotomia seja menor no acesso minipterional, não é isso que determina o ângulo de visão microcirúrgico, mas o grau de retração cerebral e a extensão da dissecção da fissura sylviana.[17]

A visão microcirúrgica durante a dissecção da fissura sylviana é semelhante a (CP), pois a (CMP), apesar de ter a área de craniotomia menor, expõe o ptérion que corresponde à área anterior ao ramo ascendente anterior da fissura sylviana, limite anterior da dissecção da fissura que permite maior retração cerebral e maior facilidade na dissecção subaracnoide.[3,19,23]

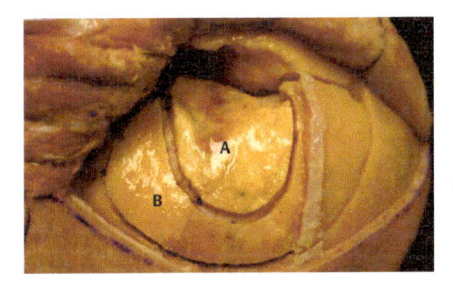

Fig. 94-3. Visão anatômica microcirúrgica pela exposição através da craniotomia: A. pterional; B. minipterional. As estruturas visualizadas são expostas de maneira idêntica. (Fonte: Figueiredo EG et al.)[17]

A (CMP) apresenta algumas desvantagens. Este acesso não permite grande retração do lobo temporal, sendo inadequado para a via temporopolar. Outra desvantagem é a dificuldade em abordar lesões por meio de uma perspectiva anterior como na via subfrontal, pois há menor exposição do lobo frontal. Por não expor completamente a fissura sylviana, não é possível realizar a dissecção completa da fissura para expor aneurismas distais da artéria cerebral média ou lesões insulares pela via transylviana posterior. Caso seja necessário, pode-se estender posteriormente a área de craniotomia para ampliar a exposição do parênquima cerebral.[15,17,20]

Em mãos experientes, a (CMP) reduz o trauma tecidual, melhora os resultados cosméticos e diminui o tamanho do *flap* ósseo. A craniotomia é toda confeccionada abaixo do músculo temporal com menor risco de atrofia da musculatura. A incisão é menor e feita mais anteriormente, com menor chance de causar lesão da artéria temporal superficial e com isso menores chances de isquemia do flap miocutâneo. Devido a pequena extensão do osso frontal craniotomizado, geralmente o seio frontal não é violado, reduzindo complicações como infecção pós-operatória e fístula liquórica, além de risco menor de traumatismo no parênquima encefálico pela menor exposição do córtex em decorrência da menor área da craniotomia.[17]

Um dos grandes desafios da neurocirurgia atualmente, em decorrência do desenvolvimento de novas técnicas potencialmente menos agressivas, como procedimentos endovasculares e radiocirúrgicos, é minimizar a extensão da craniotomia sem comprometer a exposição dos alvos cirúrgicos com o objetivo de proporcionar técnicas minimamente invasivas, mantendo a eficácia da técnica operatória com menor traumatismo tecidual. Entretanto, a escolha entre craniotomia minipterional e pterional deve ser baseada nos dados clínicos e características da lesão a serem abordados – tamanho do aneurisma, orientação do colo e das perfurantes, presença de edema cerebral, vasospasmo ou hematomas.[17-19,24,25]

CONCLUSÃO

A (CMP) constitui excelente alternativa comparável àquela proporcionada por técnicas padrões aos acessos frontolaterais como a craniotomia pterional convencional, pois visa diminuir a área de osteotomia a ser confeccionada, a extensão da dissecção do músculo temporal e da fissura sylviana, sem comprometer a exposição da anatomia microcirúrgica.

REFERÊNCIAS BIBLIOGRÁFICAS

1. Aydin IH, Takci E, Kadioglu HH, Kayaoglu CR, Tuzun Y. Pitfalls in the pterional approach to the parasellar area. Minim Invasive Neurosurg. 1995;38:146-52.
2. Figueiredo EG, Gomes M, et al. Angioleiomyoma of the cavernous sinus: Case report. Neurosurgery 2005;56:E411.
3. Da Silva SA, Yamaki VN, Solla DJF, et al. Pterional, pretemporal and orbitozygomatic approaches: anatomic and comparative study. World Neurosurg. 2019;121:398-403.
4. Vishteh AG, Marciano FF, David CA, et al. The pterional approach. Oper Tech Neurosurg. 1998;1:39-49.
5. Yasargil MG, Fox JL. The microsurgical approach to intracranial aneurysms. Surg Neurol. 1975;3:7-14.
6. Ammirati M, Spallone A, Ma J, et al. Preservation of the temporal branch of the facial nerve in pterional–transzygomatic craniotomy. Acta Neurochir (Wien). 1994;128:163-5.
7. Coscarella E, Vishteh AG, Spetzler RF, et al. Subfascial and submuscular methods of temporal muscle dissection and their relation- ship to the frontal branch of the facial nerve. Technical note. J Neurosurg. 2000;92:877-80.
8. Harland SP, Hussein A, Gullan RW. Modification of the standard pterional approach for aneurysms of the anterior circle of Willis. Br J Neurosurg. 1996;10:149-53.
9. Oikawa S, Mizuno M, Muraoka S, Kobayashi S. Retrograde dissection of the temporalis muscle preventing muscle atrophy for pterional craniotomy. Technical note. J Neurosurg. 1996;84:297-9.
10. Chehrazi BB. A temporal transylvian approach to anterior circulation aneurysms. Neurosurgery. 1992;30:957-61.
11. Kang SD. Pterional craniotomy without keyhole to supratentorial cerebral aneurysms: technical note. Surg Neurol. 2003; 60:457-61.
12. Miyazawa T. Less invasive reconstruction of the temporalis muscle for pterional craniotomy: modified procedures. Surg Neurol. 1998;50:347-51.

13. Van Lindert E, Perneczky A, Fries G, Pierangeli E.Thesupraorbitalkeyhole approach to supratentorial aneurysms: Concept and technique. Surg Neurol. 1998;49:481-9.
14. Brock M, Dietz H. The small frontolateral approach for the microsurgical treat- ment of intracranial aneurysms. Neurochirurgia (Stuttg). 1978;21:185-91.
15. Yasargil MG. Interfascial pterional (frontotemporosphenoidal) craniotomy, in Yasargil MG (ed): Microneurosurgery. Stuttgart, Georg Thieme Verlag, 1984;1:215-20.
16. Nathal E, Gomez-Amador JL. Anatomic and surgical basis of the sphenoid ridge keyhole approach for cerebral aneurysms. Neurosurgery. 2005; 56:178-85.
17. Figueiredo EG. Descrição técnica e Avaliação anatômica da Craniotomia Minipterional. Tese de doutorado. 2008.
18. Figueiredo EG, et al. The Minipterional craniotomy: technical description and anatomic assessment. Neurosurgery. 2007.
19. Rabelo NN, da Costa BBS, Teixeira MJ, Figueiredo EG. Expanding indications for minipterional craniotomy-paraselar meningiomas. World Neurosurg. 2018;120:594.
20. Krause F. Chirurgie des Gehirns und Rückenmarks: Nach eigenen Erfahrungen. I Band. Berlin, Urban and Schwarzenberg. 1908:3-32.
21. Yasargil MG, Reichman MV, Kubik S. Preservation of the frontotemporal branch of the facial nerve using the interfascial temporalis flap for pterional craniotomy. Technical article. J Neurosurg. 1987;67:463-6.
22. Rhoton Jr AL. The cerebrum. Neurosurgery. 2002;51:S1–S51.
23. Rabelo NN, da Costa BBS, Teixeira MJ, Figueiredo EG. Letter to the Editor. Minimally invasive techniques: the new frontier in neurosurgery. J Neurosurg. 2018;130(1):330-1.
24. Badie B. Cosmetic reconstruction of temporal defect following pterional. Craniotomy. Surg Neurol. 1996;45:383-4.
25. Figueiredo EG, Castillo M, Theodore N, et al. Modified cervical laminoforaminotomy based on anatomic landmarks reduces need for bony removal. Minim Invasive Neurosurg. 2006;49:37-42.

CAPÍTULO 95

ACESSO SUPRAORBITAL E SUAS VARIAÇÕES

Marcelo Medeiros Felippe

INTRODUÇÃO

Existem vários acessos que visam à abordagem das lesões da base anterior do crânio, esses acessos incluem o acesso frontal, bifrontal, frontotemporal, pterional, orbitozigomático e suas variações. Esses acessos se modificaram a partir da evolução do "macro" acesso frontotemporal de Dandy, passando pelo acesso pterional de Yasargil e, atualmente, nos acessos minimamente invasivos (*keyhole approaches*) descritos por Perneczky. Atualmente o acesso supraorbital e suas variações são bem difundidos e suas indicações maximizadas, principalmente no campo da neurocirurgia vascular e base de crânio. O conceito de **neurocirurgia minimamente invasiva** com o uso de endoscopia assistida transformou pequenas craniotomias em grandes corredores anatômicos.[1-3]

A combinação de microcirurgia e endoscopia permitiu a redução do tamanho da craniotomia para obter boa visualização de lesões (tumores, aneurismas) comparada aos acessos tradicionais. No conceito de cirurgia minimamente invasiva, dois princípios foram acrescentados à racional desse acesso: o campo de visão ótica alarga-se com o aumento da distância para a abertura; e as estruturas contralaterais também podem ser visualizadas. Portanto, diferente de lesões corticais, que necessitam de craniotomias maiores que o tamanho da lesão, nas lesões da base do crânio podem ser visualizadas por meio de pequenas craniotomias.[1,4]

O acesso supraorbital demonstra boa visualização das estruturas que compõem a "pirâmide virtual suprasselar" e as estruturas adjacentes. A base dessa pirâmide é formada pelo diafragma da sela, a face anterior da pirâmide é composta pelo NC II, quiasma e lâmina *terminalis*; a face lateral é composta pelo NC II, tratos ópticos e NC III; e a face posterior pela superfície ventral do tronco encefálico e artéria basilar (Fig. 95-1).[1,5]

Considerando o tamanho reduzido do acesso cirúrgico, é necessário que se utilize uma fonte de luz adequada para a visualização das estruturas anatômicas, sendo rotineiramente utilizados o microscópio cirúrgico e/ou sistemas de endoscopia para base do crânio, assim como os instrumentais devem ser adequados para tal, como pinças tipo baioneta, de maiores comprimentos, pinças de controle coaxial e instrumentais próprios para microcirurgia.[1,4-8]

Existem variações de incisões de pele para o acesso supraorbital como incisão superciliar, transciliar e transpalpebral, porém, essas variações convergem no quesito da craniotomia e acesso à base anterior do crânio.[9]

Algumas das vantagens com relação ao acesso supraorbital é justamente a questão estética, pois não há necessidade de cortar cabelo (que é considerado um grande incômodo por muitos pacientes), reduz-se a chance de lesões do nervo facial, atrofia do músculo temporal, e ainda problemas mastigatórios secundários à disfunção temporomandibular.[1,7,9]

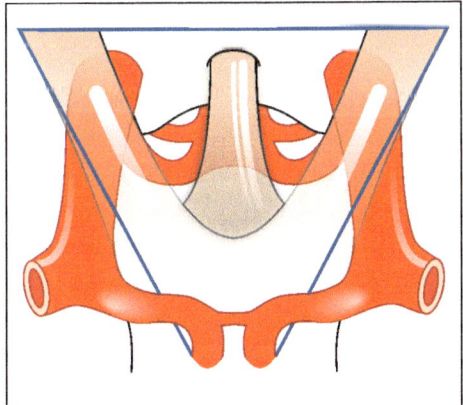

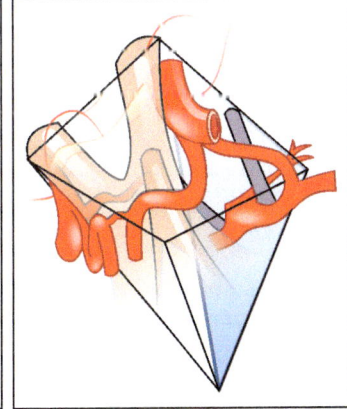

Fig. 95-1. Anatomia da área suprasselar, como uma pirâmide virtual de ângulos diferentes. (Fonte: Perneczky A *et al.*)[1]

O objetivo dessa abordagem é permitir acesso adequado às lesões que se localizam na base do crânio (tumores, aneurismas), com exposição anatômica satisfatória, menor trauma as estruturas adjacentes (como pele, osso, dura-máter, músculo e osso), sem lesão/retração cerebral, podendo ainda utilizar sistemas de endoscopia como método auxiliar.[1,4-7]

HISTÓRICO

O acesso subfrontal foi descrito pela primeira vez em 1885 por Francesco Durante para a ressecção de um meningioma de goteira olfatória; descreveu-se a dissecção de um *flap* frontotemporal em formato de "ferradura"; o paciente não apresentava déficits neurológicos após a ressecção tumoral. Já a primeira exposição supraorbital, subfrontal foi descrita pelo alemão Fedor Krause em seu livro *Surgery of the brain and spine*. Descreveu-se a ressecção extradural e o córtex frontal, temporal e parietal não eram expostos diretamente, sendo a dura-máter aberta na altura da asa do esfenoide. Charles Frazier, em 1913, descreveu acesso similar para acessar a região da hipófise. Harvey Cushing realizou a ressecção de um meningioma de tubérculo selar via acesso subfrontal em 1916 e relatou sua experiência com ressecção de 28 tumores. Em 1920, George J. Heuer descreveu o acesso subfrontal-frontotemporal para alcançar lesões quiasmáticas. Nos dois anos seguintes, Walter Dandy descreveu os resultados de ressecção de meningioma frontobasal utilizando o acesso frontotemporal de Heuer. Dandy também utilizou essa via para tratamento de hidrocefalias obstrutivas, realizando a exposição da região selar e abertura da lâmina *terminalis* (ventriculocisternotomia anterior do terceiro ventrículo). Em meados da década de 1970, Yasargil apresentou o refinamento do acesso frontotemporal de Dandy, visando menor lesão tecidual, ressecção osteoplástica frontotemporal, dissecção da fissura sylviana, que culminou no acesso pterional clássico. Outros autores como James A. Jane (1982); Johnny Delashaw (1982); Ossama Al-Mefty (1998) e Joseph M. Zambransky (1990) publicaram variações do acesso supraorbital subfrontal para ressecção de tumores da base anterior e clipagem de aneurismas da circulação anterior. Porém, com as publicações de Axel Perneczky (1999), o acesso supraorbital pela incisão supraciliar e o conceito de *keyhole approach* ganhou grande destaque e notoriedade.[1-3,7,8,10,11]

INDICAÇÕES

O acesso supraorbital apresenta boa exposição anatômica das estruturas localizadas na fossa craniana anterior, cisterna suprasselar e cisterna sylviana, sendo adequado ao tratamento de aneurismas da circulação anterior, malformações arteriovenosas, meningiomas de goteira olfatória, meningiomas de tubérculo selar e rostro do esfenoide, adenomas gigantes da hipófise, craniofaringiomas com extensão suprasselar, dentre outras lesões.[1,4-7]

VANTAGENS

Pequena incisão de pele, craniotomia pequena com baixo risco de formação de hematomas e sangramentos, pós-operatório mais brando, melhor efeito cosmético, recuperação mais rápida e diminuição de custos.[1,9,12-14]

DESVANTAGENS

Anestesia do escalpe (por lesão do nervo supraorbital e supratroclear), paresia/paralisia do músculo frontal (por lesão do ramo frontotemporal do nervo facial), risco de fístula liquórica por abertura do seio frontal, risco de cicatriz em local visível.[1,12-14]

COMPLICAÇÕES

Dentre as complicações, seguem as mesmas que podem ocorrer nos acessos tradicionais como fístula liquórica, infecção de ferida operatória e abertura do seio frontal. Alguns pacientes podem referir anestesias/parestesias no território dos nervos supraorbital e supratroclear, porém, na grande maioria dos casos, de forma transitória, desaparecendo em cerca de 3 meses. Pode, ainda, ocorrer paresia transitória do músculo frontal (por lesão do ramo frontotemporal do nervo facial) também com recuperação espontânea em algumas semanas. Atenção especial deve ser dada aos pacientes com patologias relacionadas com a cicatrização, como formação de queloides, devendo-se evitar esse tipo de acesso nesses pacientes.[1,4,12,13]

TÉCNICA CIRÚRGICA

Posicionamento

Paciente em decúbito dorsal, em posição supina, com cabeça presa em fixador Mayfield. O dorso deve ser elevado, com a cabeça acima do nível do coração (para possibilitar retorno venoso adequado) e rodada lateralmente para o lado oposto, de 10 a 30 graus, com leve retroflexão, para permitir retração gravitacional dos lobos frontais, mantendo o zigoma em posição mais elevada em relação ao campo operatório. A posição da cabeça pode mudar, de acordo com a localização da lesão (Fig. 95-2).[1,9,12,13,15]

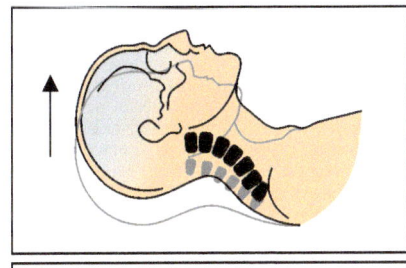

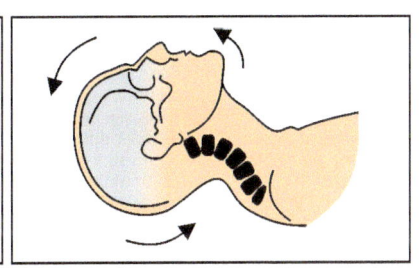

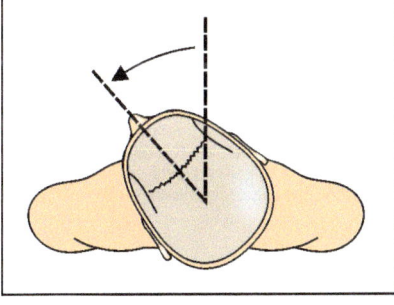

Fig. 95-2. Movimentos relacionados com o posicionamento do paciente, primeiro realiza-se elevação, depois a retroflexão e termina com rotação para o lado oposto.

Incisão

A incisão tem cerca de 5 a 6 cm e deve ser marcada previamente com uso de caneta estéril ou azul de metileno, seguindo o contorno do supercílio. Não é necessário raspar a sobrancelha; estudos prévios não demonstraram maior risco de infecção. O limite medial da incisão é o forame/incisura supraorbital (por onde passam nervo supraorbital, acompanhado de artéria e veia supraorbital) com extensão lateral de cerca de 1 a 2 cm para fora do rebordo orbital (Fig. 95-3).

O músculo orbicular do olho e aponeurose e parte anterior do músculo temporal, devem ser seccionados paralelamente à reborda orbital e processo zigomático do frontal, em formato triangular. Deve-se tomar cuidado para não lesionar o nervo supraorbital nesta etapa. Pode-se utilizar a rugina para exposição da parte superior do teto da órbita e ponto *keyhole* de MacCarty. A musculatura deve ser rebatida com uso de anzóis ou elásticos, realizando adequada exposição dos pontos referenciais do crânio para a realização da abordagem.[1,9,12,13,15]

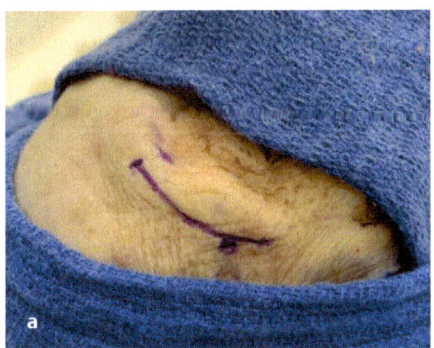

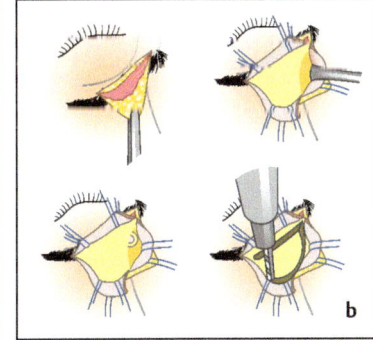

Fig. 95-3. (a) Marcação da incisão supraorbital. (b) Passos do acesso supraorbital: abertura de pele e tecido celular subcutâneo, dissecção e exposição dos *landmarks* anatômicos, realização de trepanação no *keyhole* de McCarty e realização de craniotomia. (Fonte: Perneczky A, *et al.*)[1]

Craniotomia

Pode-se realizar um ou dois orifícios de trepanação, dependendo do caso. Realiza-se um orifício de trepanação no ponto *keyhole* de MacCarty, na linha temporal superior, atrás do processo zigomático frontal. Um ponto de trepanação adicional pode ser realizado na borda medial da exposição, na região basal, mas em geral não é necessário. Após descolamento da dura-máter com dissector de Penfield, utiliza-se o craniótomo para realizar dois cortes, um corte reto paralelo ao teto da órbita e um corte arciforme acompanhando o limite superomedial da exposição. Os cortes com craniótomo conferem aspecto de letra "D" deitado à craniotomia (Fig. 95-4). Após exposição da dura-máter realizam-se dois a três pontos de ancoramento dural na parte superior da exposição. Na região basal, em contato com o teto da órbita, realiza-se descolamento amplo da dura-máter. Na sequência, utilizando *dril* com broca cortante de 4,0 mm, realiza-se o aplainamento da base do crânio com remoção do teto da órbita. No caso de abertura do seio frontal, a mucosa é retirada, o seio é coberto com Gelfoam e coberto com *patch* de fáscia do músculo temporal.[1,9,11-13,15,16]

Durotomia

Realiza-se a durotomia com lâmina fria (geralmente lâmina nº 11), em forma de arco ou em forma de "C", com base voltada para o teto da órbita. A dura-máter deve ser esticada e reparada, de modo a evitar dobraduras e obstruções ao microscópio. Nesse ponto utilizamos o microscópio cirúrgico, objetivando a abertura da aracnoide das cisternas optoquiasmática e sylviana, a fim de permitir o escoamento de liquor e, consequentemente, relaxamento cerebral. Em alguns casos em que a visualização não esteja adequada, podem ser utilizadas espátulas, de modo que o afastamento seja feito de maneira intermitente (Fig. 95-5).[1,9,12,13,15,17]

Fechamento

Após o tempo cirúrgico principal, realiza-se a durorrafia com uso de prolene 5.0, e pode-se cobrir a abertura dural com uso de *patch* de músculo e cola biológica. O *flap* ósseo é reposicionado e realizada a sua fixação com miniplacas. Pode-se utilizar cimento ósseo para preencher o local do orifício de trepanação. Os músculos e fáscia devem ser aproximados e a sutura da pele deve ser feita com uso de monocryl incolor 4.0, com uso de sutura intradérmica, conferindo aspecto cosmético ideal no pós-operatório (Fig. 95-6).[1,9,12,13]

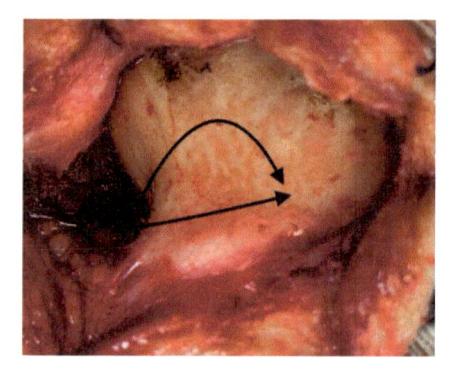

Fig. 95-4. Exposição óssea e trajeto da craniotomia.

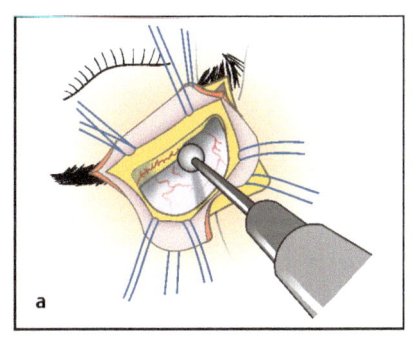

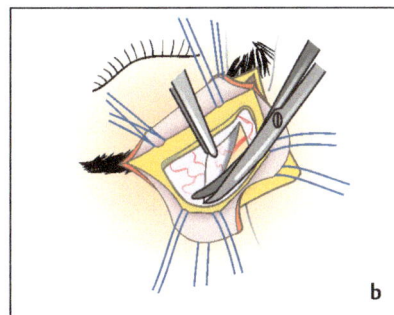

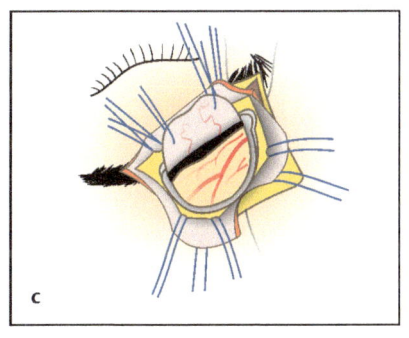

Fig. 95-5. Demais passos da realização do acesso supraorbital. (a) Drilagem do teto da órbita, (b) abertura da dura-máter, (c) reparo desta em direção à órbita.

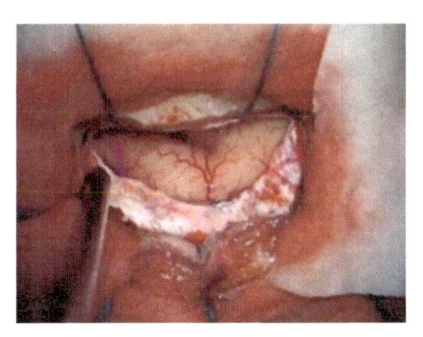

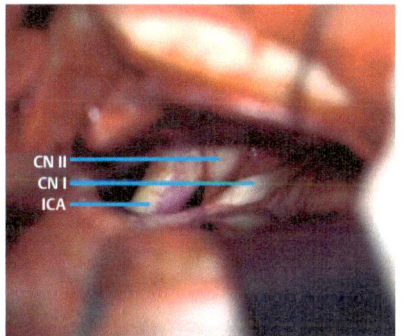

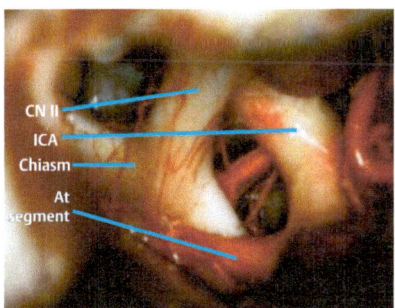

Fig. 95-6. Aspecto final do acesso supraorbital e vista das estruturas anatômicas após drenagem do liquor e adequada exposição com uso de microscópio e dissecção das estruturas. (Fonte: Perneczky A, et al.)[1]

REFERÊNCIAS BIBLIOGRÁFICAS

1. Perneczky A, Muller-Forrel W, van Lindert E, Fries G. Keyhole concept in neurosurgery. Thieme medical publishers, Sttutgart, 1999.
2. Frazier CH. An approach to the hipophysis through the anterior cranial fossa. Ann Surg. 1913;57:145-50.
3. Yasargil MG, Fox JL. The microsurgical approach to intracranial aneurysms. Surg Neurol. 1975;3:7-14.
4. Perneczky A, Tschaitscher M, Resch K. Endoscopic anatomy for neurosurgery. Sttutgart: Thieme; 1993.
5. Cohen AR, Perneczky A, Rodziewicz G, Gingold SI. Endoscope-assisted craniotomy: approach to the rostral brains stem. Neurosurgery. 1995;36:1128-9.
6. Perneczky A, Fries G. Use of a new aneurysm clip with inverted-spring mechanism to facilitate visual control during clip application. J Neurosurg. 1995;82:898-9.
7. Van Lindert E, Perneckzy A, Fries G, Pierangeli E. The supraorbital keyhole approach to supratentorial aneurysm: concept and technique. Surg Neurol. 1998;49:481-9.
8. Brock M, Dietz H. The small frontolateral approach for the microsurgical treatment of intracranial aneurysms. Neurochirurgia. 1978;21:185-91.
9. Mandel M, Tutihashi R, Mandel SA, et al. Minimally invasive transpalpebral eyelid approach to unruptured middle cerebral artery aneurysms. Operative Neurosurgery. 2017.
10. Jane JA, Park TS, Pobereskin LH, et al. The supraorbital approach: technical note. Neurosurg. 1982;11:537-42.
11. Delashaw JB, Jane JÁ, Kassel NF, Luce C. Supraorbital craniotomy by fracture of the anterior orbital roof. J Neurosurg. 1993;79:615-8.
12. Fernandes Y, Maitroit D, Kehrli P. Supraorbital minicraniotomy. Skull Base Surg. 1997;2:65-8.
13. Fernandes Y, Maitroit D, Kehrli P, et al. Supraorbital eyebrown approach to skull base lesions. Arq Neuropsiquiatr. 2002;60(20):246-50.
14. Yasargil MG, Reichman MV, Kubik S. Preservation of the frontotemporal branch of the facial nerve using the interfacial temporalis flap for pterional craniotomy: technical article. J Neurosurg. 1987;21:474-7.
15. Pondé JM, Prandini MN. Minicraniotomia supraorbital para abordagem da região selar e parasselar. Arq Neuropsquiatr. 2002;60(3):661-5.
16. Czirjak S, Szeifert GT. Surgical experience with frontolateral keyhole craniotomy throught a superciliary skin incision. Neurosurgery. 2001;48:145-9.
17. Shanno G, Maus M, Bilyk J, et al. Image-guiaded transorbital roof craniotomy via a suprabrow approach: a surgical series of 72 patients. Neurosurgery. 2001;48: 559-68.

CAPÍTULO 96

ACESSO FRONTO-ORBITO-ZIGOMÁTICO

Feres Chaddad Neto ▪ Lucas de Queiroz Chaves
Marcos Devanir Silva Da Costa ▪ Marcelo Augusto Acosta Goiri
Roberto Duprat Oberg ▪ Mauricio Isaac Panicio ▪ Marcos Vinícius Santana Silva

INTRODUÇÃO

O acesso cirúrgico fronto-orbito-zigomático (FOZ) compreende o acesso frontotemporoesfenoidal, popularmente conhecido como craniotomia Pterional, com algumas modificações.[1] A craniotomia Pterional, disseminada no meio neurocirúrgico por Yasargil, em 1976, fornece, normalmente, as vias transylviana e subfrontal lateral, assim como dá acesso às cisternas da fossa anterior.[2,3] O acesso pré-temporal, que é uma ampliação inferior do acesso pterional, permite ao neurocirurgião, além das vias já descritas pela craniotomia Pterional, o acesso às vias subtemporal e tempopolar.[4-6] A craniotomia FOZ se associa às vantagens da craniotomias pterional e pré-temporal e permite um melhor ângulo de visão do neurocirurgião de inferior para superior, à medida que se retira o rebordo orbitário do ângulo de visão e assim fornece um melhor acesso às patologias que acometem o quiasma óptico, terceiro ventrículo (especialmente no assoalho), complexo comunicante anterior, bifurcações altas da carótida interna e artéria basilar, regiões selar e parasselar e interpeduncular.[1]

ETAPAS DA CRANIOTOMIA FRONTO-ÓRBITO-ZIGOMÁTICA

Tricotomia

Após o paciente ter sido adequadamente anestesiado e devidamente monitorizado, o cabelo do paciente deve ser penteado com uma escova usada para lavagem de mão embebecida na solução de detergente (clorexidina ou polivinilpirrolidona), de modo a facilitar o barbear, que deve ser realizado até dois centímetros a partir da região da incisão cirúrgica. Uma vez que a área tenha sido raspada, ela é tratada com gaze embebida em éter para remover a gordura do couro cabeludo, facilitando a fixação dos campos e a marcação da área da incisão com azul de metileno. A raspagem também pode ser realizada seguindo apenas a linha de incisão, respeitando uma largura de cerca de 2 cm.[2,5,6]

Marcação, Antissepsia e Incisão no Couro Cabeludo

Sugerimos que a marcação deve ser arqueada e iniciada na borda inferior do arco zigomático, anterior ao *tragus*, se estendendo até a linha hemipupilar contralateral na região frontal, anteriormente à linha do cabelo. Sugere-se que a marcação anterior ao *tragus* não ultrapasse uma distância de 1 cm, de modo a evitar o seccionamento da artéria temporal superficial e o ramo frontal do nervo facial, localizado anteriormente a essa artéria. A antissepsia deve ser realizada com solução alcoólica de polivinilpirrolidona ou clorexidina (Fig. 96-1).

A incisão do couro cabeludo deve ser realizada, e o uso da coagulação bipolar ajuda a evitar o sangramento. A colocação de gaze úmida e posterior tração do retalho do couro cabeludo podem poupar o uso de grampos hemostáticos e grampos específicos para essa finalidade.

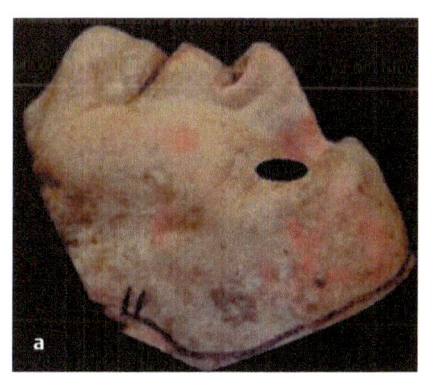

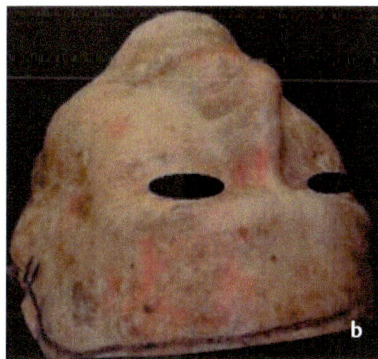

Fig. 96-1. Incisão na pele: (a) 2 cm abaixo do arco zigomático anterior ao *tragus*. (b) Estende-se até a linha hemipupilar contralateral na região frontal.

O arco da mesa cirúrgica servirá de suporte para as trações dos retalhos cutâneo, muscular e facial que devem estar devidamente posicionados a uma altura que não permita a compressão simultânea do globo ocular. A compressão ocular pode causar cegueira por trombose da veia central da retina, especialmente em pacientes com órbitas rasas, o que é mais comum entre pessoas de etnia oriental. Um dispositivo de medição para determinar a pressão venosa central, posicionado entre o násio e o arco da mesa cirúrgica, permite, por triangulação, estimar o grau do ângulo das futuras trações em relação à superfície do globo ocular.[2,5,6]

Dissecção Interfascial, Osteotomia Zigomática, Secção e Deslocamento do Músculo Temporal

A dissecção interfascial do músculo temporal, descrita originalmente por Yasargil, destina-se especificamente a preservar o ramo temporal frontal do nervo facial e reduzir as mudanças estéticas no pós-operatório.

O músculo temporal é composto de duas partes: uma parte externa que se origina na linha temporal superior e se insere no processo coronoide do maxilar; e uma parte mais profunda que tem sua origem ao longo da superfície do espaço temporal e se insere na crista temporal do maxilar. O músculo temporal é coberto por uma fáscia superficial, que, por sua vez, consiste em duas camadas (as camadas superficial e profunda). Estas são separadas em sua porção anterior por uma almofada de tecido adiposo, e por uma fáscia profunda que é mais presa ao crânio e protege, ambos, sua vascularização (artérias temporais profundas anteriores, intermediárias e posteriores, ramos da artéria temporal) e suas inervações – ramos temporais dos ramos mandibulares do nervo trigêmeo (Fig. 96-2).

A dissecção da fáscia superficial deve ser realizada verticalmente, partindo da linha temporal superior, 1,5 a 2 cm posteriormente ao rebordo superior da órbita até a raiz posterior do arco zigomático, com o auxílio de um bisturi número 10 ou 15. A remoção da camada superficial da fáscia temporal superficial e sua gordura adiposa subjacente com o uso de um gancho colocado em seu ponto central facilitam a conclusão da dissecção, cuja camada basal é dificultada pela presença de nervos e vasos temporais. Com a remoção mais basal da camada superficial e do bloco adiposo, consegue-se uma boa visualização da porção muscular profunda. Depois que a fáscia é refletida anteriormente, o osso zigomático com seus processos frontal e temporal está bem exposto. A borda orbital superior e o forame e nervo supraorbital são identificados. Cuidadosamente o nervo supraorbital é liberado dentro da órbita, evitando a lesão da periórbita. Esta é geralmente mais fina e mais frágil no ponto de saída do nervo supraorbitário da órbita e ao nível da sutura frontozigomática, que corresponde à posição da glândula lacrimal dentro da órbita.[2,5,6]

Craniotomia

A realização da craniotomia FOZ pode ser realizada por osteotomias em uma, duas ou três peças.[1,7-9]

Descreveremos a craniotomia em três peças,[1] com a separação das peças frontotemporal, zigoma e órbita, realizada rotineiramente no nosso serviço. Na variação em uma peça todos esses segmentos são retirados em bloco, e na de duas peças a órbita e o zigoma são retirados em conjunto.

Após a realização da dissecção interfascial, conforme a descrição prévia, é realizada a exposição do arco zigomático e do osso zigomático com os seus processos frontal e temporal. Após a exposição adequada destas estruturas ósseas, é realizada a osteotomia zigomática com o objetivo de facilitar o deslocamento inferiormente do músculo temporal e como consequência a apresentação ampla do assoalho da fossa média.[1,5,6]

A osteotomia é realizada anteriormente à sutura temporozigomática (corte vertical) e posteriormente na região adjacente à articulação temporomandibular (corte oblíquo). É de grande importância preservar a borda inferior do arco zigomático, pois é nesta parte que se insere o músculo masseter (Fig. 96-3).[1]

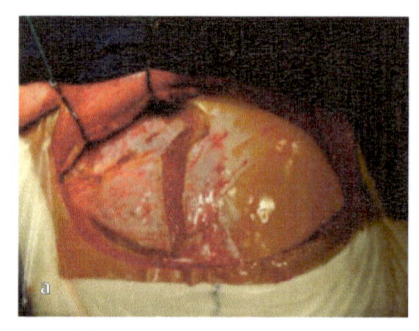

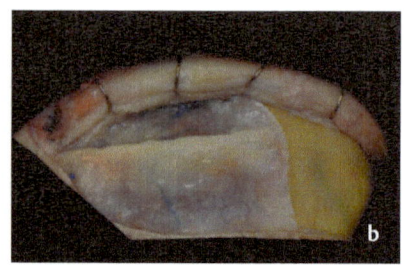

Fig. 96-2. Dissecção interfascial do músculo temporal. Dissecção da fáscia superficial da linha temporal superior até a raiz posterior do arco zigomático. (a) *In vivo*. (b) Em espécime.

A craniotomia propriamente dita, nesta fase, é a mesma realizada na pré-temporal clássica, utilizando três trepanações. A primeira das três realizada entre a linha temporal superior e a sutura fronto-zigomática do processo orbitário externo, a segunda delas, realizada na região mais posterior da linha temporal superior, e a terceira, na porção mais inferior da parte escamosa do osso temporal. Devemos atentar que entre o primeiro e o terceiro ponto de trepanação encontra-se a asa menor do esfenoide, sendo recomendado o desgaste deste segmento com utilização de Drill de alta rotação. A craniotomia então deve ser realizada unindo estes orifícios de trepanação, sempre respeitando o limite do corte que deve ser na borda mais externa da trepanação para otimizar a exposição da área da craniotomia e melhora do resultado estético posteriormente (Fig. 96-4).[1]

Após a realização da craniotomia, deve ser realizado o desgaste com utilização de Drill de alta rotação do teto da órbita, deixando-a plana para facilitar o acesso basal, e a escama temporal na base entre a órbita e a projeção da asa menor do esfenoide (Fig. 96-5).[1]

Após este procedimento, o desgaste deve ocorrer no fragmento da asa menor do esfenoide até a visualização da dura-máter contendo a artéria meningo-orbitária localizada no nível superolateral da fissura orbitária superior.[1]

Este procedimento deve ser realizado também na parte escamosa do osso temporal e na asa maior do esfenoide, para a completa visualização da base da fossa média.[1]

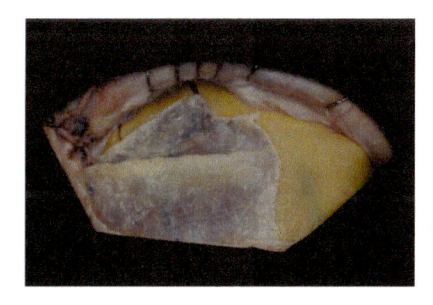

Fig. 96-3. Osteotomia do osso zigomático: anteriormente, no processo temporal do osso zigomático e, posteriormente, imediatamente anterior à articulação temporomandibular.

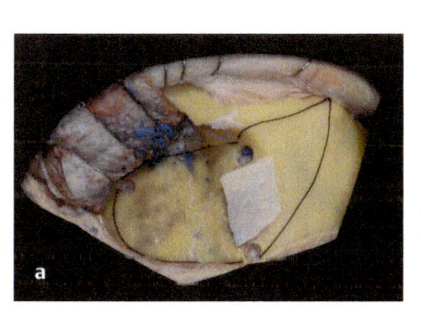

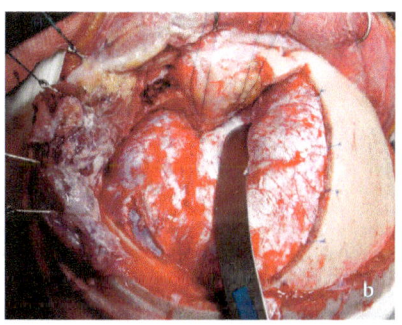

Fig. 96-4. (a) Evidenciam-se os 3 orifícios de trepanação e a linha de marcação da craniotomia. (b) A craniotomia e osteotomia da órbita.

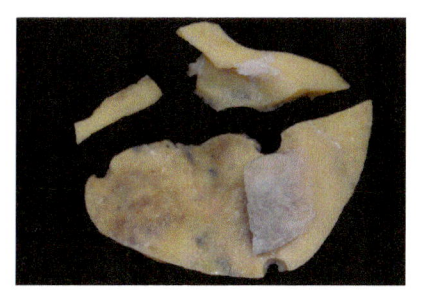

Fig. 96-5. Craniotomia em 3 peças.

Osteotomia da órbita: para a osteotomia orbitária, devemos nos atentar primeiro para a identificação da fissura orbitária inferior. Após, cortamos da eminência malar em direção à fissura orbitária inferior, outro corte deve ser realizado estendendo-se desde o teto da órbita, lateralmente ao forame supraorbitário para a fissura orbitária superior e, após, conectamos lateralmente com a fissura orbitária inferior.[1]

Após a retirada dos fragmentos, a periórbita deve ser retraída com utilização de náilon 4.0 para melhorar a exposição da dura-máter.[1]

Durotomia e Abertura da Fissura Lateral do Cérebro

Antes da abertura da dura-máter, dispõem-se algodões laminados retangulares sobre as bordas da craniotomia, seguidos de campos cirúrgicos azuis pequenos sobre os algodões. Dessa forma o campo microcirúrgico é colocado em destaque, oculta-se a superfície cranial adjacente, além de diminuir a dispersão e reflexão luminosa gerada pela iluminação do microscópio.[1]

O objetivo na abertura da dura-máter é expor o campo microcirúrgico de forma que a meninge não seja obstáculo visual às estruturas de interesse, tampouco crie vincos que atrapalhem a microcirurgia e dificultem o posterior fechamento dural. Para tal, a dura-máter deve ser esticada com fios *nylon* ou prolene 4-0 de forma a se adaptarem à superfície óssea.[3]

Não há um formato específico da incisão realizada na dura-máter. Entretanto, a fissura lateral deve ser o centro da exposição, assim como as bordas da dura-máter devem circundar os lobos temporal e frontal expostos pela craniotomia. Assim, alguns formatos mais utilizados assemelham-se à letra "S" (as porções côncavas circunscrevem os lobos temporal e frontal, e a união entre elas segue a fissura lateral) e à letra "E" (novamente o traço central corresponde à fissura lateral, e os demais acompanham os lobos frontal e temporal) (Fig. 96-6).[3]

Com o auxílio de um fio prolene 4-0, traciona-se a dura-máter próxima à trepanação posterior da linha temporal superior. Realiza-se incisão delicada de cerca de 5 mm com lâmina n° 11 sobre a dura-máter tracionada até que pequeno volume de liquor se exteriorize pela incisão ou que se visualize o parênquima cerebral subjacente. Pode ser necessário que o auxiliar aplique soro fisiológico em seringa com jelco durante esta incisão, facilitando a visualização da mesma, já que mínima quantidade de sangue pode não permitir adequada visualização. A partir deste ponto, a abertura continua com a utilização de pinça delicada com dente e tesoura Metzenbaum, esta sempre com a ponta voltada para a superfície, evitando lesões do cérebro. Deve-se procurar sempre visualizar o espaço subdural durante a abertura para não lesionar inadvertidamente alguma veia-ponte. A abertura com a tesoura é facilitada, não fechando completamente em cada corte, mantendo assim uma das pontas sempre no espaço subdural. Por fim, deve-se manter distância suficiente da borda óssea, facilitando o fechamento posteriormente.[1]

Assim como o *flap* deve ser tracionado com fios, as bordas de dura-máter que acompanham a borda óssea também devem ser tracionadas, a fim de evitar que o sangue se acumule nessa região e invada o campo microcirúrgico.[1]

Para iniciar a dissecção da fissura lateral é importante compreender sua estrutura. Ela é dividida em uma porção profunda e outra superficial. A parte superficial é composta de um tronco principal que se estende medialmente a partir do giro semilunar do *uncus*, entre a superfície frontal basal e o polo temporal; e lateralmente até a asa menor do esfenoide. Neste ponto, o tronco principal da origem a três ramos: horizontal anterior, anterior ascendente e posterior. Anteriormente ao ramo horizontal anterior está a parte orbitária do giro frontal inferior; entre os ramos horizontal anterior e anterior ascendente, a parte triangular; entre os ramos anterior ascendente e posterior, a parte opercular.[1]

A porção profunda da fissura lateral também é composta por dois compartimentos: esfenoidal (anterior) e operculoinsular (posterior). O compartimento esfenoidal é um estreito espaço localizado entre os lobos frontal e temporal, posterior à asa menor do esfenoide, limitado lateralmente pelo

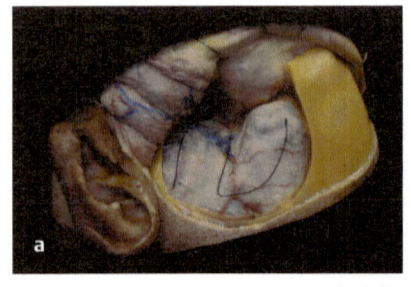

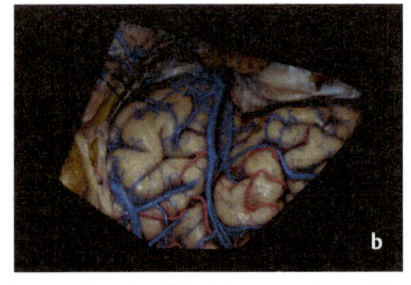

Fig. 96-6. (a) A marcação em "S" para a abertura dural. (b) Evidencia-se a fissura lateral do cérebro com ampla exposição dos lobos frontal e temporal.

límen da ínsula, na margem lateral da substância perfurada anterior, comunicando-se medialmente com a cisterna carotídea. O compartimento operculoinsular, como o próprio nome sugere, é formado por duas fendas, opercular e insular. A fenda opercular é delimitada superiormente pelo opérculo frontoparietal e, inferiormente, pelo opérculo temporal. A fenda insular, portanto, possui uma porção superior entre a ínsula e o opérculo frontoparietal, e outra inferior, entre a ínsula e opérculo temporal.[1]

Com o auxílio de aspirador delicado (p. ex., 5 F) e em baixa sucção para afastamento gentil das estruturas, utilizam-se lâmina nº 11, tesoura e dissector microcirúrgicos para a dissecção. Deve-se atentar ao comprimento dos instrumentos utilizados, de modo que as mãos estejam confortavelmente apoiadas em sua porção medial sobre o campo cirúrgico e ao mesmo tempo evitar que apareçam no campo microcirúrgico. A dissecção inicia-se mais facilmente ao nível da parte triangular, onde o espaço entre os lobos frontal e temporal seja maior. A abertura da fissura lateral, assim como das cisternas da base, consiste na abertura da aracnoide-máter, identificando-se vasos (e nervos, no caso das cisternas) e cortando as pequenas trabeculações aracnoides, permitindo que os espaços subaracnóideos sejam gradualmente comunicados.

Progride-se uniformemente das estruturas mais superficiais para as mais profundas. Deve-se identificar adequadamente e cortar a aracnoide em vez de tracionar as estruturas, evitando laceração ou mesmo avulsão dos vasos. As veias da fissura lateral podem cruzar o espaço entre os lobos frontal e temporal, ao passo que as artérias (artéria cerebral média e seus ramos) nunca o fazem. Desse modo, apesar de se tentar preservar ao máximo as veias da fissura, porventura pode se fazer necessário coagular com bipolar e cortar alguma delas para prosseguir com a dissecção.[6] Uma vez localizada a artéria cerebral média, pré ou pós-bifurcação, a dissecção da fissura lateral pode prosseguir acompanhando-se a artéria.[10-12]

Ao término da abertura da fissura lateral será possível visualizar a ínsula, que se conecta do lobo temporal ao giro orbital posterior por meio do límen da ínsula.[12]

Caso haja lesão pequena de estruturas vasculares, prioriza-se inicialmente a hemostasia da lesão com hemostático reabsorvível pequeno, seguido de algodão com soro fisiológico.[12]

Muitas vezes pode-se fazer necessária a abertura das cisternas da base, principalmente óptico-quiasmática, antes da fissura lateral. A drenagem liquórica, e consequente relaxamento cerebral, facilita a dissecção da fissura. Durante toda a dissecção, soro fisiológico deve ser aplicado sobre a superfície cerebral, minimizando o risco de que estruturas adiram ao instrumental cirúrgico, e ocorram lesões inadvertidas.[12]

REFERÊNCIAS BIBLIOGRÁFICAS

1. Chaddad Neto F, Doria Netto HL, Campos Filho JMA, et al. Orbitozygomatic craniotomy in three pieces: tips and tricks. Arq Neuropsiquiatr. [Internet]. 2016 Mar [cited. 2018;74(3):228-34.
2. Yasargil MG, Antic J, Laciga R, et al. Microsurgical pterional approach to aneurysms of the basilar bifurcation. Surg Neurol. 1976;6(2):83-91.
3. Chaddad-Neto F, Campos Filho JM, Dória-Netto HL, et al. The pterional craniotomy: tips and tricks. Arq Neuropsiquiatr. 2012;70(9):727-32.
4. Oliveira E, Siqueira M, Tedeschi H, Peace DA. Surgical approaches for aneurysms of the basilar artery bifurcation. In: Matsushima T (Ed.). Cerebral aneurysms and skull base lesions. (Matsushima T (Ed.). Surgical anatomy for microneurosurgery). Fukuoka City: Sci Med. 1993;3:34-42.
5. Chaddad-Neto F, Dória-Netto HL, Campos Filho JM, et al. Head positioning for anterior circulation aneurysms microsurgery. Arq Neuropsiquiatr. 2014;72(11):832-40.
6. Chaddad-Neto F, Dória-Netto HL, Campos-Filho JM, et al. Pretemporal craniotomy. Arq Neuropsiquiatr. 2014;72(2):145-51.
7. Hakuba A, et al. The orbitozygomatic infratemporal approach: A new surgical technique. Surgical Neurology. 1986;26(3):271-6.
8. Ossama Al-Mefty. Supraorbital-Pterional Approach to Skull Base Lesions, Neurosurgery. 1987;21(4):474-7.
9. Hakan S, et al. The work horse of skull base surgery: orbitozygomatic approach. Technique, modifications, and applications. Neurosurgical focus. 2008;25(6):E4.
10. López-Elizalde R, Robledo-Moreno E, O'Shea Cuevas G, et al. Modified Orbitozygomatic Approach without Orbital Roof Removal for Middle Fossa Lesions. Journal of Korean Neurosurgical Society. 2018;61(3):407-14.
11. Oliveira E, Tedeschi H, Siqueira MG. The pretemporal approach to the interpeduncular and petroclival regions. Acta Neurochir (Wien). 1995;136(3-4):204-11.
12. Yasargil MG. Microneurosurgery. Stuttgart: Georg Thieme; 1984.

CAPÍTULO 97

ACESSO FRONTO-ORBITÁRIO

José Alberto Landeiro ▪ José Alberto Almeida Filho ▪ Cassius Vinicius dos Reis

INTRODUÇÃO

O acesso fronto-orbitário é uma extensão do acesso subfrontal, que inclui craniotomia subfrontal associada à retirada do rebordo orbitário. A retirada do teto orbitário aumenta a área de exposição e o ângulo para a abordagem das lesões. A retirada de estruturas ósseas é um consenso na abordagem das lesões da base de crânio, conseguindo-se maior exposição com mínima retração do tecido cerebral. As osteotomias orbitais podem ser unilaterais, de um lado, e metade do outro (*one-and-a-half*) ou bilaterais, e a escolha da osteotomia depende da localização, tipo e tamanho da lesão.[1-11]

INDICAÇÕES

A utilização desse acesso é bastante conhecida. Pode-se utilizá-lo no tratamento de lesões vasculares, no tratamento de lesões oncológicas (intra-axiais ou extra-axiais), e no tratamento de lesões decorrentes de traumatismo craniencefálico.[2-7,11-14]

Os corredores anatômicos alcançados por esse acesso nos permitem abordar lesões da fossa anterior, do ápice da órbita, do complexo comunicante anterior, da porção anterior da fossa média (região selar e parasselar, fissura sylviana em sua porção anterior, lobos temporais e porção ventral do mesencéfalo).[2-4,7]

TÉCNICA

As osteotomias frontais, orbitárias e zigomáticas ampliaram o repertório de acessos à base anterior do crânio. Estas técnicas foram adaptadas da cirurgia craniofacial e permitiram exposição mais ampla da fossa anterior e órbita, minimizando a retração cerebral. Apesar de ter sido proposta no início do século XX por Frazier e McArtur, a craniotomia fronto-orbitária foi popularizada e sistematizada por Jane. O acesso permite abordar grandes lesões da fossa anterior, ápice orbitário, selares e parasselares, em razão do aumento do ângulo de ataque e da área de trabalho. Constitui-se de uma craniotomia frontal que deve incluir o teto e rebordo orbitários até o processo frontal do osso zigomático (sutura frontozigomática), podendo estender-se mais inferiormente. Maroon e Kennerdell propuseram a retirada da órbita através de fraturas, mas a descrição original de Jane orienta o corte do teto orbitário com uma serra de Gigli. Atualmente, muitos cirurgiões utilizam-se do motor pneumático ou serra reciprocante para confecção das osteotomias orbitárias. Incisão pode ser coronal, bicoronal ou ¾ coronal, inicia-se à frente do trágus e se curva atrás da linha do cabelo. A separação entre a pele e o pericrânio permite a confecção de um retalho, cuja vascularização é mantida pelas artérias supraorbitárias e supratrocleares. Deve-se evitar incisões entre a pele e o pericrânio nos últimos 2 cm próximos ao rebordo orbitário, sendo estas duas camadas elevadas conjuntamente com o retalho formado. A elevação do retalho de pericrânio permite a exposição dos vasos e nervos supraorbitários, que podem estar inseridos em uma incisura ou forame supraorbitário. Após esta manobra, a periórbita deve ser descolada da órbita. A craniotomia pode ser realizada em uma ou duas peças. Como pontos para trepanação podemos utilizar: o Keyhole imediatamente atrás da sutura frontozigomática; o Stefânio no encontro das suturas coronal e linha temporal superior; a glabela ou um ponto mediano ou paramediano anterior ao bregma. Para a osteotomia orbitária, a exposição da fissura orbitária inferior e do processo zigomático do osso frontal é fundamental.

Incisamos a pele cerca de 1 cm anterior ao trágus em direção à sutura coronal, mantendo-se atrás da linha de implantação do cabelo, com especial atenção para a preservação da artéria temporal superficial (ATS) que se encontra cerca de 1,5-2,0 cm anterior ao trágus. Em geral o ramo posterior da ATS é dissecado e coagulado, deixando-se o tronco principal dentro do retalho. Com essa incisão conseguimos evitar a lesão do ramo frontal do nervo facial que se encontra anterior a ATS no plano subcutâneo.

O próximo passo é realizar a dissecção interfacial para a preservação do ramo frontal do nervo facial. Em geral, o descolamento da pele e subcutâneo vai até 2 cm da junção frontozigomática e, em seguida, expomos o retalho de pericrânio, que deve ter sua base (pedículo) no osso frontal (atenção especial para o pedículo vascular). A preservação do pericrânio é importante na reconstrução, seja no isolamento do seio frontal em caso de abertura do mesmo, na duroplastia se necessária e eventuais selagens da base do crânio (Fig. 97-1a). Outro ponto crucial da exposição óssea é a identificação do forame supraorbitário e suas estruturas; o nervo e a artéria supraorbitária. Existem dois tipos de forames supraorbitário, os completos e os incompletos, e em ambos a mobilização do conteúdo do forame supraorbitário deverá ser realizada através de brocagem com brocas de diamante com cerca de 1 mm de diâmetro para que possam ser rebatidos junto ao pericrânio. Nessa manobra, além da brocagem

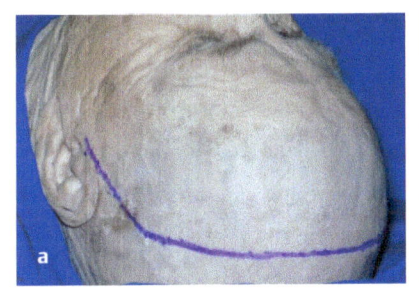

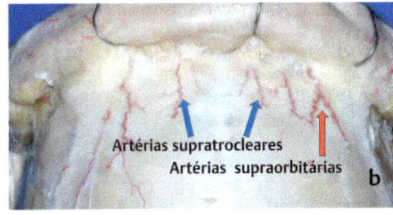

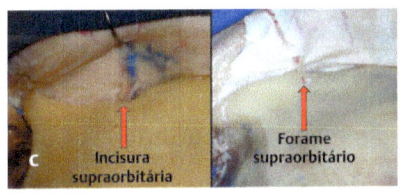

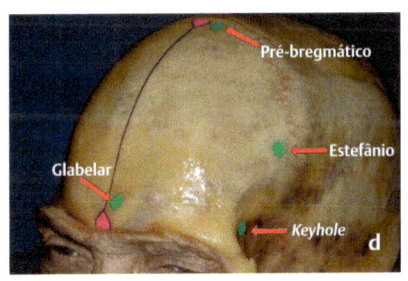

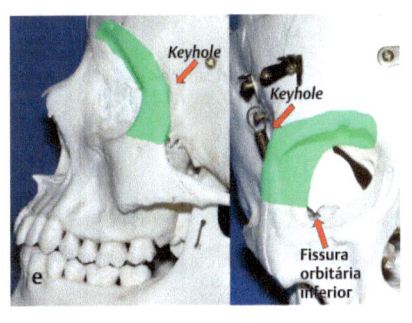

Fig. 97-1. (a) Marcação da incisão na pele. (b) Artérias supraorbitárias e supratrocleares que mantém a vascularização. (c) Incisura e forame supraorbitários. (d) Pontos possíveis para trepanação. (e) Exposição da fissura orbitária inferior e do processo zigomático.

podemos usar também um dissector com auxílio de cinzel e martelo. A preservação das estruturas do forame supraorbitário é um passo importante para manter-se a vascularização do pedículo de pericrânio e evitar dormência e disestesias na região frontal suprajacente (Fig. 97-1b,c).

A seguir disseca-se a periórbita do rebordo orbitário, manobra esta realizada através da face convexa de um dissector entre a periórbita e o arcabouço ósseo, com o limite posterior de aproximadamente 3 cm, o suficiente para retirar pelo menos dois terços da órbita.

A osteotomia orbitária pode ser realizada de duas formas: em peça única, ou em duas peças. Preferimos realizar em peça única por causa da facilidade de reconstrução e melhor resultado estético. Antes da craniotomia é solicitada ao anestesiologista a administração de solução hipertônica para se alcançar um relaxamento cerebral satisfatório, utilizando-se em nossa rotina NaCl 20% 1 mL/kg em bolus, podendo também lançar mão no pré operatório de um dreno lombar externo (DLE) para que se consiga o relaxamento cerebral por meio da drenagem de liquor. A cabeça é fixa em sistema de três pinos, minimamente rodada para o lado oposto e ligeiramente fletida com a proeminência malar em posição mais elevada que a craniotomia num plano horizontal.

Na craniotomia, a trepanação inicial é feita ou com broca iniciadora ou broca cortante maior que 5 mm, em geral imediatamente atrás da sutura frontozigomática, preferencialmente, embora outros pontos possam ser utilizados (Fig. 97-1d,e). Descola-se a dura do osso, lembrando que o limite medial da craniotomia pode chegar à linha média. O que define o limite é a extensão da lesão. Eventualmente, a utilização de outras trepanações adicionais pode ser necessária, dependendo do grau de adesão da dura-máter ao osso.

A craniotomia é realizada com motor de alta rotação. Já a osteotomia da órbita pode ser realizada com cinzel e martelo ou serra reciprocante, e atenção especial deve ser dada a essa manobra, devendo-se proteger a periórbita com uma espátula para evitar lesões com a serra. Antes da retirada do retalho ósseo marcarmos os pontos de fixação das placas da cranioplastia, estágio de fundamental importância para se conseguir uma reconstrução adequada. Caso exista alguma espícula óssea ou proeminências ósseas após a retirada do retalho, a mesma poderá ser removida com goiva ou através da brocagem. A inspeção do limite medial da craniotomia é fundamental para se avaliar a integridade da parede do seio frontal, e caso exista falha óssea, deverá ser realizada a cranialização do seio (retirada do epitélio de revestimento, com o uso de monopolar e curetas). O seio deverá ser isolado do campo cirúrgico com tamponamento a base de cotonoides, e ao final da cirurgia a falha será corrigida utilizando-se pericrânio ou músculo, prevenindo-se do risco de fístula e mucocele. Segue-se o ancoramento da dura-máter com prolene 4-0, visando diminuir o espaço morto extradural e prevenir o risco de hematoma epidural no pós-operatório.

A abertura da dura-máter é feita cerca de 1,5 cm posterior, paralela ao bordo orbitário, em formato de C com sua base voltada para a orbita, optando-se por colocar suturas com Prolene 4-0 na base dural para mantê-la esticada, e a partir desse momento deve-se introduzir o microscópio para o tempo principal. Com ligeira retração da base do lobo frontal, lateralmente encontramos a porção inicial da fissura sylviana e com instrumentos cortantes e/ou pequeno dissector de ponta fina ela é aberta e continua-se a dissecção até a abertura da cisterna óptico-carotídea, com exposição da artéria carótida interna, de sua bifurcação e do nervo óptico homolateral. A preservação do nervo olfativo homolateral é extremamente necessária, principalmente nas lesões tumorais que não acometam o nervo. Consegue-se dissecando-se o nervo desde a goteira até sua bifurcação final antes do espaço perfurado anterior. Este passo é de fundamental importância, pois o olfato, em alguns pacientes, tem papel relevante na gustação.

Ao terminar o tempo principal, após meticulosa revisão da hemostasia; segue-se a reconstrução dural, e caso exista retração ou dificuldade de fechamento utilizamos retalho vascularizado de pericrânio ou dura sintética. No caso de abertura do seio frontal, a selagem com pericrânio seguido de selante dural é imperiosa. A cranioplastia é realizada com a colocação de microparafusos e miniplacas nos pontos de fixação marcados anteriormente. A colocação de dreno subgaleal é uma opção do cirurgião. A sutura do couro cabeludo é feita em dois planos, o subcutâneo com vicryl 4-0 e a pele com monocryl 4-0 com sutura continua ou sutura simples.[2-12,14,15]

O despertar do paciente, dependendo do desenrolar da cirurgia, das condições do hospital é feito ainda na sala operatória. É de suma importância que o paciente, ao despertar, o faça seguindo três passos: ligeiramente sedado, normotenso ou até ligeiramente hipotenso e analgesiado. Uma das grandes causas de sangramento no leito tumoral advém da não observância destes três parâmetros.

COMPLICAÇÕES

As lesões da periórbita com herniação de tecido gorduroso deverão ser corrigidas imediatamente com ressutura da mesma. É imprescindível que a abertura inadvertida da periórbita seja corrigida antes ainda da abertura dural, podendo-se usar fragmento de pericrânio nesta reconstrução. Pequenos fragmentos de gordura podem ser coagulados seguindo-se a sutura da periórbita. Outra complicação que pode acontecer é a enoftalmia decorrente do mau posicionamento das placas de fixação. Marcando-se os orifícios de fixação antes da craniotomia e evitando-se remoções ósseas não planejadas, consegue-se evitar esta complicação. Outra complicação possível é o edema cerebral, por manipulação inadequada, retração excessiva, coagulação evitável de veias. Com cuidadosa dissecção sob visão microscópica, o uso mínimo de retração, usando-se o retrator eventualmente e manobras de drenagem liquórica, como abertura ampla das cisternas ou mesmo drenagem intradural lombar diminuem-se notavelmente os riscos de edema. As infecções de ferida operatório giram em torno de 8%[13] e é causa de morbimortalidade, porém, o uso do protocolo de cirurgia segura e a administração de antibióticos uma hora antes das incisões de pele esse índice reduziu pela metade.[11,13,14,16]

A escolha de um acesso implica uma análise criteriosa em que vários pontos são levados em consideração, entre eles o tipo de lesão; se vascular; neoplásica intra-axial ou extra-axial), localização da lesão, e relação com as estruturas neurovasculares. A escolha do caso correto para esse acesso é fundamental, pois o corredor alcançado por este acesso é limitado, logo a importância da análise minuciosa dos exames pré-operatórios (ressonância magnética (RM), tomografia computadorizada de crânio e seios da face, angiografia). O planejamento inclui desde medidas pré-operatórias como a necessidade ou não de drenagem intradural lombar, grau de extensão e rotação da cabeça, e o risco de lesões medulares e arteriais que estas manobras implicam, sugerindo-se, em pessoas acima de 50 anos, estudo radiológico da coluna cervical e exames tipo angiotomografia dos vasos cervicais. A preparação com preservação do periósteo já visando o fechamento e correção de eventual abertura do seio frontal, da lâmina crivosa do etmoide e defeitos durais fazem parte destas medidas (Fig. 97-2).[11,14-18]

Outra opção para se realizar o acesso fronto-orbitário é a incisão sobre a sobrancelha (*eyebrow approach*). As indicações são semelhantes às do acesso clássico, como microcirurgia vascular (aneurismas do complexo AcomA não rotos), tumores de fossa anterior que não ultrapassam a linha média, e tumores intraorbitários.

O paciente é colocado em posição supina com a cabeça fixada no suporte de 3 pinos com uma extensão em torno de 20 graus, e a rotação depende da patologia e da localização da lesão. A incisão é feita no bordo superior da sobrancelha limitada medialmente pelo forâmen supraorbitário que pode ser palpado e lateralmente cerca de 1,5 cm após o término da sobrancelha. Importante frisar os cuidados na dissecção da periórbita e não ultrapassarmos a polia do músculo grande oblíquo. Após incisão e descolamento subperiosteal segue-se a craniotomia semelhante ao acesso clássico.[5,6]

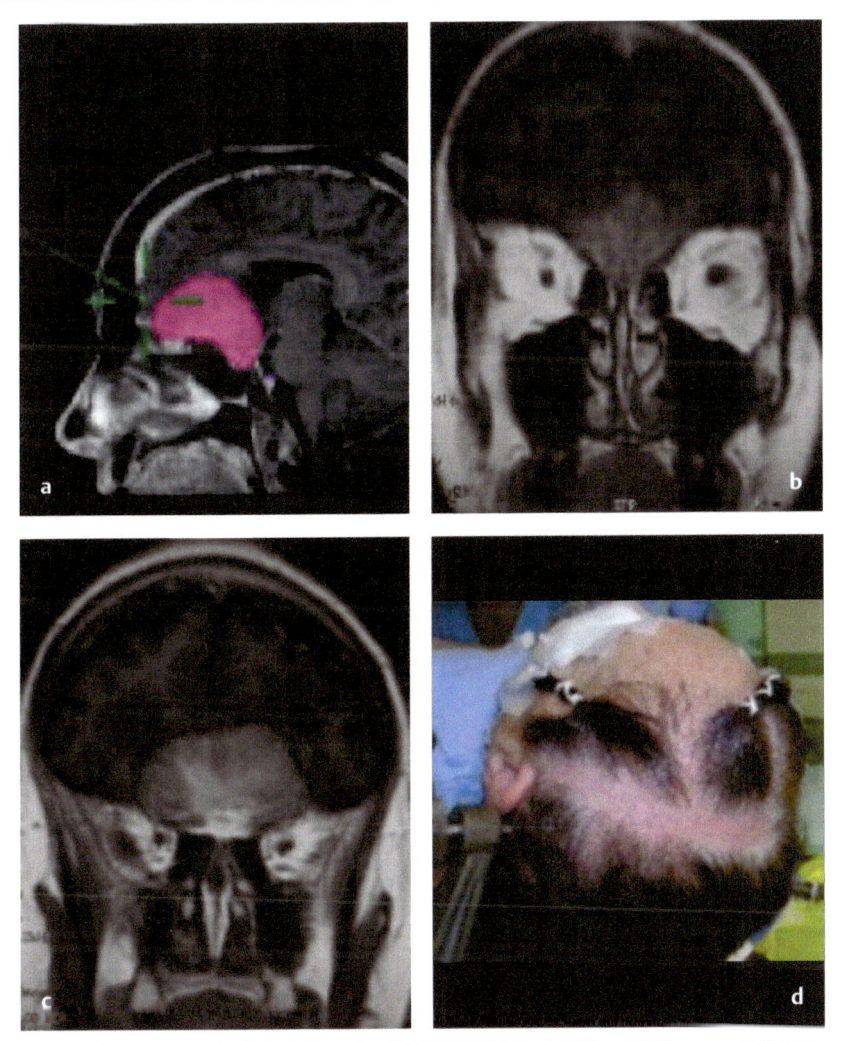

Fig. 97-2. RM: (a) corte sagital e (b,c) corte coronal, evidenciando lesão expansiva da fossa anterior com expansão para o plano esfenoidal com intensa hiperostose. (d) Marcação da incisão na pele. *(Continua.)*

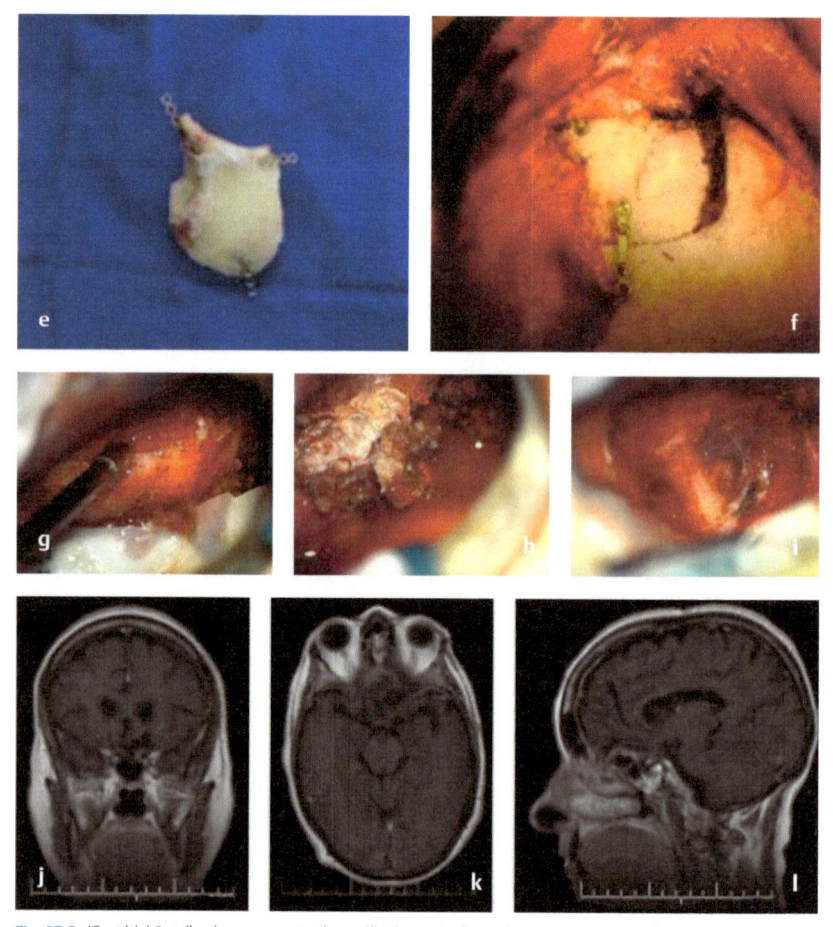

Fig. 97-2. *(Cont.)* (e) Retalho ósseo com miniplacas. (f) Pós-cranioplastia. (g) Protrusão do teto do canal óptico invadido pelo tumor. (h) Após remoção da lesão e abertura do ligamento falciforme. (i) Com o nervo óptico descomprimido. (j-l) RM de crânio evidenciando ressecção total da lesão vistas (j) coronal, (k) axial e (l) sagital.

RELATO DE CASO

Paciente feminina, 54 anos, com história de cefaleia e perda visual progressiva no olho esquerdo, realizou RM de crânio evidenciando lesão expansiva localizada na fossa anterior com expansão para o plano esfenoidal e invasão do canal óptico ipsilateral, sugestivo de meningioma. Através de craniotomia fronto-orbitária à esquerda a lesão foi totalmente ressecada, inclusive a infiltração óssea da lesão. Abertura do canal óptico e com retirada da lesão a consequente melhora visual da paciente. O laudo histopatológico confirmou tratar-se de meningioma meningotelial (Fig. 97-2).

CONCLUSÕES

O clássico acesso subfrontal ainda amplamente utilizado pode, com algumas modificações geradas por um conhecimento em detalhes das relações das estruturas ósseas e das respectivas suturas com o conteúdo cerebral, mais especificamente sulcos e giros, proporcionar amplos acessos à base do crânio por meio de extensas remoções ósseas com mínima ou nenhuma alteração cosmética.

O acesso fronto-orbitário é relativamente rápido e proporciona uma visão bastante adequada da bifurcação carotídea, do complexo da artéria comunicante anterior e lesões expansivas que se localizam desde o processo clinóideo anterior até as lesões da linha média, como os meningiomas do tubérculo da sela, plano esfenoidal, adenomas hipofisários com grande expansão subfrontal, craniofaringiomas e lesões expansivas da goteira olfatória. Como é um acesso restrito, uma cuidadosa seleção do tipo de patologia, suas relações neurovasculares e estudo detalhado da anatomia da região tornam-se obrigatórios.

REFERÊNCIAS BIBLIOGRÁFICAS

1. Day JD. Surgical approaches to suprasellar and parasellar tumors. Neurosurg Clin N Am. 2003;14:109-22.
2. Frazier CH. An approach to the hypophysis through the anterior fossa. Ann Surg. 1913;57:145-50.
3. Fujitsu K, Kuwara T. Orbitocraniobasal approach for the anterior communicating artery aneurysms. Neurosurgery. 1986;18:367-9.
4. George B, Clemenceau S, Cophignon J, et al. Anterior skull base tumour. The choice between cranial and facial approaches, singles and combined procedures. From a series of 78 cases. Acta Neurochir. 1991;53:7-13.
5. Jane JA, Park TS, Pobereskin LH, et al. The supraorbital approach: technical note. Neurosurgery. 1982;11:537-42.
6. Kaplan MJ, Jane, JA, Park TS, Cantrell RW. Supraorbital rim approach to the anterior skull base. Laryngoscope. 1984;94:1137-9.
7. Kawakami K, Yamanouchi Y, Kawamura Y, Matsumura H. Operative approach to the frontal skull base: extensive transbasal approach. Neurosurgery. 1991;28:720-4.
8. Liangfu Z, Huanhuan G, Shiqi L, et al. An extensive subfrontal approach to the lesions involving the skull base. Chin Med J. 1995;108:407-12.
9. Nuss DW, Janecka IP, Sekhar LN, Sen CN. Craniofacial disassembly in the management of skull-base tumors. Otolaryngol Clin North Am. 1991;24:1465-97.
10. Raso JL. Acesso frontobasal e transbasal. Em: Siqueira, MG. Tratado de Neurocirurgia. Barueri; SP: Manole, 2016. p. 35-48.
11. Sekhar LN, Tzortzidis F, Raso JL. Fronto-orbital approach. In: Sekhar LN, Oliveira E. Cranial microsurgery: approaches and techniques. New York: Thieme. 1999:61-75.
12. Silveira RL, Gusmão S, Avelar L. Acesso supraorbital inter-hemisférico ou frontopolar: estudo anatômico. Arq NeuroPsiquiatr. 2005;63:275-82.
13. Siqueira MG. Tratado de Neurocirurgia. Barueri; SP: Manole, 2016.
14. Spetzler RF, Herman JM, Beals S, et al. Preservation of olfaction in anterior craniofacial approaches. J Neurosurg. 1993;79:48-5.
15. Schramm VL, Myers EM, Maroon JC. Anterior skull base surgery for benign and malignant disease. Laryngoscope. 1979;89:1077-91.
16. Sekhar LN, Tzortzidis F. Resection of tumors by the fronto-orbital approach. In: Sekhar LN, Oliveira E. Cranial microsurgery: approaches and techniques. New York: Thieme.
17. Al-Mefty O, DeMonte F. Al-Meftys meningiomas. Editora: Thieme Medical Publishers, 2.ed. New York: Thieme, 2011.
18. Sekhar LN, Janecka IP, Jones NF. Subtemporal-infratemporal and basal subfrontal approach to extensive cranial base tumours. Acta Neurochir. 1988;83-92.

CAPÍTULO 98

ABORDAGEM PRÉ-TEMPORAL

José Carlos Rodrigues Jr.

INTRODUÇÃO

O acesso pré-temporal (também conhecido como *half and half*) proporciona ampla exposição da cisterna interpeduncular e da circulação posterior distal.[1,2] Drake popularizou o acesso subtemporal aos aneurismas da circulação posterior[3,4] Yasargyl descreveu o acesso pterional para chegar a esta região com grande sucesso.[3,5] Keiji Sano, em 1980, foi o primeiro a descrever o chamado acesso "temporopolar" para obter um acesso mais amplo aos aneurismas da artéria basilar e em torno da bifurcação distal.[3] Com este acesso, uma craniotomia grande e basal é feita e, em conjunto com uma retração posterior de um lobo temporal liberado, um corredor mais amplo é obtido para tratar as patologias nesta área.[3] Em 1995, Evandro de Oliveira *et al.* descreveram em detalhes, pela primeira vez, a abordagem pré-temporal para acessar as regiões interpeduncular e petroclival.[2] Com este acesso, similar à descrição de Sano, uma exposição mais ampla é obtida à área interpeduncular, mas diferentemente, o lóbulo temporal não é retraído, com uma associação de grande craniotomia, da dissecção cisternal extensa e da abertura ampla da fissura sylviana, o resultado é obtido com sucesso.[2] Estes autores são aclamados por grande divulgação e dominar esta abordagem ao longo dos anos.[6-9] Desde então, este acesso é usado pela maior parte do mundo para muitas finalidades na neurocirurgia, para o tratamento de patologias vasculares, tumores e outras.[1,6,10,11] Neste capítulo descreveremos as etapas técnicas da abordagem pré-temporal com casos ilustrativos.

ASPECTOS TÉCNICOS

Posicionamento

A cabeça do paciente é fixada em um suporte com três pontos de fixação, a cabeça é inclinada em relação ao chão, a fim de trazer a eminência malar para o ponto mais alto do campo operatório. Isto permite que o cume esfenoidal seja exposto verticalmente no campo operatório e a fissura sylviana permaneça perpendicular à linha visual do cirurgião. Além disso, a extensão e a deflexão da cabeça são aplicadas de forma a expor completamente o aspecto lateral do lobo temporal, permitindo melhor acesso ao assoalho da fossa média. A rotação é mínima, de 15 graus para o lado contralateral (Fig. 98-1).

Incisão

A incisão é feita logo acima do trágus de uma forma curvilínea para a linha média do frontal, atrás da linha do cabelo. O retalho cutâneo é rebatido anteriormente e fixado com suturas ou ganchos (Fig. 98-2).

Dissecção Interfascial

Uma dissecção interfascial do músculo temporal é executada para preservar o ramo frontal do nervo facial. Uma incisão na fáscia temporal é feita 1 cm à frente do arco zigomático. A fáscia superior é separada com um coxim de gordura, refletida anteriormente e fixada para proteger o nervo facial. A porção inferior da fáscia do temporal é liberada, então, do processo frontal do zigoma, e o músculo é refletido inferior e posteriormente ao arco zigomático. Um pequeno manguito de músculo é deixado para facilitar o fechamento deste (Fig. 98-3).

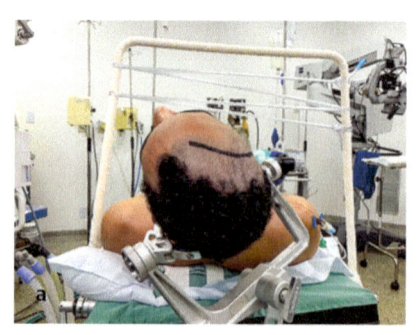

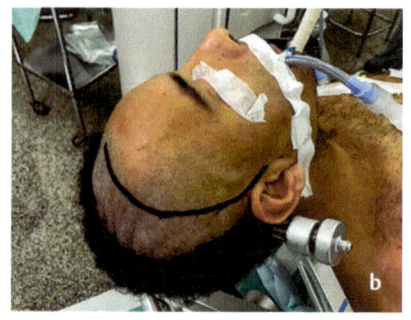

Fig. 98-1. (a,b) Paciente posicionado com a cabeça estendida em relação ao chão, a fim de trazer a eminência malar para o ponto mais alto do campo operatório. Extensão e deflexão da cabeça são aplicadas a fim de expor completamente o aspecto lateral do lobo temporal, permitindo melhor acesso ao assoalho da fossa média. A rotação é mínima de 15 graus para o lado contralateral.

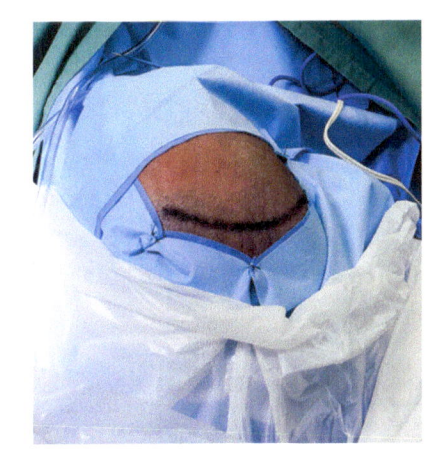

Fig. 98-2. A incisão é feita logo acima do trágus de uma forma curvilínea para a linha média do frontal atrás da linha do cabelo.

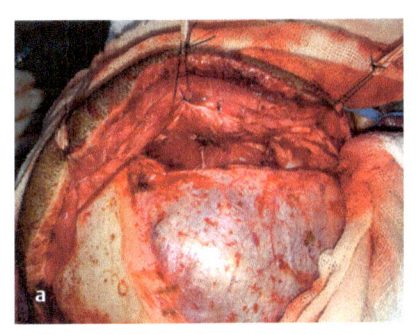

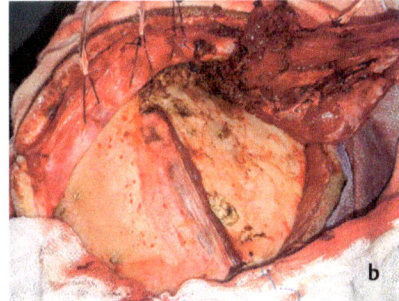

Fig. 98-3. (a,b) Uma incisão na fáscia temporal é feita 1 cm na frente do arco zigomático. A fáscia superior é separada com um coxim de gordura, refletida anteriormente e fixada para proteger o nervo facial. A porção inferior da fáscia do temporal é liberada, então, do processo frontal do zigoma, e o músculo é refletido inferior e posteriormente ao arco zigomático. Um pequeno manguito de músculo é deixado para facilitar o fechamento do músculo.

Craniotomia

Uma craniotomia frontotemporoesfenoidal é executada. Duas trepanações são realizadas com uma broca de alta velocidade. A primeira é feita na face lateral do osso frontal, imediatamente abaixo do limite mais anterior da linha temporal superior e próximo ao processo zigomático do osso frontal (*key hole*). A outra é feita sobre a parte escamosa do osso temporal na região da raiz do arco zigomático, logo abaixo do ptérion, tão inferior e anterior quanto possível sobre a escama temporal. Com o uso de um craniótomo, o retalho ósseo é feito tão posterior e inferior quanto possível (Fig. 98-4).

Drilagem

Então o restante da escama temporal é removido ao nível do assoalho da fossa média com o auxílio de goivas e broca de alta velocidade, de modo a expor completamente a ponta do lobo temporal coberta com a dura-máter. Uma drilagem extensa do osso esfenoide e de sua asa menor é realizada. Com base na exposição necessária, uma drilagem mais extensa pode ser feita, podendo incluir o teto da órbita e até mesmo o processo clinoide anterior (Fig. 98-5).

Abertura da Dura-Máter

A dura-máter é aberta de forma a aperfeiçoar a visualização. Rotineiramente fazemos uma abertura em C com a base anterior e então outra incisão paralela à fissura sylviana. Após a fixação da dura, uma exposição grande e basal é conseguida expondo os lobos frontais e temporais, especialmente a ponta do último (Fig. 98-6).

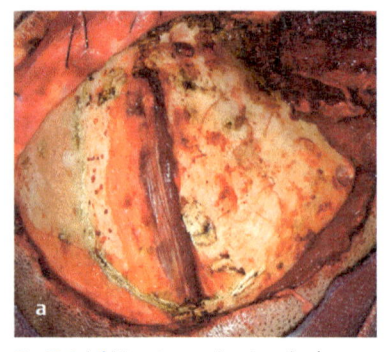

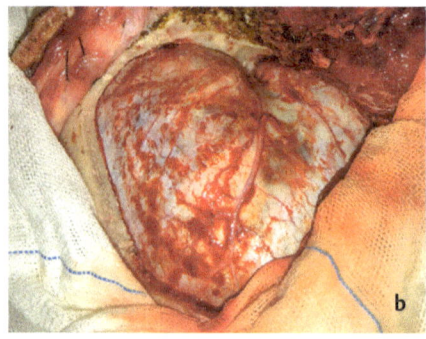

Fig. 98-4. (a,b) Duas trepanações são realizadas com uma broca de alta velocidade. Uma é feita na face lateral do osso frontal, imediatamente abaixo do limite mais anterior da linha temporal superior e próximo ao processo zigomático do osso frontal (*keyhole*). A outra é feita sobre a parte escamosa do osso temporal ao nível da raiz do arco zigomático, logo abaixo do pterion tão baixo e anterior quanto possível sobre a escama temporal. Com o uso de um craniótomo o retalho ósseo é confeccionado o mais posterior e o mais baixo possível.

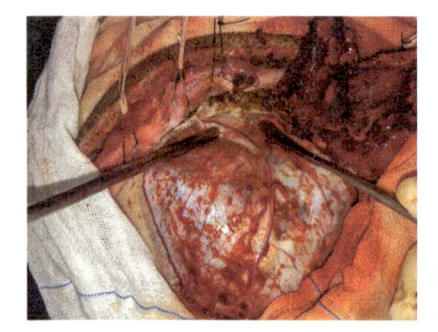

Fig. 98-5. Uma drilagem extensa do esfenoide e da asa menor do esfenoide é feita.

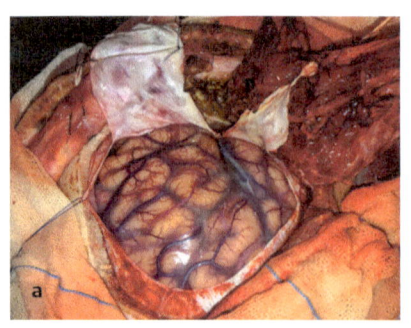

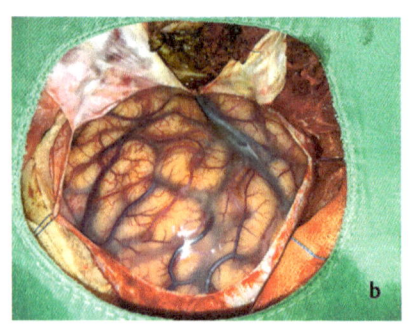

Fig. 98-6. (a,b) A dura é aberta de forma a aperfeiçoar a visualização, nós rotineiramente fazemos uma abertura em c com a base anterior e, em seguida, outra incisão paralela à fissura sylviana. Após a fixação da dura, uma exposição grande e basal é conseguida dos lóbulos frontais e temporais especialmente a ponta do último.

Dissecação da Fissura Sylviana
A abertura da fissura sylviana é um passo crucial. Permite a liberação dos lobos frontal e temporal aumentando a exposição. Com dissecção afiada, tanto quanto possível, a fissura sylviana é aberta completamente. Nesse momento as estruturas mais importantes são identificadas: artéria carótida interna, artéria cerebral média, artéria cerebral anterior, artéria comunicante posterior, artéria coroide anterior, nervo e quiasma ópticos, terceiro nervo e membrana de Liliequist (Fig. 98-7).

Liberação do Lobo Temporal
Outro passo crucial é a liberação completa do lobo temporal. É feita a separação das veias ponte, e dissecção de sua parte basal seguindo o terceiro nervo, o qual quando completamente dissecado proporciona que o lobo temporal seja liberado (Fig. 98-8).

Exposição
Este acesso permitirá uma exposição mais ampla e o cirurgião terá a capacidade de trabalhar com diferentes vias, incluindo a pterional e a subtemporal, com possibilidade de abordar diversas áreas desde a cisterna da artéria carótida, até as regiões interpeduncular e petroclival.

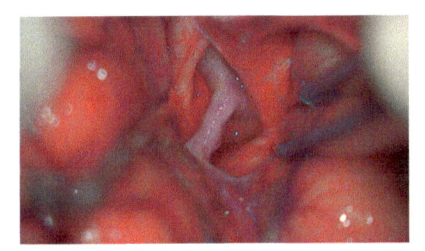

Fig. 98-7. Uma abertura completa da fissura sylviana é mandatória.

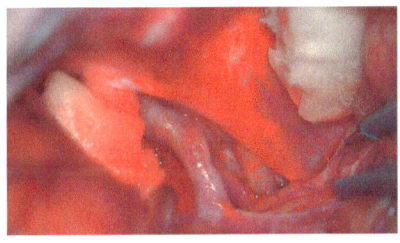

Fig. 98-8. Outro passo crucial é a liberação completa do lobo temporal, com liberação das veias-ponte, e dissecção de sua parte basal seguindo o terceiro nervo, que quando completamente dissecado culmina com o lobo temporal liberado.

DISCUSSÃO E CASOS

O acesso pré-temporal é hoje muito útil aos neurocirurgiões em todo o mundo. Como permite o acesso à região interpeduncular pode ser usado para tratar tipos diferentes de patologias, especialmente lesões vasculares e tumores.

Caso 1

Homem jovem, 29 anos, que teve hemorragia subaracnóidea 20 dias antes da admissão em nossa instituição, neste momento estava assintomático. A angiografia cerebral mostrou grande aneurisma na bifurcação da artéria basilar, bilobulado com um padrão de Moya Moya no lado esquerdo (Fig. 98-9). Com isso, decidimos acessar pelo lado direito realizando uma abordagem pré-temporal que promoveu grande visualização e viabilidade para clipar o aneurisma (Fig. 98-10). O pós-operatório foi sem intercorrências e o paciente recebeu alta 5 dias após a cirurgia.

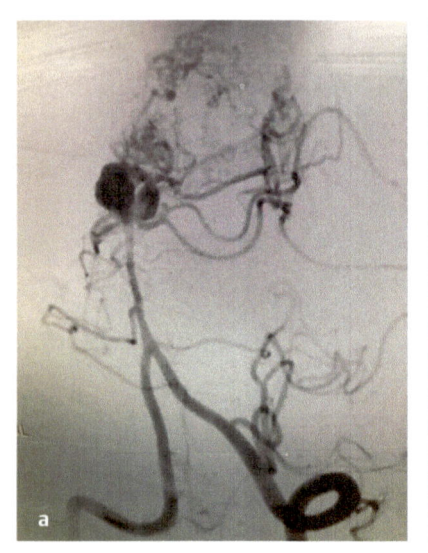

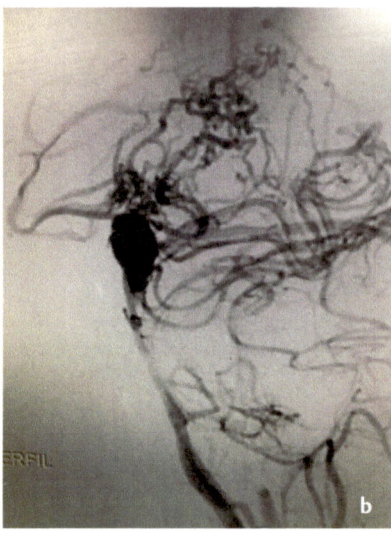

Fig. 98-9. (a,b) Angiografia cerebral demostra grande aneurisma da bifurcação da artéria basilar, bilobulado com um padrão de Moya Moya no lado esquerdo.

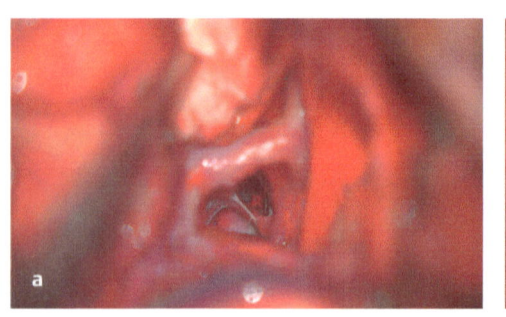

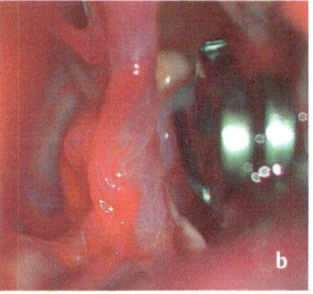

Fig. 98-10. (a-b) Exposição e clipagem do aneurisma da bifurcação da artéria basilar.

Caso 2

Mulher, 53 anos, que apresentava história de dor facial no lado direito há 8 meses. Ao exame neurológico demonstrava perda da sensibilidade em V2 e em V3 no lado direito. A ressonância magnética do crânio demonstrava tumor localizado na porção média do clivo comprimindo o tronco cerebral e desviando a artéria basilar (Fig. 98-11). Com uma abordagem pré-temporal do lado direito, conseguimos remover o tumor usando especialmente a via subtemporal, incluindo a abertura da tenda para uma exposição mais ampla. A patologia confirmou que se tratava de um meningioma meningotelial (Fig. 98-12). A paciente recebeu alta apenas com uma paralisia do terceiro nervo no lado direito.

Estes exemplos confirmam que o acesso pré-temporal é útil para patologias da região interpeduncular e deve ser parte do arsenal dos neurocirurgiões e ensinado, especialmente, na formação dos novos neurocirurgiões.

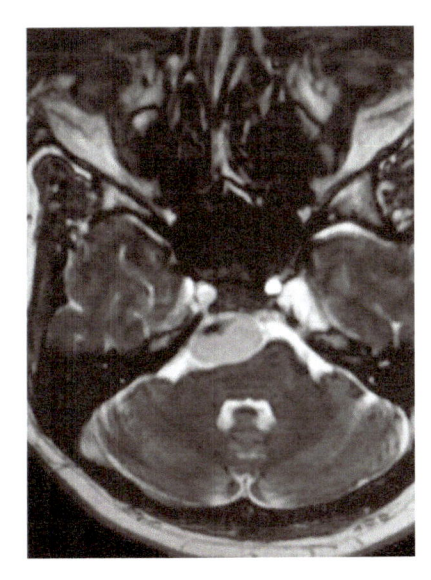

Fig. 98-11. Ressonância magnética de crânio demonstra tumor localizado na porção medial do clivo comprimindo o tronco cerebral e desviando a artéria basilar.

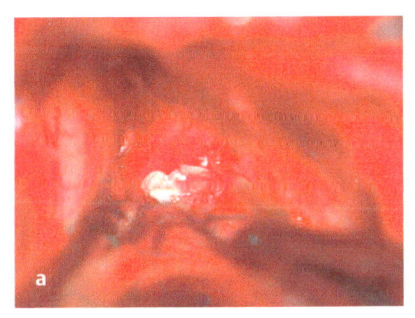

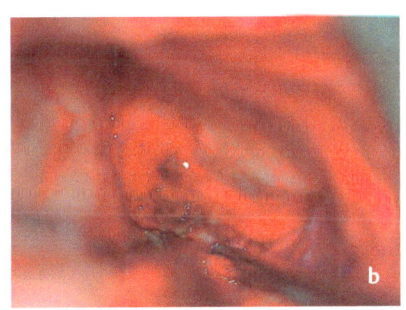

Fig. 98-12. (a,b) Exposição do tumor localizado na porção medial do clivo preenchendo a fossa interpeduncular.

> **DICAS**
>
> - O acesso pré-temporal permite ampla exposição da cisterna interpeduncular e da circulação posterior distal;
> - O paciente deve ser posicionado com leve extensão e com pouca rotação, para que o lobo frontal seja afastado do campo sem necessidade de retração e evite-se a obstrução do campo pelo lobo temporal;
> - Incisão de forma curvilínea;
> - Dissecção interfacial do músculo temporal é necessária;
> - Uma craniotomia frontotemporoesfenoidal basal é executada;
> - Drilagem da escama temporal, do osso e asa menor do osso esfenoide;
> - Dura deve ser aberta para permitir visão desobstruída;
> - A abertura completa da fissura sylviana e a liberação do lobo temporal são obrigatórias;
> - As vias pterional e subtemporal podem ser utilizadas;
> - A exposição é ampla, permitindo abordar desde a cisterna da artéria carótida até as regiões interpeduncular e petroclival.

REFERÊNCIAS BIBLIOGRÁFICAS

1. Lanzino G, Cannizzaro D, Villa SL, Meyer FB. Pretemporal (Half-and-Half) Approach for posterior circulation aneurysms in a patient with internal carotid artery occlusion. Oper Neurosurg. 2018;14(4):457.
2. de Oliveira E, Tedeschi H, Siqueira MG, Peace DA. The pretemporal approach to the interpeduncular and petroclival regions. Acta Neurochir (Wien). 1995.
3. Sano K. Temporo-polar approach to aneurysms of the basilar artery at and around the distal bifurcation: technical note. Neurol Res. 1980;2(3-4):361-7.
4. Ferreira MAT, Tedeschi H, Tzu Wen H, De Oliveira E. Posterior circulation aneurysms: Guideline to management. Operative Techniques in Neurosurgery. 2000.
5. Tedeschi H, De Oliveira E, Wen HT. Pretemporal approach to basilar bifurcation aneurysms. Techniques in Neurosurgery. 2000.
6. Seoane E, Tedeschi H, De Oliveira E, et al. The pretemporal transcavernous approach to the interpeduncular and prepontine cisterns: Microsurgical anatomy and technique application. Neurosurgery. 2000.
7. Wen HT, De Oliveira E, Tedeschi H, Andrade FC, Rhoton AL. The pretemporal approach: Surgical anatomy, operative technique, and rationale. Operative Techniques in Neurosurgery. 2001.
8. Figueiredo EG, Tavares WM, Rhoton AL, De Oliveira E. Nuances and technique of the pretemporal transcavernous approach to treat low-lying basilar artery aneurysms. Neurosurgical Review. 2010.
9. Tedeschi H, De Oliveira E, Wen HT, Rhoton AL. Perspectives on the approaches to lesions in and around the cavernous sinus. Operative Techniques in Neurosurgery. 2001.
10. Krisht AF, Burson T. Combined pretemporal and endovascular approach to the cavernous sinus for the treatment of carotid-cavernous dural fistulae. Neurosurgery. 1999;44(2):415-8.
11. Liao CH, Wang JT, Lin CF, et al. Pretemporal trans-Meckel's cave transtentorial approach for large petroclival meningiomas. Neurosurg Focus. 2018.

CAPÍTULO 99

ACESSO BIFRONTAL
Jair Leopoldo Raso

INTRODUÇÃO
Lesões na base anterior do crânio que se estendem bilateralmente podem ser abordadas por acessos unilaterais (pterional, frontal lateral, fronto-orbitário). Entretanto, o envolvimento de estruturas vasculares e nervosas contralateral ao lado abordado pode constituir limitação para exérese completa de algumas lesões. Quando o cirurgião antecipa esta possibilidade ou deseja maior exposição um acesso bifrontal, com ou sem remoção do rebordo orbitário deve ser realizado.

Para lesões com extensão para os seios paranasais e clivo, o acesso subfrontal bilateral estendido, também chamado de acesso transbasal, pode ser boa opção.

IMAGEM
A avaliação prévia das lesões que ocupam a fossa anterior do crânio e os seios paranasais deve ser feita com tomografia e ressonância magnética.

Além de avaliar a extensão da lesão e o envolvimento das estruturas vasculares e nervosas, o tipo de neoplasia pode ser inferido pelas características da neoplasia. Além disso, a avaliação das imagens permite a escolha do acesso cirúrgico (Figs. 99-1 a 99-3).

Sempre que houver comprometimento dos nervos ópticos, avaliação oftalmológica prévia com campimetria deve ser solicitada.

Em casos de suspeita de envolvimento das carótidas ou cerebrais anteriores, angiorressonância ou angiografia podem ser necessárias.

Para tumores muito vascularizados, como estesioneuroblastomas e alguns meningiomas, a embolização prévia facilita o ato cirúrgico, minimizando a perda sanguínea.

INDICAÇÕES
Os acessos bifrontais intra e extradurais são indicados para uma grande variedade de tumores na base anterior do crânio tais como: meningiomas da goteira olfatória, do tubérculo da sela, estesioneuroblastomas, cordomas e condrossarcomas, angiofibromas, carcinomas, displasia fibrosa.

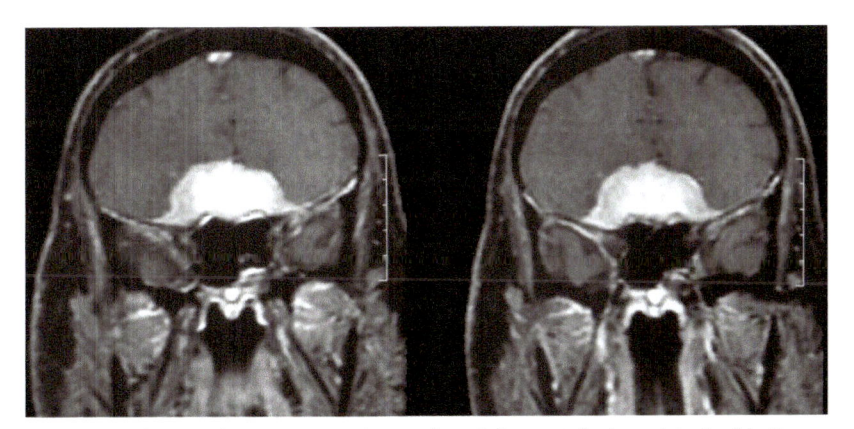

Fig. 99-1. Ressonância magnética em corte coronal mostrando meningioma em toda a base anterior do crânio. Um acesso bifrontal intradural foi utilizado para abordagem deste caso.

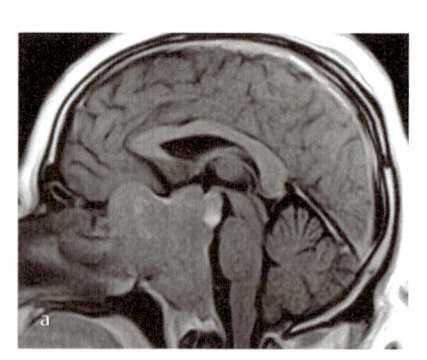

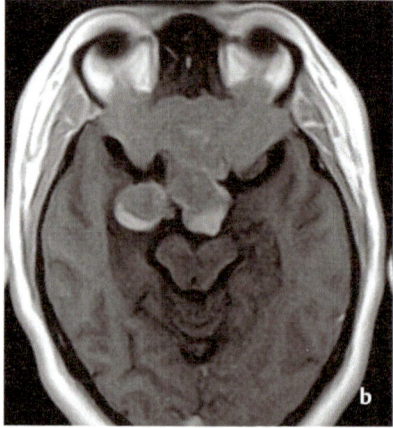

Fig. 99-2. Ressonância magnética em: (a) corte sagital e (b) corte axial, mostrando grande lesão selar com extensão para o seio esfenoidal e clivo, inferiormente, e seio etmoidal e órbitas, bilateralmente. Para abordagem deste caso foi utilizado um acesso bifrontal extradural (transbasal). Tratava-se de adenoma hipofisário.

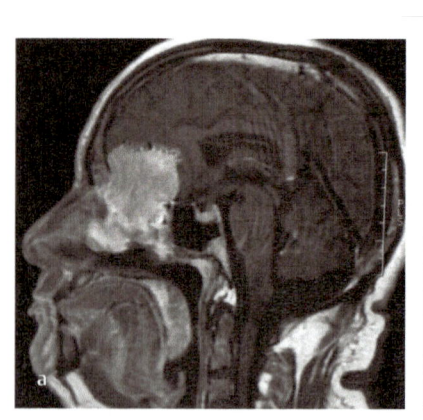

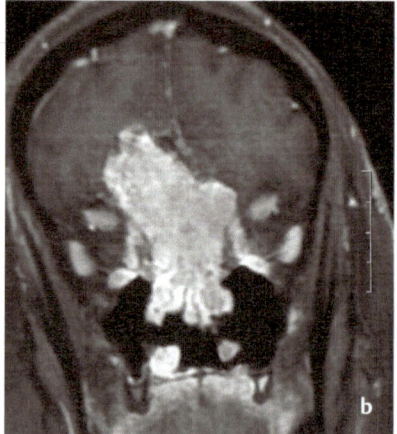

Fig. 99-3. Ressonância magnética em: (a) corte sagital e (b) corte coronal, mostrando lesão ocupando toda a fossa anterior e invadindo os seios paranasais. Um acesso transbasal seria uma opção para este caso.

TÉCNICA
Pele e Subcutâneo
A incisão de pele é bicoronal de tragos a tragos passando pelo vértex a cerca de 15 cm do násion. A pele e o subcutâneo são rebatidos anteriormente.

Um retalho de pericrânio frontal é rebatido separadamente. Este retalho pode ser retirado cerca de 2 cm além da incisão posteriormente, e cortado junto à implantação dos músculos temporais, lateralmente. As artérias e nervos supraorbitários são liberados de seu forame bilateralmente e o pericrânio rebatido anteriormente de modo a expor o rebordo orbitário e o osso nasal. Este longo retalho de pericrânio vascularizado poderá ser utilizado na reconstrução (Fig. 99-4).

Quando se deseja retirar o rebordo orbitário, a periórbita é dissecada do teto da órbita.

De cada lado, uma pequena extensão do músculo temporal junto ao *keyhole* é rebatida lateralmente de modo a expor o crânio para realização de trepanações.

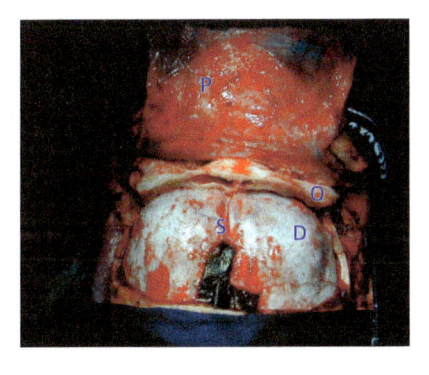

Fig. 99-4. Craniotomia bifrontal. O pericrânio vascularizado (P) é preservado para reconstrução final. Uma segunda osteotomia retirando o rebordo orbitário (O) pode ser realizada. S, seio sagital superior; D, dura-máter sobre o lobo frontal direito.

Craniotomia Bifrontal

A craniotomia pode ser realizada de duas maneiras: em peça única interessando ambos os frontais ou em duas peças, iniciando-se com craniotomia à direita, seguida de uma craniotomia frontal à esquerda.

Se for realizada em peça única é necessário brocar o osso frontal para expor o seio sagital superior no limite posterior da craniotomia. Desta forma, o craniótomo cruzará a linha média sob visão direta, evitando-se lesão do seio pela passagem do craniótomo.

Anteriormente, o seio frontal é invariavelmente exposto. Quando ele é exuberante, podemos abrir sua parede externa através de pequena craniotomia circunferencial, o que facilita a brocagem da parede interna do seio, facilitando a realização do corte anterior da craniotomia.

Ostetomia Orbitária

Para a retirada do rebordo orbitário, a dura-máter é separada do teto da órbita, expondo-se lateralmente a fissura orbitária inferior.

A linha de corte do teto orbitário é realizada com broca cortante, protegendo-se de um lado a dura-máter e do outro a periórbita. Na linha média, o corte é feito anteriormente à lâmina cribriforme. Lateralmente, o corte é realizado no limite da órbita, no processo zigomático do osso frontal. O corte medial é estendido até o osso nasal, abaixo da sutura nasofrontal. Mesmo com os cortes completos este retalho costuma ficar aderido à fossa anterior. Sua retirada é finalizada com auxílio de cinzel e martelo.

Osteotomia Etmoidal

Para a realização do acesso transbasal, uma terceira osteotomia, interessando os ossos nasal e etmoidal, é realizada.

A periórbita é separada do osso nasal bilateralmente, até a altura da artéria etmoidal anterior.

É preciso ter em mente que a lâmina cribriforme, com o bulbo olfatório repousando sobre ela, está recoberta pela dura-máter firmemente aderida à *crista galli*.

A osteotomia que se segue no osso etmoidal é circunferencial. O corte é realizado no etmoide, paralelamente à lâmina cribriforme, nos dois lados. Posteriormente, sob a dura-máter, é realizado o corte posterior, com auxílio de cinzel e martelo. Este corte é feito no plano esfenoidal (Fig. 99-5).

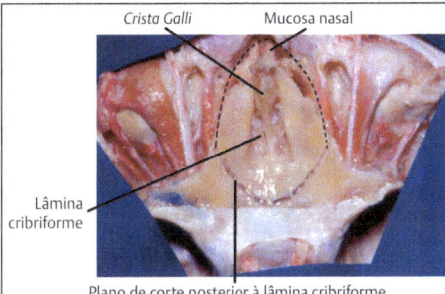

Fig. 99-5. Dissecção anatômica mostrando o corte circunferencial no osso etmoide.

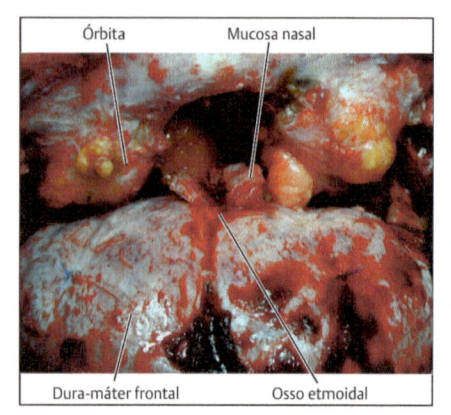

Fig. 99-6. Fotografia cirúrgica mostrando a exposição após realização das três osteotomias: craniotomia bifrontal, osteotomia orbitária e osteotomia etmoidal. As células etmoidais, entre as duas órbitas foram retiradas, comunicando-as com o seio esfenoidal. Uma porção da mucosa nasal recobre a lâmina cribriforme e os bulbos olfatórios que não são visibilizados, pois estão sob a dura-máter que recobre a base do lobo frontal dos dois lados.

Com auxílio de uma tesoura forte, a mucosa nasal é cortada em direção ao seio esfenoidal e todo o retalho ósseo, recoberto por dura-máter e parte da mucosa nasal, é rebatido posteriormente.

Na realização desta osteotomia, as artérias etmoidais anteriores são coaguladas e seccionadas.

Após a realização desta terceira osteotomia, o seio etmoidal estará totalmente exposto, bem como a porção superior do seio esfenoidal (Fig. 99-6).

Com auxílio do microscópio cirúrgico, a retirada das paredes das células etmoidais, anteriormente, e a brocagem do plano esfenoidal, posteriormente, expõem amplamente o seio esfenoidal.

A artéria etmoidal posterior é ponto de reparo para a localização do canal óptico dos dois lados. A brocagem do plano esfenoidal pode ser estendida até a altura do seio intercavernoso anterior.

Dependendo da extensão do tumor, os canais ópticos podem ser abertos bilateralmente. As artérias carótidas dos dois lados, em seu segmento cavernoso, formam os limites lateroposteriores da brocagem.

Exposição do Clivo

Uma vez completada a brocagem do plano esfenoidal, o seio esfenoidal estará amplamente exposto, bem como o clivo em toda sua extensão, o ápice do petroso e a transição craniocervical. O limite lateral da abordagem é feito pela carótida cavernosa, e sua porção petrosa. O nervo vidiano no canal vidiano representa um reparo anatômico para a localização da carótida petrosa, que geralmente está recoberta por osso.

A carótida, em sua porção cavernosa, geralmente é recoberta por fina camada de osso. Ela pode ser exposta em toda sua extensão, desde a transição com o segmento horizontal da carótida petrosa, sua curva posterior, porção horizontal e curva anterior. Tumores invadindo o seio cavernoso podem ser removidos em torno da artéria. Sangramento venoso proveniente do seio pode ser controlado com Surgicel, gelfoam ou selante de fibrina ou trombina.

Na linha média, o osso do clivo pode ser brocado completamente, expondo-se assim a dura-máter, que pode ser fina ou estar invadida por tumor. Sangramentos venosos provenientes do plexo basilar podem ser controlados com Surgicel, Gelfoam ou selante de fibrina ou trombina.

Reconstrução

A reconstrução é um dos aspectos mais fundamentais do acesso à base do crânio.

Se a dura-máter do clivo for aberta, é preciso utilizar enxerto de pericrânio livre ou fáscia lata, ou substitutos durais, fixados com selante de fibrina. Uma fina camada de tecido adiposo retirado do abdome deve ser colocada sob o enxerto escolhido.

Toda a cavidade vazia do seio esfenoidal e etmoidal é preenchida com tecido adiposo.

O grande retalho pediculado de pericrânio frontal é rebatido, selando toda a cavidade e assim separando o viscerocrânio do endocrânio. Um pequeno orifício pode ser feito no meio do retalho para colocar a mucosa nasal e a lâmina cribriforme em contato com a região nasal. Esta manobra é utilizada quando se deseja preservar a olfação.

O retalho de pericrânio é diretamente suturado na dura-máter frontobasal, inferior e posteriormente, e nas periórbitas, lateralmente. Selante de fibrina é aplicado em seus limites.

O retalho orbitário é colocado sobre o enxerto de pericrânio. A palpação nasal permite o encaixe perfeito do retalho que é fixado lateralmente com miniplacas e parafusos de titânio.

O retalho da craniotomia é recolocado após ancoragem bilateral da dura-máter e é fixado com miniplacas e parafusos.

A pele e o subcutâneo são fechados da maneira usual.

COMPLICAÇÕES

Durante a realização da craniotomia pode haver laceração da dura-máter na convexidade frontal. Estas geralmente são de fácil reconstrução por meio de sutura direta ou enxertos de pericrânio livre ou fáscia do músculo temporal. Para defeitos mais extensos, podem-se utilizar substitutos durais sintéticos.

Para a realização da craniotomia bifrontal, a linha média deve ser necessariamente cruzada, colocando em risco o seio sagital superior. Pequenas lacerações do seio podem ser suturadas ou tamponadas com Surgicel ou Gelfoam, além de colocação de selantes de trombina.

Para se evitar a lesão do seio sagital superior, o osso frontal é brocado na linha média, sobre o seio, de modo a permitir a passagem do craniótomo sob visão direta.

Uma alternativa para se evitar lesão do seio sagital superior é a realização de duas craniotomias frontais. Com a exposição da craniotomia junto à linha média é possível dissecar todo o seio sagital, evitando-se sua laceração. Esta técnica pode ser útil em pacientes idosos, quando a dura-máter estiver firmemente aderida ao osso.

Pequenas lacerações da dura-máter na base do crânio não são incomuns. Elas devem ser reparadas com sutura direta e devem ser recobertas com o pericrânio pediculado no fechamento final.

Uma vez exposto o seio esfenoidal, a carótida, em seus segmentos petroso e cavernoso, pode ser lesada. Como a abertura do acesso é suficientemente larga, sob a visão do microscópio é possível reparos de pequenas lacerações. Porções de tumor muito aderidas à carótida são deixadas deliberadamente, evitando-se assim o risco desta grave lesão vascular.

Lesões que se estendem para o espaço retrosselar não são visibilizados pelos acessos bifrontais. Nestes casos, o uso concomitante do endoscópio pode facilitar sua retirada.

Para os acessos intradurais, há o risco e lesão de ambos os nervos olfatórios. Eles são muito frágeis à manipulação. Dissecar pelo menos um dos nervos, separando-o do tecido cerebral, pode preservá-los. No caso de meningiomas da goteira olfatória, o bulbo olfatório está comprometido e a olfação já pode estar comprometida.

Nos acessos bifrontais cuidado especial deve-se ter com os nervos ópticos, não só pelo envolvimento pelos tumores, mas também pela manipulação cirúrgica. Muito cuidado deve-se ter no uso de brocagem ao redor do nervo, que geralmente é feita com brocas diamantadas. A lesão térmica dos nervos pode ser evitada com irrigação generosa.

A realização de acessos complexos à base do crânio exige utilização de técnicas de microcirurgia e instrumental adequado, como o microscópio cirúrgico, craniótomo, serra recíproca e *drill* de alta rotação. Assim, as osteotomias necessárias são realizadas com segurança e precisão. O conhecimento da anatomia microcirúrgica da base do crânio é essencial para que as estruturas nervosas possam ser identificadas com precisão e preservadas durante a ressecção de tumores.

O resultado cosmético do procedimento cirúrgico não deve ser considerado uma questão menor. O cuidado com o planejamento e a execução da incisão cirúrgica, deve levar em conta a irrigação dos retalhos cutâneos e a anatomia dos nervos facial e oculomotores, bem como os sulcos na pele para que as cicatrizes sejam discretas.

É necessário preencher os espaços pneumatizados e vazios. Isto é feito, preferencialmente, com o uso de enxerto de tecido adiposo retirado do abdome.

O uso de pericrânio vascularizado para reconstruir a base anterior do crânio evita infecções.

DICAS

- Endarterectomia carotídea não é recomendada em pacientes com menos de 50% de estenose (Classe III, nível A);
- Endarterectomia carotídea é indicada em pacientes sintomáticos com 70-99% de estenose, desde que o risco de AVC e morte relacionado com o procedimento seja inferior a 6% (Classe I, nível A);
- Também há indicação de endarterectomia em pacientes sintomáticos com 50-69% desde que o risco de AVC e morte relacionado com o procedimento seja inferior a 6%. Entretanto, o nível de evidência é menor (Classe I, nível A);
- Se indicada, a revascularização de pacientes sintomáticos com 50-99% de estenose carotídea deve ser feita de preferência nos primeiros 14 dias de início dos sintomas (Classe I, nível A);
- Angioplastia pode ser considerada uma alternativa à cirurgia, desde que o risco de AVC e morte seja inferior a 6% (Classe IIa, nível B);
- Pacientes com ou comorbidades com características anatômicas que os tornam de alto risco para endarterectomia devem receber a angioplastia como opção de tratamento (Classe IIa, nível B);
- Para pacientes assintomáticos, com grau de estenose de 60-99%, endarterectomia pode ser considerada desde que o risco de AVC e morte no procedimento seja inferior a 3% e a expectativa de vida do paciente seja de pelo menos mais 5 anos (Classe IIa, nível B);
- Em pacientes assintomáticos considerados de alto risco para procedimento cirúrgico, a angioplastia deve ser considerada desde que o risco de AVC e morte no procedimento seja menor que 3% e a expectativa de vida do paciente seja de pelo menos mais 5 anos (Classe IIa, nível B).

BIBLIOGRAFIA

Derome PJ. The transbasal approach to tumors invading the base of the skull. In: Shcimidek H, Sweet WM. Operative neurosurgical techniques. Indications, Methods and Results. New York: Grune and Stratton. 1982;1:357-79.

Raso JL, Gusmão SN. Transbasal approach to skull base tumors: evaluaton and proposal of classification. Surg Neurol. 2005;65:33-8.

Samii M. Neurosurgical aspects of tumors of the base of the skull. In: Youmans JR. Neurological surgery WB. Philadelphia: Saunders Co., 1990;5(3):3639-3653.

Sekhar LN, Wright DC. Resection of anterior, middle and posterior cranial base tumors via the estended subfrontal approach. In: Sekhar LN, Oliveira E. Cranial microsurgery: approaches and techniques. New York: Thieme, 1999. p. 82-90.

Sekhar LN, Raso JL, Tzortzidis F. Estended frontal transbasal approach: anatomy. In: Sekhar LN, Oliveira E. Cranial microsurgery: approaches and techniques. New York: Thieme, 1999. p. 76-81.

Spetzler RF, Herman JM, Beals S, et al. Preservation of olfaction in anterior craniofacial approaches. J Neurosurg. 1993;79:48-52.

Tessier P, Guiot G, Rougerie J, et al. Osteotomies cranio-naso-orbito-faciales pour hypertelorism. Ann Chir Plast. 1967;12(2):103-18.

CAPÍTULO 100
ACESSO SUBTEMPORAL

Jean Gonçalves de Oliveira ▪ Renan Maximilian Lovato
Lucas Crociati Meguins ▪ José Carlos Esteves Veiga

INTRODUÇÃO

O acesso subtemporal foi descrito e popularizado por Charles Drake na década de 1960 para o tratamento de aneurismas da circulação posterior, mais especificamente para lesões situadas no terço distal da artéria basilar.[1-3] Apesar das variações e desenvolvimento da técnica microneurocirúrgica, o procedimento original é similar ao utilizado atualmente. A drenagem liquórica, seja pela abertura das cisternas, seja por meio da colocação de dreno lombar externo, associada ao uso de solução hipertônica endovenosa, são estratégias para a criação de um corredor cirúrgico, minimizando a retração do lobo temporal.[4-8]

O acesso subtemporal pode ser ampliado pela abertura da borda livre do tentório ao nível da cisterna *ambiens*, com atenção especial ao ponto de entrada do nervo troclear no tentório, permitindo uma visibilização mais ampla da cisterna interpeduncular e terço distal da artéria basilar, mesmo quando esta tem sua bifurcação terminal baixa, ao nível da junção pontomesencefálica e abaixo do processo clinóideo posterior.[1,4,6,9-11] Na década de 1980 foi proposta a petrosectomia anterior para ampliar o corredor cirúrgico para a região infratentorial.[12,13] No mesmo período, foi descrita a remoção do arco zigomático para alcançar a base da fossa média e reduzir a necessidade de retração do lobo temporal, melhorando a visibilização de estruturas situadas superiormente, na região do topo da artéria basilar.[14,15]

Embora com indicações restritas, o acesso subtemporal continua sendo utilizado por ser relativamente simples e rápido, sem a necessidade de ressecções ósseas extensas, para acessar lesões localizadas na base do lobo temporal e nas cisternas interpeduncular e ambiens, onde as alternativas de acesso normalmente incluem procedimentos mais complexos na base do crânio.

INDICAÇÕES

O acesso subtemporal pode ser utilizado para exposição do assoalho da fossa média, superfície basal do lobo temporal, cisternas interpeduncular e ambiens, além da superfície anterolateral do mesencéfalo e ponte.

A indicação clássica é para o tratamento dos aneurismas do terço distal da artéria basilar, incluindo os localizados no topo desta artéria,[1-3,5,6,16,17] nas artérias cerebrais posteriores e cerebelares posteriores.[18-21] O acesso subtemporal clássico não fornece uma exposição adequada para clipagem de aneurismas do terço médio da artéria basilar. Entretanto, pela abordagem combinada, com expansão do acesso por uma petrosectomia, o terço médio da artéria basilar pode ser mais bem exposto.[12]

Além das lesões situadas nas cisternas interpeduncular e *ambiens*, algumas lesões localizadas na superfície anterolateral do mesencéfalo e ponte, como tumores e cavernomas, por exemplo, também podem ser ressecadas cirurgicamente por este acesso.[14,22-25]

As lesões que se originam na superfície basal do lobo temporal, como tumores, cavernomas e malformações arteriovenosas podem ser cirurgicamente removidas pelo acesso subtemporal, incluindo a possibilidade de alcançar o ventrículo lateral por meio dos sulcos rinal, colateral e occipitotemporal, ou pelos giros para-hipocampal e fusiforme.[26] Os meningiomas tentoriais projetados no espaço incisural lateral podem ser ressecados cirurgicamente pelo acesso subtemporal.[4,7,9,13]

Outras situações como anastomoses vasculares,[15,27] drenagem de hematomas[28] e cirurgias para epilepsia de difícil controle, podem ser realizadas por um acesso subtemporal.[29]

ANATOMIA MICROCIRÚRGICA

A Figura 100-1 ilustra a anatomia microneurocirúrgica da abordagem subtemporal com as estruturas neurovasculares que estão envolvidas neste acesso.

PROCEDIMENTO PASSO A PASSO
Posicionamento

A colocação de um dreno lombar antes do início da cirurgia para drenagem de liquor e o uso de soluções hipertônicas têm sua utilidade reconhecida desde a descrição inicial do acesso[1] e ainda é amplamente utilizada.[5] Isso facilita a criação do corredor cirúrgico, com menor retração e compressão do lobo temporal.

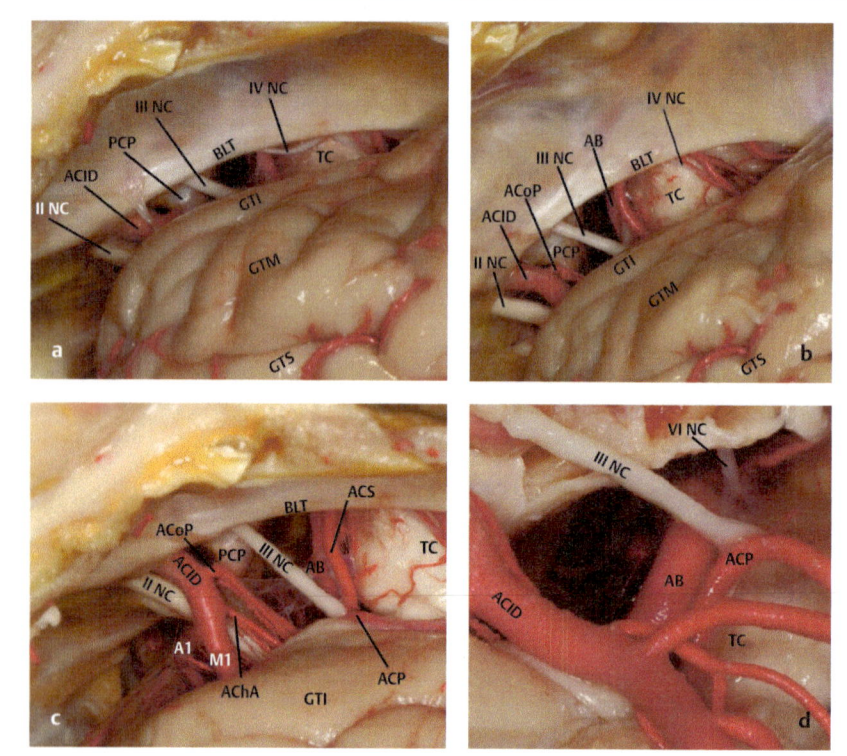

Fig. 100-1. (a-d) Anatomia microneurocirúrgica do acesso subtemporal em dissecção de cadáver. A1, Artéria cerebral anterior – segmento A1; AB, artéria basilar; AChA, Artéria coróideia anterior; ACID, artéria carótida interna direita; ACoP, artéria comunicante posterior; ACP, artéria cerebral posterior; ACS, artéria cerebelar superior; BLT, bordo livre do tentório; GTI, giro temporal inferior; GTM, giro temporal médio; GTS, giro temporal superior; III NC, III nervo craniano (nervo oculomotor); II NC, II nervo craniano (nervo óptico); IV NC, IV nervo craniano (nervo troclear); M1, artéria cerebral média – segmento M1; PCP, processo clinóideo posterior; TC, tronco cerebral; VI NC, VI nervo craniano (nervo abducente).

O paciente pode ser colocado em decúbito dorsal com um coxim sob o ombro ipsilateral para evitar rotação cervical excessiva e a cabeça deve ser rodada 75° a 90°.[1,26] Outra opção é posicionar o paciente em decúbito lateral (*park bench*), o que permite a rotação da cabeça em 90 graus sem rotação cervical.[2,5,12] A cabeça deve ser defletida aproximadamente em 10° para afastar o lobo temporal da fossa média e reduzir a retração necessária.[5]

Incisão

A descrição original de Drake não especifica o tipo de incisão utilizada.[1] Descrições posteriores incluem o uso de incisão reta 1 cm à frente da orelha, tendo como limite inferior o zigoma,[5] em ferradura centrada sobre orelha[12] e incisão *question mark*.[6,30]

O músculo temporal pode ser descolado em sua porção mais posterior, inclusive do arco zigomático e retraído anteriormente.[2,6] Quando a incisão no plano cutâneo é reta, se faz necessária também uma incisão reta no músculo temporal.[5]

Craniotomia

Classicamente, a craniotomia tem aproximadamente 5 × 5 cm, centrada no plano coronal acima da raiz do zigoma.[6] O primeiro orifício de trepanação é feito logo acima da raiz do zigoma (acima da articulação temporomandibular),[6,12,30] então a craniotomia é realizada com o seu limite inferior o mais próximo possível do assoalho da fossa média.[6,12] Após a retirada do retalho ósseo é necessária a remoção do restante da escama do osso temporal até que a craniotomia fique no nível do assoalho da fossa média.[2,6,12,30] Craniotomias menores foram descritas com 3 × 3 cm[5] e também *keyhole approach* de 2,5 × 2,5 cm.[8,30,31]

Uma importante variação do acesso foi descrita em 1986, por Pittelli *et al.*, por meio da remoção do arco zigomático e a retração inferior do músculo temporal, para cirurgias de aneurismas localizados no topo da artéria basilar.[32] Essa variação diminui a retração necessária do lobo temporal e facilita a visão do plano lateral para medial e do plano inferior para superior.[26,30,32]

Se necessária, a dissecação pode prosseguir por via extradural, o que permite a identificação do nervo petroso superior maior, eminência arqueada, forame espinhoso e artéria meníngea média, além do ramo mandibular do trigêmeo, forame oval e os triângulos de Glasscock e Kawase.[8,12,13] Outra variação do acesso se dá por meio de petrosectomia anterior, que foi descrita por Kawase, em 1985, possibilitando o acesso mais amplo à fossa posterior.[12,33]

A dura-máter é aberta paralelamente ao assoalho da fossa média e defletida inferiormente.[2,5,6,30] Um passo importante é a retração da borda livre do tentório com fios de sutura, fixando-a ao assoalho da fossa média, conforme técnica descrita por Drake.[1,6] Pode ser necessária uma incisão na tenda, posteriormente à inserção do nervo troclear, e retrair a dura-máter com fios de sutura[1,3,6] ou miniclipes de aneurisma.[4]

Além de ser usado como acesso cirúrgico isoladamente, a via subtemporal pode fazer parte de outros acessos cirúrgicos, como por exemplo, combinado à via transylviana.[34] Além disso, o acesso pré-temporal inclui entre os seus possíveis corredores cirúrgicos a via subtemporal, além dos corredores transylviano e temporopolar.[35]

CASOS ILUSTRATIVOS (FIGS. 100-2 A 100-5)
Caso 1

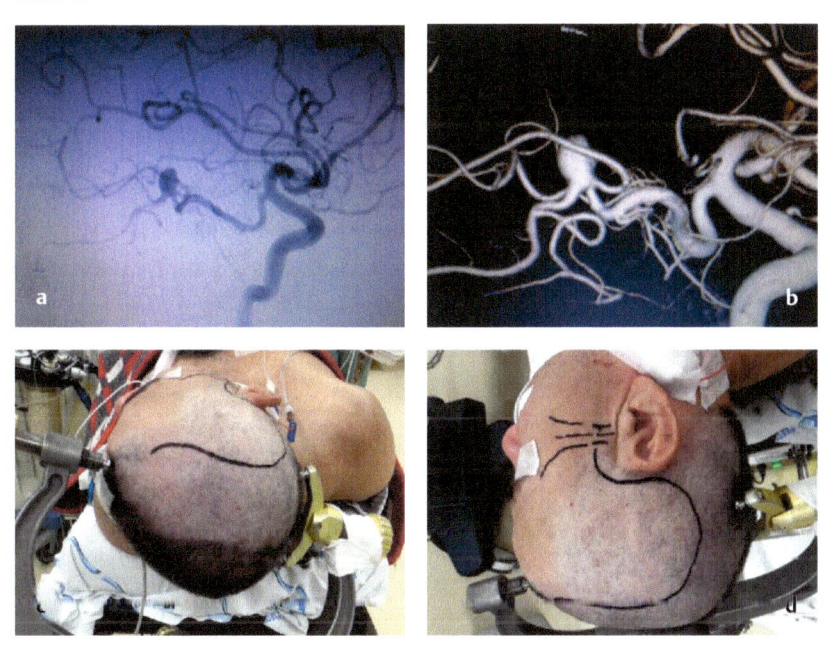

Fig. 100-2. Paciente do sexo masculino, 55 anos, apresentando cefaleia refratária ao tratamento clínico e hipertensão arterial sistêmica (HAS). (a,b) Angiografia cerebral evidenciando aneurisma (AN) se originando do segmento P2 da artéria cerebral posterior (ACP). (c,d) Posicionamento e marcação da incisão cutânea. *(Continua.)*

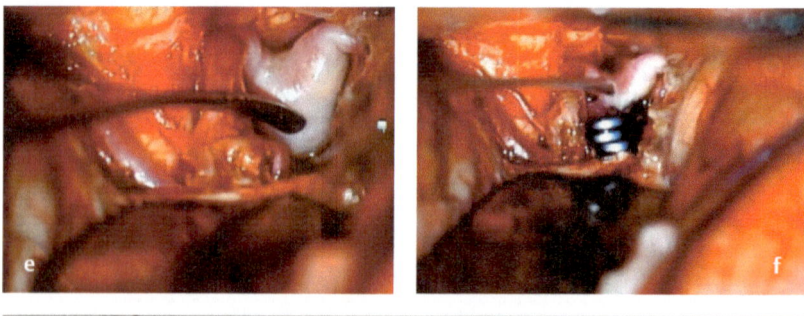

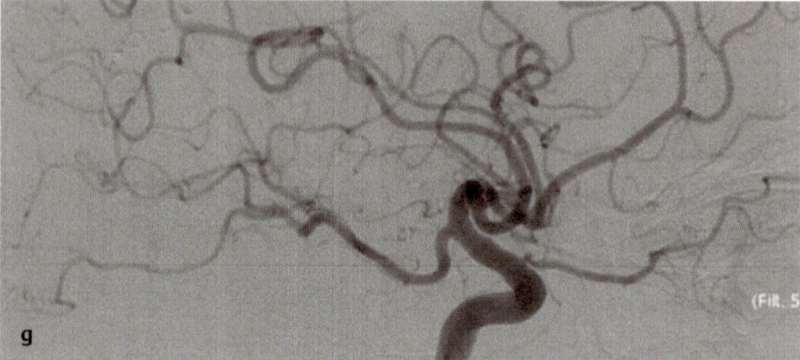

Fig. 100-2. *(Cont.)* (e) Imagem intraoperatória de acesso subtemporal após microdissecção do complexo aneurismático, com identificação do colo proximal e distal do AN. (f) Imagem intraoperatória após clipagem microcirúrgica do AN. (g) Angiografia cerebral pós-operatória evidenciando clipagem completa do AN com preservação do fluxo na ACP.

CASO 2

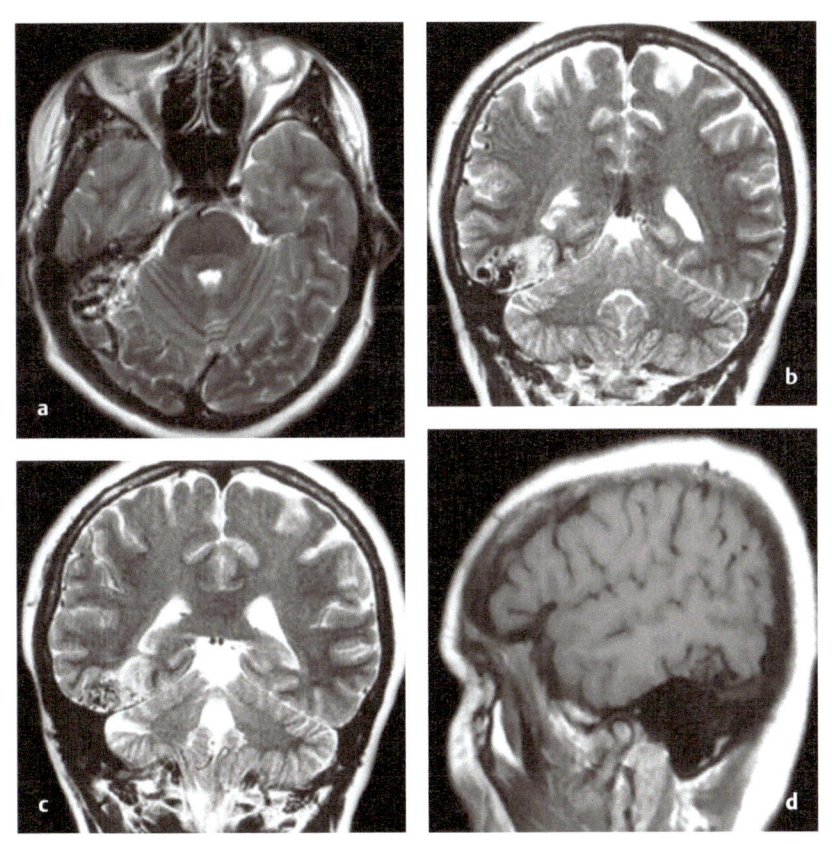

Fig. 100-3. Paciente do sexo feminino, 41 anos, apresentando cefaleia e crises convulsivas parcialmente controladas com anticonvulsivantes; submetida a tratamento endovascular em ourtro serviço. (a-d) Imagens de ressonância magnética (RM) evidenciando lesão na região temporal posterior direita, englobando o giro temporal inferior, compatível com malformação arteriovenosa (MAV). *(Continua.)*

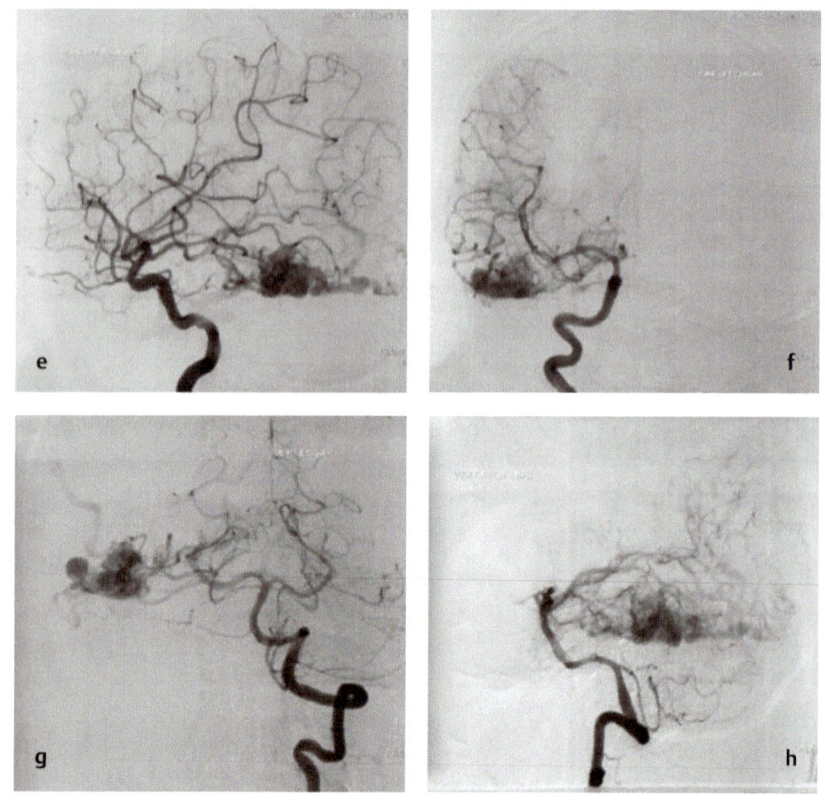

Fig. 100-3. *(Cont.)* **(e-h)** Imagens de angiografia cerebral confirmando o diagnóstico de MAV com nutrição arterial através de ramos da artéria cerebral média (ACM) e artéria cerebral posterior (ACP), além de drenagem superficial por veia tributária do sitema de Labbé.

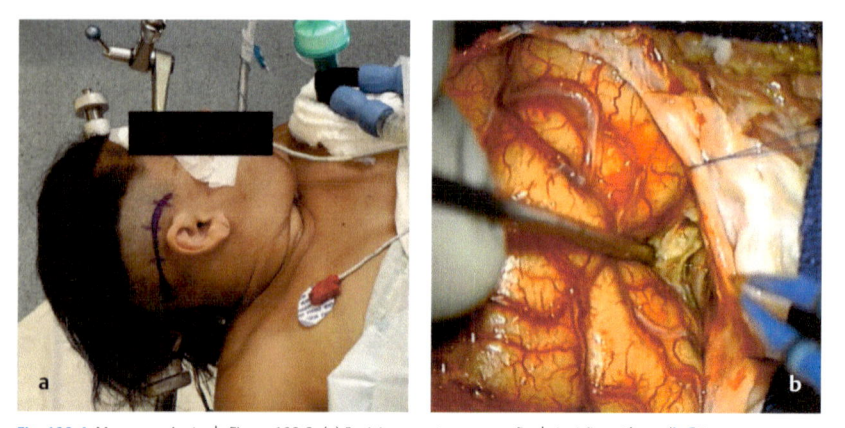

Fig. 100-4. Mesma paciente da Figura 100-3. **(a)** Posicionamento e marcação da incisão cutânea. **(b-f)** Imagens intraoperatórias do acesso subtemporal com microdissecção da MAV e ressecção do *nidus* parcialmente embolizado. *(Continua.)*

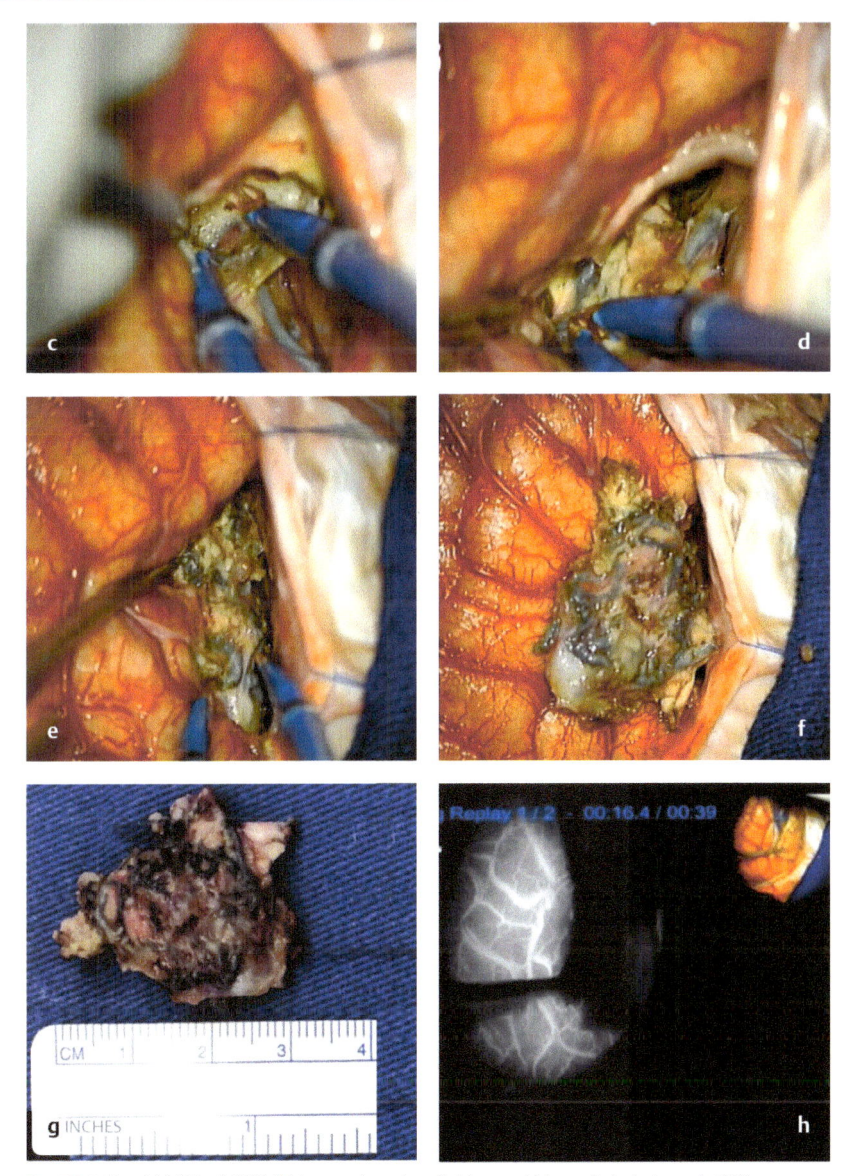

Fig. 100-4. *(Cont.)* **(g)** *Nidus* da MAV. **(h)** Imagem de angiografia intraoperatória com indocianina verde (ICG), evidenciando ausência de vascularização no leito da MAV e preservação da vascularização normal da região temporal.

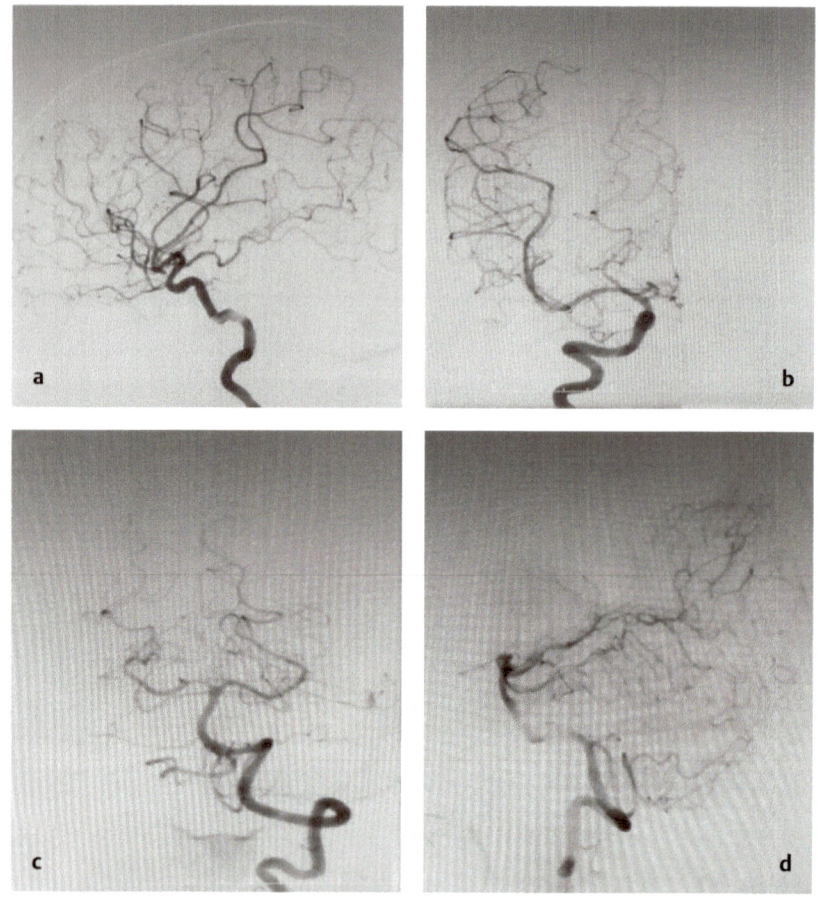

Fig. 100-5. Mesma paciente da Figura 100-3. Imagens de angiografia cerebral pós-operatória confirmando a ressecção completa da MAV e preservação da circulação normal do cérebro na região adjacente à lesão. (**a,b**) Circulação anterior. (**c,d**) Circulação posterior.

REFERÊNCIAS BIBLIOGRÁFICAS

1. Drake CG. Bleeding aneurysms of the basilar artery. Direct surgical management in four cases. J Neurosurg. 1961;18:230-8.
2. Drake CG. The surgical treatment of aneurysms of the basilar artery. J Neurosurg. 1968;29(4):436-46.
3. Drake CG. Surgical treatment of ruptured aneurysms of the basilar artery. Experience with 14 cases. J Neurosurg. 1965;23(5):457-73.
4. Hernesniemi J, Ishii K, Karatas A, et al. Surgical technique to retract the tentorial edge during subtemporal approach: technical note. Neurosurg. 2005;57(4l):E408.
5. Hernesniemi J, Ishii K, Niemela M, et al. Subtemporal approach to basilar bifurcation aneurysms: advanced technique and clinical experience. Acta neurochirurgica Supplement. 2005;94:31-8.
6. Nakov VS, Spiriev TY, Todorov IT, Simeonov P. Technical nuances of subtemporal approach for the treatment of basilar tip aneurysm. Surgical neurology international. 2017;8:15.
7. Spetzler RF. Subtemporal transtentorial approach. J Neurosurg. 2006 May;104(5-6):854.
8. Wang H, Zhou F, Zhang R, et al. Opening cranial cisterns by the anterior subtemporal keyhole approach to the superior petroclival region: anatomical study and comparative analysis. Surg Neurol. 2009;72(2):124-30.
9. Archavlis E, Serrano L, Ringel F, Kantelhardt SR. Tentorial incision vs. retraction of the tentorial edge during the subtemporal approach: anatomical comparison in cadaveric dissections and retrospective clinical case series. J Neurolog Surg Part B, Skull base. 2019;80(5):441-8.
10. Pescatori L, Niutta M, Tropeano MP, et al. Fourth cranial nerve: surgical anatomy in the subtemporal transtentorial approach and in the pretemporal combined inter-intradural approach through the fronto-temporo-orbito-zygomatic craniotomy. A cadaveric study. Neurosurgical review. 2017;40(1):143-53.

11. Tayebi Meybodi A, Benet A, Rodriguez Rubio R, et al. Comparative analysis of orbitozygomatic and subtemporal approaches to the basilar apex: a cadaveric study. World neurosurgery. 2018;119:e607-e16.
12. Kawase T, Toya S, Shiobara R, Mine T. Transpetrosal approach for aneurysms of the lower basilar artery. J Neurosurg. 1985;63(6):857-61.
13. Shibao S, Toda M, Fujiwara H, et al. Bridging vein and tentorial sinus in the subtemporal corridor during the anterior transpetrosal approach. Acta neurochirurgica. 2019;161(4):821-9.
14. Spiessberger A, Baumann F, Stauffer A, et al. The subtemporal approach to the lateral midbrain with and without zygomatic osteotomy: an anatomical study. Clinical Anatomy. 2019;32(5):710-4.
15. Ulku CH, Cicekcibasi AE, Cengiz SL, et al. Proximal STA to proximal PCA bypass using a radial artery graft by posterior oblique transzygomatic subtemporal approach. Neurosurgical Review. 2009;32(1):95-9.
16. Kakino S, Ogasawara K, Kubo Y, et al. Subtemporal approach to basilar tip aneurysm with division of posterior communicating artery: technical note. Vascular health and risk management. 2008;4(4):931-5.
17. Lanzino G, Cannizzaro D, Villa S L. Subtemporal approach for distal basilar occlusion for giant aneurysm. Nuances and advantages of the subtemporal approach. Neurosurgical Focus. 2015;38(1):Video5.
18. Goehre F, Lehecka M, Jahromi BR, et al. Subtemporal approach to posterior cerebral artery aneurysms. World neurosurgery. 2015;83(5):842-51.
19. Meguins LC, Spotti AR, de Oliveira JG, et al. Microsurgical treatment of posterior cerebral artery aneurysm (p2p segment): case report and review of the literature. Arq Bras Neurocir. 2018;37:343-8.
20. Uygur E, Atilla K, Levent G, et al. Subtemporal approach for a P2-P3 junction aneurysm of the posterior cerebral artery. J Clin Neurosc. 2007;14(5):494-7.
21. Zhitao J, Yibao W, Anhua W, et al. Microsurgical subtemporal approach to aneurysms on the P(2) segment of the posterior cerebral artery. Neurology India. 2010;58(2):242-7.
22. Salunke P, Sahoo S, Futane S. Successful excision of a pontomesencephalic cavernoma through anterior subtemporal route without mapping: anatomical landmarks as a road map. Surgical neurology international. 2014;5:15.
23. Spennato P, Chiaramonte C, Russo C, et al. Subtemporal transtentorial approach in mesencephalic and perimesencephalic lesions in children-a series of 20 patients. Operative Neurosurg. 2020;18(4):349-62.
24. Wong RH, De Los Reyes K, Alikhani P, et al. The subtemporal approach to retroinfundibular craniopharyngiomas: a new look at an old approach. Operative Neurosurg. 2015;11(4):495-503.
25. Zielinski G, Sajjad EA, Robak L, Koziarski A. Subtemporal approach for gross total resection of retrochiasmatic craniopharyngiomas: our experience on 30 cases. World Neurosurg. 2018;109:e265-e73.
26. Campero A, Troccoli G, Martins C, et al. Microsurgical approaches to the medial temporal region: an anatomical study. Neurosurg. 2006;59(4-2):ONS279-307-ONS8.
27. Zador Z, Lu DC, Arnold CM, Lawton MT. Deep bypasses to the distal posterior circulation: anatomical and clinical comparison of pretemporal and subtemporal approaches. Neurosurgery. 2010;66(1):92-100-1.
28. Zhang HT, Chen LH, Bai MC, Xu RX. Anterior subtemporal approach for severe upper pontine hematomas: A report of 28 surgically treated cases. J Clin Neurosc. 2018;54:20-4.
29. Sajko T, Skoro I, Rotim K. How I do it – selective amygdalohippocampectomy via subtemporal approach. Acta Neurochirurgica. 2013;155(12):2381-7.
30. Ercan S, Scerrati A, Wu P, et al. Is less always better? Keyhole and standard subtemporal approaches: evaluation of temporal lobe retraction and surgical volume with and without zygomatic osteotomy in a cadaveric model. J Neurosurg. 2017;127(1):157-64.
31. Rehder R, Cohen AR. Endoscope-assisted microsurgical subtemporal keyhole approach to the posterolateral suprasellar region and basal cisterns. World Neurosurgery. 2017;103:114-21.
32. Pitelli SD, Almeida GG, Nakagawa EJ, et al. Basilar aneurysm surgery: the subtemporal approach with section of the zygomatic arch. Neurosurgery. 1986;18(2):125-8.
33. Zhao JC, Liu J K. Transzygomatic estended middle fossa approach for upper petroclival skull base lesions. Neurosurg Focus. 2008;25(6):E5.
34. Kopitnik TA, Batjer HH, Samson DS. Combined transsylvian-subtemporal exposure of cerebral aneurysms involving the basilar apex. Microsurgery. 1994;15(8):534-40.
35. de Oliveira E, Tedeschi H, Siqueira MG, Peace DA. The pretemporal approach to the interpeduncular and petroclival regions. Acta neurochirurgica. 1995;136(3-4):204-11.

CAPÍTULO 101

ACESSO TRANSCAVERNOSO

Carlos Eduardo Prata Fernandes Ferrarez ▪ Roberto Leal da Silveira

INTRODUÇÃO/RESUMO

A região do terço anterossuperior da fossa posterior representa uma área de difícil acesso por conta de seus estreitos corredores e por ser cercada por estruturas nobres, vasculares e nervosas, presentes na porção superomedial da cisterna interpeduncular, na cisterna pré-pontina e na região do *cavum* de Meckel.[1]

O acesso transcavernoso consiste em se realizar a exposição destas estruturas com o objetivo de prover uma abordagem mais ampla a lesões destas regiões. Para isso é necessário ter em mente que o acesso conta com etapas comuns a quase todos os casos, como por exemplo, a craniotomia pré-temporal e a dissecação dural do assoalho da fossa média (*peeling* da fossa média), mas também com etapas que deverão ser realizadas de acordo com a necessidade, caso a caso, como por exemplo, a ressecção dos processos clinóideos anterior e posterior, o acesso pelo *cavum* trigeminal (de Meckel) ou até mesmo a ressecção do triângulo de Kawase.

A seguir descreveremos o passo a passo de cada uma destas etapas, seguida de breve discussão sobre o processo de escolha de cada uma delas frente aos diferentes tipos de patologias da base de crânio (Fig. 101-1).

ANATOMIA DO SEIO CAVERNOSO E FOSSA TEMPORAL[2]

O seio cavernoso é definido como o espaço tridimensional formado por dura-máter que contém o segmento cavernoso da artéria carótida interna (ACI) e representa a confluência venosa que recebe os ramos terminais de diversas veias que drenam a órbita, a fissura lateral e as fossas cranianas anterior e média, além de apresentar comunicação livre com os seios basilar, petrosos superior e inferior e intercavernoso.

O seio cavernoso possui formato de barco, com a quilha estreita junto à fissura orbitária superior. Apresenta quatro limites: um teto e três paredes – lateral, medial e posterior.

O teto do seio cavernoso está voltado para cima, enquanto sua borda inferior, formada pela união das paredes medial e lateral, logo abaixo do segmento cavernoso da ACI, conferindo ao seio aspecto triangular nos cortes axiais. O teto é formado anteriormente pela dura-máter que reveste a margem inferior do processo clinoide anterior e posteriormente pela dura-máter do triângulo oculomotor. A borda medial do triângulo oculomotor é formada pela dobra dural interclinóidea (que se estende do processo clinoide anterior ao processo clinoide posterior). A borda lateral é formada pela dobra dural que se estende do processo clinoide anterior ao ápice petroso; e a borda posterior é formada pela dobra petroclinóidea posterior, que se estende do processo clinoide posterior ao ápice petroso (Fig. 101-2).

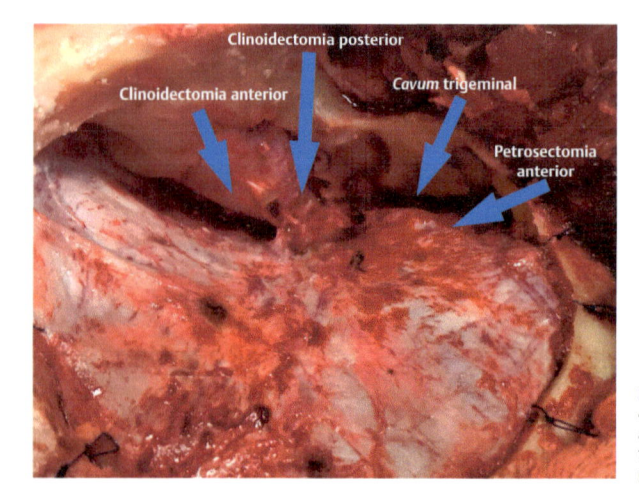

Fig. 101-1. Representação esquemática das vias de acesso transcavernoso em foto cirúrgica de acesso pré-temporal à direita.

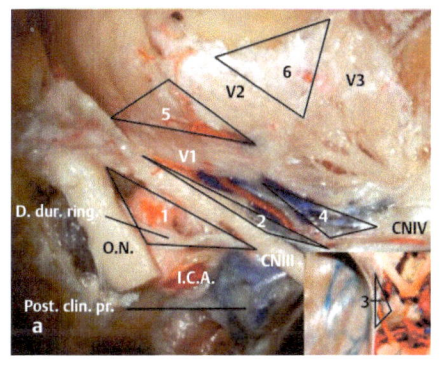

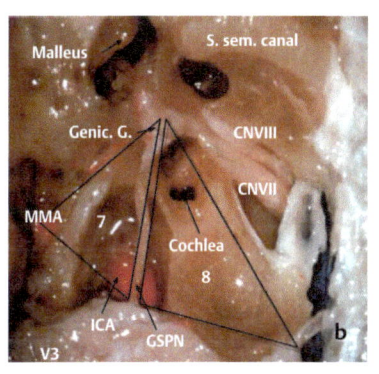

Fig. 101-2. (a,b) Dissecação em peça anatômica demonstrando a disposição dos triângulos do seio cavernoso e fossa média.

TRIÂNGULOS DO SEIO CAVERNOSO[3]
Triângulo Clinoide
Este triângulo situa-se no intervalo entre o nervo óptico (NC II) e o nervo oculomotor (NC III) e inferiormente à clinoide, a qual constitui o seu teto. O pilar óptico situa-se na porção anterior e em seu interior, identifica-se a porção clinóidea da ACI. O teto do seio cavernoso constitui a parte posterior deste triângulo.

Triângulo Oculomotor
Este triângulo é formado pela porção do teto por onde o NC III penetra o seio cavernoso. Os processos clinóideos anterior e posterior e o ápice petroso constituem os vértices deste triângulo. Conectando os processos clinóideos temos o ligamento interclinoide e do ápice petroso partem os ligamentos petroclinoide anterior, à clinoide anterior, e petroclinoide posterior, à clinoide posterior.

Triângulo Supratroclear
Este triângulo situa-se inferiormente à entrada do NC III e superiormente ao ponto de entrada do NC IV no seio cavernoso.

Triângulo Infratroclear (de Parkinson)
Este triângulo localiza-se inferiormente ao NC IV e superiormente ao nervo oftálmico (NC V1). A terceira margem é constituída por uma linha que une os pontos de entrada do NC IV ao ponto de entrada do nervo trigêmeo (NC V) no *cavum* de Meckel. A dobra posterior da porção cavernosa da ACI, juntamente com a origem do tronco meningo-hipofisário, localiza-se neste triângulo.

TRIÂNGULOS DA FOSSA MÉDIA
Triângulo Anteromedial
Este triângulo situa-se entre a margem inferior do nervo oftálmico (NC V1) e a margem superior do nervo maxilar (NC V2). A terceira margem é formada por uma linha que conecta o ponto onde o NC V1 penetra a fissura orbital superior e a entrada do NC V2, no forame redondo. A remoção do osso entre o V1 e V2 permite acesso ao seio esfenoide.

Triângulo Anterolateral
Este triângulo situa-se entre a margem inferior de V2 e a margem superior do nervo maxilar (NC V3) e uma linha entre o ponto de entrada de V2 no forame redondo e o ponto de entrada de V3 no forame oval, representa a terceira margem deste triângulo. A abertura deste triângulo expõe a parede lateral do seio esfenoide.

Triângulo Posterolateral (de Glasscock)
Este triângulo é formado medialmente pela porção lateral de V3, distalmente ao ponto de encontro deste com o nervo petroso superficial maior, a borda inferior pelo próprio (NPSM – GSPN) e o limite lateral definido por uma linha que conecta o forame espinhoso e o gânglio geniculado (GG).

Triângulo Posteromedial (Kawase)
O triângulo de Kawase é delimitado, medialmente, pela borda lateral de (V3) em seu segmento posterior ao ponto de encontro com o GSPN, anteriormente, pelo próprio nervo petroso superficial maior e, lateralmente, por uma linha que une os gânglios de Gasser, no ponto de união entre V3 e o gânglio e geniculado (Fig. 101-2).

CRANIOTOMIA PRÉ-TEMPORAL[4]
O objetivo da craniotomia pré-temporal é prover uma exposição ampliada do lobo temporal e da fissura sylviana, evidenciando os giros frontais inferior e médio (porção inferior deste), bem como os giros temporais superior, médio e inferior, permitindo os acessos transylviano, temporopolar e subtemporal.

Posicionamento
Com o paciente em decúbito dorsal horizontal e suporte de fixação craniana em 3 pontos (Sugita ou Mayfield). A distribuição dos pinos se da com um pino na mastoíde ipsilateral e dois pinos na linha temporal superior contralateral, acima do músculo temporal.

O posicionamento da cabeça segue 4 movimentos sequenciais: elevação, extensão, rotação e lateralização.

A elevação faz com que a cabeça se situe acima do nível do átrio cardíaco, favorecendo a drenagem venosa, reduzindo, portanto, a turgidez venosa e, consequentemente, a pressão intracraniana.

A quantidade de extensão e rotação varia de acordo com a patologia e sua localização, conforme discutido a seguir. Devem-se evitar rotações excessivas para que não haja compressão das veias jugulares internas, o que prejudicaria o retorno venoso craniano/cerebral. Para isso, deve-se preservar uma distância mínima de cerca de dois dedos (3-4 cm) entre a mandíbula e a clavícula do lado contralateral.

A lateralização promove aumento da distância entre o ombro e a cabeça, aumentando assim o ângulo entre estas estruturas. Durante esta etapa, deve-se inspecionar a região cervical. O aumento do tônus/rigidez da musculatura ipsilateral estendida pode indicar estiramento no plexo braquial e, portanto, deve ser evitado.

Tricotomia
Realiza-se uma tricotomia com cerca de 2-3 cm ao longo da incisão planejada. Esta etapa deve ser realizada no bloco cirúrgico, utilizando-se máquina de tricotomia apropriada, evitando-se o uso de lâminas. A raspagem do cabelo permite melhor fixação dos campos cirúrgicos estéreis, curativos e diminui a frequência de infecções de ferida operatória.

Incisão
Após a antissepsia (com clorexidina ou polivinilpirrolidona), a colocação de campos cirúrgicos estéreis e infiltração do subcutâneo com lidocaína 2% com vasoconstritor, fazemos a demarcação da incisão.

Deve-se iniciar a incisão ao nível do arco zigomático, 1 cm anteriormente ao trágus ipsilateral, seguindo em forma de arco, com extensão posterior ao nível da pina do pavilhão auditivo, terminando posteriormente à linha de implantação capilar, em direção à linha hemipupilar, contralateral. Durante este processo, deve-se evitar lesão da artéria temporal superficial (ATS), que deve ser dissecada com cautela e rebatida anteriormente. A patência do ramo frontal desta artéria é de fundamental importância para a preservação da adequada perfusão tecidual do *flap* planejado. O ramo parietal é, invariavelmente, interceptado pela incisão em local variável, e deve ser coagulado e dividido. Outro cuidado importante é o de se evitar dissecações em subcutâneo anteriormente à artéria temporal superficial, especialmente junto ao arco zigomático, uma vez que o ramo frontal do nervo facial se localiza anteriormente à ATS.

Músculo Temporal
O músculo temporal possui duas porções, uma externa, que se origina da linha temporal superior e se insere no processo coronoide da mandíbula e uma porção interna que se origina ao longo da escama do osso temporal e se insere na crista temporal da mandíbula. Para a adequada exposição da fossa temporal, este deve ser rebatido inferior e posteriormente. Para isso são utilizados dois tipos de dissecações da fáscia superficial deste músculo. O músculo é recoberto por uma fáscia superficial e uma fáscia profunda. A fáscia superficial é composta de duas camadas, uma interna, que recobre o músculo facial e insere-se na linha temporal superior e rebordo do osso zigomático, e uma camada externa, que se continua com o periósteo dos ossos frontal e zigomático. O ramo frontal do nervo facial caminha superficialmente a esta camada. Pode-se, então, optar por realizar a dissecação subfascial (abaixo das duas camadas da fáscia superior) ou interfascial (entre as duas camadas, superficial e profunda, da fáscia superior).

Para a dissecação subfascial, faz-se uma incisão paralela na fáscia perpendicularmente à linha temporal superior a cerca de 2 cm do processo zigomático do osso frontal, em direção ao trágus e realiza-se a dissecação em direção ao arco zigomático. Em seguida, com o uso de uma rugina, realiza-se a dissecação subperiosteal sobre o arco zigomático, elevando-se este plano em direção ao flap rebatido. Após a exposição completa do arco zigomático, o músculo temporal é totalmente dissecado da porção escamosa do osso temporal, procurando-se preservar a integridade do periósteo e a fáscia profunda. Retratores são então posicionados, direcionando o músculo temporal inferior e posteriormente.

Outra técnica de dissecação é a interfascial, descrita por Yasrgil[4,5] em que se realiza a dissecação da camada externa da fáscia superficial do músculo temporal, mantendo-se aderida ao músculo a camada interna. A incisão na fascia externa também se inicia a 2 cm do processo zigomático do osso frontal, perpendicularmente à linha temporal superior, em direção ao trágus. A dissecação se procede em direção ao arco zigomático, preservando-se a integridade de ambas as camadas da fáscia superficial. Como descrita anteriormente, a camada externa se continua com o periósteo sobre o arco zigomático e sobre o osso frontal, que devem ser dissecados para elevação do plano em direção ao retalho cutâneo, preservando-se o ramo frontal do nervo facial. Após a dissecação da camada externa, o músculo é dissecado de suas inserções na linha temporal e no arco zigomático, procedendo-se de forma semelhante ao descrito anteriormente.

Caso necessário, pode-se optar por remover parte do osso zigomático utilizando-se broca de corte/desgaste, uma de suas superfícies, ou até mesmo realizando-se a osteotomia do processo frontal do osso zigomático. Após o procedimento, este fragmento deverá ser novamente fixado em sua posição anatômica para prevenir defeitos estéticos e problemas na mastigação.

Cirurgia

Devemos iniciar a craniotomia por três orifícios de trepanação. O primeiro deve ser realizado no Keyhole (abaixo da linha temporal superior, ao nível da sutura frontozigomática, 1,5 cm, posteriormente a esta), permitindo acesso às fossas frontal e temporal. O segundo deve ser posicionado no ponto de Eustáquio (ponto de encontro entre a sutura coronal e a linha temporal superior) e o terceiro, no aspecto mais inferior temporal, junto ao músculo temporal dissecado, para permitir uma extensão generosa do lobo temporal. Os pontos de trepanação são então interligados utilizando-se fresa de craniótomo, sempre se buscando as bordas externas de cada orifício de trépano.

O teto orbitário, bem como a asa menor do esfenoide, devem ser amplamente removidos com brocas de desgaste e/ou goivas, até que a plica dural da artéria meningo-orbitária seja exposta. O restante da escama temporal deve ser removido de forma a permitir a completa liberação das superfícies basal e inferior do temporal. A remoção destes acidentes ósseos facilitará o acesso às estruturas basais com o mínimo de retração, o que ainda poderá ser otimizado após a abertura das cisternas basais e aspiração de líquor.

Lavagem copiosa da dura-máter exposta com solução salina para remoção de fragmentos ósseos após a craniotomia, hemostasia das bordas ósseas como cera para osso, bem como o ancoramento dural às bordas da craniotomia com fio de sutura de polipropileno 4.0 devem ser realizados antes da durotomia.

A durotomia seguirá as especificidades adequadas para cada caso, de acordo com a doença, sempre se levando em conta que a dura rebatida deverá se adaptar à superfície óssea adjacente, sem formar dobraduras ou elevações que possam obstruir a visão cirúrgica (Fig. 101-3).

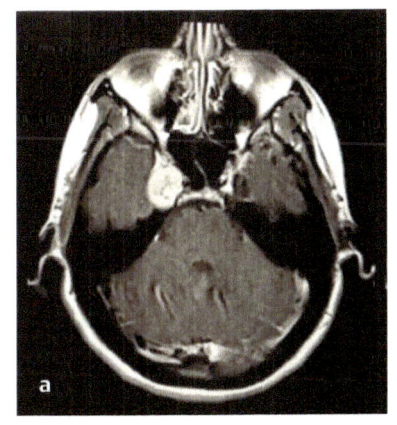

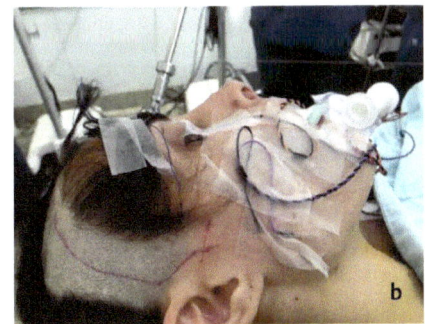

Fig. 101-3. (a) RME evidenciando lesão no interior do *cavum* trigeminal à direita, com realce intenso e homogêneo pelo gadolínio em sequência TW1. (b) Visão em perfil evidenciando sistema de monitorização eletrofisiológica e demarcação da incisão na pele. *(Continua.)*

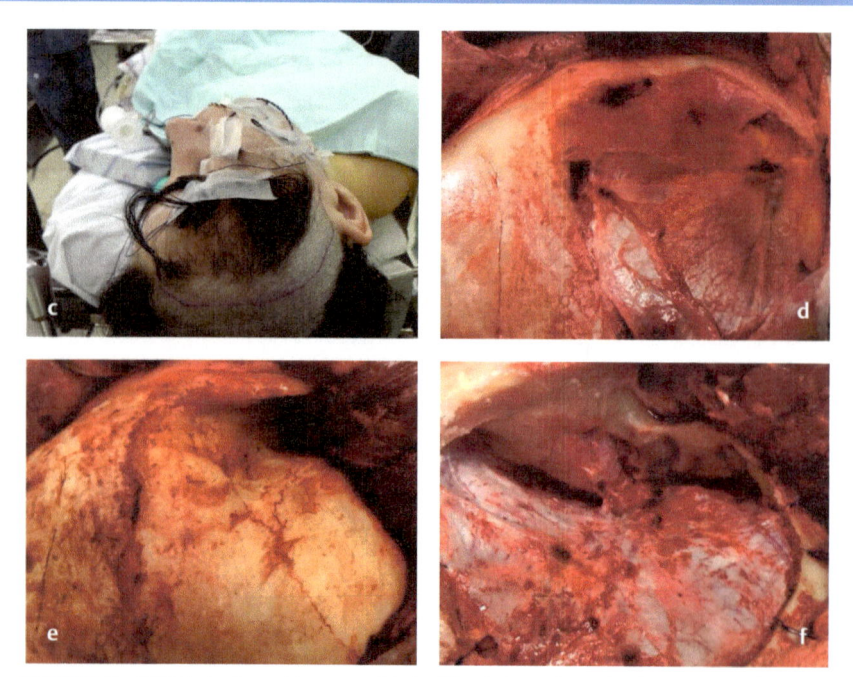

Fig. 101-3. *(Cont.)* (**c**) Tricotomia e posicionamento cirúrgico. (**d**) Após dissecação interfacial, com exposição do arco zigomático à direita. (**e**) Após desinserção do músculo temporal, rebatido inferiormente sobre o ramo do zigoma. (**f**) Após craniotomia frontotemporal com remoção ampliada do osso temporal, com exposição de polo temporal – note ancoramento dural às bordas da craniotomia para minimizar o sangramento epidural.

EXPOSIÇÃO DA PAREDE LATERAL DO SEIO CAVERNOSO
Peeling de Fossa Média[1]

A adequada exposição das estruturas neurovasculares do seio cavernoso aumenta a segurança do acesso cirúrgico por esta região. A dissecação dos planos pode ter início medialmente, incisando-se a dobra dural da artéria meningo-orbitária, onde se pode identificar com facilidade a separação entre a dura própria da dura-máter temporal e a parede lateral do seio cavernoso. A dissecação procede em sentido lateral, expondo-se por completo a todos os nervos da parede do seio cavernoso, com exceção do sexto nervo, que se situa no interior deste. Outra forma de se proceder à dissecação é através do acesso subtemporal lateral, onde se identifica o nervo petroso superficial maior e o encontro deste com a borda lateral do nervo mandibular (V3). Após a identificação e coagulação da artéria meníngea média na região do forame espinhoso, inicia-se a dissecação incisa da dura própria, separando-a da parede lateral do seio cavernoso, em sentido medial.

Durante esta etapa, sangramento venoso de moderado a alto débito oriundo do seio cavernoso pode ser controlado com o uso de cola selante de fibrina, aplicada nos diferentes compartimentos do seio, com mínimos efeitos colaterais. Pode-se realizar a aplicação desta substância entre V1 e V2 no início da dissecação de forma preventiva.

A exposição da parede lateral do seio cavernoso prossegue em sentido posterior, ao encontro do gânglio de Gasser e do *cavum* de Meckel, caso necessário (Fig. 101-4).[5]

CLINOIDE ANTERIOR

O processo clinoide anterior projeta-se posteriormente a partir da asa menor do osso esfenoide, acima da porção anterior do teto do seio. A base da clinoide possui três pontos de continuidade com a porção adjacente do osso esfenoide. A base se fica, anteriormente, à borda medial da crista esfenoidal, formada pela asa menor do esfenoide e medialmente se fixa às raízes anterior e posterior da asa menor. A raiz anterior da asa menor estende-se medialmente, a partir da base do processo clinoide anterior, até o corpo do esfenoide, formando o teto do canal óptico. A raiz posterior da asa menor, denominada pilar óptico, estende-se medialmente abaixo do nervo óptico, alcançando o corpo do esfenoide, e forma o assoalho do canal óptico. A base do processo clinoide anterior forma a margem lateral do canal óptico.

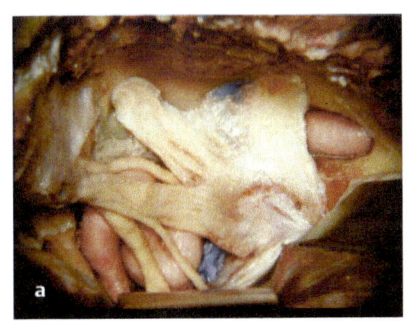

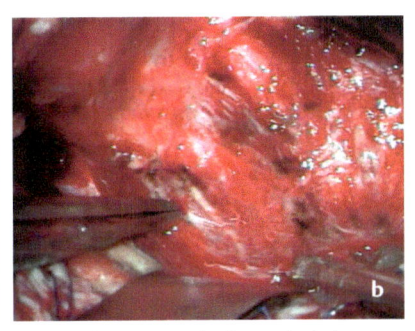

Fig. 101-4. (a) Dissecação em peça anatômica evidenciando o conteúdo da fossa temporal após remoção da dura própria do seio cavernoso. (b) Representação cirúrgica do *peeling* de fossa média, com estruturas ainda recobertas pela dura própria do seio cavernoso.

O segmento da artéria carótida interna que cursa junto à superfície medial do processo clinoide anterior, e que é exposta pela remoção deste, é denominado segmento clinoide. A ponta posterior do processo clinoide quase sempre se projeta medialmente, atrás da porção lateral do segmento clinóideo. O processo clinoide anterior corresponde ao ponto de fixação da porção anteromedial da tenda do cerebelo e das dobras durais petroclinóidea e interclinóidea anteriores. Outra dobra dural, denominada ligamento falciforme, estende-se da base do processo clinoide, cruza o teto do canal óptico e alcança o plano esfenoideal.

O processo clinoide anterior tem uma superfície densa de osso cortical e uma díploe frágil de osso medular que, eventualmente, é atravessada por pequenos canais venosos que se unem ao seio cavernoso e as veias diploicas do teto da órbita. As células aéreas do seio esfenoidal podem estender-se ao pilar óptico, alcançando o processo clinoide anterior.[6]

Clinoidectomia Anterior

O processo clinoideu pode ser removido por via extradural, intradural ou em técnica combinada.[6] As diferentes técnicas serão descritas em detalhes em outros capítulos deste livro. Para ilustrar, discutiremos apenas a técnica extradural.

Após exposição satisfatória, a clinoide pode ser removida utilizando-se dril de alta rotação, desconectando-se as três principais conexões desta com as estruturas ósseas circunjacentes: o teto do canal óptico, o pilar óptico e a conexão com a asa menor do esfenoide. Para isso preferimos utilizar as brocas diamantadas de 2-3 mm. Iniciamos a remoção do teto da órbita com cautela, evitando-se lesões aos tecidos periorbitários. Nesta etapa pode-se utilizar dissectores e goivas de bico fino. Ao se aproximar do canal óptico, devem-se utilizar as brocas diamantadas sempre associadas ao uso abundante de solução salina e interrupções da drilagem de forma intermitente para se evitar o aquecimento local e possíveis lesões térmicas ao nervo óptico subjacente. Após a liberação do nervo óptico, seguimos para a remoção das conexões da clinoide com o pilar óptico e com a asa do esfenoide. Após completa remoção das inserções ósseas, procede-se a dissecação da clinoide dos ligamentos durais. Como descrito acima, a clinoide anterior constitui a porção anterior do teto do seio cavernoso, e após sua remoção, pode ocorrer sangramento venoso de origem do seio cavernoso, que pode ser controlado com aplicação delicada de hemostáticos e cola de fibrina (Fig. 101-3).[6]

Cavum de Meckel

O *cavum* de Meckel, também conhecido como *cavum* trigeminal, é formado por uma dobra dural preenchida por liquor, que contém em seu interior o gânglio trigeminal. Esta estrutura se situa lateral e posterior ao seio cavernoso, pode ser exposta pelo *peeling* de fossa média. Seus limites são: a tenda do cerebelo, superolateralmente, a parede lateral e posterior do seio cavernoso, superomedialmente, o clivo, medialmente, e a face petrosa posterior, inferolateralmente. O conhecimento desta estrutura é de fundamental importância uma vez que alguns tumores, como por exemplo, os schwanomas trigeminais, podem ser acessados de forma extradural, apenas com a abertura dos *cavum* de Meckel. A abertura do *cavum* também permite drenagem liquórica precoce, permitindo maior relaxamento cerebral durante o acesso.

A abertura do *cavum* de Meckel pode ser utilizada como rota de acesso da fossa posterior pela fossa média, em especial em situações em que seu espaço tenha sido previamente ampliado pela presença de lesões expansivas, como meningiomas e schwanomas, permitindo acesso à superfície ventrolateral da ponte e mesencéfalo (Fig. 101-6).

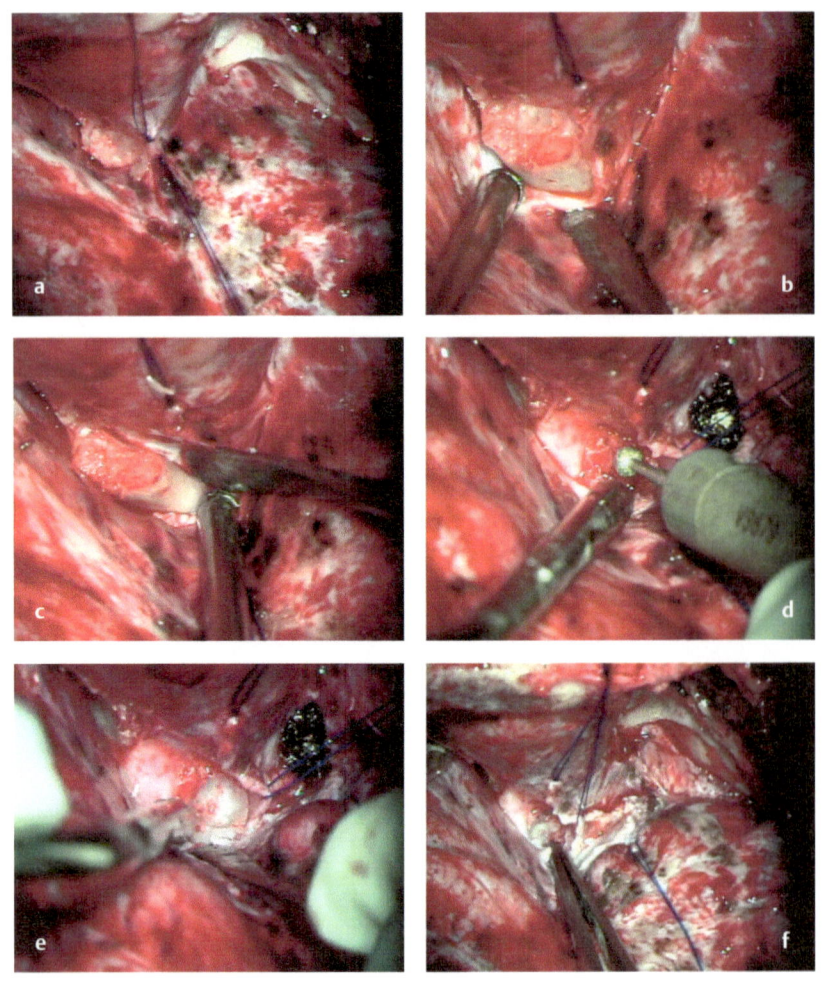

Fig. 101-5. (a) Preparação para exposição do processo clinoide anterior, após remoção do teto orbitário à direita – suturas de *proteje* 5.0 auxiliam na exposição. (b) Dissecação da dura-máter sobre a clinoide anterior. (c) Dissecação da periórbita sobre a clinoide anterior. (d) Início da drilagem com broca diamantada. (e) Após remoção do interior da clinoide com o *dril* e retirada do osso remanescente com dissectores (sangramento do seio cavernoso pode ocorrer nesta etapa). (f) Aspecto final após clinoidectomia.

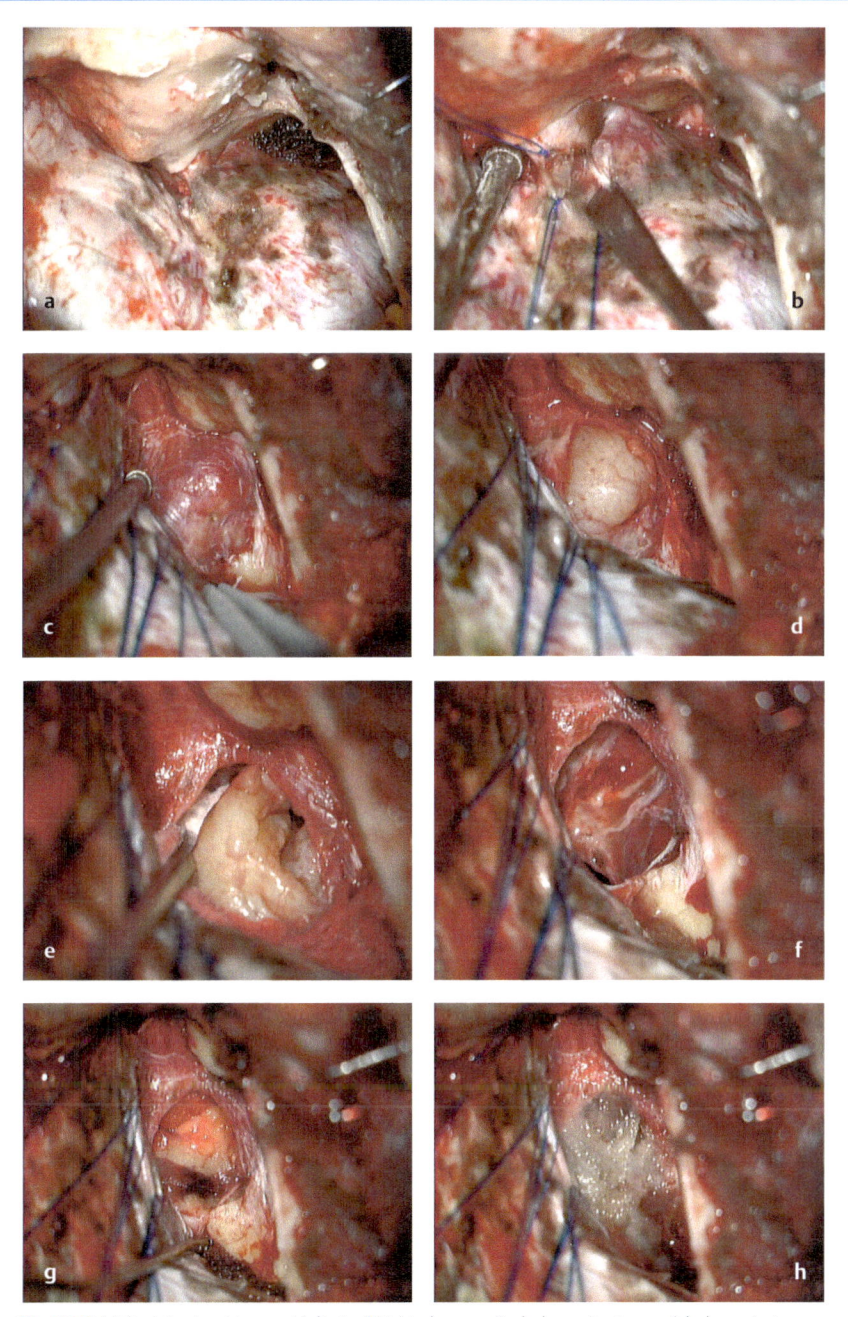

Fig. 101-6. (a) Craniotomia pré-temporal à direita. **(b)** Início da separação da dura-máter temporal da dura própria do seio cavernoso, junto à clinoide anterior. **(c)** Exposição de volumosa lesão expansiva em topografia de *cavum* trigeminal à direita. **(d)** Abertura da cápsula tumoral com identificação de conteúdo frouxo, amarelado, nodular, pouco hemorrágico. **(e)** Ressecção em saca-bocados. **(f)** Revisão do conteúdo da cavidade após ressecção tumoral. **(g)** Preenchimento da cavidade com tecido adiposo retirado em região abdominal. **(h)** Aplicação de hemostáticos com reforço de cola de fibrina.

Petrosectomia Anterior

A petrosectomia anterior[7] consiste na remoção do ápice petroso por via subtemporal extradural, com subsequente abertura dural e secção da tenda do cerebelo, objetivando-se criar um corredor entre os nervos cranianos V e o complexo VII/VII, permitindo-se assim acesso às porções ventrolateral da ponte e terço superior do clivo (região petroclival) e tronco da artéria basilar, com mínima retração do lobo temporal.

Quando realizado isoladamente, o acesso de Kawase pode ser realizado por craniotomia subtemporal, com sua porção inferior estando o mais próxima possível da raiz do zigoma, centrada sobre a pirâmide petrosa, de forma a se permitir o acesso extradural subtemporal. Para isto deve-se remover completamente a escama do osso temporal com goivas ou dril, promovendo aplanamento da fossa temporal. A dura da fossa média temporal é então dissecada de lateral para medial e posterior para anterior. A primeira estrutura anatômica a ser encontrada é o nervo petroso superficial maior (GSPN), que deve ser dissecado com cautela para se evitar lesões ao gânglio geniculado (GG) e, consequentemente, lesão do nervo facial (VII). A dissecação prossegue em sentido medial e anterior até o encontro da artéria meníngea média (MMA) no forame espinhoso e da borda lateral do nervo mandibular (V3). A utilização de drenagem lombar peroperatória pode ser realizada para relaxamento cerebral, reduzindo-se a tensão cerebral durante esta etapa. Após completa exposição da pirâmide petrosa, identifica-se a eminência arqueada, marco anatômico para o canal semicircular superior do labirinto. É importante ressaltar que anteriormente ao GSPN e lateralmente ao V3 e (Triângulo de Glasscock) podemos encontrar a porção petrosa da ACI, muitas vezes exposta naturalmente, ou coberta apenas por fina camada óssea.

Para delimitação do ápice petroso, utiliza-se uma linha artificial que parte do GG, em direção à pirâmide petrosa, na bissetriz do ângulo formado entre o GSPN e a eminência arqueada. A drilagem óssea deve prosseguir anteriormente a esta linha em direção medial e posterior, até exposição da dura-máter da fossa posterior, entre o gânglio de Gasser e o canal acústico interno.

Após a remoção do ápice petroso, realiza-se uma incisão na dura-máter temporal, paralela e superiormente ao seio petroso superior, que deve ser coagulado e seccionado. Durante esta etapa, deve-se identificar o nervo troclear (IV), o qual se situa medial e inferiormente à incisura do tentório, em seu trajeto para o seio cavernoso. Em seguida a durotomia segue em sentido perpendicular, em direção à fossa posterior, com a tenda sendo retraída e fixada com ajuda de suturas ou clipes metálicos, expondo-se então a porção ventro medial da ponte, região petroclival superior ipsilateral, no espaço entre o nervo trigêmeo (V) e ventrais ao complexo VII/VIII (Fig. 101-7).

CLINOIDE POSTERIOR

O processo clinóideo posterior (PCP), ou clinoide posterior, é uma proeminência óssea situada na superfície superolateral do dorso selar. A importância estratégica desta estrutura foi descrita por Yasargil e, posteriormente, por Dolenc et al., na descrição do acesso transcavernoso aos aneurismas de topo da artéria basilar (AB). A clinoidectomia posterior representa uma via de exposição anterolateral à região do topo da AB através das craniotomias pterional ou orbitozigomática. O íntimo conhecimento anatômico e manuseio preciso dos instrumentos são pré-requisitos fundamentais para realização deste procedimento.[8,9]

O PCP pode apresentar variações consideráveis entre indivíduos e até mesmo no mesmo indivíduo. Esta estrutura também pode apresentar-se pneumatizada, comunicando-se com o seio esfenoidal. O dorso selar conecta os dois PCPs e anteriomedialmente a cada um dos processos, encontra-se a sela túrcica e a hipófise. A parte posterior do seio cavernoso situa-se lateralmente aos PCPs e dele se estende ao ápice petroso. O segmento cavernoso da artéria carótida interna (ACI) geralmente possui uma porção vertical, uma dobra posterior (ou *loop* medial), uma porção horizontal e uma porção anterior (ou *loop* anterior). A ACI ascende na porção posterior do seio cavernoso onde o loop medial possui íntima relação com o PCP. A AB encontra-se posteriormente ao dorso selar e aos PCP (50% ao nível, 30% acima e 20% abaixo do dorso selar). O nervo oculomotor entra na borda dural lateralmente ao PCP, no triângulo oculomotor.[10]

Clinoidectomia Posterior

Para a retirada da PCP, posiciona-se o paciente em suporte fixo (Mayfield ou Sugita), com rotação aproximada de 45% e extensão de forma a se posicionar o maxilar em porção mais elevada e relação ao teto orbitário. Após confecção de craniotomia fronto-orbitozigomática, procede-se a clinoidectomia anterior extradural para ampliação do ângulo de visa ao PCP. O anel dural distal da ACI é removido circunferencialmente e a ACI supraclinoide é, então, rebatida lateralmente para ampliação do canal de trabalho.

A dura sobre o PCP, dorso selar e porção superior do clivo deve ser coagulada com bipolar e incisada sobre o PCP, com lâmina n° 15. Sangramento venoso vindo da porção posterior do seio cavernoso é esperado e em geral facilmente controlado com hemostáticos e cola de fibrina.

Após exposição do PCP, utilizando broca diamantada sob irrigação contínua com soro fisiológico, remove-se o PCP juntamente com parte adjacente do dorso selar. Deve-se aplicar cera para osso ao final da ressecação para hemostasia e prevenção de fístula liquórica (Fig. 101-8).[11]

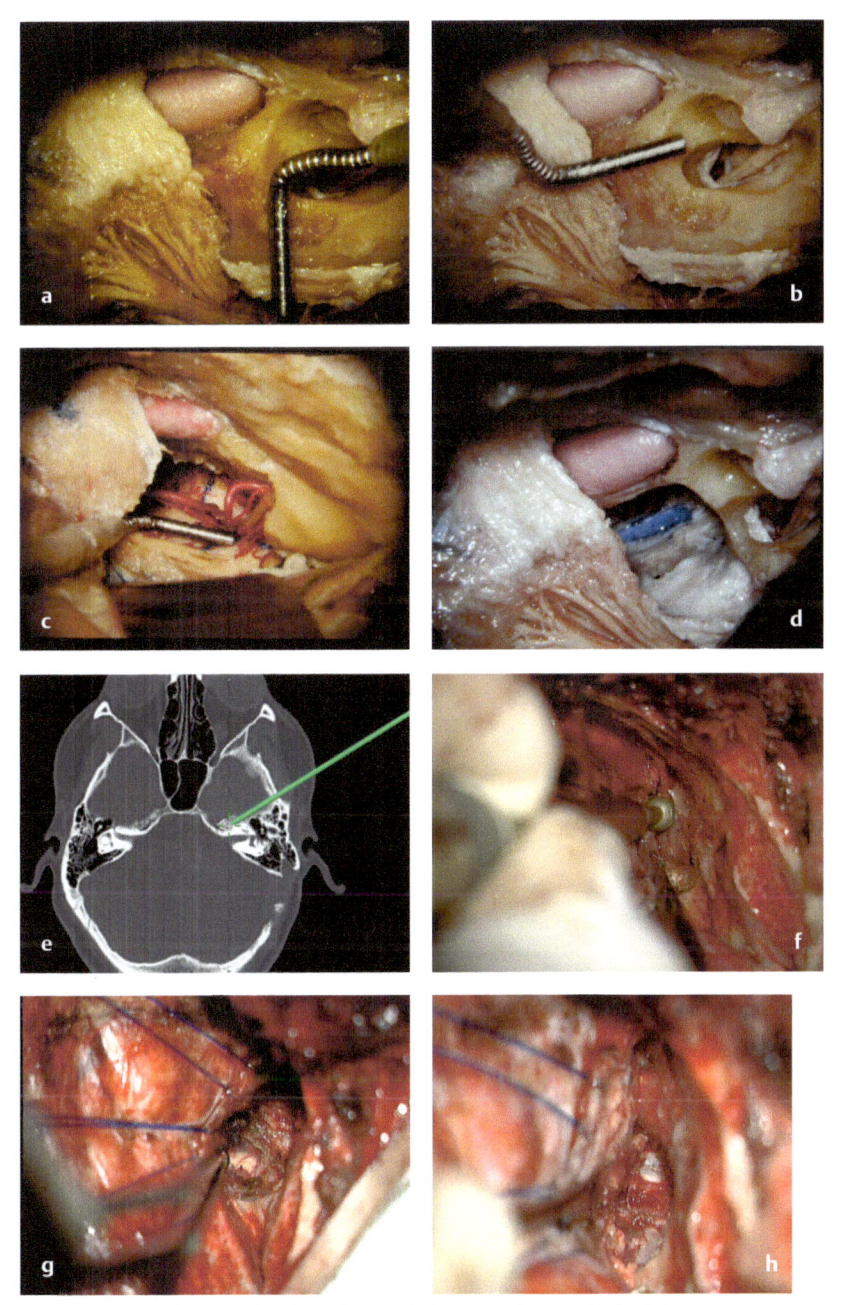

Fig. 101-7. Sequência demonstrando os limites do triângulo de Kawase. (**a**) Bissetriz. (**b**) Ângulo formado entre a eminência arqueada e o GSPN. (**c**) Originando do GG, em direção ao ápice petroso. (**d**) Demonstrando dissecção final do triângulo de Kawase. (**e**) Imagem de neuronavegação em tomografia de crânio peroperatória. (**f-h**) Evidenciando petrosectomia extradural.

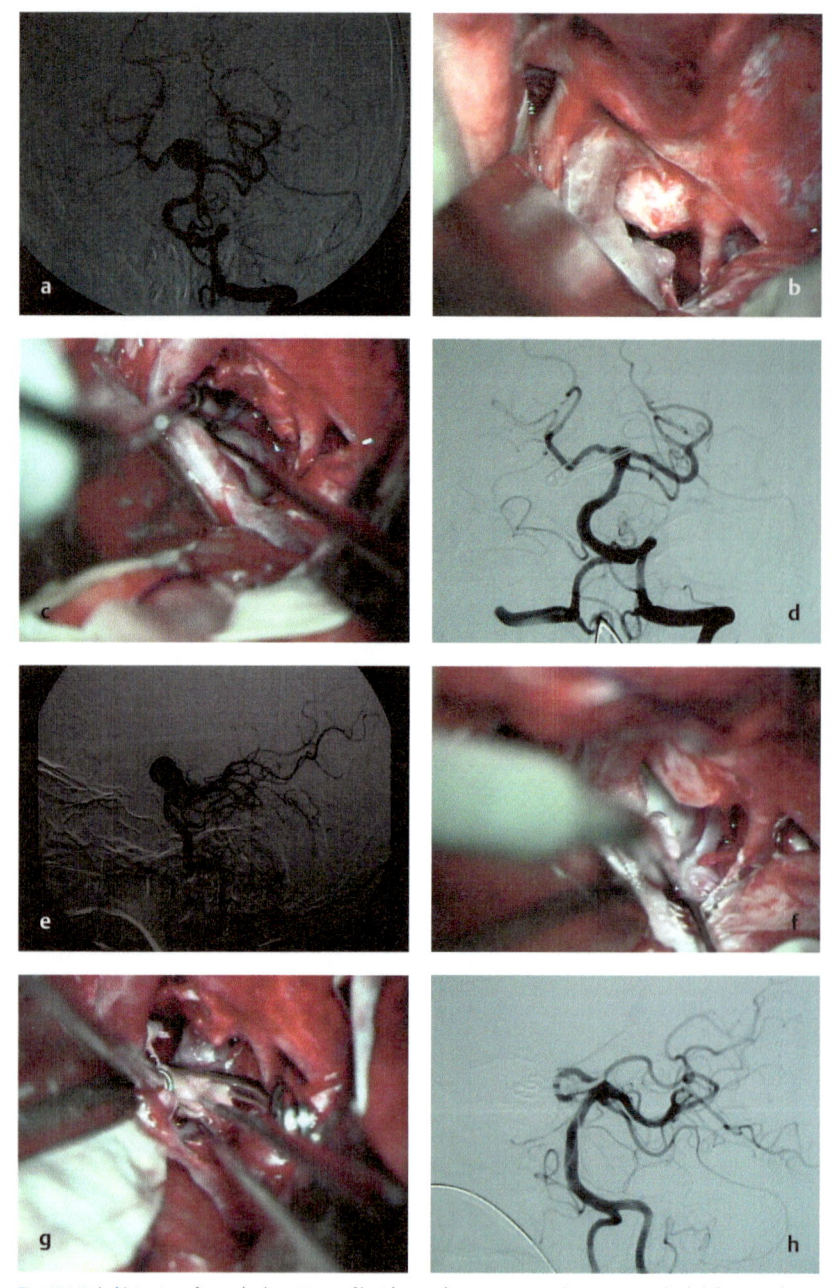

Fig. 101-8. (a-b) Angiografia cerebral em AP e perfil evidenciando aneurisma sacular em topografia de bifurcação de artéria basilar. (c) Exposição de processo clinoide posterior. (d) Identificação de *dome* de aneurisma em topo de AB. (e) Ressecção de clinoide posterior. (f) Aplicação de clipe curvo em colo aneurismático. (g-h) Angiografia cerebral em AP e perfil evidenciando completa exclusão do aneurisma.

DISCUSSÃO

Classicamente, os acessos mais utilizados opara acessar as porções anterior e superior da fossa posterior são realizados por via lateral. A região do topo da AB, por exemplo, especialmente quando em casos em que a bifurcação ocorre abaixo do nível do dorso selar no plano sagital, a via subtemporal pode ser utilizada, podendo-se ainda lançar mão da secção da tenda, quando necessário, para se ampliar o acesso, no entanto, os acessos laterais não permitem a adequada visualização do segmento P1 da artéria cerebral posterior, contralateral. Outra dificuldade consiste em se encontrar um espaço adequado para aplicação de clipe temporário no controle proximal, de forma que o clipe não obstrua a visão ao topo da AB. Para aneurismas em topo de basilar nos quais a bifurcação acontece em posição muito elevada, insinuando-se ao terceiro ventrículo, o acesso lateral encontra-se contraindicado, em razão da necessidade de excessiva retração do lobo temporal. A necessidade de se superar tais dificuldades trouxe o impulso para o desenvolvimento de novas técnicas e acessos cirúrgicos.

O acesso transcavernoso surgiu naturalmente neste contexto por conta da combinação da necessidade de visibilização ampla de estruturas profundas em regiões encobertas por estruturas nobres e o progressivo conhecimento das estruturas anatômicas. Desde 2005, Krisht et al. vêm popularizando a técnica de "destravar o seio cavernoso", dissecando cada nervo dentro da fissura orbital superior (III, IV, VI e VI CN) em direção ao tronco encefálico, e de volta, formando o cavernoso. sinus abordagem um exercício de dissecação, que deve ser dominado em primeiro lugar no laboratório antes de aplicá-lo em cirurgia real.

Para o tratamento específico de aneurismas de topo de basilar, este acesso possui vantagens como: promover a exposição ampla de estruturas profundas na cisterna interpeduncular, aumentar o campo de entrada para aplicação tanto do clipe temporário quanto do definitivo, de forma segura e eficaz.[12]

Os meningiomas da porção anterior e superior do clivo continuam a representar um desafio para neurocirurgia. Sua origem dural, muitas vezes com extensões intra e extradurais, bem como a variação de sua consistência e seu grau de invasão a estruturas circunjacentes, tornam a cirurgia ainda mais complexa. O objetivo em mente consiste sempre na ressecção completa, porém, de acordo como o desenrolar da cirurgia, pode ser necessário ajustar a estratégia, considerando a possibilidade de ressecções parciais ou até mesmo abordagens estagiadas. A prioridade tem que ser a descompressão satisfatória do tronco e, em seguida, a dissecação incisa das estruturas neurovasculares adjacentes. O uso de neuronavegação pode ser útil nesta etapa, especialmente quando em reoperações. Lesões remanescentes podem ser acompanhadas de forma conservadora ou encaminhadas para tratamento radioterápico.

Conforme relatado previamente, os schwanomas trigeminais podem ser abordados via acesso transcavernoso extradural exclusivo, por meio de craniotomia pré-temporal, seguida do *peeling* da fossa média. Uma vez identificados os ramos de V1, V2 e V3 (origem do tumor, na maioria dos casos) na parede do seio cavernoso e o tumor, preenchendo o cavo trigeminal. Segue-se, então, o esvaziamento da lesão, seguida da dissecação cuidadosa da cápsula das estruturas adjacentes. A preservação das funções dos ramos do nervo trigêmeo é a regra nestes casos.

Os cordomas, por sua vez, são lesões mais bem delimitadas em comparação com os meningiomas com acometimento ósseo em níveis variados de extensão, e, portanto, devem ser rigorosamente estudados antes da abordagem cirúrgica com tomografias de crânio, para então se definir a melhor via e extensão da abordagem cirúrgica. Ao infiltrarem o seio cavernoso, os cordomas usualmente deslocam a carótida cavernosa, anteriormente, e o trigêmeo, lateralmente. A estratégia para a remoção destes tumores consiste na identificação e dissecação precoce dos nervos cranianos na parede lateral do seio cavernoso, seguida da dissecação da carótida cavernosa ao longo do seu trajeto dentro do seio cavernoso. Em seguida realiza-se o esvaziamento da lesão com dissecação cuidadosa para se identificar o nervo abducente (VI NC), que se encontra em porção inferior e levemente medial ao V1, na entrada da fissura orbital superior. Em seguida seguimos seu trajeto ao longo da carótida, em direção ao canal de Dorello.

As cirurgias dos cordomas podem ser realizadas de forma extradural em casos selecionados ou em casos em que ocupam a porção superior do clivo sem extensão posterior significativa, a ressecção por acesso transesfenoidal também é possível.

Para lesões intrínsecas nas porções anterior e lateral da ponte, como cavernomas, pode-se utilizar o acesso pela via transcavernosa sem ser necessário, para isso, a remoção do ápice petroso. No entanto, para os casos em que se observam lesões em porções mais laterais, faz-se necessária a remoção do ápice petroso, associada ou não à mobilização das raízes do nervo trigêmeo para se otimizar a visibilização e acesso a tais lesões.

A maior compreensão da anatomia da região, bem como o desenvolvimento e refino das técnicas microcirúrgicas, tornaram possíveis as abordagens a lesões complexas situadas nas porções anterossuperior do clivo, cisternas pré-pontina e interpeduncular, com sensível redução dos impactos na morbimortalidade cirúrgica destes pacientes.

O acesso transcavernoso é um acesso que deve ser dominado por todos os neurocirurgiões que lidam com patologias intracranianas.

REFERÊNCIAS BIBLIOGRÁFICAS

1. Dolenc VV, Skrap M, Sustresic J, et al. A transcavernous-transsellar approach to the basilar tip aneurysms. Br J Neurosurg. 1987;1:251-9.
2. Oliveira E, Tedeschi H, Siqueira MG, Peace DA. The pretemporal approach to the interpeduncular and petroclival regions. Acta Neurochir (Wien). 1995;136(3-4):204-11.
3. Isolan GR, Krayenbühl N, Oliveira E, Al-Mefty O. Microsurgical anatomy of the cavernous sinus: measurements of the triangles in and around it. Skull base. 2007;17(6):357.
4. Chaddad-Neto F, Dória-Netto HL, Campos-Filho JM, et al. Pretemporal craniotomy. Arq Neuropsiquiatr. 2014;72(2):145-51.
5. Tedeschi H, Oliveira E, Wen HT. Pretemporal approach to basilar bifurcation aneurysms. Tech Neurosurg. 2000;6(3):191-9.
6. Kulwin C, Tubbs RS, Cohen-Gadol AA. Anterior clinoidectomy: description of an alternative hybrid method and a review of the current techniques with an emphasis on complication avoidance. Surgical neurology international. 2011;2.
7. Kawase T, Toya S, Shiobara R, Mine T. Transpetrosal approach for aneurysms of the lower basilar artery. J Neurosurg. 1985;63:857-61.
8. Yasargil MG, Antic J, Laciga R, et al. Microsurgical pterional approach to aneurysms of the basilar bifurcation. Surg Neurol. 1976;6:83-91.
9. Yasargil MG. Microneurosurgery: clinical considerations, surgery of the intracranial aneurysms and results. Stuttgart: Georg Thieme, 1984.
10. Youssef SA, van Loveren HR. Posterior clinoidectomy: dural tailoring technique and clinical application. Skull Base. 2009;19(3):183.
11. Yasargil MG. Basilar artery bifurcation aneurysms. In: Yasargil MG (Ed.). Microneurosurgery, vol 2 Stuttgart, Geor Thieme Verlag, 1984. p. 232-46.
12. Krisht AF. Transcavernous approach to diseases of the anterior upper third of the posterior fossa. Neurosurgical Focus. 2005;19(2):1-10.

CAPÍTULO 102

ACESSO RETROSSIGMOIDE

Mauro Takao Suzuki • Luís Augusto Miranda Dias
Henrique Igor Gomes Lira • Bernardo Alves Barbosa

HISTÓRICO

O histórico do acesso retrossigmoide confunde-se com a história das lesões do ângulo pontocerebelar (APC) na literatura. Na segunda metade do século 18, necropsias comprovaram a existência de "tumores do nervo auditivo" que cursavam com surdez. Durante um século, vários autores descreveram acessos ao APC sem bons resultados. Craniectomias suboccipitais uni ou bilaterais, acessos translabirínticos foram aperfeiçoados, até que, em 1905, Krause modificou a técnica que seria a mais semelhante ao acesso retrossigmoide atual.[1]

Posteriormente, Cushing e Dandy introduziriam o conceito de ressecções parciais para preservação funcional, com melhor detalhamento do posicionamento do paciente, controle do sangramento e anatomia. Em 1931, Cairns relata o primeiro caso de preservação do nervo facial em cirurgias do APC. Vinte anos após, Givré e Olivercrona relatam uma série com 30% de preservação facial.[2]

Na década de 1960, Yasargil introduz o uso do microscópio cirúrgico para acessos suboccipitais do APC, com taxas de preservação anatômica e funcional do nervo facial extraordinárias.[3]

Finalmente, Samii, na década de 1990, publica sua vasta compilação de mais de mil casos de schwannomas vestibulares, com preservação do nervo facial em mais de 90% dos casos e preservação funcional do coclear em cerca de 40% dos casos.[4]

QUADRO CLÍNICO, EXAME FÍSICO E IMAGEM

As patologias do APC classicamente se manifestam com perda auditiva progressiva para sons de alta frequência, podendo estar associado a quadros semelhantes a labirintites e vertigens. Não raramente, pacientes com lesões no APC queixam-se de dificuldade de ouvir ao telefone celular.

Ataxia, sinais e sintomas relacionados com tratos longos remetem a processos expansivos volumosos ou de crescimento acelerado, assim como acometimento de outros nervos do complexo neurovascular superior (trigêmeo) ou inferior (glossofaríngeo, vago e acessório). O Quadro 102-1 resume os achados clínicos mais comumente associados aos schwannomas vestibulares.[5]

A enorme prevalência de sintomas auditivos (perda auditiva, zumbido, *tinnitus*) na série de Samii, da década de 1990, levou à utilização de escalas funcionais de audição, visando quantificar e uniformizar os déficits para fins de comparação. A escala mais comumente usada é a de Gardner-Robertson (Quadro 102-2).[6]

Os sintomas relacionados com o nervo facial, sobretudo graus varáveis de paralisia periférica, são classificados conforme House-Brackman (Quadro 102-3).[6] Pacientes com sintomas iniciais de déficit de força da musculatura mímica, sem perda auditiva documentada em audiometria ou ao exames clínicos, devem levantar sempre a hipótese de schwannomas do VII em detrimento do VIII.

Apesar da alta prevalência de sintomas auditivos e vestibulares nas séries da década de 1990, acredita-se que o diagnóstico incidental de tumores de APC assintomáticos tenha aumentado consideravelmente em função do uso corriqueiro de exames de neuroimagem, sobretudo da ressonância magnética (RM). Acredita-se que a maioria dos pacientes com lesões menores que 1,09 cm no APC (tratando-se especificamente de schwannomas do acústico) é assintomática, ao passo que lesões com mais de 1,5 cm na RM possuem algum tipo de sintoma de nervo craniano.[7-9]

Quadro 102-1. Principais Sinais e Sintomas dos Schwannomas do APC

Distúrbios auditivos	95%
Distúrbios vestibulares	61%
Sintomas relacionados com o trigêmeo	9%
Sintomas do nervo facial	6%

Quadro 102-2. Escala de Gardner-Robertson

Classe	Descrição	Audiometria (dB)	Discriminação da fala
I	Excelente	0-30	70-100%
II	Útil	31-50	50-59%
III	Inútil	51-90	5-49%
IV	Mau	91-máx.	1-4%
V	Nenhum	Não estável	0

Quadro 102-3. Classificação de House-Brackman para Paralisia Facial Periférica

Grau I: normal	Mobilidade normal da face em todas as regiões
Grau II: disfunção leve	Simetria e tônus normais em repouso. Ao movimento, na fronte se encontra pouco alterado, conseguem-se fechar os olhos com esforço mínimo e na boca há presença de leve assimetria. Não há espasmos, sincinesias ou contraturas patológicas
Grau III: disfunção moderada	Diferença evidente entre os lados, sem deformidades. Em repouso a simetria e o tônus se encontram próximos do normal. Há diminuição ou abolição dos movimentos da fronte, fechamento completo das pálpebras somente ao esforço máximo e evidente assimetria na boca. Há presença de espasmo, sincinesia e/ou contratura leves
Grau IV: disfunção moderadamente severa	Em repouso a simetria e o tônus ainda se encontram preservados. Há abolição da movimentação da fronte, incapacidade de fechar o olho ao esforço máximo e assimetria da boca. Sincinesias, espasmo facial e contratura patológica moderadas
Grau V: disfunção severa	Movimento facial muito discreto, com possível assimetria de repouso. Não há movimento em fronte e não ocorre fechamento completo do olho, com lagoftalmo
Grau VI: paralisia completa	Ausência total do tônus e do movimento. Assimetria de repouso, com lagoftalmo. Sem sincinesia, espasmos musculares ou contraturas patológicas, pela ausência total de movimentos

Dada a importância dos achados de imagem em pacientes assintomáticos, o quadro clínico dos pacientes com lesões do APC sempre deve ser considerado em conjunto com os achados de exames de imagem. No que diz respeito à extensão tumoral dos schwannomas do APC utiliza-se a classificação de Hannover (Quadro 102-4).[10]

IMAGEM

A RM com contraste permite identificação de tumores de até 2 mm. Podem-se ainda identificar áreas centrais de necrose (degeneração cística) em schwannomas. A sequência ponderada em T2 demonstra a relação entre o tumor, o conduto auditivo interno, a orelha interna e os pares cranianos adjacentes. Imagens e T1 com contraste podem mostrar lesões com o formato em "secador de cabelo" ou ainda "cone de sorvete" (Fig. 102-1).

Quadro 102-4. Classificação de Hannover (Extensão dos Schwannomas do APC)

Classe	Extensão
T1	Intrameatal
T2	Intra e extrameatal
T3a	Preenche a cisterna do APC
T3b	Alcança o tronco cerebral
T4a	Compressão/distorção do tronco
T4b	Deslocamento do tronco e apagamento do IV ventrículo

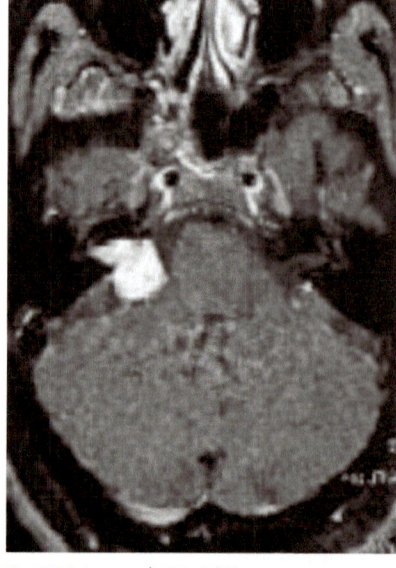

Fig. 102-1. Imagem de RM axial T1 com contraste mostrando o formato da lesão em "secador de cabelo" ou "cone de sorvete" no APC à direita.

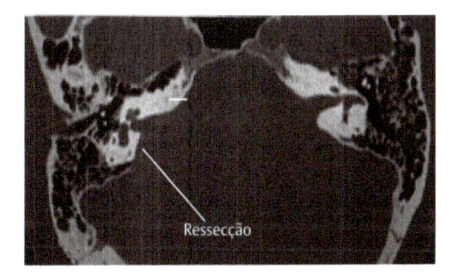

Fig. 102-2. Imagem de tomografia de crânio sem contraste axial em janela óssea mostrando a ressecção pós-abertura do canal e meato à direita.

A tomografia computadorizada (TC) revela lesões isodensas ou hipodensas no APC, com captação de contraste heterogênea nos schwannomas e mais homogênea nos meningiomas. É útil ainda no estudo do canal auditivo interno e outras estruturas ósseas, como a localização do forame jugular, pneumatização da mastoide, alargamento do meato e avaliação pós-operatória da ressecção (Fig. 102-2). Também é útil na identificação de calcificações tumorais.

DIAGNÓSTICO DIFERENCIAL

Uma vez que o ângulo pontocerebelar (APC) exiba riqueza e complexidade anatômica, albergando múltiplos nervos cranianos, estruturas vasculares e parênquima pontocerebelar eloquente,[11-13] o planejamento cirúrgico de lesões desta região deve ser cuidadoso, sobretudo durante a manipulação da lesão-alvo, que pode comumente oferecer limitações de ressecção pela consistência, vascularização e adesividade a tais estruturas, inclusive desconfigurando por vezes a anatomia neurovascular. Desta forma, a importância do diagnóstico pré-operatório e conhecimento das peculiaridades das principais doenças da região ajudam a evitar complicações intra e pós-operatórias muitas vezes irreversíveis.

Tumores no APC correspondem 5% a 10% de todos os tumores intracranianos;[14] destes, o mais comum é o schwannoma vestibular (até 85% dos casos), seguido por meningiomas (5%-15%) e cistos epidermoides (até 6%).

Schwannomas

São tumores benignos, de crescimento lento (0,2-2 mm por ano), apresentam-se de forma esporádica (95% dos casos) ou associados a síndromes genéticas, como a neurofibromatose tipo 2 (comumente bilateral nestes casos). Originam-se comumente no canal auditivo interno, na transição da mielina central com a periférica, e desenvolvem-se ocupando o APC. Nesse contexto, o primeiro sintoma a ser propriamente referido pelo paciente é perda auditiva lentamente progressiva, avaliado na audiometria como perda neurossensorial notável. Sintomas, como vertigem e desequilíbrio, podem ser sutis, por vezes reproduzidos em testes específicos. Adicionalmente-se aos quadros clínico e audiométrico, a avaliação de imagem mostra características como dilatação ou erosão canalicular (podendo ser observado detalhadamente em TC com janela óssea), ressonância com isointensidade em T1 e hiperintensidade em T2 com captação homogênea de contraste. Sami *et al.* desenvolveram uma escala que permite avaliar a extensão tumoral no APC: T1 intracanalicular, T2 intra e extrameatal (ampulheta), T3A preenchimento cisternal, T3B toca o tronco cerebral, T4A comprime o tronco cerebral, T4B comprime gravemente tronco e IV ventrículo, conforme já demonstrado no Quadro 102-4.

Meningiomas

Também predominantemente benignos, apresentam conformação anatômica heterogênea, com implantações durais variáveis (mas geralmente laterais ao nervo trigêmeo) e crescimento em diferentes direções. Em relação ao quadro clínico, também apresenta maior variedade, sendo a perda auditiva ainda sendo o sintoma mais frequente; porém, cefaleia e sintomas trigeminais são mais comuns do que em schwannomas vestibulares. Na ressonância, são hipo ou isointensos ao parênquima cerebral no T1 e mais hiperintensos que schwannomas em T2. Captação homogênea de contraste e presença de "cauda dural" (até 70%) são outras características desta lesão, que não costumam alterar o formato do meato acústico, mas podem ter hiperostose adjacente ao ponto de implantação tumoral. Tumores mediais ao meato oferecem maior desafio cirúrgico e pior prognóstico.[15]

Cistos Epidermoides

São lesões congênitas originárias de resquícios epiteliais sequestrados durante o fechamento do tubo neural, que possuem crescimento lento e levam a aparecimento de sintomas geralmente a partir da quinta década de vida. Além da perda auditiva lenta e progressiva, sintomas trigeminais e, sobretudo, faciais são mais comuns do que em schwannomas. Alguns casos são diagnosticados no contexto de meningite asséptica por liberação de *debris* de queratina da lesão. Apresentam características radiológicas que podem variar conforme a composição do conteúdo cístico. Lesões ricas em colesterol são hiperintensas em T1 e hipointensas em T2 na ressonância. Muitas vezes o sinal é semelhante ao liquor no T2, podendo ser confundidos com cistos aracnoides. No entanto, a difusão demonstra restrição de moléculas de água dentro da lesão.

Outras Lesões
Cistos aracnoides, paragangliomas, lipomas, linfomas e hemangiopericitomas são outros exemplos de lesões que podem surgir no APC. Além deles, outras lesões podem estender-se secundariamente (por contiguidade, por exemplo) para o APC, como cordomas, lesões selares (craniofaringiomas) ou lesões intra-axiais (gliomas malignos).[16]

OPÇÕES DE TRATAMENTO – OUTROS ACESSOS AO APC
Acesso pela Fossa Média
O acesso pela fossa média é uma opção ao retrossigmoide para lesões localizadas no ângulo pontocerebelar.[17] Este acesso é superior na preservação da audição em pacientes com tumores menores que 1,5 cm (perda auditiva em 43,6% × 64,3%).[18] O acesso retrossigmoide está menos associado à disfunção do nervo facial, porém a incidência de fístula liquórica é maior.

A cabeça é posicionada em 90 graus lateral. Esta posição facilita uma visão do assoalho da fossa média sem necessidade de realizar a osteotomia zigomática.

Craniotomia
Após realizar a craniotomia subtemporal padrão, a porção óssea no assoalho da fossa média é removida com uma broca cortante, e a dura-máter é elevada ao longo do ápice petroso, expondo a superfície superior do osso petroso.

Dissecção
Na superfície superior do osso petroso, o nervo petroso superficial maior (GSPN) e o tégmen timpânico são identificados. O GSPN deixa o seu canal ósseo no hiato facial.

A artéria meníngea média é dividida no forame espinhoso, e a divisão mandibular do nervo trigêmeo (V3) é exposta no forame oval. A dura-máter é dissecada da superfície superior do osso petroso.

Durante a dissecção da dura-máter a eminência arqueada (projeção superficial do canal semicircular superior) é identificada. Uma linha reta imaginária é traçada dividindo o ângulo entre o GSPN e a eminência arqueada em partes iguais, correspondendo na maior parte dos casos ao conduto auditivo interno. Dilar ao longo deste eixo bissetriz vai expor todo o conduto auditivo interno em direção ao gânglio geniculado. A cóclea está localizada no ângulo entre a carótida interna e o conduto auditivo interno (CAI).

O triângulo pré-meatal, identificado pela porção do osso petroso medial ao segmento petroso da artéria carótida interna, anterior ao conduto auditivo interno e posterior a V3. Esta porção de osso poroso entre o CAI e a artéria carótida interna pode ser removida com segurança, com atenção especial para evitar a porção óssea lateral que recobre a cóclea. A porção óssea entre a artéria carótida interna e o canal semicircular superior (triângulo pós-meatal) deve ser removida para ter acesso a aproximadamente 270 graus da circunferência do CAI.

A última parte de remoção óssea tem o objetivo de expor a dura da fossa posterior entre V3 anteriormente, CAI posteriormente e segmento petroso da artéria carótida interna lateralmente. O seio petroso inferior limita a exposição inferior.

A abertura da dura-máter é realizada com um primeiro corte superior e paralelo ao seio petroso superior, e o segundo perpendicular ao primeiro ao longo do seio petroso inferior.

Uma vez que a dura esteja aberta, a artéria basilar é identificada na profundidade, a AICA está localizada junto ao VII nervo craniano, enquanto o V nervo limitará a exposição superiormente.

Acesso Translabiríntico
O acesso translabiríntico é muito usado para lesões localizadas no ângulo pontocerebelar.[19] Este acesso impossibilita a preservação da audição, porém, permite a remoção de praticamente qualquer tamanho de tumor com identificação precoce do nervo facial.[20] Permite muito boa visualização da porção lateral e do fundo do conduto auditivo interno, o que não ocorre no acesso retrossigmoide pelo risco de dano ao vestíbulo e cóclea. A incidência de fístula liquórica e de cefaleia no pós-operatório é significativamente menor, porém tem uma maior incidência de disfunção do nervo facial independentemente do tamanho tumoral que o acesso retrossigmoide.[18]

A cabeça é colocada na posição lateral com a superfície da mastoide como o ponto mais alto. Incisão em C iniciada acima do *pinna* da orelha curvando posterior e inferiormente atrás do corpo da mastoide, finalizando abaixo do seu processo. O escalpe é elevado e retraído anteriormente.

Remoção Óssea

Utilizando uma broca de drill cortante de 6 mm, a cortical óssea da mastoide é removida de maneira sistemática e progressiva. O limite superior da dissecção corresponde a uma linha imaginária ligando a raiz do zigoma ao *astério*n. A porção atrás da espinha de Henle deve ser a primeira parte a ser aprofundada para encontrar o antro.

O seio sigmoide normalmente está a alguns milímetros de profundidade na cavidade mastóidea, na sua porção posterior. Após a localização do mesmo, todas as células aéreas entre o sigmoide e a fossa média (ângulo sinodural) devem ser removidas. É sempre aconselhável deixar uma fina camada de osso sobre o seio para protegê-lo de lesão inadvertida durante a dissecção mais profunda. Quando a remoção da cortical for adequada, identifica-se uma cavidade em forma de rim, estendendo-se da ponta da mastoide inferiormente ao ângulo sinodural superiormente até o canal ósseo posterior anteriormente.

O próximo estágio consiste na abertura do antro na porção superior da exposição. Normalmente pode ser identificado como a maior célula aérea onde na profundidade está localizado o canal semicircular lateral. Removendo osso ao redor do antro ao nível da espinha de Henle resulta na exposição da bigorna, que ajuda na identificação do nervo facial, pois estão no mesmo plano cirúrgico.

A área do recesso do facial é delimitada pela fossa da bigorna, a corda do tímpano e o nervo facial. Dissecção desse recesso se inicia pela identificação do joelho externo do nervo facial. Geralmente esta dissecção é realizada com uma broca cortante até que seja identificada uma mudança na característica do osso; o restante da dissecção é realizada com uma broca diamantada, e irrigação profusa é usada para evitar lesão do nervo por aquecimento. Uma fina camada de osso é deixada no nervo facial.

O osso da fossa média deve ser completamente afinado para o acesso ao canal semicircular superior. A dura da fossa posterior entre o seio sigmoide e o labirinto deve ser descoberta. Estas manobras resultam em completo isolamento do complexo labiríntico.[21]

Com uma broca de 3 a 4 mm cortante o osso do labirinto é removido iniciando pelo canal semicircular posterior. Todos os três canais devem ser abertos. Ao se aproximar do conduto auditivo interno, deve-se ter em mente que a parede anterior do vestíbulo representa a parede posterior do canal. Perfurar neste nível irá expor o fundo do canal auditivo interno, onde o nervo entra no interior das estruturas da orelha.[22] O canal auditivo interno encontra-se profundamente ao labirinto. O canal auditivo interno deve ser exposto em 270 graus de circunferência para obter a exposição dural adequada. Osso é removido ao longo da face petrosa posterior medial ao *porus acusticus* e, inferiormente, entre o canal auditivo interno e o bulbo da jugular, revelando a dura sobrejacente ao nono nervo.

A abertura da dura-máter é realizada no ângulo sinodural ao longo do *porus acusticus*, expondo o conteúdo do canal auditivo interno e do ângulo pontocerebelar. Nono e X nervos cranianos limitarão a exposição inferiormente, enquanto o V nervo craniano limitará a exposição superiormente.

COMPLICAÇÕES DO ACESSO RETROSSIGMOIDE

As complicações advindas do acesso retrossigmoide podem ser agrupadas em três grupos. As relacionadas com o posicionamento do paciente, com o acesso propriamente dito e com as patologias abordadas.

Em relação ao posicionamento ele pode ser executado com o paciente em decúbito dorsal, lateral/¾ pronado (*park bench*) ou com o paciente em posição semissentada.

- *Decúbito dorsal:* apesar do posicionamento de execução mais simples e natural ao paciente, ele envolve um grau acentuado de torção cervical. Essa rotação da cabeça pode provocar a oclusão da veia jugular ipsilateral e, consequentemente, aumento do sangramento venoso e relaxamento cerebelar deficiente. Notamos ainda a ocorrência de torcicolo e, especialmente, em pacientes idosos, a possibilidade de lesão vascular por oclusão das artérias vertebral e basilar.[23]
- *Decúbito lateral ou ¾ pronado:* posicionamento mais difícil, especialmente em pacientes obesos. Existe o risco de escara de decúbito e neuralgia intercostal pela pressão exercida sobre a face lateral do tórax, uma área com pouco acolchoamento natural. Pode ocorrer compressão da artéria axilar ou do plexo braquial por coxim axilar, ou mesmo do plexo braquial ipsilateral ao acesso por inclinação lateral da cabeça.[24] A posição pendente do membro superior contralateral pode ser associada a edema ou mesmo à trombose venosa do membro. Essa posição também provoca o desvio do mediastino, a rotação do coração e perfusão/ventilação incongruentes dos pulmões, podendo impactar no retorno venoso e no débito cardíaco.[25] Posicionamento incorreto dos membros inferiores pode levar, por pressão, à rabdomiólise em cirurgias prolongadas. A macroglossia ameaçando a patência da via aérea tem sido raramente relatada nesse posicionamento.[26,27]
- *Posição semissentada:* é a posição mais discutida na literatura pelo maior risco de embolia aérea (embolia arterial paradoxal). Em uma revisão sistemática, a embolia aérea venosa foi descrita em 39% de 4.806 pacientes operados semissentados contra 5,5% dos pacientes em posição horizontal.[28] Entretanto, seguindo-se protocolos estritos neurocirúrgicos e de neuroanestesia, a ocorrência de embolia grave necessitando interromper o procedimento é rara e não aumenta o risco de déficits neurológicos.[29,30] Não obstante, recomenda-se limitar o grau de elevação da cabeça.[31] Além disso, pela hiperdrenagem liquórica, a ocorrência de pneumocéfalo sintomático, hematoma subdural e mesmo infarto venoso por lesão de veias ponte da convexidade vêm sendo descritos. A ocorrência de tetraplegia é descrita em casos isolados na literatura.[32,33]

Em relação ao acesso propriamente dito, o índice de complicações estará relacionado com a técnica e com as patologias abordadas. A cefaleia pós-operatória é frequente, e sua incidência, provavelmente, é ainda maior quando realizada por craniectomia.[34] Em seguida, a ocorrência da fístula cutânea ou pseudomeningocele precisa ser vigorosamente prevenida com o fechamento dural meticuloso. A fístula ocorre em cerca de 10% das abordagens e, uma vez ocorrendo, o seu tratamento rigoroso permite a prevenção da meningite como desdobramento.[35,36] A ocorrência de meningite asséptica representa um desafio diagnóstico e sugerimos o uso de antibióticos até, pelo menos, o resultado das culturas.[37] Ela pode estar relacionada com o uso de substitutos durais.[38] O cateter intrarraquiano vem sendo utilizado com sucesso em alta proporção dos casos de fístula transcutânea. O aparecimento de fístula paradoxal com rinorreia, entretanto, é associado a um maior índice de reoperações.[39] A ocorrência de trombose do seio transverso/sigmoide é uma complicação séria que, apesar de infrequente, precisa ser corretamente diagnosticada e tratada.[40]

Em comparação a outros acessos, especificamente em relação aos schwannomas vestibulares, o acesso retrossigmoide coloca em menor risco o nervo facial em relação ao pela fossa média apesar da reduzida chance de preservação da audição em relação àquele. Em comparação ao translabiríntico apresenta uma maior incidência de fístula e dor pós-operatória, porém com maior versatilidade.[18]

O posicionamento do paciente pode ser tanto na posição ¾ de prona, semissentado ou ainda em decúbito lateral, com prós e contras, conforme mostrado no Quadro 102-5.

Independente do posicionamento, realiza-se incisão retroauricular semicurva de forma que 1/3 da incisão fique superior ao meato e 2/3 inferiormente (Fig. 102-3). Pode-se ainda usar a altura do ínion como limite superior e a ponta da mastoide como limite inferior. Procede-se afastamento muscular suboccipital com eletrocautério, sem exposição de C1, sob o risco de lesão da artéria vertebral. O uso de retratores autoestáticos é suficiente para expor a superfície óssea. (Fig. 102-4).

Quadro 102-5. Vantagens e Desvantagens dos Posicionamentos para o Acesso ao APC

Posição	Vantagens	Desvantagens
Semissentado	Melhor localização topográfica Menor sangramento Melhor campo cirúrgico	Posicionamento trabalhoso Risco de embolia aérea Fadiga do cirurgião (braços estendidos)
¾ de prona	Confortável para o cirurgião Sem limitação de espaço imposta pelo ombro do paciente	Maior sangramento venoso Posicionamento trabalhoso Menor campo para o auxiliar
Lateral	Posicionamento fácil	Limitação de espaço imposto pelo ombro do paciente Menor campo para o auxiliar Maior sangramento venoso Limitação da rotação do pescoço do paciente

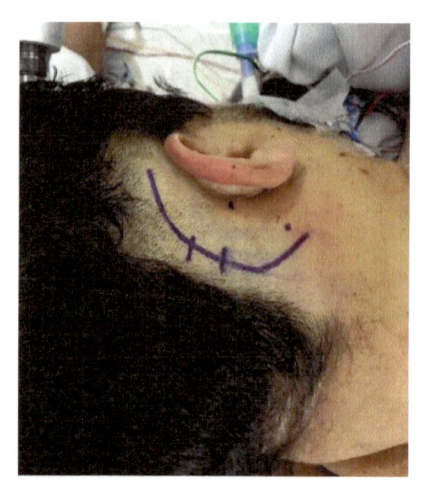

Fig. 102-3. Incisão retroauricular semicurva.

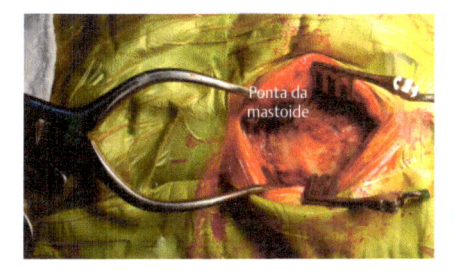

Fig. 102-4. Pequena incisão retroauricular direita com afastamento autoestático em paciente em posição ¾ de prona.

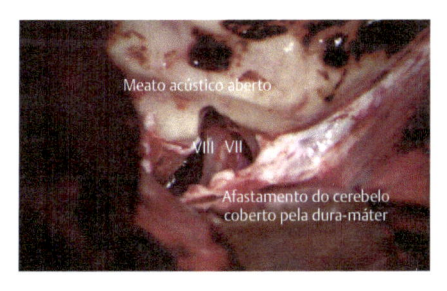

Fig. 102-5. Aspecto anatômico: afastamento do cerebelo coberto pela dura-máter; VII nervo: VIII nervo (vestibular-superior); meato aberto.

A craniotomia ou craniectomia visa expor a confluência transverso-sigmoide. A dura-máter pode ser aberta em arco com a base voltada para os seios venosos ou ainda voltada medialmente, aproveitando-a para proteção gentil do cerebelo durante sua retração. Após retração gentil, do cerebelo, sugerimos aspiração do LCR da cisterna cerebelo-medular, que deve garantir bom relaxamento do cerebelo e consequente tração mínima. O fechamento do crânio pode ser feito com cimento ou tela de titânio.

Conforme o posicionamento da espátula na mínima retração cerebelar após drenagem do LCR, podemos identificar 3 compartimentos no acesso retrossigmoide:

1. Complexo neurovascular inferior: inclui PICA, nervos acessório, vago e glossofaríngeo;
2. Complexo neurovascular médio: contido no espaço triangular do APC, contendo a AICA, nervo facial, nervo coclear, nervos vestibulares inferior e superior, artéria labiríntica;
3. Complexo neurovascular superior: também abordado pelo acesso de Janetta, contendo ACS e o nervo trigêmeo.

Durante a dissecção, sempre evitar tração no sentido lateral (meato) para medial (tronco) para evitar lesão por tração dos nervos e sempre realizar os acessos ao APC por via retrossigmoide sob monitorização neurofisiológica. A manipulação da lesão no canal sempre deve ser precedida pela sua abertura com ponteira de drill de 1 mm de alta rotação para a identificação anatômica (Fig. 102-5) do aspecto anterior do VII nervo.

DICAS

Os neuromas do acústico costumam nascer dos nervos vestibulares (posteriores) e, portanto, deslocam os nervos facial e coclear anteriormente (anteroinferiormente ou anterossuperiormente). Invariavelmente, o nervo facial adentra do canal no quadrante anterossuperior do meato, tornando sua localização mais fácil nesta região do que na porção cisternal ou proximal ao tronco. Estes detalhes anatômicos são importantes uma vez que o acesso retrossigmoide ao APC vise afastar os neuromas dos nervos em vez de puxar ou retrair as estruturas neurais do tumor.

REFERÊNCIAS BIBLIOGRÁFICAS

1. Machinis TG, Fountas KN, Dimopoulos V, Robinson JS. History of acoustic neurinoma surgery. Neurosurgical focus. 2005;18(4):1-4.
2. Olivecrona H. The removal of acoustic neurinomas. Journal of neurosurgery. 1967;26(1part1):100-3.
3. Yasargil M, Fox J. The microsurgical approach to acoustic neurinomas. Surgical neurology. 1974;2(6):393.

4. Madjid S, Cordula M. Management of 1000 vestibular schwannomas (acoustic neuromas): hearing function in 1000 tumor resections. Neurosurgery. 1997;40(2):248-62.
5. Samii M, Matthies C, Tatagiba M. Management of vestibular schwannomas (acoustic neuromas): auditory and facial nerve function after resection of 120 vestibular schwannomas in patients with neurofibromatosis 2. Neurosurgery. 1997;40(4):696-706.
6. Chung LK, Ung N, Sheppard JP, et al. Impact of Cochlear Dose on Hearing Preservation following Stereotactic Radiosurgery and Fractionated Stereotactic Radiotherapy for the Treatment of Vestibular Schwannoma. Journal of Neurological Surgery Part B: Skull Base. 2018;79(04):335-42.
7. Anderson TD, Loevner LA, Bigelow DC, Mirza N. Prevalence of unsuspected acoustic neuroma found by magnetic resonance imaging. Otolaryngology–Head and Neck Surgery. 2000;122(5):643-6.
8. Gal TJ, Shinn J, Huang B. Current epidemiology and management trends in acoustic neuroma. Otolaryngology-Head and Neck Surgery. 2010;142(5):677-81.
9. Jeyakumar A, Seth R, Brickman TM, Dutcher P. The prevalence and clinical course of patients with 'incidental'acoustic neuromas. Acta oto-laryngologica. 2007;127(10):1051-7.
10. Samii M, Gerganov V, Samii A. Improved preservation of hearing and facial nerve function in vestibular schwannoma surgery via the retrosigmoid approach in a series of 200 patients. Journal of neurosurgery. 2006;105(4):527-35.
11. Martin RG, Grant JL, Peace D, et al. Microsurgical relationships of the anterior inferior cerebellar artery and the facial-vestibulocochlear nerve complex. Neurosurgery. 1980;6(5):483-507.
12. Sampath P, Rini D, Long DM. Microanatomical variations in the cerebellopontine angle associated with vestibular schwannomas (acoustic neuromas): a retrospective study of 1006 consecutive cases. Journal of neurosurgery. 2000;92(1):70-8.
13. Rhoton Jr. AL. The cerebellopontine angle and posterior fossa cranial nerves by the retrosigmoid approach. Neurosurgery. 2000;47(3):S93-S129.
14. Mallucci CL, Ward V, Carney AS, et al. Clinical features and outcomes in patients with non-acoustic cerebellopontine angle tumours. Journal of Neurology, Neurosurgery & Psychiatry. 1999;66(6):768-71.
15. Friedmann DR, Grobelny B, Golfinos JG, Roland Jr. JT. Nonschwannoma tumors of the cerebellopontine angle. Otolaryngol Clin North Am. 2015;48(3):461-75.
16. Samii M, Gerganov VM. Tumors of the cerebellopontine angle. Handbook of clinical neurology. 2012;105:633-9.
17. Slater PW, Welling DB, Goodman JH, Miner ME. Middle fossa transpetrosal approach for petroclival and brainstem tumors. The Laryngoscope. 1998;108(9):1408-12.
18. Ansari SF, Terry C, Cohen-Gadol AA. Surgery for vestibular schwannomas: a systematic review of complications by approach. Neurosurgical focus. 2012;33(3):E14.
19. Sluyter S, Graamans K, Tulleken CA, Van Veelen CW. Analysis of the results obtained in 120 patients with large acoustic neuromas surgically treated via the translabyrinthine–transtentorial approach. Journal of neurosurgery. 2001;94(1):61-6.
20. Glasscock III ME, Kveton JF, Jackson CG, et al. A systematic approach to the surgical management of acoustic neuroma. The Laryngoscope. 1986;96(10):1088-94.
21. Kirazli T, Oner K, Ovül L, et al. Petrosal presigmoid approach to the petro-clival and anterior cerebellopontine region (estended retrolabyrinthine, transtentorial approach). Revue de laryngologie-otologie-rhinologie. 2001;122(3):187-90.
22. Sanna M, Saleh E, Russo A, Falcioni M. Identification of the facial nerve in the translabyrinthine approach: an alternative technique. Otolaryngology–Head and Neck Surgery. 2001;124(1):105-6.
23. Cardoso AC, Fernandes YB, Ramina R, Borges G. Acoustic neuroma (vestibular schwannoma): surgical results on 240 patients operated on dorsal decubitus position. Arquivos de neuropsiquiatria. 2007;65(3A):605-9.
24. Jain V, Davies M. Axillary Artery Compression in Park Bench Position During a Microvascular Decompression. Journal of neurosurgical anesthesiology. 2011;23(3):264.
25. Arthur A, Foley K, Hamm CW. Perioperative Considerations and Positioning for Neurosurgical Procedures: A Clinical Guide: Springer. 2018.
26. Toyama S, Hoya K, Matsuoka K, Numai T, Shimoyama M. Massive macroglossia developing fast and immediately after endotracheal extubation. Acta Anaesthesiologica Scandinavica. 2012;56(2):256-9.
27. Vermeersch G, Menovsky T, De DR, et al. Life-threatening macroglossia after posterior fossa surgery: a surgical positioning problem? B-ENT. 2014;10(4):309-13.
28. Fathi A-R, Eshtehardi P, Meier B. Patent foramen ovale and neurosurgery in sitting position: a systematic review. British journal of anaesthesia. 2009;102(5):588-96.
29. Ganslandt O, Merkel A, Schmitt H, et al. The sitting position in neurosurgery: indications, complications and results. a single institution experience of 600 cases. Acta neurochirurgica. 2013;155(10):1887-93.
30. Saladino A, Lamperti M, Mangraviti A, et al. The semisitting position: analysis of the risks and surgical outcomes in a contemporary series of 425 adult patients undergoing cranial surgery. Journal of neurosurgery. 2016;127(4):867-76.
31. Türe H, Harput MV, Bekiroğlu N, et al. Effect of the degree of head elevation on the incidence and severity of venous air embolism in cranial neurosurgical procedures with patients in the semisitting position. Jm Neurosurgery. 2017;128(5):1560-9.
32. Feigl GC, Decker K, Wurms M, et al. Neurosurgical procedures in the semisitting position: evaluation of the risk of paradoxical venous air embolism in patients with a patent foramen ovale. World neurosurgery. 2014;81(1):159-64.
33. Wilder BL. Hypothesis: the etiology of midcervical quadriplegia after operation with the patient in the sitting position. Neurosurgery. 1982;11(4):530-1.
34. Sabab A, Sandhu J, Bacchi S, et al. Postoperative headache following treatment of vestibular schwannoma: A literature review. Journal of Clinical Neuroscience. 2018.
35. Selesnick SH, Liu JC, Jen A, Newman J. The incidence of cerebrospinal fluid leak after vestibular schwannoma surgery. Otology & Neurotology. 2004;25(3):387-93.

36. Fishman AJ, Hoffman RA, Roland Jr. JT, et al. Cerebrospinal fluid drainage in the management of CSF leak following acoustic neuroma surgery. The Laryngoscope. 1996;106(8):1002-4.
37. O'malley MR, Haynes DS. Assessment and management of meningitis following cerebellopontine angle surgery. Current opinion in otolaryngology & head and neck surgery. 2008;16(5):427-33.
38. Moskowitz SI, Liu J, Krishnaney AA. Postoperative complications associated with dural substitutes in suboccipital craniotomies. Operative Neurosurgery. 2009;64(1):ONS28-ONS34.
39. Mangus BD, Rivas A, Yoo MJ, et al. Management of CSF leaks following vestibular schwannoma surgery. Otology & neurotology: official publication of the American Otological Society, American Neurotology Society [and] European Academy of Otology and Neurotology. 2011;32(9):1525.
40. Abou-Al-Shaar H, Gozal YM, Alzhrani G, et al. Cerebral venous sinus thrombosis after vestibular schwannoma surgery: a call for evidence-based management guidelines. Neurosurgical focus. 2018.

CAPÍTULO 103

ABORDAGEM COMBINADA MINIMAMENTE INVASIVA À FOSSA MÉDIA

Iván Perales ▪ Jorge Mura ▪ Dan Zimelewicz Oberman
Nícollas Nunes Rabelo ▪ Leonardo C. Welling ▪ Eberval Gadelha Figueiredo

INTRODUÇÃO

A fossa média é sede de múltiplas doenças tumorais e vasculares complexas, que exigem um profundo conhecimento da anatomia e uma adequada técnica microcirúrgica.

A fossa média é limitada anteriormente pela borda posterior da asa menor do esfenoide, pelo tubérculo da sela e pelas apófises clinoides anteriores; lateralmente pela concavidade da fossa média, pela asa maior do esfenoide, pela concavidade do osso temporal e pela face frontal superior do osso petroso (Fig. 103-1).

Múltiplas abordagens têm sido descritas para acessar a fossa média.[1-3] O acesso pterional ou fronto-temporal é um dos acessos mais utilizados pelos neurocirurgiões. Ele foi descrito por Gazi Yasargil, em 1975, para acessar não só a fossa média, mas também a fossa anterior e algumas lesões da fossa posterior. Ao longo do tempo houve múltiplas variações desta abordagem, descritas por diferentes neurocirurgiões, ampliando o acesso a uma "melhor" exposição das estruturas cerebrais, principalmente às lesões profundas da fossa média, como foi descrito o acesso transzigomático e órbito-zigomático.[3]

No entanto, essas vias "clássicas", para acessar a fossa média, apresentam algumas desvantagens, como extensa retração dos tecidos moles, problemas cicatriciais, atrofia do músculo temporal, dor à mastigação entre outros. A realização de uma craniotomia ampla muitas vezes expõe o seio frontal e aumenta as chances de complicações infecciosas e fístula liquórica.

Nesse contexto, modificações no acesso pterional foram realizadas para evitar essas complicações, além de reduzir o tempo cirúrgico e obter melhores resultados estéticos, sem prejuízo das vantagens oferecidas pelo acesso pterional clássico, como descrito no acesso minipterional.[4,5] A combinação do acesso minipterional com técnicas da base do crânio permite a abordagem de lesões profundas da fossa média.[6,7] O acesso minipterional combinado com a clinoidectomia extradural anterior, originalmente descrita por Akira Hakuba, em 1982,[8] não só permite o acesso às lesões paraclinóideas,[9,10] mas também às lesões dos seios cavernosos,[11] e em combinação com o *peeling* da fossa média, o corredor cirúrgico pode ser alargado, conseguindo acessar lesões que comprometem o assoalho da fossa média. Paralelamente, através de um acesso minipterional combinado com o *peeling* da fossa média, pode-se realizar uma petrosectomia anterior de Kawase, permitindo o acesso à fossa posterior. Portanto, o acesso minipterional com retalho interfascial, combinado com várias técnicas da base do crânio, é um acesso extremamente útil para acessar lesões da fossa média ou, também, para ser o caminho, através da fossa média, para lesões da fossa posterior.[7]

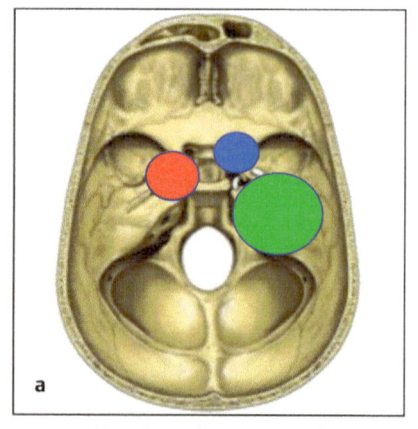

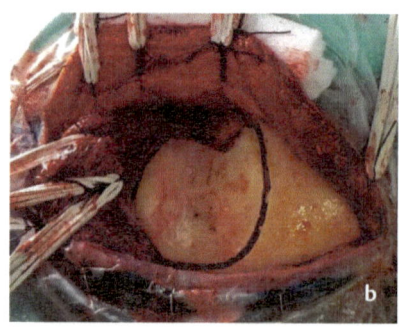

Fig. 103-1. (a) Localização dos meningiomas da fossa craniana média. (b) Craniotomia minipterional.

Descrevemos a seguir uma série de casos de lesões tumorais e vasculares que comprometem a fossa média e foram operadas pelo acesso minipterional, combinadas com técnicas de base de crânio, como: clinoidectomia anterior extradural, *peeling* da fossa média e petrosectomia anterior de Kawase.

CASOS CLÍNICOS
Caso 1
Uma paciente do sexo feminino, de 46 anos, consultada por cefaleia e hipoestesia no território V1 à esquerda, realizou exame de ressonância magnética cerebral com gadolínio, que evidenciou uma imagem sugestiva de schwannoma do V nervo à esquerda (Fig. 103-2a). Sendo submetida a uma craniotomia minipterional à esquerda, com *peeling* da fossa média (Fig. 103-2b), e petrosectomia anterior de Kawase (Fig. 103-2c). Foi obtida uma ressecção completa, sendo observada a excisão completa da lesão na ressonância magnética pós-operatória (Fig. 103-2d). Paciente apresentou uma boa evolução no pós-operatório.

Caso 2
Paciente do sexo feminino, 63 anos, encaminhada por déficit visual à direita, sendo realizada a ressonância magnética cerebral com gadolínio, que evidenciou extenso processo expansivo na fossa craniana média, com acometimento de seio cavernoso direito, região selar e suprasselar à direita (Fig. 103-3a, b). Foi realizado um acesso minipterional à direita combinado com *peeling* da fossa média e abordagem transcavernosa, obtendo-se a excisão completa da lesão (Fig. 103-3c).

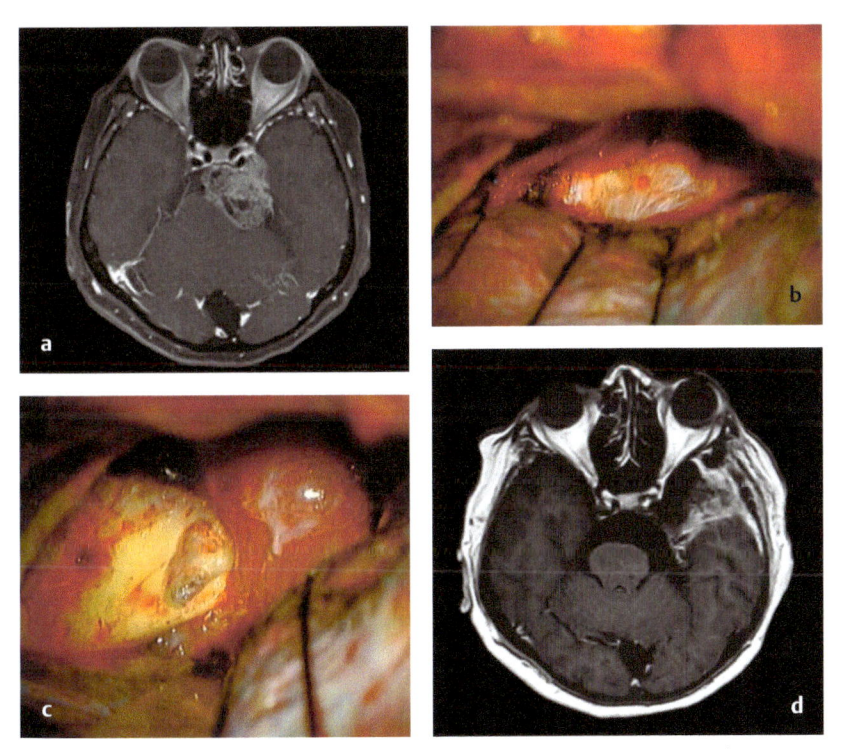

Fig. 103-2. (**a**) Schwannoma do V nervo craniano à esquerda. (**b**) *Peeling* da fossa média do schwannoma do V nervo craniano. (**c**) Fase inicial da petrosectomia anterior de Kawase. (**d**) Ressonância magnética pós-operatória mostrando ressecção completa da lesão.

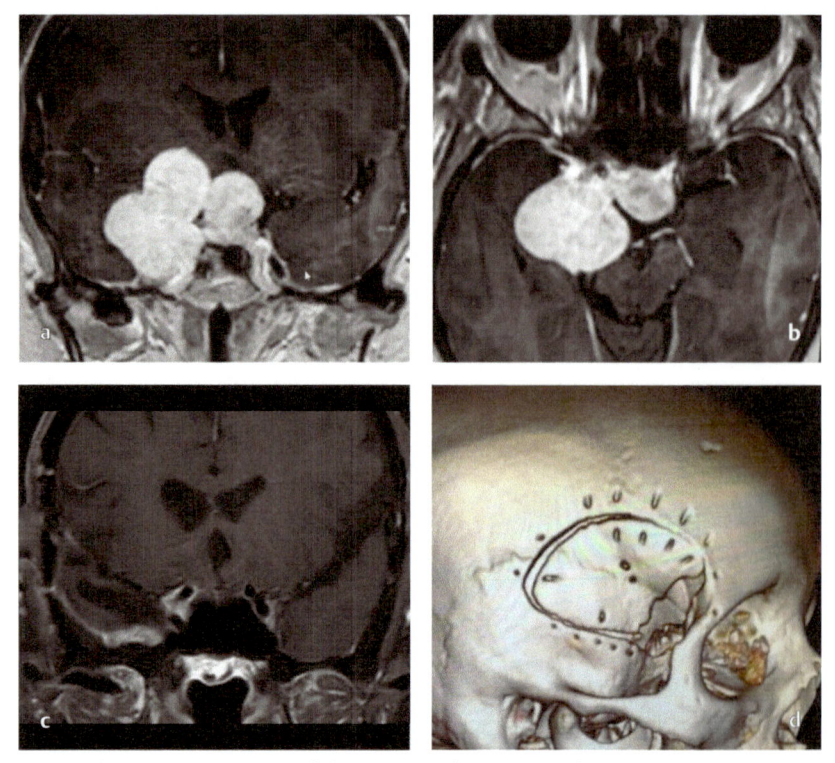

Fig. 103-3. (a) Processo expansivo extenso da fossa craniana média. (b) Corte axial de ressonância magnética, processo expansivo da fossa craniana média. (c) Ressonância magnética pós-operatória, sem remanescente. (d) Tomografia computadorizada mostrando craniotomia até a linha temporal superior.

Caso 3
Paciente do sexo feminino, de 56 anos, consulta por cefaleia, sem déficits neurológicos, realizou ressonância magnética cerebral mostrando meningioma de clinoide à esquerda (Fig. 103-4a,b). Submetida à abordagem minipterional associada à clinoidectomia anterior e *peeling* da fossa média, obtendo-se excisão completa da lesão (Fig. 103-4c,d), a paciente apresentou uma evolução pós-operatória favorável, com sequela temporária do terceiro nervo craniano.

Caso 4
Paciente do sexo feminino, de 58 anos, consulta por cefaleia de modera intensidade. Realizou ressonância magnética cerebral que evidenciou meningioma de fossa média, ocupando cisterna *ambiens* (Fig. 103-5a), foi realizado acesso minipterional com *peeling* da fossa média do segmento V3 do nervo trigêmeo, sendo realizada a ressecção extradural total da lesão (Fig. 103-5b,c).

Caso 5
Paciente do sexo masculino, de 50 anos, consulta de cefaleia de início súbito, dando entrada na emergência com escala de coma de Glasgow 15, sem déficit neurológico. Realizou tomografia computadorizada (TC) de crânio que evidenciou hemorragia subaracnóidea com escore de Fisher II e angio – TC, que evidenciou aneurisma de artéria cerebral posterior (Fig. 103-6a), de origem fetal. Foi realizado um acesso subtemporal para acessar as cisternas perimesencefálicas e clipar o aneurisma com bom controle pós-operatório (Fig. 103-6b).

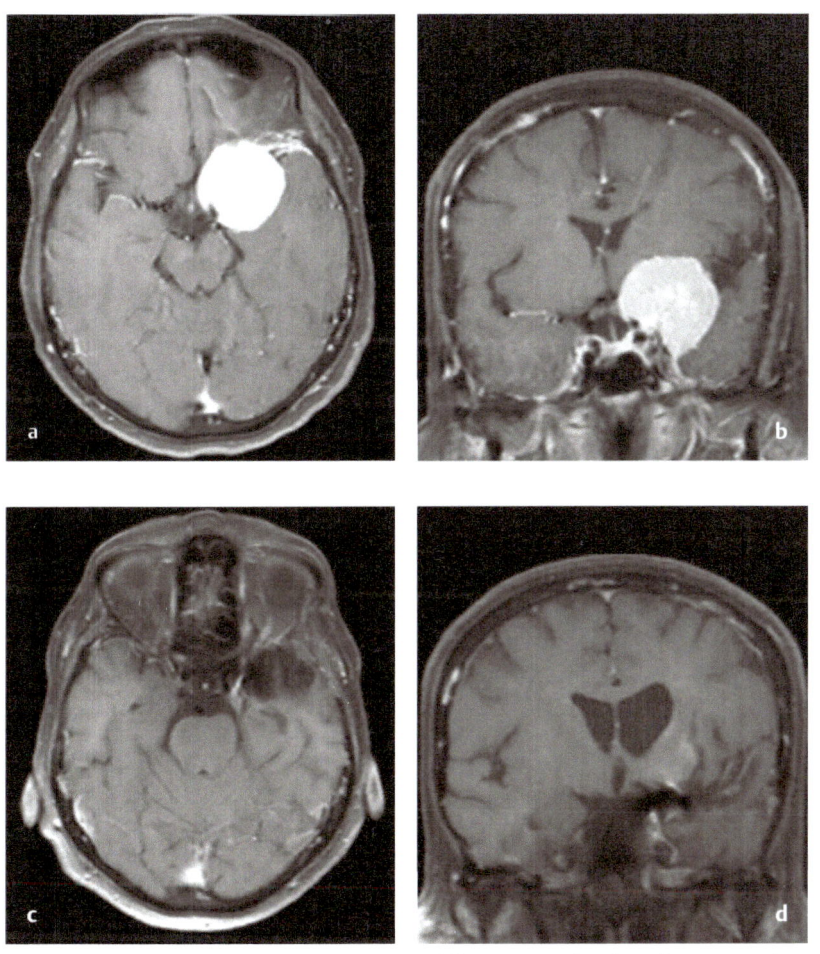

Fig. 103-4. (a) Ressonância magnética em sequência T1, com gadolínio em corte axial, evidenciando meningioma de clinoide à esquerda. (b) Ressonância magnética em sequência T1, com gadolínio em corte coronal, meningioma de clinoide à esquerda. (c) Ressonância magnética pós-operatória em sequência T1, com gadolínio, em corte axial, sem lesão remanescente. (d) Ressonância magnética pós-operatória em sequência T1, com gadolínio, em corte coronal, sem lesão remanescente.

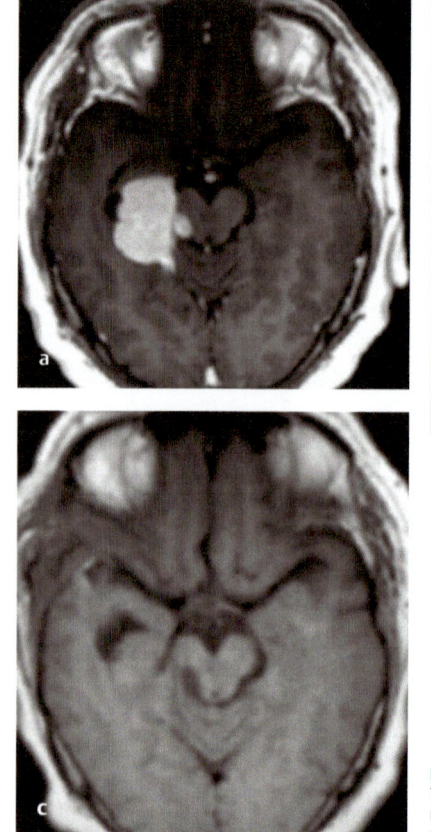

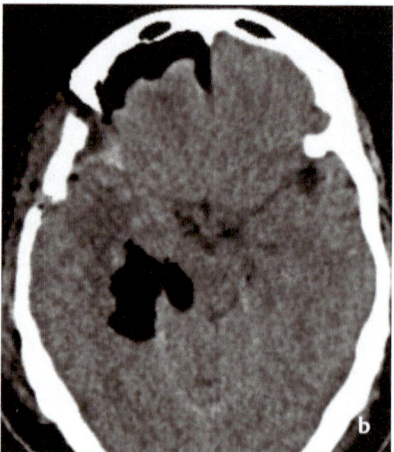

Fig. 103-5. (a) Meningioma de fossa média. (b) Tomografia computadorizada pós-operatória com material hemostático. (c) Ressonância magnética pós-operatória com ressecção total da lesão.

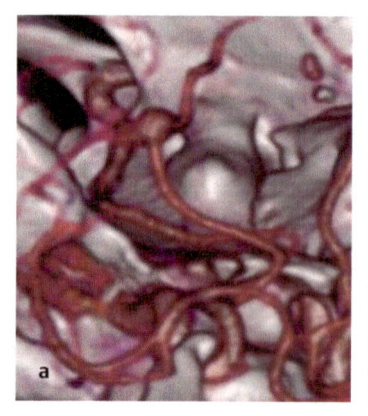

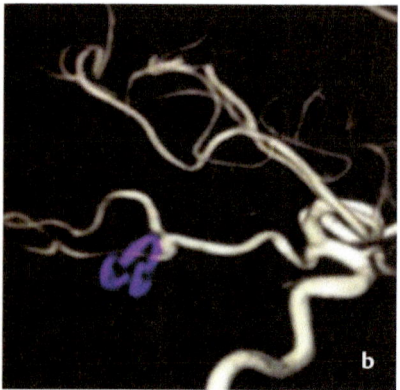

Fig. 103-6. (a) Aneurisma roto de arterial cerebral posterior, com padrão fetal. (b) Angiografia pós-operatória.

Caso 6

Paciente do sexo masculino, 62 anos, consultado por cefaleia, a ressonância magnética mostrou meningioma petroclival à direita, foi feita craniotomia miniptterional associada a *peeling* da fossa média e foi realizada petrosectomia anterior de Kawase I, como demostrado na Figura 103-7.

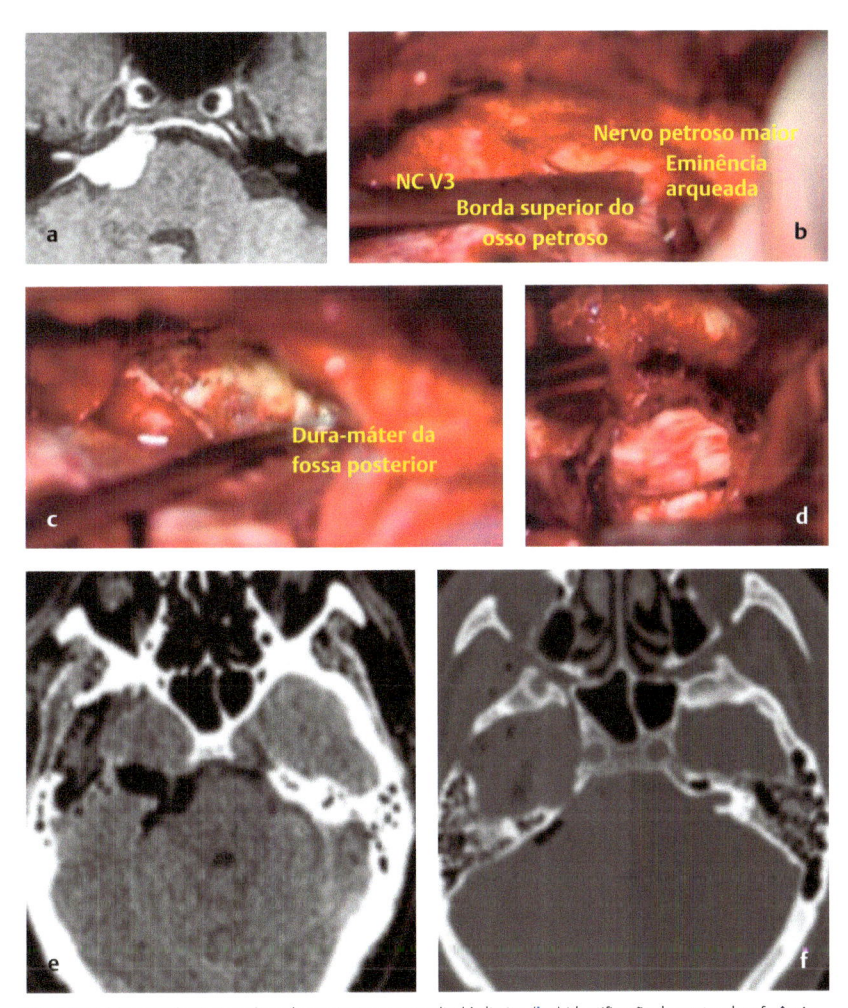

Fig. 103-7. (a) Ressonância magnética de meningioma petroclival à direita. (b,c) Identificação de pontos de referência anatômicos: nervo petroso superficial maior, eminência arqueada, borda superior do osso petroso, borda posterior de V3 da petrosectomia anterior de Kawase, esponja da dura-máter da fossa posterior. (d) Tentório seccionado, sendo observado o nervo craniano V, em sua porção cisternal. (e,f) A tomografia computadorizada pós-operatória mostra excisão do tumor e petrosectomia anterior.

CONCLUSÃO

A abordagem minipterional com retalho interfascial, conforme descrito por Figueiredo *et al.*, apesar de ser uma pequena craniotomia, oferece todas as vantagens da abordagem pterional e suas variações, como órbito-zigomática e transzigomática. A abordagem minipterional combinada com técnicas da base do crânio (clinoidectomia anterior extradural, *peeling* da fossa média, petrosectomia anterior de Kawase) permite o acesso à fossa média e suas estruturas neurovasculares. Além disso, o acesso às cisternas perimesencefálicas, como os aneurismas dessa região, pode ser feito por acesso subtemporal, como mostramos no caso VI. Por outro lado, a fossa média pode ser o destino final ou o caminho para o objetivo final, como as lesões localizadas na fossa posterior, no terço superior do *clivus*, como mostramos nos casos I e VI. Por fim, concluímos que as patologias complexas da fossa média, tumorais ou vasculares, requerem adequado conhecimento anatômico e habilidade cirúrgica.

DICAS

- A fossa média é sede de múltiplas doenças tumorais e vasculares complexas, que exigem um profundo conhecimento da anatomia e uma adequada técnica microcirúrgica;
- É limitada anteriormente pela borda posterior da asa menor do esfenoide, pelo tubérculo da sela e pelas apófises clinoides anteriores; lateralmente pela concavidade da fossa média, pela asa maior do esfenoide, pela concavidade do osso temporal, e pela face frontal superior do osso petroso;
- A combinação do acesso minipterional com técnicas da base do crânio permite o acesso a lesões profundas da fossa média;
- O acesso minipterional combinado com a clinoidectomia extradural anterior, originalmente descrita por Akira Hakuba, em 1982, não só permite o acesso às lesões paraclinóideas, mas também às lesões dos seios cavernosos, e em combinação com o *peeling* da fossa média, o corredor cirúrgico pode ser alargado, conseguindo acessar lesões que comprometem o assoalho da fossa média;
- Através de um acesso minipterional combinado com o *peeling* da fossa média, pode-se realizar uma petrosectomia anterior de Kawase, permitindo o acesso à fossa posterior;
- O acesso minipterional com retalho interfascial, combinado com várias técnicas da base do crânio, é um acesso extremamente útil para acessar lesões da fossa média ou, também, para ser o caminho, através da fossa média, para lesões da fossa posterior.

REFERÊNCIAS BIBLIOGRÁFICAS

1. Yasargil MG, Antic J, et al. Microsurgical pterional approach to aneurysms of the basilar bifurcation. Surg Neurol. 1976;83-91.
2. Yasargil MG, Fox JL. The microsurgical approach to intracranial aneurysms. Surg Neurol. 1975;3(1):7-14.
3. Zabramski JM, Kiris T, Sankhla SK, et al. Orbitozygomatic craniotomy. Technical note. J Neurosurg
4. Figueiredo E, Deshmukh P, Nakaji P, Crusius M, Crawford N, Spetzler R, Preul M. The minipterional craniotomy: technical description and anatomic assessment. J Neurosurg. 2007;61:256-65.
5. Nathal E, Gomez-Amador JL. Anatomic and surgical basis of the sphenoid ridge keyhole approach for cerebral aneurysms. Neurosurgery. 2005;56:178-85.
6. Martinez R, Hernandez V, Maturana R, Mura J, The extradural minipterional pretemporal approach for the treatment of spheno-petro-clival meningiomas. Acta Neurochir. 2019.
7. Mura J, Perales I, Nunes N, et al. Extradural minipterional approach: Evolving indications of the minipterional craniotomy. Surgical Neurology International. 2020;11(109).
8. Hakuba A, Nishimura S, Shirakata S, Tsukamoto M. Surgical Approaches to the Cavernous Sinus. Neurol med chir. Tokio. 1982;22:295-308.
9. Dolenc V. A combined epi and subdural direct approach to carotid-ophthalmic artery aneurysms. J Neurosurg. 1985;62:667-72.
10. Dolenc V. Direct microsurgical repair of intracavernous vascular lesions. J Neurosurg. 1983;58:824-83.
11. Chiarulo M, Mura J, Rubino P, et al. Technical Description of Minimally Invasive Extradural Anterior Clinoidectomy and Optic Nerve Decompression. Study of Feasibility and Proof of Concept. World Neurosurgery. 2019:1-12.

CAPÍTULO 104

ABORDAGEM TRANSPETROSA COMBINADA FOCAL

Cláudio Henrique Fernandes Vidal ▪ Caetano Porto Coimbra ▪ Yoav Hahn

CONSIDERAÇÕES GERAIS

Antes de 1960, todos os acessos à região petroclival eram essencialmente intradurais com retração significativa do cérebro e seios durais para obtenção de uma exposição adequada, sendo frequentes complicações, como edema cerebral e lesão do sistema venoso, levando a infartos.[1] Com o advento da microscopia e das técnicas microcirúrgicas, bem como o desenvolvimento de sistemas de brocagem óssea de alto desempenho, houve um grande avanço nos acessos extradurais à base do crânio.[2]

Na rotina prática dos autores, a petrosectomia é utilizada em sua variedade combinada (anterior e posterior). A aplicação dessas duas abordagens, concomitantemente, promove ganhos de exposição, pois agrega seus benefícios individuais.[3]

Apesar dos avanços técnicos observados nas abordagens transpetrosas, seu uso tem sido cada vez mais esporádico. O tratamento das lesões complexas da região petroclival tem migrado das laboriosas petrosectomias para alternativas consideradas mais simples. Por exemplo, no Barrow Neurological Institute, há aproximadamente duas décadas, as petrosectomias combinadas foram substituídas por acessos em 1 ou 2 estágios, associando acesso retrossigmoide ou petrosectomias parciais sem secção do tentório, ao acesso órbito-zigomático, quando necessário.[4] Embora Al-Mefty *et al.* recomendem as petrosectomias combinadas para as lesões grandes da região petroclival, eles também defendem que a petrosectomia posterior seja o mais funcional possível, principalmente em pacientes com audição preservada e, para esse fim, recomendam a versão retrolabiríntica deste acesso.[3] O grupo de Hannover praticamente abandonou as petrosectomias convencionais, preconizando o uso do acesso retrossigmoide com extensão suprameatal e apicectomia posterior, como alternativa cirúrgica eficiente e menos mórbida para os tumores dessa região.[5,6]

Neste capítulo, os autores tentarão desmistificar as petrosectomias com base na extensa experiência do autor sênior (CC) e mostrarão a versatilidade e as vantagens de seu uso sistemático em tumores que envolvem a fossa média e/ou posterior. As etapas essenciais dos acessos transpetrosos serão discutidas criticamente, com algumas variações adaptadas às necessidades específicas de cada tumor, descritas durante a apresentação dos casos clínicos.

DESCRIÇÃO DA TÉCNICA BÁSICA

A abordagem transpetrosa tradicional, quando inicialmente idealizada, era um procedimento extenso e invasivo. Esta abordagem utilizava a elevação de um grande *flap* ósseo das regiões temporal, parietal e occipital (supra e infratentorial), seguido por uma brocagem limitada do osso petroso. Essa abordagem convencional, no entanto, não criava um corredor direto aos tumores da região petroclival. A abordagem requeria o uso de afastadores cerebrais, com consequente manipulação direta do lobo temporal e do cerebelo, condicionando morbidades.

A abordagem transpetrosa focal usa uma pequena incisão periauricular na pele, sem elevação de *flap* osseo, e brocagem precisa das porções petrosa e escamosa do osso temporal, com elevação dural extensa da fossa média para permitir o acesso extradural direto às fossas posterior e média sem qualquer retração ou manipulação cerebral direta.

A divisão horizontal das camadas de dura-máter do tentório ampliou a navegação extradural, bem como a proteção do lobo temporal e do complexo de venoso de Labbé. A modificação da direção da luz do microscópio durante as diferentes fases da cirurgia permite a visualização e manipulação dos forames jugular e *magnum* inferiormente, até a fossa interpeduncular superiormente, e para o *cavum* de Meckel e o seio cavernoso, anteriormente, na fossa craniana média.

ETAPAS CIRÚRGICAS

Posicionamento e Incisão da Pele

O paciente é colocado em decúbito dorsal com a cabeça girada 30 graus para o lado oposto, com a cabeça apoiada sobre um suporte de espuma circular. Ocasionalmente, para pacientes com sobrepeso e pescoço rígido, o fixador de crânio com 3 pontos é usado (tipo *Mayfield*).

A incisão da pele é periauricular com início na ponta da mastoide, curvando-se ao redor da orelha. A incisão é estendida, anteriormente, acima da orelha, e na raiz do zigoma, a incisão se curva superior e anteriormente pela região temporal por cerca de 3 a 4 cm (Fig. 104-1).

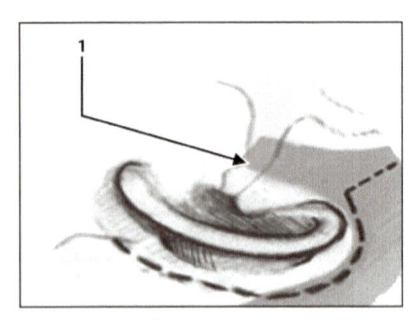

Fig. 104-1. Incisão da pele. *1.* Ramo posterior do arco zigomático.

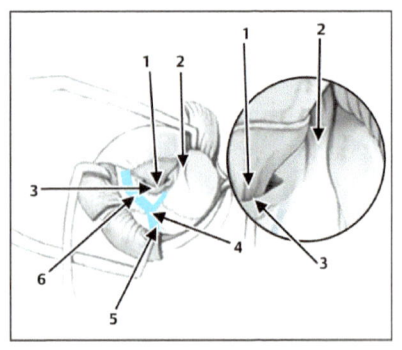

Fig. 104-2. Mobilização do músculo temporal e fáscia mastoide, e exposição óssea. *1.* Pele da orelha externa separada da parede posterior do canal; *2.* raiz do zigoma; *3.* parede posterior do canal auditivo externo (parede posterior do conduto auditivo); *4.* astérion sobre a projeção da junção dos seios sigmoide e lateral; *5.* projeção do seio transverso (lateral); *6.* projeção do seio sigmoide.

Dissecção de Partes Moles
O retalho cutâneo é rebatido anteriormente em direção ao canal auditivo, e a fáscia temporal e o periósteo da mastoide são expostos (Fig. 104-2).

Mobilização Muscular
A fáscia temporal, o músculo e o periósteo da mastoide são cortados e mobilizados de forma estrelada para maximizar a visualização da área de interesse. Essa mobilização dos tecidos moles permite a exposição da escama temporal, da mastoide, da raiz do zigoma e do conduto auditivo externo. A pele do canal auditivo externo é cuidadosamente separada da parede óssea posterior, para evitar violação da pele. A espinha de Henle é identificada na face superior da borda do canal posterior e é um ponto de estreita relação entre a pele do canal e o canal ósseo. Essa separação permitirá o adelgaçamento adequado da parede do canal posterior nas etapas subsequentes da mastoidectomia (Fig. 104-2).

Decorticação da Mastoide e Craniectomia da Escama Temporal
O osso cortical da mastoide é amplamente removido, seguido por identificação das células aéreas. A decorticação da mastoide se estende, inferiormente, à ponta da mastoide, posteriormente, à projeção do seio sigmoide e ângulo sinodural, superiormente, à escama temporal e, anteriormente, à parede do canal posterior e raiz do zigoma.

A craniectomia é criada na escama temporal com exposição da dura-máter do lobo temporal. Inferiormente, a craniectomia se estende até o assoalho da fossa média, na região do *tegmen mastoideum*. O osso sobre a junção do seio sigmoide e transverso não precisa ser removido, embora todo o osso seja removido na junção do seio sigmoide com a dura-máter da fossa média (Fig. 104-3).

Identificação do Antro Mastóideo e do Canal Semicircular Lateral
O antro é o ponto de referência mais importante para a identificação do osso labiríntico na orelha interna. O antro é um espaço aéreo de ocorrência regular, posterior à raiz do zigoma. No assoalho do antro, o osso cortical do lateral canal semicircular é visualizado, sendo um importante marco anatômico. O joelho externo do nervo facial no canal de Falópio é localizado medial e inferior ao canal semicircular lateral.

O osso cortical sobre o seio sigmoide foi removido, e uma ilha de osso foi deixada sobre o seio para proteção (*Bill's island*). A dissecção óssea adicional, em direções anterior e superior, após a identificação do canal semicircular lateral e do antro, permite a exposição da bigorna e do epitímpano, posteriormente à raiz do zigoma (Fig. 104-4).

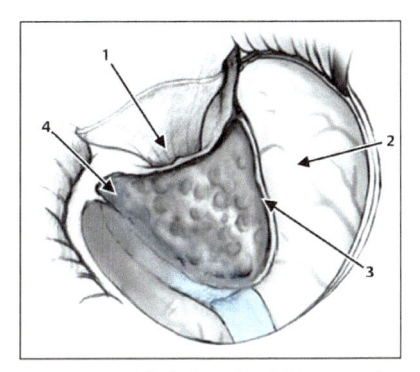

Fig. 104-3. Exposição da dura-máter do lobo temporal. *1.* Conduto auditivo externo; *2.* osso da escama temporal foi retirado com exposição da dura-máter do lobo temporal; *3.* aspecto lateral do assoalho da fossa média; *4.* ponta da mastoide.

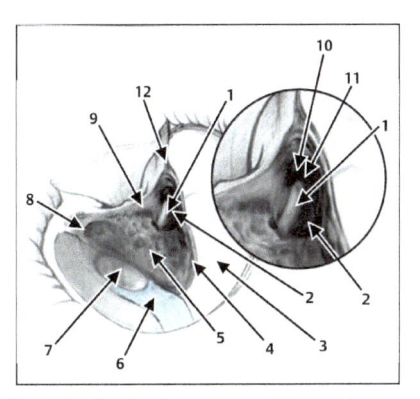

Fig. 104-4. Identificação do antro mastóideo, canal semicircular lateral e fossa incudis. *1.* Canal semicircular horizontal; *2.* antro mastoide; *3.* dura-máter do lobo temporal; *4.* aspecto lateral do assoalho da fossa média; *5.* cavidade mastoide; *6.* seio sigmoide; *7.* Bill's island; *8.* ponta da mastoide; *9.* parede posterior do canal auditivo externo; *10.* bigorna; *11.* fossa *incudis*; *12.* raiz do zigoma.

Identificação do Canal Semicircular Posterior, Dura-Máter da Fossa Posterior, Dura-Máter da Fossa Média, Ângulo Sinodural e Crista Óssea do Músculo Digástrico

As células aéreas e o osso esponjoso são removidos ao redor do labirinto. O canal semicircular lateral é seguido posteriormente, permitindo a identificação do canal semicircular posterior. Este se arqueia inferiormente sob o segmento descendente do nervo facial em direção à sua extremidade, a ampola. Frequentemente, há células aéreas entre o arco do canal semicircular posterior e a dura-máter da fossa posterior. A remoção dessas células aéreas permite um acesso extradural medial ao conduto auditivo interno sem violação do osso do labirinto. As células aéreas são então removidas posteriormente ao arco do canal semicircular posterior, e a dura-máter da fossa posterior é identificada entre o canal e o seio sigmoide. A remoção de células aéreas no aspecto superior desse espaço permite uma identificação mais aprofundada do ângulo sinodural entre a placa dural da fossa posterior e a placa dural da fossa média sob a qual está o seio petroso superior. A remoção do osso na ponta da mastoide permite a identificação da crista digástrica. A brocagem desta estrutura expõe o periósteo do músculo digástrico (Fig. 104-5).

Identificação do Canal Semicircular Superior

A remoção das células aéreas perilabirínticas e do osso esponjoso superior ao canal semicircular lateral, entre ele e o *tegmen mastoideum*, leva à exposição do osso sólido do canal circular superior. Ele é medial ou profundo ao nível do canal semicircular lateral. O canal semicircular superior se arqueia sob o assoalho da fossa média, e sua proeminência na fossa craniana média representa a eminência arqueada. A elevação da dura-máter da fossa média ajuda na identificação da porção superior do canal semicircular superior. O canal pode ser seguido posteriormente desde sua ampola até a *common crus*. Esta é a junção entre o canal semicircular superior e o canal semicircular posterior, terminando no vestíbulo. A artéria subarqueada entra no osso labiríntico no centro do arco formado pelo canal semicircular superior.

Nesse ponto, o cirurgião deve ser capaz de identificar os três canais semicirculares e a *common crus* (Fig. 104-5).

Identificação do Canal de Falópio

A identificação do nervo facial no canal de Falópio começa no joelho externo do nervo facial, sendo este localizado inferior e medialmente ao canal semicircular lateral, e superiormente à ampola do canal semicircular posterior. O processo curto da bigorna geralmente aponta para o joelho externo do nervo facial. A remoção do osso esponjoso nessa área permite a identificação do osso cortical do canal de Falópio. Após a identificação do joelho externo do nervo facial, o osso do canal de Falópio é seguido inferiormente ao longo segmento descendente do nervo facial, em direção à crista digástrica na ponta da mastoide. O canal de Falópio deve ser deixado intacto para evitar lesão do nervo facial.

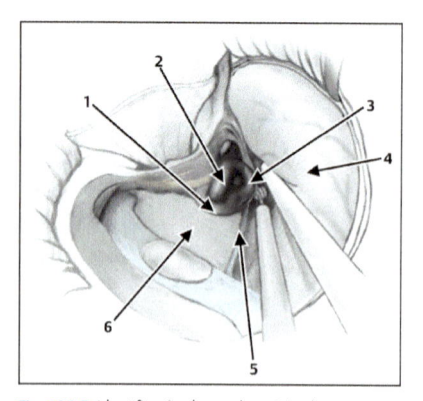

Fig. 104-5. Identificação do canal semicircular superior. *1.* Canal semicircular posterior; *2.* canal semicircular lateral; *3.* canal semicircular superior; *4.* dura-máter do lobo temporal; *5.* ângulo sinodural e visão indireta do seio petroso superior; *6.* placa óssea fina sobre a dura-máter retrolabiríntica presigmóidea da fossa posterior.

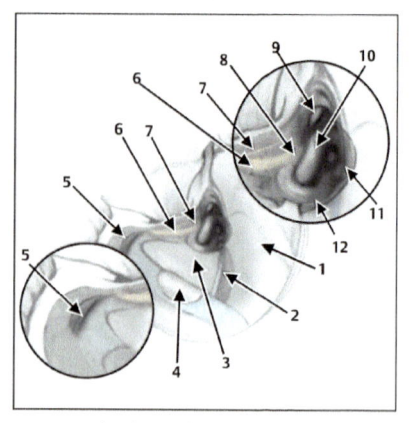

Fig. 104-6. Identificação do Canal de Falópio. *1.* Dura-máter do lobo temporal; *2.* visão indireta do seio petroso superior no ângulo sinodural; *3.* dura retrolabiríntica presigmóidea coberta por fina camada de osso cortical; *4.* Bill's island; *5.* crista digástrica e periósteo do músculo digástrico; *6.* segmento descendente do nervo facial no canal de falópio; *7.* nervo corda do tímpano; *8.* joelho externo do nervo facial; *9. incus*; *10.* canal semicircular lateral; *11.* canal semicircular superior; *12.* canal semicircular posterior.

O nervo corda do tímpano pode ser identificado pelo afinamento da parede posterior do canal auditivo. O nervo está localizado na face inferior da parede posterior do canal auditivo, abaixo do ligamento anular da membrana timpânica. O nervo deixa o nervo facial em seu segmento descendente e viaja em direção à parede do canal posterior do canal auditivo para se juntar à membrana timpânica anterior e lateralmente, na borda anular. O espaço entre o joelho externo do nervo facial e o nervo da corda do tímpano é chamado de recesso facial e pode ser aberto para acessar a orelha média (Fig. 104-6).

Células Aéreas Retrofaciais

As células aéreas retrofaciais estão localizadas sob a porção descendente do canal de Falópio, inferior ao canal semicircular posterior e medial à crista digástrica. A remoção das células aéreas retrofaciais permite a identificação do bulbo jugular, que se localiza inferiormente a essas células aéreas. A junção do seio sigmoide e do seio jugular também pode ser identificada nesta área.

Elevação da Placa Óssea da Fossa Média e Placa Óssea da Fossa Posterior

O osso adelgaçado da placa dural da fossa média e da placa dural da fossa posterior é elevado em pequenos fragmentos, com a identificação da dura-máter da fossa média e presigmóidea retrolabiríntica, e o saco endolinfático. O seio petroso superior é exposto entre a dura-máter das fossas média e posterior. O saco endolinfático está localizado no espaço presigmoide inferior ao canal semicircular posterior e anterior ao seio sigmoide. A identificação da linha de Donaldson auxilia no estabelecimento da localização do saco endolinfático, sendo essa uma linha imaginária desenhada posteriormente a partir do curso do canal semicircular horizontal. A linha deve seguir perpendicularmente ao canal semicircular posterior. O saco endolinfático está localizado inferiormente a esta linha. Ele se estende inferiormente na área retrofacial em direção ao bulbo jugular. O saco endolinfático pode ser diferenciado da dura-máter retrolabiríntica presigmóidea, localizada superiormente, por sua aparência mais espessa e branca. O saco endolinfático reduz seu calibre para formar o ducto endolinfático que passa sob o canal semicircular posterior em direção ao vestíbulo (Fig. 104-7).

Elevação Dural da Fossa Média

A dura-máter do lobo temporal é elevada da superfície superior do osso petroso, posteriormente, e do esfenoide, anteriormente, na fossa craniana média. Conforme a dura-máter é elevada da superfície superior do osso petroso, a eminência arqueada é identificada. Lateralmente está o osso delgado do epitímpano. O teto do conduto auditivo interno, a cóclea e o ápice petroso estão localizados anteriormente à eminência arqueada. O nervo petroso maior também é identificado anterior à eminência arqueada, e viaja anteriormente no assoalho da fossa média em direção ao ramo V3 do nervo trigêmeo. A elevação da dura-máter mais medialmente, em relação ao osso petroso, permite a identificação do seio petroso superior na crista petrosa. A crista petrosa representa o aspecto mais medial do osso petroso e ancora o tentório.

À medida que a elevação continua mais anteriormente, a artéria meníngea média é encontrada no forame espinhoso na asa maior do esfenoide. A artéria meníngea média é coagulada e seccionada. O forame espinhoso é obliterado com cera para osso (Fig. 104-7).

Exposição de V3

O forame oval e o ramo mandibular (V3) do nervo trigêmeo são anteriores à artéria meníngea média. A dura-máter do lobo temporal é elevada da superfície do osso petroso, e a dura-máter do lobo temporal é cortada em sua adesão às margens do forame oval, permitindo a exposição de V3.

O segmento horizontal da artéria carótida petrosa interna próximo à sua alça lateral é imediatamente lateral a V3, e medial e abaixo do nervo petroso superficial maior. O osso sobre esta porção da carótida costuma ser deiscente. Esta área também é conhecida como triângulo de Glasscock (Fig. 104-8).

Visualização de V2 e do Gânglio de Gasser

A elevação adicional da dura-máter da fossa média permite a visualização de todo o gânglio de Gasser e do ramo maxilar do nervo trigêmeo (V2) (Fig. 104-9).

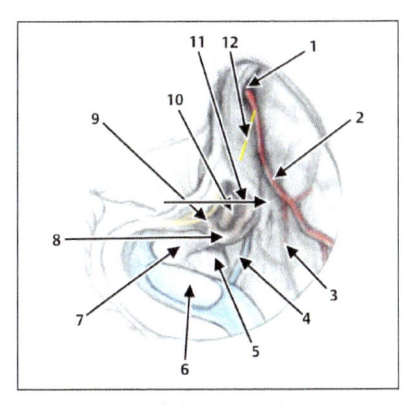

Fig. 104-7. Elevação da dura-máter da fossa craniana média. *1.* Forame espinhoso; *2.* artéria meníngea média; *3.* dura-máter do lobo temporal; *4.* seio petroso superior; *5.* dura presigmóidea retrolabiríntica; *6.* Bill's island sobre o seio sigmoide; *7.* saco endolinfático; *8.* canal semicircular posterior; *9.* visão indireta do nervo facial no canal de falópio; *10.* canal semicircular lateral; *11.* canal semicircular superior e eminência arqueada; *12.* localização do nervo petroso maior na fossa média.

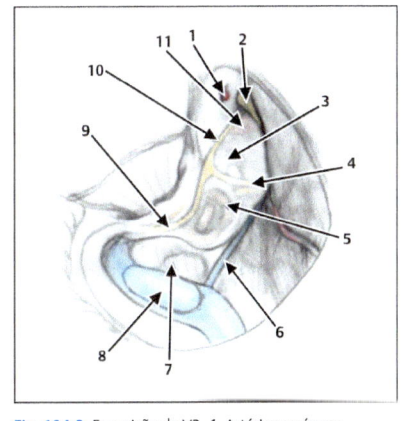

Fig. 104-8. Exposição de V3. *1.* Artéria meníngea média seccionada; *2.* ramo mandibular do nervo trigêmeo (V3); *3.* visão indireta da cóclea; *4.* visão indireta do feixe nervoso no conduto auditivo interno; *5.* canal semicircular superior e eminência arqueada; *6.* seio petroso superior; *7.* dura-máter retrolabiríntica presigmoide; *8.* Bill's island e seio sigmoide; *9.* visão indireta do nervo facial no canal de falópio; *10.* nervo petroso maior; *11.* visão indireta da alça lateral e do segmento horizontal da artéria carótida interna.

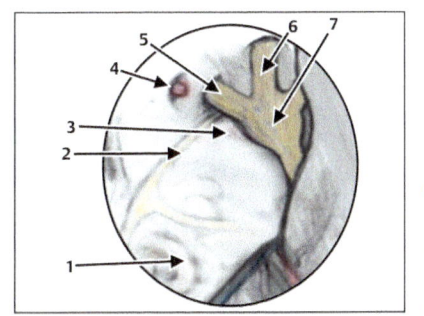

Fig. 104-9. Exposição adicional do gânglio de Gasser. *1.* Canal semicircular superior e eminência arqueada; *2.* nervo grande petroso; *3.* visão indireta da alça lateral e do segmento horizontal da artéria carótida interna; *4.* artéria meníngea média seccionada; *5.* ramo mandibular do nervo trigêmeo (V3); *6.* ramo maxilar do nervo trigêmeo (V2); *7.* gânglio de Gasser.

Peeling do Tentório

O tentório possui várias camadas. As camadas do tentório podem ser separadas, começando acima do seio petroso superior e continuando, medialmente, em direção à incisura tentorial e, anteriormente, em direção ao nervo trigêmeo. Essa elevação adicional permite acesso extradural à face medial da fossa posterior sem manipulação direta do lobo temporal. O lobo temporal é mantido coberto por uma camada do tentório. No final desta dissecção extradural, a elevação da dura-máter da fossa média estende-se do forame redondo, anteriormente, ao lobo temporal, posteriormente (Fig. 104-10).

Petrosectomia Anterior

Após a elevação completa da dura-máter da fossa craniana média, um amplo acesso extradural é obtido ao *cavum* de Meckel e à superfície superior do osso petroso para a execução da petrosectomia anterior.

Brocagem do Ápice Petroso

O osso anterior ao canal auditivo interno é brocado em direção ao nervo trigêmeo e à artéria carótida interna, expondo a dura-máter da fossa posterior, anterior ao canal auditivo interno, entre os seios petrosos superior e inferior. A brocagem pode ser estendida anteriormente sob o gânglio de Gasser, e o canal carotídeo pode ser aberto expondo o segmento horizontal da artéria carótida interna. A perfuração pode ser estendida medialmente, sob a raiz do nervo trigêmeo, para remoção da porção mais medial do ápice petroso em direção ao *clivus* (Fig. 104-11).

Abertura Dural

A abertura da dura-máter é realizada na região presigmoide, do bulbo jugular ao ápice petroso. O seio petroso superior é seccionado em sua face anterior para evitar lesão do complexo venoso de Labbé. Em seguida, o folheto inferior do tentório, após a sua delaminação, cobrindo a fossa posterior, é cortado, permitindo o acesso ao espaço subaracnóideo da fossa posterior, anterior ao tronco encefálico, e sem haver exposição do lobo temporal. Se possível, a abertura do saco endolinfático, na dura-máter retrolabiríntica presigmóidea, é evitada para minimizar o risco de perda auditiva (Fig. 104-12).

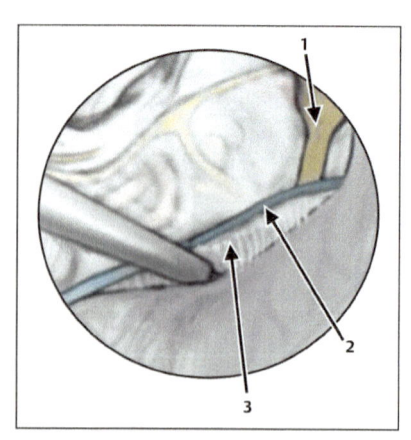

Fig. 104-10. Divisão horizontal do tentório. *1*. Nervo trigêmeo extradural na fossa média do crânio; *2*. seio petroso superior; *3*. divisão do tentório.

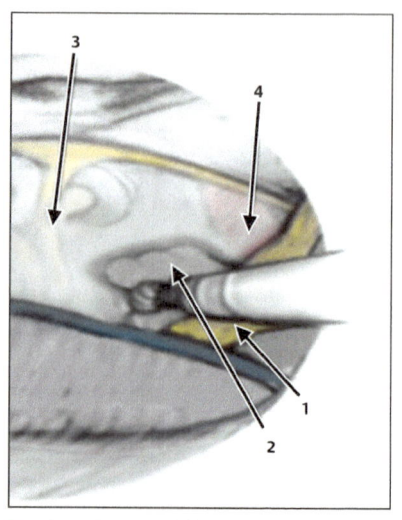

Fig. 104-11. Brocagem do ápice petroso. *1*. Nervo trigêmeo extradural na fossa média do crânio; *2*. brocagem do ápice petroso, anterior ao meato acústico interno, e posterior ao nervo trigêmeo e segmento horizontal da artéria carótida interna; *3*. visão indireta do feixe nervoso no conduto auditivo interno; *4*. visão indireta da alça lateral e segmento horizontal da artéria carótida interna.

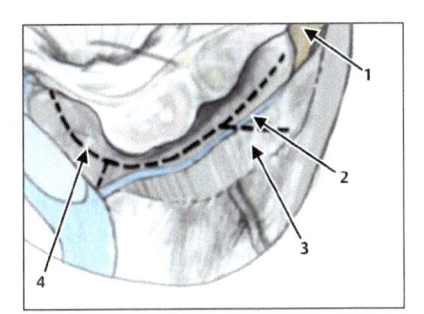

Fig. 104-12. Abertura dural. *1.* Nervo trigêmeo extradural na fossa craniana média; *2.* seio petroso superior; *3.* folheto tentorial da dura-máter cobrindo a fossa posterior; *4.* ponto onde a abertura dural presigmóidea deve parar para evitar danos ao saco endolinfático. A linha pontilhada representa a abertura dural após as petrosectomias posterior e anterior.

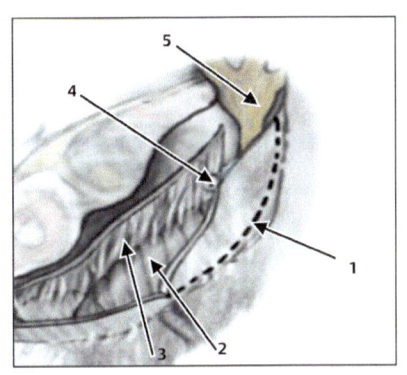

Fig. 104-13. Ressecção da dura-máter tentorial sobre o nervo trigêmeo. *1.* Linha pontilhada representando o corte da dura-máter do tentório sobre o nervo trigêmeo; *2.* folias do cerebelo; *3.* membrana aracnoide no ângulo cerebelopontino; *4.* corte da extremidade do seio petroso superior; *5.* nervo trigêmeo extradural na fossa craniana média.

Ressecção da Dura-Máter Tentorial sobre o Nervo Trigêmeo

Após a abertura da dura-máter, conforme descrito, acima e exposição do espaço subaracnóideo, o folheto dural inferior do tentório é cortado em direção ao poro trigeminal. Esta porção do tentório é ressecada, permitindo a exposição do nervo trigêmeo da fossa média até a zona de entrada da raiz. O seio petroso superior passa sobre o nervo trigêmeo, no poro do trigêmeo, sendo ocluído medialmente ao nervo (Fig. 104-13).

Secção do Tentório até a Incisura

Quando o acesso ao espaço da incisura tentorial e à fossa interpeduncular é necessário, a seção tentorial é estendida até a incisura tentorial. A superfície inferior do lobo temporal foi exposta pela delaminação horizontal prévia do tentório. A dura-máter da fossa temporal é aberta na superfície inferior do lobo temporal com acesso ao terço medial do restante do tentório. A secção do tentório remanescente em direção à incisura tentorial ocorre sem retração do cérebro. A luz do microscópio é direcionada anterior e superiormente, seguindo a superfície inferior do lobo temporal em direção à incisura tentorial (Fig. 104-14).

O nervo troclear é identificado na incisura tentorial e separado da dura-máter antes da secção da borda do tentório. Esta secção é realizada na porção anterior do tentório e não interfere com o complexo venoso de Labbé que se conecta mais posteriormente à junção dos seios sigmoide e transverso (Fig. 104-15).

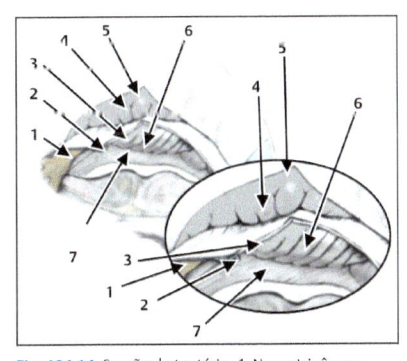

Fig. 104-14. Secção do tentório. *1.* Nervo trigêmeo; *2.* seio petroso superior; *3.* borda cortante do tentório após secção, em direção à incisura tentorial; *4.* córtex do lobo temporal; *5.* borda dural após secção da dura-máter do lobo temporal; *6.* córtex do lobo temporal; *7.* aracnoide do ângulo cerebelopontino.

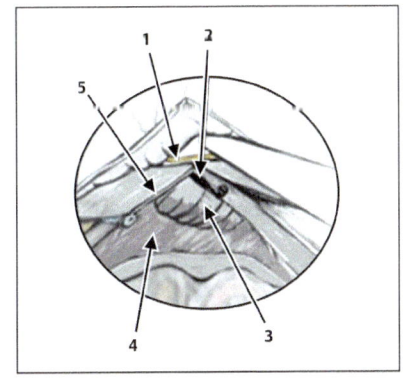

Fig. 104-15. Corte da incisura tentorial. *1.* Nervo troclear; *2.* seção da borda tentorial na incisura tentorial; *3.* folias do cerebelo; *4.* aracnoide do ângulo cerebelopontino; *5.* corte do tentório após secção em direção à incisura tentorial.

Fechamento Dural e Oclusão das Células Aéreas

A dura-máter presigmóidea e da fossa média é aproximada. Todas as células de aéreas da mastoide e do ápice petroso devem ser obliteradas. A abertura do antro na orelha média é reparada. Um pequeno pedaço de osso cortical é colocado sobre a abertura do antro, e cera para osso é espalhada sobre esse pequeno enxerto para selar a comunicação com a orelha média. Esta reconstrução com enxerto ósseo evita a entrada de cera para osso na orelha média (Fig. 104-16).

Enxerto de Gordura

Um enxerto de gordura amplo é retirado da parede abdominal. O enxerto é colocado sobre o fechamento dural e o espaço morto remanescente (Fig. 104-17).

Cranioplastia

O defeito ósseo criado pela brocagem da mastoide e retirada da escama temporal é reconstruído com uma malha de titânio e parafusos. Isto também realizará uma contrapressão no enxerto de gordura, reduzindo a ocorrência de fístulas liquóricas (Fig. 104-18).

Fechamento Muscular

A fáscia e o músculo temporal, e a fáscia suboccipital são aproximados para suas posições originais (Fig. 104-19).

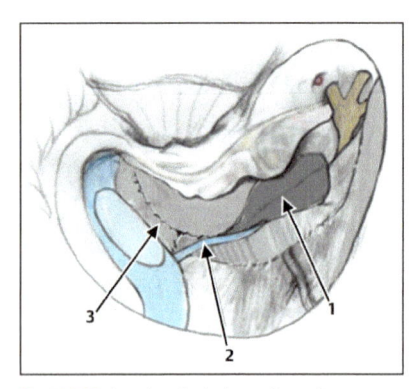

Fig. 104-16. Aproximação da dura-máter após as petrosectomias anterior e posterior: *1.* Substituto dural sintético; *2.* seio petroso superior; *3.* aproximação da dura-máter presigmoide.

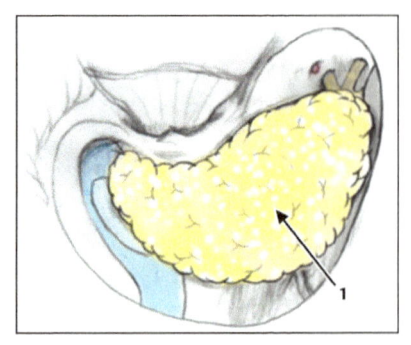

Fig. 104-17. Colocação do enxerto de gordura. *1.* Enxerto de gordura sobre a reconstrução dural.

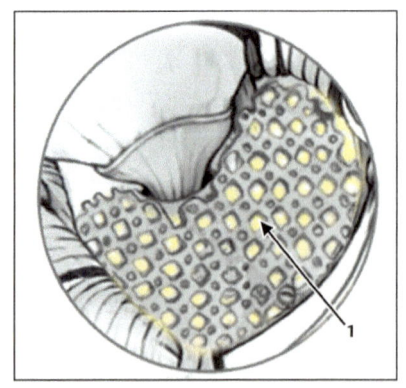

Fig. 104-18. Cranioplastia. *1.* Tela de titânio colocada sobre o enxerto de gordura e fixada ao osso circundante com parafusos de 4 mm.

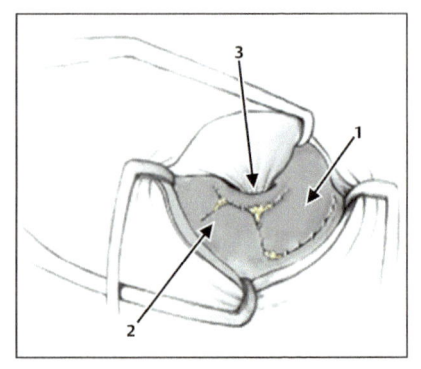

Fig. 104-19. Fechamento muscular. *1.* Fáscia do músculo temporal; *2.* fáscia suboccipital; *3.* canal auditivo externo.

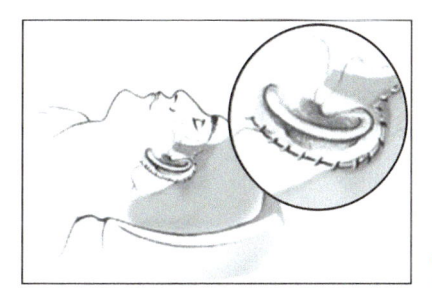

Fig. 104-20. A pele é fechada com pontos interrompidos.

Fechamento do Subcutâneo e Pele
O subcutâneo e a pele são fechados em camadas, com pontos interrompidos (Fig. 104-20).

PLANEJAMENTO CIRÚRGICO
Meningiomas Petroclivais
O meningioma petroclival surge da camada meníngea dural da junção petroclival, ocupando a face anterolateral da fossa craniana posterior nas proximidades do tronco cerebral.

O aumento progressivo do tumor pode causar compressão e deslocamento severos do mesencéfalo, ponte e bulbo. O meningioma petroclival pode surgir nos *clivus* superior, médio e inferior. O sítio de origem do tumor é fundamental no deslocamento das estruturas e na escolha da abordagem cirúrgica. Este capítulo enfocará apenas os meningiomas dos *clivus* superior e médio.

Os meningiomas petroclivais superiores estão centrados na dura-máter da sutura petroclival, apenas medialmente à entrada da raiz do nervo trigêmeo no *cavum* de Meckel. Esta origem dural tende a continuar superiormente e envolver o seio petroso superior e a incisura tentorial. De sua origem dural, o tumor se expande posteriormente em direção ao tronco cerebral, anteriormente em direção ao *cavum* de Meckel e seio cavernoso posterior, e medialmente para envolver a incisura tentorial. Ocupa, superiormente, a fossa interpeduncular e, às vezes, estende-se à região selar. Os meningiomas petroclivais superiores têm estreita relação com vários nervos cranianos. Desloca-se o nervo trigêmeo lateralmente; o nervo facial e vestibulococlear são deslocados inferior e posteriormente no ângulo cerebelopontino médio; o sexto nervo craniano, inferior e anteriormente na cisterna pré-pontina; o nervo troclear, medialmente no espaço da incisura tentorial; e o nervo oculomotor é deslocado superior e medialmente na fossa interpeduncular (Fig. 104-21).

Os meningiomas petroclivais médios surgem da dura-máter ao redor da sutura petroclival no nível do canal auditivo interno. Esses tumores não invadem a fossa craniana média e não se estendem até o espaço da incisura tentorial ou fossa interpeduncular. Eles tendem a ficar confinados à fossa posterior e podem invadir o conduto auditivo interno. Frequentemente, esses tumores se estendem inferiormente em direção aos forames jugular e magno. Os meningiomas petroclivais

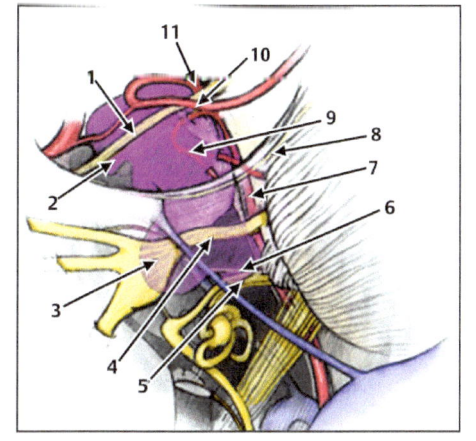

Fig. 104-21. Meningioma com origem no *clivus* superior. *1.* Terceiro nervo craniano; *2.* tumor invadindo a sela; *3.* tumor invadindo o *cavum* de Meckel; *4.* nervo trigêmeo deslocado lateralmente pelo tumor; *5.* nervos facial e vestibulococlear no polo inferior do tumor; *6.* visão indireta do sexto nervo craniano; *7.* artéria basilar deslocada para o lado oposto; *8.* quarto nervo craniano e incisura tentorial; *9.* artéria cerebelar superior envolta por tumor; *10.* artéria cerebral posterior; *11.* topo da basilar.

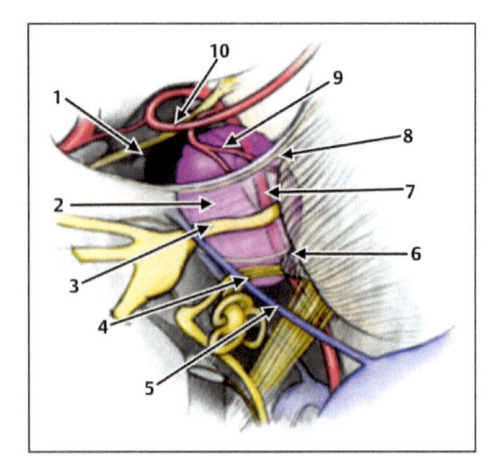

Fig. 104-22. Meningioma com origem no *clivus* médio (observar que o tumor não possui extensão supratentorial ou componentes da fossa média craniana). *1.* Terceiro nervo craniano; *2.* tumor deslocando a ponte posteriormente; *3.* nervo trigêmeo deslocado lateralmente; *4.* VII e VIII nervos cranianos deslocados inferiormente; *5.* seio petroso superior; *6.* sexto nervo craniano; *7.* artéria basilar empurrada para o lado oposto; *8.* quarto nervo craniano e incisura tentorial; *9.* artéria cerebelar superior; *10.* artéria cerebral posterior.

médios deslocam o nervo trigêmeo medial e superiormente; o nervo facial e o nervo vestibulococlear, anterior e superiormente; o abducente, inferior e medialmente; e os nervos cranianos baixos, posterior e inferiormente (Fig. 104-22).

Os meningiomas petroclivais têm uma relação próxima com a circulação vertebrobasilar e frequentemente deslocam e/ou envolvem este sistema e seus ramos, incluindo, a artéria cerebelar superior (SCA), a artéria cerebral posterior (PCA), a artéria cerebelar anteroinferior (AICA), a artéria cerebelar posteroinferior (PICA), as pequenas artérias pontinas circunferenciais e as artérias perfurantes talâmicas posteriores. O envolvimento das artérias vertebrais e basilares e seus ramos principais não impede a ressecção completa do tumor. Um plano aracnoide está geralmente presente, e o tumor pode ser dissecado com segurança. Igualmente importante, porém mais difícil, é a dissecção das artérias pontinas circunferenciais que se originam da artéria basilar média, e a dissecção das artérias tálamo-perfurantes posteriores que se originam das artérias cerebrais posteriores na quadrifurcação basilar. A ausência de alteração de sinal no tronco cerebral na avaliação pela ressonância magnética (RM), geralmente prediz a ocorrência de um plano adequado de dissecção entre o tumor, tronco cerebral e pequenas artérias perfurantes.

O tratamento do meningioma petroclival geralmente requer ressecção cirúrgica para aliviar a compressão sobre o tronco cerebral. O tratamento cirúrgico desses tumores é particularmente desafiador por causa de seu tamanho geralmente grande e sua localização profunda na fossa posterior, em estreita relação com o tronco encefálico, múltiplos nervos cranianos e o sistema arterial vertebrobasilar. O autor sênior (CC) geralmente resseca esses tumores por meio de uma variedade de abordagens transpetrosas com diferentes graus de remoção das estruturas da orelha interna.

Caso 1
Paciente do sexo feminino com 70 anos de idade que apresentava dificuldade de marcha, fraqueza no membro inferior direito, disfagia e disfunção cognitiva. No momento de sua apresentação, a paciente estava essencialmente acamada com significativa redução ponderal.

A RM demonstrou um meningioma petroclival de *clivus* superior e médio com compressão do tronco cerebral. O tumor se estendeu para a fossa craniana média, invadindo o *cavum* de Meckel e o seio cavernoso posterior. O polo inferior do tumor se estendia até o nível do forame jugular (Fig. 104-23).

Cirurgia
Abordagem transpetrosa combinada (anterior e posterior) com remoção dos canais semicirculares superior e posterior (abordagem transcrural) com exposição da dura-máter presigmoide retrolabiríntica e da dura-máter presigmoide anterior ao conduto auditivo interno, até o ápice petroso. Esta ampla exposição da dura-máter presigmoide permitiu o acesso extradural à implantação do tumor no *clivus* e tentório sem manipulação direta do cerebelo ou lobo temporal. Um *flap* anterior do tentório foi ressecado do quarto nervo craniano até o nervo trigêmeo, permitindo a comunicação entre o espaço cerebelopontino da fossa posterior e o espaço da incisura tentorial. A remoção do canal semicircular superior e secção do tentório até a incisura foram necessárias para acesso e visualização do espaço da incisura tentorial e do polo superior do tumor na fossa interpeduncular. A ressecção do canal semicircular posterior foi necessária para acesso confortável ao tumor ao redor dos nervos facial e vestibulococlear no meato acústico interno, e dos nervos cranianos baixos na área do forame jugular. Após redução central do tumor, um plano aracnoide adequado foi encontrado entre o tumor e o tronco cerebral e entre a dura-máter e o sistema arterial vertebrobasilar. Também havia um plano de dissecção entre o tumor e os nervos cranianos.

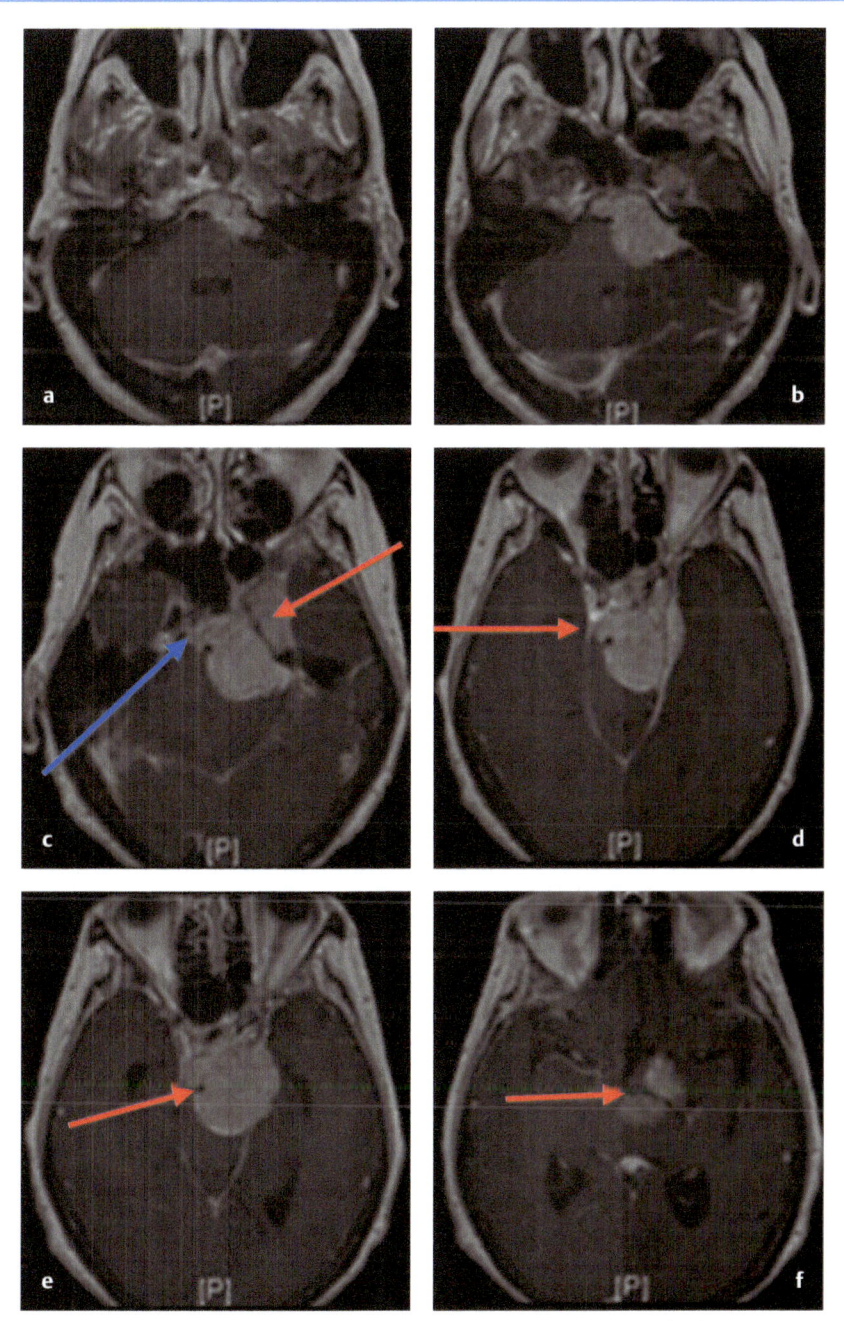

Fig. 104-23. Ressonância magnética na sequência T1 axial pós-contraste. (**a-b**) O tumor se estende inferiormente ao forame jugular. (**c**) Invasão do tumor ao *cavum* de Meckel (seta vermelha) e a extensão do tumor para o lado oposto, ao *cavum* de Meckel do lado direito (seta azul). (**d**) Extensão do tumor medial à incisura tentorial e através do *clivus* até o lado oposto (seta vermelha). (**e**) Artéria basilar desviada para a direita e envolvida pelo tumor (seta vermelha). Há também extensão anterior do tumor, para as proximidades do processo clinoide anterior. (**f**) Artéria cerebral posterior dividindo o polo superior do tumor (seta vermelha).

Evolução Pós-Operatória

No período pós-operatório, o paciente desenvolveu uma paralisia transitória do sexto nervo à esquerda. Após 18 meses, a paciente se apresentava funcionalmente independente. Não havia diplopia ou alterações de marcha e equilíbrio. As Figuras 104-24 e 104-25 demostram o resultado radiológico pós-operatório.

Caso 2

Mulher de 52 anos que apresentava disfunção cognitiva, leve disfagia, fraqueza dimidiada à esquerda, cefaleia e dificuldade de marcha e equilíbrio. A RM demonstrou um volumoso meningioma petroclival superior com extensão até o *cavum* de Meckel, sela túrcica e fossa interpeduncular, com compressão significativa do tronco cerebral e hidrocefalia associada. Há envolvimento completo da artéria basilar, artéria cerebelar superior e da artéria cerebral posterior. Não há alteração de sinal do tronco cerebral. Um plano aracnoide adequado é visto em torno do tumor. Há, entretanto, algum sinal anormal no mesencéfalo esquerdo relacionado com a compressão do tronco cerebral contra a borda tentorial esquerda (Fig. 104-26). Esse tumor é maior e se estende mais alto do que o caso 1, entretanto, o seu polo inferior não é tão baixo.

Cirurgia

Foi utilizada a abordagem transpetrosa combinada, com retirada adicional do canal semicircular superior, delaminação do tentório e secção do tentorial até a incisura. A abordagem foi semelhante à utilizada no caso 1, exceto que, apenas, o canal semicircular superior foi removido nesse caso.

O polo inferior do tumor se estendia até o nível do canal auditivo interno, não havendo necessidade de dissecção elaborada ao redor do poro acústico, ou abaixo dele. A remoção do canal semicircular posterior não teria oferecido qualquer vantagem adicional.

A petrosectomia anterior ofereceu acesso extradural direto à origem do tumor, medial ao poro trigeminal. A remoção do canal semicircular superior e secção do tentório permitem amplo acesso ao espaço da incisura tentorial e ao polo superior do tumor na fossa interpeduncular. Após suficiente redução central do tumor, foi possível encontrar um plano de dissecção entre o tumor e as seguintes estruturas: tronco cerebral, artéria basilar, artéria cerebelar superior e artéria cerebral posterior.

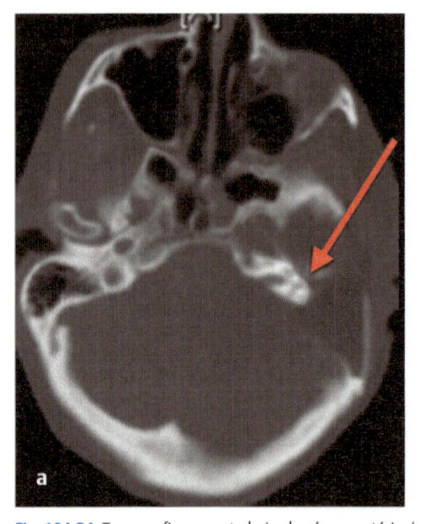

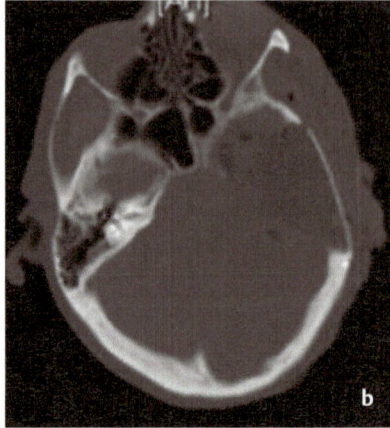

Fig. 104-24. Tomografia computadorizada pós-operatória. (a) A seta preta aponta para o canal semicircular lateral. (b) Observe a brocagem do ápice petroso.

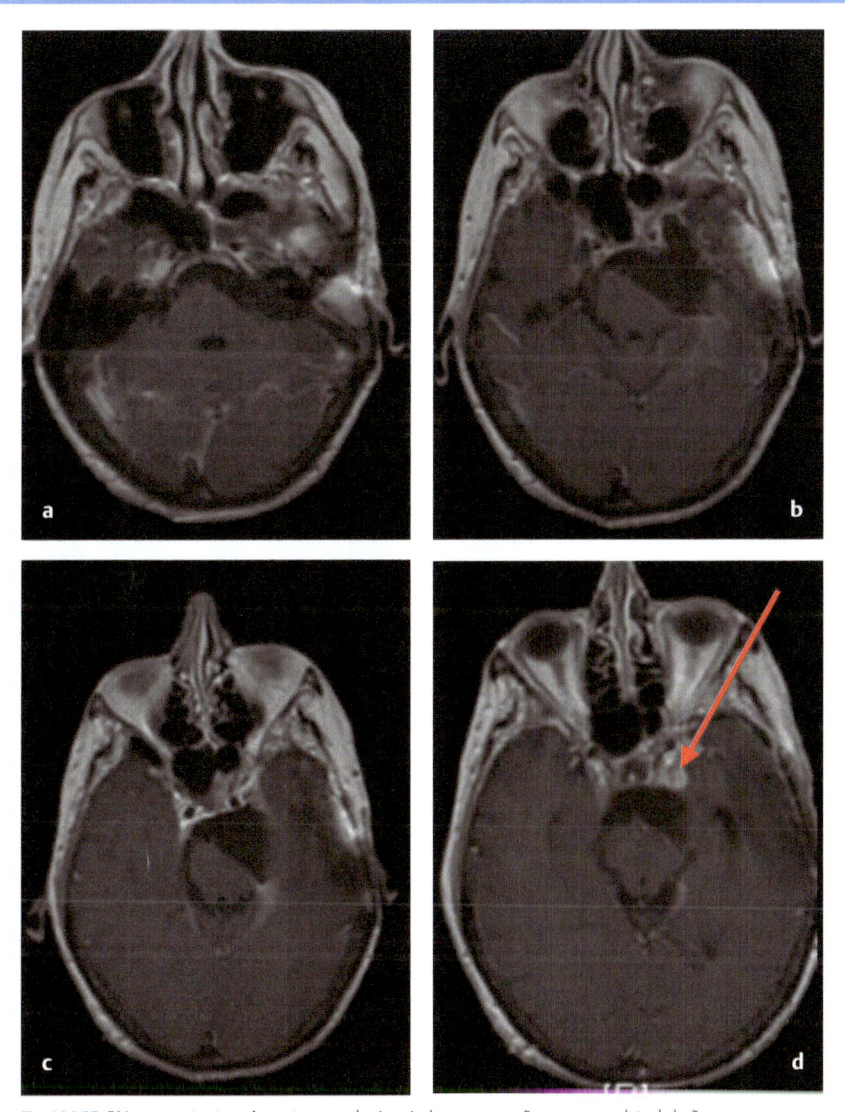

Fig. 104-25. RM com contraste após quatro anos da cirurgia: houve ressecção quase completa da lesão, com pequeno tumor residual estável no seio cavernoso posterior (seta vermelha).

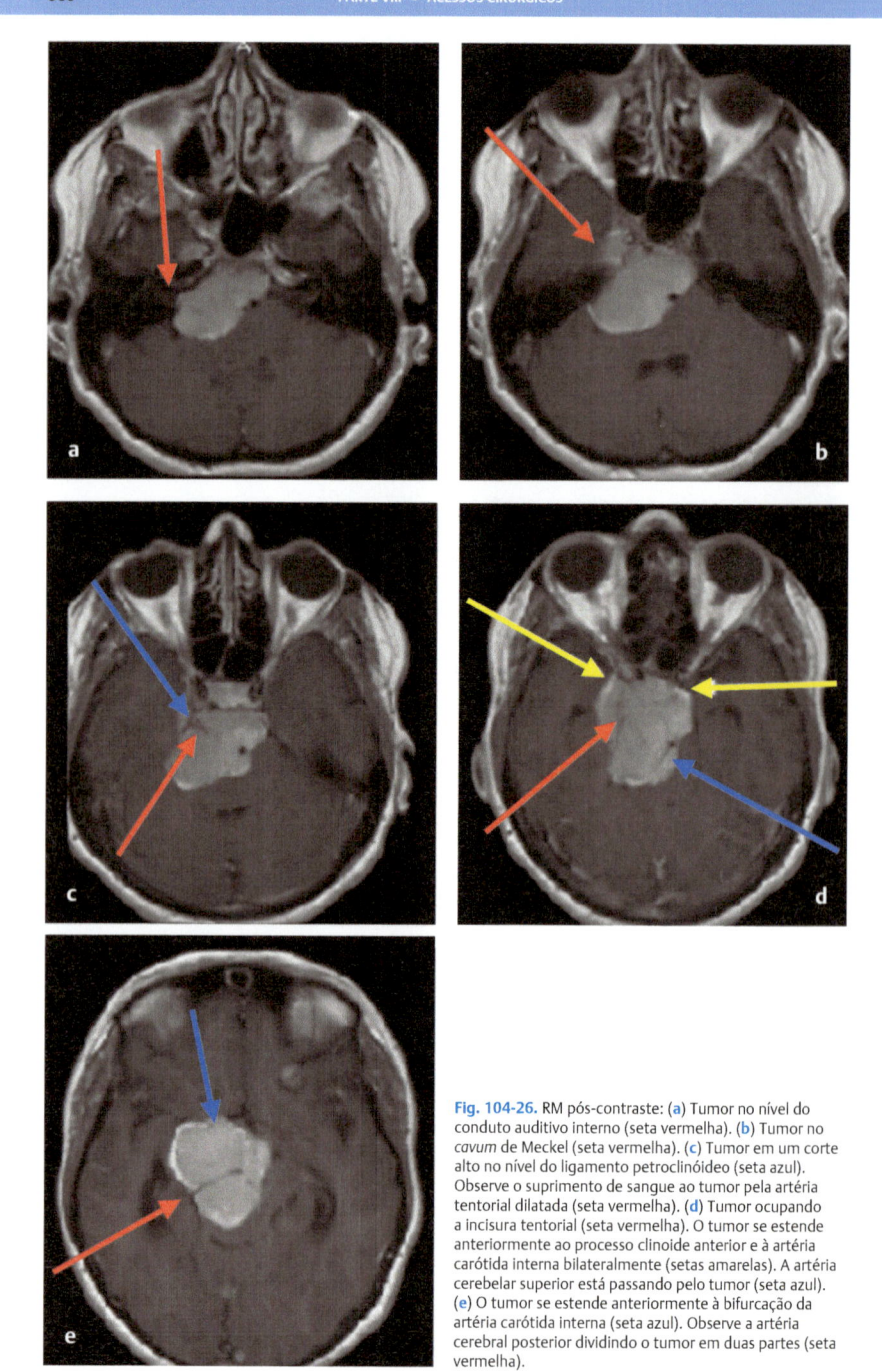

Fig. 104-26. RM pós-contraste: (**a**) Tumor no nível do conduto auditivo interno (seta vermelha). (**b**) Tumor no *cavum* de Meckel (seta vermelha). (**c**) Tumor em um corte alto no nível do ligamento petroclinóideo (seta azul). Observe o suprimento de sangue ao tumor pela artéria tentorial dilatada (seta vermelha). (**d**) Tumor ocupando a incisura tentorial (seta vermelha). O tumor se estende anteriormente ao processo clinoide anterior e à artéria carótida interna bilateralmente (setas amarelas). A artéria cerebelar superior está passando pelo tumor (seta azul). (**e**) O tumor se estende anteriormente à bifurcação da artéria carótida interna (seta azul). Observe a artéria cerebral posterior dividindo o tumor em duas partes (seta vermelha).

Evolução Pós-Operatória

No período pós-operatório imediato, a paciente desenvolveu piora transitória da hemiparesia esquerda, paralisia transitória do terceiro nervo direito e paralisia do sexto nervo esquerdo. Aos três meses de acompanhamento ambulatorial, a paralisia do terceiro nervo reverteu, e ela já consegue deambular. A paralisia do sexto nervo esquerdo ainda estava presente (Figs. 104-27 e 104-28).

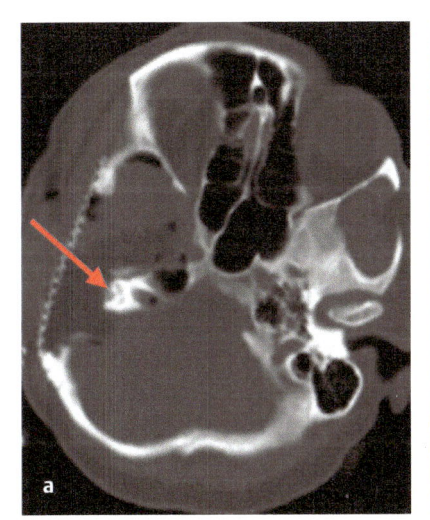

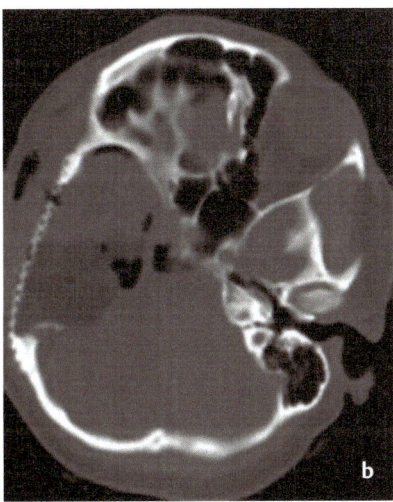

Fig. 104-27. Tomografia computadorizada pós-operatória. (**a**) Observa-se a preservação dos canais semicirculares lateral e posterior (seta vermelha). (**b**) Visualização da ressecção do osso petroso, anterior ao conduto auditivo interno.

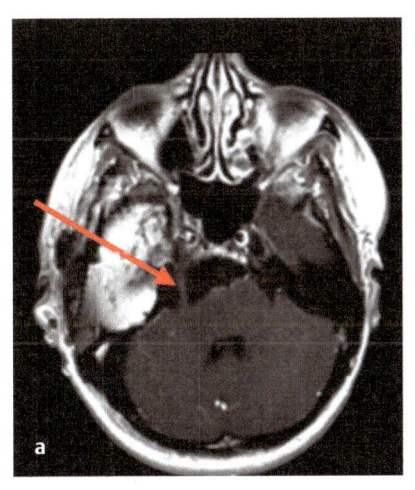

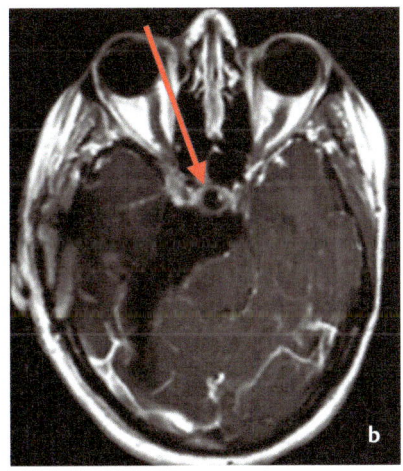

Fig. 104-28. Cortes axiais da RM contrastada pós-operatória demonstrando ressecção completa da lesão, (**a**) nervo trigêmeo no leito onde se encontrava o tumor (seta vermelha). (**b**) Ressecção do tumor da região selar (seta vermelha). *(Continua.)*

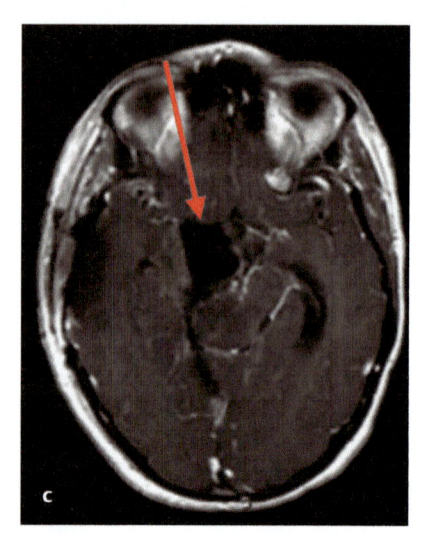

Fig. 104-28. *(Cont.)* (c) Ressecção do tumor da região da bifurcação da artéria carótida interna (seta vermelha).

Schwannoma Trigeminal (ST)

O schwannoma do nervo trigêmeo é um tumor benigno raro da bainha do nervo que surge ao longo do curso do nervo trigêmeo. O tumor pode estar confinado ao ângulo cerebelopontino dentro da fossa craniana posterior, à área do *cavum* de Meckel dentro da fossa craniana média e ocasionalmente envolver a fossa posterior e média em uma configuração de halter. O tratamento cirúrgico do ST pode ser desafiador por causa do seu tamanho e localização profunda. A preservação das sensações da face e da córnea pode ser particularmente difícil em tumores grandes. A perda da sensibilidade da córnea pode cursar com ulceração e consequente perda visual.

Caso 3

Paciente do sexo feminino, com 25 anos de idade, cursou com cefaleia, perda de sensibilidade envolvendo todas as três divisões do nervo trigêmeo esquerdo, abolição do reflexo corneal à esquerda e atrofia do músculo temporal esquerdo. A RM demonstrou um grande tumor cístico com realce pelo contraste, envolvendo as fossas média e posterior, e com compressão do tronco cerebral, lobo temporal esquerdo e seio cavernoso. O tumor cístico tinha formato de halter (Fig. 104-29).

Cirurgia

Abordagem transpetrosa combinada, com remoção dos canais semicirculares superior e posterior (abordagem transcrural) com exposição da dura-máter retrolabiríntica presigmóidea e da dura-máter anterior ao conduto auditivo interno até o ápice petroso. Essa extensa exposição dural ampla forneceu acesso extradural direto à área ao redor do meato acústico interno e do poro trigeminal. A dura-máter do lobo temporal foi elevada do tumor na fossa média, proporcionando exposição extradural desta parte do tumor. As camadas durais do tentório foram divididas para fornecer acesso extradural ao ângulo cerebelopontino superior sem qualquer manipulação direta ou exposição do lobo temporal. Dessa forma, por meio de uma única abordagem, obteve-se acesso direto a todo o tumor, do tronco cerebral posteriormente, aos forâmens oval e redondo anteriormente. O tumor foi abordado inicialmente na fossa média. Após suficiente descompressão de sua porção central, seguiu-se o tumor até a fossa posterior. O tumor foi dissecado do segmento vertical da artéria carótida do seio cavernoso e do segmento horizontal da artéria carótida petrosa na fossa média. Na fossa posterior o tumor foi dissecado do tronco encefálico, artéria basilar e seus ramos, e dos nervos cranianos IV, VI, VII e VIII. Não havia fibras nervosas normais do trigêmeo distinguíveis na parte da fossa média do tumor, portanto a preservação anatômica das fibras nervosas normais não foi possível.

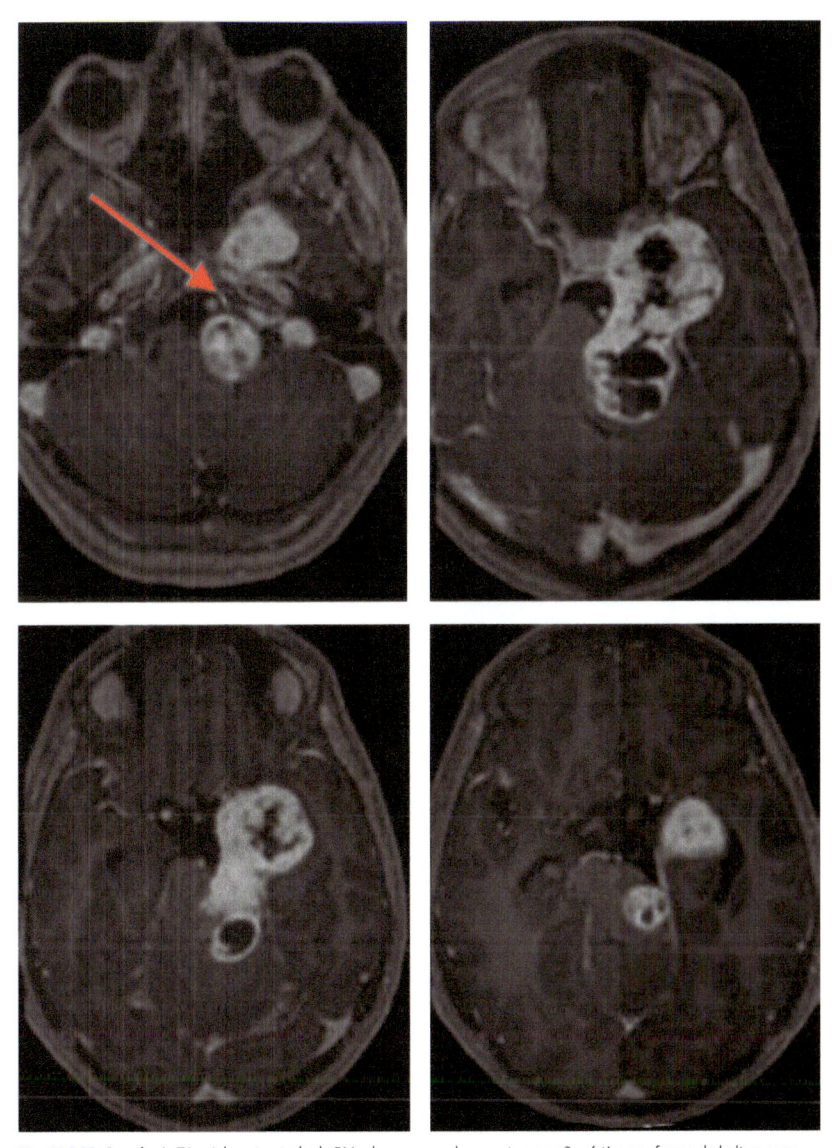

Fig. 104-29. Sequência T1 axial contrastada da RM: observa-se volumosa tumoração cística em forma de halter, com compressão do tronco encefálico, lobo temporal esquerdo e seio cavernoso ipsilateral. O segmento horizontal da artéria carótida petrosa divide o tumor ao meio (seta vermelha).

Evolução Pós-Operatória

No período pós-operatório, a paciente evoluiu bem e sem déficits adicionais, exceto a manutenção da paralisia do quinto nervo já existente no pré-operatório. A audição foi preservada apesar da ressecção de dois canais semicirculares. A RM pós-operatória, aos 18 meses, não demostrou tumor residual ou alteração de sinal no tronco cerebral ou cerebelo (Fig. 104-30). A paciente voltou à sua ocupação anterior como fotógrafa.

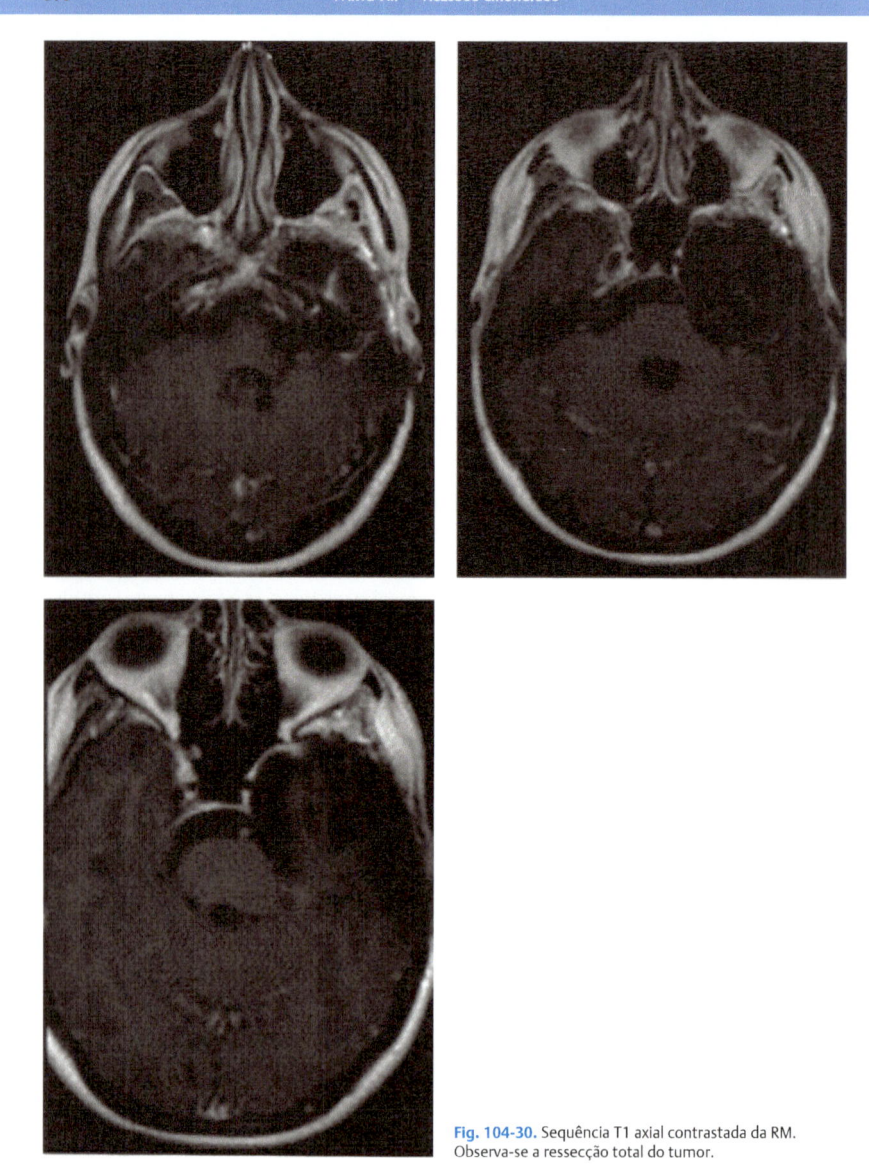

Fig. 104-30. Sequência T1 axial contrastada da RM. Observa-se a ressecção total do tumor.

CONSIDERAÇÕES FINAIS

As petrosectomias combinadas agregam uma série de vantagens, como campo operatório amplo e desobstruído, possibilidade de preservação auditiva, desvascularização precoce do tumor e múltiplos eixos para ressecção tumoral.[7] Os meningiomas petroclivais emergem dos 2/3 superiores do *clivus*, na junção petroclival, sendo mediais ao nervo trigêmeo. Há tendência à compressão do tronco encefálico e da artéria basilar, com deslocamento dessas estruturas para o lado oposto.[3]

Os meningiomas petroclivais recebem suprimento vascular de ramos da artéria carótida externa (artéria meníngea média, artéria faríngea ascendente e das artérias maxilar e occipital), bem como de ramos da artéria carótida interna (ramos dos troncos meningo-hipofisário e inferolateral).[7] A extensa dissecção extradural entre os folhetos durais, utilizada na técnica apresentada, bem como a secção da artéria meníngea média, possibilita a ressecção efetiva dessas lesões, mesmo em pacientes com idade mais avançada, com mínima perda sanguínea.

Embora o volume desses tumores geralmente seja grande, os nervos cranianos usualmente permanecem em contato, mas não são invadidos pelas lesões, muitas vezes tendo sua própria bainha aracnoide preservada.[8] Isso permite a ressecção completa dessas lesões complexas e manutenção da função dos nervos, como observado nos casos clínicos aqui apresentados.

No que se refere à anatomia venosa envolvida nos acessos transpetrosos, o risco de lesão da veia Labbé é bastante enfatizado na literatura,[2,3,9] por isso é rotina recomendar o estudo radiológico dessas estruturas. A técnica aqui demonstrada, através do chamado *peeling tentorial*, permite que a dura-máter da fossa média permaneça intacta, ou no máximo haja uma pequena exposição do lobo temporal basal quando houver necessidade de exposição da incisura tentorial e a fossa interpeduncular.[10]

Conforme discutido na técnica cirúrgica, a divisão horizontal dos folhetos do tentório e a ressecção de um pequeno retalho de tentório permitem amplo acesso extradural ao osso petroso anterior e ao nervo trigêmeo no seu poro. Na ressecção do retalho tentorial maior, a incisão tentorial se estenderá até sua borda livre, após a identificação do nervo troclear, e haverá uma pequena exposição do parênquima cerebral. Não há exposição da veia Labbé, minimizando o risco de seus danos. Não há necessidade de usar afastadores cerebrais com esta técnica.[10]

A secção do tentório deve ser o mais anterior possível ao longo do seio petroso superior. A veia Labbé geralmente termina no seio transverso mais de 1 cm posterior ao ponto sinodural.[2]

As etapas fundamentais na execução das petrosectomias combinadas foram detalhadas aqui na descrição técnica. A abordagem deve ser customizada para as necessidades específicas de cada tumor, não havendo um acesso único padrão.[3,9] Algumas dessas variações foram demonstradas nos casos clínicos, sendo fundamental o conhecimento da anatomia do tumor para aplicá-las.

Como mencionado previamente, o corte tentorial até a incisura é necessário nas lesões altas cujo polo superior se insinua por esse espaço em direção à fossa interpeduncular. A remoção concomitante do retalho tentorial anterior (entre o IV e o V nervos) permite a comunicação adequada do espaço cerebelopontino, na fossa posterior, com o espaço incisural, necessitando de pequena exposição da porção mesial do lobo temporal, e dispensando a necessidade de retração mecânica associada. A ressecção associada do canal semicircular superior otimiza o manuseio das porções superiores desses tumores.

A ressecção do canal semicircular posterior torna-se um importante adjuvante nos tumores que envolvem os nervos facial e vestibulococlear no ângulo pontocerebelar, principalmente nas lesões cujo polo inferior é direcionado para o forame jugular. A labirintectomia superior e posterior combinada, também chamada de acesso transcrural, foi descrita por McElveen *et al.*[11] e sistematizada por Sekhar *et al.*[12] como forma de otimizar a exposição temporal, com bons índices de preservação auditiva.

Se o maior diâmetro transverso do tumor estiver no nível do conduto auditivo interno, a adição da abordagem translabiríntica melhora o acesso ao tumor ao redor do conduto auditivo interno, ângulo pontocerebelar e *clivus* médio. Nessa abordagem, são retirados os 3 canais semicirculares, com esqueletização da porção lateral do meato acústico interno,[9] sendo geralmente reservados para lesões infratentoriais que requerem abordagem mais lateralizada do conduto e com perda auditiva completa associada, como, por exemplo, alguns Schwannomas vestibulares.[13]

REFERÊNCIAS BIBLIOGRÁFICAS

1. Grossi PM, Nonaka Y, Watanabe K, Fukushima T. The history of the combined supra and infratentorial approach to the petroclival region. Neurosurg Focus. 2012;33(2):E8.
2. Janjua MB, Caruso JP, Greenfield JP, et al. The combined transpetrosal approach: Anatomic study and literature review. J Clin Neurosci Off J Neurosurg Soc Australas. 2017;41:36-40.
3. Erkmen K, Pravdenkova S, Al-Mefty O. Surgical management of petroclival meningiomas: factors determining the choice of approach. Neurosurg Focus. 2005;19(2):E7.
4. Dambakidis NC, Kakarla UK, Kim LJ, et al. Evolution of surgical approaches in the treatment of petroclival meningiomas; a retrospective review. Neurosurgery. 2007;61(5-2):202-11.
5. Samii M, Tatagiba M, Carvalho GA. Retrosigmoid intradural suprameatal approach to Meckel's cave and the middle fossa: surgical technique and outcome. J Neurosurg. 2000;92(2):235-41.
6. Rigante L, Herian S, Tatagiba MS, et al. Petrosectomy and Topographical Anatomy in Traditional Kawase and Posterior Intradural Petrous Apicectomy (PIPA) Approach: An Anatomical Study. World Neurosurg. 2016;86:93-102.
7. Kusumi M, Fukushima T, Mehta AI, et al. Tentorial detachment technique in the combined petrosal approach for petroclival meningiomas. J Neurosurg. 2012;116(3):566-73.
8. Roche P-H, Lubrano V, Noudel R, et al. Decision making for the surgical approach of posterior petrous bone meningiomas. Neurosurg Focus. 2011;30(5):E14.
9. Xu F, Karampelas I, Megerian CA, et al. Petroclival meningiomas: an update on surgical approaches, decision making, and treatment results. Neurosurg Focus. 2013;35(6):E11.
10. Vidal CH, Nicácio JA, Hahn Y, et al. Tentorial Peeling: Surgical Extradural Navigation to Protect the Temporal Lobe in the Focused Combined Transpetrosal Approach. Operative Neurosurgery. 2020;19(5):589-98.
11. McElveen JT, Wilkins RH, Erwin AC, Wolford RD. Modifying the translabyrinthine approach to preserve hearing during acoustic tumour surgery. J Laryngol Otol. 1991;105(1):34-7.
12. Sekhar LN, Schessel DA, Bucur S D, et al. Partial labyrinthectomy petrous apicectomy approach to neoplastic and vascular lesions of the petroclival area. Neurosurgery. 1999;44(3):537-52.
13. Horgan MA, Anderson GJ, Kellogg JX, et al. Classification and quantification of the petrosal approach to the petroclival region. J Neurosurg. 2000;93(1):108-12.

CAPÍTULO 105

ACESSO SUBOCCIPITAL

Hugo Leonardo Doria-Netto • Ricardo Doria-Netto
José Maria de Campos Filho • Feres Chaddad Neto

INTRODUÇÃO

Apesar das melhorias na técnica microcirúrgica, o acesso cirúrgico ao espaço incisural posterior e às superfícies cerebelares tentorial e
suboccipital permanece um desafio aos neurocirurgiões por causa dos riscos de complicações, como as lesões venosas[1] e a embolia aérea, o que torna a realização desse acesso condicionado a minucioso conhecimento neuroanatômico microcirúrgico.[2-5]

Esse espaço, que corresponde à região pineal,[6] possui um teto, um assoalho, paredes laterais e anterior, estendendo-se posteriormente até o ápice tentorial.[1] O teto é formado pela superfície inferior do esplênio do corpo caloso, fórnix crural e comissura hipocampal. A superfície craniana do vérmis e os lóbulos quadrangulares do cerebelo formam lateralmente o assoalho. As paredes laterais são definidas pelo pulvinar do tálamo, fórnix crural e superfície medial dos giros para-hipocampal e lingual. A parede anterior é formada pelo limite posterior do terceiro ventrículo, pineal, placa tectal, língula do vérmis medial e pedúnculos cerebelares superiores lateralmente.

A partir da craniotomia suboccipital mediana há diferentes variações de vias de acesso para a região entre o tentório e o cerebelo, como descrito a seguir, detalhando cada uma dessas vias, suas vantagens e limitações. Realizamos esta craniotomia com o paciente em posição semissentada, conhecendo e controlando bem o risco de embolia aérea venosa.[7]

VARIAÇÕES DAS VIAS DE ACESSO E INDICAÇÕES
Via Infratentorial Supracerebelar

Abordagem indicada para lesões na região pineal foi inicialmente descrita por Stein,[8] em 1971. Esta via não requer sacrifício de estruturas importantes e permite uma boa visualização dos plexos venosos (veia cerebral magna, veias cerebrais internas, veias basais de Rosenthal e tributárias dos seios petrosos superior e reto).[2,8-10] Lesões localizadas no segmento P2 da artéria cerebral posterior, acima do complexo venoso, abaixo dos colículos superiores e lateralmente ao pulvinar do tálamo, são de difícil acesso por esta via.

A via infratentorial supracerebelar representa o acesso de escolha às patologias localizadas abaixo do complexo venoso do espaço incisural posterior. As variações apresentadas a seguir permitem o acesso a áreas mais limitadas.[1]

Via Supracerebelar Paramediana

Desenvolvida por Yasargil,[11] esta via permite a visualização de uma área em que se encontram a pineal, colículos inferiores, pedúnculos cerebelares superior e médio, lóbulo quadrangular do cerebelo,[12] a metade ipsilateral da fissura cerebelo-mesencefálica e a porção posterior da cisterna *ambiens*, apresentando, no entanto, uma visão mais limitada das estruturas contralaterais.

Via Transtentorial Supracerebelar

A via transtentorial supracerebelar, descrita por Voigt e Yasargil,[13] em 1976, facilita o acesso a lesões localizadas na região temporal medial posterior e segmento P2P da artéria cerebral posterior.

DIAGNÓSTICOS DIFERENCIAIS

De 2002 a 2017 realizamos 147 abordagens suboccipitais medianas em pacientes internados no Hospital Beneficência Portuguesa em São Paulo, pela mesma equipe cirúrgica. Oitenta e dois (55,8%) dos pacientes eram do sexo feminino, enquanto 65 (44,2%) eram do sexo masculino. A idade variou de 5 a 82 anos. Entre esses pacientes, 52 (35,4%) apresentavam lesões vasculares, e 95 (64,6%) apresentavam tumores da fossa posterior.

As lesões vasculares variaram entre angiomas cavernosos (12-23,1%) dentro do tronco cerebral ou perto do vérmis cerebelar, aneurismas de artéria cerebelar posteroinferior distal (7%-13,46%), aneurismas da artéria vertebral proximal, segmento V4 (10%-19,23%), aneurismas do segmento P3 da artéria cerebral posterior (3%-5,76%), malformações arteriovenosas (15%-28,84%), fístula arteriovenosa dural (1%-1,92%) e hemorragias da superfície suboccipital cerebelar (4%-7,69%).

Os tumores de fossa posterior variaram entre metástases cerebelares (31%-32,63%), meduloblastomas (19%-20,02%), astrocitomas pilocíticos (16%-16,84%), gliomas de tronco cerebral (11%-11,57%) e ependimomas do IV ventrículo (8%-8,42%).

DESCRIÇÃO DO PROCEDIMENTO
Posicionamento
O paciente anestesiado é posicionado semissentado com leve flexão dos membros superiores e inferiores, os antebraços repousam sobre o abdome, amortecendo cuidadosamente as partes do corpo em contato com superfícies rígidas (Fig. 105-1a). Coxins de espuma são colocados sob os joelhos, calcanhares e cotovelos.

Depois de remover a cabeceira da mesa cirúrgica, a cabeça do paciente é mantida na linha média e presa em um suporte de três pontos (Sugita ou Mayfield). Os três pinos são fixados bilateralmente sobre a linha temporal superior, sem transfixar o músculo temporal, evitando perdas sanguíneas desnecessárias e favorecendo uma imobilização eficaz da cabeça. Um quarto pino pode ser colocado para aumentar a rigidez da fixação.

A elevação e a flexão da cabeça são os movimentos a serem realizados a fim de expor a região suboccipital, mas não devem ser exagerados para não comprometer o fluxo venoso jugular. O movimento de flexão tem como finalidade manter a tenda do cerebelo paralela ao campo visual do cirurgião. No intuito de se evitar a hiperflexão da cabeça, observamos uma distância mínima de 4 cm entre o processo mentual e o manúbrio esternal.

A base da mesa é inclinada levemente em Trendelenburg, enquanto o dorso está elevado, e as perneiras levemente abaixadas, formando a posição semissentada.

É de suma importância a monitorização neurofisiológica dos nervos ciáticos e surais para que não haja lesão pelo posicionamento e tempo cirúrgico prolongado.

Tricotomia
A tricotomia é realizada na sala de cirurgia poucos minutos antes do início do procedimento cirúrgico, para diminuir risco de infecção e favorecer uma melhor fixação dos campos estéreis.[6] O cabelo é penteado com solução degermante, seguindo a direção da linha mediana para ambos os lados. Em seguida é realizada a tricotomia em uma faixa de aproximadamente 3 cm de largura ao longo da linha occipitocervical mediana posterior, até 4 a 5 cm acima da protuberância occipital externa (Fig. 105-1b). A região é tratada com compressa umedecida em álcool a 70% para remover a gordura do cabelo, permitindo uma melhor marcação da incisão e fixação do curativo pós-operatório.

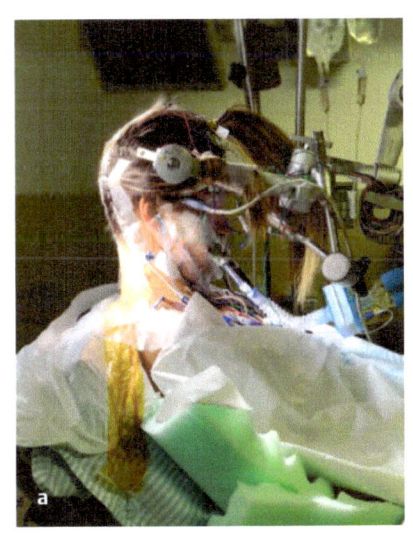

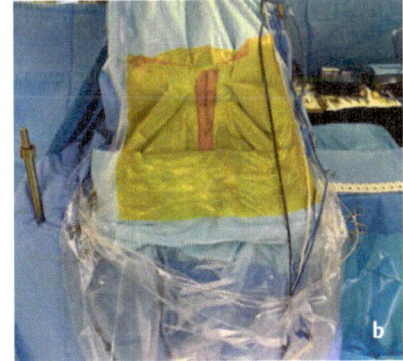

Fig. 105-1. (a) Visão lateral de paciente em posição semissentada, com ênfase na retificação da fossa posterior após a flexão da cabeça, mantendo distância de 5 cm entre o mento e o manúbrio esternal. (b) Visão posterior com ênfase na marcação da incisão occipitocervical mediana e montagem dos campos cirúrgicos.

Antissepsia e Marcação

Nesta fase, o ajuste final de posicionamento é feito, se necessário. A desinfecção da pele é obtida com solução alcoólica iodada ou de clorexidina, seguido com uma aplicação de *spray* Cavilon 3M para aumentar a fixação dos campos estéreis.

A marcação da incisão é realizada com uma caneta apropriada de marcação em cor azul. Inicia-se a 4 cm acima da protuberância occipital externa e estende-se caudalmente ao longo da linha mediana até o nível da projeção cutânea do processo espinhoso de C2 (Fig. 105-1b).

Drenagem Ventricular

Para reduzir a pressão intracraniana, se houver hidrocefalia, pode ser realizada a drenagem do ventrículo lateral direito pelo ponto de Frazier, ou, onde mais frequentemente a realizamos, pelo ponto de Kocher. A drenagem ventricular deve ser realizada antes da abertura dural com um cateter ventricular simples ou executando a drenagem ventricular externa (DVE).[14]

Incisão do Couro Cabeludo

A incisão é realizada com bisturi de lâmina número 10, obtendo hemostasia com coagulação bipolar apenas para os vasos arteriais mais calibrosos e evitando coagulação da camada superficial da derme, para evitar necrose cutânea no pós-operatório. Gazes umedecidas com soro fisiológico são posicionadas nas bordas da incisão, e é realizada tração com anzóis, sendo desnecessário o uso de clipes hemostáticos.

Dissecção de Tecido Mole

Pele e tecido subcutâneo são dissecados junto ao plano muscular até a borda lateral do músculo trapézio e rebatidos lateralmente com anzóis (Fig. 105-2).

Uma incisão em forma de T é feita, utilizando cautério monopolar no modo coagulação horizontalmente na parte superior do plano muscular, deixando uma fáscia aderente à linha nucal superior para reinserção ao final. O componente vertical da incisão é realizado ao longo da aponeurose cervical posterior até o processo espinhoso de C2. Os músculos são dissecados com cautério monopolar e dissector periostal no plano subperiosteal, da escama occipital até a membrana atlanto-occipital, e caudalmente sobre o arco posterior de C1. Se necessário, a desinserção muscular pode ser prolongada para ambos os lados dos processos espinhosos e lâminas de C2 e C3, expondo o atlas, áxis e terceira vértebra cervical. Os músculos são então elevados e rebatidos lateralmente com anzóis, fixados ao arco da mesa cirúrgica.

O sangramento de pequenas veias emissárias para o osso occipital deve ser prontamente interrompido com coagulação criteriosa e cera óssea, por causa do risco de embolia aérea, condição muito frequente nesta posição.

Craniotomia Suboccipital Mediana

Dois orifícios cranianos são efetuados o mais lateral possível sobre os seios transversos, um orifício é efetuado imediatamente acima do ínion, onde está localizada a região da tórcula, e dois orifícios adicionais são efetuados de cada lado, inferiormente, sobre a escama occipital (Fig. 105-3a). Os orifícios cranianos são interligados a partir de suas bordas externas utilizando uma fresa e *drill* de alta rotação, com extremo cuidado para não lesionar a dura-máter. Na linha média, em razão da existência de uma pequena crista óssea, pode ser necessária a drilagem adicional com broca em formato de "cabeça de fósforo" para completar a craniotomia.

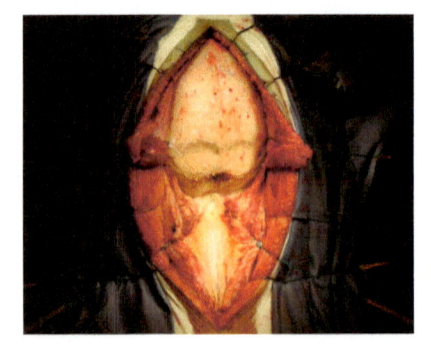

Fig. 105-2. Dissecção de pele e tecido subcutâneo, seguido de elevação e reflexão lateral dos músculos da região occipital, preservando fáscia da linha nucal superior para futura reinserção.

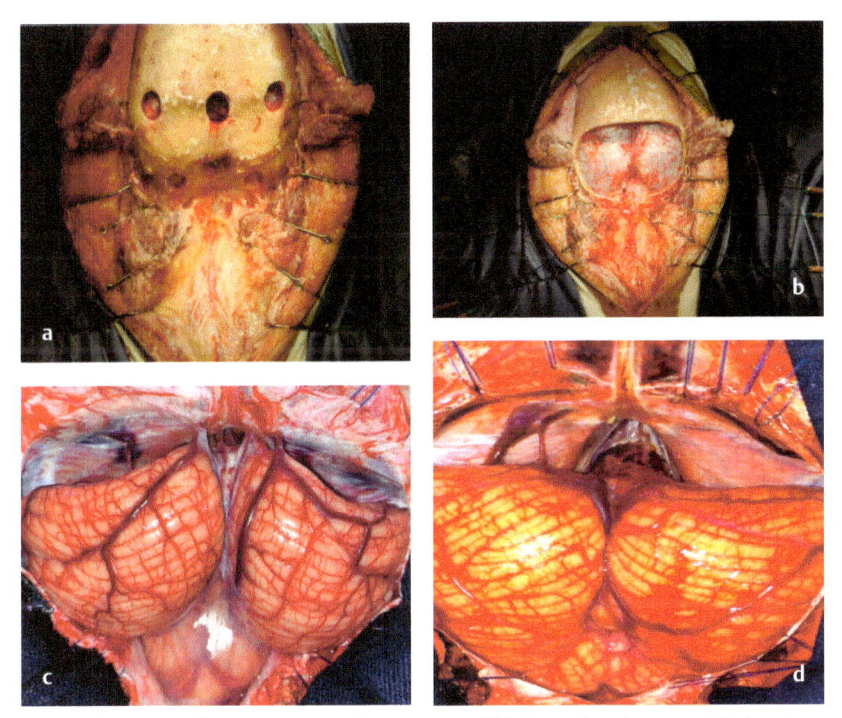

Fig. 105-3. (a) Os cinco orifícios cranianos iniciais descritos no texto. **(b)** Após a craniotomia com exposição dos seios transversos. **(c)** A abertura dural é realizada com incisões iniciais abaixo do limite inferior do seio transverso de cada lado. **(d)** Com a reflexão dural, uma ampla exposição do cerebelo e cisterna magna é obtida e, após dissecção das aderências entre o cerebelo e o *tentorium*, o cerebelo "cai" evidenciando a área cirúrgica principal.

As bordas da craniotomia são driladas para remover espículas ósseas, expor os seios transversos e a tórcula (Fig. 105-3b) e, possivelmente, ampliar a craniotomia. A ampliação só deve ser realizada após o descolamento dural cuidadoso da superfície óssea interna, utilizando dissector número 1 ou kerrison. O forame magno é o limite inferior de remoção óssea.

Nos casos em que é necessária uma exposição mais caudal das estruturas da fossa posterior e articulação craniocervical, a remoção óssea pode ser estendida ao arco posterior de C1 e lâminas de C2. Quando uma extensão lateral é necessária, por exemplo em Malformações Arteriovenosas atingindo os pedúnculos cerebelares superior e médio, ou naquelas localizadas nas superfícies superior e anterior do cerebelo, a exposição da transição transverso sigmoide e do seio sigmoide é mandatória.

Delimitação do Campo Cirúrgico

O campo cirúrgico é delimitado com algodão umedecido, evitando escoamento de fluidos externos para o interior do campo principal. Os algodões são então cobertos com campos azuis estéreis, a fim de eliminar o reflexo da luz do microscópio, ao mesmo tempo em que fornecem uma cobertura adequada para as estruturas extracranianas.

Abertura Dural e Exposição Cerebelar

A abertura dural é iniciada com uma incisão feita com bisturi de lâmina número 11 em cada lado da exposição, imediatamente abaixo do limite inferior dos seios transversos (Fig. 105-3c). Essas aberturas são estendidas medialmente com tesoura de Metzembaum interrompendo-as próximo à linha média, onde a foice cerebelar é encontrada, observando para não lesionar o inconstante seio occipital mediano que corre na linha mediana occipital até a tórcula. Após uma delicada elevação dos hemisférios cerebelares, pontos de sutura com fio 4-0 não absorvível são realizados para ligar o seio occipital, seccionando a foice entre eles. Uma pequena incisão perpendicular é então realizada na foice cerebelar, laterolateralmente, permitindo que o cerebelo *empurre* as bordas durais e ampliando a exposição. Os pontos de ancoragem dural são fixados em orifícios perfurados nas bordas da craniotomia. A margem dural superior, aderente aos seios transversos, é retraída cranialmente com suturas, utilizando fios 4-0 não absorvíveis. Esta abertura dural em forma de *copo* permite uma visão adequada do trajeto cirúrgico, evitando uma ptose cerebelar exagerada (Fig. 105-3d), sendo perfeita para abordagem infratentorial supracerebelar ou transtentorial à região do espaço incisural posterior.

Procedemos a incisão dural em formato de *Y* quando há necessidade de abordagem da superfície suboccipital cerebelar, topografia de cisterna magna, cerebelo-bulbar laterais ou acesso telo-velo-tonsilar e ao IV ventrículo.

A cisterna magna pode ser aberta para obter relaxamento adicional, associado a secções de aderências entre o cerebelo e o tentório. As estruturas venosas medianas (ou vermianas superiores) e estruturas venosas paramedianas podem ser coaguladas e cortadas, entretanto sempre tentamos preservá-las para evitar edema parenquimatoso ou infartos venosos. O cerebelo então *cai* por causa da gravidade (Fig. 105-3d) e é gentilmente retraído com uma espátula fixada a um braço retrátil preso à cabeceira da mesa cirúrgica (preferencialmente usamos o afastador tipo Layla). A microdissecção da aracnoide é procedida e, após a identificação das veias cerebrais internas, veia cerebral magna, veias basais de Rosenthal e veia pré-central cerebelar (ou veia do espaço cerebelo-mesencefálico), a coagulação e secção da veia pré-central cerebelar podem ser necessárias para obter acesso à região pineal, mesencéfalo, terceiro ventrículo e cisternas da lâmina quadrigeminal, *ambiens* bilateralmente, cisterna do véu *interpositum* e espaço cerebelo-mesencefálico.

COMPLICAÇÕES

Posicionamento Semissentado e Embolia Aérea Venosa (EAV)

A posição semissentada confere uma melhor visão da fossa posterior. No entanto, a incidência de EAV pode ser de até 50%. Evitando manifestações clínicas relevantes associadas à EAV, aplica-se um protocolo com medidas preventivas e terapêuticas.[15]

Preventivamente, esse posicionamento é contraindicado, se houver forame oval patente, ressaltando-se que o anestesiologista tem a decisão final referente à posição semissentada.[16] Uma vez definida essa posição, medidas anestésicas são adotadas como controle contínuo da pressão arterial invasiva, acesso venoso central e monitorização de ecocardiografia transesofágica intraoperatória.[16]

A craniotomia é o momento crítico durante a cirurgia, quando mais comumente a EAV acontece. Portanto, a passagem da fresa ao lado do seio transverso deve ser o último passo durante a craniotomia. As bordas da craniotomia são enceradas e, se o seio venoso for lesionado, todas as atenções são concentradas para pronta hemostasia.[15]

A pressão de ar positiva durante a expiração é o mecanismo que explica a EAV por estruturas venosas lesionadas. Nessa situação, o anestesiologista deve manter o PEEP de 5 a 10 mmHg, reduzindo este gradiente pressórico, e o neurocirurgião deve posicionar a cabeça abaixo do nível dos membros inferiores, aumentando a pressão sobre o seio transverso.[15]

Durante a cirurgia, cabe ao neurocirurgião identificar e fazer hemostasia das estruturas venosas lesionadas e cabe ao anestesiologista aspirar as bolhas de gás venosas e aumentar a pressão arterial, se houver instabilidade hemodinâmica.[15-17]

Craniotomia *vs.* Craniectomia

Craniectomia suboccipital (sem a relocação do retalho ósseo ao final) foi tradicionalmente muito realizada, já que permite boa visualização da fossa posterior. No entanto, diferente da craniotomia (quando o retalho ósseo é relocado, e realizada a cranioplastia), há mais complicações pós-operatórias na craniectomia.[18]

Realizar uma craniectomia é mais demorado e causa um defeito ósseo desnecessário,[19] além de adicionar mais dificuldade a procedimentos futuros na mesma região, caso sejam necessários.

As possíveis complicações pós-operatórias são pseudomeningocele, fístula liquórica, infecção, hidrocefalia e maior tempo de internação hospitalar. Segundo a literatura a incidência de complicações aumenta de 7% nas craniotomias para 32,6% nas craniectomias. Assim, nossa equipe cirúrgica não realiza craniectomia suboccipital.[18]

DISCUSSÃO

A craniotomia suboccipital mediana permite um amplo acesso à região do espaço incisural posterior e superfícies cerebelares tentorial e suboccipital. A técnica se baseia em uma exposição da região suboccipital por meio de uma craniotomia entre os seios transversos e a superfície escamosa do osso occipital, cuja amplitude é determinada pelo alvo a ser atingido.

O posicionamento semissentado permite maior conforto para o cirurgião e uma melhor exposição anatômica da região entre o tentório e o cerebelo, tendo a força gravitacional como aliada. O alto risco de embolia aérea, porém raramente grave, requer especial atenção do anestesiologista e do neurocirurgião, que devem seguir protocolos bem definidos para evitar as complicações.

O profundo conhecimento anatômico é fundamental para a realização de abordagens nesta região, pois a distribuição espacial das diferentes estruturas e a orientação intraoperatória variam significativamente a depender do acesso realizado. O local da lesão a ser abordado determina as variações do acesso, e o estudo minucioso prévio dos exames de imagem garante melhor planejamento e, consequentemente, melhores resultados.

DICAS

- O posicionamento semissentado exige rigoroso rastreamento pré-operatório com ecocardiograma. O forame oval patente é impeditivo para este posicionamento;
- O perfeito posicionamento é fundamental. Nunca se deve hiperfletir a cabeça a uma distância inferior a 4 cm entre o processo mentual e o manúbrio esternal. Esse limite evita compressão das veias jugulares, edema lingual e edema cerebelar;
- A monitorização neurofisiológica é primordial para prevenir lesão em nervos ciáticos e surais que podem ocorrer pelo tempo prolongado de cirurgia em posicionamento inadequado;
- Durante toda a cirurgia com paciente em posicionamento semissentado, neurocirurgião e anestesiologista devem estar atentos à possibilidade de embolia aérea;
- No posicionamento semissentado, sempre utilizamos o ecocardiograma Doppler transesofágico durante o procedimento, através do qual o anestesiologista monitora potenciais bolhas aéreas em átrio e ventrículo direitos durante todo o procedimento;
- Sempre utilizamos um protetor bucal em pacientes semissentados, frequentemente usado em endoscopias digestivas altas e ecocardiogramas transesofágicos, com objetivo de evitar mordedura lingual durante estímulos neurofisiológicos realizados para a monitorização;
- O neurocirurgião deve, após cada etapa cirúrgica, revisar a hemostasia venosa, solicitar ao anestesiologista que comprima as veias jugulares, verificando assim potenciais lesões venosas, e deve recobrir bordas ósseas com cera e seios venosos com surgicel e compressas de algodão úmido;
- A maioria das lesões potencialmente embolizantes ocorre durante a craniotomia, em veias ósseas emissárias, ou durante a durotomia, em lesões próximas aos seios venosos;
- Durante uma embolia aérea relevante, com manifestação clínica, o anestesiologista deve comprimir as veias jugulares, aspirar sangue do átrio direito através do acesso venoso central, elevar a pressão arterial média e elevar a PEEP;
- Após a durotomia, o primeiro passo cirúrgico deve ser a cisternostomia magna para drenagem liquórica e relaxamento cerebelar, ampliando a via supracerebelar infratentorial;
- Geralmente preservamos as veias evitando sua coagulação para que não haja edema cerebelar, hidrocefalia por obstrução do IV ventrículo ou mesmo hematomas pós-operatórios.

REFERÊNCIAS BIBLIOGRÁFICAS

1. Kawashima M, Rhoton Jr. AL, Matsushima T. Comparison of Posterior Approaches to the Posterior Incisural Space: Microsurgical Anatomy and Proposal of a New Method, The Occipital Bitranstentorial/Falcine Approach. Neurosurgery. 2002;51(5):1208-21.
2. Bruce JN, Stein BM. Surgical management of pineal region tumors. Acta Neurochir (Wien). 1995;134:130-5.
3. Reid WS, Clark WK. Comparison of the infratentorial and transtentorial approaches to the pineal region. Neurosurgery. 1978;3:1-8.
4. Rhoton Jr. AL, Yamamoto I, Peace DA. Microsurgery of the third ventricle: Part 2 – Operative approaches. Neurosurgery. 1981;8:357-73.
5. Yamamoto I, Kageyama N. Microsurgical anatomy of the pineal region. J Neurosurg. 1980;53:205-21.
6. Rhoton Jr. AL. Tentorial Incisura. Neurosurgery. 2000;47(1):S131-S153.
7. Kanno T. Surgical pitfalls in pinealoma surgery. Minim Invasive Neurosurg. 1995;38:153-7.
8. Stein BM. The supracerebellar infratentorial approach to pineal lesions. J Neurosurg. 1971;35:197-202.
9. Herrmann HD, Winkler D, Westphal M. Treatment of tumours of the pineal region and posterior part of the third ventricle. Acta Neurochir (Wien). 1992;116:137-46.
10. Stein BM. Surgical treatment of pineal tumors. Clin Neurosurg. 1979;26:490-510.
11. Yasargil MG. Paramedian supracerebellar approach, In: Yasargil MG (ed). Microneurosurgery: Microsurgical Anatomy of the Basal Cisterns and Vessels of the Brain, New York, Georg Thieme; 1984. 1. p. 242.
12. Ogata N, Yonekawa Y. Paramedian supracerebellar approach to the upper brain stem and peduncle lesions. Neurosurgery. 1997;40:101-5.
13. Voigt K, Yasargil MG. Cerebral cavernous hemangiomas or cavernomas: Incidence, pathology, localization, diagnosis, clinical features and treatment – Review of the literature and report of an unusual case. Neurochirurgia (Stuttg). 1976;19:59-68.
14. Bucy PC. Exposure of the posterior or cerebellar fossa. DOI: 10.3171/jns.1966.24.2.0820, J Neurosurg. 1966;24(4):820-32.
15. Jadik S, Wissing H, Friedrich K, et al. A standardized protocol for the prevention of clinically relevant venous air embolism during neurosurgical interventions in the semitting position. Neurosurgery. 2009;3(64):533-9.
16. Porter JM, Pidgeon C, Cunningham AJ. The sitting position in neurosurgery: a critical appraisal. British Journal of Anaesthesia. 1999;82(1):117-28.
17. Chaddad Neto F, Ribas GC, De Oliveira E. A craniotomia pterional – descrição passo a passo. Arq Neuropsiquiatr. 2007;65(1):101-6.
18. Legnani FG, Saladino A, Casali C, et al. Craniotomy vs. craniectomy for posterior fossa tumors: a prospective study to evaluate complications after surgery. Acta Neurochir. 2013;155:2281-6.
19. Connolly ES, McKhann II GM, Huang J, Choudhri TF. Fundamentals of Operative Techniques in Neurosurgery. New York, Thieme; 2002. p. 250-4.

CAPÍTULO 106

ACESSO EXTREMO LATERAL

Marcelo Medeiros Felippe

INTRODUÇÃO

As lesões localizadas na região do forame magno, *clivus* e coluna cervical alta são lesões de difícil tratamento, por serem abordadas por acessos cirúrgicos e anatomia de grande complexidade. As lesões dessa região, como tumores e aneurismas, podem ser acessadas pelas vias conhecidas como extremo lateral ou *far-lateral*. Este acesso é indicado principalmente quando se deseja alcançar os tumores localizados na parte inferior do *clivus*, aneurismas do terço inferior da artéria basilar e junção vértebro-basilar (face anterior).[1-4]

A remoção de parte do côndilo occipital possibilita visão direta da face anterior do tronco encefálico e da medula cervical alta, sem necessidade de retração. A estrutura óssea que obstrui a visão do neurocirurgião à região anterior do forame magno e porção baixa do *clivus* é o côndilo occipital. É uma estrutura ovoide, com cerca de 30 mm de comprimento, localizada junto à parte anterior da borda lateral do forame magno. O tamanho da ressecção desta estrutura depende da extensão anterolateral da lesão em relação ao tronco encefálico. Quanto mais anterior estiver a lesão, maior deve ser a ressecção do côndilo occipital para evitar a retração das estruturas encefálicas.[3,5,6]

Por definição, o acesso extremo lateral ou *far-lateral* é uma craniotomia suboccipital lateral, que faz exposição do seio sigmoide, junção transverso-sigmoide e artéria vertebral; e para isso faz-se necessária a ressecção do arco posterior de C1 e do côndilo occipital. Ainda com relação à ressecção do côndilo occipital, possui basicamente 3 variações (dependendo da localização da lesão): transcondilar, paracondilar e supracondilar. Esse acesso consiste em basicamente três etapas (dissecção muscular, exposição da artéria vertebral e craniotomia). Na primeira etapa são realizadas dissecção e adequada exposição da região do trígono suboccipital e região lateral da fossa posterior; na segunda, dissecção cuidadosa da artéria vertebral, isolamento e mobilização desta; e por último a realização de uma craniotomia suboccipital lateral com ressecção do arco posterior de C1.[1,2,3,5,7,8]

HISTÓRICO

No passado, as lesões localizadas na porção inferior do *clivus*, junção bulbo-medular e face anterior do forame magno eram tratadas por vias suboccipital mediana e transoral. A via suboccipital empregava retração ao tronco encefálico gerando complicações, e a via transoral não possibilitava exposição adequada das margens laterais da transição occipitocervical por oferecer um campo profundo e estreito, somado ao risco alto de fístula liquórica e infeccção de sítio cirúrgico. Em 1978, Seeger descreveu a ressecção parcial do côndilo occipital para a abordagem da face anterior do bulbo, configurando-se então o acesso transcondilar.

A partir dos anos 1980, com a grande evolução da cirurgia de base de crânio, foram descritas extensões anterolaterais do acesso suboccipital, culminando na abordagem que atualmente descrevemos como extremo lateral ou *far-lateral*.[7,9-13]

INDICAÇÕES

O acesso extremo lateral é indicado principalmente nas lesões, como tumores (meningiomas, paragangliomas, schwannomas, cordomas, condrossarcomas, metástases) e lesões vasculares como aneurismas das artérias vertebral e cerebelosa posteroinferior, MAVs e fístula arteriovenosa dural quando estes estão localizados na região anterior do forame magno, na porção inferior do *clivus* e transição craniocervical.

Vantagens
Visão direta da face anterior do tronco encefálico e medula, sem necessidade de retração de estruturas nervosas.

Desvantagens
Risco de lesão da artéria vertebral, fístula liquórica e lesão de nervos cranianos baixos.
Complicações
　　　Lesão da artéria vertebral, fístula liquórica, infecção de *flap* miocutâneo, dor occipital, hematomas de sítio operatório (plexo venoso).[1-4,7,14-17]

TÉCNICA CIRÚRGICA
Posicionamento
Utiliza-se para este acesso a posição de *park-bench*, também conhecida como 3\4 de pronação. O objetivo deste posicionamento é abrir o ângulo occipitocervical posterior. A projeção da lesão deve estar no hemicorpo disposto superiormente. A cabeça deve ficar em posição de dorso, acima do coração, para auxiliar no retorno venoso e drenagem liquórica pela gravidade. Pode-se ainda utilizar a posição semissentada, o que facilita manter o campo cirúrgico mais limpo, uma vez que o sangue drene pela gravidade. Entretanto, é necessário uma equipe de anestesia experiente, pelo risco de complicações graves, como embolia aérea. Independente do posicionamento, deve-se utilizar o fixador de crânio (Mayfield ou Sugita), com os pinos localizados na linha temporal superior bilateralmente.[1,2,4,5,7,8,10]

Incisão
Geralmente utiliza-se a incisão em formato de *hockey-stick* (bastão de hockey) ou "bengala", que se inicia no ponta da mastoide, dirige-se verticalmente até alcançar a sutura parieto-mastóidea (cerca de 5 cm acima da ponta da mastoide). Desse ponto segue em sentido medial, sob a linha nucal superior até o ínion (linha média). A seguir a incisão dirige-se em sentido inferior, seguindo a linha média, até o processo espinhoso da 4ª vértebra cervical (Fig. 106-1).
    Pode-se ainda utilizar incisão em formato de C, sendo que a extensão superior é paralela ao meato acústico externo, a extensão posterior na linha média e a inferior ao nível da 4ª vértebra cervical. Os músculos esternocleidomastóideo (ECOM), esplênio e elevador da escápula são desinseridos da mastoide para obter visualização dos músculos do trígono occipital.[1-4,7,8,17]

Dissecção Muscular
Inicialmente se procede a desinserção do plano muscular superficial. O ECOM é desinserido da mastoide e afastado ínfero-medialmente dando visão para os músculos esplênio e semiespinhal da cabeça, que também são desinseridos de sua inserção occipital (linha nucal superior) e afastados ínfero-medialmente. Após a desinserção desse plano muscular superficial um coxim adiposo é exposto, e inferiormente a este estão os músculos que formam o trígono occipital (músculo reto posterior maior, oblíquos superior e inferior). O triângulo suboccipital é composto pelo músculo reto posterior maior (superior e medial), pelo músculo oblíquo superior (superior e lateral) e pelo músculo oblíquo inferior (inferior e medial). Estes são cobertos pelo músculo semiespinhal da cabeça, medialmente, e pelo músculo esplênio da cabeça lateralmente. O assoalho deste triângulo é formado pela membrana atlanto-occipital. O músculo oblíquo superior é desinserido da região occipital e deslocado lateralmente, e os músculos retos maiores e menores são desinseridos do occipital e deslocados medialmente. E ainda o músculo oblíquo inferior é desinserido do processo transverso do atlas e deslocado medialmente (Quadro 106-1).[1-5,7]

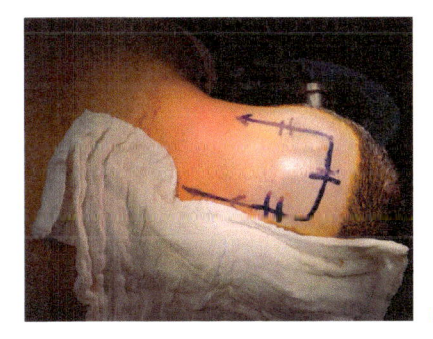

Fig. 106-1. Incisão tipo *Hockey-stick* (bastão de hóquei.)

Quadro 106-1. Origens dos Músculos da Região Craniovertebral

Linha nucal superior	Músculo ECOM, esplênio da cabeça e semiespinhal
Linha nucal inferior	Músculo reto maior da cabeça, reto menor da cabeça
Processo transverso de C1	Músculo oblíquo inferior

Exposição da Artéria Vertebral

O conteúdo do triângulo suboccipital é a artéria vertebral (parte terminal extradural, segmento V3) e o ramo posterior do primeiro nervo cervical (C1). Geralmente, realiza-se a dissecção do arco posterior de C1, de medial para lateral a fim de evitar lesões, uma vez que a artéria vertebral esteja localizada no terço lateral de C1. Deve-se realizar dissecção cuidadosa com instrumental delicado, e evitar uso de monopolar nesta fase. A artéria vertebral, ao sair do forame transverso do atlas, contorna, de lateral para medial, a parte posterior das massas laterais do atlas e descreve ao redor delas uma curva horizontal de concavidade anterior. A seguir, cruza a superfície superior da porção lateral do arco posterior do atlas, ao nível da união desse arco com a face posterior da massa lateral. Nessa região a artéria passa anteriormente à borda lateral da membrana atlanto-occipital posterior e atravessa a dura-máter medialmente à articulação atlantoaxial. A porção extradural distal da artéria vertebral dá origem às artérias meníngea posterior, espinhal posterior e ramos para a musculatura cervical profunda. Em 4% dos casos a artéria cerebelar posteroinferior (PICA) tem origem extradural da artéria vertebral. Deve-se realizar hemostasia rigorosa do plexo venoso (plexo atlanto-occipital) localizado ao redor da artéria vertebral, que pode obstruir o campo operatório. Deve-se realizar dissecção cuidadosa da artéria vertebral, até sua entrada na dura-máter (V4); podem-se utilizar fitas cardíacas para isolar e mobilizar a artéria vertebral, dependendo da extensão tumoral e da necessidade de uma exposição mais anterior.[1-3,5,6,8,17]

Craniotomia

A ressecção óssea consiste essencialmente na retirada da metade do arco posterior do atlas e em uma craniectomia occipital inferior. Realiza-se uma hemilaminectomia de C1 (da linha média até o sulco da artéria vertebral com uso de *drill* ou pinça kerrinsson. Deve-se realizar uma craniectomia suboccipital retrossigmóidea com retirada da borda posterolateral do forame magno da linha média até o côndilo occipital, ampliada lateralmente com a ressecção da metade posterior da mastoide para expor o seio sigmoide até o bulbo da jugular.

Após realizada a parte da craniectomia, a próxima etapa é a drilagem da porção inferior do osso occipital (processo jugular) e a margem posterior do forame jugular, lateralmente ao côndilo. A ressecção óssea da região lateral extrema do côndilo occipital, do tubérculo jugular e da massa lateral do atlas minimiza a retração das estruturas neurovasculares e maximiza a exposição nesse acesso ínfero-lateral à face anterior do tronco encefálico.

Dependendo da localização da lesão, variações na abordagem podem ser empregadas: acesso condilar, paracondilar (região lateral), supracondilar (região medial) e transcondilar (mais lateral). A ressecção do côndilo é realizada com a drilagem da porção interna do côndilo, até encontrar o osso cortical do canal do hipoglosso (junção do terço médio com o posterior). A quantidade de ressecção do côndilo depende da morfologia do forame magno e da localização da lesão. A identificação da veia condilar é um bom parâmetro da extensão da remoção (Fig. 106-2).[1-5,8,14,17]

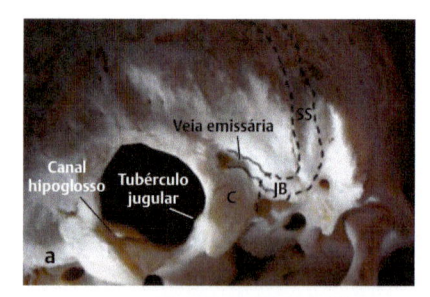

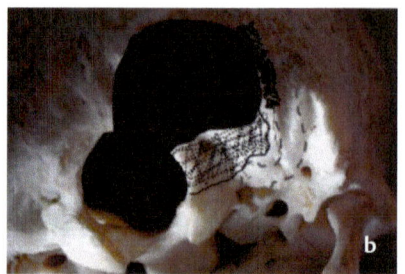

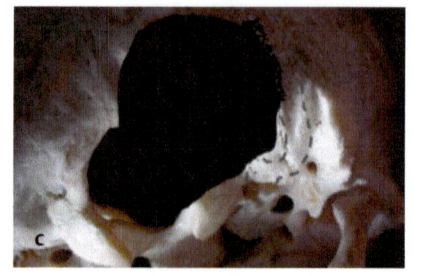

Fig. 106-2. (a) *Landmarks* anatômicos relevantes na área da craniotomia e drilagem do côndilo occipital. (b,c) Realizada uma craniotomia retrossigmoide, e o limite lateral do forame magno é drilado e do côndilo occipital em C. JB, bulbo jugular; SS, seio sigmoide. (Fonte: adaptada de Moscovici S, et al.)[17]

Durotomia

A durotomia deve ser realizada inicialmente com lâmina fria (nº 11) e posteriormente com tesoura Metzenbaum, em formato de C, acompanhando os seios sigmoide e transverso, com extensão inferior até a altura de C1. O retalho dural deve ser reparado medialmente para aumentar os limites da exposição (Figs. 106-3 a 106-7).[1-3,5,7,8,13-15]

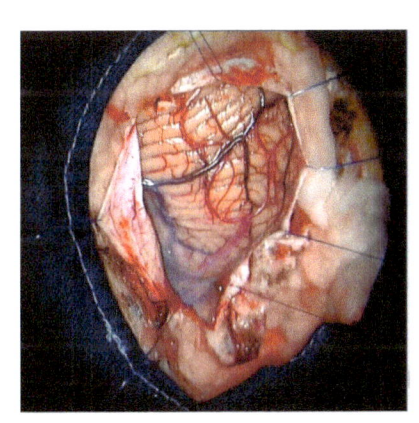

Fig. 106-3. Durotomia e reparo da dura-máter.

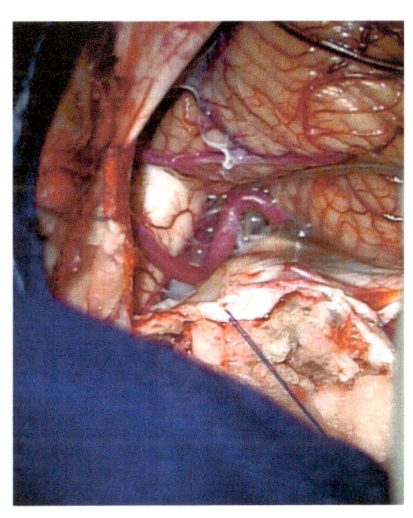

Fig. 106-4. Dissecção da cisterna cerebelo-medular.

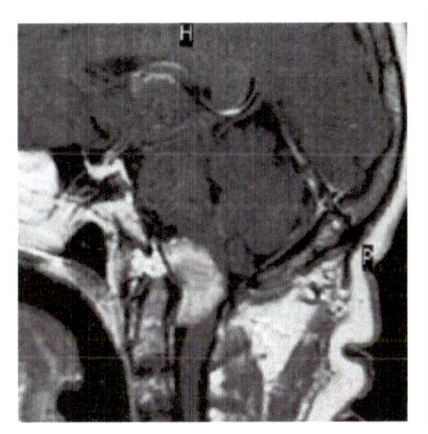

Fig. 106-5. Meningioma de forame magno (corte sagital).

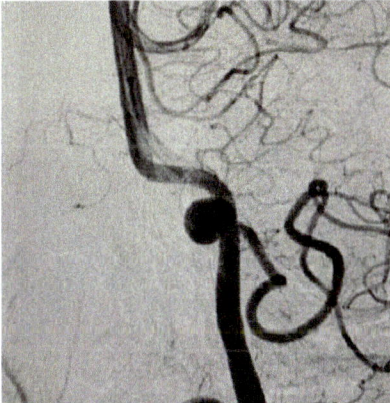

Fig. 106-6. Angiografia cerebral demonstrando aneurisma sacular da origem da artéria cerebelar posteroinferior (PICA).

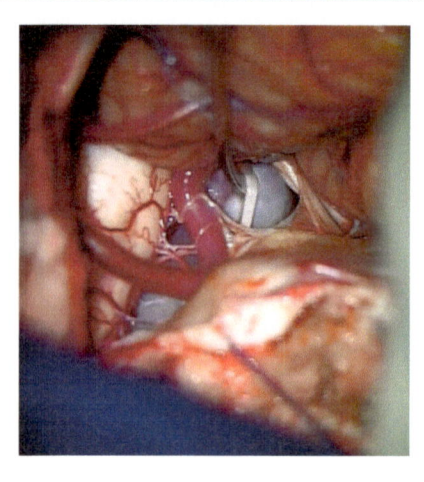

Fig. 106-7. Dissecção microcirúrgica do aneurisma de PAICA.

Fechamento
Após tumoral tempo microcirúrgico principal, a dura-máter deve ser fechada de forma hermética, e os músculos reinseridos em seus locais de origem. Atenção especial deve ser dada para evitar espaço morto entra as camadas musculares, evitando coleções intermusculares. O espaço epidural pode ser preenchido por tecido adiposo para evitar espaço morto.[4,7]

REFERÊNCIAS BIBLIOGRÁFICAS
1. Wen HT, Rhoton Jr. AL, Katsuta T, Oliveira E. Microsurgical anatomy of transcondylar, supracondylar and paracondylar extensions of the far lateral approach. J Neurosurgery. 1997;87:555-85.
2. Chaddad-Neto F, Doria-Neto HL, Campos-Filho JM, et al. The far-lateral craniotomy: tips and tricks. Arq Neuropsiquiatr. 2014;72(9):699-705.
3. Silveira RL, Gusmão S. Variações da extensão anterolateral do acesso suboccipital lateral. Arq Neuropsiquiatr. 2002;60(2-A):251-7.
4. Borba LAB, Guimarães RMR, Moro MS, et al. Meningioma da região do forame magno. J Bras Neurocirurg. 2004;15(3):112-18.
5. Rhoton Jr. AL. The posterior cranial fossa: microsurgical anatomy and surgical approaches. Neurosurgery. 2001;48:1196.
6. Oliveira E, Rhoton Jr. Al, Peace DA. Microsurgical anatomy of the foramen magnum. Surg Neurol. 1985;24:293-352.
7. Gusmão S, Silveira RL, Cabral G. Acesso suboccipital lateral extremo: avaliação e adaptações para diferentes lesões localizadas na junção craniovertebral. J Bras Neurocirurg. 1996;7(3):17-29.
8. Flores BC, Boudreaux BP, Klinger D, et al. The far-lateral approach for foramen magnum meningiomas. Neurosurg Focus. 2013;(6):E12.
9. Seeger W. Atlas of topographical anatomy of the brain and surrounding structures. Wien: Springer-Verlag. 1978;486-9.
10. Al-Mefty O, Borba LAB, Aoki N, et al. The transcondylar approach to extradural non neoplasic lesions of the craniovertebral junction. J Neurosurg. 1996;84:1-6.
11. Samii M, Klekamp J, Carvalho G. Surgical results for meningiomas of the craniovertebral junction. Neurosurgery. 1996;39:1086-95.
12. Babu P, Sekhar LN, Wright DC. Extreme lateral trasncondylar approach: technical improvements and lessons learned. J Neurosurgery. 1994;81:49-59.
13. Sanai N, Tarapore P, Lee AC, Lawton MT. The current role of the microsurgery for posterior circulation aneurysms: a selective approach in the endovascular era. Neurosurgery. 2008;62:1236-49.
14. Siqueira M, Vellutini E, Velasco O, et al. Abordagem transcondilar lateral extrema aos tumores da porção anterior da transição occipitocervical. Arq Neurocirurg. 1993;12:125-36.
15. Hakuba R, Hashi K, Fujitani K A, et al. Jugular foramen neurinomas. Surg Neurol. 1979;11:83-94.
16. Heros RC. Lateral suboccipital approach for vertebral and vertebrobasilar artery lesions. J Neurosurg. 1986;64:559-62.
17. Moscovici S, Umansky F, Spektor S. Lazy far-lateral approach to the anterior foramen magnum and lower clivus. Neurosurg Focus. 2015;38(4): E14.

CAPÍTULO 107

ABORDAGENS ENDONASAIS À BASE DO CRÂNIO

Henrique Faria Ramos ▪ Carlos Diógenes Pinheiro Neto ▪ Luiz Ubirajara Sennes

INTRODUÇÃO

A cirurgia da base do crânio constitui um grande desafio pela dificuldade de acesso e complexidade anatômica desta região. Lesões na linha média da base do crânio eram tradicionalmente abordadas por vias paramedianas ou laterais, sendo necessária a manipulação de importantes estruturas neurovasculares para obter acesso e permitir sua ressecção, com aumento potencial da morbidade.

A cavidade nasal pode ser considerada o acesso mais direto para a base do crânio, por meio de cavidades aeradas naturais.[1] A partir da associação da experiência de otorrinolaringologistas à cirurgia endonasal endoscópica dos seios paranasais e de neurocirurgiões com a cirurgia microscópica da hipófise, as abordagens endonasais expandidas à base do crânio evoluíram rapidamente. Entretanto, sua difusão inicial foi limitada por taxas inaceitáveis de fístula liquórica pós-operatória. O advento dos retalhos de mucosa pediculados vascularizados reduziu significativamente essas taxas para níveis comparáveis àquelas por abordagens externas tradicionais.[2,3]

Dentre as vantagens da abordagem endonasal destacam-se: acesso direto à base do crânio ventral com menor manipulação de estruturas neurovasculares; ausência de retração de tecido cerebral e craniotomias extensas; visibilização direta da interface entre o tumor e as vias óticas e haste hipofisária; visão panorâmica e magnificada fornecida pelo endoscópio.[4]

ANATOMIA ENDONASAL

É fundamental o conhecimento da anatomia endonasal nessas abordagens. As estruturas das cavidades nasossinusais poderão ser deslocadas ou removidas para o acesso, mas também poderão ser preservadas para serem utilizadas na reconstrução da base do crânio.

Anatomia da Cavidade Nasal

Sob visibilização endoscópica, as primeiras estruturas observadas na cavidade nasal são o septo nasal medialmente e a concha inferior lateralmente. Os desvios cartilaginosos e ósseos do septo podem dificultar os acessos, devendo ser corrigidos. A mucosa septal e sua irrigação posterior (ramo septal da artéria esfenopalatina) devem ser preservadas por serem importante recurso para reconstrução. As conchas inferiores são estruturas paralelas ao assoalho da fossa nasal e, geralmente, não representam um obstáculo para o acesso à base do crânio. Embora possa ser ressecada, a concha inferior pode ser utilizada como um retalho com pedículo posterior ou anterior para reconstrução da base do crânio.

A concha média é uma porção do osso etmoide e pode ser dividida em três porções: vertical, diagonal e horizontal. A porção vertical insere-se na lamela lateral da lâmina cribriforme; a porção diagonal é fixa à lâmina papirácea e separa as células etmoidais anteriores das posteriores; já a porção horizontal insere-se na lâmina papirácea, na parede medial do seio maxilar ou em ambos. A concha média é um parâmetro muito importante na cirurgia endonasal endoscópica, por sua relação superior com a base do crânio e lateral com as células etmoidais. É frequentemente lateralizada ou ressecada para ampliar o acesso à base do crânio. O seio esfenoidal localiza-se superior e medialmente à sua inserção posterior. A mucosa da concha média pode ser utilizada com retalho pediculado ou enxerto livre na reconstrução da base do crânio.

As coanas são o limite entre a cavidade nasal e a nasofaringe. A parede medial da coana é o septo posterior, formado pelo osso vômer, importante referência da linha média da cavidade nasal e dos seios esfenoidais que se localizam na região superior das coanas. Localizado anteriormente à parede anterior do seio esfenoidal, existe o recesso esfenoetmoidal, que é um espaço delimitado pelas conchas superior e média e septo nasal no nível da lâmina perpendicular do etmoide. Essa região superior e posterior do septo, assim como a concha nasal superior possuem muitas terminações nervosas, e sua ressecção pode comprometer o olfato.

A concha superior insere-se superiormente à base do crânio e posteriormente à parede anterior do seio esfenoidal. O óstio do seio esfenoidal localiza-se medialmente, aproximadamente no mesmo nível da borda inferior da concha superior,[5] sendo esta uma referência constante para sua identificação. A pneumatização do seio esfenoidal é bastante variável e, quanto mais exuberante, mais facilita a identificação das importantes estruturas neurovasculares adjacentes.

Próximo à cauda da concha média, posterossuperior à crista etmoidal do osso palatino, localiza-se o forame esfenopalatino. É limitado superiormente pela porção anteroinferior do corpo do osso esfenoide e inferiormente pela incisura entre os processos esfenoidal e orbital do osso palatino. A artéria esfenopalatina é um dos ramos terminais da artéria maxilar e responsável pela irrigação dos principais

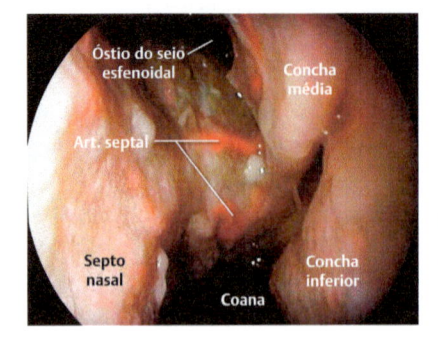

Fig. 107-1. Imagem obtida com endoscópio de 0 grau da fossa nasal esquerda durante dissecção anatômica de *espécimen* previamente submetido à injeção intra-arterial com silicone vermelho. Observe o trajeto de dois ramos da artéria septal na parede anterior do seio esfenoidal e sua relação com o óstio do seio.

retalhos mucosos utilizados para reconstrução da base do crânio. Divide-se nos ramos septal e nasal lateral posterior. Esta divisão geralmente ocorre na fossa pterigopalatina, antes da entrada dos vasos na cavidade nasal através do forame esfenopalatino. Logo após emergir na fossa nasal, a artéria septal ascende e cruza a parede inferior do seio esfenoidal, entre o óstio do seio esfenoidal e o arco da coana, em direção ao septo nasal. A artéria septal cruza a parede anterior do seio esfenoidal aproximadamente 1 cm abaixo do óstio do seio (Fig. 107-1).

Anatomia da Base do Crânio

A linha média da base do crânio é comumente dividida em três partes:

1. Anterior, da parede posterior do seio frontal incluindo o teto da cavidade nasal (*crista galli* e lâmina cribriforme do osso etmoide) e o plano esfenoidal;
2. Média, formada pelo corpo do osso esfenoide, tubérculo da sela, fossa hipofisária, processos clinoides anterior e posterior, sulco carotídeo e dorso da sela;
3. Posterior, que se estende do dorso da sela à borda anterior do forame magno.[6,7]

O seio esfenoidal localiza-se, estrategicamente, no centro da base do crânio, portanto, a maioria das abordagens endonasais endoscópicas envolve essa cavidade aerada. Por esse motivo, o grau de pneumatização do seio esfenoidal é um fator extremamente importante, uma vez que quanto maior a pneumatização mais fácil é a identificação das protuberâncias ósseas e depressões no interior deste seio e o acesso a estruturas e regiões adjacentes.[8,9]

O seio esfenoidal pode ser classificado em conchal, pré-selar e selar, com base na extensão da pneumatização em torno da sela turca.[10] O tipo conchal caracteriza-se por ausência de cavidade aerada no osso esfenoide, estando sua parede anterior separada da sela turca por aproximadamente 10 mm de osso compacto. No tipo pré-selar, a pneumatização limita-se à região anterior ao tubérculo selar. Já no tipo selar, o seio esfenoidal é bem pneumatizado com projeção do assoalho da sela turca para o interior do seio. Este último pode ser classificado em completo (pós-selar) ou incompleto, caso a pneumatização se estenda para o clivo ou não.[11]

O conhecimento da anatomia de superfície do seio esfenoidal é imprescindível para as abordagens endonasais à base do crânio.[12] Na linha média da parede posterior do seio esfenoidal observa-se a proeminência da sela turca. Anterior e superiormente à sela encontra-se o tubérculo selar e o plano esfenoidal, este último constitui o teto do seio esfenoidal. O recesso clival localiza-se posterior e inferiormente à sela.

Lateralmente, visibiliza-se a artéria carótida interna como duas protuberâncias, uma inferior paraclival e outra superior parasselar e paraclinoide.[13] A proeminência óssea do nervo óptico é encontrada superiormente à projeção do segmento paraclinoide da artéria carótida interna. Entre estas estruturas está o recesso óptico-carotídeo lateral, que corresponde à pneumatização do pilar óptico do processo clinoide anterior (Fig. 107-2). A depressão óssea formada pela junção medial da artéria carótida interna e nervo óptico é denominada recesso óptico-carotídeo medial. Representa um importante parâmetro anatômico, pois corresponde a um ponto de junção entre a sela turca, canal carotídeo, canal óptico e seio cavernoso, permitindo acesso simultâneo a tais regiões.[14-17]

Em casos de pneumatização extensa do recesso lateral do seio esfenoidal, a divisão maxilar do nervo trigêmeo (V2) pode ser identificado em sua parede lateral. Em alguns casos pode-se reconhecer o canal vidiano ou pterigoide no assoalho do seio esfenoidal, por onde passam a artéria e o nervo vidianos. O nervo vidiano é composto por ramos parassimpáticos do nervo petroso superficial maior e ramos simpáticos do plexo petroso profundo e a artéria vidiana origina-se da porção inferior do segmento petroso da artéria carótida interna. Em razão desta relação íntima com a artéria carótida interna, o canal vidiano é um ponto de referência para localização do segmento petroso da artéria

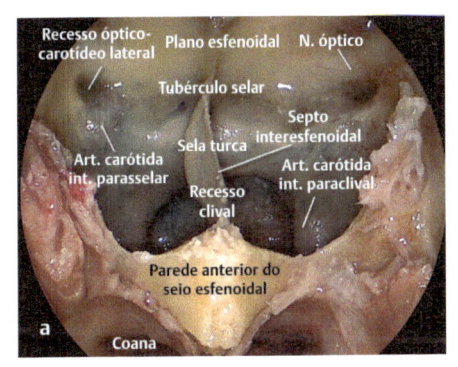

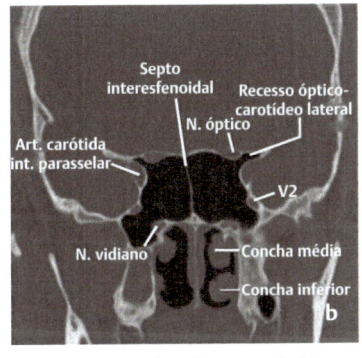

Fig. 107-2. (a) Imagem obtida com endoscópio de 0 grau após septectomia posterior e esfenoidotomia ampla. Observe as projeções ósseas das estruturas neurovasculares no interior do seio esfenoidal. (b) Tomografia de seios paranasais corte coronal e janela óssea demonstrando as estruturas parasselares.

carótida interna no ponto de transição entre o segmento petroso horizontal e o segmento paraclival vertical no nível do forame lácero.[18]

O seio cavernoso é composto por múltiplos canais venosos sinusoides localizado bilateralmente na região parasselar. Ambos os seios venosos se comunicam anteriormente através dos seios intercavernosos superior e inferior. A parede medial do seio cavernoso está em contato com a sela turca e glândula hipófise. O limite anterior do seio cavernoso é o seio esfenoidal e o lateral é a borda posterior da fissura orbitária superior. Posteriormente o revestimento dural do seio une-se com o da fossa trigeminal (cavo do gânglio trigeminal). O segmento cavernoso da artéria carótida interna localiza-se no compartimento medial do seio cavernoso e comumente produz uma impressão na parede medial do seio. Os nervos oculomotor (III), troclear (IV), divisão oftálmica do nervo trigêmeo (V1) e o abducente (VI) são encontrados no compartimento lateral do seio cavernoso. O nervo abducente cursa no interior desta estrutura, enquanto os demais nervos estão associados à camada dural interna da parede lateral do seio.

Os seios esfenoidais direito e esquerdo são divididos por um ou mais septos intersinusais sagitais. Os padrões de septação são extremamente variáveis e na maioria dos casos o septo insere-se na proeminência óssea da dos segmentos parasselar, paraclinoide ou paraclival da artéria carótida interna (Fernandez-Miranda 2009).

CLASSIFICAÇÃO

Os módulos do **plano sagital** compreendem a linha média da base do crânio do seio frontal à segunda vértebra cervical (Fig. 107-3a).[18,20]

- Transelar;
- Transtubérculo/transplano;
- Transcribriforme;
- Transclival;
- Transodontoide.

Os módulos do **plano coronal** correspondem à base do crânio paramediana. Requerem uma abordagem transpterigóidea para sua realização. O nervo vidiano é uma das referências mais importantes, em razão de sua relação constante com o segmento petroso (horizontal) da artéria carótida interna. Podem ser subdivididos com base em sua relação superior ou inferior a esta estrutura (Fig. 107-3b).[16]

- Infrapetrosa:
  - Ápice petroso;
  - Junção petroclival.
- Suprapetrosa:
  - Espaço quadrangular ou cavo do gânglio trigeminal;
  - Seio cavernoso;
  - Fossa infratemporal e fossa craniana média.

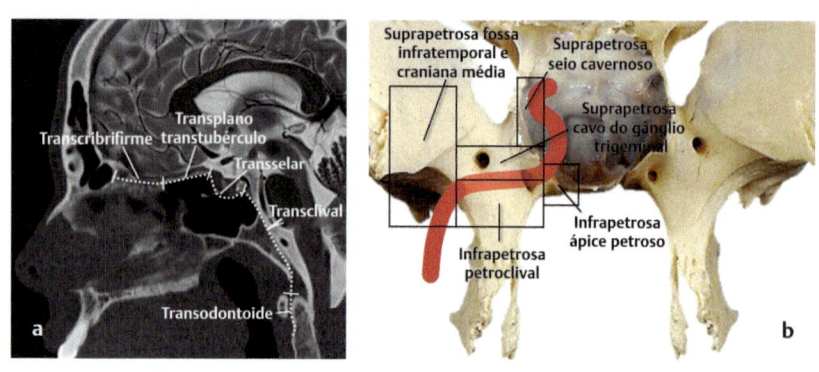

Fig. 107-3. Esquema demonstrando os módulos: (**a**) plano sagital e (**b**) plano coronal. Em vermelho, o trajeto da artéria carótida interna.

ABORDAGENS ENDONASAIS À BASE DO CRÂNIO
Preparação do Paciente
O paciente é colocado em posição supina na mesa cirúrgica com a cabeça discretamente girada para direita em uma cabeceira tipo ferradura. Nas cirurgias com auxílio de sistema de navegação intraoperatória a cabeça é fixada em suporte de crânio tipo Mayfield. A antissepsia é realizada na região malar, lábio superior, nariz e vestíbulo nasal com solução de clorexidina aquoso. Em seguida a cavidade nasal é preparada com cotonoides embebidos em adrenalina na concentração de 1:2.000 para vasoconstricção. Os cotonoides embebidos com adrenalina devem ser retirados da mesa cirúrgica antes da abertura da dura-máter para evitar que sejam confundidos com os cotonoides utilizados durante a parte intradural da cirurgia. Na indução anestésica procedemos à antibioticoterapia profilática com cefalosporina de 2ª geração.

Acesso ao Seio Esfenoidal
O seio esfenoidal pode ser acessado por via transseptal[21] ou transnasal.[14] As conchas médias devem ser lateralizadas bilateralmente, ou ressecada parcialmente do lado direito, para expor os recessos esfenoetmoidais.

A remoção das porções média e inferior da concha superior permite a exposição ampla do óstio e da parede anterior do seio esfenoidal. O óstio é ampliado superior e lateralmente com uma pinça cortante circular e/ou pinça Kerrison delicada de 1 ou 2 mm. Geralmente a esfenoidotomia é acompanhada por uma etmoidectomia posterior retrógrada através do meato superior.[22] A remoção da parede posteromedial das células etmoidais posteriores conecta o seio esfenoidal com as células etmoidais posteriores, portanto, amplia o corredor cirúrgico lateralmente até a parede lateral do seio esfenoidal e ápice orbitário.

Na sequência é realizada a dissecção cuidadosa da mucosa da parede anterior do seio esfenoidal abaixo do óstio do alargado, em direção caudal ao arco da coana. Uma incisão de 1 cm na mucosa septal no nível do óstio libera a mucosa do septo posterior e do rostro do seio esfenoide, facilitando sua dissecção inferior. Por meio desse passo é possível preservar o pedículo vascular contendo os ramos septais da artéria esfenopalatina que irrigam a mucosa do septo nasal.[23] Nesse momento, também é possível confeccionar o retalho nasosseptal para posterior reconstrução da base do crânio.

O osso da parede anterior do seio esfenoidal é removido lateralmente até a lâmina medial do processo pterigoide e inferiormente no nível do assoalho do seio esfenoidal. Os mesmos procedimentos são realizados no lado contralateral e em seguida a lâmina perpendicular do osso etmoide é separada do rostro do osso esfenoide, que é removido com pinças Kerrison ou brocas cortantes de 3 a 4 mm. Com isso, ambas as cavidades nasais e seios esfenoidais comunicam-se, permitindo a introdução de instrumentos por ambas as narinas.

A remoção de aproximadamente 1 cm da borda superior e posterior do septo nasal com pinça cortante retrógrada facilita a manipulação de instrumentos por ambas as cavidades nasais, sem que a borda posterior do septo seja deslocada continuamente em direção ao endoscópio, dificultando a visibilização. Importante tomar cuidado para que a septectomia posterior não seja estendida demasiadamente para não atingir as fibras olfatórias existentes na porção superior do septo nasal.

Mediante esses passos, uma esfenoidotomia ampla retangular é realizada, tendo como limites o plano esfenoidal superiormente, o assoalho do seio esfenoidal inferiormente e os ápices orbitários lateralmente. O limite anterior da dissecção é a artéria etmoidal posterior, que marca o limite entre o plano esfenoidal e a lâmina cribriforme.[24] As septações intersinusais são removidas de preferência com instrumentos cortantes ou com brocas diamantadas ou híbridas, atentando-se para a inserção destas septações em estruturas como as proeminências ósseas da artéria carótida interna e nervo óptico.

A esfenoidotomia ampla é fundamental para:

A) Aproximação progressiva do endoscópio em direção ao alvo cirúrgico, permitindo magnificação da imagem e iluminação divergente próxima ao alvo;
B) Visibilização nítida das estruturas da linha média e parede lateral;
C) Manipulação adequada de instrumentos no interior do seio;
D) Controle de eventuais sangramentos venosos ou arteriais.

O objetivo principal do acesso à base do crânio é possibilitar a dissecção bimanual, que constitui a base da microneurocirurgia.[14]

Transelar

Indicações

Adenomas de hipófise (Fig. 107-4), craniofaringiomas intrasselares, cistos da bolsa de Rathke, meningiomas, metástases e outros tumores intrasselares.

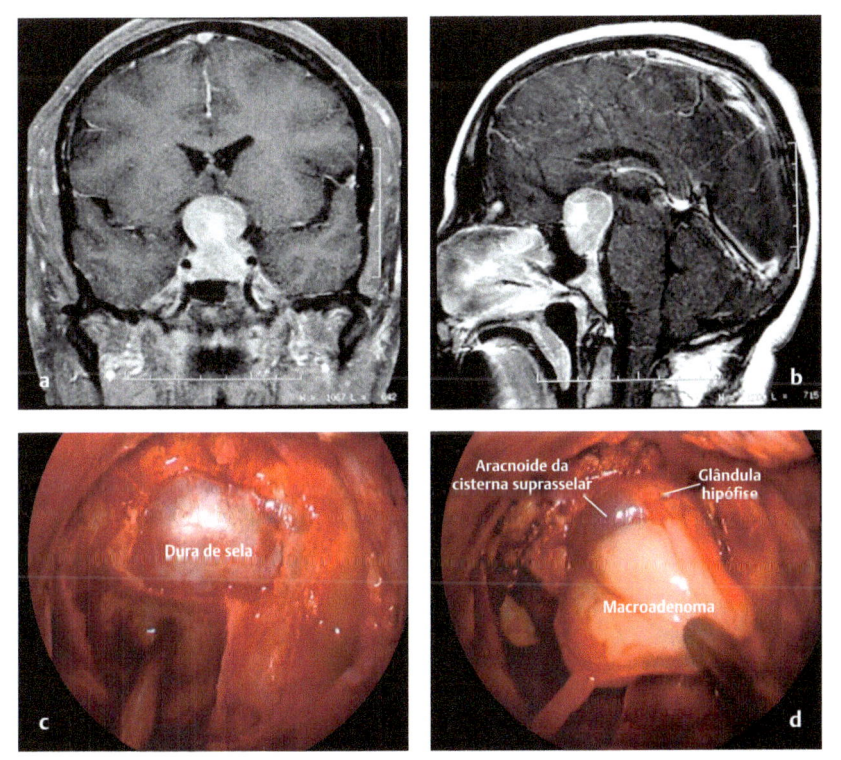

Fig. 107-4. RNM T1 pós-contraste: (**a**) corte coronal. (**b**) Corte sagital demonstrando macroadenoma de hipófise com extensão suprasselar. (**c**) Imagem intraoperatória com endoscópio de 0 grau do seio esfenoidal antes da abertura da dura-máter. (**d**) Dissecção do tumor da aracnoide da cisterna suprasselar. *(Continua.)*

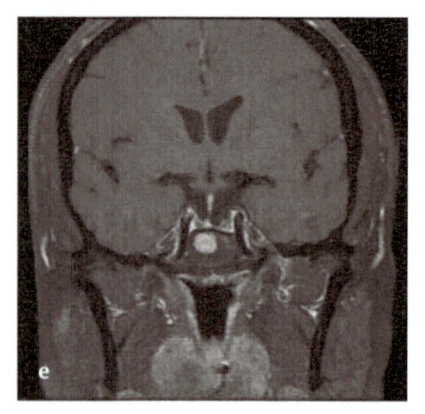

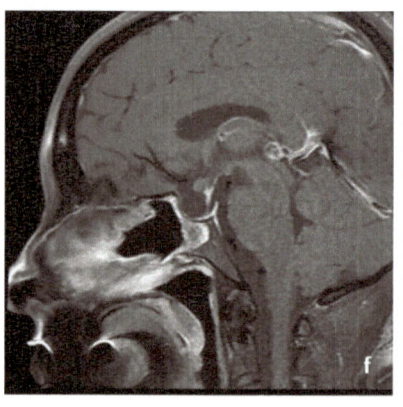

Fig. 107-4. *(Cont.)* RNM T1 pós-contraste: **(e)** corte coronal. **(f)** Corte sagital. Evidenciando remoção macroscópica completa do tumor com preservação do tecido glandular.

Técnica Cirúrgica

A mucosa do seio esfenoidal é removida e o sangramento venoso resultante pode ser controlado com a irrigação de solução salina aquecida. Em seguida, identificam-se os limites da sela turca na linha média e as estruturas parasselares.

Geralmente, o osso do assoalho selar apresenta espessura delgada em consequência de sua distensão pelo crescimento tumoral. Portanto, sua abertura com pinça Kerrison normalmente ocorre sem dificuldades. Em casos de seios esfenoidais pouco pneumatizados, microadenomas e pequenos macroadenomas com sela normal, muitas vezes é necessário atenuar a espessura do osso com brocas diamantadas para depois efetuar a abertura da sela. A remoção do osso estende-se lateralmente até a borda medial de cada seio cavernoso. O limite superior é o tubérculo selar, até o encontro da deflexão dural do plano esfenoidal e seio intercavernoso superior, já o limite inferior é o seio intercavernoso inferior. Em alguns casos, todo assoalho selar pode ser removido. Em casos de lesões com extensão suprasselar, um acesso transtubérculo/transplano pode ser associado à remoção de parte do osso do plano esfenoidal. Caso haja invasão do seio cavernoso, sugere-se que o recesso óptico-carotídeo medial e o osso de parede anterior do seio cavernoso sejam removidos.

A eficácia e segurança das abordagens endonasais endoscópicas tem sido relatada na literatura, com resultados e taxas de complicações comparáveis às abordagens microscópicas.[25] Estudos mais recentes demonstraram que as abordagens endoscópicas estiveram associadas à maior incidência de remoção macroscópica total e menor risco de complicações nasossinusais do que as abordagens microscópicas.[26]

Pode ser impossível determinar que os resultados das abordagens endoscópicas na ressecção de microadenomas e macroadenomas intrasselares sejam superiores aos obtidos pelo microscópio. No entanto, a abordagem endoscópica oferece vantagem em adenomas recorrentes ou residuais, com extensão suprasselar e invasão do seio cavernoso.[27] Em adenomas recorrentes ou residuais, os resultados relativos à magnitude de ressecção e desfecho visual foram superiores na cirurgia endoscópica.[28] Em relação a adenomas maiores que 4 cm com extensão suprasselar, a abordagem endoscópica apresentou maiores taxas de ressecção macroscópica total, melhores resultados visuais e menor recorrência quando comparado às abordagens microscópicas transesfenoidal e transcranianas.[29]

Limitações

Invasão da parede lateral do seio cavernoso e extensão para o lobo temporal.

Transtubérculo/Transplano

Indicações

Craniofaringiomas (Fig. 107-5), meningiomas (Fig. 107-6) e adenomas com extensão subfrontal.

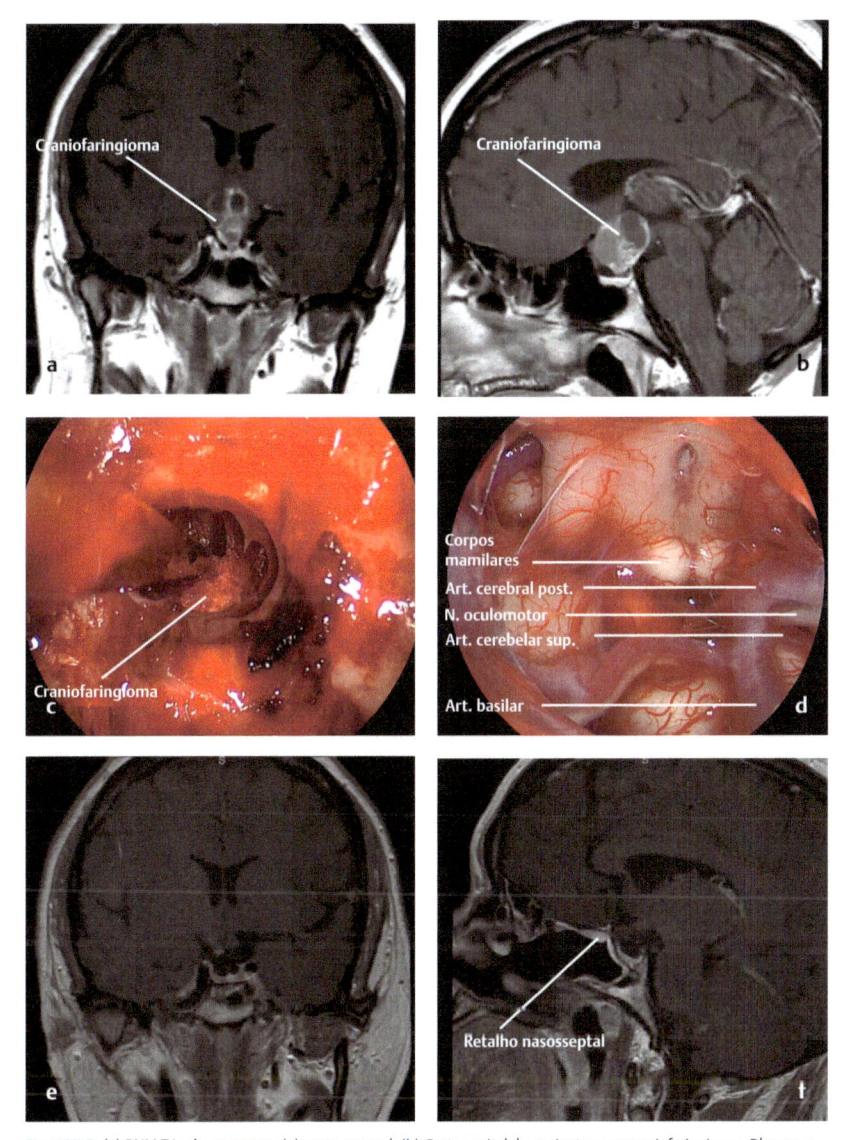

Fig. 107-5. (a) RNM T1 pós-contraste: (a) corte coronal. (b) Corte sagital de paciente com craniofaringioma. Observe o componente cístico da lesão. (c) Imagem intraoperatória com endoscópio de 0 grau durante a ressecção com aspirador ultrassônico do componente calcificado. (d) Imagem intraoperatória após ressecção. RNM T1 pós-contraste: (e) corte coronal. (f) Corte sagital mostrando ressecção completa do tumor. Observe o retalho nasosseptal realçado com contraste.

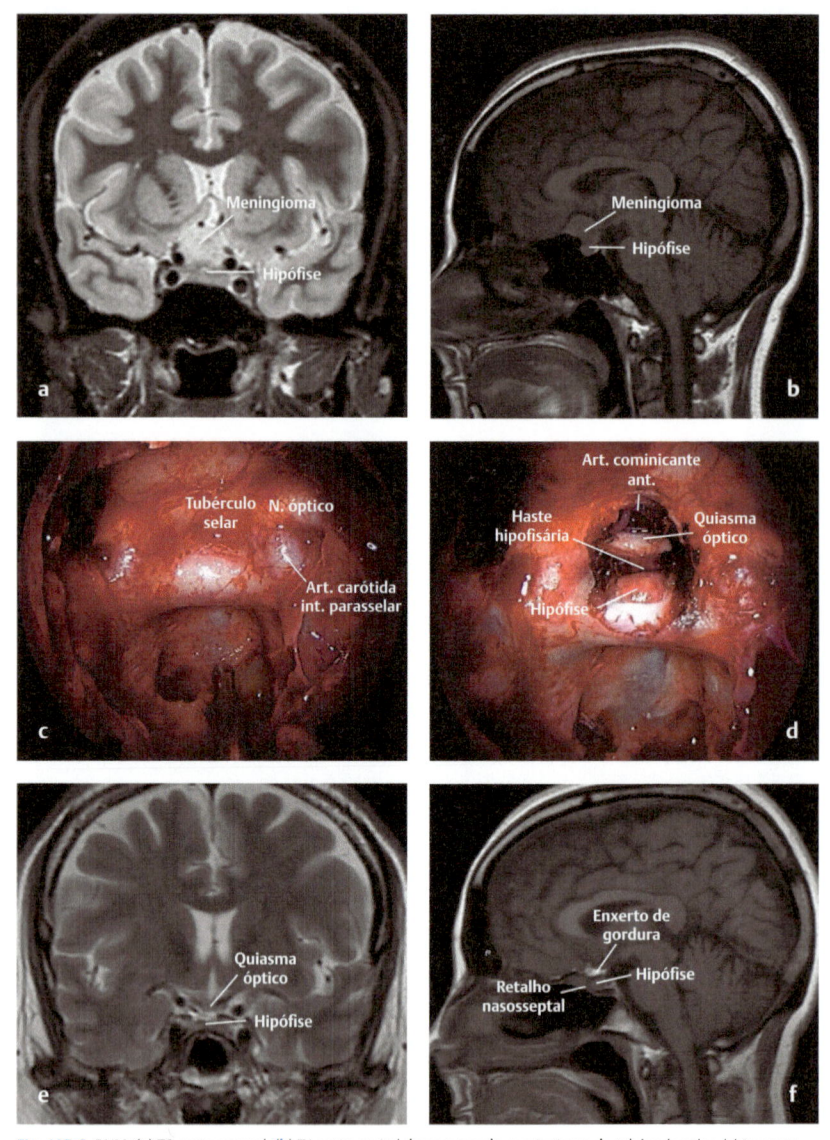

Fig. 107-6. RNM: (**a**) T2 corte coronal. (**b**) T1 corte sagital demonstrando meningioma de tubérculo selar. (**c**) Imagem intraoperatória com endoscópio de 0 grau antes da abertura do osso do tubérculo selar. (**d**) Após ressecção tumoral. RNM: (**e**) T2 corte coronal. (**f**) T1 corte sagital mostrando ressecção completa do tumor. Observe o retalho nasosseptal.

Técnica Cirúrgica

Após esfenoidotomia ampla bilateral e etmoidectomia posterior, os limites da abordagem são as artérias etmoidais posteriores anteriormente e os canais ópticos e as lâminas papiráceas lateralmente. A remoção do osso do plano esfenoidal, do tubérculo e da parede anterior da sela expõe o seio intercavernoso superior, que deve ser coagulado com pinça bipolar e seccionado para acessar a porção suprasselar dos tumores. Na sequência, realiza-se a abertura da dura-máter na região do tubérculo. A abertura dural deve ser menor que a abertura óssea. A incisão não deve se estender além das margens do tumor e não deve ser estendida anteriormente no plano esfenoidal para evitar a exposição dos lobos frontais. A abordagem proporciona acesso à cisterna suprasselar, espaços pré e subquismático, cisterna interpeduncular e terceiro ventrículo. Permite visibilização direta das vias ópticas, hipotálamo, haste hipofisária, artéria carótida interna supraclinoide e seus ramos, especificamente a artéria hipofisária superior e vasos perfurantes.

A abordagem endonasal permite acesso direto ao eixo mais longo do craniofaringioma e visibilização direta das superfícies inferiores do hipotálamo, quiasma e nervos ópticos, sem necessidade de retração cerebral.[30] Esses fatores podem favorecer a ressecção tumoral e preservação das estruturas neurovasculares, com potencial aprimoramento dos resultados cirúrgicos. Constitui uma alternativa às cirurgias transcranianas em casos selecionados de craniofaringioma. Pode proporcionar maiores taxas de ressecção macroscópica completa, melhora dos déficits visuais e preservação da função hipofisária do que abordagens transcranianas tradicionais,[31-33] mas com maior risco de fístula liquórica pós-operatória.[32]

Em relação aos meningiomas, a abordagem endonasal oferece vantagens como redução da manipulação das vias ópticas outrora comprimidas, visibilização precoce e direta de artérias perfurantes subquiasmáticas, acesso às porções medial e inferior do canal óptico, remoção do osso e dura-máter envolvidos e desvascularização precoce do tumor.[34] Representa uma alternativa segura e eficiente para ressecção de meningiomas de tubérculo selar e plano esfenoidal.[35] Os resultados de ressecção macroscópica total e melhora dos déficits visuais são comparáveis aos da abordagem transcraniana, entretanto as taxas de fístula liquórica pós-operatórias são maiores.[36,37]

Limitações

Craniofaringiomas: extensão da lesão além da bifurcação da artéria carótida interna e acima das artérias cerebrais anteriores.

Meningiomas: extensão lateral ao nervo óptico, configuração multilobular (invasão subpial) e comprometimento vascular.[37]

Transcribriforme

Indicações

Meningiomas (Fig. 107-7), neuroblastomas olfatórios e neoplasias malignas nasossinusais.

Técnica Cirúrgica

A abordagem endoscópica clássica consiste em esfenoidotomia bilateral, turbinectomia média bilateral, etmoidectomia anterior e posterior bilateral, sinusotomia frontal bilateral Draf III (remoção da porção superior do septo nasal, assoalho dos seios frontais entre as paredes mediais da órbita e septações intersinusais) e ressecção da inserção do septo nasal na base do crânio. Após exposição ampla da superfície endonasal da base do crânio, as artérias etmoidais anteriores e posteriores são ligadas ou coaguladas. Em seguida, quatro osteotomias são realizadas com brocas diamantadas e/ou pinça Kerrison: duas laterais próximas à lâmina papirácea, uma anterior a placa cribriforme e outra posterior. O próximo passo é a remoção da parte óssea central. As placas cribriformes são removidas e finalmente a *crista galli*. Importante tentar evitar a separação precoce da crista da parede posterior do seio frontal, já que a *crista galli* estável facilita sua dissecção da dura em ambos os lados. Após a dura da fossa anterior ser amplamente exposta, são realizadas as incisões durais. Os limites do acesso são a lâmina papirácea lateralmente, a parede posterior do seio frontal e a *crista galli* anteriormente e as artérias etmoidais posteriores posteriormente. As lâminas papiráceas podem ser removidas para facilitar o acesso lateral e supraorbitário. Recentemente foi descrita uma modificação da técnica endoscópica tradicional que pode ser utilizada para tumores intracranianos com maior preservação das estruturas nasais. O acesso supraetmoidal garante exposição da base de crânio anterior preservando ambas as conchas médias e estruturas do meato médio. Nessa técnica, o passo inicial é sinusotomia frontal Draf III com preservação das inserções anteriores das conchas médias, seguido de remoção das células

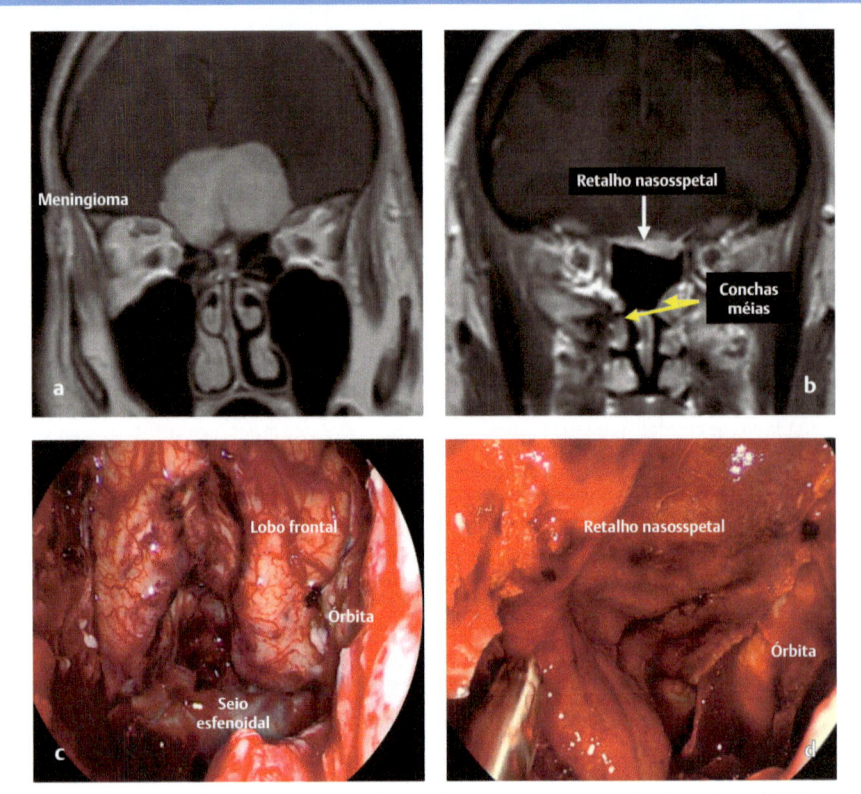

Fig. 107-7. (a) RNM T1 pós-contraste, corte coronal mostrando um meningioma da base do crânio anterior. **(b)** RNM T1 pós-contraste, em corte coronal após ressecção completa do tumor. Observe o retalho nasosseptal realçado com contraste. **(c)** Imagem intraoperatória com endoscópio de 0 grau após ressecção da base do crânio anterior e do meningioma. **(d)** Reconstrução com retalho nasosseptal. Observe o pedículo do retalho posicionado contra a órbita do lado direito para suporte. O pedículo não deve ser deixado livre sem contato em razão de maior retração e do risco de fístula liquórica pós-operatória.

etmoidais superiores mantendo a inserção anterior das conchas médias. A dissecção é progredida de anterior para posterior com a remoção das células etmoidais logo abaixo da base do crânio até que a esfenoidotomia seja completada. Depois da ampla exposição da base do crânio, os passos seguintes são idênticos aos da técnica endoscópica tradicional.[38]

Nos meningiomas de fossa olfatória, a abordagem transcraniana apresenta maior taxa de ressecção macroscópica total e menor taxa de perda de olfato e fístula liquórica pós-operatória do que as abordagens endonasais.[39,40]

Os objetivos das cirurgias endonasais para neoplasias malignas nasossinusais e neuroblastomas olfatórios devem ser os mesmos da cirurgia craniofacial externa: remoção completa e segura do tumor com margens livres, independentemente de a remoção ser em bloco. Em casos de tumores em estádio inicial não há diferença entre as abordagens relativo à fístula liquórica pós-operatória, recorrência tumoral e sobrevida.[41,42]

Limitações

Extensão lateral ao ponto médio da órbita, olfato preservado e invasão do osso frontal e seio sagital superior.

Transclival
Indicações
Cordomas, condrossarcomas, craniofaringiomas retroinfundibulares e meningiomas petroclivais.

Técnica Cirúrgica
O terço superior do clivo relaciona-se anatomicamente com o dorso da sela e os processos clinoides posteriores. A remoção dessas estruturas pode ser efetuada após a transposição da glândula hipófise,[20] permitindo acesso à cisterna interpeduncular, bifurcação da artéria basilar, nervos oculomotores, corpos mamilares e assoalho do terceiro ventrículo.[20]

O terço médio do clivo pode ser abordado diretamente através da parede posterior do seio esfenoidal, limitado lateralmente pelos segmentos paraclivais da artéria carótida interna. A remoção do assoalho do seio esfenoidal, em geral, é realizada. As fossas pterigopalatinas limitam lateralmente e os nervos vidianos são usados como reparos anatômicos para o segmento do forame lácero da artéria carótida interna. A abordagem transclival média expõe a ponte, cisterna pré-pontina, tronco da artéria basilar, artéria cerebelar anteroinferior e segmento cisternal do nervo abducente.[20]

A exposição do terço inferior do clivo é realizada pela remoção da mucosa da rinofaringe, fáscia basofaríngea e músculo longo da cabeça, evidenciando a cisterna pré-bulbar, superfície anterior do bulbo, artérias vertebrais, junção vertebrobasilar, artérias cerebelares posteroinferiores e nervos glossofaríngeo, vago e acessório. A abordagem é limitada lateralmente pela tuba auditiva, que pode ser ressecada ou transposta se um acesso mais lateral é necessário. Deve se ter cuidado com o segmento parafaríngeo da artéria carótida interna, em geral encontra-se posteriormente à tuba, mas pode ter um percurso mais medial.[20]

A remoção do osso do clivo é frequentemente acompanhada de sangramento significativo do plexo basilar. Além disso, há risco de lesão do nervo abducente, principalmente na região adjacente à porção superior do segmento paraclival da artéria carótida interna.

A origem na linha média e deslocamento lateral dos nervos cranianos e posterior do tronco encefálico tornam a abordagem endonasal ideal para ressecção de meningiomas clivais e cordomas.[43] Permite acesso direto a lesões extradurais, remoção de osso e dura-máter comprometidos e ressecção tumoral com mínima manipulação de nervos cranianos.[44]

A reconstrução da base do crânio após a abordagem transclival é particularmente desafiadora em decorrência da posição vertical do tronco cerebral, limitando o suporte para as camadas da reconstrução, bem como os defeitos durais tipicamente grandes. Deste modo, a taxa de fístula liquórica pós-operatória é mais elevada que em outros acessos.[44]

Limitações
Extensão lateral aos nervos oculomotor (clivo superior), abducente (clivo médio) e vago (clivo baixo) e comprometimento vascular.[43]

Transodontoide
Indicações
Compressão anterior da junção craniocervical, seja congênita, inflamatória ou traumática (Fig. 107-8).

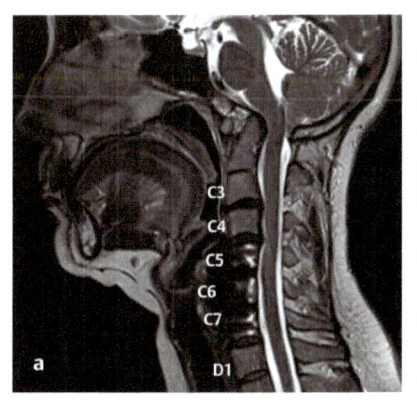

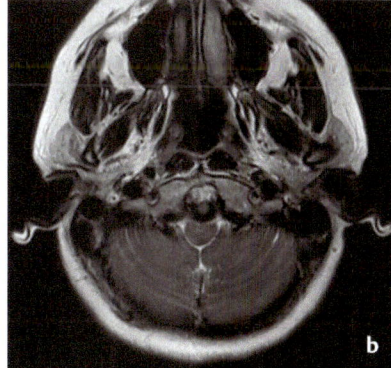

Fig. 107-8. RNM T2: (**a**) Corte sagital. (**b**) Corte axial, demonstrando invaginação vertebrobasilar. *(Continua.)*

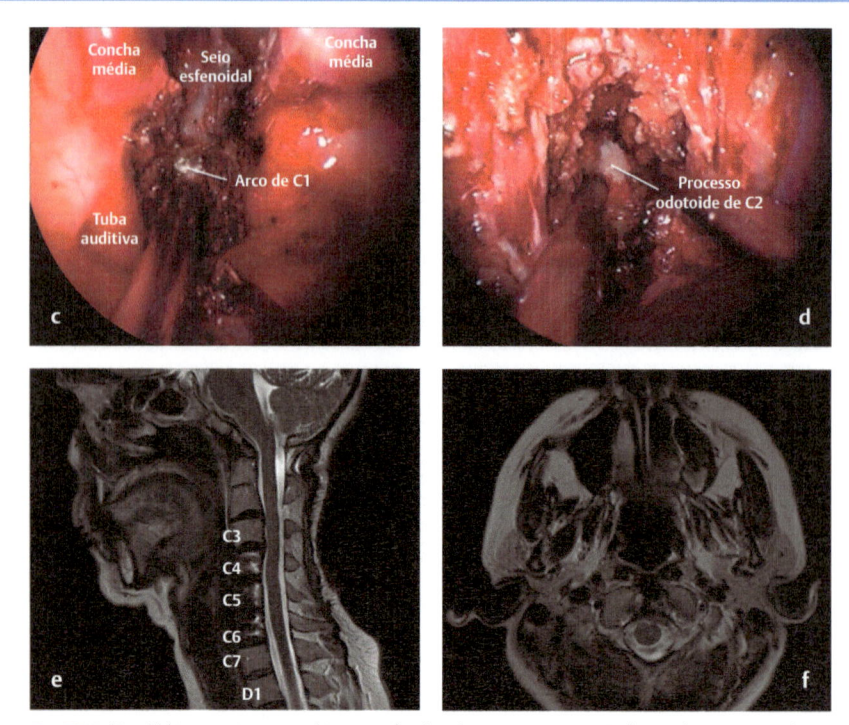

Fig. 107-8. *(Cont.)* **(c)** Imagem intraoperatória com endoscópio de 0 grau com exposição do arco da primeira vertebra cervical. **(d)** Processo odontoide da segunda vertebra cervical. RNM: **(e)** T2 sagital. **(f)** T1 corte axial, evidenciando descompressão da região bulbomedular.

Técnica Cirúrgica

As caudas das conchas inferiores podem ser removidas para melhorar a exposição da nasofaringe. Septectomia posterior inferior melhora a instrumentação na região, assim como a remoção da inserção do vômer e bordo posterior dos ossos palatinos melhora a angulação caudal dos instrumentos.

Em caso de platibasia, o clivo inferior pose ser removido para descomprimir o forame magno. O arco da primeira vértebra cervical é removido após dissecção da mucosa, fáscia e músculos da nasofaringe. O processo odontoide da segunda vértebra cervical é exposto e ressecado com brocas diamantadas em plano extradural.

A abordagem endonasal evita a retração ou transecção do palato mole, reduzindo o risco de insuficiência velofaríngea. Não há necessidade de compressão da língua por períodos prolongados, também evitando edema da base da língua, necrose da língua e desconforto respiratório, com consequente extubação imediatamente após o procedimento. Ademais, a incisão de mucosa e músculo apenas da rinofaringe reduz o risco de disfagia e permite alimentação oral precoce sem necessidade de sonda. Outra vantagem é a redução do risco de infecção, quando comparado às abordagens transorais cujo meio é contaminado pela flora bacteriana local.[45]

Limitações

Compressão da junção craniocervical inferior a linha entre a espinha nasal anterior e borda posterior do palato duro.

Ápice Petroso
Indicações
Lesões acometendo a porção medial do ápice petroso, como condrossarcomas ou granulomas de colesterol.[46]

Técnica Cirúrgica
A maioria das abordagens do plano coronal requer acesso transpterigoide. Inicialmente, uma antrostomia maxilar ampla é realizada, seguida da identificação do forame e artéria esfenopalatina. A parede posterior do seio maxilar é removida e o conteúdo da fossa pterigopalatina é deslocado lateralmente, expondo a base do processo pterigoide do osso esfenoide, canal do nervo vidiano e forame redondo (divisão maxilar do nervo trigêmeo). A remoção da base do pterigoide permite o acesso do recesso lateral do seio esfenoidal.

O nervo vidiano pode ser seguido posteriormente até o forame lácero, permitindo a localização segura da artéria carótida interna. A associação da abordagem transclival média, exposição do recesso lateral do seio esfenoidal e identificação do segmento petroso da artéria carótida interna possibilita o acesso ao ápice petroso.[16]

É um corredor de trabalho em geral estreito, entre a artéria carótida interna paraclival e o seio petroso inferior. Muitas vezes esse espaço está alargado em razão da doença, o que facilita o procedimento cirúrgico endonasal.

Junção Petroclival
Indicações
Meningiomas e condrossarcomas.

Técnica Cirúrgica
Para exposição da sincondrose petroclival, o tecido fibrocartilaginoso do forame lácero é separado da porção superior da cartilagem da tuba auditiva.

Cavo do Gânglio Trigeminal
Indicações
Lesões na porção anteromedial do cavo do gânglio trigeminal como schwannomas, meningiomas e carcinomas adenoides císticos invasivos.

Técnica Cirúrgica
O espaço quadrangular é delimitado pelo segmento paraclival da artéria carótida interna (medial), divisão maxilar do nervo trigêmeo (lateral), segmento petroso da artéria carótida interna (inferior) e nervo abducente (superior).[47] A remoção do osso desse espaço expõe a dura-máter da fossa média.

Seio Cavernoso
Indicações
Adenomas de hipófise invasivos e meningiomas.

Técnica Cirúrgica
A abertura da dura-máter estende-se acima do espaço quadrangular até a fissura orbitária superior, possibilitando a exposição do compartimento anteromedial do seio carvernoso.

Geralmente as lesões dessa região deslocam lateralmente os nervos cranianos, deste modo, sua manipulação pode ser minimizada. A abordagem endonasal permite a descompressão do seio cavernoso mediante acesso medial e extradural, podendo fornecer melhores resultados funcionais do que abordagens transcranianas em casos selecionados.[48]

Fossa Infratemporal e Fossa Craniana Média
Indicações
Carcinomas nasossinusais invasivos, schwannomas, meningiomas e encefaloceles (Fig. 107-9).

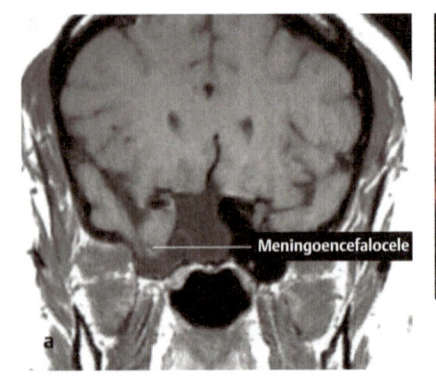

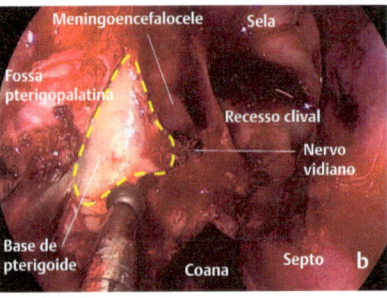

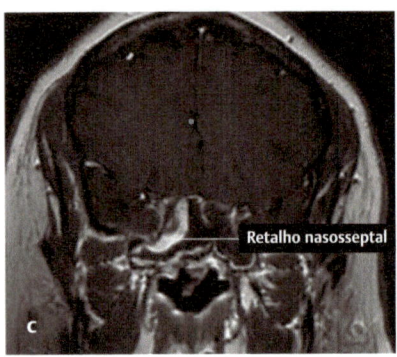

Fig. 107-9. (a) RNM T1 corte coronal mostrando meningoencefalocele do recesso inferolateral do seio esfenoidal direito. (b) Imagem intraoperatória com endoscópio de 0 grau demonstrando o nervo vidiano seccionado e o conteúdo da fossa pterigopalatina movido lateralmente para a exposição da base do processo pterigoide (delineado em amarelo). A base do pterigoide foi removida para garantir o acesso adequado ao recesso inferolateral e à fossa média. Observe a meningoencefalocele atrás da base do pterigoide. (c) RNM T1 pós-contraste, corte coronal após a ressecção e reconstrução. Observe o retalho nasosseptal realçado com contraste.

Técnica Cirúrgica

Após maxilectomia medial e abordagem transmaxilar, é efetuada a dissecção da porção lateral da fossa pterigopalatina. A lâmina lateral do processo pterigoide é removida até o nível da fossa craniana média e forame oval. A abordagem é completada com a remoção do osso do recesso lateral do seio esfenoidal.

Reconstrução da Base do Crânio

Os objetivos da reconstrução da base do crânio, independentemente de a abordagem ser endonasal ou transcraniana, são a separação da cavidade craniana do trato nasossinusal e o fechamento dural impermeável,[49] deste modo prevenindo a fístula liquórica. Vários fatores devem ser considerados no pré e intraoperatório para a escolha do método de reconstrução e avaliação do risco de fístula pós-operatória como: área e volume estimados da ressecção, grau de comunicação com o espaço subaracnóideo, presença e geometria das bordas durais e ósseas remanescentes, estado geral do paciente, cirurgia nasal ou maxilofacial prévia, possibilidade de aumento da pressão liquórica do pós-operatório, necessidade de terapias adjuvantes como quimioterapia e radioterapia[17] e pneumatização do seio esfenoidal.

Pequenas fístulas liquóricas traumáticas, iatrogênicas ou espontâneas podem ser reconstruídas com uma série de enxertos livres, com taxa de sucesso superior a 95%.[50] No entanto, em se tratando de grandes defeitos durais, os enxertos livres estão associados a taxas drásticas de 20 a 30% de fístula liquórica.[17] Nestes casos a reconstrução ideal deve ser realizada com retalhos vascularizados, que promovam cicatrização rápida e completa. A introdução do retalho nasosseptal para a reconstrução endonasal da base do crânio, reduziu as falhas de reconstrução para taxas menores que 5%.[2,51]

O retalho nasosseptal é irrigado pela artéria septal, ramo terminal da artéria esfenopalatina. A superfície de reconstrução incorpora o mucopericôndrio/mucoperiósteo do septo nasal. Apresenta amplo suprimento vascular, grande área de superfície, amplo arco de rotação, versatilidade e facilidade técnica de confecção.[2] Tais fatores permitem a reconstrução adequada de defeitos em qualquer segmento da base do crânio, incluindo lâmina cribriforme, plano esfenoidal, sela e clivo independentemente, estendendo-se de órbita a órbita.[52,53]

Para a confecção do retalho nasosseptal duas incisões paralelas longitudinais são realizadas com eletrocautério monopolar delicado na mucosa do septo nasal. Uma incisão inferior é efetuada ao longo da margem inferior da parede anterior do seio esfenoidal e borda posterior do vômer na direção do

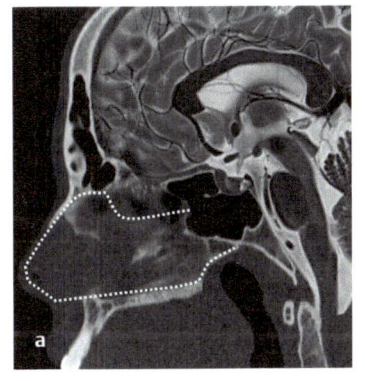

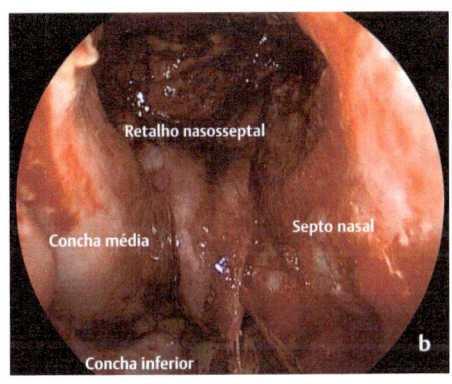

Fig. 107-10. (a) Esquema demonstrando as incisões para confecção do retalho nasosseptal. Note a preservação de uma faixa superior de mucosa contendo fibras do nervo olfatório. **(b)** Imagem intraoperatória com endoscópio de 0 grau com o retalho nasosseptal cobrindo a parede posterior do seio esfenoidal.

assoalho da fossa nasal. Esta incisão é prolongada anteriormente sobre a crista maxilar até a borda anterior do septo nasal. Outra incisão superior é realizada na junção da parede anterior do seio esfenoidal com o septo nasal, logo abaixo do óstio deste seio, prosseguindo anteriormente a 1 cm de distância do teto da fossa nasal para preservar o epitélio olfatório. No nível da extremidade anterior da inserção da concha média na base do crânio, a incisão pode projetada superiormente em direção ao dorso nasal, terminando no limite superior da borda caudal do septo nasal. Após a inserção da concha média na base do crânio não há mais fibras do nervo olfatório, desta forma toda a mucosa do septo nasal pode ser englobada no retalho. As duas incisões longitudinais são unidas na parte anterior por uma incisão na borda caudal do septo nasal, próximo à columela. A elevação do retalho em plano subpericondral/subperiosteal é iniciada anteriormente até a exposição da parede anterior do seio esfenoidal. Depois de confeccionado, o retalho pode ser deslocado para a rinofaringe ou interior do seio maxilar até a fase de reconstrução da cirurgia.

Após a remoção do tumor uma camada de fáscia lata ou substituto dural é posicionado sob o remanescente dural e o retalho é rodado sobre o defeito, cobrindo e ultrapassando as bordas ósseas da falha da base do crânio (Fig. 107-10). O contato entre a face pericondral/periosteal do retalho e o osso da base do crânio é imprescindível para a cicatrização adequada. Desta forma, a mucosa do seio esfenoidal deve ser toda removida, além de qualquer corpo estranho ou tecido não vascularizado que se aponha entre a interface retalho e osso, como selante de fibrina e cera de osso.

Após o posicionamento do retalho, um hemostático absorvível de celulose oxidada e selante de fibrina são colocados ao redor de suas bordas para mantê-lo no lugar. Na sequência, uma esponja hemostática absorvível recobre a superfície do retalho e um balão insuflado da sonda de Foley ou tampão nasal age como suporte da reconstrução contra a ação da gravidade e pressão do espaço subaracnóideo, sendo mantido por 5 a 7 dias.

Caso o retalho nasosseptal não esteja disponível por conta da invasão tumoral, perfuração septal ou cirurgia prévia com sacrifício do pedículo, outros retalhos vascularizados podem ser utilizados para proporcionar uma reconstrução segura, como concha inferior,[54] parede lateral da cavidade nasal,[55] fáscia temporoparietal transposta para a cavidade nasal por meio de acesso transpterigoide[56] e pericrânio transposto através de uma osteotomia glabelar e sinusotomia frontal Draf III.[3]

A utilização de derivação lombar externa associa-se a maior período de internação e imobilização, sem fornecer vantagens em termos de prevenção ou tratamento de fístula liquórica pós-operatória.[57]

COMPLICAÇÕES
Intraoperatórias
Lesões Vasculares
Lesões da artéria carótida interna são mais comumente associadas a abordagens do plano coronal, provavelmente pela necessidade de dissecção ao longo de seu trajeto.

A tração de tumores intracranianos pode acarretar avulsão inadvertida de pequenos vasos perfurantes do tronco encefálico e vias ópticas.

Déficits Neurológicos
Transitório ou permanente.

Pós-Operatórias
Fístula Liquórica
A reconstrução inadequada da base do crânio com consequente fístula liquórica está associada a aumento significativo da morbidade, incluindo pneumoencéfalo, meningite e maior período de hospitalização.

Meningite
Diretamente relacionada com fístula liquórica pós-operatória.

Complicações Relacionadas com Internação
Embolia pulmonar e infecção hospitalar.

Alterações Hormonais
Diabetes *insipidus*, síndrome da secreção inapropriada do hormônio antidiurético, hipopituitarismo.

Complicações Nasais
Sinéquias, perfuração do septo nasal, deformidade do dorso nasal, hiposmia.

CONCLUSÃO
Em casos selecionados, as abordagens endonasais possibilitam ressecções tumorais máximas com morbidade mínima. Apesar de sua conotação minimamente invasiva, a cirurgia endonasal endoscópica apresenta muitos dos riscos e potencial de complicações associados às abordagens externas. As abordagens endonasais expandidas não substituem as abordagens transcranianas tradicionais, mas as complementam. Deste modo, é importante que o cirurgião da base do crânio tenha conhecimento de todas as técnicas para oferecer a melhor alternativa para os pacientes. Além disso, a melhor abordagem é aquela que o cirurgião tem maior experiência e resultados consistentes.

DICAS

- Esfenoidotomia bilateral ampla;
- Identificação das prominências ósseas do seio esfenoidal;
- Abertura óssea ampla da sela e base do crânio;
- Abertura da dura-máter menor do que a óssea e sem se estender além das margens do tumor;
- Exérese tumoral com técnicas microcirúrgicas bimanuais;
- Retalho nasosseptal com maior área útil possível;
- Retalho nasosseptal em contato direto com o osso e a dura-máter, cobrindo completamente a falha da base do crânio;
- Sintonia e sinergia entre a equipe cirúrgica;
- Progressão gradativa na complexidade dos casos.

REFERÊNCIAS BIBLIOGRÁFICAS
1. Cappabianca P, Alfieri A, Colao A, et al. Endoscopic endonasal transsphenoidal approach: an additional reason in support of surgery in the management of pituitary lesions. Skull Base Surg. 1999;9:109-17.
2. Hadad G, Bassagasteguy L, Carrau RL, et al. A novel reconstructive technique after endoscopic expanded endonasal approaches: vascular pedicle nasoseptal flap. Laryngoscope. 2006;116(10):1882-6.
3. Zanation AM, Snyderman CH, Carrau RL, et al. Minimally invasive endoscopic pericranial flap: a new method for endonasal skull base reconstruction. Laryngoscope. 2009b;119(1):13-8.
4. Maroon JC. Skull base surgery: past present and future trends. Neurosurg Focus. 2005;19(1):E1.
5. Bolger WE, Keyes AS, Lanza DC. Use of the superior meatus and superior turbinate in the endoscopic approach to the sphenoid sinus. Otolaryngol Head Neck Surg. 1999;120:308-13.
6. Rhoton Jr. AL. The supratentorial cranial space: microsurgical anatomy. Neurosurgery. 2002;51(1):273-302.
7. Cavallo LM, Messina A, Cappabianca P, et al. Endoscopic endonasal surgery of the midline skull base: anatomical study and clinical considerations. Neurosurgery Focus. 2005;19(1):1-14.
8. Cavallo LM, de Divitiis O, Aydin S, et al. Estended Endoscopic Endonasal Transphenoidal Approach To The Suprasellar Area: Anatomic Considerations – Part 1. Neurosurgery. 2007;61:24-34.
9. Wang J, Bidari S, Inoue K, et al. Extensions of the Sphenoid Sinus: A New Classification. Neurosurgery. 2010;66:797-816.
10. Hammer G, Radberg C. The sphenoidal sinus: an anatomical and roentgenologic study with reference to transsphenoid hypophysectomy. Acta Radiol. 1961;56:401-22.
11. Banna M, Olutola PS. Patterns of pneumatization and septation of the sphenoidal sinus. J Can Assoc Radiol. 1983;34:291-3.

12. Ramos HF, Monteiro TA, Pinheiro-Neto CD, et al. Endoscopic anatomy of the approaches to the sellar area and planum sphenoidale. Arq NeuroPsiquatr. 2011;69(2):232-6.
13. Fortes FS, Pinheiro-Neto CD, Carrau RL, et al. Endonasal endoscopic exposure of the internal carotid artery: an anatomical study. Laryngoscope. 2012;122(2):445-51.
14. Kassam A, Snyderman CH, Mintz A, et al. Expanded endonasal approach: the rostrocaudal axis. Part I. Crista galli to the sella turcica. Neurosurg Focus. 2005a;19(1):E3.
15. Kassam A, Snyderman CH, Mintz A, et al. Expanded endonasal approach: the rostrocaudal axis. Part II. Posterior clinoids to the foramen magnum. Neurosurg Focus. 2005b;19(1):E4.
16. Kassam AB, Gardner P, Snyderman C, et al. Expanded endonasal approach: fully endoscopic, completely transnasal approach to the middle third of the clivus, petrous bone, middle cranial fossa, and infratemporal fossa. Neurosurg Focus. 2005c;19(1):E6.
17. Kassam A, Carrau RL, Snyderman CH, et al. Evolution of reconstructive techniques following endoscopic expanded endonasal approaches. Neurosurg Focus. 2005d;19:E8.
18. Kassam AB, Vescan AD, Carrau RL, et al. Expanded endonasal approach: vidian canal as a landmark to the petrous internal carotid artery. J Neurosurg. 2008a;108(1):177-83.
19. Fernandez-Miranda JC, Prevedello DM, Madhok R, et al. Sphenoid septations and their relationship with internal carotid arteries: anatomical and radiological study. Laryngoscope. 2009;119(10):1893-6.
20. Kassam AB, Prevedello DM, Thomas A, et al. Endoscopic endonasal pituitary transposition for a transdorsum sellae approach to the interpeduncular cistern. Neurosurgery. 2008b;62(1):57-74.
21. Stamm AC, Pignatari S, Vellutini E, et al. A novel approach allowing binostril work to the sphenoid sinus. Otolaryngol Head Neck Surg. 2008;138(4):531-2.
22. Fujimoto Y, Ramos HF, Mariani PP, et al. Superior turbinectomy: role for a two-surgeon technique in endoscopic endonasal transsphenoidal surgery – technical note. Neurol Med Chir (Tokyo). 2015;55(4):345-50.
23. Rivera-Serrano C M, Snyderman CH, Gardner P, et al. Nasoseptal "Rescue" flap: A novel modification of the nasoseptal flap technique for pituitary surgery. Laryngoscope. 2011;121(5):990-3.
24. de Divitiis E, Esposito F, Cappabianca P, et al. Endoscopic transnasal resection of anterior cranial fossa meningiomas. Neurosurg Focus. 2008;25(6):E8.
25. Tabaee A, Anand VK, Barron Y, et al. Endoscopic pituitary surgery: a systematic review and meta-analysis. J Neurosurg. 2009;111:545-54.
26. Li A, Liu W, Cao P, et al. Endoscopic Versus Microscopic Transsphenoidal Surgery in the Treatment of Pituitary Adenoma: A Systematic Review and Meta-Analysis. World Neurosurg. 2017;101:236-46.
27. Paluzzi A, Fernandez-Miranda JC, Tonya Stefko S, et al. Endoscopic endonasal approach for pituitary adenomas: a series of 555 patients. Pituitary. 2014;17(4):307-19.
28. Esquenazi Y, Essayed WI, Singh H, et al. Endoscopic endonasal versus microscopic transsphenoidal surgery for recurrent and/or residual pituitary adenomas. World Neurosurg. 2017;101:186-95.
29. Komotar RJ, Starke RM, Raper DM, et al. Endoscopic endonasal compared with microscopic transsphenoidal and open transcranial resection of giant pituitary adenomas. Pituitary. 2012a;15(2):150-9.
30. Koutourousiou M, Gardner PA, Fernandez-Miranda JC, et al. Endoscopic endonasal surgery for craniopharyngiomas: surgicaloutcome in 64 patients. J Neurosurg. 2013;119(5):1194-207.
31. Elliott RE, Jane Jr. JA, Wisoff JH. Surgical management of craniopharyngiomas in children: meta-analysis and comparison of transcranial and transsphenoidal approaches. Neurosurgery. 2011;69:630-43.
32. Komotar RJ, Starke RM, Raper DMS, et al. Endoscopic endonasal compared with microscopic transsphenoidal and open transcranial resection of craniopharyngiomas. World Neurosurg. 2012b;77:329-41.
33. Moussazadeh N, Prabhu V, Bander ED, et al. Endoscopic endonasal versus open transcranial resection of craniopharyngiomas: a case-matched single-institution analysis. Neurosurg Focus. 2016;41(6):E7.
34. Gardner PA, Kassam AB, Thomas A, et al. Endoscopic endonasal resection of anterior cranial base meningiomas. Neurosurgery. 2008;63(1):36-52.
35. Monaco BA, Ramos HF, Gomes MQ, et al. Expanded endonasal approach to skull base meningiomas. Arq Neuropsiquiatr. 2013;71(5):330-1.
36. Komotar RJ, Starke RM, Raper DM, et al. Endoscopic endonasal versus open transcranial resection of anterior midline skull base meningiomas. World Neurosurg. 2012c;77(5-6):713-24.
37. Koutourousiou M, Fernandez-Miranda JC, Stefko ST, et al. Endoscopic endonasal surgery for suprasellar meningiomas: experience with 75 patients. J Neurosurg. 2014;120(6):1326-39.
38. Peris-Celda M, Kenning T, Pinheiro-Neto CD. Endoscopic superior ethmoidal approach for anterior cranial base resection: tailoring the approach for maximum exposure with preservation of nasal structures. World Neurosurg. 2017;104:311-7.
39. Liu JK, Silva NA, Sevak IA, Eloy JA. Transbasal versus endoscopic endonasal versus combined approaches for olfactory groove meningiomas: importance of approach selection. Neurosurg Focus. 2018 Apr;44(4):E8.
40. Shetty SR, Ruiz-Trevino AS, Omay SB, et al. Limitations of the endonasal endoscopic approach in treating olfactory groove meningiomas. A systematic review. Acta Neurochir(Wien). 2017;159:1875-85.
41. Hanna E, DeMonte F, Ibrahim S, et al. Endoscopic resection of sinonasal cancers with and without craniotomy: oncologic results. Arch Otolaryngol Head Neck Surg. 2009;135:1219-24.
42. Komotar RJ, Starke RM, Raper DM, et al. Endoscopic endonasal compared with anterior craniofacial and combined cranionasal resection of esthesioneuroblastomas. World Neurosurg. 2013;80(1-2):148-59.
43. Bossi Todeschini A, Montaser AS, Hardesty DA, et al. The limits of the endoscopic endonasal transclival approach for posterior fossa tumors. J Neurosurg Sci. 2018;62(3):322-31.
44. Stippler M, Gardner PA, Snyderman CH, et al. Endoscopic endonasal approach for clival chordomas. Neurosurgery. 2009;64:268-78.
45. Seker A, Inoue K, Osawa S, et al. Comparison of endoscopic transnasal and transoral approaches to the craniovertebral junction. World Neurosurg. 2010;74(6):583-602.
46. Paluzzi A, Gardner P, Fernandez-Miranda JC, et al. Endoscopic endonasal approach to cholesterol granulomas of the petrous apex: a series of 17 patients: clinical article. J Neurosurg. 2012;116(4):792-8.

47. Kassam AB, Prevedello DM, Carrau RL, et al. The front door to meckel's cave: an anteromedial corridor via expanded endoscopic endonasal approach- technical considerations and clinical series. Neurosurgery. 2009;64(3):71-82.
48. Koutourousiou M, Vaz Guimaraes Filho F, Fernandez-Miranda JC, et al. Endoscopic endonasal surgery for tumors of the cavernous sinus: a series of 234 patients. World Neurosurg. 2017;103:713-32.
49. Snyderman CH, Janecka IP, Sekhar LN, et al. Anterior cranial base reconstruction: role of galeal and pericranial flaps. Laryngoscope. 1990;100:607-14.
50. Hegazy HM, Carrau RL, Snyderman CH, et al. Transnasal endoscopic repair of cerebrospinal fluid rhinorrhea: a meta-analysis. Laryngoscope. 2000;110(7):1166-72.
51. Zanation AM, Carrau RL, Snyderman CH, Germanwala AV, Gardner PA, Prevedello DM, Kassam AB. Nasoseptal flap reconstruction of high flow intraoperative CSF leaks during endoscopic skull base surgery. Am J Rhinol Allergy. 2009a;23(5):518-21.
52. Pinheiro-Neto CD, Prevedello DM, Carrau RL, et al. Improving the design of the pedicled nasoseptal flap for skull base reconstruction: a radioanatomic study. Laryngoscope. 2007;117(9):1560-9.
53. Pinheiro-Neto CD, Ramos HF, Peris-Celda M, et al. Study of the nasoseptal flap for endoscopic anterior cranial base reconstruction. Laryngoscope. 2011;121(12):2514-20.
54. Fortes FS, Carrau RL, Snyderman CH, et al. The posterior pedicle inferior turbinate flap: A new vascularized flap for skull base reconstruction. Laryngoscope. 2007a;117:1329-32.
55. Hadad G, Rivera-Serrano CM, Bassagaisteguy LH, et al. Anterior pedicle lateral nasal wall flap: a novel technique for the reconstruction of anterior skull base defects. Laryngoscope. 2011;121(8):1606-10.
56. Fortes FS, Carrau RL, Snyderman CH, et al. Transpterygoid transposition of a temporoparietal fascia flap: a new method for skull base reconstruction after endoscopic expanded endonasal approaches. Laryngoscope. 2007b;117(6):970-6.
57. Caggiano C, Penn DL, Laws Jr. ER. The role of the lumbar drain in endoscopic endonasal skull base surgery: a retrospective analysis of 811 cases. World Neurosurg. 2018;117:e575-e579.

Parte IX   MISCELÂNEA

CAPÍTULO 108

PRÉ E PÓS-OPERATÓRIO EM NEUROCIRURGIA
Cristiane Tavares • Maria José Carvalho Carmona

INTRODUÇÃO
A avaliação pré-operatória tem como objetivo avaliar e aperfeiçoar a condição clínica e funcional do candidato à cirurgia, auxiliando no planejamento da anestesia e do pós-operatório, visando a diminuir a morbimortalidade pós-operatória.

O ideal é que a avaliação seja realizada em consultório, por um médico anestesiologista habituado aos procedimentos neurocirúrgicos. Este classificará os riscos do paciente e traçar estratégias para minimizá-los, além de planejar a melhor anestesia para o paciente e o procedimento cirúrgico proposto.

Quanto aos riscos, o paciente deve ser classificado de acordo com os seguintes critérios relatados no Quadro 108-1.[1]

CLASSIFICAÇÃO DE RISCOS
Perioperatório Cardiológico
Muitas vezes o paciente que vem para a avaliação pré-anestésica não faz qualquer acompanhamento médico, então essa consulta poderá ser importante para detectar doenças que talvez o próprio paciente desconheça.[2] É importante verificar qual a capacidade funcional do paciente e, se necessário e viável, solicitar exames que simulem uma situação de maior demanda funcional, caso o paciente tenha condições de realizá-los.[3]

Quadro 108-1. Classificação do ASA[1]

Classificação	Definição	Exemplos
ASA I	Paciente normal	Saudável, não fumante, sem ingestão de álcool
ASA II	Paciente com doença sistêmica leve	Doenças leves, sem limitações funcionais excessivas. Exemplos incluem, mas não limitados a: DM e HAS bem controlados, doença pulmonar leve, tabagismo, etilismo social, obesidade graus 1 e 2, gravidez
ASA III	Paciente com doença sistêmica grave	Limitações funcionais de base, uma ou mais doenças moderadas a graves. Exemplos incluem, mas não limitados a: DM ou HAS mal controlados, DPOC, obesidade mórbida, hepatite ativa, dependência ou abuso de álcool, marca-passo implantado, redução moderada da fração de ejeção ventricular, doença renal terminal em diálise programada, RN prematuro < 60 semanas, AVC ou AIT, insuficiência coronariana
ASA IV	Paciente com doença sistêmica grave que seja ameaça constante à vida	Exemplos incluem, mas não limitados a: IAM recente (< 3 meses), AVC ou AIT < 6 meses, disfunção valvar cardíaca severa, sepse, CIVD, doença renal aguda ou crônica não submetida à diálise programada
ASA V	Paciente moribundo, que não se espera que sobreviva à cirurgia	Exemplos incluem, mas não restritos a: ruptura de aneurisma abdominal/torácico, trauma severo, hemorragia intracraniana com efeito de massa, isquemia intestinal em vigência de patologia cardíaca significativa ou disfunção de múltiplos órgãos ou sistemas
ASA VI	Paciente com morte cerebral declarada	Cirurgia de extração de órgãos para doação

A adição de **E** indica que a cirurgia é de emergência. A existência de emergência é definida quando o atraso no tratamento do paciente levaria a aumento progressivo da ameaça de vida ou de parte do corpo.

METS – Estimativa de Equivalente Metabólico

Avalia o estado funcional quanto à atividade física (1 MET é o consumo de oxigênio de um homem de 40 anos com 70 kg = 3,5 ml.kg[1]). Recomendações: essa escala é utilizada em pacientes onde os demais escores de risco indicaram risco moderado, indicando a necessidade de avaliação cardiológica pré--operatória com exames invasivos de METs < 4 (Quadro 108-2).[4]

Por exemplo, um paciente de 79 anos sem antecedentes clínicos vem para uma avaliação pré--operatória para ressecção de um meningioma intracraniano gigante. Está acamado há cerca de um ano em decorrência de alteração de equilíbrio. Neste caso, além de examinar o paciente nas suas condições basais (e caso sua PA seja de 160 × 90 deitado, é importante tentar manter esse valor durante a cirurgia, pois é o valor que está acostumado para manter a pressão de perfusão cerebral), pode ser interessante solicitar um Eco stress para avaliar sua reserva cardiovascular.

Assim, em cirurgias de grande porte, com risco esperado de sangramento moderado a alto, e/ou em que situações em que uma diminuição do débito cardíaco possa comprometer gravemente o resultado cirúrgico, como nas ressecções tumorais, clipagem de aneurismas ou MAVs, a avaliação cardiológica pré-operatória deve incluir testes para estimar a reserva cardiovascular do paciente, principalmente se este tiver um MET inferior a 4.[5]

É importante salientar que complicações clínicas influenciam diretamente o resultado da cirurgia, podendo causar sequelas neurológicas não esperadas.[6] Por exemplo, um paciente submetido à craniotomia para ressecção de um cavernoma em área da fala pode apresentar disartria no pós-operatório caso apresente arritmia cardíaca, como uma FA, com consequente diminuição do débito cardíaco e do fluxo sanguíneo cerebral. Do mesmo modo, outras complicações clínicas no intra e no pós-operatório podem comprometer o resultado cirúrgico. Por isso a importância de uma avaliação pré-anestésica adequada, não apenas para "liberar ou não" a cirurgia, mas para estratificar os riscos, planejar a anestesia e o pós-operatório, aperfeiçoar ao máximo as condições clínicas do paciente, para que ele seja operado, nos casos eletivos, nas suas melhores condições.

Avaliação de Risco Pulmonar

As complicações pulmonares pós-operatórias têm prevalência variável de 5% a 70%, em razão da dificuldade de diferenciação entre alterações fisiológicas esperadas e complicações pulmonares propriamente ditas. Sendo assim, podem ser tão ou mais frequentes que as complicações cardiovasculares.[7] Dentre estas, se destacam atelectasias, broncospasmo, infecção traqueobrônquica, pneumonia, exacerbação do DPOC, insuficiência respiratória e necessidade de ventilação mecânica prolongada.[8]

Os idosos, em especial, representam o maior grupo de risco para complicações pulmonares uma vez que apresentam alterações da deglutição, diminuição do reflexo da tosse, alterações do tecido conjuntivo, cifoescoliose, menor complacência torácica pela calcificação das cartilagens costais e sarcopenia comprometendo a função diafragmática.[9] Além disso, há redução do VEF1 (volume expiratório forçado no primeiro segundo), aumento do volume de oclusão e do volume residual, resultando no aumento do risco de complicações pulmonares pós-operatórias.

Outros grupos que apresentam maior risco pulmonar são os pacientes com doenças neuromusculares, miopatias, obesos e com doença de Cushing. Pacientes com sequelas neurológicas prévias, com acometimento de pares cranianos baixos e disfagia com broncopneumonias aspirativas de repetição, ou pacientes acamados e com baixa mobilidade também compõem um grupo de risco à parte.

Outras particularidades em neurocirurgia são as alterações nos padrões respiratórios em decorrência de lesões neurológicas centrais ou por hipertensão intracraniana, além do edema pulmonar neurogênico que pode ocorrer em algumas situações especiais no pós-operatório imediato ou tardio.

Quadro 108-2. Estimativa de Equivalente Metabólico[4]

Classificação	Pontuação (METs)	Atividade
Ruim	< 4	Dormir, assistir televisão, escrever, trabalhar sentado, digitar, caminhar lentamente no plano até 4 km/h[-1], serviço leve de casa
Moderada	4 a 6	Caminha 4 quarteirões, sobe 1-2 lances de escada, sem sintomas limitantes, caminha a 6,5 km/h[-1], exercício doméstico moderado, ciclismo 16 km/h[-1], atividades moderadas
Excelente	> 7	Exercícios aeróbicos e anaeróbicos pesados sem dificuldades

Avaliação de Risco Renal
Pacientes idosos apresentam diminuição progressiva do *clearance* de creatinina, exacerbada quando há concomitância com diabetes melito, hipertensão, insuficiência cardíaca. Estima-se que a taxa de filtração glomerular seja reduzida em 10% por década.[10] Sendo assim, o paciente idoso candidato a procedimento cirúrgico apresenta maior risco de lesão renal aguda ou agravamento da lesão renal preexistente.

A avaliação pré-operatória inclui dosagens séricas de creatinina e ureia, bem como exames de urina I, urocultura e *clearance* de creatinina, quando indicados. Nos pacientes de alto risco para lesão renal, devem-se evitar medicamentos nefrotóxicos (anti-inflamatórios não hormonais, aminoglicosídeos, contrastes iodados e gadolínio) e instituir medidas de proteção renal como hidratação.[11] De maneira geral, creatinina > 1,2 mg.dL^{-1} ou ureia/creatinina > 40 indicam alto risco e creatinina > 2,0 mg.dL^{-1} sugere avaliação pré-operatória com nefrologista e maior cuidado no ajuste volêmico e hemodinâmico perioperatório, visando a proteção renal.

Em pacientes neurocirúrgicos é relativamente comum o achado de alterações do sódio no pré e no pós-operatório,[12] seja pelo efeito do uso de anticonvulsivantes ou outros medicamentos, além das alterações de fator atrial natriurético, do BNP e da vasopressina (seja o diabetes *insipidus* ou a síndrome de secreção inapropriada de ADH). Todas essas condições devem ser ativamente pesquisadas e tratadas.

Avaliação de Risco para Sangramento e Trombose
A história clínica é fundamental para averiguar riscos de hemorragia e trombose. Pacientes que referem epistaxe, hematomas frequentes, sangramento gengival ou que apresentaram dificuldade de hemostasia em algum procedimento cirúrgico prévio devem ser investigados para um maior risco de sangramento intraoperatório. Muitas vezes os exames habitualmente solicitados para avaliação da coagulação não apresentam alteração, pois se trata de um defeito na hemostasia *in vivo* e não *in vitro*. No caso de uma forte suspeita clínica e/ou cirurgias em que alguma alteração da hemostasia possa comprometer demasiadamente o resultado cirúrgico, recomenda-se investigação mais aprofundada sob a orientação de um hematologista.

São fatores de risco para trombose (trombose venosa profunda, tromboembolismo pulmonar, trombose venosa central): idade maior que 70 anos, insuficiência cardíaca congestiva, alteração de circulação pulmonar, insuficiência renal, linfoma, câncer metastático, obesidade, artrite, terapia de reposição hormonal pós-menopausa, anemia, coagulopatias, presença de sinais de fragilidade ou pacientes com prótese bilateral de joelhos.[13]

Nessa população, recomenda-se deambulação precoce, compressão pneumática intermitente e considerar profilaxia medicamentosa com heparina de baixo peso molecular ou heparina não fracionada a depender das comorbidades associadas. Vale lembrar que a profilaxia com heparina muitas vezes não pode ser realizada no pós-operatório de neurocirurgias, pelo risco de sangramento.[14]

Avaliação de Risco para *Delirium* e Disfunção Cognitiva Pós-Operatória
Pacientes idosos apresentam maior risco de *delirium* e disfunção cognitiva pós-operatória, e cerca de 20% dos idosos submetidos a cirurgias eletivas evoluem com comprometimento cognitivo leve ou quadros demenciais pós-operatórios.[15] O comprometimento cognitivo pós-operatório é mais frequente após cirurgias cardíacas ou ortopédicas, idade avançada, história prévia de delírio, alteração de memória, atenção ou função executiva pré-operatória, profundidade anestésica excessiva ou em situações que ocorrem episódios intraoperatórios de hipotensão.[16] As alterações cognitivas variam desde discretos déficits de memória e atenção até quadros demenciais graves que comprometam qualidade de vida e aumentam a morbimortalidade cirúrgica. O rastreio cognitivo pré-operatório permite documentação do *status* cognitivo basal, encaminhamento à avaliação especializada para reabilitação cognitiva e manejo adequado do déficit pós-operatório. Em neurocirurgias, muitas vezes essas alterações são atribuídas pelo paciente e familiares à própria cirurgia, mesmo que não tenha havido manipulação direta de estruturas relacionadas com o déficit apresentado.

Nesse contexto, todos os pacientes com 60 anos ou mais que serão submetidos a procedimentos eletivos devem ser submetidos a rastreio cognitivo pré-operatório. Diferentes testes cognitivos podem ser utilizados. Sugere-se o uso do Teste do Relógio e do 10-CS (10-*point cognitive screening*), como forma de avaliar a cognição, compreensão, planejamento, memória visual, habilidades visuoespaciais, programação motora e execução, conhecimento numérico, pensamento abstrato, concentração, tolerância à frustração, entre outras.[17]

Para aprofundar a investigação nos pacientes que obtiverem pontuação menor que 11 de 15 no teste do relógio e/ou pontuação menor que 8 em 10 no teste 10-CS, o anestesiologista pode aplicar o MoCA (*Montreal Cognitive Assessment*) ou o MoCA Básico a depender da escolaridade (corte: 4 anos) e o FAB (*Frontal Assessment Battery*). O MoCA e o FAB podem ser aplicados pelo anestesiologista ou por neuropsicólogo. Todos os testes acima são de domínio público e podem ser aplicados pelo anestesiologista que avalia o paciente antes da cirurgia. Sugere-se que os casos de rastreio alterado sejam encaminhados ao neurologista para investigação diagnóstica e ao neuropsicólogo visando possível pré-reabilitação e aumento da reserva cognitiva antes do procedimento cirúrgico.

Em muitos casos neurocirúrgicos, a avaliação neuropsicológica pré, intra (nos casos de craniotomia com o paciente acordado) e pós-operatória é importante. A avaliação neuropsicológica pré-operatória permite documentar déficits preexistentes e além serve como base para comparações futuras, principalmente nas ventriculoperitoneostomias dos pacientes com hidrocefalia.

Avaliação de Risco Nutricional

A avaliação do risco nutricional se inicia com história e exame físico e é complementada pela avaliação do índice de massa corporal, circunferência de braço, prega cutânea, percentual de perda de peso em 6 meses e exames bioquímicos.[18] Ela tem como objetivo de restaurar o estado nutricional nos pacientes desnutridos, dar suporte ao paciente na fase catabólica do trauma anestésico-cirúrgico e melhorar as condições de cicatrização.[19]

Avaliação de Fragilidade

A síndrome da fragilidade é patologia de origem multifatorial decorrente do declínio da reserva fisiológica e que resulta na maior vulnerabilidade aos agentes e situações estressoras no perioperatório, maior risco de complicações pós-operatórias, maior permanência hospitalar e maior risco de alta para outro destino que não o domicílio.

O Índice SOF[20] consiste na pesquisa de três critérios. A presença de dois ou três critérios caracteriza o idoso como frágil e de somente um critério como pré-frágil.

São eles:

1. Perda de peso maior ou igual a 4,5kg em dois anos, intencional ou não;
2. Teste senta-levanta da cadeira: é realizado em uma cadeira sem braço. O idoso é instruído a levantar-se e sentar-se da cadeira cinco vezes consecutivas, o mais rápido possível e sem o auxílio dos braços. O cronômetro é acionado no momento em que o participante inicia o movimento de levantar e parado quando ele se levanta pela quinta vez. O esperado é realizar abaixo de 11,1 segundos. Caso o paciente não consiga realizar o teste ou realize num tempo maior que 11,1 segundos, o critério é considerado positivo;
3. Pergunta-se para o paciente se ele (ou ela) sente-se cheio(a) de energia. O critério é positivo quando a resposta é negativa.

Avaliação de Risco para Alergia e Anafilaxia

Pacientes com história pessoal ou familiar de alergia ou anafilaxia em procedimentos cirúrgicos prévios ou a medicamentos de uso rotineiro necessitam de investigação pré-operatória com imunologistas. Os agentes mais comumente associados são: bloqueadores neuromusculares, látex, antibióticos, coloides e, mais raramente, anestésicos locais.[21] Anti-inflamatórios não hormonais são mais associados a reações anafilactoides (não mediadas por igE).

Recomendações na alergia ao látex: a alergia ao látex é mais comum em pacientes atópicos, pacientes submetidos a múltiplas cirurgias, profissionais da saúde e aqueles com alergia a kiwi, banana, abacate, aipim e castanha. Para o diagnóstico, a dosagem de triptano na ocorrência e dosagem de IgE sérica específica a K82 ou teste cutâneo fora da ocorrência são os testes de escolha. O manejo anestésico envolve o preparo da sala cirúrgica *látex free* e prontuário devidamente identificado, cirurgia no primeiro horário ou com 120 minutos de intervalo da anterior, além de evitar medicações de reação cruzada.[22]

Avaliação Periodontal

As recomendações atuais são as de procurar ativamente lesões na cavidade oral, perguntar a respeito do uso de próteses dentárias e qualidade da higiene bucal e, se necessário, encaminhar para avaliação e tratamento com especialista.[23] Lesões periodontais estão associadas à maior incidência de pneumonia associada à ventilação mecânica.[24]

RISCO INFECCIOSO

Pacientes acamados, com bexiga neurogênica, com déficit de deglutição ou outras alterações neurológicas apresentam maior risco infeccioso, bem como os pacientes que fazem uso de corticosteroides.[25]

É importante avaliar a presença de escaras ou outras lesões de pele, solicitar exame de Urina I e Urocultura, além de ausculta pulmonar e radiografia de tórax, se necessário, na avaliação pré-operatória.

Nas abordagens transesfenoidais é muito importante avaliar a presença ou não de sinusopatias agudas ou crônicas e histórico de doenças infecciosas como histoplasmose ou outras doenças fúngicas, uma vez que através dessa via de acesso peculiar pode-se transmitir esse tipo de infecção para todo SNC.

Pacientes com herpes simples reativado também devem ter, se possível, a cirurgia postergada até o desaparecimento das lesões, uma vez que o vírus tem um neurotropismo evidente.[26]

AVALIAÇÃO DE VIA AÉREA
Risco de Dificuldade de Ventilação e de Intubação
Pacientes com rebaixamento de nível de consciência ou antecedente de apneia do sono ou lesões neurológicas que possam descompensar e causar alteração de nível de consciência súbita devem receber medicação pré-anestésica somente sob a vigilância do anestesiologista, para evitar hipopneia e hipóxia.

Pacientes com macroglossia, como os acromegálicos, e pacientes com alterações de pares cranianos baixos também merecem atenção especial à via aérea.[27]

AVALIAÇÃO ENDÓCRINA
Principalmente nas cirurgias de hipófise ou pacientes em uso de corticoides.[28] Em alguns casos é indicada a administração de hidrocortisona logo após a indução anestésica para evitar hipotensão decorrente de deficiência na liberação endógena de corticosteroides.

RISCOS
Dor
Principalmente nas cirurgias de coluna ou nos pacientes que já apresentam dor crônica que muitas vezes utilizam opioides em altas doses. Nesses pacientes deve-se tomar cuidado para evitar síndrome de abstinência, evitando-se o uso de naloxona e pode ser indicada analgesia coadjuvante com cetamina ou clonidina, além de neurolépticos.

Vômitos
No pós-operatório e complicações gastrointestinais, que podem levar a um aumento não desejável na pressão intracraniana e intra-abdominal.

Convulsão
Principalmente em pacientes com epilepsia. Muitas vezes pode ser indicada hidantalização no pré-operatório ou substituição de anticonvulsivantes por via oral para a via endovenosa. Lembrar que o ácido valproico causa alteração da agregação plaquetária e deve ser suspenso pelo menos 7 dias antes de um procedimento cirúrgico eletivo.[29]

Hipertermia Maligna e Síndrome Neuroléptica Maligna
Pacientes em uso de neurolépticos podem apresentar elevação da temperatura que pode ser confundida com hipertermia maligna. Em caso de dúvida diagnóstica, pode-se administrar o dantrolene. Ressalte-se a importância da monitorização contínua de temperatura durante o procedimento anestésico cirúrgico.

Relacionados com o Posicionamento Cirúrgico
Com especial ênfase para as craniotomias com o paciente sentado ou com a cabeça muito elevada, em que deve ser feita a monitorização com Doppler precordial ou esofágico em razão do risco de embolia aérea. No caso do posicionamento em decúbito ventral e com a cabeça mais baixa que o resto do corpo, pode-se esperar edema de língua e esclera. Além disso, atenção especial deve ser dada a potências compressões sobre o globo ocular e complicações decorrentes dessa.

Principalmente em cirurgias longas e com previsão de sangramento moderado a intenso, podem ocorrer lesões relacionadas com o posicionamento cirúrgico. Nesse caso, pode ser interessante realizar US Doppler de artérias carótidas e vertebrais, bem como o transcraniano.[30] Para avaliar se o paciente não tem insuficiência de pequenas artérias cerebrais, isquemia vertebrobasilar rotacional, síndrome do roubo da subclávia, entre outras alterações possíveis que, se detectadas antes da cirurgia, pode-se prevenir baixo fluxo cerebral decorrente do posicionamento.

EXAMES PRÉ-OPERATÓRIOS
Os exames pré-operatórios são solicitados com base na idade e no estado físico do paciente. O consenso atual sobre a solicitação de exames pré-operatórios encontra-se no Quadro 108-3.[31]

Outro exame de extrema importância segundo Consenso Canadense de estimação de risco perioperatório é a dosagem do Peptídeo Natriurético Cerebral (BNP) ou seu fragmento N terminal (NT-pro-BNP) antes de cirurgias não cardíacas. Esse exame permite estimar risco de complicações cardíacas maiores e de morte até 30 dias após a cirurgia. Sendo assim, todos os idosos que apresentarem valores de BNP maiores ou iguais a 92 mg.dL-1 ou valores de NT-pro-BNP maiores ou iguais a 300 ng.L-1 apresentam maior risco e devem ser triados para manejo perioperatório minucioso.[32]

Quadro 108-3. Exames Pré-Operatórios[31]

Paciente sem comorbidade < 40 anos	Não necessita de exames, com exceção dos procedimentos em que o risco de sangramento é expressivo – solicitar Hb, Ht e coagulograma. Em pacientes neurocirúrgicos é comum o achado de hiponatremia, então, também é indicado solicitar sódio e potássio
Paciente sem comorbidade > 40 anos	ECG, radiografia de tórax, hemograma completo, coagulograma, sódio, potássio, creatinina e glicemia
Diabéticos	ECG, creatinina, glicemia
Obesos	ECG, glicemia
Hipertensos, nefropatas ou cardiopatas	ECG, creatinina, sódio, potássio, glicemia
Hepatopatas	Creatinina, coagulograma, hemograma, bilirrubinas, albumina, glicemia
Histórico de sangramento e/ou uso de anticoagulantes	Coagulograma, hemograma, creatinina
Tabagistas	Radiografia de tórax

Ainda assim, de acordo com as comorbidades do paciente, aprofunda-se a investigação pré-operatória:

- *Cardiopatias*: ecocardiograma, cintilografia miocárdica com teste de estresse, teste ergométrico;[5]
- *Pneumopatias*: prova de função pulmonar e gasometria arterial de acordo com a clínica;
- *Demais*: específicas de acordo com o quadro de base.

Outro desafio em neurocirurgia são as alterações na hemostasia que, se não detectadas precocemente, podem causar graves complicações no intra e no pós-operatório. Cirurgias por via endoscópica, ressecção de tumor de hipófise por via transesfenoidal, implante de eletrodos cerebrais profundos (*deep brain stimulation – DBS*), colocação de válvulas de derivação ventriculoperitoneal (DVP) e derivação ventricular externa (DVE), em que a hemostasia por visão direta muitas vezes não é possível, necessitam de uma avaliação mais cautelosa da hemostasia. Além dos antecedentes pessoais (se houve sangramento exagerado em cirurgias prévias, uso de anti-inflamatórios, AAS, anticoagulantes, antidepressivos IRSS, valproato, ginkgo biloba e outros fitoterápicos), a dosagem de fibrinogênio, TP, TTPA, plaquetas e TS (teste de Ivy) ou agregação plaquetária podem ser úteis.[33]

Pacientes em uso de anticoagulantes e/ou antiagregantes plaquetários devem ser avaliados antes da cirurgia pelo clínico ou cardiologista, em relação à retirada e reintrodução desses medicamentos, necessidade de filtro de cava e/ou outras profilaxias.

EXAME FÍSICO

Na consulta de avaliação pré-operatória, realiza-se história clínica minuciosa e exame físico pormenorizado orientado pela cirurgia a ser realizada, além de avaliação dos exames complementares previamente realizados.

O exame neurológico básico incluindo exame das pupilas deve ser feito pelo anestesista em diversos momentos: no pré-operatório, antes da mudança de decúbito do paciente, ao término da cirurgia, no despertar do paciente, imediatamente antes e logo após transportar o paciente para a sala de recuperação pós anestésica (RPA) ou unidade de terapia intensiva (UTI).[34]

No exame clínico devem ser observados possíveis dificuldades em relação ao posicionamento cirúrgico (limitação de amplitude de movimento cervical, de ombros e de MMII), além de dificuldades para punção arterial e/ou acesso venoso central, se for o caso, sinais de hipertrofia prostática (que possam dificultar a passagem de uma sonda vesical de demora) e um exame neurológico minucioso, documentando déficits preexistentes relacionados ou não com o motivo da cirurgia. Em relação ao exame de via aérea,[35] é importante avaliar, além do Mallampatti e distância esternomento, a abertura de boca, alterações dentárias e de ATM, examinar o volume da língua (principalmente nos acromegálicos), palato ogival, respiração nasal ou bucal e expansibilidade torácica e respiração abdominal.[36]

É imprescindível avaliar a deglutição e risco para broncoaspiração, principalmente nos pacientes que possam ter comprometimento de pares cranianos baixos.[37] Nesses pacientes uma conduta parcimoniosa em relação ao momento indicado para a extubação é indicada.

A Figura 108-1 mostra um exemplo ilustrativo de um relatório de avaliação pré-operatória utilizado em nosso serviço.

AVALIAÇÃO PRÉ-OPETRATÓRIA	Paciente: _____ RG: _____
DATA: __/__/__	Profissão: _____ Idade: _____ Sexo: ☐ M ☐ F

Avaliação cirúrgica
Diagnóstico cirúrgico: _____
Cirurgia proposta: _____

Diagnóstico oncológico ☐ não se aplica
Tratamento prévio: ☐ Cirurgia ☐ Radioterapia ☐ Quimioterapia
Descrição: _____

Avaliação pelo Clínico e/ou Anestesista

HÁBITOS SOCIAIS: ☐ Negativo ☐ Tabagismo ___ maços/ano ☐ ex-tabagista, parou há ___ anos
☐ Álcool   Drogas ilícitas   Outros: _____
ANTECEDENTES PESSOAIS: _____
Risco de Sangramento: ☐ BAIXO ☐ MODERADO ☐ ALTO
MEDICAÇÕES EM USO: _____

ESTADO FÍSICO (ASA): ☐ P1 ☐ P2 ☐ P3 ☐ P1 ☐ P5
EXAMES LABORATORIAIS: (__/__/__)Hb:____ Ht:____ Na:____ K:____
Glicemia:____ U:____ Cr:____ INR:____ TP:____ TTPA:____ Plaquetas:____
RX tórax (/ /): _____ ECG (__/__/__): _____
Outros:_____ ESPIROMETRIA VEF1 ____

EXAME FÍSICO: Peso:____ Altura:____ IMC:____ Circuferência abdominal:____
PA:_____ FC:_____ SpO2:_____ Gliciemia capilar:_____
Cervical/Cefálico: _____
Cardiovascular: _____
Respiratório: _____
Abdômen:_____
Extremidades: _____

Estado Funcional em METS: ☐ <4   ☐ 4-6   ☐ ≥7

CARDIOCIRCULATÓRIO
Critérios de Lee: ☐ Doenla isquêmica ☐ ICC classe ___ ☐ AVC ou AIT ☐ Diabetes ☐ Creatinina ≥ 2
Antecedentes Pessoais: ☐ Negativo ☐ H.A.S. ☐ I. Co classe 1☐ 2☐ 3☐ 4☐   ☐ I.A.M. ☐ Angioplastia
☐ R.M. previa ☐ Valvopatia ☐ Arritimia ☐ Doença vascular periférica
☐ Outros: _____
Risco Cardiológico ☐ BAIXO ☐ MODERADO ☐ ALTO
Estratégias Protetoras Sugeridas: _____

RESPIRATÓRIO
Antecedentes Pessoais: ☐ Negativo ☐ Dependência de O_2 ☐ Apnéia do sono ☐ D.P.O.C. ☐ Asma
Outros: _____
Risco Pulmonar: ☐ BAIXO ☐ MODERADO ☐ ALTO
Estratégias Protetoras Sugeridas: _____

RENAL
Antecedentes Pessoais: ☐ Negativo ☐ Diálise ☐ IRC (Clearence estimado de creatinina.___)
Outros: _____
Risco Renal: ☐ BAIXO ☐ MODERADO ☐ ALTO
Estratégias Protetoras Sugeridas: _____

Fig. 108-1. Relatório de avaliação pré-operatória. (*Continua.*)

GASTRINTESTINAL/HEPÁTICO
  Risco Hepático: ☐ não se aplica ☐ Child A (BAIXO) ☐ Child B (MODERADO) ☐ Child B (ALTO)
  Antecedentes Pessoais: ☐ Negativo ☐ Refluxo gastroesofágico ☐ Úlcera péptica
  ☐ Hérnia de hiato ☐ Vômitos ☐ Gastrite Outros: _____
  Estratégias Protetoras Sugeridas: _____

SISTEMA NERVOSO
  Antecedentes Pessoais: ☐ Negativo ☐ Cefaléia Outros: _____
  Risco de Delirium: ☐ BAIXO ☐ MODERADO ☐ ALTO
  Estratégias Protetoras Sugeridas: _____

HEMATOLÓGICO/COAGULAÇÃO   **Risco de TVP:** ☐ BAIXO ☐ MODERADO ☐ ALTO
  Antecedentes Pessoais: ☐ Negativo ☐ Anemia ☐ Tranfusão prévia
  Outros: _____
  Estratégias Protetoras Sugeridas: _____

ENDÓCRINO
  Antecedentes Pessoais: ☐ Negativo ☐ Diabetes tipo ☐ I ☐ II ☐ Corticóide sistêmico/inalatório
  Outros: _____
  Risco de Hiperglicemia: ☐ BAIXO ☐ MODERADO ☐ ALTO
  Estratégias Protetoras Sugeridas: _____

Conclusão final: _____   MÉDICO (carimbo e assinatura)

                                               Data:___/___/___

Avaliação pelo anestesista

ALERGIAS: ☐ Negativo
CIRURGIAS PRÉVIAS: ☐ Negativo
(___/___/___)   (___/___/___)   (___/___/___)

ANTECEDENTES ANESTÉSICOS: ☐ Nenhuma anestesia ☐ Procedimento (s) sem intercorrências
☐ Dificuldade de IOT   ☐ Hipertermia Maligna   ☐ Náuseas/Vômitos
Outros: _____

VIAS AÉREAS: Mallampati: 1 2 3 4   Abertura da boca: ☐ Normal ☐ Diminuída:
Flexão/extensao cervical: ☐ Normal ☐ Diminuída Distância esterno-mento: ☐ ≤ 12,5cm ☐ > 12,5cm
Anormalidade pescoço/queixo: ☐ Sim ☐ Não   Mobilidade mandibular: ☐ Normal ☐ Diminuida:
AVALIAÇÃO DENTÁRIA: ☐ Bom estado ☐ Regular estado ☐ Mau estado
AVALIAÇÃO BUCAL: Prótese dentária: ☐ Não ☐ Sim (descrever) _____
☐ Bom estado periodontal ☐ Periodontite leve ☐ Periodontite grave comprometendo a fixação dentária.
Necessidade de avaliação polo dentista: ☐ Sim ☐ Não

MÚSCULO-ESQUELÉTICO: ☐ **Nada digno de nota** ☐ Dor Lombar ☐ Artrite ☐ Distrofia muscular
☐ Lesão medular   Observações: _____

OBSTÉTRICO: ☐ Não se aplica ☐ Negativo
D.U.M.: _____ ☐ Gestação ___ Semanas Observações: _____
INFECCIOSO: Antecedentes Pessoais ☐ Negativo ☐ HIV ☐ Hepatite Outros: _____

CIRURGIA DE URGÊNCIA
Tempo de jejum: _____ Intubação Traqueal pré-operatória. ☐ SIM ☐ NÃO
☐ Uso de Vasopressores: _____ Reserva de sangue: ☐ SIM ☐ NÃO
Outras informações: _____

Medicação Pre-Anestésica sugerida: _____
Técnica Anestésica sugerida: _____
Monitorização sugerida: ☐ Habitual ☐ PVC ☐ PAinvasiva ☐ Pressão de artéria pulmonar
☐ Profundidade Anestésica ☐ Outras _____
Indicação de UTI no pós-operatório: NÃO   SIM (justificar):

Observações: _____   MÉDICO (carimbo e assinatura)

                                             Data:___/___/___

Fig. 108-1. *(Cont.)*

A visita pré-operatória é também o momento ideal para que o paciente e/ou seu responsável legal tenham esclarecidas todas as dúvidas referentes ao procedimento anestésico a que será submetido e assine o termo de consentimento específico para procedimentos sob anestesia ou sedação, conforme determina a resolução 2174 de 2017, do Conselho Federal de Medicina. Pacientes com restrição ao uso de hemoderivados deverão ser orientados conforme protocolo específico.

A Figura 108-2 mostra modelo de Termo de consentimento para anestesia ou sedação utilizado em nosso serviço.

Ao final da consulta pré-operatória em que ocorre a liberação para a cirurgia, o paciente deve ser orientado pelo médico ou por equipe dedicada de enfermagem sobre os procedimentos a serem seguidos para a realização da cirurgia, tempo de jejum e necessidade de avaliação tardia no pós-operatório pela equipe de avaliação perioperatória.

TERMO DE CONSENTIMENTO E ESCLARECIMENTO RELACIONADO A PROCEDIMENTO DE ANESTESIA OU SEDAÇÃO

PREENCHER QUANDO NÃO HOUVER ETIQUETA
NOME _____
DN ___/___/___ SEXO _____
RG _____ IDADE _____

O presente termo tem o objetivo de cumprir o dever ético de informar o paciente e/ou seu responsável sobre os aspectos relacionados ao(s) procedimento(s) ao(s) qual(is) será submetido(a)

1. Autorizo um médico do Hospital _____ a real dar em minha pessoa procedimento anestésico ou de sedação para realização do procedimento
2. A proposta do procedimento anestésico/sedação a que serei submetido(a), seus benefícios, riscos, complicações potenciais e alternativas me foram explicadas claramente. Tive a oportunidade de fazer perguntas que foram respondidas satisfatoriamente.
3. Reconheço que nenhuma garantia me foi dada sobre resultados. mas sim que serão utilizados todos os recursos, medicamentos e equipamentos disponíveis neste hospital para ser alcançado o melhor resultado.
4. Autorizo todos os procedimentos, exames, tratamentos, transfusão de sangue e hemoderivados que sejam necessários durante o ato anestésico proposto que possam ser necessários em situações imprevistas que necessitem de cuidados diferentes daqueles inicialmente propostos.
5. Estou ciente que ao final do procedimento receberei cuidados adequados a minha recuperação e, caso necessário, poderei ser encaminhado para cuidados em Unidade de Terapia Intensiva.

5. Confirmo que fui informado, li, compreendi e concordo com os itens acima referidos e que tive a oportunidade de anular quaisquer espaços em branco, parágrafos ou palavras corn os quais não concordasse

☐ Paciente ☐ Responsável
Nome Legível _____ Identdade Nº _____
Assinatura _____ Grau de Parentesco: _____
Data ___/___/___ Hora:___:___

A ser preenchido pelo Médico

☐ Sem possibilidade de assinatura do Termo de Consentimento (Procedimento de Urgência)
Sao Paulo,___/___/___ Hora._____:_____

☐ Expliquei ao paciente acima identificado, ou ao seu responsável, sobre todo o processo transfusional e também, sobre os benefícios, riscos e complicações inerentes, tendo respondido às perguntas formuladas pelos mesmos. De acordo com meu entendimento, o paciente e/ou seu responsável, está em condições de compreender o que lhes foi informado.oooo

Nome do médico _____ Carimbo/Assinatura _____ CRM _____

Fig. 108-2. Modelo de termo de consentimento para anestesia ou sedação.

OTIMIZAÇÃO PRÉ-OPERATÓRIA

O objetivo da avaliação pré-operatória é de que o paciente seja operado no melhor momento possível, em que suas condições clínicas estejam as melhores possíveis. Caso haja tempo disponível para o preparo do paciente e a condição mórbida cirúrgica permita, é possível iniciar um programa de pré-habilitação multimodal (exercício, nutrição e psicossocial) visando melhorar o limiar anaeróbico, aumentar a reserva funcional, aumentar a massa corporal magra, tratar anemia pré-operatória e introduzir estratégias para lidar com a ansiedade e, se possível, cessação do tabagismo.[38] (Understanding prehabilitation. Tutorial 394 da WFSA. www.wfsahq.org)

Algumas medicações podem ser utilizadas no período pré-operatório em situações específicas:

- *Inibidores de bomba de próton e procinéticos*: nos pacientes com antecedente de refluxo gastroesofágico, gastroparesia ou dispepsia;
- *Antieméticos*: nos pacientes com náuseas;
- *Laxantes*: nos pacientes obstipados, para evitar a formação de fecaloma e aumento da pressão intra-abdominal.

MEDICAÇÃO PRÉ-ANESTÉSICA

Nos pacientes onde a ansiólise seja desejável e onde o risco de rebaixamento do nível de consciência e depressão respiratória seja considerável é prudente que o médico (anestesiologista acompanhe o transporte do paciente após este ter recebido a medicação pré-anestésica).

PLANEJAMENTO DA ANESTESIA E DO PÓS-OPERATÓRIO

A consulta pré-anestésica também é importante para planejar a anestesia, nos casos em que a anestesia geral não seja mandatória. O anestesista pode optar por uma sedação caso o paciente seja colaborativo, com ansiedade controlável e não apresente dificuldade para ventilação ou intubação e apresente uma boa reserva ventilatória. Vale lembrar que os respiradores bucais, com flacidez de palato e de região cervical, que fazem uso de musculatura acessória respiratória habitualmente, ou que apresentem apneia/hipopneia e roncos não são bons candidatos para realizar procedimentos neurocirúrgicos sob sedação, principalmente se for em decúbito ventral.

Em relação à indicação de UTI no pós-operatório, devem ser levadas em consideração as condições clínicas do paciente antes da cirurgia, o volume de perda sanguínea estimado, o grau de manipulação de estruturas encefálicas e de pares cranianos baixos, risco de arritmia cardíaca, alterações hidroeletrolíticas, poliúria, convulsões, vasoespasmo cerebral, entre outros riscos. Pacientes com risco de rebaixamento agudo do nível de consciência, seja por sangramento intracraniano, hipertensão intracraniana, pneumoencéfalo ou convulsão devem fazer o pós-operatório na UTI, preferencialmente, onde pode ser indicado o uso de EEG contínuo.[39]

Independente da indicação pré-operatório, piora clínica no pré-operatório imediato ou complicações cirúrgicas ou anestésicas não previstas, podem levar à indicação de UTI.

PÓS-OPERATÓRIO

Particularidades no Paciente Neurocirúrgico

Muitas neurocirurgias demandam o pós-operatório em UTI no intuito de monitorizar o nível de consciência. As alterações neurológicas devem ser detectadas precocemente, pois uma intervenção rápida pode diminuir a ocorrência de sequelas neurológica.

Alterações hidroeletrolíticas, principalmente relacionadas com o sódio, são muito comuns no pós-operatório de neurocirurgias e devem ser prontamente diagnosticadas e tratadas.[37] Em algumas cirurgias onde tenha havido uma alteração significativa do sódio no intraoperatório, pode ser necessário monitorizar o valor do sódio até de 1 em 1 hora.

Diabetes *insipidus* e natriurese podem ocasionar grandes volumes de diurese, motivo pelo qual mesmo em cirurgias rápidas, como a ressecção de hipófise por via transesfenoidal, a sondagem vesical de demora é indicada.

Cirurgias em que a hemostasia foi difícil, bem como em ressecção de tumores, MAVs e clipagens de aneurismas cerebrais, o controle pressórico no pós-operatório é de fundamental importância.[37] Para isso, além de manter a monitorização com pressão arterial invasiva, pode ser necessário o uso de vasodilatadores por via endovenosa e, em casos mais delicados, manter o paciente sedado e intubado por 24 a 48 horas.

O controle da dor no pós-operatório pode ser feito com bloqueios de nervos com anestésicos locais, como no *scalpblock*, ou também com medidas físicas.[40] Caso seja necessário o uso de opioides, associar sempre um antiemético, pois durante um simples episódio de êmese, o pico de hipertensão intracraniana pode comprometer os resultados cirúrgicos, além de aumentar o risco de fístula liquórica.

Na maioria dos procedimentos neurocirúrgicos a anticoagulação profilática deve ser postergada, pelo risco de sangramento, e a prevenção de TVP deve ser feita com o uso de meias elásticas compressivas e dispositivos para compressão externa.[37]

O controle e monitorização da temperatura no pós-operatório também é importante, uma vez que a própria doença do paciente e o acometimento neurológico podem causar hipertermia, que, por sua vez, podem comprometer ainda mais o resultado cirúrgico.

Uma questão bastante controversa é em relação à decisão de extubar ou não o paciente na sala de cirurgia após procedimentos extensos, com grande sangramento e grande manipulação de estruturas encefálicas. A vantagem é que a avaliação neurológica fica bem mais simples de ser realizada com o paciente extubado e sem sedação. A desvantagem é que muitas vezes o paciente ainda não metabolizou toda a quantidade administrada de anestésicos e pode ter uma depressão respiratória após recirculação das drogas anestésicas, além do risco de picos hipertensivos durante a tentativa de extubação.[41]

REFERÊNCIAS BIBLIOGRÁFICAS

1. ASA Physical Status Classification System. 2019.
2. Quinn TD, Brovman EY, Aglio LS, Urman RD. Factors associated with an increased risk of perioperative cardiac arrest in emergent and elective craniotomy and spine surgery. Clin Neurol Neurosurg. 2017;161:6-13.
3. Duceppe E, Parlow J, MacDonald P, et al. Canadian Cardiovascular Society Guidelines on Perioperative Cardiac Risk Assessment and Management for Patients who undergo noncardiac surgery. Canadian Journal of Cardiology. 2017;33:17-32.
4. Fletcher GF, Balady G, Froelicher VF, et al. Exercise standards. A statement for healthcare professionals from the American Heart Association. Circulation. 1995;91:580-615.
5. Eagle KA, Brundage BH, Chaitman BR, et al. Guidelines for perioperative cardiovascular evaluation for noncardiac surgery. Report of American College of Cardiology/American Heart Association Task Force on Practice Guidelines (Committee on Perioperative Cardiovascular Evaluation for Noncardiac Surgery). J Am Coll Cardiol. 1996;27:910-46.
6. Karhade AV, Vasudeva VS, Dasenbrock HH, et al. Thirty-day readmission and reoperation after surgery for spinal tumors: a National Surgical Quality Improvement Program analysis. Neurosurg Focus. 2016;41 (2): E5.
7. Sherrod BA, Johnston JM, Rocque BG. Risk factors for unplanned readmission within 30 days after pediatric neurosurgery: a nationwide analysis of 9799 procedures from the American College of Surgeons National Quality Improvement Program. J Neurosurg Pediatric. 2016;18(3):350-62.
8. Lopez Ramos C, Brandel MG, Rennert RC, et al. Clinical risk factors and postoperative complications associated with unplanned hospital readmisssions after cranial neurosurgery. World Neurosurg. 2018;119: e294-e300.
9. Sharon L, Williams MD, Paul B, et al. Preoperative management of the older patient. Clinical Geriatrics. 2006;4(6):24-8.
10. Brenner BM, Meyer TW, Hostetler TH. Dietary protein intake and the progressive nature of the kidney disease: the role of the hemodinamically mediated glomerular injury in the pathogenesis of progressive glomerular sclerosis in aging, renal ablation, and intrinsic renal disease. N Engl J Med. 1982;307:662-58.
11. Trivedi HS, Moore H, Nasr S, et al. A randomized prospective trial to assess the role of saline hydration on the development of contrast nephrotoxicity. Nephron Clin Pract. 2003;93:C29-C34.
12. Dasenbrock HH, Smith TR, Rudy RF, et al. Reoperation and readmission after clipping of an urruptured intracranial aneurysm: a National Surgical Quality Improvement Program analysis. J Neurosurg. 2018;128(3):756-67.
13. Kozek-Langenecker S, Fenger-Eriksen C, Thienpont E, Barauskas G. ESA VTE Guidelines Task Force. European guidelines on perioperative venous thromboembolism prophylaxis: Surgery in the elderly. Eur J Anaesthesiol. 2018;35(2):116-22.
14. Dasenbrock HH, Liu KX, Devine CA, et al. Length of hospital stay after craniotomy for tumor: a National Surgical Quality Improvement Prograpram analysis. Neurosurg Focus. 2015;39(6):E12.
15. Newman S, Stygall J, Hirani S, et al. Postoperative cognitive dysfunction after noncardiac surgery: a systematic review. Anesthesiology. 2007;106(3):572-90.
16. Mollet JT, Cluitmans P, Rasmussen LS, et al. Long-term postoperative cognitive dysfunction in the elderly: ISPOCD1 study. The Lancet. 1998;351:857-61.
17. Hazan F, Frankenburg F, Brenkel M, Shulman K. The test of time: a history of clock drawing. Int J Geriatr Psychiatry. 2017.
18. Ashley C, Howard L. Nutrition grand rounds: evidence base for specialized nutrition support. Nutr Rev. 2000;58:282.
19. Howard L, Ashley C. Nutrition in the perioperative patient. Annu Rev Nutr. 2003;23:263-82.
20. Malmstrom TK, Miller DK, Morley JE. A comparison of four frailty models. J Am Geriatr Soc. 2014; 62(4):721-6.
21. Pepys J, Pepys EO, Baldo BA, et al. Anaphylactic/anaphylactoid reactions to anaesthetic and associated agents. Skin prick tests in aetiological diagnosis. Anaesthesia. 1994;49:470-5.
22. Yip ES. Accommodating latex allergy concerns in surgical settings. AORN J. 2003;78(4):595-603.
23. Leira Y, Rodriguez-Yánez M, Arias S, et al. Periodontitis as a risk indicator and predictor of poor outcome for lacunar infarct. J Clin Periodontol. 2019;46(1): 20-30.
24. Awano S, Ansai T, Takata Y, et al. Oral health and mortality risk from pneumonia in the elderly. J Dent Res. 2008;87(4):334-9.
25. Lieber BA, Appelboom G, Taylor BE, et al. Preoperative chemotherapy and corticosteroids: independent predictors of cranial surgical-site infections. J Neurosur. 2016;125(1):187-95.
26. Hengstman GJ, Gons RA, Menovsky T, et al. Delayed cranial neuropathy after neurosurgery caused by herpes simplex virus reactivation: report of three cases. Surg Neurol. 2005;64(1):67-70.
27. Friedel ME, Johnston DR, Singhal S, et al. Airway management and perioperative concerns in acromegaly patients undergoing endoscopic transsphenoidal surgery for pituitary tumors. Otoryngol Head Neck Surg. 2013;149(6):840-4.
28. Polderman JA, Farhang-Razi V, Van Dieren S, et al. Adverse side effects of dexamethasone in surgical patients. Cochrane Database Syst Rev. 2018;11:CD011940.

29. Lic C, Su L, Lao M, et al. Anemia secondary to the use of sodium valproate for preventing postoperative seizures ina 79-year-old man: a case report. Medicine (Baltimore). 2018;97(5):e13626.
30. Fotakopoulos G, Makris D, Kotlia P, et al. The value of computed tomography perfusion & transcranial doppler in early diagnosis of cerebral vasospasm im aneurysmal & traumatic subarachnoid hemorrhage. Future Sci OA. 2018;4(6): FSO313.
31. Carmona MJC, Martins M, Junior J. Condutas em Anestesia: Avaliação pré-operatória. (CIDADE?): Ed Atheneu, 2017. p. 1.
32. Gregorio T, Albuquerque I, Neves V, et al. NT-pro-BNP correlates with disease severity and predicts outcome in cerebral haemorrhage patients: Cohort study. J Neurol Sci. 2019;399:51-6.
33. Bueli TJ, Taylor DG, Chen CJ, et al. Rotational tromboelastometry-guided transfusion during lombar pedicle substraction osteotomy for adult spinal deformity: preliminary findings from a matched co-hort study. Neurosurg Focus. 2019;46(4):E17.
34. Reshef ER, Schiff ND, Brown EN. A neurologic examination for anesthesiologists: assessing arousal level during induction, maintenance, and emergence. Anesthesiology. 2019;130(3):462-71.
35. Shin HJ, Kim EY, Hwang JW, et al. Comparison of upper airway patency in patients with mild obstructive sleep apnea during dexmedetomidine or propofol sedation: a prospective, randomized, controlled trial. BMC Anesthesiol. 2018;18(1):120.
36. Mastro-Martinez I, Iglesias-Bouzas MI, Cabeza Martin B, et al. Early postoperative complications of intracranial tumors in children. Minerva Pediatr. 2017;69(5):381-90.
37. Wong JM, Ziecwacz JE, Panchmatia JR, et al. Patterns in neurosurgical adverse events: endovascular neurosurgery. Neurosurg Focus. 2012;33(5):E14,E16.
38. Milliken D†, Schofield N. Understanding prehabilitation. Tutorial 394 da WFSA. 2018.
39. Hasemi M, Azeem MU, Muehlschlegel S, et al. Prescription patterns for routine EEG ordering in patients with intracranial hemorrhage admitted to a neurointensive care unit. J Crit Care. 2019;50:262-8.
40. Xing F, An LX, Xue FS, et al. Postoperative analgesia for pediatric craniotomy patients: a randomized controlled trial. BMC Anesthesiol. 2019;19(1):53.
41. Wojak JF, Ditz C, Abusamha A, et al. The impact of extubation failure in patients with good-grade subarachnoid hemorrhage. World Neurosurg. 2018;117:e335-e340.

CAPÍTULO 109

NEUROINTENSIVISMO

Renan Salomão Rodrigues • Breno Araújo Barbosa
Nícollas Nunes Rabelo • Leonardo C. Welling • Eberval Gadelha Figueiredo

INTRODUÇÃO

As primeiras unidades de terapia intensiva surgiram em decorrência da pandemia de poliomielite que ocorreu na Europa no início da década de 1950. A organização estruturada para atender os doentes com insuficiência ventilatória foi fundamental para o sucesso no tratamento desses doentes. A partir de então as UTIs foram destinadas ao tratamento das mais variadas condições agudas que poderiam levar o indivíduo ao óbito. O principal objetivo era o manejo hemodinâmico e ventilatório dos doentes criticamente enfermos.

Com o avanço do conhecimento médico, especialmente nas doenças que acometem o sistema nervoso, surgiu a necessidade de individualização do cuidado ao doente neurocrítico. Os principais exemplos, em paralelo aos avanços tecnológicos, são alguns tratamentos muito eficazes com o ativador de plasminogênio tecidual (r-TPA) assim como a compreensão dos danos neurológicos primários, secundários e medidas para neuroproteção. Observa-se que as UTIs neurológicas e neurocirúrgicas não são entidades separadas, mas a parte central de um processo horizontal de cuidado às doenças que envolvem o sistema nervoso.

De modo geral, o atendimento neurocrítico é uma subespecialidade multiprofissional em expansão que incorpora conhecimentos em neurorradiologia, neurocirurgia, neurologia e terapia intensiva.

Os pilares do manejo do doente neurocrítico envolvem o diagnóstico e o tratamento da hipertensão intracraniana. Há muitas outras variáveis envolvidas no cuidado desses doentes, como estado de mal convulsivo, neuroinfecções, entre outros, mas que fogem do escopo desse capítulo.

Nesse contexto, para fins didáticos, abordar-se-ão o diagnóstico e o tratamento da hipertensão intracraniana.

MONITORIZAÇÃO NEUROLÓGICA NA UTI

A avaliação neurológica minuciosa e frequente deve ser realizada no paciente neurológico com o objetivo de prevenir o surgimento de lesões secundárias no sistema nervoso central e diminuir a morbimortalidade associada a esses casos. O pilar básico do doente neurocrítico é identificarmos que está ocorrendo hipertensão intracraniana. Essa é avaliada por meio de um transdutor que pode ser alocado no sistema ventricular, parênquima ou espaço subdural. As principais indicações incluem: pacientes em ECG < 9 e com anormalidades tomográficas. Caso ocorra um TCE grave e a tomografia de crânio esteja normal, mas ocorram dois ou mais dos seguintes fatores como idade > 40 anos, postura motora anormal unilateral ou bilateral e pressão arterial sistólica < 90 mmHg, estará indicada a colocação de um monitor de hipertensão intracraniana.[1]

Além da monitorização da pressão intracraniana (PIC), existem outras formas de se avaliar e mensurar os parâmetros neurológicos do paciente crítico pela monitorização neurológica multimodal.

Quando a oferta de oxigênio está abaixo da demanda pelo cérebro, a função neurológica se altera. Entretanto, isto ocorre antes da perda da integridade celular do tecido cerebral visualizado nos exames de imagem. Portanto, a monitorização neurológica identifica precocemente sinais de oferta inadequada de oxigênio e permite o tratamento precoce.

A avaliação neurológica pode ser dividida em avaliação funcional e perfusional do sistema nervoso central. Na primeira são utilizados o exame neurológico completo e eletroencefalografia, enquanto na segunda são utilizados exames como o Doppler transcraniano (DTC) e a pressão de perfusão cerebral (PPC). Por conta disso surgiram novas técnicas que permitiram englobar as duas modalidades no intuito de agregar vários métodos de monitorização a fim de mensurar função neurológica, perfusão cerebral e pressão intracraniana com os parâmetros respiratórios e hemodinâmicos. A este conjunto damos o nome de monitorização multimodal neurológica.[2,3]

Os objetivos da monitorização multimodal incluem a detecção precoce da piora neurológica do paciente antes mesmo que algum dano neurológico ocorra; permitir a terapêutica guiada e individualizada para diferentes afecções neurológicas dependendo do resultado de cada parâmetro avaliado; entendimento fisiopatológico e implementação de protocolos nos distúrbios neurológicos e melhorar os resultados e qualidade de vida dos pacientes graves.[1]

As modalidades de monitorização cerebral mais comumente observadas são monitorização da PIC, eletroencefalograma e exame neurológico. Entretanto, se quisermos realizar uma avaliação completa do quadro neurológico do paciente outros métodos podem ser incluídos. Exemplificaremos de maneira sucinta, e para maior aprofundamento, outros capítulos dessa obra que deverão ser consultados.

Doppler Transcraniano

Através de um transdutor é possível avaliar a velocidade de fluxo sanguíneo cerebral pelas artérias intracranianas da base do crânio e porção extracraniana da artéria carótida interna. As ondas do ultrassom entram em contato com o sangue em movimento e refletem a frequência e velocidade do fluxo sanguíneo.[4]

Nos casos de vasospasmo, o Doppler transcraniano detecta maior velocidade do fluxo sanguíneo arterial em decorrência da redução do diâmetro do vaso. No traumatismo craniencefálico grave o Doppler transcraniano identifica se está ocorrendo vasospasmo ou hiperemia cerebral. No vasospasmo, em razão do aumento da resistência vascular, ocorre aumento da velocidade e diminuição do fluxo sanguíneo, ao contrário da hiperemia cerebral, onde a vasodilatação diminui a resistência vascular e aumenta o fluxo sanguíneo com diminuição da velocidade. Na morte encefálica há um fluxo sistólico intracraniano de pequena intensidade e fluxo retrógrado diastólico.

Monitorização do Oxigênio Cerebral

O balanço entre a oferta e o consumo de oxigênio cerebral é fundamental para determinar a oxigenação adequada do cérebro e sua funcionalidade. Existem diversas maneiras de se mensurar o metabolismo cerebral, tanto pela avaliação de índices globais de perfusão e metabolismo cerebral através da oximetria do bulbo da jugular, bem como pela avaliação de uma área específica do cérebro como, por exemplo, utilizados na medida da pressão parcial tecidual de oxigênio cerebral e microdiálise. Todas elas de forma indireta. Além disso, exames de neuroimagem funcional complementam a monitorização neurológica multimodal.

Oximetria de Bulbo Jugular

O conteúdo de oxigênio presente no sangue do bulbo da veia Jugular pode representar de forma indireta a quantidade extraída e utilizada de oxigênio pelo parênquima cerebral. A monitorização do oxigênio venoso jugular fornece informação a respeito do balanço global entre oferta e consumo de oxigênio. Um cateter para monitorização é inserido retrogradamente na veia Jugular interna e amostras de sangue são colhidas e enviadas para análise. Há cateteres de fibra óptica que fazem a monitorização contínua. Diversos parâmetros podem ser avaliados como:

- **Saturação Venosa do oxigênio Jugular ($SjVO_2$)**: Mensurados continuamente com cateter de fibra óptica especial. Valores de $SjVO_2$ normais estão entre 55% e 75%. Casos com valores baixos de $SjVO_2$ < 50% representam um aumento na taxa de extração de O_2, geralmente causado por hipóxia sistêmica, baixo fluxo cerebral por hipotensão, vasospasmo ou queda da pressão de perfusão cerebral por hipertensão intracraniana. Valores altos de $SjVO_2$ > 75% podem indicar hiperemia ou infarto tecidual em decorrência da perda da autorregulação da perfusão cerebral;[1,5,6]
- **Conteúdo de oxigênio venoso jugular (CVO_2)**: necessita de amostras de sangue colhidas intermitentemente;
- **Diferença de oxigênio arterial – venoso jugular ($AVdO_2$)**: $AVdO_2$ > 9 mL/dL indica isquemia cerebral global, pois há um grande volume de oxigênio no sangue venoso jugular por conta da não extração pelo tecido cerebral isquemiado. $AVdO_2$ < 4 mL/dL indica hiperemia cerebral causada pela alta extração de O_2 pelo parênquima cerebral e pouco volume de O_2 no sangue venoso.[7]

$PtiO_2$ Cerebral

A pressão parcial de oxigênio no tecido cerebral fornece informações a respeito do balanço regional entre oferta e consumo de oxigênio. Realizado por meio da inserção de eletrodo intraparenquimatoso no local acometido pela lesão, esse método permite extrair informação de uma região específica do cérebro. Atualmente há cateteres que mensuram a pressão intracraniana e a $PtiO_2$. Além de auxiliar no ajuste da ventilação mecânica de modo a aumentar a oferta de oxigênio para o local acometido, pode ajudar a definir o momento ideal para hemotransfusão. Apesar de todas as vantagens teóricas, e de explicação fisiopatológica clara, novos estudos são necessários para definir a real importância da $PtiO_2$ nas unidades neurocríticas. De modo geral, é preconizado manter PO_2 cerebral > 25 mmHg.[8]

Oximetria Cerebral

Forma não invasiva de monitorar a oxigenação cerebral através de um sensor sob a pele da região frontal que transduz o sinal refletido pela hemoglobina saturada e insaturada. Em virtude de a maioria do volume sanguíneo cerebral se encontrar em regiões venosas, a medida analisada representa a saturação venosa da região analisada. Não é considerado um bom método para avaliação da saturação venosa de O_2, em razão do fato de não ter valores definidos. Portanto, são mais uteis para detectar alterações precoces na oximetria cerebral.[9]

Microdiálise

Através da inserção de um microcateter semipermeável no córtex cerebral, é possível determinar a concentração de solutos (moléculas e neurotransmissores) no interstício cerebral e com isso quantificar concentrações de glicose, glicerol, piruvato, lactato, ureia, eletrólitos incluindo K+ e cálcio, aspartato e glutamato cerebral.

Apesar da insuficiência de dados acerca dos parâmetros normais a serem quantificados, a Sociedade Europeia de Medicina Intensiva recomenda a microdiálise em vítimas de traumatismo craniano que requerem monitorização da pressão intracraniana. O aumento do nível de lactato está relacionado com episódios de dessaturação da $SjVO_2$. A relação lactato/piruvato é considerada o melhor e mais precoce marcador de isquemia secundária.[10]

Ultrassonografia do Nervo Óptico

Método não invasivo para estimar o aumento da pressão intracraniana através da medida do diâmetro da bainha do nervo óptico. É um exame rápido, feito a beira do leito. Valores ecográficos do diâmetro da bainha do nervo óptico se correlacionam com as medidas invasivas da pressão intracraniana. Valores do diâmetro da bainha do nervo óptico menores de 5,8 mm são associados a PIC menores de 20 mmHg.[11] Tais medidas também podem ser feitas com ressonância magnética do encéfalo e tomografia de crânio, entretanto, a praticidade do ultrassom torna esse método atraente para as unidades neurocríticas, principalmente para aqueles pacientes sem indicação formal de colocação de um monitor de pressão intracraniana ou para aqueles que o transporte até o setor de imagem traga algum risco.

MANEJO DA HIPERTENSÃO INTRACRANIANA

A pressão intracraniana é objeto de estudo por mais de 200 anos onde anatomistas e fisiologistas buscam entender a dinâmica cerebral. A construção da Doutrina de Monro-Kellie por dois médicos cirurgiões escoceses, Alexander Monro e Georgie Kellie, durante o século XVIII foi o passo inicial para entender a pressão intracraniana e como funciona.

De modo geral, o objetivo principal do tratamento é alcançar uma pressão de perfusão cerebral (PPC) adequada e um bom controle da pressão intracraniana. A pressão de perfusão cerebral é calculada pela fórmula: PPC = PAM − PIC. A PPC é um dos fatores que determinam o Fluxo Sanguíneo Cerebral (FSC), pela fórmula FSC = PPC/RVC, onde RVC é a Resistência Vascular Cerebral.

A PPC precisa ser monitorizada de modo contínuo em todo paciente neurológico com hipertensão intracraniana (HIC), sendo necessário que se avalie, além da PIC, a PAM, de modo invasivo. A PPC deve ser mantida entre 60-70 mmHg.

RECOMENDAÇÕES GERAIS

O tratamento da hipertensão intracraniana é dividido em terapia de primeira linha e de segunda linha. A primeira medida é a estabilização clínica do paciente a fim de prevenir a lesão neurológica secundária causada, principalmente, por hipotensão e hipóxia. O tempo para que haja lesão neurológica é não mais que 10 minutos.[4]

A primeira medida é a intubação orotraqueal (IOT) imediata em pacientes com (Glasgow < 9) ou para aqueles pacientes que possuem pontuações maiores da Escala de Coma de Glasgow, porém não têm reflexos protetores de via aérea também será necessária uma via aérea definitiva.

Essa intubação deverá ser realizada com uso de drogas analgésicas e sedativas de modo que diminua a dor e os estímulos orofaríngeos e traqueal que provoquem vômitos, tosse e hipertonia, piorando a hipertensão intracraniana em razão do estímulo simpático com liberação de catecolaminas. Existem disponíveis diversas drogas e deve-se considerar a condição clínica do paciente como estado hemodinâmico, nível de consciência (Escala de Coma de Glasgow), além da experiência do médico. Todas as medicações podem causar ou agravar a hipotensão, especialmente naqueles que se encontram já hipo tensos. A melhor droga é o etomidato e fentanil, por produzirem menores alterações hemodinâmicas. O risco de vômitos e a broncoaspiração frequente são causados por estômago cheio e gastroparesia. Desse modo, deve-se ter prontamente um aspirador rígido e calibroso. Se possível, posicionar uma sonda nasogástrica (por via oral se houver fratura de face ou da base do crânio).[4]

Em seguida após a intubação orotraqueal, manter o paciente em ventilação mecânica, mas evitar hiperventilação profilática ($PaCO_2 \leq 25$ mmHg) nas primeiras 24 horas. É necessário manter a saturação arterial de oxigênio acima de 92% para diminuir o risco de hipoxemia ($paO_2 < 60$ mmHg) e, consequentemente, hipóxia.[5]

A hipotensão deve ser revertida e corrigida imediatamente. A pressão arterial média (PAM) deve ser mantida sempre acima de 90 mmHg para obter uma PPC > 60 mmHg. A primeira medida é o uso de soluções cristaloides, preferencialmente a solução salina a 0,9% (soro fisiológico). Evitar o uso de soluções hipotônicas. Se necessário, as drogas vasopressoras podem ser usadas para atingir a estabilidade hemodinâmica.

Se o paciente apresenta sinais de herniação ou piora neurológica progressiva, o uso do manitol (0,25-1 g/kg em *bolus*) e hiperventilação ($PaCO_2$ entre 30-35 mmHg) deve ser medida temporária até a decisão ou não de abordagem neurocirúrgica com base nos achados tomográficos iniciais.

Idealmente, mesmo após a realização o atendimento inicial e tomografia de crânio sem indicação de abordagem cirúrgica, o paciente deve ser transferido imediatamente para o CTI (centro de terapia intensiva).

MEDIDAS DE PRIMEIRA LINHA

Posição do Paciente
Em pacientes hemodinamicamente estáveis, a elevação da cabeceira aumentará do retorno venoso e à consequente diminuição da PIC. A cabeceira deve estar em torno de 30°-45°. O doente neurológico precisa estar em posição neutra, principalmente a coluna cervical, com fixação de tubo endotraqueal ou da cânula de traqueostomia adequado a fim de não comprimir o pescoço e o retorno venoso seja diminuído.[5]

Controle Térmico
Vários estudos clínicos mostraram que a febre é um marcador de prognóstico ruim entre os pacientes com traumatismo craniano. O aumento da temperatura sistêmica induz aumento da temperatura cerebral. Assim, desencadeia aumento do fluxo sanguíneo cerebral e, por conseguinte, do volume sanguíneo encefálico e da pressão intracraniana. Por isso, no doente neurológico crítico é necessária monitorização da temperatura intracraniana. Isso, inclusive, permite-nos observar que a diferença média entre a temperatura cerebral e a retal é de 1,1°C.

Nos casos tratados sem hipotermia, a temperatura cerebral deve ser mantida entre 36,5°-37,5°C e, naqueles com hipotermia, entre 32 e 34°C. Na impossibilidade de se obter a temperatura cerebral deve-se utilizar a temperatura central (retal, esofágica, sanguínea). Não se deve usar a temperatura axilar.

A hipotermia profilática não deve ser utilizada, metanálises concluíram que não há evidências suficientes para o benefício dessa terapia.

Drenagem Liquórica
De acordo com a Doutrina de Monro-Kellie há três compartimentos intracranianos: parênquima, sangue (artérias e veias) e liquor. O crânio é uma caixa com baixa complacência, onde o aumento de qualquer um dos compartimentos resulta em diminuição proporcional de outro. Desse modo, a primeira medida para compensar o aumento da pressão intracraniana é a saída de liquor que corresponde à fase I da Curva de Langfitt. Assim, a drenagem liquórica é um método eficaz de controle da HIC. Pode ser realizada por cateter ventricular, que também pode ser utilizado para a aferição da PIC.

Sedação, Analgesia e Curarização
A sedação e a analgesia adequadas são fundamentais para prevenir reflexos simpáticos, como dor, agitação, vômitos, tosse, que aumentem a pressão intracraniana. As drogas mais utilizadas são: fentanil, midazolam ou propofol. O uso de bloqueadores neuromusculares ou substâncias curarizantes deve ser evitado, pois aumenta a mortalidade assim com a incidência da polineuropatia do paciente crítico.

Habitualmente a sedação do paciente é avaliada através de escalas clínicas, como a de RASS (Richmond Agitation Sedation Scale). A despeito disso há muitas falhas, principalmente por não termos um valor numérico ou eventualmente um parâmetro objetivo de avaliação. Portanto, a monitorização da profundidade da sedação é fundamental para adequar as doses dos medicamentos e consequentemente diminuir seus efeitos colaterais, em especial, hipotensão. Os principais métodos para isso, pode ser feito através do índice bioespectral (BIS) ou por eletroencefalograma contínuo (EEG – C).

Convulsão
As drogas antiepilépticas são recomendadas para diminuir a incidência de convulsões pós-traumáticas precoces (até 7 dias do trauma). Não há evidências que previnam a ocorrência de epilepsia pós-traumática. Os estudos que avaliam o prognóstico dos doentes que tiveram crises convulsivas são conflitantes. Apesar das bases fisiopatológicas serem claras, visto que a ocorrência de crises convulsivas aumenta o consumo de oxigênio e nos doentes neurocríticos o aporte desse elemento muitas vezes está comprometido.

A droga de escolha é a fenitoína, que é um agente de primeira linha em crises tônico-clônicas generalizadas, crises parciais e *status epilepticus*.

Profilaxia de Trombose Venosa Profunda
As opções para prevenção de TVP nos pacientes neurocríticos incluem tanto terapias mecânicas (meias de compressão gradual ou pneumática intermitente) quanto farmacológicas (heparina de baixo peso molecular ou não fracionada). Geralmente inicia-se o uso dos anticoagulantes profiláticos cerca de 12-24 horas após intervenção neurocirúrgica e/ou após documentação de que o sangramento intracraniano está estável.

Terapia Hiperosmolar
Os agentes hiperosmolares geralmente usados são manitol e solução salina hipertônica. O manitol é efetivo para o controle da hipertensão intracraniana (HIC) nas doses de 0,25 a 1 g/kg.[2]

TERAPIA DE SEGUNDA LINHA
Coma Barbitúrico
Os barbitúricos abolem a atividade sináptica e reduzem a atividade metabólica neuronal. Essas drogas ocasionam um aumento do pH intracelular e uma diminuição da produção de lactato e piruvato pela inibição da fosfofrutoquinase.

A diminuição do metabolismo e o consumo de oxigênio neuronal desencadeiam uma vasoconstrição secundária, diminuição do volume sanguíneo encefálico e da pressão intracraniana.[2] Em contrapartida, os barbitúricos induzem vasodilatação sistêmica, depressão miocárdica, hipotensão arterial e acúmulo de secreções pulmonares. Esses efeitos adversos podem piorar o prognóstico do paciente neurológico em razão da queda do FSC e, consequentemente, de isquemia encefálica global ou regional.

Hiperventilação
A hiperventilação provoca hipocapnia, queda do pH perivascular e vasoconstricção periférica encefálica. A hipercapnia produz efeito contrário. Isso ocorre porque o dióxido de carbono atravessa livremente a barreira hematoencefálica e modifica o pH perivascular. Como o pH arteriolar é um dos principais reguladores da contratilidade das arteríolas encefálicas, isso provoca modificações significativas do diâmetro vascular. Esse mecanismo leva a uma diminuição do volume sanguíneo encefálicos extremamente acidóticos e com vasodilatação máxima (perda da autorregulação).

Todo paciente com hipertensão intracraniana deve seguir algumas orientações em relação a sua ventilação. O paciente deve ser mantido com $PaCO_2$ em torno de 35-45 mmHg; os níveis de CO_2 devem ser monitorados por capnografia para evitar hiperventilação.

Deve-se evitar a hiperventilação profilática ($PaCO_2 < 35$), que pode ser necessária por curtos períodos quando existir deterioração neurológica aguda, se HIC refratária.

Reabilitação
A reabilitação e tratamento paliativo na atenção do paciente neurocrítico é um processo que visa à recuperação precoce dos déficits e o preparo para a reintegração na vida comunitária, em busca do melhor resultado funcional possível, independência, qualidade de vida e diminuição do sofrimento. A literatura enfatiza a necessidade de estruturação de serviços especializados nessas abordagens. Entre outras recomendações, a literatura sugere intervenções precoces na fase aguda, programas individualizados, avaliação documentada, periódica, rigorosa e consistente em cada fase de recuperação, presença de familiares e tecnologia assistiva no processo terapêutico e presença de equipes interdisciplinares para que as áreas motora, cognitiva, emocional, social e familiar sejam tratadas ao mesmo tempo.

Hemorragia Subaracnóidea
Uma vez que os pacientes que apresentam HSA aneurismática estão agudamente estabilizados, eles são avaliados quanto a complicações específicas da patologia, como desenvolvimento de hidrocefalia e hemorragia. Várias escalas de classificação são empregadas no início do tratamento para comunicar a gravidade e o prognóstico da patologia.

Após a estabilização e avaliação inicial, os pacientes devem ser transferidos e admitidos em unidades de terapia intensiva de centros de alto volume com uma equipe neurovascular dedicada, especializada e multidisciplinar.

Estratégias de cuidados agudos provisórios/em curto prazo são empregadas para prevenir ressangramento, avaliar a hidrocefalia, manter a normotensão e reverter os agentes anticoagulantes/antiplaquetários.

O risco de ressangramento agudo e a prevenção de ressangramento em longo prazo não são completamente atenuados até que o aneurisma não protegido seja reparado por meio de clipagem microcirúrgica ou intervenções endovasculares, portanto, essas intervenções devem ser realizadas o mais rápido possível.

O tratamento então se volta para a prevenção de isquemia cerebral retardada e gerenciamento de complicações neurológicas e médicas incluindo, mas não se limitando a: febre, hiperglicemia, hiponatremia, vasoespasmo, complicações cardíacas e pulmonares, profilaxia de trombose venosa profunda e anemia.

Lesão Medular
A lesão medular (LM) é definida como uma lesão resultante de um insulto na medula espinhal que compromete, completa ou incompletamente, suas principais funções (motoras, sensoriais, autonômicas e reflexas). A LM continua sendo importante causa de morbimortalidade na sociedade moderna. Esse evento causa incapacidade permanente e diminuição da expectativa de vida com impacto físico, fisiológico e social. Por não ter tratamento curativo, os esforços deveriam ser voltados para ações preventivas e terapias reabilitadoras. O gerenciamento de LME requer muitos recursos de saúde e gera gastos para pacientes, familiares e toda a sociedade.

Uma revisão sistemática revelou que a mortalidade geral de pacientes com LM é até 3 vezes maior do que na população geral ao analisar as taxas de mortalidade padronizadas. A LM aguda pode ser classificada de acordo com a etiologia em LM traumática e não traumática com diferentes epidemiologias, fisiopatologia e desfecho.

A LM traumática geralmente é causada por acidentes com veículos motorizados, agressões, quedas e lesões esportivas. A LM não traumática tem múltiplas etiologias, sendo a mais frequente a compressão de doenças degenerativas da coluna vertebral, seguida de envolvimento neoplásico extrínseco, lesões vasculares e, finalmente, doenças inflamatórias ou infecciosas. Esses são pacientes que demandam cuidados, reabilitação e reinserção na sociedade. Cuidados com anticoagulação, infecção, escaras, são os principais.

Acidente Vascular Cerebral

O AVC é uma das principais causas de morte e invalidez em todo o mundo. A definição da etiologia mais provável do AVC isquêmico é necessária para fornecer medidas de prevenção adequadas e, assim, evitar a recorrência do AVC. A trombólise e a trombectomia podem diminuir a carga do AVC. O tempo é cérebro. As terapias de reperfusão devem ser administradas o mais cedo possível aos pacientes elegíveis. O padrão-ouro para cuidados com AVC agudo é o tratamento fornecido por uma equipe multidisciplinar em uma unidade de AVC. A craniectomia descompressiva pode salvar vidas na grande artéria cerebral média ou acidente vascular cerebral isquêmico cerebelar. Na terapia intensiva a atenção a esses pacientes deve levar em consideração as peculiaridades e história natural da doença.

Craniectomia Descompressiva

A craniectomia descompressiva é uma opção amplamente neurocirúrgica usada em lesões cerebrais traumáticas e doenças cerebrovasculares. Seu objetivo principal é o controle da hipertensão intracraniana. Pode ser realizada profilaticamente (craniotomia descompressiva primária) ou quando as medidas clínicas para evitar hipertensão intracraniana não forem suficientes. Apesar de ser usado por mais de um século, ainda existem muitos dilemas éticos envolvidos e descrença em seus benefícios reais. Trabalhos publicados recentemente mostram resultados promissores. Apesar das complicações inerentes à descompressão, os benefícios observados justificam, até o momento, seu uso na prática neurocirúrgica diária.

Estado de Mal Epiléptico

Estado de mal epiléptico (EM) é uma emergência neurológica e é definida por uma condição resultante da falha dos mecanismos responsáveis pelo término das crises ou do início de mecanismos, que levam a crises anormalmente prolongadas. A morte neuronal, lesão neuronal e alteração das redes neuronais são consequências desta condição. Definições operacionais foram estabelecidas para conduzir o tratamento de forma adequada em cada fase. O estágio I (pré-EM ou EM iminente) é uma fase em que as crises duram mais de 10 minutos e menos de 30 minutos. Crises em estágio II ou SE estabelecidas com duração de 30 minutos ou mais e menos de 60 minutos. Estágio III ou crises SE refratárias com duração superior a 60 minutos e Estágio IV é crise epiléptica EM super-refratária com duração superior a 24 horas, apesar do uso de drogas anestésicas. É importante seguir orientações específicas para tratamento e investigação da etiologia, bem como para reconhecer e tratar complicações. O estado de mal epiléptico (EM) tem apresentações clínicas heterogêneas, e o EM não convulsivo representa especialmente um desafio diagnóstico. O EEG é essencial para o diagnóstico em tais casos. Pacientes com deficiência intelectual, doenças psiquiátricas e, especialmente, aqueles com doença crítica na UTI são candidatos potenciais a atrasos no diagnóstico em razão de suas condições subjacentes. Todas as salas de emergência e UTI devem ter um protocolo escrito para diagnóstico rápido de EM correção da etiologia subjacente, tratamento e atenção às complicações potenciais.

Recomendações de Suporte Nutricional no Atendimento Neurocrítico

O principal desafio do cuidado neurocrítico é evitar insultos secundários a um cérebro lesado. Após o insulto neurológico agudo, os pacientes críticos desenvolvem um estado hipermetabólico e hipercatabólico com demandas nutricionais. Estima-se aumento de 200% no gasto energético, balanço de nitrogênio negativo por até quatro semanas, retenção de água e sal, controle glicêmico deficiente e imunológico imediatamente após um traumatismo craniencefálico.[3] Portanto, o suporte terapêutico nutricional precoce é obrigatório para aliviar o catabolismo exacerbado e a cascata inflamatória nessas condições graves para reduzir a morbimortalidade.

Aproximadamente 30-50% dos pacientes em unidades de terapia intensiva neurológica (UTI) estão desnutridos. Não há consenso na determinação das necessidades nutricionais desses pacientes; a terapia individual deve ser direcionada para resultados clínicos satisfatórios.

As principais doenças neurológicas agudas que requerem cuidados intensivos são o traumatismo craniencefálico (TCE), hemorragia subaracnóidea (HAS), acidente vascular cerebral isquêmico agudo e hemorrágico. No entanto, as questões nutricionais foram abordadas apenas nas diretrizes do TBI. A American Heart Association/American Stroke Association não abordou os aspectos nutricionais para pacientes com AVC agudo.

Neste capítulo revisamos os aspectos do suporte nutricional no atendimento neurocrítico, abordando benefícios, desafios, via de acesso, tipos de terapia nutricional e afirmamos recomendações para uma abordagem sistemática do planejamento nutricional em UTI neurológica.

Neuroproteção

O principal desafio do cuidado neurocrítico é evitar insultos secundários a um cérebro lesado. Após o insulto neurológico agudo, os pacientes críticos desenvolvem um estado hipermetabólico e hipercatabólico com demandas nutricionais. Estima-se um aumento de 200% no gasto energético, balanço de nitrogênio negativo por até quatro semanas, retenção de água e sal, controle glicêmico deficiente e imunológico imediatamente após um traumatismo craniencefálico. Portanto, o suporte terapêutico nutricional precoce é obrigatório para aliviar o catabolismo exacerbado e a cascata inflamatória nessas condições graves para reduzir a morbimortalidade.

Aproximadamente 30-50% dos pacientes em unidades de terapia intensiva neurológica (UTI) estão desnutridos. Não há consenso na determinação das necessidades nutricionais desses pacientes; a terapia individual deve ter como objetivo resultados clínicos satisfatórios.[6,7] O foco principal das estratégias neuroprotetoras é limitar o dano secundário ao cérebro após os insultos iniciais, seja de TCE, acidente vascular cerebral isquêmico, aneurisma ou distúrbios degenerativos do SNC. Um dos objetivos mais críticos da neuroproteção é interromper os efeitos da excitotoxicidade, estresse oxidativo, pressão intracraniana e hipoperfusão na isquemia.

Os processos degenerativos secundários mais prevalentes de lesão cerebral são a excitotoxicidade resultante do aumento da neurotransmissão do glutamato com um influxo de íons cálcio e sódio, o que leva à alta ativação dos canais de voltagem com efeitos destrutivos neuronais. O tratamento desse fenômeno está focado em antagonizar as interações químicas envolvidas nessa cascata.

Por outro lado, o estresse oxidativo é tratado com vários agentes antioxidantes ou eliminadores de radicais, embora a taxa de sucesso da maioria dessas substâncias esteja abaixo da ideal. Outra abordagem para a neuroproteção é o controle da pressão intracraniana, onde a terapia hiperosmolar tem demonstrado uma eficácia bastante significativa na obtenção dos resultados desejados.

Além disso, a manutenção dos níveis de hemoglobina é uma consideração crucial na lesão cerebral, uma vez que a maioria dos pacientes apresenta anemia após insultos cerebrais. A transfusão controlada com glóbulos vermelhos tem sido a abordagem mais eficaz, embora cuidados estritos devam ser aplicados para evitar eventos adversos.

Durante a lesão cerebral, as temperaturas cerebrais geralmente são mais altas do que a temperatura corporal central, o que torna necessário o emprego de medidas como a hipotermia controlada para evitar o agravamento dos efeitos adversos decorrentes da febre. Em situações onde o tratamento foi atrasado a ponto de ocorrer dano secundário significativo ao cérebro, o neurorreparo é uma alternativa à neuroproteção e pode ser feito por meios exógenos ou por indução de processos endógenos para estimular a regeneração neural.

Pós-Operatório

Pacientes neurocirúrgicos apresentam alto risco de complicações neurológicas pós-operatórias imediatas, ou que aumentem a morbidade e mortalidade. O objetivo dos cuidados neurocirúrgicos pós-operatórios é prevenir ou minimizar complicações relacionadas com a anestesia e com o procedimento cirúrgico, ou seja, complicações secundárias à lesão inicial. Avaliações neurológicas cuidadosas e frequentes por equipes treinadas em neurologia são a base do cuidado neurocirúrgico pós-operatório. No entanto, o manejo das complicações sistêmicas e clínicas é uma tarefa essencial que pode ajudar a minimizar consequências neurológicas graves.

As complicações neurológicas pós-operatórias mais comumente observadas de cirurgia cranial na eletiva incluem diminuição do nível de consciência, vasospasmo cerebral, convulsões refratárias, reoperação, hemiparesia e hematoma intraparenquimatoso. Em cirurgia não eletiva, hipertensão intracraniana, déficits motores, hematoma subdural recorrente, hemorragia intraparenquimatosa, vasospasmo e convulsões também podem apresentar.

As complicações sistêmicas pós-operatórias da neurocirurgia eletiva incluem náuseas e vômitos, hipotensão, dificuldade respiratória e infecção do sítio cirúrgico. Na cirurgia não eletiva, dor e infecções nosocomiais também estão presentes.

A taxa de mortalidade geral em cirurgia de urgência pode chegar a ser 30 vezes superior à cirurgia eletiva. O reconhecimento precoce é fundamental para tratamento também precoce das alterações.

REFERÊNCIAS BIBLIOGRÁFICAS

1. Andrews PJD, Citerio G, Longui L, et al. NICEM consensus on neurological monitoring in acute neurological disease. Intensive Care Med. 2008;34:1362-70.
2. Tratado de neurocirurgia/Mario G. Siqueira. Barueri, SP: Manole, 2016. p. 1.
3. American Association of Neurological Surgeons. Brain Trauma Foundation, Joint Section on Neurotrauma and Critical Care. Guideline for the Management of severe traumatic brain injury. J Neurotrauma. 2007;24:S1-106.
4. Brain Trauma Foundation. Guidelines for prehospital management of traumatic brain injury. Prehosp Emerg Care. 2007;12:S1-52.

5. Chesnut RM, Prough DS. Critical Care of severe head injury. New horizons. 1995;3(3):365-593.
6. De Deyne C, Struys M. New developments in cerebral monitoring. Curr Opin Anaesth. 2000;13:517-21.
7. White H, Baker A. Continuous jugular venous oximetry in the neurointensive care unit – a brief review. Can J Anesth. 20002;49:623-9.
8. Adesanya AO, Rosero E, Wyrick C. Assessing the predictive value of the bispectral index vs patient state index on clinical assessment of sedation in postoperative cardiac surgery patients. J Crit Care. 2009;24:322-8.
9. Bellner J, Romner B, Reinstrup P, et al. Transcranial doppler sonography pulsatility index (PI) reflects intracranial pressure (ICP). Surg Neurol. 2004;62:45-51.
10. Johnston AJ, Gupta AK. Advanced monitoring in the neurology intensive care unit: microdialysis. Curr Opin Crit Care. 2002;8:121-7.
11. Cormio M, Valadka AB, Robertson CS. Eleevated jugular venous oxygen saturation after severe head injury. J Neurosurg. 1999;90(1):9-15.

CAPÍTULO 110
NEUROFISIOLOGIA INTRAOPERATÓRIA E NEUROMONITORAÇÃO

Adauri Bueno de Camargo • Vanessa Albuquerque Paschoal Aviz Bastos

INTRODUÇÃO

A Neurofisiologia Intraoperatória (NFIO) oferece técnicas de estudos que podem ser utilizadas durante procedimentos cirúrgicos. Sua aplicação está presente desde os primórdios da neurologia.[1] Uma sequência de pesquisas e descobertas inovadoras ocorreram a partir da descrição da "eletricidade animal", por Luigi Galvani, em 1791, progressivamente, até sua aplicação no centro cirúrgico. Muitos são os ganhos que o uso de técnicas neurofisiológicas intraoperatórias (TNFIO) proporciona. Seu impacto é percebido na diminuição da morbidade intraoperatória, melhoria dos resultados cirúrgicos e ampliação do espectro de lesões passíveis de tratamento. Tanto o emprego direto de TNFIO pelo cirurgião como a monitorização neurofisiológica intraoperatória (MNIO), pelo neurofisiologistas, têm contribuído no aperfeiçoamento das técnicas cirúrgicas e no refinamento do prognóstico,[2-4] permitindo melhor tomada de decisões ainda no transcurso da cirurgia e, com isso, permitindo avanços da neurocirurgia.

O cirurgião sempre ocupou papel central no desenvolvimento das TNFIO por conhecer sua real necessidade de emprego. Apesar de a formação dos cirurgiões ser fundamentalmente anatômica e, com isso, privilegiar os métodos de imagem, são eles, os cirurgiões, que apresentam aos neurofisiologistas os desafios concretos a serem vencidos no centro cirúrgico. Mesmo com o aperfeiçoamento dos recursos de imagem na sala cirúrgica (angiografia, fluoroscopia, tomografia e ressonância magnética intracirúrgicas), dos modelos de neuronavegação e das ferramentas de imagens funcionais, o cirurgião necessita também de informações constantes e dinâmicas, ao longo de toda a cirurgia, sobre a preservação funcional dos diversos sistemas neurológicos. Muitas das técnicas neurofisiológicas foram incorporadas à técnica cirúrgica e automatizadas para uso intermitente, em várias etapas da cirurgia (por exemplo, o mapeamento de estruturas no campo cirúrgico, na identificação de nervos).[5-7] As opções de tratamento cirúrgico, para lesões que comprometem o sistema nervoso, se expandiram com o refinamento do diagnóstico. Lesões inoperáveis em centros menores recebem abordagens terapêuticas novas nos centros onde as TNFIO estão presentes.[8,9] Esses novos desafios e avanços devem ser dirigidos pelos cirurgiões. Assim, convidamos o leitor, o neurocirurgião, a aprofundar seu conhecimento de neurofisiologia independentemente do colega neurofisiologista. Convidamos o cirurgião a colocar essas teorias e metodologias não só em prática, mas também à prova. Nesse exercício, os resultados devem ser questionados, buscando correlacioná-los com os pós-operatórios, para que possa construir seu próprio senso crítico, contribuir com o progresso da especialidade e o maior alcance da neuromonitorização. Primordialmente, essa dinâmica objetiva maior segurança do paciente e melhores resultados cirúrgicos.

Trabalhos imparciais, multicêntricos randomizados ou normatizações amplamente aceitas ainda estão por vir. Não obstante, a grande maioria das TNFIO é de valor reconhecido pelos que as utilizam criteriosamente. Até a década passada, o número de publicações sobre o uso de NFIO era muito restrito. Nos últimos anos, tem se observado abundância de publicações por diversos Centros. A literatura médica evidencia resultados que suportam o uso das TNFIO e descrevem nuanças técnicas preferidas por diversos grupos.[6,10-12] Contudo, quando se faz uma genealogia das publicações, observa-se que elas convergem a poucos centros ou grupos de estudiosos. Isso pode ter um efeito de mera reafirmação de correntes de pensamento que passam a ser aceitas, mais por serem inúmeras vezes repetidas e não por serem completas ou, ainda, totalmente corretas. Esse fato pode ter efeito paradoxal limitante na expansão e resolução de questões técnicas e questionamentos saudáveis que possam trazer a expansão do conhecimento.

PRINCÍPIOS BÁSICOS
O Profissional

Algumas técnicas neurofisiológicas (principalmente as de estimulação direta de estruturas no sítio cirúrgico para mapeamento/identificação funcional de nervos e áreas eloquentes) já estão incorporadas na técnica cirúrgica e são de amplo domínio pelo cirurgião bem formado. Entretanto, na maioria dos procedimentos onde a NFIO é aplicada, o cirurgião deve ter o neurofisiologista como um aliado. Este profissional permite que o cirurgião mantenha seu foco na técnica cirúrgica e no curso dinâmico de estratégia cirúrgica. O papel do neurofisiologista está em se responsabilizar pela garantia da aplicação otimizada das TNFIO, tanto de técnicas isoladas, em testes e/ou mapeamentos, como quando agrupadas, em seu uso contínuo na monitorização neurofisiológica. Para tanto, o neurofisiologista deve ter formação em neurofisiologia clínica e intraoperatória, isto é, com experiência prática em sua aplicação no centro cirúrgico, de forma dinâmica no transcorrer da cirurgia. Como o próprio cirurgião, o neurofisiologista deve conhecer em detalhes os procedimentos cirúrgicos a serem monitorados, cada etapa da cirurgia com seus potenciais riscos diretos para quais estruturas nervosas. Deve estar apto a interpretar as alterações dos sinais monitorados rapidamente, ao longo de toda a cirurgia. Também é de importância é compreender as expectativas da equipe cirúrgica e promover educação neurofisiológica desta para garantir a boa comunicação entre seus membros.

A necessidade de o cirurgião ser bem versado na NFIO está em saber precisamente quais informações pode obter e quando as solicitar; para compreender as alterações dos registros de forma precisa; por exemplo, que **uma queda de 30% da amplitude da onda D** seja entendida em seu real significado, e qual a melhor conduta a ser tomada pela equipe para o paciente.[13-15]

De maneira geral, o baixo índice de morbidade intraoperatória está diretamente ligado à patologia de base, à competência da equipe cirúrgica (curva de aprendizado-experiência) e à técnica operatória escolhida. O risco cirúrgico relativo não diminui, mas é a segurança do procedimento que pode, certamente, aumentar com o emprego apropriado da NFIO. Quando há alterações significativas dos registros neurofisiológicos (por exemplo, após mapeamento positivo ou falha de resposta em teste de determinada via) ações secundárias na cirurgia se desencadeiam. Essa consequência influencia especificamente o índice de morbidade neurológica intracirúrgica e no pós-operatório imediato. Dessa forma, se mal-empregada, pode haver falsa sensação de segurança e aumento desse índice. Aqui fica claro que o emprego de técnicas neurofisiológicas isoladas ou na monitoração, quando inadequado, pode ser tão ou mais prejudicial quanto a ausência do uso de NFIO na cirurgia.

Sempre que se observam maus resultados cirúrgicos relacionados com a via monitorada, o neurofisiologista deve proceder a uma revisão crítica do procedimento para a devida adequação dos protocolos utilizados, promover ações corretivas plausíveis, e/ou a educação continuada da equipe quanto aos limites da NFIO,[16,17] e discussão com a equipe cirúrgica (cirurgião e anestesista) para melhoria contínua da segurança do paciente e resultados cirúrgicos.

O conhecimento de neurofisiologia deve ser incorporado às adversidades e dinamismo do procedimento cirúrgico em questão, bem como suas aplicações e interpretação de resultados devem ser sincronizadas com o momento (etapa) cirúrgico, manobra técnica a cada instante no decorrer da cirurgia. Para tanto, o neurofisiologista que se dedica à área intraoperatória deve ter, não somente o conhecimento cirúrgico, mas também a vivência e experiência adquiridas no treinamento tutorado adequado ao longo de muitas cirurgias.

No Brasil, a Neurofisiologia, antes considerada uma especialidade médica, é, hoje, uma área de atuação dividida em subáreas. O médico certificado em Neurofisiologia Clínica tem sua formação em áreas da neurofisiologia, clínicas e diagnósticas isoladas: eletroencefalografia (EEG), e/ou potenciais evocados (PE), e/ou eletroneuromiografia (EMG/ENMG), e/ou polissonografia, e/ou monitorização neurofisiológica intraoperatória – (MNIO) e em terapia intensiva. Salvo algumas exceções com treinamento formal e certificação no exterior, a quase absoluta maioria dos neurofisiologistas atuantes em cirurgias, no Brasil, vem com transferência de experiência em áreas clínicas e diagnóstica pura, sem terem passado por um período de tempo necessário sob tutorização em neurofisiologia intraoperatória, direta ou supervisionada, por outro neurofisiologista mais experiente em NFIO. A grande maioria é de formação "independente". Autodidatas com períodos variáveis de estágios de observação de profissionais em serviços terceiros. Esse fato, muitas vezes, os preclude da experiência e/ou embasamento em cirurgia, necessários para adaptar as técnicas de exames ao ambiente cirúrgico. A experiência necessária nem sempre é adquirida antes do profissional se lançar em sua prática individual. Com o passar do tempo o monitorizador de formação independente pode-se tornar bastante confiante. O risco, aqui, é de que sua autoconfiança se fortaleça meramente pela repetição ao longo do tempo de procedimentos em equipamentos semiautomatizados, sem estar consciente de erros ou limitações técnicas. Muitas vezes tem a ilusão de ter contribuído em cirurgias bem-sucedidas, onde o sucesso independe de terem sido monitoradas. Esses fatos podem acarretar vícios e conceitos equivocados, levando a resultados desfavoráveis e à percepção ou sentimento, pelo cirurgião, de que a NFIO e a Neuromonitoração são muito limitadas não confiáveis.[18-21] Contudo, a carência de profissionais bem capacitados não deve ser fator limitante para a utilização das metodologias neurofisiológicas intraoperatórias, mas fonte de estímulos para que o cirurgião se eduque em NFIO e invista na formação de sua equipe cirúrgica para construir sua própria experiência. O uso da MNFIO como rotina, mesmo nos casos em que possa ser julgada desnecessária ou de menor aplicação, contribui para que a equipe se familiarize com as técnicas, dê fundamento aos conhecimentos pertinentes, refine o cuidado com o paciente e entenda os registros intracirúrgicos e a eficácia das metodologias utilizadas. Secundariamente, pode proporcionar maior refinamento técnico-cirúrgico e acelerar a curva de treinamento, na aquisição de destreza técnica pelos mais jovens. Com conhecimento, quando a monitoração é empregada nos procedimentos limítrofes de seu alcance, pode ser uma boa oportunidade para melhor entendimento daqueles e contribuir para o desenvolvimento de novas técnicas, tanto neurofisiológicas como cirúrgicas.[2,22]

Essa formação "independente" ocorreu no Brasil porque, até 2019, não existe um programa reconhecido pelo Ministério da Educação e Ciência (MEC) de formação com foco dedicado à NFIO, isto é, alguns poucos serviços incorporaram a prática intraoperatória como parte de seus estágios de Neurofisiologia Clínica, quer independentes ou vinculados à residência médica. A Sociedade Brasileira de Neurofisiologia Clínica (SBNC) é a responsável por examinar candidatos e conferir o Certificado de Área de Atuação em Neurofisiologia Clínica; este reconhecido pela Associação Médica Brasileira (AMB), para a subárea de atuação em MNFIO. Somente em 2019, para atender à exigência feita pela AMB para a prova de certificação de área de atuação, a SBNC iniciou o credenciamento de serviços que oferecem estágios na área de Neurofisiologia Clínica dirigidos por titulares. Ainda não há regulamentação clara, carga horária mínima ou número mínimo de cirurgias monitoradas com supervisão por neurofisiologista titulado, demonstrando eficiência programática desses estágios.

A SBNC limita atualmente a prova para Certificado de Área de Atuação em Neurofisiologia Clínica, com subárea de atuação em monitorização intraoperatória, ao médico portador de Título de Especialista outorgados pela AMB, ou Certificado de Residência Médica, reconhecida pelo MEC, para fisiatras, neurologistas, neuropediatras e neurocirurgiões. Contudo, o Conselho Federal de Medicina (CFM) não limita o exercício apenas ao médico titulado ou certificado.

Encontramos profissionais médicos que se dedicam à área de NFIO com formação prévia em diferentes áreas da medicina. Por afinidade do assunto, a grande maioria são oriundos da neurologia clínica ou da fisiatria. Contudo, não é raro encontrarmos otorrinolaringologistas, neuroanestesistas e neurocirurgiões que também se dedicam à área. Há, ainda, movimentos de associação por parte de cirurgiões de especialidades que utilizam a NFIO incorporada a suas práticas cirúrgicas sem o apoio de neurofisiologistas, como é o caso da *International Neural Monitoring Study Group* formada por cirurgiões de patologias da tireoide (otorrinolaringologistas e cirurgiões de cabeça e pescoço).

A atuação dos técnicos (não médicos) e de médicos sem certificação em NFIO na MNFIO tem, constantemente, provocado discussões no Brasil. Não há consenso ou regulamentação quanto à formação mínima adequada e certificação profissional. Muitos autodenominados **monitorizadores** e **técnicos** não têm treinamento formal na área de neurofisiologia. Empresas de materiais e equipamentos médicos em centro cirúrgico, na tentativa de suprir ao cliente e prestar apoio técnico, migraram representantes comerciais para desempenhar o papel de técnico de neurofisiologia. Nessa mesma situação encontramos alguns enfermeiros, fisioterapeutas e fonoaudiólogos. Aqui, como em outras partes do mundo, eles não são legalmente responsáveis pelo diagnóstico de procedimentos em eletrodiagnóstico ou neurodiagnóstico. Também não está claro na legislação atual se estão autorizados à manipulação dos equipamentos, mesmo sob a coordenação e supervisão de um médico.

Vários fatores contribuíram para que empresas comerciais promovessem o uso de pessoal técnico para operar os equipamentos semiautomatizados, sob pressuposta supervisão do cirurgião, ou mesmo a utilização de médicos sem especialização em NFIO. Alguns dos fatores que contribuem para a realidade atual são: a carência de profissionais especializados para suprir as demandas de cobertura do território nacional, o desconhecimento de NFIO pelo cirurgião (tanto para avaliar a boa formação e experiência do monitorizador como para saber o que a NFIO pode oferecer), aliados à falta de consenso na regulamentação da área de atuação. A estes soma-se a decorrente supervalorização inicial (hoje já em declínio substancial) de reembolso, pelas fontes pagadoras, pelos serviços (**potencial evocado**, **neuromonitoração** e não pelos honorários médicos diretos) e materiais (eletrodos e sondas ou *probes*) em NFIO. Esse cenário abriu as portas para que a indústria de equipamentos e descartáveis promova muitas dessas iniciativas, visando o crescimento do mercado e não necessariamente a segurança do paciente, o desenvolvimento do conhecimento e aprimoração das técnicas cirúrgicas e de NFIO.

Em países onde estão regulamentados, os profissionais técnicos oferecem vantagens por atuarem como facilitadores, auxiliando na montagem do equipamento, instalação dos eletrodos, suporte técnico na realização dos estudos, pré-interpretação de dados, registros formais, análise crítica de riscos e interferências elétricas. Enquanto estão operando os aparelhos e controlando as montagens de eletrodos e a integridade de suas conexões, possibilitam que o médico fique mais disponível para se concentrar na interpretação dos sinais registrados e na interação direta com o restante da equipe cirúrgica. Também são de apoio quando, ao invés de neuromonitorização, o cirurgião somente se utiliza de aparelhos semiautomatizados, com testes isolados e incorporados à técnica cirúrgica, como no mapeamento de nervos em cirurgia otorrinolaringológica e de cabeça e pescoço.

A questão é complexa e, no planeta, a regulamentação varia com a realidade e necessidade local. Por exemplo, nos EUA, existem diferentes sociedades e certificações específicas para técnicos, além daquelas promovidas pela American Clinical Neurophysiology Society e pela American Academy of Neurology, onde está a grande maioria dos profissionais médicos. A maior parte dos técnicos nos EUA tem formação superior, em faculdades de áreas biológicas e treinamento (ou formação) específica em NFIO. A exigência de se demonstrar sua capacidade reconhecida para atuar na área, pela apresentação de certificação, é uma questão, mais do que médico-legal; é ética e de *accountability* ou responsabilidade profissional.

Nos EUA, a certificação pelo *American Board of Neuromonitoring (ABNM)* exige que o neurofisiologista comprove 300 cirurgias monitoradas, sob supervisão de profissional experiente e capacitado em NFIO, antes de poder prestar os exames escrito e oral. Para técnicos auxiliares (não médicos), essa exigência é de 150 cirurgias pela American Board of Registration of Electroencephalic and Evoked Potential Technologists (ABRET) para a sua certificação[23] (CNIM – Certification for Neurophysiological Intraoperative Monitoring). Em 2018, a SBNC realizou o primeiro exame para técnicos (não médicos) em monitorização intraoperatória.

A nosso ver, quando se desvincula ou substitui a ação do médico neurofisiologista pela do técnico há prejuízos; perpetua-se a visão simplista do escopo e utilidade da NFIO, perde-se a possibilidade de maximizar o uso das ferramentas que a NFIO oferece e não permite que o cirurgião concentre seu foco de atenção no procedimento cirúrgico. Esse fato fica mais óbvio em situações limítrofes, onde há alterações importantes de registros, quando o foco de atenção é o mais necessário em ambos os campos, tanto nos registros como no campo cirúrgico. Quando isso ocorre, a oportunidade colaborativa médica interdisciplinar se perde, justo quando esta é mais necessária. Quando tudo vai bem no transcorrer da cirurgia, a MNFIO pode ser subestimada. Contudo, nos momentos de risco, mãos e cabeças experientes podem fazer a diferença para o paciente.

Além das questões de capacitação dos envolvidos com NFIO há o fato de que alguns centros, em vários países, realizam a chamada "monitoração remota". Isso traz uma maior complexidade ao emprego eficaz da NFIO uma vez que transfere a análise final dos dados (coletados pelo profissional não-médico) ao médico neurofisiologista que se encontra fora da sala cirúrgica. Os registros e outras informações relevantes e pertinentes da cirurgia são transmitidos via internet ou conexões remotas de redes internas de computação, as intranets. Esse procedimento configura telemedicina, a qual no Brasil ainda não está regulamentada até fevereiro de 2019, quando deste capítulo. Embora seja rotina em muitos serviços e regulamentada em vários países, alguns grupos se posicionam contra essa prática.[5,21,24,25] Entre os diversos prós e contras, salientamos para reflexão, que alterações na monitoração, que correspondem a dano permanente ao sistema nervoso, podem ocorrer rapidamente (de imediato ou em poucos minutos), requerendo a intervenção imediata e efetiva de um neurofisiologista experiente. Essa janela de oportunidade pode ser perdida quando se depende de consulta remota onde os demais dados que corroboram para decisão (anestesia, instrumentos em uso, dados de neuronavegação, entre outros) não estão prontamente disponíveis fora da sala cirúrgica.

As estatísticas escassas, apresentadas pelos que defendem a monitoração remota, podem ser, paradoxalmente, as mesmas de publicações que são usadas para defender a inutilidade da neuromonitorização[24-27] e estão baseadas no sucesso de equipes cirúrgicas com procedimentos que não apresentaram alterações significativas dos registros e, por conseguinte, não necessitaram prontamente da intervenção da equipe de monitoração, ou que não apresentaram morbidade neurológica significativa na avaliação pós-operatória. A eficácia do bom uso da MNFIO é um pressuposto racional, uma vez que poucos são os centros que, por motivos ético-legais, puderam comparar estatísticas com e sem monitoração em condições de risco, quando a MNFIO esteve disponível.[8,10-12,24,28-30]

Cuidados com a Segurança

A segurança do paciente é ponto de importância máxima. O regime anestésico bloqueia ou modifica respostas fisiológicas aos estímulos nociceptivos e permite a intervenção cirúrgica, contudo, também deixa o paciente vulnerável a outras possíveis agressões não desejadas. Medidas preventivas de segurança para a utilização adequada das TNFIO devem ser sempre verificadas repetidamente durante cada procedimento. Entre elas está o aterramento adequado de todos os equipamentos elétricos, não só os de uso direto pelo neurofisiologista, mas também o isolamento dos sistemas de estimulação, de eletrocautérios e aparelhos em contato com o paciente, para prevenir queimaduras, a indução de arritmias cardíacas e indução de atividade epiléptica.

A conduta padrão no controle e prevenção de infecções exige o uso adequado de eletrodos esterilizados e descartáveis, o atendimento das especificações de manuseio e esterilização de componentes e eletrodos que serão posicionados, pelo cirurgião, no campo cirúrgico. Com as normas da Agência Nacional de Vigilância Sanitária (ANVISA), raros são os eletrodos passíveis de reutilização, informação que deve estar expressa na embalagem do produto.

O interrogatório sobre o histórico do paciente e a revisão do prontuário médico no planejamento da MNFIO devem ser cuidadosos e de responsabilidade médica. Situações como a presença de marca-passo cardíaco bem como outros dispositivos eletrônicos implantados, eletrodo epidural, cerebral profundo, para consolidação óssea, coclear, bombas de infusão e outros menos comuns devem ser pesquisados ativamente. A estimulação elétrica pode interferir com o bom funcionamento desses implantes ou estes podem funcionar como capacitores, resistências ou vias de desvio da corrente aplicada e gerar consequências que podem ser danosas. A opção de uso de estimulação elétrica ou magnética deve ser considerada caso a caso, de acordo com o material e a região do implante, o tipo, a intensidade e região onde a estimulação será aplicada.

Condições clínicas concomitantes não constituem contraindicação formal para o emprego das TNFIO, ao contrário, a MNFIO pode promover maior segurança ao paciente em muitas delas. Estas devem ser avaliadas individualmente quanto aos possíveis riscos relacionados. As neuropatias podem limitar alguns testes ou exigir modificações na aplicação de alguns protocolos,[31] mas não se mostraram impeditivas, na maioria das vezes, em nossa experiência. A presença de epilepsia, ou convulsões pregressas, com ou sem tratamento, é um antecedente que deve ser considerado na otimização dos protocolos.

Anestesia

Para fins práticos, neste texto, usaremos apenas o termo anestesia para o conjunto do protocolo anestésico controlando níveis de inconsciência, de analgesia e sedação, de paralisia e as condições hemodinâmicas a que o paciente deve ser submetido, sob o controle do anestesista. A escolha da anestesia a ser utilizada deve ser previamente discutida e acordada pela a equipe do procedimento (anestesista, cirurgião e neurofisiologista). A anestesia afeta de forma direta a monitoração de um procedimento. A escolha das drogas e o emprego destas podem depender do protocolo de MNFIO indicado, do interesse que se tenha por monitorar um tipo de atividade, de uma via nervosa ou de várias, das condições clínicas do paciente, dos antecedentes mórbidos pessoais, de cada fase da cirurgia e/ou do protocolo de MNFIO, e de possíveis intercorrências ao longo do procedimento.

Para se ajustar às diferentes necessidades do paciente e da equipe cirúrgica, a anestesia varia muito ao longo do procedimento. Exemplo é o protocolo que se inicia com uso de drogas voláteis combinadas com drogas intravenosas e com relaxantes musculares para a indução inicial. Após o preparo do paciente e seu posicionamento, o anestesista passa a usar o esquema de anestesia intravenosa total durante a maior parte do procedimento, facilitando o registro de potencial evocado motor (PEM). Se necessitar da eletroencefalocorticografia, a anestesia deve ser por drogas voláteis e, após seu registro, opta-se pela endovenosa total se necessário for para a obtenção do PEM. Na fase final de cirurgia, quando possível, alguns anestesistas optam pelo uso de voláteis e relaxantes musculares novamente.[11,32-34]

Correlação Clínica e Interação com Medicamentos

Os registros proporcionados pelas TNFIO e de NMIO mostram boa correlação com o quadro clínico neurológico pré e pós-operatório. Não raramente, várias alterações, clinicamente inaparentes, são detectadas nos registros basais iniciais de referência: retardos de latências de respostas motoras, sensitivas ou auditivas; assimetrias morfológicas das respostas sensitivas ou do limiar de excitabilidade aumentado (para o registro de respostas) para os diversos potenciais evocados (PE) ou registros de EMG/ENMG, quando se comparam as respostas entre os dois lados do corpo. Os registros basais não tem valor diagnóstico absoluto e não devem ser utilizados para tanto, mas apenas como referência para se determinar a capacidade de monitorização (e o seu grau) da via testada e para eventuais alterações no decorrer da cirurgia.

A avaliação neurofisiológica "diagnóstica" prévia à cirurgia, embora não seja fundamental para a MNFIO, pode auxiliar no uso de algumas das metodologias e em questões médico-legais como item documental pré-operatório de déficits existentes.[31,35,36]

Algumas doenças preexistentes, como polineuropatias periféricas, distúrbios metabólicos, epilepsia (controle medicamentoso e riscos de novas crises), condições cardiovasculares (insuficiência cardíaca congestiva, presença de marca-passo e alterações da pressão arterial), lesões neurológicas centrais (acidentes vasculares cerebrais, vasculites, mielomalacia) e alterações congênitas (como mielomeningocele e distrofias) não são limitantes absolutas. Porém, devem ser consideradas tanto na escolha da metodologia como na interpretação dos dados, pois podem limitar o protocolo a ser utilizado e, dessa forma, o alcance das TNFIO.[26,37]

As TNFIO podem permitir, também, a detecção, a diferenciação e a monitoração das alterações que não estão relacionadas intrinsecamente com as manobras cirúrgicas, mas ao trauma cirúrgico global, ao regime anestésico[32] (isquemia em tecido nervoso por hipotensão arterial, por exemplo), às compressões nervosas por posicionamento inadequado do paciente ou a possíveis estados epilépticos, principalmente não convulsivos. A versatilidade dos recursos das TNFIO tem permitido abordar melhor as situações nas quais as isquemias ou outras alterações que ocorrem durante a cirurgia venham determinar padrões seletivos de lesões diferentes dos usualmente vistos na história natural da patologia em questão.

É frequente a observação prática de anestesistas quanto à aparente necessidade de doses maiores de anestésicos/anestésicos não opioides, como o propofol e, às vezes, opioides, como a fentanila, para regimes de anestesia endovenosa total, em pacientes que estejam sob uso prolongado de substâncias narcóticas, como drogas antiepilépticas (DAEs), neurolépticos ou hipnóticos para distúrbios neurológicos ou psiquiátricos, ou mesmo para tratamento de dor crônica. O mesmo fenômeno se observa com pacientes dependentes químicos em substâncias de ação central, como a heroína, metadona ou a cocaína. Nesses casos, ajustes nas dosagens habituais podem ser necessários. Essa necessidade é observada, principalmente, durante a estimulação elétrica transcraniana (EET), para a obtenção do potencial evocado motor (PEM). A necessidade maior de anestésicos, o tipo de anestesia e variações drásticas do regime, da quantidade das drogas aplicadas, em um momento pontual da cirurgia ou seu efeito cumulativo[32] ao longo de várias horas de infusão, pode afetar negativamente os registros intraoperatórios dos potenciais evocados, limitando a interpretação dos registros ou induzindo a erros. Estratégias para tais problemas devem ser cuidadosamente discutidas previamente com a equipe anestésica.

CONCLUSÃO

Séculos após Galvani descrever a "eletricidade animal", quase 70 anos após Penfield[6,12] publicar seus trabalhos em estimulação cortical e quase 30 anos após Merton e Morton[38] apresentarem os trabalhos com estimulação elétrica do córtex motor associado, aliando o desenvolvimento tecnológico, não vemos mais a MNFIO em uma posição apenas de pesquisa; mas sendo ativamente usada como ferramenta útil no tratamento cirúrgico de patologias que comprometem o sistema nervoso.

As metodologias do estudo neurofisiológico se dividem de acordo com os testes diagnósticos e de investigação (EEG, PE, EMG e polissonografia) e com os protocolos clínicos e cirúrgicos. Embora os testes neurofisiológicos e o embasamento teórico sejam os mesmos, as técnicas e normatizações são distintas nos dois ambientes.

O conhecimento neuroanatômico e a familiarização com técnicas e abordagens cirúrgicas são de extrema importância para o uso adequado das ferramentas neurofisiológicas em ambiente cirúrgico.

O profissional envolvido com a monitoração tem que se dedicar à NFIO de forma integral, desenvolver a agilidade e dinamismo requeridos nas áreas cirúrgicas em foco e aguçar o senso de pesquisa para melhor se adaptar às necessidades da área.

Como acontece com qualquer outra técnica nova, sempre há certa apreensão na implementação e no uso das TNFIO. A novidade sempre requer ajustes, adaptação pela experiência e o despertar do interesse de toda a equipe cirúrgica. A constância de quem fornece a informação em MNFIO e de quem a utiliza é extremamente útil para que a equipe se consolide, melhore a auto e interconfiança e reconheça as características intrínsecas, vantagens e limitações das diferentes técnicas cirúrgicas e métodos envolvidos no tratamento.

O pequeno esforço que se requer para a utilização das ferramentas neurofisiológicas existentes é compensado, em muito, pela segurança disponibilizada ao paciente e ao cirurgião, particularmente, nos momentos de tomada de decisões, durante a cirurgia.

Nossa experiência coincide com o que outros centros têm mostrado: uma vez que a equipe domine o uso das metodologias e sinta-se mais confortável com as ferramentas neurofisiológicas, estas são consideradas indispensáveis para um grande número de procedimentos. A adequada utilização da neurofisiologia intraoperatória nas rotinas cirúrgicas constitui um avanço ímpar dentro das diretrizes da medicina para as áreas cirúrgicas, possibilitando procedimentos minimamente invasivos e maximamente monitorados.

A Neurocirurgia e a Neurofisiologia mostram horizontes de avanços e conquistas compartilhados no sentido de maior segurança, importante na redução da morbidade intracirúrgica e aumento da eficiência terapêutica.

REFERÊNCIAS BIBLIOGRÁFICAS

1. Goldensohn ES. Animal electricity from Bologna to Boston. Electroenc. & Clin. Neurophys. 1998;106(2):94.
2. Deletis V, Camargo AB. Interventional neurophysiological mapping during spinal cord procedures. Stereotact Func Neurosurg. 2001;77(1-4):25-8.
3. Szelényi A, Camargo AB, Flamm E, Deletis V. Neurophysiological criteria for intraoperative prediction of pure motor hemiplegia during aneurysm surgery. Case report. J Neurosurg. 2003;99(3):575-8.
4. Thickbroom GW, Byrnes LB, Archer SA, et al. Differences in sensory and motor cortical organization following brain injury early in life. Annals of Neurology. 2000;49(3):320.
5. Hadley MN, Shank CD, Rozzelle CJ, Walters BC. Guidelines for the use of electrophysiological monitoring for surgery of the human spinal column and spinal cord. Neurosurgery. 2017;81(5):713-32.
6. Hussain AM. A practical approach to neurophysiologic intraoperative monitoring, 2nd ed. New York: Demos Medical Publishing. 2015.
7. Pisanu A, Porceddu G, Podda M, et al. Systematic review with meta-analysis of studies comparing intraoperative neuromonitoring of recurrent laryngeal nerves versus visualization alone during thyroidectomy. J Surg Research. 2014;188(1):152-61.
8. John ER, Chabot RJ, Prichep LS, et al. Real-time intraoperative monitoring during neurosurgical and neuroradiological procedures. J Clin Neurophys. 1989;6(2):125.
9. Sawamura Y, de Tribolet N. Can we cure gliomas? Limitations of treatment including surgery. Crockard A, Hayward R & Hoff TJ (eds). Neurosurgery: the scientific basis of clinical practice, 3rd ed.: Blackwell Science. 2000:621.
10. Deletis V, Shils J. Neurophysiology in Neurosurgery – A modern intraoperative approach. New York: Academic Press, 2002.
11. Nuwer M. Intraoperative monitoring of neural function: handbook of clinical neurophysiology. (CIDADE?): Elsevier, 2008.
12. Simon MV. Intraoperative neurophysiology a comprehensive guide to monitoring and mapping, 2nd ed. USA: Demos Medical Publishing – Springer, 2019.
13. Novak K, Camargo AB, Neuwirth M, et al. The refractory period of fast conducting corticospinal tract axons in man and its implications for intraoperative monitoring of motor evoked potentials. Clin Neurophysiol. 2004;115(8):1931-41.
14. Novak K, Widhalm G, Camargo AB, et al. The value of intraoperative motor evoked potential monitoring during surgical intervention for thoracic idiopathic spinal cord herniation. J Neurosurge Spine. 2012;16(2):114-26.
15. Szelényi A, Camargo AB, Deletis V. Neurophysiological evaluation of the corticospinal tract by D-wave recordings in young children. Childs Nerv Syst. 2003;19(1):30-4.
16. Journée HL, Shils J, Camargo AB, et al. Failure of Digitimer's D-185 transcranial stimulator to deliver declared stimulus parameters. Clin Neurophysiol. 2003;114(12):2497-5.
17. Szelényi A, Kothbauer K, de Camargo AB, et al. Motor evoked potential monitoring during cerebral aneurysm surgery: technical aspects and comparison of transcranial and direct cortical stimulation. Neurosurgery. 2005;57(4):331-8.
18. Mikula AL, Williams SK, Anderson PA. The use of intraoperative triggered electromyography to detect misplaced pedicle screws: a systematic review and meta-analysis. J Neurosurgery. 2016;24(4):624-38.

19. Ney JO, van der Goes DN. Comparative effectiveness analyses of intraoperative neurophysiological monitoring in spinal surgery. J Clin Neurophysiol. 2014;31(2):112-7.
20. Sala F, Palandri G, Bricolo A. Motor evoked potential monitoring improves outcome after surgery for intramedullary spinal cord tumors: a historical control study. Neurosurgery. 2006;58(6):1129-143.
21. Skinner S, Holdefer R, McAuliffe J, Sala F. Medical error avoidance in intraoperative neurophysiological monitoring: the communication imperative. J Clin Neurophys. 2017;34(6):477-83.
22. Niimi Y, Sala F, Deletis V, et al. Neurophysiologic monitoring and pharmacologic provocative testing for embolization of spinal cord arteriovenous malformations. AJNR J Neuroradiol. 2004;25(7):1131-8.
23. ABRET Neurodiagnostic Credentialing & Accreditation. CNIM Exam Eligibility Requirements. 2019.
24. Laratta J L, Shillingford J N, Ha A, et al. Utilization of intraoperative neuromonitoring throughout the United States over a recent decade: an analysis of the nationwide inpatient sample. J Spine Surg. 2018 4(2):211-9.
25. MacDonald DB, Skinner S, Shils J, Yingling C. Intraoperative motor evoked potential monitoring – A positionstatement by the American Society of Neurophysiological Monitoring. Clinical Neurophys. 2013;124(12):2291-316.
26. Tian NF, Huang QS, Zhou P, et al. Pedicle screw insertion accuracy with different assisted methods: a systematic review and meta-analysis of comparative studies. Europ Spine J. 2011;20(6):846-59.
27. Barker AT, Freeston IL, Jalinous R, Jarratt JA. Magnetic and electrical stimulation of the brain: safety aspects. Rossini PM and Marsden CD (ed). Non-invasive stimulation of brain and spinal cord. New York: Alan R. Liss, Inc, 1988. p. 41.
28. Deletis V, Sala F. The role of intraoperative neurophysiology in the protection and documentation of surgically induced injury to the spinal cord. Ann NY Acad Sci. 2001;939:137-44.
29. Lesser RP, Raudzens P, Luders H. Postoperative neurological deficits may occur despite unchanged intraoperative somatosensory evoked potentials. Ann Neurol. 1986;19(1):22-5.
30. May DM, Stephen JJ, Crockard A. Somatosensory evoked potential monitoring in cervical surgery: identification of pre- and intraoperative risk factors associated with neurological deterioration. J Neurosurg. 1996;85(4):566-73.
31. Lyon R, Feiner J, Lieberman JA. Progressive suppression of motor evoked potentials during general anesthesia the phenomenon of "Anesthetic Fade". J Neurosurg Anesthesiol. 2004;17(1):3-9.
32. Sloan TB, Janik D, Jameson L. Multimodality monitoring of the central nervous system using motor-evoked potentials. Current Opinion in Anesthesiology. 2008;21(5):560-4.
33. Woodforth IJ, Hicks RG, Crawford MR, et al. Variability of motor-evoked potentials recorded during nitrous oxide anesthesia from the tibialis anterior muscle after transcranial electrical stimulation. Anesth Analg. 1996;82(4):744-9.
34. Kimura J. Facts, fallacies, and fancies of nerve conduction studies: twenty-first annual Edward H. Lambert Lecture. Muscle Nerve. 1997;20(7):777-87.
35. Tankisi H, Pugdahl K, Fuglsang-Frederiksen A, et al. Pathophysiology inferred from electrodiagnostic nerve tests and classification of polyneuropathies. Suggested guidelines. Clinical Neurophysiology. 2005;116(7):1571-80.
36. MacDonald DB. Intraoperative motor evoked potential monitoring: overview and update. Journal of Clinical Monitoring and Computing. 2006;20(5):347-77.
37. Merton P A, Morton H B. Stimulation of the cerebral cortex in the intact human subject. Nature. 1980;285(5762):227.

CAPÍTULO 111

ROBÓTICA EM NEUROCIRURGIA

Paulo Mácio Porto de Melo

HISTÓRICO

Ainda no século passado, a década de 1990 testemunhou o aparecimento de relatos de casos sobre procedimentos cirúrgicos realizados a distância. Assim, em 1999, foi reportada a realização de procedimentos laparoscópicos a bordo do USS Abraham Lincoln, enquanto em missão no Oceano Pacífico, através de teletutoria de cirurgiões situados na base naval de Maryland, no continente americano. As Forças Armadas norte-americanas afirmaram que a criação do Battlefield Telemedicine Group (BTG) economizou recursos, evitando transferências caras do navio para terra firme e proporcionando tratamento mais rápido e especializado aos pacientes sem atrapalhar a execução da missão.

Cirurgias remotas começaram a ser descritas no meio civil, em 1996. Em um importante artigo Moore et al.[1] descreveram cirurgias realizadas a mais de 300 metros de distância, com uma taxa de sucesso de 95,6% e sem aumento no índice de complicações. Embora o sucesso em demonstrar a viabilidade da telemedicina para operar um paciente remotamente tenha sido incontestável, a latência ainda limitava o procedimento a ser realizado a, no máximo, alguns metros de distância.

O avanço exponencial das telecomunicações atenuou muito este problema, possibilitando, em 1, a realização da primeira cirurgia remota transcontinental. Um cirurgião localizado em Nova Iorque operou, com sucesso, um paciente em Estrasburgo, na França. Utilizando-se do modo de transferência assíncrona (ATM), em um protocolo específico de transmissão de dados em altíssima velocidade, a latência havia finalmente caído para menos de 500 milissegundos. Marescaux et al.[2] batizaram esta cirurgia, um marco na telemedicina, de Operação Lindberg.

Atualmente, demonstrações de cirurgias assistidas por robô, comandando a distâncias intercontinentais por cirurgiões não presentes no laboratório onde está a cobaia operada, são realizadas rotineiramente nos Congressos da Robotic Assisted Microsurgical and Endoscopic Society (RAMSES).

QUADRO CLÍNICO

O desenvolvimento e a aplicação de técnicas robóticas em neurocirurgia englobam as mais diferentes especialidades.

Mesmo utilizando sistemas robóticos não especialmente desenhados para neurocirurgia, como o sistema da Vinci (Intuitive Surgical), as vantagens são evidentes.

Em geral, os sistemas robóticos agregam as naturais habilidades do cirurgião à capacidade de atuar com mais de dois braços robóticos, o escalonamento de movimentos e o filtro de tremor, que por si só apresentam enormes ganhos para o tratamento de patologias nas mais diversas subespecialidades da neurocirurgia.

Aliado a isto, a enorme precisão (ao redor de alguns micras) permite cirurgias mais seguras e com margem de erro virtualmente nula.

Anastomoses de nervos ou mesmo vasculares, realizadas tradicionalmente apenas por neurocirurgiões ultraespecializados e com grande experiência, podem ser realizadas por neurocirurgiões não tão especializados ou experientes, com auxílio das características inerentes a qualquer sistema robótico.

Além disto, a maioria dos sistemas robóticos apresenta a capacidade de agregar um *proctor*, espécie de cirurgião supervisor, cujo console possui a capacidade de assumir o controle do procedimento, sendo realizado em caso de qualquer intercorrência (*over-ride*), à semelhança de um carro de autoescola, em que o instrutor pode assumir o comando, caso o aprendiz esteja colocando a si mesmo ou a terceiros em risco.

EXAME FÍSICO/IMAGEM

O planejamento cirúrgico para o emprego de sistemas robóticos em neurocirurgia deve ser meticuloso, levando em consideração não apenas o sistema disponível no hospital, como também os instrumentais que serão necessários e os ângulos de ataque e corredores de trabalho possíveis de serem utilizados.

Assim, recomendam-se a realização de ampla discussão entre os envolvidos no procedimento e a utilização de simuladores para antever potenciais problemas intraoperatórios.

Além da equipe cirúrgica treinada, há que se ressaltar a importância da equipe de enfermagem que deve estar treinada e pronta a atuar em cirurgias robóticas, desde o circulante de sala à enfermeira responsável pelo centro cirúrgico.

OPÇÕES DE TRATAMENTO

Patologias dos nervos periféricos, especialmente explorações de plexo braquial com microneurólise, são candidatas óbvias à adoção destas técnicas.

Em vez da tradicional incisão praticada para exploração do plexo braquial, ampla e mórbida, quando feita por robô serão feitos apenas quatro furos, um para inserção da câmera e os demais para inserção dos braços de trabalho.

Os resultados obtidos para dissecção, liberação e mesmo realização de enxertos são, no mínimo, tão bons quanto os obtidos com a cirurgia tradicional, porém à custa de uma agressão muito menor.

De forma similar, valendo-se do filtro de tremor e do escalonamento de movimentos, em que um movimento dos dedos do cirurgião, de 0,1 mm, é realizado pela *mão* robótica em uma escala dez vezes menor, é possível realizar anastomoses vasculares com maior rapidez e precisão, graças ao conceito físico de movimento pantográfico.

A adoção de robôs em neurocirurgia não se limita, no entanto, a efetores.

Os robôs estão presentes, também, como auxiliares e adjuntos ao procedimento principal.

Assim, robôs desenvolvidos para cirurgia de coluna podem abrir, em seu interior, canais para inserção de parafusos transpediculares, já com o ângulo e profundidade adequados. Mais do que isso, sua plataforma permite a simulação pré-operatória e definição do comprimento e diâmetro dos parafusos que serão empregados no dia da cirurgia em si.

Desta forma, a incidência de parafusos mal posicionados diminuiu de forma significativa com a adoção desta técnica.

De forma similar, há robôs destinados ao auxílio de procedimentos de arteriografia cerebral e também de biópsias estereotáxicas.

As maiores desvantagens dos sistemas robóticos são seu alto custo inicial e necessidade de treinamento específico para sua operação, ainda não formalmente incorporado às residências de neurocirurgia no Brasil.

COMPLICAÇÕES

A principal complicação que pode ocorrer com a utilização da cirurgia robótica é a colisão dos braços.

Por contarem com estruturas que atuam em diferentes eixos, porém que convergem para o mesmo ponto de entrada, movimentos inadvertidos podem levar ao cruzamento de corredores de trabalho, com colisão entre dois ou mais braços, o que provoca o imediato travamento do sistema e necessidade de reinício, atrasando o procedimento e, caso ocorra em hora crítica, agregando riscos ao paciente.

Exatamente por isto, recomenda-se um estudo minucioso dos corredores de trabalho no pré-operatório, que permite antever eventuais colisões, bem como a presença de enfermeira especializada em cirurgia robótica, capaz de rapidamente resolver qualquer conflito que venha a acontecer.

> **DICAS**
> - Estudo minucioso dos corredores de trabalho e ângulo de ataque;
> - Simulação prévia do intraoperatório no dia anterior ao procedimento;
> - Presença de proctor, experiente em cirurgias robóticas, para auxílio na manipulação do sistema e prevenção de erros;
> - Limitar a realização destes procedimentos a centros hospitalares com alto volume de cirurgias realizadas com auxílio do robô, mesmo que não exclusivamente em neurocirurgia;
> - Treinamento específico com curva de aprendizagem atestada por intermédio de provas realizadas em robôs em laboratórios com cobaias ou ambientes virtuais, que assegurem a destreza do cirurgião, que deverá operar sem um dos sentidos (ausência de *feedback* tátil).

REFERÊNCIAS BIBLIOGRÁFICAS

1. Moore RG, et al. Telementoring of laparoscopic procedures: initial clinical experience. Surg Endosc. 1996;10:107-10.
2. Marescaux J, et al. Transatlantic robot-assisted telesurgery. Nature. 2001;413(1):379-80.

CAPÍTULO 112

RADIOCIRURGIA INTRACRANIANA

Leonardo Frighetto ▪ Alessandra Gorgulho ▪ Juliete Melo Diniz
Aline Lariessy Campos ▪ Gabriel Rissoli Ramos
Antônio Afonso Ferreira de Salles

INTRODUÇÃO

O princípio fundamental da radiocirurgia estereotáxica (SRS) é a aplicação de altas doses de radiação focalizada para um alvo intracraniano, preservando assim o tecido cerebral normal circunjacente. O método é com base na confiabilidade da técnica estereotáxica necessitando de um sistema de aplicação extremamente preciso. Além disto, é necessária uma equipe multidisciplinar especializada, formada por neurocirurgião, físico, médico e radioterapeuta.

O desenvolvimento de diversas plataformas dedicadas à radiocirurgia, incluindo o *Gamma-knife*, a *Cyberknife* e os modernos aceleradores lineares, associados ao avanço nos *softwares* e sistemas computadorizados de planejamento, proporcionou tratamentos mais rápidos e eficientes. A radiação estereotáxica inicialmente aplicável somente em dose única (SRS) pode ser ampliada para lesões maiores e localizadas próximas a áreas eloquentes através da radioterapia estereotáxica fracionada (SRT).

A utilização de sistemas de imobilização com máscara associados à monitorização contínua do paciente durante o tratamento permitiu que tratamentos possam também ser realizados sem o uso do halo estereotáxico (Frameless).

A segurança e o sucesso da SRS demonstrada na literatura nas últimas décadas permitiu uma ampliação de sua utilização e de suas indicações. As aplicações da SRS e da SRT nas principais doenças intracranianas serão discutidas neste capítulo.

METÁSTASES CEREBRAIS

O conceito inicial de que todos os pacientes portadores de doença metastática cerebral deviam ser submetidos à radioterapia convencional de cérebro total (WBRT) foi modificado pela definição de doença oligometastática cerebral. Com isto, o papel das terapias focais, incluindo microcirurgia e SRS no tratamento dessas lesões, ficou mais bem estabelecido, pois um número significativo de pacientes acaba nunca desenvolvendo metástases cerebrais disseminadas ao longo de sua doença.

Em relação ao uso de terapias focais, Patchell *et al.*[1] demonstraram que o tratamento microcirúrgico isolado das metástases cerebrais, sem complementação com radiação, está associado a um índice de recidiva local inaceitável (10% vs. 47%). Assim sendo, toda lesão operada necessita ser irradiada após a cirurgia. Resultados semelhantes foram observados em outros estudos, onde o percentual livre de recorrência em 12 meses foi de 72% no grupo submetido à SRS do leito operatório e de 43% no grupo submetido à microcirurgia seguida somente de observação.[2] Assim sendo, a SRS assumiu um papel primordial em diversas situações no manejo da doença metastática cerebral.

Indicações e Planejamento

A SRS mostra-se extremamente adaptativa em suas aplicações no tratamento das metástases cerebrais, podendo ser utilizada em vários protocolos distintos:

- Isoladamente como tratamento inicial sem WBRT em lesões de até 3 cm (Fig. 112-1);
- Tratamento hipofracionado de lesões maiores que 3 cm;
- Como Boost combinada com a WBRT;
- Na recorrência em pacientes previamente submetidos à WBRT;
- Em conjunto com a microcirurgia tratando cavidades pós-operatórias;
- Como adjuvante em pacientes com múltiplas lesões (algumas cirúrgicas e outras radiocirúrgicas);
- Como neoadjuvante no pré-operatório de lesões cirúrgicas;
- Em casos com mais de cinco (até 10 lesões), com base na evidência de que o volume total tumoral, limitado a 7-10 cc, e não mais o número de lesões definem a indicação.[3-5]

Resultados

A utilização da SRS no manejo das metástases cerebrais está embasado em estudos com nível 1 de evidência, que demonstraram:

- A utilização de SRS isolada na doença oligometastática cerebral (até 3-4 lesões) proporciona sobrevida, duração da independência funcional e mortalidade por doença cerebral sem diferença estatística aos submetidos à WBRT;[6-7]
- O uso de WBRT não aumentou a sobrevida e a qualidade de vida destes pacientes;

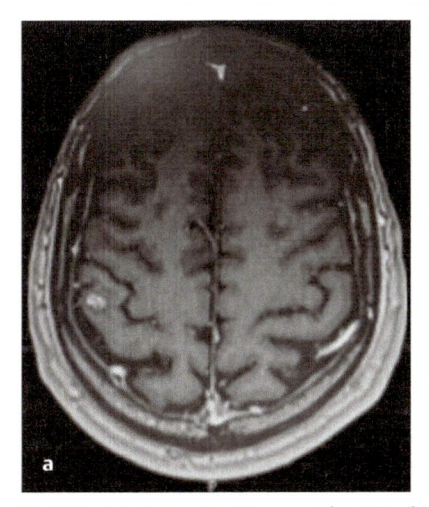

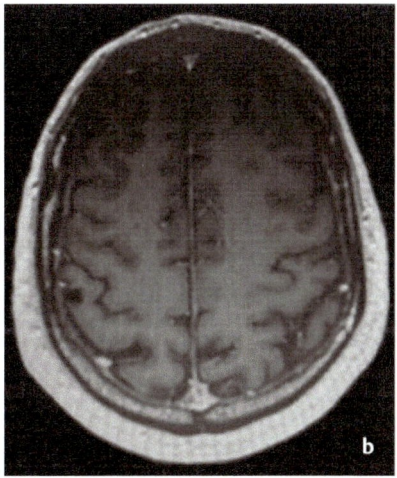

Fig. 112-1. Paciente masculino, 57 anos com diagnóstico de melanoma, apresentando crises convulsivas focais e parestesias à esquerda. Submetido a tratamento com radiocirurgia de metástase cerebral única no giro pós-central direito, com dose periférica de 18 Gy, sem radioterapia de cérebro total. (a) Ressonância magnética com contraste ponderada em T1 na data do tratamento. (b) Imagem de controle após 36 meses de acompanhamento.

- No estudo de Aoyama et al.,[6] 81,6% dos pacientes foram tratados somente com SRS, e somente 18,4% necessitaram tratamento de resgate com WBRT;
- A taxa de declínio cognitivo é menor nos pacientes tratados somente com SRS em comparação aos que receberam WBRT;[9]
- Pacientes inicialmente submetidos à WBRT devem ser tratados com SRS associada em lesões únicas, lesões maiores que 2 cm e pacientes com RPA 1, de acordo com o RTOG 9508.[10]

A aplicação da SRS no tratamento do leito cirúrgico pós-operatório de metástases cerebrais apresenta melhor resultado quando realizado nas primeiras três semanas após a cirurgia, evidenciando um índice de controle local de 73% em 12 meses, com uma dose média de 17 Gy para a periferia da cavidade.[11,12] O tratamento hipofracionado, com 30 Gy em três frações, também pode ser realizado para cavidades de grande volume (volume médio de 55 cc), com um controle reportado de 100% em 24 meses.[13]

A SRS neoadjuvante é utilizada com SRS em até 48 horas antes do tratamento neurocirúrgico, com uma dose média de 14 Gy. Esta modalidade apresenta a vantagem de definição clara do alvo para a SRS e proporciona uma redução da disseminação intraoperatória de células tumorais, obtendo-se um controle local de 97,8 em 6 meses, 85,6% em 12 meses, 71,8% em 24 meses.[14] Quando comparada à radiação do leito cirúrgico, a SRS pré-operatória obteve menor índice de doença leptomeníngea e menor índice de radionecrose sintomática.[15] Além disto, permite uma redução do volume-alvo a ser irradiado e uma maior precisão na delimitação do alvo.[16,17]

Resultados favoráveis foram também demonstrados com o tratamento de metástases cerebrais múltiplas.[18] O resultado com o tratamento de pacientes com mais de 10 metástases com resultados sem diferenças significativas em relação à média de sobrevida, morte neurológica e complicações.

Apesar disto, a microcirurgia demonstrou ser mais efetiva que a SRS na recuperação de déficits neurológicos pré-operatórios em metástases localizadas em áreas eloquentes.[19]

As complicações sintomáticas agudas após SRS são raramente encontradas. Índices de toxicidade aguda variam entre 2,2% a 10% dos pacientes.[20,21] Em uma série de 1.300 pacientes, somente 20 casos necessitaram cirurgia por causa da radionecrose (1,53%).[22] Aproximadamente 27% dos pacientes requerem uso transitório de esteroides após a SRS.[23] Formação de cistos após SRS é incomum, sendo reportada uma incidência de 0,9%, porém destes pacientes 78% evoluem com expansão do cisto, necessitando tratamento adicional.[24]

SCHWANNOMAS VESTIBULARES

Os resultados e a segurança do tratamento dos schwanomas vestibulares (SV) com SRS proporcionaram que esta técnica se estabelecesse como a principal forma de tratamento para SV de até 3 cm. Assim sendo, a utilização da SRS moderna tem proporcionado resultados similares ou mesmo superiores que a microcirurgia, mas de uma forma muito menos invasiva. Estes resultados proporcionaram inclusive modificação da abordagem cirúrgica em diversos centros, que preferem a indicação de uma cirurgia menos radical, sem tentativa de ressecção total, seguida de SRS adjuvante em lesões de maior volume.[25]

Indicações e Planejamento

As principais indicações de radiocirurgia para neurinomas do acústico são:

- Forma inicial de tratamento em tumores de até 3 cm de diâmetro;
- Adjuvante no tratamento de tumores residuais ou recidivados após o tratamento microcirúrgico;
- Utilização de radiocirurgia estereotáxica fracionada em tumores de maior volume (Koos 4), principalmente em pacientes não candidatos à microcirurgia (idosos, uso de anticoagulantes, cardio e pneumopatas);
- Retratamento após falha de SRS inicial;
- Possibilidade de tratamento de tumores maiores (Koos 4).

As doses atualmente utilizadas no tratamento dos neurinomas do acústico variam entre 12 a 13 Gy. Em lesões maiores (Koos 4), a dose preconizada tem sido de 11 Gy. O hipofracionamento pode ser utilizado com três frações de 7 Gy, totalizando 21 Gy, porém com resultados inferiores em relação à preservação da audição.[26] A radioterapia estereotáxica fracionada é realizada geralmente em 27 a 28 frações diárias de 1,8 Gy, totalizando 48,6 a 50,4 Gy.

Resultados

Um melhor conhecimento da radiobiologia dos SV levou a uma progressiva redução das doses utilizadas no tratamento radiocirúrgico. Assim sendo, houve uma redução nos índices de complicação com a manutenção do mesmo sucesso no controle do crescimento tumoral (Fig. 112-2).

Diversas séries na literatura com acompanhamento em longo prazo confirmam a segurança e eficácia da SRS nos SV, com controle do crescimento tumoral acima de 90%. Complicações, relacionadas com o nervo facial, representam 1%-3% dos casos tratados. O índice de neuropatia trigeminal é mais variável, dependendo dos critérios de avaliação nas diversas séries, representando, no entanto, menos de 5% na maioria das séries estudadas.[26-29]

A redução das doses para a cóclea durante o planejamento radiocirúrgico também influenciou nos resultados para preservação auditiva.[30] A realização de SRS precoce em pacientes que se apresentam com audição normal no momento do diagnóstico também está ligada a um melhor resultado auditivo.[31] Além disso, o declínio auditivo pode ocorrer lentamente após a SRS ao longo de 5 a 10 anos de acompanhamento, variando entre 44,5% a 77,8%.[26-29]

Segundo o *guideline* da International Stereotactic Radiosurgery Society (ISRS), os resultados de uma revisão sistemática da literatura demonstraram controle do crescimento tumoral entre 90%-99%, preservação auditiva entre 41%-79%, preservação da função facial entre 95%-100% e preservação da função trigeminal entre 79%-99%.[32]

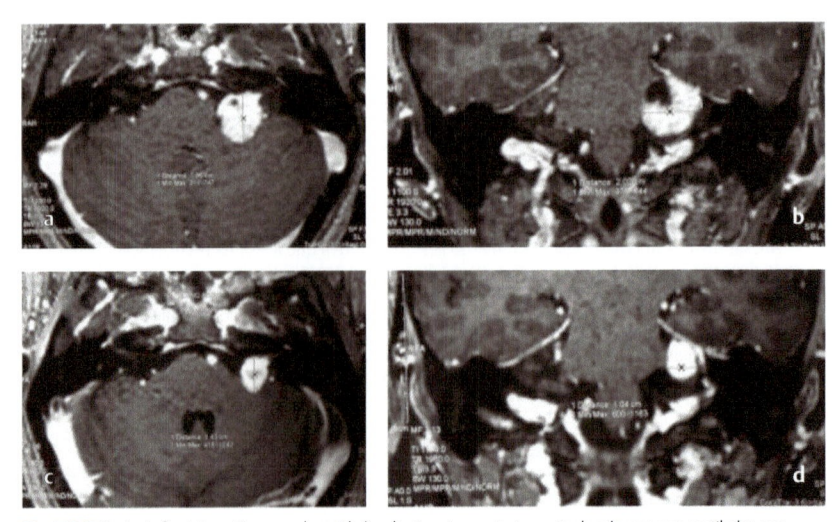

Fig. 112-2. Paciente feminina, 47 anos, submetida à radiocirurgia para tratamento de schwannoma vestibular com componente cístico à direita, com dose periférica de 12 Gy. (a,b) Ressonância magnética com contraste ponderada em T1 na data do tratamento. (c,d) Imagem de controle após 42 meses de acompanhamento, demonstrando redução importante do volume da lesão tumoral.

Séries recentes relatam a possibilidade de tratamento de tumores maiores (Koos 4), em um número considerável de casos, demonstrando controle tumoral e ausência de piora clínica em mais de 90% dos casos, inclusive com acompanhamento em longo prazo.[33,34]

O retratamento após falha da SRS inicial também é possível,[35] porém com discreto aumento do índice de neuropatias de nervos cranianos, incluindo audição e funções facial e trigeminal.

Os resultados de um estudo internacional, multicêntrico, avaliando qualidade de vida em pacientes portadores de SV evidenciaram um claro benefício para os pacientes tratados com SRS quando comparados aos submetidos à microcirurgia.[36]

Assim sendo, as complicações radiocirúrgicas são claramente menores que as cirúrgicas, pois óbito, infecções, fistulas liquóricas e comorbidades pós-operatórias, como infecções em sítios não neurológicos, embolias, tromboses e demais complicações, não existem com esta modalidade de tratamento.

MENINGIOMAS

Os meningiomas são os tumores intracranianos benignos mais frequentes nos pacientes adultos sobretudo no sexo feminino. A microcirurgia é o tratamento de escolha pois pode promover a ressecção completa da lesão (Simpson 1 e 2). No entanto, em razão da complexidade do acesso cirúrgico em certas localizações anatômicas, como a região dos seios cavernoso e petroclival, a microcirurgia pode estar ligada a uma alta morbimortalidade, sendo possível somente a obtenção de ressecções compatíveis com os graus III e IV de Simpson. Com isto, a SRS assumiu um papel fundamental no manejo dos meningiomas da base do crânio, considerando-se os objetivos do manejo neurocirúrgico atual de ressecção máxima segura, onde a ressecção parcial destas lesões é mais aceitável que a geração de um déficit neurológico definitivo. A segurança e os resultados favoráveis à técnica em longo prazo estenderam suas aplicações como forma de terapia primária e/ou adjuvante em diversos casos. Entretanto, por causa da ampla variedade de localizações e apresentações clínicas, a decisão terapêutica entre observação, microcirurgia e/ou SRS deve ser individualizada. Assim sendo, a localização da lesão tumoral, grau de ressecabilidade, risco de morbimortalidade, critérios de imagem (típica ou atípica), idade, estado geral e sintomatologia do paciente devem ser avaliados.

Indicações e Planejamento

A SRS está indicada como forma inicial de tratamento em meningiomas de difícil acesso cirúrgico, como adjuvante no tratamento de lesões residuais após o tratamento microcirúrgico e em pacientes que não apresentam condições clínicas de serem submetidos à cirurgia.

O tratamento pode ser realizado em dose única nos casos de lesões de até 3 cm de diâmetro e não relacionadas com estruturas eloquentes. Nos casos de lesões maiores que 3 cm e próximas às vias ópticas e ao tronco encefálico, está indicado o uso da SRT (Fig. 112-3). Esta forma de tratamento utiliza a precisão da técnica estereotáxica associada às vantagens radiobiológicas do fracionamento. O UCLA *grading system* foi criado com o objetivo de orientar a melhor técnica a ser utilizada no tratamento dos meningiomas das regiões selar e parasselar.[37]

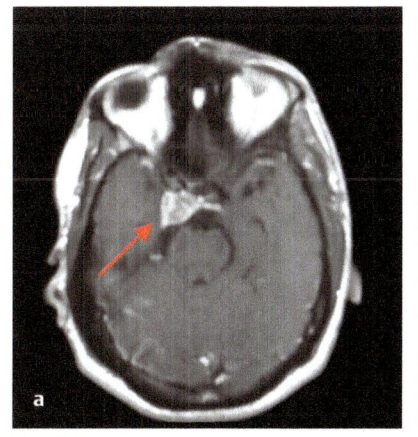

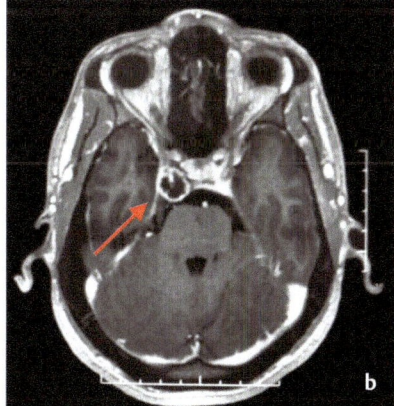

Fig. 112-3. Paciente masculino, 28 anos, apresentando paresia do III nervo à direita secundária à meningioma do seio cavernoso. Foi submetido à radioterapia estereotáxica fracionada, com 27 frações de 1,8 Gy, totalizando dose de 48,6 Gy. (a) Ressonância magnética com contraste ponderada em T1 na data do tratamento. (b) Imagem de controle após 24 meses de acompanhamento, demonstrando redução da captação central do contraste no interior da lesão tumoral.

Resultados

Os resultados com acompanhamento em longo prazo demonstram a eficácia e segurança do tratamento dos meningiomas intracranianos com SRS e SRT. Em um estudo envolvendo 1.045 pacientes, com acompanhamento de até 18 anos, um controle do crescimento tumoral (CCT) de 93% com morbimortalidade de 7,7% foi observado. Cirurgia de resgate foi necessária em 5% dos casos. Não houve nenhum caso de transformação maligna ou tumor radioinduzido.[38] Em outra série com 5.300 meningiomas, o CCT foi de 92,5%, com uma sobrevida livre de doença de 95,2% em 5 anos e 88,6% em 10 anos. Os critérios de melhor prognóstico foram: tumores sem cirurgia prévia, sexo feminino, tumores esporádicos (quando comparados a múltiplos) e localização na base do crânio.[39]

Considerando somente a localização selar e parasselar, um CCT de 92% foi relatado em 758 pacientes com um acompanhamento mediano de 66,7 meses. O risco de desfecho desfavorável foi ligado a pacientes submetidos a mais de uma cirurgia e histórico de radioterapia convencional prévia.

Nos tumores petroclivais, uma sobrevida livre de doença foi observada em 94,7% dos casos em 5 anos e 88,9% em 10 anos. Déficits de nervos cranianos ocorreram em 9% dos casos. O controle do crescimento tumoral global foi de 91,4%.[40]

Em meningiomas localizados somente na fossa posterior, o CCT foi de 91,2% em um acompanhamento médio de 60,1 meses. O controle atuarial do crescimento tumoral foi de 92% em 5 anos e 81% em 10 anos. Um melhor prognóstico foi observado em tumores clivais, petrosos e do ângulo pontocerebelar. Maior declínio neurológico ocorreu em meningiomas petroclivais, tentoriais e do forame magno.[41]

Em uma série de 927 pacientes, 119 foram submetidos à SRS, e 808 à SRT, e seguidos por 81 meses, com CCT de 92% em 5 anos e 86% em 10 anos. Os resultados foram semelhantes com ambas as técnicas, no entanto, os tumores tratados com SRT apresentavam o dobro do volume em relação aos tratados com SRS. Efeitos colaterais leves foram observados em menos de 5% dos casos, e não ocorreu nenhuma complicação severa relacionada com o tratamento.[42]

Avaliando pacientes submetidos à SRS em meningiomas parassagitais e parafalcinos, um controle tumoral atuarial de 85% em 3 anos e de 70% em 5 anos foi observado.[43] Os resultados da SRS são inferiores em tumores da convexidade, por causa de um mecanismo vascular, onde a hialinização dos vasos peritumorais está ligada a edema severo.[44]

ADENOMAS DE HIPÓFISE

Os tumores hipofisários são benignos e de crescimento lento, sendo que o controle endocrinológico adequado e a descompressão de estruturas neurais são o objetivo primordial do seu manejo. Na ampla maioria dos casos, estes objetivos são alcançados com a associação do tratamento medicamentoso e cirúrgico. A SRS é utilizada somente como adjuvante no tratamento destas lesões em um contexto multidisciplinar juntamente com o endocrinologista e o neurocirurgião.

Indicações e Planejamento

A SRS não é o tratamento primário dos adenomas de hipófise, sendo indicada de forma adjuvante após falha do tratamento medicamentoso e após uma ou mais intervenções cirúrgicas. Apesar do avanço dos resultados da cirurgia endoscópica transesfenoidal, em muitos casos lesões residuais ou recidivadas, principalmente ao nível do seio cavernoso, podem manter os níveis hormonais em níveis inaceitáveis. Além disto, efeito compressivo pode persistir após a cirurgia de lesões que invadem o seio cavernoso ou que não puderam ser totalmente ressecadas por causa de estarem aderidas às estruturas ópticas. Nestes casos a utilização das técnicas radiocirúrgicas podem representar a única alternativa de tratamento.

O tratamento é preferencialmente realizado com SRS, com doses entre 14-16 Gy em tumores não funcionantes. Doses extremamente elevadas, em torno de 25-30 Gy, são necessárias para a obtenção de controle endocrinológico em tumores secretores. A SRT pode ser necessária em tumores aderidos às estruturas ópticas e em lesões de grande volume, geralmente maiores que 3 cm. A SRT é utilizada em 25 a 30 frações de 1,8 Gy, totalizando doses entre 45 a 54 Gy.

A redução das medicações para o tratamento da acromegalia (agonistas dopaminérgicos) e da doença de Cushing antes da SRS é muito importante, pois estas medicações estão ligadas a uma redução do efeito da radiação nas células tumorais.

Resultados

As técnicas de SRS e SRT permitem o tratamento com radiação focalizada nos tumores de hipófise, suplantando a indicação da radioterapia convencional nestes casos. A SRS e SRT proporcionaram uma redução das complicações em longo prazo da radioterapia, incluindo redução nos índices de hipopituitarismo, declínio cognitivo e comprometimento visual.

O controle do crescimento tumoral em adenomas não secretores é alcançado na ampla maioria dos casos com as técnicas radiocirúrgicas, com índices acima dos 90% em diversas séries na literatura.[45-47] A falta de correlação entre o controle do crescimento tumoral e o controle da produção hormonal é a maior preocupação no manejo dos tumores secretores. Assim sendo, o maior desafio do tratamento multidisciplinar, principalmente na doença de Cushing e na acromegalia, é o controle da produção hormonal em longo prazo. Após o tratamento da doença de Cushing com cirurgia e SRS, o acompanhamento de 90 pacientes evidenciou um controle do crescimento tumoral em 96% dos casos, porém com controle hormonal de 54%. Controle hormonal de 72% após SRS para doença de Cushing foi reportado após um acompanhamento de 76 meses.[48] O estudo multicêntrico internacional evidenciou controle do cortisol de 64% em 10 anos em uma série de 278 pacientes, com acompanhamento médio de 5,6 anos. O tempo médio para normalização hormonal foi de 14,5 meses.[49]

Um período de latência nos efeitos da SRS sobre os tumores produtores de hormônios é esperado, com um declínio hormonal lento ao longo dos primeiros anos após tratamento. Em tumores produtores de GH, um controle inicial de 11% em 2 anos e de 60% em 5 anos foi reportado. A remissão endócrina de pacientes portadores de tumores secretores de ACTH ocorre mais precocemente do que nos portadores de tumores secretores de GH.[50] Pacientes submetidos à segunda SRS para tratamento de doença de Cushing no intervalo de 1,3 a 9,7 anos após a primeira SRS apresentaram um índice de remissão endocrinológica de 60% após acompanhamento de 6,6 anos.[51]

A principal complicação em médio e longo prazos é a disfunção do eixo hipotálamo-hipofisário. Um índice de 11% a 50% dos pacientes desenvolve algum distúrbio hormonal no período de 10 anos após o procedimento. Um melhor conhecimento das doses não somente para a hipófise, mas também para a haste hipofisária e o hipotálamo proporcionou um melhor entendimento das causas de hipopituitarismo.[49,52-54] A taxa de hipopituitarismo para pacientes com uma dose média para a hipófise menor que 11 Gy foi de 2% e 5% em 2 e 5 anos respectivamente. Pacientes que receberam uma dose acima de 11 Gy apresentaram hipopituitarismo em 31% em 2 anos e 51% em 5 anos.[53] Os índices de novos déficits hormonais em pacientes submetidos à SRS variam entre 7% a 41%.[50]

A segunda complicação mais frequente é o desenvolvimento de neuropatias dos nervos cranianos. Em decorrência de sua localização na região parasselar, os nervos cranianos II, III, IV, V, VI são os mais comuns, porém com índices baixos, em torno de 3%-5%.[49]

MALFORMAÇÕES ARTERIOVENOSAS CEREBRAIS

A SRS ocupa importante lugar no manejo multimodal das malformações arteriovenosas cerebrais (MAV), sendo fundamental na constituição de centros especializados no tratamento de doenças cerebrovasculares. A técnica representa o método de tratamento menos invasivo existente, quando comparado à embolização e à microcirurgia. Além disto, em muitos casos, a SRS pode tratar lesões não passíveis de qualquer outro método de tratamento. Os efeitos da SRS ocorrem em 2 a 3 anos após sua aplicação, representando uma limitação da técnica em relação às outras formas de tratamento, principalmente em pacientes que apresentaram um ou mais episódios de hemorragia cerebral.

Indicações e Planejamento

As indicações de tratamento das MAV com SRS são:

- Tratamento primário de MAV menores que 3 cm localizadas em áreas cerebrais profundas ou eloquentes, como os núcleos da base, tronco encefálico e córtices motor e sensitivo primário;
- Em associação à microcirurgia e à embolização no manejo de MAV maiores que 3 cm;
- Em MAV de grande volume (> 10 cm³), não passíveis de outras formas de tratamento, através de hipofracionamento (estagiamento da dose) ou dividindo a lesão em 2 tratamentos separados (estagiamento do volume).

As doses utilizadas no tratamento das MAV variam entre 15-22 Gy, sendo que uma dose mínima de 18 Gy está associada a um maior índice de oclusão destas lesões.[56-58] A técnica de hipofracionamento da dose é realizada pela aplicação de doses diárias de 5 Gy geralmente em 5 a 7 sessões.[50,61] Na técnica de estagiamento do volume, a MAV é dividida em dois ou mais volumes, e cada um deles é tratado com SRS em dose única. O tempo entre as sessões varia geralmente de 2 a 36 meses.[58,62-64]

Resultados

Os resultados do tratamento com SRS são variáveis e dependem, como sempre, do volume do nidus, complexidade da angioarquitetura e dose de radiação aplicada. Assim sendo, uma taxa de obliteração significativamente maior é esperada em lesões menores, especialmente aquelas com até 10 cm³ de volume. A taxa de obliteração varia de 100% para MAV com menos de 1 cm³, 93% para lesões entre 1 a 4 cm³ e 84% para MAV de 4 a 10 cm³.[56] Taxas de obliteração menores ocorrem em MAV do tronco encefálico. As taxas atuariais de obliteração em 2, 3, 5 e 7 anos foram de 24,5, 43,3, 62,3, 73 e 81,8% respectivamente.[65] As maiores séries na literatura para MAV tratadas com SRS evidenciaram uma taxa de cura angiográfica de 56% a 92% dos pacientes, independentemente do tamanho ou localização da MAV. Casos submetidos à embolização previamente à SRS apresentam uma menor taxa de oclusão quando comparados a lesões de mesmo tamanho não embolizadas previamente.[66,67] A SRS tem-se mostrado eficaz também no controle da epilepsia secundária à MAV.[55,68]

As taxas de complicações (sequelas induzidas por radiação ou hemorragia pós-SRS) variaram de 2% a 10%.[43,56,58] As complicações tendem a aparecer entre 6 meses e 2 anos após o tratamento. Os principais fatores associados à ocorrência de complicações são o volume da lesão, maior grau na classificação de Spetzler-Martin, o volume do tecido cerebral normal incluído na isodose de 12 Gy, maior número de isocentros e localização da lesão, principalmente as talâmicas. O risco de sangramento não se altera no período de latência após a realização da SRS, e não há relato de hemorragia após obliteração confirmada da malformação.[56,58]

RADIOCIRURGIA FUNCIONAL

A SRS foi aplicada inicialmente pelo neurocirurgião sueco, Lars Leksell, com o intuito de tratar, de forma não invasiva, pacientes com dor e distúrbios do movimento. Com a evolução do Gamma Knife e a sofisticação dos exames de imagem, a SRS vem sendo cada vez mais utilizada no tratamento de distúrbios funcionais. É importante notar que a radiocirurgia funcional é sobretudo realizada com o Gamma Knife. Isso porque o equipamento é dedicado ao tratamento de lesões cerebrais, preenchendo os requisitos de precisão requeridos para o tratamento com altas doses de radiação no cérebro com anormalidades funcionais. Outros equipamentos podem atender ao critério técnico requerido para o tratamento dessas lesões. É dever do neurocirurgião assegurar que seu equipamento é apropriado, e que a equipe esteja treinada para realizar tais procedimentos. Por isso, o tratamento de SRS para patologias funcionais é realizado em menor número de centros comparativamente ao tratamento de lesões oncológicas e vasculares.

A seguir vamos descrever as patologias funcionais mais comumente tratadas.

Dor

A aplicação clássica da SRS para controle da dor é na neuralgia trigeminal. A SRS ganhou espaço nos casos refratários por se tratar de procedimento pouco invasivo, com baixa taxa de morbidade/mortalidade, podendo ser indicada em pacientes que não apresentam condições cirúrgicas. A taxa média de controle inicial da dor é de 90%. Ao longo dos anos pós-tratamento, existe uma taxa de recorrência da dor em torno de 25%. No momento da recidiva, a dor geralmente é menos intensa e frequente. O tratamento é realizado com isocentro único no nervo trigêmeo em seu trajeto na cisterna pré-pontina após emergência do tronco encefálico. A dose habitualmente utilizada é de 70-90 Gy na isodose de 100% (Fig. 112-4). Hipoestesia facial pode ocorrer, e sua incidência varia entre as diferentes séries entre 10% a 50%, comumente em torno de 25%-30%.[69-71]

Outros quadros dolorosos em que a SRS pode ser benéfica incluem dores oncológicas e talâmicas com hipofisectomia ou talamotomia como alvos, respectivamente.[72]

Distúrbios do Movimento

O tremor essencial é o distúrbio do movimento mais prevalente em adultos. O tratamento inicial é farmacológico, porém a resposta é variável e limitada. Nos casos refratários, a SRS pode ser oferecida, tendo como alvo o núcleo ventral intermédio do tálamo. A escolha da lateralidade do tratamento leva em consideração a dominância e/ou gravidade do tremor. O tratamento é unilateral. Existem pequenas séries em que a talamotomia foi oferecida bilateralmente, sem complicações de relevo, diferentemente da talamotomia estagiada bilateral por radiofrequência. A dose empregada varia entre 130-150 Gy (Fig. 112-5). Estudos apontam uma melhora em torno de 70%-90% com esta técnica.[73-75]

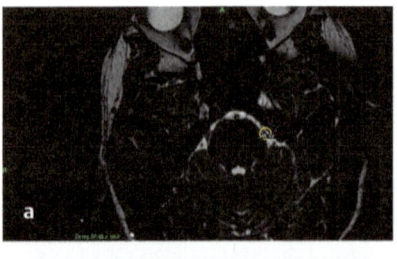

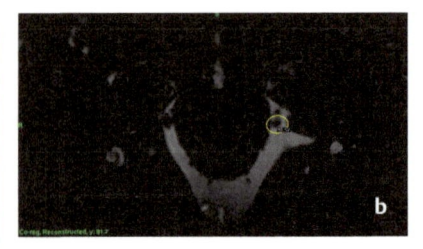

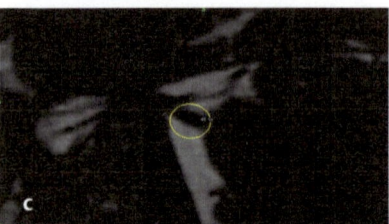

Fig. 112-4. Posicionamento do isocentro para tratamento radiocirúrgico de neuralgia do trigêmeo ao nível da cisterna pré-pontina, após emergência do tronco encefálico. Ressonância magnética de planejamento nos planos: (a) axial, (b) coronal e (c) sagital.

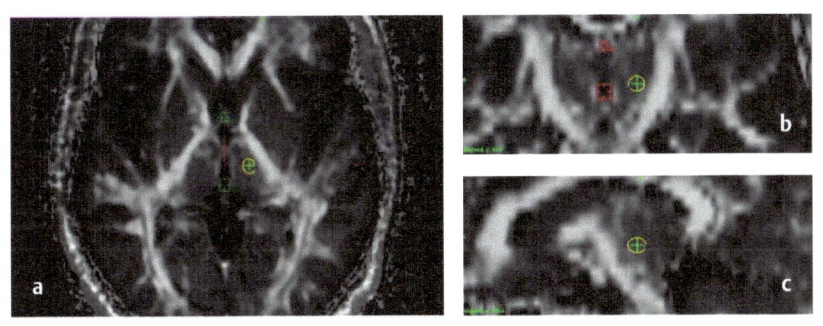

Fig. 112-5. Posicionamento do isocentro de talamotomia para tratamento radiocirúrgico de tremor essencial. Ressonância magnética de planejamento nos planos: (a) axial, (b) coronal e (c) sagital.

Casos de doença de Parkinson tremor-dominante podem também ser tratados com talamotomia, utilizando radiofrequência, SRS ou ultrassom focalizado de alta intensidade (HIFU).

Complicações, apesar de incomuns, podem ocorrer e incluem extensão da lesão para áreas adjacentes, podendo acarretar hemiparesia e/ou disartria transitórias na absoluta maioria dos casos. Em séries modernas, a ocorrência de edema entre 6 e 18 meses pós-SRS gira em torno de 2%. Geralmente os sintomas remitem com uso de corticoide por algumas semanas.

Transtorno Obsessivo Compulsivo

O transtorno obsessivo compulsivo (TOC) é uma patologia psiquiátrica que acomete 2%-3% da população em geral, sendo refratários ao tratamento convencional em 20% dos casos. O tratamento de primeira linha envolve o uso de medicações em associação à terapia cognitivo-comportamental. A SRS vem sendo considerada para os casos graves e refratários. O planejamento inclui, preferencialmente, o uso de dois isocentros de 4 mm na porção inferior do braço anterior da cápsula interna, permitindo bloquear as fibras que comunicam o córtex pré-frontal e o núcleo dorsomedial do tálamo. A dose empregada varia de 120-180 Gy, e a melhora clínica já pode ser vista em alguns casos a partir de 2-3 meses da lesão, embora a maioria dos resultados seja perceptível entre 9 e 12 meses do tratamento.[76]

Complicações decorrentes deste procedimento foram relatadas em séries antigas e estavam relacionadas com a maior dose e maior número de isocentros. As complicações mais frequentes envolveram disfunção do lobo frontal, como apatia, ganho de peso e desinibição. Em séries modernas, cefaleia transitória é comumente reportada, porém a duração do sintoma é curta, às vezes requer uso de corticoide por alguns dias ou semanas.

Epilepsia

As primeiras evidências do efeito da SRS no controle de crises convulsivas foram provenientes de estudos envolvendo tumores e malformações arteriovenosas, demonstrando resultados satisfatórios. Nos anos 1990, a técnica foi utilizada pela primeira vez como alternativa à microcirurgia no tratamento de esclerose mesial temporal. A dose frequentemente prescrita é de 24 Gy na isodose de 50% e inclui a região para-hipocampal, entorrinal, cabeça do hipocampo, porção anterior do corpo do hipocampo e parte da amígdala. Estudos mostraram controle de crises em 65% dos casos, porém a melhora foi antecedida por um período de aumento das crises (sobretudo auras) por volta de 9-12 meses após a GK.[77]

A SRS também vem sendo empregada no tratamento de epilepsias decorrentes de hamartomas hipotalâmicos. Estas são lesões de acesso complexo que cursam com crises fenotipicamente variadas, incluindo as características crises gelásticas, sendo de difícil manejo. O hamartoma pode levar à encefalopatia epiléptica. Estudos sugerem que doses marginais de 17 Gy estão associadas a melhores taxas de controle, embora a prescrição varie entre 14 e 19 Gy a depender da relação com hipotálamo e volume do hamartoma. Resultados mostram controle de crises em 67% dos pacientes (Engel 1 ou 2), inclusive com melhora do comportamento quando da presença de encefalopatia epiléptica.[78]

Complicações podem ser: poiquilotermia transitória no pós-tratamento imediato e hipopituitarismo no longo prazo.

O uso de radiocirurgia para tratamento de epilepsias extratemporais vem sendo descrito. Calosotomia por radiocirurgia já foi realizada com altas doses (55-170 Gy) no tratamento paliativo de crises refratárias.[77,79]

REFERÊNCIAS BIBLIOGRÁFICAS

1. Patchell RA, Tibbs PA, Regine WF, et al. Postoperative radiotherapy in the treatment of single metastases to the brain: a randomized trial. JAMA. 1998;280(17):1485-9.
2. Mahajan A, Ahmed S, McAleer M, et al. Post-operative stereotactic radiosurgery *versus* observation for completely resected brain metastases: a single-centre, randomised, controlled, phase 3 trial. Lancet oncol. 2017.
3. Lin X, DeAngelis LM. Treatment of brain metastases. J Clin Oncol. 2015;33(30):3475-84.
4. Jerome JG, Charles SC, Jeffrey JO. Congress of Neurological Surgeons Systematic Review and Evidence-Based Guidelines on the Use of Stereotactic Radiosurgery in the Treatment of Adults with Metastatic Brain Tumors. Neurosurgery. 2019;0:1-3.
5. Yamamoto M, Higuchi Y, Sato Y, et al. Stereotactic Radiosurgery for patients with 10 or more brain metástases. Prog Neurol Surg. 2019;34:110-24.
6. Aoyama H, Shirato H, Tago M, et al. Stereotactic radiosurgery plus whole-brain radiation therapy vs stereotactic radiosurgery alone for treatment of brain metastases. JAMA. 2006;295(21):2483-2491.
7. Kocher M, Soffietti R, Abacioglu U, et al. Adjuvant whole-brain radiotherapy *versus* observation after radiosurgery or surgical resection of one to three cerebral metastases: results of the EORTC 22952-26001 study. J Clin Oncol. 2011;29(2):134-41.
8. Patel KR, Prabhu RS, Kandula S, et al. Intracranial control and radiographic changes with adjuvant radiation therapy for resected brain metastases: whole brain radiotherapy *versus* stereotactic radiosurgery alone. J Neuro-oncol. 2014;120(3):657-63.
9. Chang E, Wefel J, Maor M, et al. A pilot study of neurocognitive function in patients with one to three new brain metastases initially treated with stereotactic radiosurgery alone. Neurosurgery. 2007;(60):285-92.
10. Andrews DW, Scott CB, Sperduto PW, et al. Whole brain radiation therapy with or without stereotactic radiosurgery boost for patients with one to three brain metástases: phase III results of the RTOG 9508 randomised trial. Lancet. 2004;363(9422):1665-72.
11. Choi CY, Chang SD, Gibbs IC, et al. Stereotactic radiosurgery of the postoperative resection cavity for brain metastases: prospective evaluation of target margin on tumor control. Int J Radiat Oncol Biol Phys. 2012;84(2):336-42.
12. Iorio-Morin C, Masson-Cote L, Ezahr Y, et al. Early gamma knife sterotactic radiosurgery to the tumor bed of resected brain metastasis for improved local control. J Neurosurg. 2014;121(2):69-74, 2014.
13. Pessina F, Navarria P, Cozzi L, et al. Outcome evaluation of oligometastatic patients treated with surgical resection followed by hypofractionated stereotactic radiosurgery (HSRS) on the tumor bed, for single, large Brain Metastases. PloS One. 2016;11(6):e0157869.
14. Asher A, Burri S, Wiggins W, et al. A new treatment paradigma: neoadjuvant radiosurgery before surgical resection of brain metástases with analysis of local tumor recurrence. Int J Radiation Oncol Biol Phys. 2014;88(4), 899-906.
15. Patel K, Burri S, Asher A, et al. Comparing preoperative with postoperative stereotactic radiosurgery for resectable brain metastases: a multi-institutional analysis. Neurosurgery. 2016;79(2):279-85.
16. Huff WX, Agrawal V, Shapiro S, et al. Efficacy of pre-operative stereotactic radiosurgery followed by surgical resection and correlative radiobiological analysis for patients with 1-4 brain metastasts: study protocol for a phase II trial. Radiat Oncol. 2018;13(1):252.
17. Vellayapan B, Doody J, Vandervoort E, et al. Pre-operative *versus* post-operative radiosurgery for brain metastasis: effects on treatment volume and inter-observer variability. J Radiosurgery and SBRT. 2017;5:89-97.
18. Yamamoto M, Serizawa T, Shuto T, et al. Stereotactic radiosurgery for patients with multiple brain metastases (JLGK0901): a multi-institutional prospective observational study. Lancet Oncol. 2014;15(4):387-95.
19. Pintea B, Baumert B, Kinfe T, et al. Early motor function after local treatment of brain metastases in the motor cortex region with stereotactic radiotherapy/radiosurgery or microsurgical resection: a retrospective study of two consecutive co-horts. Radiation Oncology. 2017;(12):177.
20. Chin LS, Lazio BE, Biggins T, Amin P. Acute complications following gamma knife radiosurgery are rare. Surg Neurol. 2000;53(5):498-502.
21. Simonova G, Liscak R, Novotny Jr. J, Novotny J. Solitary brain metastases treated with the Leksell gamma knife: prognostic factors for patients. Radiother Oncol. 2000;57:207-13.
22. Petrovich Z, Yu C, Gianotta SL, et al. Survival and pattern of failure in brain metastasis treated with stereotactic gamma knife radiosurgery. J Neurosurg. 2002;97(5):499-506.
23. Shaw E, Scott C, Souhami L, et al. Single dose radiosurgical treatment of recurrent previously irradiated primary brain tumors and brain metastases: final report of RTOG protocol 90-05. Int J Radiat Oncol Biol Phys. 2000;(47):291-8.
24. Alattar AA, Carrol K, Hirshman BR, et al. Cystic formation after stereotactic radiosurgery of brain metastasis. World Neurosurg. 2018;(114):e719-e728.
25. Myrseth E, Moller P, Pedersen PH, Lund-Johansen M. Vestibular Schwannoma: Surgery or Gamma Knife Radiosurgery? A prospective, nonrandomized study. Neurosurgery. 2009;64:654-63.
26. Gallogly JA, Jumaily M, Faraji F, Mikulec A. Stereotactic Radiotherapy in three weekly fractions for the management of vestibular schwannomas. Am J Otolaryngol. 2018;39(5):561-66.
27. Chopra R, Kondziolka D, Niranjan A, et al. Long-term follow-up of acoustic schwannoma radiosurgery with marginal tumor doses of 12 to 13 Gy. Int J Radiation Oncology Biol Phys. 2007;68(3):845-51.
28. Regis J, Roche PH, Delsanti C, et al. Modern Management of Vestibular Schwannomas. Progress Neurol Surg. 2007;20:129-41.
29. Combs SE, Volk S, Schulz-Ertner D, et al. Management of acoustic neuromas with fractionated stereotactic radiotherapy (FSRT): Long-term results in 106 patients treated in a single institution. Int J Radiat Oncol Biol Phys. 2005;63(1):75-81.
30. Massager N, Nissim O, Delbrouck C, et al. Irradiation of cochlear structures during vestibular schwannoma radiosurgery and associated hearing outcome. J Neurosurg. 2007;107:733-9.
31. Akpinar B, Mousavi SH, Niranjan A, et al. Early radiosurgery improves hearing preservation in vestibular schwannoma patients with normal hearing at time of diagnosis. Int J Radiat Oncol Biol Phys. 2016;95(2):729-34.

32. Tsao M, Sahgal A, Xu W, et al. Stereotactic radiosurgery for vestibular schwannoma: International Stereotactic Radiosurgery Society (ISRS) Practice Guideline. Jour. Of Radiosurgery and SBRT. 2017;(5):5-24.
33. Lefranc M, Da Roz L, Balossier A, et al. Place of Gamma Knife radiosurgery in grade 4 vestibular schwannoma based on a case series of 86 patients with long term follow-up. World Neurosurg. 2018;114:e1192-e1198.
34. Frischer J, Gruber E, Schöffmann V, et al. Long-Term outcome after Gamma Knife radiosurgery for acoustic neuroma of all Koos grades: a single-center study. J Neurosurg. 2018;2:1-10.
35. Fu V, Verheul J, Beute G, et al. Retreatment of vestibular schwannoma with Gamma Knife radiosurgery: clinical outcome, tumor control, and review of literature. J Neurosurg. 2018;129:137-45.
36. Carlson M, Tveiten O, Driscoll C, et al. Long-term quality of life in patients with vestibular schwannoma: an international multicenter cross-sectional study comparing microsurgery, stereotactic radiosurgery, observation, and nontumor controls. J Neurosurg. 2015;(122):833-42.
37. De Salles AAF, Frighetto L, Grande CV, et al. Radiosurgery and Stereotactic Radiation Therapy of Skull Base Meningiomas: Proposal of a Grading System. Stereotact and Funct Neurosurg. 2001;76(3-4):218-229.
38. Kondziolka D, Mathieu D, Lunsford LD, et al. Radiosurgery as definitive management of intracranial meningiomas. Neurosurgery. 2008;62:53-60.
39. Santacroce A, Walier M, Regis J, et al. Long-term tumor control of benign intracranial meningiomas after radiosurgery in a series of 4565 patients. Neurosurgery. 2012;70:32-9.
40. Kim J, Kim D, Se Y B, et al. Gamma Knife radiosurgery for petroclival meningioma: Long-term outcome and failure pattern. Stereotact Funct Neurosurg. 2017;95:209-15.
41. Sheehan J, Starke R, Kano H, et al. Gamma Knife radiosurgery for posterior fossa meningiomas: a multicenter study. J Neurosurg. 2015;123(5):1287-93.
42. Combs S, Farzin M, Boehmer J, et al. Clinical outcome after high-precision radiotherapy for skull base meningiomas: pooled data from three large German centers for radiation oncology. Radiotherapy and Oncology. 2018;127(2):274-9.
43. Ding D, Xu Z, McNeill I, et al. Radiosurgery for parasagittal and parafalcine meningiomas. J Neurosurg. 2013;119:871-7.
44. Chen C, Shen C, Sun M, et al. Histopathology of radiation necrosis with severe peritumoral edema after gamma knife radiosurgery for parasagittal meningioma. Stereotact Funct Neurosurg. 2007;(85):292-5.
45. Sadik ZHA, Voormolen EHJ, Depauw PRAM, et al. Treatment of nonfunctional pituitary adenoma postoperative remnants: adjuvant or delayed gamma knife radiosurgery? World neurosurg. 2017;100:361-8.
46. Shen CC, You WC, Sun MH, et al. Outcome of partially irradiated recurrent nonfunctioning pituitary macroadenoma by gamma knife radiosurgery. J Neuro-oncol. 2018;139(3):767-75.
47. Xuezhen L, Yanbin L, Yang C, et al. Safety and efficacy of fractionated stereotactic radiotherapy and stereotactic radiosurgery for treatment of pituitary adenomas: A systematic review and meta-analysis. Journal of the Neurological Sciences. 2017;372:110-6.
48. Hughes JD, Young WF, Chang AY, et al. Radiosurgical management of patients with persistent or recurrent cushing disease after prior transsphenoidal surgery: a management algorithm based on a 25-year experience. Neurosurgery. (Epub ahead of print). 2019.
49. Mehta GU, Ding D, Patibandla MR, et al. Stereotactic Radiosurgery for Cushing Disease: Results of an International, Multicenter Study. J Clin Endocrinol Metab. 2017;102(11):4284-91.
50. Trifiletti DM, Xu Z, Dutta SW, et al. Endocrine remission after pituitary stereotactic radiosurgery: diferences in rates of response for matched co-horts of cushing disease and acromegaly patients. Int J Radiat Oncol Biol Phys. 2018;101(3):610-17.
51. Mehta GU, Ding D, Gupta A, et al. Repeat stereotactic radiosurgery for Cushing's disease. J Neuro-oncol. 2018;138(3):519-25.
52. Feigl G, Pistracher K, Berghold A, Mokry M. Pituitary insufficiency as a side effect after radiosurgery for pituitary adenomas: the role of the hypothalamus. J Neurosurg. 2010;113:153-9.
53. Graffeo CS, Link MJ, Brown PD, et al. Hypopituitarism after single-fraction pituitary adenoma radiosurgery: dosimetric analysis based on patients treated using contemporary techniques. Int J Radiat Oncol Biol Phys. 2018;101(3):618-23.
54. Leenstra IL, Tanaka S, Kloine RW, et al. Factors associated with endocrine deficits after stereotactic radiosurgery of pituitary adenomas. Neurosurgery. 2010;67(1):27-32.
55. Ding D, Quigg M, Starke RM, et al. Cerebral arteriovenous malformations and epilepsy, Part 2: Predictors of seizure outcomes following radiosurgery. World Neurosurg. 2015;84(3):653-62.
56. Friedman WA, Bova FJ, Bollampally S, Bradshaw P. Analysis of factors predictive of success or complications in arteriovenous malformations radio surgery. Neurosurgery. 2003;52(2):296-307.
57. Pedroso AG, De Salles AA, Tajik K, et al. Novalis Shaped Beam Radiosurgery of arteriovenous malformations. J Neurosurg. 2004;101(3):425-34.
58. Yamamoto M, Akabane A, Matsumaru Y, et al. Long-term follow-up results of intentional 2-stage Gamma Knife surgery with an interval of at least 3 years for arteriovenous malformations larger than 10 cm^3. J Neurosurg. 2012;117:126-34.
59. Lindvall P, Bergström P, Löfroth P, et al. Hypofractionated Conformal stereotactic radiotherapy for arteriovenous malformation. Neurosurgery. 2003;53:1036-42.
60. Veznedaroglu E, Andrewa DW, Benitez RP, et al. Fractionated Stereotactic radiotherapy for the treatment of large arteriovenous malformations with or without previous partial embolization. Neurosurgery. 2004;55(3):519-31.
61. Zabel-Du Bois A, Milker-Zabel S, Huber P, et al. LINAC-Based radiosurgery or Hypofractionated stereotactic radiotherapy in the treatment of large cerebral arteriovenous malformations. Int J Radiation Oncology. 2006;64(4):1049-54.
62. Huang PP, Rush SC, Donahue B, et al. Long-term outcomes after Staged-volume stereotactic radiosurgery for large arteriovenous malformations. Neurosurgery. 2012;71(3):632-44.
63. Kano H, Kondziolka D, Flickinger JC, et al. Stereotatic radiosurgery for arteriovenous malformations after embolization: a case-control study. J Neurosurg. 2012;117:265-75.

64. Sirin S, Kondziolka D, Niranjan A, et al. Prospective Staged Volume Radiosurgery for large arteriovenous malformations: indications and outcomes in otherwise untreatable patients. Neurosurgery. 2006;58(1):17-27.
65. Cohen-Inbar O, Starke RM, Lee CC, et al. Stereotactic Radiosurgery for Brainstem Arteriovenous Malformations: a multicenter study. Neurosurgery. 2017;81(6):910-20.
66. Andrade-Souza YM, Ramani M, Scora D, et al. Embolization before radiosurgery reduces the obliteration rate of arteriovenous malformations. Neurosurgery. 2007;60(3):443-51.
67. Kano H, Kondziolka D, Flickinger JC, et al. Stereotactic radiosurgery for arteriovenous malformations, Part 6: multistaged volumetric management of large arteriovenous malformations. J Neurosurg. 2012;116:54-65.
68. Yang S-Y, Kim DG, Chung H-T, Paek SH. Radiosurgery for unruptured cerebral arteriovenous malformations: long-term seizure outcome. Neurology. 2012;78(17):1292-8.
69. Niranjan A, Lunsford LD. Radiosurgery for the treatment of refractory trigeminal neuralgia. Neurol India. 2016;64:624-9.
70. Smith ZA, Gorgulho AA, Bezrukiy N, et al. Dedicated linear accelerator radiosurgery for trigeminal neuralgia: a single-center experience in 179 patients with varied dose prescriptions and treatment plans. Int J Radiat Oncol Biol Phys. 2011;81(1):225-31.
71. Tuleasca C, Régis J, Sahgal A, et al. Stereotactic radiosurgery for trigeminal neuralgia: a systematic review. J Neurosurg. 2018;1:1-25.
72. Frighetto L, De Salles A, Wallace R, et al. Linear accelerator thalamotomy. Surg Neurol. 2004;62(2):106-13.
73. Higuchi Y, Matsuda S, Serizawa T. Gamma knife radiosurgery in movement disorders: Indications and limitations. Mov Disord. 2016;32:28-35.
74. Frighetto L, Bizzi J, Annes RD, et al. Stereotactic radiosurgery for movement disorders. Surg Neurol Int. 2012;3(1):S10-6.
75. Niranjan A, Raju SS, Kooshkabadi A, et al. Stereotactic radiosurgery for essential tremor: Retrospective analysis of a 19-year experience. Mov Disord Off J Mov Disord Soc. 2017;32(5):769-77.
76. Leveque M, Carron R, Regis J. Radiosurgery for the treatment of psychiatric disorders: a review. World Neurosurg. 2013;80:S32 e31–S32,e39.
77. McGonigal, A, Sahgal, A, De Salles A, *et al.* Radiosurgery for epilepsy: systematic review and International Stereotactic Radiosurgery Society (ISRS) practice guideline. Epilepsy Res. 2017;137:123-31.
78. Régis J, Lagmari M, Carron R, et al. Safety and efficacy of Gamma Knife radiosurgery in hypothalamic hamartomas with severe epilepsies: A prospective trial in 48 patients and review of the literature. Epilepsia. 2017;58(2):60-71.
79. Bodaghabadi M, Bitaraf MA, Aran S, et al. Corpus callosotomy with gamma knife radiosurgery for a case of intractable generalized epilepsy. Epileptic Disord. 2011;13(2):202-8.

CAPÍTULO 113

PESQUISA EM NEUROCIRURGIA

Nícollas Nunes Rabelo ▪ Leonardo Luca Luciano ▪ Eberval Gadelha Figueiredo

INTRODUÇÃO

Preparar um manuscrito publicável é um aspecto essencial na vida profissional de um pesquisador ou em Neurocirurgia clínica, especialmente para aqueles que estão na vida acadêmica. Habilidades de redação científica podem ser desenvolvidas pelo longo processo de treinamento e experiência, começando com o programa de residência forte. O primeiro passo na preparação de um manuscrito é focar em um assunto ou problema que pode ser de interesse significativo. O escritor deve fazer uma revisão detalhada de literatura relevante, cujos resultados ajudarão a decidir se realmente escrever sobre o tópico é interessante. Como o objetivo principal é publicar, o escritor deve ter uma revista específica em mente e escrever seguindo a diretriz e considerar a ética geral e as regras científicas durante o processo de escrita. O autor também tem que lidar com problemas técnicos e financeiros durante a pesquisa e ser capaz de reenviar o manuscrito rejeitado com as devidas correções.[1-3]

Publicação representa o auge de atividades científicas. O principal para obter manuscritos aceitos é torná-los compreensíveis e informativos. Aprender como usar fontes científicas, como relacionar a informação coletada com o artigo, e como escrever em boa forma experimental e boa linguagem, é um aspecto essencial e parte do treinamento em neurocirurgia. A escolha de revistas de alta qualidade dá uma credibilidade para a pesquisa e é evidência altamente valorizada.[1,4]

IMPORTÂNCIA E IMPACTO DA ESCRITA NO CURRÍCULO

Escrever é uma habilidade que está principalmente pautada no aspecto cognitivo. Inclui aprendizagem, compreensão, aplicação e síntese de novos conhecimentos. Escrever também incentiva inspiração criativa, resolução de problemas, reflexão e revisão, que resulta em um manuscrito completo. Do ponto de vista do aluno, a escrita pode ser um exercício problemático e até mesmo temido em tentar colocar pensamentos no papel enquanto desenvolve o domínio sobre as regras da escrita, como ortografia, formato de citação e gramática.[5,6]

Como educadores, a questão crítica torna-se: como os membros do corpo docente podem ensinar seus alunos a se tornarem escritores e comunicadores competentes em um curto período de tempo que há para interagir e influenciá-los? O ambiente em que se comunica hoje é principalmente em mensagens de texto e *e-mail*. Um dos problemas é que eles podem confiar no uso de abreviações e linguagem informal. Pontuação, ortografia, organização e fluxo podem ser esquecidos em favor das linguagens digitais. Além disso, em razão do caráter imediato desses métodos de comunicação, há pouco em termos de reflexão sobre o que é recebido ou o que está sendo enviado.[5,7]

COMO COMEÇAR A ESCREVER

A primeira pergunta: Um manuscrito em neurocirurgia é de forma diferente de um manuscrito em qualquer campo da medicina? O Autor pode querer expandir os horizontes trocando descobertas ou apresentando aplicações diferentes e benéficas de coisas que já são conhecidas.[8,9]

Razões Comuns para a Recusa de Manuscritos

Seguem algumas razões para a recusa: o papel não está em conformidade com os requisitos do periódico, assunto não apropriado para leitores dos periódicos; métodos retrospectivos, estudo de caso, tamanho pequeno da amostra, acompanhamento muito curto ou estatísticas ou controle inválido; resultados nada de novo, dados anteriormente apresentados em outro lugar, dados que não sustentam conclusões, ou resultados piores do que aqueles com o padrão atual de tratamento; seção de discussão mal escrito (gramática/conteúdo), conclusões vagas ou não comprovadas pelos dados encontrados em outro de seus manuscritos, ou referências incompletas.[10]

Critérios para Aceitação de Manuscritos
Alguns Critérios

A originalidade da pesquisa e conclusões; validades metodológica e estatística; impacto das práticas de pesquisa ética na prática clínica ou na Ciência; artigo citável por outros autores? Clareza da mensagem e apresentação de dados; adequação ou relevância do assunto para os leitores da revista.[3,11]

Processo de Várias Etapas para Obter Manuscritos Aceitos
1. Confirme os autores, selecione uma revista e leia as instruções para publicação;
2. Prepare o manuscrito; garanta que todos os autores contribuam e aprovem a versão final;
3. Submeter o manuscrito dizendo se há ou não conflito de interesses;
4. Revise o manuscrito;
5. Reenviar, revisado com alterações.[3]

Página do Título
Contém o título, deve ser curto, descritivo e informativo. Os nomes dos autores, os graus acadêmicos e a afiliação institucional também são incluídos, assim como os nomes dos departamentos e instituições. Os endereços do autor correspondente.[2]

Resumo e Palavras-Chave
O resumo é uma seção essencial do manuscrito. A decisão de ler o texto completo é, para muitos leitores, com base na qualidade do resumo. A informação total sobre o manuscrito deve estar relacionada com um número mínimo de palavras, desde que tenha uma contagem de palavras para resumos. É estruturado como plano de fundo ou introdução, objetivo, apresentação clínica, intervenção, métodos, discussão e conclusão.[12,13]

Manuscrito
Você precisa fazer observação sistemática e catalogação de dados, ler um método ou técnica específica, analisar e interpretar os resultados e criticar a literatura, compilar as novas informações em forma de um artigo, inspirar-se na excitação de descobrir novos conhecimentos e desenvolver pesquisas contínuas independentes. Em resumo, é necessário selecionar os problemas/questões da pesquisa, através da observação, fazer hipóteses, coletar os dados e desempenhar análises dos resultados, realizar nova teoria, tentar responder à pergunta/observação inicial e resolver o problema proposto.[13]

Há dez perguntas que você deve fazer para criar seu artigo:[12-14]

1. Quais são os objetivos do estudo?
2. O que já é conhecido sobre o problema e dados preliminares?
3. Qual projeto será usado e como os assuntos serão escolhidos?
4. Quais dados estão sendo coletados?
5. Quais variáveis serão definidas e medidas?
6. Como os dados serão coletados de forma segura, medidos, processados e analisados?
7. Como a variável é definida?
8. Qual é o calendário esperado para o estudo?
9. Quantos médicos irão contribuir para o trabalho?
10. Qual será o custo do projeto e questões éticas e legais?

Há dez etapas:[13,15-17]

1. *Título:* chamará o interesse do leitor. Deve ser um resumo preciso do conteúdo do artigo, breve e claro. Evite jargões e abreviações;
2. *Resumo:* será lido primeiro, deve conter todas as informações, porque pode ser a única coisa lida pelo leitor. Use o formato e a palavra da revista para o resumo (cerca de 250 palavras) e inclua os dados e conclusões críticas;
3. *Palavras-chave:* as palavras-chave ajudam os leitores a encontrar seu artigo e a apoiar sua listagem para estar no topo nos resultados de pesquisa. Evite palavras-chave sobrepostas, bem como palavras-chave com apenas uma palavra;[5,13]
4. *Introdução:* esta seção deve incluir 2 a 3 parágrafos sobre os antecedentes que resumem evidências existentes e lacunas de conhecimento, o objetivo do estudo e a hipótese (se a pesquisa foi guiada por hipóteses) para convencer os leitores de que a pesquisa é significativa e importante;
5. *Métodos:* fornecer detalhes ou citações relatadas em estudos anteriores para que outros possam tornar a confiabilidade da pesquisa e reproduzida. Documente o desenho do estudo, sujeitos do estudo, período, medidas e resultados e métodos estatísticos;
6. *Resultados:* apresentar os dados e resultados para os leitores. O uso apropriado de tabelas e figuras é fundamental. Evite a repetição no texto dos dados apresentados em tabelas e figuras. Você pode descrever sua interpretação dos dados;
7. *Discussão:* resumir o estudo e explicar a significância dos resultados e como eles se encaixam no trabalho publicado anteriormente. Em outras palavras, explique *o que as descobertas significam*. Recomendamos escrever uma seção de discussão que inclua cinco parágrafos. No primeiro parágrafo, resumir brevemente os resultados do estudo, sua importância e a originalidade dos resultados. No segundo parágrafo, descreva a relação do seu estudo com outros estudos. No terceiro parágrafo, discuta descobertas específicas de sua escolha (p. ex., especular sobre descobertas inesperadas). No quarto parágrafo, descreva as limitações do estudo. No parágrafo final, resumir

brevemente as conclusões globais, evitando cuidadosamente a avaliação com viés dos achados dos resultados do estudo. Embora seja desafiador, evite a repetição excessiva de resultados entre a seção de resultados, figuras e seção de discussão;

8. *Conclusão:* resumo e recomendações: *Mensagem para levar para casa* das lições aprendidas, recomendações para o gerenciamento de pacientes, linhas de pesquisa interessantes que poderiam ser abordadas;
9. *Referências:* listar as publicações. Uso de *software* de citação, como Endnote e Mendley, por exemplo, pode ajudar. Às vezes pode ser cronológica ou alfabética a sua ordem. A maioria das vezes é usada em formato Vancouver;
10. *Legendas das figuras:* escreva as legendas de forma que sejam breves e faça com que as figuras sejam completamente compreendidas sem referência ao texto do manuscrito.

ESCOLHENDO MÉTODOS ESTATÍSTICOS APROPRIADOS PARA PESQUISA CLÍNICA

A significância estatística dos resultados é essencial para obter as melhores conclusões de um estudo. A escolha do teste estatístico correto é necessária para interpretar a validade da pesquisa e centra-se na definição das variáveis do estudo e no propósito da análise.[17]

É essencial definir inicialmente os principais elementos para ajudar a identificar o método estatístico apropriado para um estudo:

A) O que está sendo medido na pesquisa? (Variáveis do estudo);
B) Como essas variáveis estão relacionadas? (Finalidade da análise). É essencial identificar os pressupostos de vários testes estatísticos para garantir a seleção de um método apropriado para um estudo;
C) Estatística(s) resumida(s) e distribuição variável;
D) Média contínua (costumeiramente distribuída) (desvio-padrão);
E) Mediana contínua (não distribuída normalmente) (intervalo interquartílico);
F) Mediana ordinal (intervalo interquartílico);
G) Proporção Dicotômica.
H) Proporções relativas nominais.[12,16,18]

Ao examinar a associação potencial entre a variável explicativa principal e a variável de interesse final, existem variáveis de confusão a serem consideradas. Essas variáveis, que são fatores de risco, para a variável de interesse, associadas à variável explicativa principal, mas não na via causal entre as variáveis explicativas principal explicativa e variável de resultado de interesse. No Quadro 113-1 evidencia-se como escolher um teste.[16,18,19]

Selecionamos nove variáveis de resultados para comentar:

1. *Variável contínua*: a associação difere na média e modelo de regressão linear;
2. *Variável ordinal*: medida de associação a *odds ratio* e regressão logística ordinal como modelo de regressão;
3. *Variável de contagem*: associação medida de incidência RR (razão de risco), regressão de Poisson como modelo de regressão;
4. *Uma variável dicotômica (análise de caso-controle)*: associação medida com *odds ratio* e regressão logística incondicional;
5. *Uma variável dicotômica (estudo caso controle pareado)*: associação medida com *odds ratio* e regressão logística condicional;

Quadro 113-1. Escolhendo um Teste Estatístico para Determinar se a Distribuição da Variável de Resultado É Diferente em Dois ou Mais Subgrupos Explicativos

Variável de resultado	Dicotômico (não relacionado)	Dicotômico (relacionado)	Três ou mais subgrupos (não relacionados)	Três ou mais subgrupos (relacionados)
Contínuo (normalmente distribuído)	Teste t de duas amostras	Teste t emparelhado	Análise de variância (ANOVA)	Modelo de efeito misto para medidas repetidas
Ordinal, contínuo (normalmente não distribuído)	Teste de Wilcoxon	Teste de Wilcoxon	Teste de Kruskal-Wallis	Teste de Friedman, teste de Skillings-Mack
Categórico	Teste qui-quadrado, teste de Fisher	Teste McNemar	Teste qui-quadrado, teste de Fisher	Teste de Cochran Q

6. *Uma variável dicotômica (análise transversal)*: associação medida com razão de prevalência (risco relativo) e regressão log-binomial como modelo de regressão;
7. *Uma variável dicotômica (estudo longitudinal com intervalo de tempo discreto)*: associação medida com incidência cumulativa RR e regressão log-binomial;
8. *Uma variável dicotômica (análise tempo-evento longitudinal)*: associação medida com uma razão de risco (RR) e modelo de riscos proporcionais de Cox;
9. *Variável nominal*: associação medida com *odds ratio* e regressão logística multinomial.

ESTUDOS[17,19,20-25]

Dependendo do estudo, recomendam-se seguir as seguintes listas de protocolos de estudo:

A) Ensaios randomizados (CONSORT);
B) Estudos observacionais (STROBE);
C) Revisões sistemáticas (PRISMA e MOOSE);
D) Protocolos de estudo (SPIRIT e Prisma-P);
E) Estudos diagnósticos/prognósticos (STARD e TRIPOD);
F) Relato de caso (CARE);
G) Diretrizes práticas (AGREE e RIGHT);
H) Pesquisa quantitativa (SRQR e COREQ);
I) Estudos pré-clínicos em animais (ARRIVE);
J) Melhoria da qualidade (SQUIRE);
K) Avaliações econômicas (CHEERS).

Na Figura 113-1, fazemos um fluxograma com uma visão geral dos Projetos de Pesquisa em Neurocirurgia.

Relato de Caso
Unidade básica de pesquisas estrutural e funcional que consiste em uma descrição detalhada do perfil de um indivíduo para um máximo de cinco pacientes (pacientes ou eventos).

Série de Casos
Uma coleção de mais de cinco relatórios de casos individuais.

Ilustração do Caso
Imagens relevantes e breve descrição, geralmente entre 250 e 500 palavras.

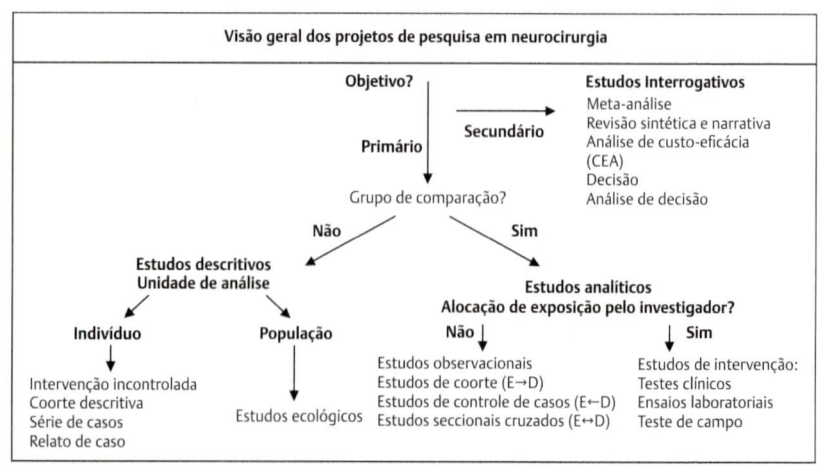

Fig. 113-1. Algoritmo mostrando uma visão geral dos projetos de pesquisa em neurocirurgia. E, exposição ou intervenção; D, doença ou resultado; Direção de estudo: →, frente; ←, para trás; ↔, mesma hora.

Estudos Populacionais (Ecológicos)
Incluem estudos de correlação/agregados e séries temporais. Estudos ambientais são estudos de fatores modificadores de risco na saúde ou outros resultados com base em comunidades definidas geográfica ou temporalmente. Ambos os fatores modificadores de risco e os resultados são calculados para as populações em cada unidade geográfica ou temporal e, em seguida, comparados, usando métodos estatísticos padrão. Estudos populacionais podem usar dados de toda a comunidade para comparar a frequência da doença entre diferentes grupos durante o mesmo período (estudos de correlação ou agregados), ou nas mesmas pessoas em diferentes pontos no tempo (séries temporais).

Estudos Analíticos
Os estudos analíticos são uma categoria de estudos mais comumente encontrada, envolvendo comparações entre dois ou mais grupos. Eles são com base em uma questão de pesquisa que é etiológica, diagnóstica, prognóstica ou terapêutica. Com base na estrutura da pesquisa, os estudos podem ser observacionais (o investigador observa o curso natural dos eventos) ou experimental (o investigador aloca a exposição/intervenção). A escolha do desenho do estudo num estudo analítico depende da natureza da doença (estudos de coorte para doenças comuns e estudos de caso-controle para doenças raras), tipo de exposição (estudos de coorte para exposições raras) e disponibilidade de recursos. Eles incluem estudos transversais, de caso-controle e de coorte.

Estudos de Caso-Controle
Eles comparam os fatores de risco em uma população com a doença (casos) aos fatores de risco em uma amostra sem a patologia (controles), *odds ratio* (uma aproximação do risco relativo). O *odds ratio* é a probabilidade de um resultado ocorrer por causa de uma determinada exposição/intervenção, comparado às probabilidades que ocorrem na ausência dessa exposição.

Estudos de Coorte
Estudos de coorte são estudos observacionais, em que os sujeitos são classificados com base na presença ou ausência de exposição a um fator particular (uma intervenção cirúrgica) e seguidos por um período específico adequado para determinar o desenvolvimento da doença, resultado ou doença (recorrência do tumor) em cada grupo de exposição.

Estudos Experimentais ou de Intervenção
Um exame preliminar é uma investigação em que o pesquisador designa ou aloca a exposição (tratamento) para os grupos de estudo (exposto) e de controle (não exposto). Eles podem ser randomizados ou não e podem ter um grupo controle (estudo controlado) ou nenhum (intervenção não controlada). A estrutura do estudo experimental é semelhante à do desenho de coorte prospectivo, exceto pelo fato de que o investigador não aloca a exposição no último.

Estudos Fisiológicos
Estudos fisiológicos tornaram-se parte integrante da neurocirurgia. Eles são frequentemente úteis na identificação de alvos nervosos ou cerebrais durante procedimentos neurocirúrgicos funcionais. Eles também podem ser descritivos e analíticos.

Genes e Estudos Genéticos
A genética é a base fundamental de qualquer organismo, portanto, sua compreensão fornece um meio poderoso para descobrir elementos genéticos na etiologia da doença.

Metodologia de Pesquisa para Estudos de Testes Diagnósticos
Embora grande parte da pesquisa clínica vise avaliar a causalidade, ela também pode abordar o valor de novos exames médicos, que serão usados para rastrear fatores de risco, diagnosticar uma doença ou avaliar o prognóstico.

Pesquisa em Anatomia
É uma parte essencial que diz respeito principalmente a procedimentos neurocirúrgicos e problemas relacionados, como neuroimagem, mapeamento cerebral e técnicas cirúrgicas. Isso inclui visualização e referência de estruturas em 2-D e 3-D, imagens intraoperatórias, bem como anatomias microcirúrgica, funcional e endoscópica.

Pesquisa-Laboratório
Representam estudos de uso do laboratório ou trabalho clínico.

Protocolos de Estudo
Os Protocolos de Estudo descrevem a pesquisa proposta e fornecem um relato detalhado da hipótese, justificativa e metodologia do estudo planejado.

Ensaios Clínicos
Nesses estudos, os indivíduos são alocados aleatoriamente para receber ou não uma intervenção preventiva, terapêutica ou diagnóstica e, em seguida, acompanhados para determinar o efeito da resposta. Deve ser randomizado.

Revisão
Revisões são relatos equilibrados de todos os aspectos de um assunto em particular, incluindo os prós e contras de qualquer aspecto controverso ou incerto.

Metanálise
Técnica estatística especialmente desenvolvida para integrar os resultados de dois ou mais estudos independentes sobre a mesma questão de pesquisa, combinando, até certo ponto, os resultados de tais estudos.

Comentário
Comentários são autores que são convidados a critério do editor e podem ser uma breve comunicação sobre um assunto pertinente ao campo.

Editorial
São ensaios escritos e submetidos por um membro do corpo editorial. Comentários são usados como um local para os membros do conselho editorial expressarem suas opiniões sobre um assunto oportuno para a comunidade de neurocirurgia.

Convidado Editorial
São ensaios escritos e enviados por um membro da comunidade de neurocirurgia. Os editoriais convidados são usados como um local para o autor expressar suas opiniões sobre um assunto oportuno para a comunidade de neurocirurgia.

Revisão de Livro
O editor convida revisões de livros e novas mídias.

Ensaio de Capa
Um ensaio de capa é uma submissão convidada com base na arte da capa da revista. O objetivo deste ensaio é reforçar a imagem que aparece na capa do Jornal.

Livros Médicos
O estudo das fontes na literatura médica é uma parte essencial e condição para fazer pesquisa médica adequada.

Pesquisa Molecular Celular
Nos últimos anos, houve um progresso significativo na identificação de alterações genéticas nas neoplasias cerebrais gliais. Pesquisas futuras sobre o nível do genoma, mas em particular sobre o nível de expressão gênica, prometem melhores sistemas de classificação, tratamento personalizado com base no perfil genético e novos alvos para a terapia.

Modelos Experimentais de Traumatismo Craniano
A lesão do traumatismo craniano é uma das causas mais comuns de incapacidade crônica. Poucos modos de terapia disponíveis que limitariam a extensão dos danos cerebrais secundários ao trauma. Portanto, novas pesquisas sobre os mecanismos patológicos envolvidos no trauma cranioencefálico, possivelmente levando à identificação de novos alvos terapêuticos, são urgentemente necessárias. Para atingir esses objetivos, são necessários modelos animais adequados para lesão cerebral traumática.

Artigo de Pesquisa Experimental
A arte e a prática da neurocirurgia acadêmica são dominadas pela definição e aprendizado dos princípios e habilidades fundamentais relevantes. Cada relatório de pesquisa deve usar a *fórmula IMRAD: introdução, métodos, resultados e discussão*. Como cirurgia, escrever um artigo científico é também uma improvisação, mas princípios gerais devem ser aprendidos e usados na prática.

Sistemas Modelo em Neuro-Oncologia
As técnicas de células e biologia molecular tiveram um impacto significativo na neuro-oncologia experimental nos últimos anos; no entanto, faltam-nos sistemas e modelo adequados. Sistemas de cultura tridimensional, especialmente derivados de biópsias primárias, combinam melhor com a situação *in vivo*, embora seja mais difícil de manusear.

Modelos de Pesquisa Neuroendócrinos
O sistema neuroendócrino sempre foi a área de pesquisa central para a neurociência. Durante décadas, este estudo elucidou as características sofisticadas deste sistema e forneceu dados inestimáveis sobre a fisiologia e o mecanismo. Atualmente, a pesquisa básica tem-se concentrado nos mecanismos de secreção, transporte e transporte de neuropeptídeos, com neurotransmissores e mecanismos operativos durante vários estados fisiológicos ou patológicos. Comparável à pesquisa necessária, os modelos neuroendócrinos também ajudam a investigar certos aspectos clínicos das doenças neurológicas e neurocirúrgicas.

Pesquisa de Função Neurológica
Função do sistema nervoso tem sido o principal domínio de interesse de um grupo de elite de filósofos, cientistas e médicos no melhor entendimento das vias neurais.

ÉTICA DE PESQUISA
Documento de má conduta é definido como qualquer prática que se desvia dos aceitos pela comunidade científica e, em última instância, prejudica a integridade do processo de pesquisa. O problema da ética pode violar a ciência, os registros e a publicação. Em contraste, a fraude científica é definida como ação deliberada durante a aplicação, o desempenho da pesquisa, e a publicação. Inclui pirataria, plágio e trapaça.[12,20]

Os cientistas têm a responsabilidade de escolher as condições ideais e os pacientes para a condução do estudo. Todos os médicos devem aplicar a ética e comitê de ética local da instituição. Todo médico deveria aprender e receber treinamento na condução de um trabalho e publicação.[16,20,26]

FINANCIAMENTO DA INDÚSTRIA DE PESQUISA NEUROCIRÚRGICA
O papel da indústria no financiamento de pesquisa médica e inovação não é novo. Durante décadas, teve uma forte influência positiva na pesquisa e adoção de novas tecnologias, publicação de artigos, desenvolvimento de carreira de indivíduos e o avanço geral de uma determinada disciplina ou campo. Ele gera parcerias entre instituições e colaborações entre médicos e cientistas individuais, é uma fonte confiável de apoio financeiro para atividades educacionais e estimula empreendimentos de pesquisa incipientes em instituições sem uma extensa infraestrutura de pesquisa.[1,27]

Às vezes, a fronteira entre os esforços acadêmicos e setor privado pode ser difícil, mas é grande, o benefício da Neurocirurgia, proporcionando a milhares de pacientes tratamento e salvando dezenas de vidas. A maioria desses avanços não teria ocorrido sem sólidas parcerias entre pesquisadores acadêmicos e forte apoio da indústria. Portanto, o apoio que os médicos e cientistas recebem de fontes da indústria não governamental é parte integrante da medicina moderna, passada, presente e no futuro.[28,29]

COMUNICAÇÃO NA CIÊNCIA
A ciência deve ter uma linguagem comum. Durante séculos, o latim foi língua principal, mas o progresso na tecnologia e internet mundial, nos últimos 20 anos, começou a produzir a linguagem de computador: bibliotecas digitais e sistemas de educação médica.

PLÁGIO
Uma das preocupações importantes dos editores e editores médicos em relação à integridade do processo de revisão por pares é o plágio. A palavra *plágio* é uma palavra forte: uma palavra que provoca emoção, com a noção associada e associada de fazer o mal. Os autores podem encontrar a duplicação de frases, ou mesmo parágrafos, uma maneira fácil de fornecer descrições claras e sucintas ou de transmitir informações que possam se mostrar mais difíceis.

ESCREVA DO PONTO DE VISTA DE UM REVISOR

Quanto mais manuscritos científicos você enviar (e revisar), melhor você se tornará um bom escritor. Habilidades de escrita, encontrar oportunidades para se tornar um revisor para os principais periódicos e ser um membro de seus conselhos editoriais somam todas boas experiências acadêmicas. Apesar de ser um revisor de revistas ser um processo que demanda tempo, no entanto, tem benefícios significativos para sua carreira.[1,25] Revendo outros manuscritos você pode atualizar sobre tópicos e fomentar pensamentos críticos sobre tópicos que ajudam na escrita.[1]

> **DICAS**
> - Preparar um manuscrito publicável é um aspecto essencial na vida profissional de um pesquisador na carreira de Neurocirurgia;
> - Habilidades de redação científica podem ser desenvolvidas pelo longo processo de treinamento e experiência. Foco e disciplina com horários protegidos são essenciais;
> - O primeiro passo na preparação de um manuscrito é focar em um assunto ou problema que pode ser de interesse significativo;
> - O escritor deve fazer uma revisão detalhada de literatura relevante, cujos resultados ajudarão a decidir se realmente escrever sobre o tópico é interessante e definir muito bem a metodologia;
> - O autor também tem que lidar com problemas técnicos e financeiros durante a pesquisa e ser capaz de reenviar o manuscrito rejeitado com as devidas correções;
> - Escrever em boa forma experimental e boa linguagem é um aspecto essencial e parte do treinamento em neurocirurgia.

CONCLUSÃO

Os comentários dos revisores são uma maneira crítica de realizar suas habilidades de redação. Você também precisa lidar com problemas financeiros, de dados e gastos. O sucesso na escrita científica, como na cirurgia, é mais dependente da persistência, esforço, repetição, dele com fortes dificuldades e comprometimentos pessoal e geral do que do talento inato.

Publicação de sua pesquisa representa a culminação de suas atividades científicas de toda a sua vida acadêmica. A chave para aceitar os manuscritos é torná-los compreensíveis e informativos para que seus colegas leiam e se beneficiem de seus trabalhos. A qualidade científica é a consideração mais crítica, a escrita clara e concisa muitas vezes faz a diferença entre aceitação e rejeição.

REFERÊNCIAS BIBLIOGRÁFICAS

1. Knottnerus JA, Tugwell P. Communicating research to the peers. J Clin Epidemiol. 2007;60:645-47.
2. Kotz D, Cals JW, Tugwell P, Knottnerus JA. Introducing a new series on effective writing and publishing of scientific papers. J Clin Epidemiol. 2013;66:359-60.
3. Kotz D, Cals JW. Effective writing and publishing scientific papers, part I: how to get started. J Clin Epidemiol. 2013;66:397.
4. Audisio RA, Stahel RA, Aapro MS, et al. Successful publishing: how to get your paper accepted. Surg Oncol. 2009;18:350-6.
5. Baer JD, Cook AL, Baldi S. The literacy of America's college students. Washington, DC: American Institutes for Research. 2006.
6. Bartlett T. Why Johnny can't write, even though he went to Princeton. Chronicle of Higher Education. 2003;49(17):A39-A40.
7. Cho K, Schunn CD. Scaffolded writing and rewriting in the discipline: A web-based reciprocal peer review system. Computers & Education. 2007;48(3):409-26.
8. Bosch X, Pericas JM, Hernandez C, Torrents A. A comparison of authorship policies at top-ranked peer-reviewed biomedical journals. Arch Intern Med. 2012;172:70-2.
9. Cals JW, Kotz D. Effective writing and publishing scientific papers, part IX: authorship. J Clin Epidemiol. 2013;66:1319.
10. Chernick V. How to get your paper accepted for publication. Paediatr Respir Rev. 2012;13:130-2.
11. Kibbe MR. How to write a paper. ANZ J Surg. 2013;83:90-2.
12. Altman DG. Practical statistics for medical research. Oxford: Chapman and Hall. 1991.
13. Besen J, Gan SD. A critical evaluation of clinical research study designs. J Invest Dermatol. 2014;134:e18.
14. Gardner MJ, Altman DG. Confidence intervals rather than P-values: estimation rather than hypothesis testing. Br Med J. 1986;292:746e50.
15. Nambudiri VE, Qureshi A. Comparative effectiveness research. J Invest Dermatol. 2013;133:e5.
16. Rosner B. Fundamentals of Biostatistics, 8th ed. Pacific Grove, CA: Brooks Cole. 2015.
17. Wakkee M, Hollestein LM, Nijsten T. Multivariable analysis. J Invest Dermatol. 2014;134:e20.
18. Altman L, Melcher L. Fraud in science. Brit Med J. 1983;286:2003-6.
19. Williams HC, Burden-Teh E, Nunn AJ. What is a pragmatic clinical trial? J Invest Dermatol. 2015;135:e33.
20. American College of Physicians. Ethics Manual 4th edn. Ann Intern Med. 1998;128: 576-94.
21. Egger M, Smith GD, Sterne J A. Uses and abuses of meta-analysis. Clin Med (Lond). 2001;1:478-84.

22. Esene IN, Ngu J, El Zoghby M, et al. Case series and descriptive co-hort studies in neurosurgery: the confusion and solution. Childs Nerv Syst. 2014;30:1321-32.
23. Grimes DA, Schulz KF. An overview of clinical research: the lay of the land. Lancet. 2002;359:57-61.
24. Sandu N, Sadr-Eshkevari P, Schaller BJ. Trigemino-Cardiac Reflex Examination Group (TCREG). Usefulness of case reports to improve medical knowledge regarding trigemino-cardiac reflex in skull base surgery. J Med Case Rep. 2011;5:149.
25. Vandenbroucke JP. Observational research and evidence-based medicine: What should we teach young physicians? J Clin Epidemiol. 1998;51:467-72.
26. Amiri AR, Kanesalingam K, Cro S, Casey AT. Does source of funding and conflict of interest influence the outcome and quality of spinal research? Spine J. 2014;14:308-14.
27. Dalsing MC. Industry working with physicians through professional medical associations. J Vasc Surg. 2011;54(3):41S-46S.
28. Ehrhardt S, Appel LJ, Meinert CL. Trends in National Institutes of Health funding for clinical trials registered in ClinicalTrials.gov. JAMA. 2015;314:2566-7.
29. Gulbrandsen M, Smeby J-C. Industry funding and university professors' research performance. Res Policy. 2005;34:932-50.

CAPÍTULO 114
COMO ESCREVER UM ARTIGO CIENTÍFICO

Marcelo Moraes Valença ▪ Juliana Ramos de Andrade ▪ Débora Wanderley

INTRODUÇÃO

O progresso científico está principalmente vinculado com as publicações científicas, não sendo diferente na Neurocirurgia. Os artigos aceitos em jornais com fator de impacto elevado, o que sugere um maior prestígio internacional, influenciam membros das várias Sociedades de Neurocirurgia, no sentido de divulgar novos conhecimentos e estimular inovação, incorporando abordagens inovadoras na prática diária do neurocirurgião. Estamos vivendo uma era com grande produção de conhecimento científico, exigindo da comunidade científica melhores formas de comunicação para o registro e divulgação do novo.[1-6]

Os residentes, ainda em formação, terão de se adaptar a este novo perfil como neurocirurgião do século XXI – um profissional que opera, desenvolve novas estratégias para uma execução mais perfeita da técnica cirúrgica, registra e divulga para ensinar as gerações subsequentes.[3,6]

A Neurocirurgia começou no início do século XX por causa, principalmente, de uma melhora dos métodos de controle de infecção, incluindo a descoberta do antibiótico, e nos avanços das técnicas anestésicas, condições essas que permitiram que técnicas operatórias fossem desenvolvidas para um acesso mais seguro às lesões intracranianas. Como todos sabem, procedimentos neurocirúrgicos simples, como no trauma craniano, eram inicialmente praticados por cirurgiões gerais. Essas novas condições tecnológicas, com a grande demanda de pacientes neurológicos que se beneficiariam de procedimentos invasivos, alertaram a necessidade de se capacitar jovens médicos para se tornarem exclusivamente neurocirurgiões. Isso gerou a necessidade de uma base teórica na formação do especialista, levando a uma obrigatoriedade de se publicar os avanços para melhorar o ensino desta nova especialidade.[3-5]

LITERATURA EM NEUROCIRURGIA

Nos últimos cem anos houve um crescimento exponencial da literatura científica tanto na Neurologia, quanto na Neurocirurgia e, do ponto de vista acadêmico, surgiu também a necessidade de se criar métodos para avaliar a produção científica de um indivíduo, do residente, do corpo docente (*staff*) e mesmo do Programa de Residência Médica em Neurocirurgia de uma determinada Instituição, ou mesmo de um país.[9] A criação de milhares de jornais científicos gerou uma explosão da informação, impossibilitando o acompanhamento de tudo que está sendo publicado, exigindo uma seleção das melhores fontes dessa informação para uma leitura mais adequada em tempo limitado. Em geral, jornais considerados veículos de bons artigos pertencem a grandes Sociedades Médicas e, graças a uma organização fantástica dos editores, artigos publicados neles são os mais lidos e, consequentemente, citados nos artigos que os sucedem.[8,9]

Para o neurocirurgião, por não ser possível acompanhar a volumosa literatura na área, resta escolher quais as revistas na Neurocirurgia que devem ser procuradas.[8] O PubMed, por exemplo, é usado na maioria das vezes na busca de artigos publicados em jornais indexados.[9]

CIENCIOMETRIA NA NEUROCIRURGIA E RESIDÊNCIA MÉDICA NA ESPECIALIDADE

Inicialmente a excelência de um pesquisador se quantificava apenas pelo número total de trabalhos publicados ao longo de sua carreira. Nos dias atuais o quantitativo da produção científica de um pesquisador é avaliado também por sua frequência, uma vez que a liberação de financiamento para pesquisa, organização de eventos científicos ou contemplação de bolsas considera apenas os últimos 5 ou no máximo 10 anos da produção científica do solicitante, seja o indivíduo ou o grupo que ele está inserido na universidade ou no programa de residência médica.[5] O indicativo de quantos trabalhos estão sendo publicados anualmente e principalmente a qualidade do artigo sugerem o grau de excelência do neurocirurgião pesquisador.[4,5]

Uma das formas de avaliar se a qualidade do artigo é superior aos demais é conhecer o jornal em que o artigo foi publicado. Quanto maior o fator de impacto do jornal melhor em relação à importância e abrangência no acesso do artigo publicado. Outra maneira de se julgar a qualidade do artigo é verificar quantas vezes foi citado por outros autores ou artigos. Alguns ainda dividem o número de citações pelo número de anos passados desde o ano em que o artigo foi publicado, visto que quanto maior o intervalo de tempo, maior será a chance de o artigo ser citado por outros autores.

Neste sentido, Bohl e Ponce[3] analisaram os 100 artigos mais relevantes nas mais importantes revistas neurocirúrgicas (*i. e.*, Acta Neurochirurgica, British Journal of Neurosurgery, Clinical Neurology and Neurosurgery, Journal of Neurology, Neurosurgery, and Psychiatry, Journal of Neurosurgery, Minimally Invasive Neurosurgery, Neurosurgery, Neurosurgery Clinics of North America, Neurosurgical

Review, Neurosurgery Quarterly, Pediatric Neurosurgery, Stereotactic and Functional Neurosurgery, Surgical Neurology e World Neurosurgery) classificadas por total de citações por ano desde a publicação. Entre os 100 artigos mais relevantes, 63 foram publicados no Journal of Neurosurgery, 26 no Neurosurgery, sete no Journal of Neurology, Neurosurgery, and Psychiatry, três no Acta Neurochirurgica e um no Surgical Neurology.[3]

Desde que a importância da avaliação das evidências e disseminação desses resultados para a comunidade científica e sua execução no atendimento dos pacientes foi comprovada, a exigência da escrita de artigos e publicação de dados vem crescendo nos programas de residência.[1,3]

Para avaliar o desempenho de um profissional em pesquisa são usados indicadores e métricas de produção científica. A qualidade dos programas de residência médica e do treinamento individual do residente começa a ser classificada e quantificada por meio de métrica científica.[3,5]

A análise bibliométrica e cientométrica realizada por meio de indicadores já tem sido utilizada na Neurocirurgia, associadas a ferramentas analíticas de produção científica. Alguns exemplos de indicadores de desempenho de pesquisa em produção científica podem ser usados, como o fator de impacto da revista onde foi publicado o artigo, produtividade e o índice h, e h-mediana de cinco anos.[7,10]

Sarkiss et al.[11] avaliaram a produção científica em termos de publicação de artigos em periódicos dos 1.352 residentes em neurocirurgia em 105 programas credenciados pelo ACGME da American Association of Neurological Surgeons. Depois foi realizada uma pesquisa no PubMed e no Scopus para cada residente. Houve um total de 10.645 publicações, das quais 3.985 foram publicações de residentes como primeiro autor durante o período de estudo. As subespecialidades que os residentes publicaram foram vascular (24,9%), coluna (16,9%), oncologia (16,1%), pediátrica (5,6%), funcional (4,9%) e trauma (3,8%). A publicação média por residente foi 2,9 trabalhos como primeiro autor, uma média de 38 publicações por programa de residência (intervalo 0-241). O índice h por residente foi de 2,47 ± 3,25.[11]

Impressionante a quantidade de artigos publicados por residentes da América do Norte. Publicações do residente como primeiro autor correlacionaram-se com a produtividade acadêmica do departamento. A pesquisa e a publicação de residentes é uma métrica fundamental para avaliar a produtividade dos programas acadêmicos de Neurocirurgia e é na atualidade consistente com um dos focos centrais do treinamento em Neurocirurgia.[11]

O neurocirurgião mais antigo, que não foi treinado em um programa com tradição de publicar sua experiência nos cuidados dos pacientes neurocirúrgicos, dificilmente aprenderá as normas da escrita de um artigo científico para uma revista indexada. Deve-se investir nos jovens neurocirurgiões, ainda em treinamento, para que em poucos anos a produção científica de brasileiros na área se multiplique e seja comparada aos melhores centros internacionais. Valorizando essa nova forma de preparar a geração futura de neurocirurgiões, programas de Residência Médica americanos começam a ser avaliados pela quantidade e qualidade das publicações durante os anos de residência em Neurocirurgia.[11]

OPEN RESEARCHER AND CONTRIBUTOR ID (ORCID)

O devido acompanhamento da publicação de um autor é possível em razão do uso do ORCiD (Open Researcher and Contributor ID), que é um identificador digital gratuito, único e permanente, que distingue um acadêmico/pesquisador de outro e resolve o problema da ambiguidade e semelhança de nomes de autores e indivíduos, substituindo as variações de nome por um único código numérico. Todo profissional que deseja ingressar na comunidade científica necessita se registrar e ter essa identidade.

CONVENÇÃO DE VANCOUVER

Para publicar nesses jornais indexados em plataformas mais importantes (p. ex., PubMed/Medline, Web of Sciences, Scopus) o autor tem que lançar informações pertinentes e robustas para um público amplo, e seguir com rigor as normas do jornal para evitar que o manuscrito submetido seja rejeitado pelos avaliadores, incluindo o editor da revista.

Existem padrões/normas da forma mais adequada de se escrever um artigo científico, sempre utilizando o menor número de palavras para expressar todas as informações necessárias ao leitor do assunto abordado no manuscrito. Essas normas foram sendo aprimoradas nas últimas décadas, sempre otimizando a transmissão da mensagem científica escrita para as comunidades profissional e acadêmica.

As Recomendações para a Conduta, Relatórios, Edição e Publicação de Trabalho Acadêmico em Revistas Médicas (*Recommendations for the Conduct, Reporting, Editing and Publication of Scholarly Work in Medical Journals,* comumente referidas como a *Convenção de Vancouver*) foram elaboradas pelo Comitê Internacional de Editores de Revistas Médicas (*International Committee of Medical Journal Editors*, ICMJE). Hoje a quase totalidade das revistas indexadas segue essas recomendações. A Convenção estabelece os requisitos que a grande maioria das revistas médicas usa quando publica artigos científicos e fornece diretrizes práticas e éticas. A Convenção implica ainda o cumprimento da Declaração de Helsinque, e os projetos de pesquisa devem ser recomendados por um comitê de ética independente. A Convenção é aplicada em mais de 500 revistas médicas em todo o mundo.

Editores de algumas revistas científicas, *The Vancouver Group,* se reuniram, em 1978, em Vancouver, no Canadá, para estabelecer diretrizes mais uniformes para serem usadas na redação dos artigos que seriam submetidos aos seus respectivos periódicos. As primeiras normas estabelecidas para a escrita do texto do manuscrito e como se colocar as respectivas referências bibliográficas foram publicadas, em 1979. O grupo aumentou em número de revistas científicas e agora se reúne anualmente. O *Comitê Internacional de Editores de Revistas Médicas* foi também gradualmente adicionando e estabelecendo recomendações sobre os princípios éticos para publicação em revistas biomédicas.

Essas recomendações são revisadas oportunamente. Em 2013, o ICMJE modificou o nome de Requisitos Uniformes para Manuscritos Submetidos para Revistas Biomédicas (URMs) para as atuais Recomendações para a Conduta, Notificação, Edição e Publicação de Trabalho Acadêmico em Revistas Médicas. Desta forma é primordial para o interessado em publicar um artigo em uma revista científica ler atentamente essas recomendações.

MEDICINA COM BASE EM EVIDÊNCIAS

David Sackett, na Universidade McMaster (Canadá), preparava médicos residentes para desenvolver habilidades para a busca e a análise crítica da literatura médica. Esse movimento deu origem ao termo Medicina com base em Evidências que foi criado por Gordon Guyatt, em 1991. Existem duas definições clássicas de saúde com base em evidências:

1. Abordagem que utiliza as ferramentas da Epidemiologia Clínica, Estatística, Metodologia Científica e Informática para trabalhar a pesquisa, o conhecimento e a atuação em Saúde, com o objetivo de oferecer a melhor informação disponível para a tomada de decisão clínica;
2. É a de avaliar e reduzir a incerteza na tomada de decisão em saúde.[12-14]

O objetivo da Medicina com base em Evidências é avaliar as evidências ou provas científicas vigentes, aplicando o método científico na prática médica por meio de identificação e promoção de práticas que funcionam, e eliminação das ineficientes ou prejudiciais, minimizando a distância entre a geração da evidência científica e sua aplicação no cuidado do paciente.

Atividades tradicionalmente estabelecidas que ainda não foram submetidas à avaliação sistemática científica são frequentemente escolhidas para uma avaliação criteriosa. São adotadas análises estatísticas: metanálise, análise de risco-benefício, experimentos clínicos aleatórios e controlados, e outras mais, no sentido de direcionar o médico na escolha da melhor decisão quando estiver cuidando do seu paciente. O professor britânico, Archie Cochrane, foi um dos criadores deste movimento, ao defender o uso do método científico para investigar a eficiência e eficácia de tratamentos; foi autor do livro Effectiveness and Efficiency: Random Reflections on Health Services (1972).

DEFINIÇÃO DE ARTIGO CIENTÍFICO

Monografia é um tipo de publicação que versa sobre um assunto para publicação em anais, revistas técnicas, final de uma graduação/residência médica ou boletins de institutos de pesquisa. Baseia-se na premissa de que os resultados são posteriores ao planejamento da pesquisa.

Um artigo científico apresenta um estudo sobre determinado tema com as finalidades de: estabelecer um debate ou relação entre ideias; ser original e apresentar dados inéditos obtidos pelo desenvolvimento de estudos experimentais ou observacionais que partem de uma premissa embasada em literatura específica ou relatos de casos. Deve conter informações essenciais para o entendimento dos leitores e ter um discurso fluido e explicativo, uma vez que a intenção de quem escreve um artigo científico é que ele seja compreendido por seus pares.

O artigo deve seguir formatação padrão, o autor deve ficar atento, pois cada instituição ou revista possui as suas próprias normas de publicação.

TIPOS DE ARTIGOS

Um artigo pode ser escrito em forma de: Revisão de literatura, Relato de caso, Série de casos, Estudo transversal, Estudo de caso-controle, Estudo coorte, Ensaio clínico controlado randomizado ou Revisões sistemáticas (metanálise).

Com o tipo de artigo selecionado, antes de começar a escrever, o autor deve selecionar a revista que irá submeter ao seu artigo, levando em consideração o tema do seu trabalho e o escopo e objetivos da mesma. Para avaliar a qualidade da revista escolhida, busque informações no Qualis e Journal Citation Reports (JCR).[15]

Para projetar e executar uma pesquisa e assim escrever um artigo científico de qualidade, o autor deve iniciar com uma revisão de literatura robusta sobre o assunto. Esse momento permite o pesquisador inteirar-se do que a literatura já sabe sobre o tema e quais as lacunas ainda a serem preenchidas, perguntas a serem respondidas ou hipóteses a serem testadas. Para tal, é necessário um esforço na busca desses *papers* nas bases mais acessadas pelas palavras-chave. A estratégia nessa busca deve levar em conta filtros ou restrições lançadas pelo pesquisador, como: decidir se haverá preferência de idioma, período da publicação entre outros critérios de elegibilidade (Qualis da revista, local de execução do trabalho) e se o artigo buscado possui aspectos semelhantes ao que seu artigo avaliará. Um resumo sobre os desenhos dos tipos de estudos e como proceder em cada etapa da sua pesquisa pode ser visto no Quadro 114-1.

Quadro 114-1. Tipos de Estudos

Métodos de pesquisa			
Desenhos	Delineamento	Tipo de estudo	Pergunta clínica
Observacional	Exploratório	Estudos de caso Série de casos	Narra observações, experiências, fatos não usuais e tratamentos em um pequeno número de casos
	Descritivo	Transversal	Distribuição de doenças ou condições de saúde; associação entre exposição e doença
		Caso-controle	Compara entre os indivíduos com (casos) e sem os desfechos (controles) de quem foi exposto ou não exposto
		Estudo de coorte	Efeitos da exposição ao fator de risco
Experimental	Analítico	Estudos *in vitro*/*in vivo* experimentais	Questões envolvendo
		Ensaio clínico controlado randomizado	Pergunta clínica: efeitos da intervenção; avaliação da eficácia

Após a revisão e no momento da escrita do seu artigo, o autor deve utilizar linguagem e estilo científicos, vocabulário técnico e atenção na utilização da gramática. Um artigo científico original deve conter texto de aproximadamente 3.000 palavras e ser dividido em: título, autores, filiação, resumo, *abstract*, palavras-chave, *keywords*, introdução e objetivos (ou hipóteses), método, resultados (podendo conter tabelas e/ou figuras), discussão com conclusão (em tópico único ou separado, dependendo das normas da revista selecionada) e referências.

TÍTULO DO ARTIGO
Deve conter o menor número de palavras, ser claro e identificar facilmente o tema central do estudo. É indicado que o autor evite a utilização de siglas e títulos muito longos. Se possível é indicado colocar o tipo de estudo no título ou no *abstract* e identificar a espécie animal usada se um modelo animal foi escolhido.

AUTORES
A inclusão de autores em um artigo e sua ordem de importância seguem uma convenção. Em geral o primeiro autor é o que teve o maior esforço na realização do estudo e escreveu a maior parte do manuscrito. O último autor é comumente o supervisor do projeto de pesquisa ou o chefe do departamento ou do grupo de pesquisa.[16]

A utilização de medidas na definição dos autores deve ser seguida a fim de evitar autorias injustas, tanto na inserção se pesquisadores que não atuaram no trabalho ou na exclusão de nomes que trabalharam efetivamente no artigo.[17] Aliás, hoje é obrigatório se descrever no artigo o que cada autor realizou durante a execução do estudo, como:

A) Conceito e desenho do estudo;
B) Análise e interpretação dos dados;
C) Revisão do conteúdo intelectual do artigo;
D) Aprovação final do manuscrito completo;
E) Quem coletou os dados;
F) Uso de algum instrumento de análise específico;
G) Se escreveu o artigo.

O mesmo autor pode participar de várias ou todas as etapas do estudo, até a conclusão na escrita final e submissão.

FILIAÇÃO
Descrição da filiação institucional de cada autor do artigo. São informados a titulação e o vínculo profissional (principal, se houver mais de um) dos autores e qual deles é o autor correspondente seguido de seu endereço para correspondência (e-mail).

RESUMO
É a apresentação concisa dos pontos relevantes do artigo entre 150 (não estruturado) e 250 (estruturado) palavras. Nele, o autor deve fornecer elementos capazes de permitir ao leitor decidir sobre a necessidade de consulta ao texto original e/ou transmitir informações de caráter complementar. Deve ressaltar: introdução, objetivos e/ou hipótese, o método, os resultados e as conclusões do trabalho sem o uso de siglas e abreviaturas, referências, figuras ou tabelas. É essencial revelar no resumo os dados numéricos mais importantes. Lembrar que o resumo é a parte do artigo mais lida.

ABSTRACT
O resumo escrito em língua inglesa, caso o artigo seja publicado em outra língua.

PALAVRAS-CHAVE
Lista de 3 a 6 palavras que abordem o tema do artigo. As palavras-chave servem para indexar o artigo já que permitem ampliar sua busca e leitura nos buscadores mais utilizados pelos neurocirurgiões DeCS (Descritores em Ciências da Saúde), Lilacs, Scielo, Mesh (Medical Subject Headings) e Medline/Pubmed.

KEYWORDS
Palavras-chave escritas em língua inglesa, caso o artigo seja publicado em outra língua.

INTRODUÇÃO E OBJETIVOS (OU HIPÓTESES)
A introdução do artigo esclarece a importância da pesquisa e a relevância para a área sendo um convite atrativo para a continuidade da leitura do artigo e apreciação dos resultados. Uma boa Introdução tem aproximadamente 250 palavras com 3 a 4 parágrafos, dependendo do assunto, divididos em:

1. Caracterização do problema;
2. Justificativa;
3. Objetivos/hipótese.

Na caracterização do problema deve-se apresentar a situação do tema abordado, introduzir o leitor ao tema da pesquisa, aos principais conceitos (teorias) envolvidos e aos trabalhos já realizados até o momento (descrição sucinta de pesquisas anteriores). Preferencialmente, são mencionados artigos recentes não sendo recomendáveis extensas revisões bibliográficas e uso de *apud* (citação de citação).

No último parágrafo, o autor justifica o estudo, apresentando possíveis contribuições tanto no aspecto acadêmico, quanto na utilidade prática com o paciente ou social. Neste momento também deve ser claro o ineditismo da pesquisa e seus objetivos ou hipótese.[18]

Escritos preferencialmente com os verbos no infinitivo, os objetivos apontam a finalidade de um trabalho científico, ou seja, a meta que se pretende atingir com sua elaboração. São eles que indicam o que um pesquisador realmente deseja fazer. Quando o artigo pretende testar hipótese(s), o autor deve formulá-la como uma afirmação, mesmo que provisória. Deve estar fundamentada em pressupostos e trazer a previsão sobre os prováveis resultados da pesquisa.

Erros comumente encontrados na Introdução são: texto longo, prolixo sem novidades, justificativa insuficiente ou inexistente, ausência, inadequação ou inconsistência de objetivos ou hipóteses.

MÉTODO (OS AUTORES NÃO RECOMENDAM USAR O TERMO METODOLOGIA)
Neste tópico do artigo é descrito o delineamento da pesquisa, caracterizando a área ou população estudada, o tamanho da amostra e como ela foi determinada, os materiais e procedimentos utilizados, as variáveis analisadas (em trabalhos de laboratório) e as análises estatísticas realizadas.

Nos trabalhos de testes, procedimentos e/ou técnicas que envolvem pessoas, o autor esclarece o tamanho do seu **n** amostral, procedimentos para a seleção dos participantes e critérios de elegibilidade. Todas essas informações são necessárias, pois a função do método de um artigo é garantir a replicabilidade da pesquisa, além de revelar a forma como os resultados foram obtidos.[19]

Finalizada a descrição inicial no primeiro parágrafo, o método precisa informar as variáveis consideradas, o método que os dados foram coletados e como serão analisados estatisticamente. Vale destacar que alguns artigos são descritivos (*p. ex.*: relatos de caso) e não fazem levantamento de hipóteses e uso de análises estatísticas. Apesar de muitos artigos descritivos lançarem mão de informações importantes, as revistas científicas de valores de impacto alto geralmente não aceitam artigos desta natureza.

Dependendo da natureza do estudo, principalmente os que envolvem pessoas, no tópico de métodos o autor precisa fazer as considerações éticas cabíveis à coleta e manipulação dos dados. É necessário destacar os riscos e benefícios do estudo e comprovar a legalidade da pesquisa, esclarecimento e confidencialidade do uso das informações pessoais de cada envolvido pelo uso do Termo de Consentimento Livre e Esclarecido e Termo de confidencialidade.

RESULTADOS

Fornece ao leitor a descrição clara e organizada (pode estar dividido em subtópicos) dos resultados obtidos com a finalização da coleta dos dados. Na redação dos resultados, escreva apenas os necessários para aceitar ou refutar sua hipótese, responder a suas perguntas, alcançar seus objetivos e/ou corroborar suas conclusões.[2]

Os resultados de um artigo descrevem analiticamente os dados levantados e em algumas revistas (ver normas) são combinados com a discussão. Fique atento na redação e utilize o mesmo estilo da introdução e do material e métodos.

Os erros mais comuns na escrita dos resultados de um artigo são a omissão de dados prometidos na seção dos métodos, bem como a utilização da análise estatística inadequada ou inapropriada. Um erro grave na discussão é repetir os resultados. A regra é dizer apenas uma vez e nada mais. Não é necessário se repetir informação para um leitor interessado.

A maioria das revistas incorpora as tabelas e figuras nos resultados dos artigos, outras trazem esses elementos na sessão anexos ou material suporte do artigo. Caso seu artigo traga tabelas e/ou figuras nos resultados fique atento para não repetir no texto os dados já expostos (redundância), essas precisam ser claras e compreensíveis facilitando o entendimento dos dados e das análises, reduzindo longos parágrafos para explicá-los.

As tabelas e as figuras devem ter legendas autoexplicativas. O leitor tem que entender o que é mostrado apenas lendo a legenda e observando a figura ou tabela, sem ter de recorrer ao texto. Todas as siglas ou abreviaturas têm de ser explicadas pelos vocábulos respectivos.

DISCUSSÃO

Deve ser redigida com a finalidade de enfatizar e interpretar os resultados mais importantes e comparar os resultados obtidos na sua pesquisa aos resultados obtidos por outros pesquisadores em suas respectivas publicações. A discussão deve ser iniciada com a confirmação ou rejeição da(s) hipótese(s) ou respostas das perguntas indicadas na introdução do artigo.

O autor deve relacionar problema da pesquisa e o embasamento teórico dado na revisão da literatura com seus resultados, indicando o avanço que seus dados forneceram sobre o tema. Corroborando, questionando, negando ou lançando novas ideias já conhecidas com respalde em seus resultados.

Seja sempre explícito na discussão e apresentação de novos dados.

CONCLUSÃO

Deve ser redigida no presente do indicativo. Antecedendo a conclusão o autor pode fazer uma recapitulação sintetizada e a autocrítica, revelando os pontos fracos na pesquisa, como vieses possíveis. Deve resumir claramente o que os resultados da pesquisa concluem, sempre respondendo à pergunta condutora vinculada com o objetivo. Importante lembrar que a conclusão deve estar apoiada nos dados da pesquisa executada. Atenção: muitos confundem comentários com conclusão.

RECOMENDAÇÕES DURANTE A ESCRITA DE UM ARTIGO CIENTÍFICO

Ao escrever um artigo, o primeiro passo que deve ser tomado seria elaborar a pergunta condutora do estudo – Questão clínica (PICOS que consiste em População, Intervenção/exposição, Comparação, Desfecho – *Outcome* e Desenho de estudo – *Study design*). Para responder a esta pergunta é necessário identificar a melhor evidência disponível (melhor nível de evidência são as revisões sistemáticas com metanálise). Fazer uma análise crítica da evidência (o que foi encontrado, nível de evidência e principais resultados). As revisões sistemáticas permitem entender melhor o assunto estudado e criar a problematização, sumarizando as evidências existentes sobre a associação entre a exposição e os desfechos. A partir deste modelo de estudo é possível avaliar a qualidade metodológica e o risco de viés dos estudos sobre um determinado tema, sumarizando as evidências disponíveis por meio de sínteses qualitativa e quantitativa (metanálise).

Os artigos podem ser classificados de acordo com Nível de Evidência Científica segundo a Classificação de Oxford Centre for Evidence-Based Medicine, com graus de recomendação A, B, C e D; ver http://u.saude.gov.br/images/PDF/2014/janeiro/28/tabela-nivel-evidencia.pdf.

Usar o programa Grammarly® (grátis) pode ajudar muito na escrita de um artigo na língua inglesa. O Grammarly® também verifica a possibilidade de haver plágio no artigo. Preparar uma *Cover Letter* informando claramente o motivo pelo qual o estudo foi realizado e enfatizando, a importância do artigo para garantir a simpatia do editor-chefe é de extrema importância. Na Figura 114-1 os autores colocam um modelo de *Cover Letter* que foi enviada ao Neurosurgical Review. A resposta aos avaliadores deve ser educada e aceitar uma a uma suas sugestões, se possível. O artigo a ser ressubmetido deve mostrar toda e qualquer modificação que os autores realizaram no texto para que os avaliadores vejam. Na carta os autores devem identificar e explicar cada uma delas em cima da crítica ou sugestão do avaliador respectivo.

Usar gerenciadores de referências e citações, como o EndNote®, Zotero® e o Mendeley ®. É quase impossível se realizar uma lista de 30-60 referências, sem que tenha erros, sem usar um desses gerenciadores.

Universidade Federal de Pernambuco

Recife, October 5, 20XX.

To
Xxxxxx, MD
Editor-in-Chief
Neurosurgery Review

Dear Prof. Dr. Xxxxxx:

We are submitting the "view and review" article entitled ***"Sit back, observe, and wait." Or is there a pharmacologic preventive treatment for cerebral aneurysms?*** to be appreciated by the responsible authorities. In the present article we hypothetically suggest a pharmacologic form of treatment with statins, beta-adrenergic blocker agents, and/or angiotensin-converting-enzyme inhibitor/angiotensin II receptor blockers to inhibit or slow down intracranial aneurysm formation, taking into consideration some pathophysiological aspects related to aneurysmal development, such as: hemodynamic stress, arterial wall inflammation, nitric oxide formation and atheromatous disease.

As you well know, the prevailing opinion is that cerebral aneurysmal disease is related to hemodynamic and genetic factors, associated with structural weakness in the arterial wall which was acquired by a specific, often unknown, event. Possibly the trigger moment of aneurysm formation may depend on the dynamic arterial growth, which is closely related to aging and atherosclerosis.

In most individuals an endovascular or microsurgical approach is possible in order to obliterate the intracranial aneurysm. However, in a number of patients with an unruptured intracranial aneurysm (UIA) the neurosurgeon`s decision is to just "sit back, observe, and wait", based on the favorable natural history of some of the UIAs. Furthermore, some individuals need to be kept under close observation since they have a higher chance of developing intracranial aneurysms, especially those with at least two affected first-degree relatives with a cerebral aneurysm, subjects with polycystic kidney disease, and patients who have undergone an aneurysm intervention. In these examples prophylactic strategies should be adopted, if it is at all possible. The main question is deciding the best option of clinical treatment for these cases, when surgical approach is contraindicated, or for those subjects who are more prone to develop cerebral aneurysms.

The author states that this material has not been published, whole or in part, and is not under consideration for publication elsewhere. There was not any financial support for the work and there are not any potential conflicts of interest.

Thank you for your attention, we look forward to your words.

Sincerely,

Marcelo M. Valença, MD, PhD, FAHS
Full Professor of Neurosurgery
Federal University of Pernambuco
Recife, Brazil

Fig. 114-1. Modelo de *cover letter* enviada ao Neurosugical Review.

Um bom artigo científico tem que ter concisão, clareza, imparcialidade, objetividade, precisão, harmonia, originalidade e simplicidade. A impessoalidade é uma das características de um artigo bem escrito, pois o leitor dever ter uma visão objetiva dos fenômenos ou dados que o escritor pretende mostrar sem envolvimento pessoal. Desta forma, evitar comentários como meu trabalho, nossa pesquisa e utilizar este trabalho. O texto fica mais elegante utilizando-se a 3ª pessoa do singular.

A objetividade é uma qualidade da boa redação. A linguagem científica deve ser objetiva, precisa, sem qualquer ambiguidade. Abordar apenas o que concerne ao assunto, na maneira mais simples para expor as ideias e conhecimentos. Evite estilo prolixo, retórico ou confuso; uma linguagem rebuscada não agrada. Expor o assunto com lógica e desenvolver o raciocínio de forma sequencial valorizam o artigo.

O uso da modéstia e da cortesia é a regra, evitando se passar como a maior autoridade no assunto em pauta, insinuando ser o seu trabalho o mais correto entre todos.

A utilização de frases curtas melhora a compreensão do texto, iniciar uma nova frase fica melhor do que usar vírgulas. Importante o cuidado de cortar todas as palavras desnecessárias ou que não acrescentem nada ao conteúdo (*p. ex.*, Como fica evidente na análise dos dados numéricos mostrados na Tabela..., prefira Na tabela estão...). Evite de todas as formas repetições. Prefira as frases afirmativas.

Há uma regra para o uso de números. No Início da frase escrever por extenso. Se tiver de usar no meio da frase de um a dez também fazer por extenso. De 11 em diante usar algarismos. No caso da necessidade de vários valores algarismos (*p. ex.*, Participaram do estudo 2 homens e 15 mulheres). Ponto para separar o milhar, como no exemplo 1.567 indivíduos. Diferente do ano, como 2021, não tem ponto. Quando se referir a uma unidade internacional de 1 a 10 pode ser algarismo (*p. ex.*, 8 kg; 9 m, 2 s).

Sempre usar os recursos de correção ortográfica e gramatical com ajuda de processadores de texto. Importante reler por várias vezes o texto.

DICAS

- O residente deve desenvolver a aptidão de escrever um artigo científico;
- Uso da Cienciometria na avaliação da residência em Neurocirurgia;
- Selecionar uma revista indexada e ler as Instruções aos autores antes de se submeter o artigo aumentam a chance da publicação;
- Usar durante a escrita as recomendações da ICMJE, ter o ORCID e usar programas como Grammarly® e gerenciadores de referências tipo EndNote® ajudam na publicação do artigo científico.

REFERÊNCIAS BIBLIOGRÁFICAS

1. Alotaibi NM, Guha D, Fallah A, et al. Social media metrics and bibliometric profiles of neurosurgical departments and journals: is there a relationship? World Neurosurg. 2016;90:574-9.
2. Andrade MM. Introdução à metodologia do trabalho científico: elaboração de trabalhos na graduação. São Paulo: Atlas ed; 2010.
3. Bohl MA, Ponce FA. Assessing the relevancy of highly cited works in neurosurgery. part i: the 100 most relevant papers in neurosurgical journals. World Neurosurg. 2017;104:927-38.
4. Emery E. Bibliometric analysis of neurosurgery publications in France. Neurochirurgie. 2019;65(1):7-13.
5. Khan NR, Thompson CJ, Taylor DR, et al. An analysis of publication productivity for 1225 academic neurosurgeons and 99 departments in the United States. J Neurosurg. 2014;(3):746-55.
6. Lee RP, Xu R, Dave P, et al. Taking the next step in publication productivity analysis in pediatric neurosurgery. J Neurosurg Pediatr. 2018;21(6):655-65.
7. Taylor DR, Venable GT, Jones GM, et al. Five-year institutional bibliometric profiles for 103 US neurosurgical residency programs. J Neurosurg. 2015;(3):547-60.
8. Madhugiri VS, Ambekar S, Strom SF, Nanda A. A technique to identify core journals for neurosurgery using citation scatter analysis and the Bradford distribution across neurosurgery journals. J Neurosurg. 2013;(5):1274-87.
9. Ponce FA, Lozano AM. Highly cited works in neurosurgery. Part I: the 100 top-cited papers in neurosurgical journals. J Neurosurg. 2010;112(2):223-32.
10. Shaikh AT, Farhan SA, Siddiqi R, et al. Disparity in leadership in neurosurgical societies: A Global Breakdown. World Neurosurg. 2018;S1878-8750(18)32704-9.
11. Sarkiss CA, Riley KJ, Hernandez CM, et al. Academic productivity of US neurosurgery residents as measured by h-index: program ranking with correlation to faculty productivity. Neurosurgery. 2017;(6):975-84.
12. Akobeng AK. Principles of evidence based medicine. Arch Dis Child. 2005;90:(8)837-40.
13. Glaaszioup P, Del Mar C, Salisbry J. Prática clínica baseada em evidências. 2nd. Porto Alegre: Editora Artmed; 2007.
14. Masic Izet, Miokovic M, Muhamedagic B. Evidence based medicine–new approaches and challenges. Acta Informatica Medica. 2008;16:(4)219.
15. Roldan-Valadez E, Salazar-Ruiz SY, Ibarra-Contreras R, et al. Current concepts on bibliometrics: a brief review about impact factor, Eigenfactor escore, CiteScore, SCImago Journal Rank, Source-Normalised Impact per Paper, H-index, and alternative metrics. Ir J Med Sci. 2018;1-13.
16. Research Ethics Committees. Authorship and co-authorship in medical and health research. 2015.
17. Marušić A, Bošnjak L, Jerončić A. A systematic review of research on the meaning, ethics and practices of authorship across scholarly disciplines. PLoS ONE. 2011;6(9):e23477.
18. Santos IE. Manual de métodos e técnicas de pesquisa cientifica. Editora Impetus. 2016;12:368.
19. Marconi MA, Lakatos EM. Metodologia do trabalho científico: procedimentos básicos, pesquisa bibliográfica, projeto e relatório, publicações e trabalhos científicos. São Paulo: Atlas; 2011;7(6).

CAPÍTULO 115
ASPECTOS PSICOLÓGICOS DO PACIENTE SUBMETIDO À NEUROCIRURGIA

Isabela Cóstola Windlin

INTRODUÇÃO

O cérebro, para além do que se sabe sobre sua importância na comunidade científica, subjetivamente ocupa um lugar de muito privilégio na humanidade. Dentre todos os órgãos, é a ele que são atribuídos as crenças, os desejos, a personalidade e o comportamento. É por isso que problemas de ordem cerebral, no imaginário social, são temidos e causam impacto na vida do paciente.

Em anos de escuta a pacientes que recebem algum tipo de diagnóstico neurológico, não é incomum de se observarem reações de muita fragilidade e sofrimento quando é o cérebro que *está doente*. Alguns pacientes sentem-se traídos por si mesmos, enquanto outros vivem sob um constante medo, como se tivessem dentro de si uma bomba relógio, que a qualquer momento pode destruir o corpo, a mente ou a vida como um todo.

Nesse contexto, o trabalho psicológico na área da saúde busca olhar para o paciente e para sua experiência de adoecimento. Faz parte da atuação do psicólogo identificar de forma objetiva como se encontra o funcionamento cognitivo do paciente, entendendo o quadro emocional e a forma como ele lida com suas dificuldades. Quando necessário, é possível envolver sua família, e a rede de apoio profissional no processo de cuidado. Esse trabalho tem a finalidade de prover psicodiagnóstico adequado, assim como de exercer uma função terapêutica. O psicólogo colabora para o ajustamento e desenvolvimento do paciente frente às atuais condições de saúde, a partir do fortalecimento dos seus recursos de enfrentamento, buscando o alívio de sofrimento e angústia, e proporcionando segurança, contenção e acolhimento.

A psicologia também tem como meta de cuidado favorecer o vínculo entre o paciente e a equipe de saúde, colaborando para que aconteça uma comunicação entre eles de forma efetiva e clara. No contato com os profissionais, cabe ao psicólogo apresentar as individualidades do paciente, para além do seu diagnóstico ou número do leito. Essas características, sejam elas cognitivas, emocionais ou sociais podem ser respeitadas na hora de se escolher uma determinada abordagem ou encaminhamento de tratamento.

Sendo assim, este capítulo apresentará algumas contribuições da psicologia, que podem ser oportunas para o trabalho da neurocirurgia. Serão discutidos os principais fatores que envolvem o processo do paciente com o adoecimento neurológico.

OS DÉFICITS NEUROPSICOLÓGICOS

As lesões cerebrais, sejam elas causadas por doenças, acidentes ou procedimentos, podem ter como uma de suas principais consequências o comprometimento cognitivo. A perda ou diminuição de alguma função cognitiva costuma trazer prejuízos não só para o paciente, como para sua rede familiar. Pacientes que perdem a capacidade de exercer sua atividade laboral, em razão de uma incapacidade cognitiva, por exemplo, podem gerar impactos de ordem afetiva, social e econômica para a organização familiar.

Quando queixas de ordem cognitiva são trazidas para o médico, é possível que exista alguma dificuldade na descrição de tais demandas. Muitas vezes, essas alterações são interpretadas de forma subjetiva, dada a complexidade e a inter-relação entre as diversas funções neurocognitivas. Geralmente, só são percebidas quando se encontra alguma consequência significativa, como o esquecimento de um compromisso importante, ou apresentação de um comportamento muito destoante do comum. Às vezes, as queixas são feitas pela família, que percebe o paciente como "muito esquecido, desatento" ou "atrapalhado". Por vezes, o próprio paciente refere dificuldades para realizar tarefas simples ou, até mesmo, não consegue fazer uma adequada autocrítica sobre suas reais dificuldades.

Assim, depender somente das informações dadas pela família ou pelo próprio paciente não parece ser a maneira mais precisa para descrever o estado cognitivo geral do paciente. Para isso, é possível solicitar o auxílio da avaliação de um neuropsicólogo.

A avaliação neuropsicológica tem como objetivo mensurar e descrever o perfil de desempenho cognitivo do paciente. Trata-se de uma ferramenta que inclui a observação clínica de um psicólogo especializado, dados de anamnese, escalas, inventários, testes psicométricos padronizados e tarefas ecológicas de caráter qualitativo. Esse exame avalia de forma específica e detalhada as principais funções cognitivas, como memória, linguagem, processos atencionais, percepção, inteligência, habilidades acadêmicas, habilidades visuoespaciais e visuoconstrutivas, funções executivas, cognição social entre outras.

No Brasil, o Conselho Federal de Psicologia (CFP) dispõe das diretrizes para a realização de avaliação neuropsicológica, assim como realiza a regulamentação do Sistema de Avaliação de Testes Psicológicos (SATEPSI), conforme a Resolução CFP nº 009/2018. O CFP disponibiliza uma lista constantemente atualizada dos testes considerados favoráveis para uso, além de apresentar seus construtos avaliados, público-alvo, idade da amostra de normatização, formas de aplicação e correção. Cabe ao profissional fazer a escolha pelo teste que julgar mais adequado ao contexto, à população e ao domínio a ser investigado.

O uso de uma bateria de avaliação psicológica breve, como o Neupsilin (com versões para públicos infantil e adulto), pode ser interessante para ter uma ideia de um perfil geral de funcionamento neurocognitivo, já que avalia oito funções cognitivas: orientação temporoespacial, atenção, percepção, memória, aritmética, linguagem, praxias e funções executivas. Seu uso também é indicado para contextos de instituições de saúde, como hospitais, que demandam avaliações de rápida aplicação e que consigam traçar os resultados de diversas funções em uma única sessão. No entanto, para uma avaliação neuropsicológica completa e detalhada, é imprescindível que se faça uma combinação de instrumentos que atuem de forma complementar, visto que a maioria dos instrumentos se foca no estudo de domínios cognitivos específicos.

Para avaliação de inteligência, por exemplo, as Escalas Wechsler ainda são consideradas o padrão-ouro. Suas versões completas, traduzidas e com dados normativos adaptados para a população brasileira, abrangem faixas etárias de 6 anos e 0 mês a 16 anos e 11 meses (WISC-IV), e de 16 a 89 anos (WAIS-III). A versão breve da escala (WASI) tem um tempo de aplicação mais reduzido, e o mesmo instrumento pode ser aplicado em crianças de 6 a idosos de 89 anos.

Além do uso dos testes neuropsicológicos, é recomendado que seja considerada a observação dos aspectos qualitativos, como, por exemplo, o comportamento durante o exame, ou a forma de execução de uma determinada atividade, além de percepções sobre o estado de humor e engajamento do paciente. Tais aspectos são de grande valor, pois podem contribuir na interpretação e compreensão dos resultados obtidos.

Ao final do processo de avaliação neuropsicológica, é elaborado um laudo ou relatório. Nele consta, de forma sistematizada, uma análise dos dados obtidos ao longo da avaliação, assim como a ponderação destes resultados em relação às normas para a população de mesma faixa etária e/ou escolaridade. Este documento também traz considerações sobre o funcionamento neurocomportamental do paciente e pode vir acompanhado de orientações e recomendações para o paciente, família e equipe multiprofissional.

Para o médico, a avaliação neuropsicológica é um instrumento importante para auxiliar no processo de diagnóstico, pois poderá informar quais funções estão atuando de forma íntegra ou deficitária, permitindo fazer correlações com achados de exames de neuroimagem. Além disso, o aprofundamento adequado do exame de cada função cognitiva permite uma maior diferenciação e especificidade da origem de determinado comprometimento. Ao investigar se é de origem neurológica ou afetiva, por exemplo, contribui para a realização de diagnósticos diferenciais. Para pacientes com epilepsia, a neuropsicologia pode auxiliar para definições diagnósticas, planejamento de tratamento, assim como para monitoramento do efeito de medicações.[1]

O neuropsicólogo também pode colaborar com a neurocirurgia nos diferentes tempos do tratamento: o pré, o pós e até mesmo o intracirúrgico. Ao realizar o exame neuropsicológico pré-cirúrgico em crianças com tumores cerebrais, pesquisadores encontraram correlações significativas entre o tipo de disfunção cognitiva e os achados histológicos do material ressecado posteriormente. Crianças com tumor talâmico mesial apresentaram, por exemplo, maiores déficits de memória de trabalho e de evocação tardia.[2]

Ainda na área de neuro-oncologia, a participação de um neuropsicólogo nas cirurgias com o paciente acordado pode ser de grande valia para o monitoramento de funções. A realização de testes durante o procedimento cirúrgico permite que o neurocirurgião consiga realizar a ressecção da maior quantidade de tumor possível, preservando o máximo de funcionalidade do paciente. Assim, foca-se em tratamentos individualizados e que tem como objetivo manter qualidade de vida do paciente.[3]

A avaliação neuropsicológica no pós-operatório pode auxiliar tanto na compreensão dos efeitos da cirurgia, quanto também no planejamento de estratégias de reabilitação neuropsicológica, caso sejam encontrados déficits. De fato, a atenção aos aspectos neuropsicológicos se faz importante, pois é uma das principais causas de sofrimento psíquico e de diminuição da qualidade de vida em pacientes sobreviventes de hemorragia subaracnóidea aneurismática, por exemplo.[4,5]

O SOFRIMENTO EMOCIONAL

No contato inicial com o paciente, o psicólogo tem como foco de atuação compreender de que forma aquele diagnóstico, lesão ou comprometimento impacta a vida do paciente. Para isso, importa conhecer a história de vida, entrando em contato com seus valores, crenças e pensamentos, pois eles determinam como o paciente poderá lidar com o seu tratamento ou com as consequências do adoecimento. Nesse trabalho de escuta ativa, também se atenta para as reações emocionais presentes e para a forma como estas emoções agem em sua vida.

É importante enfatizar que as reações emocionais, como tristeza, medo, raiva, angústia, são naturais e esperadas para situações de adoecimento. As manifestações naturais dos sentimentos não podem ser tratadas como patologias. Muitas vezes, o próprio paciente, através de seus recursos de enfrentamento pessoais, juntamente com o apoio familiar, social e até mesmo espiritual, encontra saídas e soluções adaptativas para o seu sofrimento, conseguindo lidar de maneira ajustada com o seu estado de saúde.

Contudo, é fundamental que toda equipe multiprofissional esteja atenta para sinais de sofrimento maiores do que estas reações de ajustamento, como, por exemplo, os transtornos de humor.

Os estudos dos aspectos emocionais em neurocirurgia atualmente encontram valores significativos de sintomas de ansiedade e depressão nos pacientes. Contudo, além destes, também podem-se observar reações como transtorno de estresse pós-traumático, irritabilidade, fobias etc.[6]

A presença de depressão em pacientes neurocirúrgicos é maior quando comparada à população em geral.[7] Alguns estudos em cirurgia geral indicaram que a presença de sintomas de depressão em pacientes associou-se a maior risco de complicações no período pós-operatório, já que pacientes deprimidos parecem estar mais propensos à queda de imunidade e ao desenvolvimento de outros fatores de risco, como, por exemplo, o *delirium*.[8] A depressão também esteve associada a uma diminuição do tempo de sobrevida em pacientes com glioma.[9]

Em sobreviventes de hemorragia subaracnóidea aneurismática, sintomas de ansiedade e depressão são encontrados em quase metade dos pacientes, por um período de seis meses até três anos após o incidente.[10] Quanto a sintomas de ansiedade, se não forem bem tratados, mostraram poder permanecer em níveis elevados e praticamente estáveis ao longo de dois anos em pacientes neurológicos estudados.[11]

A presença de ansiedade pode ser um fator de entrave durante as consultas médicas. Muitos pacientes relatam que não conseguem se lembrar de tudo que foi dito pelo médico, pois estavam ansiosos e assustados no momento da consulta. Por isso, é sugerido que o paciente geralmente esteja acompanhado de um familiar para auxiliá-lo no processo de entendimento. É recomendado, também, que o médico possa se certificar da compreensão, e, se for necessário, repetir algumas informações ao longo dos encontros com o paciente.

Portanto, a atenção em relação aos aspectos emocionais dos pacientes deve ser priorizada, antes ou após o procedimento cirúrgico. Como estratégia terapêutica, é indicado encaminhamento a um psicólogo e um psiquiatra, pois a associação entre tratamento medicamentoso e psicoterapia costuma ter melhores resultados.

A PERDA DE FUNCIONALIDADE

Funcionalidade é um termo amplo e que engloba mais de uma dimensão da experiência humana: não só as funções e estruturas corporais, como também a capacidade de exercer atividades, participar e interagir com o ambiente e sociedade.[12]

A funcionalidade pode ser afetada quando existem lesões neurológicas, sejam elas motoras ou cognitivas. A incapacidade funcional costuma ser um medo amplamente relatado pelos pacientes, pois envolve não só a perda de autonomia, quanto a necessidade de tornar-se dependente de cuidados de outra pessoa.

De fato, estudos observaram que pacientes que sobreviveram à ruptura de aneurismas cerebrais elencaram que a dependência de cuidados e a dificuldade de retorno às atividades laborais foram fatores principais para a diminuição de sua qualidade de vida.[13,14]

Por isso, o médico pode sugerir que seu paciente, quando em sofrimento pela perda de sua funcionalidade, possa buscar auxílio de profissionais especializados nessas áreas, como fisioterapeutas, terapeutas ocupacionais e neuropsicólogos. Sem dúvida, o processo de se deparar com perdas de funções, sejam elas sociais, físicas ou cognitivas, pode vir acompanhado de sofrimento emocional. A psicoterapia, nesses casos, serve como um auxílio para fortalecimento de recursos psíquicos e como apoio, para que se possam ser encontrados novos significados para sustentar o momento de vida do paciente. O suporte social também pode ser necessário, orientando-se o encaminhamento a profissionais ou instituições de assistência social.

AS RELAÇÕES COM A FAMÍLIA

Diante de quadros mais graves ou de maior fragilidade, é esperado que exista uma maior tensão por parte dos familiares do paciente. Geralmente, a família pede por garantias e promessas de uma resolução do problema ou de uma recuperação rápida, e estas não podem ser oferecidas, dadas as incertezas que envolvem a natureza de cada organismo. De fato, as expectativas podem ser muito altas quando se trata de situações de muito terror, como o medo de perder alguém que se ama.

Por isso, quando se trata de sofrimento emocional de familiares, um discurso que muito se repete por parte deles é o de se sentir impotentes. É comum que projetem algum ideal de potência na figura de maior destaque, que é o médico, fazendo-lhe as mais diversas solicitações. Essas solicitações da família podem soar como uma grande cobrança ao médico, mas, na verdade, trata-se de pedidos de ajuda. O que alguns familiares não conseguem fazer é separar o que é de responsabilidade de cada membro da equipe, e o que são fatores que estão para além do controle médico, ou seja, o desenvolvimento natural de uma doença, o tempo de um processo de recuperação de uma cirurgia ou as diferentes respostas de cada organismo de acordo com cada tratamento. Diante desses pedidos de garantias, que não podem ser entregues, é possível oferecer acolhimento.

Acolhimento é uma ação que não é específica de apenas um tipo de profissional de saúde. Sua atuação requer atenção, escuta, cuidado e empatia. Na prática, este cuidado envolve esclarecer dúvidas, orientar sobre as etapas do tratamento, informar sobre planos de ação desenvolvidos e os próximos passos, favorecendo o surgimento de uma relação de confiança e vínculo.

Alguns hospitais e serviços de saúde oferecem acolhimento psicológico para familiares em sofrimento emocional ou que apresentem sinais de fadiga ou estresse do cuidador.

AS MÁS NOTÍCIAS

Por definição, uma má notícia é qualquer informação que afete drástica e negativamente as perspectivas de futuro de um paciente.[15] Más notícias estão presentes desde os diagnósticos, até os desfechos difíceis nos casos em neurocirurgia. Geralmente, sua complexidade se dá desde o momento em que precisa ser dita pelo médico, até à forma como será recebida pela família e/ou pelo paciente.

Comumente, existe um certo temor, geralmente por parte da família, que imagina que o contato do paciente com a notícia pode levar a tamanho sofrimento, que esta será responsável pelo declínio e agravamento da situação, e a consequente morte. A médica paliativista, Ana Cláudia Q. Arantes, em seu livro *A morte é um dia que vale a pena viver*,[16] relembra, com bom humor, que a verdade não mata. O que interrompe a vida são as doenças, as complicações clínicas, as lesões.

De fato, a literatura na área de oncologia, indica que o desconhecimento do diagnóstico por parte dos pacientes acarreta maior presença de sintomas de ansiedade e depressão, assim como de queixas em relação a sintomas físicos desagradáveis.[17]

Quando abordados sobre o tema, pacientes costumam definir que o que se espera ao receber uma má notícia é, na verdade, uma abordagem empática e acolhedora por parte do médico. Esse tipo de abordagem confere menores taxas de ansiedade nos pacientes.[18]

Para se trabalhar com empatia, bastam algumas características: capacidade de observação (para identificar o melhor momento para se ter determinadas conversas), abertura para lidar com situações novas, interesse genuíno no que o paciente ou família terá a dizer e capacidade de afetar-se, diminuindo a sensação de distanciamento afetivo.

Por último, mas não menos importante, ao falar tanto das preocupações com os aspectos emocionais dos pacientes e familiares, deixo um último lembrete: médicos também precisam se cuidar física, social, emocional e espiritualmente. Estar bem é requisito não apenas para oferecer um bom cuidado, como também para poder usufruir de uma boa relação com a própria profissão.

DICAS

A seguir, elaboramos um quadro, com alguns fatores que podem ser observados pelo profissional, e quais encaminhamentos podem ser feitos com o intuito de ampliar o cuidado ao paciente.

Manifestações observadas	Possíveis encaminhamentos
Déficit ou dificuldade neuropsicológica	Avaliação e conduta neuropsicológica
Presença de sinais de sofrimento psicológico intenso	Encaminhamento para psicólogo e psiquiatra
Dependência de cuidados ou assistência para realizar atividades de vida diária	Atenção para sinais de estresse do cuidador Reabilitação (fisioterapia, fonoaudiologia, terapia ocupacional e neuropsicologia)
Perda da capacidade de trabalhar	Encaminhamento para suporte social (assistente social) Reabilitação (fisioterapia, fonoaudiologia, terapia ocupacional e neuropsicologia)
Dificuldade no relacionamento familiar	Acolhimento Psicoterapia
Necessidade de comunicação de uma má notícia	Abordagem empática Acolhimento Vínculo

REFERÊNCIAS BIBLIOGRÁFICAS

1. Helmstaedter C, Witt JA. How neuropsychology can improve the care of individual patients with epilepsy. Looking back and into the future. Seizure. 2017;44:113-20.
2. Chieffo D, Tamburrini G, Caldarelli M, Di Rocco C. Preoperative neuropsychological and behavioral evaluation of children with thalamic tumors. J Neurosurg Pediatr. 2014;13(5):507-13.
3. Rossi M, Nibali MC, Torregrossa F, et al. Innovation in Neurosurgery: The Concept of Cognitive Mapping. World Neurosurg. 2019;131:364-70.
4. Rinkel GJ, Algra A. Long-term outcomes of patients with aneurysmal subarachnoid haemorrhage. Lancet Neurol. 2011;10:349-56.
5. Zaki Ghali MG, et al. Cognitive Sequelae of Unruptured and Ruptured Intracranial Aneurysms and their Treatment: Modalities for Neuropsychological Assessment. World Neurosurg. 2018;120:537-49.
6. Sousa L, Antunes A, Mendes T, et al. Long-term Neuropsychiatric and Neuropsychological Sequelae of Endovascularly Treated Aneurysmal Subarachnoid Hemorrhage. Acta Med Port. 2019;32(11):706-13.
7. Gjerde PB, Litleskare S, Lura NG, et al. Anxiety and Depression in Patients with Intracranial Arachnoid Cysts-A Prospective Study. World Neurosurg. 2019;132:e645-e653.
8. Ghoneim MM, O'Hara MW. Depression and postoperative complications: an overview. BMC Surg. 2016;16:5.
9. Shi C, Lamba N, Zheng LJ, et al. Depression and survival of glioma patients: A systematic review and meta-analysis. Clin Neurol Neurosurg. 2018;172:8-19.
10. Ackermark PY, Schepers VP, Post MW, et al. Longitudinal course of depressive symptoms and anxiety after aneurysmal subarachnoid hemorrhage. Eur J of Phys and Rehab Med. 2017;53(1).
11. Vogelsang AV, Forsberg C, Svensson M, Wengstro Y. Patients Experience High Levels of Anxiety 2 Years Following Aneurysmal Subarachnoid Hemorrhage. World Neurosurgery. 2014;83(I6)1090-7.
12. WHO. World Health Organization. International classification of functioning, disability and health. 2003.
13. Mcintosh AP, Thomas A. Health-Related Quality-of-Life Outcomes: Comparing Patients With Aneurysmal and Nonaneurysmal Subarachnoid Hemorrhage. J. Neurosci Nurs. 2015;47(5):E2-11.
14. Powell J, Kitchen N, Heslin J. Greenwood R. Psychosocial outcomes at three and nine months after good neurological recovery from aneurysmal subarachnoid haemorrhage: predictors and prognosis. J Neurol Neurosurg Psychiatry. 2002;72(6):772-81.
15. Buckman R. Breaking bad news: why is still so difficult? Br med j clin res ed. May,1984. 26;288(6430):1597-9.
16. Arantes ACQ, A morte é um dia que vale a pena viver. São Paulo: Ed Casa da palavra; 2016.
17. Chittem M, Norman P, Harris PR. Illness representations and psychological distress in Indian patients with cancer: does being aware of one's cancer diagnosis make a difference? Psychooncology. 2015;24(12):1694-700.
18. Zwingmann J, Baile WF, Schmier JW, et al. Effects of patient-centered communication on anxiety, negative affect, and trust in the physician in delivering a cancer diagnosis: A randomized, experimental study. Cancer. 2017;123(16):3167-75.

CAPÍTULO 116

CODIFICAÇÃO DE PROCEDIMENTOS EM NEUROCIRURGIA

Wuilker Knoner Campos

INTRODUÇÃO

O termo **codificação** define uma metodologia de estratificação de códigos de procedimentos cirúrgicos sequenciais, onde o código principal de determinada cirurgia (tempo cirúrgico principal ou objetivo cirúrgico) é seguido por códigos sequenciais e adjuvantes necessários à execução desta cirurgia. Normalmente estes códigos sequenciais estão relacionados com os procedimentos de acesso e/ou fechamento deste procedimento principal. Entretanto, pode ser também um tempo complementar ao tempo principal, sem, necessariamente, ser parte do acesso ou fechamento da cirurgia.

Segundo a **Portaria SAS nº 9, de 06 de janeiro de 2014**, procedimento sequencial da Neurocirurgia no âmbito do SUS é definido como:[1]

> São atos cirúrgicos com vínculo de continuidade, interdependência e complementariedade, realizados em conjunto pela mesma equipe ou equipes distintas, aplicadas a órgão único ou região anatômica única ou regiões contíguas, bilaterais ou não, em decorrência da mesma doença, executados por meio de uma ou várias vias de acesso e praticados sob o mesmo ato anestésico.

Estes códigos de procedimentos são extraídos de tabelas referenciais já existentes, consagradas e admitidas pelas entidades médicas para o uso junto às fontes pagadoras, como a CBHPM, TUSS, SUS etc., e, portanto, apresentam a mesma legitimidade e legalidade destas tabelas referenciais matrizes.

O resultado desta estratificação cirúrgica em etapas, traduzida em códigos de procedimentos sequenciais, é a diferenciação lógica de duas ou mais cirurgias que levam o mesmo nome, porém, apresentam tempos e riscos agregados diferentes. Como exemplo, cita-se a microcirurgia para tumores intracranianos, usado tanto para operar um meningioma pequeno da convexidade, quanto para um tumor do glomo jugular. Obviamente são cirurgias totalmente diferentes em técnica, tempo e risco cirúrgico, e, portanto, o justo e racional é que este tempo e risco maiores da cirurgia assumidos pelo cirurgião sejam remunerados de forma proporcional a esses fatores. Esta proporcionalidade na valoração dos honorários médicos resultará, consequentemente, do somatório de todos os códigos utilizados na cirurgia, e não só do código do tempo cirúrgico principal, como historicamente sempre se remunerou.

MOTIVAÇÃO PARA CODIFICAÇÃO

Ao contrário do que à primeira vista parece ou do que se apregoa no âmbito das fontes pagadoras, a codificação não vem para fazer reajustes/aumento de preços das cirurgias, mas uma recomposição na valoração dos honorários médicos. Enquanto reajuste significa "aumentar" o preço de algo, a recomposição ou revisão imprime a ideia de se tentar recuperar um valor perdido no tempo. O acréscimo remuneratório em percentual inferior à inflação de um período representa inequívoca diminuição de valor da remuneração, em desacordo com a garantia constitucional. Em outras palavras, a correção monetária não é ganho, nem lucro, nem vantagem. É apenas uma forma de salvaguardar os vencimentos/salários/remuneração dos efeitos perversos da inflação.

Quando o assunto são os honorários médicos, esta defasagem pode ser facilmente tipificada usando-se calculadoras, como a do Banco Central[2] para o cálculo do CH (Coeficiente de Honorários) de acordo com um índice monetário referencial (IGPM, IPCA, INPC, entre outros). Um estudo técnico/contábil feito a pedido do Ministério Público de Minas Gerais calculou que esta defasagem dos honorários neurocirúrgicos na saúde suplementar seria na ordem de 410% usando IPGM, 275% segundo INPC e 262% segundo IPCA. Isso significa que, em média, usando-se todos os índices juntos, não houve o repasse de 315% para os honorários médicos na especialidade de neurocirurgia por parte dos planos de saúde ao longo do tempo, desde que o CH foi instituído como referência para procedimentos médicos.

Além disso, os honorários médicos foram sendo rechaçados ao longo do tempo desde que os planos de saúde começaram a agregar outros serviços que não apenas os honorários médicos, como pagamento de laboratório, exames de imagem, hospitais, fornecedores etc. Hoje estima-se que o percentual pago em honorários médicos pelos planos de saúde gira em torno de apenas 6% de uma conta hospitalar. Entretanto, são estes mesmos 6% que fazem toda a cadeia da saúde suplementar girar e sobreviver, empregando milhares de pessoas, fazendo planos de saúde, negócios, distribuidoras e indústrias prosperarem na casa dos milhões. Este é um fato desconhecido pela maioria dos médicos, o poder de sua função no ecossistema da saúde suplementar.

Durante os anos de 2017 e 2018 existiu um grupo de trabalho (GT) dentro da ANS[3] para discussão dos modelos de remuneração para os médicos brasileiros, chamado de GT de Remuneração da ANS. Dentre os vários modelos apresentados, a própria ANS afirmou não ter preferência por nenhum e ratificou a necessidade de que cada especialidade escolhesse seu modelo com base em seu contexto e particularidades.

Outra situação que motivou o projeto de codificação na neurocirurgia e na coluna foram as distorções de nascimento da tabela médica CBHPM (Classificação Brasileira de Hierarquização de Procedimentos Médicos) na neurocirurgia. Iniciada em 2000, somente em 2003 a CBHPM foi publicada como padrão de honorário mínimo e ética de remuneração pela **Resolução do CFM nº 1.673**.[4] Entretanto, várias cirurgias foram aglutinadas em apenas um código, não se levando em conta a complexidade de cada uma individualmente. Como exemplo usaremos o já citado código de **microcirurgia para tumor intracraniano**, onde, para este mesmo código, temos cirurgias totalmente diferentes como um meningioma ou outra lesão extra-axial de convexidade *versus* tumores do glomo, schwannoma do acústico, tumores que invadem seio cavernoso, tumor de tálamo etc. Outro exemplo seria o código **microcirurgia vascular intracraniana** para cirurgia de aneurisma de comunicante posterior *versus* cirurgia de malformação de alto grau em área eloquente. Um mesmo código para cirurgias completamente diferente em termos de complexidade, tempo de cirurgia e riscos tanto para o paciente quanto riscos jurídicos assumidos pelo cirurgião. Além disso, muitas novas técnicas e tecnologias foram descobertas e agregadas à prática neurocirúrgica desde a criação da CBHPM, porém, estas evoluções não foram acompanhadas pela CBHPM e, desta forma, não contempladas nesta lista referencial médica, o que explica, em parte, as crescentes judicializações na saúde suplementar e litígios envolvendo operadoras de saúde e médicos.

A falta de padronização dos procedimentos neurocirúrgicos e a redundância nas tarefas de solicitar cirurgia também motivaram a criação da codificação na neurocirurgia. O Brasil é um país continental e cada plano de saúde em cada cidade acaba tendo uma interpretação diferente para a mesma questão. Cada plano/cidade, um julgamento e uma sentença. Isto acabou levando, ao longo do tempo, aos constantes atritos e judicializações entre os planos de saúde e médicos, multas da ANS para operadoras e atrasos na liberação dos procedimentos com consequente prejuízo no tratamento dos pacientes. Em outras palavras, não havia entendimento dentro da "torre de Babel da codificação" em neurocirurgia, cada um falando uma coisa e ninguém entendendo nada. Desta forma, a codificação veio objetivando padronizar os pedidos de neurocirurgia para que todos falem a mesma linguagem (codificação), e permitindo melhor fluidez nos pedidos/autorizações das cirurgias. Além disso, a codificação promove a equalização nos pedidos médicos, tanto no sentido de se barrar exageros quanto no sentido de se remunerar melhor o médico que desde sempre pediu apenas um código para operar um meningioma de convexidade e um schwannoma do acústico.

Esta avalanche burocrática que tomou conta da medicina atual, com preenchimento de guias, justificativas, guerra de documentos, atritos com auditores etc., acabou por esgotar mentalmente o médico em sua prática de trabalho diário, onde, além da vida estressante de cuidados com seus pacientes, viu-se com a necessidade de se tornar um *expert* em leis para se defender dos abusos das operadoras, porém, sem tempo nem treinamento para tal. Associado às más condições de trabalho e carga excessiva de trabalho, estas tarefas burocráticas diárias acabaram contribuindo em parte para a síndrome de *Burnout*, muito comum hoje entre os médicos.

Ao contrário do que se pensa, a codificação sequencial na neurocirurgia não surgiu na saúde suplementar. Em 2014, o Ministério da Saúde (MS) publicou em diário oficial a **Portaria MS nº 914**[5] que normatizou no SUS o uso da codificação sequencial na especialidade de neurocirurgia. Este precedente no SUS acabou alicerçando a jurisprudência requerida para o uso deste mesmo racional na saúde suplementar, uma vez que o órgão máximo da saúde no Brasil, o Ministério da Saúde, após deliberar o assunto, publicou esta portaria validando a codificação sequencial como forma de remuneração na neurocirurgia. É apropriado lembrar, ainda, que uma portaria emitida por um órgão do executivo do Brasil, no caso o Ministério da Saúde, é um ato jurídico e tem o mesmo poder/força de Lei de um artigo de nossa Constituição Federal. Em outras palavras, o Governo Brasileiro, representado pelo Ministério da Saúde, deliberou, analisou e aprovou o uso da codificação sequencial para o SUS, sendo, portanto, uma prática legal sob o ponto de vista da Constituição Brasileira.

Finalmente, outro grande motivo para criação da codificação na neurocirurgia foi tentar equalizar o valor/hora de trabalho dentro do centro cirúrgico. Em comparação com o mesmo tempo de uso de sala no centro cirúrgico, outras especialidades são mais bem remuneradas do que a neurocirurgia. Para o mesmo tempo de atividade cirúrgicas, outras especialidades conseguem melhor remuneração proporcionalmente aos riscos associados àquelas cirurgias do que a neurocirurgia. De nenhuma maneira nossa interpretação disso é que a especialidade de neurocirurgia é melhor que as outras, mas a diferença de complexidade e riscos assumidos na unidade de tempo deveria ser um fator remuneratório a ser contabilizado na hora de valorar o neurocirurgião e cirurgião de coluna.

O Quadro 116-1 resume bem as motivações que levaram a Sociedade Brasileira de Neurocirurgia (SBN) e a Sociedade Brasileira de Coluna (SBC/SBOT) a alavancarem este projeto chamado Codificação como a forma remuneratória justa e proporcional à complexidade destas especialidades.

Quadro 116-1. Motivações para Codificação

- Recomposição de valor de honorários médicos
- Honorários defasados
- Reposicionamento médico de seu valor nas operadoras de saúde
- Distorções de codificação dentro da CBHPM
- Inércia de codificação na CBHPM ao longo do tempo com relação a novas técnicas e tecnologias
- Falta de padronização nos pedidos de cirurgia
- Definir modelo de remuneração para neurocirurgia
- Conflitos entre operadoras/auditores × médicos
- Redundância e burocratização relacionadas com pedidos de cirurgia, justificativas etc.
- Atrasos na liberação dos procedimentos prejudicando os pacientes
- Síndrome de Burnout e o descontentamento relacionado com o desgaste médico com as operadoras de saúde
- Jurisprudência da codificação sequencial no SUS
- Discrepância entre a hora trabalhada do neurocirurgião comparada a outras especialidades
- Desprestígio com a especialidade

RACIONAL PARA CODIFICAÇÃO

O racional para que se codifique e, portanto, se remunere cada etapa de uma cirurgia, vem do entendimento de que:

- Cada etapa de uma cirurgia agrega maior tempo para sua execução;
- Maior exposição à radiação em algumas cirurgias;
- Maior risco cirúrgico para o paciente;
- Maior risco jurídico para o cirurgião;
- Se o próprio hospital é remunerado por taxas de sala proporcional ao tempo de uso daquela sala, por que não valeria este mesmo raciocínio para o cirurgião que está dentro da sala?
- Basta uma das etapas dar errado que poderá comprometer todo o desfecho do caso.

Um exemplo bem simples que pode elucidar este exercício de raciocínio é comparar os serviços do cirurgião com a de um mestre de obras que você contrata para construir a sua casa. Este profissional não apresenta um valor único no orçamento para **Construção de Casa**. Existem várias etapas de uma construção (fundações, estrutura, cobertura, impermeabilização, projeto elétrico etc.), que são apresentadas de forma individual numa planilha de orçamento, e o valor final da obra será o somatório de todas as etapas para subir a casa. Da mesma forma, é um procedimento cirúrgico, são várias etapas sequenciais, independentes e necessárias para que a cirurgia seja executada de forma correta, minimizando os riscos para o paciente, portanto, todas as etapas deverão ser respeitadas e remuneradas de forma proporcional e justa.

Historicamente, para uma **microcirurgia vascular intracraniana,** por exemplo, sempre se pagou apenas este código. No entanto, como exemplificado na Figura 116-1, sempre se realizou, concomitantemente, muitas outras etapas que rotineiramente foram negligenciadas pelos cirurgiões e planos de saúde, e desta forma não se tem remunerado por isso. Não se levava em consideração o maior tempo de cirurgia e os maiores riscos agregados, por mais bela que uma clipagem de aneurisma tenha sido. Não é incomum ocorrer complicações relacionadas com o acesso ou fechamento da cirurgia, prejudicando totalmente o desfecho da mesma, muitas vezes levando paciente a óbito, sem, contudo, ser remunerado para isso. Uma dura-máter mal fechada poderá levar ao vazamento de liquor (fístula liquórica), contaminação do mesmo, meningite e este paciente poderá ir a óbito. Assumiu-se o risco deste mau fechamento da dura-máter com exposição jurídica e maior risco para o paciente, sem, no entanto, estar compactuado este risco na remuneração para executar este ato médico, mesmo que por um valor irrisório.

As perguntas fundamentais para saber se um código pode ser agregado ou não a uma determinada cirurgia são:

- Esta etapa/código representa uma etapa da cirurgia executada de forma independente do tempo principal?
- Levarei mais tempo por causa desta etapa/código?
- Assumo mais riscos (paciente e cirurgião) ao executar esta etapa/código?

Se você respondeu **SIM** a todas estas perguntas, então este código deverá ser agregado no sequenciamento da cirurgia preterida para que a remuneração seja justa e proporcional.

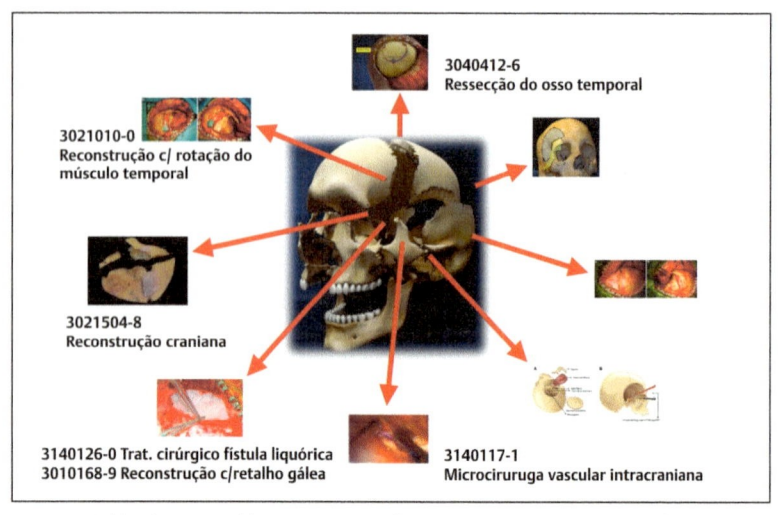

Fig. 116-1. Codificação sequencial de microcirurgia vascular intracraniana. Muitas etapas sempre foram praticadas como demonstrado na imagem, porém, apenas o código principal era remunerado.

LEGAL DA CODIFICAÇÃO

Os Manuais de Codificação da SBN e SBC apresentam toda legitimidade e legalidade de sua tabela matriz a CBHPM, pois são derivativos da própria CBHPM e, neste sentido, vem para reafirmar toda trajetória desta importante conquista para os médicos consolidada nesta tabela de honorários. A CBHPM nasceu oficialmente em 2003 de um trabalho em conjunto entre AMB, CFM e FENAM para ser uma tabela de referencial mínimo e ético para honorários médicos através da **Resolução do CFM 1.673/2003**. Em outras palavras, esta resolução do CFM, que veio trazer a referência de honorários médicos para o mercado junto à saúde suplementar, resultou também na estruturação dos manuais de codificação de procedimentos em neurocirurgia e cirurgia da coluna vertebral por estarem alinhados numa finalidade em comum: balizar o mercado de saúde suplementar.

E foi justamente com base em um dos itens das instruções gerais da CBHPM[6] que nasceu a principal fundamentação legal dos manuais de codificação, chamada de **pedra fundamental da codificação**, que diz:

> **Item 7.2 Instruções Gerais, CBHPM**
>
> As interpretações referentes à aplicação desta Classificação de Procedimentos serão efetuadas com EXCLUSIVIDADE pela Associação Médica Brasileira e suas Sociedades de Especialidades.

Neste momento, vale a seguinte reflexão: até hoje, quem determinou como usar os códigos da CBHPM? Sim, os planos de saúde e auditores. Vários comunicados unilaterais por documentos, e-mails etc., determinando que o cirurgião usasse este ou aquele código em vez do que foi pedido pelo médico assistente. Ou que todos os códigos que ele solicitou estavam inclusos no código principal. Isto sempre aconteceu justamente pela negligência das próprias sociedades de especialidades quando deixaram de exercer sua **EXCLUSIVIDADE** na interpretação referente à aplicação da CBHPM.

Adiciona-se a esta exclusividade dada para sociedades de especialidades o seguinte Artigo do nosso Código de Ética Médica:[7]

> **Art. 3º do Código de Ética Médica**
>
> Para que possamos exercer a Medicina com honra e dignidade, o médico deverá ser remunerado de forma justa.

Teremos como resultado toda legitimidade e legalidade para se buscar melhor remuneração para as especialidades supracitadas de forma ética.

A agregação de códigos de outras especialidades para dentro das tabelas dos manuais de codificação em neurocirurgia e cirurgia de coluna também tem sido alvo de críticas pelos planos de saúde. Entretanto, nas instruções gerais da própria CBHPM fica claro que isto é totalmente permitido e legal:

> **Item 7.6 Instruções Gerais CBHPM:**
>
> Esta classificação não expressa qualquer divisão por especialidade médica, havendo procedimentos mesclados em várias secções e realizadas por várias especialidades. A abrangência de atuação médica de cada especialista ou clínico deve ser definida pelas Sociedades e AMB.

E mais uma vez fica claro que quem define quais codificações a serem usadas são as sociedades de especialidades junto à AMB. Sobre um código pertencer a esta ou aquela especialidade, além do item 7.6 supracitado, podemos ainda relatar outros pareceres do CFM no mesmo sentido:

- CFM Art. 17º da Lei 3.268/57;
- CFM nº 17/04;
- CFM nº 27/95;
- CFM nº 8/96.

Mesmo diante de argumentos lícitos, a SBN solicitou ao CFM um parecer sobre os manuais de codificação. E em resposta a esta demanda, o CFM enviou, em 20 de junho de 2016, o **Ofício Nº 4857/2016 CFM-COJUR,** um parecer validando os manuais de codificação, desde que garantido seu caráter referencial (Fig. 116-2). Mesmo com toda esta documentação validando os manuais, as operadoras de saúde de diversas formas tentaram anular os avanços da codificação. Frente a estas ameaças contra a legitimidade e legalidade dos manuais de codificação, houve a necessidade de um posicionamento mais robusto das sociedades de especialidades SBN e SBC/SBOT. Desta forma, uma carta escrita a quatro

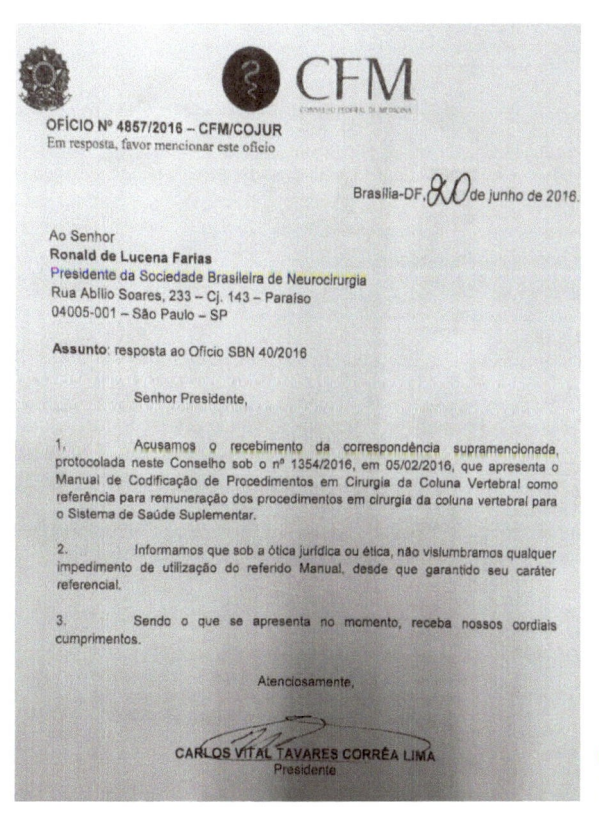

Fig. 116-2. Ofício do CFM reconhecendo os Manuais de Codificação.

mãos (SBN, SBC, SBOT e AMB) foi publicada em **19 de janeiro de 2018 no** *site* **oficial do CFM**[8] ratificando que **não são as operadoras de saúde que devem definir qual procedimento é redundante, mas as sociedades médicas de especialidade junto com a AMB.**

Na verdade, quando o CFM publicou em seu *site* oficial esta carta, isto só veio ratificar o que já está explícito na resolução abaixo:

> **Resolução do CFM 1.642/2002**
>
> Art. 1º – As empresas de seguro-saúde, de medicina de grupo, cooperativas de trabalho médico, empresas de autogestão ou outras que atuem sob a forma de prestação direta ou intermediação de serviços médico-hospitalares DEVEM SEGUIR os seguintes princípios em seu relacionamento com os médicos e usuário:
>
> b. admitir a adoção de DIRETRIZES ou protocolos médicos somente quando estes forem elaborados pelas sociedades brasileiras de especialidades, em conjunto *com a AMB*.

Em outras palavras, todas as operadoras de saúde DEVEM seguir as Diretrizes das sociedades de especialidades, como os Manuais de DIRETRIZES de Codificação de procedimentos em Neurocirurgia e Cirurgia da Coluna Vertebral.

Mesmo assim, o que se vê na prática são as operadoras de saúde passando por cima de toda esta fundamentação legal dos manuais de codificação, chegando a cometer infrações éticas ao vetar ou modificar as codificações dos pedidos de cirurgia:

> **Resolução do CFM 1.614/2001:**[9]
>
> Art. 8º – É vedado ao médico, na função de auditor, autorizar, vetar, bem como modificar procedimentos propedêuticos e/ou terapêuticos solicitados, salvo em situação de indiscutível conveniência para o paciente, devendo, neste caso, fundamentar e comunicar por escrito o fato ao médico assistente.

Neste sentido, pode ser configurada uma infração ética por parte do médico auditor, caso ele venha a vetar ou modificar as codificações solicitadas pelo médico assistente para terapêutica do paciente, na forma do seguinte artigo:

> **Art. 18º do Código de Ética Médica**[8]
>
> É vedado ao médico **Desobedecer aos acórdãos e às resoluções dos Conselhos Federal e Regional de Medicina ou desrespeitá-los.**

Em outras palavras, quando o médico auditor veta ou modifica um pedido de cirurgia com as codificações que foram orientadas nos manuais de diretrizes de codificação pelas sociedades de especialidades (SBN e SBC), ele acaba por incorrer em infração ética da Resolução CFM 1.642, pois desrespeita uma resolução do CFM (Art. 18º).

Outro parecer também foi solicitado à Agência Nacional de Saúde (ANS) sobre esta questão de usar tabelas referenciais para honorários médicos (p. ex., Manuais de Codificação) pela 3ª Promotoria de Justiça de Uberlândia/MG. A ANS retornou à Promotoria dizendo, dentre várias observações, o seguinte parágrafo:

> **Processo No 33910.008908/2017-12 no Despacho No 66/2017/GERAR/DIRAD/DIDES – ANS**
>
> A respeito da formação de valores para a prestação de serviço, definição de tabelas e valores de serviços contratados, informamos que a regulamentação infralegal em nenhum momento preconiza a adoção de um modelo específico ou sua prevalência na saúde suplementar, de modo que não há vedação expressa para negociação em conjunto das entidades prestadoras de serviço de saúde e as operadoras de planos privados de assistência à saúde ou adoção de tabelas referenciais de honorários e procedimentos estabelecidos pelos conselhos profissionais ou representações de profissionais, conforme o interesse das partes.

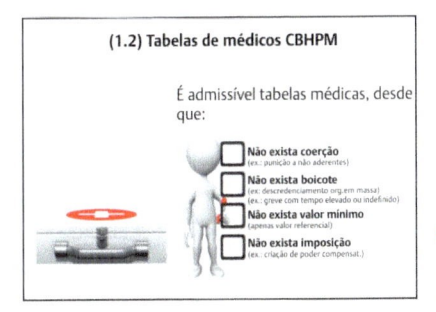

Fig. 116-3. *Slide* da aula do representante do CADE na CAMSS da ANS demonstrando que o uso de tabelas de honorários médicos é permitido, desde que algumas condições mercadológicas sejam atendidas.

Em outras palavras, o posicionamento da ANS é que a mesma não se opõe ao uso de manuais de codificação ou tabelas referenciais, ficando esta negociação de comum acordo entre as partes, prestadores de serviços na saúde e fontes pagadoras. De forma clara e evidente, este ofício mostra que a ANS não tem qualquer gerência nesta negociação, desde que estas negociações não infrinjam as normas de defesa da concorrência existentes no país, cuja avaliação compete ao Conselho Administrativo de Defesa Econômica (CADE).

Especificamente sobre esta questão da CADE e uso de tabelas médicas de honorários (p. ex., os manuais de codificação), a ANS realizou uma reunião dia 28/06/2018 da CAMSS (Câmara da Saúde Suplementar), onde estavam presentes Ricardo Medeiros de Castro (Coordenador do Departamento de Estudos Econômicos) e João Manoel da Cruz Simões (Diretor de Política de Pessoal e Previdência Complementar de Estatais do Ministério do Planejamento, Desenvolvimento e Gestão), em que definiram o posicionamento da CADE em relação ao uso de tabelas de honorários médicos (Fig. 116-3).[10]

Em outras palavras, o CADE não se opõe a usar tabelas de honorários médicos, desde que as condições de defesa econômica sejam atendidas. Desta forma, os Manuais de Diretrizes de Codificação da Neurocirurgia e Cirurgia da Coluna se encaixam perfeitamente nesta prerrogativa, pois já em sua introdução em ambos os manuais, deixa claro o caráter REFERENCIAL destes manuais de codificação.[11]

> **MANUAL DE DIRETRIZES DE CODIFICAÇÃO DOS PROCEDIMENTOS EM NEUROCIRURGIA E CIRURGIA DA COLUNA VERTEBRAL, pág. 02:**
>
> ...ratificamos que este Manual apresenta caráter referencial para negociação entre os prestadores de neurocirurgia e as operadoras de saúde, e que o resultado final desta negociação vai depender do comum acordo de ambas as partes.

Abaixo, segue o Quadro 116-2 com toda a fundamentação legal que confere a legitimidade aos manuais de codificação:

Quadro 116-2. Fundamentação Legal da Codificação

- CBHPM é nosso referencial legal e ético de honorários – Resolução CFM 1.673/2003
- Exclusividade das sociedades para interpretar a CBHPM – Item 7.2 e 7.6 das instruções Gerais CBHPM
- O médico deve ser remunerado de forma justa – Art. 3º Código de Ética Médica
- Os códigos de outras especialidades nas tabelas da neurocirurgia e coluna são legítimos – Item 7.6 CBHPM; Pareceres CFM nº 17/04; nº 27/95; nº 8/96 e Art. 17º da Lei 3.268/57 do CFM
- Aprovação dos manuais de codificação CFM – Ofício nº 4857/2016 CFM-COJUR
- São as sociedades de especialidades que definem quais códigos usar – Carta SBN/SBC/SBOT/AMB publicada no *site* CFM em 19/01/18
- As operadoras de saúde devem seguir as diretrizes das sociedades de especialidades – Resolução CFM 1.642/2002
- É vedado ao médico-auditor vetar ou modificar os pedidos de cirurgia baseados na codificação – Resolução CFM 1.614/2001
- O auditor comete infração ética ao desobedecer à resolução acima – Art. 8º Código de Ética Médica
- ANS não veda uso de tabelas de referências de honorários – Processo Nº 33910.008908/2017-12 no Despacho Nº 66/2017/GERAR/DIRAD/DIDES – ANS
- CADE permite o uso de tabelas de honorários médicos – Reunião na ANS dia 28/06/2018
- Os manuais de codificação têm caráter referencial de honorários – pág. 02, Manuais de Diretrizes de Codificação em Neurocirurgia e Cirurgia de Coluna Vertebral

MANUAIS DE CODIFICAÇÃO – INSTRUMENTO NORMATIVO INTERPRETATIVO
Como resultado de todo este racional, estruturação e fundamentação legal da Codificação, e após 2 anos de trabalhos intensos, oficinas e fóruns na SBN, durante o Congresso Brasileira de Neurocirurgia em Brasília, em 2016, foram lançadas as primeiras edições dos Manuais de Codificação durante a Assembleia Ordinária da SBN. Estes documentos foram aprovados pela maioria como manual referencial de remuneração para os procedimentos em neurocirurgia e cirurgia da coluna. Naquele momento, os manuais se tornaram um Instrumento Normativo Interpretativo da SBN com relação aos códigos listados na CBHPM, ou seja, a interpretação de como usar os códigos da CBHPM para cada cirurgia. Em outras palavras, naquele momento e finalmente, uma sociedade de especialidade fazia uso de sua prerrogativa de EXCLUSIVIDADE na interpretação de como usar os códigos da CBHPM. Da mesma forma, a SBC/SBOT seguiu o mesmo caminho para validar os manuais de codificação como instrumento normativo.

Os Manuais de Codificação representam um Instrumento Normativo Interpretativo na medida que atendem os seguintes requisitos:

- Foram expedidos por autoridades administrativas (SBN e SBC/SBOT);
- Representam um conjunto de normas complementares das leis, regras, tratados, convenções, decretos etc. (CBHPM);
- Não transpõe ou modificam o texto da norma original (CBHPM) que complementam;
- As instruções normativas visam regulamentar ou programar o que já está previsto nas leis (CBHPM). No caso dos manuais, auxiliar o balizamento do mercado com relação aos honorários médicos;
- O ato normativo é interpretativo, pois por mais clara que sejam as leis (CBHPM), ela requer sempre uma interpretação para contextualizar com o momento atual.

A CODIFICAÇÃO E AS OPERADORAS DE SAÚDE
Apesar de toda motivação legal, racional ético e fundamentação embasada dos manuais de codificação, muitas operadoras de saúde têm oferecido resistência à implementação dos manuais de codificação sob as mais diversas alegações. Entretanto, todas estas alegações, que apresentam óbvio viés financeiro, não se sustentam frente às argumentações robustas apresentadas até o momento sobre a codificação.

O maior empecilho das negativas nos pedidos de cirurgia por parte dos planos com relação à codificação é, decididamente, o desconhecimento por parte dos próprios planos de saúde e seus auditores sobre todo este embasamento (motivação, racional, fundamentação legal). Isto leva, na maioria das vezes, a conclusões equivocadas de nossos manuais de codificação por parte das operadoras.

Entretanto, o mais comum dentre várias alegações para negativas dos pedidos de cirurgia com base nas codificações está relacionado com o item 4.5 da CBHPM, sobre a redundância de codificação, que diz:

> Quando um ato cirúrgico for parte integrante de outro, valorar-se-á não o somatório do conjunto, mas apenas o ato principal.

À primeira vista, esta argumentação parece óbvia com relação à codificação sequencial, ou seja, o valor da cirurgia e o código a ser autorizado é apenas o código principal. Mas esta questão carece de uma reflexão mais aprofundada sobre o tema. Primeiramente, quem define qual ato cirúrgico é integrante de outro? Por todo o exposto até aqui, fica claro que são as sociedades de especialidades que têm esta prerrogativa com EXCLUSIVIDADE (item 7.2 e 7.6). E este posicionamento ficou bem claro na publicação do *site* oficial do CFM que resumiu que **não são as operadoras de saúde que definem qual código é redundante**.[8]

Na atmosfera jurídica, este tipo de conflito ideológico legal gerado entre dois ou mais artigos colidentes dentro de uma mesma lei, como é o caso dos itens 7.2 × 4.5 das instruções gerais, são dirimidos pelo **Princípio da Anterioridade, Hierarquia e Especialidade**.[12] Por este princípio, um artigo ou lei será hierarquicamente prevalente sobre o outro conflitante quando existir uma norma especial regulamentando um ponto específico. É justamente o caso das instruções do item 7.2 que atribui, de forma exclusiva, às sociedades de especialidades a interpretação da CBHPM. Quando este item define que é de competência exclusiva das sociedades a interpretação dos códigos da CBHPM, ele confere **Especialidade** a esta norma (item 7.2). Consequentemente, o item 7.2, dotado de especialidade, apresenta hierarquia superior ao item 4.5 dentro das instruções gerais da CBHPM.

CONSIDERAÇÕES FINAIS
O projeto da codificação e seus manuais representam uma disruptura do sistema de remuneração predatória que sempre se praticou na saúde suplementar, onde todas as etapas de uma cirurgia estavam contempladas em apenas um código, apesar de serem realizadas de forma independente, agregarem mais tempo e risco sem uma remuneração proporcional e adequada.

Os Manuais de Codificação já são uma realidade presente nas atividades de trabalho de muitos cirurgiões junto às fontes pagadoras. Entretanto, ainda existe um abismo a ser transpassado pelos cirurgiões que desejam programar esta forma de remuneração: o próprio cirurgião em sua zona de conforto. O cirurgião que almeja esta realidade de valorização de seus honorários precisará, necessariamente, capacitar-se sobre o assunto e provocar o debate junto às fontes pagadoras. As sociedades de especialidades SBN e SBC/SBOT fizeram seu trabalho no macroambiente. Porém, se não houver esta provocação e negociação local no microambiente, se não houver o engajamento do cirurgião local para tal mudança, nenhuma operadora de saúde aplicará esforços para implementar esta forma de remuneração adotada pelas sociedades de especialidades.

É fato que há risco de que mesmo empenhando todos os esforços necessários, mesmo que os Manuais de Codificação sejam reconhecidos pela SBN, SBC/SBOT, AMB, CFM, ANS, CADE etc., os mesmos podem não ser implementados. Vários fatores podem influenciar este desfecho negativo, mas os principais dentre eles são monopólio do mercado pela operadora de saúde e concorrência desleal dos próprios colegas da especialidade. Entretanto, se nada for feito e conservar-se na zona de conforto, as chances de se permanecer com a mesma remuneração predatória de hoje é de 100%.

REFERÊNCIAS BIBLIOGRÁFICAS

1. Ministério da Saúde [Internet]. 2014.
2. Banco Central do Brasil [Internet]. 2019.
3. Agência Nacional de Saúde Suplementar [Internet]. 2017.
4. Conselho Federal de Medicina [Internet]. 2017.
5. Ministério da Saúde [Internet]. 2014.
6. Associação Médica Brasileira [Internet]. 2018.
7. Código de Ética Médica [Internet]. 2009.
8. Conselho Federal de Medicina [Internet]. 2017.
9. Resolução CFM 1614 [Internet]. 2001.
10. Castro RM. Algumas condutas no mercado de saúde suplementar. Agência Nacional de Saúde Suplementar [Internet]. 2017.
11. Manuais de Diretrizes de Codificação. Portal da Sociedade Brasileira de Neurocirurgia. [Internet]. 2018.
12. Kohn E. A solução da colisão de princípios e conflito de regras. Portal do e-governo [Internet]. 2012.

ÍNDICE REMISSIVO

Entradas acompanhadas por *f* ou *q* em itálico indicam figuras e quadros, respectivamente.

3VT (Terceiroventriculostomia)
  bases da, 531-538
    anatomia, 532
    complicações, 538
    contraindicações, 533
    exames de imagem, 534
      materiais, 534
      VTE, 535
    histórico, 531
    indicações, 533
    pós-operatório, 538
    técnica, 537
      outros procedimentos, 537

A

AAS
  na antiagregação, 465
    plaquetária, 465
AB (Artéria Basilar), 916*f*
  aneurisma de, 366-371
    cerebelar, 366371
      apresentação clínica, 366
      complicações, 371
      diagnóstico diferencial, 367
      imagem, 367
      opções de tratamento, 367
    do terço médio, 372-380
      diagnóstico, 372
      quadro clínico, 372
      tratamento, 373
ABCDE
  avaliação primária, 764
    do paciente politraumatizado, 764
      airway, 764
      breathing, 764
      circulation, 764
        com restrição da coluna cervical, 764
      controle de hemorragias, 764
      controle de temperatura, 764
      disability, 764
      exposure, 764
      manutenção de via aérea, 764
      neurológica, 764
      ventilação, 764
Abciximab
  na antiagregação, 465
    plaquetária, 465
Abertura
  da dura-máter, 903
    na abordagem pré-temporal, 903
  da fissura lateral, 894
    do cérebro, 894
      no FOZ, 894

Abordagem(ns)
  combinada, 946-952
    minimamente invasiva, 946-952
      à fossa média, 946-952
    transpetrosa focal, 953-971
      considerações gerais, 953
      descrição da técnica, 953
      etapas cirúrgicas, 953
      planejamento cirúrgico, 961
  de Niemeyer, 603
    do corno temporal, 603
      na AHS, 603
  endonasais, 983-998
    à base do crânio, 983-998
      acesso ao seio esfenoidal, 986
      anatomia endonasal, 983
      ápice petroso, 995
      cavo do gânglio trigeminal, 995
      classificação, 985
      complicações, 997
        intraoperatórias, 997
        pós-operatórias, 998
      fossa, 995
        craniana média, 995
        infratemporal, 995
      junção petroclival, 995
      preparação do paciente, 986
      reconstrução, 996
      seio cavernoso, 995
      transclival, 993
      transcribriforme, 991
      transelar, 987
      transodontoide, 993
      transplano, 988
      transtubérculo, 988
  pré-temporal, 902-908
    aspectos técnicos, 902
      abertura da dura-máter, 903
      craniotomia, 903
      dissecção, 902, 905
        da fissura sylviana, 905
        interfascial, 902
      drilagem, 903
      exposição, 905
    incisão, 902
      liberação do lobo temporal, 905
      posicionamento, 902
    discussão, 906
    e casos, 906
Abscesso(s)
  AP e, 43
  cerebrais, 852-858
    complicações, 858
    exame, 853
      de imagem, 853
      físico, 853

frontal, 856f
histórico, 852
opções de tratamento, 857
   antibióticos, 857
   cirúrgico, 857
      aspiração, 857
      excisão cirúrgica, 857
   esquema terapêutico, 857
quadro clínico, 852
   disseminação, 852
   etiopatogenia, 852
   manifestações clínicas, 853
   via hematogênica, 855f
ACAD (Artéria Cerebral Anterior Distal)
   aneurisma da, 328-334
      anatomia, 328
         variações, 328
      considerações gerais, 328
      estratégia de dissecação, 331
         com foco nos aneurismas, 331
      opções de tratamento, 331
         endovascular, 331
         microcirúrgica, 333
ACAI (Artéria Cerebelar Anteroinferior)
   aneurismas da, 378
      tratamento dos, 378
         cirúrgico, 378
Acesso(s) Cirúrgico(s), 865-998
   abordagem combinada, 946-971
      minimamente invasiva, 946-952
         à fossa média, 946-951
      transpetrosa focal, 953-971
         considerações gerais, 953
         descrição da técnica, 953
         etapas cirúrgicas, 953
         planejamento cirúrgico, 961
   abordagem pré-temporal, 902-908
      aspectos técnicos, 902
         abertura da dura-máter, 903
         craniotomia, 903
         dissecção, 902, 905
            da fissura sylviana, 905
            interfascial, 902
         drilagem, 903
         exposição, 905
         incisão, 902
         liberação do lobo temporal, 905
         posicionamento, 902
      discussão, 906
         e casos, 906
   abordagens endonasais, 983-998
      à base do crânio, 983-998
         acesso ao seio esfenoidal, 986
         anatomia endonasal, 983
         ápice petroso, 995
         cavo do gânglio trigeminal, 995
         classificação, 985
         complicações, 997
            intraoperatórias, 997
            pós-operatórias, 998
         fossa, 995
            craniana média, 995
            infratemporal, 995
         junção petroclival, 995
         preparação do paciente, 986
         reconstrução, 996

         seio cavernoso, 995
         transclival, 993
         transcribriforme, 991
         transelar, 987
         transodontoide, 993
         transplano, 988
         transtubérculo, 988
   bifrontal, 909-913
      complicações, 913
      imagem, 909
      indicações, 909
      técnica, 910
         craniotomia, 911
         exposição do clivo, 912
         osteotomia, 911
            etmoidal, 911
            orbitária, 911
         pele, 910
         reconstrução, 912
         subcutâneo, 910
   CMP, 880-883
   CP, 867-877
   extremo lateral, 978-982
      histórico, 978
      indicações, 978
         desvantagens, 978
         vantagens, 978
      técnica cirúrgica, 979
         craniotomia, 980
         dissecção muscular, 980
         durotomia, 981
         exposição da artéria vertebral, 980
         fechamento, 982
         incisão, 979
         posicionamento, 979
   FOZ, 891-895
      etapas da craniotomia, 891
         abertura, 894
            da fissura lateral do cérebro, 894
         couro cabeludo, 891
            antissepsia no, 891
            incisão no, 891
            marcação no, 891
         craniotomia, 892
         dissecção interfascial, 892
         durotomia, 894
         músculo temporal, 892
            deslocamento do, 892
            secção do, 892
         osteotomia zigomática, 892
         tricotomia, 891
   fronto-orbitário, 896-901
      complicações, 898
      indicações, 896
      relato de caso, 900
      técnica, 896
   retrossigmoide, 937-943
      complicações, 941
      diagnóstico diferencial, 939
         cistos epidermoides, 939
         meningiomas, 939
         outras lesões, 940
         schwannomas, 939
      exame físico, 937
         escala de Gardner-Robertson, 937q
      histórico, 937

imagem, 937, 938
opções de tratamento, 939
  outros acessos ao APC, 939
  pela fossa média, 939
  translabiríntico, 939
quadro clínico, 937
suboccipital, 972-977
  complicações, 976
    craniotomia, 976
      versus craniectomia, 976
    EAV, 976
    posicionamento semissentado, 976
  descrição do procedimento, 973
    abertura dural, 975
    antissepsia, 974
    craniotomia mediana, 974
    delimitação do campo cirúrgico, 975
    dissecção de tecido mole, 974
    drenagem ventricular, 974
    exposição cerebelar, 975
    incisão do couro cabeludo, 974
    marcação, 974
    posicionamento, 973
    tricotomia, 973
  diagnósticos diferenciais, 972
  discussão, 976
  indicações, 972
  variações das vias de, 972
    infratentorial supracerebelar, 972
    supracerebelar paramediana, 972
    transtentorial supracerebelar, 972
subtemporal, 915-924
  anatomia microcirúrgica, 915
  casos ilustrativos, 917
  indicações, 915
  procedimento passo a passo, 915
    craniotomia, 916
    incisão, 916
    posicionamento, 915
supraorbital, 885-889
  variações, 885-889
    complicações, 886
    desvantagens, 886
    histórico, 886
    indicações, 886
    técnica cirúrgica, 886
    vantagens, 886
transcavernoso, 924-935
  anatomia, 924
    da fossa temporal, 924
    do seio cavernoso, 924
  clinoide posterior, 932
  craniotomia, 926
    pré-temporal, 926
  discussão, 935
  exposição da parede lateral, 928
    do seio cavernoso, 930
  triângulos, 925
    da fossa média, 925
    do seio cavernoso, 925
AChA (Artéria Coróidea Anterior)
  aneurisma da, 304-308
    complicações, 307
      craniotomia para clipagem, 308
      da embolização, 308
      diagnóstico diferencial, 305
      exame físico, 305
      histórico, 304
      imagem, 305
    opções de tratamento, 305
      clipagem, 306
      embolização, 306
      endovascular, 306
      microcirurgia, 306
    quadro clínico, 304
ACM (Artéria Cerebral Média)
  aneurisma da, 310-315
ACoA (Artéria Comunicante Anterior)
  aneurisma da, 316-327
    anatomia, 318
    complicações, 322
    diagnóstico, 317
    histórico, 316
    quadro clínico, 316
    tratamento, 320
      cirúrgico, 321
      não rotos, 320
      rotos, 320
ACoP (Artéria Comunicante Posterior)
  aneurismas da, 277, 297-303
    complicações, 302
    exames de imagem, 297
    quadro clínico, 297
    tratamento, 299
  emergência da, 298f
  região da, 297f
    anatomia microcirúrgica da, 297f
ACPI (Artéria Cerebelar Posteroinferior)
  aneurismas da, 381-393
    anatomia cirúrgica, 383
    clipagem, 389
    complicações, 392
    epidemiologia, 381
    histórico, 381
    opções de tratamento, 383
    quadro clínico, 381
    vias de acesso, 386
Acrocefalossindactilia, 687
AD (Astrocitoma Difuso)
  aspecto do, 45f
    imaginológico, 45f
  complicações, 47
  de alto grau, 38
    em crianças, 38
  diagnóstico diferencial, 46
  exame físico, 45
  histórico, 44
  IDH-mutante, 38
  IDH-Wildtype, 38
  imagem, 45
  infiltrativo, 23
  NOS, 38
  opções de tratamento, 47
  outros, 25
  pediátrico, 24
  quadro clínico, 45
Adams
  classificação de, 786q
    da LAD, 786q

ÍNDICE REMISSIVO

Adenocarcinoma
  de cólon, 80f
    MCs de, 80f
    múltiplas, 80f
Adenoma(s)
  de hipófise, 1036
    radiocirurgias nos, 1036
      indicações, 1036
      planejamento, 1036
      resultados, 1036
    tratamento dos, 100
      não secretores, 100
      produtores de ACTH, 102
      secretores, 101
        de GH, 101
        de gonadotrofinas, 101
Administração
  de fármacos, 651
    dispositivos para, 651
Afastador(es)
  de Leyla, 13f
  na microcirurgia, 13
Afundamento(s)
  cranianos, 837-845
    diagnóstico diferencial, 843
    epidemiologia, 837
    exame, 838
      de imagem, 79
      físico, 838
    histórico, 837
    opções de tratamento, 843
    quadro clínico, 838
Agente(s)
  embólicos, 454, 458
    líquidos, 458
    princípios gerais de, 454
  quimioterápicos, 69f
    mecanismos de ação dos, 69f
Aguiar
  classificação de, 159q
    para meningiomas, 159q
      de tentório, 159q
Agulha(s)
  na microcirurgia, 12
AHS (Amígdalo-Hipocampectomia Seletiva)
  técnicas cirúrgicas, 602
    abordagem de Niemeyer, 603
      do corno temporal, 603
      armadilhas, 603
      craniotomia, 603
      incisão do couro cabeludo, 603
      posicionamento, 603
      ressecção das estruturas temporais, 603
      mesiais, 603
AIGs (Aneurismas Intracranianos Gigantes), 343-356
  complicações, 354
    taxa de, 355q
      por tratamento, 355q
  diagnóstico diferencial, 344
  fisiopatologia, 343
  histórico, 343
  imagem, 344
  opções de tratamento, 344
    desfecho clínico, 353
    microcirúrgico, 345
      acesso, 345
      exposição do aneurisma, 345
      oclusão do aneurisma, 350
      planejamento, 345
      revascularização cerebral, 348
    TEV, 352
      oclusão do vaso portador, 352
        com balões destacáveis, 353
        com micromolas, 353
        planejamento, 352
      técnicas reconstrutivas, 353
  quadro clínico, 343
  topografia do, 344q
    manifestação clínica pela, 344q
AII (Aneurismas Infecciosos Intracranianos), 357
  não rotos, 358
  pacientes com, 358q
    frequência em, 358q
      dos sinais, 358q
      dos sintomas, 358q
  rotos, 358
    distal, 360f
AIs (Aneurismas Intracranianos), 258-268
  aspectos gerais, 258
    classificação quanto, 258
      à localização, 259
      a morfologia, 258
      ao mecanismo fisiopatológico, 264
      ao tamanho, 258, 259q
    estudos epidemiológicos, 267
      não rotos, 267
        história natural de, 267
        risco de ruptura, 267q
      rotos, 267
      tratamento de, 267
  gigantes, ver AIGs
  micóticos, 359q, 363f
    critérios diagnósticos, 359q
    manejo do, 363f
      algoritmo para, 363f
  múltiplos, 336-342
    complicações, 340
    diagnóstico diferencial, 339
    exame físico, 338
    histórico, 336
    imagem, 338
    opções de tratamento, 339
    quadro clínico, 337
      hemorrágica, 337
      não hemorrágica, 338
Alergia
  risco para, 1006
    na neurocirurgia, 1006
Alteração(ões)
  hormonais, 998
    nas abordagens endonasais, 998
      à base do crânio, 998
AM (Aneurismas Micóticos), 266
  intracranianos, 359q, 363f
    critérios diagnósticos, 359q
    manejo do, 363f
      algoritmo para, 363f
Amebíase
  AP e, 43
Anafilaxia
  risco para, 1006
    na neurocirurgia, 1006

Analgesia
  manejo da HIC e, 779
  no neurointensivismo, 1015
Anamnese
  clínica, 570
  na epilepsia, 570
Anatomia, 1-17
  da base do crânio, 987
  da cavidade nasal, 986
  do encéfalo, 3-8
    cavidades ventriculares, 7
    cerebelo, 8
    fibras subcorticais, 6
    histórico, 3
    lobos cerebrais, 3
    subdivisão do, 3
    superficial, 6f
    superfícies cerebrais, 4
    tronco cerebral, 7
    visão geral, 3-8
  microcirurgia, 10-17
    instrumentos, 10-17
      fixação da cabeça, 10
      suportes para, 10
      instrumental cirúrgico, 11
      seleção do, 11
      microscópio cirúrgico, 15
    técnica, 10-17
      aperfeiçoamento da, 16
      modelos de treinamento, 16
  profunda, 4f
    do cérebro, 4f
Anestesia
  local, 76f
    do couro cabeludo, 76f
  na cirurgia, 75
    de tumores cerebrais, 75
    em áreas eloquentes, 75
  neuromonitoração e, 1026
  NFIO e, 1026
  planejamento da, 1012
    na neurocirurgia, 1012
  termo de consentimento para, 1014f
    modelo de, 1014f
Aneurisma(s)
  da ACAD, 328-335
    anatomia, 328
      variações, 328
    considerações gerais, 328
    estratégia de dissecação, 331
      com foco nos aneurismas, 331
    opções de tratamento, 331
      endovascular, 331
      microcirúrgica, 333
  da ACAI, 378
    tratamento dos, 378
      cirúrgico, 378
  da AChA, 304-308
    complicações, 307
      craniotomia para clipagem, 308
      da embolização, 308
    diagnóstico diferencial, 305
    exame físico, 305
    histórico, 304
    imagem, 305
    opções de tratamento, 305
      clipagem, 306
      embolização, 306
      endovascular, 306
      microcirurgia, 306
    quadro clínico, 304
  da ACM, 310-315
    anatomia, 310
    apresentação clínica, 311
    diagnóstico, 312
      etiológico, 312
    etiologia dos, 310
    frequência dos, 311f
    localização dos, 311f
    tratamento, 313
      conservador, 313
      microcirurgia, 314
      TEV, 313
  da ACoA, 316-327
    anatomia, 318
    complicações, 326
    diagnóstico, 317, 318f
      angio-TC para, 318f
    histórico, 316
    quadro clínico, 316
    tratamento, 320
      cirúrgico, 321
      não rotos, 320
      rotos, 320
  da ACoP, 297-302
    complicações, 302
    exames de imagem, 297
    quadro clínico, 297
    tratamento, 299
  da ACPI, 381-393
    anatomia cirúrgica, 383
    clipagem, 389
    complicações, 392
    epidemiologia, 381
    histórico, 381
    opções de tratamento, 383
    quadro clínico, 381
    vias de acesso, 386
  de AB, 366-371
    cerebelar, 366-371
      apresentação clínica, 366
      complicações, 371
      diagnóstico diferencial, 367
      imagem, 367
      opções de tratamento, 367
    do terço médio, 372-380
      diagnóstico, 372
      quadro clínico, 372
      tratamento, 373
  de ACS, 366-371
    apresentação clínica, 366
    complicações, 371
    diagnóstico diferencial, 367
    imagem, 367
    opções de tratamento, 367
      endovascular, 369
      microcirurgia, 367
  de AV, 264, 381-393
    cerebelar, 381-393
      anatomia cirúrgica, 383
      clipagem, 389
      complicações, 392

epidemiologia, 381
histórico, 381
opções de tratamento, 383
quadro clínico, 381
vias de acesso, 386
dissecantes, 264f
de bifurcação, 264
de circulação, 259, 263
 anterior, 259
  AComA, 259
  de ACI, 260
  de ACM, 259
 posterior, 263
  de topo de AB, 263
familiares, 266
 rastreio diagnóstico, 266
 indicações de, 266
fusiformes, 258, 264
gigante, 216f
 CC e, 216f
infecciosos, 357-365
 complicações, 363
 diagnóstico diferencial, 36   0, 361q
 exame de imagem, 359
  achados nos, 359
  obtenção de neuroimagem, 359
 histórico, 357
 opções de tratamento, 360, 362
  não roto, 360
  roto, 362
 quadro clínico, 357
  AII, 358
   não rotos, 358
   rotos, 358
micóticos, ver AM
não rotos, 267
 história natural de, 267
rotos, 267, 466
 dos stents, 167
 uso em, 466
saculares, 258
tratamento de, 267
Aneurisma(s) Cerebral(is)
 infeccioso, 360, 362
 opções de tratamento, 360, 362
  não roto, 360
  roto, 362
 paraclinóideos, 283-294
  anatomia, 283
   aspectos, 283, 284
    meníngeos, 284
    neurais, 284
    ósseos, 283
    vasculares, 285
   segmento, 286
    clinóideo, 286
    supraclinóideo, 286
  classificação, 286
   segmento, 287, 289
    clinóideo, 287
    supraclinóideo, 289
  complicações, 293
  diagnóstico diferencial, 290
  exame físico, 289
   e avaliação pré-operatória, 289

fisiopatologia, 286
imagem, 289
opções de tratamento, 290
 não rotos, 290
 rotos, 290
orientações gerais, 291
 acesso, 291
 clipagem aneurismática, 292
 dissecação, 292
 posicionamento, 291
quadro clínico, 286
tratamento atual de, 270-278
 ACOP, 277
 clipagem cirúrgica, 271
 considerações, 277
  socioeconômicas, 277
 decisões difíceis, 275
 discussão, 272
  clipping, 272
  coiling, 272
 micótico, 277
 múltiplos, 277
 quando não embolizar, 278
 recorrência, 276
 recorrentes, 274
  previamente na circulação anterior, 274
   clipados, 274
   embolizados, 274
 ruptura, 276
  de alto grau, 276
 TEV, 272
 tipos de, 270
Angiografia
 de PPCs, 226
Angioplastia
 com stent, 521
  na síndrome, 521
   da HII benigna, 521
 endarterectomia versus, 477
Angio-TC (Angiotomografia Computadorizada)
 para diagnóstico, 318f
  de aneurisma, 318f
  de ACoA, 318f
Antagonista(s)
 do receptor de endotelina, 252
  na prevenção, 252
   do vasoespasmo, 252
Antiagregação
 plaquetária, 465
  AAS, 465
  abciximab, 466
  clopidogrel, 465
  prasugrel, 466
  ticagrelor, 466
Antiagregante(s)
 plaquetários, 820
  HSDC e, 820
Antibiótico(s)
 nos abscessos cerebrais, 857
Anticoagulante(s)
 HSDC e, 820
Anticorpo
 anti-GFAP, 37f
  positividade citoplasmática difusa para, 36f
   em astrocitoma grau IV, 36f
 anti-Ki-67, 36f

positividade nuclear para, 36f
   em astrocitoma grau IV, 36f
AP (Astrocitoma Pilocítico), 37, 697f
  aspecto do, 43f
    imaginológico, 43f
  CC e, 218f
  complicações, 44
  diagnóstico diferencial, 43
    abscesso, 43
    amebíase, 43
    cisticercose, 43
    desmielinização, 44
    ependimoma, 43
    hemangioblastoma, 43
    hidatidose, 43
    inflamação, 44
    MB, 43
    metástase, 43
  exame físico, 42
  histórico, 42
  imagem, 42
  na faixa etária pediátrica, 696
    complicações, 697
    diagnóstico diferencial, 697
    exame físico, 697
    imagem, 697
    opções de tratamento, 697
    quadro clínico, 698
  na transição cervicobulbar, 712f
  opções de tratamento, 44
  quadro clínico, 42
Aparelho
  de esterotaxia, 664f, 665
    Micromar® TM-03B, 666f
    por Spiegel e Wycis, 664f
    princípios de, 665
APC (Ângulo Pontocerebelar), 937
  acesso ao, 940, 942q
    pela fossa média, 940
      craniotomia, 940
      dissecção, 940
    posicionamentos para, 942q
      desvantagens dos, 942q
      vantagens dos, 942q
    translabiríntico, 940
      remoção óssea, 941
  schwannomas do, 937q
    classificação de Hannover, 938q
    sinais do, 937q
    sintomas do, 937q
Aperfeiçoamento
  da técnica, 16
  microcirúrgica, 16
Apert
  síndrome de, 687
APH (Atendimento Pré-Hospitalar)
  ao paciente politraumatizado, 763
Ápice Petroso
  abordagem pelo, 995
    indicações, 995
    técnica cirúrgica, 995
Apoplexia
  hipofisária, 94f
Aquedutoplastia
  nas HCs, 561
    indicações, 561

Armadilha(s)
  na AHS, 603
Artéria(s)
  dissecação das, 323f
  vertebral, 980
    exposição da, 980
    no acesso extremo lateral, 980
Artigo Científico
  como escrever, 1052-1059
    abstract, 1056
    autores, 1055
    definição de, 1054
    discussão, 1057
    filiação, 1055
    introdução, 1056
      e objetivos, 1056
      ou hipóteses, 1056
    keywords, 1056
    medicina com base em evidências, 1054
    método, 1056
    neurocirurgia, 1052
      cienciometria na, 1052
      literatura em, 1052
      residência médica na especialidade, 1052
    ORCID, 1053
    palavras-chave, 1056
    recomendações, 1057
      durante a escrita, 1057
    resultados, 1057
    resumo, 1056
    tipos de, 1054
    título do, 1055
    Vancouver, 1053
      convenção de, 1053
Asa
  esfenoidal, 158
    meningiomas de, 158
      cirurgia, 158
Asa Menor
  do esfenoide, 874
    drilagem da, 874
    na CP, 874
Aspecto(s) Psicológico(s)
  dos pacientes, 1060-1064
    submetidos à neurocirurgia, 1060-1063
      déficits neuropsicológicos, 1060
      más notícias, 1063
      perda de funcionalidade, 1062
      relações com a família, 1062
      sofrimento emocional, 1061
Aspiração
  de abscessos cerebrais, 857
  guiada, 809
    no HE intracraniano, 809
    por TC, 809
    por US, 809
Aspirador(es)
  na microcirurgia, 13
Astrocitoma(s), 42-51
  anaplásico, 38, 697f
    IDH-mutante, 38
    IDH-*Wildtype*, 38
    NOS, 38
  biologia molecular dos, 32-39
    aplicada à classificação das neoplasias, 37

astrocíticas, 37
oligodendrogliais, 37
características histológicas, 32q
parâmetros genéticos às, 32q
GB, 33
gliomas difusos, 33, 35
pediátricos, 35
imuno-histoquímica aplicada às neoplasias, 36
astrocíticas, 36
oligodendrogliais, 36
oligoastrocitomas, 35
oligodendrogliomas, 35
outros, 35
técnicas de, 35
aplicadas à neuropatologia, 35
difuso, ver AD
gemistocítico, 38
IDH-mutante, 38
grau, 37, 42
I, 37, 42
II, 37, 38, 44
III, 38, 39, 44
grau IV, 36f, 38, 39, 47
corte histológico de, 36f
mitose atípica, 36f
necrose de, 36f
positividade para anticorpo em, 36f, 37f
anti-GFAP, 37f
citoplasmática difusa, 37f
anti-Ki-67, 36f
nuclear, 36f
proliferação glomeruloide em, 36f
de vasos sanguíneos, 36f
pilocítico, ver AP
pilomixoide, 37
subependimal, 37
de células gigantes, 37
Ataxia
cerebelar, 111
nas abordagens cirúrgicas, 111
de tumores intraventriculares, 111
Atendimento Inicial
ao paciente politraumatizado, 763-769
ABCDE, 764
APH, 763
ATLS, 763
avaliação, 764
da coluna vertebral, 768
neurológica, 765
primária 764
pupilar, 767
secundária, 764
ECG, 765, 766q
ECG-P, 767
posturas patológicas, 768
TCE, 766
classificação do, 766
Atendimento Neurocrítico
suporte nutricional no, 1020
recomendações de, 1020
ATLS (Advanced Trauma Life Support/Suporte de Vida Avançado em Trauma)
do paciente politraumatizado, 763
avaliação secundária do, 765q

Atrofia
cerebral, 820
HSDB e, 820
AV (Artéria Vertebral), 271
aneurisma da, 264f, 381-393
cerebelar, 381-393
anatomia cirúrgica, 383
clipagem, 389
complicações, 392
epidemiologia, 381
histórico, 381
opções de tratamento, 383
quadro clínico, 381
vias de acesso, 386
dissecantes, 264f
Avaliação
do paciente politraumatizado, 764-768
da coluna vertebral, 768
neurológica, 764, 765
primária, 764
ABCDE, 764
pupilar, 767
secundária, 764
na neurocirurgia, 1004-1006
de risco, 1004-1006
de fragilidade, 1006
nutricional, 1006
para alergia, 1006
para anafilaxia, 1006
para delirium, 1005
para disfunção cognitiva, 1005
para sangramento, 1005
para trombose, 1005
pulmonar, 1004
renal, 1005
de via aérea, 1007
endócrina, 1007
periodontal, 1006
neuropsicológica, 600
no diagnóstico, 600
da ELT, 600
AVCs (Acidentes Vasculares Cerebrais), 248
no neurointensivismo, 1020

B

Bainha
do nervo óptico, 521
descompressão da, 521
na síndrome, 521
da HII benigna, 521
Baioneta
formato de, 11f
pinças em, 11f
tesouras em, 11f
Balão(ões)
destacável, 457f
fístula tratada com, 457f
carótido-cavernosa, 457f
no tratamento, 456
por embolização, 456
Balística
noções de, 831
Barbitúrico(s)
na tumefação cerebral, 797
Base(s)
da 3VT, 531-539

anatomia, 532
complicações, 538
contraindicações, 533
exames de imagem, 534
   III VTE, 535
   materiais, 534
histórico, 531
indicações, 533
pós-operatório, 538
técnica, 537
   outros procedimentos, 537
da endoscopia ventricular, 531-539
anatomia, 532
complicações, 538
contraindicações, 533
exames de imagem, 534
   materiais, 534
histórico, 531
indicações, 533
pós-operatório, 538
técnica, 537
   outros procedimentos, 537
do crânio, 986-1001
abordagens endonasais à, 983-998
   acesso ao seio esfenoidal, 986
   anatomia endonasal, 983
   ápice petroso, 995
   cavo do gânglio trigeminal, 995
   classificação, 985
   complicações, 997
      intraoperatórias, 997
      pós-operatórias, 997
   fossa, 995
      craniana média, 995
      infratemporal, 995
   junção petroclival, 995
   preparação do paciente, 986
   reconstrução da, 996
   seio cavernoso, 995
   transclival, 993
   transcribriforme, 991
   transelar, 987
   transodontoide, 993
   transplano, 988
   transtubérculo, 988
Batsakis *et al.*
classificação de, 146*q*
   PNETs, 146*q*
BBI (Baclofeno Intratecal)
na espasticidade, 662
complicações, 662
indicações, 662
técnica, 662
Beta-Amiloide
na LAD, 787
Biologia Molecular
dos astrocitomas, 32-39
   aplicada à classificação das neoplasias, 37
      astrocíticas, 37
      oligodendrogliais, 37
   características histológicas, 32*q*
      parâmetros genéticos às, 32*q*
   GBM, 33
   gliomas difusos, 33, 35
      pediátricos, 35

imuno-histoquímica aplicada às neoplasias, 36
   astrocíticas, 36
   oligodendrogliais, 36
oligoastrocitomas, 35
oligodendrogliomas, 35
outros, 35
técnicas de, 35
   aplicadas à neuropatologia, 35
Biomarcador(es)
na LAD, 786
   beta-amiloide, 787
   NFL, 786
   PDEs, 787
   tau, 787
Biópsia
nas MCs, 80
no tratamento cirúrgico, 55
   dos GBGs, 55
pinça de, 15
   na microcirurgia, 15
Bolsa
de Rathke, 98*f*
   cisto da, 98*f*
Borden
classificação de, 442*q*
   para FAVD, 442*q*
Broca(s)
drill, 14*f*
tipo de, 14*f*
BT (Braquiterapia)
nas MCs, 84
Bypass
gástrico, 521
   na síndrome, 521
      da HII benigna, 521

C

CA (Câncer), 79
Cabeça
fixação da, 10, 321*f*
   suportes para, 10, 321*f*
      de Mayfield, 321*f*
CAH (Corticoamígdalo-Hipocampectomia)
técnicas cirúrgicas, 600
   corticoamigdalectomia, 602
   craniotomia, 602
   incisão do escalpo, 601
   marcos anatômicos, 602
   posicionamento, 601
   ressecção neocortical, 602
      em bloco, 602
Calvária
tumores de, 231-236
   classificação dos, 231*q*
   complicações, 235
   delineamento terapêutico dos, 236*q*
   diagnóstico diferencial, 234
      displasia fibrosa, 235
      doença de Paget, 235
      histiocitose X, 235
   etiologia dos, 231*q*
   exames de imagem, 233
      aspectos radiológicos dos, 233*q*
   leões cranianas que mimetizam os, 234*q*
      não neoplásicas, 234*q*

ÍNDICE REMISSIVO

manejo diagnóstico, 234f
  fluxograma do, 234f
  opções de tratamento, 235
    primários, 231
      benignos, 231
      malignos, 232
      quadro clínico, 232
    secundários, 232
      metástases, 232
Carótida
  cirurgia de, 475-481
    endarterectomia, 477
      carotídea, 477
      versus angioplastia, 477
    imagem, 475
    indicações, 475
      pacientes, 475
        assintomáticos, 476
        sintomáticos, 475
    resultados, 480
Cateter(es)
  de PIC, 774f, 776f
    inserção do, 776f
    posicionamentos de, 774f
      diferentes, 774f
  na DVP, 501
    distal, 501
    proximal, 501
    ventricular, 501
Cavernoma(s)
  frontobasal, 400f
    volumoso, 400f
  infratentoriais, 404-411
    complicações, 409
    diagnóstico, 405
      diferencial, 405
      por imagem, 405
      histórico, 404
      quadro clínico, 404
    tratamento, 405
      acessos cirúrgicos, 409
      acompanhamento clínico, 405
      microcirurgia, 406
      radiocirurgia, 406
      zonas de segurança, 409
  múltiplos, 396f
  RNM para, 396q
    classificação de, 396q
    de Zabramski, 396q
  supratentoriais, 394-402
    diagnóstico, 395
      RNM, 396
      TC de crânio, 396
    familiares, 395
    história natural, 394
    quadro clínico, 394
    tratamento, 397
Cavidade(s)
  nasal, 983
    anatomia da, 983
  ventriculares, 7
Cavo
  do gânglio trigeminal, 995
    abordagem pelo, 995
      indicações, 995
      técnica cirúrgica, 995

Cavum
  de Meckel, 929
CC (Cisto Coloide), 214-221, 506f
  complicações, 221
  diagnóstico diferencial, 215, 216f
    aneurisma gigante, 216f
    astrocitoma pilocítico, 218f
    linfoma do SNC, 217f
    neurocisticercose ventricular, 217f
  HC e, 506
    não comunicante, 506
  histórico, 214
  imagem, 215
  opções de tratamento, 215
  quadro clínico, 215
  sinal do, 216f
    à RM, 216f
      variabilidade de, 216f
CC (Contusão Cerebral), 826-830
  complicações, 829
  diagnóstico diferencial, 829
  exame, 828
    de imagem, 828
    físico, 828
  hemorrágicas, 827f
    bitemporais, 827f
  histórico, 826
  opções de tratamento, 829
  peça anatomopatológica, 827f
  quadro clínico, 827
CD (Craniotomias Descompressivas), 859-863
  classificação tomográfica, 860q
    de Marshall, 860q
  complicações, 862
  HIC, 859
    fisiopatologia da, 859
    histórico, 859
    indicações, 859
    técnica cirúrgica, 861
CE (Crise Epilética)
  aspectos epidemiológicos, 570
  cirurgia, 585
    monitorização invasiva na, 585
  definição, 569-591
  encéfalo, 576
    lesão estrutura do, 576
  fatores de risco para, 797q
  história da, 569
  IRM, 576
    de espectroscopia, 576
    difusão, 576
    perfusão, 576
  medicina nuclear, 575
  MEG, 574
  prevenção de, 797
    na tumefação cerebral, 797
  prognóstico, 569-591
  SEEG, 586
    investigação com, 586
  semiologia da, 570, 571f
    anamnese clínica, 570
    neurofisiologia, 572
    neuropsicologia, 571
    nos lobos, 571f
      frontal, 571f
      temporal, 571f

tratamento, 583
  cirúrgico, 584
  clínico, 583
  farmacorresistência, 584
Célula(s)
  gigantes, 37, 39
    astrocitoma de, 37
    subependimal, 37
    GB de, 39
Cerebelo, 8
Cérebro
  anatomia do, 4f
  profunda, 4f
  fissura lateral do, 894
    abertura da, 894
    no FOZ, 894
Choux et al.
  classificação de, 709f
    para tumores, 709f
    do tronco cerebral, 709f
Cienciometria
  na neurocirurgia, 1052
Circulação Anterior
  de aneurismas recorrentes, 274
    previamente, 274
      clipados, 274
      embolizados, 274
Cirurgia(s)
  de tumores cerebrais, 73-77
    em áreas eloquentes, 73-77
      detalhes intraoperatórios, 75
      protocolo proposto, 73
  do HE intracraniano 808
    convencional, 808
    imediata, 809
    e trepanação exploratória, 809
  nas MCs, 85
    complicações, 85
  para epilepsia, 585
    monitorização na, 585
      invasiva, 585
  psiquiátricas, 644, 645f
Cisticercose
  AP e, 43
Cisto(s)
  de Rathke, 98f, 197-201
    complicações, 201
    da bolsa de, 98f
    diagnóstico diferencial, 198
    exames de imagem, 198
    histórico, 197
    opções de tratamento, 200
    patologia, 198
    quadro clínico, 198
  dermoides, 203-212, 232
    acesso cirúrgico, 206
    casos clínicos, 209
      do APC, 209f
        parasselar, 210f, 211f
    complicações, 211
    diagnóstico, 203, 206
      diferencial, 206
    endoscopia, 207
    histórico, 203
    imagem, 203
      roto, 205f

terapias adjuvantes, 211
tratamento, 206
do plexo coroide, 750
TPC e, 750
epidermoides, 203-212, 232, 939
  acesso, 206, 939
    cirúrgico, 206
    retrossigmoide aos, 939
  casos clínicos, 208
  complicações, 211
  diagnóstico, 203, 206
    diferencial, 206
  endoscopia, 207
    do APC, 207f, 208f
  histórico, 203
  imagem, 203
    do ângulo pontocerebelar, 204f
  terapias adjuvantes, 211
  tratamento, 206
  ósseos, 232
    aneurismático, 232
Clinoide
  no acesso transcavernoso, 928
    anterior, 928
      cavum de Meckel, 929
      clinoidectomia, 929
      petrosectomia, 932
    posterior, 932
      clinoidectomia, 932
Clinoidectomia
  anterior, 929
  posterior, 932
Clipagem
  cirúrgica, 271
    de aneurismas cerebrais, 271
      craniotomia para, 308
      complicações, 308
    do aneurisma, 306
      da AChA, 306
Clipping
  ou coiling, 272
    em aneurismas cerebrais, 272
      discussão, 272
Clivo
  exposição do, 912
    no acesso bifrontal, 912
Clopidogrel
  na antiagregação, 465
    plaquetária, 465
CMP (Craniotomia Minipterional), 876, 880-884, 946f
  discussão, 882
  histórico, 880
  indicações cirúrgicas, 882
  técnica cirúrgica, 881
CN (Neurocitoma Central)
  epidemiologia, 107
  neuroimagem, 107
  neuropatologia, 107
Coagulopatia(s)
  HSDC e, 820
Codificação
  de procedimentos, 1065-1074
    em neurocirurgia, 1065-1074
      e as operadoras de saúde, 1072
      fundamentação legal da, 1071q
      legal da, 1068
      manuais de, 1072

motivações para, 1067q
motivos para, 1065
racional para, 1067
Coiling
ou *clipping*, 272
em aneurismas cerebrais, 272
discussão, 272
Coluna
vertebral, 770
avaliação da, 770
no paciente politraumatizado, 770
Coma
barbitúrico, 781, 1019
na HIC, 781
refratária, 781
no neurointensivismo, 1019
Condrossarcoma(s), 232
intracranianos, 174-187
casos ilustrativos, 176
diagnóstico diferencial, 174
histórico, 174
imagem, 174
opções de tratamento, 175
quaro clínico, 174
terapia cirúrgica, 175
Conforto
ventilatório, 780
otimização do, 780
manejo da HIC e, 780
Congelação
intraoperatória, 89f
de ressecção, 89f
de ependimoma recidivado, 89f
exame anatomopatológico por, 89f
Controle
térmico, 1018
no neurointensivismo, 1018
Convexidade
meningiomas de, 157
cirurgia, 157
Convulsão
na neurocirurgia, 1007
no neurointensivismo, 1018
Cordoma(s)
intracranianos, 174-187
casos ilustrativos, 176
diagnóstico diferencial, 174
histórico, 174
imagem, 174
opções de tratamento, 175
quaro clínico, 174
terapia cirúrgica, 175
Cordotomia, 641, 642f
Corno Temporal
abordagem do, 605
de Niemeyer, 605
na AHS, 605
Correção
da hipotensão arterial, 779
manejo da HIC e, 779
Correlação
clínica, 1027
neuromonitoração e, 1027
NFIO e, 1027
Corte Histológico
de astrocitoma, 36f
grau IV, 36f

Córtex
motor, 650
estimulação elétrica do, 650
Corticoamigdalectomia
na CAH, 602
Corticoide(s)
na tumefação cerebral, 798
Corticosteroide(s)
no tratamento, 83
das MCs, 83
Corticoterapia
manejo da HIC e, 780
Couro Cabeludo
incisão do, 974
no acesso, 974
suboccipital, 974
no FOZ, 891
antissepsia no, 891
incisão no, 891
marcação no, 891
CP (Craniotomia Pterional), 322f, 867-879
histórico, 868
indicações, 868
resultado estético da, 880f
técnica cirúrgica, 868
acessos das estruturas, 868f
contralaterais, 868f
ipsilateral, 868f
craniotomia, 872
dissecção, 870, 875
da fissura sylviana, 875
interfascial, 870, 871f
subfascial, 870
submuscular, 870
drilagem, 874
da asa menor do esfenoide, 874
do teto da órbita, 874
incisão, 869
posicionamento, 868, 869f
variações da, 876
CMP, 876
CPC (Carcinomas do Plexo Coroide), 224
diferenças entre, 227q
PPC *versus*, 227q
TPCs *versus*, 227q
epidemiologia, 105
na faixa etária pediátrica, 700
neuroimagem, 105
neuropatologia, 105
CPC (Coagulação do Plexo Coroide)
nas HCs, 557
indicações, 557
CPCP (CA de Pequenas Células do Pulmão), 79
Craniectomia
craniotomia *versus*, 976
no acesso suboccipital, 976
descompressiva, 798, 1020
na tumefação cerebral, 798
no neurointensivismo, 1020
Crânio
base do, 983-1001
abordagens endonasais à, 983-1000
acesso ao seio esfenoidal, 986
anatomia endonasal, 983
ápice petroso, 995
cavo do gânglio trigeminal, 995

classificação, 985
complicações, 997
  intraoperatórias, 997
  pós-operatórias, 998
fossa, 995
  craniana média, 995
  infratemporal, 995
  junção petroclival, 995
preparação do paciente, 986
reconstrução da, 996
seio cavernoso, 995
transclival, 993
transcribriforme, 991
transelar, 987
transodontoide, 993
transplano, 988
transtubérculo, 988
na HC, 676
  em crianças, 676
  radiografia simples de, 676
suporte de, 11f
  Mayfield, 11f
  Sugita, 11f
Craniofaringioma(s), 97f
em pacientes pediátricos, 716-722
  abordagem cirúrgica, 719
  complicações, 721
    no pós-operatório, 721q
  diagnóstico diferencial, 717
  histórico, 716
  imagens, 717
  opções de tratamento, 717
  QT, 720
  quadro clínico, 716
  RT, 720
na faixa etária pediátrica, 698
  complicações, 699
  diagnóstico diferencial, 699
  exame físico, 698
  imagem, 698
  opções de tratamento, 699
  quadro clínico, 698
Craniossinostose(s), 683-695
acrocefalossindactilia, 687
classificação, 684
  diagrama de, 684f
complicações, 694
histórico, 683
opções de tratamento, 689
quadro clínico, 687
síndrome, 686
  de Apert, 687
  de Crouzon, 686
  de Pfeiffer, 687
Craniotomia
abordagem pré-temporal, 902
acesso, 891, 902, 909, 915, 978
  bifrontal, 909
  extremo lateral, 978
  FOZ, 891
  pré-temporal, 902
  subtemporal, 915
na AHS, 602
na CAH, 601
para clipagem, 308
  complicações, 308

pela fossa média, 940
pré-temporal, 926
  cirurgia, 927
  incisão, 926
  músculo temporal, 926
  posicionamento, 926
  tricotomia, 926
suboccipital, 974
  mediana, 974
versus craniectomia, 976
  no acesso suboccipital, 976
Criança(s)
HC em, 673-682
  achados clínicos, 675q
  classificação, 674
  complicações, 680
  diagnóstico diferencial, 677
  etiologia, 674
    adquirida, 674, 675
    congênita, 674
  exame físico, 675
  histórico, 673
  imagem, 676
    radiografia simples de crânio, 676
    RNM, 676
    TC de crânio, 676
    US transfontanelar, 676
  opções de tratamento, 677
    cirúrgico, 677
    clínico, 680
  quadro clínico, 675
Crise
convulsiva, 833
  profilaxia de, 833
    no ferimento por PAF, 833
Crouzon
síndrome de, 686
Curarização
no neurointensivismo, 1018
Curva
de Langfitt, 773f
de sobrevida, 70f
de Kaplan-Meier, 70f

D

DCF (Displasia Cortical Focal)
ressecção e, 600
  baseada na ECoG, 600
Déficits
neurológicos, 997
  nas abordagens endonasais, 997
  à base do crânio, 997
neuropsicológicos, 1060
  nos pacientes, 1060
    submetidos à neurocirurgia, 1060
Delirium
risco para, 1005
  na neurocirurgia, 1005
Derivação
do LCR, 521
  na síndrome, 521
    da HII benigna, 521
Descompressão
cirúrgica, 781
  na HIC, 781
    refratária, 781

de estruturas nervosas, 633
　dos nervos sensitivos, 633
　　da face, 633
　na síndrome, 521
　　da HII benigna, 521
　　da bainha do nervo óptico, 521
　　subtemporal, 521
　neurovascular, 491-494
　　para NT, 491-494
　　cirurgia de, 493
　　classificação, 491
　　clínica, 491
　　fisiopatologia, 491
　　imagem, 492
　　tratamento, 492
　　　cirúrgico, 492
　　　clínico, 492
Desmielinização
　AP e, 44
Diafragma
　selar, 159
　　meningiomas de, 159
　　　cirurgia, 159
Dinâmica
　intracraniana, 775
　　definições de, 775
　　FSC, 775
　　PIC, 775
　　PPC, 775
DIPG (*Diffuse Intrinsec Pontine Glioma*/Gliomas Difusos da Ponte)
　tratamento, 713
Discoplastia, 636
Disfunção
　cognitiva, 1005
　　risco para, 1005
　　na neurocirurgia, 1005
　endotelial, 794
　　tumefação cerebral e, 794
　　　edema, 766
　　　　iônico, 766
　　　　vasogênico, 766
　　　transformação hemorrágica, 794
　nas abordagens cirúrgicas, 111
　　de tumores intraventriculares, 111
　　de memória, 111
　　do olhar, 111
　　hipotalâmica, 111
　　visual, 111
Displasia
　fibrosa, 235
　　tumores da calvária e, 235
Dispositivo(s)
　para administração 651
　de fármacos, 651
Disrafismo
　espinhal, 754-759
　　aberto, 754-759
　　　complicações, 758
　　　diagnóstico diferencial, 756
　　　histórico, 754
　　　investigação complementar, 755
　　　opções de tratamento, 756
　　　quadro clínico, 754
Dissecação(ões)
　anatômica, 478*f*

arteriais, 468-472
　complicações, 472
　diagnóstico diferencial, 469
　exame, 469
　　físico, 469
　　imagem, 469
　histórico, 468
　opções de tratamento, 469
　quadro clínico, 468
das artérias, 323*f*
Dissecção
　da cisterna sylviana, 323*f*
　　microscópio cirúrgico para, 323*f*
　de tecido mole, 974
　　no acesso, 974
　　　suboccipital, 974
　interfascial, 892
　　no FOZ, 892
　muscular, 980
　　no acesso, 980
　　　extremo lateral, 980
　na abordagem pré-temporal, 902, 905
　　da fissura sylviana, 905
　　interfascial, 902
　na CP, 870, 875
　　da fissura sylviana, 875
　　interfascial, 870, 871*f*
　　subfascial, 870
　　submuscular, 870
　subfascial, 322*f*
　　do músculo temporal, 322*f*
　　por Yasargi, 322*f*
Distúrbio(s)
　do movimento, 626-632, 1038
　　alvos cirúrgicos, 630
　　características clínicas, 626
　　complicações, 628
　　diagnóstico diferencial, 627
　　distonia, 630
　　DP, 628
　　histórico, 626
　　imagem, 627
　　opções de tratamento, 627
　　principais movimentos, 627*q*
　　　hipercinéticos, 627*q*
　　　hipocinéticos, 627*q*
　　radiocirurgias nos, 1038
　　　funcional, 1038
　　resultados, 630
　　TE, 629
Diversor(es) de Fluxo
　tratamento por, 461-468
　　antiagregação plaquetária, 465
　　　AAS, 465
　　　abciximab, 466
　　　clopidogrel, 465
　　　prasugrel, 466
　　　ticagrelor, 466
　　complicações, 464
　　indicações clínicas, 463
　　pós-operatório, 467
　　　acompanhamento, 467
　　sents, 462*q*
　　　características básicas dos, 462*q*
　　TEV, 463

DLP (Derivação Lomboperitoneal)
   na HC, 503
      comunicante, 503
   na HPN, 516
Doença
   de Paget, 235
      tumores da calvária e, 235
   progressão da, 55
      ressecção *versus*, 55
         de GBG, 55
Doppler
   transcraniano, 519, 1016
      na síndrome, 516
         da HII benigna, 516
      no neurointensivismo, 1016
Dor
   na neurocirurgia, 1007
   radiocirurgias na, 1038
      funcional, 1038
   tratamento neurocirúrgico da, 633-658
      funcional, 633-658
         administração de fármacos, 651
            dispositivos para, 651
         estimulação elétrica, 646
            do sistema nervoso, 646
         estruturas nervosas, 633
            descompressão de, 633
         procedimentos, 634, 644
            ablativos, 634
            endocrinológicos, 644
Doutrina
   de Monro-Kellie, 772
DP (Doença de Parkinson), 626, 628
   pacientes com, 629*q*
      critérios de seleção, 629*q*
Drenagem
   endoscópica, 809
      no HE intracraniano, 809
   liquórica, 798, 1018
      na tumefação cerebral, 798
      no neurointensivismo, 1018
   lombar, 513
      prolongada, 513
      na HPN, 513
DREZ (Zona de Entrada das Raízes Dorsais)
   na espasticidade, 661
      complicações, 662
Drilagem
   na abordagem pré-temporal, 903
   na CP, 874
      da asa menor, 874
      do esfenoide, 874
      do teto da órbita, 874
Drills
   brocas, 14*f*
      tipo de, 14*f*
   na microcirurgia, 14
Droga(s)
   HSDC e, 820
      antiagregantes plaquetários, 820
DTI (Imagem do Tensor de Difusão)
   na LAD, 785
Durotomia, 323*f*
   no acesso extremo, 981
      lateral, 981
   no FOZ, 894

DVA (Derivação Ventriculoatrial)
   na HC, 501
      comunicante, 501
DVE (Derivação Ventricular Externa)
   na HC, 501
      comunicante, 501
DVP (Derivação Ventriculoperitoneal)
   disfunção das, 679
      sinais de, 679
   na HC comunicante, 501
      cateter, 501
         distal, 501
         proximal, 501
         ventricular, 501
      válvula, 501
   na HPN, 515

E

EAV (Embolia Aérea Venosa)
   no acesso suboccipital, 976
ECG (Escala de Coma de Glasgow), 763
   classificação pela, 766*q*
      de gravidade do TCE, 766*q*
   paciente politraumatizado e, 765
   tumefação cerebral na, 796*q*
ECoG (Eletrocorticografia)
   indicação clínica, 600
      ressecção baseada na, 600
         e DCF, 600
         e ELT, 600
Edema
   tumefação cerebral e, 793
      citotóxico, 793
      iônico, 766
      vasogênico, 766
EEG (Eletroencefalografia)
   na LAD, 789
      valor do, 789
   no diagnóstico, 598
      da ELT, 598
EFR (Epilepsia Farmacorresistente), 584
Eletrodo(s)
   monitoramento invasivo com, 599
      indicação clínica para, 599
         de profundidade, 599
         subdurais, 599
ELT (Epilepsia do Lobo Temporal), 577*f*, 594-607
   características clínicas, 595*q*
      mesial, 595*q*
      neocortical, 595*q*
   diagnóstico, 596
      avaliação neuropsicológica, 598
      EEG, 598
      PET-TC, 597
      RM, 596
      VEEG, 598
   epidemiologia, 592
   etiologia, 593, 594*q*
   monitoramento invasivo com eletrodos, 599
      indicação clínica para, 599
         de profundidade, 599
         subdurais, 599
   resultados, 604
   semiologia, 594
      da ínsula, 596
      ETP, 596

lateral, 596
mesial, 595
  incluindo hipocampo, 595
neocortical, 596
técnicas cirúrgicas, 600
  AHS, 602
    abordagem de Niemeyer do corno temporal, 603
    armadilhas, 603
    craniotomia, 603
    incisão do couro cabeludo, 603
    posicionamento, 603
    ressecção das estruturas temporais mesiais, 603
  CAH, 601
    corticoamigdalectomia, 602
    craniotomia, 602
    incisão do escalpo, 601
    marcos anatômicos, 602
    posicionamento, 601
    ressecção neocortical em bloco, 602
  procedimentos minimamente invasivos, 603
EM (Estado de Mal Epiléptico)
  no neurointensivismo, 1020
Embolização
  arterial, 809
    no HE intracraniano, 809
  do aneurisma, 306
    complicações, 308
    da AChA, 306
  micromolas para, 457f
  de platina, 457f
  nos tumores, 194, 195
    do glomo jugular, 194, 195
      complicações, 195
      pré-operatória, 194
  pré-operatória, 456f
    de tumor, 456f
      com micropartículas de PVA, 456f
  tratamento por, 454-460
    agentes embólicos, 454
      princípios gerais de, 454
    classificação, 454
      agentes embólicos líquidos, 458
      balões, 456
      materiais, 454
        absorvíveis, 454
        não absorvíveis, 455
      molas, 455
      stents, 458
Embrionário(s)
  tumores, 26
EMT (Esclerose Mesial Temporal), 576, 577f
Encéfalo
  anatomia do, 3-8
    cavidades ventriculares, 7
    cerebelo, 8
    fibras subcorticais, 6
    histórico, 3
    lobos cerebrais, 3
    subdivisão do, 3
    superficial, 6f
    superfícies cerebrais, 4
    tronco cerebral, 7
    visão geral, 3-8
  lesão do, 578

estrutura, 578
  na CE, 578
RNM de, 80, 81f, 82f
  linfoma, 82f
  nas MCs, 80
  tumor frontal, 81f
Endarterectomia
  carotídea, 477
    técnica cirúrgica, 477
  versus angioplastia, 477
Endoscopia
  ventricular, 531-539
    bases da, 531-539
      anatomia, 532
      complicações, 538
      contraindicações, 533
      exames de imagem, 534
      histórico, 531
      indicações, 533
      pós-operatório, 538
      técnica, 537
Endotelina
  antagonistas do receptor de, 252
    na prevenção, 252
    do vasoespasmo, 252
ENV (Estimulação do Nervo Vago)
  para tratar epilepsia, 617-625
    cuidados pós-operatórios, 618
    custo-efetividade, 622
    efeitos adversos, 621
    estimulação de, 620q
      parâmetros de, 620q
    evolução dos acontecimentos, 617
    imediatos, 618
    indicação da, 618
      critérios para, 618
    mecanismos, 617
    procedimento cirúrgico, 618
    resultados, 620
Ependimoma(s), 25, 87-91, 731-738
  AP e, 43
  classificação, 731
  complicações, 91
  diagnóstico diferencial, 89
  epidemiologia, 106, 731
  exame de imagem, 734
    RM, 734
    TC, 734
  genética, 88
  histologia, 87
  histórico, 87
  imagem, 89
  na faixa etária pediátrica, 703
    complicações, 704
    diagnóstico diferencial, 703
    exame físico, 703
    imagem, 703
    opções de tratamento, 703
    quadro clínico, 703
  neuroimagem, 106
  neuropatologia, 106
  opções de tratamento, 90
    cirúrgico, 90
      HC, 91
    oncológico, 91
  patologia, 731

prognóstico, 91
quadro clínico, 87, 734
recidivado, 89f, 90f
  neuronavegação para, 90f
    imagens intraoperatórias de, 90f
  ressecção de, 89f
    congelação intraoperatória de, 89f
    exame anatomopatológico por, 89f
subdivisões, 733q
TPC e, 750
tratamento, 735
  cirurgia, 736
    grau de ressecção, 736
  QT, 737
  RT, 736
Epilepsia(s), 567-670
  CE, 569-589
  definição, 569-589
    aspectos epidemiológicos, 570
    encéfalo, 576
      lesão estrutura do, 576
    história da, 569
    IRM, 576
      de espectroscopia, 576
      difusão, 576
      perfusão, 576
    medicina nuclear, 575
    MEG, 574
    semiologia da, 570
      anamnese clínica, 570
      neurofisiologia, 572
      neuropsicologia, 571
  ELT, 592-607
  ENV para tratar, 617-625
    cuidados pós-operatórios, 618
    custo-efetividade, 622
    efeitos adversos, 621
    estimulação de, 620q
      parâmetros de, 620q
    evolução dos acontecimentos, 617
    imediatos, 618
    indicação da, 618
      critérios para, 618
    mecanismos, 617
    procedimento cirúrgico, 618
    resultados, 620
  extratemporais, 608-616
    avaliação pré-cirúrgica, 608
      monitorização invasiva, 610
    casos ilustrativos, 612
    classificação, 608
    diagnóstico, 608
      aspectos clínicos, 609
      investigação não invasiva, 609
    epidemiologia, 608
    etiologia, 608
    prognóstico, 613
    tratamento cirúrgico, 611
  prognóstico, 569-591
    cirurgia, 585
      monitorização invasiva na, 585
    SEEG, 586
      investigação com, 586
    tratamento, 583
      cirúrgico, 584
      clínico, 583

farmacorresistência, 584
radiocirurgias na, 1038
  funcional, 1038
  recomendação, 571f
    para diagnóstico, 571f
    para prognóstico, 571f
    para tratamento, 571f
  ressecção versus, 55
    de GBG, 55
Esfenoide
  asa menor do, 874
  drilagem da, 874
  na CP, 874
Esfeno-orbitário(s)
  meningiomas, 158
  cirurgia, 158
Espectroscopia
  RM com, 786
  na LAD, 786
Espinhal(is)
  meningiomas, 160
  cirurgia, 160
Esquema
  terapêutico, 857
  nos abscesso cerebrais, 857
Estatina(s)
  na prevenção, 253
  do vasospasmo, 253
Estenose
  aquedutal, 508
  na HC, 508
  não comunicante 508
Estereotaxia
  halo de, 667
  fixação do, 667
Esteroide(s)
  nos PNETs, 149
Estimulação
  cortical, 67f, 77f
    em paciente acordado, 68f
    para localização de áreas eloquentes, 77f
    motora, 77f
    próximo à área motora, 67f
  elétrica, 646
    do sistema nervoso, 646
      córtex motor, 650
      encefálica profunda, 648
      gânglios sensitivos, 647
      medula espinhal, 648
      nervos periféricos, 646
  transcraniana, 66f, 74f
    como método auxiliar, 74f
    de localização tumoral, 74f
    de mapeamento, 74f
    magnética, 66f
Estrutura(s)
  nervosas, 633
    descompressão de, 633
    dos nervos sensitivos da face, 633
ETP (Epilepsia Temporal Plus), 596
Excisão
  cirúrgica, 857
  de abscessos cerebrais, 857
Exposição
  da artéria vertebral, 980
  no acesso, 980

extremo lateral, 980
do clivo, 912
no acesso bifrontal, 912
na abordagem pré-temporal, 905

F

Face
  nervos sensitivos da, 633
    descompressão dos, 633
FAE (Fármaco Antiepilético), 583
Falcotentorial(is)
  meningiomas, 157
    cirurgia, 157
Fármaco(s)
  administração de, 651
    dispositivos para, 651
Farmacorresistência
  epilepsia e, 584
FAV (Fístulas Arteriovenosas), 441-453
  complicações, 453
  diagnóstico diferencial, 443
  durais, *ver FAVDs*
  exame, 441
    físico, 441
    imagem, 441
  histórico, 441
  opções de tratamento, 443
  piais, *ver FAVPs*
  quadro clínico, 441
FAVDs (Fístulas Arteriovenosas Durais), 441
  classificação para, 442*q*
    Borden, 442*q*
    de Lariboisiere/Cognard, 442*q*
FAVPs (Fístulas Arteriovenosas Piais), 441
FDG-18F (Fluordesoxiglicose)
  PET-TC com, 80
  nas MCs, 80
Febre
  manejo da HIC e, 780
Ferimento
  por PAF, 831-836
    fisiopatologia, 832
    noções de balística, 831
    profilaxia, 833
      de crise convulsiva, 833
      de infecções, 833
    prognóstico, 835
    propedêutica, 834
    tratamento, 834
      cirúrgico, 834
Fibra(s)
  subcorticais, 6
Fio(s)
  de sutura, 12
    na microcirurgia, 12
Fisch
  classificação de, 190*q*
    para paragangliomas, 190*q*
      da região do forame jugular, 190*q*
Fisher
  classificação de, 251*q*
    do VC, 251*q*
      modificada, 251*q*
Fissura
  lateral, 894
    do cérebro, 894
      abertura da, 894

sylviana, 875, 905
  dissecção da, 875
    na CP, 875
  dissecção na, 905
    abordagem pré-temporal, 905
Fístula
  carótido-cavernosa, 457*f*
    tratada, 457*f*
    com balão destacável, 457*f*
Fixação
  da cabeça, 10, 321*f*
    suportes para, 10, 321*f*
      de Mayfield, 321*f*
  do halo, 667
    de estereotaxia, 667
  esquelética, 666
    sistemas sem, 666
FL (Fístula Liquórica)
  nas abordagens endonasais, 998
    à base do crânio, 998
  reparo de, 849
    extracraniano, 849
    intracraniano, 849
  traumáticas, 846-850
    complicações, 850
      tratamento de meningite, 850
    diagnóstico, 847, 848
      diferencial, 848
      por imagem, 847
    fisiopatologia, 846
      clínica, 846
    opções de tratamento, 848
      cirúrgico, 848
      conservador, 848
    quadro clínico, 846
      apresentação clínica, 846
      sinais, 846
      sintomas, 846
Fluoresceína
  sódica, 16*f*
    videoangiografia por, 16*f*
Fluxo
  de saída, 513
  do liquor, 513
    na HPN, 513
  válvulas reguladas por, 516
    com MAS, 516
    na HPN, 516
FM (Forame de Monro), 4*f*
  estenose dos, 506*f*
  HC e, 505
  não comunicante, 505
Forame
  jugular, 190*q*
    região do, 190*q*
      paragangliomas da, 190*q*
        classificação de Fisch para, 190*q*
  meningiomas do, 160
    jugular, 160
    magno, 160
Fossa
  craniana média, 995
    abordagem pela, 995
      indicações, 995
      técnica cirúrgica, 996
  infratemporal, 995

abordagem pela, 995
  indicações, 995
  técnica cirúrgica, 995
média, 925, 928, 940, 946-952
  abordagem combinada à, 946-952
    minimamente invasiva, 946-952
      casos clínicos, 947
  acesso pela, 940
    craniotomia, 940
    dissecção, 940
  meningiomas da, 946f
    localização dos, 946f
  peeling de, 928
  triângulo da, 925
    anterolateral, 925
    anteromedial, 925
    de Glasscock, 925
    de Kawase, 926
    posterolateral, 925
    posteromedial, 926
temporal, 924
  anatomia da, 924
FOZ (Acesso Fronto-Orbito-Zigomático), 891-895
  etapas da craniotomia, 891
    abertura, 894
      da fissura lateral do cérebro, 894
    couro cabeludo, 891
      antissepsia no, 891
      incisão no, 891
      marcação no, 891
    craniotomia, 892
    dissecção interfascial, 892
    durotomia, 894
    músculo temporal, 892
      deslocamento do, 892
      secção do, 892
    osteotomia zigomática, 892
    tricotomia, 891
Fragilidade
  avaliação de, 1006
    na neurocirurgia, 1006
Fratura(s)
  cranianas, 837-845
    diagnóstico diferencial, 843
    epidemiologia, 837
    exame, 838
      de imagem, 80
      físico, 838
    histórico, 837
    opções de tratamento, 843
    quadro clínico, 838
FSC (Fluxo Sanguíneo Cerebral)
  definições de, 775
Função(ões)
  da ínsula, 128
Funcional, 567-670
  distúrbios do movimento, 626-632
  procedimentos estereotáticos, 664-670
  tratamento neurocirúrgico, 633-658, 659-663
    da espasticidade, 659-663
    funcional, 633-658
    da dor, 633-658
Funcionalidade
  perda de, 1062
    nos pacientes, 1062
      submetidos à neurocirurgia, 1062

G

Gangliectomia
  esfenopalatina, 637f
    percutânea, 637f
Gânglio(s)
  sensitivos, 647
    estimulação elétrica dos, 647
  trigeminal, 995
    cavo do, 995
      abordagem pelo, 995
Ganglioglioma
  exofítico, 711f
GB (Glioblastomas), 23, 24, 49f
  biologia molecular dos, 33
  classificação dos, 34q
  complicações, 50
  de células gigantes, 39
  diagnóstico diferencial, 48
  epitelioide, 39
  exame físico, 48
  histórico, 47
  IDH-mutante, 39
  IDH-*Wildtype*, 39
  imagem, 48
  multiforme, *ver GBM*
  NOS, 39
  opções de tratamento, 49
  quadro clínico, 48
GBGs (Gliomas de Baixo Grau)
  insular, 54f
    RNM de, 54f
  ressecção de, 56f
    extensão da, 56f
    total, 56f
      imagens, 56f
  tratamento dos, 54-57
    revisão da literatura no, 54-57
      cirúrgico, 54
        biópsia, 55
        observação, 54
        ressecção, 55
      QT, 57
      RT, 57
GBM (Glioblastoma Multiforme), 59
  ciclo celular do, 60f
    comportamento do, 60f
Glândula
  pineal, 700
    tumores da topografia da, 700
      na faixa etária pediátrica, 700
Glasscock
  triângulo de, 925
Glioma(s)
  cordoide, 108
    epidemiologia, 108
    neuroimagem, 108
    neuropatologia, 108
  da ínsula, 128
    apresentação clínica dos, 128
  de alto grau, 59-71
    diagnóstico, 61
      por imagem, 61
    edema circunjacente dos, 61f
      com células tumorais, 61f
    fatores prognósticos, 62
    malignos, 70

ÍNDICE REMISSIVO 1093

complicações clínicas de, 70
manejo perioperatório, 68
   intraoperatório, 68
   pós-operatório, 68
   pré-operatório, 68
pacientes idosos, 71
   cirurgia em, 71
quadro clínico, 60
resultados esperados, 68
situações específicas, 70
   recidiva, 70
tratamento, 62, 69
   adjuvante, 69
   cirúrgico, 62
tumorigênese, 59
de baixo grau, ver GBGs
difuso, 22, 25, 33, 39
   biologia molecular dos, 33
      pediátricos, 35
   classificação dos, 33f, 34f
   de linha média, 25, 39
      H3 K27M mutante, 25, 39
   infiltrativo, 22
   na faixa etária pediátrica, 696
      das vias ópticas, 698
         complicações, 698
         diagnóstico diferencial, 698
         exame físico, 698
         imagem, 698
         opções de tratamento, 698
         quadro clínico, 698
      hemisféricos, 696
         complicações, 697
         diagnóstico diferencial, 697
         exame físico, 697
         imagem, 697
         opções de tratamento, 697
         quadro clínico, 696
      lobares, 696
         complicações, 697
         diagnóstico diferencial, 697
         exame físico, 697
         imagem, 697
         opções de tratamento, 697
         quadro clínico, 696
   perfil dos, 46f
      genético, 46f
      histológico, 46f
Gliossarcoma, 39
Glomo Jugular
   tumores do, 189-195
      apresentação clínica, 190
      complicações, 195
         cirurgia, 195
         embolização, 195
         RT, 195
      definições, 189
      diagnóstico diferencial, 92
      exames, 191
      histórico, 189
      opções de tratamento, 192
         aspecto cirúrgicos básicos, 193
         embolização pré-operatória, 194
         RT, 194
Goteira
   olfatória, 159
      meningiomas de, 159
         cirurgia, 159

H

Halo
   de estereotaxia, 667
   fixação do, 667
Hannover
   classificação de, 938q
      schwannomas do, 938q
      do APC, 938q
HC (Hidrocefalia)
   comunicante, 497-502
      classificação, 497
         por Dandy, Ransohoff e Rekate, 498q
      etiologias, 498
      exame de imagem, 499
      histórico, 497
      opções de tratamento, 501
         DLP, 502
         DVA, 501
         DVE, 501
         DVP, 501
         medicamentoso, 502
      quadro clínico, 498
   em crianças, 673-682
      achados clínicos, 675q
      classificação, 674
      complicações, 680
      diagnóstico diferencial, 677
      etiologia, 674
         adquirida, 674, 675
         congênita, 674
      exame físico, 675
      histórico, 673
      imagem, 676
         radiografia simples de crânio, 676
         RNM, 676
         TC de crânio, 676
         US transfontanelar, 676
      opções de tratamento, 677
         cirúrgico, 677
         clínico, 680
      quadro clínico, 675
   ependimoma e, 91
      tratamento cirúrgico do, 91
   manejo da, 149
      no PNETs, 149
   não comunicante, 503-510
      complicações, 509
      diagnóstico diferencial, 508
      histórico, 503
      imagem, 504
         CC, 505
         hemorragia cerebelar, 508
         infarto cerebelar, 508
         lesões periaquedutais, 507
         neoplasias, 506
         neurocistocercose, 506
         obstrução no FM, 505
         quarto ventrículo, 507
      opções de tratamento, 508
         estenose aquedutal, 508
         HC secundária, 509
      quadro clínico, 503
   por HSA, 246
   tratamento endoscópico das, 540-566
      aplicações práticas, 540-566
         hidocefalias complexas, 562

aspectos históricos, 540
principais procedimentos, 555
e indicações, 555
aquedutoplastia, 534
CPC, 557
septostomia, 561
TVE, 555
técnica cirúrgica, 546
HE (Hematoma Epidural)
intracraniano, 806-812
exames de imagem, 806
prognóstico, 809
quadro clínico, 806
tratamento, 808
aspiração guiada, 809
por TC, 809
por US, 809
cirúrgico, 808
conservador, 808
drenagem endoscópica, 809
embolização arterial, 809
Hemangioblastoma
AP e, 43
Hemangioma, 231
Hemangiopericitoma, 28
Hemorragia
cerebelar, 508
HC e, 508
não comunicante 508
do plexo coroide, 750
TPC e, 750
HIC (Hipertensão Intracraniana)
fisiopatologia da, 859
manejo da, 779, 1017
causas, 779
medidas gerais, 779
analgesia, 780
correção da hipotensão arterial, 779
corticoterapia, 780
febre, 780
hiperventilação, 780
otimização, 779, 780
da mecânica ventilatória, 780
do conforto ventilatório, 780
do retorno venoso, 779
profilaxia anticonvulsivante, 781
sedação, 780
terapia hiperosmolar, 780
tratamento, 781
no neurointensivismo, 1017
objetivos, 779
refratária, 781
tratamento da, 781
coma barbitúrico, 781
descompressão cirúrgica, 781
Hidatidose
AP e, 43
Hidrodinâmica, 495-566
bases, 531-538
da 3VT, 531-538
da endoscopia ventricular, 531-538
HC, 497-509, 540-566
comunicante, 497-502
não comunicante, 503-509
tratamento endoscópicos das, 540-566
aplicações práticas, 540-566

HII, 518-523
benigna, 518-523
síndrome da, 518-523
hipotensão liquórica, 524-530
síndrome da, 524-530
HPN, 511-517
HII (Hipertensão Intracraniana Idiopática), 97, 98f
benigna, 518-523
síndrome da, 518-523
complicações, 521
diagnóstico diferencial, 519
exame físico, 519
exemplo de caso, 519
histórico, 518
imagem, 519
opções de tratamento, 520
quadro clínico, 518
Hiperplasia
vilosa difusa, 750
do plexo coroide, 750
TPC e, 750
Hipertensão
intracraniana, 98f
idiopática, 98f
maligna, 1007
na neurocirurgia, 1007
Hiperventilação
manejo da HIC e, 780
na tumefação cerebral, 797
no neurointensivismo, 1019
Hipocampo
lobo temporal incluindo, 595
mesial, 595
Hipofisário(s)
tumores, 93-103
complicações, 102
diagnóstico diferencial, 95
histórico, 93
imagem, 95
apoplexia, 94f
avaliação por, 95
cisto da bolsa de Rathke, 98f
craniofaringioma, 97f
HII, 98f
macroadenoma, 96f
macroprolactinoma, 100
meningioma de tubérculo selar, 99f
microadenoma, 96f
opções de tratamento, 99
adenomas não secretores, 100
adenomas produtores de ACTH, 102
adenomas secretores, 100
de GH, 101
de gonadotrofinas, 101
prolactinomas, 100
quadro, 93
clínico, 93
laboratorial, 93
Hipófise
adenomas de, 1036
radiocirurgias nos, 1036
indicações, 1036
planejamento, 1036
resultados, 1036

Hipofisectomia
  estereotática, 646f
    com RF, 646f
Hipotensão
  arterial, 779
    correção da, 779
      manejo da HIC e, 779
  intracraniana, 820
    HSDB e, 820
  liquórica, 524-530
    síndrome da, 524-530
      diagnóstico diferencial, 528
      exame físico, 528
      imaginologia, 528
      quadro clínico, 527
      tratamento, 528
Hipotermia
  profilática, 796
  na tumefação cerebral, 796
HISS (*Head Injury Severity Scale*/Escala da Gravidade do TCE)
  classificação da, 767q
Histiocitose X
  tumores da calvária e, 235
House-Brackman
  classificação de, 938q
    para paralisia facial, 938q
    periférica, 938q
HPN (Hidrocefalia de Pressão Normal), 511-517
  classificação diagnóstica, 514q
  complicações, 515
  diagnóstico, 511, 515
    diferenciais, 515
  exames complementares, 511
  histórico, 511
  pressão de abertura, 513
    do liquor, 513
      medida da, 513
  quadro clínico, 511
  roteiro diagnóstico, 513
  testes diagnósticos, 513
    complementares, 513
      drenagem lombar prolongada, 513
      fluxo de saída do liquor, 513
      monitorização da PIC, 513
      tap test, 513
  tratamento cirúrgico, 515
    DLP, 516
    DVP, 515
    TVE, 515
    válvulas de pressão fixa, 516
      versus programáveis, 516
      versus reguladas por fluxo com MAS, 516
HSA (Hemorragia Subaracnóidea), 248
  complicações, 244, 245
    gerais, 244
    neurológicas, 245
      HC, 246
      ressangramento, 245
      vasoespasmo, 245
  espontânea, *ver HSAe*
  no neurointensivismo, 1019
HSAe (Hemorragia Subaracnóidea Espontânea), 241-246
  aneurismática, 244

apresentação clínica, 241
diagnóstico, 242
epidemiologia, 241
escalas da, 243
  clínicas, 243
  radiológicas, 243
não aneurismática, 243
HSAt (Hemorragia Subarcnóidea Traumática), 801-805
  classificação, 803
  diagnóstico, 803
    evolução da, 803f
  difusa, 802f
  e manejo intra-hospitalar, 804
  fisiopatologia, 803
  focal, 801f
    exemplos de, 801f
  prognóstico, 804
  tratamento, 804
HSDA (Hematoma Subdural Agudo), 813-819
  complicações, 817
  diagnóstico diferencial, 815
  exame físico, 814
  histórico, 813
  imagem, 814
    evolução do, 815q
    tempo de, 815q
  opções de tratamento, 815
    cirurgia, 817
      time ideal para, 817
    cirúrgico, 815
      versus conservador, 815q
      versus não cirúrgico, 815
    manejo pré-operatório, 816
    técnica cirúrgica, 816
  quadro clínico, 813
HSDC (Hematoma Subdural Crônico), 820-825
  complicações, 821
  diagnóstico diferencial, 821
  etiologia, 820
    anticoagulantes, 820
    atrofia cerebral, 820
    coagulopatias, 820
    drogas, 820
      antiagregantes plaquetários, 820
    hipotensão
      intracraniana, 820
    outras causas, 820
    pós-traumática, 820
  exames de imagem, 821
  fisiopatologia, 820
  histórico, 820
  opções de tratamento, 821
  prognóstico, 821
  quadro clínico, 821

I

ICG (Indocianina Verde), 921f
  videoangiografia por, 16f
ICT (Isquemia Cerebral Tardia), 248
  VC e, 249
    fisiopatologia do, 249
Idoso(s)
  cirurgia em, 71
    de gliomas, 71
      de alto grau, 71

ILAE (*International League Against Epilepsy*/Liga
    Internacional contra Epilepsia)
  classificação da, 570*f*
    resumida, 570*f*
Imuno-histoquímica
  aplicada às neoplasias, 36
    astrocíticas, 36
    oligodendrogliais, 36
Incisão
  na abordagem pré-temporal, 902
  na craniotomia, 926
    pré-temporal, 926
  na pele, 953
    na abordagem combinada, 953
      transpetrosa focal, 953
  no acesso, 891, 902, 916, 974, 979
    extremo lateral, 979
    FOZ, 891
    pré-temporal, 902
    suboccipital, 974
      do couro cabeludo, 974
    subtemporal, 916
  no couro cabeludo, 603
    na AHS, 603
  no escalpo, 601
    na CAH, 601
Infarto
  cerebelar, 508
    HC e, 508
    não comunicante, 508
Infecção(ões)
  profilaxia de, 833
    no ferimento por PAF, 833
Inflamação
  AP e, 44
Infratentoria(is)
  tumores, 700
    astrocitoma pilocítico, 700
    ependimomas, 703
    meduloblastoma, 701
Instrumental
  cirúrgico, 11
    seleção do, 11
      afastadores, 13
      agulhas, 12
      aspiradores, 13
      drills, 14
      fios de sutura, 12
      microdissectores, 12
      pinça, 12, 15
        bipolar, 12
        de biópsia, 15
      porta-agulhas, 12
      tesouras, 12
    posição segurando o, 11*f*
    da mão, 11*f*
Instrumento(s)
  para microcirurgia, 10-17
    fixação da cabeça, 10
      suportes para, 10
    instrumental cirúrgico, 11
      seleção do, 11
    microscópio cirúrgico, 15
Ínsula
  lobo da, 596
    na epilepsia, 596

tumores da, 116-143
  anatomia da, 116, 124
    cirúrgica, 116
    topográfica, 124
  casos ilustrativos, 135
    com correlação anatômica, 125
  complicações, 143
  e ressecção, 140
    grau de, 142
    monitorização intraoperatória, 142
  estudo pré-operatório, 128
    classificação de Yasargil, 128*q*
  funções da, 128
  gliomas da, 128
    apresentação clínica dos, 128
  manejo cirúrgico, 116-143
  pacientes, 129
  técnica cirúrgica, 129
    operatória, 129
    paciente acordado, 135
  vascularização da, 125
    relações, 125, 127
      arteriais, 125
      venosas, 127
Internação
  complicações relacionadas com, 998
    nas abordagens endonasais, 998
    à base do crânio, 998
Intraventricular(es)
  lesões, 104*f*, 105*q*
    e predominância de idade, 104*f*
    intracranianas, 105*q*
    RM de, 105*q*
    por localização, 104*f*
  meningiomas, 158
    cirurgia, 158
  tumores, 104-111
    achados radiológicos, 104
    apresentação clínica, 104
    complicações, 111
      ataxia cerebelar, 111
      disfunção, 111
        de memória, 111
        do olhar, 111
        hipotalâmica, 111
        visual, 111
      lesões vasculares, 111
      mutismo, 111
      síndrome de desconexão, 111
    diagnóstico diferencial, 105
      CN, 107
      CPC, 105
      ependimoma, 106
      glioma cordoide, 108
      lesões não neoplásicas, 109
      linfoma, 108
      MB, 107
      meningioma, 106
      metástases, 106
      PPC, 105
      SEGA, 107
      subependimoma, 106
      tumores, 105, 108
        do plexo coroide, 105
        glioneural formador de rosetas, 108
        paraventriculares, 108

exames neurológicos, 104
opções de tratamento, 109
abordagens cirúrgicas, 109f, 110q
Intubação
dificuldade de, 1007
risco de, 1007
na neurocirurgia, 1007
IRM (Imagem por Ressonância Magnética)
na epilepsia, 576
de espectroscopia, 576
difusão, 576
perfusão, 576

J
Junção
petroclival, 998
abordagem pela, 998
indicações, 998
técnica cirúrgica, 998

K
Kaplan-Meier
curva de sobrevida de, 70f
Kawase
triângulo de, 926

L
LAD (Lesão Axonal Difusa), 783-791
biomarcadores na, 786
beta-amiloide, 787
NFL, 786
PDEs, 787
tau, 787
classificação da, 784q
de Adams, 784q
diagnóstico por imagem, 784
DTI, 785
RM, 784
com espectroscopia, 786
sequências convencionais de, 784
EEG, 789
valor do, 789
exame físico, 784
fisiopatologia, 783
história, 784
MdC e, 787
PIC, 788
monitora ou não, 788
tratamento, 789
Langfitt
curva de, 773f
Lariboisiere/Cognard
classificação de, 442q
para FAVD, 442q
LCR (Líquido Cefalorraquidiano)
derivação do, 521
na síndrome, 521
da HII benigna, 521
exame do, 83
nas MCs, 83
traumático, 846
fisiopatologia do, 846
clínica, 846
vazamentos do, 525f
etiologias de, 525f

Lesão(ões)
diagnóstico diferencial de, 200q
características de imagem para, 200q
do tronco encefálico, 713
tratamento de, 713
atípicas, 713
focais, 713
estrutural, 576
do encéfalo, 576
na CE, 576
intraventriculares, 104f, 105q, 109f, 110q
abordagens para, 109f, 110q
cirúrgica, 109f, 110q
e predominância de idade, 104f
intracranianas, 105q
RM de, 105q
por localização, 104f
não neoplásicas, 109, 234q
cranianas, 234q
que mimetizam tumores, 234q
da calvária, 234q
epidemiologia, 109
neuroimagem, 109
neuropatologia, 109
periaquedutais, 507
HC e, 507
não comunicante 507
selares, 200q
vasculares, 111, 997
nas abordagens cirúrgicas, 111
de tumores intraventriculares, 111
nas abordagens endonasais, 997
à base do crânio, 997
Leyla
afastadores de, 13f
Liberação
do lobo temporal, 905
na abordagem pré-temporal, 905
Linfoma(s)
do SNC, 217f
CC e, 217f
epidemiologia, 108
neuroimagem, 108
neuropatologia, 108
TPC e, 751
Lipoma
lombossacral, 756f
com apêndice cutâneo, 756f
Liquor
na HPN, 513
fluxo de saída do, 513
pressão de abertura do, 513
medida da, 513
Literatura
em neurocirurgia, 1052
LM (Lesão Medular)
no neurointensivismo, 1019
Lobo(s)
cerebrais, 3
da ínsula, 596
na epilepsia, 596
Lobo Temporal
na epilepsia, 595, 596
lateral, 596
mesial, 595
incluindo hipocampo, 595
neocortical, 596

LTLCDME (Lesão do Trato de Lissauer e do Corno
  Dorsal da Substância Cinzenta de Medula
  Espinhal), 640
Lundberg
  ondas de, 771
    A, 772f
    B, 772f

M

Má(s) Notícia(s)
  e pacientes, 1063
    submetidos à neurocirurgia, 1063
Macroadenoma
  hipofisário, 96f
    não secretor, 102f
    ressecção de, 102f
Macroprolactinoma, 100f
Malformação
  cavernosa, 401f
Manejo
  da HIC, 1017
    no neurointensivismo, 1017
  da PIC, 771-782
    HIC, 779
      causas, 779
      medidas gerais, 779
      objetivos, 779
      tratamento, 781
Marcação
  estereotáxica, 67f
Marco(s)
  anatômicos, 602
    na CAH, 602
Marshall
  classificação de, 860q
    tomográfica, 860q
    TCE na, 860q
MAS (Mecanismo Antissifão)
  válvulas com, 516
    reguladas por fluxo, 516
    na HPN, 516
Material(is)
  no tratamento, 453
    por embolização, 453
      absorvíveis, 453
      não absorvíveis, 454
MAVs (Malformações Arteriovenosas)
  aspectos gerais das, 412-421
    apresentação clínica, 413
      avaliação neuropsicológica, 413, 414
      sistema de classificação das, 414
    epidemiologia, 412
    tratamento das, 417
      cirúrgico, 417
    cerebrais, 1037
      radiocirurgias nas, 1037
        indicações, 1037
        planejamento, 1037
        resultados, 1037
  grau III, 425-430
    classificação, 426
      sistema de, 426q
    complicações, 428
    diagnóstico diferencial, 427
    exame, 425
      de imagem, 425
      físico, 425
      histórico, 425
    opções de tratamento, 427
    quadro clínico, 425
  grau IV e V, 431-440
    caso ilustrativo, 435
    classificação, 432q
      de Spetzler-Martin, 432q
    complicações, 435
    diagnóstico diferencial, 432
    exame, 432
      de imagem, 432
      físico, 432
    histórico, 431
    opções de tratamento, 433
    quadro clínico, 432
  II, 422-424
    complicações, 424
    diagnóstico diferencial, 423
    exame, 423
      de imagem, 423
      físico, 423
    histórico, 422
    quadro clínico, 422
    tratamento, 423
      cirurgia, 423
Mayfield
  suporte, 11f, 321f
    de crânio, 11f
    para fixação da cabeça, 321f
MB (Meduloblastomas), 26
  AP e, 43
  classificação de, 27f
  epidemiologia, 107
  neuroimagem, 107
  neuropatologia, 108
  subgrupos de, 147q
    características dos, 147q
    clinicopatológicas, 147q
    moleculares, 147q
MCs (Metástases Cerebrais), 79-85
  complicações, 84
    cirurgia, 85
    RT, 85
    tratamento medicamentoso, 84
  exame, 79
    de imagem, 79
      biópsia, 80
      PET-TC FDG-18F, 80
      RM do encéfalo, 80
      TC, 80
    físico, 79
    subsidiários, 79
      do LCR, 83
  histórico, 79
  índices prognósticos, 83
  múltiplas, 80f
    de adenocarcinoma, 80f
    de cólon, 80f
  opções de tratamento, 83
    BT, 84
    corticosteroides, 83
    cuidados paliativos, 83
    de suporte, 83
    medicações antiepiléticas, 83
    RCE, 84

pré-operatória, 84
ressecção NC, 83
RT adjuvante, 84
RTCT, 83
RTPC, 83
terapia sistêmica, 84
TTIL, 84
quadro clínico, 79
radiocirurgias nas, 1036
indicações, 1032
planejamento, 1032
resultados, 1032
MdC (Microdiálise Cerebral)
e LAD, 787
Mecânica
ventilatória, 780
otimização da, 780
manejo da HIC e, 780
Mecanismo(s)
fisiopatológicos, 793
da tumefação cerebral, 793
disfunção endotelial, 794
edema citotóxico, 793
Meckel
cavum de, 929
Medicação(ões)
antiepiléticas, 83
no tratamento, 83
das MCs, 83
pré-anestésica, 1012
na neurocirurgia, 1012
Medicamento(s)
interação com, 1027
neuromonitoração e, 1027
NFIO e, 1027
Medicina
com base em evidências, 1054
nuclear, 575
na CE, 575
na epilepsia, 575
Medula
espinhal, 648
estimulação elétrica da, 648
Meduloblastoma(s), 739-747
características histológicas, 743
subgrupos moleculares, 743
do grupo 3, 744
do grupo 4, 744
SHH, 743
WNT, 743
cirurgia, 745
complicações, 745
diagnóstico diferencial, 742
exame(s), 740
complementares, 740
punção lombar, 742
RM, 740
TC, 740
físico, 740
histórico, 739
na faixa etária pediátrica, 701
complicações, 703
diagnóstico diferencial, 702
exame físico, 701
imagem, 701
quadro clínico, 701

subgrupos moleculares dos, 701*q*
classificação de, 701*q*
tratamento, 702
fluxograma de, 702*f*
opções de, 702
quadro clínico, 739
TPC e, 750
tratamento, 744
adjuvante, 745
opções de, 744
da HC, 744
estratificação de risco, 744*q*
MEG (Magnetoencefalografia)
na CE, 574
na epilepsia, 574
Memória
disfunção de, 111
nas abordagens cirúrgicas, 111
de tumores intraventriculares, 111
Meningioma(s), 28, 155-162
acesso retrossigmoide nos, 937
cirurgia, 157
de asa esfenoidal, 158
de convexidade, 157
de diafragma selar, 159
de goteira olfatória, 159
de órbita, 158
de tentório, 157
de tubérculo, 159
do forame, 160
jugular, 160
magno, 160
do seio cavernoso, 160
esfeno-orbitários, 158
espinhais, 160
falcotentoriais, 157
intraventriculares, 158
parassagitais, 157
petroclivais, 160
tórcula, 157
classificação, 155, 162*q*
de Simpson, 162*q*
de recorrência, 162*q*
de ressecção, 162*q*
patológica, 155
complicações, 161
cuidados pós-operatórios, 161
da fossa craniana, 948*f*
média, 948*f*
localização dos, 948*f*
de tentório, 159*q*
classificação, 159*q*
de Aguiar, 159*q*
de tubérculo selar, 99*f*
diagnóstico, 156
epidemiologia, 106
histórico, 155
neuroimagem, 106
neuropatologia, 106
patologia, 155
preparo cirúrgico, 156
prognóstico, 162
radiocirurgia, 162
RT, 162
esterotática, 162
fracionada, 162
TPC e, 752

Meningite
  nas abordagens endonasais, 998
    à base do crânio, 998
  tratamento de, 850
    FL e, 850
Mesencefalotomia, 643, 644f
Metástase(s), 232
  AP e, 43
  epidemiologia, 106
  neuroimagem, 106
  neuropatologia, 106
  TPC e, 751
METS (Estimativa de Equivalente Metabólico)
  na neurocirurgia, 1004
MgSO4 (Sulfato de Magnésio)
  na prevenção, 252
    do vasospasmo, 252
Microadenoma
  hipofisário, 96f
Microcirurgia
  de cavernomas, 406
    infratentoriais, 406
  do aneurisma, 306
    da AChA, 306
    da ACM, 314
  instrumentos, 10-17
    fixação da cabeça, 10
    suportes para, 10
    instrumental cirúrgico, 11
      seleção do, 11
    microscópio cirúrgico, 15
  técnica, 10-17
    aperfeiçoamento da, 16
    modelos de treinamento, 16
Microdiálise
  na monitorização, 1016
    do oxigênio cerebral, 1016
Microdissector(es)
  de Rhoton, 12f
    kit de, 12f
  na microcirurgia, 12
Micromola(s)
  de platina, 458f
  para embolização, 457f
Microneurocirurgia
  nos PNETs, 149
Micropartícula(s)
  de PVA, 456f
    embolização de tumor com, 456f
    pré-operatória, 456f
Microscópio
  cirúrgico, 15
Mieloma
  múltiplo, 232
Mielomeningocele, 755f
  lombossacral, 757f
    correção cirúrgica de, 757f
      tratamento da, 758f
        antenatal, 758f
Mielotomia, 642, 643f
  na espasticidade, 661
    complicações, 662
Miofibromatose
  infantil, 751
    TPC e, 751

Miscelânea, 1001-1074
  artigo científico, 1052-1064
    como escrever, 1052-1064
  neurocirurgia, 1003-1014, 1030-1031, 1043-1051, 1060-1064, 1065-1074
    pacientes submetidos à, 1060-1064
      aspectos psicológicos do, 1060-1064
    pesquisa em, 1043-1051
    pós-operatório em, 1003-1014
    pré-operatório em, 1003-1014
    procedimentos em, 1065-1074
      codificação de, 1065-1074
    robótica em, 1030-1031
  neurointensivismo, 1015-1022
  neuromonitoração, 1023-1029
  NFIO, 1023-1029
  radiocirurgia, 1032-1042
    intracraniana, 1032-1042
Mitose
  atípica, 36f
    em astrocitoma, 36f
    grau IV, 36f
MNIO (Monitorização Neurofisiológica Intraoperatória), 142
Modelo
  de termo de consentimento, 1011f
  para anestesia, 1011f
  para sedação, 1011f
Mola(s)
  no tratamento, 455
  por embolização, 455
MOMS (Management of Myelomeningocele Study/ Estudo do Manejo das Mielomeningoceles), 756
  critérios para inclusão no, 757q
  de contraindicação, 757q
  de indicação, 757q
Monitorização
  da PIC, 513, 771-781
    complicações, 778
    conceitos básicos, 771
      ondas de Lundberg, 771
    dinâmica intracraniana, 775
      definições de, 775
    doutrina de Monro-Kellie, 772
    interpretações da, 778
    invasiva, 773
      elegibilidade para, 773
    métodos de, 775
    na HPN, 513
    revisão histórica, 771
  intracraniana, 775f
    multimodal, 775f
  neurológica, 1015
    na UTI, 1015
      do oxigênio cerebral, 1016
      Doppler transcraniano, 1016
      US do nervo óptico, 1017
Monro-Kellie
  doutrina de, 770
Movimento
  distúrbios do, 626-631, 1038
    alvos cirúrgicos, 630
    características clínicas, 626
    complicações, 628
    diagnóstico diferencial, 627

distonia, 630
DP, 628
histórico, 626
imagem, 627
opções de tratamento, 627
principais movimentos, 627q
   hipercinéticos, 627q
   hipocinéticos, 627q
radiocirurgias nos, 1038
   funcional, 1038
resultados, 630
TE, 629
Moyamoya, 482-490
   apresentação clínica, 483
   aspectos históricos, 482
   diagnóstico, 483
      exames de imagem, 484
   epidemiologia, 482
   fisiopatologia, 482
      achados patológicos, 483
      patogênese, 483
   prognóstico, 490
   tratamento, 488
      cirúrgico, 489
      na fase aguda após AVC, 488
         hemorrágico, 488
         isquêmico, 488
      não cirúrgico da, 489
Músculo(s)
   da região craniovertebral, 980q
      origens dos, 980q
   temporal, 322f, 892
      dissecção subfascial do, 322f
         por Yasargi, 322f
      no FOZ, 892
         deslocamento do, 892
         secção do, 892
Mutismo
   nas abordagens cirúrgicas, 111
   de tumores intraventriculares, 111

N

Nasal(is)
   complicações, 998
      nas abordagens endonasais, 998
      à base do crânio, 998
NBCA (n-butil-2-cianoacrilato)
   TEV com, 459f
NC (Neurocirúrgica)
   ressecção, 83
   nas MCs, 83
Necrose
   em astrocitoma, 36f
      grau IV, 36f
Neoplasia(s)
   astrocíticas, 36, 37
      classificação das, 37
         biologia molecular nas, 37
         imuno-histoquímica nas, 36
   HC e, 506
      não comunicante 506
   oligodendrogliais, 36, 37
      classificação das, 37
         biologia molecular nas, 37
      imuno-histoquímica nas, 36

Nervo Óptico
   bainha do, 521
      descompressão da, 521
         na síndrome, 521
         da HII benigna, 521
   US do, 1017
      no neurointensivismo, 1017
Nervo(s)
   estimulação elétrica dos, 646
      occipitais, 647f
      periféricos, 646
   periféricos, 28
      tumores de, 28
   sensitivos, 635
      da face, 635
         descompressão dos, 635
      somáticos, 637
         neurotomia dos, 637
      trigêmeo, 639f
         rizotomia do, 639f
         percutânea, 639f
Neural(is)
   tumores, 26
Neurocirurgia
   cienciometria na, 1052
   desvantagens, 362q
   literatura em, 1052
   no aneurisma cerebral, 362
      infeccioso, 362
      roto, 362
   pacientes submetidos à, 1060-1064
      aspectos psicológicos do, 1060-1064
         déficits neuropsicológicos, 1060
         más notícias, 1063
         perda de funcionalidade, 1062
         relações com a família, 1062
         sofrimento emocional, 1061
   pediátrica, 671-759
      craniofaringioma, 716-720
         em pacientes pediátricos, 716-721
      craniossinostoses, 683-694
      disrafismo espinhal, 754-759
         aberto, 754-759
      ependimomas, 731-738
      HC, 673-681
         em crianças, 673-681
      meduloblastoma, 739-746
      TPC, 748-752
      tumores, 696-706, 707-715, 723-730
         de tronco cerebral, 707-715
         de vias ópticas, 723-730
         na faixa etária pediátrica, 696-706
   pesquisa em, 1043-1050
      como começar a escrever, 1043
         manuscritos, 1043, 1044
            aceitos, 1044
            critérios para aceitação, 1043
            razões para recusa de, 1043
         página do título, 1044
         palavras-chave, 1044
         resumo, 1044
      comunicação na ciência, 1049
      escrita no currículo, 1043
         impacto da, 1043
         importância da, 1043
      estudos, 1046

analíticos, 1047
anatomia, 1047
artigo de pesquisa experimental, 1049
comentário, 1048
de caso-controle, 1047
de coorte, 1047
de intervenção, 1047
de testes diagnósticos, 1047
  metodologia de pesquisa, 1047
ecológicos, 1047
editorial, 1048
  convidado, 1048
ensaio de capa, 1048
ensaios clínicos, 1048
experimentais, 1047
fisiológicos, 1047
genéticos, 1047
  genes e, 1047
ilustração de caso, 1054
livros médicos, 1048
metanálise, 1048
modelos de pesquisa neuroendócrinos, 1049
pesquisa, 1048, 1049
  de função neurológica, 1049
  molecular celular, 1048
pesquisa-laboratório, 1048
populacionais, 1049
protocolos de, 1048
relato de caso, 1046
revisão, 1048
  de livro, 1048
serie de casos, 1046
sistemas modelo em neuro-oncologia, 1049
traumatismo craniano, 1048
  modelos experimentais de, 1048
ética de, 1049
financiamento da indústria de, 1049
métodos estatísticos apropriados, 1045
  para pesquisa clínica, 1045
plágio, 1049
revisor, 1049
  escreva do ponto de vista do, 1050
pós-operatório em, 1003-1014
anestesia, 1012
  planejamento da, 1012
avaliação de risco, 1004-1006
  de fragilidade, 1006
  nutricional, 1006
  para alergia, 1006
  para anafilaxia, 1006
  para *delirium*, 1005
  para disfunção cognitiva, 1005
  para sangramento, 1005
  para trombose, 1005
  pulmonar, 1004
  renal, 1005
avaliação, 1006, 1007
  de via aérea, 1007
  endócrina, 1007
  periodontal, 1006
classificação de riscos, 1003
  perioperatório cardiológico, 1003
exames, 1007, 1008q
  físico, 1008

medicação, 1012
  pré-anestésica, 1012
METS, 1004
otimização, 1012
paciente neurocirúrgico, 1012
  particularidades no, 1012
planejamento do, 1012
risco, 1006, 1007
  convulsão, 1007
  dor, 1007
  hipertensão maligna, 1007
  infeccioso, 1006
  relacionados com o posicionamento cirúrgico, 1007
  síndrome neuroléptica maligna, 1007
  vômitos, 1007
pré-operatório em, 1003-1014
anestesia, 1012
  planejamento da, 1012
avaliação de risco, 1004, 1005
  de fragilidade, 1006
  nutricional, 1006
  para alergia, 1006
  para anafilaxia, 1006
  para *delirium*, 1005
  para sangramento, 1005
  para trombose, 1005
  pulmonar, 1004
  renal, 1005
avaliação, 1006, 1007, 1009f
  de via aérea, 1007
  endócrina, 1007
  periodontal, 1006
  relatório de, 1009f
classificação de riscos, 1003
  perioperatório cardiológico, 1003
exames, 1007, 1008q
  físico, 1008
medicação, 1012
  pré-anestésica, 1012
METS, 1004
otimização, 1012
risco, 1006, 1007
  convulsão, 1007
  dor, 1007
  hipertensão maligna, 1007
  infeccioso, 1006
  relacionados com o posicionamento cirúrgico, 1007
  síndrome neuroléptica maligna, 1007
  vômitos, 1007
procedimentos em, 1065-1074
  codificação de, 1065-1074
    e as operadoras de saúde, 1072
    fundamentação legal da, 1071q
    legal da, 1068
    manuais de, 1072
    motivações para, 1067q
    motivos para, 1065
    racional para, 1065
residência médica na, 1056
robótica em, 1030-1031
  complicações, 1031
  exame, 1030
    de imagem, 1030
    físico, 1030

histórico, 1030
opções de tratamento, 1031
quadro clínico, 1030
vantagens, 361q
Neurocisticercose
   HC e, 502
   não comunicante, 502
   ventricular, 217f
      CC e, 217f
Neurofisiologia
   na epilepsia, 572
Neuroglial(is)
   tumores, 26
      mistos, 26
Neurointensivismo, 1015-1022
   monitorização neurológica, 1015
      manejo da HIC, 1017
      medidas de primeira linha, 1018
         analgesia, 1018
         controle térmico, 1018
         convulsão, 1018
         curarização, 1018
         drenagem liquórica, 1018
         posição do paciente, 1018
         profilaxia de TVP, 1018
         sedação, 1018
         terapia hiperosmolar, 1018
   na UTI, 1015
      do oxigênio cerebral, 1016
      Doppler transcraniano, 1016
      US do nervo óptico, 1017
   recomendações gerais, 1017
   terapia de segunda linha, 1019
      AVC, 1024
      coma barbitúrico, 1023
      craniectomia descompressiva, 1024
      EM, 1020
      hiperventilação, 1019
      HSA, 1019
      LM, 1019
      neuroproteção, 1021
      pós-operatório, 1021
      reabilitação, 1019
      suporte nutricional, 1020
         no atendimento neurocrítico, 1020
Neurólise
   do plexo celíaco, 636f
Neuromodulação
   elétrica, 646q
      do sistema nervoso, 646q
      para tratamento da dor, 646q
         procedimentos neurocirúrgicos para, 646q
Neuromonitoração, 1023-1028
   princípios básicos, 1023
      anestesia, 1026
      correlação clínica, 1027
         cuidados com a, 1026
      medicamentos, 1027
         interação com, 1027
      o profissional, 1023
      segurança, 1026
Neuronavegação
   em lesão profunda, 66f
      aplicação de, 66f
   imagens intraoperatórias de, 90f
      para ependimoma, 90f
      recidivado, 90f
   para localizar tumor, 76f
      em área eloquente, 76f
Neuropatologia
   técnicas aplicadas à, 35
      de biologia molecular, 35
Neuroproteção
   do vasospasmo, 251
      medidas específicas, 252
         angioplastia profilática, 252
         antagonistas do receptor de endotelina, 252
         clearence dos coágulos, 252
         estatinas, 253
         MgSO4, 252
      medidas gerais, 251
   no neurointensivismo, 1021
Neuropsicologia
   na epilepsia, 571
      funções executivas, 572
      linguagem, 572
      memória, 571
      nível intelectual, 571
Neurossonologia
   na síndrome, 519
      da HII benigna, 519
Neurotomia, 638f
   dos nervos somáticos, 637
NFIO (Neurofisiologia Intraoperatória), 1023-1029
   princípios básicos, 1023
      anestesia, 1026
      correlação clínica, 1027
      medicamentos, 1027
         interação com, 1027
      o profissional, 1023
      segurança, 1026
         cuidados com a, 1026
NFL (Neurofilamentos)
   na LAD, 786
Niemeyer
   abordagem de, 603
      do corno temporal, 603
      na AHS, 603
Nomenclatura
   dos tumores do SNC, 22
      oligodendroglioma, 24
         pediátrico, 24
      GBM, 24
      ependimoma, 25
      neurais, 26
      embrionários, 26
      neurogliais, 26
         mistos, 26
      de nervos periféricos, 28
      meningiomas, 28
      fibroso solitário, 28
      hemangiopericitoma, 28
      glioma difuso, 22, 25
         de linha média, 25
            H3 K27M mutante, 25
         infiltrativo, 22
      astrocitoma difuso, 23-25
         infiltrativo, 23
         outros, 25
         pediátrico, 24

NP (Neurotomia Periférica)
  na espasticidade, 659
    complicações, 662
NT (Neuralgia do Trigêmeo)
  descompressão neurovascular para, 491-494
    cirurgia de, 493
    classificação, 491
    clínica, 491
    fisiopatologia, 491
    imagem, 492
    tratamento, 492
      cirúrgico, 492
      clínico, 492
Nutricional
  risco, 1006
    na neurocirurgia, 1006

O

Observação
  no tratamento cirúrgico, 54
    dos GBGs, 54
Olhar
  disfunção do, 111
    nas abordagens cirúrgicas, 111
      de tumores intraventriculares, 111
Oligoastrocitoma(s)
  biologia molecular dos, 35
Oligodendroglioma(s)
  anaplásico, 39
    IDH-mutante, 39
      e 1p19q-Codeletado, 39
    NOS, 39
    sem mutação IDH, 39
      com Codeleção 1p/19q, 39
  biologia molecular dos, 35
  IDH-mutante, 38
    e 1p19q-Codeletado, 38
  NOS, 38
  pediátrico, 24, 38, 39
  sem mutação IDH, 38
    com Codeleção 1p/19q, 38
OMS (Organização Mundial da Saúde)
  classificação da, 147q
    para tumores embrionários, 147q
    do SNC, 147q
  nova classificação da, 21-29
    de tumores do SNC, 21-29
      de 2016, 21
      nomenclatura, 22
Onda(s)
  de Lundberg, 771
    A, 772f
    B, 772f
Órbita
  meningiomas de, 158
    cirurgia, 158
ORCID (*Open Researcher and Contributor ID*), 1053
Osteoma, 231
Osteotomia
  acesso bifrontal, 909
    orbitária, 909
    etmoidal, 909
  zigomática, 890
    no FOZ, 890

Otimização
  manejo da HIC e, 779, 780
    da mecânica ventilatória, 780
    do conforto ventilatório, 780
    do retorno venoso, 779
  pré-operatória, 1012
    na neurocirurgia, 1012
Oxigênio
  cerebral, 1016
    monitorização do, 1016
      microdiálise, 1016
      oximetria, 1016
        cerebral, 1016
        de bulbo jugular, 1016
      $PtiO_2$ cerebral, 1016
Oximetria
  na monitorização, 1016
    do oxigênio cerebral, 1016
      cerebral, 1016
      de bulbo jugular, 1016

P

Paciente Politraumatizado
  atendimento inicial ao, 763-769
    ABCDE, 764
    APH, 763
    ATLS, 763
    avaliação, 764
      da coluna vertebral, 768
      neurológica, 765
      primária 764
      pupilar, 767
      secundária, 764
    ECG, 765, 766q
    ECG-P, 767
    posturas patológicas, 768
    TCE, 766
      classificação do, 766
Paciente(s)
  neurocirúrgico, 1012
    particularidades no, 1012
      no pós-operatório, 1012
  submetidos à neurocirurgia, 1062-1064
    aspectos psicológicos do, 1062-1064
      déficits neuropsicológicos, 1060
      más notícias, 1063
      perda de funcionalidade, 1062
      relações com a família, 1062
      sofrimento emocional, 1061
Paciente(s) Pediátrico(s)
  craniofaringiomas em, 716-721
    abordagem cirúrgica, 719
    complicações, 721
      no pós-operatório, 721q
    diagnóstico diferencial, 717
    histórico, 716
    imagens, 717
    opções de tratamento, 717
    QT, 720
    quadro clínico, 716
    RT, 720
PAF (Projéteis de Arma de Fogo)
  ferimento por, 831-835
    fisiopatologia, 832
    noções de balística, 831
    profilaxia, 833

            de crise convulsiva, 833
            de infecções, 833
            prognóstico, 835
            propedêutica, 834
            tratamento, 834
                cirúrgico, 834
Paget
    doença de, 235
    tumores da calvária e, 235
Paraclinóideo(s)
    aneurismas, 283-294
        anatomia, 283
            aspectos, 283, 284
                meníngeos, 284
                neurais, 284
                ósseos, 283
                vasculares, 285
            segmento, 286
                clinóideo, 286
                supraclinóideo, 286
        classificação, 286
            segmento, 287, 289
                clinóideo, 287
                supraclinóideo, 289
        complicações, 293
        diagnóstico diferencial, 290
        exame físico, 289
            e avaliação pré-operatória, 289
        fisiopatologia, 286
        imagem, 289
        opções de tratamento, 290
            não rotos, 290
            rotos, 290
        orientações gerais, 291
            acesso, 291
            clipagem aneurismática, 292
            dissecação, 292
            posicionamento, 291
        quadro clínico, 286
Paraganglioma(s)
    da região do forame jugular, 190q
        classificação de Fisch para, 190q
    jugulotimpânicos, 189-195
        apresentação clínica, 190
        complicações, 195
            cirurgia, 195
            embolização, 195
            RT, 195
        definições, 189
        diagnóstico diferencial, 92
        exames, 191
        histórico, 189
        opções de tratamento, 192
            aspecto cirúrgicos básicos, 193
            embolização pré-operatória, 194
            RT, 194
Paralisia
    facial, 938q
        periférica, 938q
            classificação de House-Brackman para, 938q
Paraventricular(es)
    tumores, 108
        epidemiologia, 108
        neuroimagem, 108
        neuropatologia, 108

Parkinson
    triângulo de, 925
Partícula(s)
    no tratamento, 455
    por embolização, 455
PCA (Processo Clinóideo Anterior), 283
PDEs (Produtos de Degradação da Espectrina)
    na LAD, 787
Pele
    incisão na, 953
        na abordagem combinada, 953
        transpetrosa focal, 953
    no acesso bifrontal, 910
Perda
    de funcionalidade, 1062
        nos pacientes, 1062
            submetidos à neurocirurgia, 1062
Pesquisa
    em neurocirurgia, 1043-1051
        como começar a escrever, 1043
            manuscritos, 1043, 1044
                aceitos, 1044
                critérios para aceitação, 1043
                razões para recusa de, 1043
            página do título, 1044
            palavras-chave, 1044
            resumo, 1044
        comunicação na ciência, 1049
        escrita no currículo, 1043
            impacto da, 1043
            importância da, 1043
        estudos, 1046
            analíticos, 1047
            anatomia, 1047
            artigo de pesquisa experimental, 1049
            comentário, 1048
            de caso-controle, 1047
            de coorte, 1047
            de intervenção, 1047
            de testes diagnósticos, 1047
                metodologia de pesquisa, 1047
            ecológicos, 1047
            editorial, 1048
                convidado, 1048
            ensaio de capa, 1048
            ensaios clínicos, 1048
            experimentais, 1047
            fisiológicos, 1047
            genéticos, 1047
                genes e, 1047
            ilustração de caso, 1054
            livros médicos, 1048
            metanálise, 1048
            modelos de pesquisa neuroendócrinos, 1049
            pesquisa, 1048, 1049
                de função neurológica, 1049
                molecular celular, 1048
            pesquisa-laboratório, 1048
            populacionais, 1047
            protocolos de, 1048
            relato de caso, 1046
            revisão, 1048
                de livro, 1048
            série de casos, 1046

sistemas modelo em neuro-oncologia, 1049
traumatismo craniano, 1048
modelos experimentais de, 1048
ética de, 1049
financiamento da indústria de, 1049
métodos estatísticos apropriados, 1045
para pesquisa clínica, 1045
plágio, 1049
revisor, 1050
escreva do ponto de vista do, 1050
Petroclival(is)
meningiomas, 160
cirurgia, 160
Petrosectomia, 932
PET-TC (Tomografia por Emissão de Pósitrons)
com FDG-18F, 80
nas MCs, 80
no diagnóstico, 597
da ELT, 597
Pfeiffer
síndrome de, 687
PIC (Pressão Intracraniana)
cateteres de, 774f, 776f
inserção do, 776f
posicionamentos de, 776f
diferentes, 776f
definições de, 775
e LAD, 788
monitora ou não, 788
manejo da, 771-782
HIC, 779
causas, 779
medidas gerais, 779
objetivos, 779
tratamento, 781
monitorização da, 513, 771-782
complicações, 778
conceitos básicos, 771
ondas de Lundberg, 771
dinâmica intracraniana, 775
definições de, 775
doutrina de Monro-Kellie, 772
interpretações da, 778
invasiva, 773
elegibilidade para, 773
métodos de, 775
na HPN, 513
revisão histórica, 771
Pinça(s)
em formato de baioneta, 11f
na microcirurgia, 12, 15
bipolar, 12
de biópsia, 15
Pineal
tumores da, 112-115
complicações, 114
diagnóstico diferencial, 113
exame físico, 113
histórico, 112
imagem, 113
opções de tratamento, 114
quadro clínico, 112
Planejamento
cirúrgico, 667, 668
aquisição de imagens para, 667

estereotáticas, 667
na neurocirurgia, 1012
da anestesia, 1012
do pós-operatório, 1012
Plexite
coroide, 751
TPC e, 751
Plexo
celíaco, 636f
neurólise do, 636f
coroide, 105
tumores, 105, 108
epidemiologia, 105
neuroimagem, 105
neuropatologia, 105
PNETs (Tumores Neuroectodérmicos Primitivos), 146-152
classificação, 146q
da OMS, 147q
de Batsakis et al., 146q
infratentoriais, 147
diagnóstico diferencial, 149
quadro clínico, 148
exame, 148
de imagem, 148
físico, 148
história, 148
tratamento, 149
esteroides, 149
fatores prognósticos, 150
manejo da HC, 149
microneurocirurgia, 149
QT, 150
RT, 150
supratentoriais, 151
achados clínicos, 151
exame de imagem, 151
prognóstico, 151
tratamento, 151
TR/TA, 151
Porta-agulha(s)
na microcirurgia, 12
Posicionamento
cirúrgico, 1007
riscos relacionados com o, 1007
na neurocirurgia, 1007
na abordagem, 900, 951
pré-temporal, 900
transpetrosa, 951
combinada focal, 951
na AHS, 603
na CAH, 601
na craniotomia, 926
pré-temporal, 926
no acesso, 915, 973, 979
extremo lateral, 979
suboccipital, 973
semissentado, 976
subtemporal, 915
Positividade
em astrocitoma grau IV, 36f
citoplasmática difusa, 37f
para anticorpo anti-GFAP, 37f
nuclear, 36f
para anticorpo anti-Ki-67, 36f

Pós-Operatório
  em neurocirurgia, 1003-1014
    anestesia, 1012
      planejamento da, 1012
    avaliação de risco, 1004-1006
      de fragilidade, 1006
      nutricional, 1006
      para alergia, 1006
      para anafilaxia, 1006
      para *delirium*, 1005
      para disfunção cognitiva, 1005
      para sangramento, 1005
      para trombose, 1005
      pulmonar, 1004
      renal, 1005
    avaliação, 1006, 1007
      de via aérea, 1007
      endócrina, 1007
      periodontal, 1006
    classificação de riscos, 1003
      perioperatório cardiológico, 1003
    exames, 1007, 1008*q*
      físico, 1008
    medicação, 1012
      pré-anestésica, 1012
    METS, 1004
    otimização, 1012
    paciente neurocirúrgico, 1012
      particularidades no, 1012
    planejamento do, 1012
    risco, 1006, 1007
      convulsão, 1007
      dor, 1007
      hipertensão maligna, 1007
      infeccioso, 1006
      relacionados com o posicionamento cirúrgico, 1007
      síndrome neuroléptica maligna, 1007
      vômitos, 1007
  no neurointensivismo, 1021
Postura(s)
  patológicas, 768
    paciente politraumatizado e, 768
PPC (Pressão de Perfusão Cerebral)
  definições de, 775
PPCs (Papilomas do Plexo Coroide), 224-229
  características clínicas, 224
  complicações, 228
  diagnóstico diferencial, 227
  diferenças entre, 227*q*
    versus CPC, 227*q*
    versus TPCs, 227*q*
  epidemiologia, 105
  história, 224
  imagem, 224
    angiografia, 226
    RM, 225
    TC, 225
    USTF, 224
  localização, 224
  na faixa etária pediátrica, 700
  neuroimagem, 105
  neuropatologia, 105
  patologia, 226
  tratamento, 228

Prasugrel
  na antiagregação, 466
    plaquetária, 466
Pré-Operatório
  em neurocirurgia, 1003-1013
    anestesia, 1012
      planejamento da, 1012
    avaliação de risco, 1004, 1005
      de fragilidade, 1006
      nutricional, 1006
      para alergia, 1006
      para anafilaxia, 1006
      para *delirium*, 1005
      para sangramento, 1005
      para trombose, 1005
      pulmonar, 1004
      renal, 1005
    avaliação, 1006, 1007, 1009*f*
      de via aérea, 1007
      endócrina, 1007
      periodontal, 1006
      relatório de, 1009*f*
    classificação de riscos, 1003
      perioperatório cardiológico, 1003
    exames, 1007, 1008*q*
      físico, 1008
    medicação, 1012
      pré-anestésica, 1012
    METS, 1004
    otimização, 1012
    risco, 1006, 1007
      convulsão, 1007
      dor, 1007
      hipertensão maligna, 1007
      infeccioso, 1006
      relacionados com o posicionamento cirúrgico, 1007
      síndrome neuroléptica maligna, 1007
      vômitos, 1007
Pressão
  fixa, 516
    valvulas de, 516
    na HPN, 516
Prevenção
  de CE, 797
    na tumefação cerebral, 797
  do vasoespasmo, 251
    medidas específicas, 252
      angioplastia profilática, 252
      antagonistas do receptor de endotelina, 252
      clearence dos coágulos, 252
      estatinas, 253
      MgSO4, 252
    medidas gerais, 251
Princípio(s)
  de Starling, 793
Procedimento(s)
  acesso, 915, 973
    suboccipital, 973
      descrição do, 973
    subtemporal, 915
      passo a passo, 915
  em neurocirurgia, 1065-1074
    codificação de, 1065-1074
      e as operadoras de saúde, 1072

fundamentação legal da, 1073q
legal da, 1068
manuais de, 1072
motivações para, 1067q
motivos para, 1065
racional para, 1067
estereotáticos, 664-670
　aparelho de esterotaxia, 664f, 665
　　Micromar® TM-03B, 666f
　　por Spiegel e Wycis, 664f
　　princípios de, 665
　definição, 664
　fixação esquelética, 666
　　sistemas sem, 666
　halo de estereotaxia, 667
　　fixação do, 667
　histórico, 664
　planejamento cirúrgico, 667, 668
　　aquisição de imagens para, 667
　procedimento cirúrgico, 668
minimamente invasivos, 603
na ELT, 603
neurocirúrgicos, 634, 644
　endocrinológicos, 644
　funcionais ablativos, 634
　　cirurgias psiquiátricas, 644
　　cordotomia, 641
　　discoplastia, 636
　　LTLCDME, 640
　　mesencefalotomia, 643
　　mielotomia, 642
　　neurotomia, 637
　　　dos nervos somáticos, 637
　　rizotomias, 637
　　simpatectomias, 635
　　talamotomia, 643
　para neuromodulação elétrica, 646q
　　do sistema nervoso, 646q
　　para tratamento da dor, 646q
Profilaxia
　anticonvulsivante, 781
　　manejo da HIC e, 781
　de TVP, 1018
　　no neurointensivismo, 1018
Profissional
　de neuromonitoração, 1023
　de NFIO, 1023
Prolactinoma(s)
　tumores hipofisários e, 100
　tratamento dos, 100
Proliferação
　glomeruloide, 36f
　　em vasos sanguíneos, 36f
　　　de astrocitoma grau IV, 36f
Propofol
　na tumefação cerebral, 797
PtiO$_2$ (Pressão Parcial de Oxigênio Tecidual)
　cerebral, 1016
　　na monitorização, 1016
　　do oxigênio cerebral, 1016
Pulmonar
　risco, 1004
　　na neurocirurgia, 1004
Punção(ões)
　intermitentes, 680
　　na HC em crianças, 680

lombares, 680
ventriculares, 680
lombar, 742
　de meduloblastoma, 740

Q

QT (Quimioterapia)
　dos GBGs, 57
　nas MCs, 84
　no craniofaringioma, 720
　　em pacientes pediátricos, 720
　nos ependimomas, 737
　nos PNETs, 150
Quarto Ventrículo
　HC e, 507
　　não comunicante, 507

R

Radiocirurgia
　de cavernomas, 406
　　infratentoriais, 406
　intracraniana, 1032-1042
　　adenomas de hipófise, 1036
　　　indicações, 1036
　　　planejamento, 1036
　　　resultados, 1036
　　funcional, 1038
　　　distúrbios do movimento, 1038
　　　dor, 1038
　　　epilepsia, 1039
　　　TOC, 1039
　　MAVs cerebrais, 1037
　　　indicações, 1037
　　　planejamento, 1037
　　　resultados, 1037
　　meningiomas, 1035
　　　indicações, 1035
　　　planejamento, 1035
　　　resultados, 1036
　　metástases cerebrais, 1032
　　　indicações, 1032
　　　planejamento, 1032
　　　resultados, 1032
　　SV, 1033
　　　indicações, 1034
　　　planejamento, 1034
　　　resultados, 1034
Radiografia Simples
　de crânio, 676
　　na HC, 676
　　　em crianças, 676
Rathke
　bolsa de, 98f
　　cisto da, 98f
　cisto de, 197-201
　　complicações, 201
　　diagnóstico diferencial, 198
　　exames de imagem, 198
　　histórico, 197
　　opções de tratamento, 200
　　patologia, 198
　　quadro clínico, 198
RCE (Radiocirurgia Estereotática)
　nas MCs, 84
　pré-operatória, 84
RD (Rizotomia Dorsal)

na espasticidade, 660
　complicações, 662
Reabilitação
　no neurointensivismo, 1019
Receptor
　endotelina, 252
　　antagonistas do, 252
　　　na prevenção do vasospasmo, 252
Reconstrução
　da base do crânio, 996
　no acesso bifrontal, 911
Recorrência
　de meningiomas, 162q
　　classificação de, 162q
　　de Simpson, 162q
Região
　craniovertebral, 980q
　　músculos da, 980q
　　origens dos, 980q
Relação(ões)
　com a família, 1062
　dos pacientes, 1062
　　submetidos à neurocirurgia, 1062
Relatório
　de avaliação, 1009f
　　pré-operatória, 1009f
　　　na neurocirurgia, 1009f
Remoção
　óssea, 941
　　acesso para, 941
　　　translabiríntico, 941
Renal
　risco, 1005
　　na neurocirurgia, 1005
Reparo
　de FL, 851
　　extracraniano, 847
　　intracraniano, 847
Residência
　médica, 1052
　　na neurocirurgia, 1052
Ressangramento
　de HSA, 245
Ressecção
　baseada na ECoG, 600
　　e DCF, 600
　　e ELT, 600
　das estruturas temporais, 603
　　mesiais, 603
　　　na AHS, 603
　de ependimoma recidivado, 89f
　　congelação intraoperatória de, 89f
　　　exame anatomopatológico por, 89f
　de GBG, 55, 56f
　　cirúrgica, 55
　　　versus epilepsia, 55
　　　versus progressão da doença, 55
　　　versus sobrevida, 55
　　extensão da, 56f
　　total, 56f
　　　imagens, 56f
　de gliomas, 62f, 63f
　　de alto grau, 62f, 63f
　　　e sobrevida, 62f, 63f
　de macroadenoma, 102f
　　hipofisário, 102f

não secretor, 102f
de meningiomas, 162q
　classificação de, 162q
　de Simpson, 162q
na cirurgia, 75
　de tumores cerebrais, 75
　　em áreas eloquentes, 75
NC, 83
　nas MCs, 83
neocortical, 602
　em bloco, 602
　　na CAH, 602
tumor e, 140
　da ínsula, 140
　grau de, 142
　　monitorização intraoperatória, 142
Retorno
　venoso, 779
　　otimização do, 779
　　manejo da HIC e, 779
Retrossigmoide
　acesso, 937-945
　　complicações, 941
　　diagnóstico diferencial, 939
　　　cistos epidermoides, 939
　　　meningiomas, 938
　　　outras lesões, 939
　　　schwannomas, 939
　　exame físico, 937
　　　escala de Gardner-Robertson, 937q
　　histórico, 937
　　imagem, 937, 938
　　opções de tratamento, 939
　　　outros acessos ao APC, 939
　　　pela fossa média, 939
　　　translabiríntico, 939
　　quadro clínico, 937
RF (Radiofrequência), 634
Rhoton
　microdissectores de, 12f
　kit de, 12f
Risco
　na neurocirurgia, 1006, 1007
　　avaliação de, 1006, 1007
　　　de fragilidade, 1006
　　　nutricional, 1006
　　　para alergia, 1006
　　　para anafilaxia, 1006
　　　para delirium, 1005
　　　para disfunção cognitiva, 1005
　　　para sangramento, 1005
　　　para trombose, 1005
　　　pulmonar, 1004
　　　renal, 1005
Rizotomia(s), 637
　percutânea, 639f
　do nervo trigêmeo, 639f
RNM (Ressonância Nuclear Magnética), 231
　de ependimomas, 734
　de lesões, 105q
　　intraventriculares, 105q
　　intracranianas, 105q
　de meduloblastoma, 740
　　de crânio, 740-742f
　de PPCs, 225, 226f
　de tumor frontal, 77f

pós-operatória, 77f
  ressecção radical, 77f
 pré-operatória, 77f
do encéfalo, 80, 81f, 82f
 linfoma, 82f
 nas MCs, 80
 tumor frontal, 81f
funcional, 74f
 áreas, 74f
  da fala, 74f
  motora, 74f
na HC, 676
 em crianças, 67
na LAD, 784, 786
 com espectroscopia, 786
 sequências convencionais de, 784
no diagnóstico, 596
 da ELT, 596
Robótica
 em neurocirurgia, 1030-1031
  complicações, 1031
  exame, 1030
   de imagem, 1030
   físico, 1030
  histórico, 1030
  opções de tratamento, 1031
  quadro clínico, 1030
Roseta(s)
 tumor formador de, 108
  glioneural, 108
   epidemiologia, 108
   neuroimagem, 108
   neuropatologia, 108
RT (Radioterapia)
 dos GBGs, 57
 nas MCs, 84
  adjuvante, 84
  complicações, 85
 nos ependimomas, 736, 737q
  cirurgia versus, 737q
  estudos de, 737q
 nos PNETs, 150
 nos tumores, 194
  do glomo jugular, 194
RTCT (Radioterapia de Crânio Total)
 nas MCs, 83
RTPC (Radioterapia Profilática do Crânio)
 nas MCs, 83
Ruptura
 de aneurismas cerebrais, 276
 de alto grau, 276

S

Sangramento
 risco para, 1005
 na neurocirurgia, 1005
Sarcoma
 osteogênico, 232
Schwannoma(s), 165-172, 939
 do APC, 937q
  classificação de Hannover, 938q
  sinais do, 937q
  sintomas do, 937q
 trigeminal, ver ST
 vestibular, ver SV

Sedação
 manejo da HIC e, 780
 no neurointensivismo, 1018
 termo de consentimento para, 1011f
  modelo de, 1011f
Sedativo(s)
 na tumefação cerebral, 797
  barbitúricos, 797
  propofol, 797
SEEG (EEG por Estereotaxia)
 indicação clínica, 599
SEEG (Estereoeletroencefalografia)
 implante do, 587f
  técnica de, 587f
 investigação com, 586
  da CE, 586
  da epilepsia, 586
SEGA (Astrocitoma Subependimário de Células Gigantes)
 epidemiologia, 107
 neuroimagem, 107
 neuropatologia, 107
Segurança
 cuidados com a, 1026
  neuromonitoração e, 1026
  NFIO e, 1027
Seio
 cavernoso, 160, 924, 996
  abordagem pelo, 996
   indicações, 996
   técnica cirúrgica, 996
  anatomia do, 924
  meningiomas do, 160
   cirurgia, 160
  parede lateral do, 928
   exposição da, 928
    peeling de fossa média, 928
  triângulo do, 925
   clinoide, 925
   de Parkinson, 925
   infratroclear, 925
   oculomotor, 925
   supratroclear, 925
 esfenoidal, 986
  acesso ao, 986
Septostomia
 nas HCs, 561
  indicações, 561
Simpatectomia(s), 635
Simpson
 classificação de, 162q
  de meningiomas, 162q
  de recorrência, 162q
  de ressecção, 162q
Síndrome(s)
 da HII benigna, 518-523
  complicações, 521
  diagnóstico diferencial, 519
  exame físico, 519
   punção lombar, 519
  exemplo de caso, 519
  histórico, 518
  imagem, 519
   Doppler transcraniano, 519
   neurossonologia, 519
  opções de tratamento, 520

cirúrgico, 521
clínico, 520
medicamentoso, 520
quadro clínico, 518
da hipotensão liquórica, 524-530
diagnóstico diferencial, 528
exame físico, 528
imaginologia, 528
quadro clínico, 526
tratamento, 528
de Apert, 687
de Crouzon, 686
de desconexão, 111
nas abordagens cirúrgicas, 111
de tumores intraventriculares, 111
de Pfeiffer, 687
de Sturge-Weber, 750
TPC e, 750
neuroléptica, 1007
maligna, 1007
na neurocirurgia, 1007
Sistema Nervoso
estimulação elétrica do, 646
córtex motor, 650
encefálica profunda, 648
gânglios sensitivos, 647
medula espinhal, 648
nervos periféricos, 646
Sistema(s)
sem fixação esquelética, 666
nos procedimentos estereotáticos, 666
SNC (Sistema Nervoso Central), 21
linfoma do, 217f
CC e, 217f
tumores do, 19-217, 696
achados radiológicos, 104
apresentação clínica, 104
astrocitomas, 32-39, 42-51
AD, 44
AP, 42
biologia molecular dos, 32-39
GB, 47
CC, 214-221
cisto, 197-201, 203-212
de Rathke, 197-201
dermoides, 203-212
epidermoides, 203-212
complicações, 111
ataxia cerebelar, 111
disfunção, 111
de memória, 111
do olhar, 111
hipotalâmica, 111
visual, 111
lesões vasculares, 111
mutismo, 111
síndrome de desconexão, 111
condrossarcomas, 174-187
intracranianos, 174-187
cordomas, 174-187
intracranianos, 174-187
da ínsula, 116-143
anatomia da, 116, 124
cirúrgica, 116
topográfica, 124
casos ilustrativos, 135
com correlação anatômica, 125

complicações, 143
e ressecção, 140
grau de, 142
monitorização intraoperatória, 142
estudo pré-operatório, 128
funções da, 128
gliomas da, 128
apresentação clínica dos, 128
manejo cirúrgico, 116-143
pacientes, 129
técnica cirúrgica, 129
operatória, 129
paciente acordado, 135
vascularização da, 125
da pineal, 112-115
complicações, 114
diagnóstico diferencial, 113
exame físico, 113
histórico, 112
imagem, 113
opções de tratamento, 114
quadro clínico, 112
de calvária, 231-236
classificação dos, 231q
complicações, 235
delineamento terapêutico dos, 236q
diagnóstico diferencial, 234
etiologia dos, 231q
exames de imagem, 233
manejo diagnóstico, 234f
fluxograma do, 234f
opções de tratamento, 235
primários, 231
benignos, 231
malignos, 232
quadro clínico, 232
secundários, 232
metástases, 232
diagnóstico diferencial, 105
CN, 107
CPC, 105
ependimoma, 106
glioma cordoide, 108
lesões não neoplásicas, 109
linfoma, 108
MB, 107
meningioma, 106
metástases, 106
PPC, 105
SEGA, 107
subependimoma, 106
tumores, 105, 108
do plexo coroide, 105
glioneural formador de rosetas, 108
paraventriculares, 108
do glomo jugular, 189-195
em áreas eloquentes, 73-77
cirurgia de, 73-77
em crianças, 696
generalidades, 696
ependimoma, 87-91
exames neurológicos, 104
gliomas de alto grau, 59-71
hipofisários, 93-103
complicações, 102
diagnóstico diferencial, 95

histórico, 93
imagem, 95
opções de tratamento, 99
quadro, 93
  clínico, 93
  laboratorial, 93
intraventriculares, 104-111
MCs, 79-85
meningiomas, 155-162
nova classificação da OMS, 21-29
  de 2016, 21
  nomenclatura, 22
opções de tratamento, 109
  abordagens cirúrgicas, 109f, 110q
paragangliomas jugulotimpânicos, 189-195
PNETs, 146-152
PPCs, 224-229
progressão dos, 60f
schwannomas, 165-172
tratamento dos GBGs, 54-57
  revisão da literatura, 54-57
Sobrevida
  ressecção *versus*, 55
  de GBG, 55
Sofrimento
  emocional, 1061
    nos pacientes, 1061
    submetidos à neurocirurgia, 1061
SRS (Radiocirurgia Estereotática), *ver* RCE
ST (Schwannoma Trigeminal)
  classificação, 169
  exemplos de, 170f
  quadro clínico, 169
  radiologia, 169
  tratamento, 170
Starling
  princípios de, 793
Stents
  angioplastia com, 521
    na síndrome, 521
      da HII benigna, 521
  no tratamento, 458
    por embolização, 458
  redirecionador de fluxo, 458f
  tratamento por, 461-468
    antiagregação plaquetária, 465
      AAS, 465
      abciximab, 466
      clopidogrel, 465
      prasugrel, 466
      ticagrelor, 466
      ticagrelor, 466
    aspectos físicos, 461
    complicações, 464
    diversores de fluxo, 462q
      características básicas dos, 462q
    em aneurismas rotos, 466
    histórico, 461
    indicações clínicas, 463
    pós-operatório, 467
      acompanhamento, 467
    TEV, 463
Sturge-Weber
  síndrome de, 750
    TPC e, 750

Subcutâneo
  no acesso bifrontal, 910
Subdivisão
  do encéfalo, 3
Subependimoma
  epidemiologia, 106
  neuroimagem, 107
  neuropatologia, 107
Suboccipital
  acesso, 972-977
    complicações, 976
      craniotomia, 976
        versus craniectomia, 976
      EAV, 976
      posicionamento semissentado, 976
    descrição do procedimento, 973
      abertura dural, 975
      antissepsia, 974
      craniotomia mediana, 974
      delimitação do campo cirúrgico, 975
      dissecção de tecido mole, 974
      drenagem ventricular, 974
      exposição cerebelar, 975
      incisão do couro cabeludo, 974
      marcação, 974
      posicionamento, 973
      tricotomia, 973
    diagnósticos diferenciais, 975
    discussão, 976
    indicações, 972
    variações das vias de, 972
      infratentorial supracerebelar, 972
      supracerebelar paramediana, 972
      transtentorial supracerebelar, 972
Sugita
  suporte, 11f
    de crânio, 11f
Superfície(s)
  cerebrais, 4
Suporte(s)
  de crânio, 11f
    Mayfield, 11f
    Sugita, 11f
  nutricional, 1024
    no atendimento neurocrítico, 1020
      recomendações de, 1020
  para fixação, 10, 321f
    da cabeça, 10, 321f
    de Mayfield, 321f
Supratentorial(is)
  tumores, 696
    craniofaringiomas, 698
    gliomas, 696
      das vias ópticas, 698
      hemisféricos, 696
      lobares, 696
    outros mais raros, 700
      CPC, 700
      da topografia da glândula pineal, 700
      PPC, 700
Sutura
  fios de, 12
    na microcirurgia, 12
SV (Schwannoma Vestibular)
  caso típico de, 166f
    com lesão, 166f

no espaço cisternal, 166f
no meato acústico interno, 166f
conduta conservadora, 166
exame físico, 165
imagem, 165
quadro clínico, 165
radiocirurgias nos, 1033
   intracraniana, 1033
     indicações, 1034
     planejamento, 1034
     resultados, 1034
tratamento, 166
   indicação de, 166
   tipos de, 166
     microcirurgia, 167
     radiocirurgia, 169

T

Talamotomia, 643, 644f
Tap Test
   na HPN, 513
Tau
   na LAD, 787
TC (Tomografia Computadorizada)
   aspiração guiada por, 809
     no HE intracraniano, 809
   de crânio, 676
     na HC, 676
     em crianças, 676
   de ependimomas, 734
   de meduloblastoma, 740
   de PPCs, 225
   nas MCs, 80
TCE (Traumatismo Craniencefálico), 761-863
   abscesso cerebral, 852-858
   afundamentos, 837-844
     cranianos, 837-844
   CC, 826-830
   CD, 859-863
   classificação do, 766
   ferimento, 831-835
     por PAF, 831-835
   FL, 846-850
     traumáticas, 846-850
   fraturas, 837-844
     cranianas, 837-844
   gravidade do, 766q
     classificação da, 766q
        pela ECG, 766q
        pela HISS, 767q
   HE, 806-810
     intracraniano, 806-810
   HSAt, 801-805
   HSDA, 812-818
   HSDC, 820-823
   LAD, 783-789
   paciente politraumatizado, 763-770
     atendimento inicial ao, 763-770
   PIC, 771-782
     manejo da, 771-782
     monitorização da, 771-782
   tumefação cerebral, 792-798
TE (Tremor Essencial), 626, 629
Técnica
   de microcirurgia, 10-17
     aperfeiçoamento da, 16
     modelos de treinamento, 16

Tentório
   meningiomas de, 157
   cirurgia, 157
Terapia
   hiperosmolar, 780, 796, 1018
     manejo da HIC e, 780
     na tumefação cerebral, 796
     no neurointensivismo, 1018
   sistêmica, 84
     nas MCs, 84
TERM (Tumor Embrionário com Rosetas em Multicamadas), 27
Tesoura(s)
   em formato de baioneta, 11f
   na microcirurgia, 12
TEV (Tratamento Endovascular)
   com NBCA, 459f
   desvantagens, 362q
   dos AIGs, 352
   dos aneurismas, 272, 313, 362, 373
     cerebrais, 272, 362
        infeccioso, 362
        roto, 362
     da ACM, 313
     do terço médio, 373
     da AB, 373
   vantagens, 362q
TGNLD (Tumor Glioneuronal Leptomeníngeo Difuso), 26
Ticagrelor
   na antiagregação, 466
   plaquetária, 466
TMBNP (Tumor Maligno de Bainha de Nervo Periférico), 28
TOC (Transtorno Obsessivo Compulsivo)
   radiocirurgias no, 1039
   funcional, 1039
Topografia
   da glândula pineal, 700
     tumores da, 700
        na faixa etária pediátrica, 700
Tórcula
   meningiomas, 157
   cirurgia, 157
TPC (Tumores do Plexo Coroide), 748-752
   complicações, 752
   diagnóstico, 749
     diferencial, 750
        cistos, 750
        ependimoma, 750
        hemorragia, 750
        hiperplasia vilosa difusa, 750
        linfomas, 751
        meduloblastoma, 750
        meningioma, 750
        metástase, 751
        miofibromatose infantil, 751
        plexite coroide, 751
        síndrome de Sturge-Weber, 750
        tumor teratoide/rabdoide, 751
        xantogranuloma, 752
   diferenças entre, 227q
     CPC versus, 227q
     PPCs versus, 227q
   quadro clínico, 748
   tratamento, 751

TR/TA (Tumor Rabdoide/Teratoide Atípico), 151
Tractografia, 75
Transcavernoso
  acesso, 922-935
    anatomia, 924
      da fossa temporal, 924
      do seio cavernoso, 924
    clinoide, 928, 932
      anterior, 928
      posterior, 932
    craniotomia, 926
      pré-temporal, 926
    discussão, 935
    exposição da parede lateral, 928
      do seio cavernoso, 928
    triângulos, 925
      da fossa média, 925
      do seio cavernoso, 925
Transclival
  abordagem, 994
  indicações, 994
  limitações, 994
  técnica cirúrgica, 994
Transcribriforme
  abordagem, 992
  indicações, 992
  limitações, 993
  técnica cirúrgica, 992
Transelar
  abordagem, 988
  indicações, 988
  limitações, 989
  técnica cirúrgica, 989
Transformação
  hemorrágica, 794
    tumefação cerebral e, 794
Transição
  cervicobulbar, 712*f*
    astrocitomana, 712*f*
    pilocítico, 712*f*
Transodontoide
  abordagem, 994
  indicações, 994
  limitações, 995
  técnica cirúrgica, 995
Transplano
  abordagem, 989
  indicações, 989
  limitações, 992
  técnica cirúrgica, 992
Transtubérculo
  abordagem, 989
  indicações, 989
  limitações, 992
  técnica cirúrgica, 992
Tratamento
  medicamentoso, 84
    nas MCs, 84
      complicações, 84
  por diversores de fluxo, 461-468
    antiagregação plaquetária, 465
      AAS, 465
      abciximab, 466
      clopidogrel, 465
      prasugrel, 466
      ticagrelor, 466
    ticagrelor, 466
    complicações, 464
    indicações clínicas, 463
    pós-operatório, 467
      acompanhamento, 467
    sents, 462*q*
      características básicas dos, 462*q*
    TEV, 463
  por embolização, 454-460
    agentes embólicos, 454
      princípios gerais de, 454
    classificação, 454
      agentes embólicos líquidos, 458
      balões, 456
      materiais, 454
        absorvíveis, 454
        não absorvíveis, 455
      molas, 455
      stents, 458
  por *stents*, 464-468
    antiagregação plaquetária, 465
      AAS, 465
      abciximab, 466
      clopidogrel, 465
      prasugrel, 466
      ticagrelor, 466
      ticagrelor, 466
    aspectos físicos, 461
    complicações, 464
    diversores de fluxo, 462*q*
      características básicas dos, 461*q*
    em aneurismas rotos, 466
    histórico, 461
    indicações clínicas, 463
    pós-operatório, 467
      acompanhamento, 467
    TEV, 463
Tratamento(s) Neurocirúrgico(s), 656*q*
  da espasticidade, 659-663
    complicações, 662
      BI, 662
      DREZ, 662
      mielotomia, 662
      NP, 662
      RD, 64
    diagnóstico diferencial, 659
      contraturas músculo-tendinosas, 659
      distonia, 659
      rigidez, 659
    opções de tratamento, 659
      BI, 662
      DREZ, 661
      mielotomia, 661
      NP, 659
      RD, 660
  funcional da dor, 633-658
    administração de fármacos, 651
      dispositivos para, 651
    estimulação elétrica, 646
      do sistema nervoso, 646
    estruturas nervosas, 633
      descompressão de, 633
    procedimentos, 634, 644
      ablativos, 634
      endocrinológicos, 644

Treinamento
　modelos de, 16
　　da técnica microcirúrgica, 16
Trepanação
　exploratória, 809
　　no HE intracraniano, 809
　　　cirurgia imediata e, 809
Triângulo(s)
　da fossa média, 925
　　anterolateral, 925
　　anteromedial, 925
　　de Glasscock, 925
　　de Kawase, 926
　　posterolateral, 925
　　posteromedial, 926
　do seio cavernoso, 925
　　clinoide, 925
　　de Parkinson, 925
　　infratroclear, 925
　　oculomotor, 925
　　supratroclear, 925
Trombose
　risco para, 1009
　　na neurocirurgia, 1005
Tronco
　cerebral, 7, 707-715
　　tumores de, 707-715
　　　classificação de Choux et al., 709f
　　　complicações, 714
　　　diagnóstico diferencial, 709
　　　exame físico, 708
　　　histórico, 707
　　　imagem, 708
　　　opções de tratamento, 712
　　　quadro clínico, 708
　　encefálico, 707f, 713, 714f
　　　acesso cirúrgico ao, 714f
　　　　zonas de segurança para, 714f
　　　lesões do, 713
　　　　atípicas, 713
　　　　focais, 713
　　　localização anatômica do, 707f
　　　subdivisões clássicas, 707f
TTIL (Terapia Térmica Intersticial do Laser)
　nas MCs, 84
Tubérculo
　meningiomas de, 159
　　cirurgia, 159
　selar, 99f
　　meningioma de 99f
Tumefação
　cerebral, 792-798
　　conceitos centrais, 792
　　mecanismos fisiopatológicos, 793
　　　disfunção endotelial, 794
　　　edema citotóxico, 793
　　modelos históricos, 792
　　perspectivas futuras, 798
　　princípios de Starling, 793
　　quadro clínico, 794
　　　ECG, 796q
　　tratamento, 796
　　　corticoides, 798
　　　drenagem liquórica, 798
　　　hiperventilação, 797

　　　hipotermia profilática, 796
　　　medidas, 796, 798
　　　　cirúrgicas, 798
　　　　clínicas, 796
　　　prevenção de CE, 797
　　　sedativos, 797
　　　terapia hiperosmolar, 796
Tumor(es)
　de tronco cerebral, 707-715
　　classificação de Choux et al., 709f
　　complicações, 714
　　　agudas, 714
　　　no intraoperatório, 714
　　　permanentes, 714
　　　pós-operatórias, 714
　　diagnóstico diferencial, 709
　　　transição bulbo-medular, 711
　　tumores, 709, 710
　　　difusos, 709
　　　exofíticos, 713
　　　focais, 710
　　exame físico, 708
　　histórico, 707
　　imagem, 708
　　opções de tratamento, 712
　　　DIPG, 713
　　　lesões do tronco encefálico, 713
　　　　atípicas, 713
　　　　focais, 713
　　quadro clínico, 708
　de vias ópticas, 723-729
　　complicações, 728
　　diagnóstico diferencial, 727
　　exame físico, 727
　　histórico, 723
　　imagem, 727
　　opções de tratamento, 727
　　quadro clínico, 723
　do SNC, 19-217
　　astrocitomas, 32-39, 42-51
　　　biologia molecular dos, 32-39
　　　AD, 44
　　　AP, 42
　　　GB, 47
　　CC, 214-221
　　cisto, 197-201, 203-212
　　　de Rathke, 197-201
　　　dermoides, 203-212
　　　epidermoides, 203-212
　　condrossarcomas, 174-187
　　　intracranianos, 174-187
　　cordomas, 174-187
　　　intracranianos, 174-187
　　da ínsula, 116-143
　　　manejo cirúrgico, 116-143
　　da pineal, 112-115
　　de calvária, 231-236
　　do glomo jugular, 189-195
　　　apresentação clínica, 190
　　　complicações, 195
　　　definições, 189
　　　diagnóstico diferencial, 92
　　　exames, 191
　　　histórico, 189
　　　opções de tratamento, 192

em áreas eloquentes, 73-77
   cirurgia de, 73-77
ependimoma, 87-91
gliomas de alto grau, 59-71
hipofisários, 93-103
   complicações, 102
   diagnóstico diferencial, 95
   histórico, 93
   imagem, 95
   opções de tratamento, 99
   quadro, 93
      clínico, 93
      laboratorial, 93
intraventriculares, 104-111
MCs, 79-85
meningiomas, 155-162
nova classificação da OMS, 21-29
   de 2016, 21
   nomenclatura, 22
paragangliomas, 189-195
   jugulotimpânicos, 189-195
PNETs, 146-152
PPCs, 224-229
progressão dos, 60*f*
schwannomas, 165-172
tratamento dos GBGs, 54-57
   revisão da literatura, 54-57
em hemisfério dominante, 135
   técnica cirúrgica, 135
   com o paciente acordado, 135
na faixa etária pediátrica, 696-704
   do SNC, 696
      generalidades, 696
   histórico, 696
   infratentoriais, 700
      astrocitoma pilocítico, 700
      ependimomas, 703
      meduloblastoma, 701
   supratentoriais, 696
      craniofaringiomas, 698
      gliomas, 696
         das vias ópticas, 698
         hemisféricos, 696
         lobares, 696
      outros mais raros, 700
         CPC, 700
         da topografia da glândula pineal, 700
         PPC, 700
sólido, 64*f*
   não infiltrativo, 64*f*
   relações do, 64*f*
teratoide/rabdoide, 751
   TPC e, 751
Tumorigênese
   em gliomas, 59
   de alto grau, 59
TVE (Terceiroventriculostomia Endoscópica), 535
   na HPN, 515
   nas HCs, 555
      indicações, 555
   sucesso da, 680*q*
      cálculo do escore de, 680*q*
TVP (Trombose Venosa Profunda)
   profilaxia de, 1018
      no neurointensivismo, 1018

U

US (Ultrassonografia)
   aspiração guiada por, 809
      no HE intracraniano, 809
   do nervo óptico, 1017
      no neurointensivismo, 1016
   transfontanelar, 676
      na HC, 676
      em crianças, 676
USTF (Ultrassom Transfontanela)
   de PPCs, 224, 225*f*
UTI (Unidade de Terapia Intensiva), 1008
   monitorização neurológica na, 1015
      do oxigênio cerebral, 1016
         microdiálise, 1016
         oximetria, 1016
            cerebral, 1016
            de bulbo jugular, 1016
         PtiO$_2$ cerebral, 1016
      Doppler transcraniano, 1016
      US do nervo óptico, 1017

V

Válvula(s)
   na DVP, 501
   na HPN, 516
      de pressão fixa, 516
         versus programáveis, 516
         versus reguladas por fluxo, 516
         com MAS, 516
Vancouver
   convenção de, 1053
Vascular, 239-494
   AIs, 258-268, 336-342
      múltiplos, 336-342
   aneurismas, 270-278
      ACAD, 328-335
      ACoP, 297-302
      AIGs, 343-356
      cerebrais, 270-278
      da AChA, 304-308
      da ACM, 310-314
      da ACoA, 316-327
      da ACPI, 381-392
      da AV, 381-392
         cerebelar, 381-392
      de AB, 366-371
         cerebelar, 366-371
         do terço médio, 372-380
      de ACS, 366-371
      infecciosos, 357-365
      tratamento atual de, 270-278
      paraclinóideos, 283-294
   carótida, 475-481
      cirurgia de, 475-481
   cavernomas, 394-401, 404-411
      infratentoriais, 404-411
      supratentoriais, 394-401
   dissecações arteriais, 469-474
   FAV, 441-453
   HSAe, 241-246
   MAVs, 412-421, 422-430, 431-440
      aspectos gerais das, 412-421
      grau, 425-430
         III, 425-430

IV e V, 431-440
II, 422-424
Moyamoya, 482-490
NT, 491-494
  descompressão neurovascular para, 491-494
  tratamento, 454-460, 461-468
    por diversores de fluxo, 461-468
    por embolização, 454-460
    por *stents*, 461-468
VC, 248-255
Vascularização
  da ínsula, 125
    relações, 125, 127
    arteriais, 125
    venosas, 127
VASOGRADE
  classificação, 251q
  do VC, 251q
Vasospasmo
  por HSA, 245
Vazamento(s)
  do LCR, 525f
  etiologias de, 525f
VC (Vasospasmo Cerebral), 248-255
  classificação, 251q
    da WFNS, 251q
    de Fisher, 251q
      modificada, 251q
    VASOGRADE, 251q
  diagnóstico, 249, 250
    clínico, 249
    radiológico, 250
  fisiopatologia do, 249
  e ICT, 249
  modelos preditivos, 250
  neuroproteção, 251
    medidas, 251, 252
      específicas, 252
      gerais, 251
  prevenção, 251
    medidas, 251, 252
      específicas, 252
      gerais, 251
  tratamento, 253
    abordagem endovascular, 254
    terapia dos 3 Hs, 253
VEEG (Videoeletroencefalografia)
  no diagnóstico, 598
  da ELT, 598
Ventilação
  dificuldade de, 1007
    risco de, 1007
    na neurocirurgia, 1007

Via Aérea
  avaliação de, 1007
  risco de dificuldade, 1007
  de intubação, 1007
  de ventilação, 1007
Via(s) Óptica(s)
  gliomas da, 698
    na faixa etária pediátrica, 698
    complicações, 698
    diagnóstico diferencial, 698
    exame físico, 698
    imagem, 698
    opções de tratamento, 698
    quadro clínico, 698
  tumores de, 723-730
    complicações, 728
    diagnóstico diferencial, 727
    exame físico, 727
    histórico, 723
    imagem, 727
    opções de tratamento, 727
    quadro clínico, 723
Videoangiografia
  por fluoresceína sódica, 16f
  por ICG, 16f
Vômito(s)
  na neurocirurgia, 1007

W

WFNS (*World Federation of Neurosurgical Societies*)
  classificação da, 251q
  do VC, 251q

X

Xantoastrocitoma
  pleomórfico, 38, 39
  anaplásico, 39
Xantogranuloma
  TPC e, 751
XAP II (Xantoastrocitoma Pleomórfico grau II), 25
XAP III (Xantoastrocitoma Pleomórfico grau III), 25

Y

Yasargil
  classificação de, 128q
  dissecção descrita por, 322f
    subfascial, 322f
    do músculo temporal, 322f

Z

Zabramski
  classificação de, 396q
  de RNM, 396f
  para cavernomas, 396q